影像学大师系列

胸部影像学

Imaging of the Chest

Nestor L. Müller, C. Isabela S. Silva

主译 史景云 费 苛 孙鹏飞

上海科学技术出版社

图书在版编目(CIP)数据

胸部影像学/（加）穆勒（Müller, N. L.），（加）席尔瓦（Silva, C. I. S.）主编；史景云，费苛，孙鹏飞译.
—上海：上海科学技术出版社，2015.1（2021.7重印）
ISBN 978-7-5478-2262-3

Ⅰ.①胸…　Ⅱ.①穆…　②席…　③史…　④费…　⑤孙…
Ⅲ.①胸腔疾病—影象诊断　Ⅳ.①R560.4

中国版本图书馆CIP数据核字 (2014) 第119698号

胸部影像学

主编　Nestor L. Müller, C. Isabela S. Silva

主译　史景云　费　苛　孙鹏飞

上海世纪出版股份有限公司
上海 科 学 技 术 出 版 社　出版
（上海钦州南路71号　邮政编码200235）
上海世纪出版股份有限公司发行中心发行
200001　上海福建中路193号　www.ewen.co
上海中华商务联合印刷有限公司印刷
开本 889×1194 1/16 印张 83.25 插页 4
字数 2500千
2015年1月第1版 2021年7月第8次印刷
ISBN 978-7-5478-2262-3/R·745
定价：498.00元

本书如有缺页、错装或坏损等严重质量问题，请向工厂联系调换

Imaging of the Chest, 2-Volume Set, 1/E

Nestor Müller, C. Silva

ISBN-13: 978-1-4160-4048-4

ISBN-10: 1-4160-4048-X

Elsevier (Singapore) Pte Ltd.

3 Killiney Road

#08-01 Winsland House I

Singapore 239519

Tel: (65) 6349-0200

Fax: (65) 6733-1817

First Published 2015

2015 年初版

内容提要

　　爱思唯尔公司出版的"影像学大师系列"（"Expert Series"）被业内奉为最经典的影像学专著，均由国际最顶尖的影像学专家共同编写，代表着该领域最顶尖的水平。《胸部影像学》属于该系列，主要内容包括胸部疾病的X线、CT、MRI和PET-CT及超声等影像学表现，以及影像相关的病理和临床表现的小结，并且以表格的形式总结了各种胸部疾病的典型表现特点和医生须知。

　　《胸部影像学》内容丰富全面，编写理念先进，侧重于疾病的影像学征象分析、鉴别诊断和诊断流程的制定，从思维上进行了更新；同时兼顾临床和病理医生，提供了大量图片及相关要点。对于每天不断进行诊断和鉴别诊断的放射科、病理科和临床医生而言，本书具有重要的参考价值。

译者名单

主　译　史景云　同济大学附属上海市肺科医院
　　　　费　苛　同济大学附属上海市肺科医院
　　　　孙鹏飞　兰州大学第二医院
副主译　李慎江　中国人民解放军第八十八医院
　　　　叶晓丹　上海交通大学附属上海市胸科医院
　　　　欧阳林　中国人民解放军第一七五医院
　　　　杨　洋　同济大学附属上海市肺科医院
　　　　冯　峰　江苏省南通市肿瘤医院
　　　　王青乐　复旦大学附属中山医院
　　　　乔中伟　复旦大学附属儿科医院
　　　　王　琳　上海市公共卫生临床中心

译　者　（按姓氏笔画排序）
王　岚　同济大学附属上海市肺科医院　　杨鸣姝　复旦大学附属儿科医院
王　玲　上海市虹口区江湾医院呼吸科　　杨　宾　复旦大学附属儿科医院
王　莉　复旦大学附属儿科医院　　　　　吴华伟　上海交通大学医学院附属仁济医院
王　悍　上海交通大学附属上海市第一人民医院　何　慧　无锡市妇幼保健院
王映飞　广西壮族自治区妇幼保健院　　　沈文婷　复旦大学附属儿科医院
叶斌强　兰州大学第二医院　　　　　　　张　苑　同济大学附属上海市肺科医院
史河水　华中科技大学同济医学院附属协和医院　张　薇　上海交通大学医学院附属仁济医院
白亮彩　兰州大学第二医院　　　　　　　张延娇　中国人民解放军第八十八医院
宁　晖　天津市海河医院　　　　　　　　张志龙　兰州大学第二医院
刘　宏　兰州大学第二医院　　　　　　　张哲民　同济大学附属上海市肺科医院
江　森　同济大学附属上海市肺科医院　　武春燕　同济大学附属上海市肺科医院
孙　秋　兰州大学第二医院　　　　　　　季　敏　复旦大学附属儿科医院
李　伟　甘肃省监狱管理局兰州医院　　　周逸鸣　同济大学附属上海市肺科医院
李　洁　兰州大学第二医院　　　　　　　郑　芸　广州中医药大学附属第一医院
李　梅　湖州市第一人民医院　　　　　　赵　兰　同济大学附属上海市肺科医院
李　澄　扬州大学扬州市第一人民医院　　赵　君　兰州大学第二医院
李满会　同济大学附属上海市肺科医院　　赵永东　武警甘肃总队医院
李群英　浙江大学附属儿童医院　　　　　胡培安　复旦大学附属儿科医院

柏　梅　复旦大学附属儿科医院　　　　　曹卫军　同济大学附属上海市肺科医院

施莺燕　复旦大学附属儿科医院　　　　　曹俊涛　江苏省昆山市中医院

姜洪斌　同济大学附属上海市肺科医院　　崔学锋　解放军第八十八医院

姚　琼　复旦大学附属儿科医院　　　　　康满云　南昌大学医学院

袁　正　中国人民解放军第八十五医院　　董永兴　青海省人民医院

袁　敏　上海市公共卫生临床中心　　　　程杰军　上海交通大学医学院附属仁济医院

夏春梅　复旦大学医学院　　　　　　　　褚海青　同济大学附属上海市肺科医院

徐清华　同济大学附属上海市肺科医院　　戴　洁　同济大学附属上海市肺科医院

萧　毅　第二军医大学附属长征医院

本书受上海市申康新兴前沿技术联合攻关课题（课题编号：SHDC12012111）、上海市卫生局重要疾病联合攻关课题（课题编号：2013ZYJB0401）、上海市科学技术委员会医学重点项目（课题编号：13411950100）和课题（课题编号：14411966400）、上海市肺科医院结核病诊疗中心资助。

编者名单

主编

Nestor L. Müller, MD, PhD

Professor and Chairman, Department of Radiology, University of British Columbia; Head and Medical Director, Department of Radiology, Vancouver General Hospital, Vancouver, British Columbia, Canada

C. Isabela S. Silva, MD, PhD

Research Associate, Department of Radiology, University of British Columbia and Vancouver General Hospital, Vancouver, British Columbia, Canada

副主编

David M. Hansell, MD

Professor of Thoracic Imaging, Department of Radiology, Royal Brompton Hospital, London, England

主编助理

Kyung Soo Lee, MD

Professor, Department of Radiology, Sungkyunkwan University School of Medicine; Director of Thoracic Imaging, Department of Radiology, Samsung Medical Center, Seoul, Korea

Martine Remy-Jardin, MD

Professor of Radiology, Department of Radiology, University Center of Lille; Head of Department, Department of Radiology, University Center of Lille, Hospital Calmette, Lille, France

编者

Masanori Akira, MD

Chief, Department of Radiology, National Hospital Organization Kinki-chuo Chest Medical Center, Sakai, Osaka, Japan

Galit Aviram, MD

Lecturer, Diagnostic Radiology, Sackler Faculty of Medicine, Tel Aviv University; Head of Cardiothoracic Imaging, Diagnostic Radiology, Tel Aviv Souraski Medical Center, Tel Aviv, Israel

Anoop P. Ayyappan, MD

Department of Radiodiagnosis, Christian Medical College and Hospital, Vellore, Tamil Nadu, India

Alexander A. Bankier, MD

Director of Respiratory Functional Imaging, Beth Israel Deaconess Medical Center, Harvard Medical School, Boston, Massachusetts

Phillip M. Boiselle, MD

Associate Professor of Radiology, Harvard Medical School; Associate Radiologist-in-Chief of Administrative Affairs, Director of Thoracic Imaging, Department of Radiology, Beth Israel Deaconess Medical Center, Boston, Massachusetts

John F. Bruzzi, FFRRCSI

Radiology, University College Hospital, Galway (UCHG), Galway, Ireland

M. Kara Bucci, MD

Associate Professor, Radiation Oncology, The University of Texas M.D. Anderson Cancer Center, Houston, Texas

Susan Jennifer Copley, MD

Honorary Senior Clinical Lecturer, Imperial College; Consultant Radiologist, Radiology Department,

Hammersmith Hospital, London, United Kingdom

Sujal R. Desai, MD

Consultant Radiologist, Department of Radiology, King's College Hospital NHS Foundation Trust, London, United Kingdom

Jeremy J. Erasmus, MD

Professor and Chief of Thoracic Imaging, Division of Diagnostic Imaging, The University of Texas M.D. Anderson Cancer Center, Houston, Texas

Anthony Febles, MD

Clinical Instructor, Radiology, University of Vermont; Resident, Radiology, Fletcher Allen Hospital, Burlington, Vermont

Joel E. Fishman, MD, PhD

Associate Professor of Radiology, Leonard M. Miller-University of Miami School of Medicine; Director of Diagnostic Radiology, Jackson Memorial Hospital, Miami, Florida

Thomas O. Flukinger, MD

Medical Resident, Department of Diagnostic Radiology, University of Maryland Medical Center, Baltimore, Maryland

Tomás Franquet, MD

Associate Professor of Radiology, Universitat Autónoma de Barcelona; Chief, Thoracic Imaging, Radiology, Hospital de Sant Pau, Barcelona, Spain

Kiminori Fujimoto, MD, PhD

Associate Professor, Radiology, Kurume University School of Medicine; Associate Professor, Center for Diagnostic Imaging and Center for Respiratory Diseases, Kurume University Hospital, Kurume, Fukuoka, Japan

Deepa Gopalan, MD

Radiology, Papworth Hospital; Radiology, Addenbrookes Hospital, Cambridge, United Kingdom

Marc V. Gosselin, MD

Associate Professor, Department of Radiology, Oregon Health and Science University, Portland, Oregon

Ahuva Grubstein, MD

Sackler School of Medicine, Tel Aviv University;

Radiology Department, Rabin Medical Center, Petah Tikva, Israel

David M. Hansell, MD

Professor of Thoracic Imaging, Department of Radiology, Royal Brompton Hospital, London, England

Thomas E. Hartman, MD

Associate Professor of Radiology, Chair of Thoracic Radiology, Department of Radiology, Mayo Clinic, Rochester, Minnesota

Christian J. Herold, MD

Professor of Radiology and

Director, Diagnostic and Pediatric Imaging, Department of Radiology, Medical University of Vienna-Allgemeines Krankenhaus, Vienna, Austria

Joshua R. Hill, MD

Department of Radiology, Oregon Health and Science University, Portland, Oregon

Peder E. Horner, MD

Resident Physician, Department of Diagnostic Radiology, Oregon Health and Science University, Portland, Oregon

Kazuya Ichikado, MD, PhD

Division of Respiratory Medicine, Saiseikai Kumamoto Hospital, Kumamoto City, Kumamoto, Japan

Harumi Itoh, MD

Department of Radiology, Fukui Medical University, Fukui, Japan

Takeshi Johkoh, MD, PhD

Department of Radiology, Osaka University Graduate School of Medicine, Suita, Osaka, Japan

Jeffrey S. Klein, MD

A. Bradley Soule and John P. Tampas Green and Gold Professor of Radiology, Department of Radiology, University of Vermont College of Medicine; Chief of Thoracic Radiology, Fletcher Allen Health Care, Burlington, Vermont

Karen S. Lee, MD

Chief Resident, Department of Radiology, Beth Israel Deaconess Medical Center, Harvard Medical

School, Boston, Massachusetts

Kyung Soo Lee, MD
Professor, Department of Radiology, Sungkyunkwan
University School of Medicine; Director of
Thoracic Imaging, Department of Radiology,
Samsung Medical Center, Seoul, Korea

Ann Leung, MD
Professor, Department of Radiology, Stanford
University Medical Center, Stanford, California

Rebecca M. Lindell, MD
Assistant Professor, Department of Radiology, Mayo
Clinic, Rochester, Minnesota

Jaume Llauger, MD
Department of Radiology, Hospital de Sant Pau,
Barcelona, Spain

Nestor L. Müller, MD, PhD
Professor and Chairman, Department of Radiology,
University of British Columbia; Head and Medical
Director, Department of Radiology, Vancouver
General Hospital, Vancouver, British Columbia,
Canada

Reginald F. Munden, MD
Chairman (ad interim), Department of Diagnostic
Radiology, The University of Texas M.D.
Anderson Cancer Center, Houston, Texas

Clara G. Ooi, MD
Honorary Associate Professor, The Department of
Diagnostic Radiology, The University of Hong
Kong; Consultant Radiologist, Department
of Radiology, Adventist Hospital; Consultant
Radiologist, Bio Medical Imaging Centre, Hong
Kong SAR

Steven L. Primack, MD
Professor, Diagnostic Radiology, Oregon Health and
Science University, Portland, Oregon

Maureen Quigley, MD
Radiology, Royal Brompton and Harefield NHS Trust,
London, United Kingdom

Jacques Remy, MD
Professor Emeritus of Radiology, Department of

Radiology, University Center of Lille; Department
of Radiology, University Center of Lille, Hospital
Calmette, Lille, France

Martine Remy-Jardin, MD
Professor of Radiology, Department of Radiology,
University Center of Lille; Head of Department,
Department of Radiology, University Center of
Lille, Hospital Calmette, Lille, France

Nicholas John Screaton, FRCR
Department of Radiology, Addenbrooke's Hospital,
Cambridge, United Kingdom

Jean M. Seely, MD, CM
Assistant Professor, Department of Diagnostic Imaging,
University of Ottawa; Chief, Thoracic Division,
Department of Diagnostic Imaging, The Ottawa
Hospital, Ottawa, Ontario

C. Isabela S. Silva, MD, PhD
Research Associate, Department of Radiology,
University of British Columbia and Vancouver
General Hospital, Vancouver, British Columbia,
Canada

Nicholas J. Statkus, MD
Department of Radiology, Oregon Health and Science
University, Portland, Oregon

Maryellen R.M. Sun, MD
Clinical Fellow in Radiology, Harvard Medical
School; Fellow, Abdominal Imaging and MRI,
Department of Radiology, Beth Israel Deaconess
Medical Center, Boston, Massachusetts

Nicola Sverzellati, MD
Clinical Sciences, Radiology, University of Parma,
Parma, Italy

William D. Travis, MD
Attending Thoracic Pathologist, Department of
Pathology, Memorial Sloan Kettering Medical
Center, New York, New York

Charles S. White, MD
Professor of Radiology and Medicine, Department of
Radiology, University of Maryland, Baltimore,
Maryland

译者序

　　《胸部影像学》汇集了世界上致力于胸部影像学研究的诸多顶级专家,他们在书中对其主攻的胸部影像学领域的相关内容进行了非常专业和详尽的叙述。本书的内容与影像学发展相契合,同时关注了许多疾病最新的研究进展。全书分为16部分,共96章,全面系统地对肺部各种疾病进行了阐述。每种疾病包括病因、流行病学、发病机制、临床表现、病理表现和影像学表现,并以图表的形式对其临床和影像学要点进行了归纳总结,同时也优化了临床医生选择影像学检查的流程。目前提倡影像、临床和病理多学科共同诊断和治疗,本书恰好将各学科内容进行了凝练,重点突出了各种疾病影像表现的特点,并将其与临床和病理学表现进行了关联,这增加了本书的可读性,突出了适用性和实用性。

　　本书适用于从事影像学专业5年以上的各级医师、研究生学习与阅读,也适宜于呼吸、胸外、心血管内科医师、全科医师、ICU医师以及研究生作为拓展知识的资料来阅读。因篇幅所限,本书各章的参考文献不在书中列出,有兴趣者可查阅上海科学技术出版社网站(www.sstp.com.cn)。

　　由于原书成书时间的原因,一些疾病的分类或指南落后于目前研究的进展,这将在本书的修订中予以不断改进。原版书中许多句子在表达上与中文存在差异,为了便于读者理解,一些内容按照中文表达习惯进行了调整。由于译者的水平有限,瑕疵在所难免,恳请各位读者不吝赐教,以便译者不断改进与提高。诚挚感谢上海市肺科医院领导、各位译者和上海科学技术出版社为本书出版所做的贡献。

史景云　费　苛　孙鹏飞

2014年10月31日于上海

前　　言

　　《胸部影像学》这本书的编写目的在于向读者提供最先进的胸部影像学概况,突出胸片和胸部CT影像特点,同时也包括了磁共振成像、核素显像、正电子发射断层扫描(PET)、PET-CT和超声检查。本书还提供相关临床和病理表现的小结、大量各种胸部疾病典型表现的纲要表格和每章的要点。掌握各种疾病的临床表现特点可极大地方便鉴别诊断,同时掌握疾病的病理表现对于充分理解疾病的模式和疾病的影像特点至关重要。本书容纳了由Silva医生精心编辑的3 000幅以上的插图以及数百幅与之有关的各种影像诊断的图片和病理图片。

　　胸片一直是影像诊断应用最常见的检查方式。高质量胸片与详细的临床病史结合,可使放射科医生和呼吸科医生更易做出诊断或者明显缩小胸部疾病的鉴别诊断范围。然而,众所周知,胸片有其严重的局限性。在过去的十年中,高分辨率CT和螺旋CT已成为许多胸部疾病选择的检查方式,并且成为评价可疑间质性肺病、支气管扩张症、肺栓塞、主动脉疾病和肺或纵隔肿瘤所使用的最常规的一种或两种检查方式。磁共振成像在评价心血管、纵隔和胸壁疾病方面起着重要作用。在过去几年中,PET和PET-CT已经取代CT成为评价肺癌和淋巴结分期的影像检查方法。超声在胸部影像应用中的重要作用在于引导穿刺和胸腔积液引流,并可对胸膜肿瘤进行活检。

　　为了达到预期目标,我们很幸运地得到了世界上许多杰出的胸部影像专家的帮助,他们在其擅长的领域撰写了相应的章节。我们要特别感谢David Hansell医生,他不但撰写了数章,作为副主编,他还对本书的整体框架进行了指导,并编辑了其中几章。我们还要感谢Kyung Soo Lee医生和Martine Remy-Jardin医生,他们作为副主编也撰写了数章。

　　本书面向放射科医生、呼吸科医生以及相关科室的住院医生和进修医生,同时也面向其他内科医生以及照顾胸部疾病患者的家庭医生。

　　本书提供了实用的、针对许多重要放射表现的总览以及许多相关的鉴别诊断,同时也对不同患者影像学检查的选择进行了推荐。我们希望《胸部影像学》这本书有助于提高医生对各种胸部疾病的临床、放射和病理表现的理解,从而提高诊治水平。

Nestor L. Müller, MD, PhD

C. Isabela S. Silva, MD, PhD

致　　谢

　　我们要对Wendy Westman女士表示感谢，感谢她卓越的秘书工作，同时要感谢全世界提供许多插图的同事。我们还要特别感谢来自温哥华总医院病理科的John English医生对本书做出的贡献。

　　我们也对爱思维尔出版公司的支持表示真挚的感谢，特别是执行编辑Kristina Oberle的帮助和细心工作。我们也感谢胸部影像的研究人员和许多在放射科轮转的住院医生的热情帮助与奉献，他们鼓舞着我们撰写本书。

Nestor L. Müller, MD, PhD

C. Isabela S. Silva, MD, PhD

目　　录

第 **1** 部分

正常胸部影像

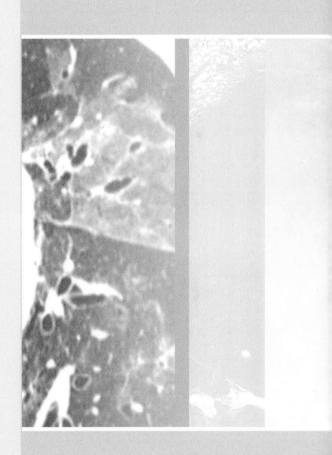

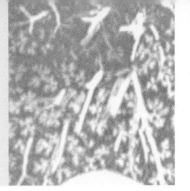
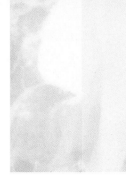

第1章

正常胸部X线片

Nestor L. Müller and C. Isabela S. Silva

一、技术

（一）投照 患者站立的后前位和侧位投照是评价胸部影像的标准放射学观察方式。这样的投照方式可恰当、三维地评价胸部影像（图1-1）。对于因疾病而无法站立的患者，可选择直立前后位或仰卧位投照，但这样做图像质量会受到影响。前后位投照图像质量下降，这主要是因为焦点到胶片距离缩短、心脏影像放大增加以及多数无法站立患者的屏住呼吸和深吸气能力受限的影响。

（二）放射学技术基础 胸部疾病诊断的准确性与胸片本身的质量有关。确保胸片的高质量需认真关注几个因素。

1. 患者体位 正确的体位是将X线束投照在患者中心，患者的身体无旋转，同时肩胛骨充分向前旋转使其远离肺野。确定患者正确体位的最简单方法是测量锁骨（胸部前部结构）胸骨端到胸椎（胸部后部结构）棘突之间的距离。在投照中心正确的胸片中，左、右锁骨胸骨端到胸椎棘突的距离相等（图1-2）。美国放射学会规定成人标准胸片指定球管到胶片距离为至少1.8 m。

2. 患者呼吸 一定要屏住呼吸，最好处于充分吸气状态。在吸气不足的胸片上，纵隔增宽，心脏周围轮廓增大、肺血管聚集并突出。

3. 曝光条件 正确的曝光条件应使得胸椎和椎间盘在正位胸片上隐约可见，这样的曝光条件可使心影后的肺纹理清晰可见。曝光时间应尽量缩短，同时也要形成充分的图像对比。曝光时间应少于40 ms，最大平均皮肤受照放射剂量应为0.3 mGy。

4. 千伏 高千伏（115~159 kV）可应用于正位和侧位胸片。高千伏（kV）是因X线球管两端施以高电压而产生的。高千伏易于穿透纵隔结构同时可缩短曝光时间，因而使得心影搏动伪影较少并可使肺和纵隔结构清晰。由于高千伏可增加散射线，因此滤线栅应为（10∶1或12∶1）以减少图像质量下降。使用滤线栅可滤过散射线，故可使图像对比度增加，同时也提高信噪比，特别是对纵隔结构显示清晰。

（三）传统放射胶片 传统胸片使用胶片来捕捉、显示和储存影像。胶片有几个优点，包括易处理、敏感性高和易统一。然而，提供诊断信息的胶片曝光范围较窄，使得胶片应用受限。胸腔结构包括从放射学上近乎透明的肺到高密度的纵隔结构、肋骨和脊柱。在传统胶片上，这些结构的充分显示需要曝光范围宽的胶片。其他已使用的技术，包括定做的特殊患者应用的滤线器和扫描均衡X线摄影技术。后者包括一个反馈系统，可根据患者的体型来调整X线束的密度。尽管这些发展，传统的胶片摄影仍有许多限制，因此在许多医疗中心，它已经被计算机化的放射摄影（CR）和数字化放射摄影所取代。

（四）计算机化的放射摄影和数字化放射摄影 在图像采集、转换、显示和存储方面，数字影像远远优于传统胶片影像。一个最重要原因在于它的较宽曝光范围，这个曝光范围比动态胶片系统所涉及的最宽范围高10~100倍。在数字影像处理过程中，系统会自动选取临床适用的灰阶范围并在此范围内产生图像。因此，最后图像实际与X线曝光条件无关。其可能的缺点是患者有可能接受不必要的高放射剂量，因为它不会引起影像质量的改变，检测不到。与传统放射系统相比，数字系统范围越宽则其使用的曝光条

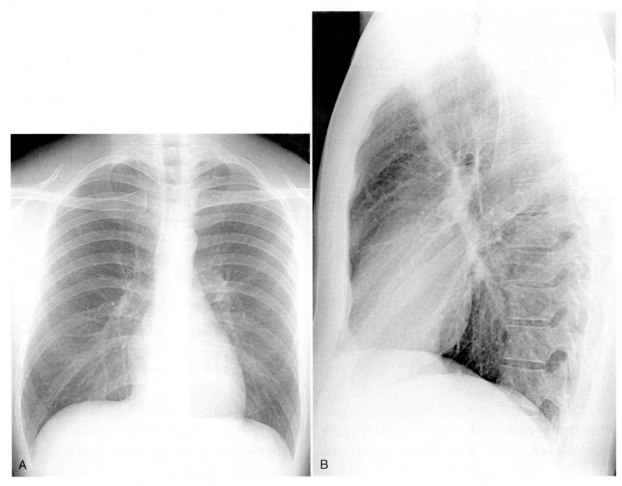

图1-1　正常胸片。A.后前位。B.侧位。

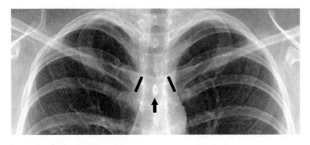

图1-2　中心定位准确的胸片。胸片正位显示左右锁骨内侧端(黑线)与同一水平面的椎体棘突(黑箭)距离相等,这样显示胸片中心定位准确。

件就越宽泛,这对于曝光条件易变换或难以控制的情况,如床旁胸片,选择数字放射摄影是一个明智的选择。数字摄影的另一个主要优点是它产生的是数字影像;因此,图像可以被发送到任何位置,同时在多个地点显示,并有效地存档以供以后参考。通过图像存储和交流系统(PACS),在视频监视器上显示(软拷贝),或印到胶片或纸张(硬拷贝),图像可被广泛传播。在商业上,可提供的两种主要类型的数字系统为:基于光敏存储荧光影像接收系统,称为CR;基

于平板X射线探测器或探测器阵直接采集放射影像系统,称为数字化放射成像(DR)。CR(存储磷的放射摄影)应用可重复使用的磷荧光板来记录影像,而不是胶片来记录图像。涂磷的平板被放置到特殊的盒子内,这个盒子外观上与胶片盒相似。曝光时,平板存储X线能量并被激光束扫描,产生可见光或红外线,可见光或红外线的强度与平板所吸收的X射线能量相当。由此而产生的光被数字化测量和记录。CR已主要应用于床旁X线胸片,因为其宽广的动态范围,使其能够在很宽的范围内实现图像一致的X射线摄影。与1∶100的标准胸片相比,存储磷系统的动态范围大约可达1∶10 000。也就是说,它们可在非常宽的曝光范围内产生可诊断的影像。与传统胶片系统相比较,CR的其他优势在于它较大的对分辨率和其与计算机图像处理系统相配合的能力。图像更易复制,从而减少重拍率。然而,与传统胶片系统相比较,该系统具有较低的空间分辨率和对低能量X线较高的敏感性,这些低能量的X线主要为散射线。因此,为了获得足够清晰的肺实质、纵隔结构的影像以

及评估导管和其他装置在纵隔的位置，在成人床旁胸片中使用滤线栅非常重要。CR的重要限制在于曝光后将磷板逐一读取，这是耗时的，不仅是这个过程本身耗时，同时因为将盒子放入CR平板阅读器也需时间。

尽管存在这些限制，CR是当前最实用的床旁机。然而，在其他放射领域内，CR正迅速被数字放射摄影（DR）所取代。

（五）数字放射摄影 数字放射摄影采用平板X线探测器或探测器组来直接获取数字化的放射影像，这样减少了读取的过程。数字放射摄影的探测器是以硒为基础的，与传统的屏片系统和光激发的磷探测器相比，它具有更高的量化效率。这个较高的检测效率，可使图像质量优于屏片系统和现存的较低剂量或更低辐射剂量的磷探测器。目前数字放射摄影的主要缺点是相对高的价格。

二、正常胸部解剖

气道

气管和支气管 气管是中线结构，除气管分叉上方左侧光滑的主动脉压迹外，气管壁均是平行的（图1-3）。在老年人，迂曲和扩张的主动脉可使气管下段向右侧偏移。气管长10~12 cm，有16~20个U形的软

骨环位于前面和侧面（软骨部），后面为纤维肌性的膜部。在年龄大于40岁的患者中，软骨环钙化为常见的正常表现。特别是在女性中，但在胸片上少见（图1-4）。男性气管冠状面和矢状面直径的上限分别为25 mm和27 mm；女性，气管冠状面和矢状面直径的上限分别为21 mm和23 mm。男性正常冠状面和矢状面直径的下限为13 mm，女性为10 mm。气管在隆突水平分为左、右主支气管，相当于约第五胸椎椎体水平。隆突角为35°~90°（平均61°）。由于其较宽的范围，测量隆突角在检查疾病过程中帮助不大。右主支气管长约2 cm，而且右主支气管比左主支气管走行陡直（图1-3）。它分为右上叶支气管和中间支气管。中间段支气管起自右肺上叶支气管，继续向远端延续3~4 mm，然后呈分叉状分为右肺中叶和右肺下叶支气管。左主支气管长约5 cm，然后分为左肺上叶和左肺下叶支气管。肺叶支气管分成肺段支气管。在胸片上，肺段支气管只有在其末端呈环状阴影，或肺段支气管异常增厚时才可见。胸片上最常见的肺段支气管是上叶前段支气管。这些支气管呈环状与相邻肺段肺动脉伴行（图1-5）。在立位胸片上，上叶前段支气管的直径（约5 mm）比其伴行的肺动脉相比略大。肺段支气管和小气道的解剖将在第2章举例说明。

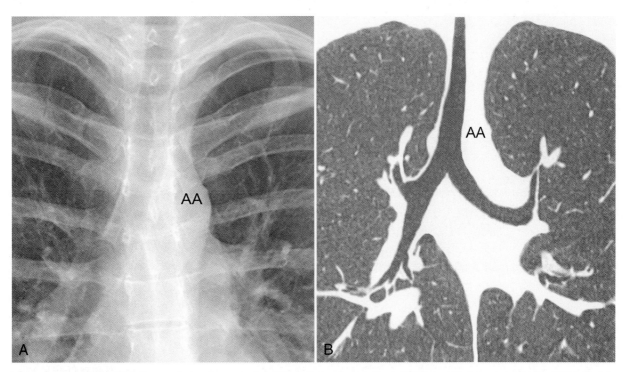

图1-3 正常气管和主支气管。A.胸片正位显示气管内的气柱较直且位于中线，这需要将主动脉弓（AA）水平除外，因为气管受主动脉弓压迫可轻度偏右。气管分为略短的右主支气管和较长且更水平走行的左主支气管。B.CT冠状位重建显示正常气管的解剖，在主动脉弓水平的轻度凹陷和主支气管。发出右主支气管约2 cm后，右主支气管分出右肺上叶支气管和右侧中间段支气管。

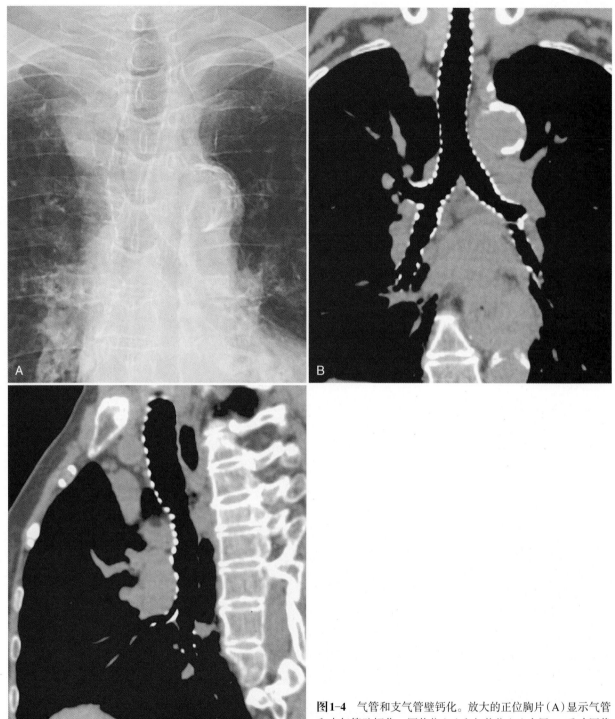

图1-4　气管和支气管壁钙化。放大的正位胸片（A）显示气管和支气管壁钙化。冠状位（B）和矢状位（C）多层CT重建图像显示气管和支气管钙化的范围。气道壁钙化在老年人为正常表现。患者为84岁女性。

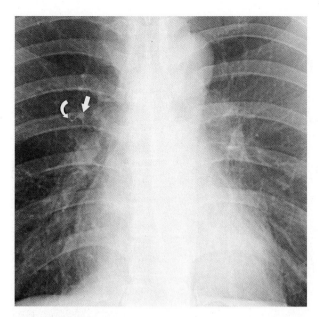

图1-5 右肺上叶前段支气管轴位。正位片显示一环影(弧箭)对应于右肺上叶前段轴位和邻近的前段肺动脉(直箭),站立位胸片支气管的外径略大于其邻近的肺动脉。

要点:气管

- 男性正常气管直径 13~27 mm
- 女性正常气管直径 10~23 mm
- 正常气管隆突角 35°~90°

三、肺动脉和肺静脉循环

(一)肺动脉 肺动脉起始于纵隔肺动脉瓣,向头侧延伸,略向左4~5 cm,然后在心包内呈两分叉状分成略短的左肺动脉和较长的右肺动脉(图1-6)。左肺动脉延续肺动脉干到达肺门,然后呈拱状跨过左主支气管。随后,左肺动脉有时会发出短的上升支进入上叶肺段。较为常见的是,左肺动脉直接进入垂直走行的左肺叶间动脉,然后直接分出上叶和下叶肺动脉。左侧叶间肺动脉走行于左肺上叶支气管的后外侧。

右肺动脉在分叉之前走行在升主动脉和上腔静脉的后方,在右主支气管前方,然后分成升支(干前支)和降支(叶间支)(图1-6)。尽管存在变异,但右肺动脉升支常分成肺段动脉供应右肺上叶,右肺动脉降支分成肺段动脉供应右肺中叶和下叶。

右侧叶间动脉的第一支水平走行于上腔静脉前方和其后方为中间支气管(图1-6)。然后它向下后急转,在斜裂内(右侧叶间动脉因此得名)变现为垂直方向,在右肺中间段支气管和下叶支气管侧前方走行,然后分出肺段分支,右肺中叶可有1~2个

肺动脉分支,通常右肺下叶5个肺段每个肺段有1个肺动脉分支。

尽管肺动脉发出分支的过程相当恒定,但是肺叶和肺段肺动脉的起源和分支模式存在相当大的变异。尽管这些变异,肺动脉系统一直与气道紧密相关并且伴随其走行,一个肺动脉总是与相邻的气道伴行并一直延伸到呼吸性细支气管远端。测量肺动脉直径有助于肺血管疾病的评估。由于胸片上许多近身体中心的血管显示不佳,测量大的肺动脉就常限定为右侧叶间肺动脉。正常横断面右侧叶间肺动脉的横径的上限(从它的侧面到含气的右侧叶间支气管的距离来测量)为男性16 mm和女性15 mm(图1-7)。叶间肺动脉的扩张可由肺动脉压力增加(例如肺动脉高压)、流量增加(例如,左向右分流)或动脉瘤形成(例如白塞病)(图1-8)而引起,另外对肺动脉与支气管直径比值的测量对诊断是有帮助的。在一项30个健康人的研究中,在站立位右肺门角之下测量,正位胸片上其比是0.85±0.15之上(均值±标准差)和1.34±0.25之下。在仰卧位右肺门角之下测量为1.01±0.13之上和1.05±0.13之下。在评估容量负荷增加和充血性心脏衰竭时,计算这些比率特别有用。例如,在一项因慢性肾功能衰竭而导致容量负荷增加的30人的研究中,站立位右侧肺门角之上,平均动脉/支气管比率为1.62±0.31~1.56±0.28。在充血性心衰患者中,站立位比率为0.87±0.20~1.50±0.25,仰卧位比率为0.96±0.31~1.49±0.31。

要点:肺动脉

- 正常右肺叶间肺动脉直径:<16 mm
- 正常肺动脉与支气管直径之比为:
  - 立位胸片:右肺门之上,0.85±0.15
  - 立位胸片:右肺门之下,1.34±0.25
  - 仰卧位胸片:1.04±0.13

(二)肺静脉 肺静脉起源于小静脉,这些小静脉引流肺泡毛细血管和胸膜毛细血管网的血液回流。与肺动脉相比较,肺静脉与气道无关。尽管这些肺静脉走行经常变换,肺静脉通常为两上支和两下支,前者引流右侧中上叶血液回流和左上叶血液回流,而后者引流左下叶血液回流(图1-9)。右侧肺静脉走行于肺动脉主干下方,上腔静脉后方,分别进入上腔静脉和左心房。左侧静脉向前经过降主动脉并分别进入左心房,这与右侧肺静脉进入心房相同,或者在心

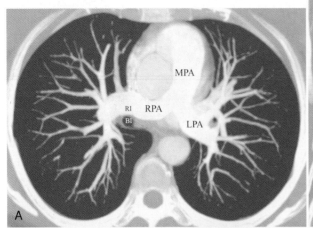

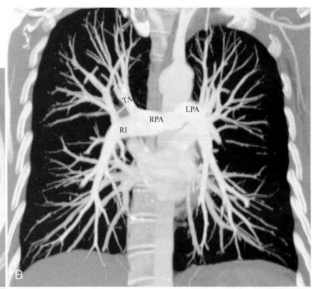

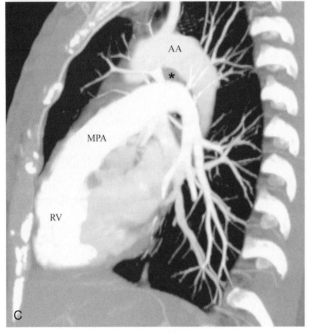

图1-6 正常中央肺动脉的解剖。A. CT扫描最大密度投影显示肺动脉主干向后走行并分成右肺动脉（RPA）和左肺动脉（LPA）。右肺动脉从肺动脉主干发出后，立刻发出其分支进入右肺动脉前干，前干向头端走行供应大部分右肺上叶，右肺上叶动脉另分出较大右肺叶间动脉分支（RI），它走行于中间支气管（BI）紧前面然后转向侧方。B. 与正位胸片上显示的位置相同，CT冠状位图像证实右肺动脉（RPA）和左肺动脉（LPA）。右肺动脉和左肺动脉的中央部位于纵隔内，因而胸片上无法显示。右肺动脉分成前干（TA）和右侧叶间肺动脉（RI）。C. 与侧位胸片相对应，矢状面显示左、右肺动脉的位置。肺动脉主干发自右心室（RV）并向头侧后部走行。AA：主动脉弓；星号：主肺动脉窗。

包腔内汇合然后进入心房，这是常见通道。与肺动脉系统一样，无数外来的血管在肺静脉流经肺组织的过程中加入其内。

（三）肺门 肺门是指位于胸腔中央连接肺和纵隔的区域。在胸片上肺门的解剖结构主要由肺动脉、静脉和部分支气管壁，以及其周围结缔组织和淋巴结构成（图1-10）。在后前位胸片上右肺门阴影主要由垂直的右肺叶间动脉构成。右肺门结构立即向头侧发出叶间动脉，包括肺动脉升支在内以及上叶肺静脉（图1-11）。相邻的前段（偶尔可为后段）肺动脉和支气管可在约80%正常人中见到，表现为圆点状阴影和放射透光区。在站立位胸片上，前段支气管直径约为5 mm，壁厚1 mm或小于1 mm，其直径略大于相邻

肺动脉（图1-5）。

当右肺上叶肺静脉跨过叶间肺动脉水平与垂直分支结合时，它及其分支常常可以见到。水平走行的下肺静脉位置较低。透亮的中间支气管管腔可以固定地被发现，位于叶间动脉内侧。偶尔，中叶和下叶肺段支气管和肺动脉可在侧面和一端见到。在左侧，肺门上部阴影主要由左肺动脉远端、左侧叶间动脉的近端部分和它的肺段动脉分支以及左上肺静脉和它的主要分支构成。由于左肺动脉跨过左主支气管和左上叶支气管，左侧肺门通常比右侧肺门（右侧叶间动脉）最高点高1~2 cm（图1-10）。在肺门血管和支气管周围的是少量脂肪和小淋巴结。在胸片上这些结构与其他结构不能区分。增大的肺门淋巴结

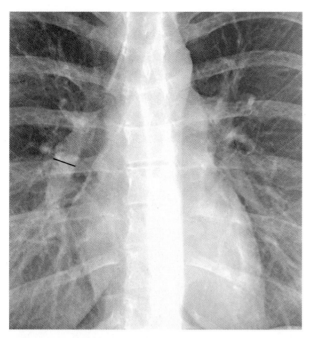

图1-7 正位胸片正常叶间动脉。从叶间动脉的侧边到中间支气管气柱处测量，叶间动脉的正常横径上限男性为16 mm，女性为15 mm。

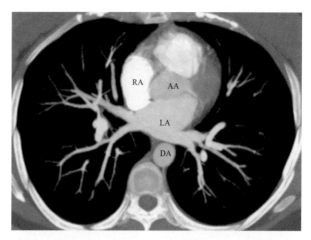

图1-9 下肺静脉。CT最大密度投影显示左右下肺静脉汇入左心室（LA）。AA：升主动脉；DA：降主动脉；RA：右心房。

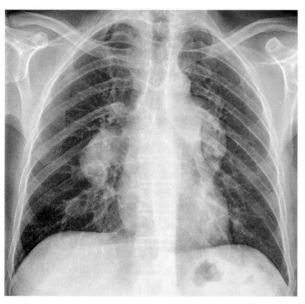

图1-8 中央肺动脉增宽。一位严重肺动脉高压患者的正位胸片显示中央肺动脉明显增宽。

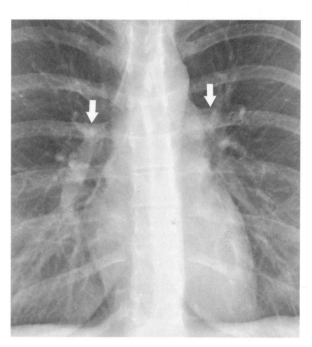

图1-10 正常肺门。正位胸片显示右肺门的主要阴影是由垂直走行的叶间动脉（箭）构成，左肺门由左肺动脉远端（箭）和左肺动脉降支构成。由于左肺动脉呈弓状位于左主及左上叶支气管之上，左侧肺门通常比右肺门高1~2 cm。

可引起肺门阴影增大，肺门呈分叶状以及叶间肺动脉边缘模糊（图1-12）。位于肺门前或后的肿块可引起肺门阴影增大，但不会引起叶间动脉边缘模糊，这种表现称为肺门掩盖征。侧位胸片肺门的放射解剖是复杂的，因为左、右侧肺门结构很大程度上是相互重叠的（图1-13）。通常气管直到隆突水平均可以良好显示。隆突水平可以显像是因为在此水平，气管腔内

的气体显示逐渐变细（图1-13）。在隆突水平，左肺动脉可见是因为它是一个弧形结构，走行过程中它跨过左主支气管，然后延续为左肺下叶肺动脉。通常更偏向头端的右肺上叶支气管内气柱可在50%的侧位胸片中出现，表现为圆形的透光区。而更偏向于足端的左肺上叶支气管可见于75%的个体中。右肺上叶支气管的管口与左肺上叶支气管不一样很少被包埋，

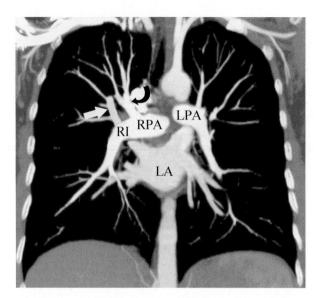

图1-11　正常肺门解剖。CT冠状位图像显示胸片肺门解剖。右肺动脉（RPA）主干位于纵隔，因此在胸片正位片不可见。在正位片上右肺门的主要阴影由垂直方向的叶间动脉（RI）形成。向头侧紧接叶间动脉的右侧肺门结构包括肺动脉升支（前干）（弯箭）和右上肺静脉（直箭）。左肺门的大部由左肺动脉（LPA）远端与左肺动脉降支构成。

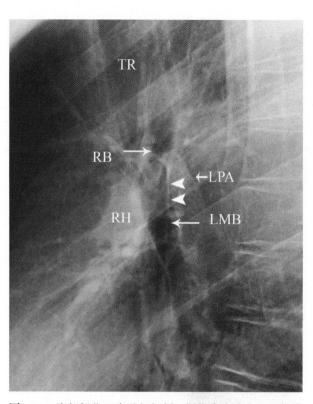

图1-13　胸部侧位正常肺门解剖。侧位胸片放大显示气管（TR）在隆突、左肺动脉（LPA）紧上方水平逐渐变细。左肺动脉走行在左主支气管（LMB）上方，呈弧形，并延续为左肺动脉降支。可见气管隆突水平右上叶支气管内的气柱。气管的后壁延续为右主支气管（RB）及右侧中间支气管后壁，这样就形成了一条线，称为中干线（箭头）。右肺门（RH）位于右侧中间支气管（中段支气管）前方。

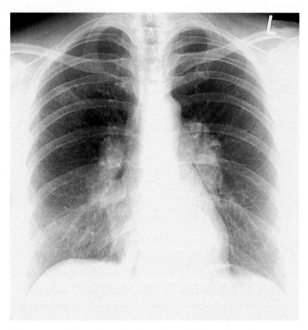

图1-12　增大的双侧肺门淋巴结。一位结节病患者胸部正位片显示肺门的分叶状轮廓和肺门大小、密度增加，这种表现为肺门淋巴结增大的特征性表现。

而左肺上叶支气管的管口完全被周围血管包围（上面左肺动脉，后面左肺动脉降支，左上肺静脉的纵隔部分在前），然而右上叶支气管在它的后面缺乏血管围绕，这使得含气的上叶和下叶肺实质与其管壁相贴。因此，清晰的右肺上叶支气管腔出现异常成分，

可高度提示气道被软组织，最可能是增大的淋巴结所包埋。隆突水平以下，气管后壁连续的线代表右主支气管和中间段支气管的后壁，被称为中干线（图1-13）。右肺上叶支气管和中间支气管的后壁在腔内气体的衬托下可以看到，其后面为位于奇静脉食管隐窝的含气肺组织。在定位准确的侧位胸片上，中干线穿越肺门影的中后三分之一，左肺上叶支气管透亮影，它尾端终止于右肺下叶背段支气管起始处。右肺下叶背段气管靠近前方的中叶支气管起始处，并与之处于同一水平。中干线在95%的个体中可见，通常厚度为1~3 mm。在出现右肺门病变时，最常见是右肺门淋巴结增大，中干线可异常增厚。在侧位胸片上，右肺门影由位于前方的上肺静脉前部和位于后方的升和降右肺动脉以及周围的结缔组织、淋巴结构成。右肺动脉是被其他血管和软组织包裹的纵隔血管，因此在胸片上不可见。在中干线之后，左肺门的血管结构的大部分可见。左肺动脉顶端可见于95%的个体中，通常上缘呈现边缘清晰的阴影，其下方为左肺上

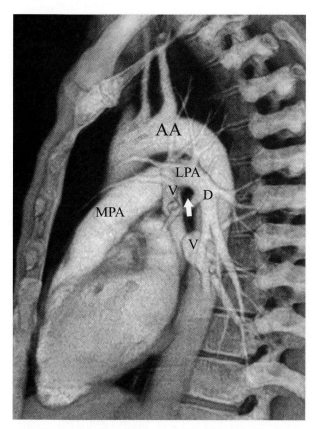

图1-14 侧位片正常左肺门。CT容积重建显示：肺动脉主干（MPA）和左肺动脉（LPA），呈弓形跨过左主和左上叶支气管（白箭）并延续为左肺动脉降支（D）。弓形的左肺动脉与主动脉弓是平行（AA）的，两者之间的间隙为主肺动脉窗。肺静脉汇入左心房也做了标注。

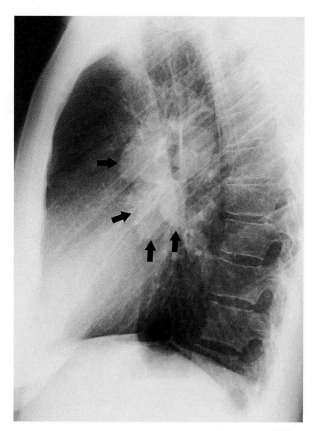

图1-15 侧位片增大的肺门淋巴结。结节病放大的胸部侧位片显示肺门呈分叶状且密度增加（黑箭），肺门淋巴结增大的特征性表现。

叶支气管的透亮影。因此左上叶支气管后面直接紧邻左肺动脉与左肺动脉相延续的部分（图1-14；也见图1-13）。左上肺静脉，与对侧右上肺静脉相似，与肺门的动脉结构紧密相贴。然而，此静脉在侧位胸片上未形成血管轮廓，因此无法看到。左右下肺静脉呈水平方向走行，呈结节状阴影，止于肺门下后部。幸运的是，当血管向肺门聚集时，这些结构可清晰辨认，因此可与肺实质肿块相区分。右主支气管前面的右肺门阴影和左肺动脉走行过程中跨越左主支气管和左上叶支气管形成的阴影形成倒U形表现，称为"下肺门窗"（图1-13）。通常，在右侧中叶和下叶下方没有大血管走行，在左上和下叶支气管下方，也无大血管走行。因此，在侧位胸片肺门下方，任何大于1 cm的圆形阴影可能是增大的淋巴结或肿块（图1-15）。

（四）支气管动脉循环 支气管动脉的起源和数目存在相对大的变异。多数人有2~4支，比较常见的模式为右侧一支（起源于第三肋间动脉，第三肋间动脉为直接起源于主动脉的第一右侧肋间动脉）和左

侧两支（直接起于降主动脉）。右侧和左侧支气管动脉起始于隆突水平或略低于隆突。在肺门区支气管动脉的正常直径为1~1.5 mm。肺内支气管动脉位于支气管周围结缔组织内，并随气道不断分支。它们一直延伸到细支气管。支气管动脉循环是唯一的存在双重静脉引流的系统。第一部分主要与气管和大气道有关的血液引流，支气管静脉经奇静脉和半奇静脉系统引流到心脏右侧。第二部分与肺内支气管引流有关，它通过与肺循环建立的广泛吻合支获取血液，这些吻合支可位于毛细血管前、毛细血管和毛细血管后，经肺静脉引流到左心房（支气管肺吻合回流）。

（五）肺实质

1. 肺小叶 肺小叶是由结缔组织包绕的，可区分的最小肺组织单位。每个肺小叶由位于小叶中央的小叶细支气管和肺动脉供血供气。引流肺静脉位于小叶间隔内。肺小叶是不规则多边形的，直径通常为1~2.5 cm。小叶间隔在肺尖，上叶前面和上叶侧面和中叶，舌段和下叶的侧面和前面数目众多。在这些区域小叶间隔厚度约0.1 mm，在胸膜表面和肺组织的

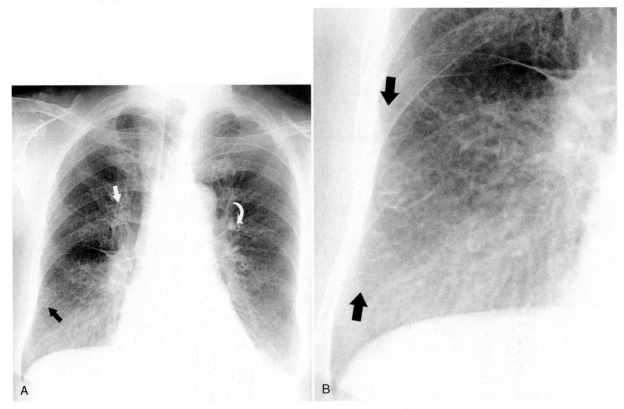

图1-16 间质性肺水肿患者增厚的小叶间隔。A. 一位左心衰伴间质性肺水肿患者的正位片显示：间隔线（Kerley B线）（黑箭）。因肺水肿所致的支气管鞘也标注（白箭）和左肺上叶前段肺动脉管径增宽（弧箭），它的直径大于邻近的支气管。双侧少量胸腔积液也可见。B. 右肺下叶放大片图像显示间隔线（黑箭）。

切面上可观察到。正常肺小叶在胸片上不可见，只有当小叶间隔因液体或组织（例如水肿或癌）而致小叶间隔增厚时才可见，小叶间隔之间的肺组织被称为次级肺小叶。间隔线（Kerley线）在肺组织的前面和侧面可见，在这些区域间隔线形成完整（图1-16）。

2. 腺泡 腺泡位于终末细支气管的远端，由呼吸性细支气管，肺泡管，肺泡囊和肺泡和其伴行的血管和结缔组织构成。腺泡直径6~10 mm。

（六）肺段和肺叶 胸片上，正常肺段的解剖是多变、复杂和难以理解的（图1-17）。然而，在CT上，则很容易理解（见第2章）。在正位和侧位胸片上，认真分析病变的定位可确定其所在大致肺段。

支气管肺解剖名称存在两种广为接受的分类方式：Jackson-Huber 和 Boyden分类。Jackson-Huber分类在北美被广泛接受，而且本书亦采用此分类。Boyden分类使用数字来确定段支气管。段支气管采用字母"B"后跟随数字来标记，而支气管分出的段支气管采用字母"S"后跟随一相应数字来标记（见第2章，图2-19）。

右肺上叶通常有三个部分：尖段（S1在Boyden分类），前段（S3）和后段（S2）。中叶有两个肺段：外侧段（S4）和内侧段（S5）。右下肺叶有5个肺段：背段（S6），内基底段（S7），前基底段（S8），外基底（S9），后基底段（S10）（图1-17）。左肺上叶通常有两个肺段：尖后段（S1和S2）和前段（S3）。

舌叶有两个肺段：上舌段（S4），下舌段（S5）；左肺下叶有4个肺段：背段（S6），前内侧基底段（S7和S8），外基底段（S9）和后基底段（S10）。

尖段呈截锥形，延伸到肺的顶端，与水平裂不相邻。上叶前段位于上叶的前部，并与水平裂相邻，而后段位于上叶后部且与斜裂相邻。中叶外侧段和内侧段与水平裂相邻，并向下延伸到横膈水平。外侧段与侧胸壁相邻而内侧段与心脏相邻。右肺下叶背段呈截锥形。它位于上叶后段的下方，斜裂之后，形成下叶的顶端。内基底段位于右下肺静脉上方水平，右肺门的下内侧。它通常是最小的肺段。其余的基底段按照前、外、后顺序记忆，很容易记住。在侧位胸片上，前基底段毗邻斜裂的后部，它是最靠前的基底段。后基底段占据后肋膈角的大部分，外基底段位于前、后基底段之间。在正位胸片上，前基底

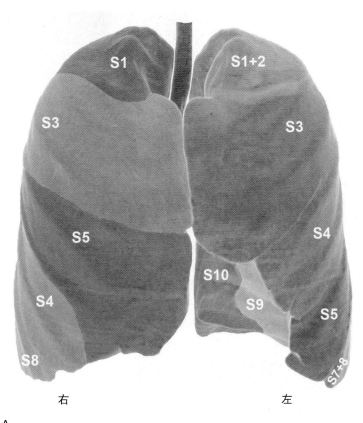

右　　　　　　　　　　左

A

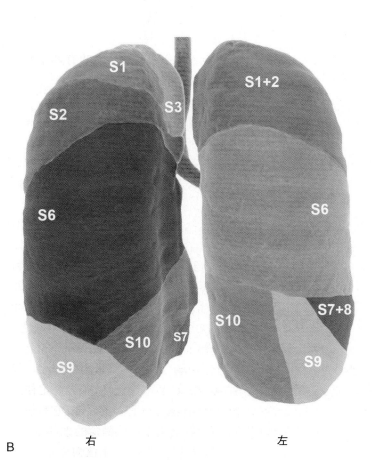

右　　　　　　　　　　左

B

图1-17 A. 肺叶和肺段：正面观。多层CT三维表面重建显示双肺肺段和肺叶前表面定位示意图。构成右肺前表面的肺段包括：右肺上叶尖段（S1）和前段（S3）、右肺中叶外侧段（S4）和内侧段（S5）、右肺下叶前基底段（S8）。构成左肺前表面的肺段包括：尖段（S1+2）、前段（S3）、左肺上叶上舌段（S4）和下舌段和前内基底段（S7+8），由于心脏从原图中删除，故左肺下叶外基底段（S9）和后基底段（S10）也显示在重建图中。B. 肺叶和肺段：后面观。构成右肺后表面的肺段包括：右肺上叶尖段（S1）、后段（S2）、前段（S3）、右肺下叶背段（S6）、外基底段（S9）、后基底段（S10）和（邻近心脏，无显示）右肺下叶内基底段（S7）。构成左肺后表面的肺段包括：左肺上叶尖后段（S1+2）和左肺下叶背段（S6）、前内基底段（S7+8）、外基底段（S9）和后基底段（S10）。

段是这些基底段中最靠近外侧的基底段，而后基底段最靠近内侧。

左肺上叶的两个肺段和左肺下叶的四个基底段与右肺相应肺段的解剖基本一致。舌段位于其他基底段的上方，因而分为上舌段和下舌段，这与并行排列的右肺中叶内侧段和外侧段不同。

（七）**影像密度** 双肺的放射学影像是由其每个组成成分：气体、血液和组织，对X线吸收不同而形成的影像。不含血的已塌陷肺组织的密度是1.065 g/ml，血液的密度是1.052 g/ml；未充气的活体肺组织约由50%的血液和50%的肺组织构成。因此已塌陷含血的肺组织平均密度约为1.06 g/ml。相反，水的密度为1.0 g/ml，而空气的密度为0。通过使用来自解剖和生理测量而获得的最大组织总容量的平均值和对于20岁、身高170 cm的男性的肺总量预计值（6 500 ml），所估测的平均密度为740÷7 198 ml=0.103 g/ml。大部分的肺组织的密度，逻辑上含气肺实质，一定有一个小于这个值，因为这里所见的血管的密度高于正常含气肺组织密度。在标准位胸片上，右肺和左肺的密度是对称的（图1-18）。如果患者拍照时旋转，靠近胶片的肺组织与其他肺组织相比更加均匀地不透射线（白色）；反之，远离胶片的肺组织呈一致的透过度增高（更黑）（图1-18）。在一项使用模型进行的研究中，大约80%的一侧密度增高是由于对X线束不对称吸收

而造成的，剩余20%是由于散射线而引起。胸部厚度的测量显示X线束穿透越少的组织在胶片上越黑（或者，相反，越多的组织在胶片上越白），这主要是由于胸部肌肉的影响。若患者体位无旋转，并且X线束的定位准确，两肺在密度上的不同一定为异常。这类良性疾病的病因可为尘肺和先天性胸部肌肉缺失，也可为特征疾病例如：Swyer-James-McLeod综合征。

（八）**肺纹理** 正确解释胸片需要对全肺正常线样肺纹理影有一个全面的了解（图1-18）。肺动脉、支气管、肺静脉和伴行的肺间质构成了这些肺纹理。肺动脉从双侧肺门发出，在向远端走行过程中，逐渐变细（图1-19）。正常情况下，这些肺纹理可到达肺组织凸面脏层胸膜下1~2 cm处均可见，在胸膜下1~2 cm处的肺组织主要由腺泡构成。

在正位胸片上，正常站立人的上肺与下肺相比，肺血管的大小总是有差异。这主要是从肺尖到肺底的血流压差造成的（胸腔底部的肺组织的单位容量是肺尖单位容量的4~8倍）（图1-1）。在横卧的人中，重力影像的减少使得这种血管大小的差异变得最小（图1-19）。

（九）**胸膜** 胸膜腔由覆盖在肺表面的脏层胸膜和贴附于胸壁，横膈和纵隔的壁层胸膜共同封闭构成。两者在肺门处结合。脏层胸膜由间皮细胞构成，其上覆盖着两层弹性组织，这些弹性组织将少量结缔

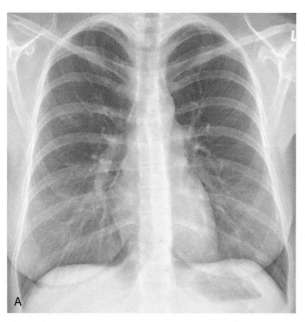
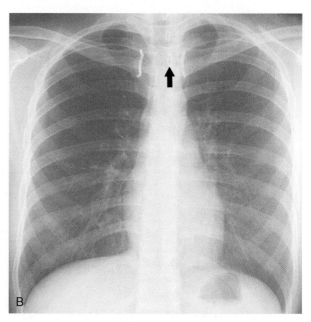

图1-18 中心定位准确与略斜胸片上的图像密度。A. 中心定位恰当的胸片显示左右肺图像密度对称。B. 正位胸片显示锁骨内侧端（白线）与胸椎棘突（箭所示）不等距，从而表明该患者有轻微旋转。这导致图像密度不对称，靠近胶片的肺组织比其他肺组织图像更不透射线（更白）。

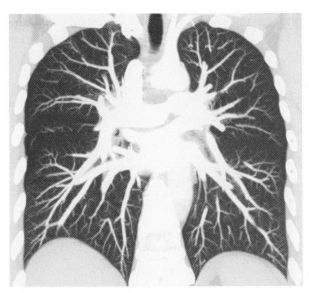

图1-19 正常肺血管。CT最大密度投影显示：肺动脉呈扇形从肺门向周围分布并在向远端走行过程中逐渐变细,而肺静脉朝左心房走行。在距离脏层胸膜1~2 cm处,正常情况下肺动脉可以见到。

组织与淋巴管分开。因为脏层和壁层胸膜加起来的厚度约为0.2 mm,所以在肺凸面的胸膜和横膈表面以及纵隔表面的胸膜在胸片上不可见。每侧胸膜腔正常容纳8.4 ± 4.3 ml液体,相当于每千克体重对应0.26 ml胸腔液体。液体通常由壁层胸膜产生,然后经脏层胸膜引流。流体倾向于被胸膜腔吸入,这是因为,在达到最大呼吸量时,肺和胸壁的弹性回缩起反作用力。在潮式呼吸过程中,中肺高度胸膜表面的压力(胸膜压)约为6 cmH$_2$O,随着呼吸加深,这个数值越来越小,而且在胸腔顶部的压力小于其底部(减少0.2 cm H$_2$O/cm 高度)。

胸腔液体容量和成分的控制受很多机制的影响,包括Starling力(使胸腔内液体经壁层胸膜滤过,脏层间皮吸收)、淋巴引流和间皮细胞的活动。

(十)叶间裂

1. 叶间裂 叶裂是肺外表面胸膜延伸入其内部的凹陷。它们通常被分为两组：分隔右肺为三部分和分隔左肺两部分的叶裂(正常叶裂)以及在两个叶之间的叶裂(副叶裂)。正常叶裂有水平裂(位于右肺中叶与上叶之间)、右侧斜裂(位于右肺上叶和中叶、右中叶右肺下叶之间)和左肺斜裂(位于左肺上叶与下叶之间)(图1-20)。

正常斜裂在正位胸片上很少见到。当胸膜外脂肪延伸进入斜裂并与后胸壁相邻时,上叶边缘偶尔可见,表现为肺门上几厘米向下外走行的弧形线或弧形条带。在侧位胸片上,斜裂可以表现为始于第五胸椎

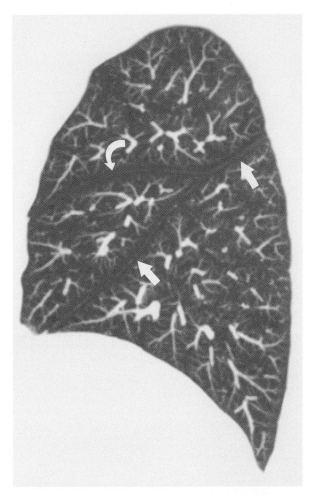

图1-20 正常右侧叶间裂。矢状面CT最大密度投影显示正常右侧斜裂(直箭)和水平裂(弧箭)。

水平,止于前肋膈角后几厘米斜向前下走行的线影(图1-21)。左肺下叶顶端通常高于右肺下叶顶端。水平裂在右肺门外侧大致水平处,将右肺上叶前段与右肺中叶分开。水平裂有轻微的弯曲,通常前部低于后部,外侧部低于内侧部(图1-21)。在50%~80%患者的胸片中,可见到水平裂。它通常始于叶间肺动脉而止于外侧。大多数病例的叶间裂是不完整的。在一项采用100例固定和膨胀肺标本的研究中(50例右侧和50例左侧),70%病例的右肺上叶和下叶之间可见肺裂不完整(肺融合),而47%的病例可见右肺下叶与右肺中叶之间肺裂不完整。在左肺,左肺上叶与下叶之间的融合略小于右侧：40%的病例显示左肺下叶与上叶上部之间的叶裂不完整,而46%的病例显示左肺下叶与舌段之间叶裂不完整。与斜裂部分叶裂不完整相比,水平裂不完整相对较多：在50例检查的右肺中,88%的病例可见广泛的融合,特别是内侧。发生于中叶与上叶之间(横跨水平裂)的融合比

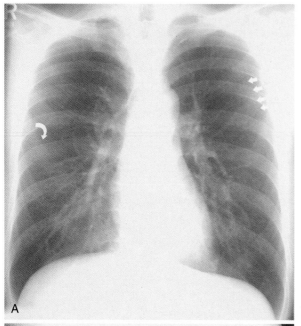

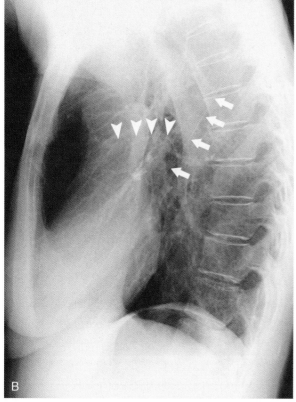

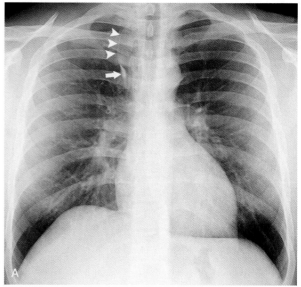

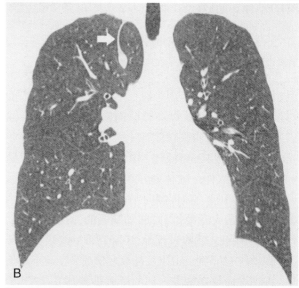

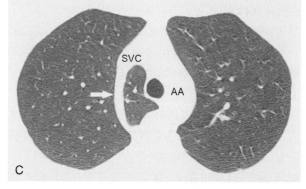

图1-21 正常斜裂和水平裂。A. 正位胸片显示右侧水平裂（弧箭）。在正位胸片上斜裂很少见。在该患者左侧斜裂上边可显示为弧形条纹（直箭），从左肺门水平上方几厘米向下和侧方延伸。B. 侧位胸片显示右侧斜裂（直箭）和水平裂（箭头）。正常左侧斜裂比右侧斜裂略靠后，并且在这张胸片显示不佳。

图1-22 奇裂。A. 正位胸片显示奇裂呈弧线影（箭头）右肺的上部倾斜走行。注：奇静脉（箭）走行于其内。B. CT冠状位重建显示奇裂（箭）。C. CT横断面显示奇弓（箭），它向前延伸，从椎旁区引流入上腔静脉（SVC）内。AA：主动脉弓。

中叶与下叶之间（横跨斜裂）的融合更常见而且范围广泛。

（1）副裂：副裂可以将肺的任何部分从其邻近的肺组织部分或完全分离。副裂的解剖学发生率远远高于通常所理解的概率，大约为50%。然而，仅10%~15%的胸片上可见副裂。副裂可以表现为肺表面下不超过1 cm长度的裂隙，也可以是完整且一直延伸到肺门的叶裂。最常见的副裂是奇裂、下和上副裂以及左侧水平裂。

（2）奇裂：奇裂是奇静脉经右肺上叶尖段下移过程中所形成的副裂。在胸片上，表现为一弧线影斜跨右肺上叶并最终止于右肺门上方的不同部位，由于奇静脉本身位于叶裂内，因此可形成泪滴状影（图1-22）。由于奇静脉走行于壁层胸膜外面，四层胸膜（两层壁层和两层脏层）形成奇裂。在0.5%的胸片上可见到奇裂。

（3）下副裂：下副裂将内基底段与下叶的其余部分分离。在5%~13%的胸片上可见到下副裂，常见于右侧，表现为一条起自横膈（常见于右侧）内侧，向头端斜内侧走行，并指向右肺门的细线（图1-23）。

（4）上副裂：上副裂将下叶背段与下叶基底段分隔开来，常见于右侧。约3%侧位胸片上可见上副裂。左侧水平裂见于8%~18%的个体中，但在胸片上仅1.6%的人可见到。左侧水平裂略高于右侧，与右侧水平裂一样，它呈圆顶状（向上凸出）。

2. 肺韧带　肺韧带由两层胸膜构成，它将下叶的内侧面与其毗邻的纵隔和横膈固定在一起。它由纵隔壁层胸膜反折跨过主支气管和肺动脉、肺静脉到达肺表面形成脏层胸膜。肺韧带在解剖上为肺实质外结构，它侧面毗邻一肺实质裂开平面，这个裂面位于下叶，被称为段间隔（亚段间隔），它将内基底段与后基底段分隔开。左肺韧带与食管紧邻，其后方被降主动脉所包绕。略短的右肺韧带呈弓形，向前延伸到下腔静脉，向后延伸到奇静脉。

肺韧带在正位及侧位胸片上不可见。肺韧带限

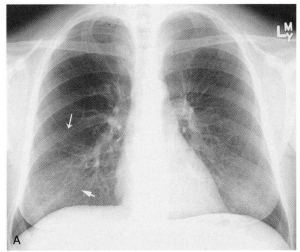

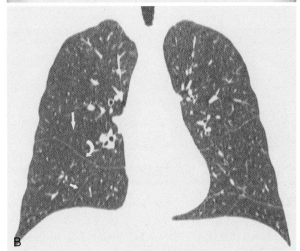

图1-23　副裂。A. 正位胸片显示右侧水平裂（长箭）和右侧水平裂（短箭）。B. 多层CT冠状重建显示右侧水平裂（长直箭），右下副裂（短直箭）和右上副裂（弧箭）。左肺几处副裂也可见。

定了肺不张以及气胸患者塌陷后下肺的形状。

（十一）胸廓入口　胸廓入口代表了颈根部与胸部结构的连接。它与第一肋平行，后高前低（图1-24）。因此，在正位胸片上，如果一阴影上缘模糊且投影在锁骨水平或位于其水平以下，这个阴影一定位于前方，而投照在锁骨上方则该阴影位于气管后或位于后方，这些特征性表现称为颈胸征。

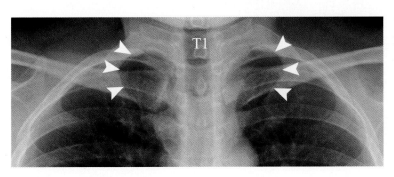

图1-24　胸廓入口。正位胸片细节图显示左、右第一肋在第一胸椎（T1）后部起始并向前下走行。胸廓入口平行于第一肋（箭头），因此前低后高。

从前到后,胸廓入口的结构包括:左、右头臂静脉(在胸骨柄右侧汇合形成上腔静脉)、颈总动脉(位于锁骨下动脉前方和锁骨下静脉内侧)、气管(位于大血管后方)、食管(位于气管后方和脊柱的前方)和位于食管两侧喉返神经(图1-25和图1-26)。

胸片上体循环静脉和动脉的整体阴影,从胸廓入口底部延伸到心脏的影像,称为血管柄。血管柄宽度的测量为两条垂直线之间的垂直距离,一条线为从上腔静脉的侧边向上跨过右主支气管,另一条线为左锁骨下动脉向下与其发自主动脉弓的点之间的连线(图1-27)。正常立位胸片上血管柄宽度小于6 cm。增宽(>7 cm)可由大血管扩张(仰卧位、怀孕,血流

量增加,左心衰)、纵隔疾病(淋巴结增大、肿瘤、感染或出血)或胸膜疾病而形成。

(十二)纵隔

1. 解剖 纵隔在解剖上它可以被定义为两肺之间的区域,它将胸腔纵向分成两个腔。影像解剖上,纵隔可分为三部分:前(血管前)、中(心血管)和后(血管后)纵隔。

前纵隔前部为胸骨,后部为心包,主动脉和头臂血管。它向上与胸廓入口的前部融合,向下延伸至横膈水平。其内包括胸腺、胸廓内动静脉的分支、淋巴结、下胸骨心包韧带和多少不等的脂肪。在胸片上,胸腺仅见于儿童和少年,它充满前纵隔的大部。

中纵隔包括心包和其内心脏、升主动脉和主动脉弓、上下腔静脉、头臂(无名)动脉和静脉、膈神经和迷走神经的头侧部分,气管和主支气管及其邻近淋巴结和肺动脉和静脉主干。

后纵隔前方为心包和横膈的垂直部分、两侧为纵隔胸膜、后方为胸椎椎体。其内包括降主动脉、食管、胸导管、奇和半奇静脉、交感神经、脂肪和淋巴结。

在胸片上,经常很难区分头臂血管与升主动脉的前缘。中后纵隔的区分有些人为划定而且难以理解。而且,前纵隔肿块经常投照在心影上。鉴于这些原因和便于对纵隔病变定位的考虑,根据病变的解剖定位,胸片上的病变可分为三组:① 当肿块位于前纵隔

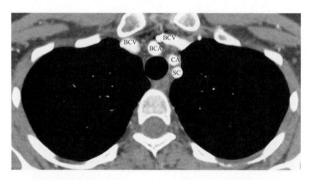

图1-25 胸廓入口结构。胸廓入口水平CT平扫显示:左和右头臂静脉(BCV),气管紧前方的右头臂动脉(BCA),气管略偏左的左颈总动脉(CA)和其后方的左锁骨下动脉(SC)。食管位于气管后。

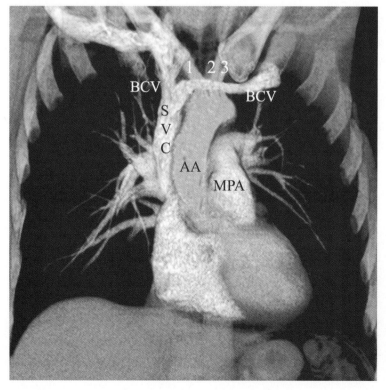

图1-26 胸廓入口和纵隔内结构。CT容积重建图像显示:左、右头臂静脉(BCV)走行于头臂动脉(1)、颈总动脉(2)和左锁骨下动脉(3)前方形成上腔静脉(SVC)。也可见升主动脉(AA)和主动脉弓及肺动脉主干(MPA)。

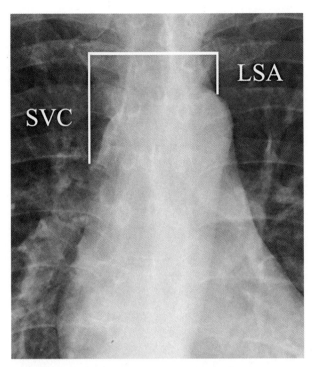

图1-27 血管柄。后前位胸片细节观显示血管柄的宽度,测量上腔静脉(SVC)侧边经右主支气管连线与左锁骨下动脉(LSA)向下与其主动脉弓起点之间连线的垂直连线的距离。

时,前纵隔界定为胸骨与气管前缘向下和心脏后缘连线之间的部分。② 当肿块主要位于中纵隔时,中纵隔界定为这条线与椎体前缘向后1 cm画线之间的部分。③ 当肿块主要位于椎旁区时,椎旁区界定为毗邻椎体的区域(图1-28)。尽管几位作者指出椎体的区域可称为后纵隔,但这是不正确的。纵隔后界被胸椎椎体所限定;后方的病变可位于椎体前面但不在纵隔,而是位于椎体旁区。在胸片准确定位病灶经常很难,但在CT和MR上却很容易。

2. 正位胸片 在正位胸片上,右侧纵隔阴影外缘到气管右侧壁之间主要由右侧头臂静脉和上腔静脉构

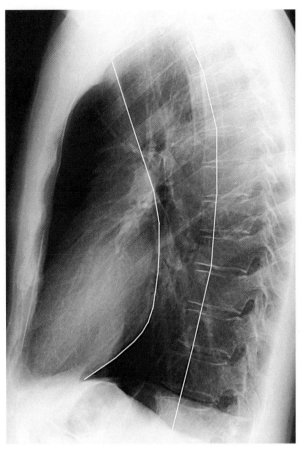

图1-28 侧位胸片上纵隔分区。如果肿块主要位于气管前界和心影后界连线前区,它可被定位于前纵隔。如果肿块位于这条连线与椎体前面后1 cm连线之间,它可被定位于中或后纵隔。此线后肺外肿块通常定位于椎旁区。

成,下纵隔阴影由右心房形成(图1-29,图1-26)。从右锁骨内侧端水平到右支气管水平,右头臂静脉与上腔静脉的边界几乎可见于所有患者(图1-29)。上腔静脉的密度一般略小于主动脉弓,并且其与肺的交界面通常稍侧凹。上腔静脉区域的密度增加和其与肺交界面的侧凸可因上腔静脉的尺寸增加(仰卧位、怀孕和

要点:纵隔

- ■ 前纵隔
  - • 位于心包、主动脉和大血管前方
  - • 包含甲状腺、淋巴结和脂肪
- ■ 中纵隔
  - • 包含心包和其内心脏:
    - 升主动脉和主动脉横部
    - 上和下腔静脉
    - 头臂(无名)动脉和静脉

  膈神经和左喉返神经
  气管和主支气管和其邻近淋巴结
  肺动脉和肺静脉主干
- ■ 后纵隔
  - • 心包后与椎体前区
  - • 包含降主动脉、食管、胸导管、奇静脉和半奇静脉、交感神经、淋巴结和脂肪

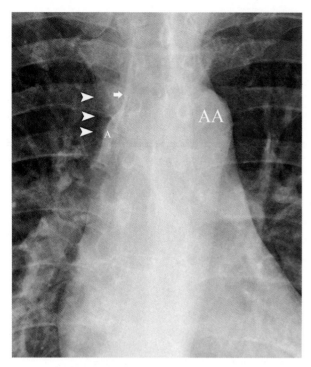

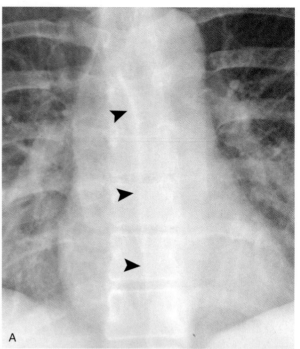

图1-29 正常右气管旁区。正位胸片细节观显示：主动脉弓（AA）水平正常纵隔。由上腔静脉（SVC）（箭头）的淡影构成。上腔静脉正常外缘平直，其密度低于主动脉弓。标注右气管旁带（箭）和右侧气管支气管角水平的奇静脉（A）。

右心衰）、气管旁淋巴结增大、纵隔肿块、纵隔出血或胸膜疾病而引起。

　　气管的正常右侧面由覆盖右上叶的胸膜构成。在奇静脉上区的右肺上叶与气管右侧壁的相连产生了一条软组织密度的细带，它通常见于正位胸片上，称为右侧气管旁带（图1-29）。这条带由气管的右侧壁、邻近的壁层和脏层胸膜和多少不等纵隔脂肪构成。在奇静脉水平上方，这条带的厚度通常为1~4 mm。气管旁带的增宽（>5 mm）可因炎症或肿瘤引起的气管壁增厚、气管旁淋巴结增大、纵隔出血或胸膜疾病而引起。气管旁带的增宽不是特别敏感的征象，之所以是因为只有30%出现增宽的患者，CT证实为气管旁淋巴结增大。

　　在右气管支气管角的区域中，经常可以看到略扁平的椭圆形阴影（图1-29）。这个阴影为奇静脉进入上腔静脉的横断面影像。这个水平站立位奇静脉的横断面直径通常小于10 mm，仰卧位小于15 mm。奇静脉尺寸的增加可因系统性静脉高压、门静脉高压或上腔静脉阻塞引起。

　　奇静脉在上腰区肾静脉水平起源于右腰升静脉，为右腰升静脉的延续。它穿过主动脉裂孔内侧到达右膈脚而进入胸腔。它然后上升到脊柱的右侧或前

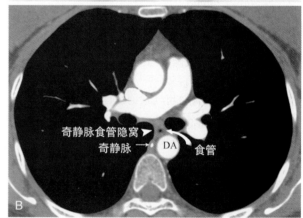

图1-30 奇静脉食管隐窝。A. 正位胸片细节观显示奇静脉食管隐窝，表现为一光滑连续弓形（箭头），它从横膈一直延伸到奇静脉弓水平。B. 增强CT显示奇静脉和食管形成奇静脉食管隐窝（AE）的内侧边。

面。沿着它的走行，奇静脉接收来自右侧第五到第十一肋间静脉、右侧肋下静脉、右侧肋间上静脉（在脊柱第四到第五胸椎水平，向前终止于奇静脉）、右侧支气管静脉和上、下半奇静脉的血液回流，引流入上腔静脉。食管通常居于奇静脉稍前方，椎体前区。右下叶与食管相连，它们与奇静脉的升部形成奇静脉食管隐窝。这个隐窝在透过度良好的正位胸片经常可见，它可从横膈膈肌一直延伸到奇静脉弓水平（图1-30）。其典型表现为，一条连续的凹向右侧的弧形；然而在青年人，它可表现为一条直线或略向右凸出的弧线。局灶性右边突出的奇静脉食管隐窝应当引起怀疑，它可为一个潜在的病变，例如裂孔疝、食管肿瘤

或重复囊肿、奇静脉扩张或隆突下淋巴结增大。

在正位胸片上,气管的左侧壁很少见到,这主要是因邻近的左锁骨下动脉和纵隔脂肪的影响。

在正位胸片上,在主动脉弓水平以上气管左侧纵隔阴影典型为弧形(凹向外侧)低密度弧形,从主动脉弓一直延伸到或略高于锁骨内侧端(图1-31)。此阴影的侧边对应于左锁骨下动脉走行,可由动脉形成,或者更常见的由动脉邻近脂肪构成。左侧锁骨下动脉起自主动脉弓,位于左颈总动脉后方,向上经过气管左侧壁与左侧纵隔胸膜相连。

纵隔左侧的第一个凸出由主动脉弓的后部构成(图1-31)。从主动脉弓延伸,通常可见到降主动脉的左边,向内侧走行并向下一直到横膈水平。降主动脉左侧与左肺相贴形成左侧主动脉旁交界面。这条分界线略凹陷或呈平直状。左侧主动脉旁横向侧凸影可因迂曲的主动脉(通常见于老年人)、主动脉瘤、主动脉旁纵隔肿块或淋巴结肿大而引起。约1%人的胸片上可见一个小三角或圆形阴影紧贴主动脉弓。这个阴影被称为"主动脉乳头",它由左上肋间静脉构成,当其向头侧前行,进入左侧头臂静脉而形成该影像(图1-32)。在直立正常的胸片中,主动脉乳头大小可从一个小凸起到直径4.5 mm不等。正如所料,静脉扩张和仰卧位或执行Müller操作时,该影像会变得更加突出。扩张也发生在各种疾病中引起

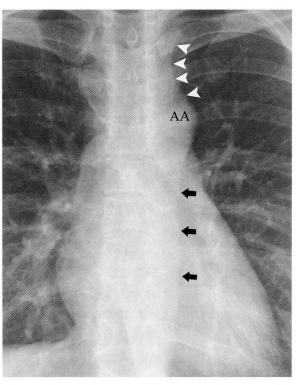

图1-31 左纵隔正常阴影。正位胸片细节观显示主动脉弓(AA)上左纵隔的外边为弧形阴影凹向侧方(箭头),并从主动脉弓延伸到锁骨内侧端略上方。这个阴影的侧边对应左锁骨下动脉的走行,或者由动脉形成,最常见的由相邻的脂肪形成。纵隔左侧的第一个凸起是由主动脉弓的后部形成的。自主动脉弓向下,降主动脉(黑箭)的左边可被看到,位于内侧向下走行直到横膈水平。

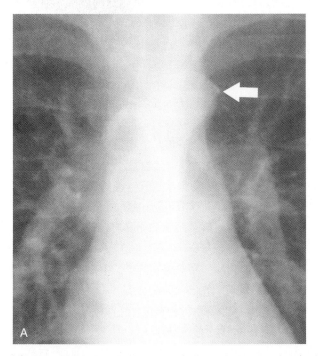

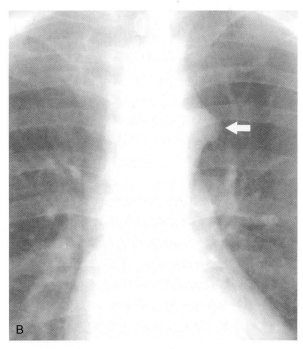

图1-32 增大的主动脉乳头。A.正位胸片细节观显示一小三角形阴影(箭)紧贴主动脉弓侧边。这个阴影,被称为主动脉乳头,是由左上肋间静脉形成,它向头侧和前方走行进入左头臂静脉。B.上腔静脉阻塞患者的胸部正位片显示:主动脉乳头(箭)明显增大,因侧支静脉回流引起的左上肋间静脉管径增大所致。

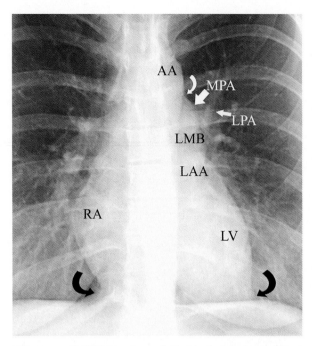

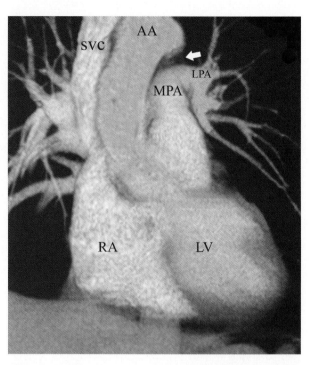

图1-33　正常纵隔和心脏。正位胸片细节观显示：主动脉弓（AA）。左主支气管以上、主动脉弓下紧接的阴影为肺动脉主干（MPA）。在此水平肺动脉主干表现为一圆形或椭圆形阴影，位于左肺动脉内侧。从主动脉弓到肺动脉水平，纵隔外侧缘通常是侧凹或平直（白弧箭）。主动脉与肺动脉之间的间隙称为主肺动脉窗。肺动脉主干和左肺动脉位于左主支气管（LMB）和左上叶支气管上方。左主支气管下方的侧边由左心耳（LAA）形成，它通常略凹或呈平直状。余下的心脏左边由左心室（LV）形成。心脏右边由右心房（RA）构成。心膈角或沟（黑弧箭）位于所述心包轮廓影和膈肌交界处，此区常有不等量的脂肪（心周脂肪）。

图1-34　正常纵隔和心脏。CT容积重建图像显示上腔静脉（SVC）和右心房（RA）形成纵隔右侧边，左心室（LV），升主动脉和主动脉弓（AA），肺动脉主干（MPA）和左肺动脉（LPA）。主肺动脉窗（白箭）位于主动脉弓和邻近的左肺动脉之间。

的流量和压力（或两者）变化时，特别是因左侧头臂静脉或上腔静脉阻塞时（图1-32）。

　　主动脉弓水平以下、左主支气管上方最先可看到肺动脉主干影。在此水平肺动脉主干表现为圆形或椭圆形阴影，紧贴左肺动脉。从主动脉弓水平到左肺动脉水平，正常纵隔的左侧边界为弧形侧凹或呈直线状。主动脉弓与左肺动脉之间的间隙被称为主肺动脉窗（图1-33）。它被大量的纵隔脂肪占据；其内侧边界是动脉导管韧带，而其外侧边界是纵隔胸膜与覆盖在左肺的脏层胸膜，这些结构形成主肺动脉窗外界（图1-54）。主肺动脉窗的凸出可因淋巴结增大、纵隔肿块或主动脉瘤造成。由于左侧喉返神经走行在主肺动脉窗，在此区发生的病变可引起左侧声带麻痹、声音嘶哑。

　　左主支气管水平以下纵隔的外缘由心脏构成。其上部对应左心房和左心耳，正常呈平直或凹陷状，而下部对应左心室，正常呈凸出状（图1-33）。

　　前纵隔的最狭窄点低于大血管和主动脉弓水平，后纵隔的最狭窄点高于主动脉弓水平。胸片上，这些

层面上的两侧肺组织可时常相互靠近并形成线状阴影，分别称为前联合线和后联合线。

　　前联合线由左右两侧肺组织在前纵隔胸骨后相互接触而形成。它由四层胸膜（两层覆盖在肺表面的脏层胸膜和两层纵隔胸膜）和不等量混在其中的纵隔脂肪构成。在正位胸片上此线典型表现为胸骨后起自右上斜行左下（图1-35）。前联合线可见于约20%的病例中。它可被患者同侧肺不张的影像所掩盖。

　　右肺和左肺上叶在纵隔食管后，第三到第五椎体前相贴，它们的胸膜相互连接，同时伴有周围相关的纵隔组织而形成后联合线（图1-35）。在正位胸片上，后联合线通常投照在气管气柱的影像内，它可以是直线或者略凸向左侧。当纵隔内组织丰富或者食管后间隙狭窄阻碍了两肺的相贴时，后联合线可表现为一条明显的条带。

　　3. 侧位胸片　在侧位胸片上，当气管呈现直线并向足端斜后走行时，气管易于显示（图1-36）。气管向前弯曲可能因主动脉弓增大或者被其后方增大的食管、异常血管或者纵隔肿块压迫凹陷所致。气管前壁的很少见到，这是因为它被纵隔所掩盖，但后壁通常可以看到因为它紧靠肺。气管后壁伴随邻近的脂肪形成气管后条纹影或带状影。这个条纹通常直径

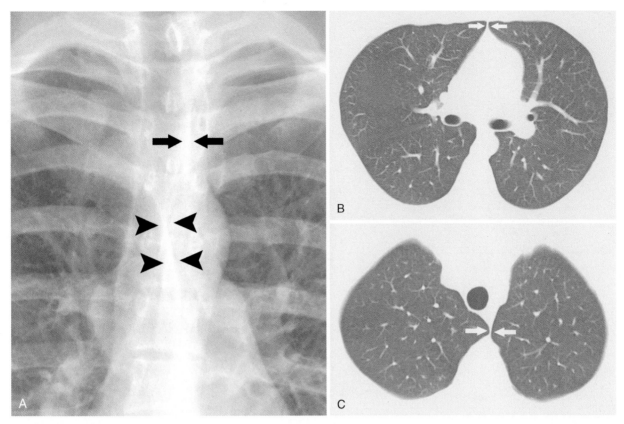

图1-35 前联合线和后联合线。A. 胸部正位片细节观显示前联合线(箭头)从主动脉弓水平向左下斜行而后联合线(箭)位于主动脉弓水平以上。B. 在中间段支气管水平CT扫面显示在胸骨后间隙左和右肺相接(白箭),这样的相接在胸部正位片上形成前联合线。C. 在胸廓入口区CT扫描显示左和右肺(白箭)在食管后相接,这样的相接形成后联合线。

小于4 mm。然而,这个条纹的测量很少有帮助,因为食管可介于气管后与肺组织之间而导致这个条纹厚度达到1 cm或更宽。在此区的,一个局灶性阴影位于气管后带或者在系列胸片上此条带厚度增加提示食管癌的可能性增加。

主动脉弓水平以上,气管带后方与脊柱前方之间的区域称为气管后三角(图1-36)。这个三角相对透过度高,其内容纳食管、淋巴结和肺上叶后段。气管后三角的密度增高可因食管肿瘤、甲状腺肿块、增大的淋巴结、异常的锁骨下动脉、动脉瘤或前肠重复囊肿引起。

主动脉弓水平以上气管前的阴影由头颈血管构成。气管气柱前出现的头臂动脉易于辨认。在侧位胸片上主动脉弓和降主动脉经常可见,但升主动脉很难辨认,除非主动脉弓增宽、增大或钙化。

实际上,左肺动脉可见于所有病例中,当左肺动脉走行跨过左主支气管和左肺上叶支气管并且下降到支气管后方而形成一个大致与主动脉弓相平行的弓形影。下行的左肺动脉接近降主动脉的前侧面可造成这些血管边缘的局限性模糊。在主肺动脉窗、左肺门或左肺区域,左肺动脉边缘模糊可提示邻近区域

存在病变。

要点:肺门和纵隔

- 左肺门正常情况下高于右肺门1~2 cm
- 正常血管柄的直径:<7 cm
- 正常右气管旁带:1~4 mm
- 站立位,奇静脉正常直径:<10 mm
- 仰卧位,奇静脉正常直径:<15 mm

(十三)心脏 在正常胸部的正位胸片上,心脏的位置与胸腔中线的关系主要取决于患者的体型(图1-33)。假定曝光条件良好且肺组织充分膨胀,瘦长体型的个体心影几乎完全位于中线,仅略偏左。矮胖体型的个体心影位于中线更偏左。在标准后前位胸片上,正常人体心脏横径的通常范围为11.5~15.5 cm;少于11.5 cm的占约5%,仅很少的人超过15.5 cm(在超重的矮胖体型中)。通常用来测量评估整个心脏尺寸的标准是心脏最宽径与胸腔内最宽径之比,称为心胸比。在站立位胸片上,用心胸比大于50%来检测

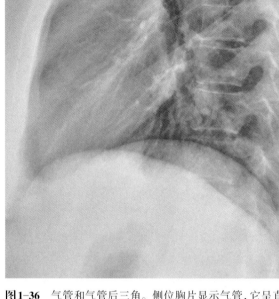

图1-36 气管和气管后三角。侧位胸片显示气管,它呈直线下行斜向尾部并略向后。气管后壁和邻近的脂肪形成气管后带(弧箭)。气管后带与主动脉弓水平以上的脊柱前带之间的区域被称为气管后三角(箭头)。

左心室扩张的特异性约为80%,而敏感性仅为50%。心胸比无助于检测左心房或右心室增大,因为胸片上这些腔室的横径无法显现。

心脏的大小和轮廓受五个主要因素的影响:

(1)心动周期:在舒张末期,直径最大。在最大收缩期,直径最小。心脏收缩期和舒张期之间的宽度变化通常是小于1 cm。

(2)横膈的高度:心脏的轮廓受肺组织膨胀程度的影响,横膈的位置越低,心血管的轮廓越长越狭窄。

(3)胸腔内的压力:它不仅影响心脏的大小,也影响肺血管的表现。

(4)体位:假设其他因素相同,卧位比站立位心影增大。

(5)后前位与前后位胸片:X线束前后位投照时,心脏被放大更多因而心影明显增大。

在正位胸片上心影右边由与右肺中叶相邻的右心房构成(图1-34)。

在横膈附近,当下腔静脉进入右心房时其影像可见。在正位胸片上,右心室不可见。左主支气管下方的心脏左边由左心耳和相邻的心外膜脂肪形成,左心缘的其余部分由左心室构成。左支气管水平正下方的心脏边缘通常是凹陷或平直的(图1-33)。在此段的局灶性凸出最可能提示左心耳增大,这是二尖瓣心脏病最常见的表现。左心房的增大可抬高左主支气管并引起气管隆突角度增大。增大的左心室导致心胸比增加、左心室长轴的延长。

心脏左右缘与两侧横膈前部相交形成左右心膈角或隐窝(图1-33)。这些隐窝内容纳脂肪(心包脂肪垫)和淋巴结,通常呈侧凹状。它们的密度略低于心脏密度,这样可以通过它们来确定心脏边界的大致所在(图1-37)。这些胸膜心包脂肪阴影不应误认为心脏扩大、纵隔或横膈肿块。心膈角的局灶性凸出可因脂肪堆积(主要为心包脂肪垫)、心包囊肿、增大的心包周围淋巴结或先天性胸骨后膈疝而引起(图1-37)。

在侧位胸片上,心脏的前缘由右心室构成。通常右心室仅接触胸骨的下半部分(图1-38和图1-39)。胸片上,右心室增大的最早征象为心脏与胸骨之间接触面积增大。心脏后界的上1/3由左心房构成,其下2/3由左心室构成。在一些患者中,可见到下腔静脉进入右心房后界(图1-38)。左心房增大引起心影上部向后方凸出,而左心室增大引起心影下2/3后部凸出。

(十四)横膈 横膈是分隔胸腔与腹腔的肌腱结构。它的肋部肌纤维起自前面的剑突部,并在第七肋到第十二肋范围内位于胸腔周边呈上凸状。后面,膈脚纤维起于第一、第二和第三腰椎椎体右侧和第一、第二椎体左侧。这些纤维向中心腱汇聚,并几乎垂直插入其边缘。

在正位胸片上,横膈的圆顶状上表面在与肺组织之间形成交界面时,其边缘通常可见,其下腹部软组织影模糊。在约95%的正常成人中,右侧横膈顶投影在第五肋前端到第六前肋间隙之间;在约5%的正常人中,它投影在第七肋水平或其下方。在约90%的正常成人中,右膈顶大约比左膈顶高半个肋间隙。在约10%的正常成人,两侧膈顶相同高度或左膈顶高于右侧(图1-40)。在左侧位胸片上,可见到右侧膈肌的全部长度,而左侧膈肌的前部由于心脏的掩盖而模糊不清(图1-40)。

(十五)胸壁 在胸部正位片上,肩部和壁的软组织,包括皮肤、皮下脂肪和肌肉通常易于区分。在无肺或胸膜疾病、脊柱畸形或先天性肋骨畸形时,胸廓应当是对称的。肋骨斜行走行;它们的前部斜向

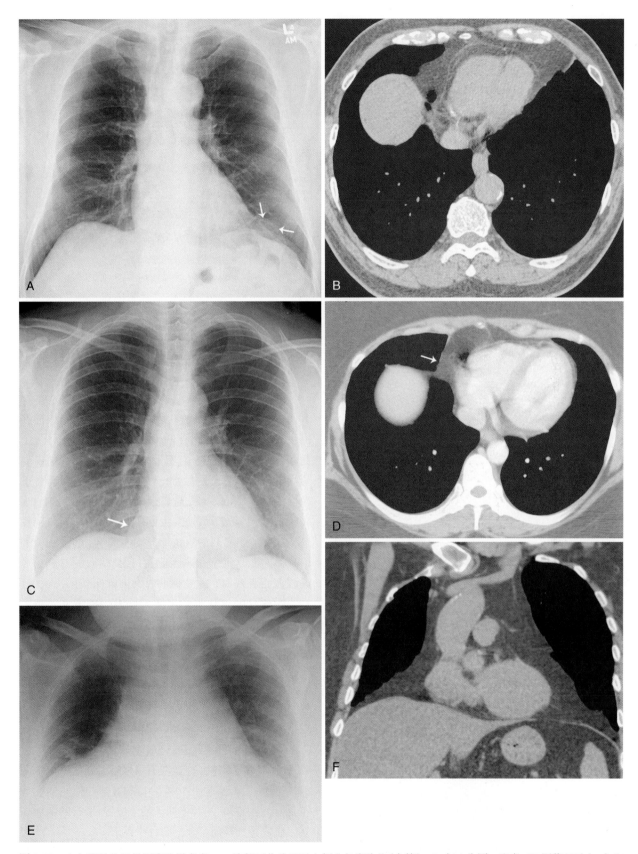

图1-37 心包脂肪垫及纵隔脂肪增多症。A. 胸部正位片显示左侧心包脂肪垫（白箭）。B. 与 A 为同一患者，CT图像显示左、右心包脂肪垫。C. 另一患者胸部正位片显示右侧心包脂肪垫（白箭）。D. 与 C 为同一患者，CT 显示右侧心包脂肪垫（白箭）。E. 一位长期接受皮质类固醇治疗患者的正位胸片显示纵隔增宽和明显心包轮廓影增大。F. 与 E 为同一患者，多层 CT 冠状位重建图像显示广泛的纵隔脂肪症和增大的心膈脂肪垫。心脏的大小是在正常范围内。

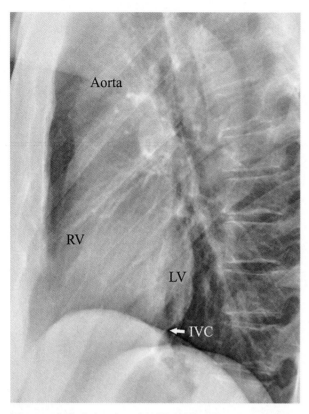

图1-38 侧位胸片正常心脏解剖。侧位胸片显示心脏的前缘通过右心室（RV）形成的，其与胸骨接触的长度小于胸骨的下半部分。心脏后界的下三分之二由左心室形成（LV）而上三分之一由左心房形成。心膈角的淡影（白箭）代表了下腔静脉（IVC），它汇入右心房。这位老人的升主动脉、主动脉弓和近端降主动脉显示良好。正常青壮年的主动脉不易显现。

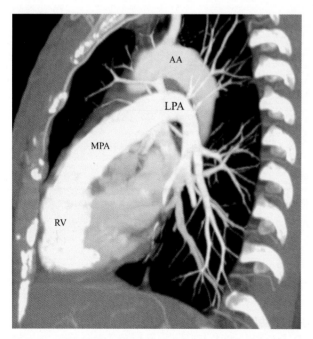

图1-39 右心室（RV）和肺动脉主干（MPA）侧位观。CT扫描矢状面重建图像显示右心室，肺动脉流出道和肺动脉主干形成心脏的前缘。AA：主动脉弓；LPA：左肺动脉。

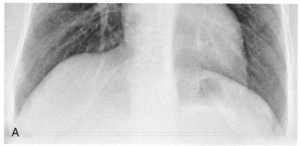

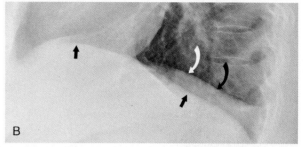

图1-40 正常横膈。A. 正位胸片细节观显示左右半横膈圆顶形的上表面。右侧膈肌通常比左侧膈肌高1~3 cm。B. 侧位胸片细节观显示：右侧膈肌（直箭）的全长。左侧膈肌（弯箭）的前部由心脏掩盖。

下而后部斜向上（图1-41）。肋间动脉，静脉和神经位于肋骨下内面。肋骨的上下边界通常清晰，除了在胸腔中下部；在这里，正前方观察时，可看到由血管沟形成的肋骨下缘后部的薄凸缘，它造成了肋骨下缘模糊。在侧面观察，与靠近暗盒的肋骨相比较，远离暗盒的肋骨放大增加（大肋骨征）。在左侧位胸片上，右侧肋骨大于左侧肋骨。按照惯例，侧位胸片采用身体左侧靠近暗盒。因此，右远离暗盒的右侧肋骨被放大而表现为它比左侧肋骨大。

肋软骨的钙化很常见并可能无病理意义。第一肋软骨通常是最先钙化，经常是一到20岁即开始。在肋骨钙化模式上，两性差异一致，特别是在老年人。男性，肋软骨的上下边缘首先钙化，并延伸钙化至肋骨末端；然后肋骨中心区域钙化。相反，女性肋软骨钙化倾向于首先肋骨中心区首先钙化，呈舌形或者呈两条平行线状从肋骨末端延伸入肋软骨。单侧或双侧颈肋见于约0.5%的人口中，它起于第七颈椎椎体（图1-42）。女性多于男性，并通常不对称且为偶然所见。偶尔，它们会造成胸廓出口综合征（C8神经根区的疼痛和无力，当受影响的肢体处于某个位置，双臂的脉搏强度存在差异），其他多余的肋骨少见。

有时距离胸锁关节2~3 cm，锁骨下面会有一个不规则的切迹或凹槽。其大小和形状，从浅碟形凹陷到2 cm宽和1.0~1.5 cm深的切迹不等。这些菱形凹由肋锁韧带或菱形韧带形成，它们向下呈放射状将锁

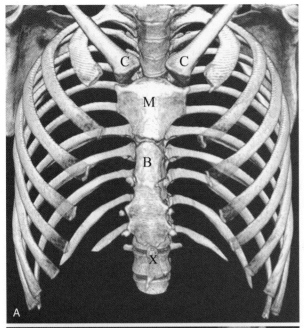

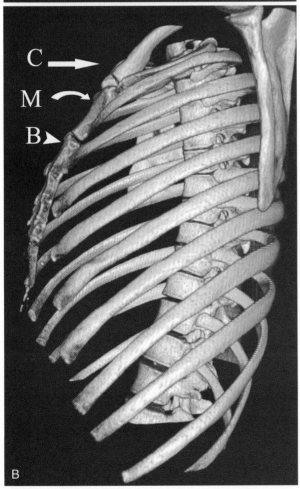

图1-41 胸壁。A.正位片,显示斜行的肋骨。前部向下倾斜和后部向上倾斜。肋软骨(未显示)连接前肋到胸骨。胸骨有三个组成部分:胸骨柄(M),胸骨体(B)和剑突(X)。C:锁骨。B.侧位观显示肋骨的定位,胸骨柄(M)、胸骨体(B)和胸锁关节水平的锁骨(C)下表面的位置。

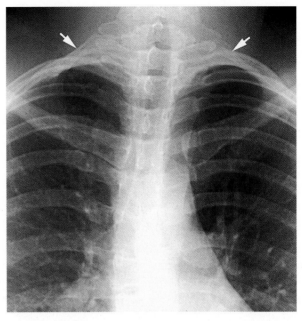

图1-42 双侧颈肋。正位胸片细节图显示了起自于第七颈椎(白箭)的双侧颈肋。该患者为一21岁患胸廓出口综合征的女性。

骨固定于第一肋。在约10%的锁骨解剖研究中,可见到这些凹陷,但在影像上很少见到。

胸骨构成胸廓的前正中部(图1-41)。它由胸骨柄、胸骨体和剑突构成,胸骨柄与锁骨相连。胸骨的最常见的先天性异常是胸骨凹陷,被称为漏斗胸(图1-43)。标记时,漏斗胸导致椎体前间隙减少,从而引起心脏向左移位和轴向旋转同时左肺空间减少。在正位胸片上,胸骨旁前胸壁软组织表现为右侧胸腔下部密度增高影,心脏向左移位,右心缘模糊(后者类似于右中叶疾病)(图1-43)。另一个表现是前肋下角增大。胸骨下陷的程度在侧位胸片上很容易理解。漏斗胸很少产生症状,但与先天性心脏病的高患病率有关。

较少见的先天性疾病是胸骨异常突起,称为鸡胸(图1-44)。虽然它可以单独发生,但鸡胸被认为与患紫绀型先天性心脏疾病有关。

在正位胸片上胸骨很难评价,而在侧位或斜位片上可很好地观察。胸骨后肺组织使得胸骨体后部皮质与肺组织之间的条带易于辨认。这个胸骨后条带主要由脂肪构成,厚度1~3 mm。由胸骨旁结构,特别是肋软骨,形成的肺组织压迹,可造成胸骨旁带后方的分叶状轮廓。不在肋软骨水平的局灶性凸出或分叶影往往提示异常存在,以增大的内乳淋巴结最为常见。

在标准的胸片上,曝光条件应当使胸椎和椎间盘都依稀可见,且棘突位于中线。正位胸片,胸椎通常是直的,而在侧位片上,胸椎略凹向前(背部后凸)。下叶和椎旁软组织相接可形成通常在正位胸片上可见的椎旁界位或条带,特别是在下胸部。左侧椎旁带通常比右侧椎旁带长且易于观察。椎旁带通常薄且平行于脊柱。左侧椎旁带典型可见于降主动脉与脊柱侧边中间。椎旁带的移位可发生于椎体异常(骨赘,骨折,感染,肿瘤)、椎旁肿块(血肿,神经源性肿瘤,椎旁脓肿)或淋巴结肿大时。

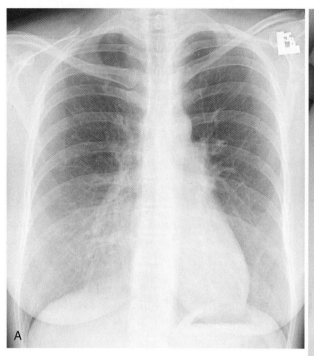

图1-43　漏斗胸。A. 正位胸片显示心脏向左移位和心右缘模糊。B. 侧位胸片显示异常胸骨下陷(白箭),称为漏斗胸。

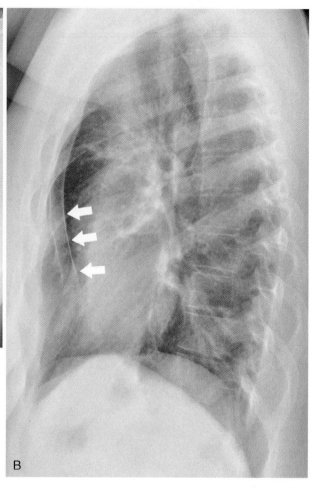

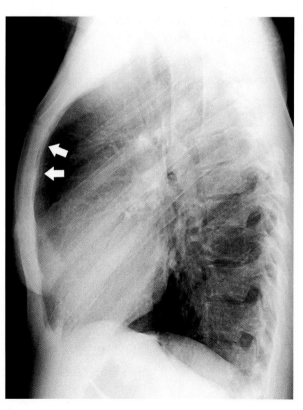

图1-44　鸡胸。侧位胸片显示胸骨(箭)异常突出,称为鸡胸。

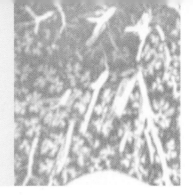
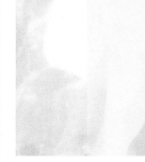

第2章

正常胸部CT

Nestor L. Müller and C. Isabela S. Silva

一、技术方面

CT图像是三维横断层面的二维影像，三维中另一维是指层厚。层厚又称为准直器宽度，它是由X线管与患者之间准直器的宽度决定的。CT图像由大量影像元素组成，称为像素，常规为512×512矩阵。一个像素即一个单位区域（例如，在图像矩阵上的每一个方块），它反映了单位体素内组织的密度，或者说体素对应于像素加上层厚。各个体素内X线衰减的平均值构成了图像，CT影像反映了该层面内不同原子序数的影像密度，它对应于各种组织对X线的吸收程度。X线球管和探测器在患者的两侧，环形排列，形成CT机架的一部分，它环绕着患者，患者置于检查床上，进入机架中，机架环绕患者，扫描后，通过计算机数模重建而形成CT影像。

（一）渐进式和连续容积（体积）计算机断层扫描 早期CT扫描机仅能在选定层面获得单层影像。该CT扫描速度缓慢，通常需要X线球管旋转2秒方能获得单层影像的扫描数据，而且需要等待数秒钟扫描间期，用以使将床移到下一个扫描位置。胸部CT扫描以渐进的方式完成，或称为"停止-扫描"模式。扫描机在屏气时获得一组横断面影像，在每层影像完成后，患者可以在检查床移动到下一扫描位置前自由呼吸。

螺旋容积CT是20世纪90年代初的一项重要技术进步，它可连续移床并连续扫描。采用这项技术，患者以精准的速度通过机架并连续扫描，由于患者的移动和X射线球管旋转在数据采集过程中同步进行，X线束追踪患者的螺旋轨迹，球管的每一个旋转都可以看作生成特定角度的断层数据。每一层影像数据采集完成后可以重建横断面影像，可通过插值法数学计算每个断层上下的螺旋CT数据，目前大多数螺旋CT扫描仪记录数据并以180°，间隔进行插值计算，以优化纵向分辨率，这些影像的空间和位置可以回顾性地随意选取。整个胸腔的螺旋CT扫描，可以在单次屏气或几次短暂屏气下完成，数据采集的连续性可获得真实的容积扫描。纵轴上空间分辨率增加，并且无需更多的辐射就可以获得高质量的多平面和三维重建数据。由于螺旋CT可在单次屏气下完成整个胸腔或大部分胸腔的扫描，因此减少了由于呼吸运动的伪影，从而避免了图像质量的下降。

近年来技术发展的核心是旋转速度的提高（亚秒级CT扫描）和多排探测器，更快的旋转速度使扫描覆盖的范围进一步增大，从而可以显著减少心脏运动伪影，并可以提高肺血管和体循环血管的成像质量，多层螺旋与以往的CT扫描不同，可以同时用一个或几个探测器采集图像。

多层螺旋CT扫描机的优势在于其提高了时间分辨率和Z轴空间分辨率。提高了X线球管的使用效率，并降低了图像噪声。时间分辨率的提高可以在单次屏气下完成整个胸腔的扫描，可以优化经血管的对比剂增强检查，也可以减少对比剂的使用。

多层螺旋CT扫描机产生各向同性的数据集（即，三维容积数据在X轴、Y轴和Z轴上的长度大致相同）。Z轴空间分辨率的提高（头尾向）大大提高了多平面重建和三维重建的影像质量。

多平面重建比横断面影像可以更好地显示各种结构之间的空间关系（图2-1）。利用基于图形的软件系统和容积再现技术显示气管和支气管内腔，模拟传统支气管镜的显示方式，称为CT气管支气管显影

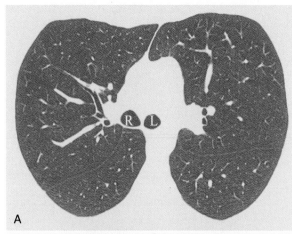

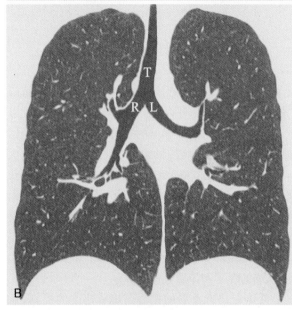

图2-1 轴位影像和冠状位重建。A. 左、右主支气管水平轴位影像描述正常横断面解剖。B. 冠状位重建影像更好地显示上下位头尾向影像上气管（T）和主支气管。

（图2-2，图2-3）。应用显示管腔内壁的CT数据处理并仿真显示支气管内壁，称为仿真支气管镜或CT支气管镜。

有许多技术可以用于描述容积数据。对显示CT血管造影和肺结节检查的一项重要技术是最大密度投影（maximum intensity projection，MIP）（图2-4）。MIP使得选定横断面层面的兴趣区较邻近的结构更亮。因此，血管在MIP上的表现为显著管状及分支状结构，而非分散的点状结构，图像保持原始轴位图像的分辨率，目前的工作站允许实时交互式观察任意层面和任意厚度MIP图像，MIP层厚通常与原始采集层厚相关。MIP显影的主要缺点是只有密度最高的结构才会显影。低密度的结构则隐藏在高密度影中间。这意味着血管内如果有大的充盈缺损，比如肺栓

塞，则在MIP厚层图像上可能完全被遮蔽。肺栓塞应使用薄层（2~3 cm）MIP显示。较厚的层厚（3~5 mm）在肺结节的评价中价值较大（图2-5）。与之相关的还有最小密度投影（minimum intensity projection，MinP），它突出所选层块组织中密度最小的结构，采用5~10 mm层厚显示，有助于提高微小低密度区组织的显示，并且有助于显示轻度肺气肿（图2-6）。

容积显示（三维彩色影像）使用螺旋CT采集的整个原始数据集（图2-7）。这是真正的三维重建。包含厚度的概念。重建区域中的所有体素都可在三维影像中显示。而在重建范围之外的体素则无法显示。工作站允许实时容积重建，可同时进行多平面重建和MIP显示，容积显示对评价血管形态学改变有很大帮助（比如：狭窄）和显示复杂的三维解剖关系（图2-8）。

（二）影像参数 几个操作参数影响胸部CT所提供的信息，主要包括层厚、视野、重建算法和影像显示设置（窗宽和窗位）。在特定的病例中，血管内对比剂可用于鉴别血管和软组织病变或者检查血管内异常，比如肺栓塞。

每个图像元素（像素）在CT上的衰减值就是单位体积体素内组织所有的衰减平均值，对应于像素加上层厚，层厚决定了像素所平均的组织或结构的数量，层厚变薄意味着容积内被平均的像素减少，从而空间分辨率提高。

合适的层厚是由被扫描组织的大小和患者扫描次数决定的。公认的薄层扫描（层厚≤2 mm）可以用于肺实质和周围支气管（图2-9）。虽然较厚的层厚（如，3~5 mm）足够评价绝大多数纵隔异常，64层螺旋CT可以在单次屏气下以亚毫米层厚完成整个胸腔的扫描。该扫描方式几乎成为目前胸部扫描的常规方法。

常规CT胸部扫描是最大吸气后屏气扫描。最大吸气后屏气可提供肺实质与异常软组织影之间的良好对比。减少一过性肺不张可能带来的误诊或漏诊。对于阻塞性肺疾病的患者，需加扫用力呼气中或呼气末序列以监测气道异常，比如气管和支气管软化，可以更好地显示空气捕捉的范围（图2-10）。

绝大多数患者采用仰卧位扫描。少数情况下需用俯卧位检查背侧肺组织中的细微病变，否则病变可能被正常相关组织或肺不张所遮挡。有明显肺实质病变的患者不需俯卧位扫描。这在怀疑肺实质病变和胸片正常时有较大价值。在实际工作中，我们仅对石棉肺患者和临床怀疑间质性肺疾病患者CT

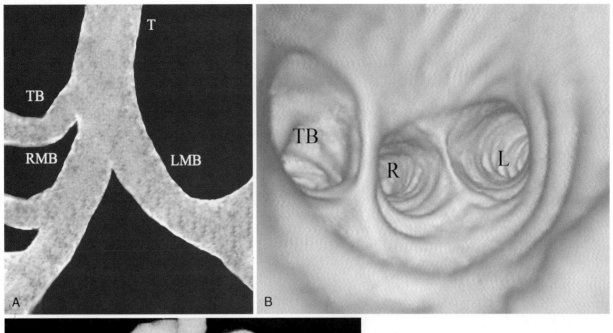

图2-2 容积重建技术（CT支气管显影和CT仿真支气管镜），气管支气管。A. 三维容积重建气道前面观显示支气管（TB）起源于气管下部（T）。右主支气管（RMB）和左主支气管（LMB）也可清楚显示。重建和气管充气（支气管显影）相仿。B. 容积重建技术可显示气管和支气管管腔，模拟支气管镜显像（CT支气管镜或仿真支气管镜）。影像显示气管支气管（TB）、右主支气管（R）和左主支气管（L），可在重建气管下段水平观察到。C. 冠状位三维容积再现显示气管支气管进入右肺。

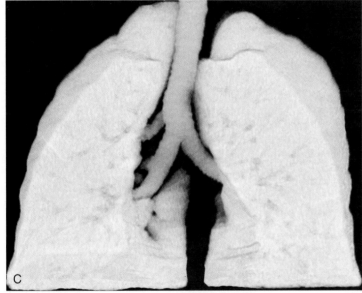

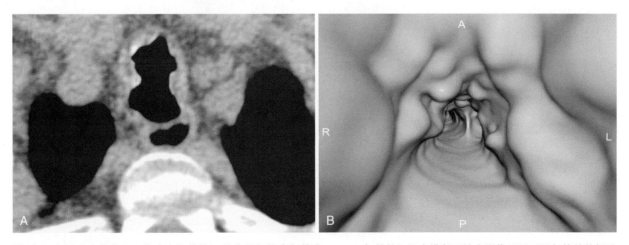

图2-3 容积重建技术（CT仿真支气管镜），骨化性气管支气管病。A. CT扫描软组织窗横断面放大影像显示可见气管前外侧壁起源，并向气管腔内突出的结节状突起。B. CT仿真支气管镜可以更好地显示弥漫结节状影引起弥漫性管腔狭窄，气管后壁未累及。该表现是骨化性气管支气管病的特征性表现。A：前面；L：左侧；R：右侧。

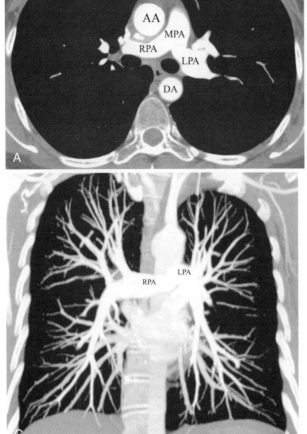

图2-4　最大密度投影重建横断面增强CT扫描显示主（MPA）、右（RPA）、左（LPA）肺动脉和升主动脉（AA）、降主动脉（DA）胸段。B和C最大密度投影横断面图像在冠状位影像上更好地显示了中央肺动脉的分支方式和它们与邻近结构的关系。

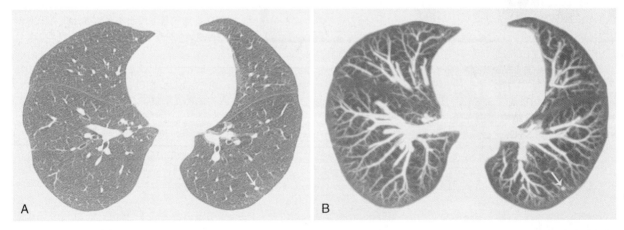

图2-5　最大密度投影在检测肺小结节中的价值。A. 多层螺旋CT扫描显示左下肺（箭）胸膜下结节。B. 相似位置最大密度投影重建5 mm层厚显示，可以清楚分辨结节（箭）与肺血管。

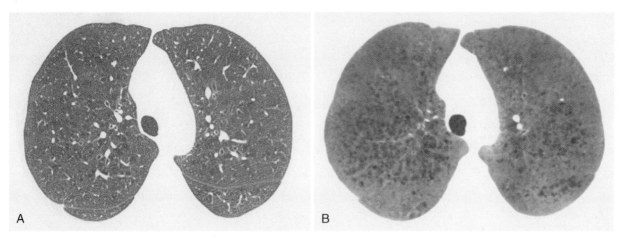

图2-6 最小密度投影。A. 高分辨率CT主动脉弓层面显示上肺轻度肺气肿。肺气肿与正常肺组织分界欠清楚。B. 最小密度投影5 mm层厚显示肺组织内大量低密度透过影,提示存在肺气肿。即使在重建影像上,高分辨率CT仍会低估肺气肿的程度。

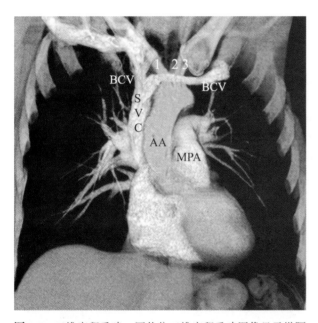

图2-7 三维容积重建。冠状位三维容积重建图像显示纵隔和胸廓入口的正常结构。AA:升主动脉;BCV:头臂静脉;MPA:主肺动脉;SVC:上腔静脉;1:右侧头臂静脉;2:左侧颈总动脉;3:左侧锁骨下动脉。

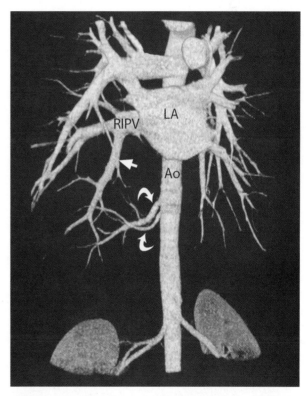

图2-8 肺叶内肺隔离症:三维容积重建。冠状位三维容积影像显示两血管(弯箭)起源于主动脉(Ao)并且供应肺叶内隔离症,亦可见粗大引流静脉(直箭)起源于肺隔离症并引流入右下肺静脉(RIVP)和右心房(RA)。

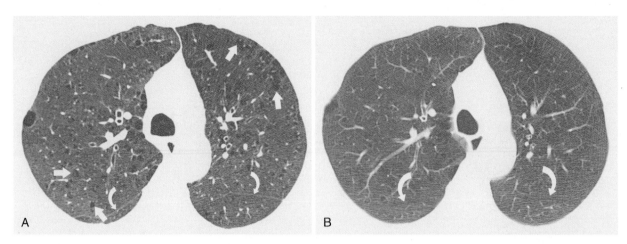

图2-9　薄层CT与厚层CT对比。A. 薄层（1 mm）CT扫描提示大量局灶性密度减低区（直箭）提示肺气肿。叶间裂边界锐利，显示清晰（弯箭）。B. 厚层（5 mm）CT扫描不能充分评价肺气肿的局灶性小病灶。该层面上叶间裂仅能见到宽带状密度略高和略低区（弯箭）。

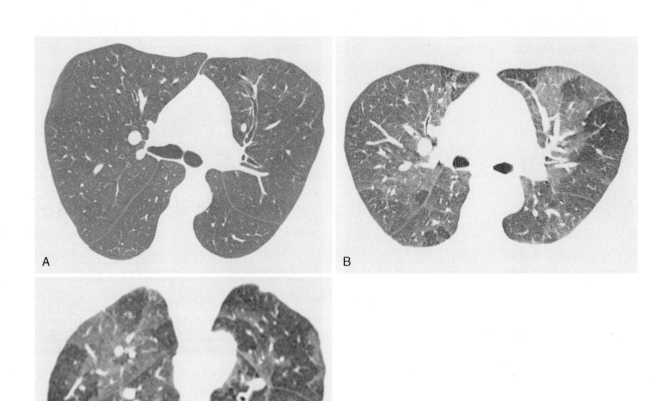

图2-10　吸气相CT和呼气相CT。A. 尽力吸气低剂量高分辨率CT扫描显示细小的区域性密度减低区和血管稀疏区。B. 最大呼气后低剂量CT扫描显示双肺弥漫空气捕捉。C. 冠状位重建影像显示全肺空气捕捉的范围。患者是一名54岁女性，因多发性骨髓瘤行干细胞移植，之后发生闭塞性支气管炎4个月。

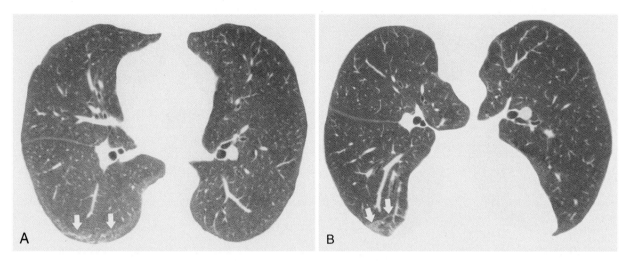

图2-11 俯卧位CT扫描在仰卧位CT出现坠积效应时的价值。A. 仰卧位高分辨率CT显示右肺下叶背侧局灶性线样影和磨玻璃影（箭）。B. 同层面高分辨率CT（俯卧位）显示前片所示下叶背侧阴影消失和俯卧位坠积部位即右肺中叶出现局灶性阴影。这些因体位变化而引起的分布和消散的变化是坠积性肺不张的特征性表现。

仰卧位扫描后，可在相关病变区域加扫俯卧位（图2-11）。CT扫描需用足够大的扫描野以覆盖患者的身体（35~40 mm）。总体来说，最大的矩阵（通常为512×512）应用于影像重建以缩小像素面积，用40 cm的视野和512×512矩阵，那么像素大小则为0.78 mm。前瞻性或回顾性缩小扫描野可缩小像素，并增加空间分辨率。用FOV 25 cm进行单侧肺靶扫描可将像素缩小至0.49 mm。通常，可获得最大空间分辨率的扫描野为13 cm，在512×512矩阵的像素为0.25 mm。尽管小视野可增加空间分辨率，但它仅可作为检查的辅助手段，因为它只能覆盖胸腔的小部分。

胸腔的CT值范围在−1 000（气管内气体）~700 HU（骨质）。显示器上的（软拷贝）和胶片（硬拷贝）的CT影像决定于窗宽和窗位，灰阶为256，无单个窗位能够显示胸部CT上的所有信息，要在有限的灰阶内显示较大的CT值范围。往往CT值的设置对应于被检组织的平均CT值，这个中心CT值被称为窗位（window level，WL）。窗位以上和以下的CT值范围称为窗宽（window width，WW）。为了充分地显示肺组织，推荐使用的窗位为−600~−700 HU，窗宽为1 000~1 500 HU。显示纵隔的最佳窗位为30~50 HU，窗宽为350~500 HU。以上仅供参考。窗宽、窗位的理想值并不是唯一的。不同的窗宽窗位选择可以为特定的病变提供更好的参考。

（三）高分辨率CT（high resolution computed tomography，HRCT） 在大多数病例，CT扫描数据采用标准算法或软组织算法重建，这可以使影像更加平滑，减少影像噪声，该算法在评价纵隔和胸壁病变方面较好。

使用高空间频率算法（high spatial frequency）在肺实质的评价中效果更好。这种算法减少图像的平滑感并增加空间分辨率。可以更好地描述正常和异常的肺实质界面，并可以更好地观察小血管、气道和细微的间质异常（图2-12）。薄层扫描（0.5~1 mm准直）结合高空间频率重建算法为间质和气腔的肺疾病提供了更有价值的信息，称为高分辨率CT。

高分辨率CT描述的肺组织形态学上堪比大体病理。从1982年首次使用到最近，胸部高分辨率CT常用的扫描间隔为10~20 mm。20世纪90年代末，多层螺旋CT问世后，高分辨率CT实现了全肺容积扫描，容积扫描能检出传统高分辨率CT层间的漏检病灶，并可以实现高分辨率多平面重建和三维重建。容积高分辨率CT与10~20 mm层间隔的高分辨率CT相比，其缺点是剂量增加。容积CT 1 mm层厚、10 mm间隔扫描的辐射剂量仅为相同mAs和kVp管电流和管电压条件下1 mm容积扫描的10%。剂量大幅度下降至40 mAs的高分辨率CT，仍可看清肺实质（图2-10）。比起胸部X线，低剂量高分辨CT技术可以更好地评价肺实质。轻微磨玻璃影，肺气肿和纤维化均可以在常规传统剂量CT上检出，而在低剂量高分辨率CT上容易漏诊，尤其是体格较大的患者（图2-13）。因此，首次检查的患者推荐使用更高的管电流设置（200~300 mAs），降低管电流的高分辨率CT，它可用于疗效评价或者剂量是疾病进展主要因素的患者（图2-14）。

（四）剂量 现在普遍接受的最好的辐射剂量测

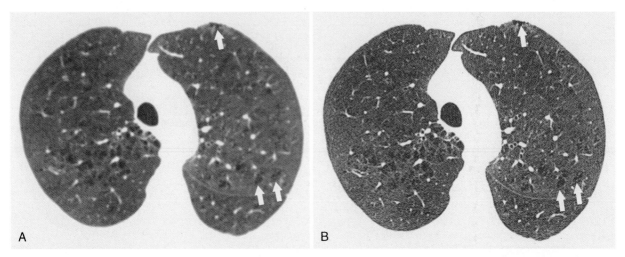

图2-12　标准算法和高分辨算法。A. CT影像采用标准算法和软组织算法重建,可见肺动脉边缘不清,并且在局灶性肺气肿区域(箭所示)和正常肺实质之间有界面。B. 同一组采集数据用高分辨率重建,边缘增强算法显示肺血管的锐利边界和正常肺组织与肺气肿(箭)之间的锐利界限。

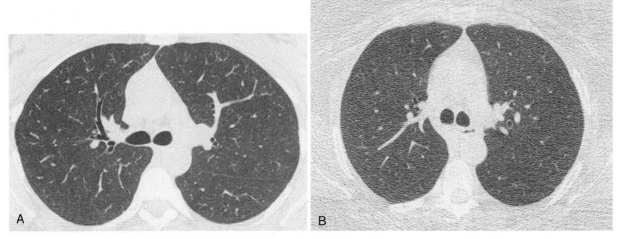

图2-13　低剂量高分辨率CT。A. 120 kVp, 40 mAs扫描条件进行高分辨率CT扫描,显示良好的信噪比和正常血管结构、气道和肺实质之间的明确界限。B. 120 kVp, 40 mAs高分辨率CT在体型较大患者信噪比较低,血管、气道和肺实质境界不清。在A图中所示的病例,低剂量足以检测小的肺实质异常,而在B图中所示的病例需要使用更高的mAs评价肺实质病变。

量单位是有效剂量。有效剂量是将被辐射部位所产生的生物学伤害表达为全身的等效随机伤害。有效剂量可以用来比较不同类型的辐射伤害,比如全身接收到的天然背景辐射。有效剂量是通过计算各个器官吸收剂量的辐射敏感性加权值得到的;其单位是(Sv)。当计算获得有效剂量后,患者的随机辐射伤害可以通过日本原子弹幸存者的辐射数据线性拟合获得。

医学诊断(包括CT)所带来的主要辐射风险是可能引起致命的癌症。根据国际放射防护委员会(ICRP)的数据,如果每一百万人平均接受约一个毫西弗的医疗辐射,就会多增加50例额外的癌症病例。虽然这只是一个平均估算,但是由辐射增加的致癌危害比由年龄增加带来的风险更大。尽管是平均风险,年龄因素在电离辐射的致癌风险是很显著的,在相同的剂量下,儿童接受电离辐射患癌的风险更大。这是由于他们比成人有更长的时间发生癌症,并且他们的细胞分裂较成人更快。同理,50岁以上的成人发生辐射诱导的癌症风险远小于年轻人,任何年龄的女性患辐射诱导的癌症风险均大于男性,这是由于患乳腺癌的风险很高。

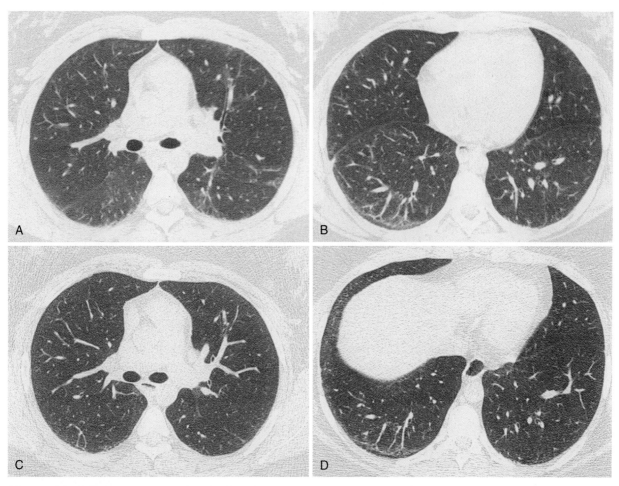

图2-14 低剂量CT检测一名19岁女性患者,患有混合性结缔组织病。高分辨率CT扫描,参数120 kVp和250 mAs,在主支气管(A)和肺底部(B)层面提示周边小斑片网格影和磨玻璃影。可见紧贴右下肺背侧胸膜的胸膜下相对空白区。这一表现是非特异性间质性肺炎的特征性表现。C、D. 高分辨率CT扫描,参数120 kVp和100 mAs,尽管用低剂量扫描,仍可显示足量皮质类固醇治疗后一年肺部病变的改善。

胸部多层螺旋CT容积扫描,在300 mAs,120 kVp条件下的辐射剂量大约为7 mSv。与之相比,1 mm层厚,10 mm层间距的辐射剂量为大约0.7 mSv。一张后前位胸片剂量约为0.05 mSv,每年本底辐射量约为2.5 mSv。

由于在儿童和青年辐射致癌的风险最大,因此他们做高分辨率CT的推荐参数是0.5~1 mm准直和1~2 cm间隔,范围从胸廓入口到横膈,重建采用高空间频率算法,在50岁以上的患者和局灶性肺疾病或怀疑肺转移时,常规采用容积高分辨率扫描,准直采用0.5~1 mm,在绝大多数患者,CT扫描参数可选区120 kVp和200~300 mAs,青年患者使用高分辨率CT,建议使用120 kVp和40~100 mAs。由于儿童的辐射风险更大,我们认为在评价肺实质异常的存在和范围时应尽可能限制高分辨率扫描的适应证。一些研究显示胸部有三个层面(主动脉弓层面,气管隆突层面和膈上层面)图像可为弥漫性肺疾病提供足够的诊断信息。

二、正常解剖

(一)气道

1. 气管和主支气管　气管从环状软骨下方延伸(位于第六颈椎水平)至隆突(位于第五胸椎水平),长约10~12 cm,它包括16~22个马蹄形软骨环,后方未闭合,气管后壁有一层菲薄的纤维肌性膜组成,气管壁可看作1~2 mm的软组织条带(图2-15)。软骨钙化常见于老人,尤其女性(图2-16)。

气管断面的形状多样,但最常见的是圆形或卵圆形,最大吸气末气道后壁在CT上通常表现为平直或凸形,呼气相CT表现为凸向前方(图2-17)。正常气管的最大横径(冠状)和前后径(矢状)在男性分别为25 mm和27 mm,女性为21 mm和23 mm。正常气管

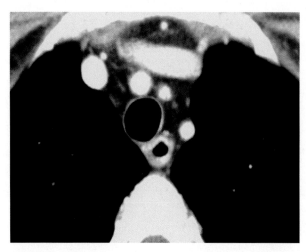

图2-15　正常气道。CT扫描显示的正常气道。气道壁是1~2 mm厚的条带状软组织影。前壁和侧壁由马蹄铁形软骨环组成，随着年龄的增长通常出现钙化。后壁由肌纤维膜组成。

的横径和前后径下限是男性13 mm，女性10 mm。由于胸腔内压力增大，胸腔内气管的直径在呼气时缩小。在用力呼气时，气管横截面积缩小大约35%，横径减少约15%，前后径减少约30%。前后径的缩小主要是由于气管后壁的内陷，这是证实呼气相CT上呼气充分的一个有价值的征象。胸腔外气管的直径在用力呼气时轻度扩大。

气管在隆突处分为左右主支气管（图2-18）。右主支气管走行1~2 cm后分为右上叶支气管和右中叶支气管。左主支气管约5 cm，后分为左上叶和左下叶支气管，支气管仅有很短的一段主支气管与气管一样含有马蹄形的软骨环。远端的支气管壁软骨板开始变得不规则。软骨钙化在老年人常见，尤其是老年女性。

要点：气管

■ 正常气管横径，男性13~25 mm，女性10~21 mm
■ 正常气管前后径，男性13~27 mm，女性10~23 mm
■ 呼气时，气管直径减少

2. 叶支气管和支气管肺段　段支气管源于叶支气管。尽管段支气管解剖变异较多，在大多数患者，右肺有10段支气管，左肺有8段（图2-19）。常规情况下，支气管解剖采用Jackson和Huber分类或Boyden分类法。Boyden分类法中，段支气管被标注为B后面跟着一个数字（如，B1），亚段支气管则标注为段的数字后面跟着一个小写字母（如，B1a）。

段支气管的编号顺序对应于其起源的气道，本书采用两种分类方法：

（1）右肺上叶支气管：右肺上叶支气管起源于主支气管的侧面，隆突远端约2 cm，右肺动脉水平上方，水平走行约1 cm，然后分叉，通常分为三支，尖段（B1）、后段（B2）和前段（B3）支气管。尖段支气管的起源可看作由上叶支气管远端叠加上圆形透亮影。该支气管也被看作靠近头侧的环形阴影周边伴行右肺上叶肺动脉及右上叶肺静脉（图2-20）。右上肺后段支气管（B2）和前段支气管（B3）近段可见其长轴。

（2）中间支气管：中间支气管起始于右肺上叶支气管水平，向远段延伸3~4 cm，然后分成中叶支气管和下叶支气管（图2-18）。它位于右侧叶间肺动脉内侧。

（3）右肺中叶支气管：右肺中叶支气管起自中间段支气管的前外侧壁，几乎与下叶背段（superior segmental bronchus）支气管起始处相对。它向前外侧走行1~2 cm后分叉，分为外侧段（B4）和内侧段（B5）支气管（如图2-20）。外侧段和内侧段支气管分别向前侧和尾侧走行。

（4）右下肺支气管：右下肺支气管非常短。第一个分支是下叶背段支气管（B6），起源于由下叶支气管的后部。该段分出后就向后方走行。基底部右下肺主干（基底干）为背段支气管分出后走行1 cm分出四支基底段支气管。通常先分出内基底段支气管（B7），位于右下肺静脉前方，前基底段（B8）、外侧基底段（B9）和后基底段（B10）几乎在相同水平面分出。这些支气管可以根据所辖肺段来辨别。

（5）左上叶支气管：左主支气管向前外侧走行约1 cm，分出左上叶支气管，它分为两支（大约75%的人）或三支（约占25%的人）（图2-20）。分为两支者，左肺上叶通常分为尖后段（B1-2）和前段（B3）。位置较低的分支为舌段支气管，与右肺中叶支气管类似。左肺支气管分为三支者，分为尖后段（B1-2）、前段（B3）和舌段支气管。舌段支气管起源于左肺上叶支气管远端的下面，向前内侧延伸2~3 cm分为上舌段（B4）和下舌段（B5）支气管。上舌段支气管较下舌段支气管更趋横向走行并且更加水平。

（6）左下叶支气管：左下叶支气管，与左肺上叶相似，非常短，第一支分出的是背段支气管（B6），在左肺下叶起源后立刻从支气管后壁分出，并向后走行，左下肺基底干走行1~2 cm后延伸出三支基底段支气管：内前基底段（B7-8）、外侧基底段（B9）和后基底段（B10）（图2-20）。左、右肺下叶支气管分叉方式大致相同，区别在于左侧基底干略长，且仅有3个

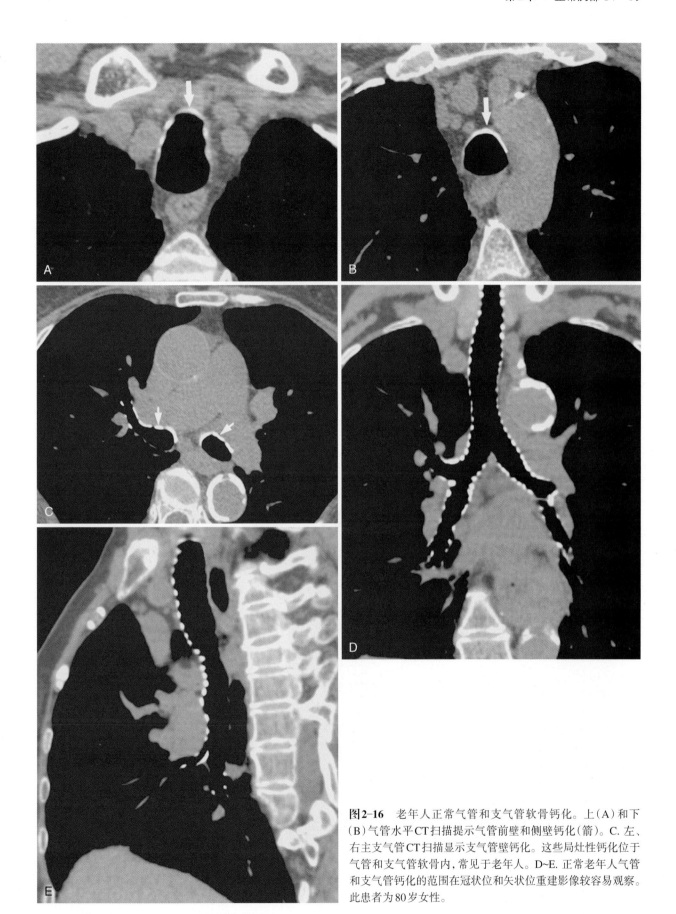

图2-16 老年人正常气管和支气管软骨钙化。上（A）和下（B）气管水平CT扫描提示气管前壁和侧壁钙化（箭）。C. 左、右主支气管CT扫描显示支气管壁钙化。这些局灶性钙化位于气管和支气管软骨内，常见于老年人。D~E. 正常老年人气管和支气管钙化的范围在冠状位和矢状位重建影像较容易观察。此患者为80岁女性。

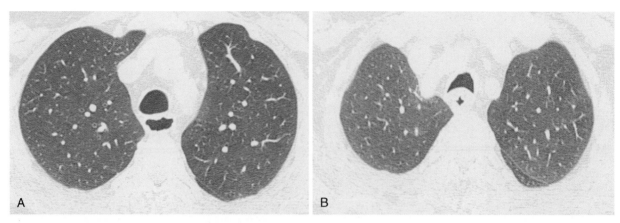

图2-17 吸气相和呼气相正常气管。A. 吸气相CT显示气管后壁略向后突。B. 呼气相CT显示气管直径减小和气管后壁内凹。亦可见正常范围内的肺密度增加。

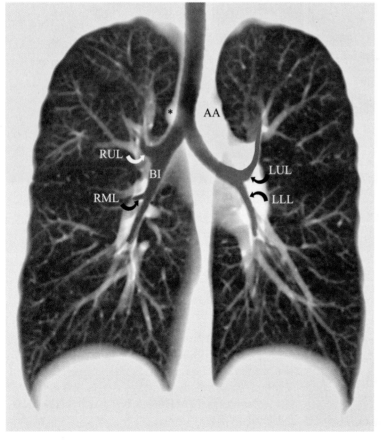

图2-18 正常气管、主支气管和叶支气管。CT扫描冠状位重建显示气管分为左右主支气管。右主支气管起源后约2 cm即分出右上叶支气管（RUL）和右肺中间段支气管（BI）。左主支气管大约5 cm长，分出左上叶支气管（LUL）和左下叶支气管（LLL）。*表示奇静脉；AA：主动脉弓；RML：右肺中叶支气管。

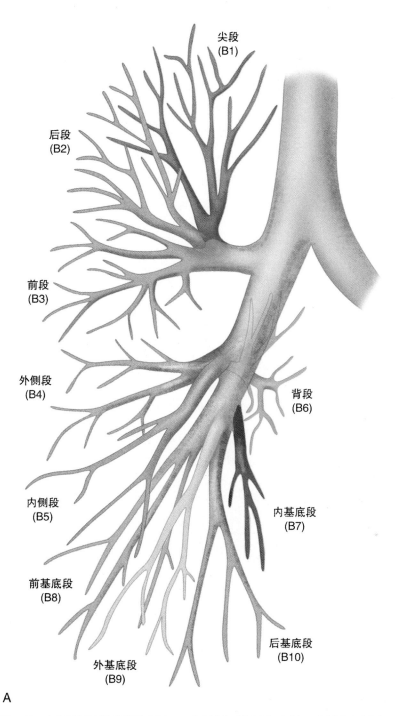

图2-19 支气管树和肺节段示意图。A.右侧支气管树（前面观）。示意图显示右侧支气管树前面观各节段的正常位置。

基底段支气管,而右侧有4支。

（7）正常支气管CT表现：CT扫描上水平走行的支气管可以观察其长轴,这些支气管包括右肺和左肺上叶支气管、上叶前段支气管、中叶支气管和下叶背段支气管。支气管垂直走行时,CT影像显示横切面,为圆形透过影。这些支气管包括右肺上叶尖段支气管,左肺上叶尖后段支气管,中间支气管,下叶支气管

和基底段支气管。斜行的支气管在CT横断面上表现为椭圆形透过影,包括舌段支气管、上舌段和下舌段支气管,以及右肺中叶内侧段和外侧段支气管。

支气管外径和伴行肺动脉的管径大致相当。很多研究统计过正常肺动脉/支气管外径之比（pulmonary artery-to-outer bronchial diameter ratio, ABR）。在30例无心肺疾病的患者研究中,亚段支气管水平的支气

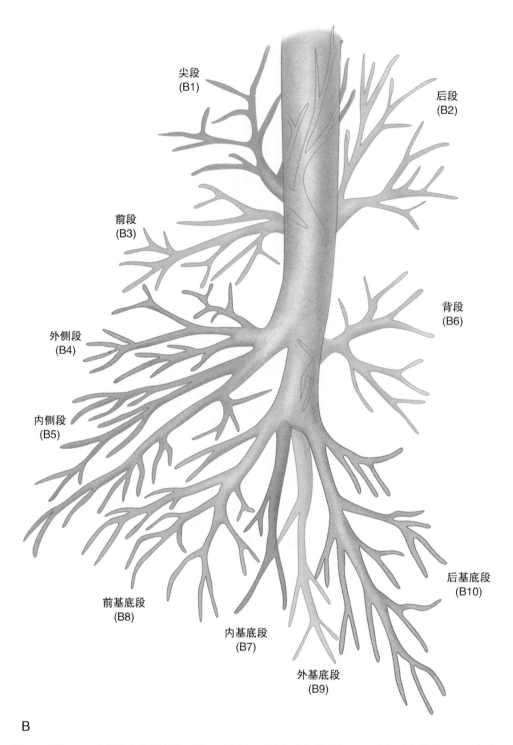

尖段
(B1)

后段
(B2)

前段
(B3)

背段
(B6)

外侧段
(B4)

内侧段
(B5)

后基底段
(B10)

前基底段
(B8)

内基底段
(B7)

外基底段
(B9)

B

图2-19(续) B. 右侧支气管树(侧面观)。示意图显示右侧支气管树侧面观,右侧支气管节段的正常位置。

管径评估的窗位为−450 HU,窗宽为1 200~1 500 HU。平均肺动脉径与支气管径比率(ABR)为0.98 ± 0.14(范围为0.53~1.39),在正常人群仰卧位CT中,与胸片的测值大致相仿(1.04 ± 0.132 8)。由于支气管内径/肺动脉径增加是诊断支气管扩张症的CT标准,因此也有关于正常人群中该参数测量值的研究。

如果肺动脉分叉处于在相应支气管之前或细支气管炎引起血管收缩,则支气管管径看似大于肺动脉。测量结果受海拔影响,可能是由于缺氧性血管收缩和支气管扩张导致。一项居住在1 600 m海拔的17例正常非吸烟人群的研究和16例居住在海平面水平人群的研究,在窗位为−450 HU时,平均支气管/

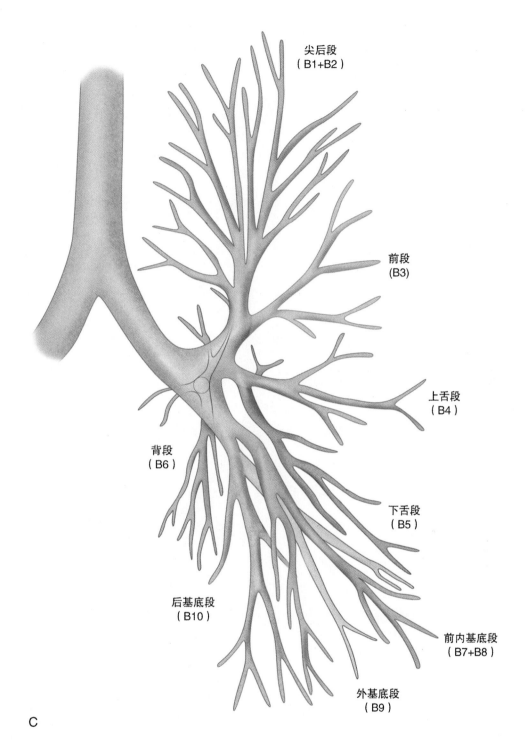

图2-19(续) C. 左侧支气管树(正面观)。示意图显示左侧支气管树正面观,左侧支气管节段的正常位置。

血管比率前者为0.76,后者为0.62。在Kim和其团队的研究中,所有支气管/血管直径比例测量均采用窗位为−700 HU,则在海平面水平生活的人群比值<1,然而12名生活在海平面水平的人群(丹佛)至少有一支支气管的支气管/血管比率大于1。

气道的分叉方法是非对称二分法。从气管到肺大泡大约有23级支气管。每次分叉,支气管都会缩小,且管壁变薄。支气管壁的厚度大约为管径的10%~15%。由于管壁逐级变薄,较小的支气管很难分辨。在(大约1 mm层厚)HRCT上可以分辨的最小支气管直径为1.5~2 mm。较小的分支不可见,因为管壁厚度<0.1 mm,低于目前CT扫描仪的空间分

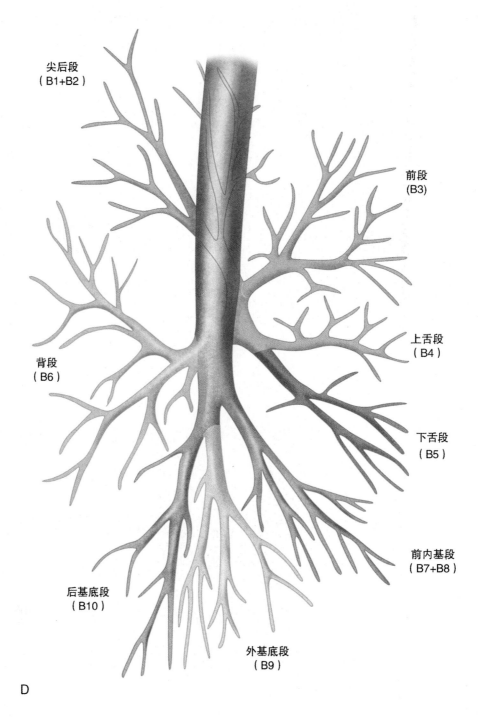

尖后段
（B1+B2）

前段
(B3)

上舌段
（B4）

背段
（B6）

下舌段
（B5）

前内基段
（B7+B8）

后基底段
（B10）

外基底段
（B9）

D

图2-19（续） D.左侧支气管树（侧面观）。示意图显示左侧支气管树侧面观，左侧支气管节段的正常位置。

辨率。在正常个体中，肋胸膜或椎旁胸膜下1cm以内的气道不可见，但是在大约40%的人群中，距胸膜2cm以上气道可见。纵隔胸膜以下1cm以内的支气管可以分辨（不紧贴纵隔胸膜）。

3.细支气管　细支气管是不含软骨的气道。可以分为膜支气管（不含有肺泡）和部分肺泡内衬的呼吸性细支气管。膜支气管近端紧邻呼吸性细支气管，称为终末细支气管。最近端的分支后还有2~3级呼吸细支气管。终末细支气管直径约0.6mm，较远端的呼吸细支气管直径约0.4mm。由于它们的管壁厚度均<0.1mm，CT不能显示该级别的正常细支气管（图2-22）。

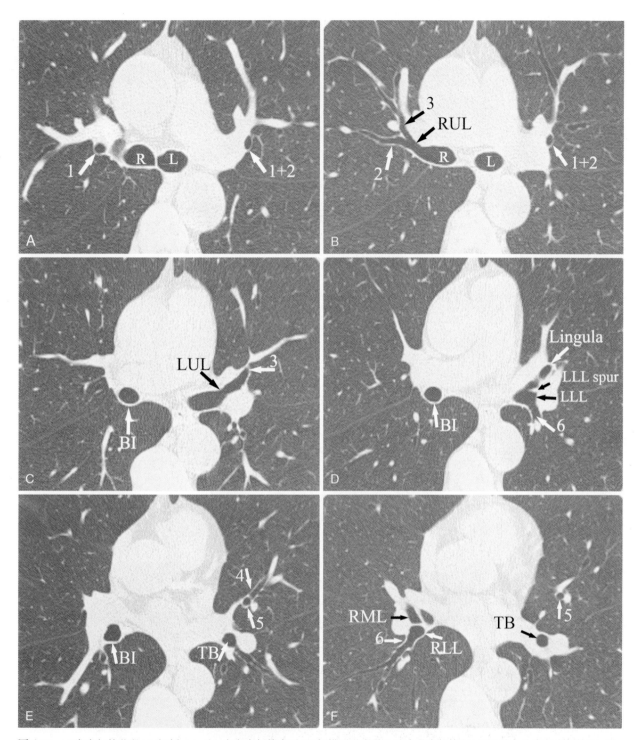

图2-20 正常支气管节段CT解剖。A. 左、右主支气管水平CT扫描显示右肺上叶尖段支气管(1)和左肺上叶尖段支气管(1+2)。B. CT扫描右肺上叶支气管(RUL)水平显示后段(2)、前段支气管(3)和中间段支气管(BI)。C. CT扫描左肺上叶支气管(LUL)水平显示左肺上叶前段支气管(3)和中间段支气管(BI)。D. C图略偏下层面显示舌段支气管(Lingula)、左下叶支气管(LLL)、左下叶背段支气管(6)和中间支气管(BI)。E. D图略偏下方的CT层面显示舌段支气管分叉形成更加水平的上舌段支气管(4)。F. E图略偏下方CT扫描层面显示右肺中叶(RML)、右肺下叶(RLL)支气管、右肺下叶背段支气管(6)、左肺下叶基底干(TB)和下舌段支气管(5)。

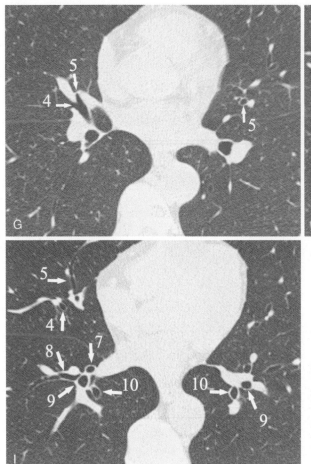

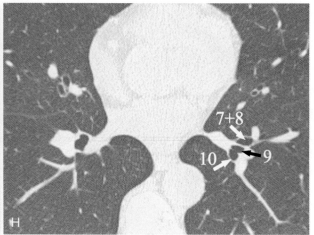

图2-20(续) G. 右肺中叶支气管分叉处CT层面显示右肺中叶外侧段(4)和内侧段(5),左肺下舌段支气管(箭头,5)和左右肺下叶基底干。H.下肺静脉水平扫描层面显示左肺下叶前内侧(7+8),外侧(9)和后基底段。I. H图略偏下方层面显示右肺下叶内侧(7)、前(8)、外侧(9)和后基底段(10)支气管,右肺中叶外侧段(4)、内侧段(5)支气管、左肺下叶外(9)和后基底段(10)支气管。

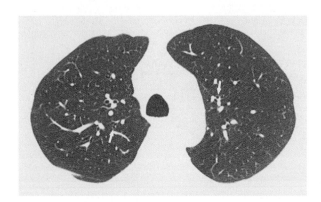

图2-21 高分辨率CT扫描正常支气管。上叶水平高分辨率CT显示一些小支气管,可分辨的最小支气管管径为1.5~2 mm。在肋胸膜下1 cm或邻近纵隔处不可见正常支气管。

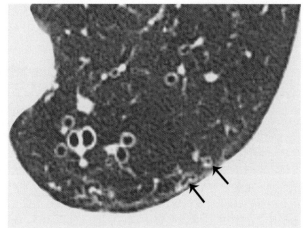

图2-22 感染性支气管炎患者高分辨率CT下异常支气管。高分辨率CT放大显示左肺底部细小的小叶中央透亮区,合并扩张的支气管(支气管扩张)(箭)。由于小气道壁增厚,管腔直径大于0.6 mm,所以在CT扫描上可以观察到,亦可见柱状支气管扩张。

（二）肺动脉和静脉循环

1. 肺动脉　肺动脉起源于纵隔内肺动脉瓣，向头侧偏左方向4~5 cm，在心包内分为较短的左肺动脉和较长的右肺动脉（图2-23）。肺动脉的正常直径≤29 mm，比同层面降主动脉略细。肺动脉直径测量的最佳位置是在肺动脉分叉水平，与肺动脉主干长轴成直角进行测量（图2-24）。男性和女性在测量上无区别。

左肺动脉几乎沿着肺动脉干的径线延伸到达肺门，拱形跨过主支气管（图2-23）。然后，血管分出一个上升的分支并分成上叶各段分支；通常，它继续走行，分出垂直方向上的左肺叶间动脉，再直接分出上叶和下叶的段动脉。左肺叶间动脉位于上叶支气管侧后方。

右肺动脉在升主动脉后方走行，在上腔静脉后

方分叉。在右主支气管后方分为升支（前干）和降支（叶间支）（图2-23）。尽管存在变异，常见情况依然是升支再分为段分支供应右上肺，降支则为段动脉供应右肺中下叶。

右侧叶间动脉的第一部分在前方的腔静脉和后方的中间段支气管之间水平走行。它迅速转向后下方，前位于中间段支气管和右下叶支气管前外侧，因与斜裂垂直（因此得名）然后发出肺段支中叶有一支或两支，下叶五支支气管肺段各有一支。

大多数近端肺动脉走行相对固定，但肺叶、肺段动脉的起源和分支变异较大。尽管有如此多的变异，肺动脉与气道的紧密关系是一成不变的，其分支也与之紧密相关肺动脉。分支总是与邻近的气道相伴行，直达远端的呼吸性细支气管水平。除了这些常规的血

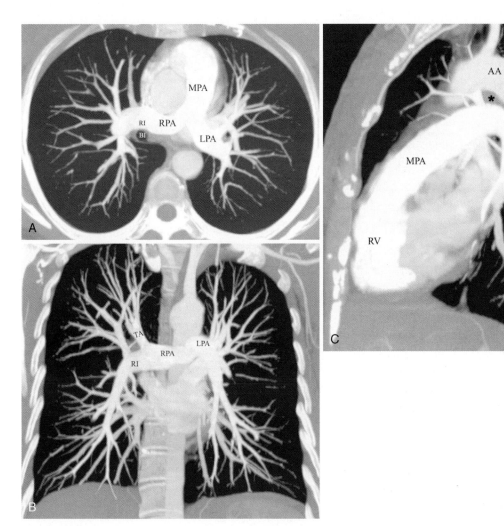

图2-23　中央肺动脉正常解剖。A. CT影像最大密度投影重建显示主肺动脉（MPA）向下走行，分成右（RPA）和左肺动脉（LPA）。右肺动脉在距起源处不远分出前干，向头侧走行，供应右上肺的大部，还有一较大的叶间肺动脉（RI）向前方然后向外侧走行，走向中间支气管。B. 冠状位最大密度投影显示右肺动脉和左肺动脉的方向，与正位胸片投影相同。右肺动脉和左肺动脉中央部均在纵隔内，胸片不能显示。右肺动脉分成前干（TA）和右侧叶间动脉（RI）。C. 矢状位最大密度投影显示右肺动脉和左肺动脉与侧位胸片对应。主肺动脉（MPA）起源于右心室（RV），向头侧后方走行。*表示主肺动脉窗；AA：主动脉弓。

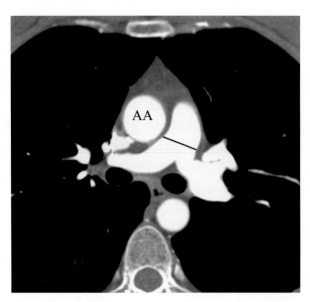

图2-24 主肺动脉正常直径。主肺动脉正常直径在分叉处测量值正常直径<30 mm,较同层面主动脉弓(AA)小。

管以外,还有些分支不是由相应的气道分叉处发出,并直接穿过肺实质,这些分支为额外(附属)的肺动脉分支。这些额外的分支多于常规血管,并且可以起源于肺动脉树全程的任何部位,最常见于肺外周带。

2. 肺静脉　肺静脉起源于肺泡毛细血管和胸膜毛细血管网的小静脉。与肺动脉不同,它们不与气道伴行。尽管其走行多样,最常见的是两支上肺静脉和两支下肺静脉,前者在右侧引流上、中叶血液回流,在左侧引流上叶血液回流;后者引流下叶血液回流。在相当一部分人群中,右肺中叶静脉直接引流入左心房或当它们进入左心房时与右下肺静脉汇合(图2-25)。右侧肺上下肺动脉在主肺动脉下方,上腔静脉(SVC)后方,分别进入左心房(图2-26)。左侧肺静脉经过降主动脉前方,与右肺静脉一样,分别进入心房或在心包腔汇合共干后进入心房。在肺动脉系统,大量额外的动脉在走行通过肺时汇入静脉。

3. 支气管循环　支气管动脉在数量和起源上的变异非常多。大多数人有两根或4根支气管动脉,相对常见的情况是右侧一支[起源于第三肋间动脉(第一右肋间动脉直接起源于主动脉)],左侧两支(直接起源于主动脉前外侧壁,常在第五、六胸椎后方)。肺内支气管动脉位于支气管旁结缔组织内与气道一起发出分支。它们一直延伸到终末细支气管。正常支气管动脉通常在它们起源于肋间动脉或主动脉时可见。在起始处,其直径是1~1.5 mm,它们在支气管扩张(图2-27)和肺动脉血流减少时,其管径可增宽(如严重慢性肺栓塞患者)(图2-28)。

(三)肺实质

1. 次级肺小叶　次级肺小叶也称为Miller次级小叶,是最小的独立肺单位,为结缔组织分隔包绕(图2-29)。每个小叶都由一个小叶细支气管和肺动脉供应,它们位于小叶中央,引流肺静脉位于小叶间隔。小叶呈不规则多角形,直径为1~2.5 cm。正常小叶间隔在HRCT上清晰可见,长为1~2.5 cm,厚度略大于0.1 mm,一直延伸到胸膜表面(图2-30)。在肺前部和外侧部显示清晰,此处小叶间隔发育较好,尽管在肺中心区域小叶间质显示略差,在水肿、炎症或肿瘤引起间隔增厚时也可以显示(图2-31)。小叶间隔和小叶中央肺动脉(小叶核心)之间的肺实质包含小血管和气管伴行的肺间质,CT的分辨率无法显示。该区域在CT上表现为较空气CT值略高的均一密度区。

从影像学的角度考虑次级肺小叶是肺结构的基本功能单位,有两个主要原因:它是可在高分辨率CT上清楚显示的最小肺解剖单位;评价次级肺小叶病变的分布对鉴别诊断有帮助。有些病理状态,如间质性肺水肿和肿瘤性淋巴管扩张主要侵犯小叶间隔(图2-31)。与终末或呼吸性细支气管相关的病理过程在高分辨率CT上的典型表现为靠近小叶中央分布为主。一些特殊疾病可引起次级小叶密度异常,如小叶中央型肺气肿表现为局灶性低密度区(图2-31),肺结核、感染性细支气管炎、过敏性肺炎和矽肺引起的次级肺小叶内高密度影。

2. 腺泡　肺腺泡是肺终末细支气管以远段的部分,由呼吸性细支气管、肺泡管、肺泡囊和它们伴行血管和结缔组织构成。据报道,腺泡直径范围为6~10 cm,在一定程度上取决于肺膨胀的方式和压力。根据腺泡的大小不同,一个次级肺小叶含有3~24个腺泡。

3. CT肺密度　用CT测量肺实质密度的技术是基于低原子序数物质(从氮气到水)的密度与其X线吸收率的近似线性关系。在CT图像中,物质对X线的吸引率使用亨氏单位(Hounsfield Unit, HU)来表示,其中水的CT值始终为0HU,而空气的CT值始终为−1 000 HU。在特定的范围内,物质的密度(单位体积下的组织质量)与其CT值的关系可以用一个标化的函数来表示:具体而言,就是将物质的CT值加上1 000,然后再除以1 000。对于密度介于空气和水之间的物质,通过这个计算得到的结果就近似等于其物质的密度(以g/ml为单位)。举例而言,对于一个CT值为−880 HU的组织(一般是普通肺组织的CT值),通过标化函数计算可得到$(-880+1\,000)/1\,000 = 0.12$,近似等于肺组织的实际密度(0.12 g/ml)。肺

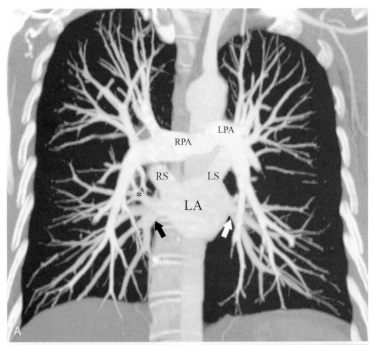

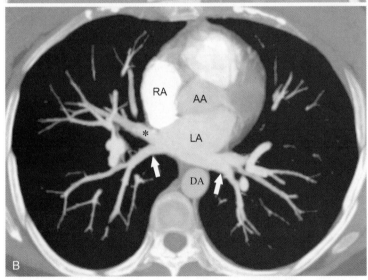

图2-25 肺静脉和左心房。A. 多层螺旋CT扫描冠状位最大密度投影重建显示右(RS)和左上肺静脉(LS),右侧中叶肺静脉(*)和肺静脉(箭)汇入左心房(LA)。LPA:左肺静脉;RPA:右肺动脉。B. 横断面最大密度投影重建显示在汇入左心房时,下肺静脉(箭)和右肺中叶肺静脉(*)的汇合处。AA:主动脉弓;DA:降主动脉;RA:右心房。

实质的密度受血液、气体、血管外液体和肺组织成分的影响。正常肺实质是较空气密度略高的均一密度。CT扫描上吸气末正常个体肺密度的测量值大约在 -700 ~ -900 HU,相当于肺密度在0.300~0.100 g/ml。上肺区域的密度较下肺区域更低一些,在一项健康人群呼吸门控扫描中,90%肺活量的上肺区域的平均CT值为 -859 HU,下肺区域约为 -847 HU。

CT值在腹侧和背侧的梯度变化普遍存在。坠积区域的CT值大约较非坠积区高50~100 HU(图2-32)。这种梯度主要是由于重力影响了血流量和肺膨胀。尽管肺前后位密度梯度近似线性,CT值从前到后(腹侧到背侧)逐渐增加,舌段和下叶背段在许多正常个体中透过度较高。有人认为这些节段可能通

气和灌注均较邻近肺组织差。

CT值受肺容积的影响较大,在呼气时随着肺容积的减少逐渐增加(图2-33)。在用力吸气和用力呼气之间平均CT值改变为100~300 HU。一组呼吸触发的CT扫描研究数据表明肺活量改变10%导致CT值的改变为16 HU,在肺活量0和100%时平均CT值分别为 -730 HU 和 -895 HU。第二个研究是使用肺容积呼吸门控显示20名健康人的上肺区域90%肺活量的平均肺CT值为 -858 HU(SD ± 29),而10%的肺活量是 -786 HU(SD ± 39)。尽管肺密度和呼气相梯度的测量在临床工作中很少使用,了解肺容积的减少导致肺密度增高还是很重要的。在未充分吸气或呼气时进行CT扫描可导致明显的磨玻璃影,可掩盖肺

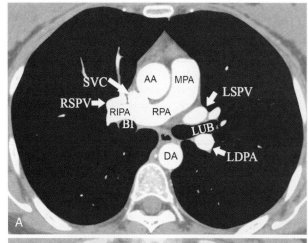
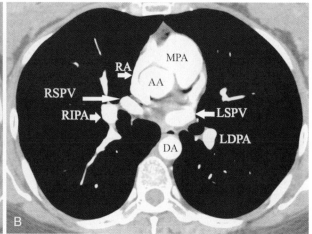
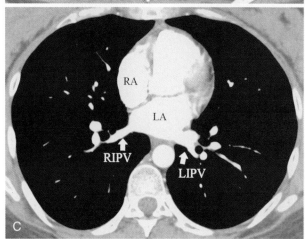

图2-26 横断位CT扫描显示肺静脉。A. 中间支气管（BI）水平CT扫描显示右上肺静脉（RSPV）位于右侧叶间肺静脉（RIPA）前方。左上肺静脉（LSPV）位于左主支气管和左上叶支气管前方。左侧肺降动脉（LDPA）位于左上肺上叶支气管（LUB）后方。AA：升主动脉；DA：降主动脉；MPA：主肺动脉；RPA：右肺动脉。B. A图下方层面显示右（RSPV）和左上肺静脉（LSPV）到达左心房上面。AA：升主动脉；DA：降主动脉；LDPA：左肺降动脉；MPA：主肺动脉；RA：右心房。RIPA：右侧叶间肺动脉。C. B图偏下方CT扫描层面显示右下肺静脉（RIPV）和左下肺静脉（LIPV）汇入左心房（LA）。RA：右心房。

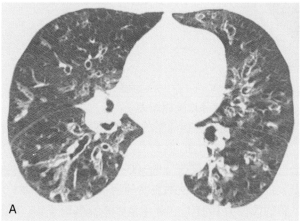
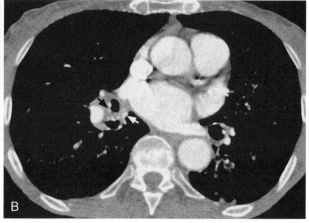

图2-27 支气管动脉增宽。A. 右肺中叶支气管水平高分辨率CT扫描显示双侧弥漫性支气管扩张和左肺下叶黏液嵌塞。B. 增强CT扫描显示右肺门处扭曲增宽的支气管动脉（箭），患者为80岁女性，为慢性支气管扩张症患者。

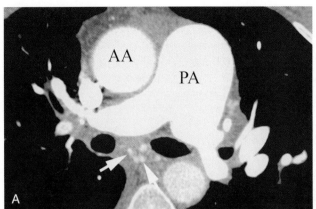

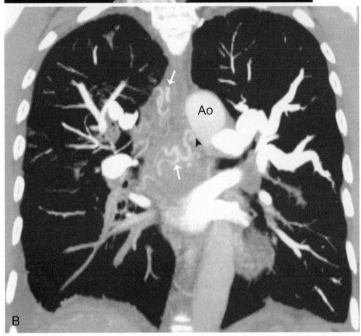

图2-28 增宽的支气管动脉。A. 主支气管水平层面增强CT扫描放大图像显示支气管动脉增宽（箭头），可见肺动脉（PA）显著增宽，较升主动脉（AA）管径增粗。B. 冠状位重建显示增宽和迂曲的支气管动脉（箭），其中一支可见起源于主动脉（Ao，箭头），患者为52岁女性，患有继发性慢性肺栓塞的严重肺动脉高压。

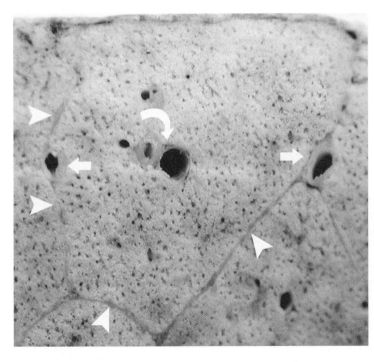

图2-29 正常肺叶。肺标本显示被结缔组织分隔的次级肺小叶（箭头），小叶支气管和肺动脉（弯箭）位于小叶中央，引流肺静脉（直箭）位于小叶间隔。（鸣谢: *Dr. Reynaldo T. Rodrigues, Federal Universiy of Sao Paulo, Sao Paulo, Brazil.*）

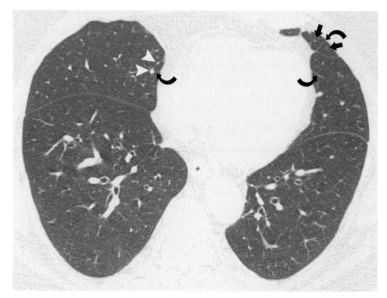

图2-30　正常小叶间隔。高分辨率CT显示位于舌段和右肺中叶的正常小叶间隔(弯箭)。右肺中叶可见小叶间隔处两肺静脉表现为局灶结节状影(箭头)。小叶中央的结节状影(直箭)是小叶动脉,邻近小叶细支气管,由于管壁较薄而无法在CT上显示。

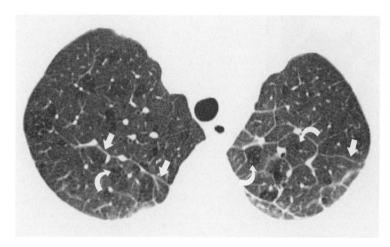

图2-31　间质性肺水肿和小叶中央型肺气肿。间质性肺水肿患者的高分辨率CT显示小叶间隔广泛性增厚(直箭),亦可见透亮度增高影(弯箭),位于次级肺小叶中央,是小叶中央型肺气肿的特征。尽管肺气肿局限在小叶中央区域,它最终会累及整个小叶。

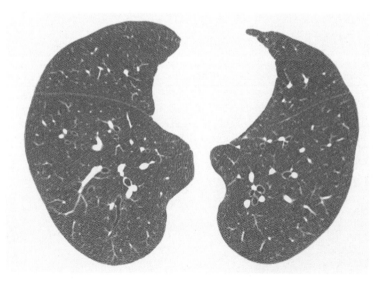

图2-32　肺密度的正常组成。高分辨率CT扫描显示肺部密度从前向后轻度逐渐增高。右肺中叶前内侧密度较其余肺组织更低,这是正常表现。

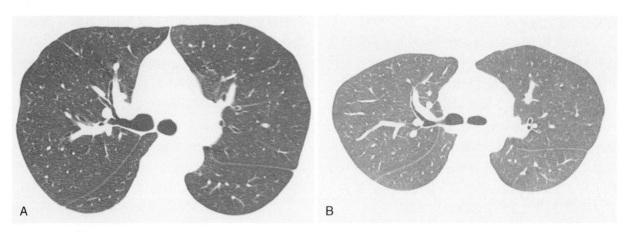

图2-33 呼气相肺密度正常增加。A. 高分辨率CT吸气末扫描显示肺密度前后梯度的微小变化。B. 高分辨率CT呼气末扫描显示肺密度和梯度变化明显增加。

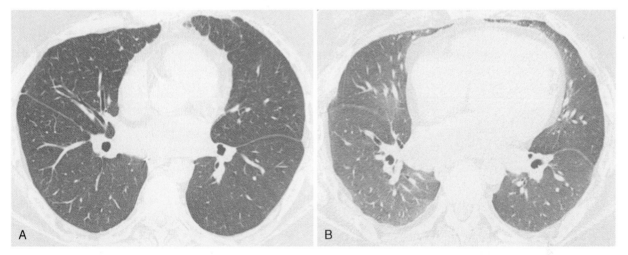

图2-34 呼气相CT密度增加易与肺部疾病混淆。A. 吸气末高分辨率CT显示肺密度微小的前后梯度变化。B. 呼气末高分辨率CT扫描显示密度明显增高，尤其在右肺中下叶，形成磨玻璃影。这种肺体积减少引起的密度增高可能与肺实质疾病相混淆。

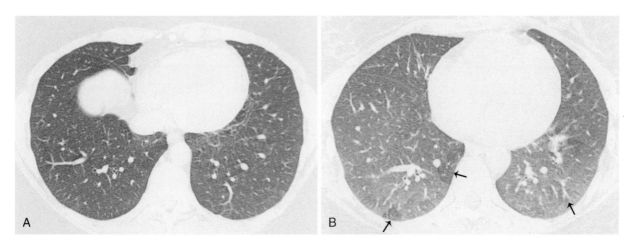

图2-35 正常肺小叶空气捕捉。A. 吸气末高分辨率CT显示无显著异常。B. 呼气末高分辨率CT显示正常的密度增加，尤其在下叶，有些小叶出现空气捕捉现象（箭）。这种在坠积部位肺组织内出现的小灶性空气捕捉在正常人中经常出现，不代表患有气道疾病。

部疾病（图2-34）。

坠积区域通常表现为在呼气时较非坠积区域显著肺密度增加。结果，腹-背侧密度梯度变化在吸气相较呼气相更加容易看到（图2-34）。呼气相肺密度在坠积部位的增加，下肺区域较上中肺更明显，可能是由于膈肌运动的影响。呼气相CT扫描CT值增加常不均匀，这是由于肺的有些区域不如其他区域的密度增加那么大，因而表现为相对更加透亮。这些区域的正常空气捕捉通常包括小部分肺组织，且常发生于下叶背段、中叶或舌段前部或涉及个别肺叶。

（四）胸膜

1. 解剖 胸膜腔由脏层胸膜和沿着胸壁、横膈、纵隔走行的壁层胸膜包绕。两者于肺门处交汇。脏层胸膜由间皮细胞上覆盖两层弹力组织伴少量结缔组织和淋巴管组成。正常壁层和脏层胸膜厚度约0.2 mm，绝大多数正常胸膜在CT上不可见。但是，在肺与肋间隙肋骨内缘的胸壁之间可见1~2 mm厚的线样软组织影。该线状影代表脏层胸膜、正常胸腔液体、壁层胸膜、胸内筋膜和内层肋间肌（图2-36）。

沿肋骨内侧缘走行的胸膜和胸内筋膜通常太薄，因此在HRCT上不可见；但是如果胸膜外脂肪增多，它们可表现为薄而平滑的线影。后者多见于第四到第八肋间的侧后胸壁，在正常人中可厚达数毫米。部分肋骨近水平处也可见胸膜和胸内筋膜。在这种情况下，CT层面只需要包括一部分肋骨上下缘。肋骨比正常肋骨薄，伴有内部线状影，即胸膜和胸内筋膜。

2. 叶间裂 叶间裂是从肺外表面到肺实质的胸膜内反折。传统分法分为两组：叶间裂把右肺分为三叶，把左肺分为两叶（正常叶间裂），叶间裂发生于一叶肺内（副裂）。正常叶间裂是水平裂位于右肺上中叶之间，右侧斜裂位于右肺上中叶和右肺下叶之间，左侧斜裂位于左肺上叶和下叶之间（图2-37）。

叶间裂的完整性差异较大。在100例固定充气的肺标本中（50例位于右侧，50例位于左侧），有7%

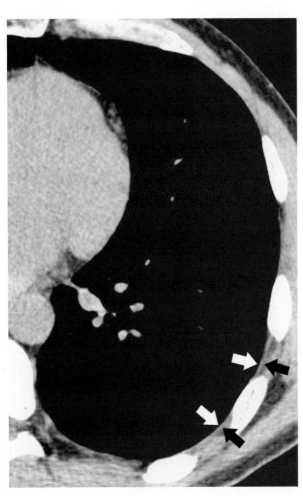

图2-36 正常胸膜和肋间带。高分辨率CT显示正常肋间带呈菲薄白线（箭），代表脏层和壁层胸膜的结合。胸膜腔的正常液体、胸内筋膜和最内层肋间肌。邻近肋骨的正常胸膜太薄不能显示。

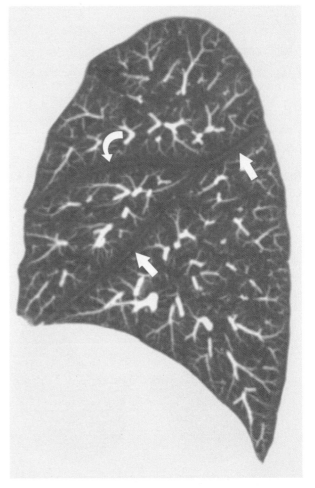

图2-37 正常右侧叶间胸膜。多层螺旋CT矢状位最大密度投影重组显示右侧斜裂（直箭）和水平裂（弯箭）的正常位置。

的标本右肺上下叶间有叶间裂缺损（肺叶融合）。有47%的右肺中叶和下叶之间存在叶间裂不完整。在左肺，上下叶的融合较右肺出现的频率低，40%出现在下叶和上叶上部之间，46%出现在下叶和舌段之间。水平裂不完整的发生率远高于任何一部分的斜裂不完整。在50例右肺检查中，88%出现水平裂广泛融合，其内侧尤其明显，融合在上中叶之间（跨水平裂）较中下叶之间（跨斜裂）更常见，范围更广泛。

叶间裂的CT表现有三种：透亮带，密度增高带和线状影。表现多样是由于不同的层厚和叶间裂在断层图像上所处的平面所致。CT扫描层厚为5~10 mm时，与之垂直的叶间裂（如，在胸腔上部）可形成一线样结构，倾斜状，形成一边界清楚的致密（磨玻璃密度）带。由于水平裂和CT扫描平面或多或少存在相切的关系，水平裂典型表现为与左肺相同位置的乏血管影区。在薄层扫描中（1~2 mm准直），斜裂呈连续光滑线状影，厚度<1 mm，水平裂常常表现为曲线或条带状密度增高影（在最高的位置）形成1/4圆形或半圆形（略高于中叶支气管水平）（图2-38）。

3. 副裂　任何一部分肺组织都有可能部分或全部通过副裂与邻近肺组织隔开。解剖可见50%的肺存在副裂。副裂程度从不到1 cm到深达完全性副裂不等。最常见的副裂是奇叶副裂、下副裂和上副裂。

（1）奇叶副裂：奇叶副裂由奇静脉经过右上肺肺尖部分向下反折而成。由于静脉在壁层胸膜以外走行，四层胸膜（两层壁层和两层脏层）形成奇叶副裂。该裂在CT上可见于1%的个体。它是一细弧线或条带，从右肺尖延伸到第四或第五胸椎椎体水平（图2-39）。

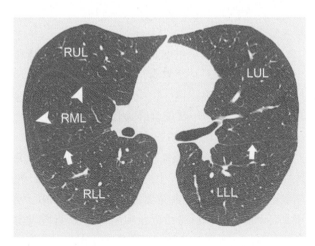

图2-38　高分辨率CT上的正常叶间裂。高分辨率CT显示右侧和左侧斜裂（直箭）和右侧水平裂（箭头）。被水平裂环绕的肺实质为右肺中叶（RML），而水平裂侧前方的肺实质为右肺上叶（RUL）。LLL：左肺下叶；LUL：左肺上叶；RLL：右肺下叶。

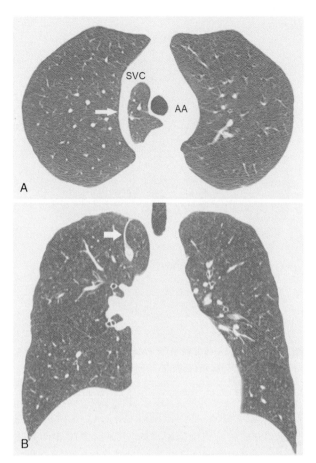

图2-39　奇叶副裂。A. 横断面CT扫描显示奇静脉弓（箭）从椎旁区向前延伸引流入上腔静脉（SVC）。AA：主动脉弓。B. 冠状位重组显示奇叶副裂（箭）。

（2）下副裂：下副裂将内基底段与下叶其他部分分隔开（图2-40）。在CT上表现为细线样与斜裂相连的阴影，在内1/3和外2/3附近向后延伸，略呈弧形走向内侧。CT上下副裂的出现率约为10%，常发生于右下肺。

（3）上副裂：上副裂将背段与下叶基底段分隔开，常发生于右侧。上副裂水平走行，通常在CT影像上难以发现，它在CT上的出现率约为5%。

3. 肺韧带　肺韧带由两层胸膜将下叶内侧面拴系于邻近纵隔和横膈上。它由纵隔壁层胸膜在主支气管和肺动静脉处反折为到达肺表面的壁层胸膜。尽管肺韧带在解剖学上位于肺实质之外，它在下肺实质的一个剖面上连续横行，被称为段间（亚叶间）隔，将内基底段和后基底段分隔开。左肺韧带与食管关系密切。后界为降主动脉。较短的右侧韧带可以于任何位置沿弧线从下腔静脉前方延伸到奇静脉后方。

肺韧带在CT上表现多样，但通常表现为纵隔表面一个小的峰或金字塔形，代表韧带和薄线样阴影从

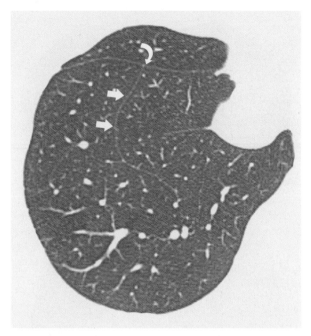

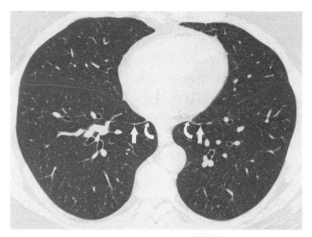

图2-41　下肺韧带。高分辨率CT扫描在下肺静脉水平下方2 cm处纵隔表面一小尖峰（弯箭），代表右侧和左下肺韧带。细线样致密影从肺韧带尖部延伸，代表段间隔（直箭），分隔下叶内基底段和后基底段。

图2-40　下副裂。高分辨率CT扫描显示右肺下副裂（直箭），分隔右肺下叶内侧与前基底段，与斜裂相交（弯箭）。

峰顶点延伸到肺，称为段间隔（图2-41）。叶间裂的表现和发育程度可能影响气胸、下叶肺不张和内侧胸膜腔积液的影像学表现。

　　（五）纵隔　纵隔是分隔左右胸膜腔的腔室或区域。它位于胸骨和椎体之间，上达胸廓入口，下达横膈。CT可以清楚地观察正常和异常纵隔，并可以准确定位纵隔肿块的起源、范围和它与纵隔结构的关系。纵隔在解剖上分为上纵隔、前纵隔、中纵隔和后纵隔几个区域。在CT上，对于纵隔肿块的鉴别诊断，直接观察肿块起源的组织或结构（如，淋巴结、主动脉、胸腺、气管、食管），比观察其位于前、中和后纵隔更加准确。如果不能确定位置，可能在纵隔内的特定区域（如，前纵隔、气管周围区域、脊柱旁区域），这在鉴别诊断上也有价值。

　　尽管不用静脉注入对比剂，也可获得足够的影像特征，但为了更好地观察血管结构和区分血管和非血管结构，应静脉注射对比剂增强扫描。在纵隔内走行的体循环血管和肺血管以及气管和主支气管对其他纵隔结构的定位起到重要作用。

　　胸部CT影像的解读要求了解纵隔的断层解剖。为此复习一下纵隔正常解剖的CT表现，纵隔可以分为三个区域：主动脉上区、主动脉弓到气管隆突和隆突下区。

　　1. 主动脉上区　胸廓入口是颈部基底结构和胸部结构的连接处。纵隔的最上端贴近胸廓入口，其前后径很短。此区的纵隔结构从前到后，包括右和左头臂（无名）静脉、颈总动脉（紧贴于锁骨下动脉前方）、气管（紧贴于大血管后方）、食管（位于气管后脊柱前），还有食管内侧的喉返神经（图2-42）。食管通常塌陷，也可含有少量气体。

　　右头臂静脉几乎全程垂直走行。在胸廓入口以下，左侧头臂静脉从左向右穿行汇入右侧头臂静脉形成上腔静脉（SVC）（图2-43）。左头臂静脉的水平段是一个很有价值的解剖标志。前纵隔（血管前区）位于其前方，中纵隔位于其后方。

　　无名（头臂）动脉的位置紧邻气管前壁，邻近中线或位于中线偏右侧，左颈总动脉位于左侧，略偏向无名动脉后外侧方。通常，在三支主干中它的管径最细，左锁骨下动脉在三支血管中位置最靠后，通常位于气管左侧。

　　主动脉上区纵隔的其他结构包括小的淋巴结和小血管分支尤其是内乳静脉。部分患者甲状腺会延伸到主动脉上区纵隔内，左侧头臂静脉水平上方，这是正常表现。由于甲状腺含碘，因此比软组织密度要高，在CT上容易识别（图2-44）。

　　2. 主动脉弓到气管隆突　主动脉弓到气管隆突区域的纵隔包含主动脉、上腔静脉、肺动脉、胸腺、左侧喉返神经、食管和一些重要的淋巴结。主动脉弓始于无名动脉。主动脉弓由近段和远段组成，近段发出头臂动脉、左侧颈总动脉和左侧锁骨下动脉，这些血管的分支和分叉方式常有变异。主动脉弓远段位于左侧锁骨下动脉起始部和动脉韧带之间，称为主动脉峡部。动脉韧带远端是降主动脉。

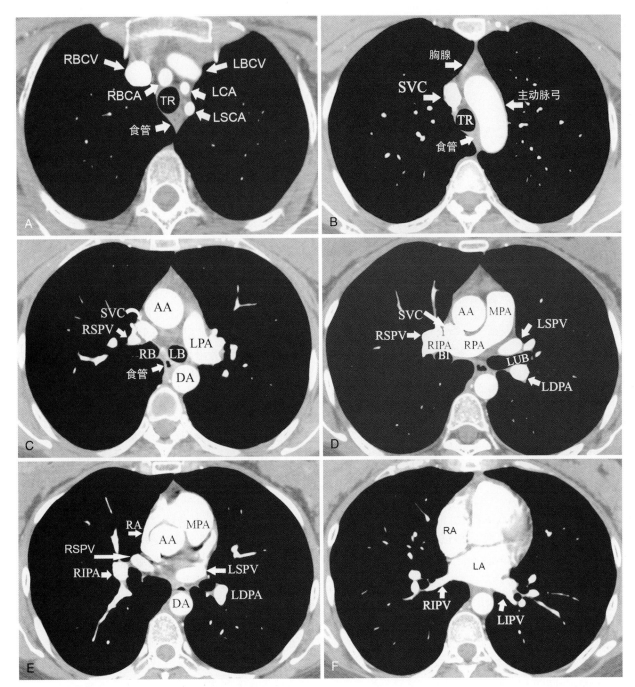

图2-42 正常纵隔。A. 胸廓入口水平CT扫描显示右（RBCV）和左头臂静脉（LBCV）。右头臂动脉（RBCA）紧贴气管前方，左颈总动脉（LCA）偏气管左侧，左侧锁骨下动脉更偏右方。食管位于气管后方。B. 主动脉弓水平CT扫描显示血管前间隙内胸腺、上腔静脉（SVC）、主动脉弓、气管（TR）和食管。C. CT扫描左右主支气管水平显示升主动脉（AA）和降主动脉（DA）。左肺动脉（LPA）、上腔静脉（SVC）、右上肺静脉（RSPV）和食管。D. CT扫描中间支气管水平显示右上肺静脉位于右侧叶间肺动脉前方，左上肺静脉（LSPV）位于左上叶支气管（LUB）前方，左侧肺降动脉（LDPA）位于左上叶支气管后方。AA：升主动脉；DA：降主动脉；MPA：主肺动脉；RPA：右肺动脉。E. CT扫描D图略偏下方层面显示右上肺静脉（RSPV）和左上肺静脉（LSPV）到达左心房上面。AA：升主动脉；DA：降主动脉；LDPA：左肺降动脉；MPA：主肺动脉；RA：右心房；RIPA：右肺叶间动脉。F. E图偏下方层面显示右下肺静脉（RIPV）和左下肺静脉（LIPV）引流入左心房（LA）。RA：右心房。

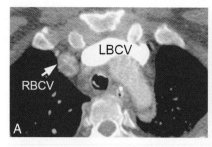
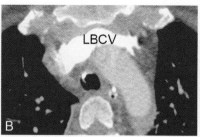
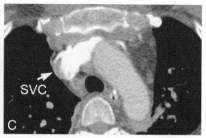

图2-43 正常纵隔。左侧头臂静脉。A~C.胸廓入口水平CT扫描显示左侧头臂静脉（LBCV）在主动脉弓前方走行汇入右侧头臂静脉，形成上腔静脉。

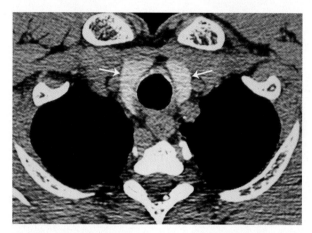

图2-44 正常甲状腺。平扫CT显示正常甲状腺（箭），密度较软组织高，是由于甲状腺内含碘。

主动脉弓前部（近端部分）位于气管右前方，它向左后方走行，主动脉弓后部位于脊柱左前方。在主动脉弓水平，上腔静脉位于气管右前方（图2-42）。食管位于气管后方略偏左。

左上肋间静脉向头侧走行并汇入左侧头臂静脉（图2-45）。位于主动脉弓外侧缘并形成一局灶性阴影，在CT上清晰可见，但仅可见于10%的后前位胸片，称为"主动脉乳头"。主动脉乳头直径为2~3 mm，左肋间上静脉扩张导致主动脉乳头扩大，在上腔静脉阻塞的患者中较常见。

主动脉和上腔静脉前方有一三角形的间隙，成为血管前间隙或前纵隔。该区域含有淋巴结、胸腺和脂肪。该三角形的尖代表前联合线。有时在胸片上可见。在纵隔较高的平面，血管前间隙位于主动脉较大分支前方，向头侧延伸到甲状腺水平，向下到达心底部。在儿童和青少年，胸腺在CT上呈软组织密度。胸腺的体积在青春期之前持续增大，之后开始退化。三十岁以上的成人胸腺几乎完全被脂肪替代。仅可在血管前脂肪内见到细线状胸腺组织。胸腺有两叶，右叶和左叶，左侧通常较大。在CT上胸腺常表现为两叶或箭头状，每叶胸腺均接触胸膜（图2-42）。CT上最有价值的是胸腺叶厚度的测量值（测量垂直长度）（图2-46）。正常胸腺厚度在二十岁以内人群最大径为1.8 cm，在老年人为1.3 cm。

气管前、腔静脉和主动脉弓后方区域称为气管前间隙或前气管间隙。该间隙内通常含有脂肪和小淋巴结（气管旁淋巴结）。在左侧，纵隔区与主动脉弓后方和主肺动脉前方称为主肺动脉窗，主肺动脉窗内缘为动脉导管韧带（动脉韧带），外侧为纵隔和左肺外覆的脏层胸膜。主肺动脉窗（图2-23）含有脂肪，主肺动脉淋巴结和左侧喉返神经。在主动脉弓水平下方，升主动脉和降主动脉分别显影（图2-42）。升主动脉（平均直径在3.5 cm左右，范围在2.5~4.5 cm），较降主动脉（平均直径约2.5 cm，范围1.5~3.5 cm）略宽。主动脉直径与该层面椎体的大小相关，男性大于女性，随年龄增长而增宽。在段升主动脉下端水平，紧贴主动脉后缘常常可以看见少量心包积液紧贴主动脉后方，并深入气管前间隙。这部分心包腔被称为心包上隐窝（图2-47）。

气管分为左右主支气管，在气管隆突水平，奇静脉在向前走行经过右主支气管进入上腔静脉后壁时，形成拱形（图2-45）。奇静脉继续在后方沿脊柱前方中线轻度偏右侧走行（图2-45）。

在略低于气管隆突水平，主肺动脉分出左右两支。左肺动脉通常比右肺动脉高1 cm，向左后外侧走行（图2-42）。右肺动脉在右主支气管前从左向右走行。

3. 隆突下区 在紧贴气管隆突下方有隆突下淋巴结和数量不等的脂肪。在气管隆突层面或略下层面，奇静脉与食管平行，沿纵隔右缘走行。该部分纵隔紧贴右下肺内侧胸膜反折成为奇静脉食管隐窝（图2-45）。

在左侧，半奇静脉与降主动脉伴行，位于降主动脉后方，在椎旁间隙内（图2-45）。半奇静脉通常经

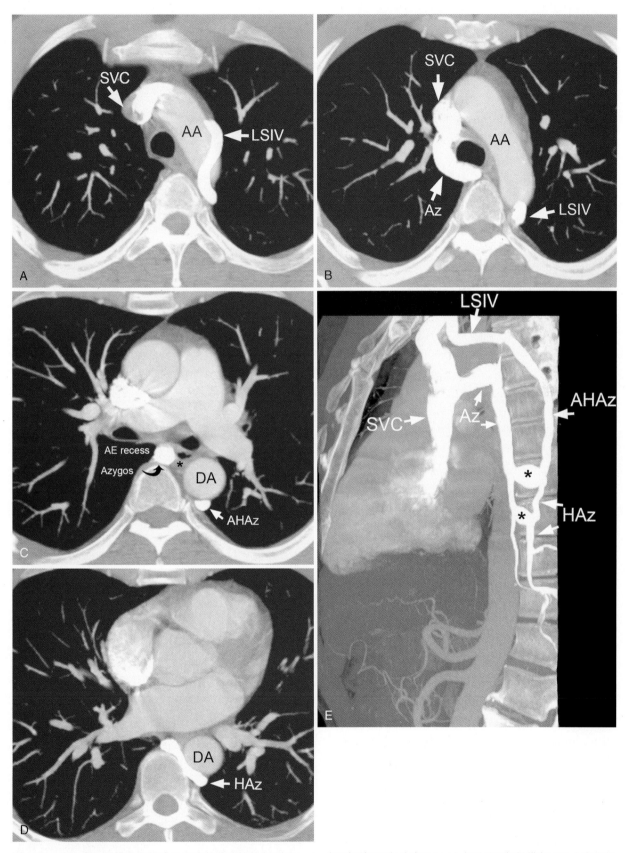

图2-45 左上肋间静脉和奇静脉及半奇静脉系统的CT表现。A. 多层螺旋CT主动脉弓（AA）水平增强扫描横断面最大密度投影显示显著的左上肋间静脉。SVC：上腔静脉。B. A图略偏下方CT扫描层面显示左上肋间静脉（LSIV）向下走行，汇入副半奇静脉。在相同层面可见奇静脉向前走行，汇入上腔静脉。C. 主肺动脉CT扫描层面显示奇静脉和食管（*）形成奇静脉食管（AE）隐窝。副半奇静脉（AHAZ）位于降主动脉（DA）后方，在椎旁间隙内。D. 下肺静脉层面CT扫描显示半奇静脉（HAZ）和奇静脉之间有交通支。E. 斜矢状位最大密度投影显示上腔静脉（SVC）的正常走行，左上肋间静脉（LSIV）和奇静脉（AZ），副半奇静脉（AHAZ）和半奇静脉（HAZ），可见半奇静脉和奇静脉之间的交通静脉。

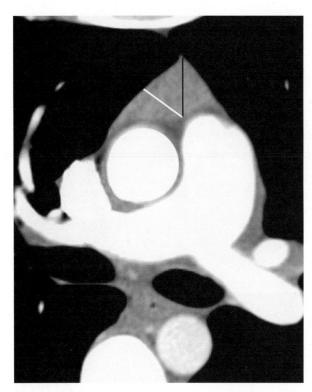

图2-46 胸腺的测量。胸腺通常呈三角形或箭头状。为了测量，将胸腺由前部顶点做一垂线（黑线）分为两半，每叶胸腺的厚度对应于胸腺叶的短径（白线）。正常胸腺直径的最大值在20岁以内年轻人是1.8 cm，老年人是1.3 cm。

位于T8椎体水平附近越过中线的交通支汇入奇静脉（图2-45）。左侧椎旁间隙内有半奇静脉，椎旁淋巴结（正常人少见）和脂肪。右侧椎旁间隙常较左侧更薄。

（六）肺、胸膜和纵隔的淋巴系统 壁层胸膜淋巴管的广泛分布于肋骨和膈肌表面。脏层胸膜淋巴结在结缔组织内走行，并形成淋巴管丛。其主要支流大致沿着表面肺小叶间隔走行，淋巴引流朝向肺内侧，最终引流入肺门淋巴结。

在肺内，淋巴引流沿两条主要路径：一条在支气管血管旁结缔组织内，另一条在小叶间隔结缔组织内。后者，它的走行呈向心性指向肺门，最终到达支气管周围和肺门淋巴结；在小叶间隔内，通常引流入胸膜淋巴管。吻合支连接小叶间隔淋巴管与支气管肺动脉鞘内的淋巴管。它们有4 cm长，在肺门和肺外周区尤为明显。

1. 胸导管和右侧淋巴管 胸导管是乳糜池的延续，是由位于T12~L2水平椎体序列前缘的两支腰骶干汇合形成（图2-48）。胸导管经主动脉膈肌裂孔进入胸腔，在绝大多数人中，它位于主动脉右侧，向头侧走行，在胸腔下部，它大致位于中线或略偏脊柱一侧。在隆突水平，胸导管穿过左主支气管，向头侧方向走

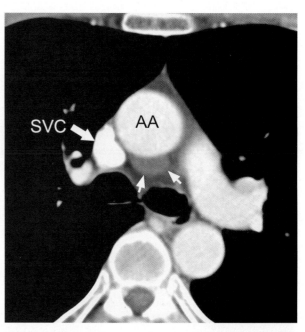

图2-47 正常心包上隐窝。增强CT扫描显示心包少量积液（箭头）与升主动脉（AA）后壁相邻。该阴影所处位置和低密度是心包上隐窝的特征性表现，可与支气管旁淋巴结肿大相鉴别。SVC：上腔静脉。

行与气管左外侧壁平行，略偏其后。胸导管在食管和左侧锁骨下动脉之间、左侧无名静脉后方穿出胸腔。它通常经颈内静脉汇入静脉系统，但有时也汇入锁骨下静脉、无名静脉和颈外静脉。右侧淋巴管的影像解剖很少有文献报道，是由于它无法清楚显影并且不连续。

2. 淋巴结 尽管胸膜肺淋巴管通常在影像上并不可见，但肺门和纵隔淋巴结通常在影像上可见。淋巴结在CT上的表现是圆形或椭圆形软组织密度，含有或不含有中心和偏心性脂肪，与正常血管或神经结构无关（不相连）。

3. 壁层和脏层组胸部淋巴结 胸内淋巴可以分为壁层组和脏层组，前者位于壁层胸膜以外的纵隔外组织内，它们引流胸壁和其他胸腔外结构，而后者位于纵隔内两层胸膜之间，主要引流胸腔内组织。其他分类法通常用于肺癌分级，是美国癌症和国际联盟抗癌联合委员会制定的纵隔和淋巴结图（表2-1；图2-49）。

4. 壁层淋巴结 壁层淋巴结可分为两组：前胸壁（内乳）淋巴结和横膈淋巴结。

（1）前胸壁（内乳）淋巴结：前胸壁（内乳）淋巴结位于胸腔上部，两侧前肋间隙后方，在内乳动脉内侧或外侧（图2-50）。它们引流前胸壁、乳房和全部横膈，并与血管前淋巴结和心房-横膈淋巴结相交通。

表2-1 淋巴结地图说明

淋巴结站点	解剖标志
N2淋巴结——所有N2淋巴结位于纵隔胸膜腔内	
1-最高的淋巴结	淋巴结位于头臂静脉上缘水平线上方（左无名静脉）向左侧上升的位置，在中线处气管前方跨过
2-上气管旁淋巴结	淋巴结位于在主动脉弓上缘画一切线水平上方和第一组淋巴结下方
3-气管前和气管后淋巴结	血管前和气管后淋巴结归为3A和3P，中线淋巴结考虑为同侧
4-下气管旁淋巴结	右侧下气管旁淋巴结位于气管中线右侧，水平位于主动脉弓上缘切线和在上叶支气管上缘、右主支气管延长线位于纵隔胸膜腔内，左侧下气管旁淋巴结位于气管中线左侧，水平位于主动脉弓切线和左上叶支气管水平主支气管延长线之间，动脉韧带内侧纵隔胸膜腔内。研究者可能愿意将下支气管旁淋巴结定义为No.4s（上）和No.4i（下）两部分以便研究所需；No.4s淋巴结可定义为跨过气管的水平延长线和奇静脉头侧缘切线之间的淋巴结；No.4i淋巴结可定义为No.4s下缘和No.4下缘之间，如上所述
5-主动脉弓下（主肺动脉窗）	主动脉弓下淋巴结在动脉韧带旁或主动脉或左肺动脉和邻近左肺动脉第一支，位于纵隔胸膜腔内
6-主动脉弓旁淋巴结（升主动脉或膈）	位于升主动脉、主动脉弓或无名动脉前外侧，位于主动脉弓上缘切线的下方
7-隆突下淋巴结	淋巴结位于气管隆突尾侧，但与肺内支气管和血管无关
8-食管旁淋巴结（隆突下）	位于食管壁周围的淋巴结，位于中线两旁，除外隆突下淋巴结
9-肺韧带淋巴结	肺韧带内的淋巴结，包括下肺静脉后壁和较低部位的淋巴结
N1淋巴结-所有N1淋巴结位于纵隔反折处以远段并且位于脏层胸膜内	
10-肺门淋巴结	近端叶淋巴结，右侧纵隔胸膜反折处以远段和邻近中间支气管；在胸片上，肺门影扩大可能由肺门和叶间淋巴结导致
11-叶间淋巴结	叶支气管之间的淋巴结
12-叶淋巴结	叶支气管远端的淋巴结
13-段淋巴结	段支气管周围的淋巴结
14-亚段淋巴结	亚段支气管周围的淋巴结

（2）横膈淋巴结：横膈淋巴结包括心包膈淋巴结和后肋膈角淋巴结。心包膈淋巴结包括前（心包前）组，紧贴剑突位于心包左前方和右前方，中间（膈上）组在到达膈肌时，邻近膈神经（图2-50）。膈脚后淋巴结位于右侧和左侧膈肌脚后方。

5. **脏层淋巴结** 脏层淋巴结可以分为三组，前纵隔淋巴结、后纵隔淋巴结和气管支气管淋巴结。

（1）前纵隔淋巴结：前纵隔淋巴结聚集于上腔静脉、两侧无名静脉和升主动脉前方（图2-50）。有一些位于下部胸腔胸骨后区，其余的位于胸骨柄后方、胸腺前方。

（2）后纵隔淋巴结：后纵隔淋巴结位于食管旁（食管旁淋巴结），沿降主动脉前壁和外侧壁走行（主动脉旁淋巴结）（图2-50）。

（3）气管支气管淋巴结：气管支气管淋巴结是脏

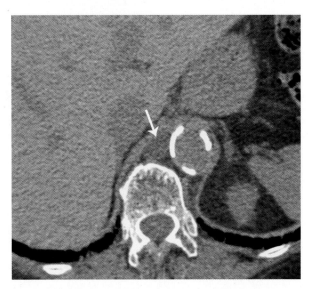

图2-48 乳糜池。CT扫描显示膈肌角后低密度影，紧贴主动脉右侧，这是乳糜池的特征性位置。

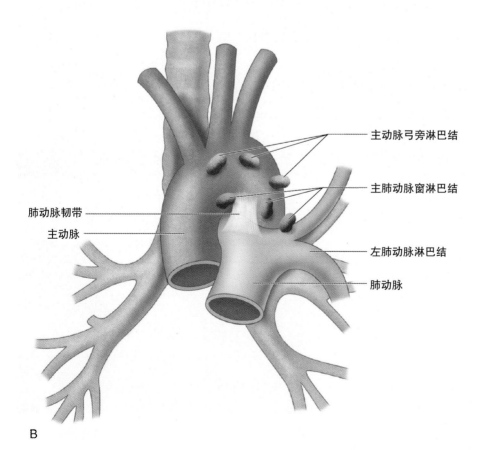

图2-49 纵隔和肺门淋巴结图。A示意图显示纵隔和肺门淋巴结站点。不同的淋巴结站点标注在表2-1中。(引自 *Mountain CF, Dresler CM: Regional lymph node classification for lung cancer staging. Chest 111: 1719, 1997.*)

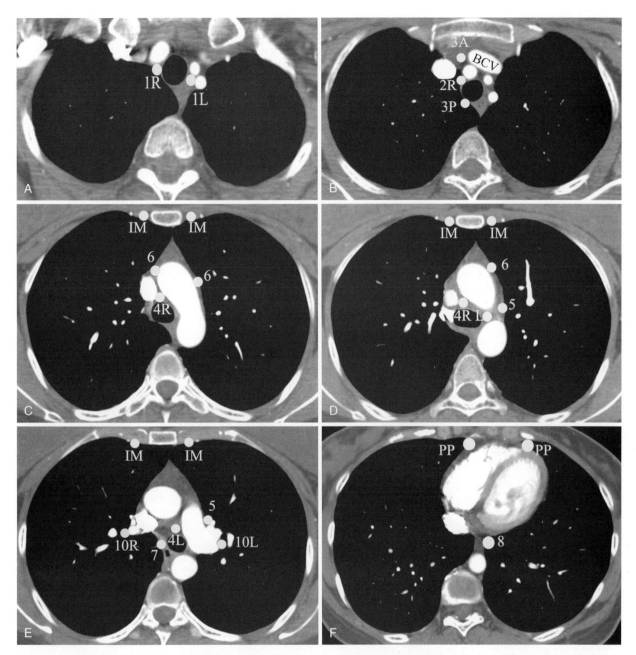

图2-50 胸腔淋巴结的解剖位置。A. 胸廓入口处CT扫描显示最高位右（1R）和左（1L）纵隔淋巴结（1组淋巴结）。这些淋巴结位于左侧头臂静脉上缘，在中线处穿过气管前方水平线以上。B. 左侧头臂静脉水平CT扫描显示右上气管旁（2R）、血管前（3A）和气管后（3P）淋巴结。右侧和左侧气管旁上淋巴结位于主动脉弓上缘切线水平面以上。1组淋巴结下缘以下。C. 主动脉弓水平CT扫描显示右侧（4R）和气管旁左下、主动脉弓旁（6）和内乳（IM）淋巴结。气管旁下淋巴结位于气管中线右侧，主动脉弓上缘切线水平下方，主动脉旁淋巴结位于升主动脉，主动脉弓和无名动脉前外侧，主动脉弓上缘切线水平以下。D. 主肺动脉窗水平CT扫描提示主肺动脉窗水平（5）、右（4R）和左（L）下气管旁，主动脉旁（6）和内乳动脉（IM）淋巴结。主肺动脉窗淋巴结位于动脉韧带外侧，位于纵隔胸膜腔内。E. 左肺动脉CT扫描显示隆突下（7）、左下气管旁（4L）、主肺动脉窗（5）、右（10R）和左（10L）肺门及内乳（IM）淋巴结，隆突下淋巴结位于气管隆突足侧，但与下叶支气管和肺血管不相关。肺门淋巴结包括近段叶淋巴结，胸膜反折以远段和右侧邻近中间支气管淋巴结。F. 近膈面CT扫描显示心包膈（PP）和食管旁（8）淋巴结。

层淋巴结的重要组成部分。它们包括气管旁淋巴结、分别位于气管前方右侧和左侧,隆突下淋巴结和主肺动脉窗(主动脉下)淋巴结。

在影像学上,肺门淋巴结包括近段叶淋巴结(例如,累及纵隔胸膜反折处以远端的淋巴结)邻近支气管中间部的淋巴结和位于叶支气管周围的淋巴结(叶间淋巴结)。这些淋巴结在平扫CT上太小因而不能检出,然而,正常或肿大的肺门淋巴结在增强CT扫描上可以清楚显示(图2-51)。它们位于主支气管和血管周围,尤其在分叉处接收所有肺叶的不同淋巴管来源。它们汇入隆突下和气管旁淋巴结,肺实质内淋巴管收集淋巴结,但与气道无关联。有时淋巴结较大,在放大镜或影像上可见。

6. 淋巴结的大小　淋巴结常呈椭圆形。淋巴结大小的评价常常依据横断面影像上最短径的测量。

由于短径较长径的变化小,是否考虑淋巴结增大要根据淋巴结的位置来判断。下段气管和食管旁淋巴结短径大于7 mm认为淋巴结肿大,前纵隔淋巴结的阈值为8 mm,下段气管和食管右旁淋巴结为10 mm,而隆突下淋巴结是11 mm。实际工作中更常见的评价方法是短径超过10 mm(图2-51)。

(七)横膈　横膈是分隔胸腹腔的肌腱结构。肋骨肌纤维起源于剑突前部第七~十二肋突面。在后方,膈纤维起源于第一~三腰椎椎体右侧缘和第一~二腰椎椎体左侧缘。这些肌纤维向中间肌腱聚拢并且几乎垂直于边缘插入其中。

在CT上,横膈仅在与肺交界面处能见其上表面,与腹腔或腹膜后脂肪相交时可见其下表面。尽管当毗邻结构为相似软组织密度影,如肝、脾时,横膈不能显示,但横膈的位置可以推断,肺和胸膜位于其周围,

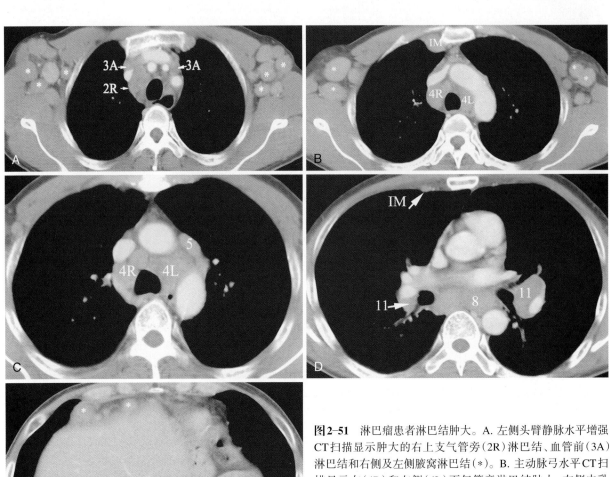

图2-51　淋巴瘤患者淋巴结肿大。A. 左侧头臂静脉水平增强CT扫描显示肿大的右上支气管旁(2R)淋巴结、血管前(3A)淋巴结和右侧及左侧腋窝淋巴结(*)。B. 主动脉弓水平CT扫描显示右(4R)和左侧(4L)下气管旁淋巴结肿大,右侧内乳(IM)和双侧腋窝(*)淋巴结肿大。C. 主肺动脉窗水平CT扫描显示右(4R)和左侧(4L)低位气管旁:主肺动脉窗(5)和淋巴结。D. 主肺动脉窗水平CT扫描显示肿大的中叶(11)、食管旁(8)和右侧内乳(IM)淋巴结。在临床工作中,叶淋巴结(11)通常称为肺门淋巴结。E. 膈水平CT扫描显示肿大的心包膈(*)和椎旁(箭)淋巴结。

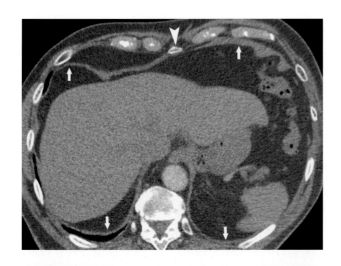

图2-52 正常横膈。剑突水平CT扫描（箭头）显示正常横膈断层解剖（箭）为肺组织和腹腔脂肪勾画。

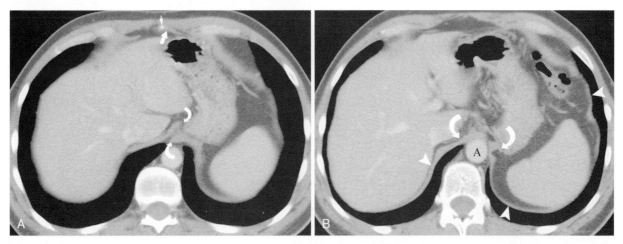

图2-53 正常横膈。A. 剑突水平CT扫描（小直箭）显示左侧横膈的前肌纤维（大直箭）插入剑突。尽管在该水平，前肌纤维表现为不连续，但在略偏头侧的CT扫描水平，它是连续的，并插入胸骨。在后面，膈肌脚（弯箭）在食管裂孔水平可见。B. A扫描层面略偏尾侧可以见到右侧和左侧膈肌脚（弯箭）在紧邻主动脉的前方汇合（A）。右侧膈肌脚平滑，而左侧膈肌脚表现为结节状。这个是正常变异，可以为单侧，也可以为双侧，不可误判为淋巴结肿大。横膈上方为肺组织，下方为腹腔和腹膜后脂肪时可见显影（箭头）。尽管他在与软组织结构紧邻时不可分辨，如肝脏、脾脏，但是由于肺和胸膜邻近并位于其周边，而腹腔脏器位于中央，其位置可以据此推测。

而腹腔脏器位于其中央（图2-52）。

横膈前部和胸肋部CT表现多样，由与剑突相连的中央肌腱的位置决定。最常见的胸肋部分相对平滑或轻度波浪状向后方凹陷，在前剑突纤维和外侧肋间肌之间连续存在。另一最常见的CT表现是膈肌线在中央处不连续，前膈肌腱以一定角度分叉而不是与横向肋纤维汇聚，该表现出现于中央肌腱中间叶位于剑突水平尾侧时。在该结构中，横结肠可能位于心脏下表面的前缘，若看见横膈纤维向结肠上方聚拢，可排除Morgagni疝。较少见的有中央肌腱中间叶位于剑突同一水平，在这种人中，膈肌前部表现为宽带状、不规则、边界不清或边缘有尖角。

横膈后部或腰部清晰可见，纤维起源于膈肌脚。弓状韧带拱形插入中央腱（图2-53）。右侧膈肌脚较

左侧更长，起源于第一～三腰椎前外侧缘表面，左侧膈肌脚起源于第一、二腰椎。能观察到膈肌脚最上面的层面是食管裂孔层面，通常对应于第十胸椎水平。膈肌脚通常呈椭圆形或逗点状，厚度不等，偶尔会有结节状表现，在深吸气时最厚。右侧膈肌脚通常较左侧更显著也更厚，尽管膈肌脚最前方位于主动脉前方，外侧膈肌脚纤维常常横向走行并与内侧弓状韧带紧密融合。内侧弓状韧带是在覆盖腰肌的筋膜内的拱形肌腱，而外侧弓状韧带是覆盖腰方肌前面的增厚带状结构。内侧弓状韧带连接两膈肌脚，形成主动脉裂孔的前缘，膈肌角形成后缘。主动脉、奇静脉和半奇静脉、胸导管通过该裂孔穿过横膈。食管裂孔位于主动脉裂孔的前方，含有食管和迷走神经。第三横膈裂孔是下腔静脉裂孔，该裂孔位置最靠前，位于紧贴

右心房的中央肌腱内,和膈肌脚一样。在CT上,弓状韧带也表现为局灶性结节。

横膈的平均厚度在男性较女性略厚,右侧较左侧略厚(右侧厚度约5 mm,左侧约4 mm)。尽管年龄和厚度无明显相关性,老年人的结节状膈肌和不规则形膈肌发生率增加。这可能与年龄增大,结缔组织容易松弛有关。局限性横膈缺损常随年龄增大而增多以及加重。在39岁以下人群中不发生,40~49岁人群中发生率为25%,70~79岁人群中发生率为60%。横膈缺损主要发生于横膈后部,主要有三种类型。一型最常见,在横膈的厚度上有一局限性缺失,但其连续性无中断。缺损常5 mm长,与横膈以外的大网膜脂肪

突起不相关。二型表现为横膈的显著缺损,缺损处的肌纤维似乎分离成层状,与横膈轮廓平行。这种缺损也与大网膜脂肪突起不相关。三型缺损,在40~49岁成人中发生率为5%,80岁人群中发生率为35%,范围从5 mm宽到几乎整个单侧膈肌。在该型缺损中,大网膜脂肪突出,横膈缺损经常发生于其他方面正常的老人(图2-54)。可能由于与胸片上肺部肿瘤或CT上的外伤性膈疝鉴别困难。

在绝大多数患者,横膈在CT横断面影像上可以清楚显示。多排螺旋CT重建和冠状、矢状面MR影像可以更好地评价横膈和其与其他邻近组织的解剖关系(图2-55)。

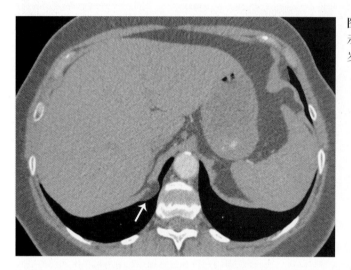

图2-54 随年龄变化而出现的正常膈肌缺损。CT扫描显示经右侧横膈小缺损疝出的网膜脂肪疝(箭)。患者为67岁老年女性。

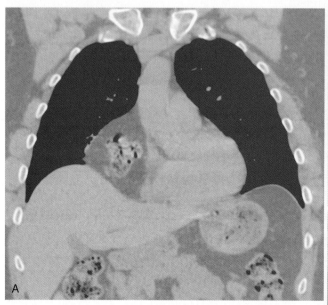

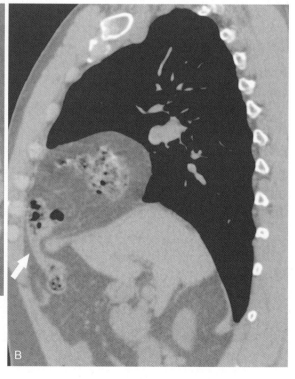

图2-55 多平面重建在显示横膈的价值。A. 多层螺旋CT冠状位重建显示邻近右心缘旁脂肪和肠道影。B. 矢状位重建显示网膜前方疝(箭)和大肠疝入胸腔。这是Morgagni疝的典型表现。

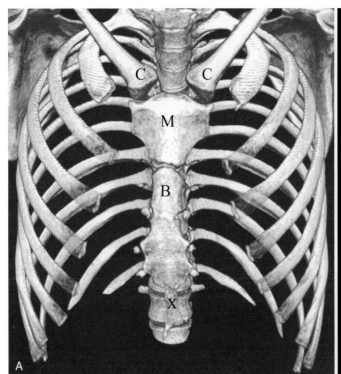
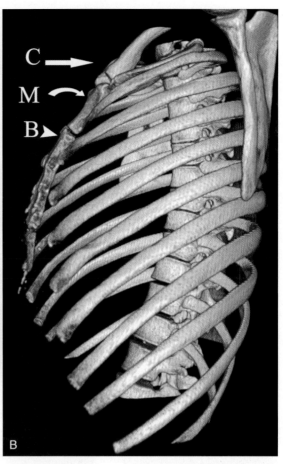

图2-56 正常胸腔和胸骨。A. 冠状位表面容积CT扫描显示肋骨前面向下倾斜,后面向上倾斜。肋软骨(未显示)连接前肋与胸骨。胸骨由三部分组成:胸骨柄(M)、胸骨体(B)和剑突(X)。C:锁骨。B. 矢状位CT容积重建显示肋骨的方向,胸骨柄(M)和胸骨体(B)的位置及胸锁关节处锁骨(C)下面观。

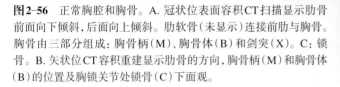

(八)胸壁 胸骨形成胸腔的前部中线,它由与锁骨形成关节的胸骨柄、胸骨体和剑突组成。胸骨柄是胸骨最宽的部分,形成上纵隔的前壁,胸骨柄上缘呈圆形,称为颈静脉切迹。在两侧颈静脉切迹后方可以发现胸骨柄压痕,这是锁骨压迹,代表胸锁关节胸骨端。

由于肋骨是斜行的,在单层CT扫描层面上只能看见肋骨的小部分,但在多层面重建和容积重建上,肋骨可以清楚显示(图2-56)。肋骨的序列可以根据肋骨后部与胸椎节段相连的情况来判断。第一肋很容易辨别,由于其邻近胸锁关节处的锁骨内侧端。第二、三肋骨在相同层面也可通过沿肋骨向后计数来判断(图2-57)。通过向下一次序数,每个椎骨和相应肋骨可以清楚识别。

由于脂肪平面分隔了各种肌肉群,CT影像可以辨别绝大多数个体的胸壁肌肉。外侧前胸壁肌肉主要由胸大肌(较大较表浅)和胸小肌组成(图2-57)。前锯肌位于胸部外侧面,紧贴肋骨的表面。后胸壁的肌肉更复杂,包括浅层、中层和深层肌肉。这些肌肉群中,第一组控制手臂运动,包括斜方肌、背阔肌、肩胛提肌和菱形肌。中间肌肉是呼吸肌,包括上、下、后锯肌。深层肌肉位于椎体序列旁,调节其运动。

外侧和内侧肋间肌位于肋骨之间,在CT上常常不能分辨。最内层肋间肌与壁层胸膜和胸内筋膜被看作一沿着前后累胸膜表面的空隙中走行的1~2 mm厚的线条影。胸横肌是一起源于胸骨下部的小块肌肉。它连接第二到第五肋的正外侧面,在CT上,心脏水平可以看到位于前内侧肋软骨的细线状阴影(图2-58)。肋下肌是从肋角延伸到邻近下方肋骨内表面的小块肌肉,少数人在CT上表现为一到两厘米厚的线状影覆盖后肋或心脏水平肋骨的内表面。

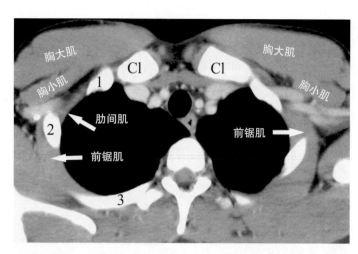

图2-57 正常胸壁CT横断面解剖。右侧和左侧锁骨（Cl）内侧端水平CT扫描显示第一（1）、二（2）和第三（3）右肋和第一、二左肋。前外侧胸肌的组成为胸大肌和胸小肌。肋间内肌和肋间外肌位于肋骨之间，前锯肌位于胸部外侧面，紧贴肋骨表面。

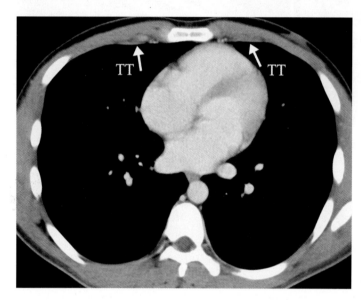

图2-58 胸横肌。胸骨下部CT扫描层面显示胸横肌（TT）为细线样内衬于前肋软骨。

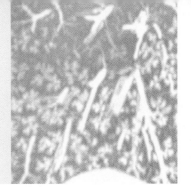

第3章

肺实质的超微结构

Harumi Itoh and Nestor L. Müller

理解次级肺小叶的超微结构对合理解释高分辨率CT肺部影像是非常必要的。区分次级肺小叶的小叶核心与小叶间隔结构在诊断细支气管疾病中非常重要,这是由于小叶核心结构可选择性地参与疾病的形成。次级肺小叶内的细支气管和肺小血管相对容易显示和识别。但评估小叶中心结构和小叶间隔之间的肺实质结构相对困难。然而,肺实质是以细小而复杂的三维结构为特征。其形态学特点完全不同于气道和肺血管的简单分支结构。掌握肺实质的细微结构对于弥漫性肺疾病高分辨率CT图像的解释非常重要。

一、肺实质的正常解剖

大体上观察,肺实质呈海绵状环绕在支气管和肺血管周围(图3-1)。肺实质的细微结构可以通过接触式X线摄影、HRCT,立体显微镜和组织切片而得以显示。肺可以分为两个主要部分——大约占90%的肺容积的肺实质与由气道、血管、支气管血管周围和间隔内间质以及脏层胸膜构成的肺间质。肺间质内伴有丰富的淋巴管网。

(一)肺泡管和肺泡 肺泡管是由肺泡成行排列而形成的管状结构而且分别进入肺泡囊。每个肺含有1.5百万~2百万肺泡管。肺泡管在立体显微镜下清晰可见(图3-2)。肺泡环绕着肺泡管,并且肺泡开口(肺泡"嘴")朝向管腔(图3-2)。正常肺实质在接触式X线摄影下显示出细小网状结构,这与肺泡管与肺泡连接处相对应(图3-3)。由于正常肺泡充满空气,它们的密度较软组织低。肺泡内气体被液体、细胞和蛋白质所取代或者发生肺不张时,其密度增

加。弥漫性肺泡损伤时,肺密度增加,这是由于液体聚集和覆盖肺泡表面的透明膜形成并引起肺泡塌陷所致(图3-4)。

肺泡管的平均直径大约为0.3 mm,平均长度为0.7~1 mm;朝向单一肺泡管的平均肺泡数目为21个。形状上,肺泡为多面体结构,相邻肺泡间以肺泡间隔为分隔。肺泡在较厚的螺旋形纤维束间呈层状排列,在肺泡口处有较薄的胶原和弹力蛋白薄环。它们与肺泡管直接交通,交通的位置广泛且呈多边形(图3-5)。肺泡和肺泡管开口的排列类似蜂窝状(图3-6)。

肺泡管缺乏合适的壁,完全由肺泡开口所覆盖。然而,在电镜下肺泡开口尖端可以见到上皮细胞。肺泡开口处是弥漫性肺泡损伤早期上皮炎症发生的位置。弹力和胶原纤维以及平滑肌位于上皮细胞下方(图3-7)。在疾病组织和蛋白的勾勒下,肺泡管和肺泡之间的空间排列可很好地显示。例如可见于机化性肺炎和肺泡蛋白沉积症时(图3-8)。

肺泡间隔分为两部分——侧壁和圆顶。侧壁的边界为相同肺泡管的相邻两肺泡边界,而顶部紧靠的肺泡则来自不同肺泡管(图3-7)。侧壁以两个相邻的肺泡为界,而这些肺泡属于同一肺泡管。然而,圆顶相邻的肺泡属于不同的肺泡管。圆顶和侧壁来自初级和次级小叶间隔。当两相邻肺泡管之间挤满方向相反的两种肺泡时,肺泡背对背排列。这种排列在二维(图3-7)和三维(图3-9和图3-10)上均可显示。

蜂窝是一种肺泡排列的众所周知的模式。蜂窝的入口局限于一侧,而另一侧封闭(图3-6)。另一种更好的模式是菱形十二面体排列(图3-11)。菱形

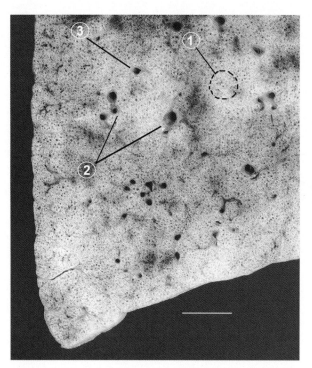

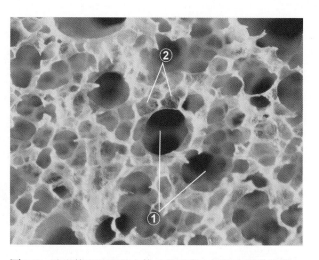

图3-2　肺泡管和肺泡的主体显微影像。该放大图像为图3-1中圈内的部分。肺泡管（1）在横断面上为圆形，为肺泡包绕（2）。肺泡为多面体形，在肺泡开口（肺泡口）处缺乏间隔组织，肺泡管的平均直径为0.3 mm。(修改于 *Itoh H, Nishino M, Hatabu H. Architecture of the lung; morphology and function. J Thorac Imaging 2004; 19: 221-227.*)

图3-1　充气肺标本。肺实质（1）表现为海绵状，无数小孔是肺泡管和肺泡囊。如果无放大图像，肺泡是很难显影的。肺实质包绕着支气管树（2）和肺静脉（3）。横杠（—）＝1 cm。

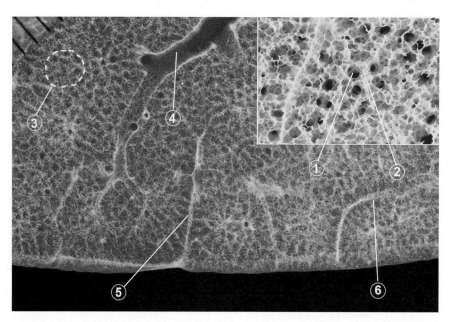

图3-3　肺切片接触式摄片和肺实质的放大照片。比较肺切片的接触片和肺实质的放大摄片（插页）。放大倍数几乎和两张图像匹配。肺泡管（1）和肺泡（2）在接触式摄片上形成细网格状结构（3）。此处的肺泡管更加透亮。细支气管（4）表现为管状透亮影。支气管壁和肺实质形成对比。小叶间隔与X线球管平行时形成锐利线状影（5）。而斜行的小叶间隔表现为边界不清的线样阴影（6）。

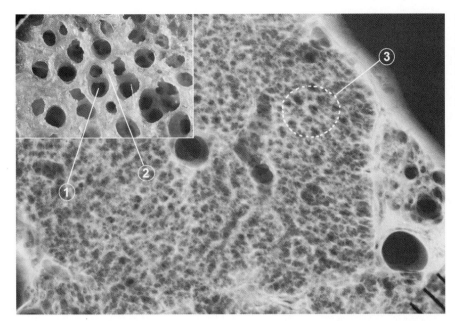

图3-4 弥漫性肺泡损伤患者接触式摄片和立体显微摄影。肺泡管（1）轻度扩张，而肺泡（2）由于透明膜覆盖肺泡口引起的肺泡塌陷导致其轮廓模糊。拍片显示粗糙网状结构（3）。与图3-3正常影像比较。

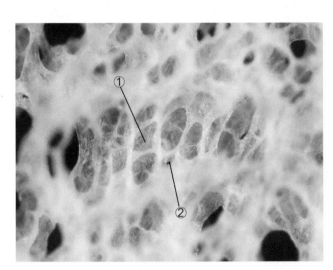

图3-5 立体显微影像显示肺泡开口（肺泡口）。肺泡管长轴切面显示蜂窝样排列的肺泡开口（1）。肺泡开口的形状（肺泡口）可以看作是肺泡壁（2）。（引自 *Itoh H, Nishino M, Hatabu H. Architecture of the lung; morphology and function. J Thorac Imaging 2004; 19: 221-227.*）

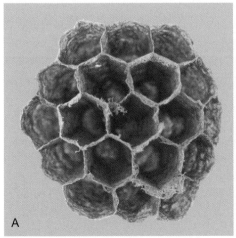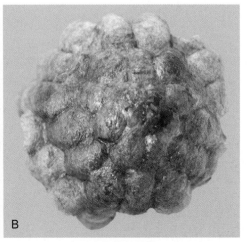

图3-6 蜂窝前面（A）和后面（B）观。每个细胞的开口为六角形。六角形是蜜蜂利用最少的物质建造最大空间的理想形状。与肺泡不同，蜂窝的入口局限于一侧。

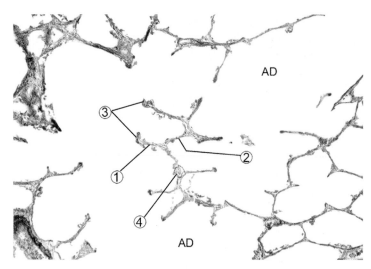

图3-7 肺实质的显微照片。肺泡(1)外侧壁边缘邻近属于同一肺泡管(AD)的肺泡,而肺泡的顶(2)分隔属于相邻肺泡管的肺泡。外侧壁顶端(3)轻度肿胀,肺泡顶含有肺小血管(4)。

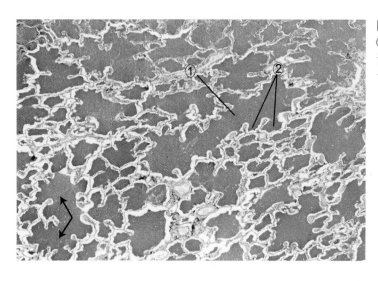

图3-8 肺泡蛋白沉积症患者的显微照片。肺泡管(1)和肺泡(2)被嗜酸性物质充填。这张图有助于认识肺泡管和肺泡的各种截面图,是由于疾病导致含气腔隙减少。箭指分支状肺泡管。

十二面体排列有令人感兴趣的形态学特点。首先,这些多面体可层状无间隔堆积。其次,中空模式的横断面产生一个六角形的入口(图3-11)。双层菱形十二面体入口反向排列,这类似于肺泡背对背的排列(图3-11)。

肺泡顶为皱褶状的膜结构(图3-9~图3-11)。在组织学切片上形成波浪状的线影(图3-7)。肺泡顶的这种特殊的形态学特征表明该圆顶在呼吸时像手风琴和铰链一样改变肺容积。这样的运动方式可以防止过度拉伸,从而影响肺泡毛细血管的灌注。

肺泡顶在肺实质内形成一连续的膜状网状结构(图3-12),高发生疾病时,例如细支气管肺泡细胞癌会沿着这个网状结构连续延伸可形成一跨越肺泡边界的圆形病灶(图3-13)。

肺泡管平均每1mm分叉一次,直到到达肺泡囊(图3-14)。网状分支是用来充填空间并且与支气管和细支气管区分的。重点总结如下:① 下级分支通常由共同的肺泡顶分隔(图3-15)。② 可出现多分支。③ 上级肺泡管和下级肺泡管在直径上无变化。

(二)肺泡和肺小叶实质 描述肺实质结构最好的模式是多面体。肺内最典型的多面体结构是肺泡、次级肺小叶和肺段。除此之外,肺泡管和周围肺泡的联合结构可看作是多面体单位(图3-16)。无合适的术语定义该单位结构,因此暂定名为呼吸管。另一术语称为肺泡管系统。呼吸管通过波浪状边缘相互连接,通常3~4个呼吸管交角处在汇合(图3-15)。呼吸管交角由肺泡顶构成。

(三)双面和单面肺泡壁 肺实质呈海绵状,由气体和软组织组成(图3-1和图3-2)。肺实质的软组织绝大部分由肺泡间隔组成。肺实质体积的90%由气体组成,软组织占大约10%。气体40%分布于肺泡管、60%分布于肺泡。肺实质的密度约为0.1 g/ml,

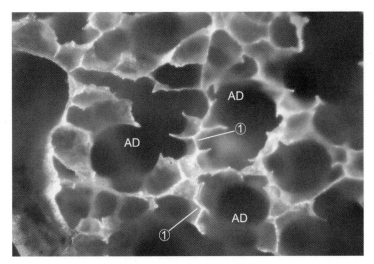

图3-9 背对背排列的肺泡侧面观。肺泡顶(1)分隔相邻肺泡(AD)。肺泡顶的形成坚固的膜,膜连续无间断,侧壁从肺泡顶延伸而来。

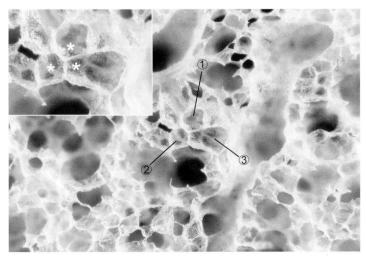

图3-10 背对背排列的肺泡前面观。在图片中间,可见三个相邻肺泡(1~3),这些肺泡共用一个肺泡圆顶(方框区域内的星号标志)。肺泡朝向相反的方向。

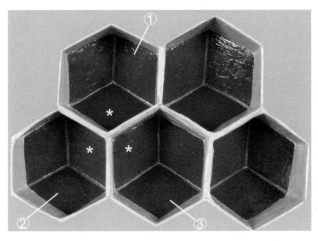

图3-11 蜂窝样构造的菱形十二面体。用5个单元格堆砌来模拟肺泡。肺泡顶(星号)由三个面向这一侧的单元格所共有(1~3)。对侧(反面)也是同向的单元结构。(引自 Itoh H, Nishino M, Hatabu H. Architecture of the lung; morphology and function. J Thorac Imaging 2004; 19: 221-227.)

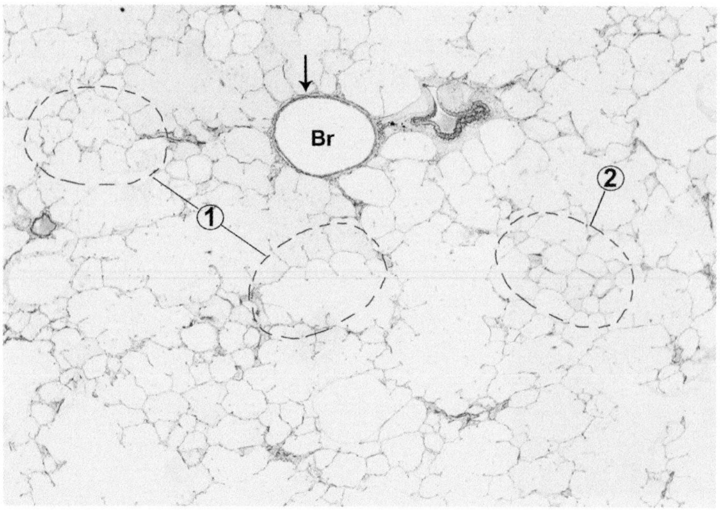

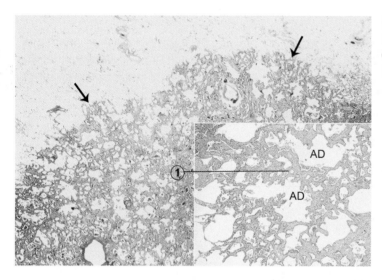

图3-12 肺实质低倍镜显微图片。显微镜下可发现两种肺泡排列模式：背对背排列（1）和蜂窝状排列（2）。后者是因横断图像避开了肺泡管所致。可见肺泡顶的连续性。尽管图3-15中提到了有例外，箭显示单面肺泡壁（图3-17）。Br，细支气管。[引自 *Itoh H. Radiologicanatomiccorrelation ofpulmonary structures with special reference toinfectious diseases ofthe lung (Japanese). AntibiotChemother 2007; 23: 20-29.*]

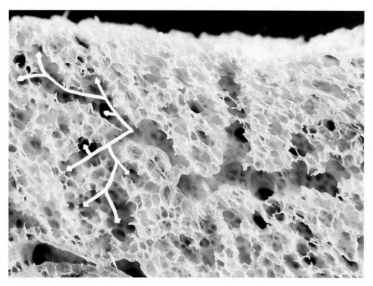

图3-13 细支气管肺泡癌的显微照片。细支气管肺泡癌沿肺泡壁不断延伸（箭），气体勾勒肺泡管（AD）的边缘（方框中区域）被肿瘤充填的肺泡间隔（1）也可见图3-4。

图3-14 肺泡管。立体显微影像提示肺泡管的三维分支结构。

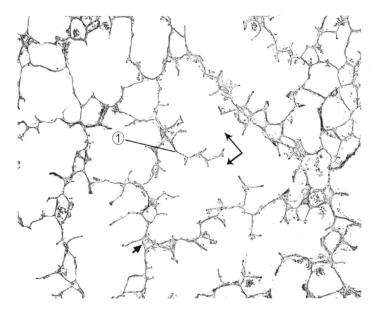

图3-15 肺实质的显微图片。一个肺泡管分为两个肺泡管或肺泡囊(双箭所示)。两个分支为同一管壁分隔(1)。肺泡顶的连续性被破坏,位于肺泡壁中央部边缘。短单箭显示角落处三个呼吸管彼此邻接。

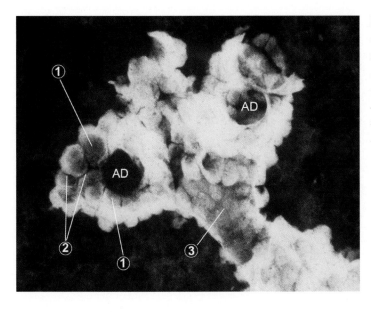

图3-16 接触式摄片显示肺泡管和肺泡。肺泡内表面涂覆硫酸钡。硫酸钡由中央支气管注入。圆形透亮区为肺泡管(AD),为肺泡环绕(1)。呼吸管为多面体形状,边缘是波浪状肺泡顶。薄的透亮线为小叶间隔(2)。小气道是呼吸细支气管(3)。(引自 *Itoh H, Nishino M, Hatabu H. Architecture of the lung; morphology and function. J Thorac Imaging 2004; 19: 221-227.*)

这是由于软组织密度与水相仿,密度值0.1 mg对应的CT值为-900 HU。

肺实质环绕着肺间质结构,两者在HRCT上存在放射学对比。肺实质软组织成分主要由肺泡间隔组成。根据含有肺泡毛细血管的数量,肺泡间隔(肺泡壁)分为两型。双面肺泡壁型和单面肺泡壁型。与细支气管接触(更准确地说,是支气管旁肺间质)的肺泡顶,仅占毛细血管网的一半,该毛细血管网为双面肺泡壁(图3-17)。双面肺泡壁允许肺泡间隔两侧的气体交换,而单面肺泡壁的气体交换仅局限于一侧,单面肺泡壁占肺泡间隔总数的10%左右。

细支气管和细支气管周围肺间质被单面肺泡壁包绕(图3-12)。而且,呼吸性细支气管内包含直接开口至其的肺泡(图3-18)。可以看到肺实质内同样背对背排列的肺泡位于细支气管内。这些肺泡的顶部可以紧靠来自其他的支气管的肺泡囊。这些连接提供了疾病向细支气管外扩散的通道,并引起小叶中心炎症(图3-19)。小叶中心或小叶周围结节影可见于影像-病理对照研究中,1974年,首次对此进行了研究。从那以后,此种影像学特点成为HRCT上的基础表现之一,可见于感染性疾病和细支气管疾病。

(四)肺泡毛细血管和支气管静脉丛 支气管静脉丛沿着支气管壁内层和外层走行。支气管静脉丛形成丰富的网络,与相邻肺静脉交通。支气管静脉丛也与最外层肺泡毛细血管相交通。这可通过微血管造影显影(图3-20)。这种血管连接在肿瘤血

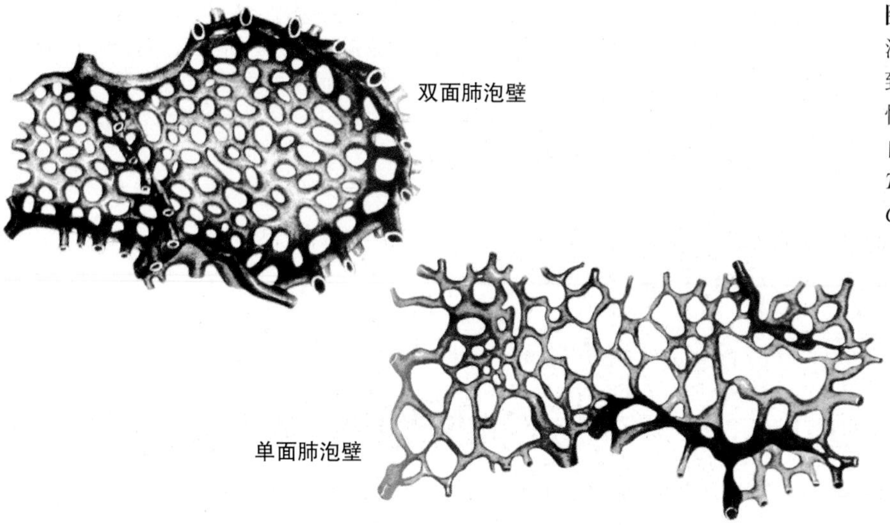

双面肺泡壁

单面肺泡壁

图3-17 双面和单面肺泡壁。肺泡毛细血管在双面肺泡壁较为致密。单面肺泡壁位于非实质性结构旁，亦可见于图3-12。(引自 *Miller WS. The blood vessels. In The Lung, 2nded. Springfield, IL, Charles C Thomas, 1950, pp.74-88.*)

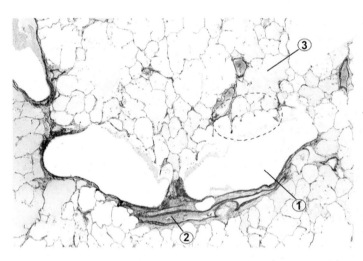

图3-18 呼吸细支气管的显微照片。呼吸支气管(1)和伴行的肺动脉(2)一同走行。肺泡开口于细支气管(圈中所示)。这些肺泡的顶部也是属于位于呼吸细支气管旁的肺泡囊的肺泡顶。(引自 *Itoh H, Nishino M, Hatabu H. Architecture of the lung; morphology and function. J Thorac Imaging 2004; 19: 221-227.*)

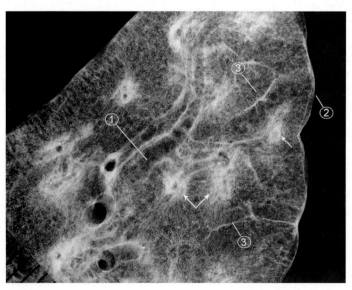

图3-19 支气管肺炎患者的接触摄影肺玻片。小结节状影(箭)分布于支气管远端的细支气管旁(1)，结节与脏层胸膜(2)和小叶间隔(3)之间的距离大于2 mm，提示小叶中心型病变发生的特定位置。(引自 *Itoh H. [Radiologicanatomiccorrelation ofpulmonary structures with special reference toinfectious diseases of thelung] (Japanese). AntibiotChemother 2007; 23: 20-29.*)

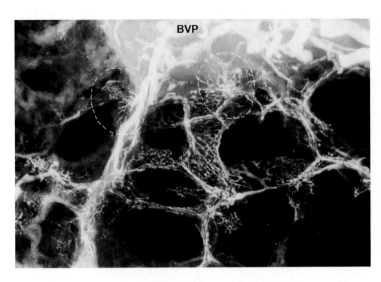

图3-20 支气管静脉丛和肺泡毛细血管。在支气管动脉注入硫酸钡后肺标本接触摄片显示支气管静脉丛(BVP)和肺泡毛细血管(圈内所示)之间的连接。

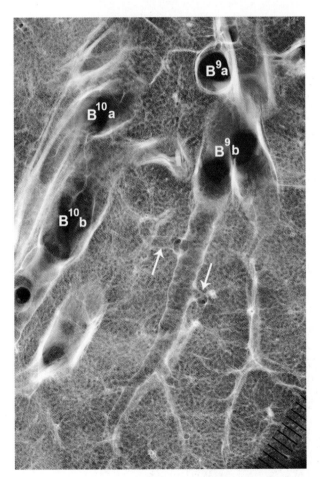

图3-21 支气管侧支。接触摄片显示一轴向支气管分出两只分支支气管(箭)。小支气管的直径大约2 mm。

行播散的支气管壁转移中起重要作用,它经肺动脉引流。

(五)侧支支气管供应的肺实质 侧支支气管是供应肺实质的重要结构,其作用仅次于支气管。在日本,侧支支气管又称为子支气管或支气管。侧支支气管是大的轴向支气管的侧支,沿着支气管树走行,从肺门延伸到周围肺组织(图3-21)。第一支侧支支气管起源于段支气管以远端,平均直径为2 mm,约为轴向支气管直径的一半。第一支侧支支气管分支常起源于支气管四级或五级分支(段支气管=二级分支),并且其分支再到达终末支气管过程中不断发出。由第一支侧支支气管供应的肺实质位于肺野中部和内侧区域。这部分区域对应于大部分肺髓质(图3-22)。

单一侧支支气管供应的肺实质不能完全包绕上级支气管(图3-22)。几支侧支支气管供应轴向支气管周围的肺实质。

(六)肺实质和肺小血管 与支气管分级相同,与轴向肺动脉相邻的肺实质是由肺动脉的侧支分支灌注的(图3-23)。然而,肺动脉侧支的数目多于侧支支气管的数目。肺动脉的支流分别可达终末细支气管水平(图3-23)。直径<0.1 mm的肺血管走行于肺泡顶的间质内(图3-24,图3-7)。这些小血管不在肺泡侧壁内。这些血管的恰当位置位于呼吸管汇合处,这是因为此处易收集和供应血液的缘故。

肺泡毛细血管(大多在于双面肺泡壁中)位于肺泡间隔侧壁和顶部(图3-25)。肺泡毛细血管含有高密度多角形网状结构,占肺泡间隔总容积的50%。

(七)血管中心与肺泡间隔异常 双肺容纳2亿~6亿个肺泡,肺泡间隔数量众多并弥漫分布至全肺。肺泡间隔增厚导致肺部阴影均匀增加(磨玻璃密度影),正如局灶性细支气管肺泡癌或者弥漫性间质性肺疾病(如非特异性间质性肺炎和过敏性肺炎)所见。肺小血管基本上在肺实质内呈分支状线样结构,向远处延伸直到肺泡顶部水平。以血管为中心的疾

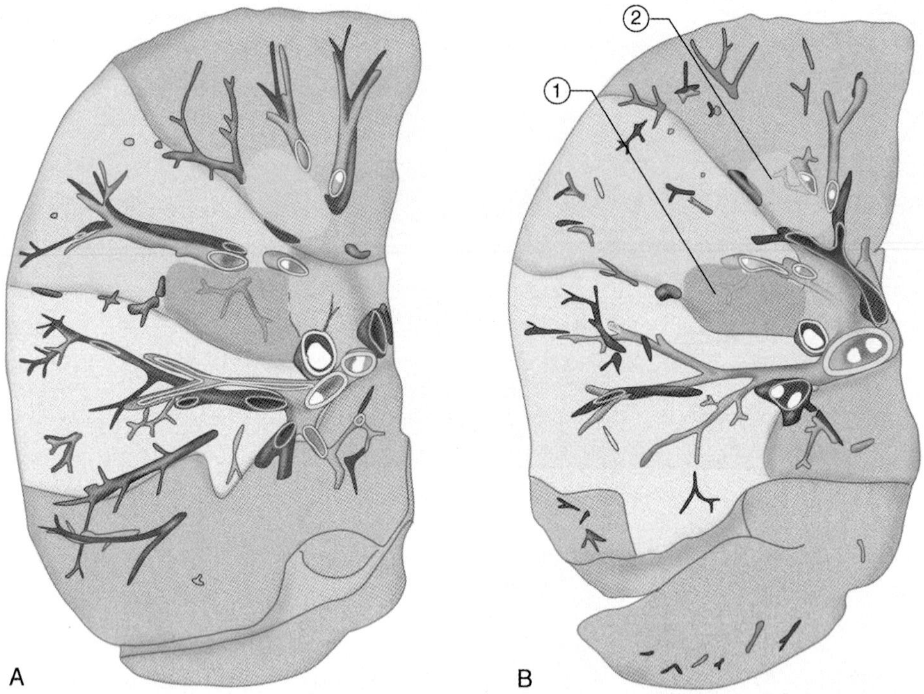

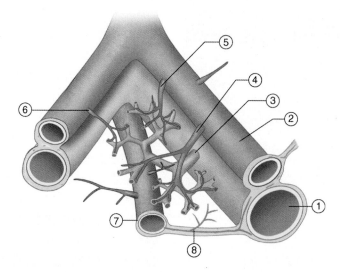

图3-22 右上肺连续层面示意图。A和B，肺实质区域内两支侧支支气管供应（1和2）。这些肺实质位于肺门支气管和血管周围，但仅占据轴向支气管的一侧。

图3-23 支气管和肺动脉侧支。轴向支气管（1）和肺动脉（2）相伴走行，侧支支气管（3）和肺动脉侧支（4）也相伴走行。其他附属分支（5和6）如图所示，分别起源于相同和不同的上级肺动脉。肺静脉（7）走行于支气管血管树之间，并发出的小分支（8），与支气管周围的支气管静脉丛相交通。（引自 *Itoh H. [Radiologicanatomiccorrelation ofpulmonary structures with special reference toinfectious diseases of thelung] (Japanese). AntibiotChemother 2007; 23: 20–29.*）

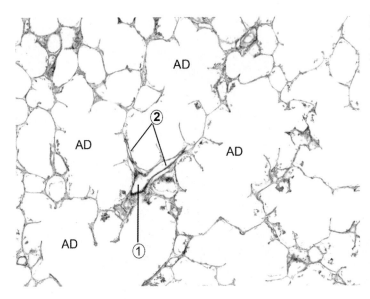

图3-24 肺小血管的显微照片。肺小血管(1)位于一对呼吸管交汇的角落处。较小细分支(2)沿肺泡顶走行。AD:肺泡管。

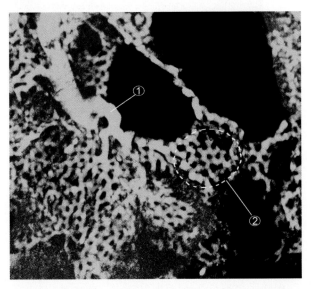

图3-25 毛细血管。照片摄于肺动脉注入硫酸钡后,可见小肺血管(1)和肺泡毛细血管(2)。该毛细血管由多边形组成密集网络。毛细血管段的平均直径约为10 μm,略短于其长度。(引自 Itoh H, Nishino M, Hatabu H. Architecture of the lung; morphology and function. J Thorac Imaging 2004; 19: 221-227.)

病沿这肺小血管走行可见于肺结节病和癌性淋巴管炎。在HRCT上,这样疾病可表现为散在的小结节和分支状阴影,因为这些疾病的数目和位置受到相关肺血管的限制。

(八)肺段间间隔和小叶间隔 肺实质由小叶间隔和肺段间隔分为次级肺小叶和肺段。间隔在HRCT上表现为线状密度增高影。分隔肺段的肺段间隔比小叶间隔要长得多(图3-26)。肺段间隔起源于胸膜,向深部延伸进入肺组织,到达肺门处的支气

管和肺血管。较长的肺段间隔可从纵隔表面一直延伸到侧肋,横跨肺实质。肺段间隔并非直线走行,它在肺段间回收肺静脉回流。

外科切除的肺叶可通过向一支肺段支气管内充气且封闭其他肺段支气管而使其复张(图3-27)。这表明肺段间隔并非密封,并不阻挡空气侧向进入邻近肺段。但是间隔可以相对密闭,以阻挡黏稠炎性分泌物进入邻近肺段。肺炎引起的肺段性实变可见于HRCT上。

小叶间隔在肺尖、肺野前部和肺野下部边缘、沿纵隔和横膈表面形态良好。在叶间裂和肺野后部边缘形态较差(图3-26)。在横断面图像上,小叶间隔从脏层胸膜表面向肺野内垂直延伸,典型的长度为1~2 cm(图3-26)。

次级肺小叶在胸膜下区很容易发现,此处小叶间隔发育良好。在此区域,小叶周围结构为胸膜、小叶间隔和肺静脉。按照Reid标准,次级肺小叶在肺门区域也可很好地得以显示。在肺门区域,肺段间隔是次级肺小叶边界的可靠标志(图3-28),尽管小叶间隔发育欠佳(图3-26)。肺门区的次级肺小叶由第一级侧支支气管供应气体。较大的支气管和肺血管(动脉和静脉)均位于次级肺小叶边缘,终末和呼吸细支气管位于每个肺小叶的中心。这些细支气管与小叶周围支气管间的距离约为2 mm。小叶中心疾病可在胸膜下区和肺门区得以诊断。

(九)胸膜淋巴管 淋巴管是肺间质结构中的重要组成部分。胸膜或胸膜下淋巴管位于胸膜结缔组织中。其正常解剖结构可通过注射对比剂或染料以

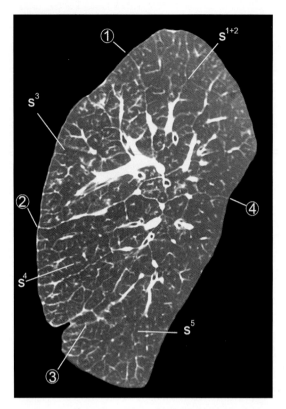

图3-26 段间隔和小叶间隔。体外矢状高分辨率CT示左上肺段间隔（1~4）。这些间隔隔断了左上肺S^{1+2}、S^3、S^{4}和S^{5}各段，一些段间隔之间还可见到亚段间隔。段间隔长达肺门。与之相反，小叶间隔短且局限于胸膜下区。[引自 *Itoh H. Radiologicanatomiccorrelation ofpulmonary structures with special reference toinfectious diseases of thelung (Japanese). AntibiotChemother 2007; 23: 20-29.*]

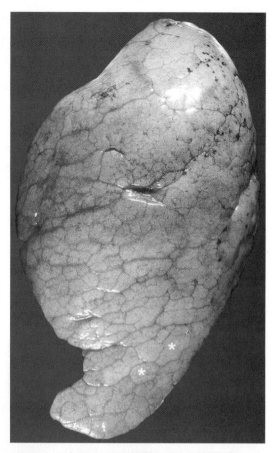

图3-27 肺表面的小叶间隔和淋巴管。充气的左上肺标本显示胸膜表面多边形网格影，对应小叶间隔和淋巴管。星号代表单个次级肺小叶（亦可见于图3-29）。

及通过重建一系列组织切片来进行研究。

　　临床上，胸膜淋巴管在HRCT上不可见。然而，充气膨胀的新鲜肺组织置于空气中而行体外三维CT，这些淋巴管却得以成功显示（图3-27）。淋巴管和小叶间隔在胸膜表面为多角形和马赛克状，在横断面上表现为小圆形阴影（图3-29，图3-28）。但是，小叶间隔的分布不能重现淋巴管的马赛克样分布。胸膜淋巴管形成一个比小叶间隔更致密的网格，尤其在肺下叶外侧部，在那里次级肺小叶发育较差。马赛克模式由小的或相对较大的多边形组成。小的多边形比大的多边性数目多。较大的多边形由与小叶间隔有关的淋巴管组成，而小的多边形由与小叶间隔无关的淋巴管组成。这些胸膜结构临床上可见于气胸患者的HRCT上，脏层胸膜被夹在胸腔内的游离空气和肺实质之间。

要点：

- 肺可以分为两个主要部分——肺实质（约占肺容积的90%）和肺间质，包括气道、血管、支气管血管周围和间隔间质以及脏层胸膜
- 肺实质包括肺泡管、肺泡囊和肺泡
- 肺泡为多面体形，由肺泡间隔相互分隔
- 肺泡管缺乏合适的管壁，完全为肺泡开口覆盖（肺泡口）
- 描述肺实质的最佳模型是多面体
- 肺部多面体的例子为肺泡、次级肺小叶和肺节段
- 理解肺的详细解剖对于了解疾病的播散方式和解读正常和异常肺实质的高分辨率CT影像非常重要

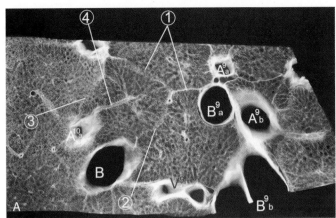

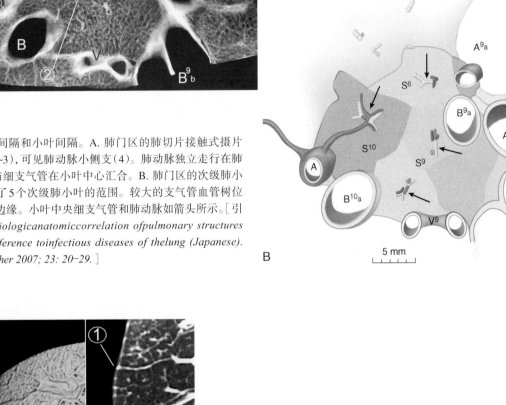

图3-28 肺段间隔和小叶间隔。A. 肺门区的肺切片接触式摄片显示段间隔(1~3),可见肺动脉小侧支(4)。肺动脉独立走行在肺实质内,直到与细支气管在小叶中心汇合。B. 肺门区的次级肺小叶示意图描述了5个次级肺小叶的范围。较大的支气管血管树位于次级肺小叶边缘。小叶中央细支气管和肺动脉如箭头所示。[引自 *Itoh H. Radiologicanatomiccorrelation ofpulmonary structures with special reference toinfectious diseases of thelung (Japanese). AntibiotChemother 2007; 23: 20–29.*]

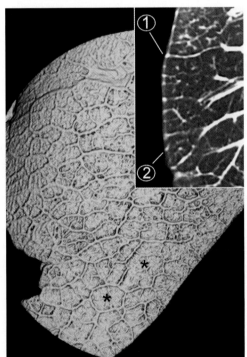

图3-29 胸膜表面三维CT扫描。三维CT扫描和方框中所示的横断面影像相比较。胸膜上可见大量大小不等的多边形。较大的多边形分成许多小的多边形。星号代表与图3-27中标记的相同次级肺小叶。大的多边形侧边较厚,与小叶间隔一致(1)。小的多边形侧边较薄,并且与胸膜下结构无关(2)。

第 **2** 部分

肺部疾病的
影像学表现

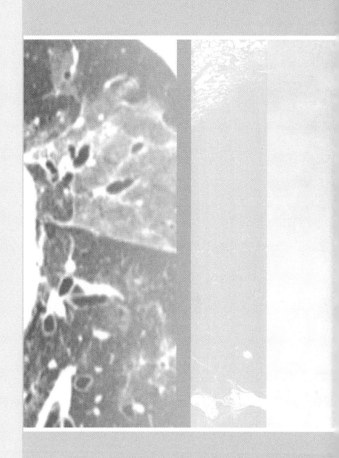

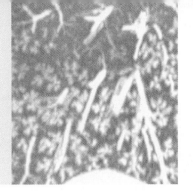
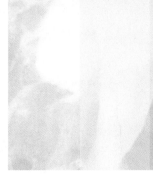

第4章

肺实变

Nestor L. Müller and C. Isabela S. Silva

气腔实变为气腔内的气体被液体、蛋白质、细胞或其他物质取代。实变在X线和CT上的特征性表现为一个或多个均质实变影,肺实质被掩盖,肺体积不变或略缩小。均匀密度阴影而不掩盖肺血管则称为磨玻璃密度。磨玻璃密度影可因气腔部分充填形成,通常提示存在间质为主的异常,这在第7章将详细阐述。

气腔实变的鉴别诊断需考虑到实变的形态和分布以及伴发的异常,如淋巴结肿大、患者年龄、近期旅行史和症状,如发热或咯血。鉴别诊断需包含许多可能充填气腔的物质,如水(例如水肿)、血液(例如肺出血)、脓液(例如肺炎)、细胞(例如细支气管肺泡癌、淋巴瘤、机化性肺炎)、脂肪(如,脂质性肺炎)或蛋白质(如,肺泡蛋白沉积症)。尽管在绝大多数病例中实变反映了气腔充填,有时实变也因气腔被广泛间质性疾病侵占所致,例如,结节病的一些患者可见此表现,此外,一些归为间质性肺病的疾病,例如急性间质性肺炎和隐源性机化性肺炎[闭塞性细支气管炎机化性肺炎(BOOP)]。组织学和放射学上有重要的气腔内成分。由于放射学上实变可反映间质成分的存在而非气腔疾病,所以最好使用"实质性"实变而不是"气腔"实变。虽然建议使用"气腔充填"或"气腔阴影"来更好地描述实变,但这些术语很少使用于临床。

在绝大多数病例中,实变的鉴别诊断是依据临床结合实验室检查和胸片检查。对于怀疑有基础疾病的患者,推荐使用CT检查(如,支气管腔内肿瘤、支气管扩张症、肺栓塞)或并发症(如,脓肿形成、脓胸)和对治疗无效的进展性实变。本章我们阐述实变的

胸片、CT表现和鉴别诊断。

一、胸片

实变在胸片上的特征性表现为单发或多发均匀致密影,肺血管阴影被掩盖,肺体积无或略有缩小(图4-1)。实变的边缘常不清楚,除非实变紧邻胸膜。边界不清楚是由于实变蔓延到邻近正常肺组织,造成气腔的部分充填引起的。含气支气管(支气管充气征)在实变区域常可见。如果支气管完全阻塞,则无法观察到支气管充气征(如肿瘤远段)或血液充填支气管(如肺梗死)或炎性分泌物和脓(如支气管肺炎)。

(一)轮廓征 纵隔和横膈的轮廓在邻近含气肺组织的区域在胸片上通常清晰可见。而当实变位于纵隔或横膈与肺相邻处时,胸片无法分辨其边界。心脏、主动脉和横膈的轮廓被邻近阴影遮挡,称为"轮廓征"(图4-1)。若无此征象则可以推断肺内阴影不会位于邻近该组织的肺组织内。轮廓征是鉴别中叶或舌段(遮挡心脏边缘轮廓)和下叶(遮挡邻近横膈)疾病最有用的征象。它在其他位置也可提供精确的解剖信息,包括下叶近横膈处肺组织实变导致横膈边缘遮盖,左肺上叶尖后段实变导致主动脉弓左缘模糊,右肺上叶前段实变导致升主动脉和上腔静脉边缘模糊,以及左侧连续性充气不良导致的椎旁后线模糊(图4-2)。值得注意的是轮廓征的价值仅在成像技术较好时才有较高的可信度,X线穿透不足也可导致正常边界不可见。轮廓征的另外一个缺点是在漏斗胸的患者,右心缘显影模糊是由于沿心缘走行的充气肺组织被受压的胸壁组织取代(图4-3)。

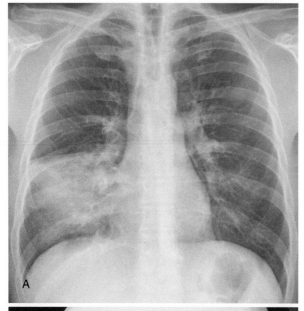

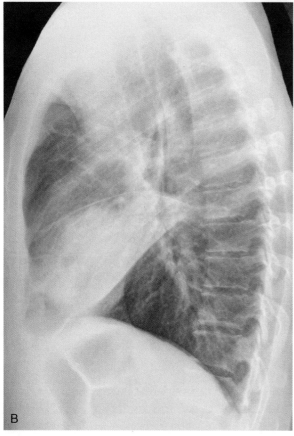

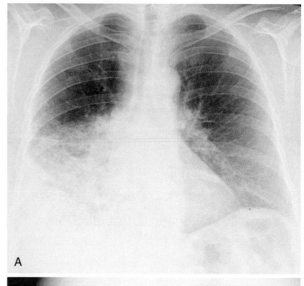

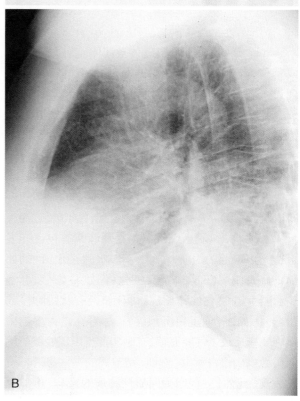

图4-1 肺实质实变和轮廓征。A. 后前位胸片提示右下肺野实变,可见右心缘模糊(轮廓征),提示右肺中野实变,右侧横隔顶部显影清晰,提示下叶基底段未受累。B. 侧位胸片提示右肺中叶实变致密影。患者为37岁男性,右肺中叶肺炎患者。

图4-2 肺实质实变和轮廓征。A. 后前位胸片提示右下肺野实变,右心缘和右侧横隔模糊。B. 侧位片证实右肺中叶实变,这解释了正位片上右心缘模糊和右下肺实变,这使得右侧横隔轮廓欠清晰,左侧横隔在正侧位上均显影清晰。患者为57岁女性,右肺中下叶肺炎。

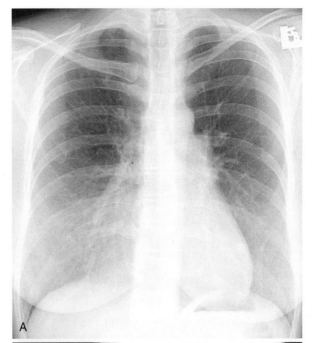

要点：气腔实变

■ 均匀致密影掩盖血管
■ 由液体、细胞或以上两者充填气腔所致
■ 掩盖邻近软组织结构(轮廓征)
■ 肺容积不减小或轻度减小
■ 可见含气支气管(支气管充气征)
■ 可伴有5~10 mm结节状阴影(气腔结节)
■ 轮廓征：胸片上任何软组织影或实变影邻近纵隔和横膈边缘并使其边缘消失

(二)局灶或多灶性实变 气腔阴影可以是局灶性、斑片状或弥漫性分布于双肺。局灶性实变的分布可是节段性或非节段性，偶尔可累及一叶肺或一侧肺。节段性实变伴有或不伴有体积减小，通常是由于支气管阻塞(如肺癌)或由于肺梗死(如血栓形成或血管侵犯性曲菌病)。节段性分布可见于误吸后以及由金黄色葡萄球菌、链球菌和各种革兰阴性细菌引起的肺炎中。这些病原体常引起双侧多灶或斑片状实变(支气管肺炎)，类似的分布可见于严重真菌感染，特别是免疫功能低下的患者。肺叶(非肺段)实变常因肺炎而引起，通常继发于链球菌肺炎或克雷伯杆菌肺炎。在这些病例中，实变可伴支气管充气征，或肺容积正常，有时肺容积有增加(叶膨胀)(图4-1)。叶膨胀导致叶间裂凸出(叶间裂膨隆征)(图4-5)。较少见的情况是叶或段实变继发于支气管阻塞(如，支气管肺癌)，在这种病例中，常伴肺不张，而无支气管充气征。

肺实质实变也可导致5~10 mm的边界不清的结节，称为气腔结节(图4-6)。它们位于呼吸性细支气管和肺泡周围，主要见于感染性支气管炎和早期支气管肺炎中。这些结节状影为小叶中央分布，在高分辨率CT显示率比平片高。

球形(圆)的实变区可能发生于肺炎(球形肺炎)(图4-7)、败血性肺栓塞、局灶性机化性肺炎、肺不张(球形肺不张)和肿瘤(尤其是腺癌、细支气管肺泡癌和淋巴瘤)中，偶尔可发生于早期急性呼吸窘迫综合征(acute respiratory distress syndrome, ARDS)中。圆形肺炎发生在儿童多于成人。尽管成人圆形肺炎可能由于细菌或感染(尤其是肺炎链球菌和流感嗜血杆菌)引起，但更常见的情况是圆形肺炎无法发现病原菌。偶尔，圆形肺炎可能由于病毒感染所致(如冠状病毒所致的严重急性呼吸系统综合征)或由于Q发热，即一种人畜共患的贝氏柯

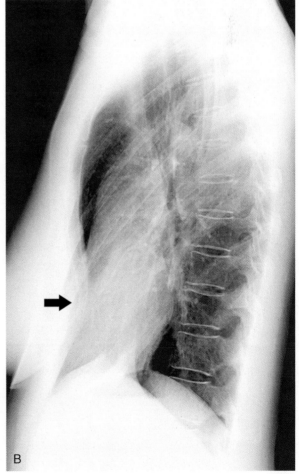

图4-3 漏斗胸患者。A. 后前位胸片提示右下肺野密度增高影，右心缘模糊。B. 侧位胸片提示漏斗胸畸形(箭)，漏斗胸在正位胸片上的其他表现包括密度增高影，心脏向左侧移位，前肋垂直走行。

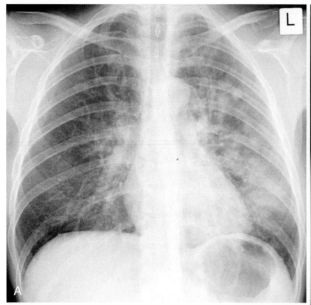

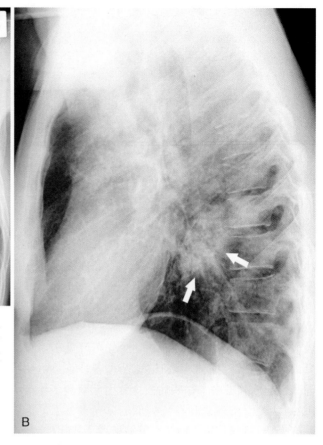

图4-4 支气管肺炎多灶性实变。A. 后前位胸片提示左肺上下叶片状实变影。可见左心缘较右心房区域的不均匀密度增高影。B. 侧位胸片更清楚地显示心脏后方实变影（箭）。须注意下胸椎不均匀密度增高影，提示下叶后基底段实变。

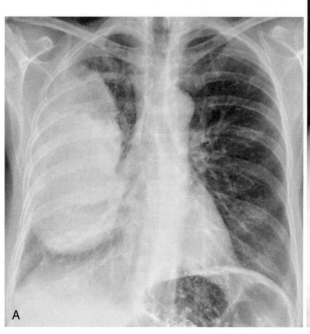

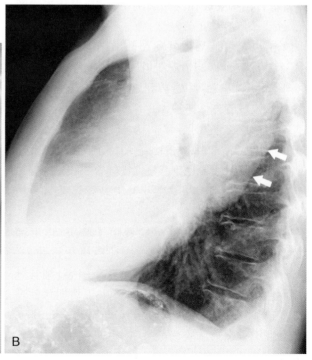

图4-5 严重肺炎伴有肺叶膨胀及"叶间裂膨隆征"。A. 后前位胸片显示右肺上中叶密度增高实变影。B. 侧位胸片显示斜裂向右突出（箭）（叶间裂膨隆征），为肺叶膨胀的特征性表现。可见右侧胸腔少量积液以及脾曲钡剂留存。患者为58岁女性，患有严重上、中叶肺炎。

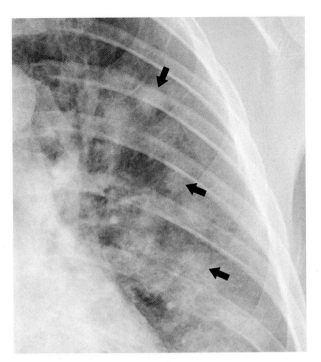

图4-6　气腔结节。支气管肺炎患者左上肺放大图像（与图4-4是同一患者）显示一些圆形边界不清的阴影（箭）。这些阴影代表气腔结节，在组织病理上反映为支气管周围（小叶中心）实变。

克斯体（立克次体）。圆形肺炎的患者常有急性或亚急性社区获得性肺炎的症状。但是，一些患者也可无症状或无特异性症状。由于绝大多数圆形肺炎均可用抗生素治疗，因此所有存在圆形实变的患者均应考虑该诊断。局灶性机化性肺炎是一种特殊的实质性病变。它可以由细菌、病毒和真菌性肺炎不完全或延迟吸收所致，或者也可是特发性的。组织学特征包括慢性炎性浸润或气腔内肉芽组织息肉形成。若实变的圆形区在几个月的时间内发展缓慢，提示肺癌和淋巴瘤的诊断。

　　偶尔，局灶性实变可能的原因是肺水肿，最典型者见于心肌梗死导致乳头肌功能失调或断裂的患者中。患者若有急性二尖瓣关闭不全并朝向右上肺静脉孔，可导致水肿优先分布于右上肺。这些患者的实变通常为非节段性，范围从轻度，肺门旁上叶为主，到累及整个右肺上叶的实变。局灶或多灶性实变较少见的原因包括肺静脉闭塞，水肿患者广泛肺血管阻塞（如严重急性肺栓塞导致区域性肺水肿）和复张性肺水肿。复张性肺水肿是气胸和胸腔积液引流后塌陷的肺快速复张引发的一种医源性并发症（图4-8）。通常发生于肺复张后一小时内。病变范围通常包括复张的整个肺，极少数仅累及一个肺叶或节段。在绝

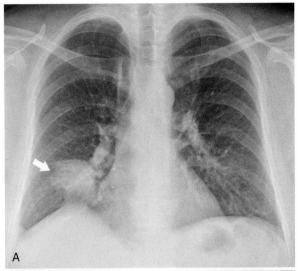

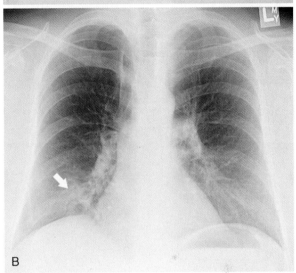

图4-7　圆形肺炎。A. 后前位胸片提示右肺中叶圆形肿块样实变区（箭）。患者为41岁男性，发热、咳嗽。B. 一个月以后的胸片提示抗生素使用后，胸片明显改善，偶然发现奇叶副裂。

大多数病例中，复张性肺水肿在发生后24~48小时内加重，然后在接下来的5~7天内慢慢消散。

　　还需考虑出血，尤其在咯血和胸部钝性损伤的患者。引起局灶性肺出血和咯血的原因包括肺癌、支气管扩张、肺栓塞和肺梗死。多灶性和弥漫性出血的原因包括韦格纳肉芽肿、肺出血肾炎综合征（Goodpasture综合征）、显微镜下多血管炎和系统性红斑狼疮（图4-9）。

　　多灶性实变最常见的原因是病毒、细菌和真菌性支气管肺炎（图4-4）。实变可是单侧，也可为双侧。

　　慢性病变通常与多灶性实变相关，包括单纯肺嗜酸性粒细胞增多（Loeffler综合征）、慢性嗜酸细胞性肺炎和机化性肺炎。单纯性肺嗜酸粒细胞增多症

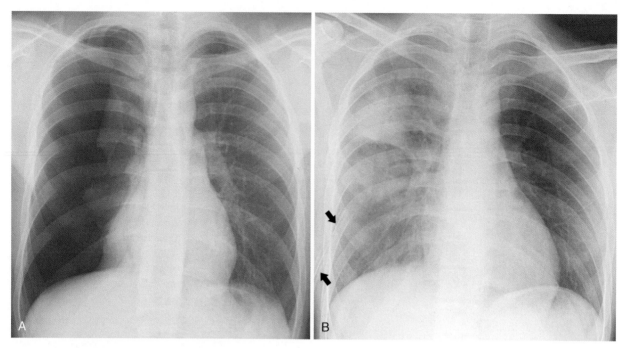

图4-8 复张性肺水肿。A. 后前位胸片提示大范围的右侧气胸。B. 右侧胸腔引流管（箭）置入36小时后行胸片检查，提示右肺实变区和广泛密度增高模糊影（磨玻璃影）。患者为19岁男性，气胸引起肺塌陷引流后，复张性肺水肿。

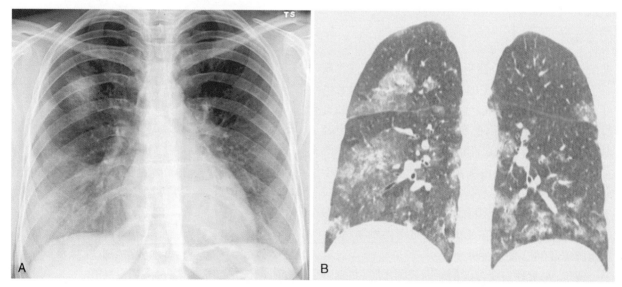

图4-9 弥漫性肺出血多灶性实变。A. 后前位胸片提示右肺上野实变高密度影和下肺野边界不清的实变区和磨玻璃影。B. 多层螺旋CT冠状位重建提示多灶性实变区和磨玻璃影。患者为35岁男性，患韦格纳肉芽肿和弥漫性肺出血。

的特征为血中嗜酸性粒细胞浸润和实变短时间内游走，通常在一个月内自发消失。机化性肺炎又称为BOOP，常表现为斑片状非节段性单侧和双侧区域性肺实变（图4-10）。实变区可发生于肺内任何区域，但以肺野外周最常见。机化性肺炎可以是特发性（隐源性机化性肺炎）或继发于已知的疾病，如感染、药物反应或胶原血管疾病。

　　偶尔，慢性多灶性双肺实变可由细支气管肺泡癌

或淋巴瘤引起。细支气管肺泡癌最常表现为实性肺结节，实变是次要的影像学表现形式。实变可为单发或多发，可融合，常伴有支气管充气征（图4-11）。由于肿瘤沿肺泡壁生长并且分泌黏蛋白而导致实变。偶尔，病变可产生丰富的黏蛋白导致肺叶膨胀和叶间裂凸出。肺淋巴瘤可形成单发或多发肿瘤样实变或者呈现较少见的广泛融合性实变（图4-12）。实变区常有支气管充气征。

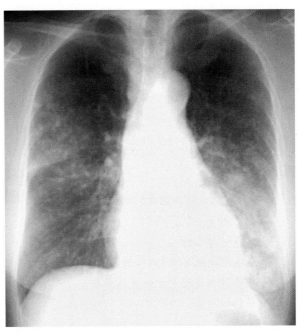

图4-10 隐源性机化性肺炎。后前位胸片提示双肺斑片状实变和磨玻璃影。患者为50岁女性,隐源性机化性肺炎。

图4-11 细支气管肺泡癌。后前位胸片提示右肺斑片状实变,左下肺融合实变和双侧边界不清的结节影。患者为63岁女性,细支气管肺泡癌患者。

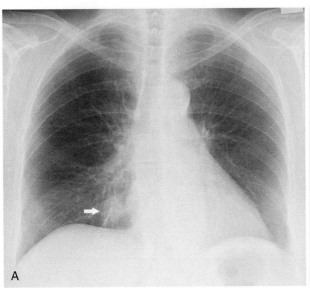

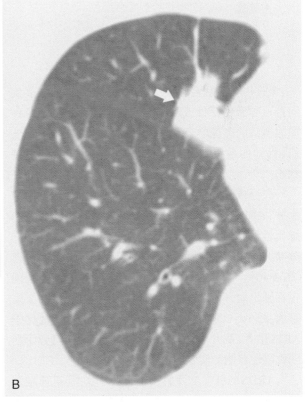

图4-12 原发性肺淋巴瘤。A. 后前位胸片提示右下肺野(箭头)局灶性实变区。在实变水平可见右心缘局灶性边界消失(轮廓征)。B. CT影像提示右肺中野局灶性实变(箭)。患者为53岁男性,肺原发性淋巴细胞淋巴瘤。

要点：单发或多发局灶性气腔实变的原因

- **急性**
  - 肺炎
    细菌、结核分枝杆菌、真菌、病毒、误吸
  - 出血
    继发于局灶性病变如支气管扩张症或肺癌
    挫伤（外伤）
    血管炎
    梗死（肺血栓栓塞症）
  - 肺水肿
    复张性肺水肿
    乳头肌功能不全（右上肺水肿）
    严重肺血栓栓塞症血流再分布
    肺静脉阻塞
- **慢性**
  - 肺炎
  - 嗜酸性粒细胞肺炎
    机化性肺炎（闭塞性细支气管炎和机化性肺炎）
    脂质性肺炎
  - 肿瘤
    支气管腔内肿瘤远段阻塞性炎症
    细支气管肺泡癌、淋巴瘤

　　（三）广泛融合性实变及弥漫性实变 许多疾病都可导致广泛性或双侧弥漫性肺实变。由于各种原因所致的影像学表现相仿，因此病史很重要（如外伤、已知的系统性疾病），有无发热以及患者的免疫状态。

　　广泛或弥漫性双侧肺实变最常见于静脉压性肺水肿，ARDS，弥漫性肺出血和卡氏肺囊虫肺炎。静脉压性肺水肿的实变常累及肺门旁区域（即蝶翼样分布），常伴有小叶间隔增厚（间隔线）和心脏增大（图4-13）。其他可引起严重肺门旁分布的实变表现包括肺出血，吸入性肺损伤，肺泡蛋白沉积症和卡氏肺囊虫肺炎（图4-14）。卡氏肺囊虫肺炎，最常见于AIDS患者，胸片上的病变过程为细小的肺门旁阴影到弥漫性双侧肺实变不等。

　　ARDS的肺实变开始表现为斑片状，但迅速融合并发展为弥漫性（图4-15）。支气管充气征常见。间隔线很少见于胸片，除非患者合并静脉压性肺水肿。常见的ARDS原因包括休克、外伤、败血症、肺炎和药物反应。相似的表现亦可见于急性间质性肺炎。它

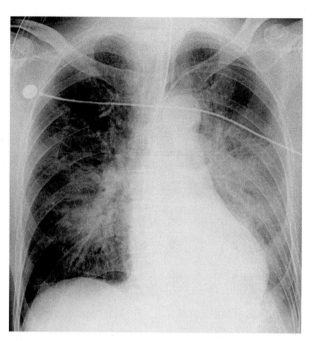

图4-13 静脉压肺水肿。后前位胸片提示广泛性实变。胸膜下区相对较轻。永久性心脏起搏器和气管内插管在位。患者为63岁男性，患有急性反复发作的左心衰竭。

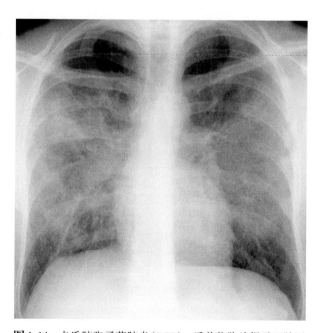

图4-14 卡氏肺孢子菌肺炎（PCP）。后前位胸片提示双肺区域性实变和肺门周围区域分布为主的磨玻璃影。患者32岁，患有AIDS和PCP。

本质上是一种特发性ARDS。

　　弥漫性肺出血是最常见于系统性血管炎患者，包括肺出血肾炎综合征、韦格纳肉芽肿和显微多血管炎。弥漫性出血也可见于一些胶原血管疾病，尤其是系统性红斑狼疮。弥漫性肺出血可导致斑片状或双侧融合的实变，常累及中下叶（图4-16，亦见于图4-

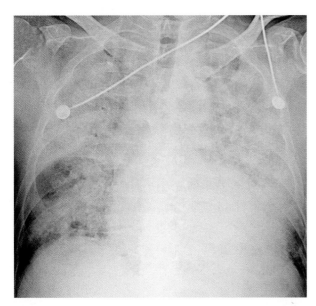

图4-15 急性呼吸窘迫综合征（ARDS）。前后位胸片提示双侧广泛性实变。患者为71岁男性，患ARDS。胸片后立刻行插管通气。

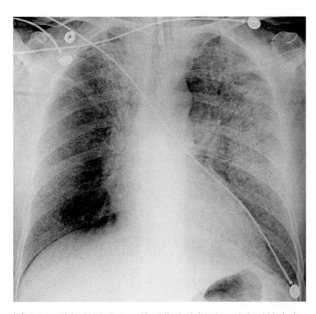

图4-16 弥漫性肺出血。前后位胸片提示双肺广泛性实变。气管内插管和鼻胃管在位。患者为51岁男性，患有韦格纳肉芽肿和弥漫性肺出血。

19）。实变以肺门旁分布为主，肺尖及肋膈角区受累较少。

慢性嗜酸性粒细胞肺炎的影像学表现包括双侧肺外1/3实变（"肺水肿反向模式"），常累及上肺（图4-17）。大约50%的患者有过敏性疾病病史，最常见临床表现为哮喘，绝大多数患有外周血嗜酸性粒细胞增多。机化性肺炎常为多灶性（图4-18，图4-10）。但偶尔可见到病变呈弥漫性分布。在大约60%的患

者，机化性肺炎与慢性嗜酸性细胞肺炎相似，主要分布于周围肺野，也可呈支气管周围分布（或两者兼而有之）。这些表现在CT上较胸片容易显示。

胸片显示的弥漫性双侧性肺实变也可由肺泡蛋白沉积症所致（图4-19）。实变呈现轻度颗粒状外观，高分辨率CT常表现为双侧磨玻璃密度阴影合并小叶间隔增厚和小叶线影，称为碎石路征。

要点：弥漫性实质实变的病因

- **急性**
  - 水肿
    静压性（心源性）肺水肿
    渗透性（非心源性）肺水肿
    任何原因所致的急性呼吸窘迫综合征
    急性间质性肺炎
  - 肺炎
    严重的细菌性肺炎
    流感病毒性肺炎
    卡氏肺孢子菌肺炎
    巨细胞病毒性肺炎
  - 出血
    血管炎
    肺出血肾炎综合征
    韦格纳肉芽肿
    显微血管炎
    系统性红斑狼疮
    出血体质
    化疗
    抗凝
- **慢性**
  - 肺炎
    慢性嗜酸性粒细胞肺炎
    机化性肺炎（闭塞性支气管炎性机化性肺炎）
    脂质性肺炎
  - 肿瘤
    细支气管肺泡癌、淋巴瘤
  - 代谢性疾病
    肺泡蛋白沉积症

二、CT

实变的CT表现为肺实质密度均匀性增高，掩盖血管边缘和气道壁（图4-20）。支气管充气征较常见。若均匀密度增高影不伴有血管影和气道壁

掩盖,则称为磨玻璃密度影,磨玻璃密度影在第7章详细阐述。

绝大多数实变的患者,胸片表现都很明显,CT提供的补充信息量很少。但是CT在鉴别诊断、基础疾病的判断和并发症评价上有较大的帮助。例如,CT可明确脂质性肺炎的斑片状和弥漫性实变(图4-21)。它对怀疑胺碘酮肺的患者检出也很有帮助,它可显示因肺内碘化剂累积造成的特征性密度增高

影。慢性嗜酸性细胞性肺炎的特征性周边分布的特点在胸片上仅有50%的患者可以显示,而在CT上几乎所有患者都可显示。高分辨率CT可能也可显示肺实质疾病,包括胸片上显示正常的细小的局灶性实变。另外,CT在评价可疑有基础疾病的患者中有帮助(如,支气管腔内肿瘤、支气管扩张症、肺栓塞)或并发症(如脓肿形成、胸腔积脓和治疗无效的渐进性实变患者)。

急性实变产生的原因包括细菌性、结核性、病毒性和真菌性肺炎、肺水肿、ARDS和肺出血。慢性实变包括特发性(隐源性机化性肺炎)或继发性机化性肺炎、嗜酸性肺病、放射性肺炎、细支气管肺泡癌和淋巴瘤。在绝大多数患者,临床表现和平片表现即可诊断。

(一)肺实质实变的急性病因

1. 肺炎 肺炎可引起两种肺实变:肺叶(非节段性)实变和节段性实变(支气管肺炎)。肺叶肺炎的表现为均匀气腔实变,累及整个叶(图4-22)。实变常先发生于脏层胸膜下的周围肺组织,再蔓延到肺段的边缘,最终累及整个肺叶。在高分辨率CT上,磨玻璃密度的区域是未完全充填肺泡的区域,位于气腔实变的周围。绝大多数大叶性肺炎是由细菌导致,最常见的是链球菌肺炎,其次是流感嗜血杆菌、嗜军团菌、肺炎克雷伯菌和结核杆菌肺炎。

支气管肺炎的特征性高分辨率CT影像,包括多

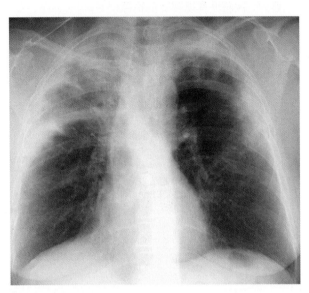

图4-17 慢性嗜酸粒细胞性肺炎。后前位胸片显示双肺实变,侵犯上叶和中叶外周带,患者为48岁女性,患有慢性嗜酸粒细胞性肺炎。

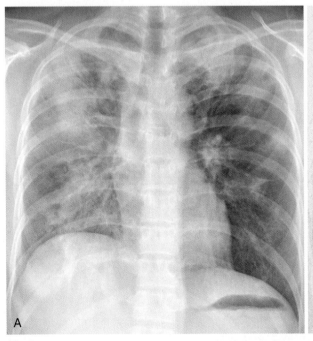

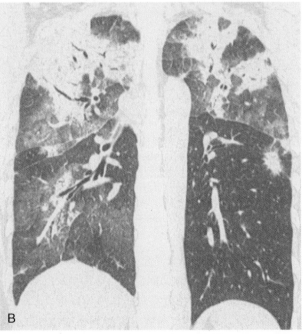

图4-18 隐源性机化性肺炎。A.后前位胸片提示双肺多发融合性实变,主要侵犯上肺。B.螺旋CT冠状位重建显示支气管周围和周围肺野分布为主的肺实变。患者为43岁隐源性机化性肺炎患者。

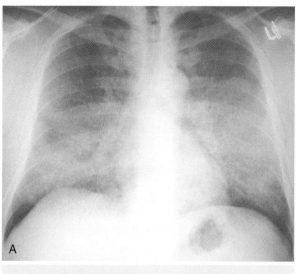

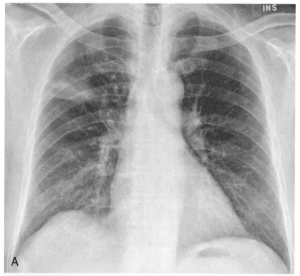

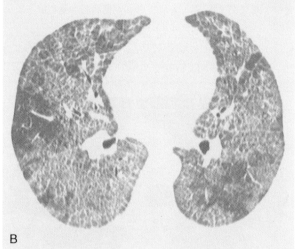

图4-19 肺泡蛋白沉积症。A. 胸片显示两肺广泛性实变和磨玻璃影,肺尖和肺底相对较轻。B. 高分辨率CT扫描,显示双肺磨玻璃影,其上叠加光滑的间隔线和小叶间隔线,称为碎石路征,患者为45岁男性,患肺泡蛋白沉积症。

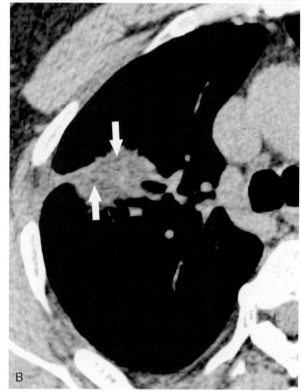

图4-21 脂质性肺炎。A. 后前位胸片,显示右肺上叶局灶性实变。B. 高分辨率CT扫描显示细小脂肪密度灶(箭)位于实变中,患者为55岁男性,细针活检和临床病史证实为脂质性肺炎。

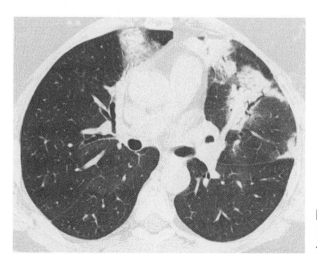

图4-20 CT显示肺实质实变,高分辨率CT显示双上肺野周围区域和支气管旁肺组织实变。患者为55岁女性,患隐源性机化性肺炎。

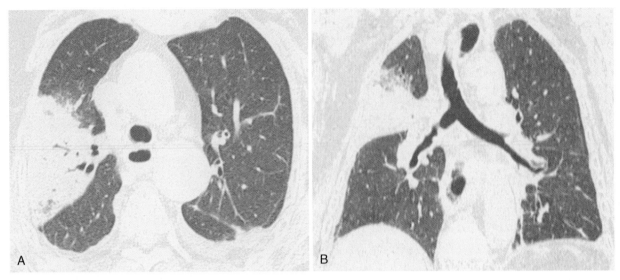

图4-22   大叶性肺炎。A.高分辨率CT扫描显示右肺上叶实变,内含数个充气支气管,偶见食管扩张和左侧胸腔少量积液。B.冠状位重建图像显示大叶性实变。患者为80岁男性,患有大叶性肺炎。

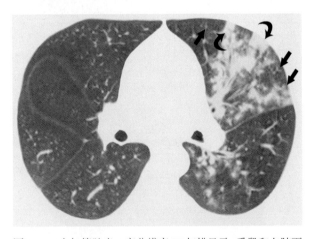

图4-23   支气管肺炎。高分辨率CT扫描显示,舌段和左肺下叶小叶中央结节和分支状阴影(直箭)以及大叶实变(弯箭)。患者为25岁男性,患支原体肺炎。(引自 *Dr. Atsushi Nambu, Department of Radiology, University of Yamanashi, Japan.*)

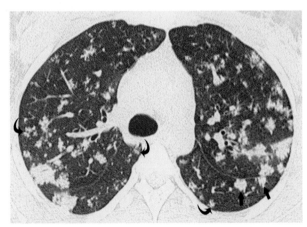

图4-24   树芽征和气腔结节。高分辨率CT图像显示分支状小叶中央阴影(树芽征)(弯箭)气腔结节直径4~10 mm和局灶性实变,患者为27岁女性,肺结核。

灶性小叶分布的实变、小叶中央性结节和分支状线样影以及气腔结节(图4-23)。实变区包括整个肺叶和邻近肺叶组织(小叶分布)。随着实变进展,病变可融合,累及整个肺段和肺叶。小叶中央型分布和分支状线样影,如树芽长在树枝上(即树芽征),反映了空腔(细胞膜、呼吸性细支气管和邻近肺实质)内的炎性渗出(图4-24),空腔结节直径4~10 mm,边界不清楚,尽管这些结节状影常被看作是"腺泡结节",它其实反映了支气管旁区域的实变,而并非腺泡实变。因此,术语"气腔结节"更符合实际情况。支气管充气征在胸片上的显示率很低,而在CT上的显示率较高。大量的有机物会导致支气管肺炎,包括大量细菌(最常见的是金黄色葡萄球菌、流感嗜血杆菌和铜绿假单胞菌)、真菌、病毒和支原体。

高分辨率CT在检出、鉴别诊断和对免疫功能不全合并肺部并发症患者的诊断上有很大价值。继发于免疫功能不全的AIDS和非AIDS患者的局灶性肺实变最常见的感染源是细菌。真菌感染也应考虑,尤其是在恶性白血病患者中性粒细胞减少时应考虑真菌感染。

要点：肺炎CT表现

- 局灶性、多灶性或弥漫性实变
- 斑片状或融合的实变
- 磨玻璃密度结节
- 小叶、节段或肺叶分布
- 小叶中央型结节
- 分支状结节和线样阴影（树芽征）
- 主要的鉴别诊断
  - 误吸
  - 肺水肿
  - 肺出血
  - 机化性肺炎
  - 肿瘤

2. 肺水肿和急性呼吸窘迫综合征　静脉压肺水肿最常见的CT表现是小叶间隔增厚和磨玻璃密度影。肺水肿常表现为肺门旁和重力性分布（图4-25）。在重力区域分布为主的肺实变主要发生于严重肺水肿患者。常见的伴随症状包括少量胸膜渗出和心脏增大。

要点：静脉压性肺水肿的CT表现

- 双侧磨玻璃影、实变影或两者均有
- 斑片状实变或融合
- 重力性分布或肺门旁分布为主
- 光滑小叶间隔增厚
- 常见少量胸膜渗出
- 常见心脏增大
- 主要的鉴别诊断
  - 渗透性增加的肺水肿
  - 肺炎
  - 肺出血

ARDS在CT上的典型表现为双侧实变或磨玻璃影（或两者皆有），斑片状或弥漫分布，易累及肺的坠积部位（图4-26）。小叶间隔增厚可叠加于磨玻璃影之上，形成"碎石路"征。

急性间质性肺炎是病因不明的暴发性疾病，常发生在健康人群中，其病理学表现为弥漫性肺泡损伤。其临床、影像和病理学表现和ARDS相似。

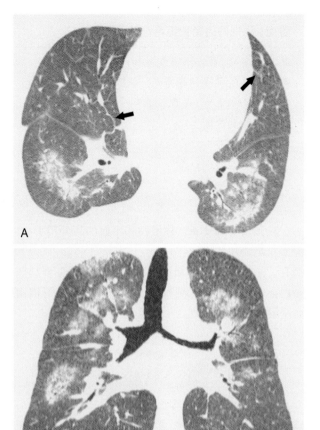

图4-25 肺门周围分布的肺水肿。A. 高分辨率图像显示，双下肺实变和磨玻璃密度影，亦可见轻度小叶间隔增厚（箭）和少量胸腔积液。B. 冠状重建图像显示，肺门周围分布蝙蝠翼样为主的实变和磨玻璃影，患者为45岁男性，患左心衰竭继发静水压性肺水肿。

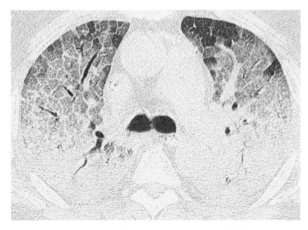

图4-26 急性呼吸窘迫综合征（ARDS）。高分辨率CT上显示双肺坠积区域实变，伴有支气管充气征，亦可见磨玻璃影上叠加光滑间隔增厚（碎石路征），患者为71岁男性，患ARDS。

3. 弥漫性肺出血　弥漫性肺出血的高分辨率CT包括双侧斑片状或融合的实变区或磨玻璃影，或两者都有。小叶间隔增厚和边界不清的小叶中央型结节在出血吸收期常可见到（图4-27）。这些病变可因出血经淋巴管吸收所致。

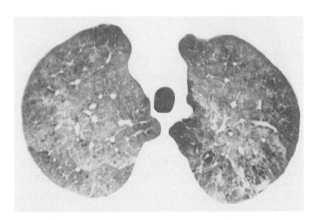

图4-27　弥漫性肺出血。高分辨率CT显示双肺弥漫性双肺磨玻璃密度影，小灶性实变区和边界不清的小结节影。患者为43岁男性，患韦格纳肉芽肿和弥漫性肺出血。

（二）肺实质实变的慢性原因

1. 机化性肺炎　机化性肺炎也称为BOOP，在病理上的特征表现为肺泡管和气腔内松散的肉芽组织。细支气管受累可出现，也可不出现。尽管绝大多数机化性肺炎为特发性（隐源性机化性肺炎），相似的反应形式（机化性肺炎、Boop样反应）也可见于许多临床病例中，包括肺部感染的患者、药物反应或胶原血管疾病和有毒烟雾吸入后。

机化性肺炎的CT表现包括斑片状双侧肺实变，60%~80%的病例为支气管旁或胸膜下分布（图4-28和图4-29）。在大约60%的机化性肺炎患者，一些实变区域主要包括小叶周围区域并环绕磨玻璃影，形成"反晕征"（见第36章）。

2. 嗜酸性粒细胞肺疾病　嗜酸性粒细胞肺疾病适用于描述一组特征为肺间质和气腔内大量嗜酸性粒细胞聚集的疾病。外周血嗜酸性粒细胞常见。两个最常见的情况是单纯嗜酸性粒细胞增多症又称吕氏综合征和慢性嗜酸性粒细胞肺炎。单纯性肺嗜酸性粒细胞增多症特征性表现为双侧一过性游走性双侧实变。在高分辨率CT上常可见。慢性嗜酸性肺炎特征为均匀肺实变，以上中叶的肺外周带分布为主（"肺水肿的照相底片"）。该胸片

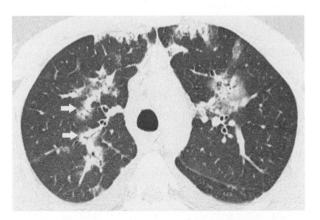

图4-28　隐源性机化性肺炎。高分辨率CT扫描显示，双肺支气管旁（箭）和胸膜下分布的实变区，患者为34岁男性，患隐源性机化性肺炎。

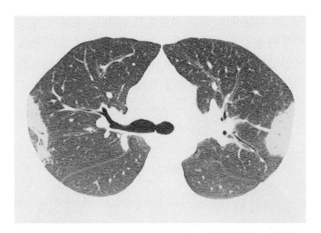

图4-29 药物反应继发机化性肺炎。高分辨率CT扫描显示周围分布的斑片状双侧气腔实变伴有支气管充气征，患者为20岁女性，患有5-氨基酸衍生物（美沙拉嗪）治疗溃疡性结肠炎引发的机化性肺炎。（引自 *Silva CI, Müller NL Druginducedlung diseases: most common reaction patterns and corresponding highresolution CT manifestations. Semin Ultrasound CTMR 2006; 27: 111-116, withpermission.*）

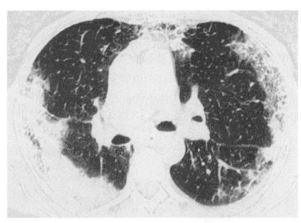

图4-30 慢性嗜酸性粒细胞肺炎。高分辨率CT扫描显示双肺周围区域实变。患者为48岁女性，患慢性嗜酸性粒细胞肺炎。

上的特征性表现仅可见于50%的患者。但几乎所有患者在CT上均为阳性（图4-30）大多数患者在实变周围都有磨玻璃影。慢性嗜酸性肺炎可能是Churg-Strauss综合征的一种表现，嗜酸性粒细胞血管炎几乎全部发生于哮喘患者。机化性肺炎患者可表现为慢性嗜酸性粒细胞肺炎相同的周围型分布的肺实变，此种表现偶尔也可见于结节病患者和细支气管肺泡癌患者。

要点：慢性嗜酸性粒细胞肺炎CT表现

- 双侧肺实质实变
- 周围型分布
- 上中叶显著
- 主要的鉴别诊断
  - 机化性肺炎

---

3. **脂质性肺炎** 外源性脂质性肺炎是由于吸入矿物油、菜油或动物油所致。胸片和CT表现包括单发和多发结节和肿块，以及局灶性或融合性实变区。在约80%的患者中，CT上可显示局灶性脂肪密度影（图4-21）。较少见的表现包括磨玻璃影叠加小叶间隔增厚和小叶间隔线（"碎石路"征）。

4. **细支气管肺泡癌** 细支气管肺泡癌可表现为实性结节和肿块，斑片和融合性磨玻璃影或实变，或者较少见的表现是大量磨玻璃影和软组织结节影（图4-31）。弥漫性肺部病变，是由于其多中心起源肿瘤原发灶沿支气管播散或血源性转移。

由于肿瘤在病灶局部倾向于沿着肺泡壁（伏壁样生长）蔓延以及继发于肿瘤产生的黏液和液体的实变，可形成磨玻璃密度病灶。病灶内常见支气管充气征，常伴有小叶中央结节，可能是肿瘤沿支气管播散的表现。由于肿瘤产生的黏液和液体是低密度的，如果注入CT对比剂，可观察到实变区内的强化血管影。这称为CT血管征（图4-32）。该征象为非特异

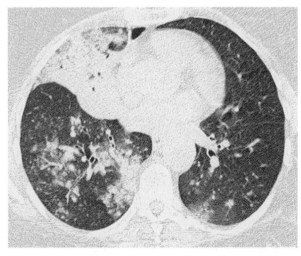

图4-31 细支气管肺泡细胞癌。高分辨率CT影像显示右肺中叶广泛实变和轻度肺容积减少以及双肺下叶斑片状实变、磨玻璃影和微小结节。患者为71岁女性，患细支气管肺泡细胞癌。

性征象,由于其他病因产生的实变也可表现为该征象,包括细菌性肺炎、脂质性肺炎、肺淋巴瘤、肺梗死和肺水肿。因此,CT血管征在鉴别诊断中的价值有限,只有在实变肺的平均CT值较胸壁肌肉低时,才能提示细支气管肺泡细胞癌的诊断。

如果磨玻璃影或实变影迁延数月,需考虑细支气管肺泡细胞癌的诊断。高分辨率CT上支持细支气管肺泡癌诊断,而排除感染诊断的征象包括共存的结节,周围分布的实变和细小局灶性透过影(空泡征)。

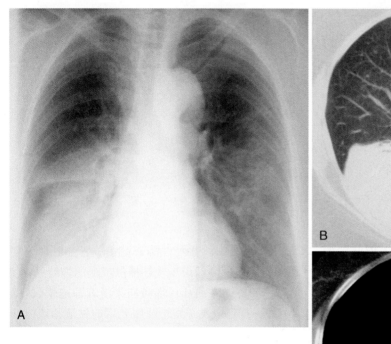

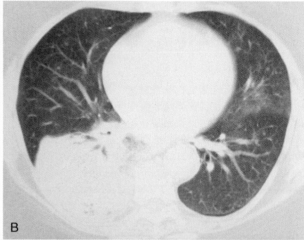

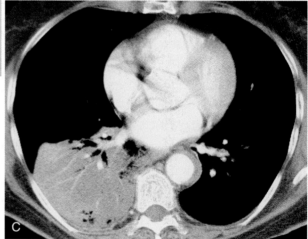

图4-32 细支气管肺泡细胞癌和CT血管征。A. 后前位胸片提示右下肺实变和左肺边界不清的磨玻璃影。B. CT图像显示右下肺实变,双肺散在边界不清结节影和舌段磨玻璃影。C. 增强CT影像提示一些实变区内有低密度影,密度较胸部肌肉密度更低。实变区内原来模糊的血管影,得以清晰显示(CT血管征)。

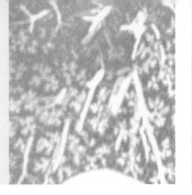

第5章

肺不张

Nestor L. Müller and C. Isabela S. Silva

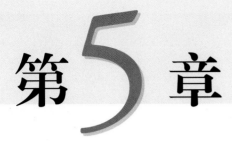

肺不张定义为全肺或部分肺组织充气低于正常并伴有相应肺容积减少。尽管肺萎陷常等同于肺不张,其实肺萎陷指的是完全性肺不张。

一、肺不张的机制

肺不张分为五型:阻塞性(再吸收性)、被动性、压缩性、粘连性和瘢痕性。

(一)阻塞性肺不张 阻塞性或再吸收性肺不张为气管阻塞后相应区域的气流中断(图5-1)。氧气被吸收后,肺泡体积减小,而压力仍然是大气压,因此,相对于毛细血管内血液,肺泡内的二氧化碳和氮气分压上升,以上两种气体扩散到血液中以维持平衡。因此肺泡容积进一步减少,肺泡-毛细血管血氧分压梯度随之上升,氧气扩散至毛细血管,循环往复,直至肺泡内气体完全吸收。气体吸收的最终结果是受累肺叶或肺完全塌陷,而实际情况中经常伴发阻塞远端肺炎,对肺体积的缩小有一定影响。阻塞性肺炎(例如肺癌远端)常导致实变,它足以限制肺容积缩小。阻塞性肺炎的特征性胸片表现(例如肺段、肺叶或全肺均匀致密影,无支气管充气征)高度提示支气管腔内病变所导致的气道阻塞。

阻塞性肺不张的患者,CT常可提供更多有价值的信息,尤其在精确定位和阻塞程度的评价方面(图5-1)。增强CT扫描可以鉴别诊断阻塞的肿瘤和塌陷肺邻近的纵隔结构。有些患者MRI可提供相当或互补的信息。

(二)被动性肺不张 被动性肺不张是指气胸存在时肺回缩引起的容积减少(图5-2)。肺萎陷是自然趋势,如果从胸腔取出肺,就会引起肺萎陷。当肺位于胸腔内时,萎陷的趋势被胸内负压对抗。在静息位置(功能残气量),肺萎陷和胸壁膨胀的趋势作用力大小相等,方向相反。当发生气胸时,肺回缩,体积减小,如果胸膜腔游离(例如,无粘连),肺内任何部分不张都与邻近胸膜腔内气体成正比。虽然气胸的邻近肺组织体积缩小,其密度不会明显增加,除非几乎完全萎陷。这可能由于肺容积缩小和血容量减少存在大致的平衡,这也解释了少量到中等量自发性气胸辨别肺边缘困难的原因。

(三)压缩性肺不张 压缩性肺不张是由于被邻近占位性病变压迫所致。胸腔内任何占位性病变,例如支气管囊肿、肺大泡、肿瘤、胸腔积液和大骨赘压迫邻近肺组织,可引起连续薄层肺组织不含气(图5-3)。

CT上,肺不张常见于肺坠积区域,边界不清的密度增高或胸膜下弧线影(图5-4)。前者长约数毫米到1 cm或更厚,称为坠积阴影或坠积密度影,胸膜下弧线,也称为胸膜下线,为线样密度增高影,长约数厘米,位于胸膜1 cm以内,并与之平行。患者改变体位,坠积性肺不张的影像表现消失。仰卧位扫描和俯卧位扫描对比容易鉴别坠积性肺不张和间质性疾病、气道疾病。

(四)圆形肺不张 圆形肺不张是一种与局部胸膜增厚有关的特殊类型的肺不张。在传统胸片野上,圆形肺不张表现为密度均匀的圆形、椭圆形、楔形或不规则形肿块,位于肺野周边部,邻近增厚的胸膜(图5-5)。最大直径长达3~6 cm,也可累及整个肺叶,伴有受累肺叶容积减少。近邻的支气管血管在经过肿块时,聚集成曲线状,与彗星尾部相似(彗星尾征),此征象CT显示最佳。圆形肺不张常见于

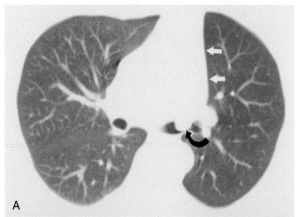

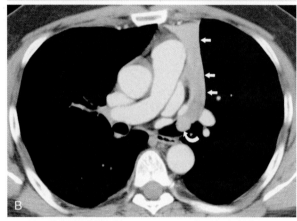

图5-1   左肺上叶阻塞性（重吸收性）肺不张。CT扫描（A）显示肿瘤（弯箭）阻塞右肺上叶支气管，伴有左肺上叶完全性肺不张（直箭）。可见左肺斜裂向前内侧移位（直箭），左肺下叶代偿性过度充气，较正常右肺下叶容积减低、密度减低。增强CT扫描（B）提示支气管腔内肿瘤强化（弯箭）和远段不张（直箭）。患者为46岁男性。患支气管腔内类癌。

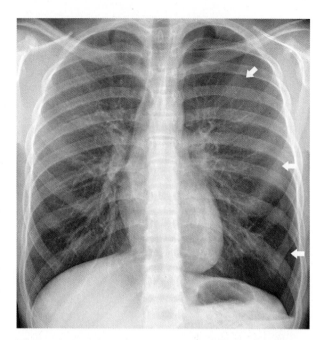

图5-2   气胸所致被动性肺不张。后前位胸片显示左侧中等量气胸和左侧胸腔少量积液导致左侧肋膈角气液平面。气胸可由脏层胸膜阴影辨别（箭）。尽管左肺容积降低，左肺密度增加不明显。

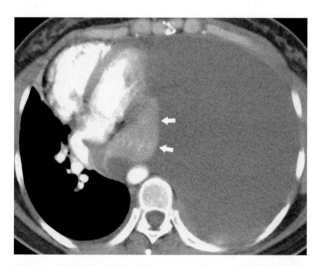

图5-3   胸腔积液所致被动性肺不张。增强CT扫描显示左侧胸腔大量积液伴有纵隔向右侧移位，左肺完全压缩性肺不张（箭）。患者为46岁女性，患继发于转移性腺癌的恶性胸腔积液。

下肺。

特征性CT表现包括支气管和血管弯曲并向圆形或椭圆形肿块聚集，紧邻胸膜增厚，与受累肺叶容积减少相关（图5-6）。肿块的肺门（中央）部常边界欠清，是由于被汇入的血管所遮挡的缘故。病灶内支气管充气征出现率约为60%。肿块内可见胸膜下脂肪，提示病变为慢性，并非所有病例均可见该征象。圆形肺不张周围的肺组织代偿性过度充气。血管和支气管向肿块边缘聚集，形成"彗星尾征"。该征象常见，但支气管和血管有时斜行走行和垂直走行，因此在常规横断面CT影像上不可见，多平面重建对这类病变支气管和血管走行的显示有帮助（图5-6）。

大多数患者CT表现足以确诊，不需活检和进一步操作即可排除更加严重的疾病。但偶尔也需细针活检排除癌。

MRI评价圆形肺不张的价值有限，MRI特征包括T1WI影像信号高于肌肉，低于脂肪，T2WI与脂肪信号相似或略低。增强扫描，不张肿块均匀强化。矢状位或斜矢状位影像显示肺血管和支气管朝向不张区聚集（彗星尾征）最佳。

^{18}F-脱氧葡萄糖（FDG）正电子发射断层（PET）显示无或少量摄取，对鉴别诊断圆形肺不张和癌有一

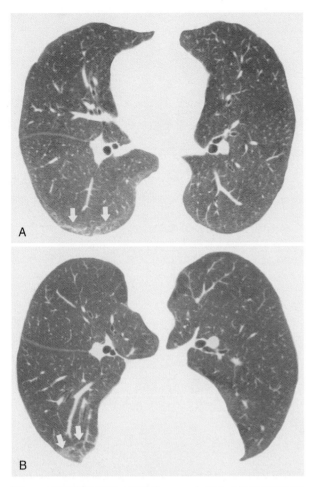

图5-4 坠积性肺不张。仰卧位HRCT扫描（A）显示右肺下叶背侧局灶线样影和磨玻璃影（箭）。俯卧位相同层面HRCT扫描（B）显示位于下肺背侧区的阴影消散，右肺中叶可见坠积肺阴影。该表现和阴影分布位置随体位改变而发生的改变是坠积性肺不张的特征。

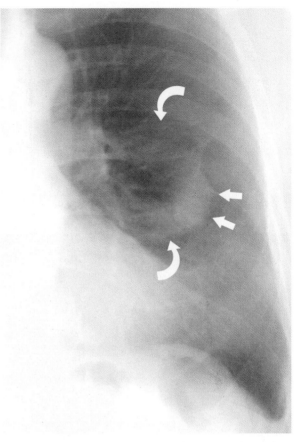

图5-5 圆形肺炎。后前位胸片左肺放大图像显示椭圆形阴影。外侧缘（直箭）边界清楚（阴影紧贴肺），内侧缘边界不清（阴影紧贴胸膜）。肺血管（弯箭）弯向阴影区（彗星尾征）。患者为71岁男性，患石棉相关性胸膜瘢和圆形肺炎。

定帮助。大多数圆形肺不张发生于石棉暴露的患者。其他原因包括结核导致的胸腔积液，除结核外其他类型的感染、肺梗死、左心衰竭手术（主要是心脏手术）和恶性肿瘤。圆形肺不张的随访结果显示大多数病灶数年保持稳定。偶可见病灶缩小，数周或数年内吸收，或增大。

（五）粘连性肺不张　粘连性肺不张用来描述肺不张的产生原因，这种肺不张是因表面活性物质缺乏所致，至少部分病例是因此而形成肺不张。表面活性物质在表面积和体积减小时可减少肺泡的表面张力，因此，在体积和扩张压较低时，产生肺泡的临界关闭压，因此有效地保护肺泡不至塌陷。成人粘连性肺不张产生的原因包括放射性肺炎、急性呼吸窘迫综合征（ARDS）和肺血栓栓塞。放射性肺炎通常局限在肺受照射部位，偶尔见于照射野以外的

部位，常见于CT上。胸片和CT表现为磨玻璃密度影或实变影，伴有肺容积减少（图5-7）。放射性肺炎的胸片表现常发生于放射治疗完成后1~6个月。肺血栓栓塞以远端局灶缺血可导致局部表面活性物质减少，导致亚段、段或少数病例发生肺叶不张。

心脏手术后，多数患者发生肺不张。粘连性肺不张可以是术后肺容积减少的原因之一，并可导致显著动静脉反流，胸片上可正常。

（六）瘢痕性肺不张　从完整性方面考虑，我们将肺纤维化引起的肺容积减少纳入肺不张这一章中，但术语肺不张在这种情况下很少使用。基本病理过程为一种纤维化，纤维化组织在成熟过程中收缩，并导致受累肺容积减少。纤维化可以为局灶性，最有代表性的是长期存在的结核和放射性纤维化；也可为弥漫性，见于特发性肺纤维化（图5-7）。

受累肺内的支气管和细支气管扩张，这是由于周围肺组织纤维化的弹性回缩力增加所致，该现象称为牵拉性支气管扩张和牵拉性细支气管扩张（图

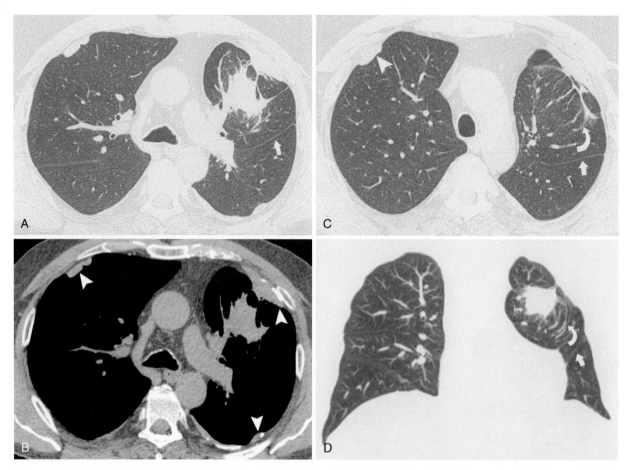

图5-6　圆形肺不张。HRCT扫描显示(A)左肺上叶不规则肿块,伴有带状阴影延伸至胸膜增厚区。亦可见左肺上叶肺容积减少,引起左肺斜裂弧形向前移位(箭)。软组织窗(B)显示双侧胸膜钙化斑(箭头)。高分辨率CT扫描(C)偏头侧层面显示肺血管(弯箭)向胸膜增厚处弯曲。亦可见左侧斜裂向前上方移位(直箭)和右侧胸膜瘢(箭头)。冠状位最大密度投影(D)显示肺血管弯向左肺上叶肿块(弯箭),以及左肺斜裂向上移位,患者为75岁男性,有石棉暴露病史。

5-7)。胸片征象表现为肺段或肺叶占据的肺容积较正常缩小,由于支气管扩张、含气细支气管从不张的肺段一直延伸到肺门的不规则增厚的索条影而形成的不均匀密度影。慢性容积减少的代偿征象通常明显,包括局部纵隔移位(常表现为上叶的肺段受累时气管明显移位)、肺门移位(上叶病变时较重)和受累肺以外的肺组织代偿性过度充气。容积减少非常严重,以至于不张肺在标准后前位胸片上几乎不可见,尤其是在上叶尖段或尖后段受累所致肺不张阴影进入纵隔阴影内;在这种情况下胸片上正确诊断依靠对肺不张代偿征象的认识。

　　肺整体纤维化的疾病也可引起肺体积缩小,例如患有特发性纤维化的患者通常显示膈肌上抬和肺整体性缩小。实际上,在弥漫性肺疾病患者,胸腔容积逐渐下降提示纤维化的病理过程。其他与肺纤维化有关的疾病可产生完全不同的影像表现。

要点: 肺不张的机制

■ 阻塞性肺不张
　● 支气管阻塞远端
■ 被动性肺不张
　● 气胸时,肺回缩
■ 压迫性肺不张
　● 被占位性病变压迫,例如胸腔积液、肺肿瘤、肺大疱
■ 粘连性肺不张
　● 由表面活性物质缺乏导致(例如放射性肺炎)
■ 瘢痕性肺不张
　● 由于纤维组织形成并收缩导致;可以为局灶性(例如结核)和弥漫性(例如特发性间质性肺炎)

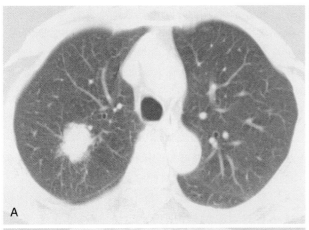
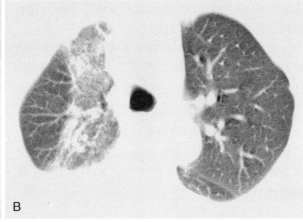
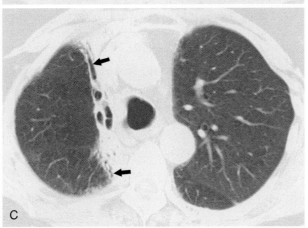

图5-7 放射治疗后粘连和瘢痕性肺不张。CT扫描（A）显示右肺上叶结节，肺活检提示肺腺癌，两上肺对称。6个月后，CT扫描（A）提示右肺上叶广泛磨玻璃影，边界锐利，外侧缘平直，是放射性肺炎的特征。可见右肺容积显著减少。三年后CT扫描（C）显示纤维化影（瘢痕性肺不张）伴平直外侧缘，为放射性肺炎的特征性表现。可见扩张和扭曲的支气管（箭）位于纤维化中（牵拉性支气管扩张）和邻近肺组织代偿性肺过度充气。

二、肺不张的胸片征象

肺不张的胸片征象可以分为直接和间接征象。直接征象包括叶间裂移位和肺不张区域支气管和血管聚集。间接征象包括肺部阴影和其他结构移位以代偿肺容积缩小征象（图5-8）。

（一）直接征象

1. 叶间裂移位 叶间裂移位形成不张肺叶的边界，是肺不张最可靠和最容易识别的征象（图5-8）。任何一叶肺体积缩小时，其相应叶间裂的位置和结构移位都是可以预测的。这将在下文特定肺叶和肺段不张相关部分介绍。

2. 血管和支气管聚集 肺容积减少时，位于不张区域的血管和支气管聚集。该表现为肺不张最早出现的征象之一，当与之前胸片比较时，不张肺叶的密度增高影可导致血管影模糊；但是患阻塞性不张的患者除外，他们的胸片或CT上可见到肺不张区域内聚集空气支气管征。

（二）间接征象

除了局部阴影，肺不张主要的间接征象包括密度增高影和与胸腔内压下降补偿机制相关的征象，例如横膈上抬高、纵隔移位和其余肺组织过度充气（图5-8）。肺不张越急性，横膈和纵隔移位幅度越明显；肺不张越慢性，未发生肺不张的肺组织代偿性过度充气越明显。

要点：肺不张的胸片征象

■ 直接
  ● 叶间裂移位
  ● 血管和支气管聚集
■ 间接
  ● 局部密度增加
  ● 一侧横膈上抬
  ● 纵隔移位
  ● 余肺代偿性过度充气
  ● 肺门移位

局部密度增加是由于气体吸收和液体聚集的共同作用。无气体的肺叶或肺段的容积不仅取决于支气管阻塞的部位，还取决于隔离于阻塞肺实质内的液体量。由于肺内含有大量气体，正常肺密度仅为

0.12 g/ml,肺几乎完全塌陷,方可在胸片上看到肺容积减低导致的肺密度增高影。

单侧膈肌上移在下叶肺不张较上叶肺不张中更明显。在下肺区域,膈肌抬高发生在与不张肺相连的区域——下叶肺不张为后部抬高,中叶和舌段肺不张为前部抬高(尽管后两者膈肌移位很少显著)。

了解双侧膈肌的变异对评价膈肌上移很重要。右侧膈肌通常较左侧高1~2 cm,大约有10%的正常人两侧膈顶在同一水平,有2%的人右侧膈肌较左侧膈肌高3 cm以上。

前中纵隔较后纵隔活动度更大,因此,肺不张患者在该区移动范围更大。

同侧余肺组织过度充气是肺不张最重要和可靠的间接征象,它很少迅速产生,在肺叶不张早期阶段,该征象对诊断的帮助不如其他代偿征象:如膈肌上抬和纵隔移位。随着肺不张进展,肺过度充气变得更加显著,而横膈和纵隔改变逐渐消退。

代偿性肺过度充气胸片表现可以非常细微,特别是难以评价空气血流比增大导致的透亮度增加。胸片肺过度充气更加可靠的依据是血管纹理的改变,血管间隙增大,较正常的对侧肺血管稀疏。

当主支气管阻塞后,整个肺不张,一侧胸腔体积减小必然引起对侧很大程度上的肺过度充气(图5-9)。此时,纵隔移位较明显,由于前纵隔较纵隔其他区

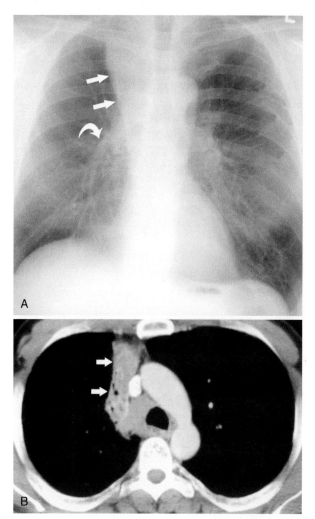

图5-8 肺不张的直接和间接征象。胸片(A)表现显示水平裂向内上方移位(直箭),是右肺上叶不张的直接征象。亦可见多个间接征象,包括不张肺叶密度增高影,右侧肺门向上移位,右侧叶间肺动脉向外侧移位(弯箭),和右侧横膈上抬。对比剂增强CT扫描(B)显示水平裂向内上方移位(箭)。亦可见纵隔淋巴结肿大。患者为47岁男性,患继发于支气管腔内肺腺癌的右肺上叶不张。

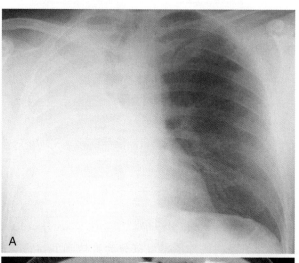

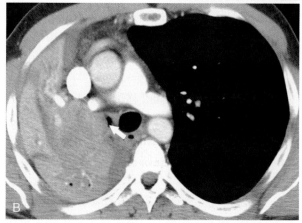

图5-9 右肺阻塞性不张。胸片(A)显示右侧胸腔密度增高影和肺容积减少。气管和纵隔向右侧偏移,左肺过度充气,不张的右肺致密影内无支气管充气征。对比剂增强CT扫描(B)显示右主支气管完全被肿瘤阻塞(箭),远段出现肺不张和阻塞性肺炎。可见降主动脉位置正常,而前中纵隔区明显向右侧移位。患者为44岁男性,患鳞状细胞癌。

域活动度大,前纵隔向侧后方移位,正常肺过度充气到达一定程度,占据整个前部胸腔。因此,心脏和塌陷的肺移位至同侧后部胸腔。肺门移位在上叶肺不张较下叶肺不张更常见,通常肺不张越是时间长,移位越严重;例如肺结核导致上叶瘢痕,常导致同侧肺门明显上移。下叶肺不张患者的右肺门向下移位较少见。但是,仅左肺向下移位较常见,尤其是左侧肺门降至和右侧同一水平,这种表现仅见于3%的正常人。

下叶肺不张的主要征象是叶间动脉减少,由于邻近肺动脉的肺实质不含气,气-血管界面减少,血管影消失,对发现下叶肺不张有帮助的征象包括叶间动脉和下叶动脉向中间移位。该征象在左侧尤其有价值,该处胸腔积液有时会在椎旁后区形成三角形阴影,与整个左下肺不张相仿。叶间动脉影仍存在提示病变为胸膜起源,而血管影模糊则提示肺叶不张。

三、肺不张的类型

由于肺叶不张的级别很大程度上受其所含液体和细胞的量影响,影像学征象可从实变肺叶体积略缩小到整个肺叶塌陷程度不等,每个肺叶的解剖-空间位置也从正常到完全不张程度不等。

不论肺不张的严重程度如何,如果无气胸或胸腔积液,大多数患者覆盖在不张肺叶表面的脏层胸膜与壁层胸膜紧密相连,换句话说,脏层胸膜表面常与胸腔内凸面壁层胸膜和纵隔面壁层胸膜接触。胸膜表面的连接限制了其向肺门方向移动,由于肺叶内侧面相对固定于肺门,肺叶不张的表现形式是有限的。从而产生的肺不张的形状部分受肺实质结构影响(支气管、动脉和静脉),这些结构可在一个平面内并排聚在一起,收缩空间有限。因此任何一个肺叶在完全膨胀时为金字塔形,顶点在肺门,基底部连接壁层胸膜,当肺叶体积缩小时,金字塔上下表面相互靠近,导致全叶肺不张最终形成扁平三角形或三角形薄饼状,尖端和基底分别与肺门和壁层胸膜相连。

在CT上不张肺叶为楔形,而不是横断面上半球形,其尖端位于支气管受累起源处。不张的肺叶呈光滑椎形指向肺门。除非肺不张产生的原因是较大的中央型肿块,在此类病变中,可见局灶性侧向凸起影(Golden "S"征;见下文)。CT上提示阻塞性肿瘤的其他征象包括支气管腔内或支气管旁软组织块影,以及不张肺叶内无支气管充气征。

(一)全肺不张 如果出现由于主支气管阻塞导致的全肺不张,代偿表现与不太严重的肺不张相同(图5-9),左侧膈肌上升,胃泡可提示膈肌的位置。患

侧胸腔可回缩。由于正常对侧肺过度充气,整个纵隔向患侧移位。前纵隔移位最明显,因为此处的活动度较大。在后前位胸片上,心脏大血管影与不张的肺组织叠加形成的均匀致密影被越过胸腔中线的过度充气的对侧肺阻挡。过度充气的肺的边界常可见伸入患侧胸腔。

全肺不张常继发于主支气管完全阻塞,伴随不张肺组织密度增高影。但是,部分阻塞的患者,结核或气腔,体积减小,可发生伴正常的肺不张或不张肺内透过度增高。

(二)肺叶不张 右上和左上肺不张由于与其他情况不同,因此分别阐述。下叶肺不张表现相似,因此一同介绍。

1. 右肺上叶 水平裂和斜裂上半部分别大致向上方和向前方移位(图5-8)。在侧位胸片上,水平裂和斜裂表现为轻度弧形改变。水平裂表现为下方凹陷结构而斜裂为凸、凹或水平状;后前位胸片上水平裂也有相似的弧度表现。随着体积进一步减少,脏层胸膜迅速上移至胸腔顶部,因此肺叶仅占据与上纵隔相连的一个扁平区域。当肺完全不张时,不张肺的体积可非常小,在后前位胸片上依附在纵隔上的不张肺的大小类似于轻度上纵隔增宽。在侧位胸片上,塌陷的肺叶表现为边界不清的三角形阴影,顶端位于肺门,基底部位于胸腔后,顶部与壁层胸膜相连。肺叶不张常与纵隔相连,两者之间无空气影分隔。但是,偶尔部分过度充气下叶可位于纵隔和不张的上叶内侧缘之间,常见于左肺上叶不张(见下文)。

与右侧或左侧上叶不张或肺叶切除术后相关的征象(较少见于中叶不张)是膈上尖峰征(图5-10),由一接近膈最高点处从膈肌内侧半向上凸出的边界锐利的三角形影组成。在绝大多数病例中,膈上尖峰征与下副裂相关。形成膈上尖峰征较少见的原因包括副裂而非下副裂、肺实质瘢痕和胸膜外脂肪卷入重新定位的斜裂。膈上尖峰征是由于部分脏层胸膜向上回缩部分和伴行的胸膜外脂肪突入肺基底面的隐窝而形成。胸膜延伸进入下肺裂,其牵拉作用可能更大,这是由于胸膜的弹性小于邻近肺实质。

由较大的肺门肿块所致右肺上叶不张可伴水平裂内侧部特征性向下突出。该征象与水平裂外侧位凹陷共同形成水平裂上反 "S" 形结构,称为横S征(图5-11)。该征象高度提示肺癌引起肺不张。尽管横S征首先用于描述右肺上叶不张,其实它适用于任何一叶肺不张。

在CT上,右肺上叶不张的内侧缘紧贴纵隔,并

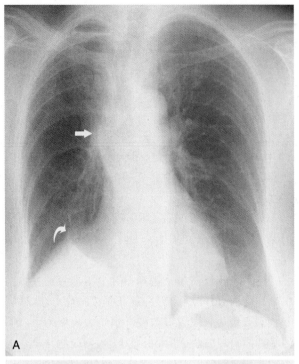

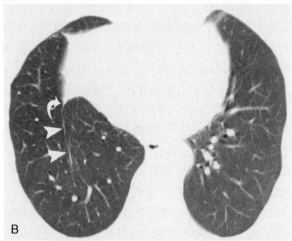

图5-10 膈上尖峰征。胸片（A）显示右侧胸腔体积缩小，右肺门上抬（直箭），右肺叶间肺动脉向外侧移位，以及右侧横膈尖顶样表现（弯箭）。CT扫描（B）显示右肺下叶副裂（箭头）紧贴右侧膈肌，形成局部膈肌呈尖顶状（弯箭），由于右肺上叶体积减小，导致右肺下叶向上方移位。患者为73岁女性，曾行右肺上叶切除术。

伴有水平裂向上向内移位（图5-12）。随着水平裂上移的是过度充气的中叶肺沿着不张的上叶肺向上向外移位。右肺下叶代偿性过度充气导致斜裂向上、前、内侧移位。

2. 左肺上叶 左肺上叶和右肺上叶肺不张的主要区别在于左肺无水平裂；所有位于斜裂前方的肺组织都受累（图5-13）。左侧斜裂与右侧斜裂相比，接近垂直状，左侧斜裂向前移位几乎与前胸壁平行。该征象在侧位胸片上显影更佳。随着容积的进一步

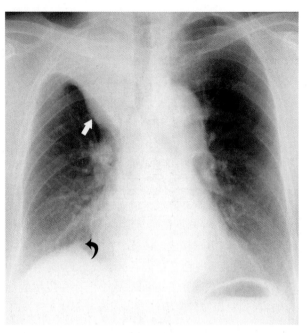

图5-11 右肺上叶不张和横S征。胸片显示右肺上叶肺不张。可见局灶向下突出（直箭）位于移位的水平裂内侧部以及凹形弧形影位于水平裂外侧部，两者形成"S"形结构，称为横S征。亦可见右侧膈肌轻度上移和尖顶状帐篷影（弯箭）。

减少，斜裂向前向内移位，直至肺叶阴影在侧位片上仅为一粗线样影，紧贴前胸壁并与之平行。在正位片上紧贴纵隔的不张肺叶遮挡左心缘（轮廓征）。尖段向下向前移位，它空出的位置就被过度充气的下叶背段占据；因此，胸腔顶部仍为充气肺组织。有时，下叶背段向内插入不张的上叶尖段和纵隔之间，因此与不张肺内侧缘形成锐利界面并可见到主动脉弓。过度充气的背段可在正位胸片上显示为新月形透亮影，在德国文献中称为Luftsichel（"空气新月征"）。该征象左侧比右侧多见（图5-13）。

在CT上，不张的左肺上叶紧贴前胸壁和纵隔，斜裂向头侧和前方移位，不张的左肺上叶后缘有一"V"形轮廓或在肺尖与肺门之间形成一峰状，这是因肺门牵拉斜裂所致（图5-14）。左肺上叶上部肺不张未累及舌段，其表现与右肺上叶不张相似。虽然左肺无水平裂，在上部肺不张和过度充气舌段之间的交界面，通常呈弧形弯向上方。舌段肺不张和右肺中叶不张相似，并且可致后前位胸片上左心缘轮廓模糊影，并在侧位片上显示三角形阴影，尖端指向肺门。不张肺段下缘边界清楚，以斜裂为界，但是由于左侧水平裂少见，上缘常不规则或边界不清楚。

3. 右肺中叶 右肺中叶不张的诊断，在正位胸片上最困难，但在侧位胸片上最容易。随着肺体积逐渐减少，水平裂和下半部分斜裂靠近，并且在肺完全塌

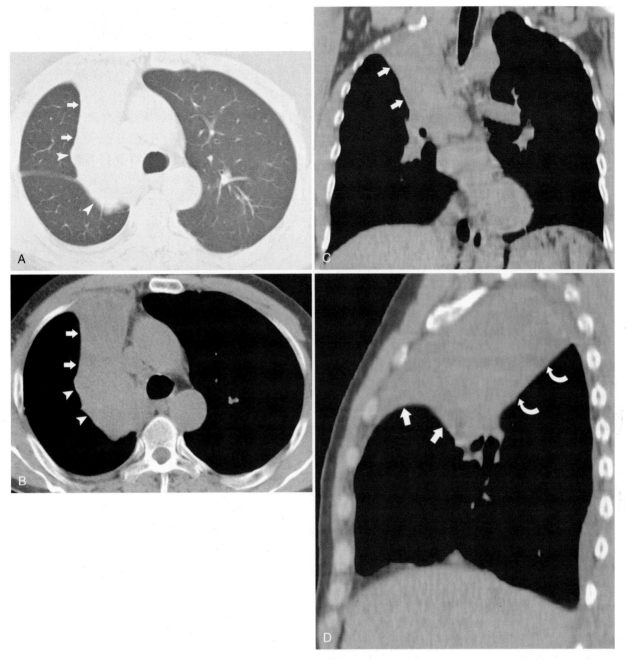

图5-12　右肺上叶不张的CT表现。CT扫描（A）显示右肺上叶不张形成纵隔右侧软组织密度影，外侧边为水平裂（箭），水平裂向内上方移位。亦可见斜裂向前上方移位和右肺门肿块（箭头），伴有局部凸出，不张的上叶肺内无支气管充气，伴有完全性支气管阻塞，纵隔窗显示中央型肿块阻塞（箭头）和右肺上叶不张（箭）。冠状位（C）和矢状位（D）重建影像显示，右侧水平裂向右上方移位（直箭）和右侧斜裂向前上方移位（弯箭）。患者为56岁男性，患支气管肺癌和右肺上叶支气管完全阻塞。

陷处几乎相连（图5-15）。因而形成三角形薄饼样结构，其尖段指向肺门，底部紧贴的胸腔前外侧凸面的壁层胸膜，这在侧位胸片上显影较好。

在后前位胸片上，可能无明显密度增高影，仅有的表现是右心缘模糊影，是由于右心房与不张肺内侧缘相连（轮廓征）。在后前位上难以检出肺不张，这与正位平面上不张肺叶的倾斜度和塌陷肺叶的厚度有关。

右肺中叶不张的CT表现包括的宽三角形或梯形影，尖端指向肺门（图5-16）。不张肺叶的前缘向肺门回缩，而过度充气的右肺上叶实质，突入前内侧，当肺叶容积减少时，水平裂和斜裂相互靠近。前者向下方移动，后者向上向前移动。中叶肺不张的后界常边界清楚，由于斜裂几乎和扫描平面垂直，右肺中叶和

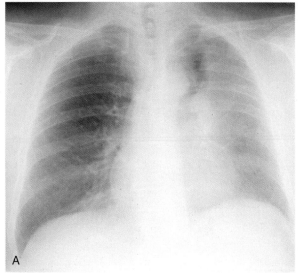

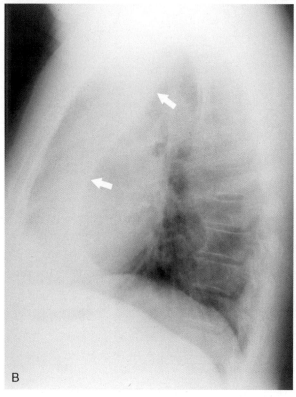

图5-13 左肺上叶不张和Luftsichel征。后前位胸片（A）显示左侧胸腔边界不清的密度增高影,伴有左心缘模糊（"轮廓征"）,左侧胸腔容积减少,左侧横膈上抬,以及左肺门向上移位,是左肺上叶不张的特征性表示表现,可见新月形透过影位于不张左上肺顶端和主肺动脉弓（Luftsichel征）。侧位胸片（B）显示左侧斜裂（箭）向前方移位代偿性膨胀的左下叶使得下叶背段超过主动脉弓,这样就形成了胸片上的新月形透亮区。

上叶的分界常不明显,这由于水平裂呈圆顶形轮廓的缘故。

4. 下叶 右肺下叶不张的表现和左肺下叶不张的表现相似,下叶以斜裂为前界,通过下肺韧带,与纵

隔下部和横膈内侧相连。因此下叶肺不张通常向内侧塌陷,朝向纵隔方向,通常与横膈保持不变。斜裂的上半部分向下移动,下半部分向后移动,该表现在侧位胸片上显示最佳,在后前位胸片肺门和主支气管向下内侧移位,叶间动脉向内侧移位,并且常不可见,这是由于被周围不含气肺组织掩盖的缘故。不张肺叶常遮盖横膈影。由于斜裂上半部分向下移位,其通常在后前位胸片上显影清晰,表现为界限清楚的从肺门向下外侧斜行延伸的阴影（图5-17）。水平裂位置保持正常或向下移位。当肺不张进展时,肺叶向后内侧移位,占据后肋膈角和内侧肋骨与胸椎之间夹角。由于三角形薄饼样阴影较平坦并背对纵隔,在侧位胸片上被X线类穿透的肺组织的厚度可能不足以形成阴影。当肺不张严重时,仅有的异常征象可能是下胸椎密度增高（图5-17）（正常情况下,胸椎透亮度从上向下依次增高）,如果曝光条件足以穿透心脏,不张肺叶可在正位胸片上清楚显示,表现为肋椎角处小三角形影。

在CT上,下叶肺不张可显示为后内侧肺容积减低,因此使斜裂向下移位（图5-18）。斜裂外侧部活动度较大,这是因斜裂内侧通过肺门结构和肺韧带固定在纵隔上的缘故。

5. 联合肺不张 由于左肺两叶不张导致的左全肺不张,因此,仅有右肺发生两肺叶不张时会表现出此独特的征象。

（1）右肺中下叶联合不张:右肺中下叶合并肺不张是由于中间段支气管阻塞所致。在后前位胸片上,不张的右下肺遮盖横膈,而右肺中叶不张遮盖了右心缘（图5-19）。斜裂和水平裂向下向后移位,因此阴影占据胸腔的后下部分。阴影上表面可向上凹或凸陷。

在CT上,右肺中下叶不张占据胸腔下部,内侧紧贴右心缘,下方紧贴横膈。右侧斜裂形成肺不张的外侧缘,水平裂形成不张的前内缘。

（2）右肺上中叶联合不张:由于右肺上叶和中叶支气管不同部位且相距较远,右肺上叶和中叶联合肺不张较少见。不同的病因或同一病因累及右肺上叶和中叶一定是种偶然所致。常见于黏液栓和肺癌,较少见于类癌、转移性肿瘤和炎症。

右肺上中叶联合不张的胸片表现与左肺上叶不张的表现类似（图5-20）。在后前位胸片上表现为密度增高影遮盖了纵隔轮廓并导致一侧密度减低。可以清楚显示肺门血管向上向侧方移位,以及肺血管旋转,并且常伴右升主动脉和右心房轮廓模糊。在侧位胸片上,斜裂可向前移位（图5-20）。斜裂可平直,向前或向后凸出。

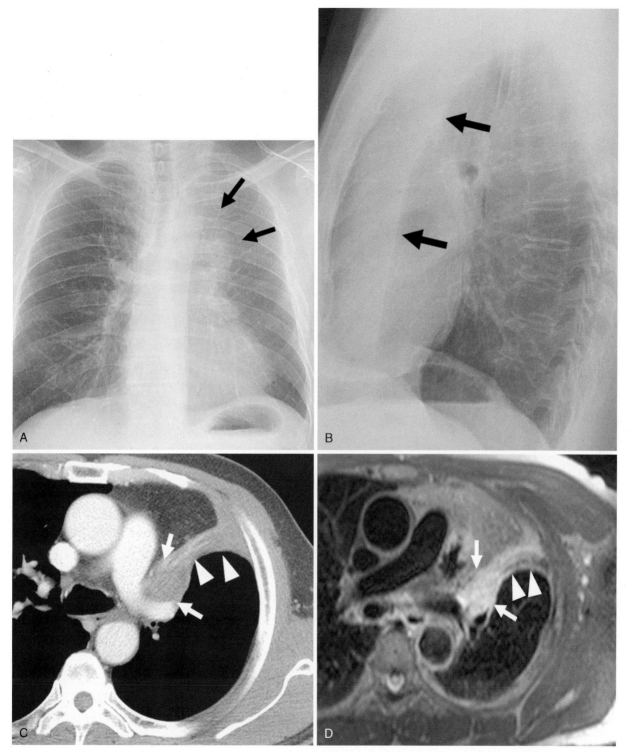

图5-14 左上叶肺不张。后前位胸片（A）显示左上肺门边缘模糊阴影（箭）。侧位片（B）显示左侧斜裂（箭）前移。增强CT（C）显示肿块（箭）阻塞和远端肺不张，伴左侧斜裂（箭头）上中部移位。T2WI图像（D）显示高信号肿块（箭）和略低信号的左上叶肺不张。此病人为61岁男性支气管内鳞癌伴左上叶肺不张（鸣谢 *Dr. kyung Soo Lee, Samsung Medical Center, Seoul, South Korea*）.

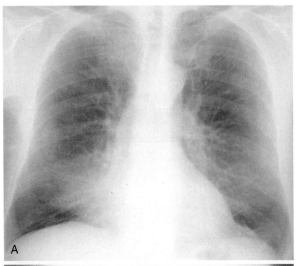

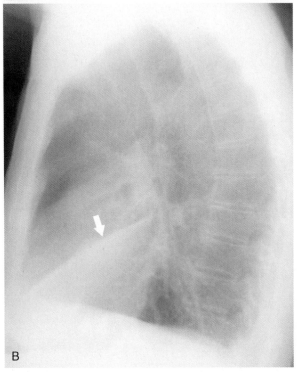

图5-15 右肺中叶不张。后前位胸片(A)显示密度增高边界不清的区域,伴有右心缘模糊影(轮廓征)侧位(B)片显示水平裂向下方移位,右肺水平裂向前移位,导致右肺中叶不张的特征性三角形密度增高影。

CT显示斜裂向前移位,伴有下叶过度充气并充填右侧胸腔的大部分。不张的肺叶呈楔形软组织密度影,前方紧贴胸壁,内侧紧贴右心缘和升主动脉。

(3)右肺上下叶联合肺不张:右肺上下叶联合肺不张罕见。可因右肺上叶和下叶支气管同时发生黏液栓塞导致,我们也见过一例细支气管肺泡癌的患者发生右上下叶联合肺不张,但CT和支气管镜下无任何支气管阻塞表现。右肺上下叶联合不张的胸片

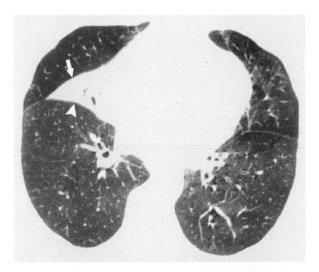

图5-16 CT右肺中叶不张的HRCT扫描显示右肺中叶不张的三角形结构。不张肺叶的前缘是水平裂(箭)向后移位,斜裂为后缘(箭头)向上向前移位。患者为72岁女性,患支气管扩张症继发慢性右肺中叶不张。

和CT表现,与单独上叶和下叶不张相似。上叶肺不张伴有水平裂上抬,而下叶肺不张导致斜裂向下向内移位。在CT上水平裂较正常偏高,是由右肺上叶不张所致。水平裂较正常向下移位,是由于右肺下叶不张。中叶过度膨胀。

6. 迁移肺不张　充满液体、肺实变和肿瘤的质量较重,肺不张在一侧胸腔内可随着体位而发生迁移。在一项包括6例病变的研究中,迁移性肺不张3例发生于右肺上叶,3例发生于右肺上中叶。在仰卧前后位胸片上,不张的一个或多个肺叶占据右上肺野,形成楔形影紧贴右纵隔边缘。在直立后前位胸片上,较重的一个或多个肺叶不张向下迁移,形成肺门周围或肺门下方密度增高影,并遮挡右心缘(图5-21)。直立侧位胸片显示,位于前上方的一个或多个不张肺叶向下方移位至该侧胸腔前下部。

迁移性肺不张本身几乎无临床和影像学意义。但是当一个或多个肺叶迁移并占据直立后前位和侧位胸片上的坠积部位时,它们类似于为纵隔和肺门肿块。胸片上这些患者肺叶不张的准确诊断需要仔细评估这些继发征象,包括肺门移位、肺血管展开和患侧血流量减少。

(三)肺段性肺不张　肺段性肺不张通常由于支气管阻塞并伴有阻塞性肺炎。因此,按支气管肺段性分布的均匀密度增高影且无支气管充气征,可提示内科医生出现了支气管腔内阻塞性病变伴阻塞性肺炎和肺不张(图5-22)。和预期的一样,由于肺段性阻塞性肺炎所形成的密度增高影不仅依赖于受累肺实质

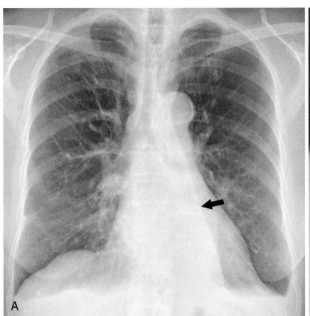

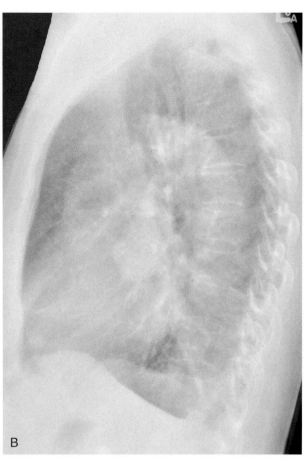

图5-17　左肺下叶不张。胸片（A）显示左侧斜裂向下向内移位，形成边界清楚的斜行阴影，从肺门处斜向下外侧延伸（箭），为左肺下叶不张的特征性表现。不张的左肺下叶使左肺下动脉影和左侧横膈膜影模糊，侧位片显示下胸椎密度增高，这是由于不张的肺叶向后内侧移位，而占据后肋膈角的位置。通常下胸椎透过度较上胸椎高，是由于上胸椎投影区有肩部肌肉覆盖，偶尔发现双侧胸腔少量积液。患者为69岁女性，患哮喘。

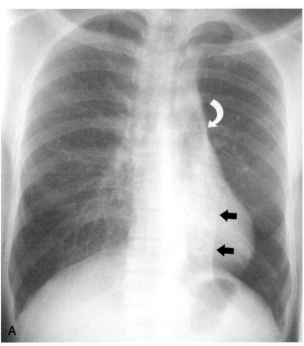

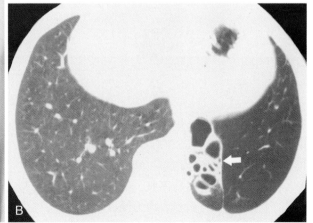

图5-18　下叶不张的CT表现。后前位胸片（A）显示，左侧斜裂向下向内移位（直箭），亦可见左肺上叶过度充气，右肺过度充气，伴有前联合线（弯箭）向左侧移位和纵隔移位。HRCT扫描（B）显示斜裂向下向内（箭）和左下肺不张。尽管左下肺明显不张，肺实质密度增高幅度很小，可因反应性血管收缩所致。患者为23岁男性，儿童时期患病毒性肺炎，后迁延为支气管扩张症。

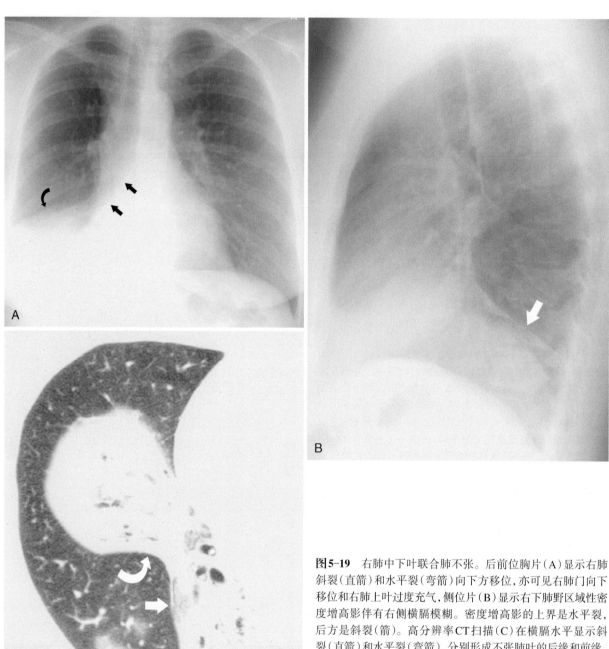

图5-19 右肺中下叶联合肺不张。后前位胸片（A）显示右肺斜裂（直箭）和水平裂（弯箭）向下方移位，亦可见右肺门向下移位和右肺上叶过度充气，侧位片（B）显示右下肺野区域性密度增高影伴有右侧横膈模糊。密度增高影的上界是水平裂，后方是斜裂（箭）。高分辨率CT扫描（C）在横膈水平显示斜裂（直箭）和水平裂（弯箭），分别形成不张肺叶的后缘和前缘。患者为29岁女性，患类癌，阻塞中间段支气管。（引自 Lee KS, Logan PM, Prirrack SL, Mtiller NL. Combined lobar atelectasis of the right lung: imaging finding. AJR Am J Roentgenol 1994; 163: 42–47, with permission.）

原有的容积，也依赖于炎性组织所占据的容积。因此，阴影的范围从其内无或仅有少量容积减少到较大圆锥形影，到以肺不张为主的一条略宽的线样影不等。

（四）线样（盘样）肺不张 线样肺不张（盘样肺不张，盘样肺不张）典型表现为线样软组织影，厚度范围为1~3 cm，长度范围为4~10 cm；位于中下肺野，后者多见（图5-23）。虽然常表现为接近水平的线状影，但可斜形走行，取决于病灶累及肺内的区域。它可单发或多发，单侧或双侧发生。线样肺不张常见于膈移动减少疾病中，例如腹腔手术或炎性疾病。

线样肺不张的解剖学基础在一项10例患者参与细致的影像-病理对照研究中阐明。研究了患者死亡前最后一张胸片和尸检结果。在10例患者中，肺不张线样影延伸至胸膜表面，并且与在其上覆盖的胸膜内陷有关。10例患者中，发现病理上胸膜下肺实质肺不张的病灶与邻近胸膜内陷有关。线样肺不张可深入不完整的叶间裂中或延伸至先前存在的胸膜裂隙中。在另 1 个病例中,肺表面折叠于肺不张内。这种与先天性胸膜裂隙、凹陷、瘢痕和肺裂不全相关的情况提示线样不张好发于先前有胸膜凹陷的部位。线样肺,不张区域内无支气管阻塞。

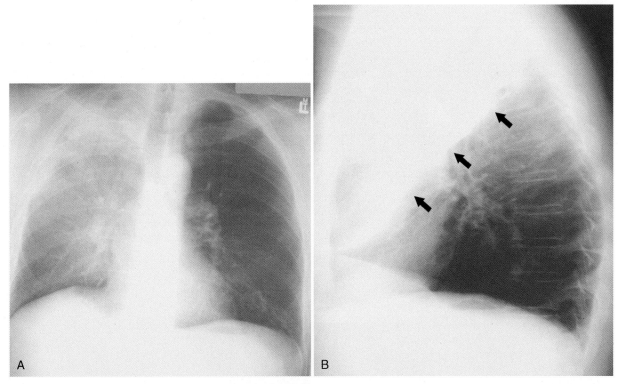

图5-20　右肺上中叶联合肺不张。后前位胸片(A)显示右上胸腔密度增高影伴有右肺门移位和右心缘模糊,侧位片(B)显示斜裂明显向前上方移位(箭)。患者为 54 岁男性,患右肺上中叶支气管内小细胞肺癌阻塞支气管。

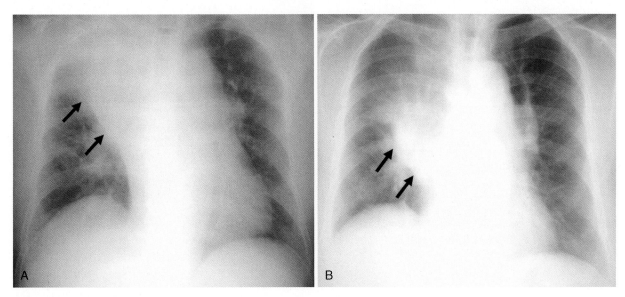

图5-21　迁移性肺不张。仰卧位胸片(A)显示右肺上中叶肺实质密度增高影和右侧膈肌上抬。直立位胸片(B)显示密度增高影向下移位(箭)。

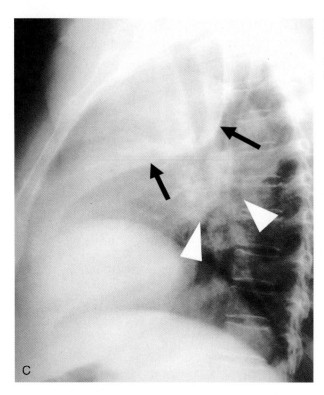

图5-21（续） 侧位片（C）显示右侧斜裂（箭）向前方移位，是右肺上中叶不张的特征性表现。亦可见肺门淋巴结肿大（箭头）。（引自 *Dr. Kyung Soo Lee, Samsung Medical Center, Seoul, South Korea.*）

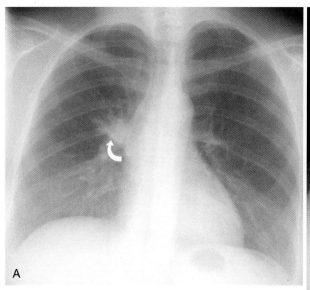

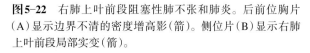

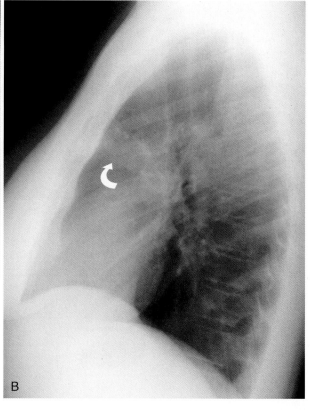

图5-22 右肺上叶前段阻塞性肺不张和肺炎。后前位胸片（A）显示边界不清的密度增高影（箭）。侧位片（B）显示右肺上叶前段局部实变（箭）。

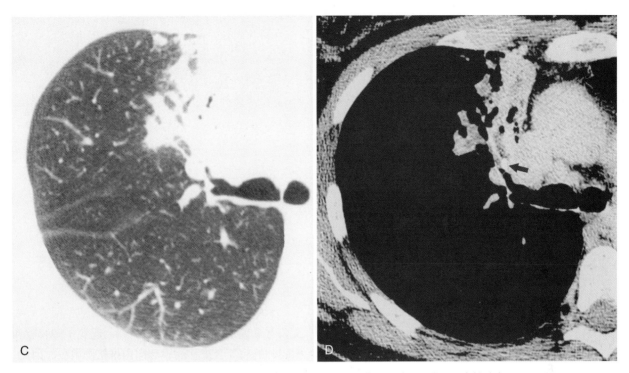

图5-22(续) CT扫描(C)显示右肺前段密度增高影(箭)。证实为吸入爆米花导致肺不张和阻塞性肺炎。

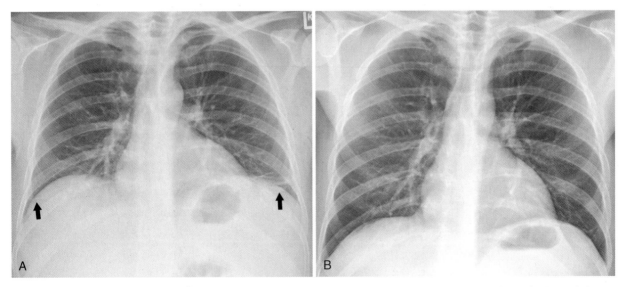

图5-23 线样肺不张。胸片显示肺容积降低时(A)双下肺线样致密影(箭),是线样肺不张的特征。肺完全充气时(B)胸片显示正常。

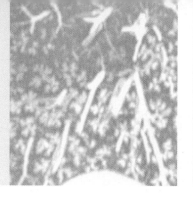

第6章

结节和肿块

Nestor L. Müller and C. Isabela S. Silva

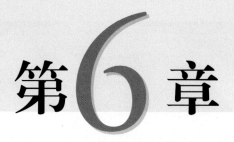

一、实性肺结节或肿块

肺结节为边界清楚、孤立的、圆形的直径小于等于3 cm的肺部病变。肿块是指直径在3 cm以上的病变。孤立性肺结节是常见的诊断难点。在美国，每年在胸片和CT上发现的孤立性肺结节超过150 000例。胸片和CT发现的孤立性肺结节和肿块，其鉴别诊断的疾病很多（表6-1）。然而，95%的病灶属于以下三组：恶性肿瘤（原发性或转移性）、炎性肉芽肿（结核和真菌）、良性肿瘤（肿瘤性或非肿瘤性），良性肿瘤较少见，约40%胸片检出的实性肺结节为肺癌。

绝大多数胸片检出的肺结节直径在1 cm以上。直径小于7 mm的无钙化的肺结节很少能在胸片上发现，但CT可以检出。从20世纪90年代末多层螺旋CT使用，发现直径在1~2 mm的局灶性圆形肺部阴影成为常规。有报道称，超过50%的吸烟者在薄层CT上可检出肺结节，几乎所有结节直径都在7 mm以下。这种结节绝大多数是良性。

在胸片上评价病灶的第一步是判断它确实是肺内结节而不是胸膜或胸壁异常。例如肋骨骨折愈合和皮肤上的病灶投影在肺上。第二步是评价肺结节的特征，判断其更倾向于良性还是恶性病变。影像学征象应与临床资料相结合，如年龄、危险因素如吸烟史或已知胸腔外原发性肿瘤病史、近期旅行史，以及症状，例如发热和咯血。例如，青春期患者发生的肺结节，无论其边缘特征如何，可为良性。在老年吸烟患者发生的无钙化逐渐生长的结节，即使边界清楚，也可为恶性。在绝大多数病例中，肺转移瘤多发多见，但是也有单发肺转移瘤，尤其是肺肉瘤和睾丸肿瘤。

（一）病变的位置 正面观肺内结节与邻近胸膜交角常呈锐角，边界清楚（图6-1）。起源于胸膜腔和胸膜外的病灶会推移胸膜和向内推挤肺组织。因此，正面观病灶常表现为边缘逐渐缩小，且与胸壁交角呈钝角，边界不清楚。与其他影像学征象相似，但这一征象也有误诊的可能。偶可见肺外病灶与肺交角为锐角，肺内病灶与胸壁交角为钝角。

（二）肺结节的影像学特征 判断病灶的良恶性通常是建立在对临床和影像表现合理推论的基础上。需要注意的是，该结果不是病理结果。主要的放射诊断标准为：结节大小、生长时间、出现钙化或脂肪以及病灶的边缘特征。CT在病灶检出和诊断上均远优于胸片，而且几乎已成为患者的常规检查方式。由于多层螺旋CT技术的出现，结节的检出和评价水平显著提高。多层螺旋CT可单次屏气采集薄层图像，获得容积数据，并可用肺结节的计算机辅助评价来使之可视化。使用薄层扫描使肺结节评价得到优化，图像可以进行多平面重建和最大密度投影（MIP）重建，以及电影观察（图6-2）。在大多数病例中，肺结节的CT评价是采用的胸部容积薄层扫描。在有些病例中，可在静脉注入对比剂后进一步评价（CT表现为结节强化）MRI和正电子发射计算机断层显像（PET）检查。

在许多病例中，良恶性结节可根据临床和影像学标准确定诊断。为了鉴别诊断，可将结节分为两组：① 明确为良性，其明确的影像学特征确定为良性。② 未确定其性质，见于有其他病变。区分的主要标准是由于良性征象较恶性影像学征象更易确定。日常工作中，评价实性肺结节四个最常用的征象是大小和大小变化、钙化以及瘤-肺交界面的特点。

1. **大小** 恶性孤立性肺结节的似然比估测为：

表6-1 实性肺结节或肿块：鉴别诊断

病因学	影像学表现
先天性	
支气管囊肿	CT表现为水样密度（50%），几乎所有病变在T_2加权MRI影像上表现为高信号影
肺动静脉畸形	圆形、椭圆形或轻度分叶状，CT可显示供血动脉和引流静脉
感染	
结核	常见于流行区。主要发生于上叶肺，常钙化
组织胞浆菌病	常见病，常钙化
球孢子菌病	常见于流行区，常形成空洞
棘球蚴病	CT表现为水样密度
肺脓肿	CT可见空洞或中央低密度区
局灶性（圆形）肺炎	成人较儿童少见，常边缘不清楚
炎症	
韦格纳肉芽肿	孤立性肺结节少见
类风湿结节	坏死性类风湿肺结节常多发
机化性肺炎	常表现为边界不清
脂质性肺炎	不规则的边界，CT上可见局灶性脂肪密度影（80%）
结节病纤维融合团块	少见。通常双侧分布，肺门周围，和上叶分布。空气支气管征
滑石肺纤维融合团块	通常上叶分布，可见滑石沉着特征性高密度影
尘肺	
矽肺进展性纤维团块	通常位于肺门旁，两侧分布，上叶为主。矽肺的其他表现
肿瘤性	
肺癌	光滑、分叶状，或者最常见的是毛刺样边缘
类癌	相对少见，通常边缘光滑
错构瘤	少见。易表现为分叶状边缘，60%在CT上可见脂肪密度区。爆米花样钙化为典型表现，但少见
转移瘤	除肉瘤以外，孤立性转移少见。常表现为光滑边缘
外伤性	
血肿	不常见，光滑边界，通常位于肺周边部，病变缓慢增大

直径<1 cm的肺结节，约为0.5；1.1~2 cm，直径为0.75；2.1~3 cm为3.5；>3 cm的病灶为5.0。解释这些数字时需记住肺癌的似然比受其他因素如年龄和吸烟史等的影响。

2. 大小的变化　由于癌症不受控制生长的特性，肺结节的增大，须考虑恶性，而不增大则恶性可能性很小。但一些良性肿瘤如错构瘤和结节型组织胞浆菌病可以增大。而一些细支气管肺泡癌可生长缓慢。一个结节增大不是指导治疗的唯一因素。结节大小稳定两年通常认为是良性结节的可信赖的标准。然而，需要注意这种说法的有效性已被质疑，尤其是小结节病灶大小的细微改变，可能察觉，对于存在这样结节的患者应继续观察。

倍增时间可比直径增加提供更加准确的肺结节评价，倍增是指体积而非直径。假设一个结节是球形，直径增大1.25倍，意味着体积倍增（如一个直径为2 cm的结节，直径达到2.5 cm时体积倍增）。直径增加一倍，意味着体积增加至原来的8倍。测量倍增时间至少需提供两次胸片或CT。病灶大致是球形，且直径至少取两层测量值的平均值。在一项218个肺结节（177个恶性和41个良性）的研究中，几乎所有倍增时间在7天内或465天以上者为良性。倍增时间在以上两者之间考虑为恶性。也许生长速率原则更适用于评价40岁以上患者的孤立性肺结节，该人群恶性增长发生率极高。对该年龄段的个体研究表明，几乎所有倍增时间少于37天的肺结节都是良性，在72个恶

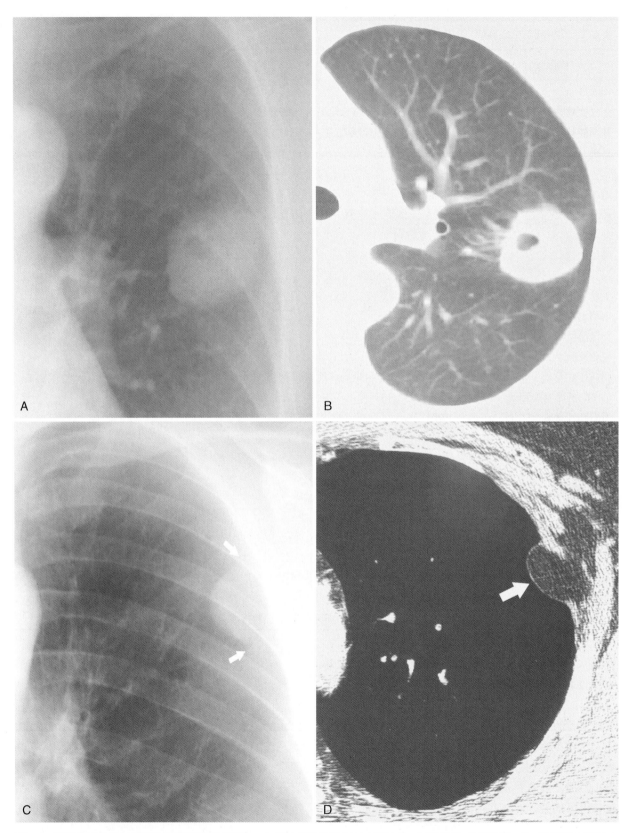

图6-1 肺结节或肿块与胸膜为基底的结节或肿块。A. 放大正位胸片显示左肺上叶，空洞结节，边缘清晰。B. CT扫描左肺放大图像，确定结节位于肺实质。患者为73岁女性，患有球孢子菌病。C. 正位胸片左上肺放大图像显示结节状阴影，其边缘（箭）（由大变小逐渐变化）与胸壁成钝角。结节内侧边缘光滑，提示与肺组织相接，而外侧边缘模糊，提示与胸膜和胸壁相接。D. 放大影像显示，胸膜和胸壁肿块，内为均一脂肪密度影（箭）脂肪病特征性表现。患者为55岁男性，患胸膜脂肪瘤。

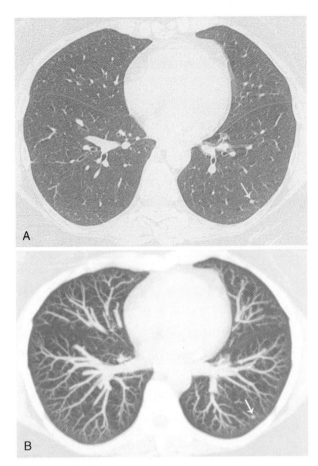

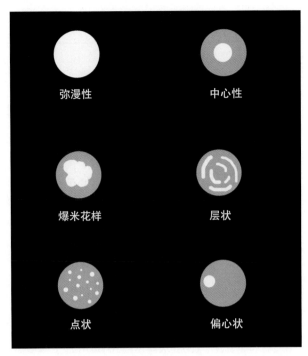

图6-3 钙化的形式。示意图显示肺结节钙化的特征。弥漫性钙化、直径≤2 mm的结节的中心性钙化、爆米花样钙化和层状钙化，通常提示良性结节。弥漫性、中央性和层状钙化，最常见于陈旧性结核和组织胞浆菌病引起的钙化性肉芽肿。爆米花样钙化罕见，几乎均见于错构瘤。点状钙化，尤其在大肿块，以及偏心性钙化均提示恶性，常见于肺腺癌。

图6-2 最大密度投影（MIP）重建在检查肺部小结节中的价值。A. 多层螺旋CT扫描图像显示左肺下叶小的胸膜下小结节（箭）。B. 相同层面MIP影像更清楚地显示了肺结节（箭）。

性结节中，缓慢生长的结节倍增时间为200天。

3. 钙化 钙化是良性结节最可靠的征象。良性钙化的四种形式：弥漫性、同心圆性、中央性和爆米花样（图6-3）。弥漫性和同心圆性（层状）钙化通常提示肉芽肿（图6-4）。小的中央钙化，最常见于肉芽肿性病变（通常是结核和组织胞浆菌病），也可见于一些错构瘤（图6-4）。爆米花样钙化是错构瘤的特征性表现（图6-5）。以上良性钙化很少见于恶性肿瘤（表6-2）。然而结节或肿块内出现偏心性钙化，代表腺癌实质中合并钙化的肉芽肿，须谨慎诊断（图6-3）。

低千伏胸片较高千伏胸片更容易发现肺结节内的钙化，CT比胸片更容易发现肺结节内的钙化（图6-6）。因此CT几乎成为评价肺结节的常规检查。在一项634个结节的研究中，153个结节根据中央和弥漫性钙化准确诊断为良性。尽管在原发性肺癌中，13%发现局灶性钙化，仅有一例类癌表现为良性钙化。其他的恶性肿瘤既无中央钙化也无弥漫性钙化。

恶性肿瘤中的钙化出现以下几种情形中：① 从鉴别诊断的角度，仅见于周围型肺癌吞噬钙化的肉芽肿，钙化常常为偏心性；② 转移性骨肉瘤中类骨质的骨形成或转移性软骨肉瘤中恶性软骨的钙化（图6-7）；③ 偶见原发性肺类癌伴基质骨化；④ 巨大肺癌钙化。薄层CT上见于5%~10%的肺癌可见钙化，其中绝大多数肿瘤直径在3 cm以上。在大肿块中的钙化可以是点状、粗短杆状或无定形状，可表现为中央性、周围性或弥漫性分布。这与沙粒瘤小体形成，肿瘤坏死的营养不良性钙化，合并以往局灶性炎性肉芽肿或肿病内部支气管软骨钙化有关。

对结节薄层（1~3 mm准直）CT扫描是评价结节内钙化的最佳方法。在薄层CT上可见的钙化灶，CT值常达到或超过400 HU。若无局灶性钙化，病变达到或超过200 HU可看作存在钙化。需要强调的是只有结节直径小于等于3 cm出现中央性或同心圆性（层状）钙化才可认为是良性病变的可靠征象。

4. 脂肪密度影 在薄层CT上，边缘光滑的肺结节出现脂肪（-30~-120 Hu）密度可诊断为错构瘤。在一项47例错构瘤的研究中，18例（38%）表现为脂肪密度区，10例（21%）有钙化灶和脂肪影（图6-8，图6-5）。21例有毛刺样病灶内含有钙化高度提示脂质

表6-2　孤立性肺结节或肿块的钙化：鉴别诊断

鉴别诊断	钙化模式、病灶数目
常见	
结核,组织胞浆菌瘤	弥漫或中央性。最常见的是单发结节
较少见	
错构瘤	多发,偶可见"爆米花样钙化"。单发结节
类癌	通常为局灶性或点状,中心性或偏心性。结节通常中央性且单发
肺癌	不常见,除非在较大的肿瘤内。点状或偏心性。通常为单发肿块
转移(骨肉瘤、软骨肉瘤、黏液腺癌)	点状或融合钙化。单发或多发结节
少见	
淀粉样变性	点状或融合钙化。单发或多发结节或肿块

性肺炎。脂质性肺炎的胸片和CT表现包括单发或多发性结节和肿块,可为局灶性也可为融合实变区,均80%的病例中,CT可显示病灶内局灶性脂肪密度影。

5. 水样密度　CT上水样密度(0HU),加上薄壁或不可见的囊壁可诊断为囊性病变。鉴别诊断包括支气管源性囊肿。先天性囊性腺瘤性畸形,包虫囊肿和充满液体的肺泡(图6-10)。仅约50%的支气管囊肿在CT上表现水样密度。然而,几乎所有的支气管囊肿在MRT2WI上都表现为类似脑脊液的特征性的高信号影。

6. 支气管充气征　在薄层CT上,支气管充气征和细支气管充气征在肺腺癌较良性结节中更常见。例如,在一项132个患者的回顾性研究中,该征象见于33(29%)例肺癌(共115例)和仅1(6%)例良性结节(共17例)。未阻塞的气道常表现为扭曲和扩张。

7. 空泡征(假性空洞)　CT上可见肺结节内圆形或椭圆形直径≤5 mm低密度区,尤其在薄层CT上更易发现(图6-11)。这种空泡征(假性空洞)可见于约62%的细支气管肺泡癌患者中,约30%的腺泡型腺癌患者,较少见于其他恶性肿瘤,更少见于良性病变。相关的病理表现显示为透亮影,代表未阻塞的气道,气道经常扩张或者癌因局灶性肺气肿。

8. 局灶结节性磨玻璃密度影　局灶性圆形磨玻璃密度影或实变影的鉴别诊断范围广泛,包括局灶性细菌、真菌和病毒性肺炎；机化性肺炎、脂质性肺炎、不典型腺瘤样增生、细支气管肺泡癌、腺癌和原发性肺淋巴管瘤(MALT)。

已经证实在CT上含有实性成分的混合磨玻璃密度肺结节较纯软组织密度肺结节的恶性可能性大。

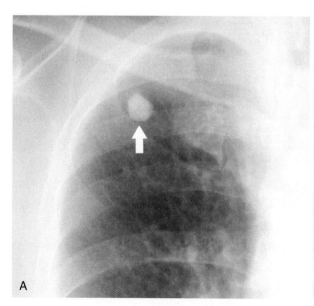
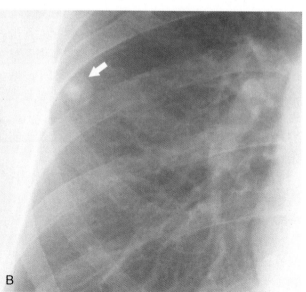

图6-4　含弥漫性及中心型钙化的肉芽肿。A. 正面观胸片右上肺放大图像显示弥漫性钙化的结节(箭)。患者为70岁男性,曾患结核。B. 正面观胸片右下肺放大图像显示软组织结节(箭)伴有中心钙化。患者为34岁男性,曾患结核。

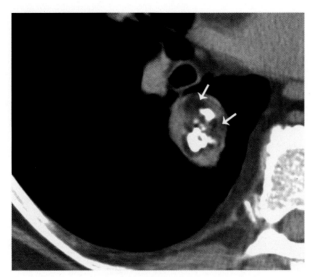

图6-5 肺错构瘤的爆米花样钙化。CT扫描右肺下叶放大影像显示边缘光滑的结节伴几个粗糙局灶性钙化(爆米花样钙化)，亦可见病灶内脂肪密度灶(箭)。这种表现可确诊为错构瘤。

仅含磨玻璃密度的直径小于1 cm的孤立性肺结节可以是缓慢生长的细支气管肺泡癌，但一般不可能是侵袭性腺癌。然而，以磨玻璃密度成分为主但中央为软组织密度的结节可能是肺癌，最常见的是腺癌。以实性成分为主的结节与以磨玻璃为主的结节相似，更倾向于恶性肿瘤(图6-12)。

9. **CT晕征** CT晕征指的是磨玻璃密度影环绕肺结节(图6-13)。该表现首先在免疫缺陷患者的血管

侵犯性曲霉菌病中报道，可见于各种病毒感染(曲霉菌、念珠菌、毛霉菌、巨细胞病毒、疱疹)、肿瘤(腺癌、细支气管肺泡癌、转移性血管肉瘤、卡波西肉瘤)、血管炎(韦格纳肉芽肿)和机化性肺炎。磨玻璃密度的晕可能由出血导致(如，侵袭性曲霉菌病)或由炎性过程中较低密度的渗出(例如，机化性肺炎)或肿瘤(如，肺淋巴瘤)，或由细支气管肺泡癌附壁式生长所致。

尽管鉴别诊断范围广泛，CT晕征结合临床症状对影像诊断有高度提示作用(表6-3)。例如，一个无症状吸烟者发现磨玻璃密度影环绕实性肺结节提示支气管肺癌，最常见于腺癌(图6-12)。在严重中性粒细胞减少的免疫缺陷患者，一个或多个的结节伴晕征提示血管侵袭性曲霉菌病。

10. **结节与肺交界面的特征** 实性肺结节和邻近肺的交界面，可以是毛刷样或光滑的，毛刺提示恶性，例如，在一项283例肿瘤的研究中，184例(65%)肿瘤部分或全部边缘有毛刺；91例(32%)边缘光滑但有分叶(图6-11)。边缘不规则或有毛刺结节的恶性似然比约为5.5；分叶征和光滑边缘则分别约为0.75和0.3。影像-病理对照显示，毛刺征反映了周围肺实质纤维化的存在，癌症直接浸润至邻近肺实质或为局部淋巴管蔓延。

胸膜尾征(胸膜凹陷)由一线状影从结节或肿块延伸至脏层胸膜(图6-14)。胸膜尾征表示纤维组织从结节延伸至脏层胸膜或因肿瘤内部收缩，也可由肿

表6-3 CT晕征：鉴别诊断	
鉴别诊断	**有帮助的诊断特征**
常见	
侵袭性曲霉菌病	严重中性粒细胞缺乏患者
念珠菌病	严重免疫缺陷患者
巨细胞病毒感染	常发生于移植后一个月或更久
细支气管肺泡癌	50岁以上患者，无免疫缺陷
不常见	
疱疹病毒感染	免疫缺陷患者
转移性出血性肿瘤	原发性血管肉瘤
转移性黏液分泌性肿瘤	原发性结肠腺癌
卡波西肉瘤	男性AIDS患者
脓毒栓子	静脉吸毒者；中心静脉置管
少见	
韦格纳肉芽肿	多发结节或肿块；副鼻窦炎
肺梗死	胸膜为基底；楔形
机化性肺炎	双肺灶性实变或结节；周围或支气管周围分布

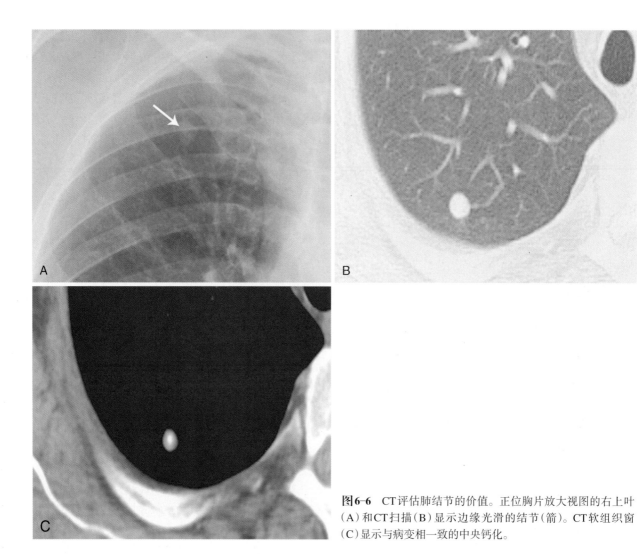

图6-6 CT评估肺结节的价值。正位胸片放大视图的右上叶（A）和CT扫描（B）显示边缘光滑的结节（箭）。CT软组织窗（C）显示与病变相一致的中央钙化。

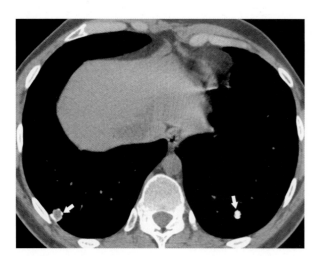

图6-7 骨肉瘤转移钙化。CT扫描显示双下肺钙化结节（箭）。患者为27岁男性，骨肉瘤肺内多发转移，原发灶位于腓骨。

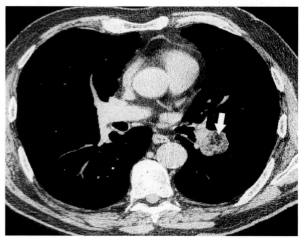

图6-8 肺错构瘤脂肪密度灶。CT影像显示左肺边界光滑的肺结节，内含多个脂肪密度灶（箭），与椎旁脂肪密度相仿。患者为62岁男性，患肺错构瘤。

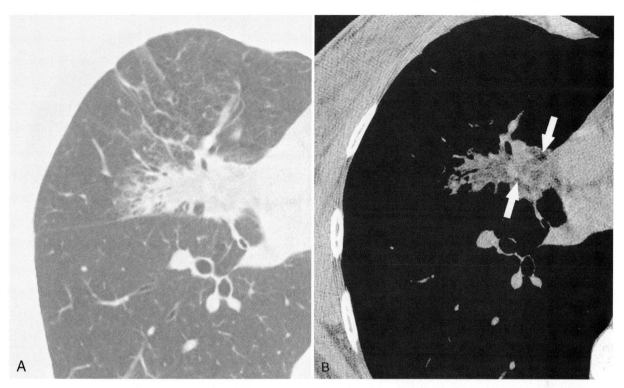

图6-9 脂质性肺炎的脂肪密度灶。高分辨率CT扫描放大图像（A）显示右肺中叶结节状影，边界欠清，有毛刺。软组织窗（B）显示病灶内脂肪密度灶（箭）。患者为50岁女性，患脂质性肺炎。

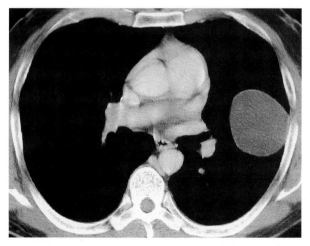

图6-10 包虫囊肿。CT扫描显示左肺均匀水样密度薄壁囊腔。患者为51岁男性，患棘球蚴囊肿。

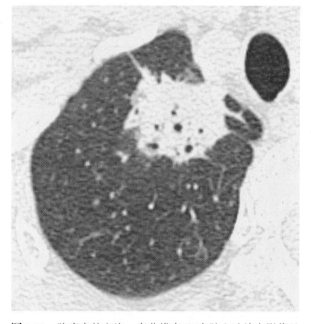

图6-11 腺癌中的空泡。高分辨率CT右肺上叶放大影像显示结节内有小圆形低密度区（"空泡征"）。患者为79岁女性，患肺腺癌。

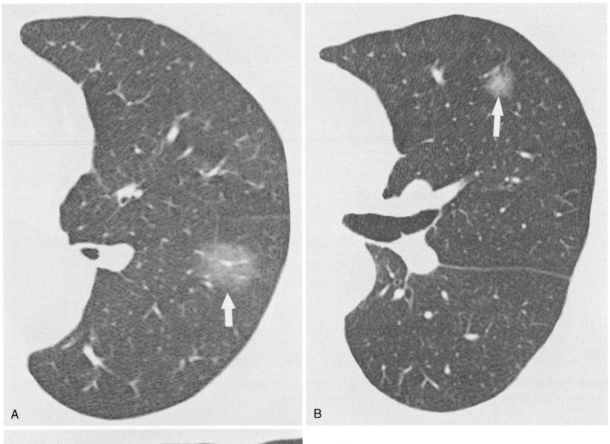

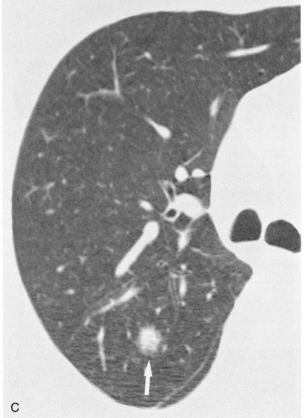

图6-12 磨玻璃密度和混合密度肺结节。A. 高分辨率CT左肺放大图像显示纯磨玻璃密度肺结节（箭），证实为细支气管肺泡癌。B. 高分辨率CT左肺放大影像显示以磨玻璃密度为主的孤立性肺结节，中央有软组织影（箭），证实为低度恶性腺癌。C. 高分辨率CT右肺放大扫描显示结节以实性成分为主，边缘为磨玻璃密度晕环（CT晕征）（箭）。病理为侵袭性肺腺癌。

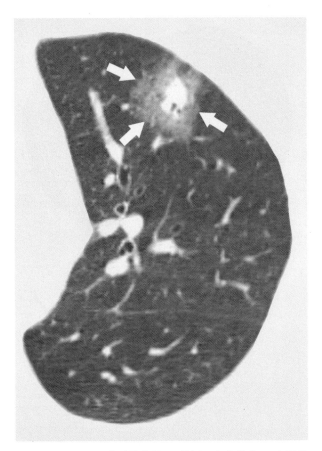

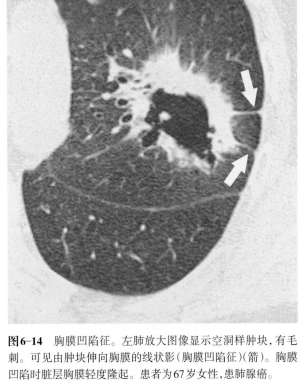

图6-13 侵袭性肺曲霉菌病的CT晕征。高分辨率CT左肺放大影像显示一周边磨玻璃密度的结节（箭；CT晕征）。患者为33岁男性，患急性白血病、严重中性粒细胞减少和血管侵袭性肺曲霉菌病。

图6-14 胸膜凹陷征。左肺放大图像显示空洞样肿块，有毛刺。可见由肿块伸向胸膜的线状影（胸膜凹陷征）（箭）。胸膜凹陷时脏层胸膜轻度隆起。患者为67岁女性，患肺腺癌。

瘤内部收缩与脏层胸膜增厚共同引起。由于脏层胸膜内陷，少量胸膜外脂肪伸入此处，形成该阴影。在薄层CT上胸膜凹陷被报道可见于60%~80%周围型肺癌的病例中；然而，该征象也可见于转移和肉芽肿，因此该征象鉴别诊断价值有限。

11. 结节增强CT　几组研究报道了薄层CT上测量肺结节强化以区分良恶性结节的重要价值。这些研究的结果显示，静脉注射对比剂后，不强化和强化少于15 HU高度支持良性诊断，例如：在一项356个（185个良性，171个恶性）结节的前瞻性多中心研究中，15 HU作为阳性阈值排除恶性的敏感性为98%，特异性为58%。从临床的角度，研究的最大价值在于为良性可能的非钙化病变的随访提供支持。由于假阳性的存在，增强扫描在诊断中的价值并不是很大。需注意这些研究结果仅对6~30 mm直径且密度均匀的结节适用（图6-15）。另外，该技术对细节要求很高，Swensen和其团队采用的技术由经过结节3 mm层厚扫描，分别在注入对比剂前以及注入对比剂（420 mg I/kg，300 mg I/ml，70 kg患者用100 ml）后1分钟，2分钟，3分钟和4分钟时间间隔进行扫描，注射速率为2 ml/s。在最接近结节中心的层面测量CT值，感兴趣区范围占结节直径的60%。

12. 结节强化-正电子计算机断层显像　注入对比剂2-[^{18}F]-氟-2-脱氧-D-葡萄糖（FDG）后鉴别肺结节良恶性也有几组研究。FDG是一种标记正电子核素^{18}F的葡萄糖类似物，通过细胞膜转运和糖酵解途径磷酸化之后，它不进一步代谢而是留在细胞内。

2011年之前发表的Meta分析显示，FDG-PET的诊断大于等于10 mm的恶性结节敏感性为97%，特异性为78%（图6-16）。由于扫描阴性的患者恶性可能性低于5%，绝大多数病变可以用放射学检查检测。假阳性FDG-PET可见于类癌、细支气管肺泡癌和直径小于10 mm的肺癌。假阳性扫描可以发生于炎性疾病，如结核、组织胞浆菌病和类风湿结节。

最近，随着PET和多层螺旋CT融合为PET-CT扫描仪，PET的作用有所增加。这种扫描仪可同时获得

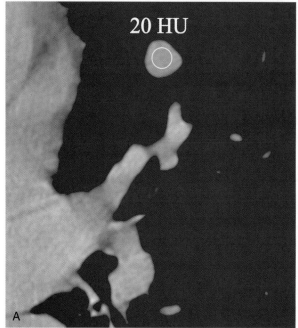

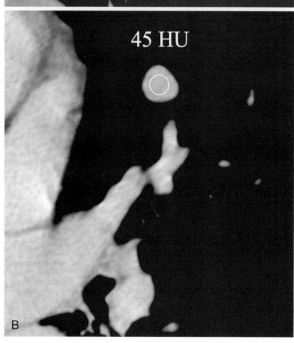

图6-15 CT上的结节强化。CT扫描左肺放大影像（A）显示对比剂注入前边缘光滑的肺结节，密度均匀。平扫CT值为20 HU。对比剂注入后CT（B）显示结节的强化，平均密度值为45 HU。患者为64岁吸烟者，证实为肺癌。

PET和CT信息，因此可以关连PET提供的代谢信息和CT提供的解剖信息，这导致了对PET结果解释的提高。

（三）实性肺肿块 如前所述，肺内实性阴影分为结节（直径小于等于3 mm）和肿块（直径大于3 mm），出于一个有用的目的——肿块较结节恶性可能性更大（图6-17）。与实性结节相同，肿块内钙化

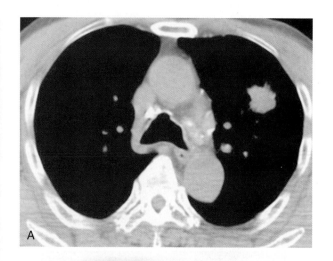

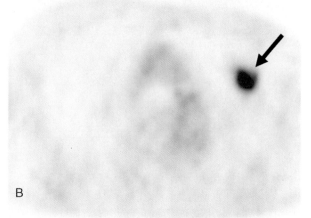

图6-16 PET-CT影像的肺结节强化。CT扫描（A）显示左肺上叶2.4 cm直径肺结节。PET扫描（B）显示左肺上叶结节，FDG摄取增加（箭）。患者为74岁肺腺癌患者。

不能排除肿块为恶性。例如：在一项353例肺癌的研究中，CT可观察到20（6%）例有钙化；其中17例（85%）病灶直径大于3 mm。肿瘤中的钙化可为点状、粗短杆状或无定形状，分布可以是中央性、周围性或弥漫性分布（图6-18）。这与沙粒瘤小体的形成、肿瘤坏死的营养不良性钙化、肿瘤内合并以往的局灶性肉芽肿性炎症，或肿瘤内支气管软骨钙化有关。

肺癌发生空洞的概率约为10%，尽管任何大小的肿瘤都有可能发生空洞，绝大多数发生在直径3 cm以上的肿块。最常见的组织学类型是鳞状细胞癌，在一项600例胸片回顾性研究中，263例鳞状细胞癌中，有空洞者占22%；97例大细胞肺癌中占6%；126例腺癌中占2%；114例小细胞肺癌无空洞。绝大多数空洞内表面不规则，这是因为大小不等肿瘤组织结节向空洞内延伸和许多肿瘤内的片状坏死区。空洞为中心性或偏心性，直径在1~10 cm不等。空洞在影像上表现为肺内含气腔隙伴厚度超过1 mm壁（图6-19）。

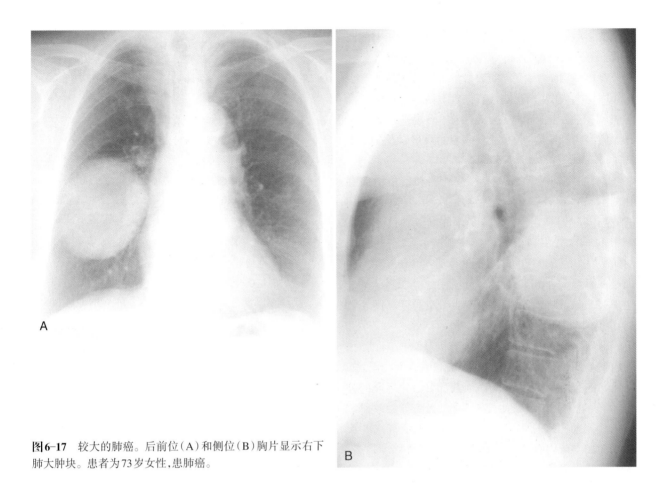

图6-17 较大的肺癌。后前位（A）和侧位（B）胸片显示右下肺大肿块。患者为73岁女性，患肺癌。

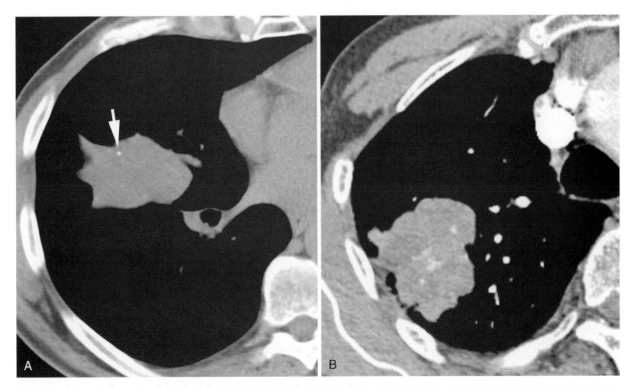

图6-18 肺癌内钙化。A. CT扫描显示分叶状肿块内偏心性点状钙化（箭）。患者患腺癌。局灶性钙化可能是因为肿瘤在原有肉芽肿周围生长的结果。B. CT扫描显示结肠转移性腺癌分叶状肿块内无定形钙化。

在绝大多数病例中空洞是因病灶中心坏死并引流而形成,部分液性物质通过与病灶相通的气道排出。

在很多病例中,空洞的放射学表现提示病变产生的原因,尤其在鉴别良恶性方面。有鉴别意义的影像学表现,包括空洞壁厚度、内表面(不规则或光滑)、有无内容物和内容物的性质、病变的数量以及病变多发时,形成空洞的病灶数量。

急性肺脓肿、原发和转移性肺癌和韦格纳肉芽肿的空洞壁常较厚而慢性感染性疾病,如球孢子菌病,空洞壁较薄。洞壁的厚度评价在鉴别良恶性病变中的非常有用。在一项65例孤立性肺实性空洞的研究中,所有病变中,洞壁最厚处≤1 mm者均为良性;厚度≤4 mm者92%为良性;空洞壁最厚处达5~15 mm,良性和恶性各占一半;空洞壁厚度超过15 mm,92%为恶性。

肺癌空洞的内表面常呈结节状(图6-19),肺脓肿内壁毛糙,其他病变绝大多数空洞内表面光滑,如果空洞内有内容物,通常为脓液或部分液化坏死的肿瘤,常表现为平整光滑的气液平面,无特征性放射学特点。偶而,特征性空洞内容物强烈提示特定的疾病。例如空洞内真菌球(图6-20),形成可移动肿块,还有棘球蚴囊肿破裂,包膜塌陷,漂浮在液体表面,并形成特征性水上浮莲征。

有些空洞性病变为孤立为特征性(例如,原发性肺癌、急性肺脓肿和创伤后肺脓肿),其他空洞性病变为多发为特征(例如转移性肺癌、韦格纳肉芽肿和脓毒栓子)。

(四)评价实性肺结节的流程 在许多病例中,肺结节是在胸片上首先发现的。然而,需要注意胸片诊断肺结节有一些缺点。胸膜和胸壁疾病,如肋骨陈

要点:孤立性肺结节或肿块

- 散在局灶性阴影,直径≤3 cm(结节),或直径>3 cm(肿块)
- 恶性征象的可能性(百分比)
  - 直径0.5~1 cm: 35%
  - 直径2 cm: 50%
  - 直径2~3 cm: 80%
  - 直径>3 cm: 95%
- 有弥漫或中心性钙化的结节几乎均为肉芽肿
- CT上边界清楚的结节,伴局灶脂肪成分的几乎均为错构瘤
- 结节大小稳定2年者常为良性

旧性骨折,肋骨上的骨岛和胸膜斑以及正常结构(例如:乳头、突出的肋软骨结合处),可类似肺结节(图6-21和图6-22)。胸片也经常漏诊肺结节,肺结节内的钙化难以确认。胸片上,良性肺结节仅有的可靠性诊断特征性表现是弥漫性和中心性钙化,以及边缘光滑的结节至少两年无增大。绝大多数其他患者都须螺旋CT进一步评价,如发现胸片不能显示的结节中央或弥漫性钙化,则可以诊断为肉芽肿。含有脂肪且边缘光滑的结节,诊断为错构瘤。肺动静脉畸形有供血动脉和引流静脉。静脉注入对比剂有助于评价难定性肺结节,强化幅度低于15 HU是良性特征,敏感性为98%,特异性为73%。

近期Fleicshner协会发表了一系列非筛查CT偶然发现的肺部小结节的指南。这些指南基于以下数据:

(1)50岁以上吸烟者中超过50%,在CT上至少有一个肺结节,且其中大约10%的患者一年以上出现新发结节。

(2)结节越大,恶性可能性越大。即使是吸烟患者,<4 mm的结节,最终演变成恶性的可能性仍然很小(<1%),而8 mm大小的病灶,恶性可能性为10%~20%。

(3)吸烟者患癌的可能远大于非吸烟者。另外,吸烟者患癌风险随着吸烟程度和烟草烟雾暴露的持续时间的增加而按比例增加。

(4)结节的某些特点和恶性程度相关:细胞类型和生长率。

(5)年龄越大,恶性的可能性越大。

根据这些数据,推荐小结见表6-4。

MRI在孤立性肺结节的评价方面价值很有限,不作为常规检查。

在CT表现无法确定或怀疑恶性的患者,接下来

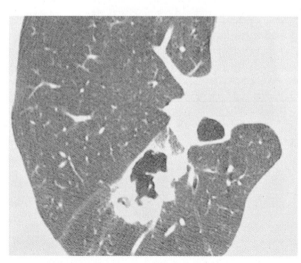

图6-19 肺癌内空洞。高分辨率CT扫描显示右下肺肿块伴空洞,洞壁厚且有结节。患者为73岁男性,患肺鳞状细胞癌。

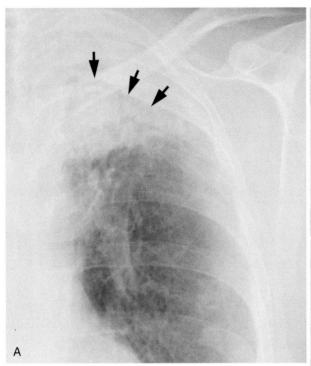

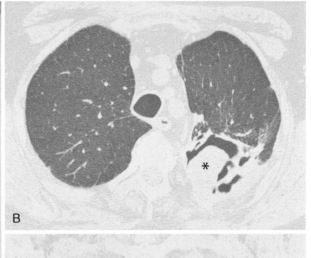

图6-20　结核空洞内曲菌球。正位胸片（A）上放大的左上肺上叶图像中空气半月征（箭）包绕空洞内肿块。亦可见支气管扩张征。高分辨率CT（B）显示左肺上叶大空洞内均质软组织肿块（*）。肿块位于空洞的下垂部位，提示肿块可移动。该表现是空洞内曲菌球病的特征性表现。可见双侧小叶中心型肺气肿和瘢痕区以及左肺上叶支气管扩张和空洞周围广泛胸膜增厚。冠状位重建图像（C）更好地显示左上肺空洞内曲菌球（*），亦可见下叶胸膜下蜂窝影与特发性肺纤维化相一致。患者为58岁男性，曾患结核和空洞内曲菌球。

要预测恶性可能性和手术并发症的风险。手术风险在平均水平的患者，当预测肿瘤风险和CT表现不一致时，需行FDG-PET检查。当患者恶性风险低且CT显示恶性或恶性可能性大或者恶性风险大而CT提示良性可能时，可用PET协助诊断。FDG-PET在诊断≥10 mm的恶性结节敏感性约97%，特异性约78%。由于阴性扫描结果的恶性可能性很低，CT和胸片随访时间推荐为3、6、12和24个月。PET的高准确性局限在10 mm以上的结节。PET检测恶性小结节的敏感性相当低，因此不推荐用PET检查直径小于1 cm的孤立性肺结节。

经胸细针抽吸或活检适用于拒绝手术和不宜手术的高危患者。在这些患者中，细针抽吸或活检常可获得组织学诊断。CT或PET发现患有恶性肺结节并且有较高患癌可能的患者，如可行手术，必须术前对肿瘤分期进行合理评估，以便外科手术切除。

二、多发肺结节和肿块

本章简短回顾直径为1 cm及以上的多发肺结节的鉴别诊断。弥漫性肺疾病的结节，其特征表现为大量直径小于1 cm的肺结节会在弥漫性肺疾病的章节详细阐述（见第7章）。直径大于1 cm的多发结节鉴别诊断范围广泛，包括先天性疾病（如动静脉畸形）、感染（例如多发肉芽肿、化脓性栓塞）、炎症过程（例如，韦格纳肉芽肿）和肺转移瘤（表6-5）。但是，超过95%的病例为肺转移或感染。

至少80%~90%的多发肺转移瘤患者曾患胸外肿瘤或临床表现倾向于多原发肿瘤。多发肺转移瘤的影像表现可从类似于粟粒的弥漫性微结节到边界清楚的大肿块（图6-23）。结节可大小一致，表示同时起源的一批转移瘤；或者结节大小不同，提示起源于不同时期的转移瘤。在CT上，肺转移瘤常发生于肺外带1/3，尤其是下肺野胸膜下区。尽管直径<2 cm

表6-4　非筛查CT偶然发现的肺部小结节的推荐处理方法

患者有轻微或无吸烟史和其他危险因素	
直径≤4 mm（平均长度和宽度）的肺结节	无需随访
直径>4~6 mm的肺结节	12个月CT随访一次。如果无变化且结节为实性，无需进一步随访
直径>6~8 mm的肺结节	6~12个月CT随访一次。如果无变化，然后18~24个月随访一次
直径>8 mm的肺结节	按照以下方法中的一项或多项随访： 3、9、24个月分别CT随访 动态增强CT扫描 PET扫描 活检
患者有吸烟史或其他已知的危险因素	
直径≤4 mm（平均长度和宽度）的肺结节	6~12个月首次随访。如果无变化且结节为实性，则无须进一步随访 非实性（磨玻璃密度）或部分实性结节可能需要较长的随访以排除生长缓慢的腺癌
直径>4~6 mm的肺结节	首次CT随访在6~12个月，如果无变化，然后分别在8~24个月随访
直径>6~8 mm的肺结节	首次CT随访在3~6个月，如果无变化，然后分别在9~12个月和24个月随访
直径>8 mm的肺结节	按照以下方法中的一项或多项随访： 3、9、24个月分别CT随访 动态增强CT扫描 PET扫描 活检

From MacMahon H, Austin JH, GamsuG, et al. Guidelines for managementof smallpulmonarynodules detected on CTscans: a statement from the FleischnerSociety. Radiology2005; 237: 395-400.

表6-5　直径大于1 cm多发结节的鉴别诊断

病　因　学	表　　现
先天性	
肺动静脉畸形	CT显示供血动脉和引流静脉
感染性	
脓毒栓子	主要发生于下肺。常发现空洞
肺脓疡	空洞或CT中央低密度区
侵袭性肺曲霉菌病	免疫缺陷患者。CT晕征
念珠菌病	免疫缺陷患者。CT晕征
肿瘤性	
肺转移瘤	边缘光滑。大小不等。主要分布于下叶
多中心腺癌	结节有毛刺
淋巴瘤	结节边缘光滑或有毛刺
卡波西肉瘤	AIDS患者。支气管血管周围分布。结节边缘有毛刺
脉管炎性	
韦格纳肉芽肿	多发结节和肿块。常发生空洞
Churg-Strauss综合征	少见。很少有空洞
类风湿结节	少见。通常伴有皮下结节
创伤性	
血肿	创伤史。缓慢进行性缩小

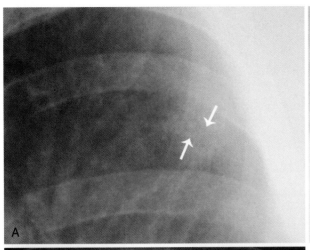
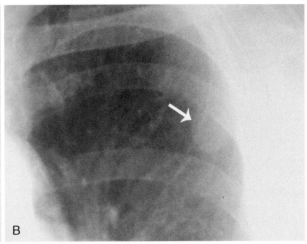
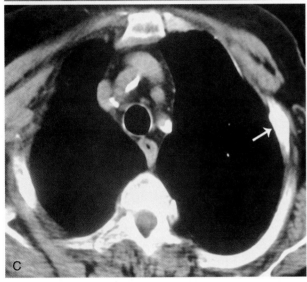

图6-21 胸片上陈旧肋骨骨折类似为肺结节。正位胸片（A）显示放大的左上部，左侧第三肋（箭）急性骨折。正位胸片放大图像（B）显示3个月后肋骨骨折愈合，与肺结节表现相仿（箭）。CT扫描（C）纵隔窗证实为胸壁异常（箭）。

的结节常为圆形，且边界清楚，也可表现为其他形状，大的结节常有分叶，边缘不规则。边界不规则常见于转移性腺癌（图6-23）。偶见于结节被周围磨玻璃密度晕环绕。该征象最常见于血管丰富或肿瘤出血，例如血管肉瘤，但也可见于结肠黏液癌转移。

　　肺转移瘤的空洞发生率约为4%。最常见于鳞状细胞癌转移，原发部位在男性常为头颈部，女性常为宫颈（图6-24）。尽管转移性空洞少见，空洞也可发生于转移性腺癌和转移性肉瘤。转移性病变钙化罕见，且几乎均发生于骨肉瘤、软骨肉瘤或滑膜肉瘤（图6-7）。

　　多发结节的另一常见病因为肺部感染。多发结节可见于脓毒栓子、结核、组织胞浆菌病、球孢子菌病和隐球菌病。肺结核的多发肺结节，由于结核的支气管内播散成粟粒样播散所致，同样，组织胞浆菌病和隐球菌病通常单发结节直径小于3 cm或多发性结节其直径小于1 cm。直径通常 <1 cm（图6-25）。

　　脓毒栓子最常见于静脉吸毒者和免疫缺陷患者

中心静脉置管后。脓毒栓子常表现为多发结节和楔形肺野周围阴影，直径为1~3 cm，常有空洞（图6-26）。结节的分布以肺野周围和下肺分布为主。在横断面CT扫描上，通常可见血管通向结节，这称为"供血血管"征。但多平面和最大密度重建图像显示大多数患者的肺动脉是环绕肺结节走行的，看似进入肺结节的血管常为结节的引流肺静脉（图6-27）。

　　在免疫缺陷宿主，多发肺结节的病因可为侵袭性曲霉菌病、念珠菌病和巨细胞病毒性肺炎。血管侵袭性曲霉菌病的特征为多发大小不等结节，直径在几毫米至3 cm。结节在胸片上边界不清楚，CT上有磨玻璃密度环，称为CT晕征（图6-28）。该环是由于肺出血所致。在特定的临床环境中，例如严重中性粒细胞减少症患者合并发热，该征象提示血管侵袭性曲霉菌病。但是该征象不是特异性的。多发肺结节的其他病因包括念珠菌病、巨细胞病毒性肺炎、卡波西肉瘤、韦格纳肉芽肿和转移性血管肉瘤（图6-29）。念珠菌病和侵袭

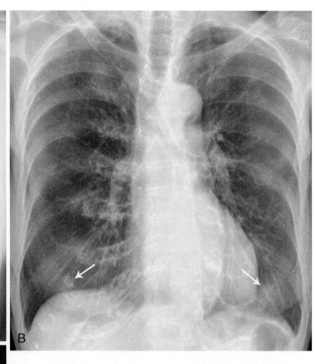

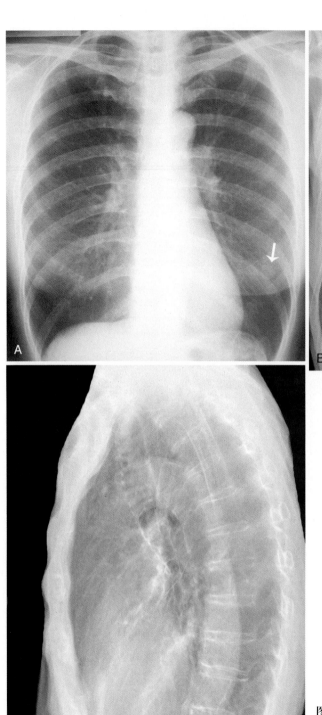

图6-22 胸片上乳头影与肺结节相仿。一名45岁女性患者后前位胸片（A）显示直径约为10 mm结节影。投影于应用第六和第九肋（箭）。阴影外侧缘边界清楚，内侧缘边界模糊，与乳头影一致。88岁女性正位胸片提示小结节影（箭）投影于双侧第六和第十肋，为典型乳头影。左侧乳头边界模糊，可见右肺尖瘢痕影。与（A）为同一患者侧位像（C）证实为右侧乳头（箭）。乳头影经常能在后前位胸片上清楚显示，这是由于空气勾勒，它的内侧缘或外侧缘通常清楚显示，而对侧乳头影的边缘则不清。

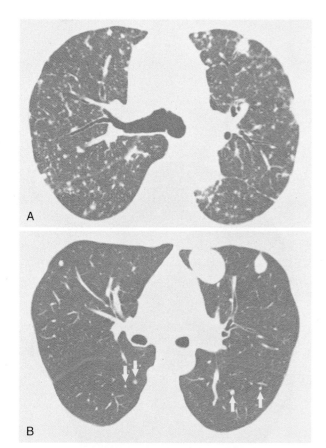

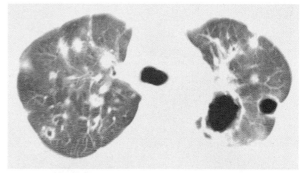

图6-24 空洞性转移瘤。CT扫描提示双肺多发结节和肿块，大小不等。其中绝大多数为实性，且边界不规则或边缘不清楚。左肺上叶有两病灶，右肺上叶有一小病灶，为空洞性。患者为21岁男性，患舌癌肺转移。

图6-23 肺部小转移瘤和大转移瘤。A. CT图像显示双侧多发肺结节，直径范围从2~15 mm。结节在肺内随机分布。有些结节边缘光滑大部分结节边缘有毛刺。患者为80岁女性，患转移性腺癌。B. CT扫描显示大结节位于右肺前部和左肺，几个小结节(箭)位于下叶。结节边缘锐利，直径范围从2~35 mm。患者为40岁男性，患滑膜肉瘤肺转移。

性曲霉菌病的多发肺结节表现相似。巨细胞病毒和疱疹病毒性肺炎结节直径常小于1 cm。最常见的引起多发结节的血管疾病是先天性动静脉畸形，常见于Osler-Weber-Rendu综合征患者。在胸片上，动静脉畸形表现为边界清楚、分叶的圆形或类圆形结节，直径范围在数毫米到数厘米，CT表现为特征性的粗大供血动脉和引流静脉。

多发结节和肿块也见于炎性过程，包括韦格纳肉芽肿、Churg-Strauss综合征和风湿性关节炎的渐进性坏死性肺结节。韦格纳肉芽肿常伴有直径在数毫米到10 cm的结节和肿块(图6-29)。通常胸片上只能看见不超过10个肺结节。CT上能看到更多的肺结节。结节的分布是随机的，大约50%可见空洞。Churg-Strauss综合征的常见表现，包括一过性双肺斑片状磨玻璃密度阴影或实变区。偶尔可形成多发边界不清的单侧和双侧肺结节，结节很少有空洞。风湿性结节是风湿性关节炎少见的表现。它们可以为

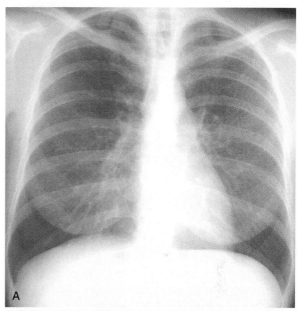

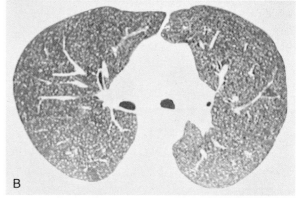

图6-25 粟粒性结核。后前位胸片(A)和高分辨率CT扫描(B)显示弥漫性小结节随机分布粟粒性肺结核患者。

单发或多发，直径范围在数毫米到5 cm，边界清楚，肺野周围分布为主。风湿性肺结节常见于发生皮下结节的患者，并且其增长和缩小与关节炎的活动性成正比。

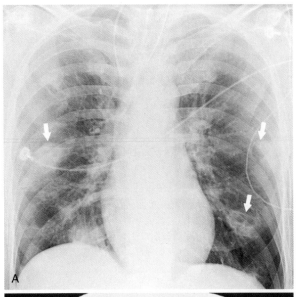

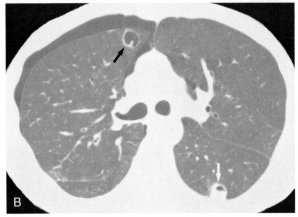

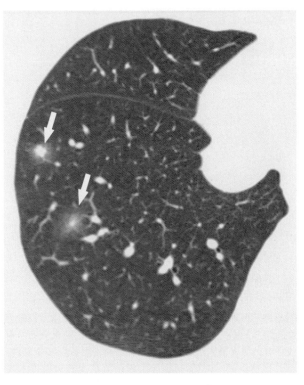

图6-26 脓毒性肺栓塞。胸片（A）显示双肺多发结节，有些结节有空洞（箭）。CT扫描（B）右上肺支气管层面显示位于右上肺的薄壁空洞和位于左肺下叶的空洞（箭）。亦可见右侧气胸。患者为41岁男性，静脉吸毒者，患金黄色葡萄球菌脓毒性肺栓塞。

图6-28 血管侵袭性曲霉菌病。高分辨率CT扫描，右下肺可见两小结节（箭），磨玻璃密度影（CT晕征）。患者为28岁女性，患急性白血病和化疗后严重中性粒细胞减少，发生血管侵袭性曲霉菌病。

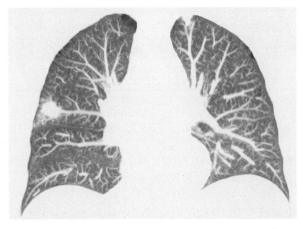

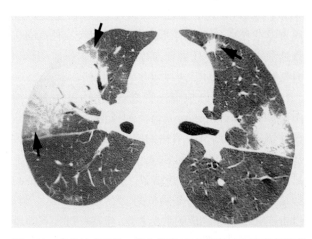

图6-27 脓毒性肺栓塞。冠状位最大密度投影显示右肺和左上肺紧贴结节的血管为引流静脉。

图6-29 韦格纳肉芽肿。高分辨率CT扫描显示右肺实变密度增高影和左肺结节及肿块被磨玻璃密度环所包绕（箭）。也可见双侧弥漫性密度增高影，患者为18岁女性，患韦格纳肉芽肿。

第7章

肺间质模式

Nestor L. Müller and C. Isabela S. Silva

许多疾病主要累及或仅累及间质,胸片和CT对各种疾病的鉴别诊断是根据病变的模式和分布以及其伴随表现,如淋巴结肿大和胸腔积液。间质性肺疾病导致5种不同的异常表现:间隔影、网格影、囊状影、结节影、磨玻璃密度影。尽管每种征象均可在高分辨率CT上显示,且与特定的组织病理学表现相关,但其在胸片上的表现仍然为非特异性,而且有时会误诊。胸片上的网格影可是由光滑或不规则线样影、囊腔或两者共同形成。大约10%的间质性疾病患者的胸片表现正常。大量研究显示,CT,尤其是高分辨率CT,在检出肺实质病变和鉴别诊断均优于胸片。高分辨率CT对可疑或证实间质性肺疾病的评价几乎作为常规检查。

由于价格和放射剂量都比较低,胸片仍然作为评价可疑间质性肺疾病和随访的首选检查之一。系列胸片通过显示病变的进展过程,从而为准确诊断提供线索。在本章,我们比较胸片和高分辨率CT,旨在通过大量病例准确评估疾病的表现、模式和间质性疾病的范围,这些表现仅见于HRCT上。间质性肺疾病可发生实变,但通常反映气腔疾病的出现。实变在第4章单独阐述。

一、间隔增厚

间隔增厚是指小叶间隔增厚(如,分隔次级肺小叶的组织)(图7-1)。通常小叶间隔在胸片上不可见,仅有少数可见于高分辨率CT。绝大多数位于下叶前部和下部,当间隔增厚时,小叶间隔(间隔线)可见于胸片,表现为短的(1~2 cm)线样影垂直于胸膜并与胸膜连续(Kerley B线)或指向肺门的略长(2~6 cm)线样阴影(Kerley A线)。HRCT上,在肺野周围小叶间隔线表现为短线延伸至胸膜,而在靠近肺野中央区,小叶间隔线表现为一个或多个肺小叶的多边拱形轮廓。小叶间隔增厚可因水肿细胞浸润或纤维化而引起。间隔增厚可以是光滑、结节状或轮廓不规则。

间隔增厚最常见的原因是静水压性肺水肿(图7-3~图7-5)。光滑的间隔增厚较少见的原因包括肺癌淋巴管扩散播散(图7-2)、淋巴瘤(图7-6)、白血病、Churg-Strauss综合征(图7-7)、急性肺排斥反应(图7-8)、先天性淋巴管扩张和Niemann-Pick综合征(图7-9)。这些引起广泛间隔增厚的疾病,通常是双侧对称性。局灶光滑间隔增厚常见于邻近的胸膜炎症,尤其见于脓胸和胸膜固定术后(图7-10)、淋巴细胞性间质性肺炎和特发性支气管扩张症。支气管扩张症患者小叶间隔增厚可因淋巴管引流受损所致,而且间隔线增厚与支气管扩张症的严重程度相关。结节状间隔增厚最常见于癌性淋巴管炎(图7-11,图7-12)、结节病(图7-13)、矽肺和煤工尘肺。更少见的原因包括淋巴瘤、卡波西肉瘤、白血病和淀粉样变性。

患有肿瘤淋巴管播散的患者常发生光滑和结节状小叶间隔增厚(图7-2和图7-12)。在绝大多数病例中,小叶间隔增厚是这些患者的主要表现。其他常见的表现包括:单侧或双侧不对称性肺门淋巴结肿大和胸腔积液。尽管间隔增厚可见于结节病,但很少为主要表现,结节病的结节常为大量沿支气管血管和胸膜间质以及沿着叶裂走行(图7-13)。不规则小叶间隔增厚,最常见于间质纤维化患者,尤其是特发性肺纤维化,石棉肺和结节病(图7-14)。它通常与纤维化的其他表现如网格影、牵拉性支气管扩张和细支气管扩张伴行,并且不是主要表现。特发性肺纤维化

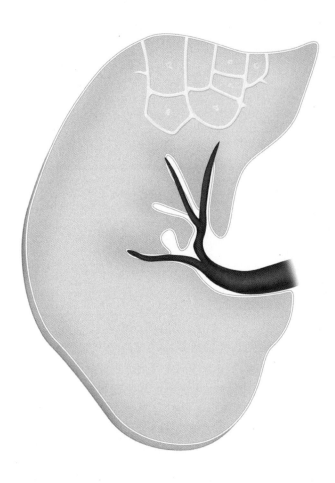

图7-1　小叶间隔示意图。右肺示意图显示间隔
1~2 cm的细线状影与增厚的小叶间隔相对应。

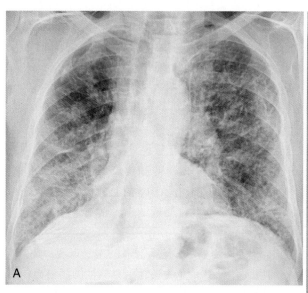

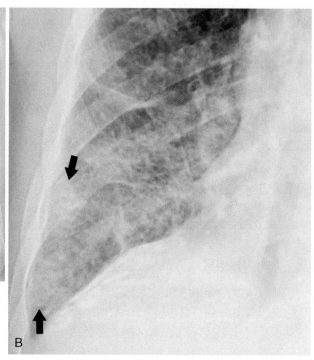

图7-2　癌性淋巴管炎的小叶间隔。A. 后前位胸片显示双
肺大量线状影。B. 放大图像提示右肺下野线样影（箭）长约
1~2 cm，与胸膜垂直，这些代表间隔线（Kerley B线）。

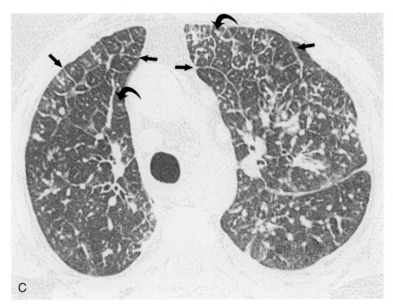

图7-2（续）　C. 高分辨率CT显示0.5~2 cm长的线状影（直箭）以及多边拱形影，勾勒一个或多个肺小叶。这些线状影（间隔线）反映了小叶间隔的增厚。小叶中央点状影（弯箭）表示沿小叶中央细支气管的间隔增厚。可见少量胸腔积液。患者位80岁男性，患癌性淋巴管炎。

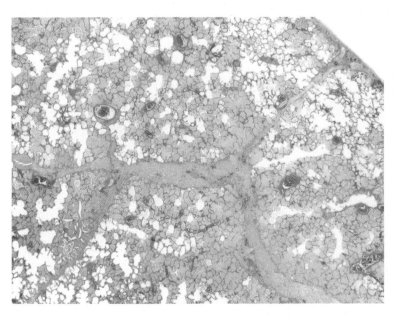

图7-3　肺水肿所致的小叶间隔增厚。组织学标本显示小叶间隔增厚和由于静水压性肺水肿导致的气腔部分充填。（引自 Dr. John English, DepartmentofPathology. Vancouver General Hospital, Vancouver, Canada.）

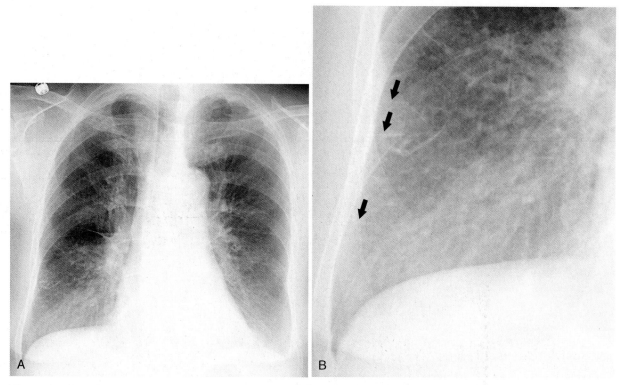

图7-4 间质性肺水肿患者的间隔影。A. 后前位胸片显示双肺大量线状影。B. 右下肺野放大图像显示长约1~2 cm线状影（箭），并与胸膜垂直，这些代表Kerley B线，亦可见突出的肺血管影和左侧胸腔少量积液。患者为80岁女性，患有左心衰竭所致的间质性肺水肿。

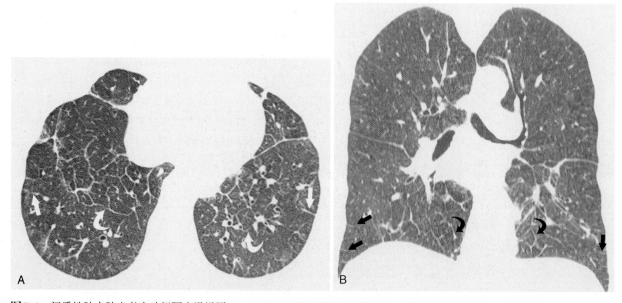

图7-5 间质性肺水肿患者小叶间隔光滑增厚。A. HRCT显示下肺野光滑线状影，与胸膜垂直（直箭）和靠近肺野中央区表现为多边拱形影（弯箭）。B. 冠状位重建显示小叶间隔主要位于下肺野，增厚的间隔表现为光滑线状影垂直于胸膜（直箭）和多边拱形影（弯箭）。患者为84岁女性，患左心衰竭和间质性肺水肿。

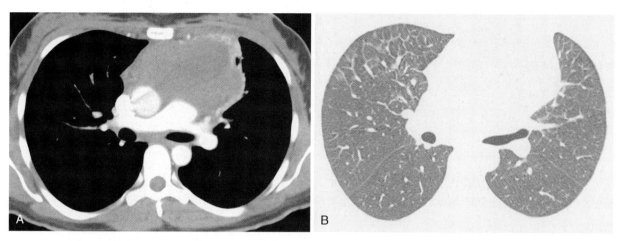

图7-6 淋巴瘤小叶间隔增厚。A. 增强CT扫描显示前纵隔有较大肿块影。B. 肺窗显示双侧小叶间隔增厚。患者为35岁男性，患非霍奇金淋巴瘤。

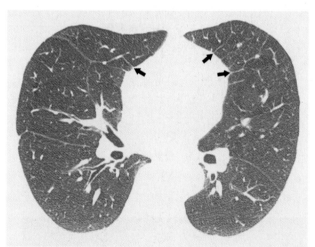

图7-7 Churg-Strauss综合征，小叶间隔光滑增厚。HRCT显示双侧小叶间隔光滑增厚(箭)。患者为41岁男性，患有Churg-Strauss综合征，患者心功能正常，小叶间隔增厚是由于嗜酸性粒细胞浸润所致。

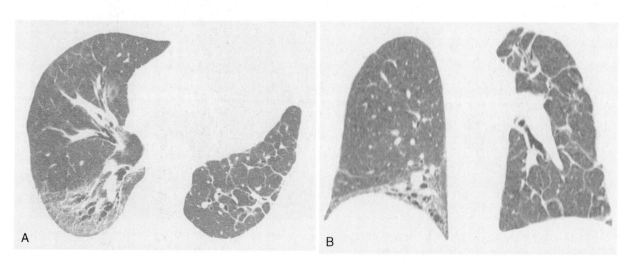

图7-8 急性肺排异反应的光滑小叶间隔增厚。A. 41岁男性患者，多层CT扫描显示单侧左肺移植后移植肺内的几处小叶间隔增厚。右肺间质纤维化已证实为非特异性间质性肺炎。B. 冠状位重建提示移植肺广泛间隔增厚，自体右下肺纤维化。左肺经支气管镜活检标本提示急性肺排异反应。

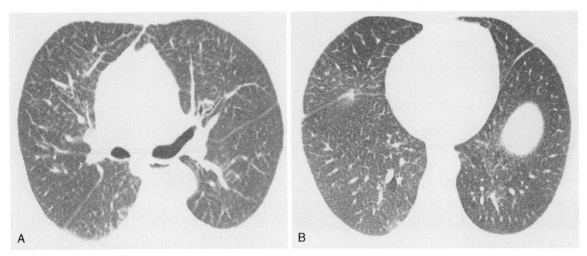

图7-9 Niemann-Pick病,小叶间隔增厚。中间支气管水平HRCT(A)和横膈(B)显示双侧小叶间隔轻度增厚,患者为43岁男性,患Niemann-Pick病。

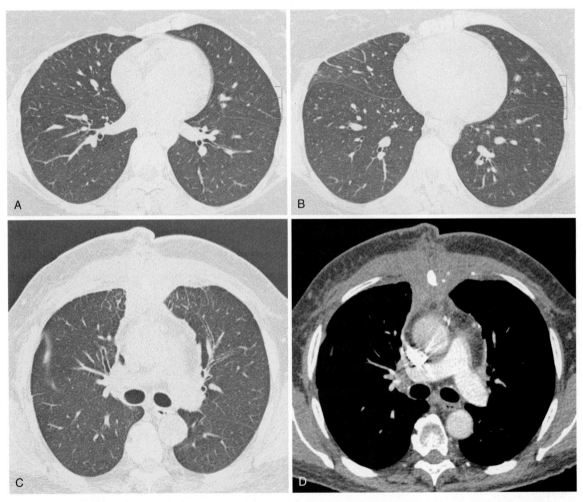

图7-10 胸膜炎导致的小叶间隔增厚。HRCT下肺静脉水平(A)扫描和偏下方层面(B)显示继发于慢性胸膜炎的右肺中叶前部的局部光滑小叶间隔增厚和肺实质带影。可见右侧第四~六肋手术切除。患者为33岁女性,曾行胸壁软骨肉瘤切除术。C. 另一患者HRCT显示上叶前部小叶间隔增厚。D. 增强扫描CT软组织窗显示胸骨旁区和双侧胸壁软组织影,纵隔胸膜增厚。患者为68岁男性,心肺旁路成形术后1个月,患胸骨骨髓炎。胸骨伤口培养出耐甲氧西林金黄色葡萄球菌。

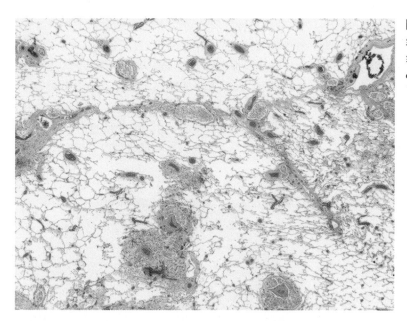

图7-11 癌性淋巴管炎,所致小叶间隔增厚,组织学标本提示小叶间隔结节状增厚(肿瘤细胞所致)。(引自 *Dr. Julia Flint, Department of Pathology, Vancouver General Hospital, Vancouver, Canada.*)

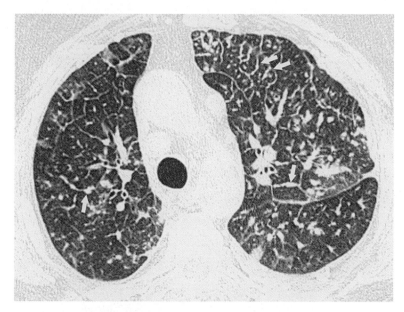

图7-12 癌性淋巴管炎结节状小叶间隔增厚。HRCT显示双肺广泛小叶间隔增厚和少量左侧胸腔积液,几个增厚的结节表现为串珠结节状(箭)。患者为80岁男性,患癌性淋巴管炎,亦可见增大的纵隔淋巴结影。

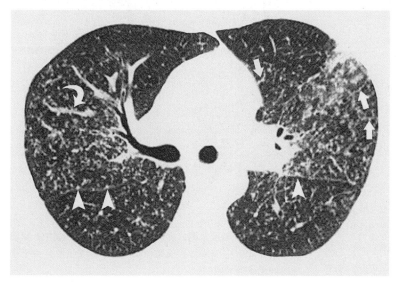

图7-13 结节病小叶间隔结节状增厚。HRCT显示小叶间隔结节状增厚(直箭)。结节病的其他特征性表现包括沿血管(弯箭)和叶间裂(箭头)分布的结节。患者为37岁女性,患结节病。

的主要表现通常包括肺周边部和基底部网格影以及分隔影,结节病主要的肺实质异常是沿支气管和血管来的结节样增厚影,以肺门周围和上叶分布为主。

要点: 间隔增厚的鉴别诊断

- 静水压性肺水肿——光滑;主要见于肺坠积区
- 癌性淋巴管炎——通常光滑,有时为结节性
- 淋巴瘤和白血病——光滑和结节状
- Churg-Strauss综合征——光滑;双侧性;对称性和非对称性
- 先天性淋巴管扩张症——光滑;双侧性;与胸膜改变相关
- Niemann-Pick综合征——光滑或结节状;双侧性
- Erdheim-Chester病——光滑;弥漫性;与胸膜改变相关
- 黄甲综合征——光滑,轻度
- 肺出血——光滑;常伴磨玻璃影
- 淋巴性间质性肺炎——光滑;与磨玻璃密度影或小叶中央结节或两者均相关
- 淀粉样变性——罕见;光滑或结节状
- 急性呼吸窘迫综合征(ARDS)——光滑;常伴有磨玻璃密度影("碎石路"征)
- 特发性肺纤维化——不规则;与网格影相关
- 石棉肺——不规则;与网格影相关
- 结节病——结节状或不规则;此项不是主要表现
- 矽肺——结节状,罕见
- 煤工尘肺——结节状,罕见
- 其他
  - 急性肺排异反应——光滑
  - 胸膜炎——光滑;单侧
  - 特发性支气管扩张症——光滑;中央和周围分布

二、网格影

网格影表现为无数交错线状影,形成网格状(图7-15)。在胸片上,该表现可以是由光滑和不规则线样影、囊腔影或两者的合并而形成(图7-16)。尽管在胸片上很难区别这些异常,但是在高分辨率CT上容易鉴别。高分辨率CT上的网格影是由于仅有几毫米的不规则小叶内线状影分隔(图7-17,图7-18)而形成。小叶内线状影反映了次级肺小叶内间质增厚,最常见于肺纤维化。肺纤维化也可导致实质结构的扭曲、牵拉性支气管扩张和牵拉性细支气管扩张(图7-18)。网格影形成的常见原因包括特发性间质纤维

化、非特异性间质性肺炎、胶原血管病有关的纤维化、慢性过敏性肺炎、肺结节病以及石棉肺。

特发性肺纤维化是局限于肺的特发性慢性间质性纤维化,并伴有普通型间质性肺炎的组织学表现。影像学表现包括对称性双侧网格影,可为弥漫性,但主要累及肺下野(图7-16)。约60%的患者,胸片上以肺周边带分布为主。当疾病进展时,网格影变粗大

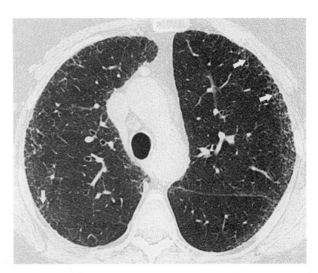

图7-14 特发性肺纤维化患者的不规则小叶间隔增厚。HRCT显示双肺少许不规则小叶间隔增厚(箭)。亦可见细网格影、结构扭曲和胸膜下分布的特发性肺纤维化的小叶内线影特征性表现。患者为70岁女性。

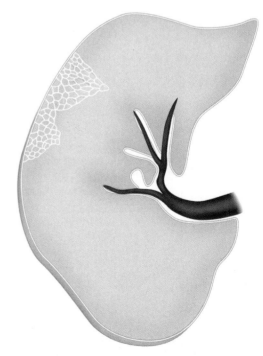

图7-15 网格影示意图。右肺网格影示意图。HRCT上网隔影常由于小叶内间隔线影所致。(如,肺叶内细线影是由于小叶内间隔增厚导致)

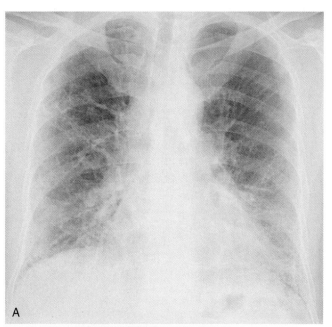

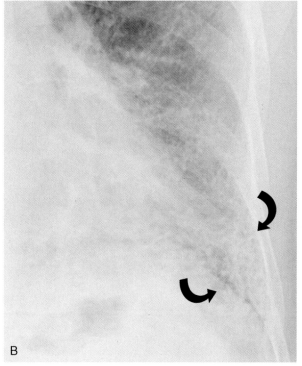

图7-16 胸片上网格影。A. 后前位胸片显示双肺广泛网格影，下肺显著。B. 左下肺放大影像更清楚地显示网格影（箭）。患者为58岁男性，患特发性肺纤维化。该患者的网格影由不规则线状影和蜂窝影共同构成。

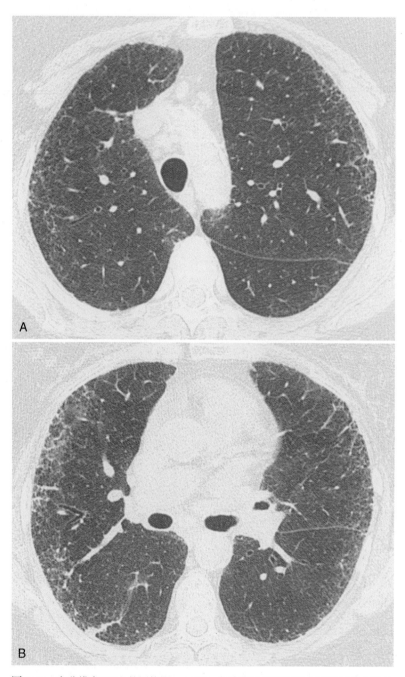

图7-17 高分辨率CT上的网格影。A和B. 主动脉弓水平面和中间支气管水平的HRCT扫描显示双肺胸膜下不规则小叶内间隔线影和不规则小叶间隔增厚形成细网格影。患者为73岁女性,患特发性肺纤维化。

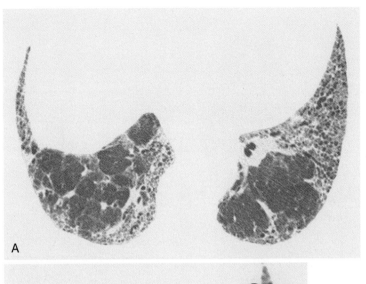

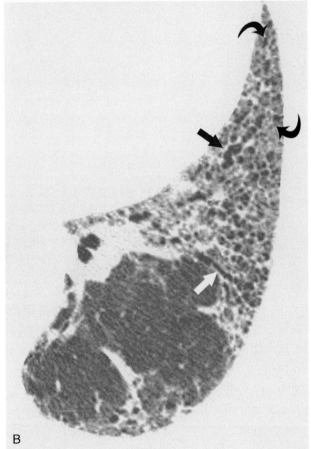

图7-18　严重网格影伴牵拉性支气管扩张和牵拉性细支气管扩张。A. 肺底部水平HRCT扫描显示下肺周边部和弥漫分布于中叶和舌段的网格影。B. 左下肺放大图像显示网格影,亦可见支气管串珠样扩张(牵拉性细支气管扩张)(直箭)。距胸膜0.5~1 cm的以内扩张气道为扩张的细支气管(弯箭)。患者为70岁男性,患特发性肺纤维化。

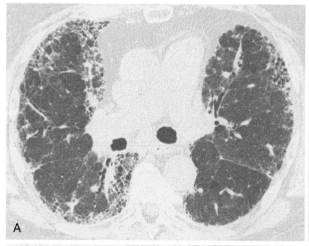
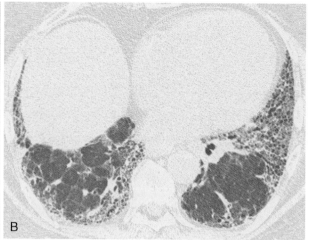
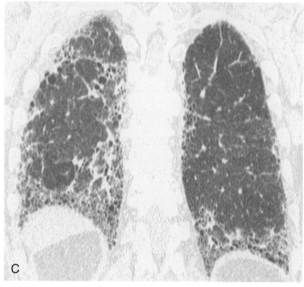

图7-19　特发性肺间质纤维化。A. HRCT中间段支气管水平显示双侧网格状影,主要累及肺周边区域。B. 高分辨率CT扫描显示肺基底部水平范围更广泛的网格影和胸膜下蜂窝影。C. 冠状重建显示各个肺叶网格影,胸膜下区和肺基底部最严重,患者为70岁男性,患特发性肺间质纤维化。

并伴肺容积减少。

特发性肺纤维化的HRCT特点包括累及全肺的斑片状分布网格状影,但以胸膜下区和肺基底部最严重(图7-19)。网格影常伴有不规则胸膜、血管和支气管交界面、肺结构扭曲、支气管和细支气管扩张(牵拉性支气管扩张和牵拉性细支气管扩张)(图7-18和图7-19)。食管囊肿直径在2~20 mm(蜂窝),见于80%~90%的患者。

网格影亦常见于非特异性间质性肺炎患者。非特异性间质性肺炎是慢性间质性肺疾病,组织学特征为间质纤维化和临床上与特发性肺纤维化相似的炎症表现。但其预后较好。非特异性间质性肺炎可为特发性,但最常见于结缔组织疾病患者,尤其是硬皮病以及药物反应所致的间质性肺炎。胸片和HRCT表现常包括磨玻璃影和细网格影(图7-20)。HRCT常见肺结构扭曲伴有牵拉性支气管扩张和牵拉性细支气管扩张,但蜂窝肺少见。疾病可为弥漫性,但

60%~90%的患者主要累及下肺野,50%~70%主要累及肺野周围。尽管非特异性间质性肺炎的纤维化常以肺野周边和基底部为主。约有50%的患者在下叶背侧紧贴胸膜下可见相对空白区(图7-21)。在绝大多数患者,根据磨玻璃密度为主影,相对较轻的网格影,无蜂窝影和胸膜下相对空白区等表现可鉴别非特异性间质性肺炎和特发性肺间质纤维化。但是很难鉴别网格影为主的特发性肺间质纤维化与纤维化型非特异性间质性肺炎。

最常见伴有胸片和高分辨率CT上网格影的胶原蛋白疾病是硬皮病和类风湿性关节炎。硬皮病的组织学、胸片和高分辨率CT表现通常为非特异性间质性肺炎,类风湿关节炎容易产生普通间质性肺炎的表现,较少病例会出现非特异性间质性肺炎的表现。

慢性过敏性肺炎的纤维化主要位于肺中野或表现为无区域性分布为主特征(图7-22)。肺尖和肺底相对清晰,纤维化在高分辨率CT上的分布通常是随

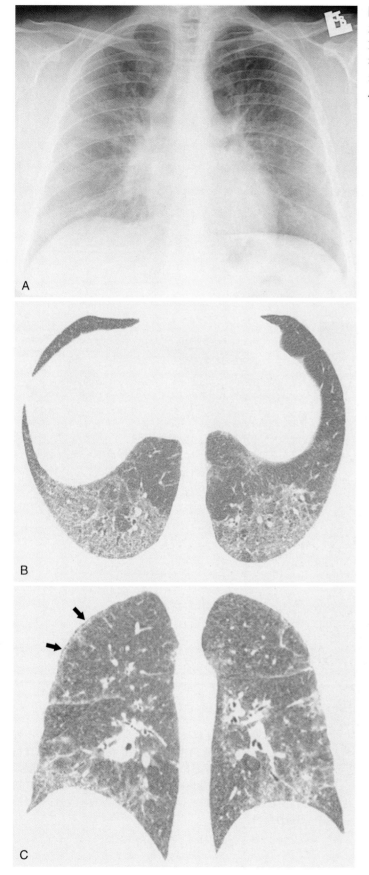

图7-20 非特异性间质性肺炎。A. 后前位胸片显示，双侧轻度网格影和广泛磨玻璃影，中下肺野显著。B. 高分辨率CT扫描显示，双肺磨玻璃影，下肺伴有网格影。C. 冠状位重建显示病变主要包括肺周围区域和下肺野。右上肺胸膜下轻度网格影（箭）。患者为42岁女性，患非特异性间质性肺炎。

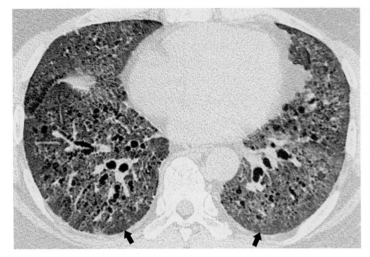

图7-21 非特异性间质性肺炎：相对胸膜下空白区，60岁男性，非特异性间质性肺炎患者，显示双肺广泛磨玻璃影，牵拉性支气管扩张和网格影。紧贴胸膜处网格影较距胸膜1 cm处网格影程度轻（相对胸膜下空白区），见于大约50%的纤维性非特异性间质性肺炎，为其特征性表现。

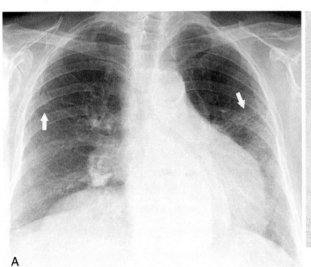

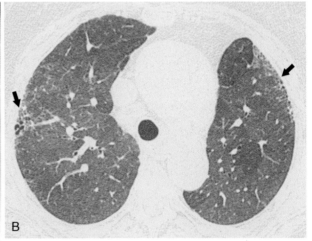

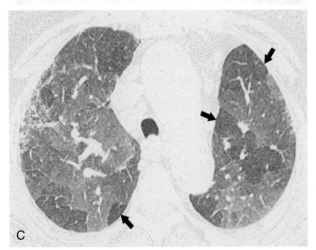

图7-22 慢性过敏性肺炎。A. 后前位胸片显示，左肺中下野网格影，右肺中野轻度网格影（箭）。B. 吸气末高分辨率CT扫描显示，轻度胸膜下网格影和蜂窝影（箭），双侧广泛磨玻璃影、局灶性低密度区和血管影减少。C. 最大呼气末高分辨率CT扫描显示广泛的空气捕捉区域（箭）。患者为78岁女性，患慢性过敏性肺炎。

机的,但可以胸膜下或支气管血管周围分布为主。在绝大多数病例中,亚急性病变中有病变叠加的表现,典型的表现为边缘不清的小叶中央性结节影,双侧广泛磨玻璃密度影,以及小叶范围的密度减低区、血管减少和呼气相空气捕捉(图7-22)。纤维化以中肺野分布为主,小叶中央性结节和小叶范围的空气捕捉,在大多数病例中可确诊为过敏性肺炎,有些患者这些表现和特发性纤维化以及非特异性间质性肺炎表现相似。

网格影见于15%~20%的结节病患者,是实质性病变的影像学特征。结节病的纤维化通常主要累及上中肺野,常伴有肺门向上收缩,中央支气管的牵拉性支气管扩张和下肺代偿性肺过度充气(图7-23)。石棉肺的网格影通常较轻,且主要或仅累及下肺野,高分辨率CT通常表现为胸膜下网格影,胸膜下弧线影和小圆形及分支状胸膜下阴影,主要累及下肺背侧。绝大多数伴有胸膜斑和弥漫性胸膜增厚。

要点:网格影的鉴别诊断

- 特发性间质性肺纤维化——通常分布于胸膜下和基底部为主;绝大多数病例表现为蜂窝肺和磨玻璃密度影

- 非特异性间质性肺炎——磨玻璃密度影为主;网格影常较轻,蜂窝肺少见

- 类风湿性关节炎——纤维化与特发性肺间质纤维化相似

- 系统性硬化症——纤维化常表现为非特异性间质性肺炎

- 过敏性肺炎——中肺野为主,常伴有磨玻璃密度影,小叶中央性结节和小叶空气捕捉

- 结节病——上肺、肺门旁和支气管血管旁分布

- 石棉肺——下肺背侧区;胸膜癥;暴露史

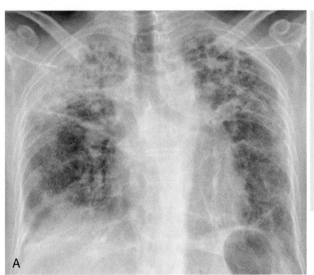

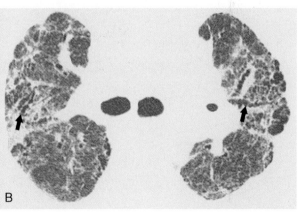

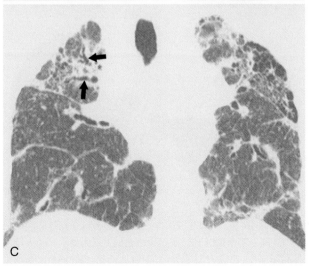

图7-23 结节病肺间质纤维化。A. 胸片显示,双肺广泛网格结节影,主要侵犯上叶。B. 上叶水平高分辨率CT扫描显示,广泛网格影伴有肺结构扭曲和牵拉性支气管扩张(箭)。C. 冠状位重建显示上叶网格影和牵引性支气管扩张(箭)。肺门向上牵拉,下叶代偿性过度充气,肺上中野淋巴管旁结节也是结节病的典型表现。

三、囊性病变

囊性病变为圆形、边界清楚、内含空气的肺实质腔隙。该术语适用于描述朗格汉斯细胞组织细胞增多症、淋巴管平滑肌瘤病和淋巴性间质性肺炎的气腔扩大；囊性病变也可用于描述特发性肺间质性纤维化的终末期肺纤维化（蜂窝肺）。较少见于慢性过敏性肺炎、非特异性间质性肺炎、石棉肺和结节病。

肺朗格汉斯细胞组织细胞增多症在组织学上的特征为肺朗格汉斯细胞的浸润，常发生于年轻成人，几乎全为吸烟患者。肺实质异常通常为双侧对称性，上、中肺野弥漫性分布，肋膈角区不受累。胸片上显示网状或网状结节分布（图7-24）。高分辨率CT的特征性表现包括囊腔（约80%的患者）和结节

（60%~80%）。早期主要表现为结节，晚期主要表现为囊。结节直径范围在1~10 mm，囊直径范围在数毫米到数厘米，可为圆形或卵圆形，或异形，如双叶、三叶草形以及分支状结构。无论病变处于何期，病变分布都以上中肺野为主，肺底部相对空白区（图7-24）。

淋巴管平滑肌瘤病罕见，仅发生于女性。其特点为形成囊腔形成和间质类平滑肌样细胞增生。影像学表现包括弥漫双侧网格影；常有过度充气；表现为胸骨后透亮影或横隔低平（图7-25）。50%~60%的患者可见囊腔。其特征性高分辨率CT表现包括多发的薄壁、充气囊腔，周边为正常肺实质包绕（图7-25）。高分辨率CT上囊性变可见于胸片正常或胸片仅有网格影的患者。直径通常为0.2~2 cm，弥漫全肺分布，无区

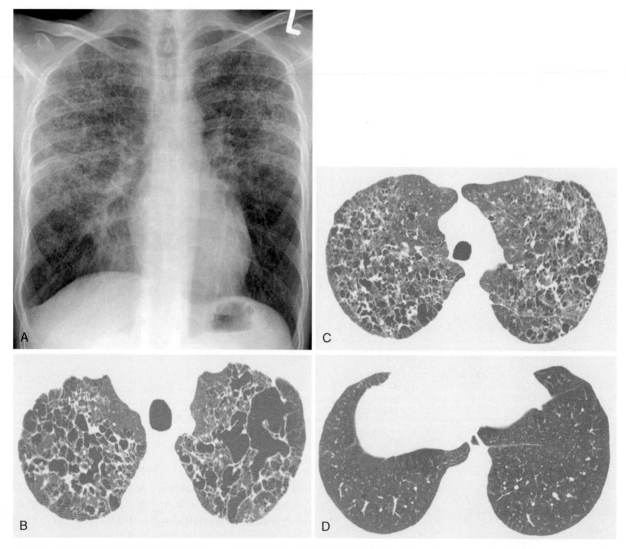

图7-24 肺朗格汉斯细胞组织细胞增多症。A. 胸片显示上中肺野弥漫性网格影，下肺区域正常。B. 高分辨率CT扫描肺尖层面显示双肺大量薄壁囊腔，左肺上叶囊腔融合，形成更大的薄壁囊腔。C. 高分辨率CT扫描，主动脉弓略偏上层面显示双肺大量囊腔，少量小结节和磨玻璃密度影。D. 肺底部水平高分辨率扫描显示细微病变，患者为52岁男性，为吸烟患者，患肺朗格汉斯细胞组织细胞增多症。磨玻璃影反映细支气管炎的存在（"吸烟者细支气管炎"）。

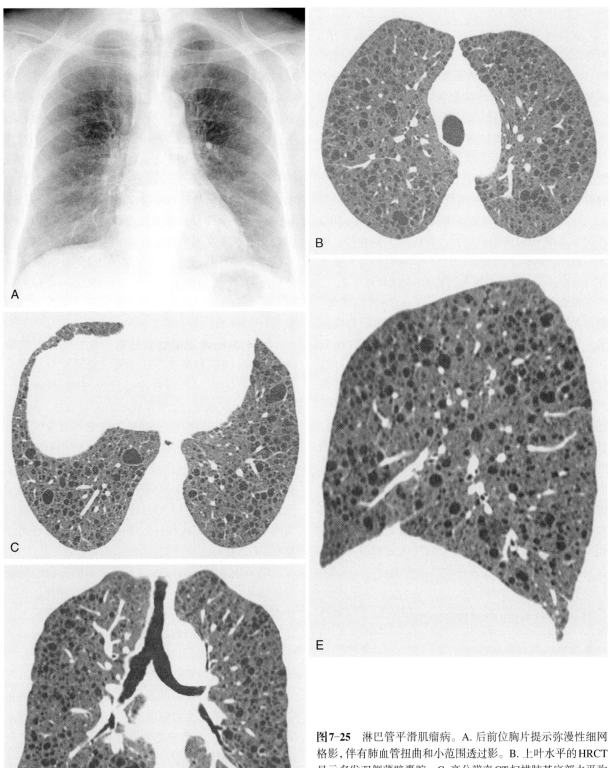

图7-25 淋巴管平滑肌瘤病。A. 后前位胸片提示弥漫性细网格影，伴有肺血管扭曲和小范围透过影。B. 上叶水平的HRCT显示多发双侧薄壁囊腔。C. 高分辨率CT扫描肺基底部水平弥漫性病变，与上肺相似。D. 冠状位重建显示，囊腔弥漫分布，肺容积增加。E. 右肺尖冠状位重建显示，囊腔弥漫分布，由于肺容积增大导致胸廓前后径增大。患者为75岁女性，患有长期淋巴管平滑肌瘤病。

域为主的分布特征。

囊腔可见于约30%卡氏肺孢子菌肺炎患者中。可单发或多发，主要见于上肺野，典型伴磨玻璃密度影（图7-26），卡氏肺孢子菌肺炎的囊腔为肺气囊未成熟的肺气肿，偶尔表现为空洞性结节。

单发或多发囊。常伴磨玻璃密度影，可见于60%的淋巴性间质性肺炎和13%亚急性过敏性肺炎患者中。淋巴细胞性间质性肺炎的囊通常较少，倾向于累及肺下野（图7-27）；偶尔淋巴细胞性间质性肺炎可形成广泛囊腔。亚急性过敏性肺炎的囊可单发或多发，随机分布。在一项36例慢性过敏性肺炎患者的研究中，Silva和同事观察到14名患者（39%）表现为少数囊腔。绝大多数卡氏肺孢子菌肺炎、淋巴性间质性肺炎和亚急性过敏性肺炎的主要表现为磨玻璃密度影（见下文）。

蜂窝肺通常表现为直径0.3~1 cm的囊性区域，囊壁由数量不等的纤维组织组成（图7-28），蜂窝肺通常在胸膜下区和沿叶间裂方向上最为严重（图7-29）。最常发生蜂窝肺的疾病是特发性肺间质纤维化、结缔组织疾病和结节病。但是该表现可见于任何原因所致的进展期肺纤维化（图7-30）。空腔主要是呼吸性细支气管和肺泡管。由于周围纤维组织牵拉扩张导致。高分辨率CT较胸片更容易评价蜂窝肺的出现、分布和范围。蜂窝影的鉴别诊断和网格影相似。大多数囊性病变的患者，可根据高分辨率CT上囊的表现和分布以及相关表现，例如结节影和磨玻璃密度影，可明确诊断（图7-31）。与其他间质性表现相似，最终诊断须整合高分辨率CT表现和临床资料及实验室数据。有些患者还须肺活检确诊。

要点：囊性病变的诊断和鉴别诊断

- 朗格汉斯细胞组织细胞增多症——上中肺野弥漫分布的囊和结节，肺底部相对空白区
- 淋巴管平滑肌瘤病——全肺弥漫分布的囊，仅见于女性，好发于生育年龄
- 卡氏肺孢子菌肺炎——见于30%的患者；单发或多发；叠加于磨玻璃密度影上，好发于上叶淋巴细胞性间质性肺炎——见于60%的患者，叠加于磨玻璃密度影上，常多发，主要分布于肺下叶
- 过敏性肺炎——见于13%~39%的患者，叠加于磨玻璃密度影；随机分布
- 特发性肺间质纤维化——肺周边和基底部分布为主，由于蜂窝影形成的囊样变

四、结节影

结节影表现为数目众多的直径小于1 cm的圆形阴影，该表现的成因是近似球形的细胞浸润或纤维组织使实质膨胀或两者兼有。鉴别诊断是根据结节的形态和分布以及伴随表现如淋巴结增大和临床表现。急性疾病伴发热患者，弥漫性小结节高度提示血行感染，尤其见于粟粒性肺结核。若同样的结节见于慢性病程患者，可能提示矽肺、煤工尘肺、静脉滑石肺或转移性肺癌（常见于甲状腺癌转移）和细支气管肺泡癌。胸片上的结节分布特征常有助于缩小诊断范围。矽肺和煤工尘肺可表现为弥漫性，但主要累及上、中肺野。而血源性病变的结节分布，如粟粒性肺结核和转移性肺癌为弥漫性或主要累及下肺野（该区域血流量大）。多发肺结节在高分辨率CT上的各种表现可归纳为三种形式：淋巴管周围，小叶中心性和随机分布（图7-32）。

（一）淋巴管周围结节分布 沿支气管血管束间质、小叶间隔和胸膜下区的淋巴管周围分布常见于结节病（图7-33）、癌性淋巴管炎、矽肺和煤工尘肺。在以上疾病中，结节常表现为边界清楚、直径为2~5 mm。淋巴管周围分布的结节，常伴有支气管血管束周围间质结节样增厚，另一有助于评价淋巴管周围结节分布的征象是胸膜下结节累及叶间裂。结节病、矽肺和煤工尘肺的特征性表现（图7-32）。与淋巴管周围分布结节相关的各种疾病，通过淋巴管周围间质不同的受累方式和与之伴行的表现，常可在高分辨率CT上鉴别。

结节病最常见的放射学表现是双侧肺门和纵隔对称性淋巴结肿大，伴有或不伴有实质性病变。实质性改变通常为结节和网格结节阴影，主要位于上中肺野（图7-34）。在HRCT上，90%~100%存在肺实质病变的患者首诊时可见结节影。可见沿支气管及肺动脉、胸膜间质以及邻近叶间裂处大量肺结节（图7-35）。这种分布模式高度提示结节病，尽管高分辨率CT可见结节样小叶间隔增厚，但它不是结节病的主要表现。在绝大多数淋巴管播散肿瘤患者中，主要表现为小叶间隔增厚（图7-2）。小叶间隔增厚可是光滑的，也有少数表现为结节状。常见支气管血管周围和胸膜下结节，但不如结节病患者多。淋巴管播散肿瘤的其他常见表现是单侧或不对称的肺门淋巴结肿大和胸腔积液。

矽肺和煤工尘肺表现为边界清楚的小结节，直径通常为2~5 mm。与结节病相似，矽肺和煤工尘肺可为弥漫性，但经常主要累及上中肺野，并且经常伴有

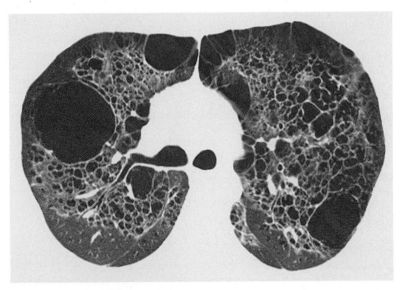

图7-26　卡氏肺孢子菌肺炎。高分辨率CT在上叶水平扫描显示，双肺大量大小不等囊腔和肺气肿。亦可见邻近囊腔的磨玻璃影及间隔旁和小叶中心性肺气肿，患者为35岁男性，患AIDS和卡氏肺孢子菌肺炎。

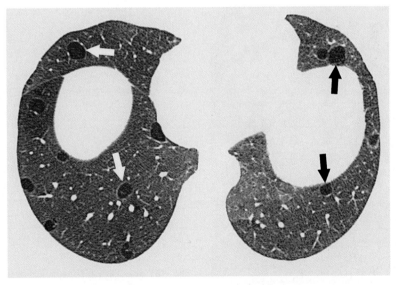

图7-27　淋巴细胞性间质性肺炎。高分辨率CT扫描显示双肺斑片状磨玻璃影和几处薄壁囊腔（箭）。患者为44岁女性，患淋巴性间质性肺炎，患者无吸烟史。

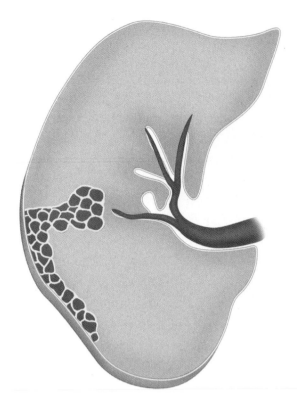

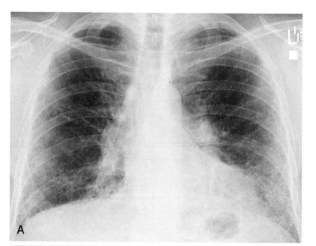

图7-28 蜂窝肺的示意图。右肺示意图显示蜂窝肺。蜂窝肺在高分辨率CT上显示聚集的囊性空腔,囊壁清楚,直径为3~10 mm,蜂窝肺是确诊肺纤维化的CT特征。

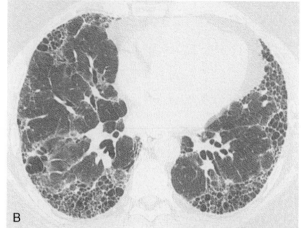

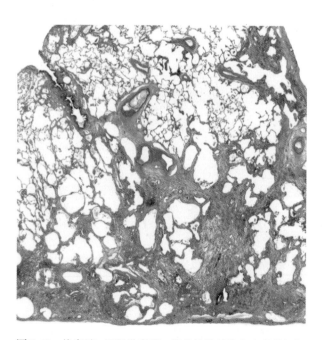

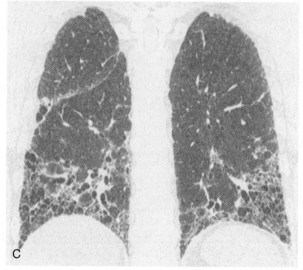

图7-29 蜂窝肺:组织学表现。特发性肺纤维化患者的组织学标本显示特征性周围分布为主的纤维化,伴有肺结构扭曲和囊壁清楚的囊腔。

图7-30 终末期特发性肺间质纤维化的蜂窝肺。A. 后前位胸片显示双肺周边区和下肺野分布为主的网格影。B. 多高分辨率CT扫描显示,广泛胸膜下蜂窝肺。C. 冠状位重建图像显示,蜂窝肺分布于肺周边区域和基底部。患者为59岁男性,患特发性肺间质纤维化。

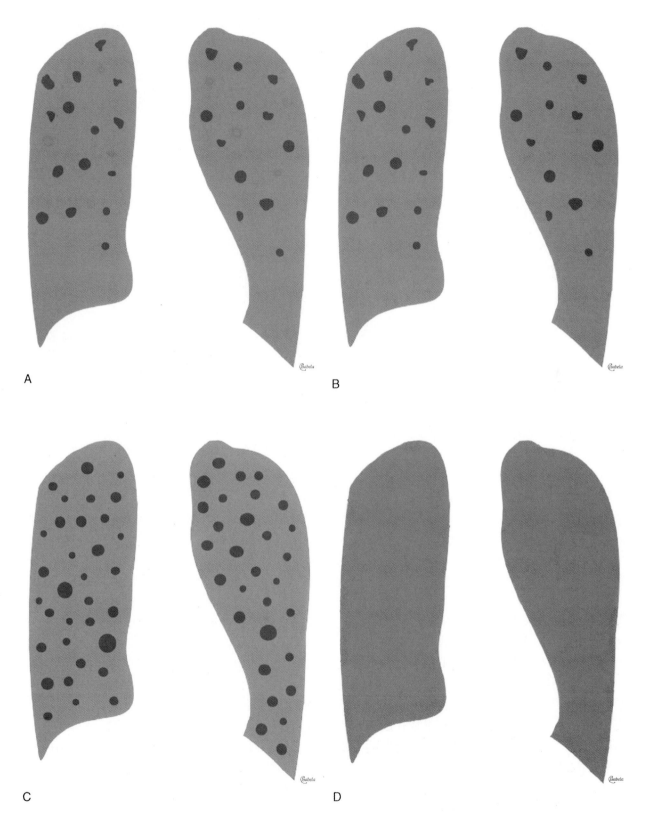

图7-31 囊性病变及其分布的示意图。肺朗格汉斯细胞组织细胞增多症,特征为结节和囊(A)或病变晚期,仅在上中肺野。出现囊腔,肺基底部可见相对空白区(B)。C. 淋巴管平滑肌瘤病的囊腔为双肺随机分布。D. 蜂窝影通常主要分布于肺周边部和基底部。

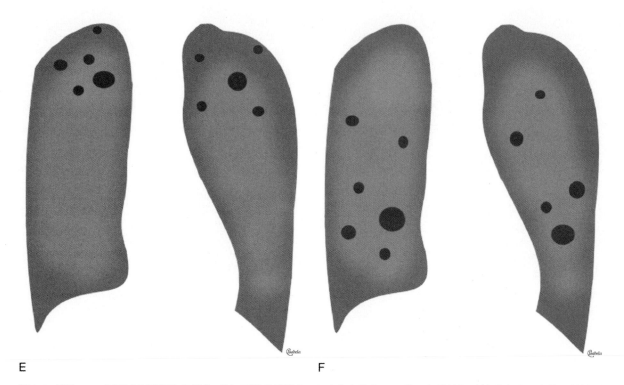

E F

图7-31（续）　E. 卡氏肺孢子菌肺炎的囊，叠加于磨玻璃影上，上叶分布为主。F. 淋巴细胞性间质性肺炎和亚急性过敏性肺炎的囊随机分布，但常发生于磨玻璃影区域，容易累及中下肺野。

肺门和纵隔淋巴结肿大。与结节病相似，结节常位于胸膜下区，沿着叶间裂分布，矽肺和煤工尘肺的结节主要为小叶中央型分布，多分布于上叶背侧（图7-36）。根据胸片和CT以及暴露史可明确诊断。

（二）小叶中心性结节分布　小叶中心性结节阴影在高分辨率CT上的特点为：距离胸膜表面、叶间裂和小叶间隔数毫米。他们反映了细支气管中心间质性疾病和细支气管炎的出现，小叶中心性结节常见于过敏性肺炎、各种细支气管炎包括呼吸细支气管炎、呼吸细支气管炎-间质性肺疾病（RB-ILD）、亚洲泛细支气管炎、感染性细支气管炎、肺结核支气管内播散和鸟型非结核分枝杆菌感染。过敏性肺炎、呼吸细支气管炎和RB-ILD的小叶中心性结节常边界不清，而伴有感染性细支气管和结核支气管腔内播散的结节，常边界清楚并且常伴有分支状阴影，形成树芽征表现。

过敏性肺炎的结节常弥漫性分布于全肺或主要累及中下肺野，常伴磨玻璃密度影、小叶区域密度减低和血管增多伴呼气相空气捕捉征（图7-37和图7-38）。呼吸性细支气管炎和RB-ILD的小叶中心性结节常主要或仅累及上叶。由于这些疾病仅见于吸烟者，因此常伴有小叶中央性肺气肿（图7-39）。

树芽征通常反映小叶中心性细支气管扩张，腔内有黏液、水或者脓液，常伴有支气管周围炎症。通常伴有小气道感染，最常见的病因是感染性细支气管炎、支气管肺炎和结核支气管内播散或鸟型非结核分枝杆菌感染（图7-40和图7-41）。树芽征也可见于各种原因引起的支气管远端扩张和过敏性支气管曲霉病。各种形式的感染性细支气管炎和分枝杆菌感染支气管腔内播散常形成，容易导致边界清楚的小叶中心性结节和分支状影（树芽征），局灶或多灶分布，单侧或双侧分布（图7-41），他们通常可以与弥漫性间质性疾病如过敏性肺炎和RB-ILD鉴别，后者常导致边界不清的小叶中心型结节（磨玻璃密度），双侧对称性分布，很少表现为树芽征。偶尔小叶中心性结节和树芽征可由小叶中央肺动脉疾病引起，例如血管内转移瘤（图7-42）。

（三）随机分布　与肺结构和次级肺小叶有关随机分布的小结节，最常见于粟粒性肺结核（图7-43）和粟粒性真菌性感染和转移瘤。血源性粟粒感染和转移瘤常表现为大量分布于肺野周边和肺基底部。随机分布的结节可以与小叶间隔、小血管和胸膜表面有关，但不总是或主要分布于上述这些结构。肺部受累常见双侧对称性。结节随机分布，通常可在高分辨率CT上显示。但在最大密度投影上更容易显示（图7-44）。

淋巴管周围小叶中心性和随机分布的小结节的

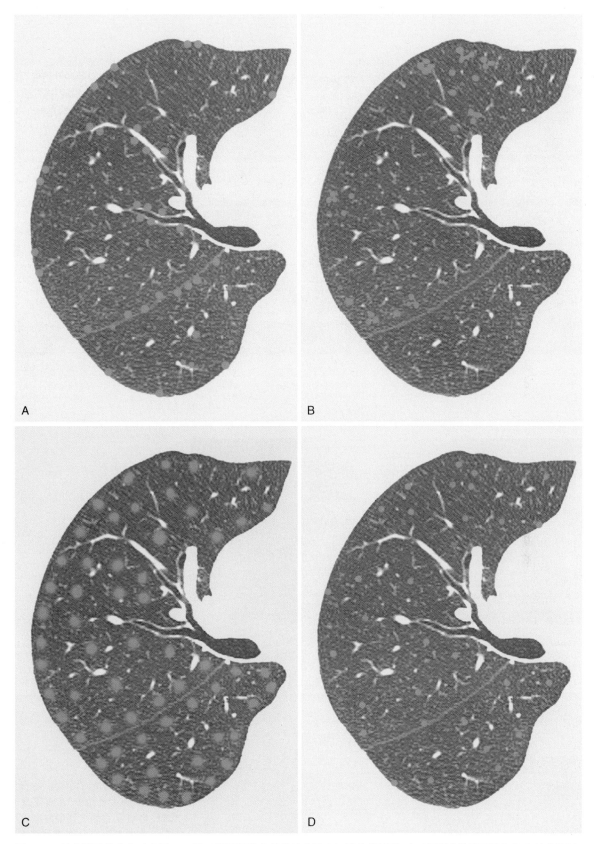

图7-32 结节影及其分布示意图。A. 淋巴管周围分布是此结节沿支气管血管间质、小叶间隔和胸膜下肺组织走行为特征。小叶中心性分布是以距离小叶间隔、脏层胸膜、叶间裂、大血管和支气管数毫米出现结节为特征。小叶中心性结节边界清楚，存在树芽征表现和斑片状分布（B）最常见于感染细性支气管炎。边界不清的小叶中心性结节（C），最常见于支气管中心性肺泡炎，如过敏性肺炎和呼吸性细支气管炎。D. 随机分布是指结节分布无区域倾向性，一些结节表现为小叶中心性，其他的表现为淋巴管周围型。

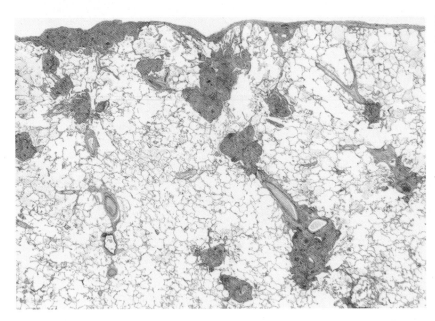

图7-33 结节病肉芽肿淋巴管周围分布。组织标本显示,沿着胸膜、支气管和肺血管分布的结节病肉芽肿。

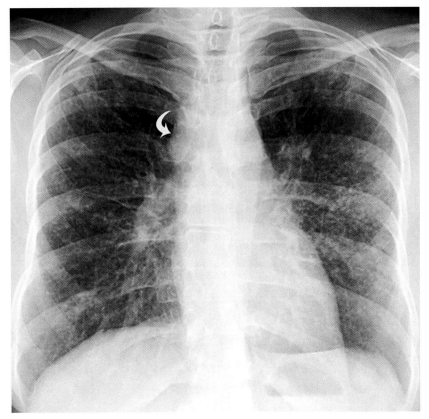

图7-34 结节病的结节影。后前位胸片显示双肺大量结节,主要累及上中肺野,亦可见右侧气管旁淋巴结肿大(箭)。患者为37岁女性,患结节病。

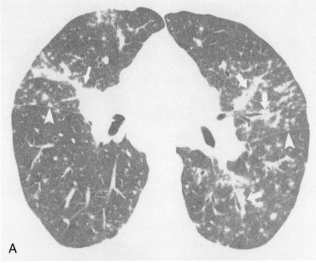

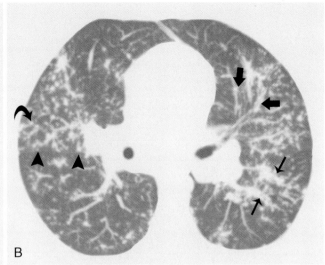

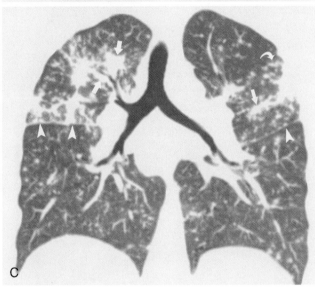

图7-35 结节病淋巴管周围结节。A. 高分辨率CT中叶支气管平扫显示大量小结节主要沿支气管（宽箭）和血管（窄箭）、叶间裂（箭头）分布。B. 最大密度投影图像显示支气管周围（宽直箭）和血管周围（窄直箭）分布为主的结节，亦可见胸膜下结节和沿小叶间隔（弯箭）和间裂（箭头）分布。C. 冠状位最大密度投影图像显示结节主要累及上叶，主要沿支气管（宽直箭）、血管（窄直箭）、胸膜下区（弧箭）和叶间裂（箭头）分布。患者位28岁男性，患结节病。

鉴别诊断非常容易。首先观察胸膜结节和与叶间裂有关的肺结节。如果无胸膜下结节，则为小叶中央型结节；如果出现大量胸膜下和叶间裂结节，则为淋巴管周围或随机分布。鉴别这两种结节需观察其他结节的分布，如果其他结节为斑片状分布，尤其在支气管血管旁间质、小叶间隔或胸膜下区明显，则结节为淋巴管旁结节。如果结节弥漫均匀分布，则为随机分布。

要点：小结节的鉴别诊断

- 结节病——支气管血管周围分布，主要分布于上叶

- 过敏性肺炎——小叶中心性分布；常伴有磨玻璃影，以及小叶空气捕捉征

- 呼吸性细支气管炎——小叶中央性，主要分布于上叶，常见肺气肿

- RB-ILD——小叶中心性，主要分布于上叶，常见肺气肿，磨玻璃影为主要表现

- 矽肺——小叶中心性和胸膜下分布，主要分布于上叶

- 煤工尘肺——小叶中心性和胸膜下，主要分布于上叶

- 结核支气管内播散——小叶中央分布；常见树芽征；主要在上叶

- 病毒性、细菌性、真菌性细支气管炎——常伴有树芽征；局灶性或多灶性；单侧或双侧

- 粟粒性肺结核——随机分布，弥漫分布于全肺

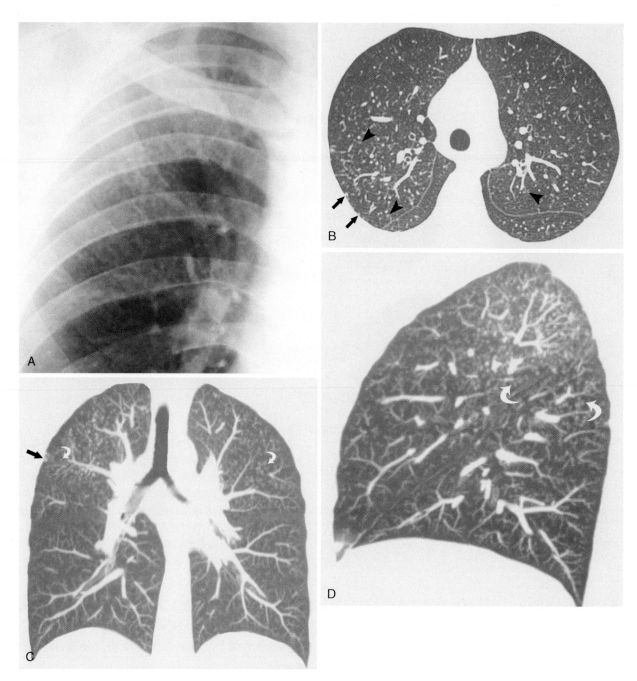

图7-36　矽肺。A. 后前位胸片右上肺显示小结节影。B. 高分辨率CT显示，边界清楚的小结节，主要分布于上叶后半部分。一些结节为胸膜下分布（直箭）和小叶中心性（箭头）分布。C. 冠状位最大密度投影更好地显示结节和小叶中心（弯箭）为主的分布，亦可见少量胸膜下结节（直箭）。D. 冠状位最大密度投影图像显示背侧肺区域分布为主的结节和小叶中心性分布为主的结节（弯箭）。[引自 Dr. Ericson Bagatin, Department of Occupational Health, State University of Campinas (UNtCAMP), Campinas, Sao Paulo, Brazil.]

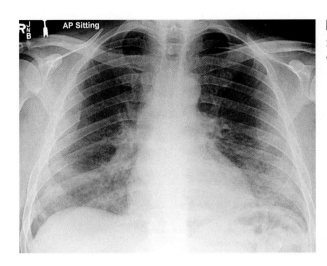

图7-37 过敏性肺炎。胸片显示密度增高模糊影（磨玻璃密度影），位于中下肺野，以及边界不清的结节影。患者为42岁男性，患过敏性肺炎。

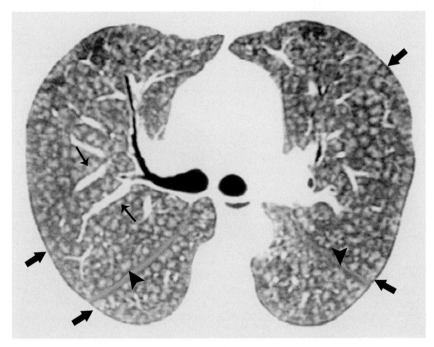

图7-38 过敏性肺炎。高分辨率CT扫描显示，弥漫性肺实质病变，由边界不清的小叶中心性结节影组成。小叶中心性结节的典型表现为距胸膜（宽箭）小叶间隔（箭头）和大血管（窄箭）以及支气管数毫米的结节影。患者为鸟饲养员，患亚急性过敏性肺炎。

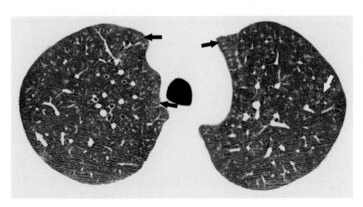

图7-39 呼吸性细支气管炎。高分辨率CT显示边界不清的小叶中心性结节（箭）位于上叶。患者为33岁男性，有20年吸烟史。

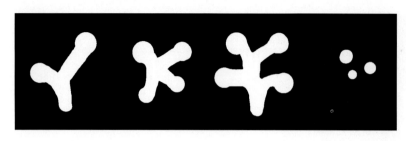

图7-40 树芽征示意图。树芽征特征性表现为小叶分支线样结节影。常提示感染性支气管炎。

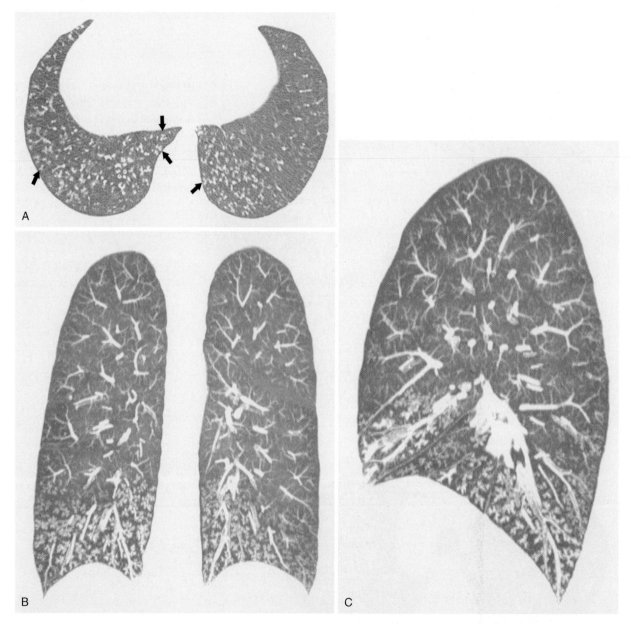

图7-41 感染性细支气管炎的树芽征。A. 高分辨率CT显示小叶中心性分支状结节和线样影形成树芽征表现（箭）。B. 冠状位最大密度投影显示下叶树芽征。C. 矢状位最大密度投影显示右肺广泛性树芽征，下叶为主，中叶和上叶轻度受累。患者为20岁女性，患反复呼吸道感染。

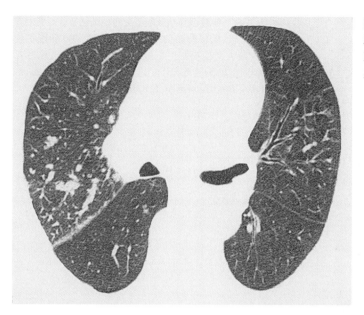

图7-42 血管内转移瘤所致树芽征。HRCT扫描显示，上叶周边区域的小叶中心性结节和分支状阴影（树芽征），亦可见结节状增厚的肺血管增厚影。患者为78岁男性，患肾癌血管内转移。

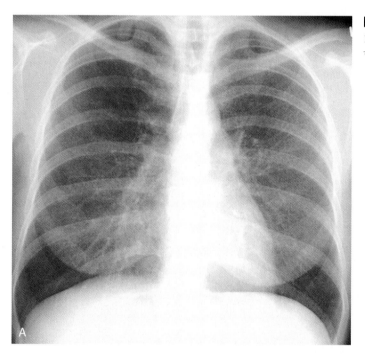

图7-43 粟粒性肺结核。A. 胸片显示大量直径1~2 mm结节遍布双肺（粟粒）。B. HRCT显示大量结节随机分布。患者为27岁女性，患粟粒性肺结核。

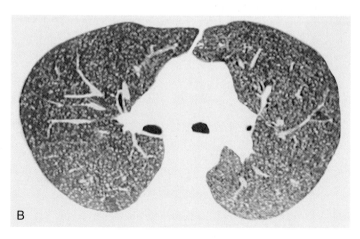

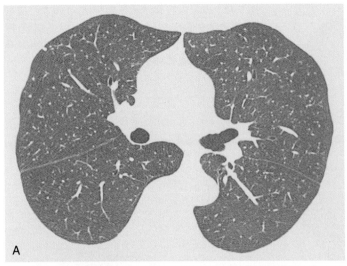

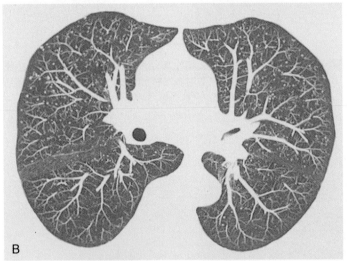

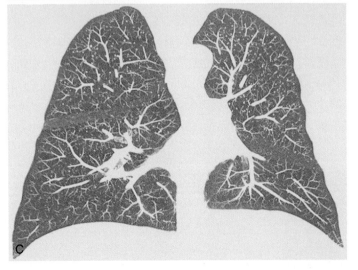

图7-44 粟粒性肺结核随机分布的肺结节。A. HRCT 扫描显示随机分布的小结节。横断位（B）和冠状位（C）最大密度投影更好地显示。粟粒性肺结核患者随机分布的结节影。（引自 *Dr. Catherine Beigelman-Aubry, Pitié-Salpetriere Hospital, Paris.*）

五、磨玻璃影

磨玻璃影是密度增高模糊影，未遮盖血管影（图7-45）。如果血管影被遮盖，即为实变。该表现在高分辨率CT上常见的重要表现，但在胸片上难以显示。在HRCT上，磨玻璃影反映低于分辨率下限的疾病出现。磨玻璃影可见于多种疾病，包括间质性疾病、气腔性疾病和由充血性心衰或血流重新分布引起的毛细血管血容量增加。尽管磨玻璃影为相对非特异性的表现，评价伴随表现如结节或网格影可以有利于缩小鉴别诊断的范围。在伴有结节或网格影的患者，考虑以上表现的分布，而非磨玻璃密度影的表现，更有助于鉴别诊断。在以磨玻璃影为主或仅有磨玻璃影病变的患者中，临床表现在病变的评价中非常重要。AIDS患者主要表现为双肺磨玻璃影或仅有磨玻璃影者可诊断为卡氏肺孢子菌肺炎，而养鸟者有以上表现者较多见于过敏性肺炎患者。

急性肺疾病常伴有磨玻璃影者包括卡氏肺孢子菌肺炎、肺出血和ARDS（图7-46）。肺囊虫肺炎几乎均发生于免疫缺陷患者，尤其是AIDS患者及长期接受免疫抑制剂治疗的患者。最早的影像学表现包括颗粒状或晕样阴影（磨玻璃影），常常主要侵犯肺门周围区域。随着病变进展，晕样磨玻璃影进展成为实变，肺部病变发展为弥漫性。HRCT上卡氏肺孢子菌肺炎的特征性表现包括双肺磨玻璃影，可为弥漫性或有明显的马赛克征，正常肺组织分布于磨玻璃影中（图7-46）。病变发展后，磨玻璃影发展为实变。常见的伴随表现还包括囊腔形成，见于30%的患者及网格影。

弥漫性肺出血的影像学表现包括斑片状磨玻璃影或全肺分布的区域性气腔实变（图7-47）。阴影可为弥漫性分布或主要分布于肺门周围和中下肺野。肺尖和肋膈角很少受侵犯。HRCT表现包括磨玻璃影，少数表现为实变，可能为斑片状或弥漫性，但下肺野受累较多（图7-46）。

ARDS的早期胸片表现包括双肺边界不清的晕样（磨玻璃密度）影和斑片状实变影。HRCT特征性表现包括双侧对称的磨玻璃影和重力依赖性实变影。在HRCT上受累肺常密度不均匀，最多有1/3的肺正常充气。

慢性呼吸系统疾病和只有磨玻璃影的患者鉴别诊断包括过敏性肺炎、非特异性间质性肺炎、脱屑性间质性肺炎、RB-ILD和淋巴细胞性间质性肺炎。过敏性肺炎可是正常宿主中最常见的导致弥漫性磨玻璃影的原因。过敏性肺炎的磨玻璃影可以是弥漫性的，但常主要累及中下肺野。局灶密度降低区和低灌

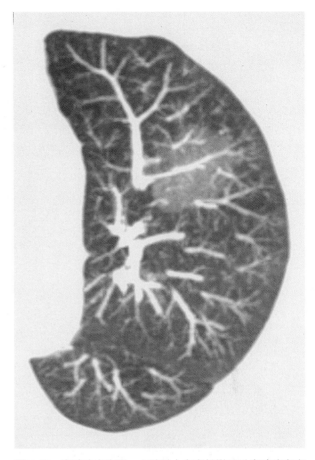

图7-45 磨玻璃密度影。左肺最大密度投影显示磨玻璃密度的均匀密度增高影，未遮盖血管影。

注区常位于磨玻璃影的交界处（图7-48）。过敏性肺炎的低密度区常为肺小叶分布并可见呼气末空气捕捉征。小叶中央型结节交界处常可见磨玻璃影。小叶中央性结节常边界不清，直径小于5 mm，常在中下肺野大量分布。亚急性过敏性肺炎患者中约13%有薄壁肺囊肿，最大径范围在3~25 mm，数目为1~15个，随机分布。

非特异性间质性肺炎是以肺泡壁不同程度炎症和纤维化为特征的慢性间质性肺疾病。非特异性间质性肺炎可以是特发性或是胶原血管疾病、药物反应或过敏性肺炎的表现。它可先于诊断胶原血管疾病数月或数年发生。最常见的HRCT表现包括双侧对称性磨玻璃影。绝大多数患者表现为细网格影叠加于磨玻璃影上、牵拉性支气管扩张和肺结构扭曲。非特异性间质性肺炎的异常表现主要累及下肺野区域，50%~70%的患者以周围分布为主（图7-49）。

RB-ILD的患者通常有30年吸烟史的吸烟者。胸片常正常或表现为慢性阻塞性肺疾病相关的非特异性表现。RB-ILD的HRCT表现常包括磨玻璃影和

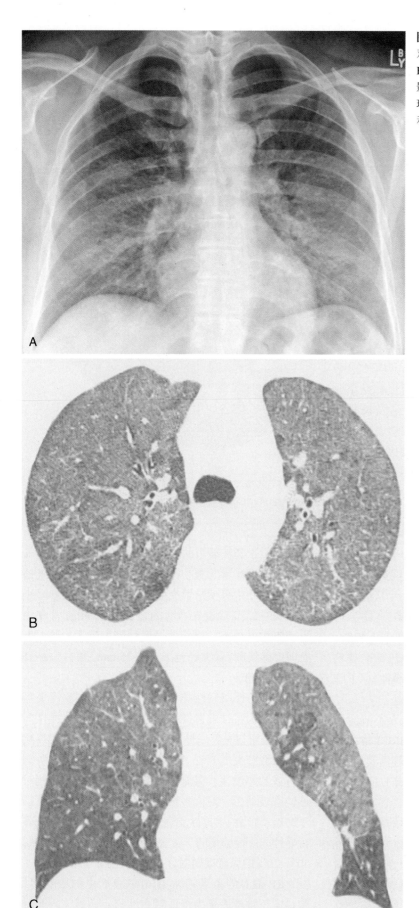

图7-46　卡氏肺孢子菌肺炎。A. 胸片显示双侧对称晕样密度增高影(磨玻璃密度影)。B. HRCT上叶水平显示双侧广泛磨玻璃密度影。C. 冠状位重建显示上中肺野广泛磨玻璃密度影,患者为42岁女性,诊断为ARDS和肺孢子菌肺炎。

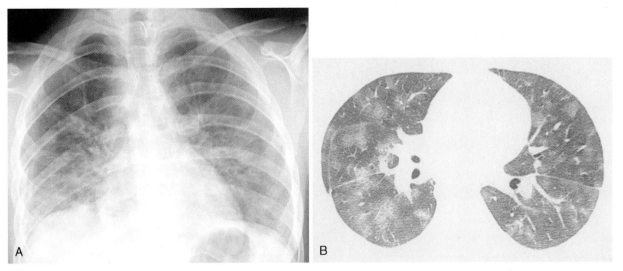

图7-47 弥漫性肺出血。A. 胸片显示磨玻璃密度影,主要累及下肺野。B. HRCT扫描显示双侧斑片状磨玻璃密度影。患者为18岁女性,由于血管炎导致弥漫性肺出血。

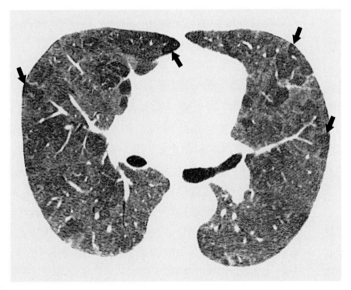

图7-48 过敏性肺炎HRCT显示双侧广泛磨玻璃密度影。少量小叶中心性结节和肺小叶区域密度减低区和血管影减少(箭)。患者为65岁女性,患亚急性过敏性肺炎。

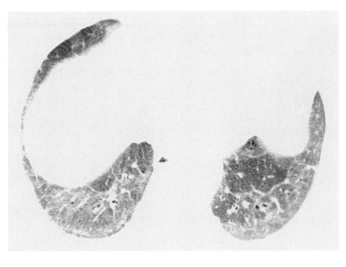

图7-49 非特异性间质性肺炎。HRCT扫描肺底水平显示两肺广泛磨玻璃密度影。患者为62岁男性,患非特异性间质性肺炎。

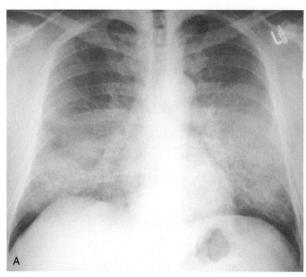
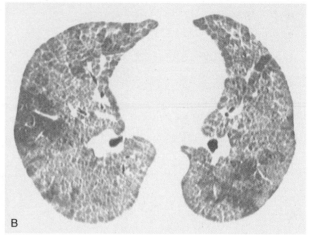

图7-50 肺泡蛋白沉积症的"碎石路"征。A. 胸片显示双肺广泛磨玻璃影和实变区,肺尖和肺底相对受累较轻。B. HRCT扫描显示双肺磨玻璃影,叠加光滑小叶间隔线和小叶内间隔线影,形成"碎石路"征。患者为45岁男性,患肺泡蛋白沉积症。

边界不清楚的小叶中心性结节。病变可为弥漫性或主要累及上肺野或下肺野,绝大多数患者伴有小叶中央型肺气肿。

脱屑性间质性肺炎不常见。组织学特征包括无数巨噬细胞充填肺泡腔,肺泡壁轻度炎症和轻度纤维化。约有90%的脱屑性间质性肺炎患者是吸烟者。最常见的胸片和HRCT表现包括双肺对称性磨玻璃影。磨玻璃影为斑片状或弥漫性,60%的患者主要累及下肺野。胸膜下和肺底部为主的细网格影可见于60%~80%的患者。

淋巴细胞性间质性肺炎是一种少见良性淋巴增生性疾病,主要见于有潜在免疫疾病的患者,最常见于干燥综合征。影像学表现主要包括网格或网格结节影,主要累及下肺野。HRCT上最常见的表现包括双侧磨玻璃影和边界不清的小叶中心性结节,约60%的患者有一个或多个囊腔(图7-27)。

"碎石路"征

"碎石路"征由斑片和弥漫性磨玻璃影,叠加以小叶间隔增厚和小叶内线影组成。该表现首次描述在肺泡蛋白沉积症患者(图7-50),是肺泡蛋白沉积症的典型表现,但也常见于很多其他疾病,包括ARDS(图7-51)、急性间质性肺炎、肺水肿、卡氏肺孢子菌肺炎、急性嗜酸粒细胞肺炎、Churg-Strauss综合征、放射性肺炎、细支气管肺泡癌和脂质性肺炎。鉴别诊断范围广泛,与磨玻璃影的鉴别诊断相仿,很大程度上基于伴随表现及分布,例如实变和症状是急性或是慢性。

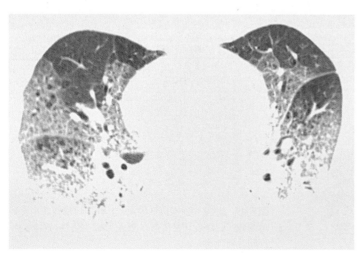

图7-51 急性呼吸窘迫综合征"碎石路"征。HRCT显示双肺磨玻璃影和实变区主要累及肺坠积区域。磨玻璃影内有光滑小叶间隔线和小叶内小叶线("碎石路"征),患者为70岁男性,患急性呼吸窘迫综合征。

要点：磨玻璃影的鉴别诊断

- 卡氏肺孢子菌肺炎——急性；免疫缺陷患者
- 巨细胞病毒肺炎——急性；免疫缺陷患者
- 肺出血——急性，常伴有咯血
- ARDS——急性，常见坠积性实变
- 过敏性肺炎——急性，亚急性或慢性，常伴有小叶中心性结节和肺小叶区域的空气捕捉
- 非特发性间质性肺炎——慢性；常伴细网格影
- RB-ILD——慢性；常伴有小叶中心性结节，吸烟者
- 脱屑性间质性肺炎——罕见；吸烟史
- 淋巴细胞性间质性肺炎——罕见，常有潜在疾病，最常见于干燥综合征
- 肺泡蛋白沉积症——慢性，罕见，常伴有小叶间隔增厚（"碎石路"征）

要点："碎石路"征最常见的鉴别诊断

- 肺泡蛋白沉积症
- ARDS
- 急性间质性肺炎
- 肺水肿
- 肺出血
- 细菌性肺炎
- 卡氏肺孢子菌肺炎
- Churg-Strauss综合征
- 放射性肺炎
- 细支气管肺泡癌
- 脂质性肺炎

六、模式方法的限制

胸片和HRCT上的实质性病变可因伴随的潜在肺实质疾病，特别是肺气肿，而修改诊断。它也可因间质性肺疾病本身有时产生的继发性反应，而修改诊断。在胸片上，气腔实变叠加肺气肿会类似间质性肺疾病，而间质纤维化的聚集会类似气腔疾病（图7-52）。

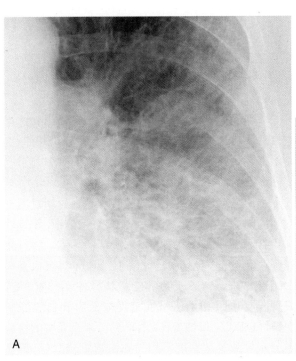
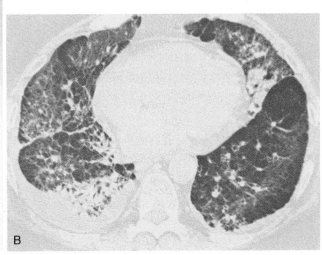

图7-52 肺气肿叠加实变。与间质性肺疾病相类似。A. 左下肺放大胸片上显示晕样密度增高影和网格影。该表现提示间质性肺疾病。B. HRCT扫描显示双肺实变和广泛肺气肿。患者为70岁男性，患耐甲氧西林金黄色葡萄球菌肺炎和肺气肿。

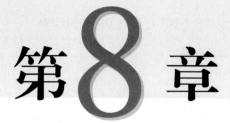
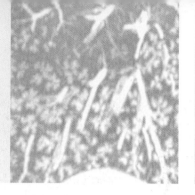

第8章

肺密度减低影

Nestor L. Müller and C. Isabela S. Silva

肺密度减低影在胸片上表现为透过度增加，CT上表现为密度减低影。肺密度减低的原因可以为肺阻塞性过度充气而无肺组织破坏（如哮喘、闭塞性细支气管炎、过度充气肺细胞破坏（如肺气肿）或血流量减少而肺组织过度充气（如Swyer-James-Mcleod综合征，肺血栓栓塞）。

值得重视的是，胸片上单侧肺透过度增加可因气胸、胸壁的先天或后天性疾病（如先天性胸肌缺失和乳房切除术后）而造成。其实，胸壁异常，尤其是乳房切除，是胸片上单侧肺透过度增加的最常见原因（图8-1）。

一、肺容积改变

（一）总体气体过多 肺疾病引起肺密度降低，其特征是肺过度充气，除外单侧肺动脉中断（缺失）、单侧肺透过度增高（Swyer-James-Mcleod综合征）、部分阻塞性支气管腔内病变和无肺梗死的肺血栓栓塞症。

与肺内气体总体增多有关的影像学征象为横膈胸骨后间隙，心血管轮廓，最主要的是与横膈有关的征象。患有严重肺气肿的患者，横膈下降，常到达第七前肋和第十一后肋间隙或第十二后肋水平，膈顶低平（图8-2）。膈顶低平是主观评价，直接测量更加准确。膈顶低平在侧位胸片上显示最佳。在胸骨与膈交界和后肋膈角之间画一直线，横膈顶至少需高于此线2.6 cm：小于2.6 cm提示过度充气。横膈低平也可在后前位胸片上评价，从肋膈角到肋椎角之间划一直线来测量每侧膈顶高度：该测量不如侧位胸片上敏感。

另一个检查肺过度充气的征象为侧位胸片胸骨后间隙增加，直接测量优于主观评价：胸骨后缘与升主动脉前缘之间距离大于2.5 cm提示过度充气。

最常见的双肺总体过度充气的原因是双肺气肿，其他原因包括哮喘、闭塞性细支气管炎、朗格汉斯细胞组织细胞增多症和淋巴管平滑肌瘤病。肺气肿的胸片表现包括不规则透亮区、局部乏血管区、血管扭曲、肺大疱和过度充气（图8-2）。肺实质病变非常小，难以在胸片上发现，但CT尤其是高分辨CT上却很容易发现。在CT上，肺气肿以出现特征性密度减低为特征。密度减低区无可见壁；然而，有时可见壁厚1 mm或更小，特别是患者伴间隔旁肺气肿和形成肺大疱时（图8-3）。在高分辨率CT上，血管经常可见于低密度区内。

哮喘的最常见胸片表现为支气管壁增厚和过度充气。哮喘的过度充气儿童多于成人。高分辨率CT显示密度减低区和血管影减少。呼气相CT常显示空气捕捉征（图8-4）。

严重闭塞性细支气管炎的胸片表现包括过度充气和周围血管纹理减少，在绝大多数病例中，闭塞性细支气管炎在胸片上不能发现确定的异常。吸气相和呼气相高分辨率CT是评价临床和肺功能检查提示闭塞性细支气管炎患者的最佳影像学技术。CT表现包括吸气相上区域性密度减低影和血管影减少，呼气相上空气捕捉征（图8-5）。未受累肺的血流再分布导致肺部密度不均匀和血管影减少（马赛克灌注）。常见的伴随表现包括支气管扩张和支气管增厚。

（二）局部过度充气 孤立性肺段、肺叶或几个肺叶过度充气，发生于两种不同的情况：伴空气捕捉征和不伴空气捕捉征。鉴别以上两者是诊断的关键。

由于气体从病变肺实质流出受阻，导致肺充气过

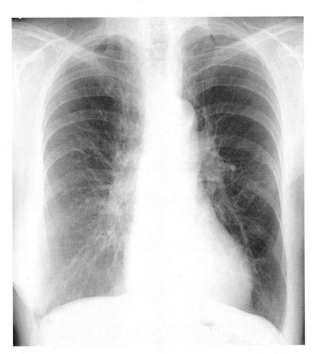

图8-1 继发于左侧乳房术后的单侧透过度增高。后前位胸片显示左侧胸腔透过度增高。患者为74岁女性,曾行左乳切除术。

度伴有空气捕捉。最常见于支气管闭锁,或先天性肺叶肺气肿或儿童支气管腔内异物导致远端活瓣性阻塞。支气管腔内异物或肿瘤远端阻塞引起的阻塞性肺组织过度充气少见于成人。在一项600例支气管肺癌的回顾性胸片研究中,未见1例病灶部分阻塞支气管腔,远端过度充气。在成人部分阻塞支气管腔病变出现后肺总容积几乎都会减少。尽管容积略减少,患侧肺的密度常小于对侧肺,这是由于继发于肺换气不足介导的缺氧性血管收缩所致,灌注下降(血量减少)的结果。总体效果是尽管容积减少,透过度仍增加。

先天性支气管闭锁罕见,是由于先天性肺段或亚段支气管近端闭锁而远端结构发育正常所致。通常累及一个段支气管,常见于左肺上叶尖后段支气管,特征性胸片表现包括肺透过度增高和肺门阴影(图8-6)。由于血流量减少和受累肺段内气体容积增加导致的透过度增高影,这是因为侧支通气的缘故。肺门阴影可为圆形、椭圆形或分支状,其形成是由于支气管闭锁远段分泌物聚集和黏液嵌塞。胸片可见此异常,但CT显示更清楚。CT可显示紧靠闭锁远侧的支气管扩张,扩张的支气管内黏液嵌塞(支气管囊肿)朝向支气管囊肿的支气管气道阻塞和肺组织过度充气,密度降低,以及支气管闭塞远段血管影减少。黏液嵌塞在MR T2WI上通常信号很高。纤维支气管镜检查可用于排除获得性近段支气管阻塞,如肿瘤、异物或炎性狭窄。

先天性肺叶肺气肿的特点是肺叶进展性过度膨

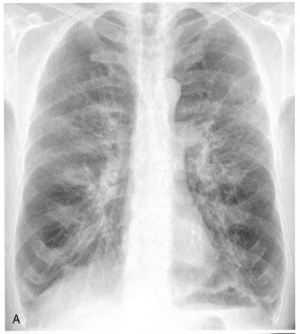

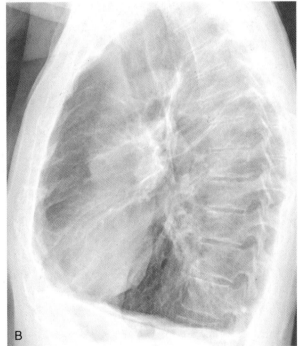

图8-2 全小叶型肺气肿导致肺过度充气。A. 后前位胸片显示右侧横膈低于右侧第七前肋水平,与肺容积增加相一致,亦可见周围血管影减少。B. 侧位片显示胸骨后腔隙增大(胸骨后缘和升主动脉前缘间距离>2.5 cm),横膈变平。患者为52岁男性,患继发于α_1-抗胰蛋白酶缺乏所致的严重全小叶型肺气肿。

胀。其产生的原因为支气管活瓣样作用所致。由于吸气时气体进入大于呼气时气体排出而导致进展性肺叶过度充气,最常累及左肺上叶,其次是右肺上中叶。绝大多数患者在出生后前6月有症状,少数情况下可见于较大儿童和成人无症状患者。胸片和CT显

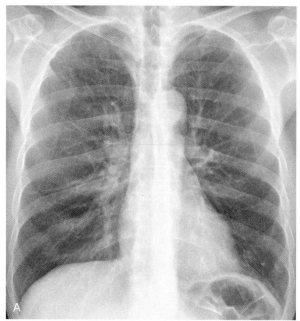

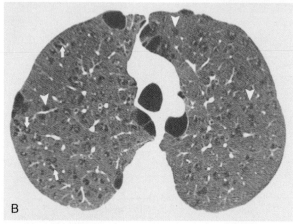

图8-3 小叶中央型和间隔旁型肺气肿。A. 后前位胸片显示肺容积增加,上叶血管轻度扭曲和上叶局灶性透亮影。B. HRCT右肺上叶水平影像显示局灶性低密度影(箭头),为小叶中央型肺气肿的特征性表现。血管(箭)可见于气肿区域内。亦可见直径>1 cm肺大疱的局灶性气肿区位于胸膜下区,是间隔旁肺气肿的特征性表现。有些肺大疱有薄壁。患者为53岁吸烟男性。

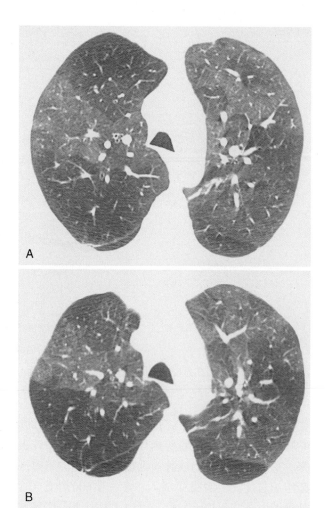

图8-4 哮喘马赛克灌注。A. 呼气末HRCT显示双肺广泛密度减低影和血管减少。血流向正常肺组织重新分布,形成马赛克征。B. HRCT最大呼气末扫描显示广泛性气体捕捉。患者为54岁女性,患严重慢性哮喘。

示肺叶过度充气和透过度增加以及邻近肺组织压缩性肺不张(图8-7)。

　　无空气捕捉的过度充气是个代偿过程:在胸腔内,部分肺容积增大,其他区域肺容积缩小。该情况发生于外科切除部分肺组织后或肺不张(图8-8)或肺实质瘢痕所致。剩余肺组织含有比正常更多的气体以代偿。

　　1. 肺大疱 肺大疱是边界清楚的含气腔隙,直径≥1 cm,壁光滑,壁厚≤1 mm(图8-3)。大疱可以是单房或由细间隔分隔而形成多房。

　　2. 肺疱 肺疱最早定义为脏层胸膜内的含气腔

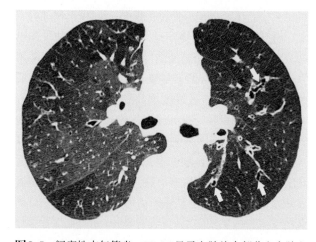

图8-5 闭塞性支气管炎。HRCT显示左肺绝大部分和右肺上叶前段以及右肺下叶背段密度减低和血管减少。亦可见支气管扩张(箭)。该表现为闭塞性支气管炎的典型表现。右肺上叶未累及的部分血管增多、密度增高,是由于血流的再分布。密度不均匀和血管影不均质分布称为马赛克灌注。患者为69岁女性,患闭塞性支气管炎和类风湿性关节炎。

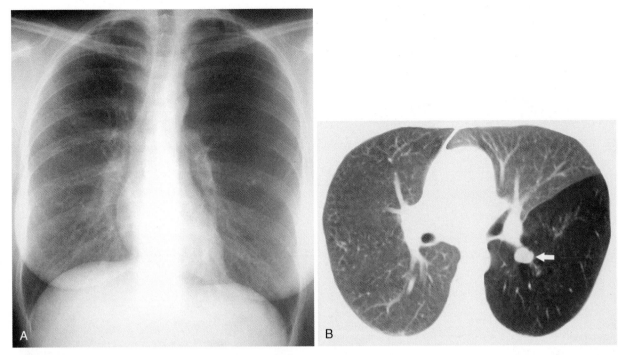

图8-6 支气管闭锁。A. 胸片显示左上肺野透亮度显著增高。B. CT扫描显示左下肺背段密度下降, 血管影减少, 亦可见由于背段过度充气导致的左肺斜裂向前方移位。左肺门后方椭圆形阴影(箭)代表阻塞的背段支气管远端的支气管囊肿。(引自 *Dr. James Barrie, University of Alberta Medical Centre, Edmonton, Canada.*)

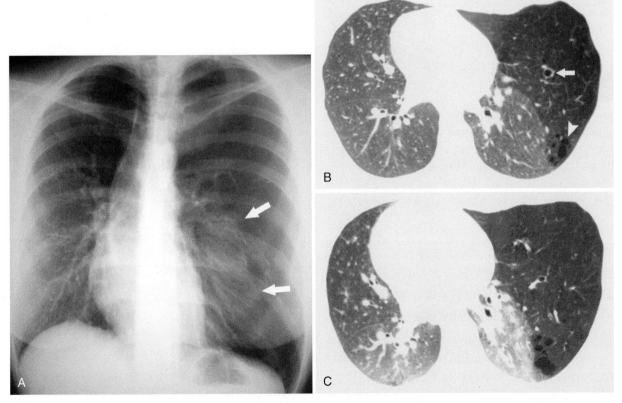

图8-7 肺叶肺气肿。A. 后前位胸片显示左肺上叶和舌段过度充气和左肺下叶压缩(箭)以及纵隔向对侧移位。B. CT扫描显示, 左肺上叶低密度和灌注。过度充气伴有左肺下叶压缩。亦可见支气管扩张(箭)和位于左肺上叶后部的局灶囊性变(箭头)。C. 呼气相CT显示左肺上叶空气捕捉伴有明显纵隔向对侧移位。患者为21岁女性, 患有先天性肺叶气肿。(引自 *Mane-Pierre Cordeau, Department of Radiology, Hotel-Dieu de Montreal, Canada.*)

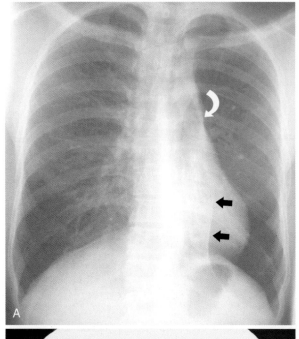

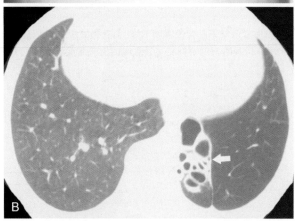

图8-8 左肺下叶不张代偿过度充气。A. 后前位胸片显示斜裂向下内侧移位（直箭）是左肺下叶不张的特征性表现。可见左肺上叶代偿性过度充气，右肺上叶前联合线略向左侧移位（弯箭）。B. HRCT显示斜裂向下内侧移位（箭）。左肺下叶支气管扩张以及左肺上叶和舌段代偿性过度充气。患者为23岁男性，患儿童病毒性肺炎后左肺下叶支气管扩张症和肺不张。

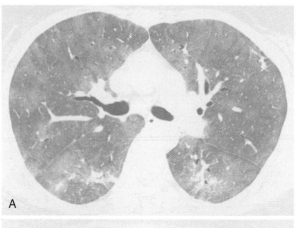

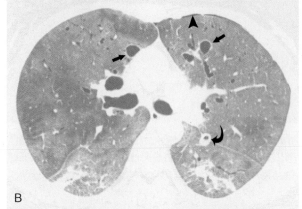

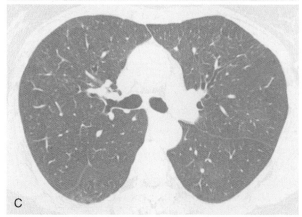

图8-9 继发于肺囊虫肺炎的肺气囊。A. HRCT主支气管水平显示双侧广泛磨玻璃密度影和局灶实变影。B. 一个月后，同层面HRCT显示肺多发肺气囊（直箭），亦可见左侧少量气胸（箭头）和左侧斜裂内胸导管（弯箭）。患者为55岁女性，治疗非霍奇金淋巴瘤时患卡氏肺孢子菌肺炎。肺炎吸收，但当时无随访影像。C. 三年后，HRCT显示肺气囊吸收。

隙。常发生于肺尖，直径很少超过1 cm。其发病机制的假说为气体从破裂的肺泡进入相邻的肺间质和脏层胸膜的间质，并积聚形成囊腔。按最初定义，肺疱的诊断难以通过CT或胸片来确定。近年来，肺疱这个术语也用于直径<1 cm的局灶性肺气肿。

3. 肺气囊 肺气囊是指肺内薄壁的气体充填腔隙，其特点是一段时间后体积增大，几乎均可以消退。通常与炎症有关。其发病机制为气道腔内活瓣样阻塞或支气管壁局部坏死，气体进入相邻支气管间质组织而形成。常见于金黄色葡萄球菌感染婴儿和儿童或卡氏肺孢子菌肺炎感染免疫缺陷的患者（图8-9）。

肺气囊也可继发于创伤（图8-10）。肺气囊常在数周或数月后自行消退（图8-9）。

二、肺血流改变

继发于血管减少的血流量下降可由于血管阻塞（如，肺血栓栓塞）或小的周围血管闭塞（如肺气肿）。

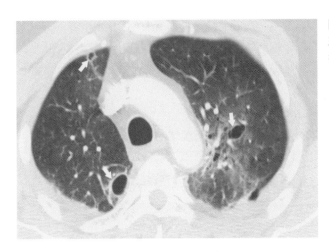

图8-10　创伤性肺气囊。HRCT影像显示双侧薄壁囊腔（箭），斑片状磨玻璃影和双侧少量胸腔积液。患者为62岁男性，摩托车车祸后双侧肺挫伤和撕裂伤（创伤性肺气囊）。

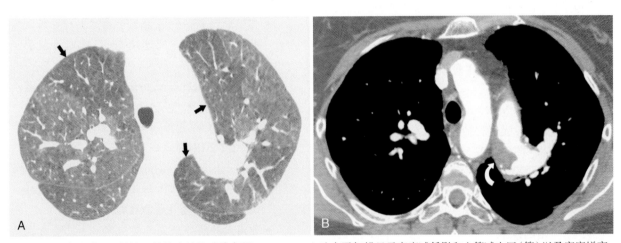

图8-11　马赛克灌注：慢性血栓栓塞性肺动脉高压。A. HRCT上叶水平扫描显示密度减低影和血管减少区（箭）以及密度增高，血管增多区（马赛克征）。可见明显增大的肺动脉和与之伴行的正常支气管。B. CT肺动脉造影显示左肺动脉（弯箭）偏心性充盈缺损和不规则血管腔，与慢性肺血栓栓塞相一致。患者为57岁女性，患慢性血栓栓塞性肺动脉高压。

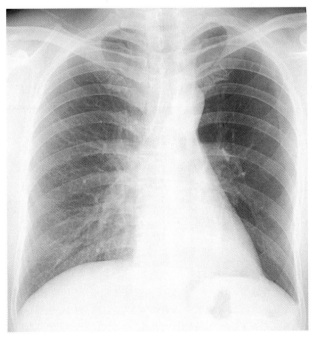

图8-12　Swyer-James-Mcleod综合征。胸片显示左肺透亮影和血管减少。纵隔向左偏，左肺容积减少。患者为40岁男性，患Swyer-James-Mcleod综合征。

其他血管性因素包括先天性单侧肺动脉中断(缺失)、先天性心脏畸形(如,法洛四联症)和周围肺血管性疾病(例如,原发性肺动脉高压)。无过度充气的肺密度降低的非血管性原因包括Swyer-James-Mcleod综合征和支气管腔部分阻塞性的疾病。

急性肺血栓栓塞造成的中央、肺叶或肺段血管阻塞可导致阻塞远端血流量的减少(Westermark征)。尽管该征象对诊断有帮助,但胸片和CT很少有表现。然而,慢性肺血栓栓塞征常可见区域性血流量减少,尤其当栓塞较严重可引起肺动脉高压时。CT的特征性表现包括区域性血管减少和密度降低。向正常肺组织重新分布的血流可导致区域性密度增高影和血管影增多(马赛克灌注)。在肺动脉高压征者,CT上马赛克征高度提示慢性肺血栓栓塞(图8-11)。但少数情况下,原发性肺动脉高压可见类似征象。急性和慢性肺栓塞可以通过CT血管造影上特征性的充盈缺损来确诊。

Swyer-James-Mcleod综合征是胸片特征为肺或肺叶透过度增高,吸气时肺容积正常或减少,呼气时出现空气捕捉(图8-12)。常为儿童呼吸道感染的后遗症,最常见于病毒感染。病变肺或肺叶透过度增高主要是由于继发于闭塞性细支气管炎的肺血流量减少所致。HRCT显示吸气相病变肺密度减低和血管减少;呼气相出现空气捕捉(图8-13)。绝大多数患者有支气管扩张症。

由于外源性异物和肿瘤所致的部分支气管阻塞可引起病变肺实质灌注下降(血量减少);它继发于肺泡通气不足所致的缺氧性血管收缩,儿童患者部分阻塞以远端肺组织常过度充气。但在成人,肺体积几乎都会减少(图8-14)。总体效应是肺透过度增加而肺容积减小。

要点:胸片肺透亮度增高影

- 胸壁疾病
  - 胸肌先天缺乏——常伴有波兰综合征
  - 乳腺切除——手术史
- 胸膜疾病
  - 气胸——胸片常可发现
- 肺密度减低
  - 支气管闭锁——最常见于左肺上叶尖后段支气管,病变肺段过度充气,肺门旁阴影(支气管囊肿)
  - 肺叶性肺气肿——病变肺叶过度充气,最常见于左肺上叶
  - 肺动脉近端中断——病变肺或肺叶常缩小。CT、MRI可诊断
  - Swyer-James-Mcleod综合征——单侧肺过度充气伴病变肺体积正常或减小。空气捕捉。CT显示支气管扩张症
  - 肿瘤或异物导致支气管阻塞——儿童常见过度充气,成人常见肺容积减小
  - 弥漫性肺透过度增高——严重肺气肿,可为非对称性

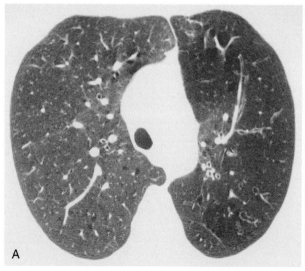
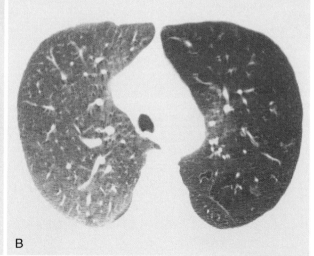

图8-13 Swyer-James-Mcleod综合征。A. HRCT显示左肺密度降低,血管减少,伴有支气管扩张和轻度体积缩小,导致纵隔和前联合线向同侧移位。B. 同层面呼气相CT影像显示,左肺空气捕捉征,纵隔和前联合线居中。患者为61岁女性,患Swyer-James-Mcleod综合征。

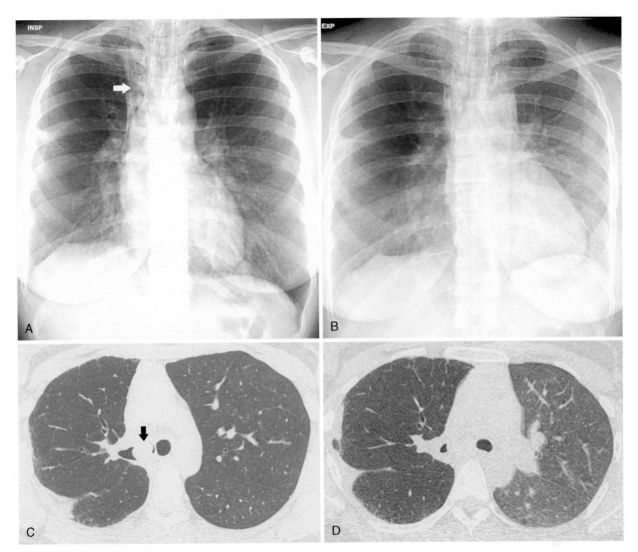

图8-14 支气管内肿瘤导致透过度增高。A. 胸片显示右肺轻度透亮影和体积缩小,纵隔向同侧移位,亦可见纵隔气肿(箭)和右侧胸膜增厚。B. 呼气相胸片显示右肺空气捕捉,纵隔向对侧移位。C. HRCT影像显示右主支气管腔内肿瘤(箭),伴有密度减低,血管减少和右肺体积缩小。纵隔气肿已吸收。D. 呼气相HRCT显示空气捕捉。患者为31岁女性,患支气管腔内类癌,右主支气管管腔部分阻塞。

第 3 部分

肺发育性疾病

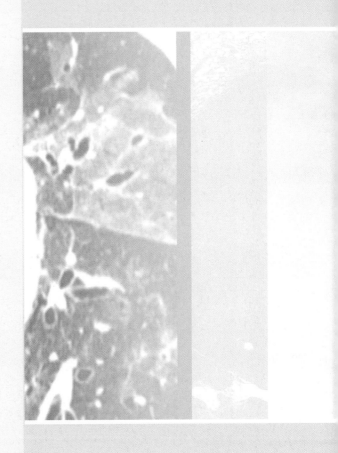

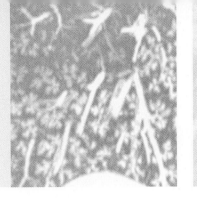
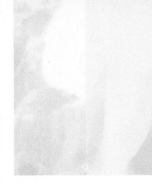

第9章

气道和肺实质异常

Nestor L. Müller and C. Isabela S. Silva

支气管肺发育异常是起源于原始前肠或其衍生物——肺芽，多种原因引起的病变。它的发生是由于胚胎第3周至第24周肺组织的正常发育受到干扰所致。

肺芽发育停滞导致肺不发育；而肺芽不完全发育导致肺发育不良。肺隔离症和支气管囊肿被认为是右支气管分支发育停滞期间，部分气管支气管与邻近气管分离所致。肺隔离症的形成与肺循环及体循环血管的进一步发育有关。而支气管囊肿不会进一步发育，因此支气管囊肿与肺实质或异常血供无关。尽管各种疾病有其特征性表现，各种疾病之间也有很多重叠，并且多种疾病可见于同一患者。

绝大多数支气管肺发育异常在儿童早期即可发现。但是偶可见于青春期和成人患者首次发现病变。本章仅介绍首次发现于成人患者的发育异常。该类病变通常无临床症状，只在胸片、CT或支气管镜检查时偶然发现。最常见的是支气管解剖异常或变异，可见于1%～10%的患者。

支气管分支异常

气管性支气管

一、病因学，发病率及流行病学

气管性支气管是异常起源于气管右侧壁的支气管异常，通常距离隆突2 cm以上，供应右肺上叶尖段或整个右肺。气管性支气管可以是唯一供应尖段或整个上叶的支气管，或者更常见的情况——它是额外的支气管。当支气管供应整个肺上叶时，称为猪支气

管。由异常支气管支配通气的区域，血供常正常。当气管性支气管末端有盲端，则称为气管憩室。

据报道，右侧气管性支气管的发病率范围为0.1%到2%。据报道，气管性支气管供应整个右肺上叶（猪支气管）约为0.2%。少数情况下，类似的异常也可见于左肺，发病率为0.3%～1%。

二、临床表现

绝大多数成人患者的气管性支气管为非对称性，CT和支气管镜偶然发现异常的支气管。少数临床表现包括反复发作性右肺上叶肺炎，尖段或右肺上叶空气捕捉或不张，局灶肺气肿和支气管扩张。

三、影像学表现

（一）胸片 气管性支气管在胸片上很难发现。

（二）CT CT可发现气管性支气管和其供应的肺组织，也可见伴随的表现，例如支气管扩张或肺气肿（图9-1）。多层螺旋CT薄层扫描容积图像和重建技术，如多平面重建或容积重建显示最佳（图9-2），亦可见于图9-1。

（三）治疗方案概要 有症状的患者治疗须根据症状严重程度，轻者可观察，重者需肺叶切除。

肺底心段副支气管

肺底心段副支气管是起源于右主支气管和中间段支气管内侧壁的额外支气管和内衬支气管内黏膜和关闭软骨，可与憩室鉴别。它的末端通常为盲端，偶尔与少量正常肺实质相连。该异常在普通人群的发病率约为0.1%。

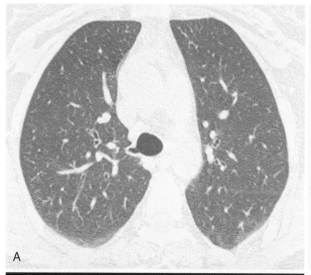

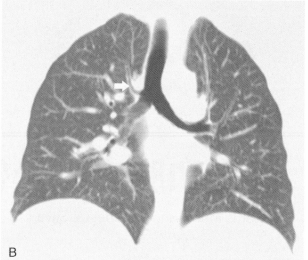

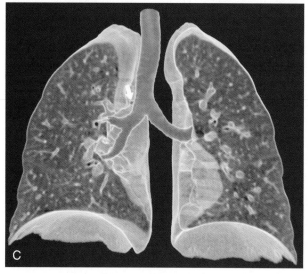

图9-1 气管性支气管。CT(A)显示起源于气管右侧壁的小支气管。冠状位CT重组(B)和中央气道三维容积重建(C)显示气管性支气管(箭)供应右肺上叶尖段。

一、临床表现

绝大多数患者为非对称性。最常见的并发症为继发于炎症与肿瘤的咳嗽和咯血。

二、影像学表现

CT可对肺底心段副支气管诊断,表现为主支气管或中间段支气管内侧起源的气道,在中叶支气管起源的上方,异常的支气管在横断面影像上清晰可见(图9-3)。但是它的走行在多平面重建、容积重建和仿真支气管镜技术下显示更清晰(图9-3)。

三、治疗方法概要

有症状的患者治疗可根据症状的严重程度,轻微者观察,严重者需手术切除。

段和亚段支气管移位

大约10%的人群会发现同一肺叶内、肺段或亚段支气管移位,CT上可清晰显示。其次,可见段和亚段支气管起源于相邻肺叶,与移位支气管通气的肺组织可正常但CT常常显示相邻肺叶间的叶间裂不完整。偶尔,段支气管缺失(支气管不发育)。段支气管不发育最常见于右肺上叶。段和亚段支气管移位为非对称性,CT或支气管镜偶然发现。

先天性支气管闭锁

一、病因学,发病率及流行病学

支气管闭锁是罕见的先天性异常,其特征为叶、

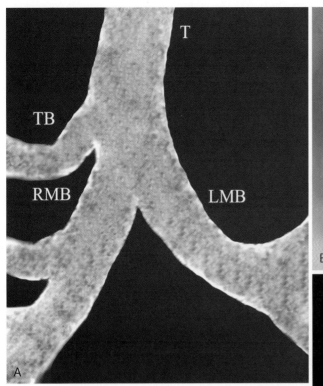

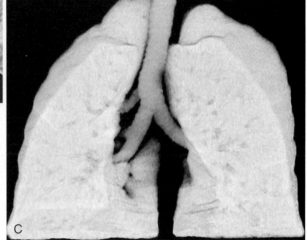

图9-2 CT支气管造影和CT仿真支气管镜显示气管性支气管。A. 三维容积重建图像气道前面观("CT支气管造影")显示气管性支气管(TB)起源于气道(T)下段。亦可见右主支气管(RMB)和左主支气管(LMB)。B. 容积重建显示("CT支气管镜"和"仿真支气管镜")显示气管和支气管腔类似支气管镜所见。图像显示气管性支气管(TB)、右主(R)支气管和左主(L)支气管似可见起源于气管下段水平。C. 冠状位三维容积重建显示气管性支气管进入右肺。

段或亚段支气管起源和邻近起源处节段性支气管闭锁。最常累及左肺上叶尖后段支气管,其次为右肺上叶段支气管、中叶和(罕见)下叶。气道阻塞的发病机制仍不清楚。气道阻塞远端的气道和气腔发育正常。由于气体仅通过邻近的通道进入病变支气管肺节段,导致过度充气和呼气相空气捕捉。支气管闭锁男性更多见,发病率大约为1/10万。

二、临床表现

大多数患者无症状,部分有反复发作性肺炎。

三、病理生理学

病理学上,周围支气管树到闭塞点之间是不阻塞的,气道和气腔数量正常,这导致黏液和黏液囊肿紧贴闭塞远端,由闭塞支气管供应的肺泡是由邻近气道

通气,表现为空气捕捉,伴有过度充气。

四、影像学表现

(一)胸片 胸片表现常常有特征性,包括局部肺野透过度增高,见于大约90%的病例。肺门结节和肿块见于80%(图9-4)的患者。由病变肺实质内血量减少和空气增加共同导致局部透过度增高。邻近的正常肺被压缩和移位;纵隔居中或偏移,支气管闭锁远端分泌物和黏液堆积导致邻近肺门处椭圆形、圆形或分支状阴影。呼气相胸片显示空气捕捉征。

(二)CT CT可以非常清楚地显示黏液嵌塞和节段性过度充气及血管减少(图9-4)。黏液嵌塞表现为沿支气管分布的分支状软组织密度影,通常伴有支气管扩张。支气管闭塞黏液嵌塞伴有支气管扩张(支气管囊肿),紧邻支气管闭锁远端,几乎所有的病

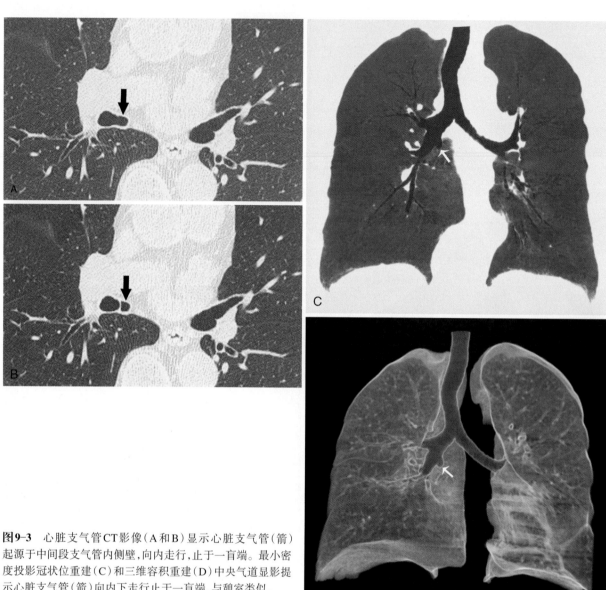

图9-3 心脏支气管CT影像（A和B）显示心脏支气管（箭）起源于中间段支气管内侧壁，向内走行，止于一盲端。最小密度投影冠状位重建（C）和三维容积重建（D）中央气道显影提示心脏支气管（箭）向内下走行止于一盲端，与憩室类似。

例均可在CT上见到血管减少、密度降低和受累节段容积增加（图9-5）。该表现在多平面重建和容积重建显示最佳（图9-6）。

（三）磁共振成像　MRI可诊断支气管闭锁。黏液嵌塞在T1WI影像上信号多样，而在T2WI影像上通常为极高信号。

（四）影像检查选择　尽管先天性支气管闭锁的胸片表现有特征性，CT仍是确诊的最敏感技术，可以清楚地显示黏液嵌塞、节段性透过度增高以及血管减少。以上表现综合判断即可做出诊断。黏液嵌塞表现为支气管分布的分支状软组织密度影，常伴有支气管扩张。尽管MRI也有相应表现，CT仍是首选的影像学检查。

五、鉴别诊断

主要鉴别诊断是异物或支气管腔内肿瘤导致的气道部分阻塞。与之相同的是支气管闭锁远端的肺组织透过度增加并有空气捕捉。但是，支气管腔内病变很少伴有支气管肺节段过度充气而支气管闭锁几乎均可见如此的表现。因此，最大吸气胸片常可鉴别诊断。CT通常可以确诊支气管闭锁远端的黏液嵌塞。但是，支气管镜可以排除其他导致阻塞的原因，如异物和支气管腔内肿瘤。

六、治疗方法概要

支气管闭锁很少伴有严重的后遗症，很少需要对病变节段或肺叶进行手术切除。

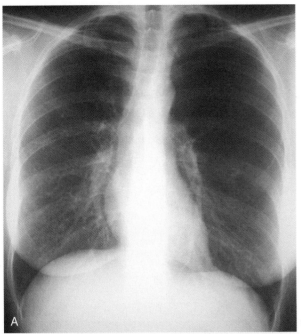

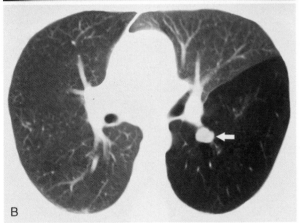

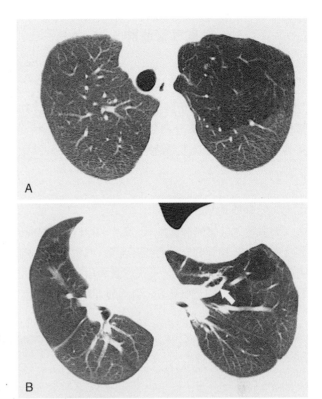

图9-5 支气管闭锁。HRCT显示胸廓入口水平（A）和中叶支气管水平（B）密度减低、血管减少。可见支气管闭锁紧靠左肺上叶前段肺动脉（箭），支气管近段闭锁。亦可见严重漏斗胸畸形，心脏右偏。患者为19岁女性。

图9-4 支气管闭锁。胸片（A）显示左肺中上野透过度增高，CT扫描（B）显示左肺下叶背段显著密度减低，血管减少。亦可见由于背段过度充气导致右侧斜裂向前方移位。左肺门后方椭圆形阴影。显示左肺下叶背段闭锁支气管远端支气管囊肿。（引自 *Dr. Jim Barrie, University of Alberta Medical Center, Edmonton, Canada.*）

要点：支气管闭锁

- 最常累及左肺上叶尖后段
- 常见影像学表现
  - 胸片通常表现为病变节段透亮度增高，密度减低和空气捕捉，以及肺门结节或肿块
  - CT显示圆形、椭圆形和分支状黏液嵌塞，节段性过度充气和血管减少
  - MRI T2WI黏液嵌塞的高信号

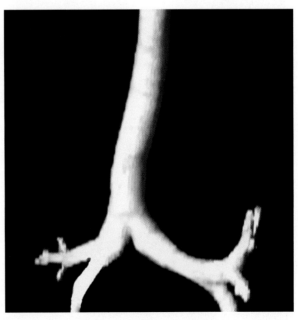

图9-6 支气管闭锁。中央气道三维容积重建前面观显示右肺上叶支气管闭锁。亦可见右肺中叶支气管异常分支。

支气管囊肿

一、病因学,发病率及流行病学

支气管囊肿是由于胚胎第3和第24周气管支气管树从相邻气道异常分离导致。支气管囊肿少见,常为单发。大约75%的囊肿发生于纵隔,25%发生于肺。

二、临床表现

大多数支气管囊肿无症状,胸片和CT偶然发现,症状通常由于气管和支气管受压导致,咳嗽、喘息、喘鸣和肺炎,较少表现包括:支气管囊肿压迫食管导致吞咽困难或压迫邻近肺静脉,引起局部肺水肿,肺实质内肺囊肿约有20%发生感染。肺实质内囊肿较少见的表现包括咯血和气胸。

三、病理生理学

支气管囊肿呈薄壁单腔和球形,其内充填黏液或浆液性液体。囊壁衬有呼吸道上皮和平滑肌,常常有软骨。尽管支气管囊肿不与气管支气管树直接交通,但可继发于手术或炎症后而交通。

四、影像学表现

(一)胸片 在胸片上,纵隔内支气管囊肿常可见于右侧气管旁或隆突下区,为圆形或椭圆形肿块影(图9-7)。肺内支气管囊肿常界限清楚、实性、圆形或椭圆形,常发生于一侧肺下叶内1/3(图9-8)。系列

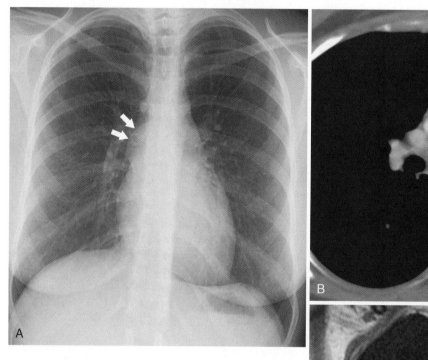

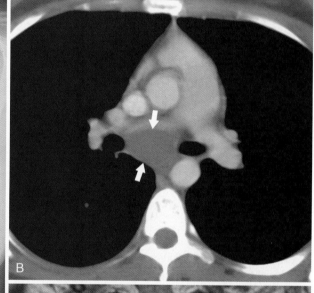

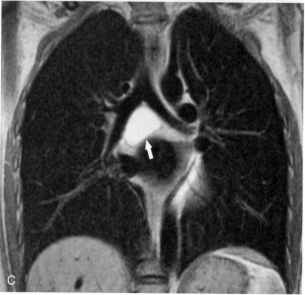

图9-7 纵隔支气管囊肿。后前位胸片(A)显示隆突下区密度增高影和局灶性凸起(箭)。对比剂增强CT(B)显示隆突下区囊性肿块(箭)。MRI T2WI影像(C)显示肿块(箭)为液体均匀高信号。患者为32岁女性,患支气管囊肿。

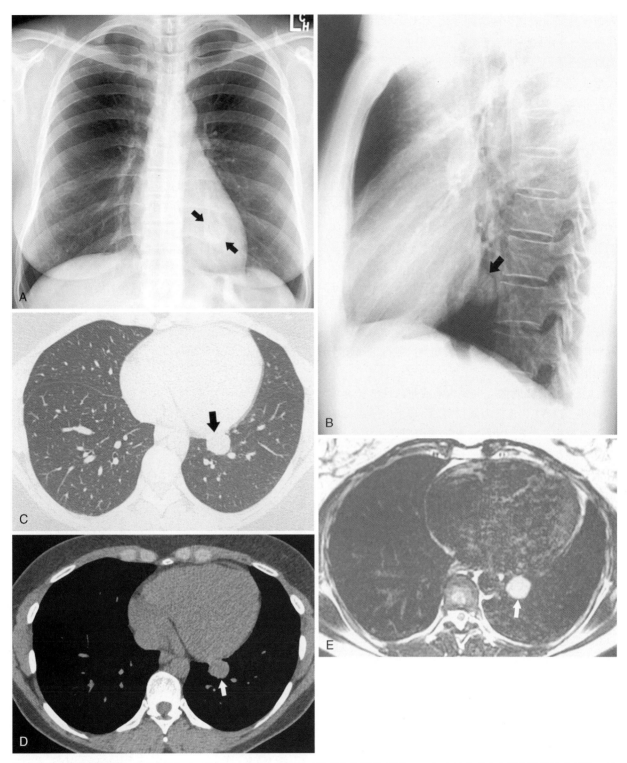

图9-8 肺内支气管囊肿的后前位（A）和侧位（B）胸片显示左下肺软组织结节（箭）。CT（C）显示下叶边界光滑的结节（箭）。纵隔窗CT影像显示结节为软组织密度（箭）。MRI T2WI影像（E）显示结节为高信号（箭），为液体。随访大小无变化。患者为41岁女性，诊断为肺支气管囊肿。

随访胸片通常表现为随时间变化,病灶形状和大小变化不大,尽管数年的随访可见到缓慢的生长,支气管囊肿通常不与气管支气管树交通,除非出现感染。如果形成交通,则囊内可含有空气,含有或不含有液体。囊肿和气管支气管树之间的交通可形成活瓣样作用,会引起囊肿快速增大。

（二）CT 通常,CT上表现为均匀囊性肿块,壁光滑菲薄,纵隔囊肿常压迫邻近气道和血管,而肺囊肿压迫邻近肺组织使之移位。大约50%的病例在CT上表现为均匀水样密度(−10~10 HU),诊断为良性囊肿(图9-9)。其余的病例,若囊肿密度较高,与软组织肿块无法鉴别(图9-8)。密度增高的原因包括囊肿的蛋白质,或者较少见的情况,如出血或黏液囊肿内的草酸钙成分。支气管囊肿如无感染,基本不会出现强化。出现感染时,囊壁会出现不均匀强化,类似脓肿。偶尔支气管囊肿可为充气多房囊肿。支气管囊肿周围的肺实质常有异常,表现为区域性低密度影和瘢痕。

（三）磁共振成像 主要为水或浆液性液体充填的囊肿。T1WI上通常为低信号,而高蛋白质成分的囊肿内容物信号高。但是,无论蛋白质存在与否,支气管囊肿在T2WI图像上的信号为均匀高信号(与脑脊液信号相似)(图9-10)。伴有炎症或出血的囊肿信号不均匀,T1WI和T2WI信号均多样。

（四）影像检查选择 胸片常作为初诊影像学评价方法。但是单凭胸片无法确诊。因此,还须CT和MRI进一步评价。由于MRI无辐射损伤且敏感性高,其对怀疑支气管囊肿的患者评价优于CT。如果CT和MRI无法确诊,CT引导下穿刺抽吸囊肿内容物可以确诊囊肿的性质。

五、鉴别诊断

鉴别诊断包括肺肿瘤、脓肿和先天性囊性腺瘤样畸形。支气管囊肿在CT上表现为特征性水样密度,MRI T2WI均匀高信号和CT、MRI静脉注入对比剂后无强化,可与肺肿瘤鉴别。绝大多数病例,该表现与薄壁的特征性表现,也可与肺脓肿鉴别。但是,囊肿感染或出血在CT和MRI上表现为不均匀密度,类似肺脓肿。支气管囊肿易与先天性囊性腺瘤样畸形鉴别,由于前者为单囊肿块,而后者通常为多囊病变。

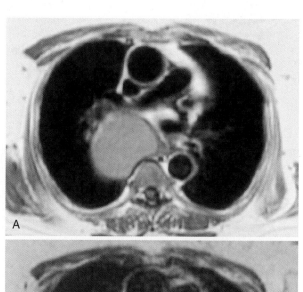

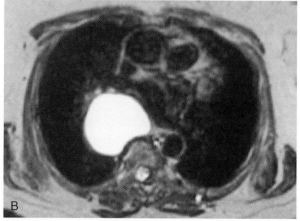

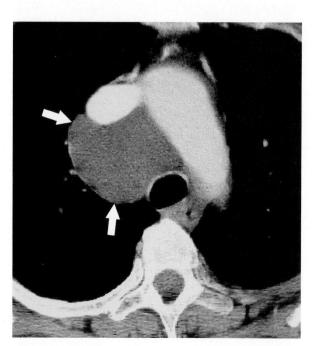

图9-9 支气管囊肿:典型CT表现。对比剂增强放大影像显示气管旁肿块(箭),内为均匀水样密度。肿块CT值为9 HU。患者为58岁女性,患支气管囊肿。

图9-10 支气管囊肿:典型MRI表现。MRI T1WI图像(A)显示隆突下肿块,中等信号。MRI T2WI图像(B)显示均匀高信号,与脑脊液相似。该表现为支气管囊肿的特征性表现。患者为72岁女性。

六、治疗方案概要

大多数成人支气管囊肿可手术摘除。有些病例可通过内镜或在CT引导下抽吸囊内容物缓解症状。

关键点：支气管囊肿

■ 内衬呼吸道上皮并包括软骨的先天性囊肿

■ 约75%发生于纵隔，25%发生于肺

■ 典型位置：气管旁区、隆突下区和肺下叶

■ 常见的影像学表现

- 胸片上边界锐利，圆形或椭圆形
- 约5%的病变在CT上表现为水样密度
- CT或MRI静脉注射对比剂无强化
- MRI T2WI几乎所有病例均为均匀高信号

先天性囊性腺瘤样畸形
（先天性肺气道畸形）

一、病因学，发病率及流行病学

先天性囊性腺瘤样畸形（CCAM）也称为先天性肺气道畸形（CPAM），其特征为伴有支气管结构异常的、增殖形成的肿块。绝大多数患者在5岁之前确诊。但是也有患者64岁才确诊。CCAM发病率为1/3.5万~1/2.5万。

绝大多数病例的临床表现为在新生儿期表现为渐进性呼吸窘迫。成人CCAM可为偶然发现或伴有反复呼吸道感染，如咳嗽和发热相关症状。较少见的并发症包括气胸，更少见的并发症包括支气管肺泡癌、腺癌或鳞状细胞癌。

二、病理生理学

CPAM分为三个形态学亚型。Ⅰ型病灶为大囊，常常为多房，直径>2 cm的囊组成，Ⅱ型病灶包括更均匀直径<2 cm的小囊，Ⅲ型为表现为实性的病变。显微镜显示为微小囊。尽管已经提出分两个亚型（0型和Ⅳ型），这两型不常见，并且这两型在CCAM的分类中有争议。

大多数成人的病变多为Ⅰ型（囊型），常由大的多房囊组成，有时在邻近肺实质有一些伴随小囊。囊壁有平滑肌，但无软骨，且内衬细支气管上皮细胞。囊内含有液体或气体，或两者皆有。可发生于任何肺叶，但以下叶居多。

病理生理机制不明。推测认为CCAM是由于胎儿时期支气管树发育停止或支气管树错构瘤样病变所致。由于有些病变并非囊性，且只有一型有腺瘤样表现，所以提出"先天性肺气道畸形"作为该病的名称可能更合适。

三、影像学表现

（一）胸片 婴儿和儿童早期的影像学表现多样。较大儿童和成人，CCAM的胸片表现通常为单房和多房囊或复杂囊实性肿块。偶尔，单个囊肿先膨胀形成单个透亮区（图9-11）。CPAMs是占位性病变，可导致纵隔向对侧移位，周围肺实质炎症可导致纵隔向对侧移位，周围肺实质炎症可导致该畸形被遮挡或形成液平面（图9-12）。

（二）CT 成人患者CT表现通常包括单房或多房囊或复杂囊实性肿块，直径在4~12 cm（图9-11和图9-12）。在CT上，Ⅰ型病灶至少有一个直径大于2 cm的囊，Ⅱ型畸形特征为多个薄壁囊肿，直径范围在2~20 mm。病灶最常发生于下叶。

（三）影像检查选择 有些患者胸片可提示诊断，但是CT在显示CPAMs的囊肿和实性成分均优于胸片，是评价成人囊性肺疾病的常规检查。

四、鉴别诊断

主要鉴别诊断是肺脓肿和支气管囊肿，多囊薄壁复杂囊性肿块的表现，可以与支气管囊肿鉴别，后者常为孤立性。但是该表现可能与肺脓肿的胸片表现混淆。鉴别诊断可通过临床症状，无发热和咳嗽，数周后随访无变化，但是感染的CPAMs和肺脓肿鉴别困难。

五、治疗方案概要

由于大部分病灶伴有反复感染，并有发展成肺癌的风险，CCAMs通常需要手术切除。一般采用肺叶切除。

要点：先天性囊性腺瘤样畸形

■ 不均匀复杂先天性畸形，通常为囊性，含有平滑肌，但一般无软骨。绝大多数在儿童早期诊断，只有少数见于成人

■ 常见影像学表现

- 胸片常见下叶肺软组织肿块，由大量含气囊肿组成
- 成人患者CT表现通常由直径范围4~12 cm的多个薄壁复杂囊性肿块组成

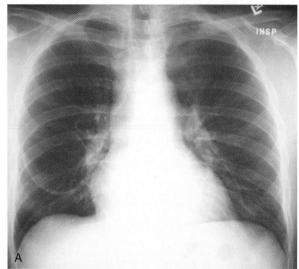

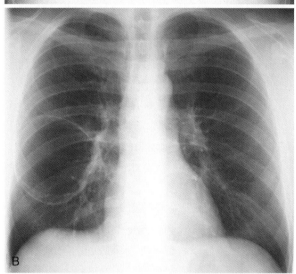

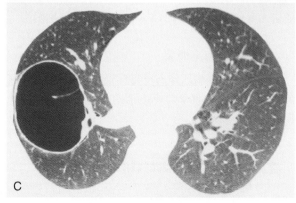

图9-11 先天性囊性腺瘤样畸形。后前位胸片（A）显示右下肺大的囊性阴影。3年后胸片（B）显示囊性病变增大。CT（C）显示薄壁囊肿，内有分隔。患者为31岁男性，患Ⅰ型囊性腺瘤样畸形。

肺叶内和肺叶外隔离症

一、病因学，发病率及流行病学

肺隔离症是指一部分肺从正常肺组织中分离，并有体循环供血的一种畸形。该异常可以为肺叶内和肺叶外。肺叶内隔离症，隔离的肺组织与正常肺组织相连续，并存在于同一脏层胸膜腔内。肺叶外隔离症与正常肺组织隔离，由自身胸膜包绕。

尽管有些肺叶内隔离症是先天性的，大部分是继发于慢性支气管阻塞和慢性感染。很少伴有其他先天性异常，常在青春期和青年期首次发现。而肺叶外隔离症通常是先天性的，常伴有先天性异常，如同侧膈肌膨出、左侧膈疝、先天性心脏病和先天性囊性腺瘤样畸形。

肺隔离症罕见，占肺畸形的0.15%~6%。由于肺叶外隔离症通常伴有其他先天性异常，通常在新生儿期诊断，肺叶内隔离症诊断较晚，一般在儿童和青年人，也可见于中老年人偶然发现。

二、临床表现

成人首次发现肺隔离症通常无症状，胸片和CT偶然发现异常，最常见的临床表现与继发的感染相关，表现为急性下叶肺炎的征象和症状。肺炎不吸收和反复发作下叶肺炎的年轻人应怀疑肺叶内隔离症。临床上，该病变的主要鉴别诊断为支气管扩张和肺脓肿。由于肺叶外隔离症不与肺组织交通，通常很少发生感染，因此常无症状。

三、病理生理学

病理上，肺叶内隔离症位于正常肺内，但与周围肺实质分界清楚，与正常支气管无交通。绝大多数位于下叶后基底段，大约2/3位于左侧，1/3位于右侧，肺叶内隔离症通常有一个或多个囊腔，中间有数量不等的软组织成分。囊肿类似扩张的支气管，囊内充填黏液，出现感染时充填脓液。肺叶内隔离症血供来源于主动脉及其分支，最常见的是胸主动脉。虽然一般单发，有高达20%的病例为多支血管供应。通常，病变血管通过肺韧带下部进入肺，且较所供应区域正常肺组织明显增大，静脉引流通常经肺静脉系统。

肺叶外隔离症有独立的胸膜包绕。大约90%与左侧横膈相关，位于下叶表面和横膈之间，或者少数病变位于横膈内或横膈下。肺叶外隔离症通常包含不成熟肺组织和少量气道，血供来源于主动脉或其分

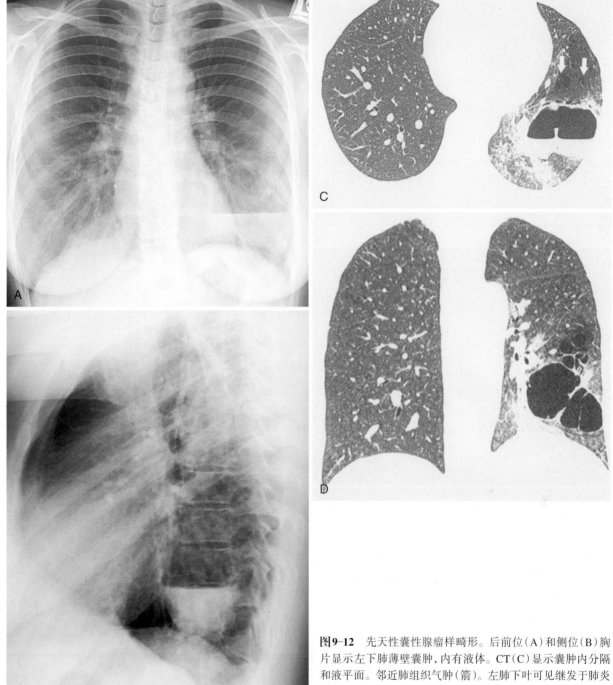

图9-12 先天性囊性腺瘤样畸形。后前位（A）和侧位（B）胸片显示左下肺薄壁囊肿，内有液体。CT（C）显示囊肿内分隔和液平面。邻近肺组织气肿（箭）。左肺下叶可见继发于肺炎的实变。冠状位重建影像（D）显示大的囊性肿块，邻近小囊肿和局灶性透亮影。可见肺实变影和压缩性肺不张。患者为33岁女性，患有先天性囊性腺瘤样畸形伴感染。

支，静脉引流通过体静脉。

四、影像学表现

（一）胸片 肺叶内隔离症最常见的胸片表现是下叶后基底段均匀密度影，几乎均与横膈相连（图9-13）。较少见的表现包括：局灶性透亮影，囊性肿块

或下叶粗大血管影（图9-14）。含气囊性肿块，伴有或不伴有液平面，这是感染引起并导致病灶与支气管树交通的典型表现。囊肿可单发或多发，大小不等。当发生炎症时，常累及邻近肺实质，并掩盖隔离症，直到肺炎吸收才可见到囊性肿块影。

肺叶外隔离症，在胸片上一般表现为后肋膈角处

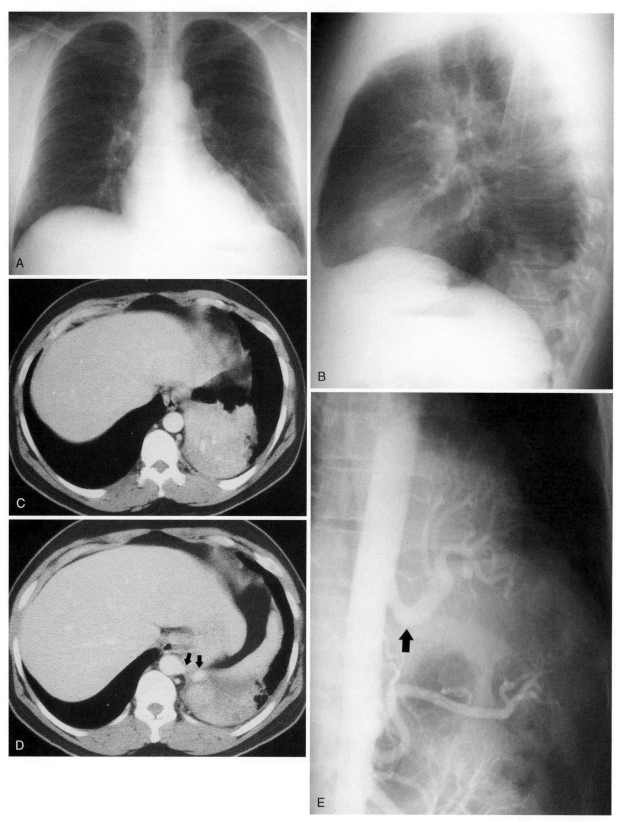

图9-13 肺叶内隔离症：胸片和CT表现。后前位（A）和侧位（B）胸片显示左肺下叶后基底段均匀密度增高影。可见阴影邻近膈肌。CT（C）显示无气体充填。CT左侧膈肌水平（D）显示起源于胸降主动脉的血管伸入肺叶内隔离症（箭）。主动脉造影（E）显示单支血管（箭）供应肺隔离症。患者为33岁男性，有反复发作肺炎病史。

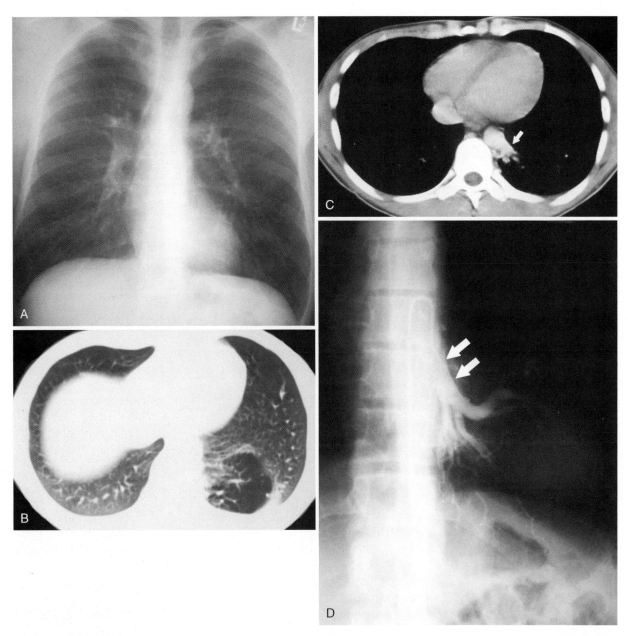

图9-14 肺叶内隔离症: 胸片和CT表现。胸片(A)显示左下肺区域轻微透亮度增高影。CT(B)显示左下肺区边界锐利的低密度区。静脉注入对比剂后, CT(C)显示起源于主动脉的粗大血管影(箭), 并向隔离肺组织走行。主动脉造影(D)显示粗大的异常血管(箭)起源于主动脉。患者为18岁男性, 患肺叶内隔离症。

边界锐利的三角形阴影, 与左侧横膈相邻。少数病灶表现为左侧横膈小肿块。

（二）CT 肺叶内隔离症最常见的CT表现为局灶性透亮影或不规则囊腔, 伴有或不伴有液体(图9-14)。较少见的表现包括囊和结节, 多发扩张的血管, 软组织肿块, 黏液嵌塞和钙化灶。肺叶外隔离症CT表现为均匀密度影或边界清楚的肿块, 偶可见囊性区。无论肺叶内或肺叶外隔离症, 周边肺组织都会有局灶性肺气肿和空气捕捉(图9-15, 亦可见于图9-14)。

薄层对比剂增强螺旋CT(血管造影)多平面重组和容积重建可以准确评价绝大部分病灶的体循环供血(图9-16, 亦可见于图9-15)。病变血管通常可见从胸主动脉下段或腹主动脉上段走行至下肺韧带进入隔离肺。

（三）磁共振成像 在鉴别肿块的囊性、实性、出血和黏液成分, MRI成像优于CT。磁共振血管造影也可准确显示血供(图9-17)。

（四）主动脉造影 主动脉造影术和选择性供血动脉插管可以用于显示静脉引流, 尤其是用于怀疑肺

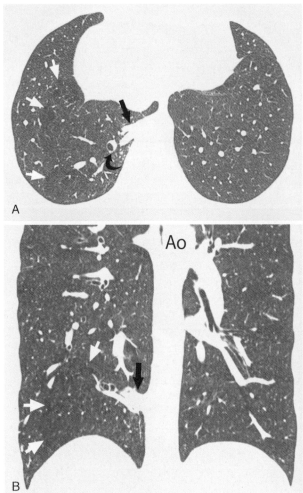

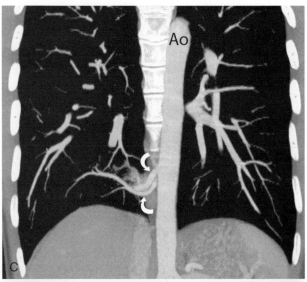

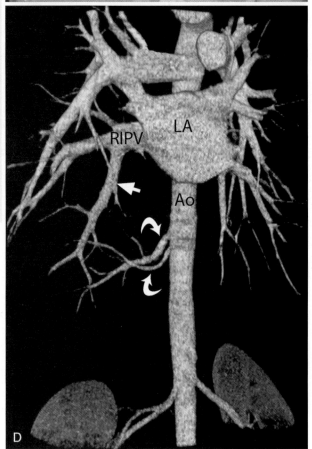

图9-15 肺叶内隔离症：多层螺旋CT表现。HRCT扫描（A）显示右肺基底段下内侧区局部异常肺组织含有一些低密度区（白箭），与肺气肿改变一致，以及局部支气管扩张（弯箭）；该区域的血供（黑箭）起源于主动脉。冠状位重组影像（B）显示局灶性气肿性改变（白箭）和血供起源于主动脉（Ao）（黑箭）。冠状位最大密度投影（C）显示两根血管（弯箭）起源于主动脉（Ao），供应肺叶内隔离症。亦可见粗大引流静脉（箭）起源于隔离症并引流入右下肺静脉（RIVP）和左心房（LA）。

外隔离症患者（图9-14和图9-15）。

（五）影像检查选择　在大多数患有肺下叶邻近横膈处均匀致密影或囊性肿块，应首先考虑肺隔离症。考虑到CT对儿童和年轻人的辐射风险，且MR血管造影对隔离肺供血血管的准确显示，磁共振作为怀疑肺叶隔离症的首选评价方法。但在临床工作中，鉴别诊断及畸形评价在CT上显示更佳，如支气管扩

张症。应采用多层螺旋CT扫描仪薄层（1 mm或更薄），用多平面重建更好地显示隔离症、异常血管和周围肺实质异常，主动脉造影和选择性供血动脉插管可以显示静脉引流，尤其是怀疑肺外隔离症的患者。

五、鉴别诊断

肺隔离症的鉴别诊断包括反复发作性肺炎、肿瘤

和异物继发支气管阻塞、复发性肺不张、肺脓肿、支气管囊肿和先天性囊性腺瘤样畸形。鉴别诊断的关键是显示病变肺体循环供血。

六、治疗方案概要

如果伴有炎症或由于正常肺组织受压而引起症状，可行手术切除治疗，大多数研究者建议无症状肺叶内肺隔离症手术治疗，由于可能反复感染且如果隔离症转化为慢性感染性病变，则需切除更大的范围。手术方法可选择肺叶切除术。

要点：肺叶内和肺叶外隔离症

- 定义：一部分肺从正常肺叶隔离出来
- 肺叶内隔离症与邻近肺相连，而肺叶外隔离症为独立胸膜包绕
- 肺叶内和肺叶外隔离症的动脉血供来源于主动脉，肺叶内隔离症静脉引流途径为肺静脉，而肺叶外隔离症引流途径为体循环静脉
- 肺叶内隔离症占所有隔离症的80%
- 常见影像表现
  - 在胸片上，肺叶内隔离症通常表现为均匀致密影或囊性肿块，肺叶外隔离症表现为均匀致密影
  - 两种类型的隔离症均最常见于左下胸腔邻近横膈处
  - 增强CT或MRI显示体循环供血，可确诊肺隔离症

肺缺如、不发育或发育不全

一、病因学，发病率及流行病学

肺发育停止可分为三种类型：① 肺缺如：一侧肺完全缺如，无支气管血管和肺实质；② 不发育是指仅有初级支气管，止于一盲袋，无肺血管和肺实质；③ 发育不全，气道、血管和肺泡的数量和尺寸缩小。

单侧肺缺如或不发育的发生率约为1/10 000。单侧发育不全为每10 000个新生儿中有1~2例。肺发育不全常伴有同侧肺动脉异常和肺静脉异位引流（肺发育不良综合征），第10章详细阐述。

二、临床表现

大多数患有肺缺如或不发育的患者于新生儿期

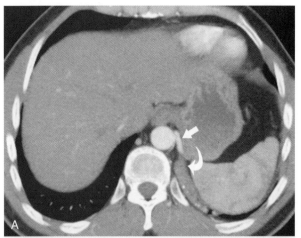

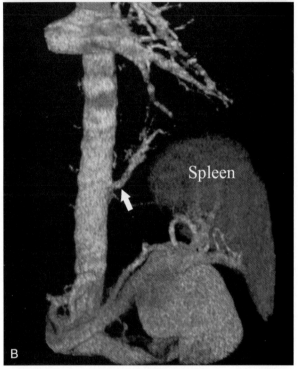

图9-16 肺叶内肺隔离症：多层螺旋CT诊断。多层螺旋CT对比剂增强扫描（A）显示异常血管（直箭）起源于主动脉，走向左肺基底部实变区（弯箭）。容积重建影像（B）更好地显示起源于腹主动脉上段异常血管（箭）的走行，并见其伸入隔离肺内。患者为44岁男性，患有肺叶内隔离症。

死亡，死于相关的先天畸形。但是也有患者可以生存到成年，无症状或仅有轻微症状。不伴有血管异常的肺不发育患者，可无症状，可表现为气胸或呼吸衰竭。患有肺缺如、不发育或发育不全的患者，在儿童时期容易发生反复呼吸道感染。

三、影像学表现

（一）胸片 肺缺如、不发育或发育不全在胸片上表现为一侧胸腔完全或几乎完全无含气肺组织。

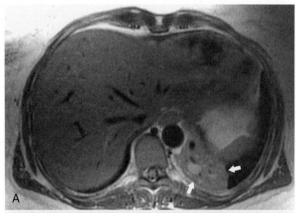

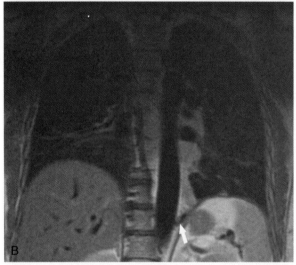

图9-17 肺叶内隔离症：MRI表现。横断面T1WI MRI影像显示左肺基底部实变伴有软组织信号影。冠状位MRI影像（B）显示起源于主动脉并供应肺叶内隔离症的异常血管。

肺容积明显缩小，导致同侧膈肌上抬，纵隔向同侧移位和肋骨间距缩小。在绝大多数病例中，对侧肺明显过度膨胀，与前纵隔一同向患侧胸腔移位。

（二）CT　肺缺如、无发育和发育不全可通过CT诊断（图9-18）。肺缺如患者CT可显示初级支气管以及同侧肺动脉缺如，肺发育不全患者CT可显示发育不全的支气管肺动脉和发育不全的肺。

（三）磁共振成像　MRI可诊断肺不发育，尤其是增强三维MRI血管成像，可显示患侧肺实质支气管树和肺血管。

四、鉴别诊断

肺缺如、不发育和肺发育不全的主要鉴别诊断是儿童早期肺切除术，其影像学表现可与上述疾病相同，其他鉴别诊断包括任何原因引起的全肺不张，严重支气管扩张伴肺塌陷和进展期纤维胸，CT可鉴别诊断。

肺发育不全的主要鉴别诊断是Swyer-James-

Mcleod综合征。尽管两种疾病都伴有单侧肺容积减低，Swyer-James-Mcleod综合征患者在胸片和CT最大呼气末扫描显示空气捕捉。

医生须知

- 成人最重要的支气管肺异常为支气管囊肿和肺叶隔离症
- 患者可无症状或有伴随炎症，或邻近气道、血管或肺的症状
- 胸片很少可以确诊
- 肺叶隔离症常可通过对比剂增强CT确诊。MRI对部分病变诊断有帮助
- 大约50%的支气管囊肿在CT上有特征性水样密度。其余50%由于存在蛋白质而出现软组织密度
- 几乎100%的支气管囊肿在MRI影像上有特征性T2WI均匀高信号

要点：先天性支气管肺异常

- 成人支气管肺异常常无症状
- 症状是由于伴随的炎症或邻近血管和肺引起
- 成人最常见的支气管肺异常：支气管为异常支气管分叉，支气管闭锁，支气管囊肿和肺隔离症
- 胸片很少可以确诊
- 多排螺旋CT常可确诊
- MRI对诊断肺隔离症和支气管囊肿有帮助

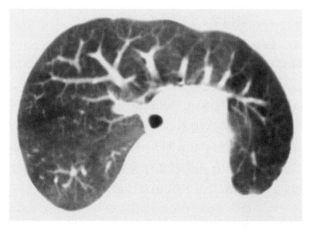

图9-18 肺缺如。CT扫描显示左肺不发育，右肺代偿性过度充气。CT上无左侧支气管和肺血管。患者为18岁男性。

第10章

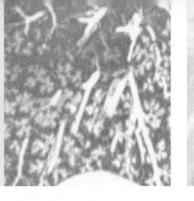

成人先天性肺血管畸形

Jacques Remy, John F. Bruzzi, and Marline Remy-Jardin

肺动脉近端中断

一、胚胎学,发病率及流行病学

本病曾被称为单侧肺动脉发育不良、闭锁或缺如、隐匿性肺动脉、肺动脉近端中断。术语"闭锁"或"中断"用于描述肺动脉树连续性中断最为恰当,因为肺动脉始终存在但细小,这是血流量减少所致。由于肺血流会影响其发育,因此胎儿时期的肺动脉血供中断会导致肺发育不全。肺动脉近端中断说明第六对主动脉弓近端畸形,这常与先天性心脏病有关,最常见的是室间隔缺损及法洛四联症。然而,也可见其他类型的心血管畸形,如伴或不伴室间隔缺损的主动脉缩窄、主动脉瓣膜下狭窄、大血管正常或异常转位、肺动脉狭窄或扩张、弯刀综合征、动脉导管未闭及肺动脉瘘。胚胎学上,右肺动脉中断与右位动脉导管未闭、右位头臂动脉有关,因此当发现右肺动脉单侧缺如时,应对起源于右侧头臂动脉的憩室进行寻找。

二、临床表现

该疾病通常在儿童期被诊断,可合并其他先天性心脏病,如若未被诊断,它可于成年才被发现。在成人,肺动脉近端中断常为一单独征象,右侧比左侧更常见,常伴有右位主动脉弓。症状可因肺动脉高压(见于19%~25%患者)或肺部感染(常见于肺发育不全)而引起。肺动脉高压患者最常见的症状包括呼吸困难、咯血(见于20%的患者)及胸痛。支气管镜检查可见慢性支气管炎。

三、影像学表现

通气-灌注扫描和胸片是确诊所必需且足以进行诊断。通气-灌注扫描可见完全性灌注缺如并伴肺换气不足及"廓清"延迟。

(一)胸片 胸片显示患侧肺体积变小征象(图10-1),然而,患侧肺透光度与对侧完全不同,无明显空气滞留,患侧肺门缺如而对侧凸出。可能会出现侧支体循环动脉供应患侧肺组织的征象,如胸膜下网状密度增高影、光滑的胸膜增厚、由于肋间动脉扩张引起的肋骨压迹等。与伴有肺动脉流出道阻塞的先天性心脏病一样,该病变常存在与肺尖结核或肺纤维化相似的肺实质病变,被称为假结核病或假纤维化,常代表肺实质血流量减少引起的梗死。胸片常表现为网状结节影,有时可见空洞。左肺动脉中断的患者,当前面所提到的所有征象均存在,同时可见右位主动脉弓时,实际上可以确诊该病(图10-2),而偶尔会出现右位主动脉弓伴不同的先天性病变(稍后讨论)。

(二)CT 肺动脉近端中断及相关征象在CT上可明确显示(图10-3)。所有患者均应行CT检查以确诊并对病变进行彻底及精确的评价,尤其是外科手术时应仔细考虑,即使年轻患者。因此,在肺门区域找到未闭锁肺动脉是非常必要的,以排除肺动脉近端中断,并可显示其与近端肺动脉和远端肺动脉分支的解剖连续性。这样的血管常可辨认,肺血管管径缩小常引起同侧肺动静脉的输入血流量减少。全身动脉系统也要被评估,包括支气管动脉、膈动脉、肋间动脉、内乳房动脉及肺韧带动脉。由于在大咯血时这些血管需要进行栓塞治疗,因此每支动脉的起源一定要

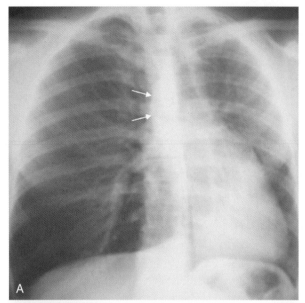

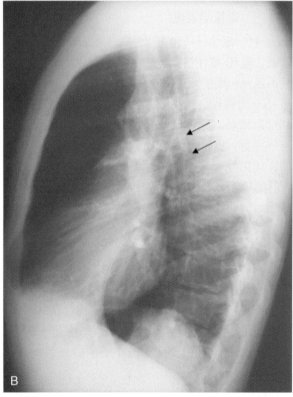

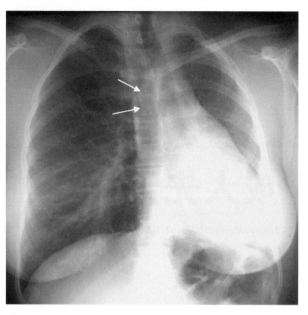

图10-2 左肺动脉近端中断,表现与图10-1非常相似,该病变伴有左肺体积缩小可疑与右位主动脉弓(箭头)有关,如图10-1描述。(*Crenier P. Imagerie Thoracique de l'Adulte. Paris, Flammarion* 已经过允许使用。)

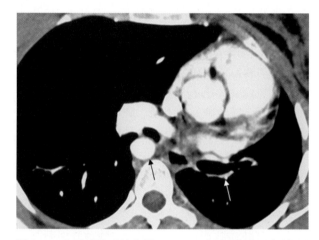

图10-3 左肺动脉近端中断。CTA显示左肺发育不全(与图10-2为同一患者)。左肺上叶邻近支气管后面可见直径约数毫米的左肺叶间动脉(白箭)。降主动脉(黑箭)位于脊柱右前侧及右支气管树的后方。

图10-1 左肺动脉近端中断。正位胸片(A)显示左肺体积缩小伴气管、心脏向右移位并右肺通过中线疝出。侧位片(B)显示左主支气管后面毗邻的左肺下动脉(箭)细小。该患者是一个咯血的年轻人。

仔细观察,冠状动脉和支气管动脉间的系统性动脉吻合可与该病有关。同样也可见于慢性血栓栓塞性疾病、Takayasu动脉炎、支气管扩张、肺隔离症、肺动脉瘤及伴有肺血流阻塞的先天性心脏病。它们在CTA鉴别时需使用心电门控。发育不全肺或双肺肺实质

可见不伴空气滞留的马赛克灌注,可能原因是患侧肺继发性灌注增高、肺动脉高压、正常肺组织内血流再分配或对侧肺代偿性充气过度。

在CT上,侧支循环形成的间接征象包括因肺血管床不均匀灌注形成的肺实质马赛克影、小叶间隔增厚、胸膜下网状影或微囊及大囊状蜂窝影、胸膜下肺实质带或不规则胸膜增厚。所有这些征象解释了胸片上"假纤维化"或"假结核病"的征象。

也常见支气管病变,如继发于支气管动脉扩张或

反复支气管感染的支气管壁增厚。段或亚段支气管近端柱状扩张是因为伴行肺动脉管径缩小所致,由于它们被包围在同一支气管血管结缔组织鞘内,因而有更大的空间便于支气管扩张。支气管壁局部缺血也是支气管近端扩张的原因之一,受累支气管的血管生成导致周围肺动脉血供重新分配。近端支气管扩张与慢性血栓栓塞性疾病所见是相同的。这与静脉曲张型及囊状支气管扩张症中所见的支气管扩张完全不同,原因是肺的防御机制减退,这继发于肺灌注减低或缺如所致的黏膜纤毛清除功能的改变。此类支气管扩张在外周分布,与感染后支气管扩张症类似,不要与邻近肺纤维化或损伤所引起的牵拉性支气管扩张相混淆。

目前的CTA技术能够对心脏形态和功能上的异常进行评估,排除心血管畸形,并可对术后的血管重建进行随访。

(三)MRI 由于MRI空间分辨率的有限性及传统血管造影术的创伤性,使其不能成为肺动脉近端中断的常规检查方法。然而,因为单独发病的情况常在早期成年人中检测到或发现,所以了解到CTA所带来的辐射剂量及严格坚持ALARA(用尽可能低的放射剂量达到合理的结果)原则非常重要,故用MRI替代CT进行随访检查。根据CTA和MRA的诊断,两种侵袭性血管造影技术可以是最后肺动脉检查方法:全身大动脉的选择性血管造影及经导管插入肺血管床后进入肺静脉的选择性逆行造影。

(四)影像检查选择 胸片及CT是诊断和全面评价该病变的必需且充分的两项检查。

四、鉴别诊断

该病变较罕见,因此需要与其他可能的疾病进行鉴别诊断,包括:① 继发于栓塞后阻塞的单侧肺动脉中断。即使无血栓栓塞病史时也有必要在动脉中断处检查慢性血栓栓子的征象,同时检查对侧肺慢性血栓栓塞疾病的征象。慢性血栓栓塞性疾病仅出现单纯的一侧肺组织表现是罕见的。② 在Swyer-James(McLeod)综合征中,由于患侧肺组织灌注减低使同侧肺动脉虽然存在但较细小。通气灌注表现与一侧肺动脉缺如不同。③ Takayasu动脉炎的肺动脉表现也包括在该讨论中,但其通常是双侧发病,在大多数病例中体循环动脉也会受累,同时出现体循环动脉及肺动脉受累的形态异常则高度提示该病。相比一侧肺动脉缺如、Takayasu动脉炎更易与慢性血栓栓塞性疾病混淆。④ 原发性肺动脉肿瘤和支气管肺癌是获

得性单侧肺动脉中断的两个原因,都以肺门肿块为特征。⑤ 累及肺门的纤维性纵隔炎也会引起单侧肺动脉中断。当有相关临床病史或其他肉芽肿性感染的征象时,尤其是结核及组织胞浆菌病,纵隔纤维性肿块或其他肺门结构如支气管和肺静脉的狭窄或中断时,应该可疑该病。随着CTA及自动团注定时技术的使用,我们应该能够避免因肺血管阻力增加所致的肺血管增强效果欠佳而带来的诊断问题。⑥ 在单侧肺静脉狭窄或闭锁的患者中,其肺门动脉可能较小且仅以体循环至肺动脉逆行性分流的方式延迟强化,即对比剂进入肺门血管是逆行性血流。这种现象应用针对肺门血管的二次延迟发现。

五、治疗方案概要

在儿童或年轻人,中断肺动脉可通过再植术或受累肺段的旁路进行血运重建,但只有当出现肺门部或肺实质内肺动脉近端未闭时,才适用吻合术。如果动脉管径太窄,可行姑息性吻合术使血管进一步形成。当该病变到成年才被发现,则只能对症治疗。对于反复咯血或严重肺炎的患者,治疗可使用体循环动脉的栓塞疗法,以达到对出血的有效控制。

要点:肺动脉近端中断

- 成年人少见
- 当成人首次发现时,病变为单一病变
- 更常见于右侧
- 临床表现:肺动脉高压、反复感染、咯血
- 常见影像表现:
  - 肺体积小
  - 肺门部肺动脉缺如或细小
  - 肺静脉回流正常
  - 主动脉弓常位于对侧
  - 体循环侧支血供

---------------------- **肺动脉瓣狭窄** ----------------------

一、胚胎学,发病率及流行病学

肺动脉瓣狭窄可长期无症状,这取决于其狭窄程度,也可直到成年后才被诊断,偶可平片诊断。肺动脉瓣狭窄原因包括继发于肺尖瓣连接点融合而引起的增厚的、穹隆状肺动脉瓣、肺动脉瓣二叶瓣、瓣膜发育不良。肺动脉瓣狭窄是先天性心脏病"法洛三

联症"的组成部分。然而，三联症实际上只有两个因素：右心室肥大和经未闭的卵圆孔由右向左的分流，两者均为肺动脉瓣狭窄所致。

二、病理生理学

当狭窄局限于肺动脉瓣时，右心室收缩引起狭窄后血液喷射入肺动脉主干。右心室收缩压升高导致右心室肌肥大，以流出道最为显著。而且，右心室肥大导致右心室纵轴延长及再定向，这使得心脏逆时针旋转。漏斗部和主肺动脉的旋转引起狭窄后血液主要向左肺动脉干喷射。

三、临床表现

肺动脉瓣狭窄可以完全无症状，可以合并继发于动力减低的心排血量减少，也可引起肺流出道的收缩期杂音，同时可见右心室肥大的ECG征象。

四、影像学表现

（一）胸片 最常见的胸片表现为主肺动脉、左肺动脉及其近端分支的狭窄后扩张。在胸片上这些表现与纵隔肿块或左肺门淋巴结肿大类似。心脏逆时钟转位与左心室肥大较难鉴别。心影轮廓并无增大。左心缘的心腰部膨隆是可变的，原因是狭窄后喷射不会一直引起主肺动脉的扩张，还因为当心脏右转时主肺动脉并不形成心腰。左肺动脉近端扩张受其上叶分支的影响，也可延伸到左侧叶间肺动脉，在侧位片上常见。狭窄后喷射所致的反复损伤会导致左肺动脉局灶性钙化。右肺动脉管径正常或较小。如果肺动脉瓣狭窄原因是瓣膜发育不良，则无狭窄后喷射及左肺门膨隆，实际上表现为左心缘中部凹陷。

（二）CT和MRI 与MRI相比，CTA能够更清晰地显示肺动脉。在继发于肺尖瓣连接点融合处的肺动脉瓣狭窄病例中，肺动脉瓣表现为中度增厚且呈圆顶状，通过非心电门控即可明确（图10-4）。瓣膜发育不良时瓣叶更厚，这常与狭窄后扩张无关。如果CT检查用心电门控，则右心室短轴的重建图像可显示右心室流出道肥厚的小梁及增厚的心肌，在收缩期尤其明显。主肺动脉短轴的收缩期重建图像，对肺动脉瓣及其典型圆顶状结构可有较好的显示。一些罕见病例可见其钙化。在瓣膜发育不良的病例，瓣环及主肺动脉本身也轻度发育不良。

五、鉴别诊断

鉴别诊断包括引起主肺动脉扩张的其他原因，如肺动脉高压、主肺动脉的自发性扩张、肺动脉瓣关闭不全、血管内恶性肿瘤、动脉瘤及主肺动脉夹层。排除累及纵隔或左肺门的肿瘤及淋巴结病也很重要。左心耳或主肺动脉通过局限性心包膜先天性缺损向心包外突出应该也可以被排除。

六、治疗方案概要

治疗需取决于肺动脉瓣狭窄对心功能影响的程度及狭窄所致压力梯度。外科扩张术逐渐被气囊血管成形术所替代。

要点：肺动脉瓣狭窄

- 无症状患者可偶然发现
- 收缩期杂音或胸片异常
- 常见影像表现：
  - 左心缘中段膨隆
  - 左肺动脉及近端分支扩张
  - 肺动脉瓣增厚
  - 右心室增大

异常的气管后左肺动脉（肺动脉吊带）

一、胚胎学，发病率及流行病学

理论上，该病最常见的原因包括发育缺失、发育低下或左侧第六主动脉弓腹侧再吸收或提前消退。因此，左肺血管树与右侧第六主动脉弓连接，左肺主动脉因此发育为右主肺动脉的侧支，其解剖学表现为左主肺动脉异常起源于右侧。儿童发病多见，常合并其他先天性疾病，最常累及气管支气管树及心脏。它是成人罕见的疾病且常为单一畸形。

二、临床表现

该病常无症状，当伴发先天性气管或支气管狭窄时，会出现呼气困难或反复肺部感染的症状。

三、影像学表现

（一）胸片 左主肺动脉开口于右主肺动脉的后壁，沿右主支气管起始部上方向左经气管和食管之间到达左肺门。胸片上，在右侧气管支气管角处可见一直径约2 cm的密度增高影（图10-5）。该密度增高影可考虑四种可能诊断：淋巴结病、一侧

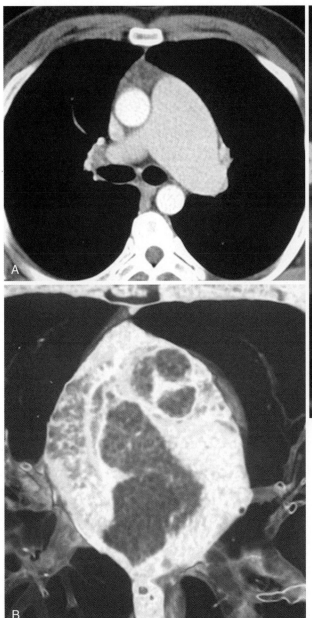

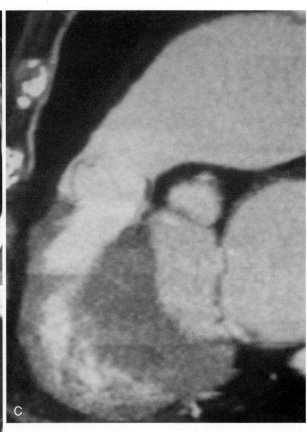

图10-4 肺动脉瓣狭窄。CTA（A）显示主肺动脉及左肺动脉近端的扩张。右肺动脉管径正常。图像是肺动脉瓣水平上方层面。肺动脉瓣水平的同一图像的三维容积重建（B）显示肺动脉瓣三瓣的每一瓣叶明显增厚。不同患者用心电门控和右心室收缩期重建的CT图像（C）显示中度增厚的圆顶状肺动脉瓣叶、左肺动脉的狭窄后扩张。右心室流入道可见阶梯伪影，原因是每个层面之间的同一收缩期体积不一致。流出道未见伪影。

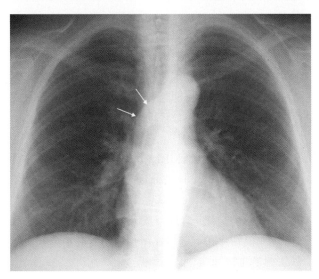

图10-5 异常的气管后左主肺动脉（肺动脉吊带）。用力吸气相胸片显示右侧气管支气管角处异常密度增高影（箭）。该角内密度增高影代表气管后左肺动脉（图10-6）。

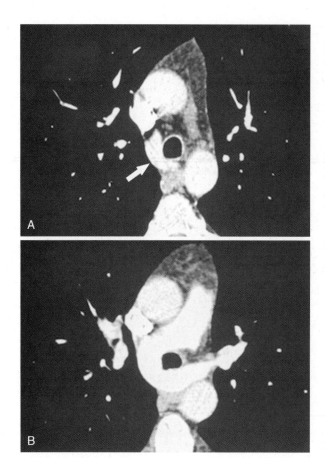

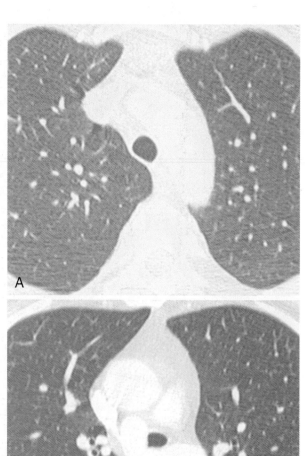

图10-6 异常的气管后左肺动脉（肺动脉吊带）CT征象。A. 左肺动脉上部（箭）水平的CT图，形态学上其经过正常气管的右后方。B. 肺动脉吊带尾部水平的CT图可显示左肺动脉全程，其起源于右肺动脉近端的后方，绕过气管的右后方然后到达左肺门。A、B相比，B图为左主动脉水平，支气管直径比更高层面的（A）图略狭窄。

图10-7 异常的气管后左主肺动脉（肺动脉吊带）: CT表现。主动脉弓水平的CT图像（A）和异常肺动脉水平的CT图像（B）再次显示异位肺动脉水平的气管直径是变小的。这两病例（图10-6和图10-7）描述了"环形吊带"综合征。

主动脉弓扩张、局部肺静脉异常从右上叶引流入上腔静脉、气管后左肺动脉。侧位胸片可显示下叶气管后的异常血管，表现为气管后方圆形的直径10~15 mm的密度增高影。食管造影可见食管前壁光滑的外在性压迹。

（二）CT 多数病例横断面可显示异常左肺动脉的起源，因此即使平扫CT检查也可容易做出诊断。动脉畸形常位于主动脉弓水平，它绕过气管壁右后方的下部，其描述语"肺吊带"由此而来（图10-6）。它一旦到达左肺门，左肺动脉在肺内走行即可正常。传统的血管造影诊断可能较困难，因为前方的右肺动脉与左肺动脉几乎完全重叠。病变的左肺动脉可异常变小或狭窄。有些病例其到达左肺门位置低于正常位置。即使成年人中伴有气管支气管畸形者也应行常规检查。它们包括右肺上叶气管性支气管，左主肺动脉在其下方经过；气管末端

发育不全（图10-7）；右主支气管狭窄或完全性软骨环（餐巾环）。重建图像常用于鉴别中度气管狭窄（图10-8）。后者被称为"环形吊带综合征"，其特点是气管软骨环的形态和直径在吸气和呼气时无变化。在成人，软骨环的局部钙化可能揭示其不太完整的特点。

（三）MRI 尽管MRI对于动脉畸形是一种非常有价值的诊断检查，但在研究肺实质和气管支气管树方面不如CT。

（四）影像检查选择 成人很少合并先天性心脏病，正侧位胸片和胸部对比增强CT扫描，辅以气管支气管树的重建图像，足以诊断。

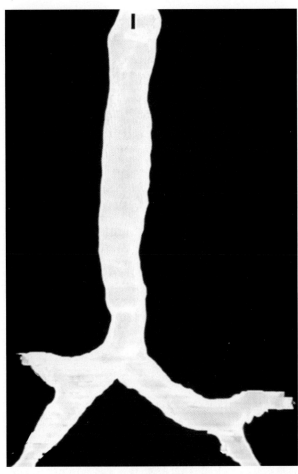

图10-8 异常的气管后左主肺动脉（肺动脉吊带）引起的气管狭窄。气管分叉的容积重建显示气管前端部有中度狭窄。这种类型的狭窄，相对于气管的近侧部分是平滑的且逐渐变细，可以很容易被支气管镜检查所发现。

四、治疗方案概要

治疗取决于伴发病变。尤其是气管支气管树。先天性气管狭窄可通过扩张术、支架置入术、气管成形术或支气管移植进行治疗。左主肺动脉再植术通常不在成人中尝试。

右肺动脉与左心房异常相通

一、胚胎学，发病率及流行病学

该病胚胎学尚不清楚，几乎总是位于右侧，也可见于左侧。先天性比创伤性常见，是一种极为罕见的畸形，至2005年文献报道共59例。它常伴发其他畸形，如先天性心脏畸形和右肺叶发育不全。

二、临床表现

除右向左分流比较严重外，其他临床重要的并发症与肺动静脉畸形一样：活动性栓子和动脉瘤破裂等。对比增强超声心动图可见左心房出现微气泡迟于卵圆孔未闭而早于肺动静脉畸形，一般要在2~3个心动周期后。

三、影像学表现

（一）胸片 当胸片表现为右向左分流伴右侧心后假瘤时则可怀疑该病，这符合右主肺动脉和左心房之间的直接相通形成的动脉瘤囊。

（二）CT 该病有四种类型：I型，右肺静脉回流是正常的，并见一支血管连接右主肺动脉近端后面与左心房；II型，右主肺动脉多余分支与相邻的静脉结构相通：左心房或右肺上静脉或两者皆有，右肺下静脉缺如；III型，右肺静脉均引流入血管囊且连接右主肺动脉和左心房。IV型，右肺下静脉被连接到动脉瘤囊的三个小静脉所替代，动脉瘤囊位于左心房的右后外侧面附近。右肺叶间动脉扩张并紧贴动脉瘤囊，中间无动脉连接。

四、治疗方案概要

Gianturco弹簧圈、Amplatzer导管封堵器、结扎、结扎和分离、切除术、心内修补，也可行全肺切除术，这取决于病变的血管构筑。

要点：气管后左肺动脉（肺动脉吊带）

- 可在胸片或CT偶然发现
- 可导致气管或支气管狭窄
- 特征性影像表现：
  - 右侧气管支气管角密度增高影
  - 左肺动脉起源于右肺动脉背侧面
  - 左肺动脉在气管和食管之间通向左肺门

要点：右肺动脉与左心房异常相通

- 成人罕见
- 大量右向左分流及并发症
- 动脉瘤囊破裂
- 常见影像学表现：
  - 右心后密度增高影
  - 右肺动脉近端与左心房连接

肺动脉瓣以上狭窄

一、胚胎学,发病率及流行病学

该先天畸形的胚胎学尚不明确。肺动脉瓣以上狭窄可分为四种类型:主肺动脉狭窄、累及左或右主肺动脉根部的主肺动脉分叉处狭窄、多发性周围肺动脉狭窄以及近端和外周肺动脉同时狭窄。

二、病理生理学

累及短段和近端的狭窄常导致狭窄后喷射,而长段狭窄常无狭窄后喷射。肺动脉狭窄对右心的影响是多变的。

三、临床表现

肺动脉狭窄几乎总伴有其他综合征。Williams-Beuren综合征或婴儿期特发性高钙血症,表现为智力低下、特殊面容、周围肺动脉狭窄和主动脉瓣上狭窄。其他综合征包括Noonan综合征、Down综合征、Alagille综合征、Ehlers-Danlos综合征和先天性风疹感染后遗症。肺动脉瓣上狭窄也可能与心脏病变如法洛四联症、大血管转位、房室间隔缺损等有关。特殊情况下肺动脉狭窄也可单独发病。

四、影像学表现

胸片及CT　X线表现取决于狭窄部位、其血流动力学结果及狭窄后扩张。主要表现为肺血管分布不均,具体表现为肺血管减少与肺血管梭形狭窄后扩张并存。主肺动脉近端及其分支狭窄(图10-9)引起双侧对称性血管生成减少。其对右心的影响与肺动脉瓣膜狭窄相同。

五、鉴别诊断

鉴别诊断包括慢性血栓栓塞性疾病和Takayasu动脉炎,这可导致类似于短段狭窄后喷射,也见于较长段狭窄。CT可诊断且可显示相关的解剖学异常。

六、治疗方案概要

治疗取决于狭窄后血流动力学的改变,包括手术切除狭窄后行端-端吻合或血管内支架置入成形术。

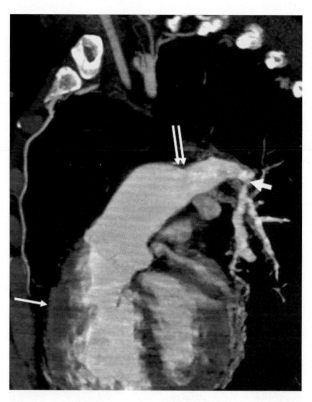

图10-9　肺动脉瓣以上狭窄。矢状位重建图像显示主肺动脉、左主肺动脉及左叶间肺动脉近端分支。该年轻成人为Williams-Beuren综合征患者(智力低下、特殊面容、肺动脉分支及瓣上狭窄)。因患者呼吸难以配合因此未采用心电门控,可见右室心肌(长箭)明显增厚,也可见靠近左主肺动脉(双箭)根部狭窄和左肺叶间动脉狭窄(短箭)。

要点:肺动脉瓣上狭窄

- 最常见并发多种综合征,最常见的是Williams-Beuren综合征
- 常与心脏畸形有关
- 常见的影像学表现:
  - 肺动脉分支狭窄后扩张
  - 马赛克灌注
  - 右心室功能不全

肺静脉狭窄和闭塞

一、胚胎学,发病率及流行病学

该病变常累及单个或多个肺静脉的肺实质段,可单侧或双侧发病,常见于婴幼儿期,少见于成人。肺静脉狭窄或闭塞分为两型:一种是继发于纤维环或隔膜的局限性闭塞,可引起完全闭塞且位于静脉-左房连接处,另一种是离左房较远处的广泛狭窄,表现

与肺静脉发育不全或闭锁表现相符。尽管大部分学者认为肺静脉的狭窄、发育不全和闭锁常为先天性起源异常，但也有专家认为静脉血栓形成是另一可能致病因素。

二、病理生理学

了解肺静脉阻塞综合征的病理生理学有助于认识其影像学表现。该综合征常与静脉异常引流区的肺血管阻力增加和肺动脉血流重新分布到其他区域有关。供应静脉阻塞区的肺动脉依其血液量下降程度而调整管径，常表现为"发育不良"但仍未闭塞。血供下降促使来自支气管或非支气管动脉的体循环动脉供血的体-肺动脉侧支形成，这导致了伴有肺动脉内血流逆行的功能性体-肺动脉分流。静脉阻塞会引起静脉血重新流入体静脉，如支气管静脉（可理解为支气管壁充血）、经胸膜静脉、纵隔静脉、食管静脉及门静脉进入。门脉-肺静脉相通可有两种途径：门静脉阻塞的患者，体静脉血经食管周围静脉流入肺静脉；肺静脉阻塞者，肺静脉血流入食管周围静脉后汇入门脉系统，可为先天性或获得性。肺-体静脉分流即可解释输出肺动脉（上腔或下腔静脉）血液的"动脉血化"和氧合。肺静脉闭塞综合征导致慢性肺泡和间质性肺水肿，伴小叶间隔和支气管血管束周围间质增厚，慢性水肿最终导致肺纤维化。另外，肺静脉阻塞区的淋巴管是扩张的，肺泡和间质中的液体经淋巴管重新吸收后引起肺门和纵隔淋巴结增大。

三、临床表现

肺静脉狭窄或闭塞的临床表现可与以下因素有关：先天性心脏畸形、肺动脉高压、反复呼吸道感染或不同程度咯血。通气灌注显像显示与肺灌注减低区不匹配的"假肺栓塞"征或与肺灌注减低相匹配的"假肺炎"表现。支气管壁充血可为通气阻塞的原因。

四、影像学表现

（一）胸片 单侧肺静脉回流受阻的胸片表现为肺体积和肺门缩小，但未见支气管阻塞或空气捕捉。然而，空气捕捉需行CT检查证实，因为静脉阻塞综合征可引起小支气管阻塞，这是由于支气管壁内静脉及淋巴管水肿、扩张而引起。另外，可见胸膜增厚。双侧肺静脉阻塞胸片表现为毛细血管后肺动脉高压。

（二）CT CT显示肺体积和肺门缩小，未见近端支气管阻塞。胸膜增厚，伴有胸膜粘连使静脉回流增加。肺实质内见片状磨玻璃影，肺静脉阻塞区见小叶

间隔增厚。支气管壁增厚（支气管镜见支气管壁黏膜呈"假性血管瘤"样改变）。同侧肺动脉常细小，如果动脉血液反流会引起含对比剂的血流受阻，甚至会误认为其缺如。因此CT上的阴影取决于图像采集时间：增强早期不强化，后期对比剂经侧支体-肺动脉分流而反流使其强化（图10-10）。肺内静脉常可辨认，但近心房部分显示不清。在正常的患者中，该部位左心房壁是光整的，未见由于肺静脉汇合形成特征性突起样结构。需对静脉阻塞区的动脉血供进行研究，可因同侧肺动脉血中的对比剂反流而造成或对侧肺动脉中的对比剂提前流入而引起，这也解释了为什么增强早期肺静脉阻塞区肺动脉未见显影。同侧肺门和纵隔软组织增厚代表静脉阻塞区旁路侧支循环

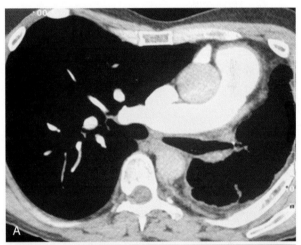

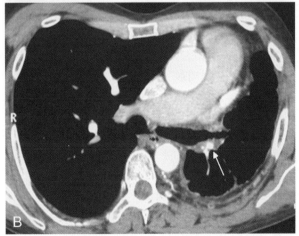

图10-10 单侧肺静脉闭塞。第一幅图为肺动脉增强期（A），显示左主肺动脉细小，几乎完全没有显影，并见左肺体积缩小伴后方胸膜外脂肪增多。B为与A同一水平的体动脉增强期，显示左叶间肺动脉（箭头）明显显影，同时见支气管和肋间动脉强化。左主肺动脉延迟强化是因为体-肺动脉分流反流入肺门上方左肺动脉。根据图像采集时间不同，肺动脉可表现为"缺如"、发育不全或假血栓，此处为未强化肺动脉血与体动脉反流入肺动脉相交处。

静脉出现。因此,肺门区CT血管造影在肺动脉期、主动脉期和体循环静脉期,可见继发于肺水肿淋巴液积聚所致的同侧肺门和纵隔淋巴结增大和淋巴管扩张,也可见静脉性梗死的征象。

(三)血管造影 如果现有的影像表现不能明确诊断,可行非选择性或选择性血管造影,导管顶端进入同侧静脉阻塞的毛细血管,可显示闭锁静脉的残端和侧支静脉。血管造影可解释CT增强早期的征象,也可使静脉阻塞侧的肺门动脉血氧含量增加。侧支动脉循环形成可导致反复咯血,这需采取动脉栓塞治疗。

(四)MRI 尽管MRI自旋回波和梯度回波运用于肺静脉畸形的研究,但此方法并未提供肺实质、细支气管、侧支静脉和动脉循环的任何信息。

五、鉴别诊断

怀疑单侧肺静脉阻塞综合征的患者需要和以下疾病鉴别:因先天性或获得性的解剖或血流动力学原因导致的单侧肺动脉阻塞;肺门或纵隔恶性病变或慢性纵隔炎的浸润;继发于各种获得性原因的肺静脉阻塞。

尽管阻塞或闭锁累及单支肺静脉,但已提及的适用于被阻塞静脉引流的区域。但是,也应该强调的是,先天性阻塞的患者也可见侧支循环,其静脉血重新流入未阻塞静脉。因此会出现肺实质内畸形、扭曲的静脉血管,常与部分静脉回流异常或肺动静脉畸形相混淆。CT可证实异常血管为肺静脉,其中一支肺静脉阻塞或闭锁而其他血管扩张。这些需要横断面、多平面重建或三维重建来观察。当侧支静脉足以代偿静脉闭塞时,则静脉回流异常区的肺实质可无异常表现(见"肺静脉畸形")。

要点:肺静脉狭窄或闭锁

■ 一个或几支静脉,单侧或双侧
■ 肺静脉高压征象
■ 反复的支气管肺部感染
■ 咯血
■ 常见的放射学表现:
 • 病侧肺体积减小
 • 马赛克征和小叶间隔增厚
 • 相应肺动脉管径小,延迟强化
 • 支气管壁增厚
 • 体-肺动脉分流
 • 肺静脉近心房部狭窄或闭锁

肺部静脉曲张

一、胚胎学,发病率及流行病学

肺静脉回流会影响肺静脉干原始静脉丛的发育,而肺静脉干是起源于心房顶壁,并连接两侧未发育成熟的肺组织。肺静脉干组成左心房近端,而4个肺静脉组成心房上方区域。其中一支静脉狭窄或闭塞可导致其他分支静脉曲张。尽管称之为静脉曲张,但还包括一支静脉局部囊状扩张(或是真性扩张)和一支或多支肺静脉管状扩张。后者常认为是慢性肺静脉高压和先天性闭塞或狭窄所致的异常肺内侧支静脉旁路所导致的结果。这些病变可单独出现也可伴发其他先天畸形,尤其是累及肺静脉者。

二、临床表现

绝大部分肺静脉曲张患者无临床症状,但也可出现咯血、肺静脉血栓栓塞等罕见并发症。

三、影像学表现

(一)胸片 胸片表现为管状或圆形密度增高影,其管径随Valsalva和Miiller检查而发生变化。这些表现可与真性肺结节或更少见的纵隔肿物相混淆。

(二)CT CT可较容易诊断肺静脉曲张,表现为受累静脉呈囊状或管状扩张。CT有助于显示囊性扩张静脉中的血栓。大部分患者无须行CT血管造影。

四、鉴别诊断

鉴别诊断包括管状支气管和血管影。并非所有扩张肺静脉都呈囊状或管状静脉曲张,其他鉴别诊断还包括肺动静脉畸形、肺实质异常静脉通路和部分肺静脉回流异常。

五、治疗方案概要

肺静脉扩张患者很少选择手术治疗,除非引起反复咯血或其大小、形态出现明显变化。对伴有肺静脉高压的心脏病患者,可能需要手术治疗,因为它会造成肺静脉曲张。

要点:肺静脉曲张

■ 通常无症状,可引起咯血或全身性血栓栓塞
■ 常见放射学表现:
 • 在胸片上表现为结节样或管状模糊影
 • 在CT、MRI或血管造影见肺静脉呈囊状、管状扩张

部分肺静脉回流异常

部分肺静脉回流异常（PAPVR）分两大类：第一类是弯刀综合征或称为肺发育不良综合征，常无症状，包括右肺畸形和能在胸片上容易辨认，并表现为弯刀样改变的右肺静脉，也是放射学上PAPVR的最常见形式；第二类包括PAPVR的其他类型，肺部常无异常，通常也无症状。

弯刀综合征（肺发育不全综合征）

弯刀综合征的特征是部分或全部右肺静脉回流异常，右肺静脉异常回流至下腔静脉最为常见，回流至肝上静脉、上腔静脉或右心房少见。其典型的征象是形似土耳其弯刀。常同时合并右肺发育不全。为突出其复杂性，将其命名为"肺发育不全综合征"或"先天性静脉肺叶综合征"。

一、胚胎学，发病率及流行病学

弯刀综合征男女均可发病，通常为散发，但已有家族病例的报道。新生儿至成人均可发病，发病年龄取决于伴发的畸形。现尚无合理的胚胎学理论能解释先天性肺发育不良综合征所有的畸形。

二、临床表现

弯刀综合征可无任何症状或出现与先天性肺发育不全、心脏畸形或肺动脉高压相关的症状。临床症状按出现的频率，依次为呼吸道反复感染、呼吸困难、慢性咳嗽、胸痛、哮喘以及反复咯血。10%的病例无任何症状，常在体检胸部X线检查中被发现。临床症状取决于左向右分流的程度。

三、病理生理学

该综合征与其他一些畸形相关联：右侧支气管肺畸形，最常见的是右肺上叶发育不全或发育不良；20%的病例合并有心脏畸形；右肺血管异常，如右肺动脉较小提前或延迟灌注进入体循环；右肺动脉缺如（较罕见）；部分或全部右肺由体动脉供血；右侧膈肌畸形，如膈肌发育不全、膈疝或膈重复；右侧胸膜缺如（少见），导致右肺与胸壁先天性融合；可合并马蹄肺，儿童多见。右肺静脉异常回流至下腔静脉引起的变化如下：

1. 弯刀静脉中度扩张
   - 继发于由左向右分流区域内的低血管阻力
   - 继发于体循环动脉灌注肺导致的静脉回流增加
2. 下腔静脉扩张
   - 取决于由左向右分流汇入下腔静脉的量
3. 由异常静脉引流的范围
   - 预防左心衰竭
   - 可能由于右心衰竭而引起肺水肿
4. 根据心排血量左向右分流的量
   - 单发时大约50%
   - 对侧肺叶切除后可增至75%
   - 对侧肺全切后可能增至100%

异常静脉可出现狭窄，但比较罕见，狭窄位于其汇入下腔静脉或跨膈肌的部分，导致静脉闭塞综合征。"弯刀静脉"可罕见引流入下腔静脉的膈上部分、肝上静脉、门静脉、奇静脉以及冠状窦或右心房。

四、影像学表现

（一）胸片　胸片能够对先天性肺发育不全综合征做出诊断。弯刀静脉较有特征性，在胸部平片上很容易观察，特别是当右肺发育尚可或静脉回流异常比较明显时。右肺体积越小，异常回流静脉越细，并且心脏向右移位掩盖了异常静脉，可影响观察。弯刀综合征在胸片上典型的表现为一条垂直向下弯曲走行的管状影，并且由上到下逐渐增粗（图10-11）。

侧位胸片胸骨后区常见不透射线的条纹影，实际上是因为右肺前面处于比左肺稍后的位置。右位和右旋程度常与右肺发育不全的程度呈正比。常规必须观察是否存在"马蹄肺"，即使在成年人非常罕见。其特点是部分右肺在心脏后方疝入左侧胸腔并与左肺下叶纵隔面相连。它是由跨越纵隔的、起源于右侧支气管树的支气管并进行通气，该畸形又被称为"跨越肺段"。两肺相连处后部像心后区左侧旁的垂直的类似于叶裂的线影。两侧胸膜腔常是分开或可沟通，明确这一情况在评估胸腔积液或预期手术时非常有用。

（二）CT　弯刀静脉和右胸部多种相关性畸形（伴有肺发育不良综合征）可通过CT尤其是容积CT多平面重建显示。畸形包括以下内容：

1. 支气管异常
   - 支气管扩张
   - 残留的支气管盲端
   - 支气管憩室
2. 肺
   - 肺叶发育不全、不发育、发育不良
   - 马蹄肺

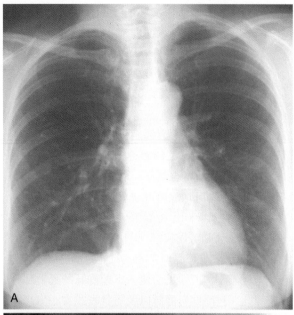

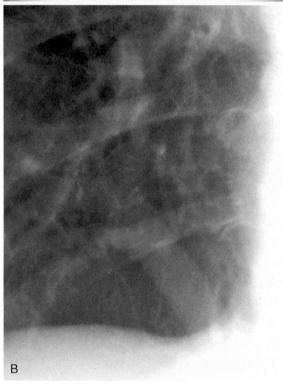

图10-11 弯刀综合征。常规胸片（A）和右下肺区放大图（B）显示向右心膈角走行的较大管状模糊影。心影正常。右肺供血血管无明显异常。这种表现立即提示弯刀综合征。它仍然必须通过CT检查来确认，以排除管状影的其他可能诊断，如支气管囊肿、异常的体循环动脉和假弯刀综合征。（经*Grenier P* 允许重印。 *Imagerie Thoracique de l'Adulte. Paris, Flammarion, 2006.*）

　　3. 肺动脉
　　　● 发育不全
　　　● 肺动脉主干缺如
　　　● 由于体循环侧支供应右肺而排斥右主肺动脉
　　4. 胸膜
　　　● 肺裂异常（副裂、不完全）
　　　● 胸膜缺乏
　　5. 横膈
　　　● 先天性缺陷
　　　● 囊肿
　　　● 重复（副膈）

　　术语"先天性静脉肺叶综合征"源于以右肺上叶发育不全、不发育或发育不良为代表的肺部畸形。右主肺动脉干的"发育不全"与缺如肺体积成正比。所谓的右主肺动脉缺如实际上可能是接受体循环动脉至肺动脉分流逆行血液的肺动脉。肺发育不良综合征可伴发各种心血管畸形，可由CT显示，包括以下畸形：

　　1. 腔静脉畸形
　　　● 右上腔静脉肺内走行
　　　● 左上腔静脉
　　　● 奇静脉汇入下腔静脉
　　2. 心脏畸形
　　　● 房间隔缺陷
　　　● 动脉导管未闭
　　　● 法洛四联症
　　3. 肺动静脉畸形
　　4. 心包缺损

　　异常体循环动脉可起源于胸主动脉或腹主动脉的分支，特别是内乳动脉或右膈下动脉。因为它们参与形成静脉回流异常的左向右分流，因此可有一定的症状，如咯血或肺动脉高压。他们可经栓塞疗法成功治疗。其肺实质内血管分支与肺动脉的外周分支相一致。一种体循环动脉异常为单纯血管的肺叶内隔离症，表现为右肺基底部支气管中度扩张，无伴行肺动脉。

　　近年来因成像技术方面的发展，特别是CT，似乎不再需要进行主动脉造影、肺动脉造影及支气管造影，至少在首次检查时，但是直到最近，此类检查被认为对于全面评估复杂性畸形是必不可少的。由于异常静脉的管状特点和频繁伴发的多器官异常，常需要行多平面和三维重建图像以显示最佳征象。

　　（三）MRI　可通过CT、MRI和超声心动图对心脏和肺、体循环血管系统的术前血流动力学进行评估。

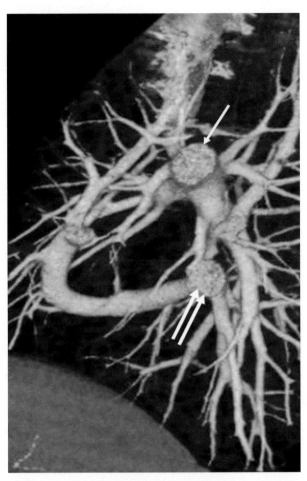

图10-12 "假弯刀"综合征。右肺容积重建可见一较长的异常静脉从肺尖向肺的前下部走行,几乎水平汇入右下肺静脉(双箭)。该异常肺静脉的上部在肺门前方相当于右肺动脉(单箭)水平通过。这是典型的假弯刀综合征的表现,其中异常静脉如弯刀样走行,但引流入左心房。患者为无症状的年轻人,常规胸部X线检查发现异常。

五、鉴别诊断

弯刀静脉最常引流入下腔静脉,其走行应该与弯刀静脉流入左房或同时进入左房和下腔静脉相鉴别(图10-12)。"假弯刀综合征"与弯刀静脉引流入左心房的走行相同。这可能与奇静脉延续下腔静脉、体循环动脉供给右肺和右肺发育不良相关。最复杂的畸形是右肺弯刀静脉引流入下腔静脉,第二弯刀静脉引流入左心房,而这两个静脉之间可相互吻合。这种表现胸片上很少见,与之相似的是类似于异常静脉的胸内肋骨。

六、治疗方案概要

成人治疗的适应证很少为右肺异常而是相关的先天性心脏病。大多数情况下,治疗包括异常肺静脉再植入左心房或切断供应肺的体循环动脉。

要点:弯刀(肺发育不良)综合征

- 可无症状
- 常见的临床表现:
  - 反复发作的右肺感染
  - 咯血
  - 肺动脉高压的征象
- 常见的影像学表现:
  - 右肺缩小
  - 右上肺叶体积减小
  - 弯刀静脉伴50%的左向右分流
  - 部分体循环动脉供应右肺
  - 其他相关异常

其他形式的部分肺静脉回流异常

一、胚胎学,发病率及流行病学

部分肺静脉回流异常可伴发先天性心脏病,也可单独发病。无先天性心脏病或其他畸形而单独存在的PAPVR见于0.4%~0.7%的成人,CT通常偶然发现。

肺静脉和体循环静脉系统的胚胎发育异常导致了两套静脉系统持续异常交通并共同回流至右心房。总主静脉会合处为静脉窦,即共同心房前体。左、右总主静脉分别接受来自在同侧的前主静脉和后主静脉会合血流,且左右两侧对称。静脉窦尾部发育改变直接促成左右总主静脉分化。静脉窦右侧部分因肝总静脉汇入而扩张,继而出现前主静脉和后主静脉的横向吻合。静脉窦左侧,部分左主静脉和左后主静脉出现闭合。静脉窦最终形成右心房和冠状静脉,而冠状静脉是左主静脉近心房残余端分化而成。左前主静脉演化成左上肋间静脉,左后主静脉演化成奇静脉以及半奇静脉系统。未成熟的肺组织通过内脏静脉丛进行引流,并由此汇入原始肺静脉主干。在第一房间隔分隔共同心房期间,原始肺静脉主干参与了左心房形成。部分肺静脉回流异常(PAPVR)通常引流至同侧体循环静脉。因此,右侧PAPVR引流至奇静脉、上腔静脉、右心房、下腔静脉、肝上静脉;而左侧PAPVR引流至垂直静脉、半奇静脉或冠状静脉窦。除弯刀综合征外,肺静脉常引流入最近的同侧体静脉。

PAPVRs右侧多见,发生率是左侧的两倍。

"垂直静脉"可以能代表持续存在的左心前静脉,它与左上腔静脉不同。当异常血管引流入冠状静脉窦或少见者进入左心房时应使用术语"左上腔静脉"。这三种类型的畸形可单独发病,也可伴发其他心血管畸形。

第二房间隔发育不全或缺如说明了为什么第一房间隔在心房正位时向左移位,而在心房反位时向右移位。该病变的心脏后位片显示四支肺静脉结构正常,但实际上两支右肺静脉引流入解剖学上的右心房。如果第一房间隔错位严重,则四支肺静脉可能引流入右心房。

二、病理生理学

由于回流入右心的肺静脉较回流入左心者具有较低的血管阻力,故接收异常静脉的输出血管扩张,从而导致PAPVR区的肺动脉血流再分配。

PAPVR导致左向右分流。由于分流常只累及肺静脉回流的一部分,因此不超过心排血量的25%。而在成人,无症状的PAPVR可在对侧肺切除术后出现症状。手术暴露了且增加了以前无症状的由左向右的分流量。因此,胸部术前CT扫描的解读应包括PAPVR计划切除术引起的可能血流动力学改变。在某些情况下,肺切除术需分两阶段进行,先将异常引流的肺静脉再植使其回流至左心房,以避免肺切除术后引发的右心衰。在其他情况下,充血性心力衰竭的PAPVR患者可出现非对称心源性肺水肿,因为异常静脉引流入右心房可以避免引起肺静脉高压。相反,上腔静脉阻塞可引起异位肺静脉引流区的肺水肿。

三、临床表现

在成年人中,单独发病的PAPVR几乎总是无症状的。

四、影像学表现

(一)胸片　PAPVR(伴有异位和扩张的异常肺内血管)应该与既无静脉异位也无扩张的PAPVR相鉴别。在第一型中,PAPVR表现为肺内轻或重度弯曲的管状阴影。第二型PAPVR不易在胸片上发现。在后一种情况下,左向右分流不足以引起肺血管扩张,心脏轮廓也无任何改变。

1. 引流入上腔静脉下部的PAPVR　这种畸形包括右肺上叶部分或全部静脉引流入上腔静脉下部,仅高于右心房,该病变在胸片不易被识别。当右肺上叶(图10-13)出现一个或多个管状影或气管性支气管角的密度增高影即可怀疑本病,提出4种可能的诊断:淋巴结肿大、奇静脉扩张、PAPVR或气管后左主

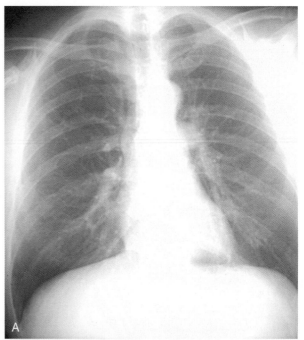

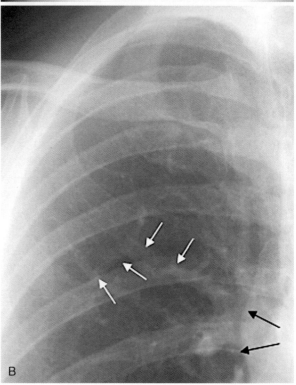

图10-13　部分型肺静脉回流异常:胸片表现。常规正位胸片(A)和右肺上叶放大图(B)见从外向内走行的管状影,开始向上斜行后向下斜行(白箭)。第二个异常是上腔静脉下部的肿块(黑箭)。这两个相关异常与右肺上叶静脉异位引流入上腔静脉下部或奇静脉表现一致。

动脉。

2. 引流入垂直静脉的左上肺叶PAPVR　左肺上叶可见一个或两个扩张的管状影,该异常静脉在左锁

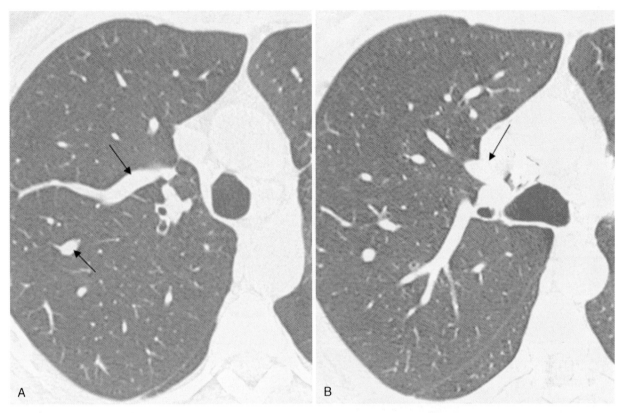

图10-14 部分型肺静脉回流异常：CT表现。右肺上叶CT放大图（A）显示管状结构可确定为静脉，因为它们与伴行支气管（箭）无关。这些静脉结构汇入上腔静脉后面（B，箭）。CT平扫，以避免上腔静脉条纹状伪影（与图10-13同一患者）。

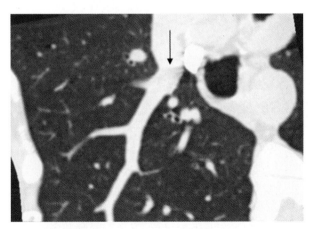

图10-15 部分肺静脉回流异常。在斜轴位多平面重建图像显示异常静脉回流的最重要特点。该图显示异常静脉末端位于紧靠右下气管旁区钙化淋巴结的上腔静脉后下部（箭）（与图10-13和图10-14同一患者）。

骨下和颈内静脉汇合处（Pirogoff汇合处）引流入连接左肺门上部与左无名静脉的垂直静脉。它管径小，有时在胸片可确定为主-肺动脉窗和主动脉弓水平的纵隔左侧面。

3. 引流入右心房的PAPVR 该畸形的右向左分流比上述几种情况更严重，约占心排血量的50%，从而解释了该畸形患者经常发现合并肺动脉高压。该类型畸形无肺内血管参与异常静脉通路形成。内脏异位综合征（左旋异位）和左上腔静脉常与该畸形有关。

4. 引流入奇静脉或奇静脉弓（罕见）的右肺PAPVR 这种情况可能与引流入下腔静脉的异位引流静脉难以区分。也可见右下肺叶静脉引流入上腔静脉。

（二）CT

1. 引流入上腔静脉的PAPVR 在CT上很容易识别异常管状结构为扩张的肺静脉（图10-14和图10-15），并且在这种情况下，无须注入对比剂以显示该异常肺静脉进入上腔静脉的下后外侧面。如果行CT血管造影检查，对异位静脉远端的检查应于肺静脉对比剂达到峰值时和上腔静脉团注对比剂后进行。一旦畸形被确定，患者应该进行与此畸形与心房间交通的检查。若计划行外科手术，必须细心描述相关解剖学异常，如PAPVR引流入上腔静脉下部、肺静脉与心房交界或上腔静脉上部，因为这样的细节决定术式。

2. 引流入垂直静脉的PAPVR CT在肺动脉窗水平显示肺静脉引流至垂直静脉，这在胸片表现为肺尖部管状。垂直静脉走行靠近主动脉弓（图10-16），此处

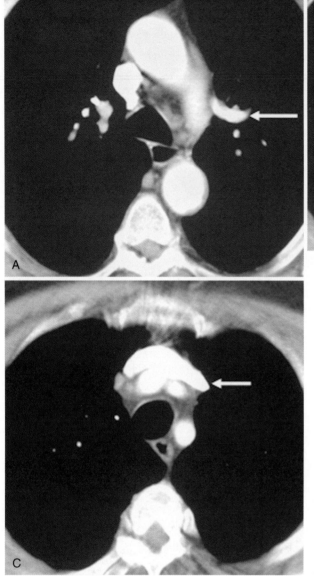

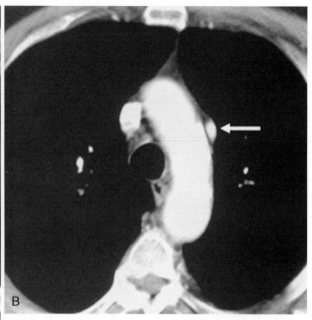

图10-16 左肺上叶肺静脉异位引流入垂直静脉。左肺上叶的一条分支静脉（A，箭）沿异常通路流向纵隔，在主动脉外侧面注入垂直静脉（B，箭），最终进入左无名静脉（C，箭）。A图下方层面显示其余左肺上静脉正常流入左心房，而垂直静脉并未汇入冠状窦。（引自 Crenier P. Imagerie Thoracique De L'Adulte. Paris, Flammarion, 2006.）

不能与左上腔静脉区分，但两者仍可通过血流动力学表现和左肺门及冠状窦的形态来鉴别。当左头臂注入对比剂时，垂直静脉不能立即显影是因为该静脉血流方向为尾侧向头侧，仅在肺静脉回流期垂直静脉会显影。相反，当左上腔静脉引流入冠状窦或左心房时其即刻显影是因为其内血流方向为头侧向足侧。另外，在引流入垂直静脉的PAPVR病例中，左肺门水平的左肺上静脉大部分缺如。这说明在这个水平，它通常只由单个舌段静脉引流入左上肺静脉的残余部分。最后，当出现垂直静脉时，冠状静脉窦和左无名静脉管径是正常的。三种畸形的鉴别方法在之前的章节已述。

3. 引流入右心房的PAPVR 评估肺动脉高压时

进行的CT血管造影可以显示房间隔位置异常及右肺静脉异常引流入右房（图10-17）。如合并内脏异位综合征时，就会发现左旋异位、左上腔静脉并多脾或更罕见的无脾或正常脾。左旋异构（左侧异构）是内脏对称性，右肺门形态类似于左肺门。右上叶支气管上方的右主肺动脉弓，其凹面向下。

（三）MRI 一般来说，MRI仅在伴发先天性心脏病时进行，PAPVR可能在评估过程中偶见。

五、鉴别诊断

胸片或CT发现的肺内管状影，可考虑为支气管囊肿及支气管动脉或肺动脉或肺静脉扩张的原因。

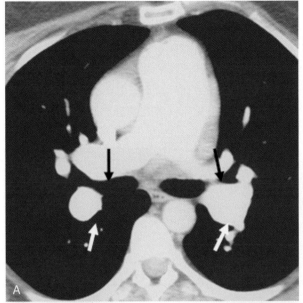

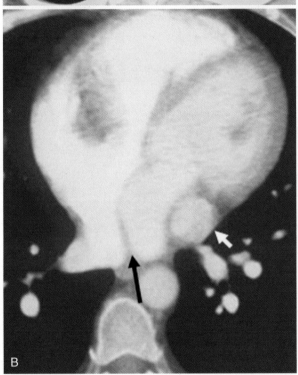

图10-17 部分型肺静脉异位引流入右心房。年轻女性肺动脉高压患者的CT扫描（A）显示主肺动脉扩张，其横径大于升主动脉，同层面也可见上叶支气管（黑箭）位于对称位置，这代表异构。该异常扩张的下叶肺动脉均位于上叶支气管后方（白箭），提示左旋异构。右房水平CT扫描（B）显示房间隔不正（黑箭），这是右肺静脉直接引流入右心房，可见永存左上腔静脉引流入扩张的冠状窦（白箭）。（经 *Grenier P* 允许使用。*Imagerie Thoracique de l'Adulte. Paris, Flammarion, 2006.*）

CT增强扫描可明确识别静脉扩张。使用"电影模式"二维多平面和三维重建图像观察图像，大多数情况下可明确显示静脉走向。如果静脉止于同侧肺静脉或左心房，这说明肺内静脉通路异常。有必要排除这种异位静脉不是正常肺静脉闭锁引起的扩张侧支血管。通过CT平扫或增强图像易识别静脉引流入体静脉或右心房，因为很少或没有中央静脉结构所致的条状伪影。当PAPVR引流入上腔静脉下后部时，CT仍然难以诊断，是因为正常情况下这两种解剖结构比较相似。

六、治疗方案概要

PAPVR单独发病时常无症状，因此无需治疗。只有在以下情况中考虑再植修复术：先心修复术或部分肺切除术后有可能引起左向右分流量增大。

要点：部分型肺静脉异位引流

- 成人常为单侧
- 当左向右分流量小于25%时常无症状
- 当左向右分流量大于25%时可见肺动脉高压征象
- 阻塞时出现局限性肺水肿
- 肺或肺叶切除术后有心力衰竭风险
- 常见胸片表现：
  - CT比胸片更易显示
  - 肺内管状和（或）假结节影
  - 引流静脉轻度扩张

异常肺静脉

一、胚胎学，发病率及流行病学

异常肺静脉是一种罕见的先天性畸形，特征为肺静脉走行异常但正常引流入左房，不伴左向右分流，其走行迂曲而不是平滑的。

二、临床表现

异常肺静脉无症状，几乎都是在胸片或CT偶然发现。但是知道其存在对避免误诊及正确评估因其引起手术困难方面都是非常重要的。

三、影像学表现

（一）胸片　异常肺静脉几乎均见同一部位或其

他部位的肺静脉管径和数量异常。他们形成的管状阴影在形状上或多或少是弓形或弯曲形的。在轴位或矢状位上,常表现为"水桶柄样"走行,当水桶柄的两个分支相互靠近时则类似于肺动静脉畸形。

（二）CT　在CT上容易做出诊断(图10-18)。异常静脉的特点是伴行支气管缺如合并该静脉异位引流入左房。另外,可显示与异常静脉相关的畸形:肺动脉发育不良、扩张迂曲的肺动脉、构成肺发育不良综合征的支气管肺畸形、异常体循环动脉、部分肺静脉异位引流入其他肺区域。

这一章节将肺静脉回流变异纳入讨论也是恰当的,因为这些变异仅涉及肺静脉肺内走行的轻度

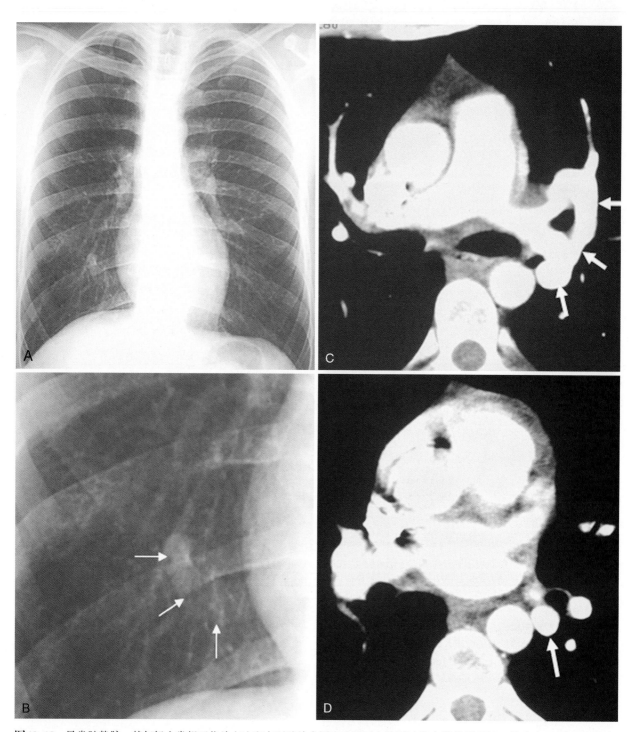

图10-18　异常肺静脉。某年轻人常规正位片(A)和右下肺放大图(B)显示右肺下叶较大管状影(箭)。该病变CT检查(图10-22)发现右下肺静脉走行异常,但引流入左心房。CT扫描(C和D)显示左肺实质内静脉走行异常,异常静脉从左肺上叶下行,从前向后穿过左肺门(C,箭),然后走行于左肺叶间动脉和胸降主动脉之间,位于左肺下叶上段支气管内侧(D,箭)。更低层面(未显示),该静脉与左下肺静脉汇合引流入左心房。

异常。这些异常不能被视为畸形因为其并非病态。以下为最常见的伴发变异：引流右肺上叶后段的肺静脉不是汇入右肺门上部的上叶静脉，而是垂直向后达支气管中间段再汇入右肺上静脉近右心房段或直接注入左房或右肺下静脉近右心房段。即使是右肺下叶切除，伴或不伴右肺中叶的切除，包括异常静脉的切除，据我们所了解无右肺上叶梗死的风险。同样的异常也可见于左侧。引流右肺下叶背段的静脉也走行于支气管后方并引流异常。

右肺中叶正常引流静脉有一条或两条，有时是三条，段静脉在中叶支气管水平下方引流入右肺上静脉。4.8%的人中，其右肺中叶的回流静脉引流入右肺下静脉。在切除右肺下叶时，若事先未辨认清楚右肺下静脉的这一分支，右肺中叶的引流血管则可能被意外结扎。右肺中叶引流静脉阻塞会引起肺水肿或这一肺叶的静脉梗死。这种变异也见于左肺，2.5%的患者舌叶引流静脉可能注入左肺下静脉。

一侧肺引流静脉也可为一条而不是两条或多条静脉。这种异常左肺较右肺多见，可能类似于血管畸形或肺结节。根据上、下肺静脉影像表现，可以发现异常引流侧肺组织通过第二静脉回流入左房。这些变异也可累及左肺上叶部分引流静脉，这时，异常静脉直接注入左房。

四、鉴别诊断

静脉异常走行类似于弯刀综合征，这也是假弯刀综合征术语的来源，异常垂直方向的右心旁静脉正常引流入左房。"假弯刀综合征"是指异常的弯刀样静脉向下同时注入下腔静脉和左房。这些类弯刀综合征可能伴发其他病变，典型者可见肺发育不良综合征。依据异常肺静脉方向和肺内走行段的可见性，胸片表现类似于肺结节。

在异常肺静脉、肺静脉曲张、肺静脉闭锁之间有部分交叉：肺静脉闭锁可以通过肺内异常静脉来重新改变同侧静脉的血流方向，而这又使肺内异常静脉扩张，进而引起肺静脉曲张。单一肺静脉引流整个肺时也类似于肺静脉曲张。

要点：异常肺静脉

■ 通常无症状

■ 常见的影像学表现：

● 胸片表现为管状和或假结节样阴影

● CT可见肺静脉走行异常但引流入左房

肺动静脉畸形

一、胚胎学，发病率及流行病学

肺动静脉畸形的胚胎学发育尚不清楚。它有时被描述为血管发育不良病变，原因可能为血流动力学、激素及遗传因素。大多数的肺动静脉畸形见于Rendu-Osler-Weber综合征，而且常为多发。因此，发现单个畸形须排除常染色体显性遗传的遗传性综合征。

二、病理生理学

当动静脉交通形成时，此处的肺血管阻力减低并且导致通过畸形处的血流量增加。体内血容量增多（妊娠后4周）是导致畸形增大的一个原因，并且并发破裂的危险也增加。这些血流动力学的因素也解释为何肺动静脉畸形常见于肺下叶。

三、临床表现

肺动静脉畸形可能在以下几种情况下被发现：① 常规胸片偶然发现；② 并发症的一些症状，如因多数肺动静脉畸形主要位于基底部而导致的右向左分流引起的端坐呼吸、低氧、发绀；矛盾性感染性或血栓性栓塞；破入支气管或胸腔；③ Rendu-Osler-Weber综合征的家族性筛查过程中发现；④ Rendu-Osler-Weber综合征的胸外表现（皮肤黏膜、胃肠道、大脑、肝脏）。在Rendu-Osler-Weber综合征中，对肺动静脉畸形治疗前应评估或检查肝脏。肝动静脉瘘在肝动脉和肝上静脉形成左向右分流，他们也增加了肺内右向左分流的量。减轻肺内右向左分流的方法为外科或栓塞治疗法来治疗肝内分流。此外，在干预前需先明确有无合并肺动脉高压以及其原因，如有肺动脉高压，则应在肺动静脉畸形栓塞术前先予处理，如果肺动脉高压不能被很好地纠正，就是栓塞疗法的禁忌证。

四、影像学表现

（一）胸片 胸片对于检测小到中等大小的肺动静脉畸形价值有限（图10-19）。由于Rendu-Osler-Weber综合征患者胸片表现正常或无特异性，所以CT更不推荐应用作为此疾病的常规家系首选筛选工具。PAVMs的胸片表现与肺结节一样，只有部分病例可以看到滋养血管和引流血管表现出的特征性"彗星尾"征。当位于其他区域时，其检测敏感性取决于临床表现。

（二）CT　CT检查肺动静脉畸形比胸片有更高的敏感度和特异度；CT能够识别该病变并能辨别供血动脉和引流静脉，即使是小于1 mm的小病灶或位置比较靠近外周的病灶。CT甚至比传统的血管造影敏感度还高。和动脉血气分析、闪烁扫描、对比增强超声心动图相比，CT被认为是目前检测肺动静脉畸形诊断准确性最高而创伤性最小的检查。其三大主要适应证是筛查，治疗前评估肺动静脉畸形的血管结构，外科术后及栓塞治疗后的随访。CT筛查肺动静脉畸形的检查可在不用对比剂的情况下低毫安扫描，类似于肺癌筛查的扫描参

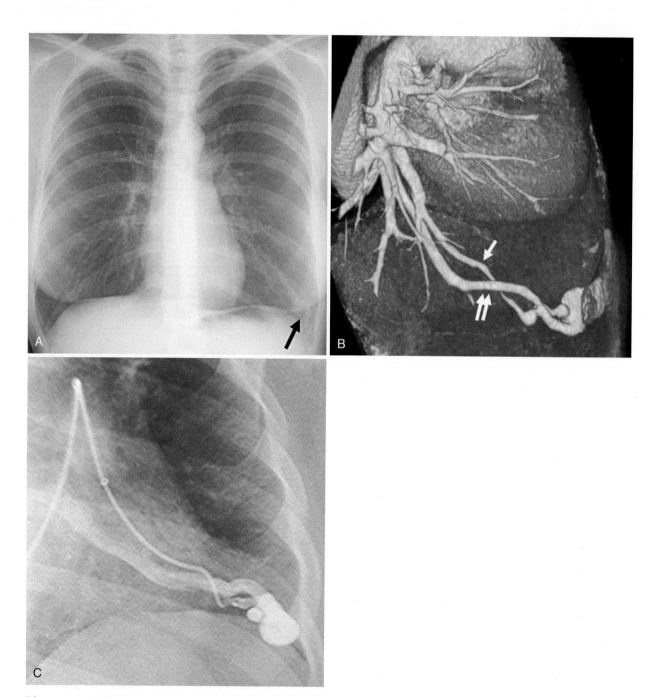

图10-19　肺动静脉畸形：胸片和CT表现。患者，女，10年前曾有一过性缺血发作。A. 正位胸片显示左外侧肋膈角结节影（箭），该动脉瘤囊起初被误认为是左侧乳房影。因扩张的肺血管连接左肺门下部和动脉瘤囊，胸片表现为彗星尾征。B. 另一患者的CTA容积重建显示动脉瘤囊紧邻肋弓前部。动脉蒂为左肺下叶动脉分支（单箭），静脉蒂扩张比动脉蒂更明显（双箭）。CTA未见体循环动脉供血。C. 是图10-19B中单一动脉的选择性血管造影，导管尖端的位置非常靠近动脉瘤。金属线圈将要从导管的尖端释放。这个例子也说明CTA和传统的选择性动脉造影有着很好的相关性。

数。对于栓塞治疗前评估，推荐用CTA不仅能研究肺血管畸形本身而且可以检查体循环。在肺的供血动脉栓塞治疗后，来自体循环的动脉可能成为畸形灌注的第二个来源并且可进一步发展。对于每个畸形必须描述每条动脉——尤其是，起源、通路（直的或弯曲的）、方向、长度、直径——预计血管内治疗，也要鉴别那些没有参与动脉瘤囊供血的肺动脉分支（如果可能，在栓塞治疗期间应该区分开）。实际上，开始时若有这些信息，则介入放射医生在计划栓塞治疗过程时则更有把握；这些细节能够简化、方便、加快血管内操作的速度而且减少了对比剂的用量和放射剂量。一个单纯的肺动静脉畸形仅有一条供血血管蒂。应该测量它的直径，按照直径来选择合适大小的血管栓塞材料。复杂的肺动静脉畸形由多条血管供血。弥漫性的肺动静脉畸形涉及至少一个肺叶的每条亚段动脉。三维重建影像对于提供畸形有关的血管结构的综合性信息是非常有用的。

（三）MRI MRA对于直径大于3~5 mm的肺动静脉畸形的筛查和术前评估也是有价值的。MRA对于一些小畸形的详细信息的提供不是很理想，并且对于体循环潜在作用的评估价值有限。

五、鉴别诊断

通过两种途径进行鉴别诊断，一是临床方法对右向左分流做出评估，二是用放射学方法对可疑肺动静脉畸形的阴影进行评估。

（一）临床方法鉴别诊断 先天性的和获得性的右向左分流可分为4类：心脏、近心脏处、血管和肺。先天性心脏病所致的心内分流，本章中不阐述。然而，胸部影像科医师应该能够识别卵圆孔未闭（图10-20）。20%~35%患者可有这种心房间隔缺损，通常无症状，因为左心房压力略高于右心房，从而保持了卵圆孔闭合状态。卵圆孔开放可见于两种情况：第一，右心房压力超过左心房；第二，整个心轴尤其是房间隔位置不正，导致无论卧位或立位的上腔或下腔静脉经未闭卵圆孔引流入左心房。不管是否与房间隔膨出瘤相关，卵圆孔未闭均可引起右向左分流。

通过卵圆孔未闭所致右向左分流的原因

引起右房压力升高的原因
- 肺动脉高压
- 肺动脉栓塞
- 阻塞性呼吸睡眠暂停
- 慢性阻塞性肺疾病
- 正压通气

改变房间隔解剖、功能或方向的情况
右心房以外的原因
- 右肺切除
- 右肺中下叶的毁损或切除
- 漏斗胸
- 右侧膈肌的抬高或挤压
- 右侧胸腔积液或胸膜增厚
- 心包局部积液
- 胸主动脉瘤或伸展
- 右心室功能不全
- 脊柱后侧凸
- 慢性阻塞性肺疾病
- 睡眠呼吸暂停综合征
- 肺栓塞

右心房内在原因
- 持久性腔静脉瓣
- 右心房肿瘤

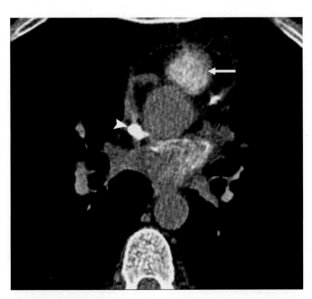

图10-20 卵圆孔未闭的CTA。增强CT示上腔静脉（箭头）及右室流出道（箭）。增强早期肺动静脉及升主动脉未见显影，可见对比剂漏入左心室左侧，说明经未闭卵圆孔有右向左分流。检测卵圆孔未闭可在Valsalva动作放松时行CT图像采集。

近心端分流与腔静脉末端异常及左心房冠状静脉窦异常相对应。左房静脉也可使部分体循环静血直接回流入左心房。本书已对右主肺动脉和左心房之间的直接相通进行了描述。血管分流说明肺静脉和门静脉或腔静脉之间有交通，包括：① 先天性和后天性肺动静脉分流；② 肺静脉与门静脉系统之间分流；③ 肺静脉与腔静脉之间分流。获得性分流的主要原因是肝肺综合征、姑息性Glenn和Fontan吻合术、破坏性呼吸道感染如结核引起肺动静脉性Rasmussen动脉瘤、先天性因素如Marfan综合征和Fanconi综合征。门静脉高压患者出现肺静脉和门静脉系统之间的分流，可见食管周围或脾周静脉侧支开放并流入肺静脉，胸腔内脾脏转位旨在保持分流。肺静脉和腔静脉之间的分流可能由上腔静脉阻塞引起，伴有腔静脉旁体静脉阻塞并经胸与肺静脉吻合。腔内分流是不伴肺动静脉之间直接相通的功能性分流。它们可发生于肺实变区，如肺炎、肺不张和某些恶性肿瘤，包括细支气管肺泡癌、甲状腺癌和绒毛膜癌的转移、恶性肿瘤、神经纤维瘤病。

（二）影像学鉴别诊断　PAVMs影像鉴别诊断包括：支气管囊肿、异常的肺内静脉通路、肺动脉或肺静脉与体循环动脉之间的交通。

六、治疗方案概要

不论是出于预防或治疗的原因都可以进行处理。一般而言，为了预防矛盾性栓塞，一旦血管畸形的供血动脉直径超过3 mm，即使无症状也应积极治疗。预防性治疗的目的是为了减少右向左分流和动脉瘤囊破裂的风险。有两种类型的干预措施，外科疗法和血管内疗法。在决定应用哪一种治疗方法时CT在重建畸形的血管结构中起重要的作用。肺动静脉畸形在以下情况时外科治疗比较好：先前的栓塞治疗失败，供血血管的直径太大不适合栓塞治疗，畸形接受来自体循环的额外异常动脉供血栓塞治疗可能不安全，肺动静脉畸形太多而不适合血管内治疗。对于最后一种情况外科疗法优于栓塞疗法的观点一直在争论。但是，多发性肺动静脉畸形实际上代表着一种弥漫性血管畸形的可能性越来越大，尽管此种形式还未被证实。影像学不仅在决定使用外科疗法还是血管内疗法方面扮演着关键性的角色，而且在决定使用哪种外科技术（切除或移植）和外科路径（胸骨切开、胸廓切开或电视胸腔镜）方面也扮演着重要的角色。对于那些不适合任何疗法的患者建议动态随访。妊娠患者需特别加强随访，因为妊娠后4个月，血管畸形有可能迅速增大伴破裂和咯血风险。肺动脉栓塞疗法的结果已

经被描述过了。

血管内治疗

1. 技术　栓塞疗法常用的材料有，栓塞球囊，非铁磁性的金属线圈，偶尔也用微导管递送的微线圈。每种方法都有各自的优缺点。值得再次提醒的是介入放射科医生感觉最舒服的就是最好的技术，尤其是考虑到手术过程中可能出现的一些严重的医源性并发症。复习文献发现金属线圈是常用的栓塞材料。这些线圈的选择应该在准确计算将要栓塞治疗的血管蒂的直径之后。常用的3种尺寸线圈的直径分别为3 mm、5 mm、8 mm，线圈的长度为4~5 cm。线圈被放置在带有导丝的导管中；假如导管在某点发生急剧弯曲时，线圈就有可能堵塞导管。释放栓塞材料必须非常仔细。尽可能避开由动脉瘤囊附近起源的供血动脉供应的正常肺组织，以防发生肺梗死。相反，栓塞材料也不能过于靠近瘤样扩张的囊以免发生栓塞材料的系统性移位。为了降低这种风险推出了很多新的技术，包括利用定位器递送的大线圈或类似于封闭心内分流的封堵伞。但是，这些方法在临床实践中很少应用。肺动脉栓塞成功的概率和所用线圈的数目呈正比。栓塞某些血管蒂是可能会遇到技术上的失败。

2. 结果　已有多个大样本研究发表了肺动静脉畸形的栓塞治疗效果。总之，最初成功率大约为98%，几乎无死亡病例。最常见的并发症是胸膜炎性胸痛，约12%的患者会出现；有时在后期有3.2%的患者会出现肺梗死；4.8%的患者会出现空气栓塞引起的冠心病样胸痛；偶尔1.2%至4%的患者会出现线圈或球囊的移位。右向左分流的血管栓塞治疗后，通气血流动力学的获益有以下几方面：纠正低氧血症，减少静息和负荷状态下的过度通气，消除或改善因大多数的肺动静脉畸形位于基底部而引起的端坐呼吸。因为肺动脉的血流更容易流向血管阻力低的区域，栓塞治疗后表面上正常的肺组织血流会重新分配，在这种情况下小的畸形随后可能发展变化。CT监测这种并发症是有价值的。

栓塞治疗后最好用CT随访。动脉瘤样囊的自然病史是几个月后逐渐缩小。这是目前肺动静脉畸形成功治疗后最常见的结局。在85%的栓塞治疗的畸形中观察到。当这个囊很大时，可能会被纤维组织或钙化的血栓充填。持续存在的可见的囊需要用增强CT进一步评估以排除囊的残留的灌注也可寻找初次血管栓塞治疗时没有发现的体循环动脉供血的存在。在一个已发表的最大系列研究显示肺

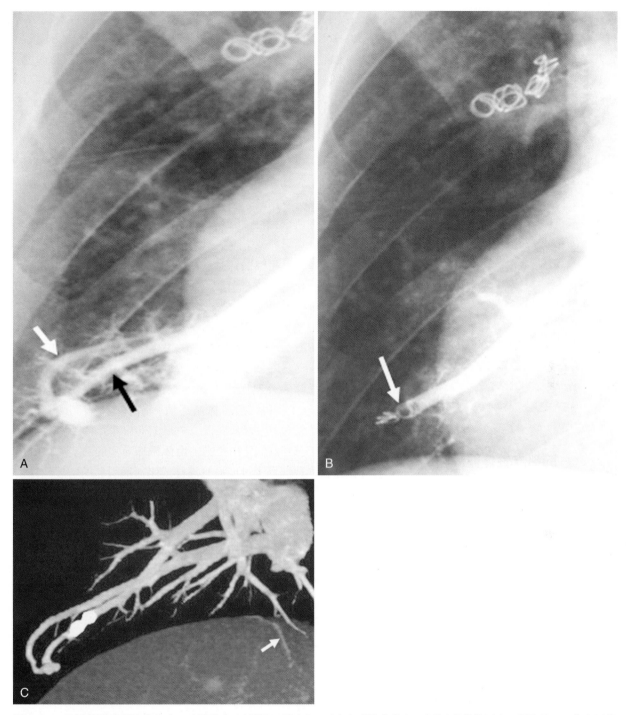

图10-21　肺动静脉畸形栓塞治疗。动脉蒂（A，黑箭）显影良好，而来自动脉瘤囊（A，白箭）的静脉回流显影较差。几枚金属线圈（B）已放置于动脉瘤囊颈部（箭）的动脉蒂。随访CT血管造影（C，最大密度投影重建），进行栓塞治疗2年后，显示动脉蒂和动脉瘤囊经金属线圈的灌注再通。这种小直径蒂并不需要重复栓塞治疗，但建议持续随访。随访检查应包括右膈下动脉（C，箭），可能为轻度扩张。

动静脉畸形血管栓塞治疗后随访的影像结果中成功栓塞治疗的动脉再通的几率在10%~19%（图10-21）。目前报道了两个增加延期再通风险的因素，是并存的肝脏或（和）胃肠道的动静脉瘘以及肺动脉高压。肺动静脉畸形的再灌注也归因于新的肺

动脉侧支形成，而在初次血管内治疗时往往不能发现这些异常血管。这些血管适合重新栓塞治疗，以对这些畸形进行彻底治疗。对于血管栓塞治疗术后出现临床或影像学肺梗死表现的患者，需在长期随访过程中注意附近的异常体循环动脉变化情况。

在一个38个病例的栓塞治疗并用CTA检测的系列研究中发现41%的病例出现支气管动脉或(和)非支气管动脉,然而以前的文献中仅有个别报道。最常累及的动脉是与栓塞治疗畸形联系密切的膈肌动脉和膈下动脉。治疗前,这些动脉瘤囊在CTA上并无体循环动脉灌注证据。

要点:肺动静脉畸形

■ 可能无症状
■ 临床症状
  • 呼吸困难,端坐呼吸,发绀,矛盾性感染或血栓栓塞
  • 支气管或胸膜出血
  • Rendu-Osler-Weber病家族史
■ 常见影像学表现
  • 胸片上管状和或假结节样阴影
  • CT可以证实这种畸形和供血动脉以及引流静脉
  • 影像学在诊断和治疗中具有重要的作用

肺孤立性体循环动脉供血

一、胚胎学,发病率及流行病学

这种畸形过去常被称作Pryce Ⅰ型肺隔离症。现在常用"正常基底肺段体循环动脉化"或"无肺隔离的体循环动脉供血"术语来描述。在这种异常中畸形仅牵涉体循环动脉,因为肺正常发育而且有正常的支气管肺的解剖结构。最常见于下叶基底段,左侧较右侧多见。

二、临床表现

症状完全取决于异常体循环动脉,包括继发于异常动脉和肺静脉回流之间左向右分流引起的心脏损害,动脉瘤形成,自发性血栓形成,不成熟动脉粥样硬化的块状变所致动脉夹层或破裂引起的咯血或血胸。体循环灌注肺组织,可引起局部高血压性血管病变,类似于外科血管吻合姑息性治疗先天性发绀型心脏病或肺动脉闭锁伴室间隔缺损完全修补之后的变化。

三、影像学表现

(一)胸片 胸片常正常,除外那些异常动脉非常大或是动脉瘤形成,这种动脉畸形常伴有心脏损害,或出血所致肺部阴影。在以往无呼吸系统疾病的年轻患者中如果出现咯血而且胸片正常,应该高度怀疑血管畸形提示要重点检查后纵隔和脊柱旁肺底部区域,看是否有异常血管阴影。通过数字影像的后处理可以更加容易地检测此类影像学上的异常,如改变窗宽或应用数字体层摄影。

(二)CT 异常的动脉起源于胸部降主动脉或腹主动脉并且经过下肺韧带正常地到达肺下叶。它通常朝左边呈S形走行,先下降后上升,然后分成数个分支朝基底段下降,沿肺动脉的走行和分布。按照图所示,在左边时异常动脉起源于降主动脉,然而在右边时起源于腹主动脉,常按膈下动脉的起源和走行。

完整的评估应包括受累肺叶的肺血管、体循环血管及支气管供应并确认肺实质和胸膜是正常的。所有的这些结构通过CT能很好地被分析。肺血管造影、主动脉造影、支气管造影不再是必须做的检查,因为这些检查能够提供的信息可通过CT得到,而且降低了患者的风险,得到更为精确的解剖结构,除非外科医生明确要求的特殊解剖信息不能通过CT获得。除了体循环动脉,在CT上看到的其他异常包括,肺基底段支气管轻度扩张,且无同各肺动脉伴行(图10-22)。由体循环灌注的肺实质可能出现继发于过度血管灌注或咯血而引起的磨玻璃样阴影。异常的体循环动脉有时被当做肺动脉灌注之外附加灌注的一个来源。因为这种畸形对心脏有形态和功能上的影响,心电门控的CTA可能更有用。

(三)MRI MRI检查能获得与CT一样的信息。然而,MRI对制定治疗方案有重要意义的支气管树、肺实质及胸膜信息的显示不够精确。

四、鉴别诊断

准确无误的诊断要确认肺实质、支气管、胸膜全是正常的,排除肺内型肺隔离症,排除继发于支气管及胸膜疾病的获得性的体循环动脉供血(假隔离症)。这种畸形很少和慢性血栓栓塞性疾病混淆,后者肺动脉存在但细小,而肺孤立体循环动脉供血肺动脉分支常缺如并且这种异常局限于单个肺段。

五、治疗方案概要

到目前,这种类型的所有血管畸形通过开胸结扎异常动脉和切除受累肺段治疗,在一些特殊病例通过把体循环血管再植到肺动脉上治疗。1998年以来,几个研究者报道了用金属弹簧圈栓塞异常动脉取得了良好的技术效果,但当受累肺段完全由异常动脉供血

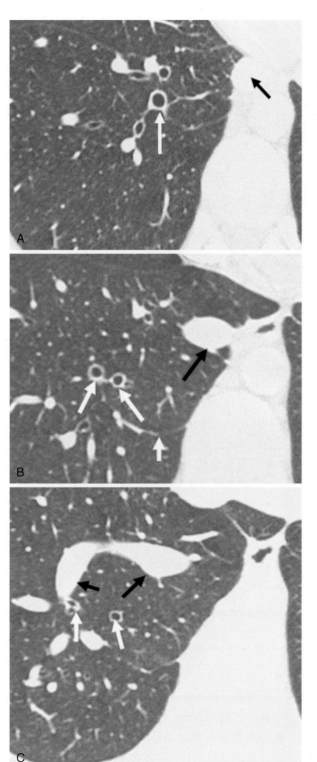

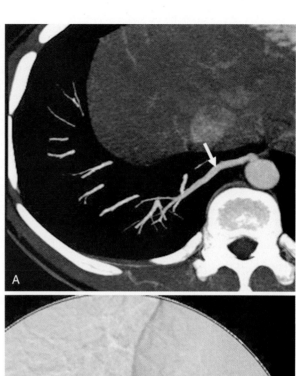

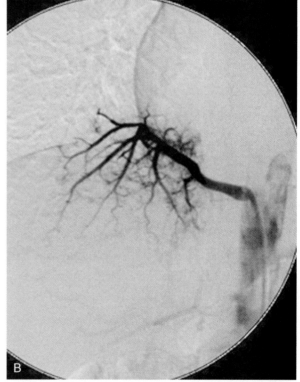

图10-23 肺的单支体动脉血供。CT血管造影最大密度投影重建图像（A）显示异常体动脉（箭）及其起源于胸降主动脉。无其他异常体动脉，选择性血管造影（B）示体动脉分支分布类似于外周肺动脉。该患者为年轻女性，咯血过程中检测到是单支体动脉供应右下叶的后基底段。

图10-22 与图10-18A和B同一患者的异常肺静脉，CT见异常右下肺静脉（C，黑箭）沿纵隔旁上升（A和B，黑箭）引流入左心房。同一层面可见支气管不与同名动脉伴行（A，B，C，白箭），若同时出现非伴行支气管中度扩张，应及时寻找慢性血栓栓塞性疾病或异常体动脉供应。怀疑此区一先天性畸形因异位副裂（B，短箭）的出现而显示突出。

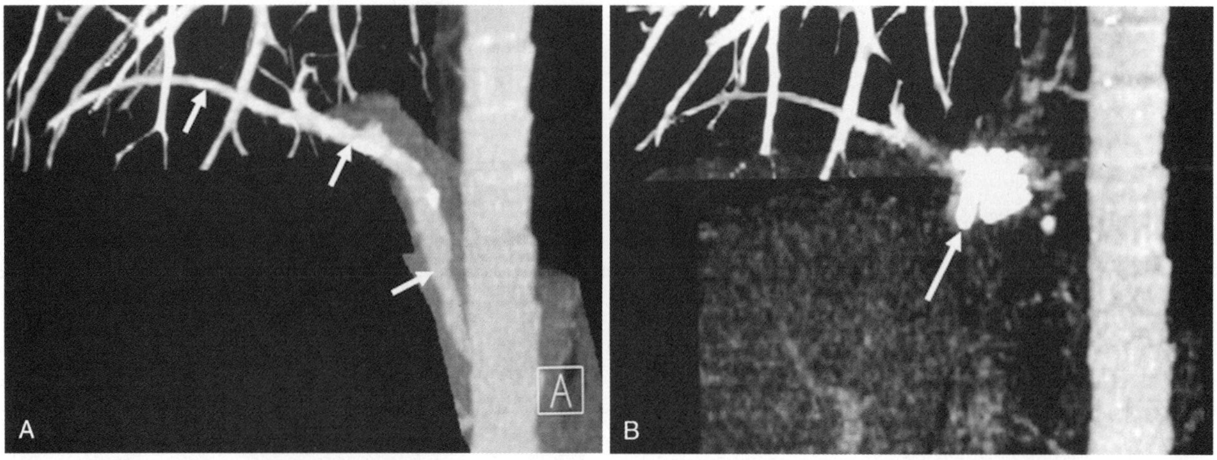

图10-24 体动脉供应肺。CT容积重建图像（A）显示起源于右膈下动脉区的异常体动脉（箭）。右肺下叶内侧基底段肺动脉血供减少。外科结扎术后容积再现图像（B，箭）见异常体动脉上升段始终未显影，手术结扎的远端管径小并见异常体动脉和肺动脉分支之间吻合血管显影。这些吻合血管可解释体动脉阻塞后未出现肺梗死，该患者与图10-18和图10-22为同一患者。（经 *Grenier P* 允许重印。*Imagerie Thoracique de l'Adulte. Paris, Flammarion, 2006.*）

时，此种做法有肺无菌性梗死的风险。如果因隔离肺的体积小或者受累的肺实质看似正常而致肺切除无法保证治疗效果时，电视辅助的胸腔镜外科结扎异常动脉就成了栓塞疗法的一种替代方法，尤其是异常动脉靠近脊髓前动脉时有继发于医源性栓塞而造成截瘫的风险。血管内治疗后短期随访显示出良好的结果可见于所有报道的病例中，但是无系列性长期效果的报道。体循环血管再生可出现经过其他一些初期评估时没有发现的体循环动脉或是栓塞治疗梗死以后其他体循环动脉的进展。如反复咯血引起肺泡出血机化时，可考虑行电视辅助的胸腔镜肺叶切除术。

要点：肺孤立性体循环动脉供血

- 常无症状，偶然在胸片或CT上发现
- 临床症状：咯血，心力衰竭，血栓形成或全身动脉性动脉瘤
- 常见影像学表现：
  - 胸片上后基底部的管状影
  - CT上可见肺的体循环动脉供应异常
  - 起源于胸主动脉或腹主动脉的异常血管
  - 正常的肺或支气管树
  - 血管异常的早期动脉粥样硬化并发症

医生须知

- 肺动静脉畸形（AVM）是成人最重要的血管异常。其他血管异常在胸片或CT上偶然发现在无症状患者中。更严重一些的异常通常在儿童时期被发现
- 肺动静脉畸形患者可能无症状或有呼吸困难，端坐呼吸，发绀，或矛盾性脓毒症或血栓栓塞
- 大多数AVMs在Rendu–Osler–Weber综合征中被发现
- 在X线片上出现代表供血动脉和引流静脉管状阴影时，需考虑肺动静肺畸形
- 多层螺旋CT是可选择的一种成像模式，来评估AVMs的存在和形态学特点

- 有症状的患者需治疗，为了预防潜在的矛盾性栓塞，没有症状的AVM患者如果供血动脉直径超过3 mm也需要治疗
- 大多数的AVMs能被成功治疗通过栓塞疗法用闭塞球囊，非磁性的金属弹簧圈，偶尔用微导管递送的微弹簧圈
- 栓塞治疗总的成功率接近98%几乎没有死亡。最常见的并发症是胸膜炎性胸痛，12%的病例会发生；有时在后期3.2%的患者会出现肺梗死；空气栓塞引起的冠心病样胸痛占所有病例的4.8%；偶尔，意外的弹簧圈或球囊的移位占所有病例的1.2%~4%

第 **4** 部分

肺部感染

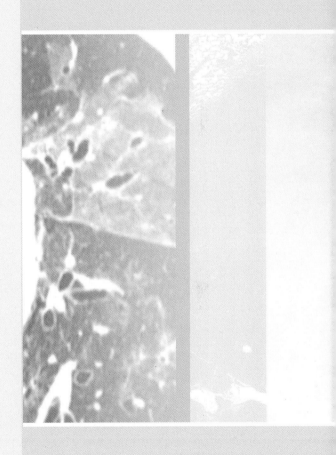

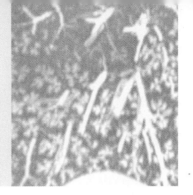
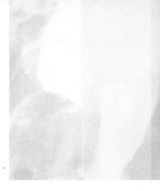

第11章

社区获得性肺炎

Tomás Franquet and Christian J. Herold

肺炎是肺实质的感染,通常会出现急性感染的一些症状,胸片可见肺实质内密度增高影。当症状出现在非住院患者或始发症状出现前,在长期护理机构居住长达14天或更长时间的患者,则被称为社区获得性肺炎(CAP)。

CAP的致病病原体谱包括革兰阳性菌(肺炎链球菌、金黄色葡萄球菌)、革兰阴性菌(流感嗜血杆菌、大肠杆菌、肺炎克雷伯菌)、非典型细菌(肺炎支原体、肺炎衣原体、军团菌)、厌氧菌和病毒(如腺病毒)。新出现的病原体已被确认,如社区获得性耐甲氧西林金黄色葡萄球菌、人类偏肺病毒、禽流感病毒A及与严重急性呼吸综合征(SARS)相关的冠状病毒。

一、病因学,发病率及流行病学

呼吸道感染是人类最常见的疾病,肺炎是传染病死因的首要原因,是美国第六大常见的死亡原因。肺炎的总发病率为每年(8~15)/1 000,幼儿和老人以及在冬季发病率最高。在美国每年约有CAP患者400万例,CAP患者发作入院率为22%~51%。在美国,每年CAP住院治疗的患者有485 000~1 000 000例。这些患者的活动受限天数为6 400万天。

约10%的CAP由误吸引起,而吸入性肺炎多是由于误吸口咽部定植菌或胃内容物而导致感染。吸入性肺炎患者分离出的最常见微生物是革兰阴性肠道细菌。

任何有急性呼吸道症状(咳嗽、咳痰或呼吸困难)的患者都应怀疑CAP,尤其是伴有发热和听诊发现异常呼吸音及湿啰音者。疾病的严重性和临床症状

受宿主因素及感染病原体毒力的影响。肺炎发生在某些人群甚至可危及生命,如老年人、有心脏病和肺病者、免疫功能低下者及孕妇。

当怀疑CAP时,胸片在证实或排除肺炎方面起关键作用。虽然影像表现不提供具体病原学诊断,但病变的X线表现(例如,局部的、散在的、双侧)有助于缩小鉴别诊断范围。临床症状和X线异常表现并非同时出现,而是肺内密度增高影常出现于症状开始12小时内。1/3可疑肺炎患者在入院后没有肺炎,但有严重的下呼吸道感染。如果可能则建议在CAP的临床过程中检测肺内密度增高影的消退情况。CAP患者大多数肺实质密度增高影在21天内消退,但病变完全清除可能需要6个月。

引起CAP最常见的化脓菌包括肺炎链球菌(pneumoccocus)、流感嗜血杆菌和卡他莫拉菌。其他常被称为"非典型"菌群包括军团菌属、衣原体属、肺炎支原体、博德特菌属和考克斯体属。Um和他的同事研究表明,引起CAP最常见的病原体是肺炎链球菌(占48%),其次是病毒(占19%),肺炎衣原体约占13%,流感嗜血杆菌占20%,肺炎支原体占3%。

当CAP的临床和影像学表现不典型时,鉴别诊断应包括与肺炎类似的非感染性疾病,如机化性肺炎、嗜酸细胞性肺炎、肺泡结节病或恶性肿瘤,尤其是细支气管肺泡细胞癌和淋巴瘤。

二、发病机制和肺宿主防御

微生物常通过三种途径到达下呼吸道:气道、血管和肺外病变直接蔓延。吸入或误吸空气中的微生物或感染性口咽分泌物是气道和肺最常见的感染途

径。肺部感染的常见来源是肺外病灶,其是通过肺血管途径来实现。

雾化给药是病原体感染的重要途径,被认为是直接吸入而不是误吸入下呼吸道,例如结核分枝杆菌、地方性真菌、支原体、军团菌和许多呼吸道病毒。较大量的吸入最常发生于中枢神经系统疾病引起的吞咽异常,如癫痫发作和卒中。血行播散通常发生在心内膜炎患者和血管内插管后感染者。

肺组织的反应和由此产生的影像表现取决于细菌的毒力、病原体的数量及宿主的防御和免疫功能。肺宿主防御机制分为先天性或非特异性(例如,机械屏障和吞噬防御)和获得性或特异性(例如,细胞介导的防御免疫和体液免疫)两种,这两个体系相互依存并且需要适时清除传染性病原体。

肺组织清除率存在个体差异。上呼吸道是解剖上的第一道防线。黏液纤毛输送系统包括气管、支气管和终末细支气管的纤毛细胞和上覆的黏液层。通常,机械方式清除取决于吸入感染性病原体和微粒的物理性质。颗粒直径大于 10 μm 被过滤在上呼吸道(鼻咽部),而直径 5~10 μm 的颗粒可到达气管支气管树并由黏膜纤毛摆动清除。一般只有直径 1~2 μm 的颗粒可到达肺泡。

到达肺远端部位后,传染性病原体引起感染的进展程度取决于其毒力以及肺组织承受和吞噬防御的平衡。病理学家将肺实质内的感染分为肺泡性肺炎、支气管肺炎和间质性肺炎。

肺泡巨噬细胞是肺泡水平防御的第一道防线。在肺泡水平,吞噬细胞来自间质、呼吸道和血液。肺泡巨噬细胞具有多种功能,对宿主防御细菌非常重要,包括细菌的识别、吞噬、杀死,炎症介质对肺募聚白细胞必不可少。肺泡巨噬细胞功能受损的常见原因包括缺氧、酒精、糖皮质激素和烟草烟雾。

机械机制如黏膜纤毛摆动和吞噬防御等的失败促使特异性定向消除胞外病原体的体液免疫应答的产生。肺部特异性免疫应答的形成需要针对 CD4$^+$T 淋巴细胞的抗原(表11-1)。

肺炎更常见于宿主防御被削弱时,吞噬或纤毛功能缺陷、低丙球蛋白血症、中性粒细胞减少症和 CD4$^+$T 淋巴细胞减少可导致肺炎发生频率或严重程度增加。能了解患者的免疫功能状态和其他影响免疫功能的潜在异常对诊断非常重要。功能性或解剖性脾缺如是 80% 的肺炎链球菌性肺炎的重要危险因素。

表11-1　肺的宿主防御机制
先天性或非特异性——机械屏障和吞噬防御
黏膜纤毛运输系统和上覆黏液层——气管、支气管和终末细支气管的纤毛细胞
清除能力取决于吸入感染性微生物的物理性能
颗粒直径 >10 μm——滤过在上呼吸道(鼻咽)
颗粒直径 5~10 μm——到达气管支气管树并被黏膜纤毛摆动清除
颗粒直径 1~2 μm——到达肺泡
获得性或特异性——细胞介导的防御免疫和体液免疫
肺泡巨噬细胞——肺泡水平的第一道防线
巨噬细胞功能受损——缺氧、酒精、糖皮质激素和烟草烟雾
体液免疫应答的特异性免疫应答需要针对 CD4$^+$ T 淋巴细胞的抗原

三、肺炎患者的检查方法

如果怀疑肺炎,应行胸部胸征检查以明确诊断。CAP的诊断通常被定义为出现呼吸道感染的体征或症状及胸片有实变影。CAP的特征性体征和症状包括急性咳嗽和以下表现之一:新的肺部体征、呼吸困难、呼吸急促或发热超过4天。局部听诊异常的肺炎患病率约为40%,其中 5%~10% 有急性咳嗽。对于疑似肺炎的所有入院患者应行常规胸片检查。

肺炎的诊断需要敏锐的临床判断力、适当的微生物检查和胸片检查。胸片是所有疑似肺部感染患者的重要初步检查。大多数患者,胸片的表现提示肺炎的诊断,并且高特异性的临床表现足以排除其他影像学检查(图11-1)。

临床医师在评价已知或疑似肺部感染的诊断时面临着诊断上的挑战,因为感染可能由不同微生物引起,其临床症状与体征相似并有类似的影像学表现。特定微生物的影像学表现不同可能取决于患者的免疫状态和潜在表现或共存肺疾病。

近30年免疫功能低下患者的人数大幅度增加,主要是因为以下三种现象:艾滋病的流行、癌症化疗的进展、实体器官及造血干细胞移植的发展。艾滋病流行刚开始即20世纪80年代初期和中期,卡氏肺孢子菌肺炎的每次流行其死亡率为 50%~80%。1989年,由于常规预防建立,在艾滋患者群中卡氏肺孢子菌肺炎发病率逐渐减低,并在轻至中度患者中死亡率也有下降。其他感染患者,包括细菌性肺炎、真菌感染、巨细胞病毒、鸟型分枝杆菌和肺结核,仍有较高的发病率和死亡率。影像科医生不仅要记录肺炎的位置和程度,而且要评估肺炎的演变过程,并观察疾病的任何并发症。

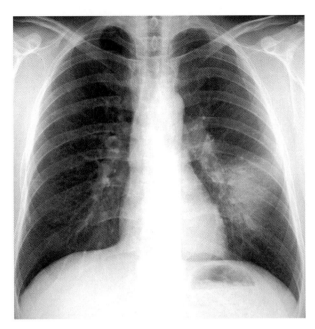

图11-1 肺炎。43岁男性出现发热、咳嗽、咳痰并白细胞计数升高。胸片示左下肺野局部实变。血清学试验提示致病微生物为肺炎链球菌。

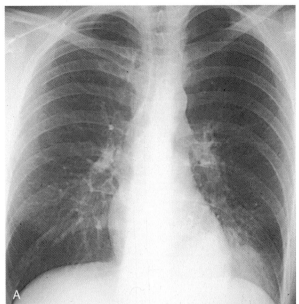

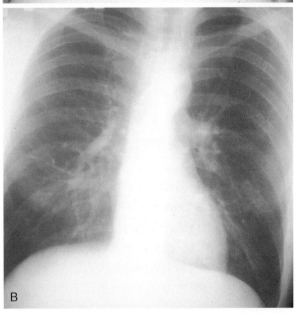

图11-2 肺炎消退。A. 55岁男性肺炎球菌肺炎患者的初始胸片表现为左肺下野实变影。B. 3周后胸片显示完全消退。

重症CAP是一种特殊的临床病症,常需要加护病房的管理(图11-2)。其中需要住院的CAP患者,约10%需接受ICU监护,并且死亡率为21%~47%。重症CAP最常见的致病微生物是肺炎链球菌、流感嗜血杆菌、革兰阴性杆菌、嗜肺军团菌和金黄色葡萄球菌,但也取决于宿主和流行病学因素,引起重症CAP的原因也可包括肺结核、病毒和真菌。

四、临床和影像学的综合表现

用于评价已知或可疑肺部感染最有用的影像学方法是胸片和CT检查。胸片可证实体检结果,并提供其他诊断信息,如肺炎的范围、空洞的形成、伴随表现、胸腔积液和其他诊断。但在许多情况下,仅依靠胸片不能诊断。CT扫描可增加影像学表现的敏感性并有助于诊断,特别是对于免疫力低下的患者。

临床表现能与影像学表现相对应,包括症状持续时间,发热、咳嗽或呼吸困难的出现,以及白细胞是否增多。对患者是否有CAP或医院获得性肺炎以及免疫状况的了解,有助判断最有可能的致病微生物谱。如果没有临床信息,影像科医生不能轻易地区分肺炎及其他肺部病变。

(一)胸片

1. 不吸收性肺炎 在免疫功能正常但具有CAP典型表现(如发热、寒战、排痰性咳嗽、新的密度增高

影)的患者中,对治疗的临床反应是决定是否需要进一步诊断性检查(图11-3)的最重要因素。术语不吸收性肺炎常用来定义一种临床情况,即使用适当的抗生素治疗肺炎却无明显效果(图11-4)。当胸片显示无明显吸收时(吸收定义为:2周内吸收50%或4周内完全吸收),应考虑到无吸收或吸收慢的肺炎。不吸收性肺炎的原因包括耐药微生物、脓胸及潜在性病变如支气管肿瘤阻塞等并发症。仅凭临床资料和影像学表现往往不能确诊肺炎,因为很多非感染性病变与发热性肺炎相关,包括药物性肺疾病、急性嗜酸细

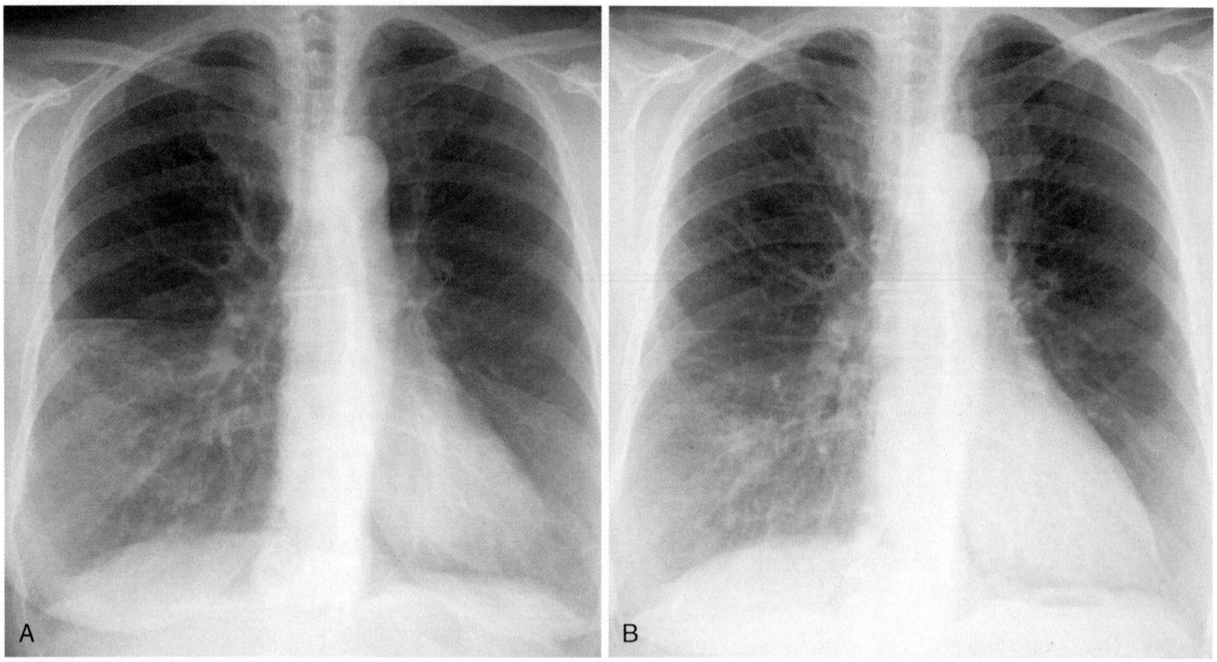

图11-3 肺炎延迟消退。A. 59岁女性吸烟患者有慢性阻塞性肺疾病和铜绿假单胞菌肺炎,其初始胸片显示右肺中叶实变。B. 5个月后的胸片显示残余病灶。肺炎消退缓慢常见于慢性阻塞性肺疾病患者、老年患者和有潜在支气管病变的患者,如支气管扩张症或肿瘤阻塞。

胞性肺炎、机化性肺炎和肺血管炎,这些病变与肺部感染易混淆。

局限性肺炎与其他影像表现为球形影的肺部病变难以区分(图11-5和图11-6)。呈叶或段分布的局部肺疾病不仅可由肺炎引起,也可由阻塞性肺炎、肺水肿和出血等引起。误吸胃内容物引起的局限性肺水肿可能会导致与肺炎相同的影像表现。当肺炎表现为弥漫性肺部异常时诊断相当困难。当影像表现为全肺异常时,肺水肿和急性呼吸窘迫综合征是支气管肺炎最常见的鉴别诊断。

胸片是评价疑似肺炎患者的重要手段,并且通常是进行的第一项检查。但由于存在明显的观察者偏差,其可靠性有限。胸片在预测致病病原体方面价值有限,但可提供肺炎范围和并发症等重要信息。

据美国胸科协会指南,无论何时当成人怀疑肺炎时应行后前位(必要时侧位)胸片检查。胸片的作用是作为一种筛查工具来检测符合肺炎表现的病变,并监测治疗反应。胸片其他作用包括评估病变范围、发现并发症(如空洞、脓肿形成、气胸、胸腔积液)、发现额外或其他病变,并且在某些病例中可引导穿刺。

肺炎最常见的影像学表现是局限性实变、模糊的密度增高影(磨玻璃影)、点状和网状结节影(图11-1~图11-4)。其他少见的X线表现包括空洞、肺门及

纵隔淋巴结肿大、胸腔积液。这些表现都是非特异性的,也可见于其他病变。不同病原微生物会引起不同表现。肺炎可导致双肺磨玻璃影或实变影,或少见的局限性实变、结节、粟粒状或网格影。10%的卡氏肺孢子菌肺炎患者胸片表现正常。

2. **社区获得性肺炎** 肺炎的临床诊断通常可以很容易地建立在临床症状和体征及胸片的基础上,尽管有时区分CAP与左心衰竭、肺栓塞和吸入性肺炎有所困难。

CAP的影像表现多样并常与致病因素有关。通过呼吸道感染并局限于肺实质和呼吸道的下呼吸道感染,其典型的影像学表现为以下三种模式之一:局灶性非段性或肺叶性肺炎、多灶性支气管或小叶性肺炎以及局灶性或弥漫性"间质性"肺炎。

3. **大叶性肺炎** 肺叶实变累及单叶或多叶,且肺叶实变是需要住院治疗的肺炎球菌性CAP患者最常见的影像表现。肺泡性肺炎通常是由肺炎链球菌或肺炎克雷伯菌引起的,发生机制是吸入的微生物进入周围肺泡后,细菌损伤肺泡壁并引起局部炎症和进展性实变。大叶性肺炎通常起初出现在紧靠胸膜的肺边缘并向中央扩散。胸片表现并非为肺段性,而常表现为大部或完全性一叶均匀实变并伴支气管充气征(图11-7)。

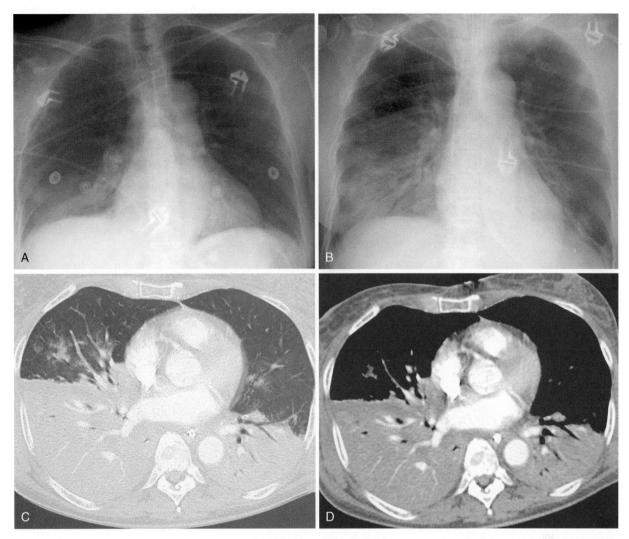

图11-4 需ICU治疗的重症社区获得性肺炎。A.62岁女性患者有急性发作的发热、寒战、心动过速和全身乏力,入院胸片显示右下叶肺炎。B.行抗生素治疗次日胸片显示病变仍进展,中心静脉导管和气管导管运用,患者入住ICU。气管插管后行CT扫描,肺窗(C)和软组织窗(D)显示双肺下叶实变并见支气管充气征。实变前方出现一小层肺不张代表由密度增高的实变肺叶体积增大造成压缩性肺不张。不用诊为克雷伯菌性肺炎。

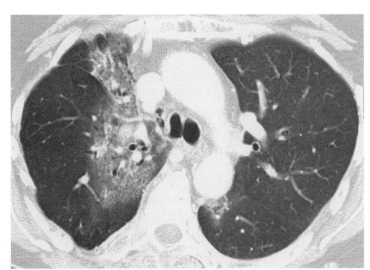

图11-5 类似肺炎的放射性肺炎。一位55岁有右肺上叶切除术病史的吸烟者主要临床表现为咳嗽。CT表现为右肺中叶、下叶及左肺下叶上段可见边界清楚的密度增高区。从几何学角度来讲,病变的区域几乎呈矩形形状,这不符合社区获得性肺炎的诊断,而是放射性肺炎的表现。临床病史提示患者曾接受术后放射治疗。

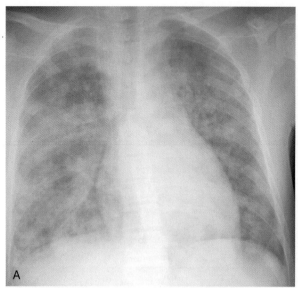

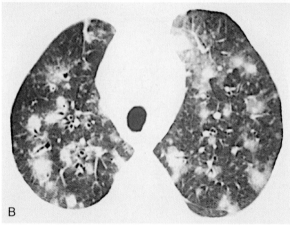

图11-6 类似肺炎的弥漫性肺淋巴瘤。A. 24岁男性患者有高热、咳嗽、全身乏力表现，胸片显示双肺广泛性实变影。B. CT扫描显示实变区呈支气管周围分布。支气管镜活检示肺B细胞淋巴瘤。

有些肺炎表现为球形影。相比成人其更常发生于儿童，最常由肺炎链球菌引起。在儿童活动性结核和真菌感染也可表现结节状或团块状密度增高影。成人的细菌感染可出现多个圆形肺结节或伴或不伴空洞的肿块，细菌感染包括诺卡菌、曲霉菌、军团菌、Q热和结核分枝杆菌等感染。

4. 支气管肺炎　支气管肺炎常由金黄色葡萄球菌、流感嗜血杆菌和真菌引起，且发生在由寄生于支气管上皮的病原体引起急性支气管炎并伴上皮溃疡和纤维素性及脓性渗出物形成后。因此，炎症反应通过气道壁迅速扩散而进入邻近肺小叶，当病变区域融合时，影像可能会变得与大叶性肺炎相当或相似。在胸片上，这些炎性渗出物典型者会导致片状实变，其可能为小叶性、亚段或段性，尽管它们的融合可能累

及整个肺叶或空洞（图11-8和图11-9）

5. 间质性肺炎　间质性肺炎，起初损害细支气管黏膜，随后支气管周围组织和小叶间隔出现水肿并被炎症细胞浸润。在胸片，广泛性肺纹理增粗和边界不清的点状或网状密度增高影是间质性肺炎的特征性表现，并常伴有不规则斑片状亚段或盘状肺不张或局限性实变。弥漫性双肺间质和间质-肺泡（混合）混浊常见于病毒和肺炎支原体感染。CT上的特征性表现包括小叶中心结节并伴反映细支气管炎的树芽征，且常伴磨玻璃样影和与支气管肺炎一致的局部实变。虽然胸片可能提示间质性病变，但CT主要显示为细支气管炎。

（二）CT表现　在所选患者中，常规胸部CT是一种有用的辅助检查。大量文献表明，CT是一种敏感的方法，能够以其出色的空间分辨率进行肺组织成像，并提供与大体病理检查所见相似的解剖信息。横断面影像极大地增强了将大批具有临床表现特点的疾病归入明确病因的能力。组织密度增高影和由急性炎症过程引起的实质改变之间的差异可以很容易地在CT上发现。CT在检测、鉴别诊断及有肺或胸膜并发症患者的处理方面非常有用。

高分辨CT是肺实质最佳评估手段，它可评估次级肺小叶水平的病变及其分布。肺部感染的CT指征包括胸片上不易发现的肺部病变特征、并发症的评估、免疫功能低下患者的肺炎早期诊断以及相关胸部表现的评价。

社区获得性肺炎的CT表现　肺部病变的表现包括肺泡结节、磨玻璃影、实变影、支气管充气征及小叶中心或小叶周围分布，CT比胸片更好观察肺部病变（图11-11），气腔结节直径为6~10 mm，通常反映细支气管周围实变和小叶中心分布的特点，这些特点见于疾病早期及病变周围，而且这些地方的实变不完全。在某些情况下，结节可伴磨玻璃影的"晕"，这通常代表结节周围的出血，在严重中性粒细胞减少的患者，CT上的晕征高度提示侵入血管壁的曲霉菌病。而其他情况也可出现类似表现，包括感染非结核性分枝杆菌、毛霉菌病和假丝酵母菌、单纯疱疹病毒和巨细胞病毒、韦格纳肉芽肿、卡波西肉瘤和出血性转移。

磨玻璃影被定义为肺实质密度局部增高，但在病变区血管结构仍可显示。磨玻璃影是一种常见的、非特异性的高分辨率CT征象，常见于免疫功能低下患者。它们可能是由于感染如肺炎、巨细胞病毒、支原体，或药物引起的肺部疾病、肺出血和机化性肺炎所

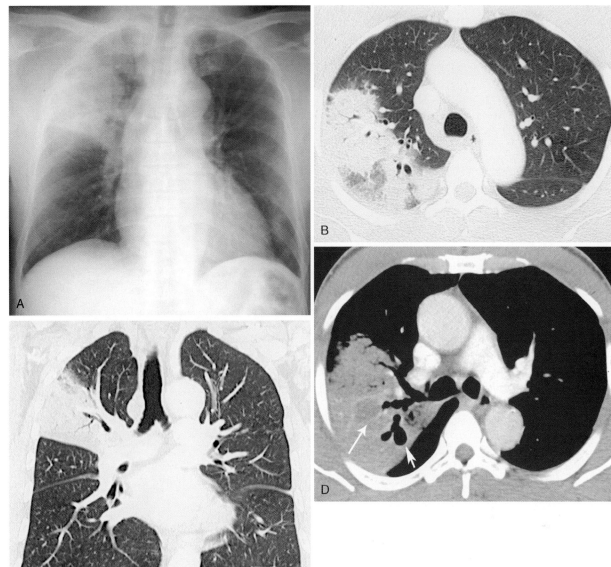

图11-7　大叶性肺炎。A. 48岁男性患者的临床症状提示肺炎，其胸片显示右肺上叶实变伴支气管充气征和边界清楚的小裂隙。横截面（B）和冠状位CT（C）证实X线表现。D. 软组织窗显示空洞（箭头）和脓肿形成（箭头）。确诊为链球菌肺炎。

导致。

树芽征表示支气管充满黏液或炎性物质导致的小叶中心管状、分支状或结节状结构。各种细菌、分枝杆菌、真菌和病毒等病原体均可引起支气管传播和细支气管黏液或脓液嵌塞，从而导致树芽征（图11-12）。

局灶性实变，定义为肺密度局部增高，病变区血管结构无法显示，可见于细菌、真菌和病毒感染等。艾滋病患者的细菌性肺炎是肺实变的常见原因。由真菌引起的局灶性实变最常见于血液系统恶性肿瘤的中性粒细胞减少患者。分枝杆菌感染的实质病变

也可表现为伴或不伴空洞的不规则结节影。

虽然不推荐CT用于肺炎的初步评估，但在未经处理的复杂性肺炎比较有用，如寻找并发症、检测肺或纵隔（图11-13）潜在性疾病。CT还可发现一些胸片未能显示的肺炎。

五、胸膜并发症

细菌性肺炎的有关并发症包括脓肿形成、坏死性肺炎、肺坏疽、肺气囊形成、胸腔积液及脓胸。

（一）肺脓疡、坏死性肺炎和肺坏疽　肺脓肿是指肺实质的炎性肿块，其中央部分发生化脓性液化

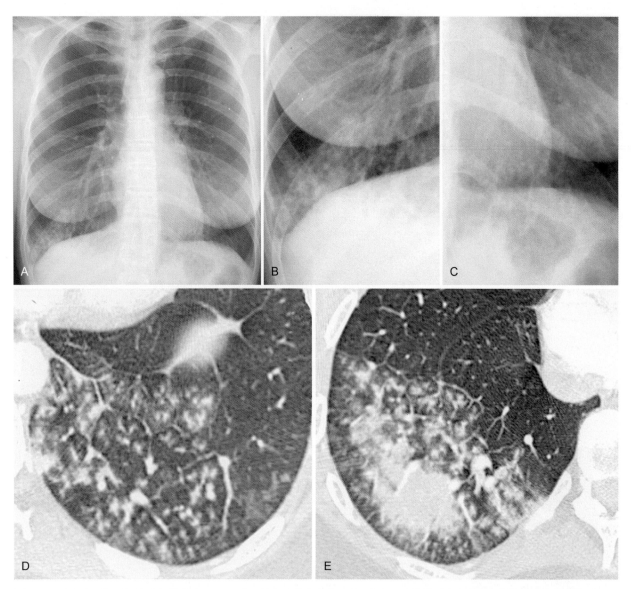

图11-8 肺炎支原体引起的支气管肺炎。A. 34岁女性有咳嗽和全身乏力,胸片显示两肺下叶多发性小斑片状密度增高影。B 和 C. 放大显示更清楚。D. 左肺下叶CT扫描显示小的小叶中央结节、磨玻璃影和气腔结节。E. 右下叶CT扫描显示局灶性突变,小叶中心结节和树芽征。确诊为支原体肺炎。

坏死。广泛的肺部坏死引起肺脓肿,而且30%~40%的胸膜厌氧菌感染患者存在支气管-肺瘘。肺脓肿的常见原因包括厌氧菌(最常见的巨核梭杆菌和拟杆菌属)、金黄色葡萄球菌、铜绿假单胞菌和肺炎克雷伯菌。

肺脓肿的放射学表现为单发或多发性直径为2~6 cm的肿块,常见空洞形成。90%患者的脓肿内壁光整、10%内壁粗糙。约70%的病例可见气液平,50%可见邻近肺组织实变。肺脓肿可发生于肺的任何部位,但最常见于上叶后段或下叶上段。肺脓肿CT表现为单发或多发性肿块,中央可见低密度区或

空洞,增强后见边缘强化(图11-14)。

(二)坏死性肺炎和肺坏疽 坏死性肺炎和肺坏疽可能是严重CAP或肺结核的后遗症。Hirshberg 和他的同事发现,金黄色葡萄球菌、肺炎克雷伯菌和铜绿假单胞菌引起的肺部脓肿死亡率较高。坏死性肺炎或肺坏疽较少见的原因包括肺炎链球菌、流感嗜血杆菌和革兰阴性厌氧菌。急性和严重的胸膜肺并发症见于针对潘顿-瓦伦丁杀白细胞素阳性的耐甲氧西林金黄色葡萄球菌感染的社区获得性肺炎中。

胸片上肺坏疽开始于肺叶实变,常见于上叶,接下来出现透亮影及其互相融合而形成空腔,也可见

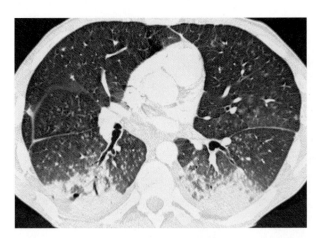

图11-9 金黄色葡萄球菌引起的支气管肺炎。55岁吸毒患者的CT扫描显示下叶的小叶中心结节和斑片状区域。小叶中心结节也见于肺的其他部位。痰革兰染色发现致病微生物为金黄色葡萄球菌。

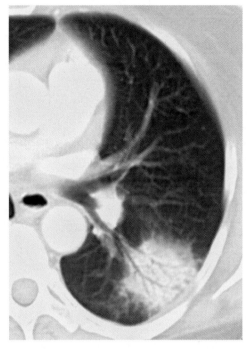

图11-11 由肺炎链球菌引起的肺炎早期CT表现。一位43岁女性患者有发热和咳嗽症状，其左肺CT扫描显示在左下叶有局灶性圆形实变区伴空气支气管征。圆形突变可能是肺炎球菌肺炎的早期表现。[引自Herold CJ, Sailer JG. Community-acquired and nosocomial pneumonia. Eur Radiol 2004; 14 (Suppl 3): E2–E20.]

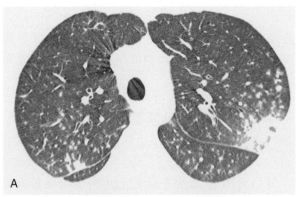

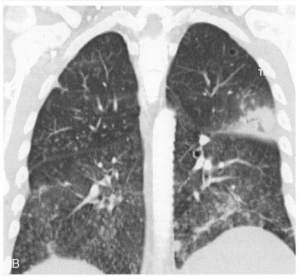

图11-10 支原体肺炎。33岁HIV阳性患者有发热和咳嗽症状，其横断面（A）和冠状位（B）CT扫描见多个小叶中心结节、斑片状磨玻璃影和左肺上叶局限性实变。血清学试验证实了支原体肺炎的诊断。

"肿块内肿块"或空气新月征。对比增强CT表现为密度均匀区及边界不清的多个小腔或血供减少的低密度区（图11-14）。偶尔手术切除证实为坏死性肺炎。

（三）肺膨出 肺膨出表现为实变区或磨玻璃影内单发或多发的薄壁含气影。可能是因为气道活瓣性阻塞使坏死肺组织引流不畅造成的。肺膨出最常见于金黄色葡萄球菌和卡氏肺孢子菌肺炎，但也见于其他感染，包括大肠杆菌和肺炎链球菌等。肺膨出在CT上很容易被检出，表现为肺炎患者磨玻璃影或实变影内的薄壁含气影。肺膨出影像学表现与急性肺炎相关，数天或数周内体积增大，而数周到数月后消退。

（四）脓胸 20%~60%的急性细菌性肺炎患者出现胸腔积液。90%以上的肺炎旁胸腔积液为无菌性或轻度感染，并在有效抗生素治疗后消退。复杂性肺炎旁胸腔积液可发展至胸膜内的小腔和脓胸。脓胸的临床表现与非复杂性肺炎或胸腔积液有交叉，包括胸膜炎性疼痛、发热、寒战、全身乏力、气短、咳嗽及胸膜炎。

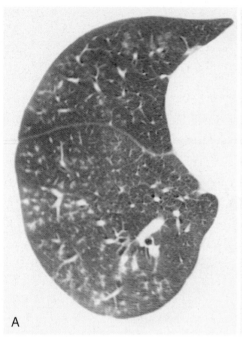
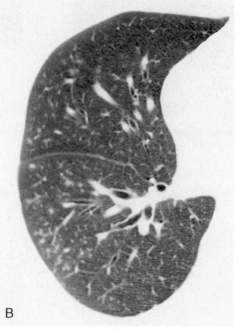

图11-12　A型流感病毒性肺炎的树芽征。A、B. 右下肺的CT图像显示小叶中心结节和分支状密度增高影(树芽征)。连续的血清学检查结果符合A型流感病毒感染。

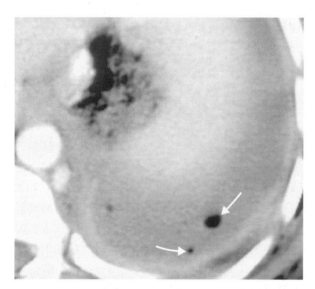

图11-13　支气管胸膜瘘并发肺炎。52岁的金黄色葡萄球菌肺炎患者,左下胸部对比增强的放大成像显示了胸腔积液内见气泡(箭),该表现符合支气管胸膜瘘。此外,胸膜增厚和强化说明存在脓胸。

常规胸片对肺炎旁积液的检测较敏感但无特异性。膈肌轮廓不清说明有游离性或包裹性胸腔积液、胸膜增厚或邻近膈肌处肺实变。

增强CT在显示脓胸患者胸壁变化时敏感性高。在增强CT上,壁层胸膜增厚常表明存在胸膜渗出物。胸膜外组织中异常高密度说明伴有渗出性胸膜腔积液,尤其脓胸,但不是漏出液。无胸膜增厚

的渗出性胸腔积液最常见于恶性肿瘤、非复杂性肺炎旁胸腔积液。超声检查常用于鉴别游离积液和包裹积液。

六、社区获得性肺炎常见原因

(一) 革兰阳性菌

1.肺炎链球菌

(1)病因学,发病率和流行病学:肺炎链球菌是革兰阳性球菌,为引起住院治疗的CAP患者最常见的细菌。肺炎链球菌肺炎的总发病率约为每年每100 000人中有200例。肺炎链球菌定植于20%健康人的上呼吸道。肺炎球菌感染主要发生在冬季和早春,并经常与病毒感染病史有关。肺炎球菌性肺炎的危险因素包括老人和幼儿、慢性心脏或肺部疾病、机体免疫抑制、酗酒、住院和脾切除病史。

(2)临床表现:特征性的临床表现是突然发热、寒战、咳嗽、胸痛,也可出现肺外症状如头痛、恶心、呕吐等。老年人可不出现这些典型征象,肺炎可能与其他常见病变相混淆,例如充血性心脏衰竭、肺血栓栓塞或恶性肿瘤。在临床上,肺炎链球菌肺炎的治疗方式多样,可以从轻度症状无须卧床治疗到有肺坏死(空洞)和胸腔积液的重症复杂肺炎需要放置胸腔引流管。

(3)影像表现:急性肺炎球菌性肺炎的典型X线表现是跨段性(非段性)均匀实变,但只累及一叶

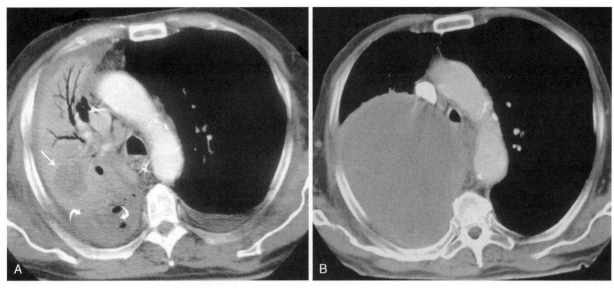

图11-14 坏死性肺炎和肺脓肿。A. 62岁男性患者有慢性阻塞性肺疾病和酒精中毒的临床病史,CT增强扫描显示铜绿假单胞菌引起的右肺不均匀实变。注意,圆形肺脓肿(直箭)和后方肺实质内无强化区(弯曲箭)。B. 1周后随访CT检查显示在之前的小脓肿和肺缺血区可见一大脓肿。

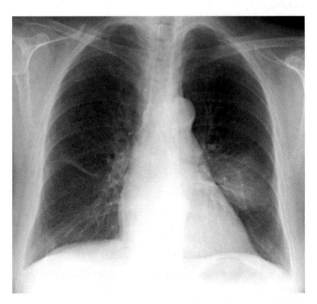

图11-15 急性肺炎的X线表现。一位56岁女性肺炎球菌性肺炎患者的胸片显示在左肺有均匀的圆形实变区。

(大叶性肺炎)(图11-7)。偶尔,感染表现为类似肿块的球形实变病灶(球形肺炎)(图11-15)。空洞和肺气囊等并发症罕见。胸腔积液比较常见,出现在50%的患者。引起完全性肺叶实变的其他病原体包括肺炎克雷伯菌和其他革兰阴性杆菌、军团菌、流感嗜血杆菌及肺炎支原体。有典型胸片表现及临床症状的肺炎球菌性肺炎,CT很少提示其他相关信息。

> **链球菌肺炎典型的影像学表现**
>
> - 跨段性的均匀实变
> - 单侧,通常累及一个肺叶
> - 大叶性肺泡实变是最典型的表现
> - 支气管肺炎表现(多灶性),较少见
> - 空洞和肺膨出形成罕见
> - 50%病例出现胸腔积液

2. 金黄色葡萄球菌

(1)病因学,发病率和流行病学:尽管金黄色葡萄球菌是医院获得性肺炎的一个重要原因,它是CAP的少见原因,出现在约3%的病例中。金黄色葡萄球菌肺炎通常为误吸入上呼吸道引起。金黄色葡萄球菌肺炎有一个公认的倾向即发生于婴幼儿和老年人,常并发流感。葡萄球菌性肺炎的危险因素包括基础肺疾病(例如慢性阻塞性肺疾病、癌)、慢性疾病(例如糖尿病、肾功能衰竭)和病毒感染。葡萄球菌性肺炎的临床表现较多样,并且更重要的是耐甲氧西林金黄色葡萄球菌感染的发病率在近几年急剧增加。越来越多的既往体健且没有金黄色葡萄球菌肺炎的传统危险因素的年轻人出现严重的坏死性感染和高病死率。

(2)临床表现:误吸性金黄色葡萄球菌肺炎的突出症状是发热、咳嗽、脓痰。由携带 Panton-Valentine

杀白细胞素基因的耐甲氧西林性金黄色葡萄球菌引起的社区获得性重症肺炎曾在免疫功能正常的青年中被诊断。

（3）影像表现：约40%患者的特征表现为双侧支气管肺炎（小叶性肺炎）。胸片表现通常包括双侧不规则实变区，支气管充气征罕见。其他特点包括空洞、肺膨出、胸腔积液、自发性气胸。肺气囊尤其常见于儿童，其内壁通常较薄且光整，往往在感染后数周或数月自行消退。30%～50%可见胸腔积液，其中，大约有一半出现脓胸。15%～30%可发生脓肿。金黄色葡萄球菌肺炎的CT表现与其他支气管肺炎相似，表现通常包括小叶中心结节和分支状密度增高影（树芽征）和小叶、亚段或段性实变。实变区可能不规则或融合，单侧或双侧，但常累及两个或两个以上肺叶。

金黄色葡萄球菌肺炎典型影像学表现

- 支气管肺炎，单侧 (60%) 或双侧 (40%)
- 肺膨出，尤其是儿童
- 15%～30% 的患者有脓肿形成
- 气胸发生于 30% 的儿童和 15% 的成人
- 胸腔积液发生在 30%～50% 的患者

（二）革兰阴性菌

1. 流感嗜血杆菌

（1）病因学，发病率和流行病学：流感嗜血杆菌为多形性、无运动力的球形杆菌，占CAP致病菌的5%～20%，其中微生物可成功地确定。流感嗜血杆菌肺炎的易感因素包括慢性阻塞性肺病、恶性肿瘤、HIV感染和酒精中毒。

（2）临床表现：流感嗜血杆菌肺炎的临床表现可与其他细菌性肺炎区别，它往往表现为高热、咳嗽、呼吸困难、脓痰和胸痛，与上呼吸道感染等病史有关。

（3）影像表现：流感嗜血杆菌肺炎的典型胸片表现包括多叶受累伴段或叶实变和胸腔积液。在30%～50%的患者中，叶性实变的表现与肺炎链球菌性肺炎相似。

流感肺炎典型的影像学表现

- 多叶受累
- 肺段或肺叶的实变
- 并发症如空洞和胸腔积液少见

---

2. 卡他莫拉菌

（1）病因学，发病率和流行病学：卡他莫拉菌是一种细胞内的革兰阴性球菌，现在被认为是一种常见的呼吸道病原体。卡他莫拉菌常引起肺炎和慢性阻塞性肺病急性发作。莫拉肺炎正在日益影响儿童、新生儿和老年人，目前认为这是细菌性CAP（肺炎链球菌和流感嗜血杆菌后）的第三常见原因。在秋末至早春季，卡他莫拉菌的呼吸道感染显著增上升。

（2）临床表现：卡他莫拉菌在以往健康的人群很少导致肺炎。大多数肺炎患者（80%～90%）具有潜在的慢性肺疾病，其临床病症可能难以与其他原因引起的肺部疾病发作相区分。主要症状为低热、咳嗽、咳痰，而高热、中毒状态和脓胸较少见。

（3）影像表现：胸片表现为支气管肺炎或累及一叶的大叶性肺炎。也可见慢性肺疾病基础上出现肺间质性或混合有间质病变的肺泡密度增高影。胸腔积液和空洞也可发生。

卡他莫拉菌肺炎的典型影像表现

- 潜在慢性阻塞性肺病
- 支气管肺炎
- 混合有间质病变的肺泡密度增高影

---

3. 肠杆菌科

（1）病因学，发病率和流行病学：5%～10%的CAP由革兰阴性杆菌引起。革兰阴性杆菌引起的CAP往往比较严重，常需ICU监护。大肠杆菌和肺炎克雷伯菌是需氧革兰阴性菌中最常引起CAP的微生物，而铜绿假单胞菌偶尔也会导致CAP。在肠杆菌科细菌，大肠杆菌是CAP最常见的原因。肺炎克雷伯菌——革兰阴性杆菌性CAP的典型病原体，引起CAP不到10%，占医院获得性肺炎20%以上。

（2）临床表现：肠杆菌科细菌性肺炎的临床表现包括突发呼吸困难、发热、寒战、咳嗽。咳出绿色脓性痰提示有肺炎克雷伯菌感染可能。克雷伯菌性肺炎可出现胸膜炎性胸痛、咯血和血性胶状痰（果酱样痰）。肠杆菌科细菌性肺炎病死率为25%～50%。

（3）影像表现：社区获得性克雷伯菌性肺炎，类似于肺炎球菌，一般表现为一个肺叶实变并见支气管充气征。实变通常开始于邻近脏层胸膜的周围肺组织，并向中央通过肺泡孔（Kohn孔）和小气道播散，并可能导致肺叶膨胀（叶间裂膨出征）。肺炎往往进展迅速(见图11-2),脓肿、胸腔积液和脓胸较常见。大肠杆菌和铜绿假单胞菌通常会导致支气管肺炎(参见图11-4)。

(三)非典型社区获得性肺炎 非典型病原体包括肺炎支原体、肺炎衣原体和军团菌,常与40%的CAP有关。

1. 肺炎支原体

(1)病因学,发病率和流行病学:肺炎支原体是CAP的常见原因。支原体肺炎占门诊治疗CAP的37%,住院治疗的10%。支原体性肺炎的总患病率约为每年每1 000人中有2例。它最常发生于年轻人,而在新兵中尤为常见。COPD患者似乎比正常宿主更易患支原体性肺炎。

(2)临床表现:没有典型的临床特征能将支原体性肺炎与其他微生物所致的肺炎区别。肺炎支原体通常会引起成人轻中度肺炎。本病病死率低,即使发生于老年人。

(3)影像表现:支原体肺炎的胸片表现多样,并且有些病例表现酷似下呼吸道病毒感染。胸片示段性实变边界见细线样密度增高影(图11-8)。局限于一个肺叶的网状结节影是与支原体感染更密切相关的胸片表现。支原体肺炎患者淋巴结肿大少见,但也可见单侧肺门淋巴结肿大。该病的影像学表现可能与儿童原发性肺结核没有什么区别。CT表现包括小叶或段性斑片状磨玻璃影或实变影、小叶中心结节、支气管血管束增粗(图11-10)。

肺炎支原体肺炎的典型影像学表现

- 段性实变
- 局灶性网状结节影(大叶性肺炎)
- 淋巴结肿大少见

---

2. 肺炎衣原体

(1)病因学,发病率和流行病学:肺炎衣原体是CAP的三种最常见病原体之一,占6%~25%。肺炎衣原体感染也与成人和儿童哮喘的发病机制有关。

(2)临床表现:在临床上,肺炎衣原体感染与其他原因引起的肺炎难以区分。症状包括咽喉痛、头痛和干咳,如果不及早开始治疗则可持续数月。大多数肺炎衣原体感染为轻度,但也可见重度。

(3)影像表现:胸片表现较其他原因引起的肺炎范围小。在CT上,衣原体肺炎表现多样,与肺炎链球

菌和支原体引起的肺炎相似,包括斑片状实变、支气管血管束增粗、结节、少量胸腔积液、淋巴结肿大、网状或线状密度增高影及气道扩张。相比之下,气道扩张和支气管血管束增粗更常见于肺炎衣原体性肺炎。

3. 嗜肺军团菌

(1)病因学,发病率和流行病学:军团菌是免疫功能正常的重症CAP患者的常见原因。当军团菌污染水系统,如空调和制冷器可能会引起人类感染。军团菌肺炎的危险因素包括免疫抑制、吸烟、肾病、饮酒及接触受污染的饮用水。

(2)临床表现:军团菌肺炎患者通常表现为发热、咳嗽(开始为干咳后期有咳痰)、全身乏力、肌痛、意识模糊、头痛、腹泻等,约30%的患者出现胸痛。

(3)影像表现:影像学表现主要为类似于急性肺炎链球菌性肺炎的周围肺实变(图11-16)。在很多病例,实变迅速占据整个或大部分肺叶(大叶性肺炎)或累及相邻肺叶或双侧发病。偶尔,军团菌肺炎也可能导致类似于肿块的类圆形实变(球形肺炎)。空洞少见于免疫功能正常的患者。胸腔积液可发生在35%~63%的病例。胸部CT表现包括双侧多段受累、周围肺实变合并磨玻璃影。

(四)病毒 流感、呼吸道合胞体和副流感病毒在成年人通常会导致轻度自限性疾病,而对于重症肺炎的发展,老年人和免疫力低下者风险增高。在移植受体和肿瘤患者中,社区获得性病毒性呼吸道感染进展为肺炎的比率很高。

聚合酶链反应已经被证明比目前的标准微生物

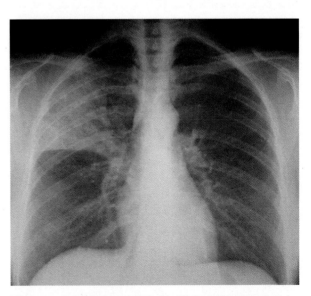

图11-16 急性嗜肺军团菌肺炎。胸片显示右肺上叶实变。患者是一名43岁的患者,有肺炎的临床症状并有频繁出入按摩池的生活史。

学方法更为敏感,并可能提高病毒性CAP患者的微生物学诊断准确性。在304例CAP患者的研究中,88例(29%)为病毒感染,以鼻病毒和流感病毒最常见,49(16%)例患者有两种或以上病原体,45例为病毒和细菌混合感染。

1. 呼吸道合胞病毒 呼吸道合胞病毒是婴幼儿下呼吸道感染的首要原因。在秋末、冬季或早春的数月期间,呼吸道合胞病毒感染通常发生社区性暴发流行,每年往往持续4~6个月。

2. 腺病毒 在成人,腺病毒肺炎胸片表现为双侧斑片状实变影,高分辨CT表现为双肺散在伴或不伴实变的磨玻璃影。

3. 新生病毒性疾病 过去二十年中许多新的或以前未确认的细菌、真菌、病毒和寄生虫病已经出现,并对发达国家和发展中国家造成严重的公共健康问题,其包括汉坦病毒、禽流感病毒和SARS相关冠状病毒。

4. 汉坦病毒

(1)病因学,发病率和流行病学:汉坦病毒是人畜共患病毒,再度以增加人类和啮齿动物宿主之间相互作用的人类病原体出现。啮齿动物将病毒随其尿液、粪便和唾液排出。若人类感染则推测与受感染的啮齿类动物的排泄物接触有关。

汉坦病毒肺综合征通常被称为汉坦病毒病,是一种发热性疾病,特点是双肺间质性改变并呼吸受限(需要补充氧气及临床类似急性呼吸窘迫综合征)。虽然汉坦病毒肺综合征和急性间质性肺炎可有类似的临床表现,但其通常可通过临床和组织学改变来区分。汉坦病毒肺症候群病程短、病理改变较严重,而急性间质性肺炎病程长并常有组织学证据。

(2)临床表现:在临床上,汉坦病毒肺综合征的典型前驱症状包括发热、寒战、肌痛、头痛和胃肠道症状。

(3)影像表现:汉坦病毒肺综合征的胸部影像学特征包括间质水肿及弥漫性实变。

5. 禽流感(H5N1)

(1)病因学,发病率和流行病学:禽流感是由禽(鸟)流行性感冒(流感)病毒引起的感染。甲型流感病毒,也称为H5N1病毒,是主要发生在鸟类的流感病毒亚型。虽然H5N1病毒不会轻易传染给人,但自1997年以来也有人类感染禽流感病毒的几种亚型的报道。A型流感(H5N1)的诊断是通过病毒培养或与H5和NL特定的引物酶的逆转聚合酶链反应的方式确诊。

(2)临床表现:在人类,流感病毒A/H5N1(禽流感)可表现为急进性肺炎。临床、实验室和影像学表现与其他病变难以区别,如流感样疾病、重症CAP或急性呼吸窘迫综合征。症状范围较广,包括典型的人类流感样症状(如发热、咳嗽、喉咙痛、肌肉酸痛)、肺炎、呼吸衰竭以及其他严重和威胁生命的并发症。

(3)影像表现:影像学表现主要为双肺广泛的伴空气支气管征的实变区。其他表现有实变和肺不张,包括肺叶不张。

6. 严重急性呼吸综合征

(1)病因学,发病率和流行病学:SARS是最近公认的由一种新型冠状病毒(SARS相关性冠状病毒)引起的严重发热性下呼吸道感染病变。在2002年冬季至2003年春季,世界卫生组织收到了超过8 000的SARS病例报告,近800人死亡。

(2)临床表现:SARS的临床病程变化较大,包括轻微症状到呼吸衰竭而死亡的严重疾病过程。最常见的临床症状是38℃(>100.4°F)以上的发热。发热是目前世界卫生组织定义疑似或可能SARS的主要标准,其他症状包括寒战、肌痛、心动过速、呼吸急促和肺底吸气相爆裂音;咳嗽和头痛出现于50%以上的患者。尸检病理表现是弥漫性肺泡损伤。

(3)影像表现:CT有助于评估病变的范围并引导获取标本以明确诊断。高分辨率CT上SARS表现为一过性肺部异常。在住院的SARS患者,病变往往会进展为双侧肺泡实变。CT可发现胸片未显示的实质病变。在对47例胸片表现正常的SARS患者的CT表现的回顾中发现,27例(93%)高分辨率CT改变符合非典型性肺炎,其中15例可见多灶性实变区,1(4%)例患者出现少量胸腔积液。Wong和同事回顾了73例SARS患者的高分辨CT扫描,CT表现为磨玻璃影,有时合并实变,以及小叶间隔和小叶内间质增厚。

重症SARS患者可出现弥漫性肺泡损伤的影像学和病理学表现。经治疗出院的SARS患者可出现肺纤维化。

七、肺炎患者的介入诊断

唯一确诊的权威性方法是通过痰检、胸腔积液或其他生物材料的染色涂片或呼吸道分泌物及血液培养或其他介入手段来确定病原体。另外,X线透视或CT引导下经胸细针活检材料的培养物可作为一种可靠和具有成本效益的诊断手段。

大多数肺炎,33%~45%的患者不能确定致病微生物,即使经过大量的诊断测试。对既往健康的患者由因肺炎引起的轻度不适常予经验性治疗。在某些情况下,由于缺乏特异性微生物而需以侵袭性方式获得组织病理学结果和引起肺部感染的培养物。

对各种技术所获得标本的诊断准确性存在很多争议。由于存在正常菌群和对厌氧菌感染检测结果的影响,从痰或鼻咽分泌物中获得的标本诊断价值有限。

(一)弹性纤维支气管镜与肺活检 使用防污染毛刷行支气管肺泡灌洗的纤维支气管镜检查是一种有效的诊断肺部感染的方法。虽然此技术可能在肺部感染的诊断中发挥重要作用,但支气管肺泡灌洗的诊断准确率变化较大有时使肺部感染的诊断不能成立。这种方法已被证明在艾滋病患者的卡氏肺孢子菌肺炎的诊断特别有用,约95%的病例可提供病因诊断。在肺部病变严重的患者和经无创方法而缺乏可靠病因时,可结合纤维支气管镜行支气管肺活检。

(二)经皮肺穿刺 虽然诊断肺部感染的报告结果有所不同(11.7%~73%),在纳入的肺炎患者经皮细针穿刺是鉴别致病病原体的另一种方法。以下情况应考虑经皮肺穿刺抽吸,当患者对初步治疗无反应、可能院内二重感染、免疫功能低下或可疑结核患者,未经痰检或肺泡灌洗。目前还不清楚是否与微创性方法相比,经皮肺穿刺抽吸导致的死亡率和发病率减少而成为具有成本效益的方式。据报道培养阳性的特异性和阳性预测值为100%,而灵敏度和阴性预测值分别为61%和34%。

(三)优化影像学评估策略 对疑似肺部感染的所有患者均应行胸部X线检查去证实或排除肺部异常。虽然胸片不能行特异性诊断,但可缩小鉴别诊断范围,并能对以后的影像研究提供指导。

在CAP患者中,疾病的诊断和处理最常依赖于胸片而很少需要进一步检查,如CT、支气管镜检查或活检。在社区环境中,90%以上的肺段或肺叶实变患者有两种肺炎球菌性肺炎或支原体或病毒引起的非典型性肺炎。在院内的肺部感染,斑片状支气管肺炎是最常见表现,最有可能是由革兰阴性菌引起,尤其是假单胞菌或克雷伯菌。在这种环境中,吸入性肺炎始终是不能排除的诊断,而且如果在双侧发病或肺野后部有肺炎存在,那么吸入性肺炎也应该被考虑。

很少有研究去评估胸片在疑似肺炎ICU患者中的准确性和有效性。据报道,在内科ICU肺病和不稳定心脏病患者中,胸片对病变的总发现率为57%。类似的结果在内科ICU患者的研究获得;43%的常规胸片表明可发现影响治疗的其他表现。进一步研究治疗和预后功效及整体成本来评价常规胸片在ICU患者中的作用,限制每天随访肺部感染的胸片需求也可能降低医疗成本。CT和有创性诊断方法应仅适用于复杂病例而被使用。

相反,免疫功能低下患者的治疗因为致病微生物的多样性而具有挑战性和难度。在本组病例中,高分辨率CT和侵袭性检查更常需要。高分辨率CT在有呼吸道症状但影像学表现正常或可疑的患者是有益的,其可显示胸片不可靠的征象及并发的实质或胸膜疾病,并指导诊断(图11-17)。此外,尽管特异性诊断价值有限,但高分辨率CT检查对鉴别感染性与急性非感染性肺实质疾病有用。

诊断信息还可以通过支气管肺泡灌洗和经支气管针吸活检的方法获得。在这种情况下,CT作为一个"路线图"对引导纤维支气管镜检查对病灶有用。

放射科医生在疑似肺炎患者的诊断和治疗中具有重要作用。胸片是患者的初步检查程序。而CT不建议作为初步评估手段,适用于影像学表现正常、可疑或非特异性情况。高分辨率CT在区分感染与非

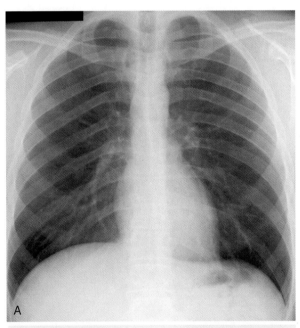

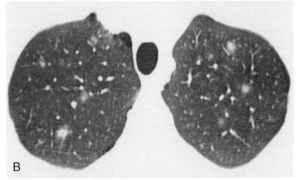

图11-17 患者有呼吸道症状而胸片表现不明显,28岁男性患者发热、咳嗽、全身乏力5天。A. 胸片表现不明显。B. 24小时后CT显示几个小圆形实变影和磨玻璃影。反复血清学试验证实副流感病毒感染。

感染性急性实质性肺疾病有用,但它不提供病原体信息。在免疫功能低下的肺部感染患者,X线透视或CT或两者引导下经皮细针穿刺是获取标本安全有效的方法,而其对发病率和死亡率的影响还有待证明。

医生须知

- 美国胸科协会指南建议所有临床疑似肺炎的成年人应行后前位胸部X线检查(可能的话侧位)
- 胸片的主要作用是证实临床怀疑肺炎患者的实质病变
- 胸片对确定CAP具体病因价值有限
- CT很少用于CAP的诊断,主要作用是评估可疑并发症,如脓胸或坏死性肺炎
- CT,尤其是高分辨率CT,对评价临床疑似肺炎而胸片表现正常或可疑的免疫功能低下患者往往很有帮助

要点

- 肺炎的总发病率为8~15例每年每1 000人
- 在美国,每年发生400万例肺炎
- 每年,485 000~1 000 000患者住院接受治疗
- 最常见的病原体包括肺炎链球菌、流感嗜血杆菌、莫拉菌、支原体、衣原体和病毒
- 常见形式是大叶性肺炎和支气管肺炎
- 其他形式包括轮肺炎,偶尔网状结节样
- 胸片对鉴别诊断价值有限
- CAP通常是凭经验处理,大多数患者2~3周之内有相当大的改善
- 重症CAP是一种独特临床病程,通常需要加护病房的管理。重症CAP最常见的生物体是肺炎链球菌、流感、革兰阴性杆菌、军团菌和金黄色葡萄球菌
- 不吸收性肺炎的原因包括耐药菌、并发症如脓胸,以及潜在的实质性及气道病变,如支气管肿瘤阻塞

第12章

细菌性肺炎

Nestor L. Müller and C. Isabela S. Silva

一、病因学,流行病学及传染病学

肺炎是高发病率和病死率的常见疾病。在美国,每年约有400万社区获得性肺炎患者,其中需住院治疗者约60万人。一项对33 148名社区获得性肺炎患者的预后结果的Meta分析显示,其病死率约为14%。社区获得性肺炎最常见的病原体是肺炎链球菌,约占所有病原体的35%。流感嗜血杆菌引起的肺炎占社区获得性肺炎的2%~8%。其余门诊患者中,导致肺炎的还有肺炎支原体、肺炎衣原体及病毒等。

0.5%~1%的住院患者可发生肺炎。医院获得性肺炎(院内)定义为入院后48小时或更长时间之后发生的肺炎。这类患者的病死率较高,约为30%。细菌感染是最常见的病因。院内早期感染(在前4天)的常见病原体是肺炎链球菌、卡他莫拉菌和流感病毒。住院后5天或者更久之后的多数肺炎的病原体是肠源性革兰阴性菌,最常见的是肠杆菌属、大肠杆菌、克雷伯菌属、变形杆菌属或者金黄色葡萄球菌。肺炎尤其常见于手术后及机械通气支持的患者。

二、临床表现

肺炎的临床表现包括发热、咳嗽和脓痰。其他少见的症状包括胸痛和咯血。老年人的肺炎症状和体征可能表现更轻微甚至没有表现。

三、病理表现和病理生理学

细菌性肺炎通常是吸入致病性微生物引起。在组织学和影像上主要有两种表现:大叶性(非段性)肺炎和支气管肺炎(小叶性肺炎)。

大叶性肺炎的组织学特点是肺泡内充满水肿渗出液和中性粒细胞。实变通常开始于邻近脏层胸膜的周围肺组织,然后通过肺泡间孔和小气道向中央发展。典型者肺泡充满后延伸至肺段(没有部分实变),有时候累及整个肺叶。大叶性肺炎最重要的发病特点是快速产生水肿液。

支气管肺炎与大叶性肺炎的病理区别是产生相对少量液体、迅速渗出大量多形核白细胞,典型者与膜性结构小和呼吸性细支气管有关。最初,中性粒细胞似乎限制了病原体的传播,这导致了病变不一致的表现。实变最初仅累及细支气管周围区,逐渐扩展累及整个小叶、亚段和段。支气管肺炎与病原微生物的毒性和组织破坏程度显著相关。且常累及几个小叶。

细菌性肺炎的并发症包括脓肿形成、坏死性肺炎、胸腔积液和脓胸。肺脓肿定义为肺内炎症性肿块,中央伴有液化坏死。肺脓肿最常见的原因是误吸。肺脓肿最常发生在上叶后段或下叶上段。脓肿常侵及气道,使坏死组织排出形成一个空腔。肺脓肿常见病原体包括厌氧菌(最常见的梭菌属和杆菌属)、金黄色葡萄球菌、铜绿假单胞菌和肺炎球菌。

肺脓肿也由系统性感染蔓延(脓毒血栓)。肺部脓毒性栓子可起源任何部位,包括心瓣膜(心内膜炎)、周围静脉(血栓性静脉炎)、静脉导管或起搏器导线感染。所有这些部位的共同特征是相关内膜损伤形成脆的包含病因微生物(通常是细菌)的栓子。血液湍流导致血栓脱落的小片段到达肺动脉。

肺大疱是肺内薄壁的含气囊腔,常见于急性肺炎并为一过性改变。它可能是由于局部坏死肺组织排出后,止回阀阻塞引起气道不通,使吸气时气体进入肺实质间隙但呼气时不能排出。肺大疱在婴幼儿中最常见于金黄色葡萄球菌性肺炎,而青少年则最常见于肺孢子菌肺炎。其他与肺大疱有关的肺部感染包括大肠杆菌和肺炎链球菌。肺大疱最常出现在肺炎的恢复阶段,数天或数周后囊腔明显增大,可引起气胸但常在数周或者数月后被吸收。

四、影像学表现

(一)胸片 大叶性肺炎的胸片特征是均匀的肺实变并常邻近肺段。实变最初常发生在邻近胸膜的周围肺组织并常紧靠肺裂。实变常跨肺段向中央扩展并最终累及整个肺叶(图12-2)。由于实变可跨肺段,因此大叶性肺炎又被称为非段性肺炎。支气管仍保持通畅形成实变区内的支气管充气征。多数大叶性肺炎由细菌引起,最常见的是肺炎链球菌,少见肺炎克雷伯菌、流感嗜血杆菌、结核分枝杆菌。

支气管肺炎(小叶性肺炎)的典型表现是直径为5~10 mm的边界不清的局灶性结节影(肺泡结节)及累计单个或多个肺叶中的单个或多个肺段的实变影(图12-3)。相邻肺叶和肺段肺炎的融合可能使其与大叶性肺炎难以鉴别,鉴别点是多数病例的非段性或小叶性肺炎同时也分布于其他区域。空洞常见于广泛肺实变的患者。因为累及气道,支气管肺炎经常导致病变肺段或肺叶体积减小。空气支气管造影特征不明显。

肺脓肿的胸片表现单发或多发直径为2~6 cm的肿块影且常伴空洞。约90%患者的脓肿内壁光滑,10%的是毛糙的。大约70%的患者可见气液平面,且50%的患者可见相邻肺实质实变。肺脓肿可发生在肺的任何部位,但最常见于上叶后段或下叶上段。

肺炎偶尔也可导致广泛性肺坏死(坏死性肺炎)。最初的影像学表现是实变肺组织内见小的透亮影,随着病变的发展,出现肺叶扩大和叶间裂向外膨出(叶间裂膨出征)。这些透亮区迅速合并成大的包含液体及坏死肺组织的空腔。叶间裂膨出常见于克雷伯菌性肺炎,据报道约占30%。其他引起叶间裂膨出的原因包括肺炎链球菌和嗜肺军团菌感染(图12-5)。

肺大疱常表现为单发或多发、薄壁的含气影,常位于肺的实变区或磨玻璃影中。典型者数天或数周内增大,可引起气胸并常在数周或者数月后吸收。肺大疱常发生在金黄色葡萄球菌和肺孢子菌感染后,也可见于其他感染如肺炎球菌性肺炎。

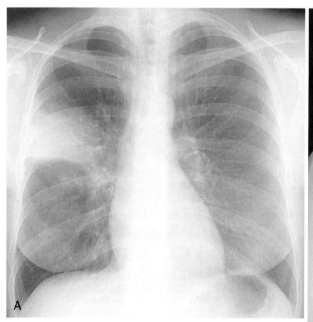

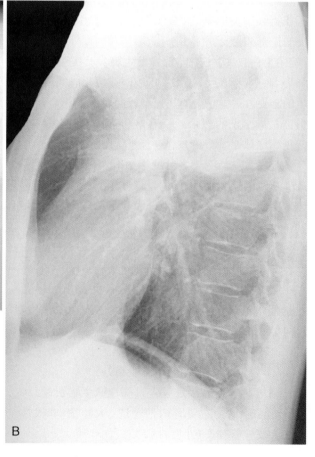

图12-1 大叶性肺炎。A. 后前位胸片显示右肺上叶近叶间裂处实变影。实变影内可见未闭支气管影。B. 侧位片显示实变影累及右肺上叶前段和后段。因实变跨肺段而被称为非段性或者小叶性实变。该患者为43岁的女性,她患有肺炎链球菌性大叶性肺炎。

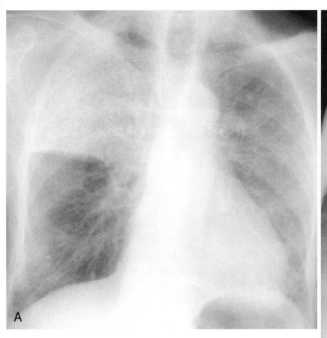

图12-2 大叶性肺炎。A和B. 分别是后前位和侧位胸片显示右肺上叶弥漫性实变影。该患者为79岁的男性,患有肺炎链球菌性大叶性肺炎。

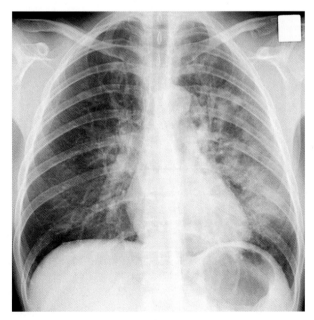

图12-3 支气管肺炎:后前位胸片显示左肺上叶和下叶斑片状实变影。注意与右心房相比左心密度不均匀增高,表示左肺下叶心后区实变。该患者为36岁女性支气管肺炎患者。

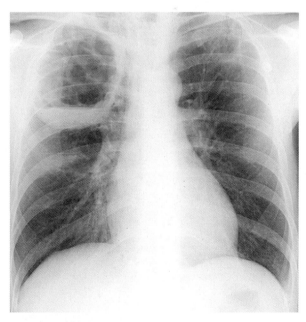

图12-4 肺脓肿。后前位胸片可见右肺上叶含气液平的大空洞,同时也要注意右肺上叶边界不清的实变区。这个患者为39岁的男性,血培养结果是沙门菌感染。

　　脓毒性栓塞的影像表现为直径1~3 mm的结节并常形成空洞(图12-6)。结节多见于肺下叶。脓毒性栓子或血栓引起的肺动脉栓塞可导致出血或梗死或两者皆有,甚至形成边界清楚的或楔形的病灶。

　　虽然某些影像学表现高度提示肺炎,但胸片在确定具体病原体方面的价值有限。对于肺炎的诊断,经验丰富的放射科医生能够达成较好的共识,但没有经验的放射科医生和住院医师却不能达成较好的一致性。影像学表现也受潜在病变的影响,如肺气肿、年龄及患者的免疫状态(图12-7)。

　　在鉴别各种病原体引起的肺炎方面,胸片价值有限。胸片的另一个局限性是肺炎表现延迟。这在院内感染显得尤为重要,通常在症状出现数小时内行胸片检查,而此时肺炎在胸片上可能没有表现。中性粒细胞减少者胸片表现可能尤其延迟出现。一项对连续175名抗肿瘤化疗后中性粒细胞减少的革兰阴性

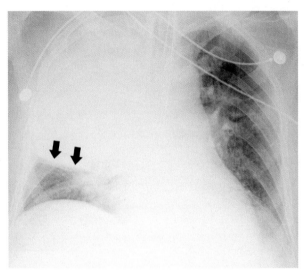

图12-5 叶间裂膨出征。后前位胸片见右肺上叶实变合并体积增大,并见叶间裂向下膨出。该患者是感染肺炎链球菌的64岁男性。

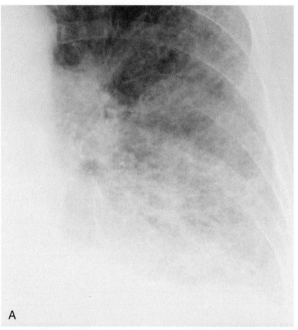

A

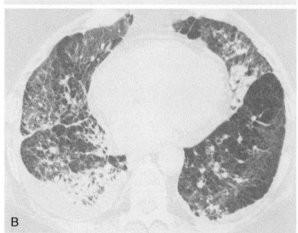

B

图12-7 合并肺气肿的肺实变类似于间质性肺疾病。A. 胸片左下叶局部放大可见模糊影和网状影,提示间质性肺疾病。B. 高分辨CT扫描可见双侧实变影和弥漫性肺气肿。胸片上的网状影是由于肺实变叠加在肺气肿基础上形成的,而不是间质性肺疾病。该患者是70岁男性,他患有耐甲氧西林的葡萄球菌肺炎和肺气肿。

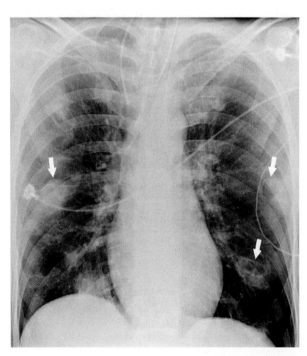

图12-6 脓毒性栓塞。胸片见双肺多发小结节,部分形成空洞(箭头),也可见气管插管、中心静脉导管和心电图引线。

杆菌性肺炎患者的研究发现，70例放射学检查无异常改变，而临床确诊肺炎。这70例中有27例患者经随访发现胸片表现明显，而57例中有25例患者影像学无明显异常，后经尸检确诊为肺炎。有明显肺炎浸润者的胸片表现延迟不仅出现在中性粒细胞减少者，也可见于继发于糖尿病、酗酒、尿毒症等的粒细胞功能缺陷者。CT，尤其是高分辨CT，显示轻微异常比胸片更敏感，其提示肺炎表现比胸片可提早5天。

（二）CT表现 大叶性肺炎的特点是受累的相邻肺段出现均匀的肺泡实变（图12-8）。实变最初出现在脏层胸膜下的周围肺组织，常紧邻叶间裂。磨玻璃影可见于实变周围，提示不完全性肺泡充填。实变跨过肺段的边界最终累及整个肺叶。几乎所有病例在CT上均可见支气管充气征。

支气管肺炎（小叶性肺炎）的组织学特点主要是细支气管周围炎。支气管周围炎表现为小叶中心结节和蚯蚓状模糊影（树芽征）（图12-9）。进一步扩展到邻近肺实质形成斑片影（直径4~10 mm的边界不清的小叶中心病变）。这些小灶性实变可能进展为小叶性、亚段性或段性实变。实变区可能为片状的或融

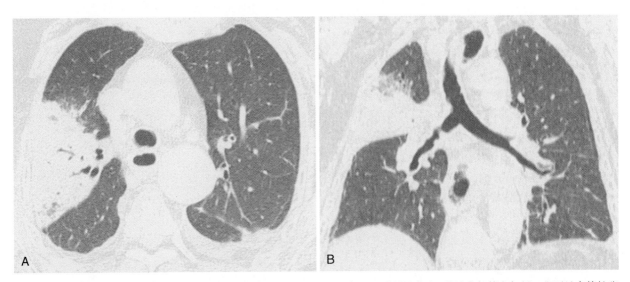

图12-8 大叶性肺炎：高分辨率CT表现。A. CT扫描显示右肺上叶紧邻叶间裂的肺实变，并见支气管充气征。也可见食管扩张和左侧少量胸腔积液。B. 冠状位重建可显示累及邻近肺段的肺叶实变范围。该患者为80岁男性，肺炎链球菌性肺炎患者。

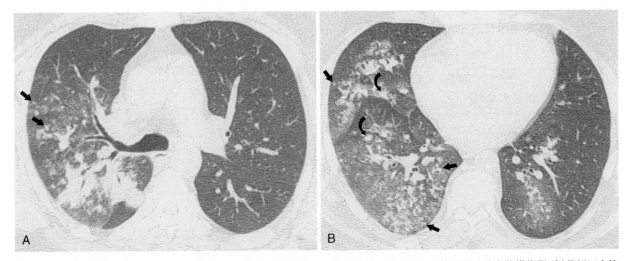

图12-9 支气管肺炎：高分辨率CT的表现。CT扫描示肺上叶（A）和下叶（B）的小叶中心结节影及分支状模糊影（树芽征）（直箭所指）、气腔结节（弯箭所指）、实变影和磨玻璃影。实变区的大小和形态与邻近受累小叶一致（小叶性肺炎）。病变常侵及右肺上叶、中叶和下叶，甚至左肺下叶，但很少扩散。该患者是一位39岁的男性，他患有急性粒细胞白血病和细菌性支气管肺炎。

合的,单侧或双侧,但是常累及两个或两个以上肺叶。

高分辨率CT比胸片能更好地显示肺炎的特征和分布,但很少用于可疑或已证实的细菌性肺炎的评价。然而当临床怀疑感染而胸片表现正常或非特异性时,为评价肺炎的可疑性并发症或潜在病变如肺癌,也建议行CT检查。CT也可提示肺炎是否持续或复发。

肺脓肿CT表现为单发或多发性肿块影伴中心低密度区或空洞,且增强扫描后边缘强化(图12-10)。这些都可发生于实变区内也可为孤立性,脓肿壁光滑或毛糙。肺气囊在CT上很容易发现,表现为肺炎实变区或磨玻璃影内的薄壁、含气透亮区。其表现与肺大泡类似。若出现在急性肺炎患者、几天或几周内增大并在几周或几月内吸收,则考虑肺大泡。

脓毒性栓塞的特点是双肺内存在直径为1~3 mm的小结节,经常形成空洞(图12-12)。横断面CT扫描可见血管进入结节内。这些血管被称为营养血管。然而,多平面成像和最大密度投影显示多数肺动脉绕过了小结节,而进入结节的通常是肺静脉引流入结节(图12-13)。因此,营养血管征的描述是不恰当的并且在诊断脓毒性栓塞方面价值有限。

栓子或脓毒性血栓引起的肺动脉栓塞可能导致出血、感染或两者都有呈边界不清或楔形样病变。伴中央坏死或空洞形成的胸膜下楔形实变区在胸片上常很难鉴别,但CT显示较清楚。

多数肺炎的诊断依赖于临床、放射学和实验室检查。CT主要的适应证在于证实临床疑似肺炎但胸片表现正常或没有异常发现的患者,也能评价肺炎并发症或潜在病变如肺癌。CT也可提示肺炎持续或复发影。几组调查人员的研究表明,CT可显示胸片正常的肺炎表现及胸片表现不明显的并发症,如空洞、脓胸。

大叶性肺炎的典型表现

- 均匀的实变影
- 实变跨过肺段
- 病变主要或只累及一叶
- 常见空气支气管征
- 最常见的病原体
  - 肺炎链球菌
  - 肺炎克雷伯菌
  - 肺炎军团菌

支气管肺炎的典型表现

- 不规则、不均匀的实变影
- 小叶性、亚段性或段性分布
- 常累及数个肺叶
- 胸片通常不出现空气支气管征
- 高分辨率CT上表现为小叶中心结节和树芽征
- 最常见的病原体
  - 金黄色葡萄球菌
  - 大肠杆菌
  - 铜绿假单胞菌
  - 厌氧菌
  - 流感嗜血杆菌

肺脓肿的典型表现

- 炎性肿块,中央伴有化脓性坏死
- 常见空洞
- 内壁光滑或粗糙
- 通常壁厚小于15 mm
- CT表现为中心密度减低和边缘强化
- 最常见的病原体
  - 厌氧菌
  - 金黄色葡萄球菌
  - 铜绿假单胞菌

五、鉴别诊断

肺炎影像学诊断的主要作用在于证实存在与临床诊断一致的肺实质异常。胸片和CT在确定其病原微生物方面价值有限。确诊有赖于痰检、支气管镜检和细针抽吸活检。痰液标本的细菌鉴定需适当采取措施确保不被上呼吸道定植菌感染。除非采取措施,否则痰液革兰染色和培养在诊断方面敏感性和特异性很低。当脓痰未被上呼吸道分泌物污染时,在抗生素使用之前获得,则痰检在肺炎球菌肺炎的诊断方面敏感性为85%。经支气管镜获得的刷检样本敏感性为50%~80%,特异性大于80%。支气管镜灌洗液,包括防污染的远端肺泡灌洗液的定量培养物,敏感性和特异性与防污染毛刷标本相似。血培养敏感性较低但特异性高,对肺炎患者的预后具有重要作用。经皮肺穿刺术偶尔用于鉴别肺炎患者

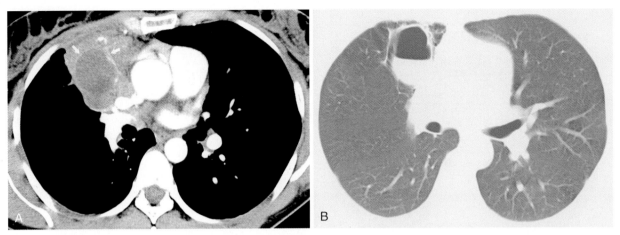

图12-10 肺脓肿。A. 增强CT扫描显示右肺上叶近纵隔的较大实变影。实变区中央密度减低而边缘强化(箭所示),符合肺脓肿的特点。B. 随访CT肺窗可见一含气液平的薄壁空洞,周围见瘢痕。该患者43岁,女性,为流感嗜血杆菌感染的肺脓肿患者。

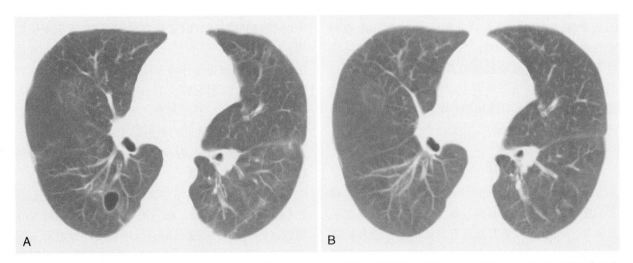

图12-11 肺炎链球菌性肺炎引起的肺气囊。A. 47岁男性是肺炎链球菌性支气管肺炎患者,CT扫描显示右肺下叶见薄壁囊性病变(肺气囊),双侧片状磨玻璃影和边界不清的小叶中心结节影。B. 3个月后的CT扫描示右肺下叶肺气囊被吸收及双侧残留的瘢痕组织影。

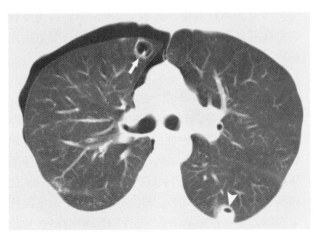

图12-12 脓毒性栓塞。右肺上叶支气管水平处的CT扫描可见右肺上叶囊性空洞影(箭所指)及左肺下叶空洞性结节(箭头),可见右侧气胸和右肺上叶后段的小叶中心结节。该患者是一位有静脉注射毒品史的41岁男性,患有金黄色葡萄球菌感染引起的肺栓塞。

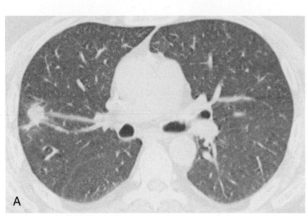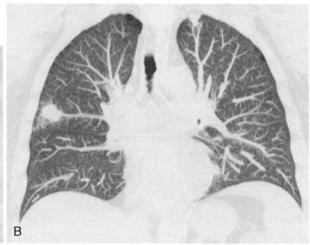

图12-13 有明显"营养血管"征的脓毒性栓塞。A. 横断面高分CT扫描显示两支血管进入结节("营养血管"征)。B. 冠状位最大密度投影显示进入结节的血管为引流静脉,左肺尖的另一结节也可见引流静脉。

的病原体。大多数患者若非侵入性检查如痰检和培养都不能诊断时,则行经验性治疗。而穿刺活检对于侵袭性院内感染和免疫抑制的患者也许有用。阳性的细针穿刺培养具有100%的特异性和阳性预测值,但敏感性和阴性预测值相对较低(分别接近60%~70%和30%~40%)。

六、影像检查选择

大多数细菌性肺炎患者可经临床表现、放射学检查和实验室检查进行明确诊断。胸片在日常检测和排除社区获得性肺炎方面具有较高的敏感性和特异性,但对院内感染的诊断相对比较困难。医院获得性肺炎的患者常在症状开始几个小时内行胸片检查,但胸片未见明显异常改变。住院患者或严重白细胞减少症患者一般免疫力较低,肺炎在胸片的表现可能会延迟。

CT,特别是高分辨CT,与X线片相比在显示肺部病变敏感性较高,其有助于证实疑似肺炎而胸片表现正常或疑似异常的患者。高分辨CT尤其适用于粒细胞缺乏症的患者。Heussel和他的同事先后对87名行经验性抗生素治疗的发热性粒细胞减少超过2天的患者进行了评估。这些患者共行146项预期检查。若胸片表现正常(n=126)或非特异性(n=20)则行高分辨CT检查。胸片检查的146例中有20例(14%)表现无特异性,而这20例的高分辨CT提示肺炎,这20例中的11例检测有病原微生物。146例中的70(48%)例胸片显示为正常,而高分辨CT提示有肺炎征象,这70例中有30例检测有病原微生物。这70例

中的22(31%)例约在CT检查5天后胸片上出现模糊影;56例肺炎中仅3(5%)例在高分辨率CT正常后的7天内出现肺炎。作者总结,当粒细胞减少的患者的高分辨CT提示有肺炎时,在7天内随访胸片检查出肺炎的概率为31%,而在之前CT检查正常的患者概率为5%。根据他们的研究结果,建议所有胸片正常但不明原因发热的粒细胞减少患者均应行高分辨CT检查。

在急性呼吸窘迫综合征患者的肺炎诊断中,CT比胸片仅有一点优势。在一项研究中,一周内行支气管镜采样的31例接受机械通气的急性呼吸道窘迫综合征患者行CT扫描。CT由4位影像专家在不了解临床诊断时独立诊断,均诊断为肺炎,其诊断准确率仅仅持平,只有70%的真阴性率和59%的真阳性率。单独CT检查不能可靠地诊断肺炎。

七、治疗方案概要

肺炎的治疗取决于感染微生物、患者的免疫状态和症状的严重程度。大多数患者选择口服抗生素治疗。

八、肺炎链球菌

(一)病因学,流行病学和传染病学 肺炎链球菌是椭圆形或柳叶刀样的革兰阳性菌,且常成对出现。肺炎常发生于鼻咽部定植微生物的误吸。肺炎链球菌是导致肺炎患者入院的最常见病原微生物,约占所有隔离种类的40%。肺炎链球菌肺炎的危险因素包括处于年龄两端的人、慢性心脏病或肺病、免疫

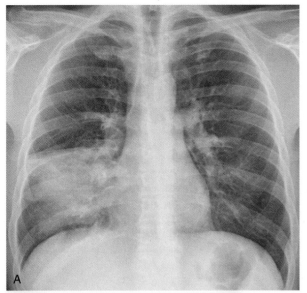

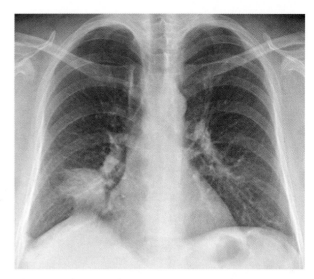

图 12-15 肺炎链球菌引起的球形肺炎。胸片显示右肺下叶肿块样实变影。这是一位 41 岁男性肺炎链球菌肺炎患者。

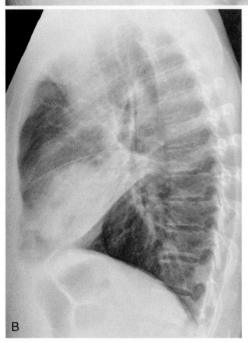

图 12-14 肺炎链球菌肺炎。后前位（A）和侧位（B）胸片显示右肺中叶高密度实变影。这是一位 37 岁男性肺炎链球菌肺炎患者。

抑制、酗酒、入院治疗和既往脾切除术的患者。

（二）临床表现 临床表现特征是突然开始发热、发冷、咳嗽和胸膜炎性胸痛。中老年患者常无这些典型症状，肺炎常与其他临床常见疾病相混淆，如充血性心力衰竭、肺血栓栓塞或恶性病变。

（三）影像学表现

1. 胸片 急性肺炎球菌肺炎的胸片表现包括跨段性均匀实变（非段性），但只累及一个肺叶（大叶性肺炎）（图 12-14；见图 12-1 和图 12-2）。因为实变开

始于周围肺组织，几乎总是紧贴胸膜表面，无论叶间或肺表面。有时，感染表现为类似肿块的球形实变影（球形肺炎）（图 12-15）；相比成人该表现更常见于儿童。随着实变进展，它会跨过肺段边界（非段性分布）并可能累及整个肺叶。

尽管均匀性实变是急性肺炎球菌肺炎的特征性胸片表现，但其他影像学表现也很常见。在一项对 30 名肺炎球菌肺炎患者的前瞻性调查中，20 例（67%）出现肺叶实变（大叶性肺炎），6 例（20%）有片状实变影（支气管肺炎）（图 12-16），4 例（13%）为含有气体及网状结节影的混杂区。在另一项对 132 名重症社区获得性肺炎的 ICU 患者的回顾性研究中，43 例感染肺炎链球菌的患者中有 28 例（65%）出现典型的肺叶实变，35% 有支气管肺炎；未见表现为网状或结节影者。叶间裂膨出见于 10% 的肺炎球菌肺炎患者（图 12-5）。

大多数患者抗生素治疗效果显著。某些病例尽管进行了充分治疗但肺炎仍进展迅速（图 12-17）。其并发症少见，如空洞和肺气囊的形成（图 12-11）。这些大概与交叉性感染有关；特别是相关性厌氧微生物因缺乏适当培养方式很可能未被检测出。10% 的患者后前位和侧位胸片可见明显的胸腔积液；胸腔积液可见于 30% 的需 ICU 治疗的重症肺炎患者和 50% 的菌血症患者。胸片上淋巴结肿大少见，但在 CT 上 50% 的患者明显显示。

2. CT 对具有典型胸片和临床表现的肺炎球菌肺炎患者，CT 提供不了其他相关的临床信息而很少

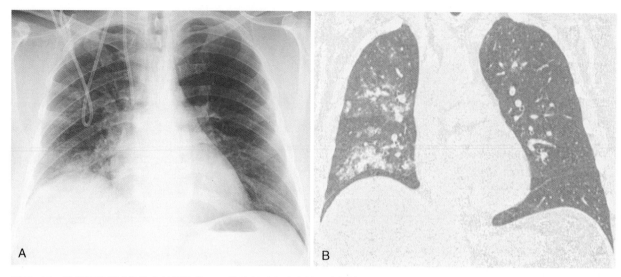

图12-16 肺炎链球菌感染的支气管肺炎。A. 胸片显示右肺边界不清的结节影及小灶性实变影。使用中心静脉置管。B. 冠状位CT重建显示右肺上叶、中叶及左肺上叶见小叶中心性结节影和小灶性实变影。该患者为29岁男性，患有急性粒细胞白血病及肺炎链球菌性肺炎。

被证实。然而，CT在评价疑似并发症还是有用的，如空洞、脓胸和支气管胸膜瘘。在一项对56例多种病因引起的复杂性肺炎的儿童CT增强扫描研究中，110个胸片表现出不明显的CT征象，包括40例实质并发症、37例胸膜的并发症、20例胸片误诊为胸部阴影和13例心包积液。

要点：肺炎链球菌肺炎

- 肺炎链球菌是社区获得性肺炎的最常见病原体（占40%）
- 危险因素包括慢性心脏病或肺疾病及老年人
- 典型的影像学表现如下：
  - 均匀的肺叶实变影（非节段性的）
  - 实变紧邻脏层胸膜表面
  - 空气支气管征
- 少见表现包括：
  - 单侧或双侧片状实变影（支气管肺炎）
  - 球形实变影（球形肺炎）
  - 伴有叶间裂膨出的密度增高实变影
- 其他的表现如下：
  - 胸腔积液——约10%的患者有此表现
  - 淋巴结增大——约50%的病例在CT上有此表现
- CT最主要的作用是评价疑似空洞或脓胸的患者

九、金黄色葡萄球菌

（一）病因学，发病特点和流行病学　金黄色葡萄球菌是革兰阳性菌，涂片表现为成对的短链状，四联球菌或簇状。它区别于其他葡萄球菌的特点在于它能产生凝固酶，即血浆凝固酶。金黄色葡萄球菌是引起社区获得性肺炎的少见细菌，约占3%。然而，它却是引起院内感染肺炎的最主要原因，特别是在ICU。这种情况下，金葡菌是常见的致病微生物，约占15%或以上。近几年，由于耐甲氧西林金葡菌的大量增加，导致ICU患者及其发病率和病死率也相应地增加。金葡菌感染的菌血症在ICU的患者和静脉注射毒品的患者中很常见。在一项对134例患者的前瞻性研究中发现，80%的葡萄球菌感染者是院内的感染，68%需ICU治疗；72%的社区获得性金葡菌肺炎患者是静脉注射毒品的患者。

（二）临床表现　金葡菌感染肺炎的临床表现一般是突然发热、胸痛、咳嗽和咳黄色或棕色脓痰，有时痰中带血。

（三）影像学表现

1. 胸片　影像学特征表现是支气管肺炎（小叶性肺炎）。典型的影像学表现主要包括边界不清的直径5~10 mm的小结节影、片状或融合的实变区，侵及一个或多个肺叶的一个或多个肺段（图12-18）。双侧肺炎见于40%的患者，因为炎性渗出物充满气道，伴段性不张的实变，支气管充气征在胸片上少见。

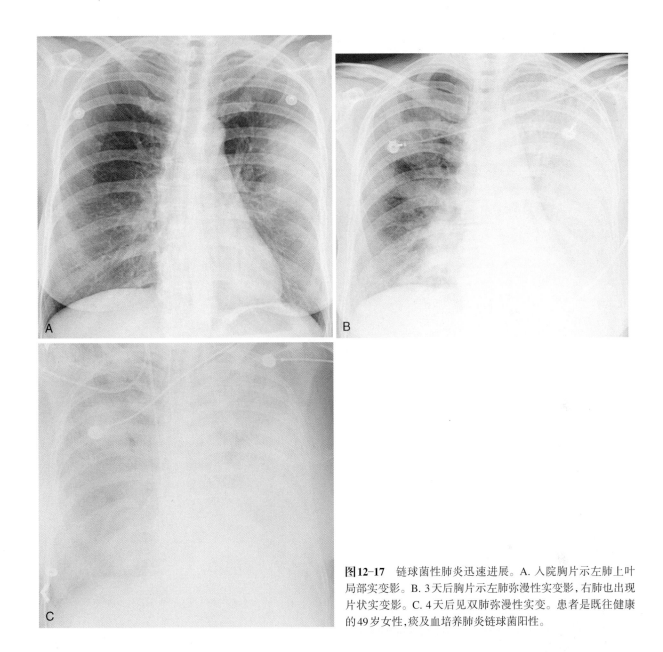

图12-17　链球菌性肺炎迅速进展。A. 入院胸片示左肺上叶局部实变影。B. 3天后胸片示左肺弥漫性实变影，右肺也出现片状实变影。C. 4天后见双肺弥漫性实变。患者是既往健康的49岁女性，痰及血培养肺炎链球菌阳性。

回顾性研究26例社区获得性金葡菌肺炎患者的胸片表现，14例（54%）为融合性实变影，12例（46%）片状实变影，仅2例（8%）为混合性。实变累及一叶者占36%，累及一叶以上者占54%，35%累及双肺。第二组31例研究中，15例（60%）见多叶实变影，12例（39%）累及双肺；16例（64%）实变影主要或只累及下叶；15%~30%进展为脓肿（图12-18），脓肿常单发，典型者内壁不规则、粗糙；肺气囊较常见，见于50%儿童和15%的成人，常出现于肺炎的第一周，数周或数月内则自行消退，破裂可引起自发性气胸，成人发生率约10%，儿童为30%；30%~50%可见胸膜渗出，近一半为脓胸（图12-19，图12-18）。

在微生物经血行播散（脓毒败血症）导致的肺炎中，影像学主要表现为肺内弥漫性结节或肿块。有时候结节边界不清或互相融合。脓肿破坏细支气管会形成含气空腔，常见气液平面。

2. CT　金葡菌性肺炎的CT表现与其他支气管肺炎表现相似。表现通常包括小叶中心结节和分支状模糊影（树芽枝征）以及小叶、亚段或段性实变影。实变影可为片状或融合，单侧或双侧，但常累及两个或两个以上小叶。

脓毒性栓塞在CT上表现为多发直径为1~3 cm的结节影（图12-20，图12-12）。结节多分布于肺下叶的外周，多数结节最终发展为空洞。CT轴位扫描常可见一支血管通入结节内。多平面重建和最大密度投影显示多数患者肺动脉绕过结节，而

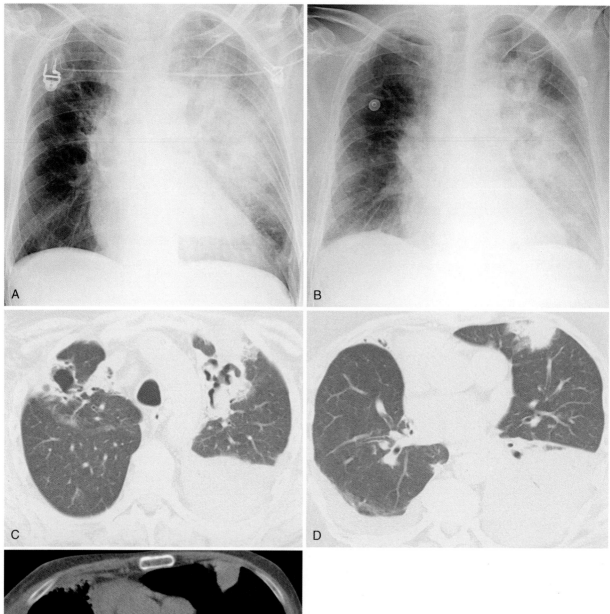

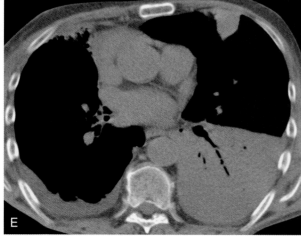

图12-18 金黄色葡萄球菌性肺炎。A. 入院胸片示左肺高密度实变影,右肺上叶边界不清模糊影。B. 1天后胸片示实变影增大及左侧胸腔积液。C. CT扫描(与B图同一天)显示上叶局灶性实变影及脓肿、左肺下叶高密度实变影。D. 较低层面CT显示舌叶实变、左下叶实变以及右侧少量胸腔积液。右肺体积缩小且中叶实变影。E. CT扫描软组织窗证实了左肺下叶高密度实变影及右侧胸腔积液的存在。该患者为51岁男性,患有社区获得性金黄色葡萄球菌性肺炎。

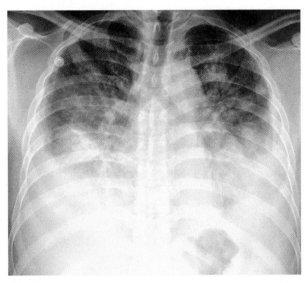

图12-19 金黄色葡萄球菌性肺炎。胸片示双肺广泛分布的实变影以及胸腔积液。患者为38岁男性,患有社区获得性金黄色葡萄球菌性肺炎。

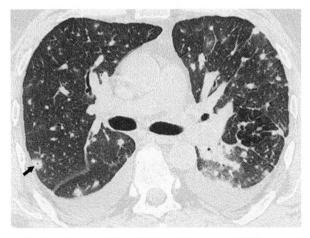

图12-20 金黄色葡萄球菌性脓毒败血症。高分辨CT扫描示双肺外周多发性结节,其中之一可见小空腔,也要注意双侧胸腔积液。患者为43岁男性,患有金黄色葡萄球菌性脓毒血症。

进入结节的血管为引流肺静脉。当肺动脉被脓毒栓子或血栓栓塞后会引起出血或梗死或两者皆有,表现为边界清晰或楔形病灶。胸膜下的楔形实变中心常有坏死或空洞,X线平片较难辨别,但CT可清楚显示。

要点:金黄色葡萄球菌性肺炎

- 金黄色葡萄球菌引起3%的社区获得性肺炎及15%的医院获得性肺炎
- 金黄色葡萄球菌性肺炎的主要危险因素是静脉输液和ICU患者
- 常见的影像学表现包括:
  - 单侧(60%)或双侧(40%)斑片状实变影(支气管肺炎)
  - 空洞性结节(直径4~10 mm)
  - CT见小叶中心结节和"树芽"征
- 少见的影像学表现:
  - 弥漫性肺实变(表示支气管肺炎融合)
  - 多发结节和楔形样变(脓毒性栓塞)
- 其他表现包括:
  - 脓肿形成:见于15%~30%的患者
  - 肺气囊形成:见于50%的儿童患者和15%的成人患者
  - 胸腔积液:见于30%~50%的患者(约半数为脓胸)
- CT主要用于评价疑似空洞或脓胸的患者。

十、卡他莫拉菌

(一)病因,发病率及流行病学 卡他莫拉菌(曾被称为奈瑟卡他莫拉菌)是一种细胞内革兰阴性菌,为肾形双球菌。在过去20年里,卡他莫拉菌逐渐被认知为一种重要的病原菌。目前被认为是社区获得性肺炎的第三种常见原因(仅次于金黄色葡萄球菌和流感嗜血杆菌)。卡他莫拉菌在既往健康者很少引起肺炎,却是COPD患者、老年人及免疫功能低下患者发生肺炎的一个重要原因。它也可引起医院获得性肺炎。卡他莫拉菌性肺炎主要发生于冬季,常引起约5%的养老院获得性肺炎和10%的老年性肺炎。总体来说,90%~95%的卡他莫拉菌性肺炎患者有潜在心肺疾病,并且70%以上为吸烟者或曾经吸烟者。卡他莫拉菌是COPD加重的常见原因。一些研究认为它是上述患者最常见的致病菌;另有研究发现其为第二常见原因(仅次于流感嗜血杆菌),还有研究认为是第三常见病原菌(仅次于流感嗜血杆菌和金葡菌)。

(二)临床表现 临床表现为急性发热性气管支气管炎或支气管肺炎。主要症状是发热和排痰性咳嗽,而高热及胸痛少见。

(三)病理表现及病理生理学 病理表现为支气管肺炎。尽管血培养为阳性,但诊断仍取决于优质痰液革兰染色的典型微生物,常在培养细菌生长活跃期。

(四)影像学表现 卡他莫拉菌性肺炎的影像学表现包括单侧或双侧斑片状实变影,常见于下叶。并发症如胸膜渗出和脓胸不常见。

十一、革兰阴性菌

（一）病因学，发病率及流行病学　革兰阴性菌是医院获得性肺炎和某些情况下社区获得性肺部感染的重要原因。50%以上的呼吸机相关性肺炎是由这些致病菌引起的，当只有上肺感染时，2/3患者与这些致病菌关系密切。最重要的致病菌有克雷伯菌、大肠杆菌、铜绿假单胞菌。

1%~5%的社区获得性肺炎及约15%的医院获得性肺炎是由克雷伯菌引起的。克雷伯菌所致的急性肺炎好发于长期酗酒者或有慢性支气管肺疾病的男性。

约4%的社区获得性肺炎及5%~20%的医院获得性肺炎是由大肠杆菌所致。最常见于身体虚弱的患者。

铜绿假单胞菌是医院获得性肺炎最常见也是最易致死的致病菌。ICU肺炎患者中约20%是由铜绿假单胞菌所致。铜绿假单胞菌偶尔会引起社区获得性肺炎，是囊性纤维化患者发生气道占位和肺炎的主要原因。

（二）临床表现　克雷伯菌和大肠杆菌的感染通常表现为急性，伴发热、咳嗽、呼吸困难和胸痛。尽管铜绿假单胞菌的感染亦呈急性，但胸痛并不常见。

（三）影像学表现

1. 胸片　社区获得性克雷伯杆菌肺炎的表现类似于球菌肺炎，典型表现为大叶性肺炎。实变常开始于脏层胸膜下的外周肺，并通过肺泡间孔（Kohn孔）和小气道向中心蔓延。肺泡充满后即跨肺段（非段性实变）蔓延而形成肺叶实变，伴有支气管充气征。与链球菌性肺炎相比，急性克雷伯菌肺炎更易引起大量的炎性渗出致肺叶实变并使叶间裂膨出，以及脓肿和空洞形成（图12-21）。据报道，叶间裂膨出见于30%的克雷伯菌肺炎患者及10%甚至更少的肺炎球菌肺炎患者。由于肺炎球菌肺炎更常见，因此与克雷伯菌相比，肺叶实变更常见于肺炎链球菌感染。胸腔积液出现率为60%~70%。偶尔可见急性克雷伯菌肺炎部分吸收进入慢性期，形成空洞且培养持续阳性；在这种情况下，影像学表现类似于肺结核。

大叶性肺炎（非段性实变）更常见于社区获得性肺炎而非院内克雷伯菌肺炎。约75%的社区获得性感染者有大叶性肺炎，最常累及右肺上叶。相比而

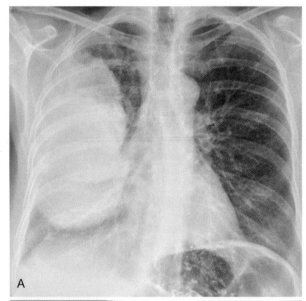

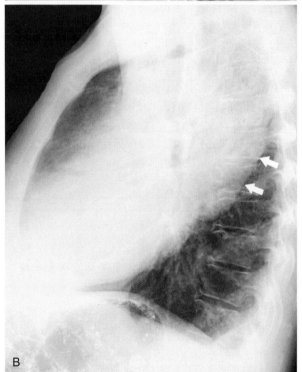

图12-21　克雷伯杆菌肺炎伴有叶间裂膨出征。A. 胸部正位片示右肺中、上叶高密度实变影。B. 侧位片示肺叶膨胀的特征性表现即叶间裂向后膨出（箭）（叶间裂膨出征）。也可见右侧少量胸腔积液及结肠脾曲残留钡剂。该患者为一位58岁女性，有严重的右肺中、上叶炎症。

言，在一项15例克雷伯菌肺炎患者的研究中，13例为院内感染，7例实变局限于一个肺叶内，7例双肺片状实变影符合支气管肺炎，1例见单侧片状实变影，15例均未见肺叶膨胀或空洞形成（图12-22）。克雷伯杆菌肺炎的并发症有脓肿形成、副肺炎性胸腔积液及

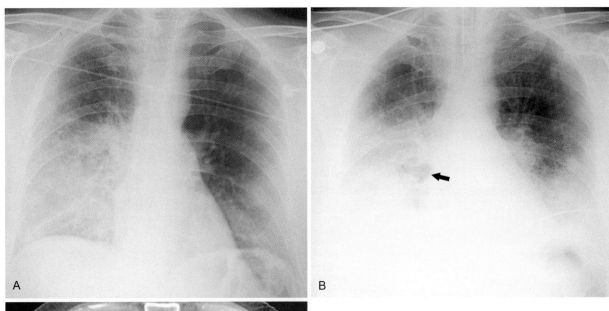

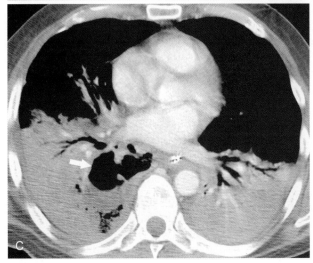

图 12-22 克雷伯杆菌肺炎脓肿形成。A. 胸部平片示右肺不均匀实变。B. 次日胸片示右肺内实变影范围增大、密度增高,并有空洞形成,左肺内也出现实变影。C. 高分辨率 CT 示左肺下叶大片状实变影和右肺下叶空洞(箭所示)。该患者为一位 50 岁男性,患有克雷伯杆菌感染性支气管肺炎。

脓胸。

　　大肠杆菌和铜绿假单胞菌性肺炎常表现为支气管肺炎征象,即双肺多灶性实变影。实变影呈小叶、亚段或段性分布,可为片状或弥漫性。少见表现包括伴或不伴叶间裂膨出的叶性实变或多发性小叶中心结节影。常累及多叶或主要位于肺下叶。胸腔积液较常见。

　　脓肿形成很常见,尤其是铜绿假单胞菌性肺炎。在一项支气管镜检确诊的 56 例呼吸机相关性铜绿假单胞菌性肺炎患者的研究中,12 例(23%)进展为空洞。空洞大小不等,可单发或多发,壁可厚可薄。

　　2. CT　Moon 和同事评估了 11 例复杂克雷伯菌性肺炎的 CT 表现。在所有的病例中,实质实变

包括强化均匀的实变区和边缘模糊的低密度区伴多发性小空洞,提示坏死性肺炎。9 例患者中,散在强化影可能为膨胀不全的肺及进入实变影中坏死区的肺血管。8 例出现胸腔积液,5 例见胸膜弥漫性强化提示有脓胸。对 3 例坏死性肺炎进行随访,发现病灶密度从外周到中心逐渐减低,并于 2~3 个月后形成瘢痕组织。少数克雷伯杆菌性肺炎可导致支气管胸膜瘘。1 例支气管胸膜瘘患者合并有肺和肝脓肿。

　　Shah 和同事评估了 28 例医院铜绿假单胞菌感染肺炎的 CT 表现。所有病例均有实变;其中 82% 的实变累及多个肺叶。14 例(50%)表现为结节样模糊影,包括小叶中心结节影和 9 例(64%)树芽征,5 例(36%)可见较大并随机分布的结节影(图 12-23)。磨

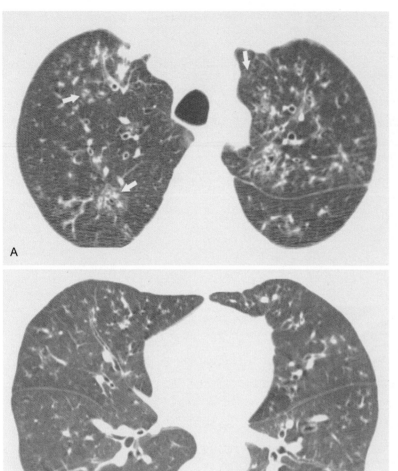

图12-23 铜绿假单胞菌性细支气管炎和支气管肺炎。A. 上叶水平的高分辨CT示小叶中心结节和树芽征（箭）代表细支气管炎。也可见右肺上叶磨玻璃影和小片实变影与支气管肺炎相符。B. 下叶水平处的高分辨CT示右肺下叶小片状实变影和双侧树芽征。该患者为68岁男性，患有霍奇金淋巴瘤，血培养示铜绿假单胞菌感染。

玻璃影见于9（31%）例患者；坏死见于8例（29%）；13例（46%）见双侧胸腔积液，而5例（18%）单侧；13例呼吸道培养阳性。实变多呈小叶性分布，坏死的分布无明显差异，伴或不伴其他病原菌感染。

要点：克雷伯菌性肺炎

■ 克雷伯菌可引起1%~5%的社区获得性肺炎和约15%的医院获得性肺炎
■ 主要危险因素有酗酒、COPD和ICU患者
■ 最常见的影像学表现包括：
- 社区获得性肺炎——均匀的大叶性实变影（非段性分布）
- 医院获得性肺炎——多灶性实变影（支气管肺炎）

■ 其他常见表现：
- 叶间裂膨出征——约30%病例
- 脓肿形成
- 胸腔积液——60%~70%的病例
- 脓胸
■ CT主要用于评估疑似空洞或脓胸的患者

结节影,直径不超过5 mm。

要点:铜绿假单胞菌性肺炎

■ 铜绿假单胞菌可引起20%的医院获得性肺炎

■ 危险因素有COPD、机械通气和抗生素治疗史

■ 最常见的影像学表现包括:

  ● 双肺多发实变影(支气管肺炎)

  ● 通常累及全部肺叶

  ● CT常表现为小叶中心结节和树芽征

■ 其他常见表现包括:

  ● 脓肿形成——约20%的病例

  ● 胸腔积液——约60%的病例

■ CT主要用于评估疑似空洞或脓胸的患者

要点:大肠杆菌性肺炎

■ 大肠杆菌可引起约4%的社区获得性肺炎和5%~20%的医院获得性肺炎

■ 身体虚弱为主要危险因素

■ 最常见的影像学表现包括单侧或双侧多发性肺实变影(支气管肺炎)

■ 其他常见表现有胸腔积液

十二、流感嗜血杆菌

(一)病因学,发病率及流行病学 流感嗜血杆菌是一种多形性、无运动力的球形杆菌。流感嗜血杆菌可引起5%~20%的社区获得性肺炎,病原菌可较容易检出。危险因素有COPD、酗酒、糖尿病、解剖学或功能性脾缺如、免疫球蛋白缺陷、老龄和AIDS。

(二)临床表现 其临床表现多样性,症状可逐渐增多或从咳脓痰发展为高热、咳嗽、胸痛、呼吸困难等。

(三)影像学表现

1. X线 肺部流感嗜血杆菌感染的影像表现多样。50%~60%的病例表现为支气管肺炎,包括斑片状或段性分布的实变影(图12-24)。实变可为单侧或双侧,主要累及肺下叶。30%~50%表现为类似于链球菌性肺炎的叶性实变;该表现可单独出现或与支气管肺炎共存。小结节或网状结节,单独存在或与肺泡实变并存,见于15%~30%的病例,该表现提示细支气管炎。据报道,15%或更少者可见空洞,50%见胸腔积液,而脓胸少见。

2. CT CT常表现为支气管肺炎即小叶中心性结节和树芽征、斑片状小叶性或段性实变影(图12-24)。偶见流感嗜血杆菌可引起双肺弥漫性小叶中心

要点:流感嗜血杆菌性肺炎

■ 流感嗜血杆菌可引起5%~20%的社区获得性肺炎

■ 危险因素包括COPD、酗酒和老龄

■ 最常见影像表现:

  ● 单侧或双侧肺内片状实变影(支气管肺炎)——50%~60%

  ● 均匀的大叶性实变(非段性分布)——30%~40%

■ 少见表现:

  ● 高分辨率CT表现为小叶中心结节和树芽征

  ● 球形实变(球形肺炎)

  ● 空洞——15%的病例

  ● 胸腔积液——50%的病例

■ CT主要用于评估疑似空洞或脓胸患者

十三、军团菌

(一)病因学,发病率及流行病学 军团菌是淡染的革兰阴性球形杆菌。最常见的人类致病菌是嗜肺军团菌,嗜肺军团菌性肺炎的准确发病率(军团病)不明确。在一项连续住院的肺炎患者的预期研究中发病率为2%~25%。医院获得性肺炎的患者中,军团菌感染占1%~40%。

军团病好发于老年人,男女比例为2:1或3:1。多发生于有基础疾病的患者,恶性肿瘤、肾衰竭和移植是医院获得性肺炎最常见的潜在致病因素;COPD和恶性肿瘤常为社区获得性肺炎的潜在因素。

军团菌的自然环境类似于水中的生物膜。随着疾病的爆发,细菌在空气调节式冷却塔和蒸发式冷凝器中快速复活,感染的机制可能是水分子被雾化。常与军团菌感染饮用水有关,提示细菌定植于上呼吸道后误吸是医院感染、长期应用医护设备及康复中心感染的常见原因。

(二)临床表现 军团菌肺炎患者常表现为发热、咳嗽(起初是干咳后为排痰性咳嗽)、心神不安、肌痛、神志不清、头痛及腹泻,约30%出现胸痛。

(三)影像学表现

1. 胸片 胸片特征性表现为类似于链球菌肺炎的始于周围的肺组织实变。在一些病例中,实变逐渐扩大占据整个或大部肺叶(大叶性肺炎),或累及邻

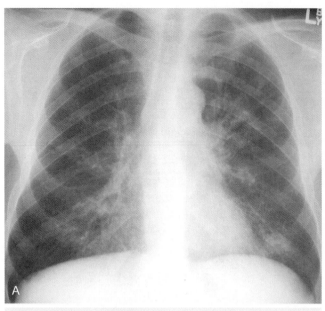

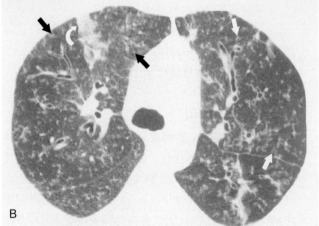

图12-24　流感嗜血杆菌性支气管炎和支气管肺炎。A. 胸部正位片示双肺小结节影和小灶性实变影。B. 高分辨CT示结节分布于小叶中心提示细支气管炎，注意小叶性实变（弯箭）是早期支气管肺炎的特点。患者为一位50岁男性，痰和血培养结果为流感嗜血杆菌。

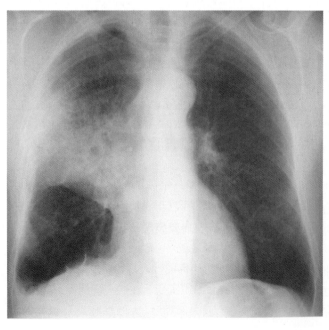

图12-25　军团菌肺炎。胸片示右上肺叶的实变。患者是一名患有军团菌性肺炎的77岁男子。

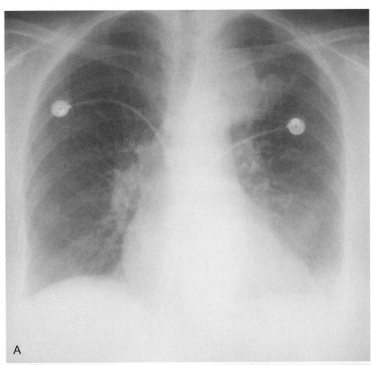

图12-26 军团菌性肺炎。A. 胸部正位片提示左肺上叶局灶性高密度实变影及双肺下叶边界不清的、局限性片状实变影。B. CT增强扫描可见左肺上叶主动脉弓旁高密度肿块样实变影。C. 右膈顶水平的CT扫描示右肺下叶局灶性实变影。该患者为一位66岁女性，支气管镜检标本培养为Micdadei军团菌。

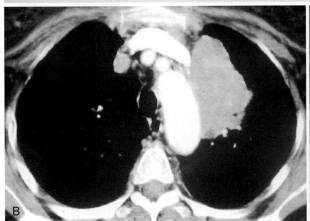

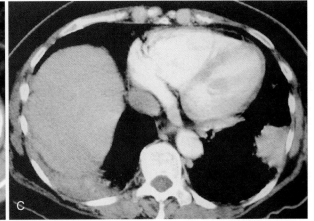

近肺叶甚至双肺（图12-25）。尽管有适当的抗生素治疗，但肺炎常进展迅速，3~4天内即累及整个肺叶。社区获得性肺炎和医院获得性肺炎的影像学表现在大多数正常宿主没有差异；而免疫功能不全者更易发生空洞和肺门淋巴结增大。

免疫功能正常的患者中，脓肿及空洞较少见，占1%~6%。脓肿形成在社区获得性和医院获得性肺炎中有一定的差异。相比之下，空洞在免疫缺陷患者中较常见。在10例肾移植患者中，7例有空洞形成；初次确诊感染到空洞形成间隔4~14天不等。病程高峰期会出现胸腔积液；在两组研究中其发生率为35%~63%。

军团菌性肺炎病灶偶为圆形，类似于肿块（球形

肺炎）（图12-26）。也可见单发或多发性结节，有时生长迅速，除此之外实变可累及一个或多个肺叶的大部或全部。多数研究发现不同军团菌属感染的影像学表现均与嗜肺军团菌感染类似。

2. CT 大多数军团菌性肺炎，依其临床表现和胸片表现即可诊断，CT提供的额外信息较少。然而，CT在复杂性肺炎或胸片表现正常或不典型时有所帮助。在一项8例轻度军团菌肺炎患者的研究中，主要临床表现是低于38度的低热，只有4例有呼吸道症状。胸部CT提示7例外周肺泡实变和7例磨玻璃影，而这7例中的6例磨玻璃影位于实变影周围，实变影和磨玻璃影累及多个肺段。3例CT可见胸腔积液。

军团病急性期过后肺部异常仍可持续较长时间。

在一项122名参加花展后爆发军团病的幸存者的研究发现,57%在恢复后13~19个月仍存在呼吸道症状如呼吸困难。33例一氧化碳弥散力降低而行高分辨CT扫描提示21例肺实质仍有残留病变,包括高密度条索影21例、亚段或段性实变8例(38%)、支气管或细支气管扩张7例(33%)、肺气囊4例(19%)。在军团病的急性期需要机械通气者延迟抗生素治疗,而COPD被认为是持续存在肺部异常的危险因素。

要点：军团菌性肺炎（军团病）

■ 2%~25%的社区获得性肺炎由军团菌所致,均需要住院治疗

■ 危险因素有：老龄、男性、恶性肿瘤以及器官移植

■ 最常见影像学表现如下：
  • 均匀的肺叶实变
  • 进展累积多叶

■ 少见表现：
  • 球形实变(球形肺炎)
  • 单发或多发结节或肿块样实变

■ 并发症包括：
  • 空洞和肺门淋巴结肿大——常见于免疫缺陷患者
  • 胸腔积液——35%~60%的病例

十四、厌氧菌

（一）病因学,发病率及流行病学　已证实人类易感的厌氧菌超过了30属200种,此类肺部感染常为多重感染。最常见的是革兰阴性杆菌如拟杆菌、梭菌属、卟啉单胞菌属及普氏菌属,革兰阳性杆菌如放线菌属、真细菌和梭菌属,革兰阳性球菌如消化链球菌属和消化球菌属,革兰阴性球菌如韦容球菌属。

作为需住院治疗的社区获得性肺炎的原因,厌氧菌感染常单独发生于20%~35%的住院肺炎患者,仅次于肺炎链球菌。它们也是医院获得性肺炎的主要致病因素。

（二）临床表现　约25%的厌氧菌性肺炎患者既往有意识丧失,原因包括全麻、急性脑血管事件、癫痫发作、药物或酒精中毒。临床症状可呈急性病程,出现类似于链球菌性肺炎的症状如发热、咳嗽、胸痛,也可有数周到数月的潜伏期。总之,平均病程为2~3周。70%~80%出现发热,但常为低热。开始为干咳直到空洞形成则出现排痰性咳嗽,通常为肺炎开始后

7~10天或更长,40%~75%可出现脓臭痰。出现脓臭痰可提示厌氧菌感染。

（三）影像学表现

1. 胸片　胸片表现为支气管肺炎征象,范围可从局限性段性或圆形实变到双肺斑片状实变到弥漫性多叶实变(图12-27)。误吸厌氧菌污染物引起的肺炎呈向重力性分布。仰卧位时上叶后段或下叶上段

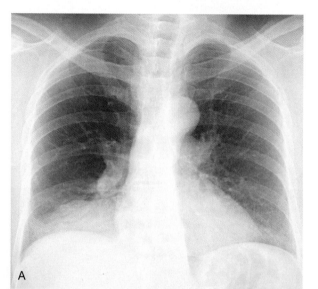

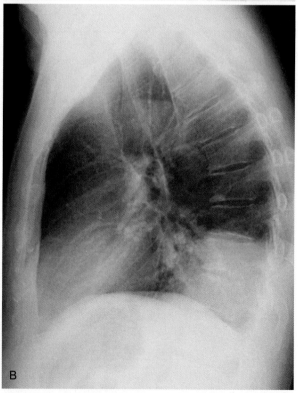

图12-27 厌氧菌引起的肺炎。正位（A）和侧位（B）胸片示右肺下叶后基底段圆形实变影;可见左侧少量胸腔积液。该患者为一位61岁男性,普氏菌(一种厌氧菌)培养阳性。

较易发生,而立位时易发生于下叶基底段。

据报道,20%~60%病例可见空洞形成(图12-28)。在一项69例研究中,约50%有肺实质异常,30%有脓胸而无肺实质异常表现,20%肺实质异常与胸膜病变共存。肺实质异常包括肺实变,其中50%无空洞形成,而另外50%可见脓肿(定义为一个局限的空洞,周围有少量实变)或坏死性肺炎(定义为实变灶内可见单发或多发性空洞)。偶见脓肿相关性纵隔及肺门淋巴结肿大(该并发症也可见于肺癌)(图12-29)。

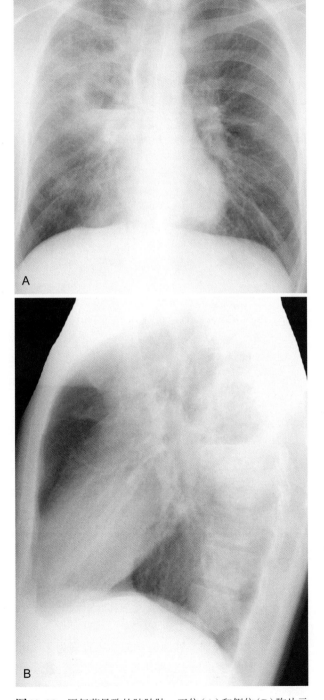

A

B

图12-28 厌氧菌导致的肺脓肿。正位(A)和侧位(B)胸片示右肺上叶及下叶片状实变影,右肺下叶上段见含气液平的空洞影。该患者为一位24岁的酗酒男性,患有厌氧菌引起的肺炎和脓肿。

> **要点:厌氧菌性肺炎**
>
> ■ 20%~35%需住院治疗的社区获得性肺炎和35%的医院获得性肺炎是由厌氧菌所致
> ■ 任何原因的意识损伤均为危险因素
> ■ 最常见的X线表现包括:
>   • 单侧或双侧片状或弥漫性肺实变影(支气管肺炎)
>   • 可累及上、下肺叶
> ■ 并发症包括:
>   • 脓肿和空洞形成——20%~60%的病例
>   • 胸腔积液和脓胸——50%的病例

十五、诺卡菌

(一)病因学、发病率及流行病学 诺卡菌是遍布全球的、土壤中生长的需氧革兰阳性杆菌。最常见的病原菌为星形诺卡菌,占肺部感染的80%;少见病原菌有为巴西诺卡菌和豚鼠耳炎诺卡菌。诺卡菌病多发生于男性(男女比例为2∶1~3∶1)和免疫功能低下者,尤其是淋巴瘤患者、器官移植、皮质类固醇激素治疗和AIDS患者。诺卡菌感染也可见于基础疾病的患者。

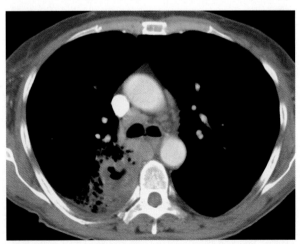

图12-29 厌氧菌引起的肺脓肿和脓胸。CT增强扫描示右肺下叶脓肿,也可见明显的气管旁淋巴结肿大和右侧少量胸腔积液。胸腔积液培养确定为厌氧菌所致的脓胸,患者为57岁女性。

（二）临床表现 最常见的临床症状为低热、排痰性咳嗽和体重减轻,数天或数周后加重或缓解。大多数病例临床为慢性病程,在诊断前症状可持续3周或更长时间。

（三）影像学表现

1. 胸片 诺卡菌肺炎最常见的X线表现为均匀的非段性肺实变,常位于近胸膜下的周围肺且范围较广泛。片状或不均匀实变少见(图12-30)。实变可累及多个肺叶但发生于下叶者少见。也可见肺外周不规则形的结节和肿块(图12-31)。1/3以上患者可见空洞形成,可位于实变、结节或肿块的病灶内。一项有12个病例的研究中,空洞是最常见的影像表现,3例空洞位于实变肺叶中,4例位于孤立肿块内。胸腔积液较常见,也可见脓胸。胸片上少见胸壁受累。偶见心包和纵隔受累。

2. CT CT有助于评估病变的范围和指导疾病的最终诊断。一项对5例病例的CT表现研究发现,主要的影像表现为多灶性实变。3例局部低密度区伴边缘强化提示实变中脓肿形成,1例见空洞形成(图12-32)。3例见大小不一的结节。所有病例均累及胸膜,包括4例胸腔积液、1例脓胸、4例胸膜增厚、3例累及胸壁。

要点：诺卡菌性肺炎

■ 诺卡菌性肺炎较少见

■ 危险因素包括男性和免疫功能低下患者

■ 最常见的影像学表现包括：
- 均匀的多叶性外周肺实变（非段性）
- CT显示实变病灶中局限性低密度区提示脓肿形成

■ 少见影像学表现：
- 单侧或双侧片状实变影（支气管肺炎）
- 肺外周多发不规则结节和肿块

■ 并发症包括：
- 空洞——35%的病例
- 胸腔积液——常见

十六、放线菌

（一）病因学,发病率及流行病学 放线菌是厌氧性线型菌,最常见的病原菌是衣氏放线菌。该病原体是人类口咽部的正常居住菌群,多存在于龋齿患者和口腔卫生较差的牙槽骨周边。大多病例的疾病由这些部位蔓延而来。大多数患者为嗜酒者。放线菌

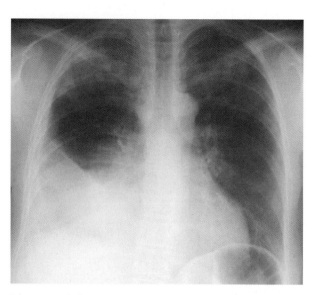

图12-30 胸膜肺诺卡菌病。后前位胸片示上叶和右肺中叶的实变及右胸腔积液。星状诺卡菌可从支气管肺泡灌洗及胸腔积液中找到。该患者为一名原本健康的36岁男子,现在有严重的胸痛。

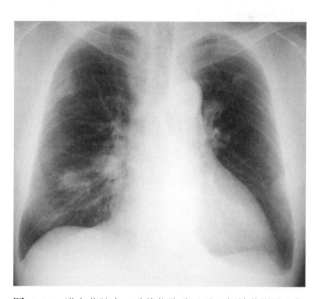

图12-31 诺卡菌肺炎。后前位胸片显示双侧结节影及左侧少量胸腔积液。星状诺卡菌可通过气管肺泡灌洗获得。患者是一名41岁的男子,有发烧和咳嗽症状,且正在接受肾移植术后的免疫抑制治疗。

病是一种慢性肉芽肿性炎,表现为化脓、硫磺颗粒、脓肿形成和窦道。

（二）临床表现 肺部最早的临床表现为干咳和低热。随着病变进展,咳嗽伴有大量脓痰,并在多数病例可见痰中带血,当病变累及胸膜和胸壁时出现胸痛。

（三）影像学表现

1. 胸片 肺部放线菌病最特征性的X线表现包

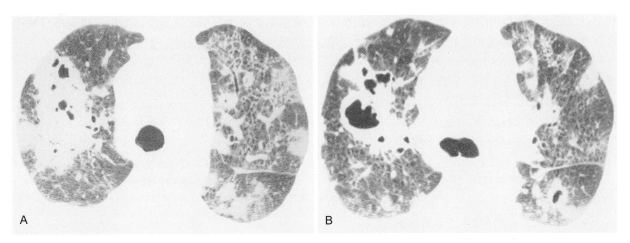

图12-32 诺卡菌肺炎。在主动脉弓（A）和主支气管（B）水平处的CT扫描显示双侧实变影，多发性空腔，广泛性磨玻璃影叠加在小叶中心性肺气肿上，且双侧有少量胸腔积液。这是一位51岁男子星状诺卡菌肺炎患者。（引自 *Dr. Jim Barrie, University of Alberta Medical Center, Edmonton, Canada.*）

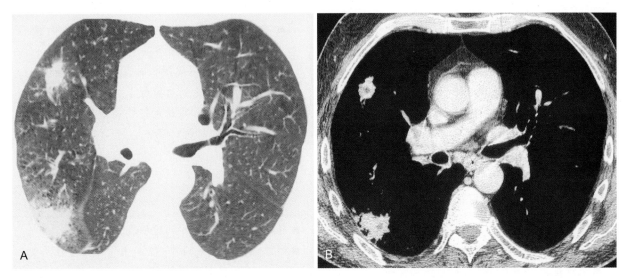

图12-33 肺放线菌病。A. 高分辨CT示右肺上叶局灶性实变影和双肺轻度肺气肿。B. 静脉注射对比剂后的高分辨率CT增强扫描显示肺实变影内的低密度区为脓肿。患者为59岁嗜酒男性，外科术后确诊为肺部放线菌病。

括单侧外周片状实变影。实变主要累及下叶。另一常见表现为肿块，有时可见与肺癌类似的空洞。慢性胸膜肺放线菌病的患者会发展为广泛纤维化。偶见胸腔积液为唯一胸片表现。肺放线菌病的患者中，胸腔积液常常代表脓胸。纵隔和心包也可受累但不常见。以前常有胸壁受累，现在也不常见。胸壁受累表现包括软组织肿块和肋骨异常，CT比平片更易观察。

2. CT 肺放线菌病的CT表现包括局灶性或片状实变影，病灶中央常见低密度区或空洞，典型者常见邻近胸膜增厚（图12-33）。Kwong和同事对8例肺放线菌病的胸片和CT表现进行的回顾性研究发现，所有病例的胸片和CT表现均可见实变影，7例（88%）

发生于肺下叶，3例（38%）上叶；5例（62%）见胸腔积液；胸片显示实变影邻近胸膜增厚有4例（50%），而CT为5例（62%）；胸片显示肺门及纵隔淋巴结肿大者可见3例（38%），而CT见6例（75%）；胸壁受累仅见1例（12%），未见肋骨破坏和骨膜反应。

Cheon和同事对22例肺放线菌病的胸片和CT表现回顾性研究发现：所有病例肺部异常均为单侧，平均直径为6.5 cm（2～12 cm）。CT可见斑片状肺实变影（n=20）或肿块（n=2）。20例肺实变中有15例（75%）病灶中央见低密度区，而这15例中有13例进行了CT增强扫描，10例（77%）低密度区周围见环形强化。实变邻近胸膜局限性增厚者有16例（73%）。

行肺叶切除术并取病理组织活检发现CT显示的低密度区伴有硫磺颗粒的脓肿或充满炎性细胞和放线菌菌落的扩张支气管;低密度区周围的强化部分是小脓肿壁或富含血管的肉芽组织。

要点: 放线菌性肺炎

- 放线菌性肺炎较少见。
- 危险因素包括口腔卫生不良和嗜酒
- 最常见影像学表现包括:
  - 单侧性、周围肺组织、片状实变影
  - 常位于下叶
  - CT常见实变影中低密度区为脓肿
  - CT常可显示实变影邻近的胸膜增厚
- 少见影像学表现为肿块样肺实变
- 并发症包括:
  - 广泛胸膜、胸腔积液和脓胸
  - 纵隔、心包膜和胸壁广泛纤维化(不常见)

细菌性肺炎: 医生须知

- 胸片主要用于明确临床疑似肺炎患者的肺实质异常
- 胸片在确定具体病原体方面有局限性
- 中性粒细胞减少的患者胸片表现肺部实变较迟,而中性粒细胞减低多见于糖尿病、嗜酒和尿毒症患者
- 高分辨率CT对细微病灶的显示较胸片敏感,并可提前5天发现病变
- CT很少用于明确疑似社区获得性肺炎;主要用于评估免疫功能低下的疑似肺部感染但胸片表现正常或无特异性的患者以及肺炎并发症如脓胸的存在

要点: 细菌性肺炎: 社区获得性肺炎

- 最常见的致病菌——肺炎链球菌和流感嗜血杆菌且常伴有金黄色葡萄球菌和厌氧菌
- 表现形式——大叶性肺炎和支气管肺炎
- 其他形式——球形肺炎,偶见点状及网状结节
- 并发症——肺脓肿、胸腔积液、脓胸
- 影像学检查——胸片;除非用于评估潜在病变或并发症,否则很少行CT检查

要点: 细菌性肺炎: 医院获得性肺炎

- 最常见病原体——肠杆菌、大肠杆菌、克雷伯菌和金黄色葡萄球菌
- 表现类型——支气管肺炎
- 并发症——肺脓肿、胸腔积液和脓胸相对多见
- 影像学检查——胸片;CT可显示并发症

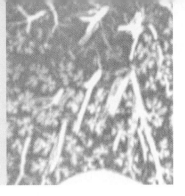
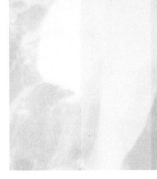

第13章

肺结核

Kyung Soo Lee

一、病原学

肺结核(TB)是一种由结核分枝杆菌引起的慢性复发性传染性疾病,结核分枝杆菌是一种需氧的、不运动的、无芽孢的棒状杆菌,并对干燥、酸及酒精有很强的抵抗力。人群间主要通过患者咳嗽时产生的含有结核分枝杆菌的飞沫传播。结核病患者的传染性随疾病程度、空洞的存在、咳嗽频率以及生物体毒力的增加而增加。活动性肺结核在细胞免疫低下的人群中发生的风险最高,包括年幼或高龄、营养不良、肿瘤、免疫抑制剂治疗、HIV感染、终末期肾病和糖尿病。

二、发病率和流行病学

据估计,在2006年活动性肺结核患者超过1 000万,其中,200万患者死于肺结核。大多数发生于东南亚和非洲。据估计,2003年新发的880万病例中,东南亚300万例,非洲240万例。欧洲439 000例,美洲370 000例。在美洲,加拿大和美国的发病率最低。2004年美国总共报道确诊肺结核14 511例(每10万人中4.9例)。50%病例发生于非本土出生者。

预计一个活动性肺结核患者每年平均传染10~15个人。然而,很多活动性肺结核患者未认识到这一点。世界卫生组织制定的2005年至少发现全世界痰涂片阳性中的70%病例并且使其中85%病例治愈的目标可能实现不了。

HIV感染是已知的使结核病从潜伏期进展为活动期的最强危险因素。估计全球4 200万HIV感染者中有25%患有活动性肺结核。其中绝大多数生活在卫生资源缺乏的亚洲和非洲。结核病的发病率在这些国家越来越高。在发达国家,高效抗逆转录病毒治疗(HAART)所诱导的免疫功能恢复极大地改善了HIV阳性患者的预后,并且减少了机会感染和结核病在这些患者中的流行。然而,HIV相关的肺结核继续在HARRT广泛使用和曾接受抗逆转录病毒治疗的国家中发生。此外,HARRT反而使免疫重建炎性综合征患者的结核病临床表现恶化。

三、临床表现

活动性肺结核患者可能是无症状的,也可能仅有轻微或进行性干咳,或者有多种症状,如发热、疲乏、体重减轻、盗汗和咳痰。

四、病理学和病理生理学

吸入的结核分枝杆菌被肺巨噬细胞吞噬,并在巨噬细胞内繁殖最终使细胞裂解。巨噬细胞和T淋巴细胞相互作用使巨噬细胞变异为上皮样细胞。上皮样细胞聚集并形成肉芽肿。几周后,肉芽肿完全生成,其中心坏死。随着疾病进展,中心坏死点扩大并融合。初次感染2~10周后,结核杆菌的快速增殖期随着细胞免疫和迟发型超敏反应的形成而受到抑制。原发病灶被称作Ghon,小的Ghon可在显微镜下看到,或大到在影像学上观察到。Ghon可随疾病发展而扩大,或者更常见的是经过治疗后扩大。治愈后可能见到密度较高并含有钙化灶的瘢痕。通常中心都会残留坏死组织。尽管疾病到这个阶段已经没有活动性,但包裹的坏死组织仍含有活性细菌,成为日后潜在的复发灶。

在感染早期,结核菌通常是通过淋巴管传向肺门和纵隔淋巴结,通过血液播散到身体其他部位。Ghon灶和感染的淋巴结合称Ranke复合体,疾病在淋巴结的发展过程和肺实质相似。起初,形成肉芽组织炎,含有坏死组织,纤维增生和钙化。然而,炎症的复发通常先在淋巴结,结果导致淋巴结肿大。血行播散是原发性肺结核最常见的途径,但很少形成粟粒样病变。

感染初期常无临床表现。特异性免疫形成后通常能充分地限制结核杆菌的增殖。一些结核杆菌仍在休眠,并在很多年以后仍有活力。这种情况,叫做结核病潜伏感染,只能依靠纯蛋白衍生物(PPD)结核菌素试验或者通过原发性肺结核在影像学上可识别的钙化和区域性淋巴结肿大。大约5%的感染病例免疫功能正常并在1年内成为临床活动性结核,这种情况叫进行性原发性肺结核。原发性肺结核进展的危险因素包括免疫抑制(特别是HIV感染)、处于年龄两个极端的人或是结核分枝杆菌的大量接种。然而,在大部分感染患者中,结核病在临床和微生物学上仍然潜伏很多年。

大约5%的感染人群在原发感染成为潜伏感染多年后仍可复发。这种复发通常与营养不良和免疫抑制有关。继发肺结核通常在肺上叶尖后段和下叶背段。这个位置易发生与其较高的氧张力和淋巴引流受阻等综合因素有关。与原发性肺结核通常能治愈不同,继发性肺结核通常呈进展性。主要的病变是炎症范围和坏死组织的扩大,常伴气道和空洞的连通。从空洞排出的坏死组织沿支气管传播可形成同一肺叶或其他肺叶的结核性感染。血行播散可形成粟粒性肺结核。尽管绝大多数继发性肺结核可能由原发性肺结核病灶的结核菌复发形成,但在一些病例中,继发性肺结核可能是由二次感染造成的。

要点:肺结核

- 全世界范围内,每年的活动性肺结核患者超过1 000万
- 绝大多数病例发生在东南亚和非洲
- 其他的危险因素包括高龄(>70岁)、营养不良、肿瘤、免疫抑制治疗、终末期肾病、糖尿病
- 特征性组织学表现是肉芽肿性炎,它被多核巨细胞和上皮样细胞包裹的坏死灶
- 原发感染,最初的实质病变(Ghon灶)和淋巴管炎(Rank综合征)通常可治愈,但仍形成潜伏感染
- 继发性肺结核,约有5%由原发性肺结核复发而来,偶尔也由二次感染形成

五、影像学表现

初感患者通常被认为是原发性肺结核,然而,患者如果是以前有肺结核而导致的再次感染,或者是二次感染被认为是继发性肺结核(复发)。通常认为继发性肺结核在临床、病理、影像学表现上与原发性肺结核有很大的区别。然而,最近很多基于DNA指纹分析的研究发现,原发性肺结核和继发性肺结核的影像学特征常非常相似。从感染到出现临床特征的这段间期并不能可靠的预测结核病的影像学表现。唯一可单独预测影像学表现的是患者的免疫反应。免疫反应正常的患者有肉芽肿性炎伴缓慢进展性结节和空洞,然而免疫缺陷的患者则有淋巴结肿大。因为这些结果是初步的而且公布的大多数数据都是基于原发性和继发性疾病的传统概念,本书引用了传统概念。

(一)胸片 肺结核的原发病灶(Ghon灶)可扩大和导致气腔实变(图13-1),或更常见的,治愈后坏死肉芽组织被成熟纤维组织替代。这种治愈常伴随坏死组织的营养不良性钙化。细菌播散到局部淋巴结导致肉芽肿性炎症反应并致淋巴结肿大(图13-2)。肺实质Ghon病灶和结节灶合称Ranke复合物。原发性肺结核常发生于儿童,但成人的发病率也在不断提高。胸片发现儿童和成人的发病率截然不同。儿童中最常见的病变是淋巴结肿大,可在95%的病例中见到。淋巴结肿大通常是单侧的且位于肺门或气管旁。大约70%儿童的原发性肺结核的影像学表现是与肺组织肉芽肿性炎症相关的单侧气腔实变。没有特定肺区好发趋势。与儿童相比,成人原发性肺结核很少发生淋巴结肿大(10%~30%的病例),但更容易实变(约90%的病例)。胸腔积液可见于5%~10%的儿童和30%~40%的成人原发性肺结核。胸膜渗出通常是单侧的,而且在原发病灶的同一侧。积液可能量多且胸片检查可无肺实质病变。

继发性肺结核最常见的胸片表现是发生在上叶尖后段和下叶背段的局灶性或斑片状不规则实变影(图13-3)。另外一个常见的表现是边界不清的结节和线状影(纤维结节性肺结核)。对158例继发性肺结核患者特征性胸片表现的回顾性研究发现,约55%有实变,25%有纤维结节,约5%是混合型的。单一或多个空洞在20%~40%的病例中明显可见(图13-4,图13-5)。气液平面在10%~20%的结核空洞中可见。大约85%患者的空洞在上叶尖后段,约10%在下叶背段。支气管内传播在10%~20%的患者胸片表现为空洞旁直径4~10 mm的结节(图13-4)。

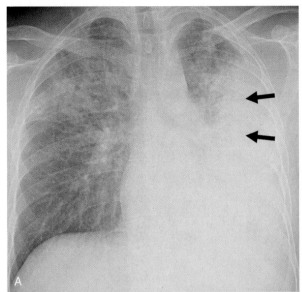

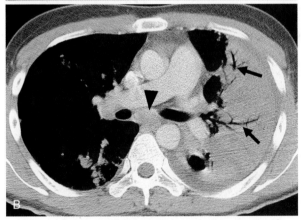

图13-1 24岁男性原发性肺结核患者合并有肺组织实变和淋巴结肿大。A. 左侧上下肺叶的胸片显示包含有空气支气管征的肺实变(箭),但肺尖处相对较少。左肺尖软组织影增大表明左侧胸腔积液。也要注意右肺上野的组织高密度影和小结节病灶。B. 支气管中段水平处的CT对比增强图像显示左肺有包含空气支气管征(箭)的组织实变,也要注意隆突下淋巴结肿大(箭),左侧胸腔积液,以及右肺小结节影。

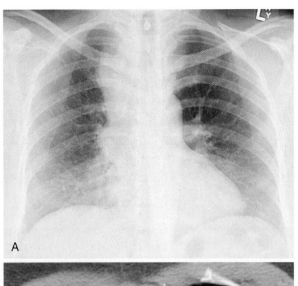

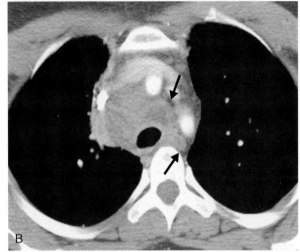

图13-2 46岁女性原发性肺结核患者。A. 胸片示右侧纵隔较大的软组织密度均匀增高。B. 对比增强CT示广泛的气管旁淋巴结肿大。也要注意增大淋巴结中心不强化但边缘强化(箭)的原发性肺结核的特征性表现。

约5%的继发性肺结核患者的主要表现是结核球,其定义为直径0.5~4.0 cm边缘光整的圆形或椭圆形病灶。组织学上,结核球中心包括干酪样物质和周围的上皮样组织和多核巨细胞以及大量的胶原蛋白。结核球通常发生在上肺,约80%是单发,20%为多发。大多数病例存在组织学上与原发病灶相同的卫星结节,其直径为1~5 mm(图13-6)。

肺门和纵隔淋巴结肿大在继发性肺结核中不常发生,见于5%~10%的患者。典型的单侧胸腔积液见于15%~20%的患者。虽然胸腔积液常与肺实质病变相关(图13-7),但胸腔积液也可能是肺结核唯一的影像学表现。胸腔积液可能由结核空洞破溃入胸膜腔形成,这种情况可导致结核性脓胸,偶尔形成支气管胸膜瘘伴气液平面。

粟粒性肺结核蔓延可发生于原发性或继发性疾病(图13-8,图13-9)。在继发性肺结核,粟粒状可见于早期有明显实质病变的患者或是唯一的肺部改变。每一个粟粒样感染病灶最后都形成局灶性肉芽肿,最后发展成熟为中心坏死,它被边界相对清楚的上皮组织细胞和纤维组织包绕(图13-9)。

肺结核可导致一系列的并发症和后遗症。肺组织和气管并发症包括急性呼吸窘迫综合征(ARDS)、广泛的肺组织破坏和瘢痕、多发囊状肺损伤(图13-10)、曲霉菌球、支气管扩张、支气管狭窄(图13-11)

和支气管结石病。肺结核继发ARDS的X线表现为广泛的双侧磨玻璃影，或者合并粟粒状结节或结核支气管内传播。肺结核多发囊状损伤可见于ARDS恢复期，或者合并继发于肺结核的广泛性实变。囊状损伤可聚集形成肺气肿或肺大疱。这些可在几个月或一段时期后恢复，或一直存在（图13-10）。

继发性肺结核的血管并发症有肺和支气管动脉炎与血栓形成，支气管动脉假动脉瘤，Rasmussen动脉瘤（图13-12）。Rasmussen动脉瘤是靠近结核空洞的肺动脉壁变薄所致的假动脉瘤。纵隔并发症有食管纵隔狭窄或食管纵隔瘘、缩窄性心包炎（图13-13）和纵隔纤维化。胸膜并发症包括结核性胸膜炎和脓胸、自溃性脓胸、纤维化、气胸、支气管胸膜瘘。自溃性脓胸（图13-14）是由于结核性脓胸穿透胸膜壁层，使脓液漏向胸壁皮下软组织形成，少见于心包、脊椎旁及食管。胸壁最重要的并发症是结核性骨髓炎、软骨炎、结核性脊椎炎（图13-15）和自溃性脓胸。

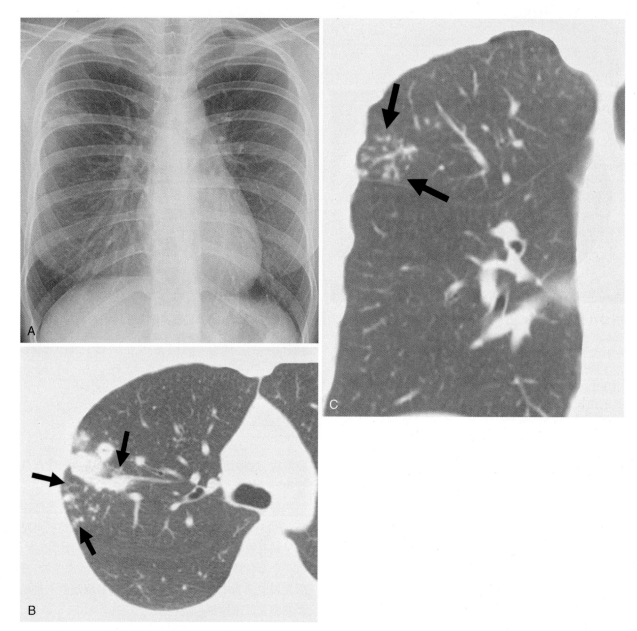

图13-3 一位21岁女性继发性肺结核患者表现为右肺上叶小结节聚集。A. 胸片示右上肺局灶性肺实质影。B. 气管隆突处的右肺CT示右上肺叶大小不一的结节病灶聚集，其中一个结节内可见空洞，也要注意树芽征（箭）。C. 冠状位CT图像示右上肺典型的树芽征（箭）。

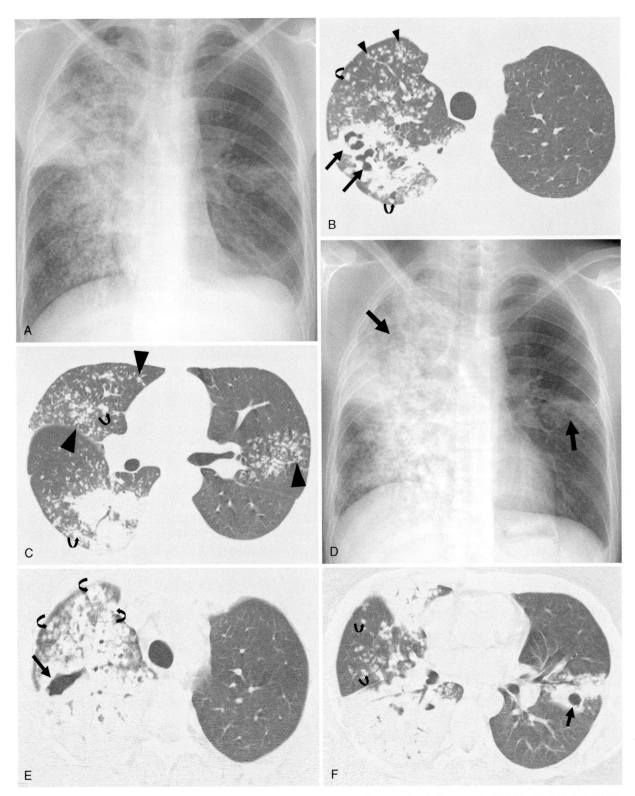

图13-4 一位30岁男性继发性空洞性肺结核患者为耐多药性肺结核进展期，已患病2个月。A. 最初的胸部X线片示两肺广泛性小结节聚集。也要注意右上肺局部实变和左侧胸腔积液。在大血管（B）和支气管分叉（C）处与A同时期的CT断层扫描示右肺空洞（箭）和非空洞性实变，两肺的树芽征（箭头），两肺大小不一的结节状病灶（弯箭）。D. A期2个月后的随访胸片示两肺病变扩大伴以气腔实变为主的阴影。也要注意空洞病变（箭）。与B、C同层面，特别是与D同时期的CT（E和F）示两肺广泛性气腔实变和结节影（弯箭）。空洞（直箭）在两肺均可见。

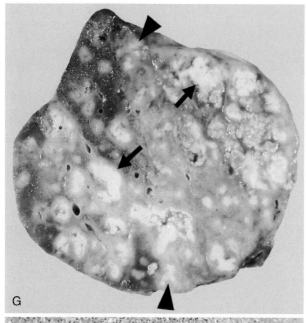

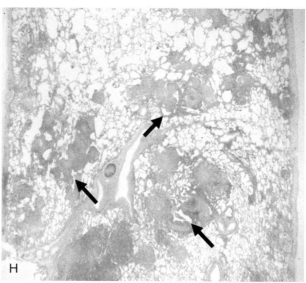

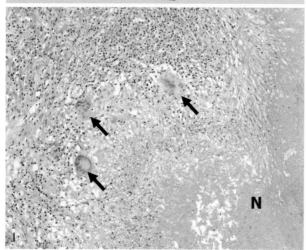

图13-4(续)　G. 右肺切除后镜下病理切片示, 小叶中心处含有淡黄色脂质坏死物质, 结节和小结节的脓肿(箭), 结节分支病灶(箭头)。分支状意味着病变位于气道中心。H. 显微镜下的分支状小叶中心结节示病灶形态规则与膜性细支气管毗邻。I. 小叶中心小病灶放大后示肉芽肿包含中心坏死部分(N)和周围的上皮样组织与多核巨细胞(箭)。

要点: 肺结核胸片表现

- **原发性肺结核**
  - 儿童
    淋巴结肿大(90%~95%)
    实变(70%)
    胸腔积液(5%~10%)
  - 成人
    实变(90%)
    淋巴结肿大(10%~30%)
    胸腔积液(30%~40%)

- **继发性肺结核**
  - 上叶尖后段、下叶背段点状或片状不均匀实变影或网点状影
  - 空洞(20%~45%)
  - 原发灶旁小结节影(20%~25%)
  - 淋巴结肿大(5%~10%)
  - 胸腔积液(15%~25%)

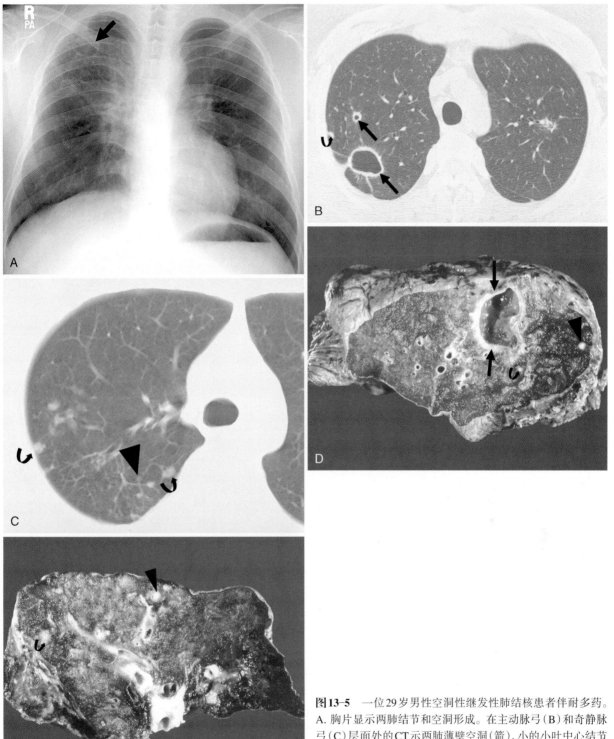

图13-5 一位29岁男性空洞性继发性肺结核患者伴耐多药。A. 胸片显示两肺结节和空洞形成。在主动脉弓（B）和奇静脉弓（C）层面处的CT示两肺薄壁空洞（箭），小的小叶中心结节（弯箭）和树芽征（箭头）。右肺上叶切除标本的连续矢状面病理切片（D和E）示右上肺的空洞（直箭），钙化（箭头）和未钙化的小结节（弯箭）。

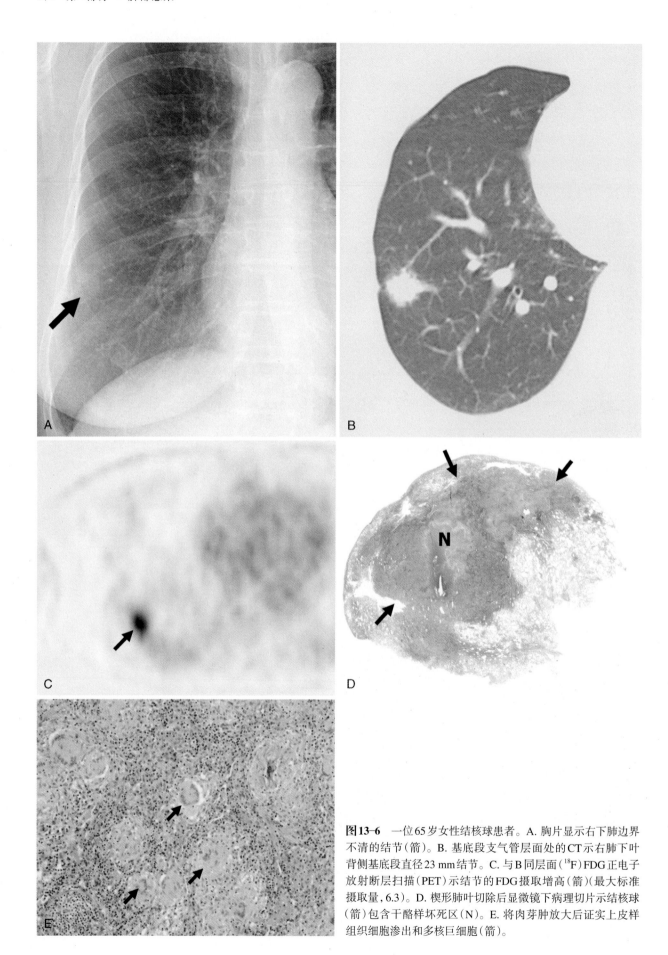

图13-6 一位65岁女性结核球患者。A. 胸片显示右下肺边界
不清的结节(箭)。B. 基底段支气管层面处的CT示右肺下叶
背侧基底段直径23 mm结节。C. 与B同层面(^{18}F)FDG正电子
放射断层扫描(PET)示结节的FDG摄取增高(箭)(最大标准
摄取量, 6.3)。D. 楔形肺叶切除后显微镜下病理切片示结核球
(箭)包含干酪样坏死区(N)。E. 将肉芽肿放大后证实上皮样
组织细胞渗出和多核巨细胞(箭)。

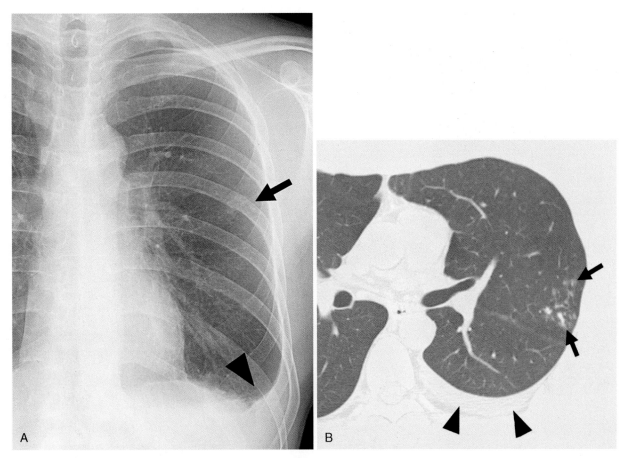

图13-7 一位37岁男人患有结核性胸膜炎和肺结核。A. 胸片示在左侧中肺野（箭）小结节影和左侧胸腔积液（箭头）。B. 左上叶支气管水平处的CT扫描显示左上叶的树芽征（箭）。另外，要注意左侧胸腔积液（箭头）。

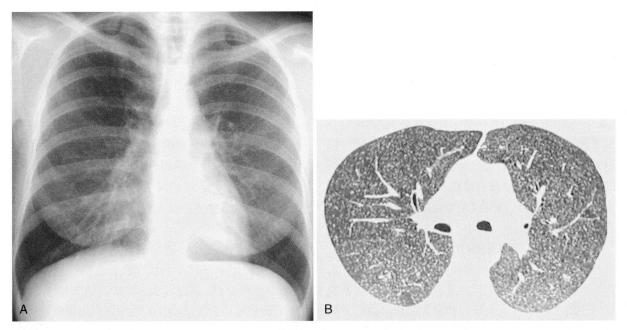

图13-8 一位27岁女性粟粒性肺结核患者。A. 胸片示两肺遍布大量直径1~2 mm的结节（呈粟粒状）。B. 主支气管层面处的CT示散在分布的大量小结节。

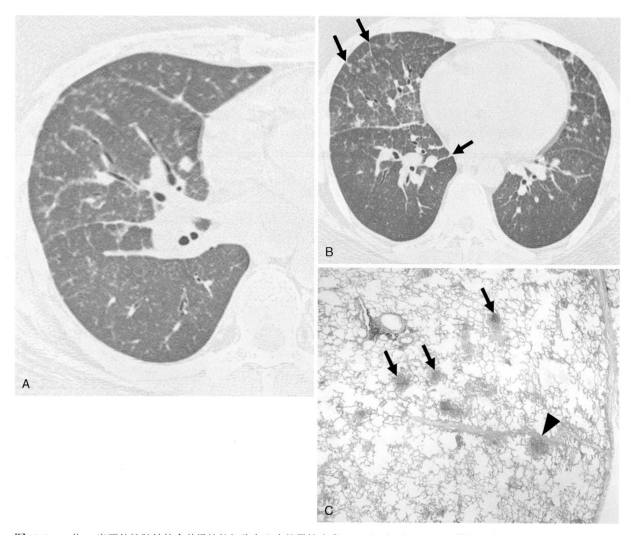

图13-9　一位40岁粟粒性肺结核合并慢性粒细胞白血病的男性患者。CT（A和B）显示两肺散在分布的小结节，也可见小叶间隔增厚（箭）。C. 电视胸腔镜（VATS）活检标本的镜下观察显示沿小叶间隔（箭头）和肺泡壁（箭）分布的小肉芽肿。

（二）CT　原发性肺结核最主要的CT表现是淋巴结肿大和实变。在原发性肺结核，肿大淋巴结在静脉注射对比剂后，常显示中心密度减低和周围强化（图13-2）。前者符合淋巴结中心区坏死，后者则符合肉芽肿性炎症组织的血管周围边。肿大淋巴结可压迫邻近支气管引起肺不张，常发生在右肺叶。肺组织的实变影在原发性肺结核最常见的是均匀的，但也有不均匀的，如线样、结节状或混合型。肺组织实变没有好发肺叶。

原发性肺结核常见的CT表现是小叶中心结节，线样分支和结节状影（树芽征），不均匀或小叶性实变，空洞（图13-3，图13-5）。小叶中心结节和树芽征起因于终末呼吸性支气管和肺泡管内和周围的干酪样坏死和肉芽肿性炎。多叶段广泛分布的小叶中心结节和树芽征反映肺结核的支气管内传播。小结节

的聚集和融合可形成大结节（图13-16）。绝大多数结核空洞是厚壁的，但薄壁空洞也很常见，尤其是接受过治疗的患者。

回顾新近诊断的29例肺结核和12例最近复发患者发现，CT上最常见的病变表现为直径2~4 mm的小叶中心结节和分支状阴影（树芽征），或两者都有，可见于95%的患者。其他常见征象有结节空洞（69%患者）、小叶实变（52%）、小叶间隔增厚（34%）和支气管血管畸形（17%）。发现结核支气管内传播时常没有空洞。在新近诊断结核的29例患者中有9例（31%）可见纵隔淋巴结肿大。在新近结核复发的12例患者中有11例，通过证实小叶中心结节和树芽征，CT可清楚地从新发活动性病灶中区别出陈旧性纤维化病灶。患者接受治疗后的高分辨率CT示小叶实变逐渐减轻。大多数小叶中心结节和分支状影在开

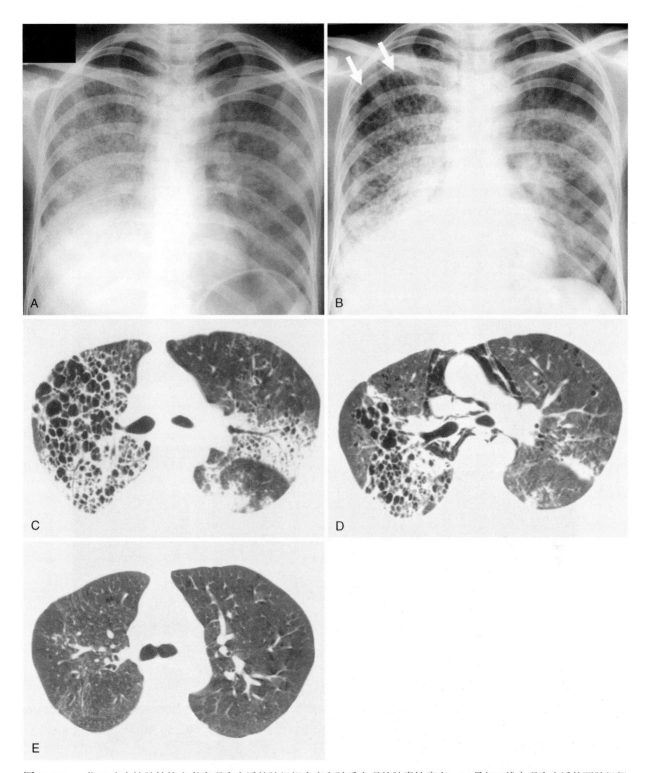

图13-10 一位26岁女性肺结核患者表现为广泛的肺组织实变和随后出现的肺囊性病变。A. 最初X线表现为广泛的两肺组织影。右肺较左肺更重。B. 患者接受抗结核治疗3周后胸片显示右肺组织影稍减轻，但右肺上野有新发囊性病灶（箭头），左肺上野影稍增多。C. 在隆突下层面处且与B图同时期的CT图像示右上肺广泛的囊性病变合并双上肺和左肺下叶背段肺组织实变。D. C之后4周相同层面显示右上肺囊性病变稍减少，同时新发现纵隔积气。E. D图2个月之后的随访CT图像示显著好转伴有残留线状影和右上肺小结节影。

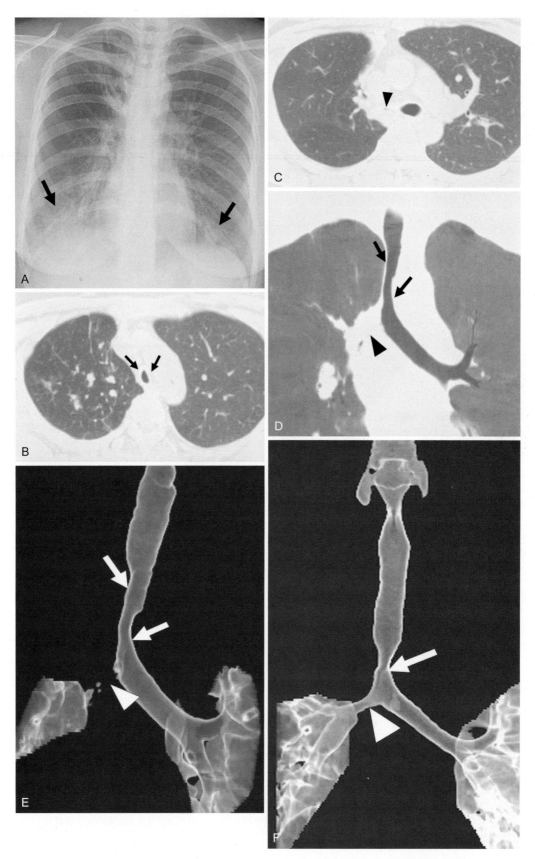

图13-11　一位31岁女性支气管结核患者的随访CT评估。A. 初始胸片显示右肺上叶瘢痕和体积减小及双侧下叶肺实质阴影（箭）。在主动脉弓（B）和主支气管（C）层面处的CT扫描显示气管远端（箭B）的管腔狭窄和管壁增厚已经几乎完全闭塞右主支气管管腔（箭头C）伴有明显管壁增厚。最小密度投影（D）和容积重建（E）示气管下段的狭窄（箭）和右主支气管的消失（箭头）。F. 患者接受6个月抗结核治疗后的CT容积重建图示气道疾病好转伴右主支气管重建。然而表现气管远端管腔光整狭窄（箭）和右主支气管仍在（气道结核的纤维化阶段）（箭头）。

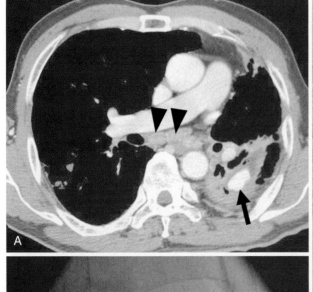

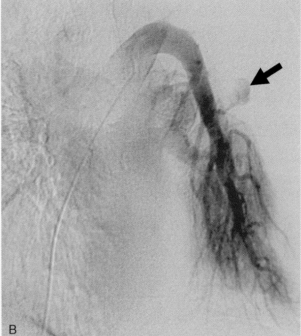

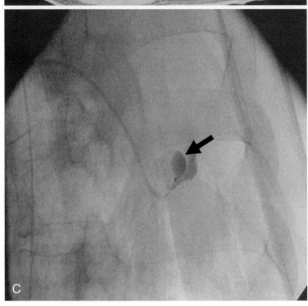

图13-12 一位60岁男性Rasmussen动脉瘤患者伴有慢性破坏性肺结核。A. 在支气管中间部层面的对比增强CT扫描示在左肺下叶背段的对比剂填充动脉瘤（箭）伴有组织实变。也要注意隆突下淋巴结肿大（箭头）。非选择性（B）和选择性（C）的左肺血管造影，左肺动脉分支处见造影剂填充动脉瘤。（鸣谢 *Dr. Yean Joo Jeong, Pusam National University Hospital, Pusan, Kroea.*）

始治疗后5个月消失。后续观察发现，支气管血管畸形、纤维化、肺气肿和支气管扩张增加。

　　Hatipoglu和他的同事比较32例新近诊断活动性肺结核和34例非活动性患者的高分辨率CT发现，只有活动性肺结核的患者才有小叶中心结节（91%患者）、树芽征（71%），直径5~8 mm的淋巴结（69%）和实变（44%）。50%的活动性结核和12%的非活动性结核可表现空洞。Poey和他的同事研究27例继发性肺结核患者接受6个月抗结核治疗前后的高分辨率CT发现，边缘不清的小叶中心结节只出现在治疗前，网格状影改变（小叶间隔增厚）和纤维化改变在治疗前后都可见。

　　肺门和纵隔淋巴结肿大只在活动性肺结核患者的CT图像上可见。Im和他的同事研究发现，在高分辨率CT上，29例新近诊断结核的患者中有9列可见

纵隔淋巴结肿大（31%），12例结核复发的患者中有2例（17%）。活动性肺结核肿大淋巴结典型的对比增强CT表现为中央区密度衰减，而外周边缘强化（图13-2）。Moon和同事通过37例活动性肺结核患者和12例非活动性患者的研究，对CT在诊断结核性纵隔淋巴结肿大的作用做了评价。在37例活动性肺结核患者中，纵隔淋巴结的大小范围为1.5~6.7 cm（平均2.8±1.0 cm），所有都是中央衰减而边缘强化。7例患者肿大淋巴结内可见点状钙化（19%）。12例非活动性患者中，淋巴结常小于活动性结核患者，且为均匀强化，没有中央区衰减。12例非活动性肺结核患者中有10例可见淋巴结钙化（83%）。活动性结核患者肿大淋巴结中央衰减区病理学表现为干酪样坏死。检测所有25例治疗后的患者，肿大纵隔淋巴结变小，密度减低区消失。

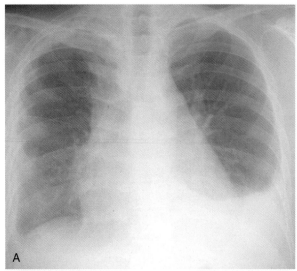

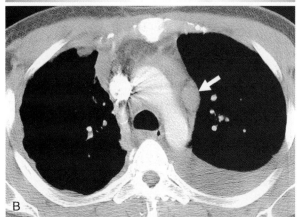

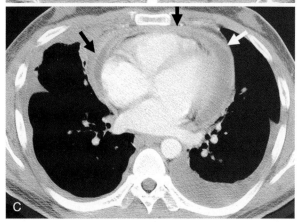

图13-13　一位25岁结核性缩窄性心包炎男性患者。A. 胸部X线示心脏增大和双侧胸腔积液。B. 在主动脉弓层面处的对比增强CT扫描示在动脉弓左侧有肿大淋巴结（箭）和双侧胸腔积液。C. 在左心房层面的CT扫描示心包积液和双侧胸腔积液。也要注意明显强化、增厚的心包壁（箭）。

结核瘤在CT上最常表现边缘光整，然而纤维化牵拉血管、小叶间隔或肺实质邻近结节，会导致边缘毛糙。在20%~30%的病例中，原发结节周围的结节和卫星结节中可见钙化。空洞可见于原发病灶，卫星

病灶中也可见。CT静脉注射增强对比剂后，结核瘤常表现为环状或曲线型强化。曲线型强化组织结构上符合纤维组织或肉芽肿性炎受压，同时，未强化区符合中央坏死组织。

粟粒性肺结核典型的高分辨率CT表现为两肺散在分布的直径1~3 mm的小结节（图13-8，图13-9），增厚的小叶间隔和小叶内的线状阴影常很明显。

AIDS患者的结核临床表现受患者免疫抑制程度和是否接受HAART治疗影响。患者有一定的或严重的免疫抑制（<200CD4+细胞/μl）时，像原发性肺结核，最主要的异常有肺门或纵隔淋巴结肿大或气道实变。30%~60%患者的肿大肺门或纵隔淋巴结可在X线片上表现，70%~90%可见于CT。静脉注射对比增强后肿大淋巴结常密度衰减而边缘强化。严重的免疫抑制患者有较高的粟粒性肺结核和胸腔积液患病率。然而，应注意有10%~20%AIDS严重免疫功能不全的患者X线表现可正常。总的来说，AIDS患者结核的临床和X线表现相似，不管他们是否在接受抗逆转录病毒治疗。然而反复发作的肺或中枢神经系统结核感染和严重的淋巴结肿大，可发生于免疫炎症重建综合征的患者。治疗这种情况，包括持续的抗结核化疗以减轻抗原负载，持续有效的HAART治疗和正确使用抗炎制剂。

要点：肺结核的CT表现

■ 原发性肺结核
  - 叶或段的均匀实变
  - 肺门或纵隔淋巴结肿大
  - 对比增强后肿大淋巴结常中央区衰减而边缘强化
■ 继发性肺结核
  - 上叶尖后段和下叶背段直径2~4 mm的小叶中心结节
  - 树芽征（70%~80%）
  - 直径5~10 mm气道结节（60%~70%）
  - 空洞（60%~70%）
  - 小叶实变（50%~60%）

（三）影像检查选择　胸部X线片是评价肺结核的首选影像检查。它在诊断和治疗中扮演重要角色。然而，对于活动性肺结核，胸部X线片可表现正常或仅轻微或没有异常改变。常见的一些误诊原因有轻微的肺组织改变、肺门或纵隔淋巴结肿大、肺上叶结

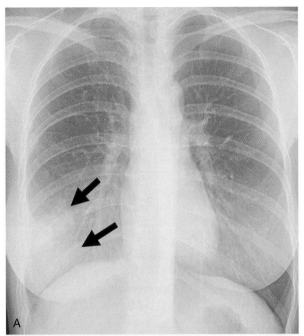

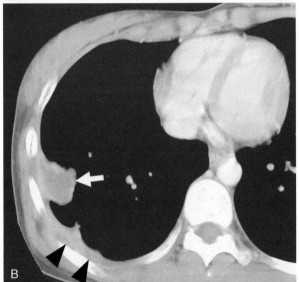

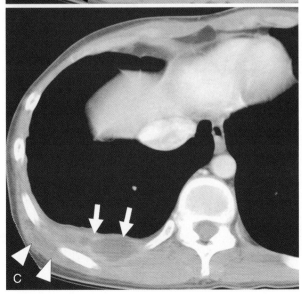

节、病灶周围大量的小结节和瘢痕等,肺结核可能出现的表现在胸片上与其无法识别。播散性病灶在胸片上的敏感性尤其低。例如,一项对71例粟粒性肺结核患者胸片的研究中,3位独立的观察者认为71例患者中只有42~49例表现为粟粒性肺结核(敏感性59%~69%)。

CT在发现和描述微小肺组织病变和纵隔淋巴结肿大较X线片要敏感得多。怀疑患者临床有肺结核而X线表现正常或疑有病变时,CT的高敏感性可在细胞培养前提供可靠地诊断。一项连续的关于41例儿童证实为肺结核的研究中,8例(20%)患者只有CT给出了诊断。这8位胸片没有明显异常表现的患者CT表现为边缘强化的低密度淋巴结、钙化、支气管内分布的结节。15例患者(37%)胸片没有异常表现的粟粒性肺结核的CT扫描提供的信息改变了临床治疗。

CT非常有助于发现炎性融合病灶、高密度区和瘢痕内的小空洞。比如,一项关于41例活动性肺结核的研究发现,高分辨率CT可发现58%的空洞,X线片只能显示22%。

当胸片表现为正常或可疑或者是微小病灶时,高分辨率CT也有助于发现肺内弥散性表现。而且,高分辨率CT较胸片在发现粟粒性病灶和支气管内结核传播更敏感,更能提示活动性病变。肺结核支气管内传播特征性表现为小叶中心结节和远离原发感染灶旁的树芽征。Lee和他的同事们评估了CT在评价188例肺结核患者中的作用,CT上活动性结核病的初步诊断是基于实质病变、空洞和支气管内播散。146例结核患者中有133例(91%)被CT准确诊断有肺结核,然而,42例没有结核的患者中有32例(76%)被准确排除。导致误诊肺结核的主要原因是肺癌和细菌性肺炎。89例患者中有71例(80%)CT准确识别有活动性肺结核,57例患者中有51例(89%)准确识别为非活动性结核。

CT也有助于评估胸膜并发症,如结核性胸膜炎、脓胸、支气管胸膜瘘和一些胸片上没有表现的胸膜疾病。

图13-14 一位29岁女性结核性自溃性脓胸患者。A. 胸片示右肺下野高密度影。B. 在肝下腔静脉后层面的CT对比增强扫描示胸膜腔内小脓腔(箭),也见胸膜外肋骨下的软组织影(箭)。C. B下10 mm CT扫描示液性脓腔在胸膜外肋下组织内(箭)和右胸壁(箭头)。

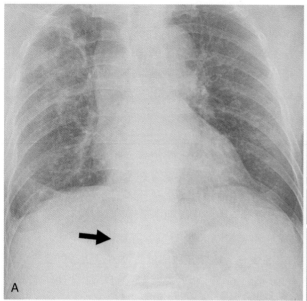

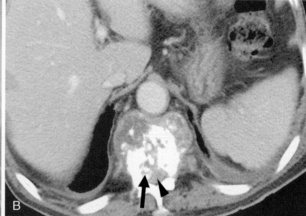

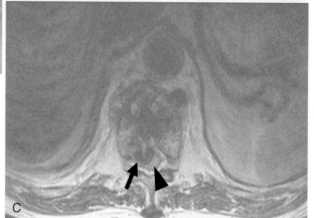

图13-15 一位79岁男性结核性脊椎炎患者。A. 胸部X线片示两肺不对称性结节影和条索影。也要注意右侧腰椎旁显示不清。B. 在肝尾状叶水平层面的CT增强扫描显示椎体两侧见钙化、不均匀和低密度软组织密度影，与破坏的椎体骨质相连，并可见扩展至椎管内（箭）的异常软组织压迫脊髓（箭头）。C. 和B在同一水平的MR的T2加权图像示病变椎管内扩展（箭）并压迫脊髓（箭头）。

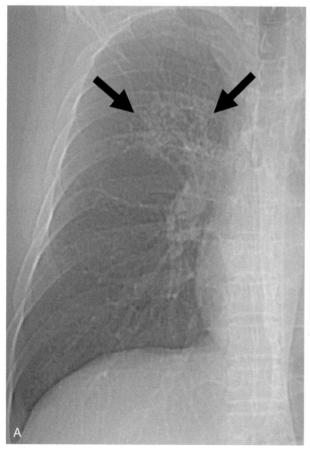

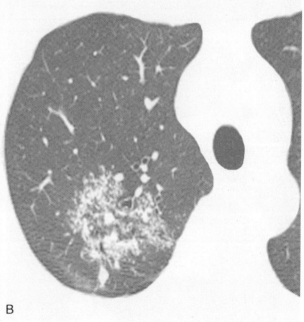

图13-16 一位39岁男性肺结核合并小结节和树芽征患者。A. CT扫描示右上肺显示不清晰的点状影（箭）。B. 主动脉弓水平处的CT扫描显示合并有树芽征的肺实质病变，活动性肺结核。

六、鉴别诊断

原发性肺结核的肺叶或肺段的实变表现需要和细菌性或真菌性炎症鉴别。在结核患者,实变出现后常有相应纵隔或肺门淋巴结肿大。发现陈旧性结核的后遗症(包括Ghon灶),或者结核的支气管传播都有助于诊断结核性肺炎。多发性空洞也提示结核性肺炎(图13-17)。Kim和其同事对52例肺叶实变患者的CT研究进行了评估,其中24例为结核性肺炎,21例为中央型肺癌导致的阻塞性肺炎,7例为肺脓肿坏死后空腔。他们发现实变区有3个或以上空洞常提示为结核。纵隔和肺门淋巴结肿大在静脉对比增

强后中央密度衰减而边缘强化也可见于淋巴瘤、转移瘤,特别是睾丸肿瘤、小细胞肺癌和良性病灶,如Whipple病、克罗恩病。

表现为肺上叶空洞病灶的结核需要与以下疾病鉴别:非结核性感染、真菌性感染、癌性空洞和由金黄色葡萄球菌、克雷伯杆菌和厌氧菌引起的细菌性肺炎。

多发结节(直径10~30 mm)的表现和肺转移瘤、淋巴瘤、脉管炎、肉芽肿如Wegener肉芽肿相似。

小叶中心小结节(直径<10 mm)和树芽征是诊断活动性肺结核的最重要征象。然而这些征象也可在细菌、真菌及病毒性支气管炎,弥漫性细支气管炎、非结核性分枝杆菌肺炎中发现。双侧对称性胸膜下病变主要是双下肺,尤其是和支气管扩张联系时,对诊断弥漫性细支气管炎有帮助。慢性化脓性鼻窦炎的阳性表现对诊断弥漫性细支气管炎也有帮助。双侧的非对称性病变包括细支气管炎和支气管扩张,当右肺中叶和左肺上叶舌段严重感染时,提示为肺结核性分枝杆菌感染。

与粟粒性肺结核相似的征象也可见于粟粒性真菌感染和粟粒状转移瘤。经支气管肺活检可提供特异性诊断。

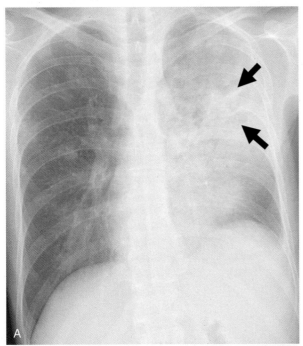
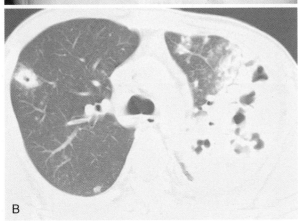

图13-17 一位39岁男性结核病患者表现为含有多个空洞的实变。A. 胸片示左肺大片肺实变影内含多个气体密度影(箭)。也要注意右上肺多个结节。B. 主支气管层面的CT扫描示左肺大片实变内有多个空洞。右上肺可见含空洞结节以及双肺无空洞、大小不一的结节病灶。

> **要点:肺结核的主要鉴别诊断**
>
> ■ 叶或段的结核性炎症
> - 细菌性肺炎
> - 淋巴结结核
> - 淋巴瘤,肺癌转移瘤,胸腔外恶性肿瘤
>
> ■ 结节
> - 淋巴瘤,转移瘤
>
> ■ 小叶中心结节和树芽征
> - 细支气管感染,肺结核分枝杆菌感染,弥漫性细支气管炎
>
> ■ 粟粒性肺结核
> - 粟粒性真菌感染,粟粒状转移瘤

七、治疗方案概要

对以前未治疗的肺结核患者的基本治疗方案通常包括,早期给予利福平、异烟肼、吡嗪酰胺口服2月,后4个月给以利福平和异烟肼。如怀疑患者对异烟肼抵抗或已确诊或怀疑HIV感染时,前2个月可加用乙胺丁醇。换句话说,患者如果来自异烟肼耐药流行的社区或者耐药率高发区时,开始就应四联用药。

几个治疗肺结核的注意事项应牢记。首先,病原体对用药应敏感,第二,患者必须完全或几乎完全遵从治疗规定。第三,痰培养成功后细菌反应应该记录(治疗3个月后应消失)。

医生须知

- 结核的最大危险因素是HIV感染
- 其他危险因素包括高龄(>70岁)、营养不良、肿瘤、终末期肾病、糖尿病
- 原发性肺结核常见于儿童,但成人发病率也在增高
- 胸片是早期发现和随访的主要影像学检查
- 原发性肺结核的特异性影像学表现
  - 儿童:肺门和纵隔淋巴结肿大(90%~95%),实变(70%),胸腔积液(5%~10%)
  - 成人:实变(90%),肺门和纵隔淋巴结肿大(10%~30%),胸腔积液(30%~40%)
- 继发性肺结核的特异性影像学表现
  - 点状或片状实变影和网格状影
  - 空洞
  - 典型分布在上叶尖后段和下叶背段
  - 患者患有活动性肺结核但胸部X线正常
- 活动性结核患者的胸片可能表现正常,尤其是粟粒状疾病和严重免疫功能不全的患者

第14章

非结核（非典型）分枝杆菌感染

David M. Hansell

非结核分枝杆菌（NTM）（曾称为非典型分枝杆菌）引起的肺部感染，对呼吸科专家、微生物学家、放射学专家，尤其患者造成了很大困难。尽管对NTM所致疾病的认识不足，但在19世纪末紧随科赫鉴定"普通"结核杆菌之后，对这些生物体可能导致的疾病有所了解。自此以后，各种标签应用于这组生物体，包括"未分类的"、"反常的"及最常用的"非典型"，这些形容词传达了该多相群杆菌分类的不确定性。

包含在标题NTM下的感染是高度变异的病原体所致，以致定植和肺部感染间的区别不是很清楚。为方便起见，将NTM考虑为一个群体，但是在区别已知临床表现和结核分枝杆菌的微生物学时，NTM物种个体间的流行病学、微生物学、宿主反应及治疗方案具有显著差异。因此，了解每一物种的特征和特殊行为是必要的。

NTM感染的严重性很大程度上取决于个体的免疫状态，以及是否合并其他疾病（例如，NTM感染是在囊性纤维化患者中被逐渐认识的）。目前，已认识了NTM更多复杂的表现，如过敏性肺炎和所谓"热浴肺病"患者感染的重叠病理学改变。能够使人类致病的NTM种类目录，将随着越来越多复杂分枝杆菌的出现及直接探针或聚合酶链反应（PCR）技术的应用而继续增多，下文中仅对NTM所致的重要肺部疾病进行讨论。

一、发病率及流行病学

一些权威机构对术语NTM持反对态度（因为在严格的学究式病理认识上，NTM能够引起结核性病变），而推荐采用"环境性、条件性分枝杆菌"这一术语。这些环境性、条件性分枝杆菌普遍存在，见于水（天然水源，如河流和家庭饮用水）、粉尘和土壤。鸟复合分枝杆菌（见NTM分类）最容易从自然环境恢复和从NTM疾病患者中确认，这种特殊杆菌的感染发生率在世界范围内呈上升趋势。

NTM感染不是在人与人之间传播，已经做了大量工作来确定这些微生物在环境中的分布；有许多关于NTM感染时间和场所方面的报道，比如，堪萨斯分枝杆菌和蟾分枝杆菌性感染，这些研究反映出这些分枝杆菌存在于饮用水中。全球范围内，个别NTM物种的流行病学存在差异；例如，玛尔摩分枝杆菌在欧洲比北美更常见。然而，由于NTM分离生长困难及其对其他微生物污染的敏感性（例如，土壤样品），精确的地区流行病学强度和各种NTM物种患病率仍然无法获得。此外，个别NTM培养环境的特殊习性意味着从环境或患者样本中获取一些NTM内在特性可能被忽视。

某些国家，供水作为潜在的NTM来源而被集中调查，为建立饮用水系统分枝杆菌存在的证据，要求重复取样检查；即使供水检查显示无菌，"生物被膜"（供水系统管道内表面的一层膜）对NTM有积极作用。这与医院交叉感染的认识有关-NTM的生物膜沉积可出现于牙髓切开设备，或支气管镜，并且对支气管镜上"NTM生物被膜"消毒的持久抵抗是一个特别的问题。水性气溶胶传播NTM发生于"特定领域"和特殊情况下，包括游泳池和漩涡浴；在这种情况下，吸入含NTM的飞沫可导致过敏性肺炎（见热浴肺病部分）。更多待定的NTM环境暴露发生在被水损坏的建筑物周围，这些地方除了霉菌之外，可能产生高浓度的NTM,特别是在建筑物拆除期间。

尽管,环境暴露处于毋庸置疑的高水平,但NTM引起重要感染的发生率相对较低(每100 000人口发病约0.5~10人不等,依赖于地理位置),这提示NTM相对较低的致病性。虽然如此,报道的NTM感染发病率持续上升,部分是由于人们意识的增强和NTM作为人类疾病病原体的识别增加的结果。随着NTM感染影像学认识的提高,放射学家对其认识也有促进作用。

二、非结核分枝杆菌的分类

约30年前,分枝杆菌属约有30种,而目前大约有100种。这些种类中,有些种类拥有外来的名称(例如:*M. conspicuum*, *M. beckesbornense*, *M. mucogenisum*),有些能导致肺部疾病。随着以前未确认并可引起人类疾病的NTM报道的稳定增长,一个确切的分类是不可能的。此外,NTM所致的疾病各式各样。例如,鸟分枝杆菌在艾滋病患者中可引起从腱鞘炎到菌血症的许多疾病,以及更广泛的已知肺部感染表现。

尽管存在这些困难,为方便起见,NTM可分为缓慢生长型分枝杆菌和快速生长型分枝杆菌。缓慢生长型NTM中,与人类肺疾病最相关的种类是鸟分枝杆菌和胞内分枝杆菌,这两种生物体通常结合在一起,称为鸟分枝杆菌复合体(MAC)。表型上这两种生物体相同,尽管两者可通过DNA探针区分。与缓慢生长型NTM较长的目录相比,目前仅有三种重要的快速增长型物种:龟分枝杆菌,偶发分枝杆菌及脓肿分枝杆菌。就其致病行为来说,这些物种是条件性而不是腐生性,都被认为能引起肺疾病。NTM依据菌落特征可进一步细分,包括产生色素。根据定义,缓慢生长型NTM的培养特征变得明显之前需要一段较长的时期。相反,PCR分析对一些NTM物种是快速、高度特异的方法(虽然极高的灵敏度可能对无显著临床意义的NTM产生假阳性结果)。其他新方法,如DNA芯片技术,虽然超出了本章的范围,但不可避免地纯化了NTM的实验室诊断。然而需要强调的是,目前没有用于最终确认NTM所致肺疾病理想的诊断试验。DNA指纹图谱显示个别NTM物种本身是异质性的,并且至少有三种鸟分枝杆菌亚型已经被确定。虽然这种亚型分类的临床意义尚不清楚,但对于流行病学调查和疾病暴发的研究可能是重要的。

三、临床表现:定植与感染

由于环境中普遍存在NTM,呼吸道分泌物(痰液或支气管肺泡灌洗样本)偶尔含有NTM是不可避免的。识别出NTM是否代表了一次性污染物而不是一个临床显著感染的证据,这往往是一个精细的判断。处于这两种状态之间的情形,可称为一术语,或概念—定植。它用来描述NTM在个体上反复被治愈的状况,而不伴有明显的肺部感染的特征。因此,感染和定植的区别随临床表现而定,而这些临床表现常支持NTM相关性疾病。美国胸科学会(ATS)指南列出了三个基本要素,其为确定NTM疾病诊断所必需:① 临床表现和病程必须与NTM相关肺感染相一致;② 影像学表现符合(包括常规胸片,见后);③ 发现足够数量的微生物(痰液或支气管灌洗液培养)。运用这些标准同样还有真正的困难;例如,影像学显示进展的MAC感染患者可以无症状,反之,症状可能是NTM定植或感染所致潜在肺疾病的一个反映,而不是NTM本身所致。MAC感染的放射学表现很大程度上是非特异性的,胸部X线表现可能非常轻微。高分辨率CT(HRCT)表现同样无特异性,支气管扩张是主要特征之一,在一些患者,支气管扩张可早期出现并可能是NTM感染的诱因。最后,ATS标准列出的紧迫需求是尝试提高从呼吸道分泌物中偶然发现NTM生物体的特异性。很显然,整合所有来自临床特征、影像学(尤其HRCT)及微生物学的有用信息,对于区分定植和重要感染是必需的。

四、病理学

不同NTM物种之间的致病机制不同,了解这些差异有助于解释NTM所致重要感染的临床表现。一般情况下,缓慢生长型NTM需要突破宿主的黏膜表面,对于MAC患者,需要突破胃肠道或呼吸道黏膜。鸟分枝杆菌突破肠黏膜的结果和随后的宿主感染已进行了比肺感染更加细致的研究,但无论肠黏膜或呼吸道黏膜,很明显MAC在黏膜表面没有产生强烈的宿主反应。事实上,似乎这些微生物能够自己进入肺泡上皮细胞、进而复制,且不造成较大的炎症反应。一旦突破"宿主屏障",毒力更强的分枝杆菌能够在单核细胞和巨噬细胞内复制;一些NTM独有的特性意味着微生物通过补体的调理允许发生吞噬作用,而不伴有毒性氧化产物(如过氧化氢)的释放。能够感染其他巨噬细胞的已复制NTM似乎有可能具备不同于最初感染NTM(胞外表型)的特性(细胞内表型)。感染的巨噬细胞最终发生细胞死亡,但无论是促进巨噬细胞内NTM传播的机制,还是或宿主的主动防御机制均不确定。尽管MAC感染非常隐蔽,但宿主的肉芽肿性反应确有发生,这可以通过支气管活检标本中已存在的肉芽肿性炎症所证明。NTM肺感染的组织病理学研究报道较少,其中的一项研究中,Fujita及其同事证实了广泛性支气管周围肉芽肿(图14-1)和伴随的支气管壁溃疡;鉴于这些特征,他们得出结论,MAC导致了支气管扩张,而不是定植于已扩张的支气管。

宿主的免疫状态对NTM相关疾病的潜在表达有明显影响。近期报道的最明显的例子是伴发HIV-1感染。HIV感染患者对播散性NTM疾病的易感性已被确认多年,但确切的免疫缺陷所负的责任仍然不明。HIV感染患者发生播散性MAC感染时,HIV疾病本身显示出加速现象,由此说明这两种疾病之间的协同作用是明显的。众所周知,NTM感染,特别是MAC感染很显然也见于其他健康人,可能与这些个体在干扰素或特定干扰素受体产生方面存在缺陷有关。干扰素和其他特异性免疫应答的调节紊乱仍然具有特征性。宿主免疫状态更加明显的紊乱,如类固醇治疗和并存疾病将在后面章节中讨论。

尽管NTM普遍存在于环境中,但快速增长型NTM(偶然分枝杆菌,龟分枝杆菌及脓肿分枝杆菌)最常引起软组织感染,特别是伤口。然而,他们亦能引起肺部感染,通常作为播散性多器官受累中的一部分。在这种情况下,宿主的免疫功能对疾病的严重程度和预后起着决定性作用。

(一)鸟型胞内分枝杆菌复合体 MAC肺感染在临床实践中很常见,但经常被忽视。放射学工作者

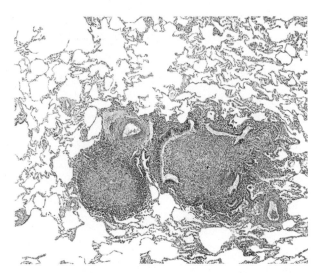

图14-1 支气管周围肉芽肿。肺活检标本的低倍显微照片显示以支气管血管束为中心的肉芽肿,右边的肉芽肿占据、阻塞了细支气管腔。该患者为鸟型胞内分枝杆菌复合体感染者。(鸣谢 *Dr. Thomas V. Colby, Mayo Clinic, Scottsdale, AZ.*)

在提出诊断可能性方面发挥着重要作用,尤其是临床表现趋向于非特异性时。MAC的胸片表现因宿主的免疫状态,以及原来存在或不存在肺部疾病而不同;因此,影像学表现可以从一些不明显的结节到肺气肿背景上的破坏性空洞不等。过去,MAC所致肺疾病的表现分类为典型或非典型;这种分类提示MAC感染和传统复发性肺结核(TB)的"经典"表现间存在偶然的相似性。然而,这两个分类形式彼此间的明确相似性不存在,并且这种主观的区分价值值得怀疑。胸部胸片对监测已确诊MAC感染患者是有价值的,而能够显示MAC感染细微形态学异常的HRCT能够早期发现疾病,并做出提示性诊断。

1. 鸟型胞内分枝杆菌复合体感染的影像学表现

(1)胸片:许多NTM的早期放射学研究并没有试图区分各物种,以致确定物种间是否存在明确的放射学差异很困难。事实上,任何假定的差异可能反映了机体而不是特定NTM物种的特性。在那些不止一种共存NTM的患者中就更困难。

早期文献报道,明显空洞形成的疾病(所谓的典型型)可能反映使用痰培养作为主要确诊工具,这意味着只有那些痰液中含有相对高浓度NTM的个体纳入这些系列中。这类疾病常发生于伴有肺部疾病史,尤其慢性阻塞性肺疾病(COPD)的老年人(图14-2)。在确诊MAC感染患者中,放射学表现的另一极端是正常或接近正常。在一项长达18年的系列研究中,Christensen等报道114例痰培养阳性MAC感染者,其中7例胸部X线片正常,另7例有非特异性网状结节影。

早期放射学研究系列中的大部分患者有局限性肺部异常,呈现为肺小结节到大空洞。放射摄影检查中明显空洞的发生率(Christensen等的研究中,近98%的个体有可辨认的空洞)有可能随趋向早期诊断而下降。尝试找到可用于鉴别结核分枝杆菌和MAC(或其他NTM)所致空洞性疾病的特征没有取得成功;有一个趋势,即NTM所致空洞较结核分枝杆菌所致空洞较小、壁较薄,两者的平均直径分别为2.5 cm和6.0 cm,由于空洞大小在两者间重叠较大,以致不能依据大小标准来区分两种疾病。

目前发现的较少空洞形成型MAC感染较"典型"型感染更多,主要发生于无明显肺部疾病病史或明确免疫缺陷的老年女性。在这些人群中,MAC感染的影像学表现差异较大,可从正常表现到不明显小结节(数毫米至1.5 cm),再到局灶性实变和支气管扩张(图14-3)。胸片所显示结节的准确特征不是很清

楚,但是那些较小的结节可能与支气管内播散所致小气道内和周围的渗出相对应(并且可能对应于HRCT所见的树芽征,图14-4)。虽然对MAC感染的自然病程和治疗史进行了少量纵向放射学研究,研究结果并未显示出相对轻微的异常(结节性病变、支气管扩张症)必然进展到更严重的破坏性疾病(空洞和纤维化)。事实上,在老年妇女中这种相对缓慢的疾病即使不治疗也有可能加重或减轻,也就是说部分结节可自行消退(图14-3),只是在数月或数年后出现在不同的位置。Woodring等的系列研究表明,MAC感染患者出现明确放射学进展的平均时间是6.4年,其中一个特殊病例,诊断12年后发生了影像学进展。类似研究中,作者对发生进展的延迟时间进行了评论,无论在1年和16年之间还是在MAC感染初步评价和诊断之间,再次凸显了临床和影像学表现的非特异性本质胸部X线平片上,MAC感染的一种少见表现是单发局灶性肺肿块或孤立性结节。结节大小1~5 cm,是否代表了真正的孤立性病变,在没有CT证实的情况下是不确定的。

MAC感染的放射学异常没有明显的分布特征。虽然如此,右肺中叶和左肺舌叶支气管扩张在非典型MAC感染的老年女性患者中特别突出(图14-5),术语"温德米尔夫人综合征(Lady Windermere syndrome)"专指这种模式。但是,考虑到其病因或相关的支气管扩张症可能集中出现于这些肺叶,仅此特征并不能高度预测MAC感染。

要点: 鸟分枝杆菌

■ MAC感染的特征是广泛的影像学表现和病变进展性

■ 目前空洞性疾病(典型)较非典型疾病(小结节,局灶性实变,支气管扩张症)少见

■ 空洞型MAC肺部感染倾向发生于曾患肺部疾病,尤其COPD的个体

---

(2)HRCT:MAC所致的放射学改变有时是细微的、有限的,诸如轻微的柱状支气管扩张和小结节,对于这些病变,HRCT有明显的优势。胸部X线检查提示病变局限于一个肺叶时,CT常显示广泛性支气管扩张。MAC感染的非特异性胸部X线特征,HRCT检查同样是非特异性的。尽管如此,综合考虑HRCT征象(见下表),特别是见于老年女性患者时,将高度提示MAC感染的诊断(图14-6,图14-4,图14-5)。实际上,HRCT征象有足够的诊断特征,即使没有任何明显MAC感染的临床特征。

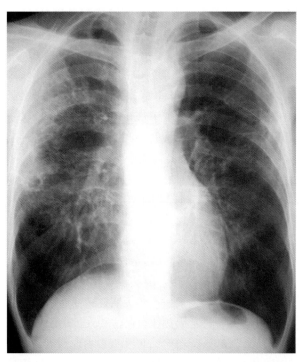

图14-2 慢性阻塞性肺病(COPD)伴鸟-胞内分枝杆菌复合体感染。胸部X线片显示右肺中野广泛性实变和空洞性病变。

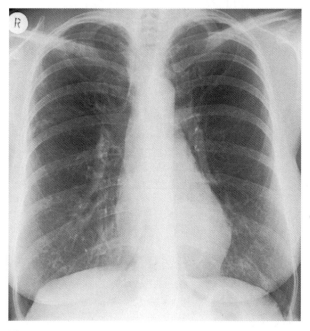

图14-3 鸟型胞内分枝杆菌感染:放射学表现。胸片显示右肺上叶周边细小结节状阴影,9个月后复查胸片显示结节影消退(患者未接受治疗)。

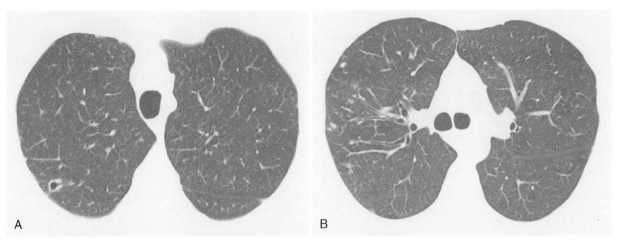

图14-4 鸟型胞内分枝杆菌感染（与图14-1系同一患者）：CT表现。A. 气管层面CT图像显示右肺上叶小的空洞性病变。B. 主支气管层面CT图像显示树芽征和结节状阴影——典型胞内鸟分枝杆菌感染征象，同时可见右肺上叶支气管壁增厚、轻度扩张。

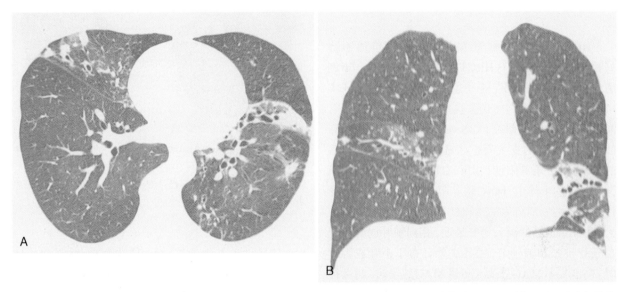

图14-5 鸟型胞内分枝杆菌感染。CT表现呈"温德米尔夫人"分布。女性67岁。A. 右下肺静脉层面CT图像显示双肺支气管扩张，以及右中叶、舌叶和左肺下叶磨玻璃密度影和浅淡实变影；亦可见到小结节影和少量树芽征。B. 冠状面重建CT图像清楚显示病灶主要分布于右肺中叶、左肺舌叶。此患者为76岁女性。

鸟型胞内分枝杆菌复合体肺感染的HRCT表现

显性特征

柱状支气管扩张

■ 多叶性分布常见

■ 部分患者中，右肺中叶和舌叶病变严重

■ 囊状或终末期支气管扩张罕见

肺结节

■ 随机性分布，直径约2 cm，偶见空洞

■ 局灶性小实变影

■ 小叶中心型不规则、分枝状结节（树芽征）

肺实质正常

■ 特别适用于"温德米尔夫人综合征"

罕见特征

■ 纤维化伴支气管扩张症、胸膜增厚或胸腔积液、纵隔淋巴结肿大

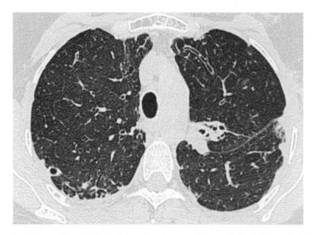

图14-6　鸟型胞内分枝杆菌感染：CT表现。老年女性无明确诱因出现胞内鸟分枝杆菌感染，肺尖水平CT图像显示典型影像特征：轻微柱状支气管扩张、双肺少量小叶中心型结节、右肺尖外围空洞性小病灶以及小的局灶性实变。另外显示左肺上叶体积明显缩小。

HRCT对显著MAC感染诊断的预期价值不容易确定。Tanaka等对HRCT提示MAC感染的26例患者跟踪监测了4年，这些患者中约一半后来证实MAC培养阳性（其中6例来自痰液、13例来自支气管灌洗液）。类似的研究，如Swensen等研究了相同肺叶伴发肺结节的支气管扩张症，发现恰好超过50%的个体MAC培养阳性（相反，CT证实支气管扩张而无肺结节的个体中，MAC培养阳性率仅为4%），特异性和敏感性分别高达87%和80%。

Hartman等的深入研究表明，相同肺叶同时出现支气管扩张和肺结节，尤其主要分布于中叶或舌叶时，高度提示MAC感染。尽管MAC感染时，树芽征的病理相关性可能代表了小气道内和周围的渗出，但随机分散结节的性质不太确定。这些随机分散病灶的形态学特征，如不规则形、非管状形，不太可能用黏液嵌塞来解释；一些结节伴有支气管气象，提示他们代表了局限性感染性实变。偶尔，结节内可见空洞，横轴位CT图像连续观察显示终末细支气管或小叶支气管与空洞相连接，提示这是感染发生、发展的位置。

除了支气管扩张、渗出性小气道病变（树芽征）的基本特征外，HRCT有时显示"马赛克"征象，其代表了闭塞性小气道病变（图14-7）。这是否与原有支气管扩张症有关或是MAC感染的直接结果，正如Kubo等所说，目前还不清楚。

肺结节伴或不伴有空洞，有时毗邻胸膜面，这可能是CT显示胸腔积液或局限性胸膜增厚的原因。其他少见特征包括斑片状磨玻璃影和肺门淋巴结增大，但这些辅助征象并不重要，因为他们本身是非特异性

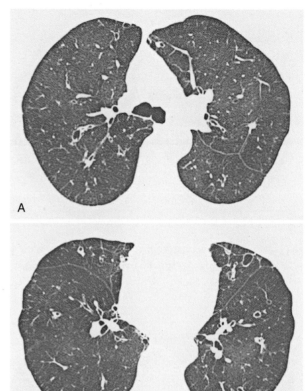

图14-7　鸟型胞内分枝杆菌感染：小气道病变。CT扫描于肺上叶（A）、下叶（B）显示广泛性支气管扩张，以右中叶、舌叶（B）为著，并可见反映闭塞性小气道疾病的马赛克征象。该患者气流严重受限。

的，且通常不会在缺乏MAC感染典型CT表现的情况下出现。广泛纵隔淋巴结肿大作为MAC感染的唯一表现极为罕见，仅见于1例免疫功能正常年轻妇女的病例报告。

（二）堪萨斯分枝杆菌　所有非结核分枝杆菌（NTM）中，堪萨斯分枝杆菌与结核分枝杆菌最相似，尤其在常规抗结核药物的反应性及其影像学表现方面。由于总体上难以获得NTM，尤其堪萨斯分枝杆菌的准确流行病学数据，堪萨斯分枝杆菌感染的确切发病率是未知的，但是堪萨斯分枝杆菌是最常引起肺部疾病的NTM之一，其仅次于MAC。堪萨斯分枝杆菌在北美南部各州和HIV阳性者中特别流行。有趣的是，在韩国堪萨斯分枝杆菌感染被认为相对少见，但其发病率正在增长。堪萨斯分枝杆菌易感者（通常为中年男性）的临床资料不同于对MAC易感的老年女性。堪萨斯分枝杆菌感染的重要危险因素包括COPD、酒精中毒、尘肺、肿瘤、分枝杆菌病史及其他消耗性疾病。

堪萨斯分枝杆菌感染的影像学表现类似于常规结核。感染几乎都有空洞，肺上叶受累，伴有纤维化性破坏和实变。堪萨斯分枝杆菌感染的空洞大小和空洞壁表现差异较大，与常规继发性肺结核的空洞性病变无鉴别特征（图14-8）。Rollings等的一项CT研究显示，空洞仅见于不到50%的堪萨斯分枝杆菌感染者，若出现空洞，则局限于肺上叶，这与早期的报道相一致。堪萨斯分枝杆菌感染主要发生于肺下叶的可能性不大。正如HRCT所见，支气管扩张症在堪萨斯分枝杆菌感染的小样本（*n*=9）研究中是一个恒定不变的特征，该小样本包含在Rollings等的对比研究中。然而，所有NTM中，以单纯支气管扩张症和毛细支气管炎（树芽征）为HRCT特征的病因中，堪萨斯分枝杆菌的可能性最小。堪萨斯分枝杆菌感染的表

现因任何原有肺部疾病而改变，特别是小叶中心型肺气肿或肺纤维化（图14-9）。

（三）蟾分枝杆菌 蟾分枝杆菌是近年来才认识到的一种NTM，其簇生的时间和地点往往与堪萨斯分枝杆菌相同，饮用水为公共传染源。而且，蟾分枝杆菌的影像学特性与堪萨斯分枝杆菌非常相似（图14-10）。肺上叶通常受累，常表现为空洞、纤维化及不同程度的结节、树芽征；最新的小样本系列报道中，支气管扩张症是恒定的特征。

（四）玛尔摩分枝杆菌 玛尔摩分枝杆菌似乎在欧洲大陆较北美有更大的流行。玛尔摩分枝杆菌肺感染的影像学特征仅限于两个研究。Evans等的一项对比研究显示，与结核分枝杆菌感染相比，玛尔摩分枝杆菌感染中6 cm以上空洞和空洞内气液平的发生率更高；相反，涉及一个支气管肺段以上的实变更多见于肺结核。

（五）戈登分枝杆菌 戈登分枝杆菌通常是一种非致病性污染物。在一项19例戈登分枝杆菌痰检阳性患者的研究中，作者发现没有与这种特殊NTM相关的特征性放射学表现，并且每一个病例都有与另一种病因有关的胸部改变，如社区获得性肺炎、肺结核、卡氏肺孢子菌斯特肺炎、肺癌及肺气肿。

（六）龟分枝杆菌和其他快速生长型非结核分枝杆菌 龟分枝杆菌是一种所谓的快速生长型NTM（其他重要的快速生长型NTM包括脓肿分枝杆菌和偶发分枝杆菌），其特征是培养基上生长较快；这些NTM对药物治疗有一定的抵抗性。一项14例龟分枝杆菌感染的研究证实其影像学表现类似于MAC感染；无明显的好发部位、频繁支气管扩张及肺结节，而空洞形成较MAC常见。脓肿分枝杆菌肺感染CT

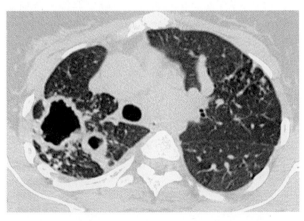

图14-8 堪萨斯分枝杆菌感染：CT表现。小叶中心型肺气肿伴堪萨斯分枝杆菌感染患者的CT图像显示右肺尖厚壁空洞和双侧小叶中心型结节状病灶。CT表现类似于复发性肺结核。

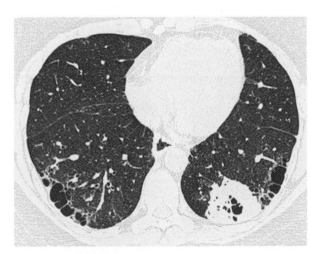

图14-9 堪萨斯分枝杆菌感染：CT表现。系统性硬化患者（食管扩张）CT扫描于肺下叶层面显示肺外周纤维化背景上肿块样实变，后来证实为堪萨斯分枝杆菌感染。

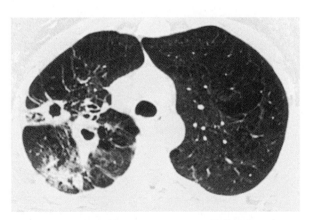

图14-10 蟾分枝杆菌感染：CT表现。CT扫描于肺尖层面显示严重小叶中心型肺气肿及空洞样病灶。这些表现不能与堪萨斯分枝杆菌感染相鉴别（图14-8）。

表现为双肺小结节影、支气管扩张及空洞形成，这些表现与MAC感染表现相互重叠。

囊性纤维化患者似乎特别容易重复感染脓肿分枝杆菌，而食管贲门失弛缓症患者似乎容易发生偶发分枝杆菌感染。

（七）热浴肺病 热浴肺病是一种罕见、相对近期描述的NTM疾病表现，是一种在热浴盆使用者中遇到的疾病。迄今为止，大多数个案报道发生于其他健康和相对年轻的个体。发病机制取决于含有NTM微生物的飞沫在肺内的沉积（迄今为止，仅有MAC被报道）。辩论围绕宿主反应是否代表了对感染的过敏反应或肉芽肿性反应（图14-11）。有可能是两种

过程以不同的程度存在；然而，已报道的HRCT表现更类似于亚急性过敏性肺炎（图14-12）。结合停止使用热浴盆后症状改善及无须抗结核治疗的事实，提示过敏反应是主要的病理过程。

热浴肺病患者通常有干咳和不同程度的低氧血症等亚急性表现。胸部X线表现无特异性，呈现为斑片状磨玻璃影和界限不清的小结节。有限的HRCT报道提示热浴肺病的表现与亚急性过敏性肺炎有明确的相似性，即界限不清的相对低密度小叶中心型结节，斑片状磨玻璃影，以及呼气像CT扫描所见的、提示小气道阻塞的空气滞留（图14-13）。另一HRCT特征是其他抗原驱动亚急性或慢性过敏性肺炎患者中不常见的周围型树芽征；部分作者认为这种特殊表现反映了感染性渗出，当出现这种模式时建议开始行抗结核治疗。

（八）并存疾病和非结核分枝杆菌感染 全身或局部（肺）宿主免疫相关的许多危险因素影响个体对重要NTM感染的易感性。个体因素所致确切风险增

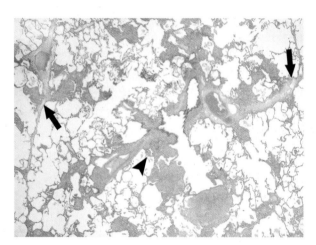

图14-11 热浴肺病：病理学表现。肺手术活检标本显示大量非坏死性、典型肉芽肿，伴有中度慢性间质性炎性浸润。非坏死性肉芽肿无明确解剖优势分布，病理显示沿肺小叶间隔（箭）和支气管血管束（箭头）分布。（鸣谢 Dr. Andrew Churg, University of British Columbia, Vancouver, Canada.）

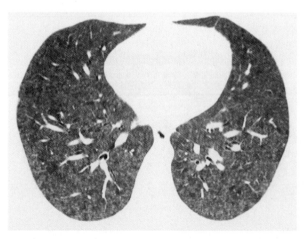

图14-12 热浴肺病：CT表现。与图14-11为同一患者，活检证实热浴肺病。CT扫描显示弥漫性磨玻璃影和直径为1~2 mm的模糊小结节影，类似于亚急性过敏性肺炎。

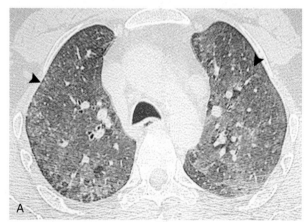

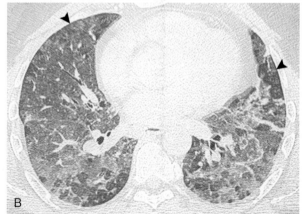

图14-13 热浴肺病：CT表现。肺上叶（A）、下叶（B）呼气相CT扫描显示磨玻璃密度影和小叶中心型结节（箭头），以及部分小叶空气滞留。（鸣谢 Dr.Thomas V. Colby, Mayo Clinic, Scottsdale, AZ.）

加尚未完全解决,下表中仅列出更重要的危险因素。

非结核分枝杆菌感染的危险因素

环境因素
- 温暖气候
- 高密度城市人口
- 矿业

宿主因素
- 年龄增长 (>40岁)
- 男性 (先前存在肺部疾病)
- 其他正常的"大龄妇女"

曾患有全身性疾病
- HIV 感染/AIDS
- 糖尿病
- 滥用酒精

曾患有肺部疾病
- 吸烟相关 COPD
- 任何原因所致的支气管扩张 (特别是囊性纤维化)
- 局限性肺纤维化 (例如,放射性纤维化、先前肺结核病)
- 矽肺/尘肺
- 慢性吸入
- 慢性肺破坏原因 (例如,慢性坏死性曲霉菌病)

关于MAC感染,在没有先前肺部或全身性疾病(主要是50岁以上非吸烟女性)患者和吸烟相关肺疾病(尤其是COPD)患者(几乎全为男性、平均年龄40~50岁)间有一个明确的差异;是否这种性别差异反映了病史上的差异,如吸烟者中男性占主导地位,是不确定的。COPD相关症状随偶发NTM感染而加剧的非特异性本质使得NTM感染被识别,与COPD的重叠使其更具有挑战性。虽然缺乏正式的研究,HRCT偶尔可提示诊断,特别是当单纯性肺气肿患者出现结节状病灶、局限性支气管扩张症和空洞性病变时。

无论什么物种,大多数NTM感染患者都有一定程度的支气管损害,且大多数有明确的支气管扩张。何种程度的活动性NTM感染导致支气管扩张进展,就像以前扩张支气管内的定植(但不是必然破坏),这一问题还没有解决。囊性纤维化是NTM感染发生、发展的高风险因素,尤其是脓肿分枝杆

菌、MAC、偶发分枝杆菌及堪萨斯分枝杆菌。解释从囊性纤维化(定植/感染)患者痰液中分离出的有价值NTM有相当大的困难。例如,"单纯"囊性纤维化HRCT与MAC感染的相似性,意味着HRCT在识别重叠MAC感染上几乎没有明确性的帮助(图14-14)。然而,HRCT显示出囊性纤维化并NTM感染患者较没有合并NTM感染的患者恶化更快。基于HRCT表现,比如相对局限进展性支气管扩张症或空洞性破坏,可提示NTM作为囊性纤维化患者比预期恶化更快的病因。但是,需要强调的是,在囊性纤维化背景下,树芽征或实变的出现是相对非特异性的。

虽然HIV患者易于患NTM疾病的确切机制仍然不清(图14-15),但是诱发免疫功能损害的一个基本原因是HIV。HIV感染者的重度免疫抑制意味着可能发生播散性NTM感染,特别是当CD4阳性细胞计数下降到50个细胞/mm³以下时。此时,NTM感染超出了当前所讨论的范围(HIV感染情况下,不到5%的播散性NTM疾病患者出现肺部病变)。然而,

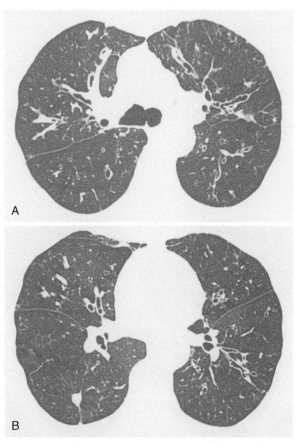

图14-14 囊性纤维化合并龟分枝杆菌感染。典型囊性纤维化背景并龟分枝杆菌感染患者的肺上叶(A)和下叶(B)CT图像没有提示明显并存非结核分枝杆菌感染的征象。

值得注意的是,严重免疫抑制患者中,NTM感染的放射学表现往往不典型,包括弥漫性结节和纵隔淋巴结肿大。

(九)影像检查选择 胸部X线摄影是已知或怀疑NTM感染的主要影像学检查方法。然而,胸片在检测"活动性"NTM感染,尤其MAC方面的相对不敏感性已在ATS指南中明确,其中"兼容的放射学表现"诊断标准包括正常胸片。然而,胸片首次评价中的阳性患者,胸片随访仍然是监测疾病和治疗反应的一种令人满意的手段。MAC感染患者,胸片不容易显示轻度支气管扩张的细微变化。相比之下,图像质量较好的系列胸片可满意监测可逆性渗出性改变(结节和局灶性实变)。特殊破坏性疾病中,胸片能清晰显示明显侵袭性NTM感染的基本特征,但HRCT可显示额外特征和并发症。

痰检阴性患者,影像学表现,尤其HRCT可能足以提示启动更进一步的NTM微生物查找。此外,HRCT能显示肺实质基础性疾病,这有助于阐明这些患者复杂的、有时严重的肺功能障碍。重复HRCT检查以监测NTM感染的成本-效益目前未进行研究,但在胸片不能解释临床恶化的情况下,使用HRCT对患者进行评价似乎是合理的。在这种情况下,HRCT可以揭示NTM感染本身的进展(例如,结节和树芽征增多)或并发曲霉菌感染,包括慢性坏死性曲霉菌病(图14-16)。

对于考虑手术切除局限性疾病的患者,放射性核素通气-灌注成像有助于评估区域性肺功能。目前没有报道提示其他影像学技术有助于NTM感染的诊断或监测。

五、治疗方案概要

(一)内科治疗 NTM肺感染的最佳治疗方法存在争议,即便最常见的NTM感染-鸟胞内分枝杆菌复合体,也没有明确的共识。在启动临床有益的治疗策略之前需要考虑几个因素,包括任何潜在的全身性或肺局部情况的处理,肺部症状是否明确归因于NTM感染,药物治疗的毒性,NTM感染治疗前的自然病史(疾病也许长期处于非活动期),以及既定NTM物种对药物治疗的敏感性。

NTM感染治疗的决定和用药方法的选择很大程度上取决于临床医师的判断和患者的偏好。与常规TB的治疗不同,很少有循证医学文献指导临床医师和患者。因其潜在的严重副作用,药物治疗更可能应用于有症状或症状逐渐加重(例如,空洞性病变)的住院患者。相比而言,对于轻度支气管扩张或几乎没有的患者,如果长期联合用药不能明显改善呼吸道症状,特别是该治疗策略在缺乏长期益处证据的前提下,不主张进行药物治疗。

目前,多种NTM都不能被标准的抗分枝杆菌药物治愈,并且对既定NTM物种给予哪种药物和哪种联合方式比较恰当存在不确定性。然而,诸如ATS等指南推荐了针对个别NTM物种感染的特效药物疗法。体外药物敏感试验有助于抗非结核分枝杆菌感染药物的有效选择。

尽管NTM感染的药物治疗具有复杂性,但已对非复杂性MAC初次感染的治疗达成了一些共识,即使用与ATS指南相一致的标准三联药物或四联药物。联合治疗中最常用的药物包括大环内酯类药物(例如,克拉霉素或阿奇霉素),利福霉素及乙胺丁醇。临床中遇到

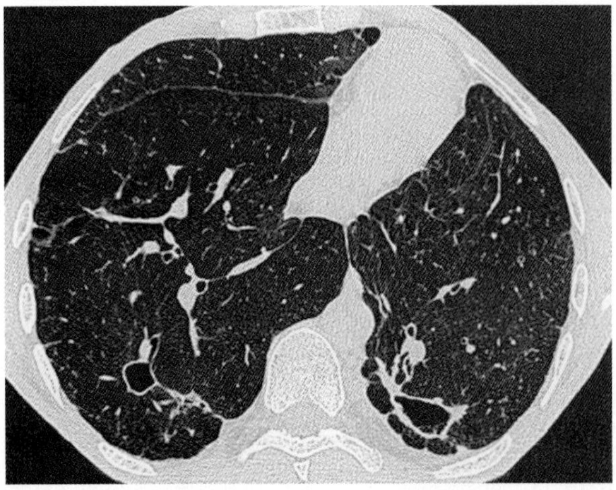

图14-15 斯塞格分枝杆菌感染。HIV感染患者CT扫描显示多发空洞样病灶。痰液标本培养斯塞格分枝杆菌阳性。

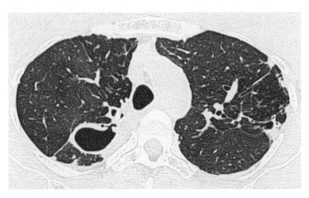

图14-16 堪萨斯分枝杆菌感染和慢性坏死性曲霉菌病。CT扫描于主动脉弓层面显示右肺下叶背段厚壁空洞和邻近胸膜增厚,以及左肺上叶轻度支气管扩张和纤维瘢痕。除了堪萨斯分枝杆菌外,支气管镜标本中分离出了曲霉菌。患者对适当的抗结核和抗真菌药物联合治疗有效。

的大多数MAC菌株可以被克拉霉素或阿奇霉素所抑制。以大环内酯类、利福霉素及乙胺丁醇为组成的标准药物联合常规被使用,无论是否存在肺部基础疾病。一般来说,抗感染治疗需要持续到痰菌培养转阴(连续三次痰培养阴性)后1年。密切监测相对毒性药物的副作用及反映疗效的细微临床改变是非常必要的。

系列HRCT扫描对评价治疗后渗出性病变的转归是有帮助的(例如,结节和树芽征)。然而,仔细观察系列胸片足以判断治疗是否有效,比如监测病变的溶解、消散,或进展为界限不清的结节影。对于标准治疗失败或治疗后复发的患者,从痰液标本中分离NTM并进行药敏试验是必要的。对严重且病变弥漫的患者或对标准治疗抵抗的NTM,需要辅以静脉注射氨基苷类或氟喹诺酮类药物治疗。在该阶段,临床需要进行细致的评估,特别是同时使用其他药物的患者,以确定高强度药物治疗的风险-效益比。此外,NTM感染的进程可能是非常缓慢的或处于静止期,这意味着对于个别患者来说,采用单纯观察的保守性策略比延长低耐受性药物的治疗更恰当。

堪萨斯分枝杆菌是紧随MAC之后,临床最常遇到并需要药物治疗的NTM。对于堪萨斯分枝杆菌,利福霉素是多药物联合治疗中的关键要素;当药物联合中包含利福霉素时,痰菌转阴率(或堪萨斯分枝杆菌被杀灭)达100%。堪萨斯分枝杆菌感染的临床和影像学表现,如前面章节所讲,类似于常规复发型TB,而且这些患者常采用正规的抗-TB联合治疗,该方案经常或偶尔包含利福霉素。

快速生长型分枝杆菌(例如,脓肿分枝杆菌和偶发分枝杆菌)所致感染的治疗经验是有限的,但这种类型NTM感染的治疗方案无一例外地包含克拉霉素。重要的是,抗菌治疗的成功率在这些细菌间存在差异。一般而言,脓肿分枝杆菌对治疗有相对耐药性,其疗效和预后较差。

(二)外科治疗　对于难治性NTM感染患者,尤其CT扫描病变严重而局限的患者,手术切除是一种重要的治疗方法。尽管,纤维化和空洞性病变患者也许对手术反应明显,且经充足的药物治疗后痰菌培养转阴,但仍然需要手术治疗。药物治疗不敏感的NTM感染,如脓肿分枝杆菌感染,手术治疗是首选的治疗手段。

医生须知

- NTM治疗的决策是复杂的,常常受患者基础因素和NTM物种的影响
- 药物治疗的敏感性在不同类型的NTM之间差异大
- 外科手术是局限性病变,尤其耐药性NTM(如,脓肿分枝杆菌)的治疗选择

要点:非结核分枝杆菌

- 患病率和流行病学
  - NTM生物体在环境中普遍存在,特别是水和土壤,NTM的流行具有广阔的地理差异
  - 医院内NTM的感染源为生物被膜,特别是支气管镜
  - NTM种类和重要NTM肺感染的发病率持续上升
  - 除了NTM物种间的差异外,宿主防御功能的差异使得NTM疾病的表现发生改变
- 分类
  - NTM大致可分为快速生长型和缓慢生长型
  - 公认的、能够导致肺疾病的特殊NTM物种数目持续增加
  - 最常见和最重要的缓慢生长型NTM是鸟分枝杆菌复合体(世界范围内发病率上升)
  - 越来越先进的核酸分析技术有助于NTM的特异性诊断
- 临床表现
  - 宿主免疫状况对NTM所致感染的严重程度有极大的影响
  - 缓慢生长型NTM(如,MAC)通过支气管黏膜面时会造成微妙的和可变的免疫反应(肉芽肿性反应)
  - 综合考虑微生物学、临床表现及影像学表现才能明确诊断肺NTM感染
  - 胸片正常不能排除NTM感染

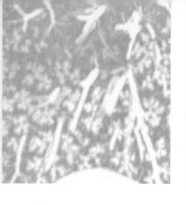

第15章

真菌感染

Rebecca M. Lindell and Thomas E. Hartman

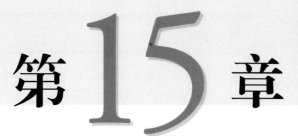

一、病因学

胸部的真菌感染根据发病机制分为两组。第一组由地方性流行真菌组成，包括组织胞浆菌、粗球孢子菌和皮炎芽生菌，第二组由机遇性真菌组成，包括曲霉属、假丝酵母、新生隐球菌和接合菌。

二、流行病学

地方性流行真菌通常存在于特定区域的土壤中，后续章节会更详细地讨论。感染主要发生在既往体健的个体人，在地方病区生活或访问并且吸入了真菌孢子。与此相反，机遇性真菌在全世界是无处不在的，这些真菌倾向于个人感染有潜在肺部疾病或免疫系统低下者。

三、临床表现

大多数人由地方性流行真菌引起呼吸道感染是轻度或亚临床型和自限性。少数患者的感染很严重，可能传播甚至可能致命。严重的微分生孢子暴露后感染通常更严重，这种感染可在患者离开疫区后发病，因此，即使不在流行地区，临床上熟悉本病也是很重要的。

机遇性真菌感染，特别是曲霉菌的感染，具有多种临床表现，随后将详细描述。免疫功能低下者和有潜在肺部疾病的个人感染地方性或机遇性真菌后患严重疾病的风险增加。

四、病理生理学

（一）病理学 免疫功能正常的患者胸部感染地方性真菌感染后最常发展为支气管肺炎伴局部淋巴结受累。这些患者很少传播或发展为慢性疾病。有潜在肺部疾病或免疫功能低下的患者有严重感染的风险，如传播、慢性感染、血管浸润或延伸到胸膜或胸壁。曲霉菌感染可使哮喘患者发生超敏反应，导致临近的段及亚段支气管扩张和黏液阻塞。

（二）肺功能 通常情况下，有临床表现的胸部真菌感染患者不立即进行肺功能检测。如果在支气管肺炎的存在下进行，有可能会是一个限制性的病变。由于慢性阻塞性肺疾病会增加真菌感染的风险，可见潜在的阻塞性生理学改变。

五、影像学表现

（一）组织胞浆菌病

1. 急性组织胞浆菌病 组织胞浆菌病是由于吸入了双相真菌荚膜的小分生孢子造成的。流行地区包括中部和东部的北美，尤其是在俄亥俄州、密西西比州和圣劳伦斯河谷。鸟类和蝙蝠的粪便通过加快产孢子促进其增长。生活在流行地区的成人超过一半感染过荚膜组织胞浆菌。急性组织胞浆菌病可无症状或导致类似流感的症状，包括发烧、干咳并且有疲劳感。病情的严重程度可能随接触或免疫状态或两者的水平变化而变化。

（1）X线：多数患者的胸部X线检查是正常的。在无症状个体中，最常见的表现是一个孤立性肺结节，直径范围从几毫米到几厘米。在无症状个体结节可扩大或多发，常与淋巴结病相关。结节空洞是罕见的。有症状的患者最常表现出单个或多个区域气腔实变且在下肺野占优势（图15-1）。纵隔和肺门淋巴结肿大是常见的且可能是唯一的发现。胸腔积液

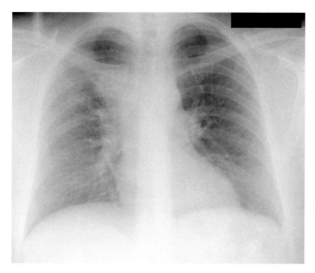

图15-1 急性组织胞浆菌病。一位39岁男子咳嗽、发热2周。胸片示右肺上叶内侧实变。支气管镜活检提示组织胞浆菌病。

是罕见的。更严重的情况下，如大量接触后发生的病例，可能会显示两肺多发小结节或斑片状阴影。前者可能类似于转移性疾病。消散期气腔实变可能形成结节。

尽管急性感染消失，但结节可能仍然存在。它随后可以钙化形成钙化肉芽肿。感染的淋巴结也可钙化（图15-2）。结节内的钙化可呈中心性、层状或弥漫性，相关联的淋巴结中的钙化，或两者有助于确定结节是钙化肉芽肿。这也有助于鉴别原发性肺癌的结节。

（2）CT：CT可显示单侧或双侧结节或实变和淋巴结病。卫星结节和小叶中心结节（有时伴有树芽征）也可能看到。虽然急性组织胞浆菌病好转，但结节可能持续存在和发展为中心性、层状或弥漫性钙化（图15-2）。这是一种钙化的肉芽肿。无静脉对比剂的CT有助于发现钙化这些良性特征，并确定它们是一个钙化肉芽肿，组织胞浆菌病是一个可能的原因。同样，没有静脉对比剂的CT提高发现相关的淋巴结钙化。肝脏和脾脏中也可以见到钙化肉芽肿。

（3）PET/CT：感染可能增加葡萄糖的代谢，导致PET/CT扫描假阳性。这可能是由组织胞浆菌病引起的不确定结节在诊断检查中的一个干扰因素，因为恶性肿瘤和感染都可能会导致阳性结果。

（4）影像检查选择：有急性组织胞浆菌病表现的患者可行后前位和侧位胸片。通常不会行常规胸部CT，除非临床不能确定诊断（例如，考虑恶性肿瘤），或如果患者的临床过程没有如预期进展。建议行平扫CT，因为它可以帮助显示结节和淋巴结内的特征

性的钙化。

典型征象

- 胸片正常
- 单发或多发结节
- 单一的或斑片状的气腔实变区
- 纵隔或肺门淋巴结肿大
- 在CT上可有卫星结节
- 结节和淋巴结肿大可钙化

---

2. 慢性组织胞浆菌病 慢性肺组织胞浆菌病是一种罕见的感染，几乎完全发生在中年男性肺气肿患者。这种感染表面上酷似继发性肺结核，但症状并不严重，而且病程通常是自限性和非致死性。发病机制被认为是通过吸入孢子进入上叶肺大疱导致肺大疱内液体形成。充满抗原的液体可以通过溢出扩散到支气管树导致其他区域肺组织的肺炎。症状包括咳嗽、发热、呼吸困难、乏力、消瘦、咯血。

（1）胸片：胸片显示肺气肿改变伴单侧或双侧肺上叶气腔实变通常延伸到胸膜。如果肺大疱是由气腔实变所包围，它会像一个空洞病变，酷似肺结核。这个"腔"可导致管壁增厚，大小变化，或者形成一个气液面。壁的厚度大致反映了感染的活动水平。可伴邻近胸膜增厚。当腔扩大的时候邻近肺实质可被毁坏。腔内可被曲霉菌继发感染（参见后续章节）。相比急性组织胞浆菌病，淋巴结通常不肿大。

（2）CT：CT可用于显示上述胸片结果的更多细节。

（3）PET/CT：慢性组织胞浆菌病还可能增加糖代谢，并可导致假阳性PET/CT扫描。

（4）影像检查选择：慢性组织胞浆菌病可使用胸片，其次是用胸部CT做进一步评估。胸片或胸部CT可用于随访治疗的效果。

典型征象

- 肺气肿改变
- 单侧或双侧肺上叶气腔实变
- 大疱周围气腔实变，类似于空洞病变
- 无淋巴结肿大

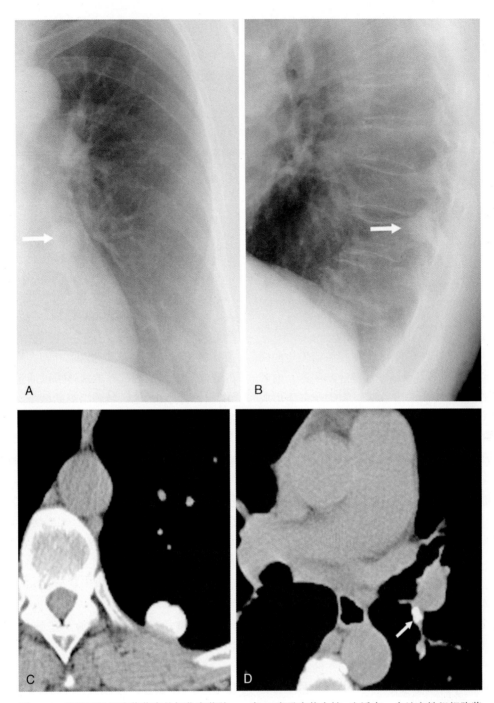

图15-2 继发于组织胞浆菌病的钙化肉芽肿。一名43岁无症状女性,生活在一个地方性组织胞浆菌病地区。后前位(A)和侧位(B)胸片显示一个模糊的1.5 cm结节在左肺下叶(箭)。C和D. CT扫描显示高密度钙化的结节和右肺门淋巴结的钙化(D,箭)。

3. 结节性组织胞浆菌病　当由结节性组织胞浆菌病引起的结节慢慢扩大,它被称为一个结节性组织胞浆菌病。组织切片显示,结节性组织胞浆菌病是一个巨大的纤维包膜包围的小坏死灶。其周围纤维化增加导致病变生长。结节性组织胞浆菌病通常是无症状的。

(1)胸片:位于外围和下肺直径<30 mm的离散性结节是最常见的发现。结节可能无钙化或可能有中央性、弥漫性或层状的钙化。在一项研究中,增长率从每年0.5~2.8 mm变化,平均每年1.7 mm。卫星结节及钙化肺门淋巴结肿大是常见的。

(2)CT:平扫CT发现中央性、弥漫性或层状的钙化比胸片更敏感,并且能够帮助区分支气管癌和结节性组织胞浆菌病。CT可以更精确地测量生长速率,这可能是有用的,因为结节性组织胞浆菌病比典型的肺癌(图15-3)增长更慢。

(3)PET/CT:结节性组织胞浆菌病也可能增加葡萄糖代谢并导致PET/CT扫描呈假阳性。

(4)影像检查选择:结节性组织胞浆菌病可能最先是以胸片上的结节被发现。胸部CT扫描平扫薄层扫描结节,将有助于检测和显示内部钙化。使用平扫CT随访将有助于评估钙化或病灶大小随着时间推移的变化。

典型征象

■ 散在结节缓慢增大

■ 可有中央性、弥漫性或层状的钙化

■ 相关的卫星结节或钙化淋巴结肿大

---

4. 弥散性组织胞浆菌病 弥散性组织胞浆菌病不仅是一种罕见的组织胞浆菌感染,还是一种影响免疫功能低下者的机遇性感染,如器官移植受者或艾滋病患者、婴幼儿或年长超过54岁的成人,尤其是男性。HIV-1感染是一个主要危险因素。传播可能起源于一个原发感染的进展期或先前感染的再激活。严重免疫功能低下的患者和婴幼儿可出现呼吸困难、肝、肾功能衰竭、休克凝血功能障碍和迅速死亡的风险。另一些患者出现发烧、咳嗽、体重减轻、呼吸困难、盗汗、疲劳的慢性进行性症状。精神状态不佳和头痛发生于40%的患者。

(1)胸片:胸片表现可能是正常的。与30%其他原因引起的免疫缺陷患者相比较,约50%艾滋病患者的胸片可能正常。当不正常时,胸片最常显示双肺

多发弥漫性结节,通常为3 mm大小(图15-4)。第二个最常见的表现是线性或不规则影,这往往呈弥漫性。结节状或线状影可能进展为弥漫性气腔实变。局灶性气腔影发生于约10%的病例中。淋巴结肿大、胸腔积液是罕见的。

(2)CT:CT可见粟粒样结节,结节直径为1~3 mm,边界模糊或锐利(图15-4)。结节散在分布于肺小叶间隔、血管、叶间裂和次级肺小叶内。常伴轻度肺门和纵隔淋巴结肿大。

(3)影像检查选择:胸片常是首选,但容积高分辨胸部CT对检测疾病更敏感。无论是胸片或CT都可用于监测治疗反应。

典型征象

■ 胸片正常

■ 双肺多发弥漫性1~3 mm的结节,可能进展为肺部病变

---

5. 纵隔肉芽肿和纤维化纵隔炎 作为组织胞浆菌感染的后遗症,慢性纤维化过程在纵隔弥漫性(纤维性纵隔炎)或局部(纵隔肉芽肿)发展。后者比较常见,是由已成为纠结在一起并通过一个纤维包膜包围的增大的淋巴结聚集在一起形成。纵隔肉芽肿或纤维化可能导致上腔静脉、肺血管、呼吸道或食管梗阻。

(1)胸片:胸片显示纵隔扩大(由肉芽肿或扩张的侧支血管或两者共同导致),肺不张或渗出(从中央气道阻塞),肺梗死(由血管阻塞),或淋巴结钙化(图15-5)的迹象。由于淋巴结愈合产生纵隔肿块

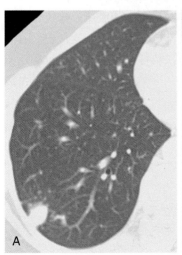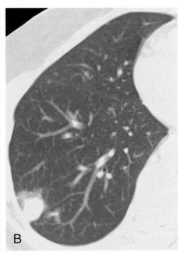

图15-3 结节性组织胞浆菌病。一位51岁女性常规胸片偶然发现一个结节。A. 5 mm层距CT扫描显示右肺下叶外围结节与周围的微小卫星结节。B. 13个月后CT扫描显示,该结节增大,并且卫星结节得到了改善。两次扫描结节均无钙化。手术切除符合结节性组织胞浆菌病。

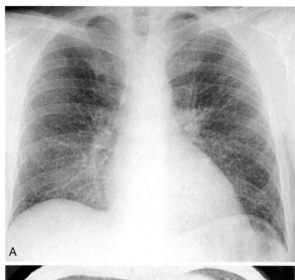

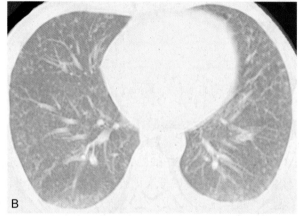

图15-4 弥散性组织胞浆菌病。一位41岁男性艾滋病患者。A. 胸片显示双肺弥漫性微小结节。B. 胸部CT扫描可见粟粒样结节和双侧少量胸腔积液。

或食管憩室牵拉食管致食管摄影显示食管狭窄或移位。

（2）CT：CT对纵隔纤维化或肉芽肿的具体细节的显示是必不可少。最常见的发现是一个局部钙化的纵隔或肺门软组织肿块，这在临床上高度提示由组织胞浆菌病引起的纤维化肉芽肿或纵隔炎（图15-5）。可能与钙化的淋巴结有关联。上腔静脉阻塞、肺静脉或动脉变窄（图15-5）及气管或支气管狭窄可以看见，这取决于累及的位置和程度。

（3）MRI：MRI可用于显示纵隔或肺门肿块与血管狭窄或阻塞。异质浸润性肿块在T1加权像呈中等强度信号，在T2加权像为多变强度信号。纤维化和钙化在T2加权像信号强度降低，而活动性炎症区域T2信号强度增加，MRI上纵隔肿块内信号强度降低可能有助于从肿瘤区分开来。MRI可替代不能接受静脉CT对比剂的患者。

（4）核医学：通气-灌注成像可显示通气或灌注

功能的降低或两者受累的程度。

（5）PET-CT：纤维性纵隔炎或纵隔肉芽肿可能导致假阳性PET-CT扫描。

（6）影像检查选择：常规胸部CT平扫和静脉注射对比剂扫描有利于发现和界定纤维化或肉芽肿、相关的钙化和血管或中央气道狭窄。薄层成像与多平面重建或虚拟支气管镜检查可能有助于确定疾病的严重程度。在食管受累情况下，食管造影可能会有所帮助，以评估蠕动和通畅并发现可能的牵拉性憩室。

典型征象

■ 胸片上纵隔增宽
■ 纵隔或肺门软组织肿块伴钙化
■ 呼吸道、上腔静脉、肺血管或食道继发性狭窄

---

6. 支气管结石症　通过组织胞浆菌病引起的钙化支气管周围淋巴结偶尔会侵蚀入气道，引起支气管结石症。最常见的症状包括干咳、咯血。较少见患者发热、寒战、阻塞性肺炎，支气管石的咳痰（咳出结石）也可能发生。

（1）X线：胸片能看到钙化淋巴结，并可能与后期阻塞性肺不张、肺炎、支气管扩张有关联。很难发现腔内的钙化淋巴结。

（2）CT：CT诊断支气管结石症与钙化支气管内或支气管周围结节相关联的梗阻征象，如肺不张、肺炎、支气管扩张（图15-6）（见第72章）。采用薄层校准和多平面重建平扫CT能准确地确定管腔内的支气管结石，并且有助于支气管镜去除结石。

（3）影像检查选择：胸部X线检查有时可发现支气管结石症，但常规胸部CT更为敏感。建议不用静脉注射对比剂例行胸部CT检查，以使支气管结石的钙化能够检测到。薄层成像和多平面重建对确定支气管结石是有必要的。准确的定位支气管结石可能有助于支气管镜取出。

特征性表现

■ 支气管钙化结节
■ 先前肉芽肿感染的迹象
■ 阻塞性肺不张或实变或两者兼有

（二）球孢子菌病 球孢子菌病（圣华金河谷热）是由两相性真菌巨细胞内的孢子菌引起。这种真菌在土壤里被发现和在美国西南部、墨西哥北部及中美洲和南美洲少部分地区流行。美国的具体流行地区包括亚利桑那州的中南部、南加利福尼亚（特别是圣华金河谷）、德州西部和新墨西哥州的部分地区。肺球孢子菌病的发病率最高是在夏末和初秋的干燥土壤时。感染是通过吸入真菌分节孢子或关节孢子引起的。

1. 原发性球孢子菌病（急性肺球孢子菌病） 类似于组织胞浆菌病，虽然比组织胞浆菌病出现症状更频繁，但球孢子菌大多数情况下是无症状或轻度。通常接触后1~4周出现症状，包括类似感冒的症状，如咳嗽、发热、胸痛、乏力、厌食、头痛等症状。皮疹也可

能发生。最常见的皮疹是一种弥漫性红斑皮疹叫做中毒性红斑，有10%~30%的患者发生。约5%的患者发展成结节性红斑或多形性红斑。这些皮疹可能与关节痛和轻度结膜炎相关，术语称为复杂性谷热病。这种感染通常有自限性，3~6周自愈。

（1）胸片：胸片可能有各种非特异性的表现。最常见的表现包括单个或多个病灶的气腔实变。单个或多个结节也可能发生，结节内会有空洞和液气平面。肺门或纵隔淋巴结肿大发生的病例约20%，通常与肺实质的表现（图15-7）相关联。胸腔积液比较少见，可在10%~20%的患者会出现从胸膜下病灶连续扩散。X线表现通常完全消散。支气管或气管受累少见。

（2）CT：胸部CT可用于显示一些胸片显示不佳

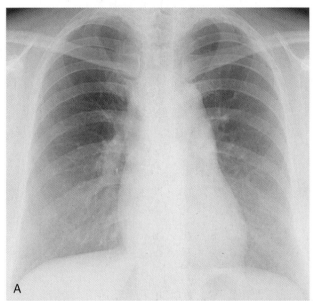
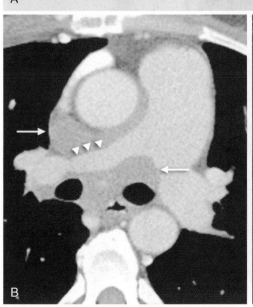
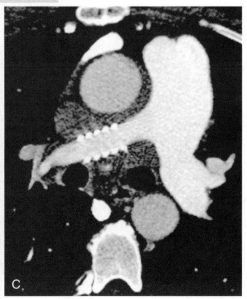

图15-5 纤维化纵隔炎。一位42岁女性患者有呼吸困难加重和12年前由于继发于组织胞浆菌病的纵隔纤维化而行左无名静脉至右心房旁路管。A. 后前位胸片显示纵隔增宽和胸骨切开术。B. CT显示纵隔肿块（箭）周围和右肺动脉变窄（箭头）。C. 随访CT显示右肺动脉血管支架置入后改善了血管狭窄。患者的呼吸困难在支架置入后立即好转。

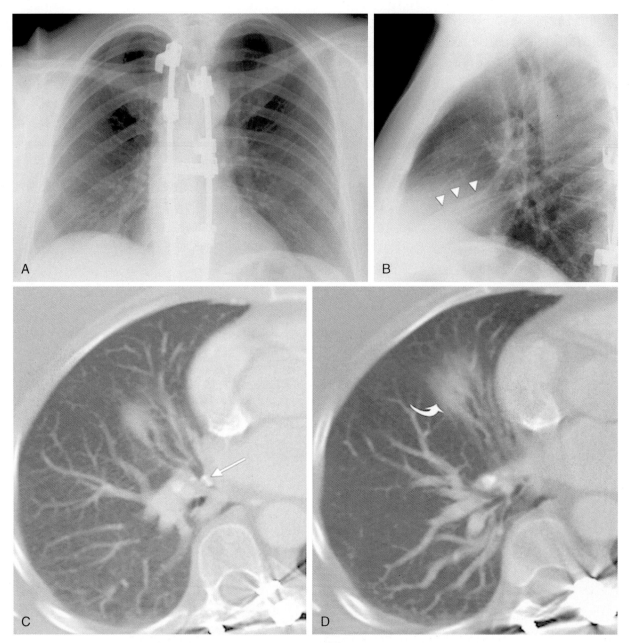

图15-6 支气管结石症。一位51岁女性有咳嗽和反复右肺中叶肺炎。后前位胸片（A）示出浅浅的吸气相透光区，而侧位片（B）显示了右肺中叶肺不张（箭头）。C. 5 mm层厚的CT扫描显示在右中叶支气管的小钙化支气管结石（箭）。D. 由后到前的CT检查显示右肺中叶不张（弯箭）。支气管镜下切除该支气管结石3天后症状完全缓解。

的肺小病灶的形态。结节或实变可以看出。有一些相关联的卫星结节（图15-8）。

（3）PET-CT：类似于其他感染的球孢子菌病可能会导致假阳性PET-CT扫描。

（4）影像检查选择：胸部X线检查是最常见的检查方法。胸部CT对诊断不确定的或患者没有达到预期的改善，或者出现并发症的患者是有帮助的。胸部CT也可显示胸片不能显示的卫星结节。

典型征象

■ 单一或多发病灶的实变或结节
■ 可发生空洞（气蚀）
■ CT上显示卫星病灶

2. 慢性或持续性肺球孢子菌病　约5%的原发

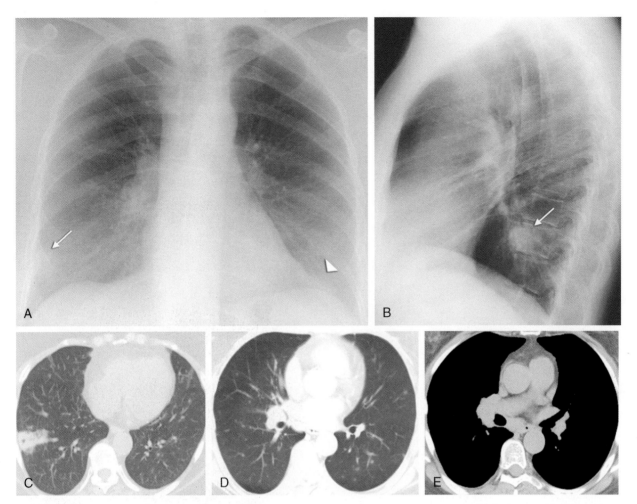

图15-7 播散性球孢子菌病。一位50岁女性在亚利桑那州度假时出现皮疹、乏力、咳嗽、发烧、头痛等症状。后前位（A）和侧位（B）胸片显示右肺下叶3 cm的结节（箭）和肺门淋巴结肿大及左下肺单发的小结节（A，箭头）。C. CT显示右下肺一个边界模糊的巨大空洞，内可见支气管充气征。C和D. 两肺散在几个小结节。E. 软组织窗显示右侧肺门及隆突下淋巴结肿大。脑脊液血清学阳性的球孢子菌病。

性球孢子菌病病例转为慢性。这种感染通常仍然是无症状或轻微的，但可能发展成重症肺炎伴发热、咳嗽、盗汗、咯血。

（1）胸片：最常见的影像学表现是空洞，通常是上肺叶薄壁单发的（图15-9）。空洞可能成为二次感染，或可能会破入胸膜腔，并可能导致胸腔积液、脓胸或气胸。另一种影像学表现包括单一或较少见，多发的肺结节。结节或肿块的直径是5~50 mm，且位于肺外周。这些可能难以与支气管癌或转移性疾病相鉴别。

（2）CT：18例慢性球孢子菌病的回顾性分析显示，最常见的CT表现是肺外带直径10~20 mm的单发结节。局灶性磨玻璃影和局部实变不太常见。结节最常见的是均匀密度影，但中央密度低，空洞或钙化也可发生（图15-9）。由于肉芽肿性炎症或出血，

其中一些结节周围有磨玻璃影（CT晕征）。

（3）PET-CT：类似于其他感染的慢性球孢子菌病可能导致假阳性PET-CT扫描。

（4）影像检查选择：胸部X线检查是常规检查，但胸部CT对显示病变和慢性球孢子菌病的并发症更敏感。CT最有助于监测治疗的效果。

典型征象

- 孤立性结节或空洞，通常壁薄
- 肺上叶外带

（三）北美芽生菌 北美芽生菌病是由吸入无性繁殖产生的孢子或皮炎芽生菌两相热型真菌的分生

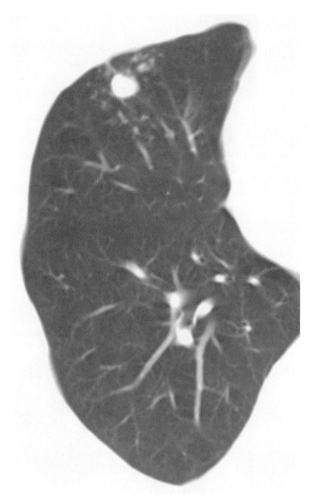

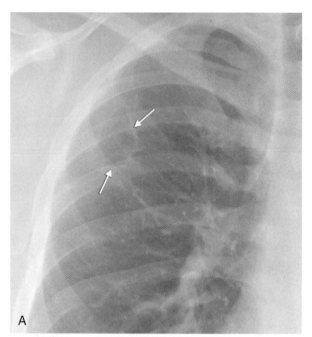

图15-8 球孢子菌病。一位64岁无症状的亚利桑那州男子常规胸片发现结节。胸片(未展示)1年之前为阴性。胸部CT显示右肺中叶一个13 mm的结节,周围见微小卫星结节包围。手术切除证实是干酪性肉芽肿和球孢子菌病。

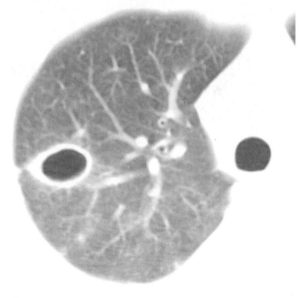

图15-9 慢性球孢子菌病。一位有慢性排痰性咳嗽的33岁男性在美国亚利桑那州度假时发生急性胸痛。胸片(A)及CT扫描证实(B)右肺上叶呈3.3 cm薄壁空腔(箭)。从痰及支气管灌洗液培养出球孢子菌。

孢子引起的。这个名字的使用不恰当,因为这种疾病在非洲、中美洲和南美洲确实有流行地区性,但最常见于北美。在北美,流行地区包括中南部和东南部美国沿俄亥俄、密西西比河流域,中西部各州和沿大湖加拿大各省,纽约和加拿大沿圣劳伦斯河部分。真菌遍布在富含有机碎屑林区温暖湿润的土壤里。

　　类似于组织胞浆菌病和球孢子菌病,芽生菌病可无症状或引起轻微的流感样症状。更常见的是,它表现为急性肺炎伴发热、咳嗽、胸痛、关节痛和肌痛。诊断往往会延误,因为它的临床和影像学表现无特异性且可变,而且经常与很多常见病类似。皮肤可能会发生损伤有助于提高诊断的准确性。这其中就包括隆起的疣状病变、结痂和引流或明显的溃疡性病变形成的不规则边界,边缘隆起和渗出液底部。

　　1. 胸片　胸片表现是多种多样的和非特异性的,其中包括实变、肿块、结节、空洞以及间质性改变。上叶经常发病。病变往往类似于社区获得性肺炎,如果病变进展或很难定性,应高度怀疑肉芽肿性感染。最常见的表现是斑片状或融合性气腔实变,往往造成边界不清和支气管充气征,通常段或亚段比叶更常见。下一个最常见的表现是肺内肿块或团块,其界限清楚、光滑或不规则的边缘和直径3~10 cm。这可能会

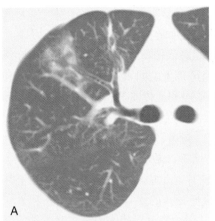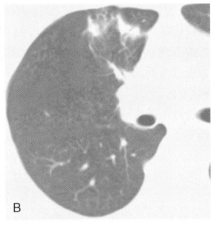

图15-10 芽生菌病。一位41岁男性患者有肌痛、发烧和疲劳症状。CT扫描示右上肺叶模糊结节影（A）和小片状实变（B），伴有支气管充气征。支气管灌洗液证实皮炎芽生菌。

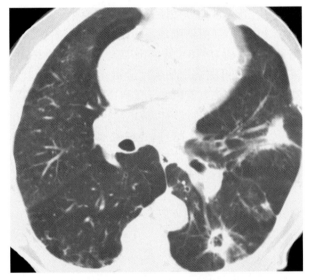

图15-11 芽生菌病。一个80岁的糖尿病患者有严重慢性咳嗽伴痰中带血。CT显示左肺下叶一个2.5 mm不规则性空洞结节和一个9 mm结节。另外舌叶见一个不规则的2.5 mm的结节。血清学检查芽生菌阳性。

与支气管肺癌混淆。空洞发生于11%~37%的病例。间质性改变通常是弥漫性和双肺的，结节不常见。淋巴结肿大是罕见的。胸腔积液通常少见，21%的病例可能发生。可能会出现不伴胸腔积液的胸膜增厚。很少见芽生菌可以侵袭性的跨组织引起胸腔积液、胸壁肿块、肋骨糜烂和皮肤瘘。

2. CT　在16例肺芽生菌病的CT表现研究中，最常见的是肺部肿块（88%），其中经常含有支气管充气征。其他常见的表现包括直径小于2 cm的结节（75%）、肺门肿大（75%）、卫星病灶（69%）和实变（56%）（图15-10，图15-11）。不常见的表现包括淋巴结肿大（25%）、胸膜增厚（25%）、胸腔积液（13%）和空洞（13%）。实质性病变或淋巴结肿大偶尔钙化（25%和44%）。

3. PET-CT　由于可以与其他感染伴行发生，所以北美芽生菌病可能会导致PET-CT扫描假阳性。

4. 影像检查选择　胸片有助于发现疾病，但胸部CT对显示病变和可能出现的并发症更敏感。配套使用胸片和CT是监测治疗效果有帮助。

典型征象

■ 影像学表现多样性和非特异性
■ 实变、肿块、结节、空洞或间质性改变
■ 可类似于社区获得性肺炎或支气管癌

（四）曲霉菌病　曲霉菌是一个无处不在的机会性感染菌，已经在土壤中、腐烂的有机物，甚至在撒哈拉沙漠的沙子中被发现。曲霉菌大约有200种，但只有少数引起曲霉菌病。最常见的是烟曲霉，其次是黄曲霉和黑曲霉。曲霉属感染可能表现在临床和影像学不同的模式：腐生曲菌病（曲菌）；过敏性支气管肺曲霉病；半侵袭性曲菌病；气道侵袭性肺曲霉病；侵入血管的曲霉病。

1. 腐生曲菌病（曲菌球）　曲霉菌感染最常见的形式是一个曲菌肿，也被称为真菌球或曲霉肿。它是由真菌菌丝体、炎性细胞、纤维蛋白、黏液和组织碎片构成，通常在一个已经存在的空腔内形成。其他真菌可能引起曲霉肿，但曲霉菌是最常见的原因。先前存在的肺部空洞可能是由于许多原因导致的，如结核、结节病、气肿性肺大疱、支气管扩张、强直性脊柱炎、支气管囊肿、肿瘤、梗死或空洞型感染。在临床上，患者可无症状或有轻度咯血。严重咯血也可能发生。

（1）胸片：典型的影像学表现是上叶圆形或椭圆形位于空洞内的肿块，肿块周围见新月形气体影（空气新月征)(图15-12,图15-13)。肿块可随着患者的体位在空腔内自由移动。邻近胸膜增厚。胸膜增厚比空腔中形成菌球早3年。偶尔,看不到空气新月征,因为它可能会太小不能被胸片显示或者曲菌完全填满了空洞。空洞内偶尔可包含液气平面。

(2)CT:在CT上可见曲霉肿内的钙化密度增加影。CT可以显示胸片上由于太小而不能显示的空气新月征。CT也可显示形成中的曲霉肿,如真菌叶状发展至腔壁或彼此相交以形成空腔之内的海绵状不规则块(图15-14)。

(3)影像检查选择:虽然胸片可检出部分曲菌球,但胸部CT可显示胸片未检出的曲菌球。因此,胸部CT是用于诊断和监测治疗的首选。

典型征象

■ 上叶空洞内的圆形肿块
■ 肿块周围新月形气体影(空气新月征)
■ 肿块可移动
■ CT上示叶状体或海绵状外观

---

2. 过敏性支气管肺曲菌病 过敏性支气管肺曲霉病是对曲霉抗原过敏反应的结果。估计发生在7%~14%皮质类固醇依赖型哮喘患者和6%的囊性纤维化患者。呼吸道寄生的曲霉菌引起持续性炎症和纤维化,这可导致段和亚段支气管扩张、黏液嵌塞和实质瘢痕。过敏性支气管肺曲菌病通常是由于喘息、咳痰褐色黏液栓、胸痛、发烧而被临床怀疑。影像学和血清学检查可明确诊断。

(1)胸片:胸片显示中心性支气管扩张,如上叶中央支气管节段性分布的平行线或环形阴影和管状的、均匀的指状软组织密度影代表中央扩张支气管黏液嵌塞(图15-15),黏液嵌塞可能是短暂的或可能持续数月。在急性期可见肺实变和容积缩小。

(2)CT:CT更清晰地显示中心性支气管扩张和黏液嵌塞(图15-16)(见第68章)。约30%的患者,嵌塞的黏液可能会增加密度或钙化(图15-15)。黏液嵌塞可引起支气管阻塞导致胸片或CT远端肺不张或实变,尽管侧支气流可以防止这些发生。

(3)影像检查选择:胸片或胸部CT可用于评价变应性支气管肺曲霉菌病。胸部CT可显示出更多的细节,诸如黏液栓的密度增加影,这可能有助于诊断。

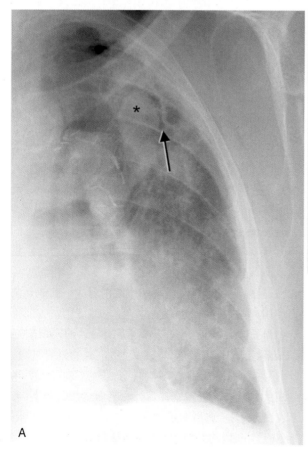

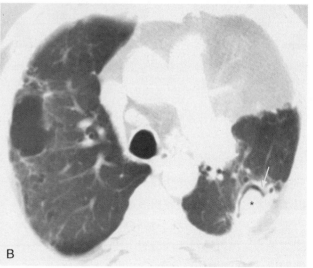

图15-12 曲菌球。一位68岁男性有大泡性肺气肿和咯血。6年前因曲菌球行左上肺叶切除。A. 胸片近视图显示左上肺结节(星号)伴周围新月形气体包绕(箭),这被称为空气新月征。B. 5 mm的轴位CT扫描显示左上肺空腔内的软组织结节(星号)与空气新月征(箭)和右上肺肺气肿。

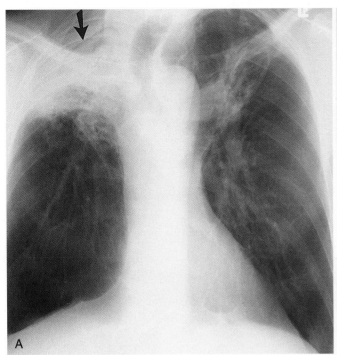

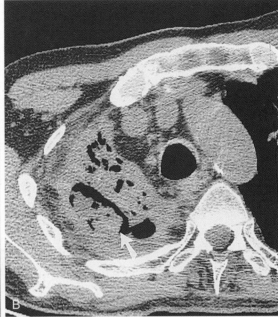

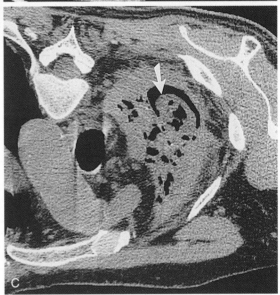

图15-13 含有空气新月征和位置不固定的曲菌球。一名65岁的男子以往有肺结核咯血症状。A. 后前位胸片示肺上叶广泛性瘢痕。右上肺叶可见曲霉肿和空洞壁(箭)之间的空气新月征。明显的胸膜增厚包围着含有曲菌球的空洞。患者仰卧位(B)和俯卧(C)的高分辨率CT扫描显示,尽管曲霉肿很大,但它的位置是不断变化的,可见广泛性支气管扩张和明显的胸膜增厚。通过纤维支气管镜可以重新发现烟曲霉菌。(引自 *Müller NL, Fraser RS, Colman NC, et al. Radiologic Diagnosis of Diseases of the Chest. Philadelphia, Saunders, 2001.*)

平扫CT检查能更好地发现黏液栓钙化。高分辨率的图像有助于评估支气管扩张。

典型征象

- 中心性支气管扩张
- 指套征或管状混浊影符合黏液嵌塞的影像表现
- CT上黏液嵌塞增加的衰减影或钙化

3. 半侵入性或慢性坏死性曲霉病 半侵入或慢性坏死性曲霉病主要发生在患有慢性肺部疾病的患者,如慢性阻塞性肺病,或免疫系统轻度抑制的患者,如慢性消耗性疾病、糖尿病、营养不良、酗酒、高龄或长期皮质激素治疗,或者这两种情况的患者。症状包括慢性咳嗽、发热、乏力、呼吸困难和咯血。

(1)胸片:胸片常显示段或肺叶实变,结节或肿块少见。常发生于上肺,病变可能是多处或双肺。数个星期到数个月发展为空洞。空洞内可含有软组织,诸如曲霉肿,并且可以具有相关联的胸膜增厚。感染可延伸到胸壁或纵隔。

(2)CT:类似于胸片,CT最常出现实变。结节或肿块少见。在CT上,结节通常边界不清,空洞壁通常不规则且直径为1~4 cm。

(3)PET-CT:如同所有的感染,半侵入性曲霉病

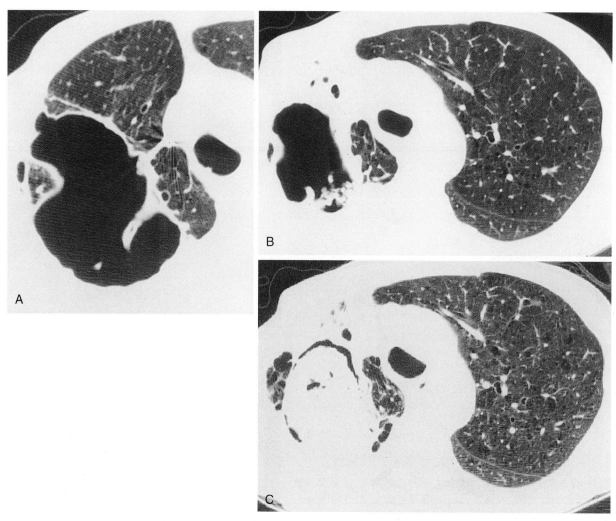

图15-14 随着时间的推移而形成和生长。一位既往有右乳房切除术和右上肺叶切除术的59岁女性患者表现为咳嗽和体重减轻。A. 右肺高分辨率CT扫描显示右肺下叶背段的一个大囊性病变,有支气管扩张的证据,没有其他异常发现,所有培养均为阴性。B. 18个月后的高分辨率CT扫描显示在囊性病变的相关部分有少量的软组织,囊壁厚度增加,患者的右肺有广泛支气管扩张症和瘢痕形成。四年后,患者出现咯血。C. 高分辨率CT扫描显示空腔内的大曲霉肿。纤维支气管镜发现烟曲霉。(引自 *Müller NL, Fraser RS, Colman NC, et al. Radiohgic Diagnosis of Diseases of the Chest. Philadelphia, Saunders, 2001.*)

也可能会导致PET-CT扫描假阳性。

(4)影像检查选择:胸片对显示病变是有帮助的,但CT能更好地显示病变,并且在监测治疗效果和评估可能出现的并发症方面(如纵隔或胸壁侵犯)应为首选CT。

典型征象

■ 慢性病患者或长期激素治疗的患者
■ 上叶的实变、肿块或结节在几个星期到几个月内发展为空洞

---

4. 气道侵袭性曲霉菌病 气道侵袭性曲霉病的

特点是曲霉菌存在于深层气道基底膜。它常发生于中性粒细胞减少和艾滋病患者。它引起的疾病包括急性气管支气管炎、细支气管炎和支气管肺炎。

(1)胸片:气管支气管炎的影像学表现可能是正常的或有可能气管或支气管壁增厚。毛细支气管炎可能会导致边界不清的小结节,而支气管肺炎可能会导致肺实变(图15-17)。通常病变存在于双肺。

(2)CT:细支气管炎患者CT检查可以看到小叶中心结节和分支线状或结节状区域与树芽征(图15-18)。支气管肺炎可能会导致支气管周围分布区域的实变(图15-17)。可见支气管扩张。病变通常为双侧。气管支气管炎可看到气管或支气管壁增厚。

(3)影像检查选择:胸片对发现疾病和监测治疗效果有帮助,但高分辨率CT图像可发现细微的病变,

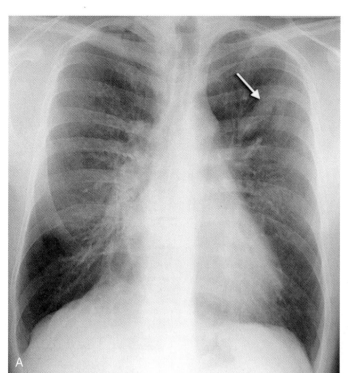

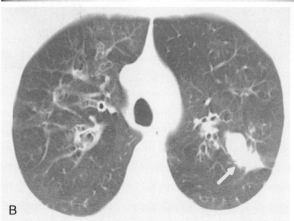

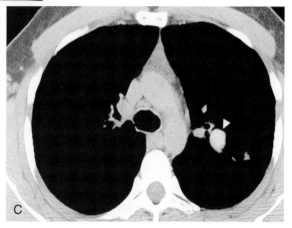

图 15–15 过敏性支气管肺曲菌病。一位31岁男性患者有哮喘、肺炎反复发作以及咳褐色黏液栓病史。A. 胸片显示两肺中心性细支气管扩张和左上肺管状不透明软组织（箭）。B. CT检查证实双侧中心性细支气管扩张和左肺上叶黏液栓（箭）。C. 软组织窗显示，黏液嵌塞由于钙化（箭头）而有轻度密度增加影。

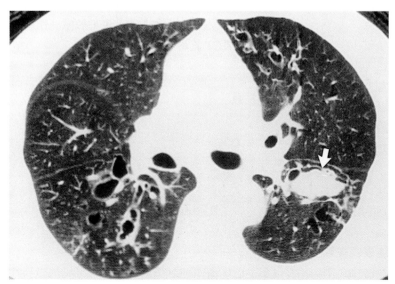

图 15–16 过敏性支气管肺曲菌病。高分辨CT扫描显示中心性支气管广泛扩张。黏液嵌塞（箭）位于左下肺叶的背段扩张的支气管内。（引自 *Müller NL, Fraser RS, Colman NC, et al. Radiologic Diagnosis of Diseases of the Chest. Philadelphia, Sounders, 2001.*）

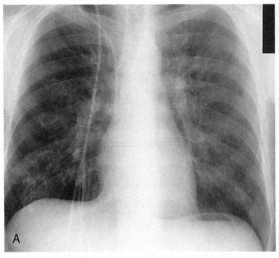

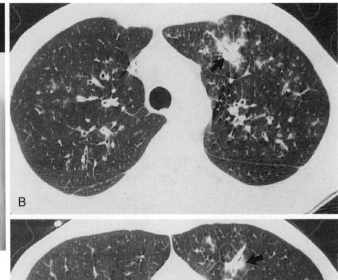

图15-17　一位36岁男性因基因骨髓移植后发热及咳嗽。A. 胸部正位片显示双侧边界不清的结节影。B、C.高分辨率CT扫描显示支气管周围分布的实变影（箭）和小叶中心结节。支气管肺炎的特征性表现。支气管活检结果显示烟曲霉和肺炎。（引自 *Müller NL, Fraser RS, Colman NC, et al Radiologic Diagnosis of Diseases of the Chest. Philadelphia, Saunders, 2001.*）

如小叶中心结节、支气管扩张、气管、支气管管壁增厚。

典型征象

- 通常是中性粒细胞减少或艾滋病患者
- 非特异性表现包括气道壁增厚、小叶中心结节或实变。
- 常为双侧性

5.血管侵袭性曲霉菌病　侵入血管性［壁］曲霉菌病主要影响严重免疫功能低下的患者，如艾滋病患者、血液系统恶性肿瘤（特别是白血病）以及骨髓移植患者。它是通过菌丝的入侵导致血管的梗死和坏死引起的。临床特点是出血性支气管肺炎、发热、咳嗽、呼吸困难和胸痛。

（1）胸片：胸片显示非特异性片状、亚段、节段性或叶区的实变或多样性、边界不清的结节影（图15-19）。空洞通常发生且可见空气新月征。

（2）CT：CT通常显示结节或肿块可能被磨玻璃晕（CT晕征）或胸膜下的楔形实变区（图15-20，图15-21）所包围。晕征是由坏死性真菌感染的肺组织结节或肿块的周围出血引起的。许多疾病过程（如念珠菌感染、韦格纳肉芽肿、卡波西肉瘤和出血性转移）可能会导致晕征，但在正确的临床诊断下它高度提示侵入血管侵袭性曲霉病。结节或肿块可能随后发展为空洞或空气新月征。

（3）影像检查选择：在适当的临床情况，有异常的胸片很可能需要行标准胸部CT扫描。后者对检测侵入血管侵袭性曲霉菌（如晕征）更为敏感。用胸片和间歇性胸部CT监测治疗的效果。

典型征象

- 严重免疫功能低下
- 非特异性斑片状或肺叶实变或多样的边界不清的结节影
- 空洞通常发生
- CT晕征

（五）念珠菌　肺念珠菌病是一种罕见的机会性

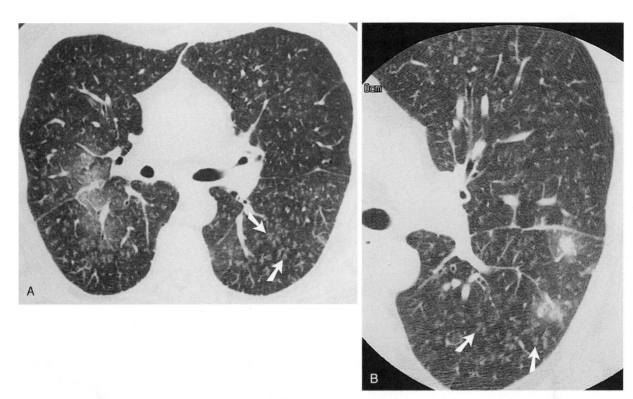

图15-18 曲细支气管炎和支气管肺炎。A. 高分辨率CT扫描显示右肺和双侧边界不清的小结节影和磨玻璃影。B. 左肺的高分辨率CT扫描能更好地显示小结节和分支影(箭),并能显示细支气管炎的小叶中心分布特征。可见左肺下叶实变区。开胸肺活检示曲霉菌细支气管炎和支气管肺炎。该患者为一名52岁的骨髓移植者。(引自 Müller NL, Fraser RS, Colman NC, et al. *Radiologic Diagnosis of Diseases of the Chest. Philadelphia, Saunders, 2001.*)

感染,通常是由白念珠菌引起,较少由热带念珠菌和克柔念珠菌引起。念珠菌是一种普遍存在的人类腐生菌,通常存在于胃肠道、口咽、阴道和皮肤。呼吸道感染通常是内源性念珠菌过度生长导致的,但可能会发生医院内感染。症状包括发热、呼吸急促、胸痛、咳嗽、咳痰。

1. 胸片 胸片检查常见非节段性、节段性或肺叶实变,这些特征单侧比双侧更常见。可表现为间质增生及结节影(图15-22),胸片或CT显示18%~25%的患者有胸腔积液。

2. CT 最常见的高分辨率CT表现为结节,其次是实变和磨玻璃影(图15-23)。该异常在肺内没有好发区域(即上,中或更低),虽然Franquet和他的同事称,结节最常见于肺底,范围为3~30 mm,并且不规则或边界清楚少见。结节的分布可能是小叶中心型或随机的或有树芽征。约30%病例的结节有磨玻璃晕环(晕征)。磨玻璃影随机分布且与其他实质异常同时发生。念珠菌是足分支菌病的一种少见原因。

3. PET/CT 类似于其他的感染,念珠菌可引起PET/CT扫描假阳性。

4. 影像检查选择 在适当的临床环境下,胸片和

标准胸部CT扫描互相补充可用于检测肺念珠菌病和监测治疗反应。胸部高分辨率CT在检测和确定小结节和磨玻璃影方面更敏感。

典型征象

- 结节或实变或两者均有
- 可能有磨玻璃影
- CT在高分辨率CT上呈小叶中心或随机分布的结节
- CT示晕征

(六)隐球菌病 隐球菌病由新型隐球菌引起,新型隐球菌是一种薄壁、无菌丝、芽孢被封闭在酵母内的真菌。它可在世界范围内一些特定鸟类的排泄物内找到,包括鸽子、金丝雀和鹦鹉。通过吸入隐球菌微粒感染。免疫功能不全的患者,像AIDS患者、恶性血液病、类固醇激素治疗者或器官移植患者都有感染风险。免疫功能正常的个体很少感染。患者可能没有症状或有肺炎的症状,像发热、胸痛、咳嗽、咳

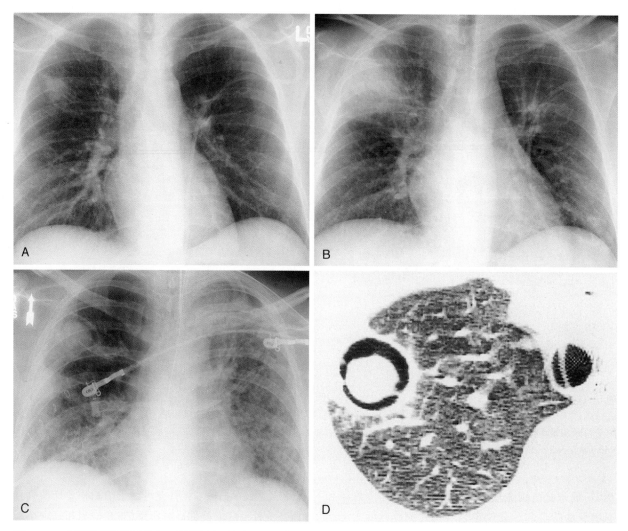

图15-19 血管侵袭性曲霉菌病—进展期的X线表现。一位23岁的急性白血病患者出现发热和咳嗽。正位胸片（A）显示右上肺叶圆形实变影，其中1周后（B）病变进展迅速。次日，患者接受开胸肺活检，结果显示肺出血，但未发现任何微生物。正位胸片活检2周后（C）和高分辨率CT扫描（D）后显示右肺上叶边缘光滑的空洞内见软组织致密影。CT引导下进行重复活检确诊为侵袭性曲霉病，本病例中，腔内的软组织肿块代表坏死的肺（死骨）。（引自 *Müller NL, Fraser R5, Colman NC, et al. Radiologic Diagnosis of Diseases of the Chest. Philadelphia, Sounders, 2001.*）

痰和体重减轻。

1. 胸片　胸片常表现为单一或多发结节或肿块，直径在5~40 mm，边界清晰或不清。结节可有空洞。常可见肺叶或段的实变。也可发生淋巴结肿大或胸腔积液。血行播散可见粟粒样结节。免疫功能正常的患者常只表现为单一或多发结节，很少出现实变、空洞、淋巴结肿大或者胸腔积液。

2. CT　一项关于7例免疫功能不全和4例免疫功能正常患者CT表现的研究发现，两者没有区别。这项研究发现，CT最常见的表现是单个或多发肺结节，边缘多变，直径6~20 mm（图15-24）。在该研究中，肿块发生率为36%。实变、胸腔积液、淋巴结肿大和磨玻璃影不常见。研究证实只有免疫功能正常的患者才表现为单一或多发结节。

3. PET-CT　和其他感染一样，肺隐球菌可导致PET-CT扫描的假阳性。

4. 影像检查选择　胸部X线片和断层标准的胸部CT有助于发现疾病和检测对治疗的反应。

典型征象

■ 单个或多发结节或边缘多变且有空洞的肿块。
■ 可有实变、淋巴结肿大或胸腔积液。

（七）接合菌病　接合菌病（毛霉菌病，澡菌病）

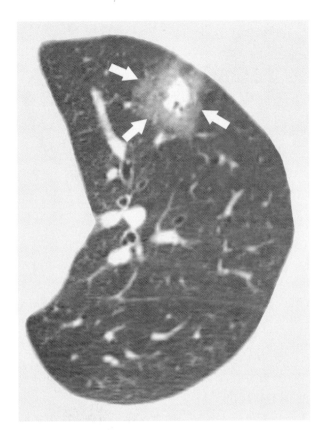

图15-20 侵袭性肺曲霉菌病CT上显示晕征。左肺高分辨率CT扫描放大视图显示结节的周围有磨玻璃影(CT晕征,箭)。该患者是一名33岁男性,他患有急性白血病、严重的中性粒细胞减少和侵入血管(壁)的肺曲霉菌病。

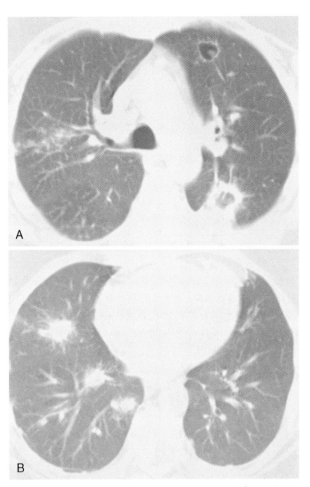

图15-21 血管侵袭性曲霉菌病。一名65岁的男性白血病患者有咳嗽、发热症状。A. 右上肺叶支气管水平处的CT扫描显示左肺有一个厚壁空洞和一个薄壁空洞及右肺微小结节影。B、C. 全肺CT扫描显示右肺不规则结节伴周围磨玻璃影(晕征)。楔形切除术证实为侵袭性曲霉菌病。

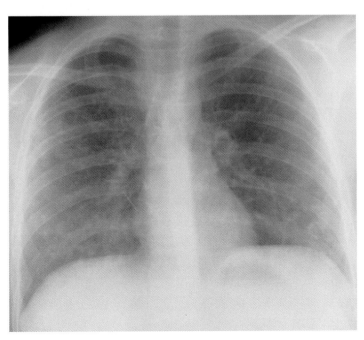

图15-22 念珠菌病。一位接受化疗的15岁男孩有发热症状。胸片示双肺多发结节伴右上肺结节群。

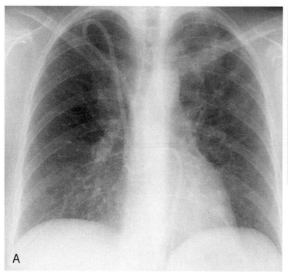
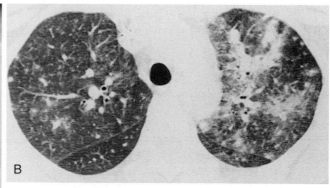

图15-23 念珠菌肺炎。A.后前位胸片示上肺边界不清的实变和结节影。B.高分辨率CT示结节大小不一,中心实变和周围磨玻璃密度影。该患者为27岁女性,骨髓移植后发生念珠菌肺炎。(引自 *Müller NL, Fraser RS, Colman NC, et al. Radiologic Diagnosis of Diseases of the Chest. Philadelphia, Saunders, 2001.*)

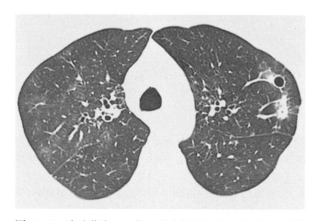

图15-24 隐球菌病。一位51岁女性患者有咳嗽、疲乏、体质虚弱症状。胸部CT示左上肺结节并有空洞和右肺磨玻璃影。也要注意双侧小结节。支气管镜检查为新型隐球菌病。

是一种不常见,但致命的机会性真菌感染。由一些真菌的亚属引起,接合菌属,特定的毛霉菌目,虫霉目。肺部感染常导致肺炎;肺梗死或大血管血栓形成导致出血;或者,很少见空洞或脓肿形成。

1. 胸片　胸片常表现为单侧或双侧进展迅速的肺组织实变。实变可形成和发展为脓肿(图15-25)。单个或多发结节通常可见且大小不一。双肺弥漫性模糊影或胸腔积液也可发生。

2. CT　CT常能见到结节或实变或者两者都有。实变通常后出现且邻近胸膜。实变影常为楔形,可有空气支气管征。结节和肿块可有中心低密度影,也可形成空洞(图15-26)。结节磨玻璃影周围可见晕环(晕征),纵隔、肺门淋巴结肿大和胸腔积液也可发生。

3. PET-CT　和其他感染相似,接合菌病可导致PET扫描假阳性。

4. 影像检查选择　胸部X线片通常在疾病早期运用,随后则用胸部CT。胸部CT和胸部X线互补,有助于发现疾病和检测对治疗的反应。

典型征象

- 免疫功能不全患者快速进展的肺炎
- 结节或实变
- 可有空洞或晕征

五、鉴别诊断

(一)临床资料　有真菌性支气管肺炎临床症状和体征的患者的主要鉴别诊断是常见的社区获得性肺炎,如由肺炎链球菌感染引起的。对抗生素治疗无明显反应增加临床怀疑性,同时有发病区暴露史临床病史,有潜在肺疾病,或者免疫系统功能受限。淋巴结病或表现为皮肤病变(球孢子菌病,芽生菌病)有助于与社区获得性肺炎相鉴别。

(二)辅助诊断技术　胸部X线片和CT发现各种真菌感染有很大程度的重叠,这就是为什么临床病史很重要。区别真菌生物体的特征,直视观察或者从痰液、组织及其他感染物(如,支气管灌洗液)进行真菌培养,血清学检查,或者酶免疫分析等都有助于诊断。

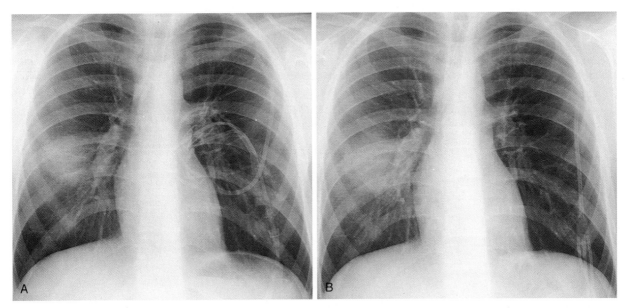

图15-25 接合菌病（毛霉菌病）。A. 胸部后前位胸片示右肺下叶背段的圆形实变影。B. 第二天的胸片示实变影明显增大。由于患者严重的临床表现行右肺下叶切除。大量的侵入血管性毛霉菌导致出血性坏死。该患者为15岁男孩，患有急性白血病，化疗后并发严重的中性粒细胞减少症。（引自 *Dr. James Barne, University of Alberta Hospital, Edmonton, Canada. From Müller NL, Fraser RS, Colman NC, et al. Radiologic Diagnosis of Diseases of the Chest. Philadelphia, Sounders, 2001.*）

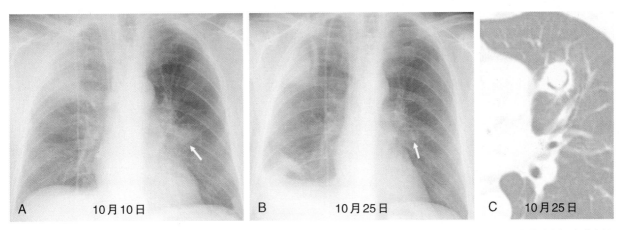

图15-26 接合菌病。一位58岁中性粒细胞减少症男性经过化疗后出现急性髓系白血病，发热1个月，最近咳嗽时右侧胸膜炎性胸痛。A. 胸片示右上肺楔形实变影和左肺17 mm结节影（箭）。B. 15天后胸片示实变影形成空洞且含有肿块样影伴周围新月状气体影。左肺结节缩小（箭）。右侧出现胸腔积液。C. CT扫描示左肺结节出现空洞。右上肺肿块切除6天后组织培养为接合菌病，随后左肺结节也被切除。

六、治疗方案概要

（一）药物

- 预防：在高危险病区戴面罩或口罩，避免和高危险患者直接接触，甲醛溶液喷洒在分生孢子活动前使其失活。
- 无需治疗：大多地方感染时无症状，呈自限性。
- 抗真菌药物治疗：为流行性感染症状3~4周后无改善或者少数严重的机会性感染时（如伊曲康唑、氟康唑），病情严重的患者（如两性霉素

B），有助于纵隔肉芽肿病或纵隔纤维化（组织胞浆菌病）。

- 类固醇激素：有助于发生严重感染伴低氧的患者。

（二）外科手术

- 血管内支架置入：可能有助于纵隔纤维化（组织胞浆菌病）导致的上腔静脉或肺动脉梗阻。
- 血管造影栓塞术-可减轻肺出血（血管侵袭性曲霉菌、足分支菌病）

- 手术切除：有助于对抗真菌药物无反应的纵隔肉芽肿（组织胞浆菌病），但对纵隔纤维化切除的高死亡率和低效果仍存在争议。足分支菌病切除术（如曲霉菌肿，接合菌病）。

医生须知

- 有发病区旅游及居住史是重要的诊断依据。
- 潜在肺疾病的了解、类固醇激素使用和免疫功能状态对诊断很重要。
- 真菌流行性肺炎和社区获得性支气管肺炎很相似。
- 疑有支气管真菌性肺炎时对典型抗生素治疗没有反应。
- 淋巴结病有助于区别真菌感染和社区获得性肺炎。
- 相关的皮肤损害可能伴随球孢子菌病或芽生菌病发生。
- 真菌感染和支气管肺癌或转移瘤很相似。
- 感染（包括真菌引起的感染）可导致PET扫描假阳性

要点

- 真菌流行性肺炎通常感染健康个体。
- 机会性感染趋向于那些免疫功能受抑、有慢性病或者潜伏肺疾病的患者。
- 病史在诊断真菌感染时很重要。
- 感染症状可能到患者离开感染区后才表现出来。
- 真菌流行性感染的典型表现为无症状或轻微的且有自限性。
- 真菌流行性感染的影像学表现多样性，并可能与社区获得性肺炎，转移瘤及支气管肺癌相似。
- 曲霉菌感染多样性的影像学表现取决于患者体质。

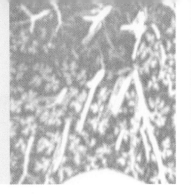

第16章

支原体肺炎

Nestor L. Müller and C. Isabela S. Silva

一、病因学,发病特点及流行病学

支原体是一种生长在细胞外、没有细胞壁的细菌,是最小的独立生物体,可以在人工介质中培养。尽管有和其他细菌一样的生物属性,但它的体积小、无细胞壁和遗传学特点可将其与其他细菌区别,从而被认为是一个独立菌种。人类最常见的病原体是肺炎支原体。

支原体肺炎是5~20岁人群最常见的社区获得性肺炎,占到成人肺炎的10%~15%。流行病学发现此病易发生于生活封闭的人群,如大学生、囚犯和驻防部队等,同样也可发生于单亲家庭。在温热带地区感染发生可以持续一年,高峰期在秋季和冬季早期出现。

二、临床表现

支原体感染开始通常伴有轻微的发热,咽痛,咳嗽,头痛和不适。咳嗽最初为干咳,但可逐渐出现气道黏液分泌或脓痰形成出现。广泛的肺炎可能会导致呼吸短促。约25%的患者会出现肺外表现,如鼓膜炎、脑膜脑炎、血小板减少性紫癜、溶血性贫血、心包炎、心肌炎和皮疹,同时伴随着高热、口腔炎和眼炎(Stevens-Johnson syndrome,史蒂文斯-约翰逊综合征)。

尽管绝大部分患者会完全康复,但也有很少的患者,尤其是儿童,会发展成为支气管扩张和闭塞性细支气管炎,有时会出现一侧肺透亮度增加(Swyer-James-McLeod syndrome)。韩国和美国四家大学医学中心在20世纪90年代的一项对31例闭塞性细气管炎患儿的临床和放射学表现回顾性分析发现,大约30%的韩国患者和20%的美国患者继发于肺炎支原体肺炎。

三、病理生理学

支原体肺炎的传播通常是通过咳嗽产生的飞沫发生,肺部最主要的改变为细支气管炎。细支气管壁炎性浸润和嗜酸性粒细胞渗出为细支气管炎的特征。邻近肺实质浸润会同时出现支气管血管炎、小叶和节段性炎症。不典型组织学表现包括弥漫性肺泡损伤、机化性肺炎、闭塞性细支气管炎和支气管扩张。

四、影像学表现

(一)胸片 最常见的影像表现包括一侧或双侧片状、小结节样或网状结节样模糊阴影(图16-1,图16-2,图16-3)。影像改变多见于下肺野,肺门淋巴结增大在成年人少见,但大约30%儿童患者可见肺门淋巴结增大。继发胸腔积液一侧多见,一般为少量。

Reittner和同事回顾性分析了28例肺炎支原体肺炎患者的胸片表现,发现最常见的表现为实变阴影,这一表现发生率为24/28(85%)。发生单侧者占17例,双侧者占7例;段性分布占9例,非段性分布占15例。肺炎实变多发生于下肺,占到16/24(67%);发生于肺中野5例(21%);肺上野占到3例(13%)。第二常见的表现为2~10 mm大小的结节影14例(50%)。较少见的表现是支气管血管周围间质增厚(5例)和条状阴影(3例)。28例患者中3例(11%)仅仅表现为轻度的间质性改变。其他异常表现包括2例少量胸腔积液和3例肺门淋巴结增大。

(二)CT 成人患者高分辨率CT表现主要为片状分布的小叶中央结节性、支气管分支条状模糊阴影

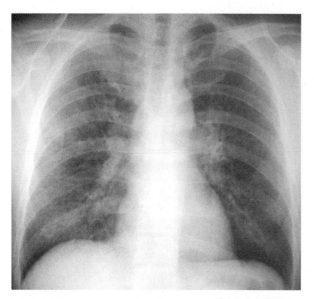

图16-1 37岁，男性，肺炎支原体肺炎患者，胸部后前位胸片，右肺见模糊的网状结节影、磨玻璃影，左肺可见模糊的结节影。

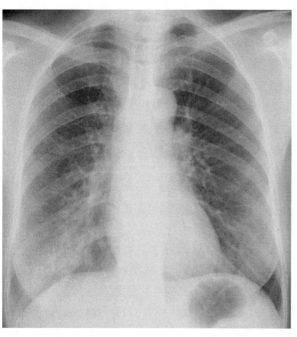

图16-2 48岁，男性，肺炎支原体肺炎患者，胸部后前位胸片，右肺下野见模糊的结节和实变影。(鸣谢 *Dr. Atsushi Nambu, Department of Radiolo, University of Yamanashi, Yamanashi, Japan.*)

（树芽征）、支气管壁增厚、小叶或段性分布的磨玻璃样和实变阴影（图16-4和16-5）。病灶倾向于一侧或双侧不对称性片状分布的，也可见弥漫性分布。病灶部位透亮度减低和血管减少与细支气管炎有关，支气管空气滞留，严重的病例出现过度气肿（图16-6）。

Reittner和她的同事对28例支原体肺炎患者的高分辨率CT资料回顾性分析后发现，最常见的CT

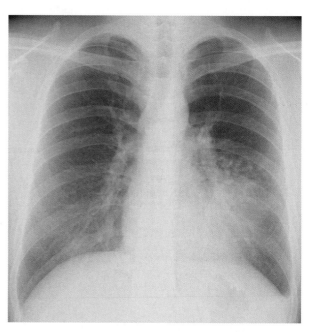

图16-3 25岁，男性，肺炎支原体肺炎患者，胸部后前位胸片，左肺舌叶见实变影和左侧少量胸腔积液。(鸣谢 *Dr. Atsushi Nambu, Department of Radiolo, University of Yamanashi, Yamanashi, Japan.*)

表现包括中央型结节影（90%）、磨玻璃样影（85%）和实变影（75%），60%病例实变改变呈小叶性分布。

Lee and Coworkers分析了16例肺炎支原体肺炎CT表现后发现青少年（<18岁）与成年人（>18岁）的表现不同。儿童肺炎实变多表现为段性和小叶性分布，80%患者出现胸腔积液，80%患者出现区域淋巴结增大。成人多见多灶性或弥漫性磨玻璃影，主要以中心性、支气管血管束旁间质和小叶性分布为主，60%病例可见小叶间隔增厚。儿童患者伴有胸腔积液的小叶性或段性分布肺炎实变CT表现与细菌性大叶性肺炎表现相似；相反，在成人患者，肺炎支原体肺炎CT表现与细菌性支气管炎合并病毒性间质性肺炎的混合表现相似。

Okada and Associates对42例肺炎支原体肺炎患者的CT表现进行分析，最常见的表现是磨玻璃样改变（93%），其次为中央型结节影（90%）和支气管壁增厚（88%）。病变主要分布在下肺野（55%），上肺野占（13%），随机分布占到（33%）。10%患者发现有胸腔积液，8%患者有淋巴结增大。

绝大部分患者完全恢复，然而，少数患者，尤其是儿童可发展成为支气管扩张和闭塞性细支气管炎。细支气管性肺炎的HRCT表现包括透亮度减低、血管束减少，支气管扩张和呼气相CT出现的支气管空气滞留。在胸片上可以看到异常实变区，病变通常涉及

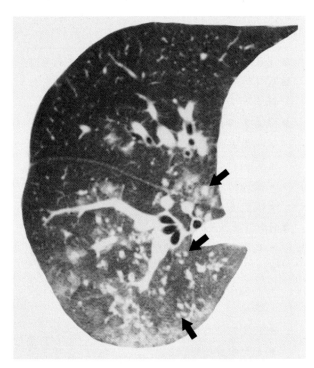

图16-4 44岁，男性，肺炎支原体肺炎患者，高分辨率CT，右肺中叶和下叶见中央型结节影和片状磨玻璃影（箭）。（鸣谢*Dr.Takeshi Johkoh, Department of Radiology and Medical Physics, Osaka University Graduate School of Medicine, Osaka, Japan.*）

两个或多个小叶。

五、鉴别诊断

　　胸片对鉴别支原体肺炎与其他类型肺炎有一定的局限性，尤其是病毒和衣原体所致的肺炎。几项研究提示支原体肺炎的某些HRCT特征比起其他肺炎更明显。最大的一项研究是Reittner和他的同事做的，他们分析了114例（58例免疫功能正常，59例免疫功能不全）细菌、支原体、病毒、霉菌和肺孢子菌肺炎的HRCT表现，发现实变出现的概率、分布和磨玻璃样影的发生率在细菌性、支原体性和霉菌性肺炎之间没有差异。24例出现磨玻璃影的支原体肺炎患者中，有11例（45%）患者磨玻璃影是小叶性分布的，而这在其他肺炎中未见。中央性结节影在支原体肺炎中更常见，有24/28（96%），而在细菌性肺炎中占6/35（17%），病毒型肺炎占7/9（78%），霉菌肺炎中占12/20（92%）（*P*<0.01）。

　　虽然CT表现加上适当的临床症状，支原体肺炎可以诊断，但CT很少用来评估社区获得性肺炎患者的病情。诊断通常基于临床表现，正常的白细胞计数，异常的胸片表现和抗体测定。大部分患者冷凝集素滴度升高（浓度>1∶32）。然而，冷凝集素并不是

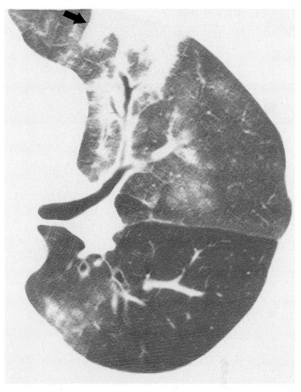

图16-5 42岁，女性，肺炎支原体肺炎患者，高分辨率CT，左肺可见片状磨玻璃影和实变影。实变阴影为小叶性肺炎，以小叶间隔为边界（箭头）。（鸣谢*Dr. Atsushi Nambu, Department of Radiology, University of Yamanashi, Yamanashi, Japan.*）

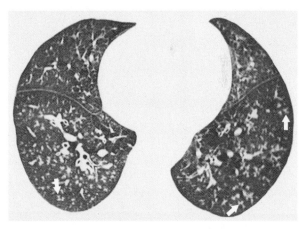

图16-6 37岁，男性，肺炎支原体肺炎患者，高分辨率CT，支气管壁增厚，双侧中央型结节影和支气管模糊阴影（树芽征）（箭头），下叶透亮度减低，血管减少，符合闭塞性细支气管炎。（鸣谢*Dr. Takesh Johkoh, Department of Radiology and Medical Physics, Osaka University Graduate School of Medicine, Osaka, Japan.*）

一个特异性诊断指标，除了支原体，大约四分之一的冷凝集素阳性是由原核生物导致的，通常是病毒。冷凝集素升高在疾病急性期诊断价值较低。支原体特异性抗体IgM的测定是一种早期诊断快捷、可靠的检测方法。

六、治疗方案概要

抗生素治疗,最常用的为四环素和红霉素或其衍生品。

医生须知

- 支原体肺炎最常见的影像学表现为一侧或双侧片状实变阴影和模糊的网状或网状结节影
- 胸片和CT鉴别支原体肺炎和其他肺炎时有一定局限性
- 大部分患者会完全康复,但有一小部分患者,尤其是儿童会发展为支气管扩张和闭塞性细支气管炎
- 20%~30%儿童闭塞性细支气管炎继发于支原体肺炎

要点

- 支原体肺炎是儿童社区获得性肺炎最常见的原因
- 10%~15%的成人社区获得性肺炎是支原体肺炎
- 胸片表现如下:
  - 一侧或双侧片状实变影
  - 模糊的小结节影
  - 模糊的网状或网状结节影
  - 病变多见于下肺野
- HRCT表现如下:
  - 双侧小叶性分布的磨玻璃样影
  - 双侧小叶性或段性分布的实变影
  - 中央小叶性结节影和支气管分支样影(树芽征)
  - 轻度的小叶间隔增厚(大约60%的病例)
  - 支气管壁增厚

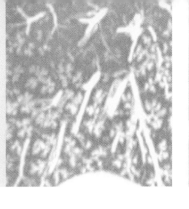

第17章

衣原体感染

Nestor L.Müller and C. Isabela S. Silva

衣原体肺炎

一、病因学,发病特点及流行病学

衣原体是生长在细胞内的细菌,只能在宿主细胞内生存,而不能在人工媒介中生长。其包括3个细菌:在婴儿,沙眼衣原体可能是肺炎的病因;在儿童和青少年,肺炎衣原体可能会导致轻度肺炎;鹦鹉热衣原体,是一种人畜共患病细菌,跟接触鸟类有关(主要是鹦鹉),这种细菌可能会导致系统性感染和肺炎(鹦鹉热)。

衣原体肺炎是社区获得性肺炎常见的原因,大约占到12%~20%。肺炎最常见于儿童和患有潜在慢性阻塞性肺疾病的成年人,如慢性阻塞性肺疾病、囊性纤维化。肺炎的发生继发于衣原体感染是在疗养院第一次提出来的,其传播方式现在还未知。

二、临床表现

临床症状包括咽痛、干咳和发热,大部分患者由于喉炎有声音嘶哑症状。临床病程从轻微、自限性疾病到严重的肺炎都有可能,尤其对于老年人和患有心肺疾病的人群。

三、病理生理学

由于感染症状比较轻微,病理特征很少有记录,痰菌培养也有一定困难且很少做。大部分患者诊断靠血清学微量免疫荧光法检查。

四、影像学表现

(一)胸片 胸片表现包括轻度的网状模糊影、结节影和段性或小叶性分布的实变影(图17-1和图17-2)。80%病例出现单发实变影,一侧或双侧多发实变影大约占到15%,大叶实变约占5%。在感染病程中,胸片异常一般从以模糊网状影为主发展为网格影和片状模糊影混合存在。一侧或双侧片状实变影与支气管炎范围一致,与肺叶或段炎症一致少见。约25%的患者可见胸腔积液,一般量较少。

(二)CT 衣原体肺炎CT表现主要包括磨玻璃影和实变影(图17-3和图17-4)。片状模糊实变影与支气管炎范围一致,单发、边界清实变影与小叶炎症相一致更多见。中央型结节影、网格影和支气管壁增厚征象与磨玻璃影和实变影混合存在较常见,但很少呈主要表现(图17-5)。约25%的患者可见胸腔积液。

五、鉴别诊断

Kauppinen和他的同事比较了衣原体肺炎和其他肺炎链球菌的影像表现,他们将患者分成三组,一组为24例血清学证实仅患衣原体肺炎的患者,一组为8例衣原体合并链球菌肺炎的患者,另一组为13例仅患肺炎链球菌肺炎的患者。结果发现,闭塞性细支气管炎在仅患衣原体肺炎患者组占21例(88%),在仅患链球菌肺炎组占10例(77%)(P=0.67);肺小叶或段性炎症实变在链球菌肺炎组占7例(29%),在衣原体组占7例(54%);在合并组,闭塞性细支气管炎与衣原体肺炎组一样常见,而肺炎实变与链球菌肺炎组一样常见。作者认为胸片不能鉴别衣原体肺炎和链球菌肺炎。

Okada and Associates分析了40例衣原体肺炎患者、42例支原体肺炎患者的临床和CT表现,发现这两个常见病原体的临床表现相似。衣原体肺炎胸部

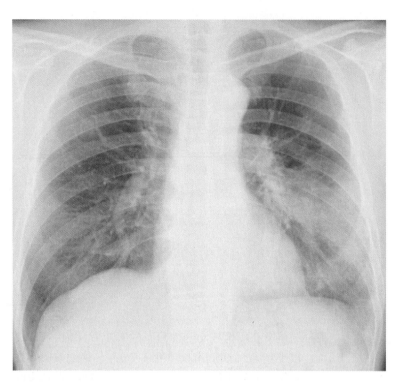

图17-1　62岁，男性，衣原体肺炎患者，后前位胸片示左下肺边界模糊的实变影和磨玻璃样影。（鸣谢Dr. Asushi Nambu, Department of Radiology, University of Yamanashi, Yamanashi, Japan.）

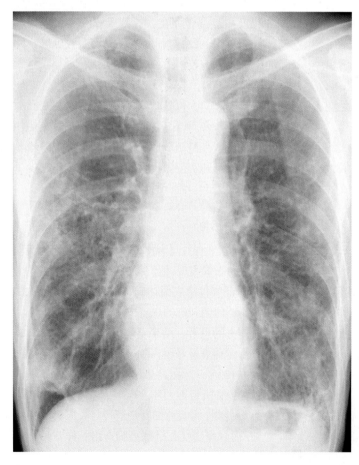

图17-2　79岁，男性，衣原体肺炎患者，后前位胸片示双肺磨玻璃影和模糊结节影，另可见继发于慢性阻塞性肺疾病的肺气肿征象。（鸣谢Dr. Atsushi Nambu, Department of Radiology, University of Yamanashi, Yamanashi, Japan.）

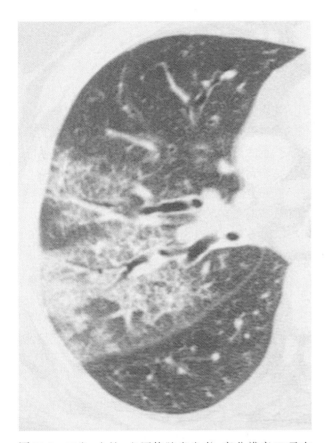

CT表现主要包括磨玻璃影（n=38）和实变影（n=28），12例有胸腔积液。肺炎实变影与胸腔积液比支原体肺炎更多见，而小叶中心结节影和支气管壁增厚比支原体肺炎少见。

Nambu和他的同事比较了衣原体肺炎与链球菌肺炎和支原体肺炎的高分辨率CT表现。研究包括21例衣原体肺炎患者，41例链球菌肺炎和30例支原体肺炎患者。结果显示衣原体肺炎患者最常见的表现为实变影，占到20例；结节影占到18例；支气管血管束增粗占17例；模糊网状或条状阴影占15例；磨玻璃样影占13例；淋巴结增大占8例；胸腔积液占6例。支气管血管束增粗比链球菌肺炎患者更常见。

图17-3 84岁，女性，衣原体肺炎患者，高分辨率CT示右肺磨玻璃影和中叶轻度的实变影。（鸣谢*Dr. Atsusli Nambu, Department of Radiology, University of Yamanashi, Yamanashi, Japan.*）

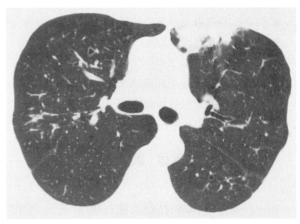

图17-4 52岁，男性，衣原体肺炎患者，高分辨率CT示左肺上叶实变影，左肺上叶和下叶几个小叶中心结节影，右肺上叶可见条索影及轻度肺气肿征象。（鸣谢*Dr. Atsushi Nambu, Department of Radiology, University of Yamanashi, Yamanashi, Japan.*）

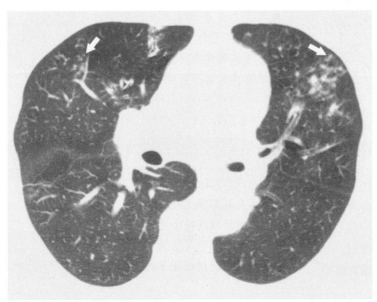

图17-5 66岁，女性，衣原体肺炎患者，高分辨率CT示双肺小叶中心结节影和片状磨玻璃影。（鸣谢*Dr. Atsushi Nambu, Department of Radiology, University of Yamanashi, Yamanashi, Japan.*）

网状或条状模糊影比起支原体分肺炎患者更常见。然而，CT表现有很多重叠之处。

通过不同的研究总结发现衣原体肺炎患者CT表现和胸片表现并没有特异性，和其他肺炎表现没有区别。大部分病例诊断依靠临床表现，异常的胸片表现和血清学免疫检测。

六、治疗方案概要

抗生素最常用的为四环素、红霉素及其衍生物。强力霉素和二甲胺四环素比起四环素更有效，最有效的是大环内酯类药物——克拉霉素。

要点：衣原体肺炎

- 衣原体肺炎占到社区获得性肺炎的12%~20%
- 最常见的影像学表现如下：
  - 模糊的网状结节影
  - 局灶性节段或是肺段实变影
  - 25%患者有少量胸腔积液

鹦鹉热衣原体（鹦鹉热，鸟疫）

一、病因学，发病特点及流行病学

鹦鹉热通常是由于感染的鹦鹉传染所致，最多见的为鹦鹉、长尾鹦鹉和家禽。疾病偶发或是可流行，后者多见于家禽工作者。

二、临床表现

鹦鹉热衣原体患者1~2周的潜伏期后才发病，表现为发热、不适、肌痛、头疼、干咳、呼吸困难和肋胸膜炎胸疼，也可见肝脾肿大及浅表淋巴结增大。

三、病理生理学

鹦鹉热衣原体是许多鸟类常见的病原体，人类感染是由于接触感染的鸟类，尤其是鹦鹉，及其他鹦鹉目鸟类，因此叫鹦鹉热，通过吸入鸟类排泄物散发到空气中的衣原体病菌致病。

组织学特征只有在一些报道中描述，包括小叶性或大叶性分布的细支气管炎和肺炎，严重的病例出现弥漫性肺泡损伤。

鹦鹉热很少单独发病，诊断依靠血清学检测。对于无免疫抑制或之前无发病的患者，高架管凝集试验

可以诊断。

四、影像学表现

（一）胸片 胸片表现多样，最常见的包括从肺门向外周放射状排布的片状网状阴影或侵犯肺底、均匀的磨玻璃样影和阶段性，或小叶性分布的实变影。在较严重的患者表现与肺炎球菌肺炎表现相似，肺门淋巴结增大也可见。

胸片上表现为消失较慢，从第一次发现胸片异常到完全消退在1~20周，平均为6周。

（二）CT CT表现无特异性，与衣原体肺炎CT表现相似，主要包括磨玻璃影和实变影。

五、鉴别诊断

鹦鹉热胸片表现无特征性，诊断依靠临床症状和患者接触鹦鹉类鸟类（鹦鹉和长尾鹦鹉）后出现不适或是肺炎症状。大部分患者（85%）有近期接触鸟类的病史。

六、治疗方案概要

最常用的抗生素为四环素或红霉素或两者的衍生物。

医生须知

- 两种主要的病原体是衣原体和鹦鹉衣原体
- 衣原体肺炎是社区获得性肺炎常见的病原体，占12%~20%
- 临床和影像表现无特征性
- 鹦鹉热患者通常是接触感染的鸟类而发病的，最常见的为鹦鹉、长尾鹦鹉和家禽
- 临床和影像表现无特征性
- 衣原体感染诊断依靠血清学检测

要点

- 高危因素，接触感染的鹦鹉、长尾鹦鹉或是家禽
- 最常见的影像表现如下：
  - 单侧段性或是小叶实变
  - 磨玻璃影和实变影
  - 由肺门放射状分布的网格影

第18章

病毒感染

Nestor L. Müller and C. Isabela S. Silva

病毒是引起呼吸道感染最常见的原因,它可引起鼻炎、咽炎、喉支气管炎、支气管炎、细支气管炎及较少见的肺炎。免疫力正常成人所患大多数病毒性肺炎是因流感病毒感染所引起;其他常见的病毒包括呼吸道合胞病毒(RSV)和腺病毒。免疫力低下的患者对巨细胞病毒(CMV)和疱疹病毒引起的肺炎具有超强的易感性。与病毒感染的发病率和疾病严重程度相关的危险因素包括婴幼儿、老年人、人口聚集、营养不良及免疫功能紊乱。发展中国家比发达国家所面临的呼吸道病毒感染情况更为严重,并且它是引起5岁以下儿童死亡的主要原因之一。除了这些急性并发症,病毒所诱发的儿童型支气管炎被公认为成人支气管扩张的前奏。气道感染的患者也可诱发哮喘症状,有证据表明,儿童时期的这类感染与后期哮喘的发病机制密切相关。最后,一些病毒诸如:EB病毒(EBV)、疱疹病毒8、乳头瘤病毒与某些肺和胸膜起源肿瘤的发生机制有关。

病毒性肺炎的诊断通常是排除性的,且基于少痰、未能培养出致病菌、相对良性的临床表现、白细胞计数正常或仅轻度升高,胸片提示支气管肺炎或局限性间质性病变,并且抗生素治疗无效而做出的诊断。确诊和特异性病原体的鉴定可通过各种途径,包括对呼吸道分泌物或由单克隆抗体处理的血液进行培养、血清学实验、检测,通过原位杂交或聚合酶链反应(PCR)检测病毒相关分子,并观察病毒诱导的细胞学或组织学改变来完成。这些实验的敏感性和特异性不同且从某种程度上与受检的个体有关。

本章主要介绍免疫力正常个体的病毒感染。第21章讨论免疫力受损个体的病毒性肺炎。

流感病毒

一、病因学,发病率及流行病学

流感病毒是广泛分布的单链核糖核酸(RNA)病毒。被分为三种抗原型A、B、C。流感可发生于流行病、传染病患者中或偶发于个体或小群体中。A型病毒几乎可引起所有严重流行病和传染病。这些病原菌能改变它们的结构和抗原的性质,变异型拥有与其前体祖细胞不同的毒力。

虽然A型病毒一般通过飞沫在人与人之间传播,抗原相似的病毒也可感染猪、马、野生或家养的鸟类,人类患病偶尔也可源于此。有人认为这些动物作为环境可以引起基因重组,从而产生能使人致病的多种毒株。流感是一种世界范围内的重要感染性疾病,据统计,每年有20%的儿童和5%的青少年患病后出现相应症状。

流感暴发往往与季节性相关,通常冬季发生在温带气候区;在热带及亚热带地区,或发生在雨季或贯穿全年,这主要依赖于特殊的地理位置。在校学生发病率特别高;这些患者和老年人容易引起并发症和住院。24~48小时的潜伏期使得疾病迅速传播。流感具有高度传染性,某种程度上,大部分个体是在例如游船、飞机这样的密闭环境中感染的。

肺炎不常见却是流感较严重的并发症,通常由A型病毒引起,偶尔由B型引起。通常较轻,但有可能发展迅速并致死。大多数病例是在流行期或大流行期被确诊。在看似健康的成人中,病情发展迅猛,将近三分之一的患有严重肺炎。大多数剩余患者具有诱发因素,例如心脏病、妊娠、囊性纤维化或免疫缺陷。患病的婴儿和老年人尤其危险。由金黄色葡萄球菌菌、肺炎链球菌、流感嗜血杆菌、莫拉杆菌引起严重的流感肺炎或超感染可能导致死亡。

二、临床表现

流感的主要临床表现起病急,包括干咳、肌肉疼痛、寒战、头疼、结膜炎以及高热超过38℃。对于老年患者和有潜在心肺疾病的患者,下呼吸道的感染发展过程包括支气管炎、细支气管炎、肺炎。患有肺炎的患者表现为严重的咳嗽、进展性加重的呼吸困难、发绀、低氧血症。细菌的二次感染通常发生在初次病毒感染后的几天内。二次感染通常发生在老年人和有潜在肺部疾病的患者。临床上,这些患者首发症状为典型的流感症状。反复发热、寒战、胸痛及进行性咳嗽使临床过程复杂化,但症状有所改善。

这些患者的症状比原发性流感患者轻,致死率低。在35例流感住院患者的临床结果和并发症调查中,将近90%的患者有严重的合并症,最常见的慢性呼吸系统疾病、心脏病或糖尿病。近约50%的患者发展为肺炎,老年患者(平均年龄63岁)或伴有慢性肺部疾病的患者发病率较高。气短是鉴别患者是单纯的上呼吸道感染还是伴有肺炎的唯一症状。痰培养或血培养或两个都有的结果5例阳性,单纯金黄色葡萄球菌感染有5例,肺炎链球菌感染有1例。

三、病理生理学

流感病毒主要靠空气飞沫传播,可以引起鼻炎、咽炎、喉炎、气管支气管炎、细支气管炎、支气管肺炎。致命性流感肺炎组织学表现为弥漫性肺泡损伤,肺泡壁发生严重进展性间质炎症,单核粒细胞浸润;气道水肿、出血、纤维化伴透明膜形成。不太严重的肺炎可以导致轻度急性肺损伤和机化性肺炎。多数病例可以通过免疫荧光学法观察到或培养出致病病毒。

四、影像学表现

（一）胸片　流感性肺炎最常见的胸片表现包括双侧网格状结节影伴或不伴重叠区域的炎症(见18-1)。少数原发性流感性肺炎表现为局限性炎症,好发于肺下叶,不伴有明显的网状或网格结节影。胸片表现为边界模糊,斑片状或结节状炎症,直径约1~2 cm,病灶迅速融合(图18-2)。胸腔积液少见。胸片异常表现通常在约3周后消失。继发性细菌性肺炎表现和支气管肺炎相同,包括一侧或双侧的肺小叶、亚段及段的炎症。

（二）CT　Kim和他的同事评价了2例免疫力正常的流感型肺炎患者高分辨率CT表现,结果显示双肺多发局限性支气管血管束周围或胸膜下炎症。其中1例患者,局限性炎症沿肺小叶分布并伴有空气结节。另一例患者显示弥漫性磨玻璃样阴影伴肺野透光度减低。Tanaka和他的团队报道了1例免疫力正常的流感型肺炎患者高分辨率CT表现包括沿双侧肺小叶分布的磨玻璃样阴影。

Oikonomou和他的同事们评报道了四组免疫力受损的患有血液恶性肿瘤患者的流感型肺炎高分辨率CT表现,胸片最常见的表现斑片状、边界不清的炎症。炎症3例发生在双侧,1例单侧。2例患者可见边界模糊的小结节影和斑片状磨玻璃影。高分辨率CT表现为斑片状磨玻璃影,局限性炎症,小叶中央型结节和树芽征(图18-3,图18-1)。小叶中央型结节直径为2~9 mm,为双侧、非对称性分布。树芽征为双侧、非对称性分布,局限在肺实质。高分辨率CT显示的异常征象远大于胸片。

（三）影像检查选择　胸片通常是评估患者疑似感染或确诊流感型肺炎的唯一影像学检查方法。CT有助于评价并发症,尤其是与交叉感染相关的脓肿形成或脓胸。

五、鉴别诊断

流感的临床及影像学表现没有特异性,鉴别诊断包括其他病毒性和细菌性呼吸道病原体,包括呼吸道合胞病毒、冠状病毒、副流感病毒、鼻病毒、腺病毒和肺炎支原体。流感病毒感染的诊断可以通过直接免疫荧光法、酶联免疫吸附试验、病毒培养、植物生长调节剂和血清学检测。病毒培养和PCR在诊断中具有较高的敏感性和特异性。

六、治疗方案概要

流感的治疗主要包括支持治疗。过去几十年来,金刚类药物金刚烷胺和金刚乙胺分别可作为预防和治疗流感的唯一药物。一些A型流感毒株已成为耐药病毒,然而,最近,神经氨酸酶抑制剂,如奥司他韦和扎那米韦,可以有效预防和治疗A型流感。

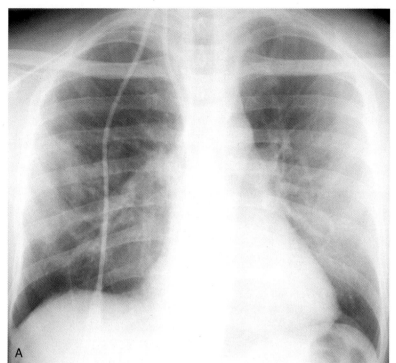

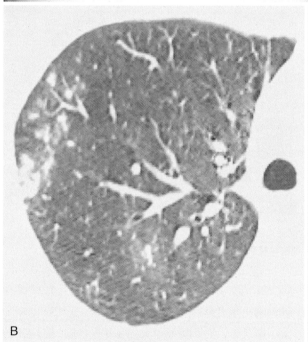

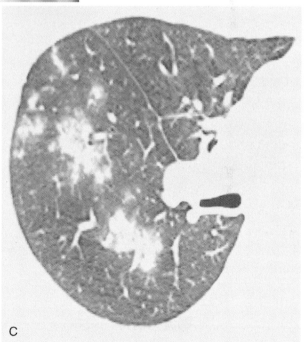

图18-1 流感病毒性肺炎。A. 胸片显示右肺中野边界模糊的网状结节影。还可见中心静脉线状影。B. 高分辨率CT扫描显示右肺上叶的小叶中心结节影及右肺上叶局灶性肺实变影。C. 右肺上叶支气管的水平显示了病变范围更大。患者是一名33岁的男性，造血干细胞移植后出现流感肺炎。

要点：流感病毒性肺炎

- 每年20%的儿童和5%的成人发生流感
- 原发性流感病毒性肺炎不常见
- 原发性流感病毒性肺炎危险因素包括年老和心肺疾病
- 常见的影像学表现：
  - 网格状结节影

- 局限性炎症有融合趋势
- 继发感染比较常见
- 继发性肺炎危险因素包括年老和患有心肺疾病
- 继发性肺炎最常见影像学表现是单或双肺斑片状或融合样阴影

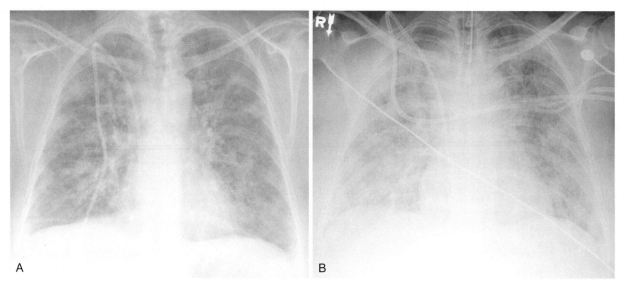

图18-2　流感病毒性肺炎。A. 胸片可见双肺斑片状融合影, 边界模糊的结节影, 磨玻璃影和少量双侧胸腔积液, 中心静脉线状影。B. 1天后胸片显示在A中标记的胸部病变融合影范围扩大。患者, 45岁, 男性, 造血干细胞移植后患流感肺炎。

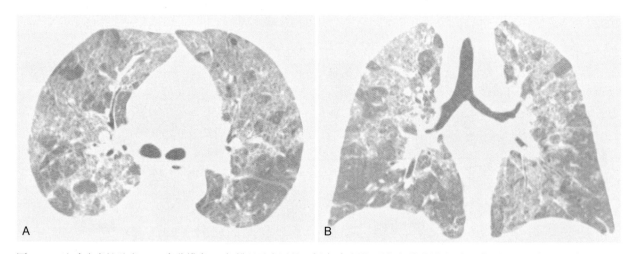

图18-3　流感病毒性肺炎。A. 高分辨率CT扫描显示广泛的双侧磨玻璃影, 叠加细线状影("碎石路"征)和双侧少量胸腔积液。B. 冠状重建显示肺实质异常整体程度。患者, 45岁, 男性, 造血干细胞移植后患流感肺炎。

副流感病毒

　　副流感病毒对于儿童大多引发肺炎、急性细支气管炎和气管支气管炎, 但对于成人很少引起下呼吸道的感染。

呼吸道合胞病毒

一、病因学, 发病率及流行病学

　　呼吸道合胞病毒是一种RNA病毒, 会感染几乎所有刚出生几年内的儿童。常引起细支气管炎和肺炎。据统计, 在美国每年大约9万人住院, 婴幼儿的死亡人数大约4 500人。呼吸道合胞病毒成人感染有所增加, 尤其是在患有潜在心肺疾病、恶性肿瘤、免疫缺陷或被隔离的人群中。在相对密闭的空间, 例如日间护理中心及养老院呼吸道合胞病毒具有很强的传染性和感染率。

二、临床表现

　　成人呼吸道合胞病毒感染的症状通常类似感冒的症状(鼻炎、咽炎、结膜炎)。累及下呼吸道感染有相当数量的患者表现为(咳嗽)。

三、病理生理学

呼吸道合胞病毒主要通过空气飞沫或用手接触传播。感染主要累及呼吸道和肺实质。当主要累及气道时,最严重的改变是引起呼吸性细支气管和蜕变的上皮伴有大量可变的炎性细胞浸润。肺实质受累引起间质性肺炎或弥漫性肺泡损伤。

四、影像学表现

（一）胸片　婴幼儿患者胸片表现为细支气管壁增厚,支气管周围（中心）炎症。其他常见表现包括:过度通气（急性细支气管炎的表现）和双肺斑片状阴影（支气管肺炎的表现）。

成人患者胸片表现斑片状影。少数患者出现网格状结节影。极少数患者发展为急性肺炎,快速进展为急性呼吸窘迫综合征（ARDS）。

（二）CT　高分辨率CT细支气管炎主要表现是小叶中心结节影、分支结节影（树芽征）;支气管肺炎表现为多发磨玻璃影或局限性炎症。呼气相CT提示空气捕捉。

回顾20例异基因造血干细胞移植后呼吸道合胞病毒肺炎患者,高分辨率CT表现包括:小叶中心结节50%,多灶性炎症以及多发磨玻璃影30%、支气管壁增厚30%。小叶中心结节直径为1~5 mm,半数病例伴有分支结节和线状阴影形成所谓树芽征。病变为双肺、非对称性分布有13例,双肺、对称性分布有2例,单侧为1例。回顾10例肺移植后呼吸道合胞病毒肺炎患者高分辨率CT主要表现:多发磨玻璃影（7/10）、气道炎症5例,小叶中心结节和分支线状阴影（树芽征）4例。

（三）影像检查选择　胸片是呼吸道合胞病毒性支气管炎或肺炎患者评估和随访的唯一检查方法。

五、鉴别诊断

呼吸道合胞病毒性支气管炎、肺炎的临床和影像学表现与其他病毒及细菌引起的炎症表现相似。呼吸道合胞病毒感染的诊断通过快速抗原检测实验敏感性高达80%~90%;（例如:直接免疫荧光法和酶联免疫测定）病毒培养;PCR;急性期及恢复期的抗体滴度。

要点:呼吸道合胞病毒性肺炎

- 呼吸道合胞病毒感染好发于婴幼儿;成人少见
- 呼吸道合胞病毒性细支气管炎易感因素:年龄小（婴幼儿）

（续表）

要点:呼吸道合胞病毒性肺炎

- 常见的影像学表现:
  - 过度充气
  - 支气管壁增厚和支气管周围炎症
  - 呼吸道合胞病毒肺炎危险因素包括:年龄两极化（婴幼儿、老年人）和慢性疾病
  - 双肺斑片状炎症（支气管肺炎）
  - 高分辨率CT表现为小叶中心结节和树芽征

SARS冠状病毒

一、病因学,发病率及流行病学

SARS冠状病毒可以引起严重的急性呼吸道综合征（SARS）,2002年在中国南方首次出现的感染性疾病。当它到达香港地区,病情通过国际航空迅速蔓延到世界其他地区。在大约8个月的时间里,SARS感染了来自许多国家的8 422例患者,并导致916例死亡（病死率为11%）。大多数感染发生在医院、参与诊断或研究的生物实验室和养老院。2003年以来,已报道的非典病例变少。

病毒的自然宿主是野生动物,例如浣熊狗、雪貂和果子狸。疾病通过飞沫或直接接触传播。平均潜伏期为6天（2~10天）。

二、临床表现

临床表现包括:高热、寒战、干咳、肌肉酸痛、头疼。这些症状进一步发展可能出现急性呼吸窘迫综合征的临床、影像学及病理学征象。实验室检查包括出现淋巴细胞、弥散性血管内凝血,血液中乳酸脱氢酶和肌酸激酶水平升高。

三、病理生理学

肺损伤的病理标本主要是弥散性肺泡损伤。≤10天的病例表现为急性期的弥散性肺泡损伤,>10天发展为进展期弥散性肺泡损伤,经常伴有细菌性支气管肺炎。

四、影像学表现

（一）胸片　最常见的胸片表现为局限性单侧或多发局限性、双侧阴影（图18-4和图18-5）。炎症主要累及周围肺组织和中、下肺叶。罕见胸片表现

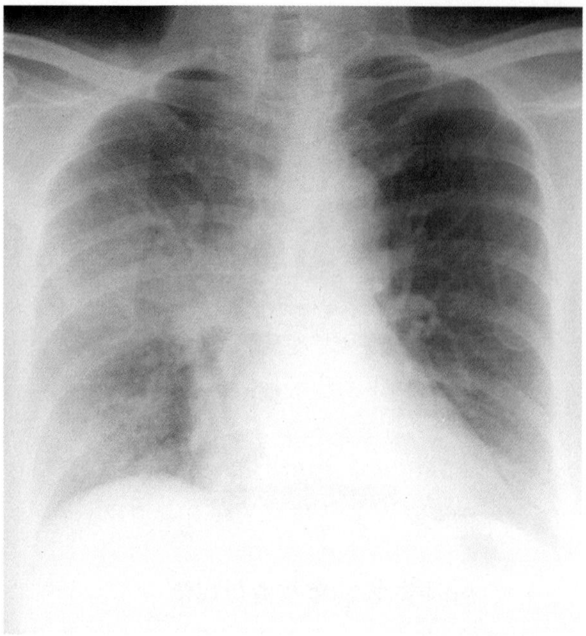

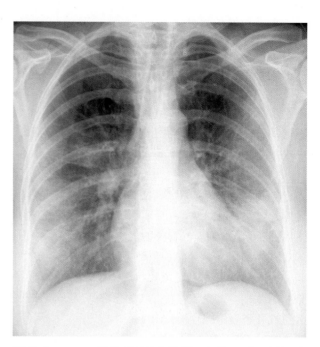

图18-4 SARS。胸片示右侧肺门区融合影和右肺中下野磨玻璃影。患者，64岁，女性，冠状病毒性肺炎。(引自 *Müller NL, Ooi GC, Khong PL, et al. Severe acute respiratory syndrome: radiographic and CT findings. AJR Am J Roentgenol 2003; 181: 3–8.*)

图18-5 SARS。胸片示双肺斑片影。患者，44岁，女性，患非典型肺炎。(引自 *Müller NL, Ooi GC, Khong PL, et al. Severe acute respiratory syndrome: radiographic and CT findings. AJR Am J Roentgenol 2003; 181: 3–8.*)

为局限性或弥漫性磨玻璃样改变、肺叶实变。将近20%~40%的SARS患者胸片表现正常。

（二）CT 最常见高分辨率CT表现为局限性、多发弥漫性磨玻璃影或局限性炎症(图18-6)，小叶间隔及小叶内间质增厚伴有磨玻璃影(碎石路样改变)，其他类型的肺炎高分辨率CT表现为分支结节状和线状阴影(树芽征)，肺门和纵隔内淋巴结增大，胸腔积液，这些征象很少发生在SARS患者。

（三）影像检查选择 胸片在SARS的诊断起着至关重要的作用。在流行期，有接触史的患者伴有炎症或磨玻璃影的高度提示诊断。由于SARS的传染性极强，一般不建议进一步拍片。20%~40%的SARS患者胸片正常。有证据表明CT，特别是高分辨率CT对评价所有非典患者的肺实质异常很有帮助。

五、鉴别诊断

该影像学表现无特异性，类似于其他病毒、细菌和真菌性肺炎。SARS的诊断基于临床、流行病学和实验室指标，包括呼吸系统疾病、肺炎的胸片表现、确诊SARS患者或疑似SARS感染的患者10天以内的密切接触史。实验室检查通过SARS冠状病毒抗体检测、SARS冠状病毒RNA逆转录酶链聚合反应或分离出SARS冠状病毒确诊。

六、治疗方案概要

SARS的治疗属于经验性治疗。利巴韦林结合类固醇组合药用于一些患者。SARS患者使用利巴韦林治疗与其毒性相关。类固醇类药物推荐使用的理由是肺部疾病的发生可以被宿主炎症反应介导。

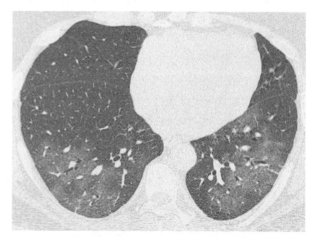

图18-6 SARS。高分辨率CT显示双肺下叶斑片磨玻璃影。患者，48岁，女性，患非典型肺炎。

要点：冠状病毒性肺炎

- SARS感染通过空气飞沫或直接接触传播
- 大流行发生在2003年，个体病例时有发生
- 原发性流感病毒性肺炎危险因素包括年老和心肺疾病
- 常见的影像学表现：
  - 局限性或单侧或双侧多发炎症
  - 主要累及肺周围区域
  - 中下肺叶
  - 20%~40%的病例起初胸片正常
  - 胸片正常情况下，高分辨率CT通常可见病灶

汉坦病毒

一、病因学，发病率及流行病学

汉坦病毒是单链RNA病毒，导致两个不同的症状：出血热肾病综合征和汉坦病毒肺综合征。出血热肾病综合征的特征是发热、低血压和肾功能衰竭；最常见于东南亚地区。汉坦病毒肺综合征的特点是从非心源性水肿出现的呼吸窘迫。被认为最常见于美国南部和北部。

汉坦病毒的自然宿主是野生啮齿动物和鹿鼠。该病毒被认为在农村地区的户外活动时，如清理谷仓和收割稻谷时，通过吸入相关的啮齿动物排泄物传染给人类。大多数病例已确定在农村地区，多数汉坦病毒肺炎综合征的病例发生在北美、南美和亚洲。在北美最常见的汉坦病毒肺炎综合征致病菌是辛诺柏病毒，鹿鼠是它的主要宿主。在美国的一些地区人类病例的增加是在2006年被报道。

二、临床表现

该疾病通常开始于2~3天的前驱症状，发热、肌痛，而且有时候出现腹痛和头痛。其次是3~6天进行性咳嗽和呼吸困难，呼吸急促及心动过速。可能发生逐渐恶化的低氧血症和顽固性低血压、呼吸衰竭。某些情况下发生弥散性血管内凝血。这些急性事件幸存者可进入恢复期，这一过程相对较快。死亡率为30%~40%。

三、病理生理学

死于汉坦病毒肺炎综合征患者的肺部病理检查显示间质和肺泡水肿伴有轻度至中度间质化，成熟细胞和活化淋巴细胞的浸润。病毒诱导的组织损伤，如上皮坏死、血管血栓形成或透明膜形成通常少见或不存在。

四、影像学表现

（一）胸片　胸片检查起初可以正常或显示间质性肺水肿，包括柯氏B（Keriey B）线，肺门模糊，以及支气管周围套袖征。一般胸片正常的病例通常在48小时内形成间质性肺水肿。水肿可逐步消失或在病情较重的患者，进展为双侧基底部，肺门周围，或弥漫性实变（图18-7）。胸腔积液或多或少存在于约50%的病例。在大多数情况下影像表现在1~3周后恢复正常。

（二）影像检查选择　胸片是用于评估可疑或确诊汉坦病毒感染的患者最主要也是唯一的成像方式。

五、鉴别诊断

胸片表现最初都是间质性肺水肿，但可能迅速进展为弥漫性肺实变继发非心源性肺水肿。鉴别诊断包括其他原因引起的间质性肺水肿和急性呼吸窘迫综合征。汉坦病毒感染的诊断是基于临床病史和血清学检查阳性，存在特异性免疫球蛋白或血清学转换。诊断中最常用的方法是间接免疫荧光法和酶联免疫吸附试验。

六、治疗方案概要

汉坦病毒感染除了支持治疗没有其他治疗方法。

要点：汉坦病毒

- 汉坦病毒感染是由野生啮齿类动物引起的
- 危险因素包括在农村地区户外活动
- 原发性流感病毒性肺炎危险因素包括年老和心肺疾病
- 常见的影像学表现：
  - 柯氏B线
  - 肺门影模糊
  - 支气管周围套袖征
  - 迅速进展为肺泡炎
  - 炎症主要发生于肺门周围或肺下叶
  - 胸腔积液

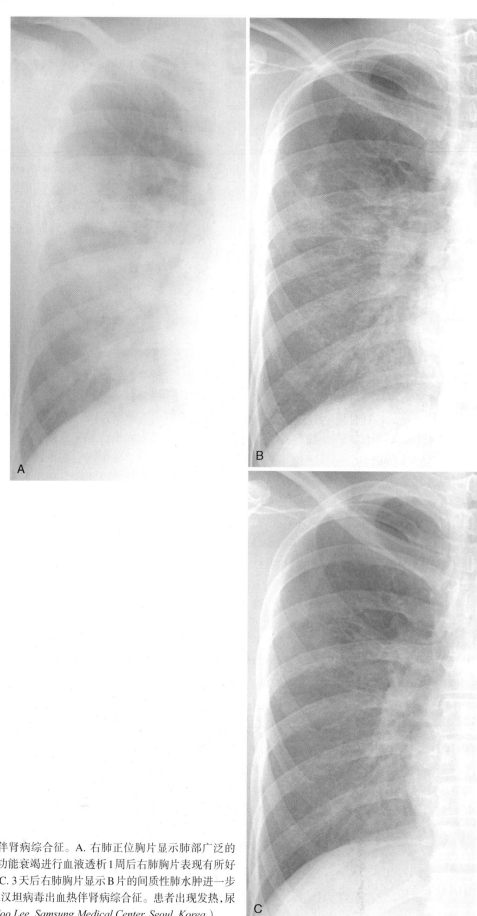

图18-7 汉坦病毒出血热伴肾病综合征。A. 右肺正位胸片显示肺部广泛的融合影。B. 当患者由于肾功能衰竭进行血液透析1周后右肺胸片表现有所好转,但残余的肺间质水肿。C. 3天后右肺胸片显示B片的间质性肺水肿进一步好转。患者,21岁,男性,患汉坦病毒出血热伴肾病综合征。患者出现发热,尿少,气短。(鸣谢 *Dr. Kyung Soo Lee, Samsung Medical Center, Seoul, Korea.*)

腺病毒

一、病因学,发病率及流行病学

腺病毒占儿童呼吸道疾病的5%~10%,可能会导致咽炎、喉炎、细支气管炎,偶尔会出现支气管肺炎。成人感染虽然不比儿童时期常见,但腺病毒可能会导致免疫缺陷或免疫功能低下成人患者出现呼吸道感染和肺炎,腺病毒感染对免疫功能低下患者往往可能是致命的。可能偶尔或暴发在特定的群体,如军事群体或老年护理中心。

二、临床表现

最常见的临床表现有高热、咽炎、咳嗽和声音嘶哑。肺炎发生时通常症状较轻且伴有上呼吸道症状。

三、病理生理学

组织学发现坏死性支气管炎、细支气管炎和间质性肺炎.严重肺炎的特征是斑片状出血区域,弥漫性肺泡损伤坏死改变,以及过度充气或肺不张。

四、影像学表现

（一）胸片　儿童和成人的腺病毒性支气管肺炎的影像学表现为双肺沿小叶或节段性分布的斑片状影。儿童其他常见表现包括过度通气及肺叶不张。长期患腺病毒细支气管炎和支气管肺炎的患儿后遗症包括支气管扩张、支气管炎、闭塞性细支气管炎,以及单侧肺透光度增高（Swyer-James-McLeod）综合征。

（二）CT　腺病毒性支气管肺炎的高分辨率CT表现包括斑片状磨玻璃影或伴或不伴由于细支气管炎所致的或透光度减低和血管束的斑片状融合影（图18-8）。

（三）影像检查选择　胸片通常是用于确诊怀疑或证实患有腺病毒性支气管炎或支气管肺炎的唯一检查方法。

五、鉴别诊断

腺病毒肺炎的临床和影像学表现无特异性。鉴别诊断包括其他病毒和细菌性呼吸道病原体,如呼吸道合胞病毒、冠状病毒、副流感病毒、鼻病毒、腺病毒和支原体。

要点：腺病毒

- 腺病毒感染常见于儿童,成年人很少发生
- 腺病毒肺炎的危险因素为年龄小（婴、幼儿）、免疫力低下
- 常见的影像学表现：
  - 柯氏B线
  - 双侧斑片状影
  - 沿肺叶、支气管亚段或段分布
  - 通气过度发生于婴幼儿
- 肺炎后遗症最常见表现如下：
  - 支气管扩张
  - 闭塞性细支气管炎
  - Swyer-James-McLeod综合征

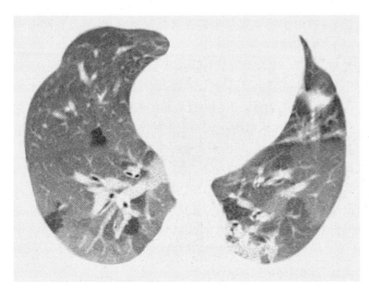

图18-8　腺病毒肺炎。高分辨率CT扫描显示左肺下叶及舌叶局灶性融合影,磨玻璃影,局灶性密度减低和血管影。患者是儿童,有腺病毒支气管肺炎。(鸣谢 *Dr. Kyung Soo Lee, Samsung Medical Center, Seoul, Korea.*)

疱疹病毒

疱疹病毒是双链DNA病毒,能在感染细胞内保持休眠状态,而不会引起疾病相关症状。在某些情况下,通常是免疫受损机体,但有时并没有明显的临床相关性,感染发生并且明显的临床症状随之而来。对于健康人,这种疾病通常较局限、耐受性强,但在免疫功能低下的患者,往往传播频繁是病情严重。最常见的病原体是疱疹病毒(疱疹病毒,人型),水痘病毒(水痘-带状疱疹病毒),巨细胞病毒和EB病毒。

单纯疱疹病毒

一、病因学,发病率及流行病学

单纯疱疹病毒是在密切接触的情况下通过唾液或精液传播。儿童最常见的表现为急性龈口炎,成年人复发性唇疱疹(唇疱疹)。该病毒可能会通过呼吸道扩散到肺或经过口咽部蔓延至下呼吸系统或通过血型播散引起败血症。多数患有单纯疱疹病毒性肺炎的患者具有潜在的诱发条件,如严重烧伤、艾滋病、恶性肿瘤或器官移植。

二、临床表现

单纯疱疹病毒性支气管炎或肺炎的临床表现包括高热、咳嗽,有些患者伴有支气管痉挛和呼吸急促。支气管溃疡产生的假膜足够大时引起上呼吸道阻塞。

三、病理生理学

单纯疱疹病毒下呼吸道感染的组织学特征包括伴或不伴有相关坏死性支气管肺炎的气管支气管上皮局灶性或弥漫性溃疡。气道病变组织学特点是上皮细胞坏死和溃疡。肺炎的特征是具有肺泡坏死和蛋白性渗出物的可变多形炎症反应。

四、影像学表现

（一）胸片　胸片表现通常为双肺片状或段及亚段的磨玻璃影或融合影。其他常见的表现包括网状影、边界不清结节影(空气结节)和胸腔积液。

（二）CT　CT表现包括多发局限性段或亚段的磨玻璃影、局限性融合影和胸腔积液。高分辨率CT通常显示小叶中心性结节影、磨玻璃影和融合灶。

（三）影像检查选择　胸片通常是用于可疑或被

诊断为单疱病毒性肺炎患者的唯一成像方式。CT,尤其是容积高分辨率CT,有助于临床怀疑肺炎但胸片正常或无特异性的患者诊断。

五、鉴别诊断

单疱病毒性肺炎的临床表现和影像学无特异性。鉴别诊断包括其他病毒、细菌和真菌感染。

> **要点: 单疱病毒**
>
> - 单疱病毒性肺炎最常见于免疫功能低下的患者。
> - 腺病毒肺炎的危险因素为年龄小(婴、幼儿)、免疫力低下
> - 常见的影像学表现:
>   - 双肺斑片状融合影
>   - 小叶、段或亚段分布
>   - 网格状影
>   - 胸腔积液
> - 高分辨率CT表现:
>   - 小叶、段或亚段融合影或磨玻璃影
>   - 小叶中心性结节影或树芽征

水痘病毒

一、病因学,发病率及流行病学

水痘病毒(水痘-带状疱疹病毒)感染常见两种表现形式: 水痘是一种播散性疾病,通常感染未感染过的个体,带状疱疹表现为潜伏病毒的再激活,典型表现为单侧皮疹。虽然这两种形式都可伴发肺炎,但大多数情况下发生在水痘出完以后。另外,水痘-带状疱疹病毒感染可以伴发单侧膈肌麻痹,可能是由于感染累及相邻的脊髓背侧、后外侧及脊髓前角细胞。

水痘是一种传染性极强,主要是皮肤黏膜疾病,往往发生在温带气候较冷的月份,由飞沫传播。水痘通常会感染2~8岁的儿童。来自欧洲和北美的数据显示,水痘的在成年人中的发病率在过去20年里增加了一倍,而成年人中大约7%的易患本病。

大多数情况下,水痘性肺炎发生在非常年幼的儿童或者成年人。诱因包括潜在的恶性肿瘤,尤其是白血病和淋巴瘤,以及其他疾病引起的免疫缺陷。总之,大约1/400的水痘患儿发生肺炎,患有水痘的成年人更容易伴发肺炎,文献报道的发生率为5%~50%。

二、临床表现

水痘常常以高热为首发症状，可先于皮疹2~3天。皮疹本身处于早期阶段可能是猩红热，但很快变成斑丘疹、水疱和脓疱。多数患者在发病前3~21天有与急性感染儿童的接触史。通常肺炎症状和体征发生在皮疹、咳嗽、呼吸困难、呼吸急促、胸痛暴发后的2~3天，严重时有咯血和发绀，体温可能会升高。通常不伴脓痰，除非继发细菌感染。

三、病理生理学

类似于那些在皮肤和黏膜上的囊泡可以发生在气管、大支气管、胸膜及腹膜的表面。较严重肺炎的病理表现包括弥漫性肺泡损伤。随着首发疾病的恢复，常常看到在整个肺内散在分布的结节。组织学上，结节是由纤维包膜包裹透明变性的胶原蛋白或坏死组织形成的。

四、影像学表现

（一）胸片　急性水痘病毒性肺炎的胸片表现包括多发的5~10 mm直径的结节影（图18-9）随着病情的发展，结节增大、融合，形成团片影，特别是靠近肺门和肺基底段。其他表现包括边界不清的网状或网状结节阴影、斑片影和融合影，可见肺门淋巴结肿大和胸腔积液。偶尔，病变可钙化，表现为较多的、边界清楚的、散在分布的、2~3 mm的致密钙化结节影（图18-10），肺门淋巴结没有钙化。

（二）CT　高分辨率CT通常表现为肺内弥漫分布的1~10 mm、边界清楚或模糊的结节影。其他表现包括磨玻璃状环形结节影，斑片状磨玻璃影和融合结节（图18-9）。这些表现与皮肤损伤愈合在抗病毒治疗后同时消失。

（三）影像检查选择　胸片通常是用来评估患者怀疑或证实为水痘性肺炎的唯一影像学检查方法。

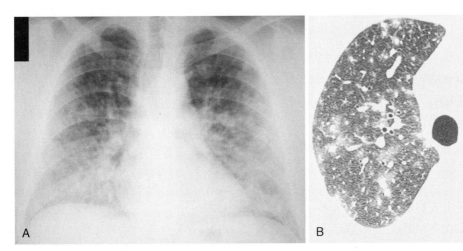

图18-9　急性水痘-带状疱疹肺炎。A. 后前位胸片可见多发、边界不清的结节影。B. 高分辨率CT扫描显示双肺结节影及斑片状磨玻璃影。许多结节有磨玻璃样密度晕环。患者，30岁，既往体健，患有水痘-带状疱疹肺炎。（鸣谢 Dr. Jaime Barbosa, PresidentePrudente, Sao Paulo, Brazil.）

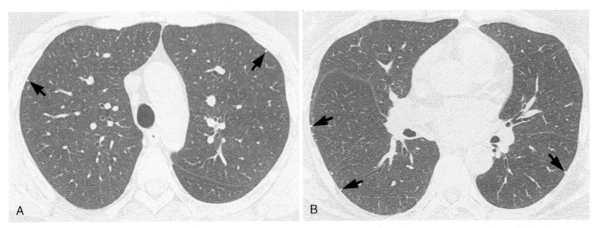

图18-10　治愈的水痘-带状疱疹病变。高分辨率CT扫描显示主动脉弓水平（A）和下叶（B）显示双肺多发边界清楚的小结节（箭所指）。已钙化，患者，64岁，男性，曾经患水痘性肺炎。

CT,尤其是容积高分辨率CT,有助于临床疑诊肺炎,但影像学表现正常或无特异性的患者诊断。

五、鉴别诊断

对于在水痘皮疹特征性表现出现后几天内出现肺炎症状的所有患者应该可疑诊断水痘性肺炎。特征性影像学表现包括双肺多发直径5~10 mm的结节影。

六、治疗方案概要

水痘性肺炎的患者通常静脉注射阿昔洛韦。

要点:水痘病毒

- ■ 水痘性肺炎发生于患有水痘的小部分儿童和成人
- ■ 危险因素包括白血病、淋巴瘤和免疫缺陷
- ■ 常见的影像学表现:
  - • 多发边界模糊的5~10 mm直径的结节影
  - • 多灶性融合影
- ■ 高分辨率CT表现:
  - • 多发小结节影
  - • 部分伴有磨玻璃样环状影
  - • 斑片状磨玻璃影
  - • 愈合病变表现为多发小钙化结节

巨细胞病毒

巨细胞病毒是一种常见的人类病原体,在世界各地不同人群中血清阳性率40%~100%。大多数感染没有相关症状,唯一的特征表现是潜伏病毒的出现是再感染的来源。肺炎几乎完全发生在免疫功能低下的患者,将在第21章中讨论。

EB病毒

EB病毒感染B淋巴细胞和咽部上皮细胞,它潜伏期很长。感染通常是人与人的直接传播。该病毒因引起传染性单核细胞增多症而著名,主要感染年轻人,症状包括咽炎、发热、或多或少的弥漫性淋巴结肿大、脾肿大、在外周血中非典型的淋巴细胞增多。胸腔疾病罕见,常表现为淋巴结肿大或间质性肺炎,或两者兼有。患者通常主诉隐匿性的无力,倦怠,发热,咽喉肿痛。下呼吸道受累表现为痉挛性咳嗽产生少量痰和呼吸困难。

EB病毒与几种淋巴增生障碍性疾病的发展有关,特别是发生于艾滋病或器官移植患者的高度恶性淋巴瘤(移植后淋巴增殖性疾病)。此外,还有证据表明,它在淋巴细胞性间质性肺炎的发病机制中发挥作用。

乳头状瘤病毒

乳头状瘤病毒是引起鳞状上皮乳头状瘤的原因,常发生于喉部,很少累及下呼吸道。乳头状瘤可能多发(称为气管支气管乳头状瘤病)并累及肺实质(图18-11)。有证据表明,该病毒与一些被感染此病毒患者肺癌的形成有关。

医生须知

- ■ 免疫功能正常的成年人大多数病毒性肺炎是流感病毒感染,其他常见的病毒病因包括呼吸道合胞病毒和腺病毒。免疫功能低下的宿主特别容易引起巨细胞病毒性肺炎和疱疹病毒性肺炎
- ■ 成人病毒性肺炎影像学表现无特异性
- ■ 呼吸道合胞病毒是引起细支气管炎最常见的原因,也是婴幼儿肺炎最常见的原因之一,婴儿呼吸道合胞病毒毛细支气管炎典型表现包括过度通气、支气管壁增厚、伴或不伴有斑片状实变影(支气管肺炎)。成人呼吸道合胞病毒肺炎的胸片表现通常双肺斑片状实变影
- ■ 汉坦病毒感染通常是由于在农村地区的户外活动时,如清理谷仓和收割水稻,吸入野生啮齿动物和鹿鼠的粪便。该影像学表现主要有肺间质和气道肺水肿。临床需要高度怀疑该诊断
- ■ 腺病毒感染占儿童所有呼吸道疾病的5%~10%,免疫功能正常和免疫功能低下的成年人感染可能导致肺炎。该影像学表现包括双侧以小叶或肺段性分布的。其他常见于儿童患者的表现包括过度通气及肺不张。腺病毒性毛细支气管炎和支气管肺炎患儿的慢性并发症包括支气管扩张、闭塞性细支气管炎以及单侧肺透亮度增强,称为Swyer-James-McLeod综合征
- ■ 巨细胞病毒肺炎几乎只发生在免疫功能低下的患者中

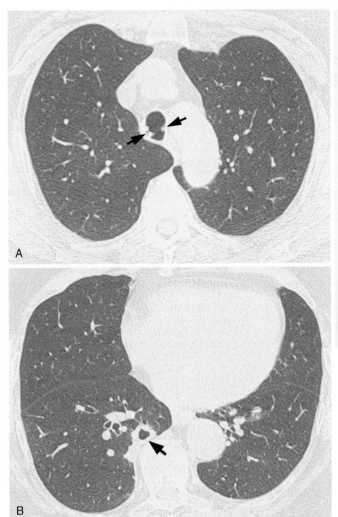

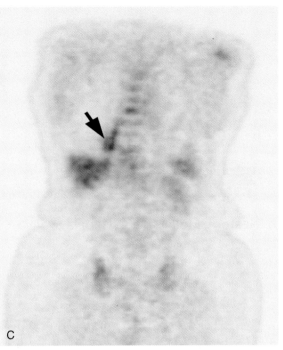

图18-11 气管乳头状瘤和鳞状细胞癌。A. 在主动脉弓水平CT扫描显示气管内小息肉样病变(箭所指)。B. 段支气管水平CT扫描显示右肺下叶结节空洞形成(箭所指)。C. FDG-PET图像显示右肺下叶FDG高摄取(箭所指)。右肺下叶结节穿刺活检为鳞状细胞癌。患者,72岁女性,声带息肉18年,45岁出现反复发作声带乳头状瘤和60岁患气管乳头状瘤。随后形成了几个空洞和非空洞性的肺结节。

第19章

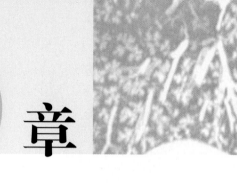

寄生虫病

Nestor L.Müller and C. Isabela S. Silva

寄生虫是寄生于另一种活的有机体内或体表的生物体,从中获取部分或全部有机营养物质,并对宿主造成一定程度的损害。寄生虫感染主要发生于热带和亚热带地区。在北美和欧洲,肺寄生虫病见于既往到过流行地区和近期移民的个体。最易引起肺部疾病的寄生虫包括原生动物(阿米巴病)、线虫(蛔虫和类圆线虫属)、绦虫(棘球蚴)及吸虫(血吸虫和肺吸虫)。

阿米巴病

一、病因学,发病率及流行病学

阿米巴病是一种由溶组织内阿米巴所致的原虫感染,其常引起结肠疾病(阿米巴痢疾)。估计约1%的世界人口被感染,每年死亡人数达40 000~110 000。阿米巴病通过摄入阿米巴包囊,进而寄生于结肠而感染。感染发生率在人口密集、卫生条件差的区域和热带地区最高。美国的大多数病例来自流行地区的移民且居住不到2年。阿米巴病最常见的肠道以外表现是肝脓肿和胸膜、肺受累。胸膜和肺的蔓延发生于6%~40%的阿米巴肝脓肿患者。少数情况见于吸入和血行播散。

二、临床表现

阿米巴肝脓肿患者常出现发热和右上腹疼痛。胃肠道无症状或出现腹泻。胸膜腔蔓延时通常以急剧下胸部疼痛起病,常放射至同侧肩部,并出现咳嗽、进行性呼吸困难及败血症。

三、病理生理学

阿米巴包囊通过感染者(常无症状)的粪便传播,经污染的水或食物被新宿主摄入。摄入的溶组织内阿米巴包囊到达小肠、经脱囊后迁移至结肠,并在结肠繁殖,部分阿米巴滋养体穿过肠上皮进入黏膜下层。黏膜层的浸透导致黏膜坏死、溃疡形成及特异性的阿米巴痢疾症状。此后,寄生虫可能进入结肠静脉循环,并通过门静脉到达肝脏,发展成肝脓肿。阿米巴肝脓肿常单发且80%累及肝右叶。脓肿含有无菌脓液和赤褐色坏死、液化的肝组织。

阿米巴病常通过肝脓肿的直接蔓延而累及胸膜和肺。肝脓肿可蔓延到膈下间隙,形成单发膈下脓肿,从而导致膈肌升高及胸腔积液。脓肿亦可突破膈肌累及胸膜和肺。约95%以上的阿米巴肺脓肿发生于邻近膈肌的肺实质。

四、影像学表现

(一)胸片 胸部最常见的胸片表现包括右膈升高,胸腔积液,右肺下叶肺不张或实变(图19-1)。胸腔积液可以是无菌性的,反映了炎症性胸膜反应的存在,或代表肝脓肿破裂并穿越膈肌形成的脓胸。肺组织受累引起气腔实变和空洞形成。邻近膈肌的肺部异常是其典型表现。

肝脓肿与支气管相通形成肝-支气管或支气管-胆管瘘。偶尔,下腔静脉侵犯引起肺栓塞。心包炎和心包积液可见于急性炎症反应或肝脓肿流入心包腔。

(二)CT CT增强扫描能够较好地评价肝脓肿,以及脓肿向膈下的蔓延或突破膈肌对胸膜或肺的侵犯(图19-1)。在肺脓肿的显示方面,CT增强明显优于胸部X线平片。典型肝脓肿表现为圆形、边缘光滑、中心低密度、周缘环形强化。

（三）MRI 阿米巴肝脓肿,类似于其他病原体引起的脓肿,T1WI通常表现为边界清楚的不均匀低信号。T2WI显示高信号的脓腔,周围伴有自脓腔至肝脏表面的环状高信号影,其与肝实质水肿相对应,但肝实质形态正常。

（四）超声成像 超声检查能显示脓肿的大小和位置。脓肿的穿刺引流可在超声引导下进行,但急性的脓肿破裂风险是唯一的穿刺引流指征,因为阿米巴原虫很少能被抽出。

（五）影像检查选择 临床表现主要与阿米巴肝脓肿有关。首选的诊断方法是肝脏超声或CT检查。因超声检查成本低且无辐射,常被临床推荐。胸片能显示其典型表现。拟诊肝脓肿胸内侵犯的患者推荐行胸部和腹部CT增强扫描。

五、鉴别诊断

阿米巴肝脓肿的超声和CT表现与化脓性脓肿相似。阿米巴脓肿的初步诊断基于临床病史、痰液、胸腔积液或细针穿刺活检标本检查发现病原体可明确诊断。如果粪便中发现滋养体或包囊可做出假设性诊断。

六、治疗方案概要

大多数单纯性阿米巴脓肿经甲硝唑治疗后溶

解、消退。内科治疗无效的肝脓肿患者需要经皮穿刺置管引流。经皮穿刺置管引流可在超声或CT引导下进行。

要点: 阿米巴病

■ 阿米巴病由溶组织内阿米巴感染所致
■ 流行区包括热带地区和卫生条件差的区域
■ 阿米巴病最常见的肠外表现是肝脓肿
■ 常见的影像学如下:
  ● 右侧膈肌抬高
  ● 胸腔积液
  ● 右肺下叶实变或不张

蛔虫病

一、病因学,发病率及流行病学

人蛔虫是通过摄入粪便污染的食物或液体而发病。遍布于世界各地,是一种最常见的寄生虫感染,每年13亿人感染,死亡人数约1 550人。寄生虫自小肠移行至肺循环,并在此发育成熟,进而破坏毛细血管和肺泡壁,导致水肿、出血、上皮细胞脱落,引起中性粒细胞和嗜酸性粒细胞聚集。

二、临床表现

肺受累的临床表现包括低热、咳嗽、咳痰。白细胞

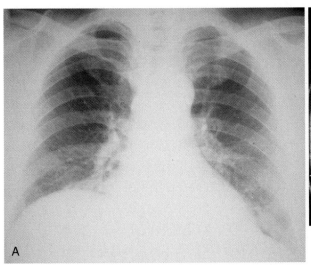

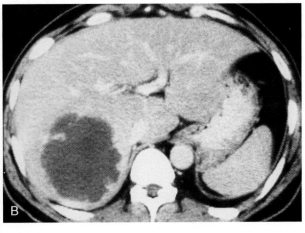

图19-1 阿米巴病。韩国男性,42岁,1周前出现发热、寒战,体格检查右上腹压痛,经超声引导下的细针抽吸活检证实阿米巴病。A. 后前位胸片示右侧膈肌抬高。B. CT增强扫描显示肝右叶较大的囊性病灶。(鸣谢 *Dr. Soon Ju Cha, Inje University Hospital, Seoul, Korea.*)。

升高达（20~25）× 10^9 个/L，嗜酸粒细胞占30%~70%。肺部病变通常为自限性。

三、病理生理学

成虫寄生于小肠，虫卵经粪便传播。虫卵摄入后在小肠孵化，幼虫进入门静脉或肠淋巴管，通过血循环或淋巴循环到达肺部，在肺毛细血管截留、进入气腔，并发育成第三阶段幼虫，随后沿气道上行达喉部、进而被咽下，在小肠内发育为成虫，至此完成发育循环。肺部病变通常是由幼虫在肺内穿行所致。病理学表现包括斑片状间质增厚，炎性渗出（含大量嗜酸性粒细胞），肺泡出血、水肿。

四、影像学表现

（一）胸片　胸片显示迁移性、斑片状密度增高影，发病10天内具有特征性。另外，亦可见到肺叶实变和肺泡出血。腹部X线摄影时，在肠道气体的衬托下有时显示蛔虫轮廓。

（二）CT　胸部CT表现包括双肺斑片状磨玻璃影和局限性肺实变，分布无区域优势特征。腹部CT肠道造影检查，蛔虫表现为肠襻内的圆柱形充盈缺损。口服造影剂后，肠道线虫本身显示为管状充盈缺损内的细螺纹状低密度影。

（三）影像检查选择　大多数可疑继发于蛔虫感染的嗜酸性粒细胞肺疾病患者，胸片是唯一的影像学检查方法。

五、鉴别诊断

肺部放射学表现类似于类圆线虫病、单纯性肺嗜酸细胞浸润症及药物反应性嗜酸细胞增多症。痰液中检出幼虫或粪便检出虫卵可确诊。

六、治疗方案概要

目前的治疗药物是甲苯咪唑。

要点：蛔虫病

■ 蛔虫病由蛔虫所致
■ 感染常发生于东南亚、南美、非洲及美国
■ 最常见的肺部表现是嗜酸性粒细胞肺病
■ 常见的影像学表现如下：
  • 双肺斑片状实变影或磨玻璃影
  • 典型表现是迁移性活动性和短暂性

类圆线虫病

一、病因学，发病率及流行病学

人类是粪类圆线虫的主要宿主。粪类圆线虫是一种微型线虫，传染性幼虫自土壤经皮肤进入人体，侵犯肺和小肠。该寄生虫见于所有热带和亚热带地区。全世界约35亿人被感染。美国的东南部和波多黎各感染率最高。

二、临床表现

临床表现包括咳嗽、气短和支气管痉挛。腹部症状表现为腹泻、体重减轻及中上腹疼痛。患者常伴有外周血嗜酸粒细胞增多。重度免疫功能低下患者可发展为弥漫性类圆线虫感染，而出现发热、咳嗽、严重的进行性气短。腹痛和腹泻见于大多数患者。

三、病理生理学

传染期幼虫从土壤经皮肤最终到达小肠，并发育为成虫。肺部病变主要由幼虫穿过肺毛细血管进入气腔所致。正常迁移引起嗜酸粒细胞性肺疾病或轻度肺泡内出血。

弥漫性类圆线虫感染（高感染综合征）是一种发生于免疫功能低下患者的罕见并发症。这些患者中，幼虫可广泛播散，累及包括脑在内的多种器官。粪圆线虫高感染综合征最常见的表现是广泛性肺泡损伤和肺出血，致死率达70%以上。

四、影像学表现

（一）胸片　胸片表现为界限不清的斑片状实变影，可能机制为丝状蚴在肺内迁移引起的过敏反应。实变影部位可变（迁移性），典型者在1~2个周内消散。

高感染综合征可出现双肺广泛性实变影或弥漫性网状结节影或结节状影（图19-2）。结节界限不清或界限清楚。有时，影像学表现与粟粒性肺结核相似。胸腔积液和混合性细菌感染引起的脓肿和空洞亦可见到。

（二）CT　幼虫在肺内迁移导致嗜酸性粒细胞反应，其胸部CT表现为双肺斑片状磨玻璃影和局限性实变影，无区域性分布优势特征。

（三）影像检查选择　在大多数情况下，怀疑嗜酸粒细胞性肺疾病的患者，胸片是唯一的影像学检查

方法。

五、鉴别诊断

粪圆线虫病的影像学表现与蛔虫病相似,幼虫在肺内的迁移常常导致嗜酸粒细胞性肺疾病,其影像学表现与单纯性肺嗜酸粒细胞浸润症和药物性嗜酸粒细胞反应类似。粪便中检出幼虫可确诊。

高感染综合征的鉴别诊断包括机会性感染,弥漫性肺出血,以及其他原因引起的急性呼吸窘迫综合征。痰液中检出幼虫可确诊。

六、治疗方案概要

治疗主要用抗肠虫药。

要点:类圆线虫病

■ 粪圆线虫病由粪类圆线虫引起
■ 感染好发于热带、亚热带国家和美国东南部
■ 最常见的肺部表现是嗜酸粒细胞性肺疾病
■ 常见的影像学表现如下:
  • 双肺斑片状实变或磨玻璃影
  • 具有迁移性和短暂性
  • 偶尔,发生于免疫功能低下患者的高感染综合征表现为双肺广泛性实变影或弥漫性网状结节影或结节影

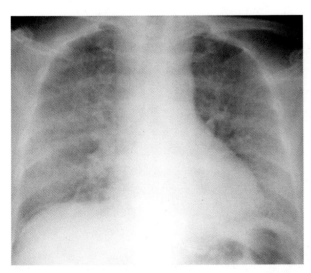

图19-2 粪圆线虫高度感染。男性,53岁,胰腺淋巴瘤化疗患者。后前位胸片显示双肺界限模糊的磨玻璃影、实变影及模糊小结节影。纤维支气管镜和支气管肺泡灌洗显示肺出血和无数类圆线虫丝状蚴。

包虫病(棘球蚴病)

一、病因学,发病率及流行病学

棘球蚴病是棘球绦虫的幼虫感染所致,以细粒棘球绦虫常见。常以畜牧型和森林型两种形式发生。畜牧型较常见,主要见于地中海地区、东欧、南美、中东、澳大利亚及新西兰;中间宿主以绵羊、牛或猪多见,终宿主为狗。森林型在阿拉斯加和加拿大北部多见,森林型的中间宿主通常为麋、鹿或北美洲驯鹿,终宿主是狗、狼及山狗。

二、临床表现

大多数患者无症状。自发性或感染性囊肿破裂导致突发咳嗽,咳痰和发热。偶尔,囊肿破裂出现急性过敏反应,如荨麻疹、瘙痒,部分患者出现低血压。

三、病理生理学

人类通过直接接触终宿主或摄入水、食物或土壤中的虫卵而发病。虫卵在十二指肠孵化成幼虫,经门脉系统到达肝脏,并滞留于此。从肝脏逃逸的大多数幼虫滞留于肺泡毛细血管。森林型中65%~70%的包虫囊肿发生于肝脏、15%~30%发生于肺脏。森林型棘球蚴病中,肺包虫囊肿似乎比肝包虫囊肿更常见,具体原因不清。

幼虫在肝和肺中发展成囊肿,呈现为典型的球形或椭圆形。囊肿(内囊)由纤维组织组成的外囊所包绕,外囊内含有非特异性慢性炎性浸润。囊肿周围肺组织见压迫性不张。囊肿由层状外膜(外囊)和薄的细胞内层(内囊)构成,细胞内层分泌囊液和幼虫原头蚴。子囊直接形成于外囊或游离的原头蚴。连续几代形成的囊肿形成多囊状结构。

四、影像学表现

(一)胸片 包虫囊肿表现为边缘光整的球形或椭圆形肿块,周围环以正常肺组织(图19-3)。单发常见,约30%的患者呈多发性。直径从1~20 cm不等。大多数囊肿位于肺下叶。尽管,囊肿常呈球形或椭圆形,但不规则形亦可见到,形成原因为囊肿生长过程中碰到相对刚性结构,如支气管血管束,逐渐塑形生长为锯齿状和分叶状。当囊肿与支气管树相交通时,空气进入内、外囊之间,在囊肿周缘形成新月形影-新月征或月牙征。囊肿破入气道,囊壁漂浮于囊肿内残余液体上形成经典的水上浮莲征(图19-4)。

有时,包虫囊肿可累及纵隔、心脏、支气管、肺动脉、胸壁或膈肌(图19-5)。肝包虫囊肿经横膈扩散的胸片表现为膈肌升高、胸腔积液和肺下叶不张或实变。

(二)CT 典型的CT征象为圆形或椭圆形囊性密度影(图19-3)。囊液CT值约为0 HU。囊壁薄而光整,有强化。CT增强扫描有助于确定囊肿破裂或复杂性囊肿的病理-影像特征,如囊壁内外层分离或内囊膜破裂塌陷(水上浮莲征)、子囊膜塌陷或子囊完整(图19-6)。囊肿破裂可伴随邻近肺组织实变、囊肿边缘模糊不清。

胸部和腹部CT扫描显示肝、肺囊肿并存,发生率约为6%。肝包虫囊肿经膈扩散的CT表现包括膈肌抬高、胸腔积液、胸膜囊肿和肺浸润。

(三)MRI 与CT类似,MRI能够鉴别包虫液性囊肿和实性肿瘤。T1WI囊肿呈低信号,T2WI呈均匀高信号(图19-5)。

(四)影像检查选择 胸片是首选的影像学检查方法,但CT或MRI用于确定囊肿的性质。对于怀疑包虫囊肿的患者和肺结节或肿块的年轻患者,由于MRI无辐射,常作为首选的影像学方法。

五、鉴别诊断

鉴别诊断主要为其他肺囊性病变,尤其支气管囊肿和充填液体的肺大泡。鉴别要点包括血嗜酸粒细胞增多,常为轻度增高,见于25%~50%的患者。实验室辅助诊断包括间接血细胞凝集试验、乳胶凝集试验、补体结合试验及酶联免疫吸附试验,这些试验对肝囊肿的敏感性为80%~100%、特异性为88%~98%。然而,这些实验检测肺囊肿的敏感性仅为50%~55%。另外,由于与其他寄生虫抗原的交叉反应,这些试验的特异性有限。

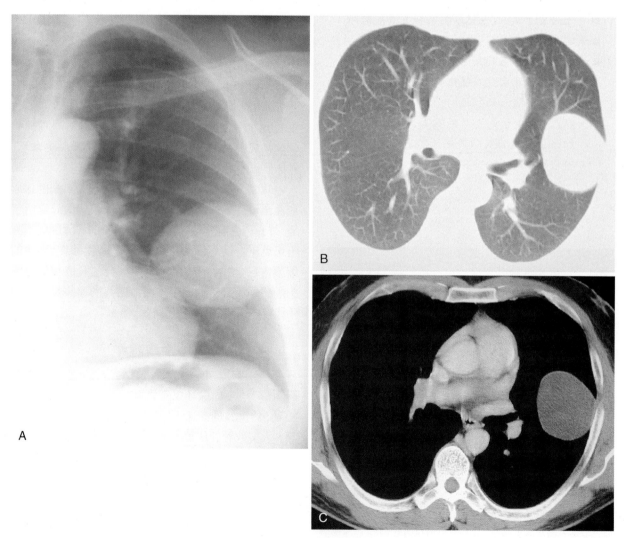

图19-3 包虫囊。男性,51岁,加拿大北部捕猎多年。A. 胸片显示左肺边缘光整的肿块,直径约6 cm。B. CT扫描肺窗显示左肺舌叶边缘光整的囊肿,邻近肺组织正常。C. CT增强扫描显示囊性病灶,囊液密度与水的密度相似(0 HU)。

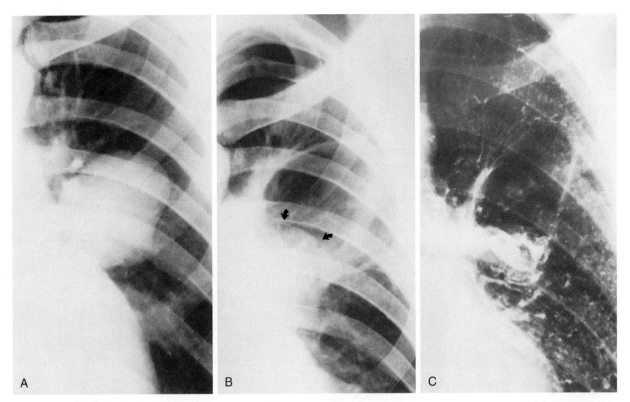

图19-4 包虫囊破裂。A. 胸片显示左肺中野界限清楚的均匀密度肿块,边缘光整、浅分叶。B. 4年后,囊肿内容物全部排入气管支气管树,囊内含有气体,囊肿底部出现不规则肿块(箭),其代表塌陷的囊壁内层。C. 支气管造影显示囊肿内含有对比剂,勾画出囊壁的轮廓。(鸣谢 *Alfred Hospital, Melbourne, Australia. From Müller NL, et al [eds]. Radiologic Diagnosis of Diseases of the Chest. Philadelphia, Saunders, 2001.*)

六、治疗方案概要

包虫囊肿,尤其是直径 <6 cm的囊肿,经阿苯达唑治疗后通常能消退。较大的囊肿需要手术切除。现已报道,电视辅助胸腔镜手术可作为浅表部位及小至中等大小肺包虫囊肿的一种有效治疗方法。

要点:棘球蚴病(包虫病)

- 包虫病由细粒棘球绦虫感染所致
- 畜牧型:羊是主要中间宿主,流行区包括欧洲东南部、中东、南美及澳大利亚
- 森林型:中间宿主包括麋、鹿及驼鹿,流行区包括阿拉斯加和加拿大北部。
- 常见的影像学表现如下:
  - 单发或多发结节/肿块影
  - 边缘光整
  - CT呈水样密度
  - 其他征象包括:新月征(囊肿与支气管相通)、水上浮莲征(囊壁内膜漂浮于残存囊液上)

血吸虫病

一、病因学,发病率及流行病学

血吸虫病由吸虫纲类的吸虫感染所致,包括曼森血吸虫、日本血吸虫及埃及血吸虫。本病发生于中间宿主-钉螺定居的地区。曼森血吸虫和埃及血吸虫感染流行于中东(埃及和部分沙特阿拉伯地区)及非洲中部和南部的大部分区域。曼氏血吸虫发现于加勒比海岛和南美洲,尤其巴西,而日本血吸虫主要见于中国、日本和菲律宾。血吸虫病是一种常见的寄生虫感染,受累人群达1.5亿~2.0亿,每年死亡约500 000人。尽管血吸虫病最常见于流行地区,但随着来自流行区移民人数的增加,非流行区的患病率也在增加。估计约400 000感染血吸虫的移民居住在美国。急性血吸虫病(钉螺热)见于幼虫在肺内迁移期间,也越来越多地见于到流行区旅行的游客中。

二、临床表现

血吸虫通过肺循环时会出现急性综合征,包括

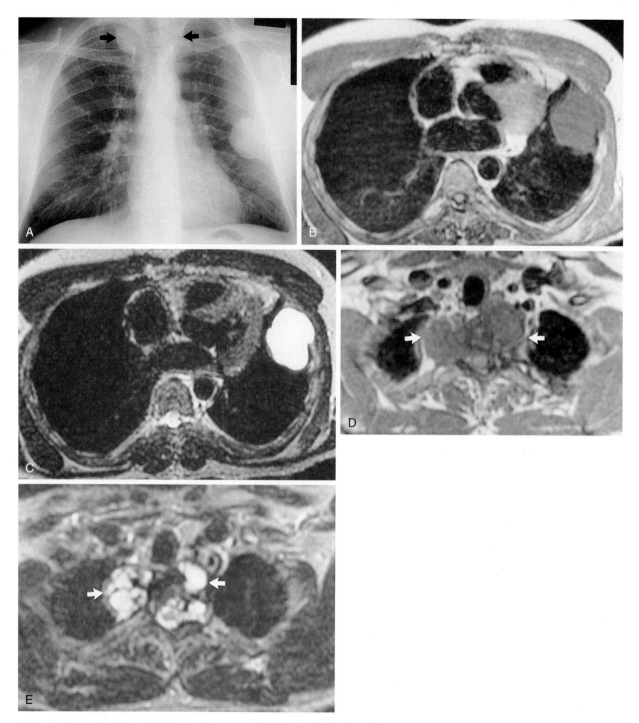

图19-5 棘球蚴病并胸壁、椎体侵犯。男性,34岁,背部疼痛,曾为伊拉克牧羊人,并在巴基斯坦接受过开胸手术。A. 胸片显示左肺边缘光整的肿块、椎旁软组织增厚(箭)。B、C. SE序列、心电门控扫描,T1WI(B)和T2WI(C)图像显示囊性病变,伴胸壁局限性侵犯;T1WI(TR 920, TE 20)呈相对低信号、T2WI(TR 2860, TE 100)呈明显高信号,反映囊肿的液性成分。D、E. 肺尖层面T1WI(D)和E. MR图像显示椎旁囊肿(箭),伴有邻近椎体骨质破坏。(引自 *Fraser RS, Müller NL, Colman N, et al [eds].* *Fraser and Paris Diagnosis of Diseases of the Chest. Philadelphia, Sounders, 1999.*)

发热、咳嗽、腹泻及荨麻疹,白细胞和嗜酸性粒细胞几乎不可避免地增多。血吸虫病最重要的肺部表现是肺动脉高压,常在持续感染、连续接触吸虫多年后发生,表现为进行性呼吸困难、胸痛、乏力、心悸及咳嗽,并伴有胸外疾病的体征。曼氏血吸虫和日本血吸虫虫卵主要沉积于肝脏,导致肝硬化、肝脾肿大的相关症状和体征。埃及血吸虫可引起排尿困难和血尿。

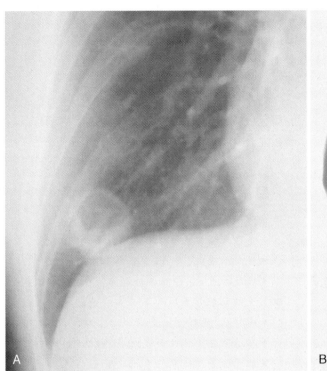
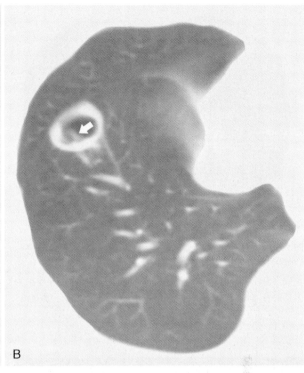

图19-6 包虫囊肿：水上浮莲征。男性，36岁，加拿大北部猎人。A. 后前位胸片显示右肺薄壁囊性病变，伴气液平面；紧贴液面见边界模糊的斑片状影。B. CT扫描显示右肺薄壁囊肿，囊内液面上见软组织影漂浮（水上浮莲征-箭）。

三、病理生理学

人类通过饮用尾蚴污染的淡水或在尾蚴污染的淡水中游泳、劳动、洗涤而感染。尾蚴穿透皮肤，经静脉循环到达肺毛细血管，进而穿过肺毛细血管到达体循环。急性综合征（血吸虫穿越肺循环所致的急性症状-钉螺热）患者经支气管肺活检标本的组织学表现与嗜酸粒细胞性肺炎相一致。

蠕虫移行至肠系膜上（日本血吸虫）静脉、肠系膜下（曼森血吸虫）静脉或膀胱（埃及血吸虫）静脉，释放虫卵到宿主组织，继发免疫反应、炎症及纤维化，从而导致组织损伤。虫卵可直接通过下腔静脉到达肺部，或当发生血吸虫性肝硬化时，虫卵亦可通过门静脉-体静脉系统间的吻合通道到达肺部。当虫卵到达肺部后，大多数虫卵栓子嵌塞在肺小动脉内。宿主对虫卵的反应导致闭塞性小动脉炎，最终形成肺动脉高压和肺源性心脏病。慢性感染期，血吸虫虫卵通常被肉芽肿性炎症包绕（图19-7）。

四、影像学表现

（一）胸片 幼虫在肺内移行引起斑片状、迁移性实变影。界限不清的小结节影或少见的网状结节影或双肺磨玻璃影亦可见到。虫卵在肺血管系统沉积诱发的肉芽肿性反应可导致肺动脉高压和肺源性

心脏病的放射学表现，如主肺动脉增宽、肺门血管突然变细（截断征），以及重度肺动脉高压时的心脏增大。

（二）CT 继发于血吸虫病的嗜酸粒细胞性肺病的CT表现类似于单纯性肺嗜酸粒细胞浸润症，如双肺斑片状实变影和磨玻璃影。尽管，磨玻璃影通常环绕实变，但反过来亦可出现，从而导致反晕征（图19-8）。继发于血吸虫病的肺动脉高压患者，CT显示主肺动脉增宽，但并无特异性（图19-9）。急性

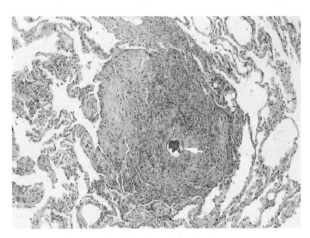

图19-7 血吸虫病：曼森血吸虫。组织学标本显示血吸虫虫卵被界限清楚的肉芽肿包绕（箭）。（鸣谢 *Dr. Rimarcs C. Ferreira, Federal University of Sao Paulo, Sao Paulo, Brazil.*）

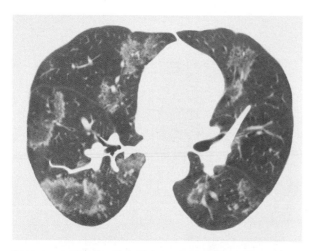

图19-8 血吸虫病：肺实质病变。HRCT扫描显示双肺斑片状磨玻璃影，以及环状实变影围绕磨玻璃影（反晕征）。血吸虫病经开胸肺活检而确诊，病理学检查显示血吸虫虫卵周围为肉芽肿性炎症。（鸣谢Dr. Gustavo Meirelles, Sao Paulo, Brazil.）

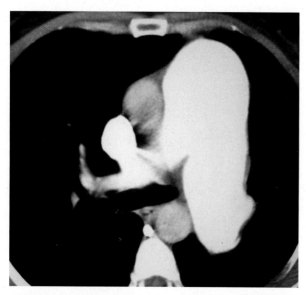

图19-9 血吸虫病继发肺动脉高血压。长期血吸虫病患者CT增强扫描显示主肺动脉明显增宽。（鸣谢Dr. Claudia Figueiredo, Sao Paulo, Brazil.）

期血吸虫病（钉螺热）可表现为多发肺结节影。

（三）影像检查选择 肺动脉高压的诊断通常经临床表现或胸片提示，确诊需借助于超声心动图成像。

五、鉴别诊断

血吸虫病引起的肺动脉高压与其他原因引起的肺动脉高压在影像学上很难鉴别。粪便或尿液标本，或直肠活检标本检出虫卵方可确诊血吸虫病。血清

学试验价值有限，因为其不能区分曾经感染或当前感染。

六、治疗方案概要

吡喹酮治疗血吸虫病已持续多年。然而，最近的研究表明，部分患者对吡喹酮为基础的治疗具有耐药性。

要点：血吸虫病

- 血吸虫病的主要流行区如下：
  - 曼森血吸虫：加勒比海岛和南美洲
  - 日本血吸虫：中国、日本和菲律宾
  - 埃及血吸虫：中东和非洲
- 常见的影像学表现如下：
  - 斑片状、迁移性实变影
  - 肺结节见于急性血吸虫病（钉螺热）
  - 肺动脉高压征象

肺吸虫病

一、病因学，发病率及流行病学

肺吸虫病是由并殖吸虫属吸虫感染所致，最常见的病原体是斯特曼并殖吸虫，又称肺吸虫。人类通过摄入生或未煮熟的、被后囊蚴污染的螃蟹或小龙虾而感染，或者通过污染的饮用水感染。主要流行区是东亚，东南亚，拉丁美洲及非洲。在流行区感染人数约2 000万人。在美国的中南半岛和拉美移民中也有报道。

二、临床表现

最常见的症状是间歇性咯血或痰中带血，咳嗽。少见症状包括胸膜炎所致的发作性胸痛和发热。咯血常间歇性发作数月或数年，常无其他体征。

三、病理生理学

典型肺吸虫病通常表现为单发或多发囊性腔隙，大小为1~4 cm，囊腔内含有赤褐色黏蛋白液体，并且常含有较大的成年寄生虫。囊肿常位于较大的细支气管或支气管旁；尽管囊肿主要分布于胸膜下，但可发生于肺实质的任何部位。当囊肿侵蚀、破入引流气道时，囊肿内容物可咳出或扩散到其他区域肺实质，从而导致渗出性或出血性肺炎。

四、影像学表现

（一）胸片　放射学表现包括结节影，局灶性实变影或囊性病变（图19-10）。囊性病变呈单发或多发，直径为0.5~4 cm，囊壁常较薄。囊性病变可出现于肺实变区，或为孤立性薄壁环状阴影。囊性病变的内壁常见新月形或卵圆形稍高密度影，CT图像上呈软组织密度，推测其代表了蠕虫。少数患者可见直径约5 mm的不规则轨道或洞穴样异常密度影，与邻近的囊肿相连接。胸膜异常见于60%的患者，包括单侧或双侧胸腔积液、液气胸以及较少见的胸膜增厚。

（二）CT　CT常见表现包括胸膜下或叶间胸膜下单发或多发结节，直径1~4 cm，内部常见低密度坏死区或空洞（图19-11）。胸膜下线状影和局限性胸膜增厚常见。CT扫描发现邻近肺结节的局限性、纤维性胸膜增厚是诊断胸膜-肺吸虫病的一个重要线索。结节总数常少于5个。结节可以累及单个肺叶或多个肺叶，典型结节中央常出现低密度区或薄壁空洞。其他常见表现包括磨玻璃影和结节旁支气管扩张，以及局限性实变（图19-10）。约30%的患者出现胸腔积液或液气胸，10%的患者出现肺门或纵隔淋巴结肿大。

肺部病变的表现受感染阶段和周围组织的反应影响。早期表现由幼虫的移行所致，包括局限性气腔实变、线状影、胸腔积液、气胸或液气胸。后期表现由蠕虫囊所致，表现为薄壁囊肿、肿块样实变、结节及支气管扩张。

CT扫描亦可见到胸膜下条纹状影连接于胸膜和肺结节之间，厚2~7 mm，长5~60 mm，被认为是蠕虫移行的轨迹（洞穴样轨道）。CT扫描亦可显示不规则的轨道或洞穴与邻近囊肿相连或沟通囊肿和支气管。

（三）PET　FDG-PET成像，肺吸虫病可呈现为阳性摄取，与肺癌相似。

（四）影像检查选择　在肺吸虫病患者的评价方面，胸片通常作为首选和唯一的影像学手段。然而，为进一步明确病变的特征及病变的范围，部分病例推荐行CT检查。

五、鉴别诊断

需鉴别的主要疾病是肺结核。肺吸虫病通过检测痰液、支气管灌洗液或肺活检标本中的虫卵而确诊，亦可通过血清学试验，尤其常用的酶联免疫吸附试验来确诊。

六、治疗方案概要

吡喹酮是治疗肺吸虫病的有效药物。

要点：肺吸虫病

■ 肺吸虫病由斯特曼并殖吸虫所致

■ 流行区包括东南亚、南美洲及非洲西部

■ 常见的影像学表现如下：

  • 单发或多发结节影

  • 单发或多发囊性病灶，直径约1~4 cm

  • 局限性肺实变影

  • CT扫描呈液性或含气囊性病灶

  • 60%的患者有胸腔积液或液气胸

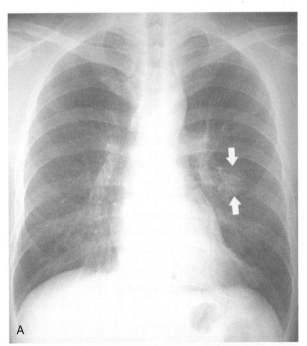

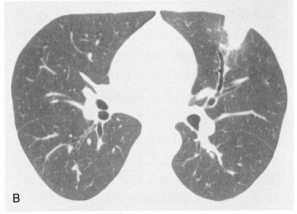

图19-10　肺吸虫病：单发异常密度影。韩国男性，39岁，左胸部疼痛，开胸肺活检确诊为肺吸虫病。A. 后前位胸片显示舌叶界限模糊的结节影（箭）。B. CT扫描显示以胸膜为基底的亚段实变、周围环以磨玻璃密度影（晕征），符合肺梗死所见。（鸣谢 *Dr. Kyung Soo Lee, Samsung Medical Center, Seoul, Korea.*）

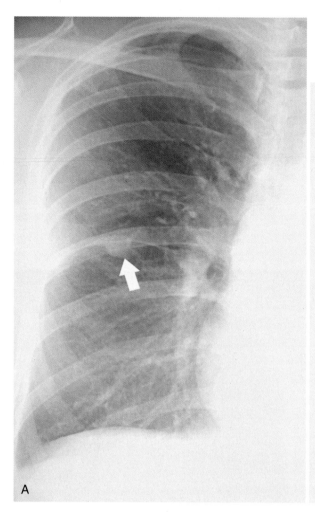
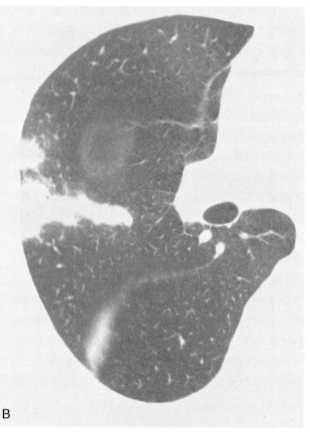

图19-11 肺吸虫病：多发病灶。韩国男性，38岁，因胸部隐痛、咳嗽而就诊，经酶联免疫吸附试验和经胸穿刺活检证实为血吸虫病，活检发现特征性的虫卵。A. 胸片显示右肺中野界限模糊的稍高密度影（箭）。B. CT扫描显示胸膜下结节影和局限性肺实变。（鸣谢 *Dr. Kyung Soo Lee, Samsung Medical Center, Seoul, Korea.*）

医生须知

寄生虫感染的胸膜-肺部表现：
- 寄生虫是肺部疾病的常见原因，尤其是热带地区和来自流行区的移民
- 最常见的肺部表现是嗜酸粒细胞性肺病
- 寄生虫性嗜酸粒细胞肺病最常见的病因是蛔虫属和类圆线虫属
- 免疫功能低下患者可发展成播散性类圆线虫病，亦称为类圆线虫高度感染
- 阿米巴病可导致痢疾、肝脓肿、胸腔积液及阿米巴脓胸，偶尔发生阿米巴肺脓肿

- 棘球蚴病常引起单发或多发肝囊肿、肺囊肿，CT扫描囊肿呈水样密度
- 血吸虫病可导致嗜酸粒细胞性肺病和肺动脉高压
- 肺吸虫病常出现类似肺结核的临床症状和影像学表现。除了棘球蚴病之外，寄生虫相关性胸膜-肺疾病的影像学表现相对无特异性

第 **5** 部分

免疫功能低下
患者

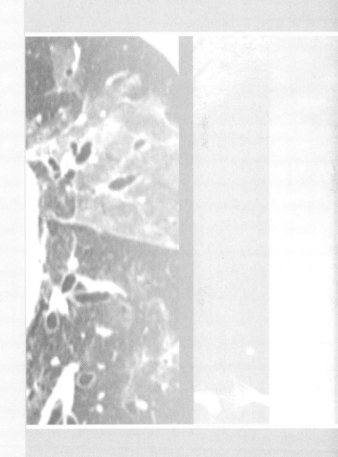

第20章

获得性免疫缺陷综合征（艾滋病）

Joel E. Fishman, Galit Aviram, and Ahuva Grubstein

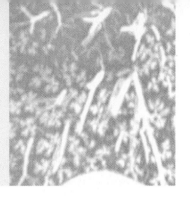

一、病因学

自从20世纪80年代获得性免疫缺陷综合征（艾滋病）出现以来，这种疾病的人口特征、并发症和其治疗方面均发生诸多改变。也许最重要的是，高活性抗逆转录病毒疗法（HAART）的应用导致人类免疫缺陷病毒（HIV）感染所致的发病率和死亡率明显降低。尽管这些进步，肺部疾病，包括呼吸道感染、恶性肿瘤及炎症，仍然是全世界HIV感染者发病和死亡的主要原因。同时，对于发达国家和发展中国家的穷人而言，如何才能接受HAART治疗，仍然是一个问题。

感染HIV-1（最常见表型）和HIV-2最常见的方式是在生殖器或大肠黏膜的性传播、接触受感染的血液或血液制品、母婴传播，偶尔发生在职业暴露方面。感染是从病毒粒子gpl20Env蛋白与CD4分子上某些T细胞，巨噬细胞和小神经胶质细胞结合开始的。反转录时，从病毒RNA产生DNA链。双链DNA形成整合到细胞的基因组中，使病毒得以复制。在新形成DNA上的基因直接产生蛋白酶、逆转录酶和其他可根据抗逆转录病毒疗法而变换靶点的蛋白质。

二、发病率及流行病学

根据联合国HIV/AIDS项目资料，2007年HIV感染者或艾滋病患者人数估计为3 320万。从20世纪90年代中期美国艾滋病病例和死亡病例数显著减少以来，新发病例数已趋于稳定。由于目前HIV感染者的存活时间延长，美国HIV感染者的总数仍在增长。根据美国国家疾病控制与预防中心的统计，2003年美国估计有1 039 000~1 185 000名HIV感染者/AIDS，其中25%未确诊和未知感染HIV。男性同性恋依然是美国HIV感染者的主要组成部分，占2003年新诊断HIV感染者的63%。静脉注射药物仍然是HIV传播的主要渠道，约占美国新感染者的20%。美国HIV感染有种族差异，尽管非洲裔美国人仅占全国人口的12.5%，但他们约占HIV新感染者的50%。无保护措施的异性间性生活是妇女HIV感染的主要传播方式。20世纪90年代末以来，每年HIV新感染者中女性比例约稳定在25%。

虽然有效的抗逆转录病毒疗法已经改变了发达国家的AIDS流行性，但与AIDS的斗争依然是一个全球性的问题，AIDS流行性的持续增长为抗逆转录病毒疗法设置了障碍。2/3的感染者生活在非洲，1/5生活在亚洲。在这些地区，男女间的无保护措施的性生活是HIV传播的主要方式。在非洲，撒哈拉以南是感染最严重的地区，据世界卫生组织（WHO）统计，HIV患病率为5%~25%。在发达国家，高效抗逆转录病毒治疗（highly active antiretroviral therapy, HAART）使HIV感染成为慢性疾病，目前测得的预期寿命不是数年而是数十年。而这在东半球的情况有所不同。

三、临床表现

HIV感染可出现不同程度的临床表现，从无症状携带者到各种器官系统的异常表现，以及严重的机遇性疾病。HIV能严重减弱机体的细胞介导免疫，导致各种病原体感染，如典型传染性病原体、条件致病菌，以及免疫活性个体罕见的恶性肿瘤。艾滋病引起功能性CD4+辅助性T淋巴细胞数目进行性下降，此外，其可导致其他体液细胞介导的吞噬功能缺陷。特殊机遇致病菌感染的发生率因局部因素(即特定疾病在特定地理区域的患病率)而差别很大。

WHO将HIV感染划分为四个临床阶段,即从无症状个体(阶段1)到出现至少一种机遇性感染或恶性肿瘤(阶段4)。CD4$^+$细胞计数是衡量免疫抑制程度最广泛使用的指标,它与并发症的发生直接相关。CD4$^+$细胞计数<200个/mm^{3}是重要的阈值,它可作为HIV感染者确定AIDS发病的指标,即使患者无AIDS直接引起的疾病,同时在对处于风险机遇性感染或某些恶性肿瘤发病地区的患者而言,它也是一明确发病的重要指标。CD4$^+$细胞计数>200个/mm^{3}的患者可出现细菌性肺炎、肺结核及肺癌,但大部分AIDS典型并发症(卡氏肺孢子菌肺炎,播散性真菌血症,Kaposi肉瘤及AIDS相关淋巴瘤)见于CD4$^+$细胞计数<200个/mm^{3}者,更常见于<100个/mm^{3}者。HIV患者中,并发症的病因与临床表现间几乎没有相关性可循。相比于大多数恶性肿瘤(淋巴瘤除外),肺部感染常见表现为发热。各种感染中,细菌性肺炎常出现急性发热、胸膜炎性胸痛、咳嗽、咳痰或咳脓痰。相反,卡氏肺孢子菌肺炎通常起病隐袭,1周后才出现呼吸困难和干咳症状,此时患者才就诊。与细菌性肺炎相比,卡氏肺孢子菌肺炎通常不伴有胸膜炎性胸痛,除非并发气胸。

四、影像学表现

(一)细菌性呼吸道感染

1. 概述 细菌性呼吸系统感染,包括感染性气道疾病和肺炎,是当前发达国家HIV感染者最常见的呼吸系统疾病。HIV感染使得细菌性肺炎的发生率较一般人群高10~25倍。无论CD4$^+$细胞计数的高低,HIV感染者确定发病的标志是一年内2次及多次细菌性肺炎发作。

尽管HIV感染与细胞介导的免疫变化密切相关,AIDS也同时严重损害体液免疫。B细胞功能改变和嗜中性粒细胞功能缺陷在HIV感染儿童中特别常见,使得HIV感染者处于荚膜细菌频繁感染的高风险中。在成年HIV感染者中,40%~75%的细菌性肺炎,可鉴别出病原体。肺炎链球菌是成年HIV感染者中社区获得性肺炎最常见的致病菌,约占所有细菌性肺炎的20%。其他常见病原体包括流感嗜血杆菌、金黄色葡萄球菌及革兰阴性菌,特别是铜绿假单胞菌。社区获得性肺炎的其他病原菌,如肺炎支原体和嗜肺军团菌,少见于HIV/AIDS患者中,其中原因也许是无法检测到。HIV感染者发生感染性气道疾病的风险增

高,如细菌性气管支气管炎和细支气管炎。AIDS患者中,感染性气道疾病最常见的细菌性病原体与症状明显的病原体相同,且临床表现也相似。

高度免疫抑制的AIDS患者易受罕见肺部感染的影响,包括诺卡菌、马红球菌、巴尔通体及五日热巴尔通体感染。肺是HIV相关诺卡菌病最常受累的器官。诺卡菌肺感染患者通常处于进展性免疫抑制阶段,CD4$^+$细胞计数通常<100个/mm^3。严重免疫抑制患者容易发生诺卡菌感染。马红球菌病是一种好发于马的地方性传染病,AIDS患者表现为渐进性的咳嗽、发烧及呼吸困难。杆菌性血管瘤病是由巴尔通体和五日热巴尔通体所致的一种感染,其特征为身体多部位的新生血管增殖,包括皮肤、肝、脾、淋巴结及肺。接触猫,猫蚤及虱是发生该感染的主要危险因素。血管瘤样皮肤病变是其典型表现,与Kaposi肉瘤相似。临床症状包括发热、盗汗、咳嗽、偶尔咯血。

与其他机会性感染相比,尽管细菌性肺炎常发生于HIV感染的早期,但是细菌性肺炎最恒定的危险因素是HIV感染阶段。CD4$^+$细胞计数<200个/mm^{3}的HIV感染者细菌性肺炎的患病率比CD4$^+$细胞计数>500个/mm^{3}的HIV感染者高5倍。静脉注射药物和吸食违禁药(可卡因,K粉,大麻)的HIV感染者患细菌性肺炎的风险增加。

HIV感染者与非HIV感染者的细菌性肺炎症状和体征相同。通常情况下,患者相对较快出现临床症状,如排痰性咳嗽、发热、恶寒、胸膜炎性胸痛及呼吸困难。患者就诊前1周内常出现症状。相反,大多数其他肺感染的HIV患者,包括卡氏肺孢子菌肺炎和肺结核,通常在1周~1个月或更长时间后出现症状。

HIV患者细菌性肺炎的实验室检查常显示白细胞增多,但也可能出现白细胞减少。血清乳酸脱氢酶正常或仅轻度升高。HIV/AIDS患者细菌性肺炎的治疗采用与非HIV人群相同的抗生素。对于HIV感染者而言,常见致病菌所致的细菌性肺炎的临床及影像表现以及对抗生素治疗反应的表现,通常与正常宿主社区获得性肺炎的治疗过程相似。

2. 胸片 HIV患者细菌性肺炎的胸部X线片常表现为局灶性实变,呈肺段或肺叶分布,类似于非HIV感染患者。然而,HIV患者与正常人相比有较高的多叶和双侧性病变倾向(图20-1)。约50%的细菌性肺炎病例可见局灶性实变以外的放射学表现。细菌性感染亦可表现为单发或多发肺结节(图20-2)。HIV感染患者肺结节的病因学研究发现细菌性肺炎是最常见的病因,其次为肺结核。

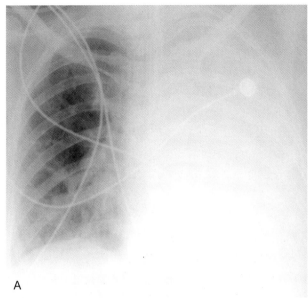

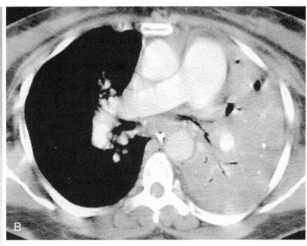

图20-1 肺炎球菌性肺炎。A. 胸片显示左侧胸腔完全性密度增高。B. CT增强扫描显示弥漫性低密度实变，不伴有胸腔积液。

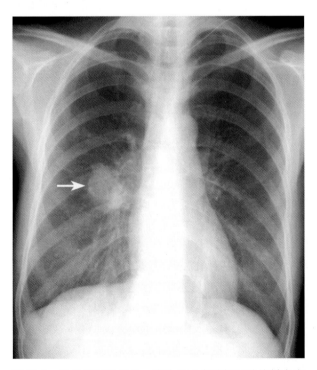

图20-2 假单胞菌性肺炎。胸片显示右肺门区肿块样实变（箭）。

　　HIV相关细菌性肺感染中以空洞性病变为常见，且胸部CT检出空洞性肺疾病的HIV感染者中85%为细菌感染（图20-3）。大多数空洞感染患者，可发现一种以上的病原体。金黄色葡萄球菌与静脉注射药物滥用者中的脓毒栓子有关，通常表现为多发空洞结节。肺炎旁胸腔积液可见于极少数细菌性肺炎患者，常为少量积液。胸内淋巴结肿大胸片较难显示。

　　急性细菌性支气管炎患者的胸片通常正常，但可出现支气管壁增厚。广泛性细支气管炎可引起明显的间质性改变，如网结状阴影，这代表嵌塞的细支气管。病变呈对称性分布，以下叶分布为主，类似于卡氏肺孢子菌肺炎。诺卡菌病的胸部X线所见包括结节和区域性实变，可呈现为肿块样（图20-4）。病变以上叶分布为主，可伴有空洞、淋巴结肿大及胸腔积液。马红球菌肺炎影像学表现为单发或多发空洞样实变病灶，以上叶分布为主（图20-5）；其他特征包括脓胸和淋巴结肿大。杆菌性血管瘤病的胸部放射学表现包括支气管内病变、结节、胸腔积液，明显强化的肿大淋巴结以及胸壁肿块。

　　3. CT　CT检查对部分可疑细菌性肺炎患者的诊断是有价值的，尤其当胸片表现不典型及细菌培养或血清学检查不能明确病原体时。CT可明确提示细菌性或其他病原体感染的轻度或细微病变的存在，显示病变的分布特征，便于进一步检查或治疗，如支气管镜检查或引流，因此CT可明确显示胸片未能显示的淋巴结肿大、空洞、胸腔积液或积脓以及其他具有鉴别意义的征象（图20-6）。细菌性肺炎患者CT扫描常见到纵隔和肺门淋巴结轻度肿大，但淋巴结很少超过2 cm。胸片上表现模糊的结节样病灶，CT可清晰显示。HRCT在检测支气管、细支气管炎性改变方面比胸部平片具有更高的敏感性、特异性。症状可疑而胸片表现正常的患者，HRCT扫描能够显示胸片未能显示的小气道疾病。感染性细支气管炎的CT和HRCT特征为小叶中心型稍高密度影，即"树

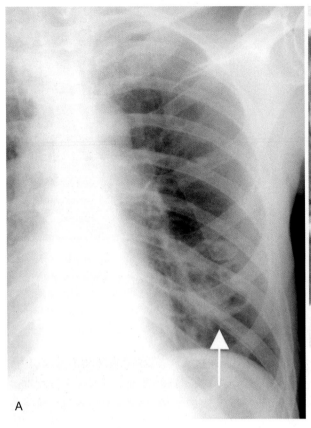

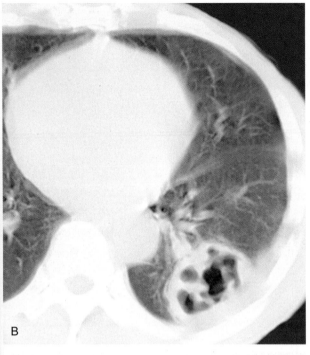

图20-3 假单胞菌性肺炎：空洞性病变。A. 胸片显示左肺下叶模糊的空洞样病变（箭）。B. CT明确显示界限清晰的空洞性病变，洞壁相对较厚。

芽征"，表现为肺外周细小的"Y"形和"V形"病灶。呼气相扫描清晰显示局限性空气滞留。化脓性气道感染导致受累支气管和细支气管壁的炎性改变，从而出现气道壁增厚和扩张。如果早期不采取抗生素治疗，这些改变也许成为不可逆性。

4. **影像检查选择** 胸片是细菌性肺炎诊断和随访的主要检查方法。当胸片和临床所见不明确时，CT能够显示对治疗策略起决定作用的异常改变，如空洞或细支气管病变。若临床症状改善不明显时，CT可以指导支气管镜进一步检查以明确病变性质。

典型征象

■ 起病急骤的排痰性咳嗽、发热、寒战、胸膜炎性胸痛及呼吸困难

■ 轻度或中度免疫缺陷患者的影像学表现包括局灶性或多灶性、肺叶、肺段或支气管肺炎样气腔病变

■ 重度免疫缺陷患者的非典型表现包括间质性或弥漫性病变

（二）卡氏肺孢子菌肺炎

1. **概述** 肺囊虫是一种肺机遇性真菌病原体，引起人类疾病的肺囊虫命名为耶氏肺囊虫。自1981年首次描述健康男性同性恋发生重度免疫缺陷以来，AIDS病史与卡氏肺孢子菌肺炎始终密切相关。卡氏肺孢子菌肺炎是HIV感染者最常见的机遇性感染，也是AIDS患者首要的发病和死亡原因。HAART的引进和发达国家预防措施的普遍开展使得卡氏肺孢子菌肺炎的发病率显著下降。尽管取得了这些进步，但是卡氏肺孢子菌肺炎仍然是美国HIV感染者最常见的机会性肺感染，约占HIV感染者中肺炎的25%。发生卡氏肺孢子菌肺炎的患者CD4$^+$细胞计数几乎总是<200个/mm^3，且常<100个/mm^3。

卡氏肺孢子菌肺炎患者表现为隐匿起病的发热，干咳及呼吸困难。总体而言，患者就诊前出现症状已经约1个月。查体显示呼吸急促，心动过速，发绀，而肺部听诊几乎无异常。动脉血氧分压降低，肺泡-动脉氧分压梯度增加及呼吸性碱中毒明显。二氧化碳弥散容积通常也减小。血清乳酸脱氢酶水平升高对卡氏肺孢子菌肺炎具有高度敏感性，但并不具有高度

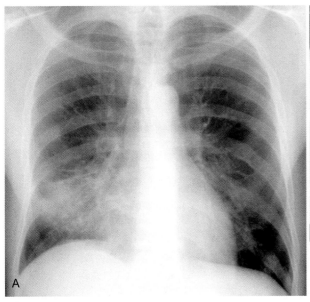

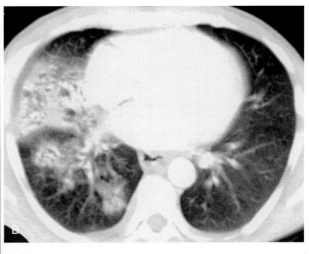

图20-4 星状诺卡菌肺炎。A. 胸片显示右肺下野实变。B. CT 显示右肺中叶和下叶斑片状实变，伴空气支气管征。

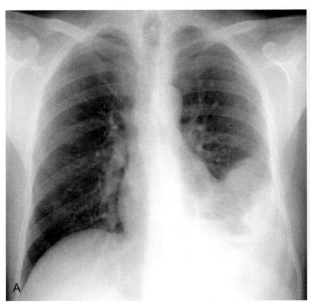

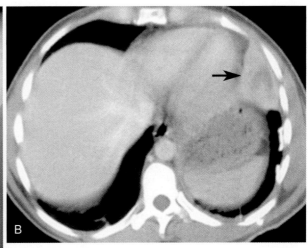

图20-5 马红球菌肺炎。A. 胸片显示舌叶实变和左侧胸腔积液。B. CT显示舌叶实变伴坏死（箭）；同时可见胸腔积液引流导管。

特异性。由于耶氏肺囊虫在培养中不生长，需借助于组织病理学染色以识别病原体的形态而做出诊断。商品化试剂盒可提供的情况下，采用聚合酶链式反应（PCR）的DNA扩增是最敏感的方法，可以作为卡氏肺孢子菌肺炎诊断的辅助手段，可通过诱导咳痰或纤维支气管镜支气管肺泡灌洗获得合适的标本。复方磺胺甲噁唑是卡氏肺孢子菌肺炎治疗和预防的首选药物，其作用机制为抑制叶酸的合成。

2. 胸片　卡氏肺孢子菌肺炎的胸部X线典型表现为双侧肺门周围或弥漫对称性间质性病变，呈细颗

粒状、网格状或磨玻璃样密度增高影（图20-7，图20-8）。如果不及时治疗，肺实质性病变可进展为气腔实变（图20-9）。影像学改善通常较临床改善至少滞后数天；临床征象显示治疗有效的患者，治疗期间无必要频繁进行胸片检查。胸片出现少见表现以及发现小病灶增多趋势时，提示疾病进展。据报道，患者就诊时胸片表现正常率可高达39%，尤其是免疫状态严重损害患者。然而，卡氏肺孢子菌肺炎患者真正的胸片表现正常率可能接近10%。

3. CT　CT，尤其HRCT扫描在卡氏肺孢子菌肺

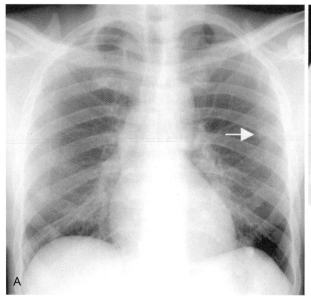

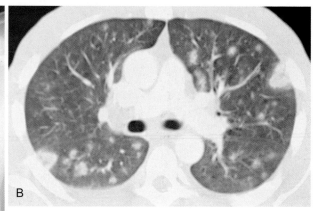

图20-6 脓毒性栓塞。A. 胸片显示浅淡的肺结节影（箭）和左肺基底可疑气腔样病变。B. 1天后CT扫描显示多发肺结节；同时，舌叶可见实变影（CT图像未提供）。

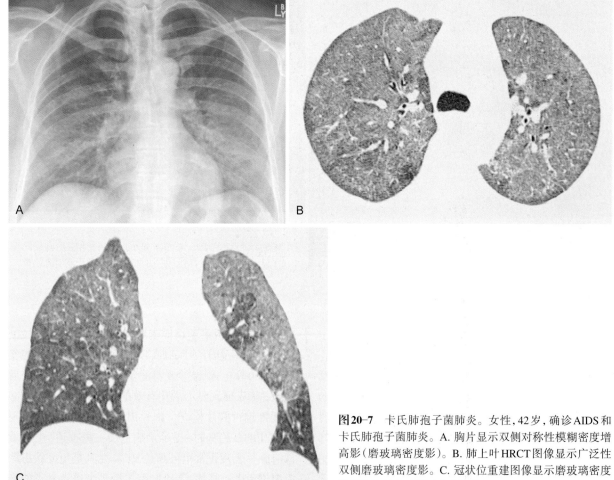

图20-7 卡氏肺孢子菌肺炎。女性，42岁，确诊AIDS和卡氏肺孢子菌肺炎。A. 胸片显示双侧对称性模糊密度增高影（磨玻璃密度影）。B. 肺上叶HRCT图像显示广泛性双侧磨玻璃密度影。C. 冠状位重建图像显示磨玻璃密度影以肺上叶和中肺叶分布为主。

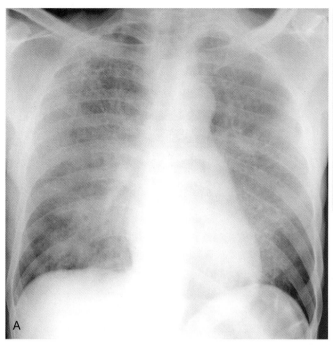

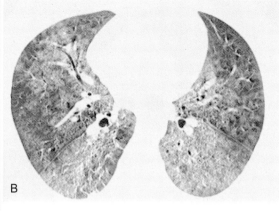

图20-8 卡氏肺孢子菌肺炎。A. 胸片显示双侧模糊密度增高影。B. CT显示弥漫性磨玻璃影及小叶中心型肺气肿。

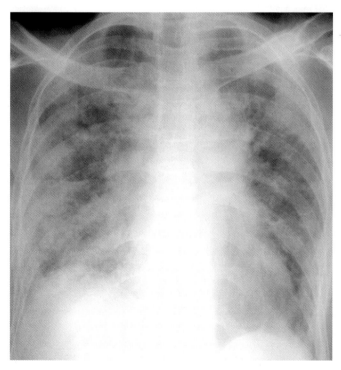

图20-9 卡氏肺孢子菌肺炎。胸片显示双肺间质性阴影及斑片状气腔实变影。

炎检出方面较胸片有更高的敏感性,且有助于胸片正常或胸片表现不明确的症状性患者的评价。卡氏肺孢子菌肺炎典型HRCT表现是广泛性磨玻璃影,其反映了肺泡腔内的渗出,渗出物由表面活性物质、纤维蛋白、细胞碎片及病原微生物组成(图20-7,图20-8)。病变常呈斑片状或地图样分布,以肺中央、肺门周围及上叶分布为著(图20-10,图20-7)。据报道,

使用磨玻璃密度灶,伴有或不伴有网格状病灶、小囊状病灶,诊断卡氏肺孢子菌肺炎的敏感性为100%、特异性为86%、准确性为90%。没有必要对所有可疑卡氏肺孢子菌肺炎而胸片正常的患者进行CT扫描,如果肺弥散功能也正常,则卡氏肺孢子菌肺炎的可能性较低。CT检出胸腔积液和胸内淋巴结肿大也少见。当HRCT显示树芽征时,耶氏肺囊虫肺感染的可能性

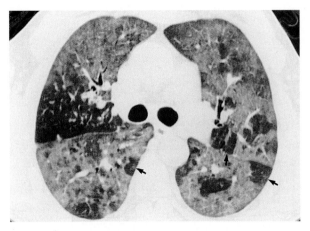

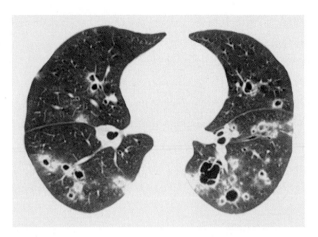

图20-10　卡氏肺孢子菌肺炎。男性,46岁,AIDS患者。HRCT扫描显示双侧区域性磨玻璃影,伴马赛克灌注。正常与异常肺实质间有明确分界,伴有与次级肺小叶(箭)大小和形态相对应的正常肺实质区。(引自 *Müller NL, Fraser RS, Colman NC, et al. Radiologic Diagnosis of Diseases of the Chest. Philadelphia, Saunders, 2001.*)

图20-11　卡氏肺孢子菌肺炎。HRCT扫描显示双肺多发含气囊肿,周围为磨玻璃影所环绕;亦可见少量肺结节。

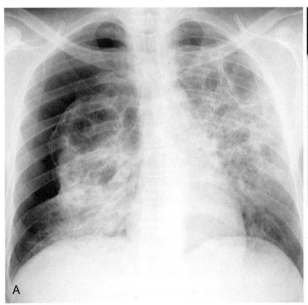

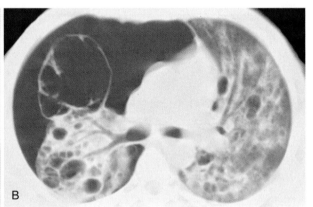

图20-12　卡氏肺孢子菌肺炎。A. 胸片显示双肺间质性和实质性阴影,以及多发囊肿、右侧气胸。B.CT扫描显示多发大小不等的囊肿、磨玻璃影及张力性气胸。

不大。

　　卡氏肺孢子菌肺炎的少见表现包括肺上叶分布的肺实质病变和囊性病变(图20-11)。部分囊肿被表明是继发于耶氏肺囊虫肺浸润后的坏死。囊肿常导致自发性气胸(图20-12)。然而,囊肿不是气胸发生的必要因素。一项包括22例卡氏肺孢子菌肺炎和自发性气胸患者的研究显示,仅8例(36%)患者胸片可见囊肿。偶尔,囊肿经治疗后可消退。卡氏肺孢子菌肺炎后残留间质纤维化也很常见。有文献报道,症状相对稳定数月至数年的一组卡氏肺孢子菌肺炎患者中,间质纤维化为其主要影像学表现。这组疾病被称为慢性卡氏肺孢子菌肺炎。

　　4. 影像检查选择　虽然胸部X线检查是主要的影像学方法,但是怀疑卡氏肺孢子菌肺炎而胸片表现轻微或正常的患者可从CT,尤其HRCT检查中获益。AIDS流行的首个十年期间,核医学成像被用于卡氏肺孢子菌肺炎的辅助诊断,目前已不再作为该病诊断的成像手段。

典型征象

- 双侧肺门周围或对称性弥漫性间质性病变，呈现为细颗粒状、网格状或磨玻璃样
- 少量或无胸腔积液或胸腔淋巴结肿大
- 偶尔，胸片正常
- HRCT呈弥漫性磨玻璃密度影

（三）卡氏肺孢子菌肺炎以外的真菌感染

1. 概述 除了卡氏肺孢子菌肺炎外，真菌是AIDS患者肺感染相对少见的病因。然而，地方性和机遇性真菌引起的胸部感染时有发生。虽然AIDS患者呼吸消化道中检出的最常见真菌生物体是念珠菌属，但它的存在几乎总是归咎于细菌定植、鹅口疮或食管炎；真正的肺感染罕见。当免疫抑制程度非常严重（CD4$^+$<100个/mm^3）时，大多数胸部真菌感染以播散性疾病的形式发生。这是真正的地方性真菌血症，包括组织胞浆菌病、芽生菌病及球孢子菌病。条件性真菌中，新型隐球菌是肺部最常见的真菌病原体。50%以上的患者出现真菌血症，且大多数伴发中枢神经系统感染。也许由于AIDS患者的中性粒细胞和粒细胞功能相对保留，曲霉菌感染较前面提到的病原菌感染少见。然而，药物诱导的HIV阳性个体中性粒细胞减少（常源于齐多夫定、更昔洛韦或类固醇等药物）增加了曲霉菌感染的危险性。

2. 胸片 AIDS患者肺部真菌感染的影像学表现呈多样性。播散性组织胞浆菌病最常表现为弥漫性粟粒样肺结节。地方性真菌病也可表现为空洞性病变或气腔性、间质性，或网结状阴影，伴或不伴有淋巴结肿大。隐球菌感染的影像学表现常呈结节样或多结节融合灶。亦可出现局限性实变、网格状或网结状阴影。肺实质异常可伴有淋巴结肿大和胸腔积液。血管侵袭性曲霉菌病患者可见上叶分布为主的空洞性病变，或多灶性实变影，或伴有磨玻璃晕环的结节灶。弥漫性真菌感染的AIDS患者，胸片可能正常。

3. CT CT扫描能够清晰显示播散性真菌病的小结节特征（图20-13）。CT也能够很好显示曲霉菌感染所致的磨玻璃密度影及随后发生的空洞。气道侵袭性曲霉菌病是另一种感染形式，包括气管支气管炎、细支气管炎及支气管肺炎。HRCT图像上，细支气管炎以树芽征为特征，可伴有支气管壁增厚。

（四）肺结核

1. 概述 由于艾滋病的盛行，肺结核再次成为严重的全球性健康问题。WHO估计近4 000万HIV/AIDS患者中1/3感染肺结核。最高死亡人数和最高人均死亡率均在非洲，HIV导致肺结核疫情的快速增长。据估计，HIV感染者患肺结核的危险性是普通人群的50~200倍。结核性分枝杆菌感染与HIV感染间的相互作用很复杂：肺结核与HIV感染者病情迅速进展和较高死亡率有关，而HIV感染增加了未接受HAART治疗患者发生活动性肺结核和结核复发的风险。由于肺结核具有传染性和高治愈率（除多耐药菌株），及时诊断和治疗是必要的。肺结核多耐药菌株多见于资源贫乏的环境，而在发达国家少见。国际旅行是多耐药菌株散播的一个潜在因素。

肺结核可发生于HIV感染的任何阶段。继发性肺结核往往是HIV感染的最初表现形式之一。HIV感染者患肺结核的风险特别高，包括静脉注射药物滥用者和结核病流行区的患者。典型症状包括咳嗽，咯血，盗汗及体重减轻。患者就诊前症状通常出现7天以上。患肺结核的HIV感染者中，CD4$^+$细胞计数的中位数约为350个/mm^3。HIV感染早期，结核皮肤试验呈阳性，感染常局限于肺部。随着免疫抑制程度的加重，患者通常无变态反应，仅20%~40%的患者结核皮肤试验阳性。肺结核的诊断有时困难且费时，常需要多次痰液检查和聚合酶链反应试验，以确定是否患有肺结核。由于高度免疫抑制患者也许仅仅有亚急性症状，加上感染较低菌落数的结核分枝杆菌，使得诊断较免疫正常患者更困难。当诊断肺结核时，持续6~9个月的多药联合治疗是目前的标准

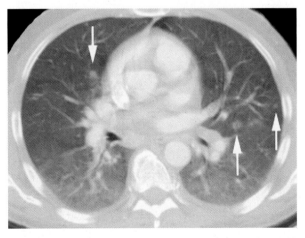

图20-13 组织胞浆菌病。CT扫描显示多发边界不清的小结节影（箭）。

疗法。

2. 胸片 HIV感染早期，CD4⁺细胞计数>200个/mm³时，胸片表现为继发型肺结核的特征，包括肺实质病变，偶尔伴有空洞，常位于上叶尖后段、下叶背段（图20-14）。CD4⁺细胞计数下降（<200个/mm³）的患者，胸片表现为原发型肺结核（不论感染机制如何）的典型特征，包括肺中叶和下叶实变、胸腔积液、淋巴结肿大（图20-15）。AIDS患者以渐进性原发感染常见，表现为弥漫性肺疾病、多发性肺结节、纵隔淋巴结肿大或粟粒样播散灶及少见的空洞性病变。免疫抑制的进展期，20%的HIV阳性肺结核患者胸片正常。AIDS肺结核患者中，胸片检查阴性预示较差的预后。HAART治疗后，随着患者免疫状况的部分恢复，放射学表现可以向继发型肺结核的表现模式转换。

3. CT CT扫描容易确认继发于肺结核的淋巴结肿大，常表现为低密度，增强可出现边缘强化（图20-16）。胸片显示正常或接近正常的肺结核患者，CT常能够发现异常，包括淋巴结肿大、小结节或粟粒样结节（图20-17）。HIV阳性和AIDS患者中，结核性支气管炎和细支气管炎常见，即使无空洞性病变的患者。结核分枝杆菌或鸟型分枝杆菌复合体所致的支气管播散有完全相同的HRCT所见，呈现为典型的树芽征。

4. 影像检查选择 与其他肺部感染相似，怀疑肺结核的患者首选胸部X线检查。免疫状况未恢复的患者（见后）经有效治疗后，胸片有望发现病情好转。对于怀疑肺结核、而无症状的PPD阴性AIDS患者，通常很难获得胸片筛查。CT应用于可疑病例或当患者有症状而胸片正常时。胸片检查怀疑淋巴结肿大也是CT检查的指征。CT显示粟粒性病变的特征同样比胸片优越。

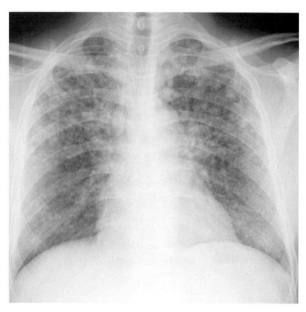

图20-14 肺结核。胸片显示双侧气腔结节影，以上叶分布为主（CD4⁺细胞计数=278个/mm³）。

典型征象

■ 典型继发型肺结核（上叶尖后段和下叶背段实变，伴空洞）见于免疫功能中度至良好的患者

■ 淋巴结肿大、胸腔积液、结节样病灶（腺泡性、粟粒性）及上述病变联合出现见于免疫功能低下患者

（五）非典型分枝杆菌感染

1. 概述 除肺结核外，大量分枝杆菌属被证实可感染HIV/AIDS患者。AIDS患者中，非典型分枝杆菌感染通常继发于鸟型分枝杆菌复合体（MAC），但是鸟分枝杆菌复合体痰检阳性通常表示定植而非真正感染。其他可引起AIDS患者发生肺部和胸外感染的分枝杆菌包括堪萨斯分枝杆菌、偶发分枝杆菌及蟾分枝杆菌。因为鸟型分枝杆菌复合体和其他非典型分枝杆菌的毒性低于结核性分枝杆菌，它们通常见于严重的免疫抑制状况（CD4⁺<50个/mm³）。胸部受累常见于播散性疾病，大多数患者通过胃肠道进

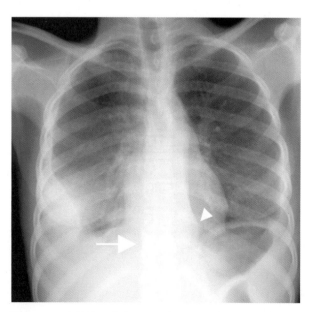

图20-15 肺结核 胸片显示双侧胸腔积液和T10椎体结核（Pott病）（箭）伴椎旁增宽（箭头）。

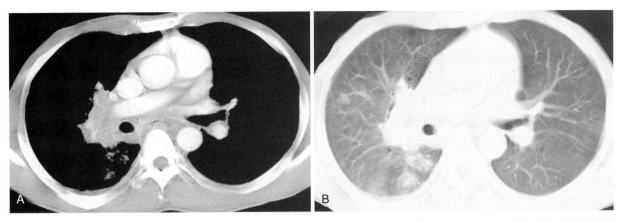

图20-16 肺结核。A. CT显示右肺门淋巴结肿大,呈低密度(CD4$^+$细胞计数=3个/mm^3)。B.肺窗显示斑片状阴影,尤其右肺下叶背段。

入机体而发病。2001—2002年间某一城市大型医院HIV感染者的住院汇总表显示非结核分枝杆菌是第三大常见致病菌(仅次于细菌性肺炎和卡氏肺孢子菌肺炎),占住院患者的11%。大多数患者中,非结核分枝杆菌感染呈播散性,约50%的患者显示呼吸道受累。临床特征与非结核性感染的AIDS患者相似,包括发热、咳嗽及体重减轻,持续数周或数月。非典型分枝杆菌感染的治疗采用类似于肺结核的多药联合治疗方案,但疗效因人而异。鸟型胞内分枝杆菌、堪萨斯分枝杆菌及蟾分枝杆菌感染常复发。

2. 胸片　如果肺部出现病变,则其放射学表现变化较大,包括多灶性斑片状实变、界限模糊的结节、空洞及淋巴结肿大(图20-18)。由于大多数患者免疫抑制显著,非结核性分枝杆菌感染的继发型表现模式罕见。堪萨斯分枝杆菌感染最常见的表现是局限性气腔实变(图20-19)。淋巴结肿大常见,其发生率和表现形式类似于结核杆菌感染的AIDS患者。20%~25%的鸟型胞内分枝杆菌复合体或堪萨斯分枝杆菌肺感染患者的胸片正常。关于其他非典型分枝杆菌感染,一项35例AIDS患者的研究表明,主要呈现为间质性阴影和淋巴结肿大者不常见。任何特定的病原菌没有特征性的放射学征象。

3. CT　与肺结核类似,非典型分枝杆菌感染的CT表现为淋巴结肿大(图20-20)、空洞及胸片不能显示的细支气管病变(树芽征)。

4. 影像检查选择　同肺结核一样,非结核性分枝杆菌感染的主要诊断方法是胸部X线摄影。同样,如果胸片正常而临床怀疑肺部病变时,CT检查是有帮助的。无症状且胸片表现不明确的患者可从CT检查中获益,因为这些患者常没有被正确诊断为非结核性

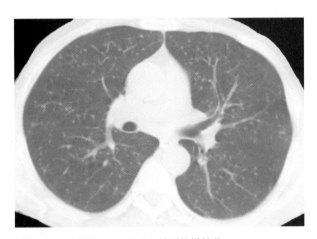

图20-17 肺结核。CT显示双肺粟粒样结节。

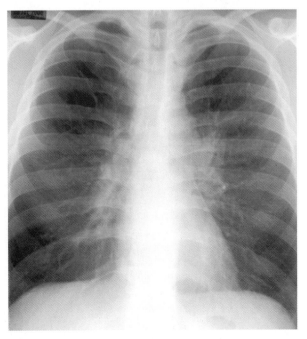

图20-18 鸟型胞内分枝杆菌复合体感染。胸片显示双侧肺门及纵隔淋巴结肿大。

分枝杆菌病。

（六）病毒感染

1. 概述 AIDS患者的细胞免疫缺陷使许多病毒能够导致肺炎的发生，包括呼吸道合胞病毒、水痘病毒、流感病毒及人类巨细胞病毒（CMV）。这些病毒中，CMV作为疱疹病毒科家族成员之一，是AIDS患者肺感染中最常见的病毒性病原体。尽管活体和尸检发现CMV常见于呼吸系统，但相比于临床所见的肺炎，它更常引起胸腔外疾病。HAART极大地减轻了AIDS患者中CMV感染的临床表现。如果出现症状，CMV肺炎多见于免疫功能严重抑制的患者（CD4$^+$<100个/mm^3）。CMV感染最常发生于经异性或同性性接触感染HIV的患者。CMV肺炎的病理学特征是肺泡间隔和肺泡腔内中性粒细胞和炎性细胞混合性浸润。炎性组织的细胞内出现典型胞核

和包涵体，它的出现可确定为真正的感染而非定植。AIDS患者的CMV肺炎症状通常不典型，如发热、呼吸困难及室内缺氧。听诊可闻及弥漫性啰音，血液检查乳酸脱氢酶升高。治疗首选采用更昔洛韦或缬更昔洛韦的抗CMV治疗。维持剂量的更昔洛韦有助于防止今后感染。

2. 胸片 CMV肺感染患者的胸片通常表现为双肺弥漫性密度增高影，呈现为磨玻璃影、网格影或肺泡实变影。肺结节较常见，偶尔结节呈肿块样。其他影像学表现包括支气管扩张和支气管壁增厚。

3. CT 在明确肺实质病变方面，CT比胸片更敏感。当怀疑感染而胸片正常或表现不明确时，CT检查是有价值的。CT扫描能更好地显示磨玻璃密度影，致密实变影，支气管壁增厚或支气管扩张，以及网格状的间质性病变。

4. 影像检查选择 胸片是主要的检查方法。CT检查应用于胸片正常或胸片表现不确定的患者。

典型征象

■ 发热和呼吸困难
■ 胸片显示双肺弥漫性阴影
■ CT扫描显示双肺磨玻璃密度影，网格影，实变影及结节影

（七）免疫重建疾病

1. 概述 开始接受HAART治疗的患者有时出现短暂的临床衰退，主要由于免疫系统的恢复和随后对潜在或亚临床感染，甚至恶性肿瘤的炎性反

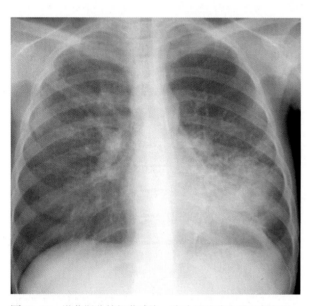

图20-19 堪萨斯分枝杆菌感染。胸片显示舌叶明显实变。

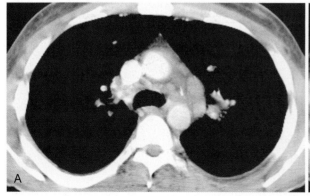
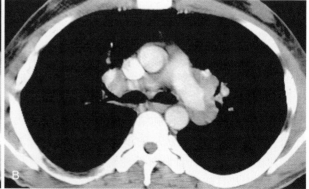

图20-20 鸟型胞内分枝杆菌复合体感染。CT扫描显示纵隔和肺门淋巴结肿大。

应。这种现象被称为免疫修复疾病（IRD）或免疫重建炎症综合征。CD4⁺细胞计数<50个/mm³作为IRD的一个危险因素。分枝杆菌属，包括结核性和非结核性分枝杆菌，是IRD最常见的感染性微生物，约占截至2002年所报道病例的40%。IRD与对结核菌素迟发型皮肤超敏反应的恢复有关。隐球菌、疱疹病毒、乙型/丙型肝炎病毒及JC病毒感染也与感染性IRD有关。经HAART有效治疗的HIV感染者中，IRD的临床表现可呈现为低热、咳嗽、轻度淋巴结肿大，或发生严重的急性呼吸衰竭或神经功能恶化。

目前提议的IRD诊断标准包括抗逆转录病毒治疗有效患者出现不典型机会性感染，血浆HIV-RNA水平降低，以及血液CD4⁺细胞计数增加。IRD的鉴别诊断包括因不坚持治疗所致的疾病进展，单药或多耐药分枝杆菌感染，药物不良反应，合并机遇性感染或恶性肿瘤。治疗措施包括抗菌或抗炎治疗或两者联用，有症状者必要时使用类固醇激素。

2. 胸片 13%~45%的IRD患者出现胸部异常。IRD的影像学表现因病原菌的不同而差异较大。对于结核杆菌相关性IRD，常见影像学特征是淋巴结肿大，中央呈低密度（图20-21）。淋巴结肿大可位于腹部、腋窝及纵隔。肺实质异常亦常见，通常呈现为实变、结节或微小结节。胸腔积液较淋巴结肿大或肺实质病变少见。胸部异常通常发生于HAART开始治疗后1~5周，且在数月内消退。少数情况下，AIDS患者经HAART治疗后可发展为胸部结节病，其特征性表现是淋巴结肿大和肺实质病变。IRD的胸外表现多样，包括隐球菌性脑膜炎、水痘带状疱疹病毒感染及生殖器疣。

3. 影像检查选择 胸片是常用的检查方法，对于淋巴结评价不确定时，推荐行CT检查。

典型征象

- HAART开始治疗后出现急性发热和无痛性或疼痛性淋巴结肿大
- 胸片和CT显示腋窝、颈部及胸内淋巴结肿大，肺实质病变或胸腔积液
- 无需特异性抗生素治疗，病变在数周或数月内消退

（八）卡波西肉瘤

1. 概述 卡波西肉瘤是一种累及血管和淋巴管的低级别间质性肿瘤，以侵犯皮肤为主，导致多器官病变，包括淋巴结、胃肠道和肺。在AIDS流行早期，40%的男性同恋者在诊断AIDS时伴有卡波西肉瘤。HAART和其他因素使得HIV感染者中的卡波西肉瘤发病率显著降低，由20世纪90年代初的10%~20%降至目前的更低水平。大多数卡波西肉瘤发生于男同性恋者。人类疱疹病毒-8型和HIV可能与卡波西肉瘤的发生有关。卡波西肉瘤最常见于重度免疫抑制（CD4⁺细胞计数<100个/mm³）患者。尸检发现，45%~50%的皮肤AIDS相关卡波西肉瘤患者伴有胸部疾病，而临床检出率仅为33%。不伴有皮肤病变的肺卡波西肉瘤少见。肺卡波西肉瘤最常见的症状为呼吸困难、咳嗽及咯血，胸痛少见。肉眼观，肺表面呈红色至紫罗兰色盘状斑块，局限于脏层胸膜。实质病变包括淋巴管增厚所致的小叶间隔和支气管肺周围红蓝相间的线样结构。紫罗兰色斑块病变可见于支气管树的黏膜层。治疗方法众多，包括亲脂性蒽环霉素、HAART和α干扰素等化学疗法。气道病变对局部放疗有效。尽管治疗手段较多，但肺卡波西肉瘤患者的中位生存期不超过2年。

2. 胸片 卡波西肉瘤早期胸片表现为间质异常，如支气管血管束增粗、轨道样阴影及肺门区支气管周围袖套征（图20-22）。随着肿瘤的生长，可出现网结节状影，主要分布于肺下叶。间质性和边界不清的结节影可融合成致密的实变影。胸腔积液常见，呈单侧或双侧性，积液量变化大。少数情况下，胸片表现正常。

3. CT 在显示纵隔淋巴结肿大（50%的病例），以及评价小叶间隔增厚、肺实质病变的支气管血管束分布模式的特征方面，胸部CT较胸片有优势。AIDS

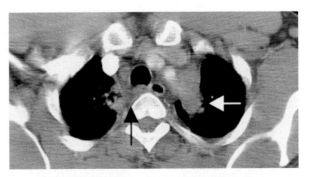

图20-21 免疫重建疾病。CT显示上纵隔多发淋巴结肿大，呈低密度。

相关卡波西肉瘤的特征性CT表现是双肺对称性界限不清的结节影，通常直径≥1 cm（图20-23），沿支气管血管束分布（火焰状病变）。结节周围见出血所致

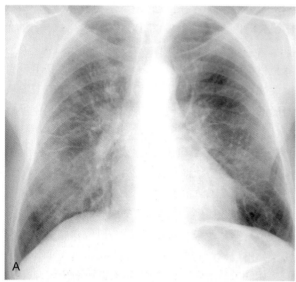

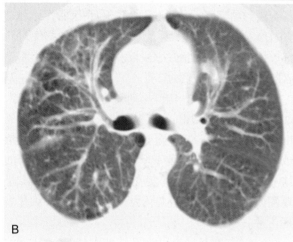

图20-22 卡波西肉瘤。A. 胸片显示双肺间质和支气管血管束周围阴影。B. CT扫描显示支气管壁增厚和散在小结节影。

的磨玻璃密度影（CT晕征）。约50%的胸部卡波西肉瘤患者出现胸外表现，包括胸骨、胸椎溶骨性破坏、软组织肿块或皮肤和皮下脂肪浸润。

4. **影像检查选择** 尽管胸片是患有胸部疾病的AIDS患者最常应用的检查方法，但大多数已知或怀疑肺卡波西肉瘤的患者进行CT检查。CT常用于进一步显示特征性影像学表现，如周围环以磨玻璃密度影的肺结节，并对已知皮肤卡波西肉瘤患者进行分期。CT在患者治疗后的随访方面也优于胸片。

典型征象

- 皮肤黏膜卡波西肉瘤患者出现呼吸困难和咳嗽
- 胸片显示肺门区支气管血管束增粗、模糊，伴肺下叶分布为主的气腔实变影
- CT显示直径1~3 mm的火焰状结节及轻-中度淋巴结肿大

（九）淋巴瘤

1. **概述** 非霍奇金淋巴瘤占AIDS定义恶性肿瘤的三分之一，为AIDS患者第二常见恶性肿瘤，在HIV感染者中的发生率为2%~10%。尽管中枢神经系统淋巴瘤是最常见的类型，但许多AIDS相关淋巴瘤常累及胸部。约2/3的AIDS相关淋巴瘤归类为弥漫性非霍奇金淋巴瘤-B细胞型，它是一种侵袭性、高级别肿瘤，包括低分化和间变大B细胞淋巴瘤。伯基特淋巴瘤（Burkitt's lymphoma）占25%，而其他组织学类型占小部分。与原发性中枢神经系统淋巴瘤类

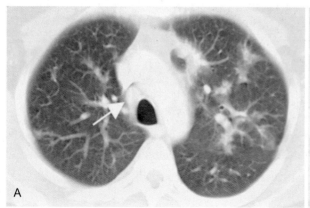

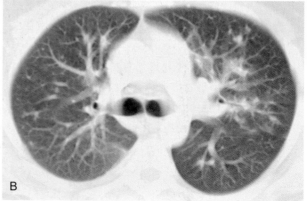

图20-23 卡波西肉瘤。CT扫描显示多发边界模糊的肺结节及气管旁淋巴结肿大（A中箭所示）。

似,疱疹病毒尤其Epstein-Barr病毒和人疱疹病毒-8型被认为是刺激B细胞过度增殖导致淋巴瘤的主要辅助因子。同时感染Epstein-Barr病毒和卡波西肉瘤相关疱疹病毒导致以前罕见或未识别淋巴瘤亚型的发生,如浆母细胞淋巴瘤和原发性渗出性淋巴瘤(体腔淋巴瘤)。

HAART时代和以前报道的有关非霍奇金淋巴瘤相对发生率的数据不一致,有些研究报告显示发生率增加,而另一些研究报告显示降低。HAART时代,原发性中枢神经系统淋巴瘤似乎较胸部或腹部AIDS相关淋巴瘤发病率下降更显著。白种人和男性发病率是非洲裔美国人和女性的两倍。AIDS相关非霍奇金淋巴瘤通常影响CD4$^+$细胞计数<100个/mm^{3}的患者。就诊时,75%的患者处于进展期(3期或4期),且B细胞淋巴瘤症状常见。临床诊断肺侵犯仅占AIDS相关非霍奇金淋巴瘤患者的6%~10%。最常见的症状有咳嗽,呼吸困难及胸膜炎性胸痛。病理学显示40%的患者胸部受累,但胸部受累的临床诊断率仅为10%。中枢神经系统、胃肠道、肝脏、脾脏、肾脏及骨髓等结外侵犯常见。约1/3~1/2的免疫活性淋巴瘤患者采用细胞毒性药物可治愈。有报道,抗EB病毒的靶向治疗(即,高剂量齐多夫定、更昔洛韦、白细胞介素-2)有一定疗效。

2. 胸片 非原发性AIDS相关淋巴瘤患者中,组织学上肺部受累率为30%、肺门或纵隔淋巴结肿大率为25%、胸腔积液发生率为50%。最常见的放射学表现包括多发肺结节,肺实变及胸腔积液(图20-24)。网格影和团块影亦较常见(图20-25)。原发性

肺AIDS相关淋巴瘤是指除了肺组织淋巴瘤侵犯外,没有明显淋巴结肿大或胸腔积液,且诊断后3个月没有其他部位侵犯的证据。体腔淋巴瘤的特征是胸腔、心包腔或腹膜腔积液,而不伴有淋巴结肿大或肺部病变。

3. CT 淋巴组织增殖性疾病的胸部CT表现似乎与伴或不伴有AIDS的免疫功能低下患者相似,通常为淋巴结外病变。在评价淋巴结肿大、肺小结节及胸腔积液方面,CT扫描优于胸片(图20-26)。一

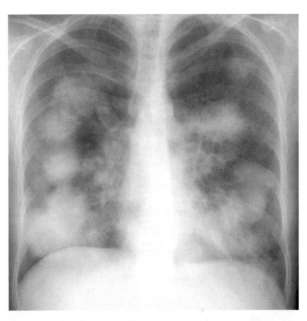

图20-24 肺淋巴瘤。胸片显示多发性肺肿块,边缘模糊。(引自 *Boiselle PM, Aviram G, Fishman JE. Update on lung disease in AIDS. Semin Roentgenol 2002; 37: 54-71.*)

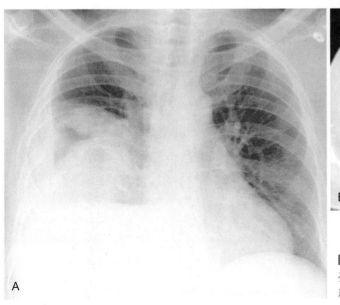

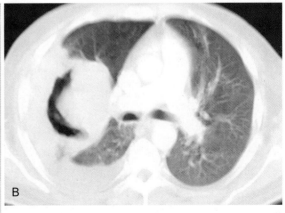

图20-25 肺淋巴瘤。A. 胸片显示肿块样病灶,伴中央透亮区,以及右侧胸腔积液。B. CT明确显示实性肿块内的新月形空洞和右侧胸腔积液。

项有关10例淋巴瘤的研究中,9例可见边界清楚的肺结节或结节样实变。肺结节通常边界清楚,直径0.5~5 cm,常伴支气管充气征。HRCT图像上,结节周围可见环状磨玻璃密度影,即CT晕征。CT检查常能发现纵隔或肺门淋巴结肿大,发生率为30%~50%。AIDS相关非霍奇金淋巴瘤偶尔表现为纵隔、胸壁或胸膜肿块,而不伴有肺实质病变。12例原发性肺淋巴瘤患者的一项研究中,结节或肿块见于所有病例,其中8例为多发性、5例伴空洞;另外,2例患者见支气管充气征。

4. 磁共振成像　AIDS患者中,CT和MRI常能显示淋巴瘤累及心脏(图20-27)。除了无电离辐射外,MRI通过使用钆对比剂能更好地显示组织特征。

5. 影像检查选择　胸片常能显示AIDS相关淋巴瘤的胸部异常改变。然而,与其他恶性肿瘤类似,需要行胸部CT检查以评估患者分期和量化疾病的严重程度。AIDS相关淋巴瘤PET成像常有阳性发现,但其不具有诊断特异性,因为其他胸部疾病与AIDS相关淋巴瘤容易混淆,比如感染亦呈阳性。

典型征象

- 胸片显示团块样阴影或大结节,常伴支气管充气征,而胸部淋巴结肿大相对罕见(原发性肺淋巴瘤)
- 胸腔积液和心脏纵隔影增大(心包积液),不伴有肺实质病变或淋巴结肿大(体腔淋巴瘤)
- CT显示直径5 cm的肺结节,周围见磨玻璃晕环,以及轻度淋巴结肿大

(十)支气管肺癌

1. 概述　大量研究提示支气管肺癌发生的高风险与HIV感染间存在可能的联系。HIV感染者患肺癌的相对风险高,尤其是抗逆转录病毒治疗时代进行的研究表明肺癌风险提高了3.8~6.5倍。腺癌是最常见的肺癌细胞类型。肺癌的临床表现在HIV患者与非HIV患者相类似。CD4[+]细胞计数常处于中等水平,而不是严重的免疫缺陷。与一般人群相似,HIV

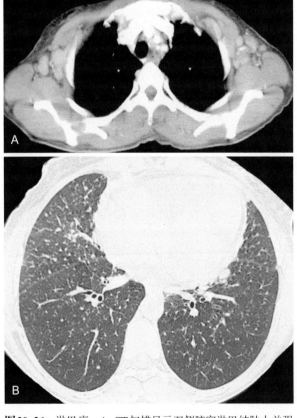

图20-26　淋巴瘤。A. CT扫描显示双侧腋窝淋巴结肿大并强化。B. HRCT扫描显示弥漫性肺微小结节。

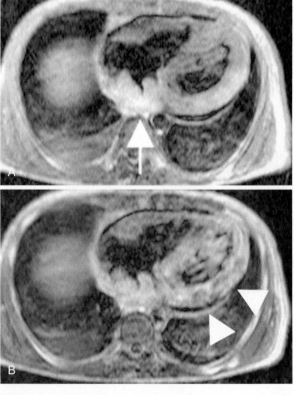

图20-27　心脏淋巴瘤。A. T1WI MR平扫显示左心房内植物叶样肿块(箭)。B. MR增强扫描明确显示左室壁不均匀侵犯(箭头)。

感染者中肺癌的发生与吸烟相关。HIV 阳性个体患肺癌的年龄早于非 HIV 感染者。HIV 合并肺癌的患者比普通肺癌患者分期更晚、进展更快。自 1996—2000 年间，AIDS 患者合并非 AIDS 相关肿瘤的 1 年生存期肺癌最低（10%），明显低于非 HIV 感染者。尽管如此，HAART 时代，AIDS 患者中肺癌的发生率相对减少。手术治疗提高了生存率或目前可以治愈。20 世纪 90 年代后期以来的经验表明，HIV 肺癌患者手术治疗至少在短期或中期有效。

2. 胸片　与 HIV 阴性患者相似，HIV 肺癌患者最常见的放射学表现是中央型或周围型肿块影（图 20-28）。上叶周围型肿块最常见。同侧肺门和纵隔淋巴结肿大、阻塞性肺炎或肺不张、胸腔积液或胸膜肿块亦常见。可疑感染治疗后胸片显示肺部病变未完全消退，常提示恶性肿瘤，应及时进一步评价，这是临床相对常用的策略。

3. CT　CT 能够更精确的评估肺癌患者的肺实质、纵隔和胸膜改变（图 20-29）。一项 15 例 AIDS 肺癌患者的研究中，60% 出现淋巴结肿大，30% 出现转移。CT 检查有助于发现支气管扩张、钙化及卫星结节，并通过评价抗生素治疗后改变来帮助鉴别病灶的良恶性。

（十一）淋巴细胞间质性肺炎

1. 概述　淋巴细胞间质性肺炎以成熟淋巴细胞和浆细胞间质性肺浸润为特征，导致支气管血管周围

结节而气腔结构正常。伴肺疾病的 HIV 感染儿童中，淋巴细胞间质性肺炎发生率为 30%~40%，成人 AIDS 患者少见。患者可无症状或隐匿起病的呼吸困难，伴咳嗽、轻度低氧血症。

2. 胸片　淋巴细胞间质性肺炎的胸片特征包括细或粗网格状、结节状影，偶尔可见气腔密度影（图 20-30）。

3. CT　淋巴细胞间质性肺炎 CT 表现为沿支气管血管束周围分布的结节影，边缘模糊，直径约 2.4 cm，以及双肺磨玻璃密度影（图 20-30）。HRCT 显示边缘模糊的小叶中心型结节，可累及所有肺叶。支气管血管束增粗、小叶间隔增厚、胸膜下小结节及囊肿亦可见于大多数患者。纵隔或肺门淋巴结肿大常见，但不是主要表现。

（十二）食管炎

1. 概述　AIDS 感染者 1/3 患有食管疾病。食管炎是最常见的疾病，主要由白念珠菌感染所致，但许多微生物，如巨细胞病毒、结核分枝杆菌、其他分枝杆菌及真菌等也参与了食管炎的发生。症状包括吞咽困难和吞咽疼痛，通常为轻微疼痛。念珠菌性食管炎病因为免疫功能重度抑制以及具有食管症状，伴或不伴有口腔念珠菌病的患者，应该采用经验性抗真菌治疗，治愈率较高。

2. CT　影像学检查对于 AIDS 相关性食管炎的诊断价值有限，尽管食道气钡造影常显示局灶性或融合性钡斑或弥漫性"串珠样"改变。CT 检查时，胸部影像诊断医师常能发现食管壁增厚。大多数食管炎患者 CT 显示异常，包括食管壁增厚（>5 mm）（55%）和靶征（17%）。

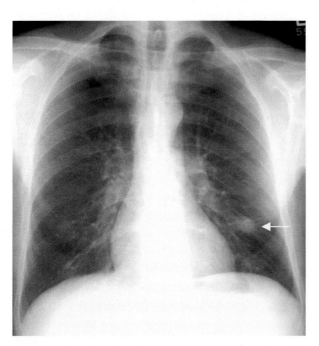

图 20-28　支气管肺癌。胸片显示左肺下叶直径约 1.5 cm 的结节（箭），其代表了腺癌。

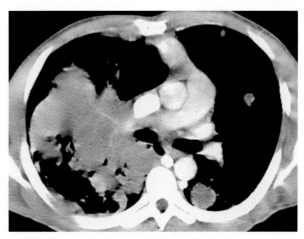

图 20-29　支气管肺癌。CT 扫描显示肺鳞癌所致的双肺多发低密度肿块。

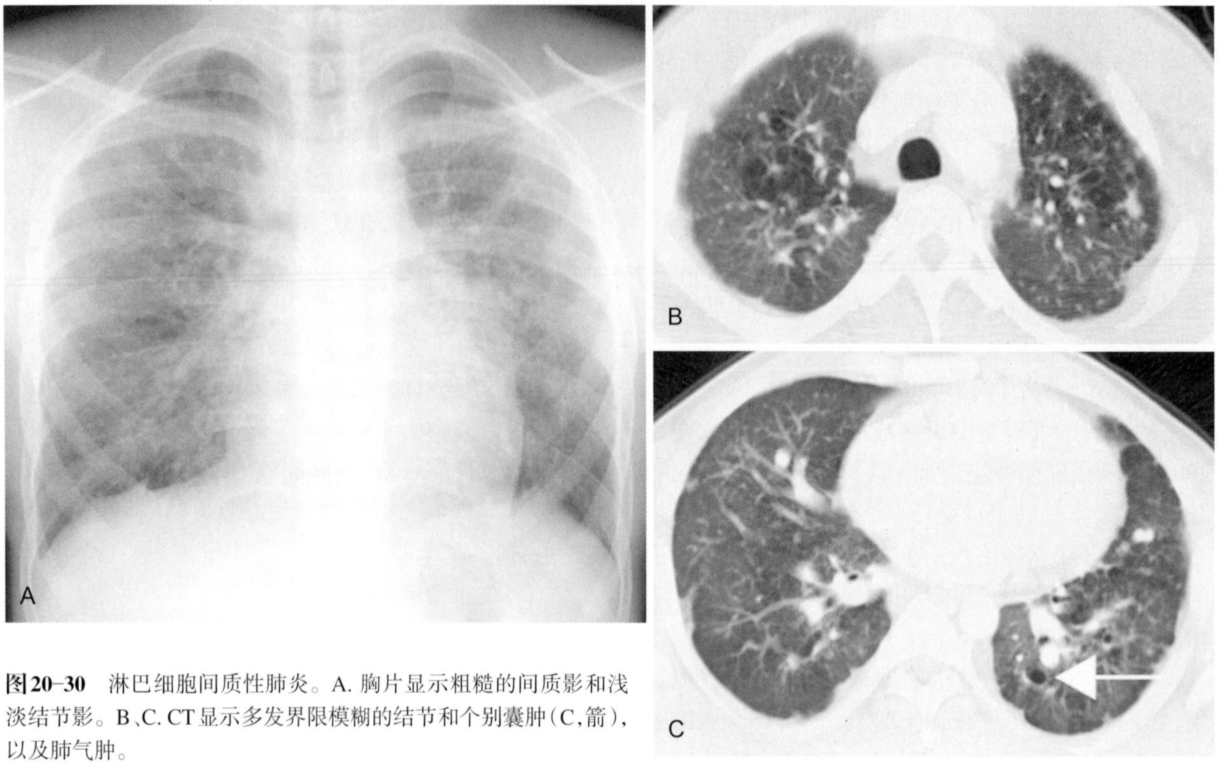

图20-30 淋巴细胞间质性肺炎。A. 胸片显示粗糙的间质影和浅淡结节影。B、C. CT显示多发界限模糊的结节和个别囊肿（C, 箭），以及肺气肿。

（十三）HIV/AIDS心血管并发症

1. 概述 尽管HIV/AIDS患者最常见的胸部表现是感染或恶性肿瘤，但在AIDS流行早期，心血管疾病的患病率较高。HIV/AIDS患者中，多种心血管疾病已报道，包括心包积液、心肌炎、AIDS相关肿瘤、血栓形成和栓塞、动脉瘤、扩张型心肌病、心内膜炎、肺动脉高压、冠状动脉疾病及血管炎。1998年以来的尸检研究显示440例AIDS患者中82例（19%）有心脏损害，最常见的病变为心包积液、淋巴细胞间质性心肌炎、感染性心内膜炎及扩张型心肌病。因为HAART和其他疗法延长了HIV阳性个体的预期寿命，亚急性和慢性病变，如心血管疾病，预期越来越普遍。

2. 心包积液 心包积液被认为是AIDS最常见的心血管并发症，年发病率约为11%。AIDS并发心包积液有许多病因。世界范围内，已经确认引起AIDS患者发生心包积液最常见的病原微生物是结核分枝杆菌。其他病因包括细菌感染（尤其葡萄球菌属）、病毒、真菌、恶性肿瘤（尤其卡波西肉瘤和淋巴瘤）及HIV本身。大部分患者即使经多方面评估，病原体仍不能明确。尽管许多胸腔积液能自发消失，但心包积液与存活率下降相关。

AIDS相关心包积液的胸部X线平片和CT特征

与HIV阴性患者的心包积液特征相同，特别是心影轮廓增大而不伴有肺淤血或肺水肿，侧位胸片上可见心外膜与心包脂肪层分离，CT图像上心脏周围见液体密度影环绕（图20-31）。CT增强扫描显示一层或两层心包强化。胸腔积液常伴随心包积液出现。

3. 肺动脉高压 一些研究资料已证明HIV感染和肺动脉高压之间的关联性，2000年报道了近300个案例。病因不明，但肺动脉高压似乎不是HIV感染的直接结果，因为HIV没有感染肺动脉内皮细胞。可能病因包括炎性细胞因子和内皮细胞功能障碍。研究资料表明HAART可降低HIV/AIDS患者肺动脉高压的高发病率和死亡率。影像学表现包括心脏增大，肺动脉段膨隆以及横断面显示右室扩大、室间隔向左心室伸直或弓形突出。

4. 心肌病 HIV感染者发生扩张型心肌病已被公认。HAART治疗普及之前，AIDS患者扩张型心肌病的患病率估计为8%，年发生率为1%~2%。HAART时代以前，HIV/AIDS患者中扩张型心肌病的发生率为1%~2%，免疫功能严重低下患者的发病率更高。病因不明，但可能归因于直接感染HIV-1或为柯萨奇病毒或其他病毒感染所致心肌炎的后遗症，或为HIV或HIV相关恶性肿瘤药物治疗的毒性反应。HIV相关心肌病的预后比非HIV感染患者缺血

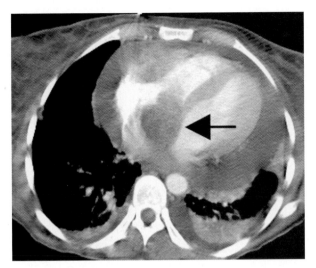

图 20-31 心包积液。AIDS 相关淋巴瘤患者。CT 显示大量心包积液和右心房侵犯（箭）。

性或特发性心肌病的预后差。

迄今为止，HAART 对 HIV 相关心肌病的发生和严重程度的影响未知。影像学表现与其他病因所致扩张型心肌病相似，包括左心室扩大和心室壁变薄、收缩力和射血分数降低、肺静脉充血、充血性心力衰竭及胸腔积液。

5. 冠状动脉疾病　20 世纪 90 年代初首次报道了 HIV 感染者发生冠状动脉疾病和缺血性心脏病，此后与之有关的研究课题和临床热点越来越多。研究提出了抗逆转录病毒药物与过早形成动脉粥样硬化疾病相关的假说，并且发现接受 HAART 治疗的 HIV 感染患者与未接受 HAART 治疗的患者相比，心肌梗死的风险轻度增加。虽然蛋白酶抑制剂治疗和随后的代谢异常可以解释部分心肌梗死风险的增加，但一项研究显示 HIV 感染是 CT 扫描所见冠状动脉钙化斑块形成的独立危险因素。目前普遍认为 HAART 的益处大于过早发生动脉粥样硬化的风险，但对于蛋白酶抑制剂治疗的患者，应监测、纠正相关危险因素以降低冠状动脉疾病发生的可能性。

6. 血栓形成　已报道 HIV 感染者血栓形成的风险增加。大多数病例报告和系列研究记录了静脉血栓形成，尤其下肢深静脉血栓形成，而肺栓塞和其他静脉、动脉栓塞报道越来越少。众多血液系统异常可导致血栓形成，包括蛋白质 S、C 缺乏症，活化蛋白 C 抵抗，狼疮抗凝物，抗磷脂抗体以及纤维蛋白原升高、D-二聚体、纤维蛋白溶酶原激活物抑制剂-1、组织型纤溶酶原激活物抗原。蛋白酶抑制剂治疗的另一副作用是增加血栓形成的风险。对于可疑肺栓塞患者，

HIV/AIDS 患者胸部异常改变的高发生率使得胸片容易误诊。因此，CT 肺血管造影推荐为肺栓塞首选的影像检查方法，而不首选通气灌注扫描（图 20-32）。CT 下肢静脉造影或多普勒超声检查都可用静脉血栓的诊断。

7. 心肌炎　淋巴细胞间质性心肌炎在 AIDS 死亡患者尸检中的发生率为 7%~52%。各种病原体可能使 AIDS 患者发生心肌炎，尤其分枝杆菌和真菌。但是经病因学证实者罕见，即使是尸检。心肌炎没有特异性的胸片或 CT 表现，尽管可出现心包积液和充血性心力衰竭。MR T2WI 能够显示心肌水肿，增强扫描延迟期显示斑片状或弥漫性强化。

8. 心内膜炎　感染性心内膜炎发生于滥用静脉注射毒品的 AIDS 患者。这些患者中，三尖瓣极易受累，但其他瓣膜和多瓣膜均可受累。葡萄球菌和链球菌感染占 90% 以上。AIDS 患者也有较高的非细菌性血栓性（恶病质性或消耗性）心内膜炎（nonbacterial thrombotic endocarditis, NBTE）风险，其亦主要累及三尖瓣。

9. 血管炎　AIDS 患者可发生感染性和炎症性血管疾病。感染性血管炎的致病菌包括沙门菌属，结核分枝杆菌及金黄色葡萄球菌。大血管，诸如主

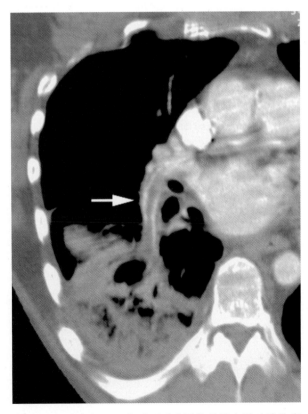

图 20-32 肺栓塞。CT 多平面重建图像显示右肺动脉栓塞（箭）并远端肺梗死。

动脉，感染后可发生霉菌性动脉瘤尤其静脉吸毒者（图20-33）。大血管病变可表现为动脉瘤或动脉闭塞。血管炎症性疾病包括结节性多发性动脉炎，过敏性紫癜及药物诱导性过敏性血管炎。

五、鉴别诊断

（一）临床资料 各种HIV肺部并发症的临床表现取决于多方面的因素。患者免疫状态最重要的衡量指标是血清CD4$^+$淋巴细胞计数。CD4$^+$细胞计数是唯一的参数，但它并不能反映机体整体免疫系统活性。临床症状有助于进一步做出鉴别诊断。肺部感染患者通常出现发热。轻度发热可见于炎症性疾病，在恶性肿瘤（淋巴瘤除外）罕见。短暂性症状也有临床意义。细菌性肺炎常表现为急性起病的发热，胸膜炎性胸痛，咳嗽、咳痰，甚至脓性痰。卡氏肺孢子菌肺炎通常起病隐匿，就诊前1周或1周以上出现呼吸困难、干咳及呼吸急促。结核、非结核分枝杆菌及真菌病的症状可不明确，并在诊断前数周至数月出现。

患者的统计资料可指导临床工作，因为特定的疾病好发于特定人群。静脉注射毒品的HIV患者较其他AIDS患者更易发生细菌性肺炎，脓肿形成，脓毒性栓子和肺结核。通过性接触感染HIV的患者更易感染CMV，而卡波西肉瘤几乎全部发生于男性同性恋者。最后，地域分布也是一个有帮助的因素。1993—2000年间WHO欧洲区流行病学数据分析表明，卡氏肺孢子菌肺炎是西欧AIDS患者最常见的机遇性感染，而肺结核是东欧最常见的感染。

（二）支持性诊断技术 表20-1总结了AIDS胸部主要并发症的主要临床和影像学特征。胸片通常是评估有呼吸道症状的AIDS感染者首选的影像学方法。尽管影像学表现不典型且各种病变间有重叠，但胸片在诊断常见并发症方面是准确的。一项双盲研究评估了放射科医生诊断HIV阳性患者中卡氏肺孢子菌肺炎、细菌性肺炎及肺结核的能力，Boiselle等报道的准确性分别为75%、64%和84%。综合分析有助提高准确性是可能的。即使在无症状的HIV患者中，异常胸片通常提示活动性病变。在这种情况下，分枝杆菌感染的可能性最大。

在胸片不能诊断时，CT被认为是影像学主要评价方法。极少数继发于各种病原体（如耶氏肺囊虫、分枝杆菌、真菌及病毒）的活动性肺感染HIV阳性患者，其胸片可以表现为正常，而CT尤其HRCT在这些患者检查通常为阳性。除了确定感染是否存在外，HRCT常可发现有助于确定最可能致病菌的特征性征象。Hartman等指出CT检查在诊断某些并发症，特别是卡氏肺孢子菌肺炎（94%）和卡波西肉瘤（90%）方面具有高度准确性。CT在排除活动性病变方面也有较高的阴性预测值。CT检查的一个重要方面是可指导支气管镜检查或活检。

其他影像学方法在HIV感染者肺部并发症的成像方面价值有限。尽管核医学Ga扫描最初用于卡氏肺孢子菌肺炎的评估，但它在这方面的应用已经被HRCT取代。氟脱氧葡萄糖正电子发射断层扫描（FDG-PET）应用于AIDS患者发热待查的疾病定位。然而，该技术不能鉴别感染和肿瘤。AIDS心血管并发症需要除胸片和常规CT检查以外的影像技术，包括CT、MR血管造影，心脏CT、MRI，心脏核医学成像，多普勒超声检查及CT静脉造影（表20-1）。

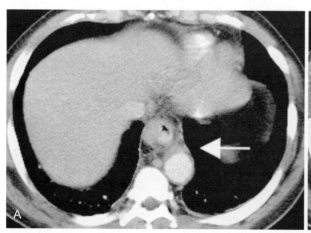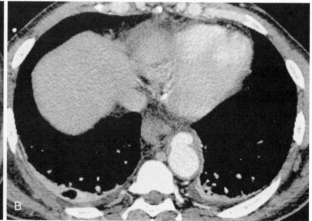

图20-33 霉菌性动脉瘤。A. 患者出现葡萄球菌败血症时的CT扫描图像显示胸主动脉管壁增厚（箭）。B. 一个月后的CT扫描显示霉菌性动脉瘤形成。

表20-1　HIV/AIDS肺部疾病的临床、实验室和典型影像表现

感染	CD4$^+$细胞计数（个/mm^3）	人群统计学	就诊前症状持续时间	肺部表现	淋巴结肿大	胸腔积液
细菌性肺炎	任何数目	所有人群，尤其吸烟者和吸毒者	<7天	局灶性实变	胸片：无 CT：轻度增大	常见
卡氏肺孢子菌肺炎	<200	所有人群	约30天	双侧性、对称性间质性和磨玻璃密度影	无	无
肺结核	任何数目	所有人群，但尤其见于吸毒者和流行区患者	>7天	CD4$^+$>200-继发性空洞；CD4$^+$<200-实变	CD4$^+$>200-无 CD4$^+$<200-常见（CT表现为中央低密度、周缘强化）	少见
不典型分枝杆菌	<100	所有人群	多变	补丁样实变；结节；偶见空洞	常见	少见
除卡氏肺孢子菌肺炎以外的真菌	<100	所有人群，尤其流行区	多变	网格影和结节影	常见	偶尔
巨细胞病毒	<100	所有人群	多变	磨玻璃密度影，实变，结节	少见	少见
卡波西肉瘤	<100	男性同性恋者（患皮肤卡波西肉瘤）	数周	界限模糊的结节，间质性阴影	常见	常见
AIDS相关淋巴瘤	<100	男性，白种人>非洲裔美国人，女性	数周	结节（直径常>1 cm），伴有空气支气管征	偶见	常见

引自 *Aviram G, Fishman JE, Boiselle PM. Thoracic infections in human immunodeficiency virus/acquired immune deficiency syndrome. Semin Roentgenol 2007; 42: 23—36.*

六、治疗方案概要

（一）内科治疗　抗逆转录病毒联合治疗（HAART）是HIV感染者临床管理的基础。HAART治疗药物分为三类，即病毒逆转录酶抑制药物、病毒蛋白酶抑制药物及病毒侵入干扰药物。

症状性HIV感染者和AIDS患者（CD4$^+$细胞计数<200个/mm^{3}或AIDS界定条件）是抗逆转录病毒治疗的指征。对于无症状性AIDS前期患者，CD4$^+$细胞计数<350个/mm^{3}时常推荐行抗逆转录病毒治疗。

CD4$^+$细胞计数200个/mm^3、100个/mm^{3}和50个/mm^{3}分别作为界定耶氏肺囊虫（曾称为卡氏肺囊虫）、弓形虫和鸟型胞内分枝杆菌复合体感染的阈值，并作为预防这些感染的指征。

由于肺炎链球菌感染的风险高，使用肺炎球菌多糖的免疫调节作为HIV感染和CD4$^+$细胞计数>200个/mm^{3}患者常规推荐的预防措施之一。

感染、恶性肿瘤及其他AIDS并发症的特殊疗法见相应章节的叙述。

（二）外科治疗　极少数AIDS胸部并发症可采取手术治疗。

除支气管肺癌外，某些抗真菌治疗无效的真菌感染，如毛霉菌、曲霉菌感染，可采取手术治疗。

医生须知

- CD4$^+$细胞计数是衡量HIV感染者免疫抑制程度应用最广泛的指标,并且与发生的并发症直接相关
- CD4$^+$细胞计数 >200个/mm^{3}的患者可发生细菌性肺炎、肺结核和肺癌
- CD4$^+$细胞计数 <200个/mm^{3}被考虑为AIDS定义事件,即使缺乏AIDS定义疾病
- 大多数典型的AIDS并发症(卡氏肺孢子菌肺炎、播散性真菌血症、卡波西肉瘤及AIDS相关淋巴瘤)见于CD4$^+$细胞计数 <200个/mm^3(通常 <100个/mm^3)的患者
- 与大多数恶性肿瘤(淋巴瘤除外)相比,肺感染常出现发热
- 细菌性肺炎常表现为急性起病的发热、胸膜炎性胸痛、咳痰及脓性痰
- 卡氏肺孢子菌肺炎的特征是起病隐匿、渐进性呼吸困难和干咳
- 胸片能很好地评价细菌性肺炎
- CT,尤其HRCT在卡氏肺孢子菌肺炎和肺结核的检测方面较胸片敏感,并且有助于恶性肿瘤的评价

要点

- 胸部疾病,包括呼吸系统感染、恶性肿瘤和炎症性病变,仍然是全世界HIV感染者高发病率和高死亡率的根源
- HAART显著降低了HIV相关发病率和死亡率
- HIV感染可导致不同的临床表现,从无症状携带者到多器官系统表现,再到严重的机会性疾病
- CD4$^+$细胞计数是衡量免疫抑制程度最常使用的指标;CD4$^+$细胞计数 <200个/mm^{3}的患者有发生机会性感染和某些恶性肿瘤的风险
- 细菌性呼吸系统感染,包括气道感染性疾病和肺炎,是发达国家HIV感染者最常见的呼吸系统疾病。影像学可表现为肺叶实变和双肺不典型或间质性阴影
- 卡氏肺孢子菌肺炎是HIV感染者最普遍的机会性感染,也是AIDS患者发病率和死亡率的主要原因之一。卡氏肺孢子菌肺炎的影像学特征以双肺磨玻璃影为主
- 全球近4 000万存活的HIV/AIDS患者中,约1/3同时感染肺结核。严重免疫抑制患者影像学表现为原发型肺结核,包括淋巴结肿大、粟粒性病变及混合型病变
- 卡波西肉瘤是最常见的AIDS定义恶性肿瘤,但其发病率随HAART的应用显著下降。
- 胸部AIDS相关淋巴瘤常表现为肺实质病变,而不伴有淋巴结肿大、胸腔积液或肺外疾病
- AIDS患者较非HIV感染者通常在更年轻时发生支气管癌
- AIDS心血管并发症,包括冠状动脉疾病,越来越被广泛认识
- 开始接受HAART的AIDS患者有时会出现短暂的临床恶化,这种现象称为免疫重建疾病或免疫重建炎症综合征

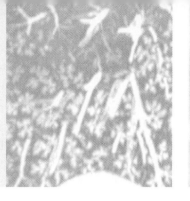

第21章

免疫功能低下患者（非艾滋病）

Ann Leung

　　免疫功能低下被定义为任何条件下宿主对外来抗原的反应低于正常的状态。随着药物治疗的不断进步，免疫功能低下者的数量稳步增加。一种或多种宿主防御机制的缺陷可能是化疗和单克隆抗体疗法、免疫抑制治疗自身免疫性疾病、实质性器官和造血干细胞移植的并发症。

　　肺部并发症是免疫功能低下者发病和死亡的常见原因，其中感染约占75%；其余的是由非感染性病因引起，包括药物毒性、放射性肺炎、恶化或复发的肿瘤性疾病、弥漫性肺泡出血、移植后淋巴组织增生性疾病、急性或慢性排斥反应，以及其他一些无关的病理改变如肺水肿和肺栓塞。约10%~20%的患者可能会同时发生两种或两种以上病理改变。

　　影像学对免疫功能低下者肺部并发症的早期检查、诊断及评估起着重要的作用。胸片通常是最先使用的检查手段，但敏感性和特异性低；在已确诊的肺部疾病患者中约10%的患者胸片可能是正常的。CT对于微小病灶的检测有更高的敏感性；对于中性粒细胞减少且不明原因发热的患者，胸片与高分辨率CT相比，后者大约能提前5天发现肺炎征象。对于胸片明显异常的患者，CT通常能更好地表现病变特征、缩小鉴别诊断范围，并对疾病的分型和创伤性诊断技术的病变采集有指导作用。当器质性病变累及肺实质的内三分之一时，纤维支气管镜的诊断准确率较高；肺组织的周边病灶通常需要经皮穿刺或胸腔镜活检诊断。

一、感染

　　（一）概述　　对于免疫功能低下的患者，急性肺部并发症主要表现为感染。在这些患者中，病变的性质、严重程度以及免疫缺陷的持续时间决定了最有可能发生的特定感染类型。被定义为中性粒细胞计数低于1 000个/mm^{3}的中性粒细胞减少症往往与细胞毒性化疗和诱发细菌以及机会性真菌感染有关。

　　所有接受实体器官移植且免疫抑制治疗的患者有共同的时间曲线，即特定类型的感染最有可能在移植后发生。在移植后的第一个月，器官移植接受者最容易被细菌感染；在1~6个月内，机遇性真菌和包括巨细胞病毒在内的病毒成为最常见的病原体；6个月后，因为大多数移植接受者只需要低剂量的免疫抑制治疗，所以感染的风险和普通人群一样。

　　接受造血干细胞移植的患者将面临严重的免疫损害，其直接后果是清髓性预备方案。在植入早期（0~30天），在免疫缺陷方面主要表现为中性粒细胞的减少，从而导致细菌和真菌感染。在植入中期（31~100天），感染继发于细胞免疫和体液免疫缺陷（社区呼吸道病毒和巨细胞病毒是最主要的病原体）。在移植晚期（>101天），在没有移植物抗宿主病（慢性排斥反应）患者中肺部感染罕见。

　　复方磺胺甲噁唑作为高危患者的常规预防使用药，已基本消除了实质器官和造血干细胞移植患者肺囊虫肺炎的发生。本预防方案也减小了其他肺部病原体感染的风险，如诺卡菌、流感嗜血杆菌、肺炎链球菌。

　　（二）临床表现　　发热是免疫功能低下合并肺部感染者最常见的表现。损伤性炎症反应使其他体征和症状可能大大减弱或消失。与普通人群一样，免疫功能低下者被社区呼吸道病毒感染后通常表现为上呼吸道症状，如鼻炎和咳嗽；合并下呼吸道感染时往往往会产生新的症状,如气喘、呼吸困难。

（三）细菌性肺炎

1. 病因学,患病率及流行病学　在化疗致中性粒细胞减少的免疫功能低下患者中,细菌是引起感染最常见的病原体。铜绿假单胞菌、肺炎链球菌感染和大肠杆菌是肺炎发作引起菌血症最常见的病原菌。在实体器官移植患者中,由革兰阴性菌或金黄色葡萄球菌引起的医院内肺炎是围术期的主要并发症,由流感嗜血杆菌、肺炎链球菌、军团菌引起的社区获得性肺炎常发生在移植手术的后期。已经发生了闭塞性细支气管炎的肺移植者倾向于铜绿假单胞菌感染。在造血干细胞移植者中,细菌性肺炎是普遍存在于严重的中性粒细胞减少的预植入期。在前100天内革兰阴性菌占主导地位,而像肺炎球菌类的革兰阳性菌则引起后期的感染。

2. 影像学表现

（1）胸片:对于免疫功能低下者,细菌性肺炎的影像学表现多种多样,从正常到两肺弥漫性密度增高影变化不等。

（2）CT:对于50%的中性粒细胞减少者,其胸片正常且经验性抗生素治疗无效可出现持续性发热,HRCT则表现为肺实质异常改变。细菌性肺炎在CT上最常表现为局灶性实变,其伴随表现包括磨玻璃影、支气管壁增厚、小叶中心性结节及胸腔积液。大多数情况下,胸片和CT表现是非特异性的,不能确诊特定病原体或疾病的具体过程。一些特征性表现,如实质坏死（革兰阴性菌、金黄色葡萄球菌、结核分枝杆菌）（图21-1）,肺大疱形成（金黄色葡萄球菌）和肺叶的过度膨胀（叶间裂膨隆征）（肺炎克雷伯菌、肺炎

链球菌、流感嗜血杆菌）可能在细菌类型的鉴别诊断上有帮助。对于中心静脉置管患者,如存在多发胸膜下结节和胸膜下楔形高密度影时,有或无空洞均应提高对脓毒性栓子的关注。

（四）卡氏肺孢子菌肺炎

1. 病因学,患病率及流行病学　虽然以前被称为卡氏肺囊虫,但分类方法的变化将肺囊虫属的人类形式划分为一种不同种类——耶氏肺囊虫。虽然药物预防的广泛应用几乎消除了移植患者中卡氏肺孢子菌肺炎的发生,但它仍然是以下患者最常见的机遇性感染,如AIDS患者、接受化疗者及长期服用糖皮质激素者,他们最易发生卡氏肺孢子菌肺炎。

2. 影像学表现

（1）胸片:卡氏肺孢子菌肺炎的典型放射学常表现为双肺门周围或弥漫对称性肺间质性或磨玻璃影。据报道30%的感染者胸片正常。

（2）CT:HRCT主要表现为弥漫性磨玻璃影,有时呈地图样分布（图21-2）。伴随征象包括薄壁囊腔,小叶内间质和小叶间隔增厚,呈现为"碎石路"样改变。

（五）曲霉菌病

1. 病因学,患病率及流行病学　侵袭性曲霉菌病是最常见的机遇性肺真菌感染;严重中性粒细胞减少是主要的危险因素。实质性器官移植患者术后6个月内,该感染的发生率约为5%。造血干细胞移植受者中,侵袭性曲霉菌病的发生呈双峰分布,可发生于移植物植入前或移植物抗宿主病发生后。

2. 影像学表现

（1）胸片:侵袭性曲霉菌病影像学典型表现为单发或多发肺结节、肿块,或者周围性实变,伴或不伴有空洞形成。

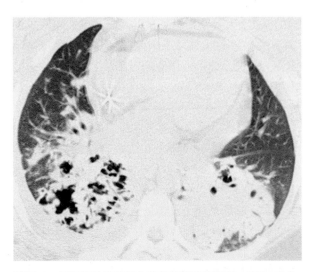

图21-1　铜绿假单胞菌和金黄色葡萄球菌肺炎。男性,22岁,肺移植受者。HRCT扫描显示双肺下叶坏死性肺炎。

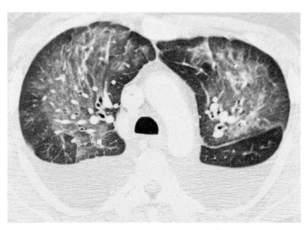

图21-2　卡氏肺孢子菌肺炎。男性,48岁,急性白血病患者。HRCT扫描显示双肺磨玻璃密度影,伴双侧胸腔积液。

（2）CT：侵袭性曲霉病的早期特征性CT征象为中央结节或肿块，周缘环以磨玻璃密度影（CT晕征）（图21-3）。病理学上，这些病变与中央性真菌结节及周围的出血和凝固性坏死相对应。在感染恢复期，较大实质性病变可发生空洞（空气新月征）（图21-4），通常与中性粒细胞减少症的恢复同时发生。

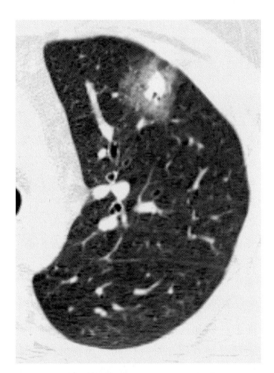

图21-3 侵袭性肺曲霉病：CT晕征。男性，33岁，急性白血病患者，中性粒细胞严重减少，伴血管侵袭性肺曲霉病。HRCT扫描左肺放大图像显示肺结节，周围环以磨玻璃影（CT晕征）

气道侵袭性曲霉菌病占侵袭性曲霉菌病的10%，其病理特征是曲霉菌深达气道基底膜。HRCT扫描，气道侵袭性曲霉菌病的特征性表现是小叶中心性结节及细支气管周围实变（图21-5）。

（六）半侵袭性曲霉菌病

1. 病因学，患病率及流行病学　半侵袭性曲霉菌病，也称为慢性坏死性曲霉菌病，发生于轻度免疫抑制患者。高危因素包括糖尿病、营养不良、低剂量皮质类固醇激素治疗，以及潜在肺疾病，如慢性阻塞性肺疾病和尘肺。

2. 影像学表现

（1）胸片：胸片典型表现为肺上叶实变、空洞和胸膜增厚。

（2）CT：最常见的CT表现包括肺段、肺叶实变和多发肺结节，以上叶分布为主。

（七）肺念珠菌病

1. 病因学，患病率及流行病学　白念珠菌肺感染通常发生于多器官受累的播散性感染。由于口咽吸入是细菌入侵的机制之一，所以少数情况下肺可能是唯一的病变部位。易患肺念珠菌病的人群包括恶性血液病患者、接受化疗的患者及移植受者。

2. 影像学表现

（1）胸片：念珠菌肺炎放射学表现为单侧性或双侧性肺叶或肺段气腔样病变。

（2）CT：HRCT扫描，大多数患者表现为多发肺结节，大小3~30 mm。结节呈随机性或小叶中心性分布，且主要分布于肺下叶。1/3的病例，结节周围环绕磨玻璃影（CT晕征）。随机性分布的实变影可能是伴

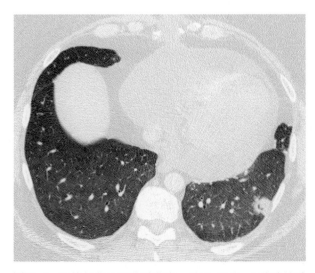

图21-4 血管侵袭性肺曲霉菌病。男性，48岁，心脏移植受者。HRCT扫描显示左肺下叶结节，伴周边线样空洞（空气新月征）

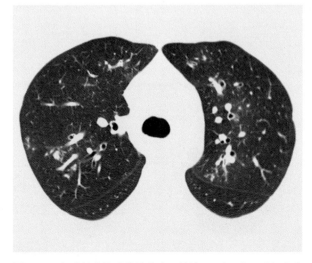

图21-5 气道侵袭性肺曲霉菌病。男性，29岁，造血干细胞移植受者，伴移植物抗宿主病。HRCT扫描显示双肺上叶支气管壁增厚，小叶中心型结节。

随征象,也可能是主要的影像学表现。

（八）肺毛霉菌病

1. *病因学,患病率及流行病学*　肺毛霉菌病是一种进展迅速的感染,因孢子吸入细支气管和肺泡而发病。危险因素包括糖尿病控制不良、肾功能衰竭、血液系统恶性肿瘤及移植患者。大多数患者出现发热和咯血,甚至大咯血。

2. *影像学表现*　由于易侵犯血管,肺毛霉菌病的影像学表现与侵袭性曲霉菌病相同。已报道的胸片和CT表现包括单发或多发肺结节,伴或不伴有空洞的区域性实变。据报道,毛霉菌病所致的肺结节中,CT晕征发生率为78%。

（九）巨细胞病毒性肺炎

1. *病因学,患病率及流行病学*　在免疫功能低下者危及生命的肺感染中,巨细胞病毒是最常见的病毒性病原体。高危因素包括器官移植和长期皮质类固醇激素治疗。对于实质性器官和造血干细胞移植患者,感染通常发生于移植后30~100天。接受巨细胞病毒预防治疗的患者可延迟发病。

2. *影像学表现*

（1）胸片:巨细胞病毒性肺炎胸片表现为双肺区域性肺实质密度增高影,伴多发直径≤5 mm的肺结节。

（2）CT:HRCT图像上,双肺实质常见异常包括实变、磨玻璃影,以及<10 mm的肺结节(图21-6);结节呈随机性、胸膜下或小叶中心型分布,有时结节周缘伴有磨玻璃影(CT晕征)。

（十）社区呼吸道病毒感染

1. *病因学,患病率及流行病学*　免疫功能障碍患者的社区呼吸道病毒感染——流感病毒、副流感病毒、腺病毒及呼吸道合胞病毒感染,不同于免疫正常患者,主要体现在三个方面,即院内传播率高、下呼吸道蔓延率高和死亡率高。

2. *影像学表现*

（1）胸片:社区呼吸道病毒感染的胸片表现取决于疾病的严重程度,可从正常到两肺实变。

（2）CT:HRCT扫描,最具特征性的表现是肺实质区域性密度增高,伴气道炎症征象(小叶中心型结节和支气管壁增厚)(图21-7)。

要点:感染

- 免疫缺陷的类型和严重程度决定了可能发生的感染类型
- 由于损伤性炎性反应,临床症状可能很轻微或没有症状
- 曲霉菌是最常见的机遇性真菌病原体
- 预防有效降低了耶氏肺囊虫感染的发生率
- 感染的影像学表现是非特异性的

二、药源性肺病

许多已知和目前应用于自身免疫性和肿瘤性疾病的新药可导致药源性肺疾病。药物可产生间质性肺炎的几乎所有组织学类型;肺泡病理改变包括肺水肿、肺泡出血、弥漫性肺泡损伤和肺血管炎(见第81章)。诊断依赖于排除其他病因、疾病发生和用药开始之间的时间关系,以及可疑药物造成特征性肺损伤的组织学类型。随着公认的可导致肺毒性损伤药

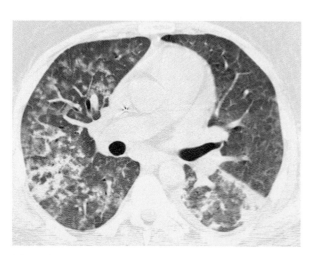

图21-6　巨细胞病毒性肺炎。男性,41岁,造血干细胞移植受者。HRCT图像显示小叶中心型结节,伴斑片状磨玻璃影和局灶性实变。

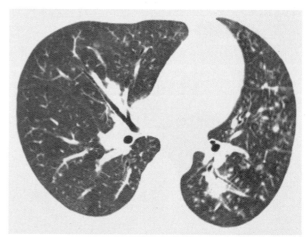

图21-7　呼吸道合胞病毒肺炎。女性,50岁,急性白血病患者。HRCT扫描显示双肺小叶中心型结节和细支气管周围实变。

物数量的持续增加，一个非常宝贵的不断更新的资源在线数据库（www.pneumotox.com）列出了已报道的引起肺毒性的药物名称及所致疾病的组织学类型。

（一）博来霉素 博来霉素是一种化疗抗生素，用于治疗恶性淋巴瘤、生殖细胞肿瘤、头颈部鳞状细胞癌。博来霉素导致的药物毒性主要有两种形式。大约1%的患者在用药数小时或数天内发生急性过敏性肺炎，表现为呼吸困难、咳嗽、皮疹。这些患者使用皮质类固醇激素治疗通常能迅速恢复。间质纤维化是博来霉素诱导肺疾病最重要和致命的形式，发生率约为10%~20%。累积剂量大于500 U、年龄大于70岁、潜在肺或肾疾病、之前或同时行胸部放射治疗及高浓度氧环境的患者毒性损伤风险更大。非特异性症状包括干咳、呼吸困难、发热、胸痛，通常出现于博来霉素治疗后1~6个月。博来霉素导致的肺间质纤维化CT通常表现为双肺肺实质密度增高，呈随机性或胸膜下分布，伴小叶内网格状影或其他纤维化征象（图21-8）。

（二）亚硝基脲类药物 亚硝基脲类药物是一类DNA烷化剂［卡莫司汀（BGNU）、洛莫司汀（CCNU）、司莫司汀（甲基化CCNU）］，用于治疗脑肿瘤、淋巴瘤、黑色素瘤及实质性脏器肿瘤，如乳腺癌。卡莫司汀是最常用的亚硝基脲药物，通常作为造血干细胞移植前的预防性用药。

肺纤维化是亚硝基脲类药物最常见的并发症。大多数患者治疗3年内发生纤维化，尽管有报道使用该药后数十年发病。肺毒性的发生率从1%~20%不等，风险率似乎与剂量有关。CT扫描可见双肺斑片状磨玻璃影，伴蜂窝状、牵引性支气管扩张（图21-9）。

（三）甲氨蝶呤 甲氨蝶呤为一种叶酸类似物，用于治疗各种恶性肿瘤和炎症性疾病。虽然它的使用与众多的肺并发症有关，包括机化性肺炎、弥漫性肺泡损伤及肺纤维化，但过敏性肺炎最常见。过敏性肺炎表现为呼吸困难、发热及干咳，通常开始于治疗后数天到数周。极少数情况下，这些症状在药物使用后数月至数年出现。HRCT表现为弥漫性或斑片状磨玻璃影，有时伴有网格影和小叶中心型结节。

（四）吉非替尼 吉非替尼是一种选择性表皮生长因子受体酪氨酸激酶抑制剂，用于治疗晚期非小细胞肺癌、卵巢癌、乳腺癌、头颈部癌和结肠癌。间质性肺炎和弥漫性肺泡损伤是两个最常见的吉非替尼治疗相关肺部并发症，全世界发生率约为1%。症状包括咳嗽、发热和呼吸困难，通常在用药开始后3个月内出现；病程进展快速，约1/3的病例导致死亡。局灶性或多灶性磨玻璃影，伴小叶内间隔增厚是主要的HRCT表现。

（五）西罗莫司 西罗莫司属于大环内酯类抗生素，是一种有效的、相对较新的免疫抑制剂，用于预防实质性器官移植患者发生排斥反应。对于肾移植患者，这种新药已经在很大程度上取代了钙调磷酸酶抑制剂，如具有肾毒性的环孢素。西罗莫司诱发的肺损伤是一种罕见但重要的并发症，实体器官移植受者若出现发热、疲乏、呼吸困难及咳嗽，应该考虑并发症的发生。通常在使用西罗莫司6个月内发病；虽然高危因素尚未明确界定，但高剂量、后期使用（由另一免

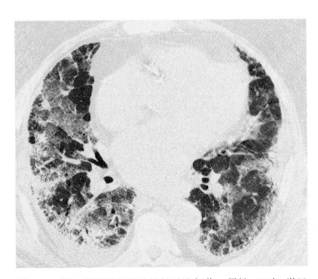

图21-8 博来霉素诱导的弥漫性肺泡损伤。男性，75岁，淋巴瘤患者。HRCT扫描显示肺外周区域性实变、斑片状磨玻璃影及小叶内网格影。

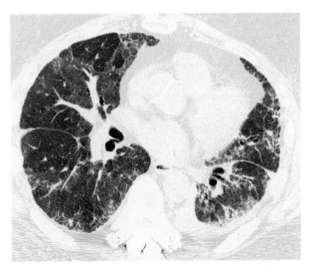

图21-9 BCNU诱导的弥漫性肺泡损伤。男性，60岁，非霍奇金淋巴瘤患者。HRCT扫描显示肺外周网格状和磨玻璃密度影，伴左侧胸腔少量积液。

疫抑制改为西罗莫司）及男性患者都与此病密切关联。胸片与CT特征包括两肺斑片状磨玻璃影和气腔密度影,有时伴有纤维化征象。

要点:药源性肺病

■ 药物诱导的肺损伤可以表现为间质性、实质性或血管性形式

■ 需要排除其他可能病因后才可做出诊断

■ 影像学表现多样,取决于损伤的组织学类型

三、放射性肺损伤

放射性肺损伤发生于接受胸部放射治疗的肺、乳腺、软组织及血液系统恶性肿瘤患者。放射性肺损伤发生的风险与受照射肺容积、照射剂量、放疗时间间隔及同期使用化疗药物有关。公认的两种不同形式损伤是放射性肺炎和放射性纤维化（见第82章）。放射性肺炎发生于放疗结束后4~12周,患者通常会出现发热、咳嗽、呼吸困难。因为肺损伤呈渐进性,所以纤维化通常会在6~24个月发生和演变。放射性肺纤维化患者可完全无症状或出现呼吸困难;有症状的患者可有或无可识别的放射性肺炎的前期病史。

肺放射性损伤的锐利边界与照射野相一致,借此可与其他病变相鉴别。照射野以外肺组织,甚至对侧肺组织异常也有报道,但非常罕见。这些少见分布的病变推测由辐射散射或过敏反应所致。放射性肺炎的胸片表现从正常到磨玻璃密度影或实变影不等。CT检查除了肺实质密度异常外,治疗区可见结节状或局灶性实变影,有时伴有同侧胸腔积液。影像学上,放射性纤维化表现为边界清晰的实变区及瘢痕收缩所致的肺体积减小、牵引性支气管扩张（图21-10）。

要点:放射性肺损伤

■ 放射性肺炎发生于放疗结束后4~12周

■ 放射性肺纤维化发生于放射治疗后6个月;肺纤维化2年内稳定

■ 放射性肺炎的特征性影像学表现是病变区与治疗区相符合

四、弥漫性肺泡出血

弥漫性肺泡出血是一种以肺泡出血为特征的临

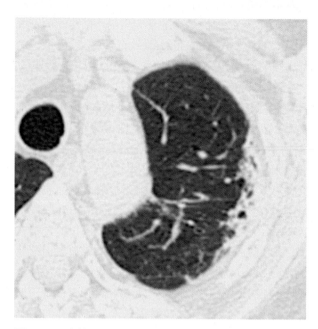

图21-10 放射性肺损伤。男性,70岁,左肩部硬纤维瘤放疗史。CT扫描显示左肺上叶侧缘边界清晰的局限性实变,伴牵引性支气管扩张。

床病理综合征。许多与免疫功能低下相关的病变都可导致弥漫性肺泡出血,包括急性白血病、造血干细胞移植、肺血管炎、结缔组织病、药物性肺损伤和弥漫性肺泡损伤。对于造血干细胞移植患者,自体移植比异体移植受者发生肺泡出血的风险更高,通常发生于移植后2周内。

（一）临床表现 患者常有呼吸困难、咳嗽、低热,伴或不伴咯血。

（二）影像学表现

1. 胸片 影像学表现取决于出血的严重程度,表现为从肺间质到肺实质的异常改变,呈单侧或双侧性分布（图21-11）。

2. CT CT表现同样为非特异性,可以从局灶性磨玻璃影到弥漫实变改变（图21-11）。出血吸入可表现为界限清楚的小叶中心型结节。支气管肺泡灌洗时,弥漫性肺泡出血的特征表现是逐步增多的血性洗脱液;对于免疫功能低下患者,在排除真菌和其他感染性病原后可做出诊断。

要点:弥漫性肺泡出血

■ 弥漫性肺泡出血的易感人群包括白血病患者、造血干细胞移植受者、血管炎和结缔组织疾病患者

■ 影像学表现是非特异性的

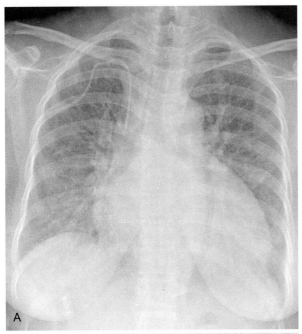

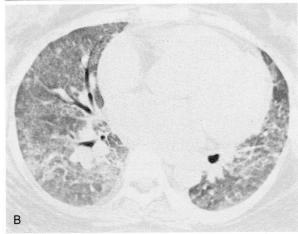

图21-11 弥漫性肺泡出血。女性,38岁,系统性红斑狼疮患者。A. 胸片显示心影增大,双肺弥漫性网格状改变。B. 同一天的CT扫描图像显示双肺弥漫性磨玻璃影及网格影。

五、肿瘤性病变进展或复发

淋巴瘤复发或继发肺浸润可源于淋巴或血行播散,或相邻肿瘤的直接侵袭,或自发形成的淋巴组织病灶。影像学上,淋巴瘤肺部侵犯表现为三种形式:结节、支气管血管周围间质、小叶间隔增厚和实变。多发性结节是最常见的表现。

(一)临床表现 临床上诊断白血病肺浸润是非常少见的。当发生时,它通常见于白血病未控制和外周血白细胞计数>40%。胸片表现可从局灶性实变到双肺弥漫网格状或网结状阴影不等。HRCT呈现为直径<10 mm的多发肺结节、支气管血管束和小叶间隔增厚,以及实变影(有时沿支气管血管周围

分布)。

对于非血液系统恶性肿瘤患者,肺部转移性疾病通常表现为胸膜下和肺基底优势分布的多发肺结节。癌性淋巴管炎是肺淋巴管转移性肿瘤的特征;腺癌是最常见的组织学类型。

(二)影像学表现

1. 胸片 癌性淋巴管炎的胸片表现呈非特异性,表现为网结状影或网格影、叶间裂增厚(克氏B线),伴淋巴结肿大和胸腔积液(见第30章)。

2. CT HRCT特征为支气管血管周围间质和小叶间隔结节状增厚,形成特定的网格状结构(多边形拱廊结构)(图21-12)。

要点:肿瘤性病变进展或复发

- 对任何已知潜在恶性肿瘤的患者,肿瘤性病变进展或复发的诊断应该考虑
- 白血病肺浸润是一种罕见的临床情况,通常发生于外周血白细胞计数>40%的患者
- 影像学表现为结节、间隔线及肺实质密度增高影

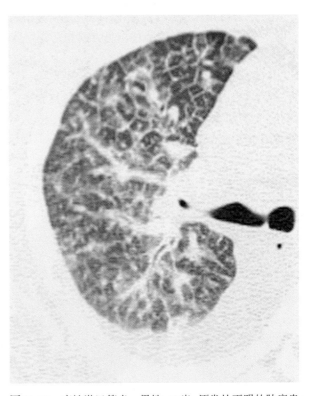

图21-12 癌性淋巴管炎。男性,30岁,原发灶不明的肿瘤患者。HRCT扫描显示支气管血管束和小叶间隔增厚,形成特定网格状结构(多边形拱廊结构);同时伴有磨玻璃影。

六、移植后淋巴组织增殖性疾病

1%~2%的器官移植受者发生移植后淋巴组织增殖性疾病，发病率在心脏、肺、肠和多器官移植者最高。这些淋巴组织增殖性疾病作为免疫抑制的直接后遗症，并在大多数患者与EB病毒感染所诱导的B细胞增殖相关。疾病表现从轻微的多克隆增生到单克隆疾病和明显的淋巴瘤不等。移植后第一年发生的风险最高。

移植后淋巴组织增殖性疾病的影像学表现类似于恶性淋巴瘤，单发或多发结节、区域性实质密度增高影是最常见的肺实质异常（图21-13）。伴随征象包括小叶间隔增厚和渗出。胸内淋巴结肿大见于50%以下的患者（图21-13）。

要点：移植后淋巴组织增殖性疾病

■ 移植后淋巴组织增殖性疾病发生于1%~2%的器官移植受者

■ 器官移植后第一年发生该病的风险最高

■ 结节或局灶性肺实质异常是最常见表现

■ <50%的患者伴淋巴结肿大

七、排斥反应

（一）急性排斥反应　急性排斥反应是肺移植的常见并发症，60%~75%的肺移植患者移植后第一年发生一次或多次急性排斥反应。

1. 临床表现　急性肺排斥反应的临床表现差异大，取决于排斥反应的分级。轻度排斥反应可完全无症状；严重排斥反应通常表现为发热、咳嗽、疲乏和呼吸困难等非特异性症状。

2. 影像学表现

（1）胸片：一项活检证实急性肺排斥反应的17例肺移植受者中，50%的病例胸片表现正常。对于放射摄影异常的患者，最常见表现是肺中、下野网格影或气腔密度增高影。

（2）CT：HRCT最常见的特征是小叶间隔增厚、叶间裂增厚、胸腔积液和区域性肺实质密度增高影。由于临床及影像学表现缺乏特异性，急性排斥反应的确诊通常需要经支气管镜活检。

（二）慢性排斥反应　以闭塞性细支气管炎为表现形式的慢性排斥反应主要限于长期存活的肺移植患者，占移植三年后死亡人数的30%以上。组织病理学上，闭塞性细支气管炎（见第75章）的特征是小气道炎症导致终末细支气管和呼吸性细支气管变形和瘢痕形成。闭塞性细支气管炎与肺移植患者慢性排斥的相关性存在争议。因为经支气管活检往往不能提供足够的组织，从而不能得到闭塞性细支气管炎明确的病理诊断，慢性排斥的肺移植受者经常被诊断为"闭塞性细支气管炎综合征"，这是临床上在排除其他病变，如感染或急性排斥反应后，依据基线肺功能下降而做出的诊断。在疾病的早期阶段，患者可能会出现轻微的劳力性呼吸困难；病程通常以逐渐进展的气流受阻为特征。HRCT扫描呼气相显示明显空气滞留，其代表闭塞性细支气管炎的早期影像学表现。在疾病的后期阶段，吸气相HRCT扫描显示马赛克灌注、支气管壁增厚、黏液嵌塞及支气管扩张等征象（图21-14）。

慢性气流阻塞是异基因造血干细胞移植最常见的晚期非感染性肺部并发症，见于6%~26%造血干细胞移植患者。大多数病例，形成机制是慢性移植物抗

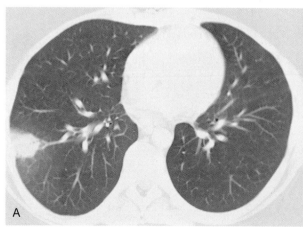
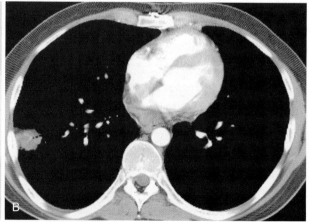

图21-13　移植后淋巴组织增殖性疾病。男性，27岁，心肺移植术后患者。A. CT扫描显示右肺下叶外周结节样实变。B. CT扫描纵隔窗显示食管旁淋巴结肿大。

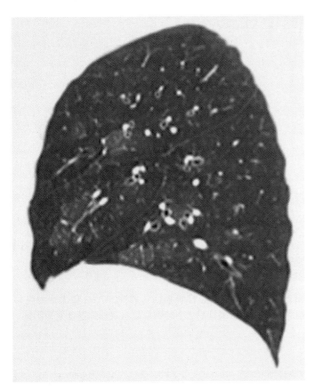

图21-14 闭塞性细支气管炎。男性，57岁，造血干细胞移植患者。CT扫描矢状位图像显示右肺支气管壁增厚、支气管扩张及肺组织区域性密度减低、血流再分布。

宿主病基础上发生的闭塞性细支气管炎，气道上皮细胞被认为是免疫介导损伤的靶点。

临床上通常以潜在的非特异性症状发病，包括干咳、呼吸困难及喘息。影像学表现类似于肺移植患者中的闭塞性细支气管炎征象，HRCT表现包括马赛克灌注、支气管扩张及呼气相空气潴留（图21-14）。

要点：排斥反应

- 肺移植患者中，急性排斥反应是常见的并发症，影像学表现无特异性，需穿刺活检来诊断。
- 闭塞性细支气管炎是与肺移植和造血干细胞移植患者慢性排斥反应相关的组织学改变
- 呼气相CT扫描所见的空气滞留是闭塞性细支气管炎的早期影像学表现；疾病晚期可出现支气管壁增厚及支气管扩张症

八、其他病变

肺水肿在病因学上可分为心源性（微血管压力升高）或非心源性（血管通透性增加）。除了原发性心脏病，免疫抑制宿主中肺水肿的其他原因包括药物诱导的心功能障碍和液体超负荷。虽然肺水肿影像学表现已经明确，但他们都是非特异性的，在既定的临床情况下，这些表现不能与其他肺部并发症相鉴别。HRCT上，弥漫性磨玻璃影通常与增厚的支气管血管周围间质、小叶间隔相伴出现（图21-15）；可伴有单侧或双侧胸腔积液。

肺栓塞是一种常见的、可致命性疾病，好发于制动、近期手术、恶性肿瘤、已存在心脏和呼吸系统疾病以及静脉血栓病史的患者。多层螺旋CT扫描仪的出现从根本上改变了大部分疑似肺栓塞患者的成像模式，目前的经验是优先选择CT肺血管造影（同时行或不行下肢CT静脉造影），而不是选择通气灌注扫描或传统肺血管造影术。急性肺栓塞的典型CT表现是明显强化的肺动脉内多发充盈缺损（图21-16）。

输血相关急性肺损伤已成为输血相关发病率和死亡率的首要原因，其定义为新的急性肺损伤，发生

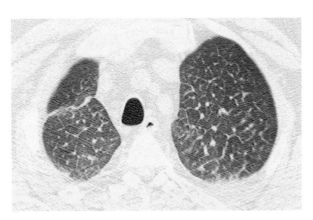

图21-15 肺水肿。男性，72岁，白血病患者。HRCT扫描显示弥漫性小叶间隔增厚，伴肺上叶线样不张。

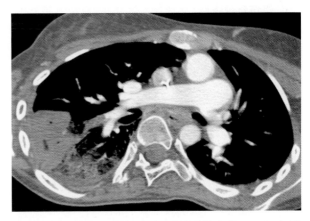

图21-16 肺栓塞。男性，19岁，心脏移植患者。HRCT扫描显示右肺下叶肺动脉前基底支闭塞性血栓，伴远侧肺实变。

于血浆（包含血液制品）输注6小时内,通常认为由免疫介导反应所致。临床表现类似于急性呼吸窘迫综合征,如呼吸困难、缺氧;胸片典型表现为非心源性肺水肿所见的双肺实质密度增高影(图21-17)。治疗与急性窘迫综合征的治疗相似,主要是支持治疗;多数患者在48~96小时内好转。这些患者的住院死亡率约为5%~10%。

要点: 其他病变

■ 对于免疫功能低下伴呼吸困难的患者,肺水肿和肺栓塞通常是应该考虑的疾病,影像学所见可证实或排除这些诊断

■ 输血相关急性肺损伤发生于血制品输血注6小时内,影像学表现与非心源性肺水肿相似

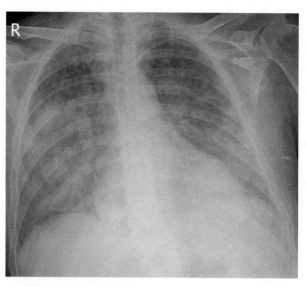

图21-17　输血相关急性肺损伤。男性,37岁,造血干细胞移植患者。血小板输注后2小时胸片显示双肺弥漫性实质阴影。

医生须知

■ 证实存在肺疾病的患者中,10%的患者胸片正常

■ CT对细微病变的检出更为敏感,有助于更好地描述病变特征,并指导疾病类型和侵袭性诊断

■ 肺部感染的临床及放射学表现无特异性

■ CT有助于血管侵入性肺曲霉菌病的诊断

■ 对于免疫功能低下伴呼吸困难的患者,肺水肿和肺栓塞通常是应该考虑的疾病,影像学所见可证实或排除这些诊断

要点: 免疫功能低下宿主

■ 免疫功能低下患者中,感染占肺部并发症的75%

■ 其他常见病因包括药物毒性、放射性肺炎、肿瘤进展或复发、弥漫性肺泡出血、移植后淋巴组织增殖性疾病、急性或慢性排斥,以及不相关疾病,如肺水肿、肺栓塞

■ 20%的患者中,两个或两个以上病变可并存

■ 免疫缺陷的类型和严重程度决定了可能发生的感染类型

■ 曲霉菌是最常见的机会性真菌病原体

■ 中性粒细胞减少患者中,肺多发结节伴周围磨玻璃影(CT晕征)高度提示侵袭性肺曲霉菌病

第 **6** 部分

肺肿瘤

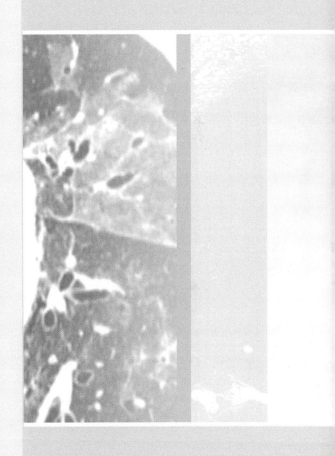

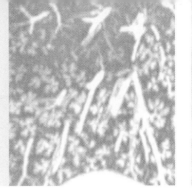

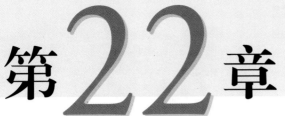

第22章

肺癌：概述和分类

William D. Travis

一、分类

近年来肺癌成为全世界范围内癌症的发病率和死亡率的最常见原因。肺癌成为全世界最常见的癌症，2002年诊断肺癌135万人，肺癌死亡者达118万人。2006年估计在美国新增肺癌患者人数约为174 470，同时死亡者人数超过162 460。尽管20世纪80年代早期，美国男性肺癌的发病率开始下降，但是美国女性肺癌的发病率却持续增加，同时世界上很多地方男性肺癌发病率出现上升趋势。

肺癌的准确诊断需要熟悉WHO-2004分类中制定的最新诊断标准（表22-1）。WHO的分类最初是基于光学显微镜的结果。仅有一些肺癌的组织类型需要组织化学或免疫组织化学检查。肺癌的四种主要类型是：鳞状细胞癌、腺癌、小细胞肺癌和大细胞癌。这四种类型的肺癌被细分为更多的亚型，如腺癌转化来的细支气管肺泡癌（BAC）。尽管肺癌有许多临床和分子学分类，本章重点讨论组织学分型。

肺癌的组织学分型通常有个简单的问题：这个肿瘤是小细胞肺癌（SCLC）还是非小细胞肺癌（NCLC）？这主要是由于它们的临床表现、转移速度及治疗效果都不相同。肺癌的另一个病理学特征是组织学异型性。许多肺癌由混合的组织学类型构成，代表多能干细胞的分化。

诊断肺癌有多种方法，包括支气管镜或穿刺活检和外科手术组织检查如胸腔镜检查、楔形切除活检、肺叶切除和全肺切除。当获得组织样本较小时，很难得到准确的诊断。这种情况下，如果排除小细胞肺癌（SCLC），那么很可能就是非小细胞肺癌（NCLC）。

因为化疗方案中有些药物如贝伐单抗在用药之前须知道肿瘤细胞无鳞状细胞，病理学家应做出最好的评估，肿瘤是鳞状或非鳞状细胞癌。

二、侵袭前病变

随着纤维支气管镜和CT检查技术的发展，肺癌得以早期发现，因此肺癌癌前病变的诊断引起了极大的关注。从而进行了大量纤维支气管镜和螺旋CT检查方面的研究。1976年WHO对肺肿瘤的分类时并未认识癌前病变。在1981年WHO分类中的癌前病变仅有支气管鳞状上皮不典型增生和原位癌。1999年WHO和国际肺癌研究组织分类首次描述了两种新的癌前病变：非典型腺瘤样增生（AAH）和弥漫性原发性肺神经内分泌细胞增生。这些在2004年WHO分类中仍被保留。

（一）鳞状上皮增生和原位癌 支气管鳞状上皮浸润前病变包括表现为支气管肺癌的一系列过程的病变。支气管黏膜改变是一个连续的病变过程，包括基底细胞增生，鳞状上皮化生、异常增生和原位癌（图22-1）。只有鳞状上皮增生和原位癌是癌前病变。

细胞异型性程度和支气管壁异常增厚的程度决定鳞状上皮增生是轻度、中度还是重度。当出现上皮全层增厚和明显异型性时即可诊断为原位癌。虽然细胞形态学改变是连续的，凭借着良好的可复制性这些类别可被区分。

（二）不典型腺瘤样增生（AAH） 非典型腺瘤样增生属于癌前病变，WHO在1999年的肺癌的分类首先提出，并在2004年提议中继续使用。通过支气管肺泡增殖扩散的非典型腺瘤样增生有的通常仅有几

表22-1 恶性上皮肿瘤

➤ 鳞状细胞癌	8070/3*
分型	
■ 乳突状细胞型	8052/3
■ 透明细胞型	8084/3
■ 小细胞型	8073/3
■ 基底细胞型	8083/3
➤ 小细胞癌	8041/3
分型	
■ 复合性小细胞癌	8045/3
■ 腺癌	8140/3
■ 腺癌, 混合型	8255/3
■ 肺腺泡腺癌	8550/3
■ 乳头状腺癌	8260/3
■ 细支气管肺泡癌	8250/3
■ 非黏液性型	8252/3
■ 黏液性型	8253/3
■ 非黏液性和黏液性混合型或中间型	8254/3
➤ 产黏液性的固体腺癌	8230/3
分型	
■ 胎儿型腺癌	8333/3
■ 黏液性癌 ("胶体")	8480/3
■ 黏液性囊腺癌	8470/3
■ 印戒腺癌	8490/3
■ 透明细胞腺癌	8310/3
➤ 大细胞癌	8012/3
分型	
■ 大细胞神经内分泌癌	8013/3
■ 结合大细胞神经内分泌癌	8013/3
■ 基底细胞癌	8123/3
■ 淋巴上皮瘤样癌	8082/3
■ 透明细胞癌	8310/3
■ 大细胞癌伴横纹肌样表型	8014/3
腺癌	8560/3
肉瘤样癌	8033/3
■ 多形性癌	8022/3
■ 梭形细胞癌	8032/3
■ 巨细胞癌	8031/3
■ 癌肉瘤	8980/3
■ 肺母细胞瘤	8972/3
类癌	8240/3
■ 典型类癌	8240/3
■ 非典型类癌	8249/3
➤ 涎腺肿瘤	
■ 黏液表皮样癌	8430/3
■ 腺样囊性癌	8200/3
■ 上皮-肌上皮癌	8561/3
➤ 癌前病变	
原位鳞状细胞癌	8070/2
■ 非典型腺瘤性增生	
弥漫性特发性神经内分泌细胞增生	

* 国际肿瘤学(ICD-O)分类的形态编码和医学系统命名法(SNOMED)。

改编自 Travis WD, Brambilla E, Müller-Hermelink HK, et al. *Pathology and Genetics: Tumours of the Lung, Pleura, Thymus and Heart. Lyon, IARC, 2004.*

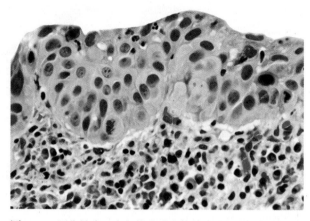

图22-1 原位鳞癌。支气管黏膜全层被非典型鳞状上皮细胞置换, 肿瘤标记表现为细胞核深染, 核质比例增加。一个典型的有丝分裂图。

毫米大小, 但仍然低于非黏液性细支气管肺泡癌的标准(图22-2)。它在手术切除肺癌邻近肺组织中是最常见的。

有人报道不典型腺瘤样增生在肺癌标本中的发生率为5.7%～21.4%, 这取决于使用的标准和寻找标本的范围。不典型腺瘤样增生通常具有多样性, 也可能和多中心腺瘤有关。显微镜下, 不典型腺瘤样增生由几毫米大小的小立方形到柱状的轻度不典型的肺泡壁细胞结节样增生构成。沿着呼吸细支气管和肺泡增生, 典型表现为相邻细胞之间出现的间隙。可表现为肺泡间隔的轻度增厚。

不典型腺瘤样增生必须与非黏液性细支气管肺泡癌相鉴别。可通过观察细胞均匀性、细胞聚集、细胞核的异型性或浸润性生长相鉴别。伴有不典型腺瘤样增生的肺癌患者较不伴有非典型腺瘤样的患者尚无证明有不良预后。

(三)弥漫性特发性肺神经内分泌细胞增生(DIPNECH) 弥漫性特发性肺神经内分泌细胞增生是一种罕见的疾病, 表现为外周气道弥漫性的神经内分泌细胞增生和微小瘤的形成(图22-3)。Davies和他的同事报告的19例病例中: 79%是女性, 并且84%为非吸烟者。大约50%的病例有肺部症状, 其余均无症状, 常常是在评价恶性疾病的时候偶然发现的。因观察到类癌是在DIPNECH的背景下形成的且他们具有多样性, 所以认为弥漫性特发性肺神经内分泌细胞增生是癌前病变。通常我们见到神经内分泌细胞增生和微小瘤同时发生时, 他们是继发于气道炎症或(和)纤维化的病变, 但是DIPNECH很罕见的。这些患者病情稳定, 预后较好, 但一些患者有进行性阻塞性气道疾病。

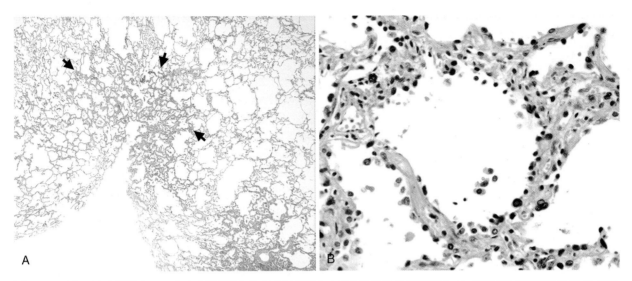

图22-2 不典型腺瘤样增生。A.几毫米的肺泡细胞细支气管增生表现为肺泡壁的轻度增厚。B.肺泡壁呈轻度纤维性增厚,肺泡上皮细胞显示为轻度异型性增生,并在细胞间存在间隙。

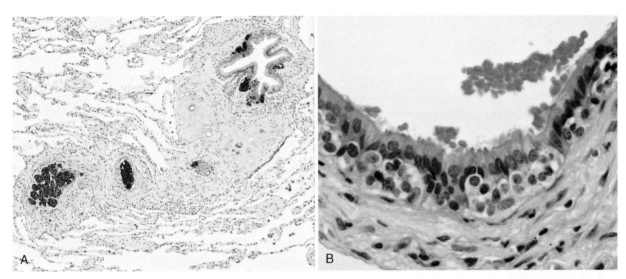

图22-3 弥漫性特发性肺神经内分泌细胞增生。A.嗜铬粒蛋白染色显示细支气管黏膜神经内分泌细胞的增多(右上)和局灶性细支气管管腔的消失(左下)。B.这个细支气管切片显示在支气管黏膜基底部的神经内分泌细胞透明胞质与嗜酸性粒细胞聚集。

三、鳞状细胞癌

在美国肺癌患者中鳞状细胞癌的发生率约占20%~30%(表22-2)。一直以来,2/3的鳞状细胞癌表现为中央型肺癌,而剩下1/3的鳞状细胞癌为周围性肺癌。但是这种情况最近有了很大变化,鳞状细胞癌在肺肿瘤中占有很大的比例,一项研究表明其在周围型肺癌中占到了53%。鳞状细胞癌有四种主要的亚型,分别是:乳头状癌、透明细胞癌、小细胞癌和基底细胞癌(表22-2)。然而大多数鳞状细胞癌不单独显示这些类别,仅由如下一系列肿瘤细胞的特点组成:细胞间桥,癌珠形成和个别细胞角化(图22-4)。在分化良好的肿瘤中,这些特征很明显,但在低分化的肿瘤中就很难发现这些特征。这些肿瘤通常发生在段支气管,并侵及肺叶和气管主干。

四、腺癌

腺癌约占所有肺癌的三分之一,是大多数国家肺癌最常见的组织学类型。肺腺癌常表现为组织学异构性,由不同组织学亚型混合构成。因为这个原因,1999年WHO在1981年已确定的四个主要亚型:腺泡型(腺体形成),乳头型,支气管肺泡癌和黏液样固体癌中加入了一个"混合型"。由于混合型是肺腺癌

表22-2　1998—2002年肺癌的发病率，SEER数据源统计*

组织学类型	男性和女性	%	男性	%	女性	%
鳞状细胞癌	15 517	20.40	10 234	24.30	5 283	15.50
小细胞癌	16 047	21.10	8 534	20.20	7 513	22.10
腺癌，所有	25 526	33.50	12 928	30.70	12 598	37
大细胞癌	4 003	5.30	2 319	5.50	1 684	4.90
腺鳞癌	708	0.90	397	0.90	311	0.90
肉瘤样癌	368	0.50	222	0.50	146	0.40
良性肿瘤	823	1.10	284	0.70	539	1.60
其他和未指定	13 182	17.40	7 234	17.20	5 948	17.50
总计	76 174		45 152		34 022	

* 采用SEER数据源统计数据，W.D. Travis.
　SEER，符合流行病学统计标准，并为统计最终结果。

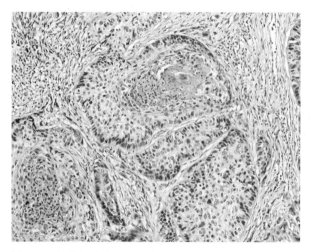

图22-4　鳞状细胞癌。这些肿瘤细胞具有丰富的嗜酸性的角化细胞质，以巢状分布，并可见角化珠形成。

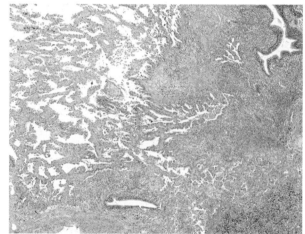

图22-5　腺癌，混合型。由细支气管肺泡癌（左）与沿肺泡壁鳞屑状生长的恶性肺均质混合形成的腺泡浸润模式（右下）。

最常见的组织类型，在2004年WHO分类中混合型提为肺腺癌亚型的第一条（图22-5）。2004年WHO分类中保留了1999的分类提出的几个不寻常的腺癌的类型，如分化良好的胎儿型腺癌、黏液样（"胶样"）腺癌、黏液型囊腺癌、印戒细胞和透明细胞腺癌。2004年WHO分类中唯一的改变是认识到胎儿型腺癌具有高级别、高分化的特点，所以这种类型改为胎儿型腺癌。腺癌也能以两种少见而肉眼可见的模式生长，包括支气管内息肉样肿块生长和以假性间皮病模式包绕胸膜生长。

腺癌中的腺泡（腺）状腺癌（图22-6）和乳头状腺癌（图22-7）具有特征性的生长方式。Noguchi和Shimosato研究显示具有BAC模式的单发周围型腺癌具有100%的5年生存率，在1999年WHO分类中BAC的诊断标准限于完全性胚胎组织转化来得的肿瘤（见后）。大多数具有BAC成分的腺癌是伴有细支气管肺泡癌（BAC）的混合型，具有一个或多个侵袭性的增长模式。黏液性腺癌的诊断标准（图22-

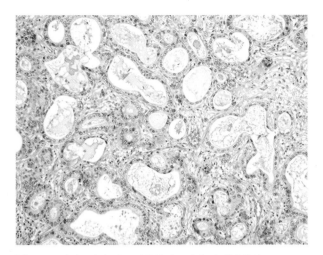

图22-6 腺癌，腺泡型。恶性肿瘤上皮细胞形成腺泡。

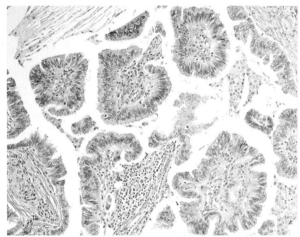

图22-7 腺癌，乳头型。恶性肿瘤细胞沿纤维小管中心形成乳头状结构。

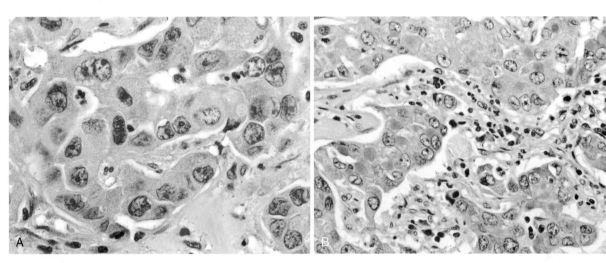

图22-8 腺癌，黏液固体型。A.肿瘤由含有中等量胞质、非典型核深染、核仁大的低分化大细胞构成。B.黏蛋白卡红染色胞质内大量的黏液。

8)需要在至少两个高倍视野发现五个黏蛋白阳性细胞(如图22-8)存在，而在其他低分化非小细胞肺癌则将被视为一个大细胞癌。染色如黏蛋白胭脂红或黏液淀粉酶高碘酸-希夫染色，在显示黏蛋白时是必须的。

细支气管肺泡癌(BAC)有两个主要类型：非黏液型和黏液型(图22-9)。黏蛋白和非黏蛋白混合性细支气管肺泡癌(BAC)很罕见。虽然还目前没有建立很好的数据标准，但文献表明，41%~60%的是黏蛋白型，21%~45%的是非黏液型，12%~14%是混合型，7%可能很难确定。

组织学上，非黏蛋白细支气管肺泡癌(BAC)由立方细胞沿肺泡隔构成(图22-9A)。结节状或锯齿状。非黏液型细支气管肺泡癌(BAC)可能包

括Clara细胞和肺泡Ⅱ型上皮细胞；然而，这种区分对组织学分类是不重要的。黏液型细支气管肺泡癌(BAC)由高柱状细胞构成，其顶端含胞质丰富的黏蛋白和较小的基部朝向细胞核(图22-9B)。肿瘤细胞沿薄的肺泡间隔生长。周围呼吸道往往充满黏液，有时呈胶体状。

细支气管肺泡癌(BAC)少见，在侵袭性肺恶性肿瘤中不到4%，在过去的几十年里，国家癌症研究中心流行病学监测无显著改变，最终结果见表22-2。在1999年和2004年WHO分类中，细支气管肺泡癌(BAC)被归类为腺癌，沿肺泡间隔附壁式生长，其内没有血管，间质或胸膜浸润(图22-9)。无浸润性生长是必要标准。因为诊断标准的这个变化，文献中需要严格审查，看看文章中是怎么把肿瘤归类为细支气

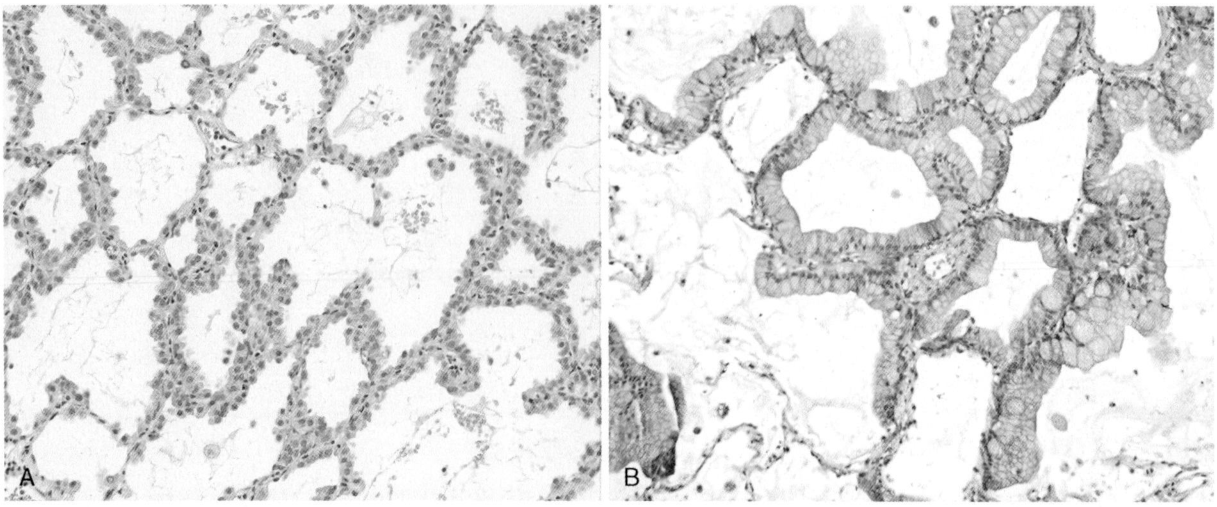

图22-9 腺癌，细支气管肺泡癌。A. 非黏液性细支气管肺泡癌。该肿瘤由沿肺泡间隔增殖的立方上皮细胞组成，肿瘤与正常肺泡壁对比肺泡结构保留完好。B. 黏液性细支气管肺泡癌。肿瘤为含有丰富胞质黏液素的高柱状细胞沿肺泡皮生长。

管肺泡癌（BAC）的。

从 Noguchi 后，有一系列关于小而孤立的周围型肺腺癌的文章，已经使用了许多方法确定组织学预后因素。这些研究的目的是定义混合型腺癌，并取得了满意的预后评价，而不是纯的细支气管肺泡癌（BAC）模式。报道的方法如下：瘢痕的大小（<5 mm，5~15 mm 和 >15 mm），肿瘤细胞沿肺泡壁生长的百分比，乳头状生长的百分比，血管浸润性区域的大小（<5 mm 与 >5 mm），间质浸润的模式［① 在细支气管肺泡癌（BAC）内；② 局限于瘢痕周围；③ 侵入瘢痕中心］。

2004 年 11 月，由美国临床肿瘤学协会和国际肺癌研究协会（IASLC）发起的关于细支气管肺泡癌（BAC）和肺腺癌的研讨会在纽约召开。病理学和放射学专家小组认为，在目前这些研究的基础上由 WHO 改变肺腺癌的定义是不成熟的。本次研讨会中发表了放射病理学委员会一致同意的小结。

肺腺癌可以是原发性也可以是转移性。临床和影像学联系起来是非常有益的，而且这些肿瘤往往具有独特的光学显微镜特征，免疫组化也有帮助。转移性腺癌可以类似原发肺腺癌的组织学表现，尤其细支气管肺泡癌（BAC）的黏液性改变。免疫组化示大部分的肺腺癌表现为细胞角蛋白7（CK7）、甲状腺转录因子-1（TTF-1）阳性，PE-10（表面活性剂抗体）、CK20、甲状腺球蛋白阴性。黏液型细支气管肺泡癌（BAC）倾向于 CK7、CK20 和 TTF-1 阳性，当 TTF-1 和表面活性剂染色阴性时，就需要传统的临床和影像

学的方法来排除转移癌。

按照 2004 年 WHO 定义，BAC 无浸润性生长，因此只有在手术切除时病理检查细支气管肺泡癌（BAC）最终才能诊断。因为这个原因，支气管镜检查或穿刺活检显示具有附壁生长方式的腺癌只能提示有细支气管肺泡癌（BAC）的可能性，并不能排除侵袭生长。

许多与病理相关的 CT 研究显示：① 磨玻璃影或非实性和细支气管肺泡癌（BAC）组织结构具有良好相关性；② 侵袭性腺癌组织固体致密影具有良好相关性；③ 混合密度或混合磨玻璃影与具有细支气管肺泡癌（BAC）成分的混合型腺癌（图22-10）间具有良好的相关性。在一个小的外周肺腺癌中，确定纯磨玻璃影的临床意义是可行部分楔形切除术切除而不是标准肺叶切除术。

肺腺癌和细支气管肺泡癌（BAC）有主要有三种表现形式：孤立性周围结节；多发性结节；肺叶实变。对于细支气管肺泡癌（BAC）而言，非黏液型细支气管肺泡癌（BAC）更可能表现为独立性结节，而黏液型 BAC 往往是多发的。黏液肿瘤也更容易导致影像上和肉眼上类似于肺炎的肺叶实变（图22-11）。

五、小细胞肺癌

小细胞肺癌（SCLC）约占所有肺癌的20%（表22-2）。小细胞肺癌的典型表现是肺门肿块影。肿瘤通常发生在支气管周围，并浸润支气管黏膜和周围组织，往往造成周围组织受压及气道阻塞。常见广泛的

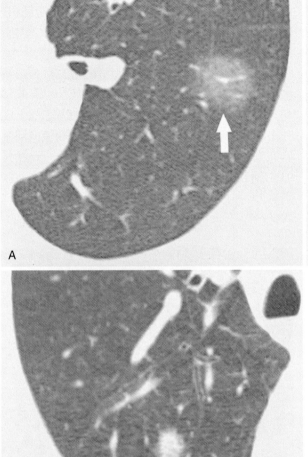

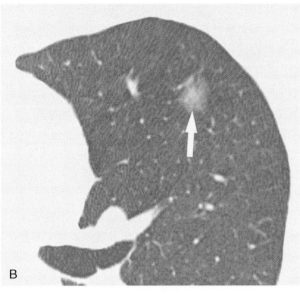

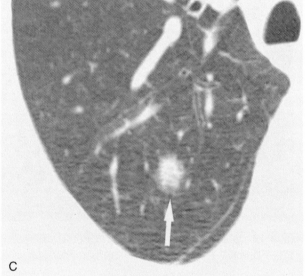

图22-10 磨玻璃影和半实性密度结节。A. 左肺高分辨率率CT的放大图像显示具有磨玻璃影的孤立性结节（箭），确认为细支气管肺泡癌。B. 左肺高分辨率CT的放大图像显示周边以毛玻璃影为主，中央呈软组织密度影（箭）的孤立性结节，为一例低级腺癌。C. 右肺高分辨率CT的放大图像显示实性结节，周边伴磨玻璃密度晕状影（CT晕征）（箭），此为一例肺侵袭性腺癌患者的CT扫描图像。

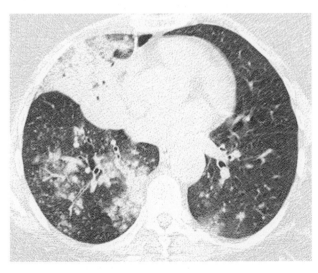

图22-11 细支气管肺泡癌。高分辨率CT显示右肺中叶的大片状实变、轻微体积缩小，下叶斑片状实变影、磨玻璃影、边界模糊的小结节。该病为71岁女性黏液性细支气管肺泡癌患者的CT图像，与肺炎类似。

淋巴结转移。5%的小细胞肺癌表现为单发结节。

在大多数情况下,小细胞肺癌的诊断是通过经支气管活检或细胞学检查或两者相结合而做出的。一般,只有两种类型的小细胞肺癌(SCLC):纯粹的小细胞肺癌和所谓的混合型小细胞肺癌,它含有非小细胞肺癌(NSCLC)的成分,比如腺癌、鳞状细胞癌、大细胞癌、梭形细胞癌和巨大细胞癌。肺小细胞癌和大细胞癌混合型的表现至少其中有10%的表现为大细胞。1981年WHO分类中的燕麦细胞癌和中间细胞型,现不再推荐使用。

小细胞癌肿瘤细胞的特点是小圆梭形,胞质少,核染色质呈细颗粒状,核仁不明显或不存在(图22-12)。由于挤压作用核染色质成核型和模糊是常见的。广泛坏死,核有丝分裂率很高,每2 mm²平均有80%的细胞处于有丝分裂期。生长方式通常呈弥漫性层状,但花环状,周边呈栅栏状,巢状,丝带状生长也很常见。据报道,化疗后15%~45%的小细胞肺癌可能表现为大细胞癌、鳞状细胞癌、巨大细胞癌和腺癌的混合型。

在手术切除标本,可有28%的混合型小细胞肺癌,大多数情况下,混合型是与大细胞癌相混合,其次为腺癌、鳞状细胞癌。由于基本一系列的小样本研究,实际上这个数字应该更小。混合性小细胞肺癌可以与梭形细胞癌、巨大细胞癌和肉瘤一起发生。目前无数据证明单纯性小细胞肺癌和混合性小细胞肺癌之间有很大的临床差异,所以识别小细胞肺癌的成分应该可以指导患者的治疗和预后。

鉴别诊断 由于小细胞肺癌的特性,肺癌的组织学分类通常被简化为小细胞肺癌与非小细胞肺癌。区分大细胞癌或大细胞神经内分泌癌(LCNEC)与小细胞肺癌需要应用一系列诊断标准,包括细胞大小、核仁、核质比、核染色质、核成型、细胞形态(梭形和多边形)、苏木精血管染色(表22-3)。

即使是经验丰富的病理学家也很难从形态上区分小细胞肺癌和非小细胞肺癌。Roggli和他的同事研究发现,5个专家对小细胞肺癌诊断的一致性是93%,而且5位专家中的4位认为98%是SCLC。在区别SCLC和NSCLC时肺癌的病理学专家之间的分歧约5%~7%。

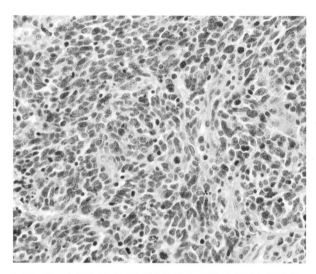

图22-12 小细胞肺癌。肿瘤由胞质少、核染色质呈细颗粒状、核仁不明显或缺失、具备多种有丝分裂的小肿瘤细胞组成。

表22-3 小细胞癌和大细胞神经内分泌癌的光镜学特征

组织学分型	小细胞癌	大细胞神经内分泌癌
细胞大小	较小(<3个淋巴细胞的直径)	较大
核质比	较高	较低
核染色质	细颗粒状,分布均匀	粗颗粒或小泡状,分布不均
核仁	缺失或不明显	常见,可明显或不明显
核型	典型	不典型
梭形	常见	不常见
多边形,充满粉红色胞质	不典型	典型
核涂片	很常见	不常见
嗜酸性粒细胞血管、基质染色	少见	罕见

Colby TV, Koss MN, Travis WD. Tumors of the Lower Respiratory Tract; Armed Forces Institute of Pathology Fascicle, Third Series. Washington, DC, Armed Forces Institute of Pathology, 1995.

活检小标本中常见到碎小的伪影，然而，这种征象在类癌、淋巴细胞浸润或低分化非小细胞肺癌也可见观察到。它有助于评估在支气管镜检查时获取的细胞学标本，因为形态改变可能比手术标本更具有诊断价值。免疫组化中角蛋白（上皮标记）和白细胞共同抗原（淋巴标记）可用于标记小细胞肺癌和淋巴细胞。

用甲醛溶液固定的、石蜡包埋的小细胞肺癌组织的切片中最有用的神经内分泌标记物是嗜铬粒蛋白A、突触素、神经细胞黏附分子，特别是克隆的123C3或CD56。奎尼和他的同事研究发现，在25%的病例中三个神经内分泌标志物染色呈阳性：嗜铬粒蛋白，突触素，和Leu-7。虽然一直主张NSE作为神经内分泌鉴别诊断的一个有用的标记物，但是缺乏特异性，在非小细胞肺癌的染色阳性率是60%。在开胸肺活检和支气管活检标本，几乎所有的小细胞肺癌角蛋白（AE1/AE3）和EMA染色阳性。如果在一个可疑的小细胞肺癌病例中角蛋白染色阴性，要注意排除其他疾病的可能性，如慢性炎症，淋巴瘤，原始神经外胚层肿瘤，或小圆形细胞肉瘤。目前无可靠区分小细胞肺癌和非小细胞肺癌的单克隆抗体。这种区分主要靠光学显微镜检查（表22-3）。

六、大细胞癌

大细胞癌的发生占所有肺癌的5%~10%（表22-2）。许多这些肿瘤都发生在肺的外围，也可以是中央性肿瘤。大体上，肿瘤通常有大的坏死区。组织学上，具有泡状核和核仁明显的大多边形细胞呈栅状和

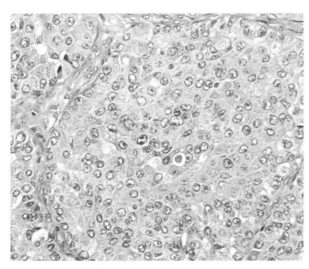

图22-13 大细胞癌。肿瘤由包含有丰富细胞质、细胞核呈泡状、具有明显核仁的大细胞组成，大细胞呈栅状或巢状。

巢状分布（图2-13）。按照定义，不应该看到鳞状上皮或腺细胞。在2004年WHO肺癌的组织学分类中认识到几个大细胞癌的变异型（表22-1），包括大细胞神经内分泌癌（LCNEC）、基底细胞癌、类淋巴上皮癌、透明细胞癌、具有横纹肌样表型的大细胞癌。

在小标本中，可能很难做出准确的诊断。如果没有明确的差异，非小细胞肺癌是可以诊断的。因为有些非鳞癌才能用如贝伐单抗的化疗药物，否则可能引起大出血，所以病理学家应尽量区分鳞状细胞癌和非鳞状细胞癌。但在某些情况下这种区分是非常困难的，也可能做不到。

大细胞神经内分泌癌 大细胞神经内分泌癌是大细胞癌最常见的变异型，约占外科手术切除肺癌的3%。它适用于肺神经内分泌肿瘤谱，是一种不同于非典型类癌和小细胞癌的高级非小细胞神经内分泌癌（表22-4）。这些肿瘤有：① 神经内分泌的形态特征-团状，呈栅栏状、小梁状或丛状生长（图22-14）；② 非小细胞的细胞学特征——细胞大、多边形、核质比小、粗糙或泡状核染色、核仁多；③ 有丝分裂率高（≥ 11/2 mm^2）平均约60个有丝分裂/2 mm^2；④ 坏死常见；⑤ 电镜下至少有一个神经内分泌免疫组化标记物或神经内分泌颗粒阳性。"具有神经内分泌形态的大细胞癌"的叫法可用于在光学显微镜下类似于大细胞神经内分泌癌（LCNEC）

表22-4 肺神经内分泌病变的术语

➤ 常见神经内分泌肿瘤的光镜学表现
  ■ A. 典型类癌
  ■ B. 不典型类癌
  ■ C. 大细胞神经内分泌癌
     LCNEC（由免疫组化或电镜证实）
     结合LCNEC
  ■ D. 小细胞癌
     复合性小细胞癌
➤ 非小细胞肺癌和神经内分泌肿瘤的鉴别（NSCLC-NED）
     腺癌，鳞状细胞癌，或具备神经内分泌功能的大细胞癌在光学显微镜下看不见，但可通过免疫组织化学和超微结构的检测

大细胞神经内分泌癌与神经内分泌肿瘤形态学的鉴别（在专题研究中阴性或不可用）
引自 Travis WD, BrambiUa E, Mluler—Herrndink HK, et al. Pathology and Genetics; Tumours of the Lung, Pleura, Thymus and Heart. Lyon, lARC, 2004.

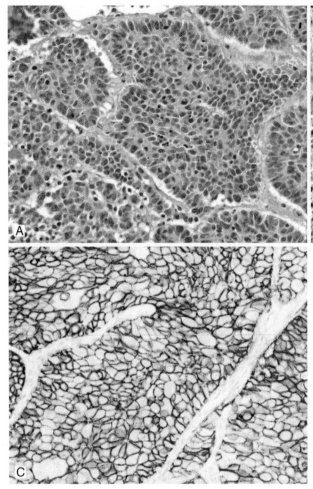

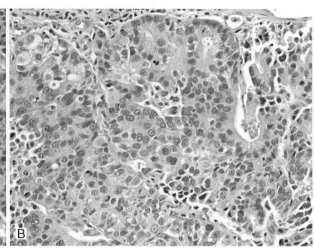

图22-14　大细胞神经内分泌癌。A. 神经内分泌细胞的形态学表现为外周呈栅栏状或丛状分布,该类神经内分泌细胞具有较高的有丝分裂率。B. 肿瘤细胞呈丛状(顶部中心)分布,胞质丰富,核仁深染。一些细胞核呈空泡状或核仁明显或两者都存在。C. 神经内分泌标记物CD56阳性。

的肿瘤,但在电子显微镜或免疫组织化学的神经内分泌分化缺乏证据。如果大细胞神经内分泌癌含有非小细胞肺癌的组织学成分,如腺癌或鳞状细胞癌,应该叫"混合性大细胞神经内分泌癌"(见表22-1)。区分大细胞神经内分泌癌和小细胞肺癌必须用多种形态的标准来判断(见表22-3)。但是大细胞神经内分泌癌和小细胞肺癌的生存率都很差,没有显著的统计学差异。大细胞神经内分泌癌的治疗尚未清楚。虽然新的回顾性研究表明,治疗小细胞肺癌的依托泊苷对大细胞神经内分泌癌的治疗可能有效,这还有待前瞻性研究证实。

七、神经内分泌分化的非小细胞肺癌

通过免疫组织化学和电子显微镜,可以在缺乏神经内分泌形态非小细胞癌中找到约10%~20%的神经内分泌变异型。这些肿瘤被称为神经内分泌分化的非小细胞癌(腺癌、鳞状细胞癌、大细胞癌)。神经内分泌分化的非小细胞癌的临床诊断意义还不知道。

这些肿瘤是否对小细胞肺癌的化疗方案敏感或是神经内分泌标记物的表达是不是一个预后的不利因素,仍有待确定。

八、腺鳞癌

腺鳞癌占所有肺癌的0.6%~2.3%(表22-2),它是一种鳞状细胞和腺癌至少占10%的肺癌。

九、肉瘤样癌

肉瘤样癌是一种分化很差的肺癌,包括多形性癌、梭形细胞癌、大细胞癌、癌肉瘤和肺母细胞瘤(表22-1)。

(一)多形性癌,梭形细胞癌,大细胞癌　多形性癌往往比较大,周围性癌常侵犯胸壁且侵袭性强。要诊断多形性癌,至少有10%梭形细胞或大细胞癌或两者共同存在(图22-15)。这些肿瘤通常含有其他组织学类型,如腺癌或鳞状细胞癌或两者都有。多形性癌通过光镜确诊,但免疫组化,特别是上皮性标

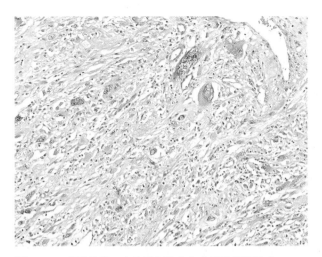

图22-15　多形性癌。由梭形细胞和非典型巨细胞组成。

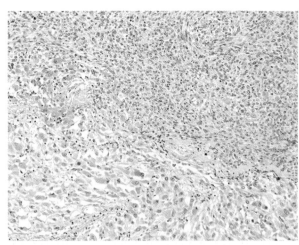

图22-16　癌肉瘤。由大细胞癌（右上）和横纹肌肉瘤（左下）组成的混合瘤。

记物如角蛋白，在确定上皮细胞分化上有帮助。由于这种肿瘤的组织学异型性明显，需要足够的标本，这些标本至少应该包括肿瘤直径范围内的每一厘米的部分。

　　一些肿瘤仅有巨细胞和梭形细胞成分，所以称巨细胞癌或梭形细胞癌。巨细胞癌由非常大的非典型和多核瘤巨细胞构成。有时这些肿瘤表现为伴随炎性细胞渗出的黏附性生长，尤其是中性粒细胞。

　　（二）癌肉瘤和肺母细胞瘤　癌肉瘤是一种含有癌和肉瘤成分的混合瘤，表现出异种成分，如恶性软骨、骨或骨骼肌（图22-16）。肺母细胞瘤是由类似于分化良好的胚胎型腺癌和原始的肉瘤成分的腺体成分组成（图22-17）。胚胎腺癌已不再被视为肺母细胞瘤的上皮模式，而是腺癌的一个变异，属于分化良好，高级别肿瘤。

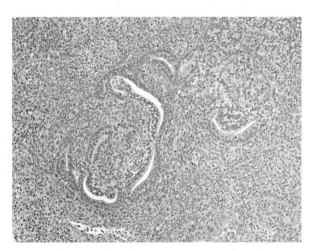

图22-17　肺母细胞瘤。由胚胎型腺癌（中央）和子宫内膜样腺组成，呈乳头状生长，原始胚芽基质包绕着局限性的透明胞质。

十、典型和不典型类癌

　　类癌肿瘤占侵袭性肺癌的1%~2%（表22-1）。典型类癌和非典型类癌是一个具有团状生长和中度嗜酸性粒细胞的组织学特点的统一的肿瘤细胞群体，胞质呈细颗粒状且核染色质呈细颗粒状（图22-18）。在大部分典型的类癌中核仁不明显，但在不典型类癌核仁可明显。组织学可以是梭形细胞，小梁状，栅栏状的，玫瑰花状，乳头状，硬乳头状，腺样和卵泡样。肿瘤细胞可以表现为嗜酸细胞、腺泡细胞、印戒细胞、黏液性或黑色素细胞的特性。

　　不典型类癌被定义为这样一种肿瘤，即每2 mm²的肿瘤生长区域有2~10个有丝分裂细胞（在10高

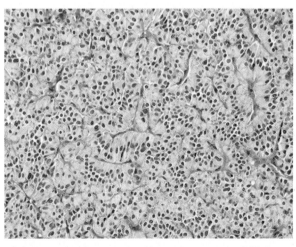

图22-18　典型类癌。呈团状巢状生长，由含有中等量嗜酸性胞质的中型细胞组成。

倍显微镜视野下肯定有一个有丝分裂细胞）或存在坏死（图22-19）。不典型类癌常表现为小点状坏死，而大片状坏死区不常见。与典型类癌相比，不典型类癌肿瘤更大，转移率较高和生存率明显降低。大多数文献报道病死率在50%~60%，27%~47%之间变动。

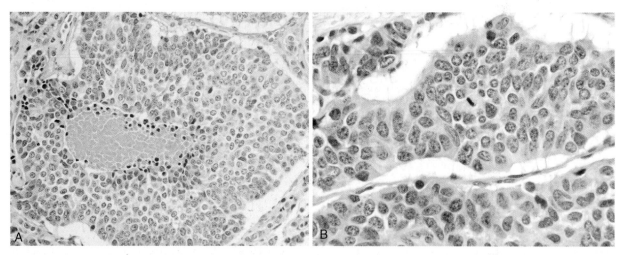

图22-19　不典型类癌。A.肿瘤细胞呈团状分布，巢状中心存在的点状坏死是非典型类癌的典型表现。B.肿瘤细胞呈中等大小、梭形，核染色质呈细颗粒状，为单一有丝分裂细胞（中心）。

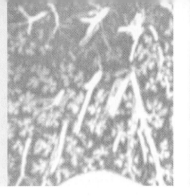

第23章

肺癌筛查

Thomas E. Hartman

　　用CT对肺癌进行筛查的争论仍在继续，一些人主张立即开始筛选而另一些人却认为这样做的好处没有得到证实。世界医学会议和一些著作讨论了CT筛查肺癌的利弊，关于肺癌CT筛查的有效性，既让人乐观又让人质疑。本章内容包括肺癌筛查的背景、理论基础和以前的筛查试验结果。它还包括关于CT对肺癌筛查潜在的好处和风险的争论。有了这些信息，读者可以决定支持或者反对CT筛查。

一、背景

　　在美国肺癌是最常见的、致命性的恶性肿瘤。据估计2006年，在美国有174 000例新发肺癌患者，同时162 000例肺癌患者死亡。肺癌死亡人数超过乳癌、大肠癌和前列腺癌的总和，而这三种癌症是仅次于肺癌最常见的致死癌症。如果病死率保持不变，在接下来的7年里，将有超过100万的美国人死于肺癌。如果有一种有效的肺癌筛选工具，将使病死率降低10%，仅在美国每年估计可挽救16 000人的生命。近年来，乳腺癌、结肠癌和前列腺癌的筛查方案的实施表明可以降低病死率。但是到目前为止，没有哪一种筛查方式被证明可以有效地降低肺癌病死率。肺癌有效筛查的希望是建立在其他肿瘤筛查的成功基础之上的。

二、筛查条件

　　有效地筛查一种特定的疾病，必须满足许多条件。两个主要条件是：在疾病的无症状阶段能够被发现，出现早期症状时能实施有效的干预，从而改变疾病的最终结局。

　　肺癌筛查的目的，是因为大多数Ⅰ期肺癌是无症状的。据估计，大多数Ⅰ期肺癌在确诊时已经至少存在了4年。根据这些推测，肺癌满足筛查的第一个条件。

　　关于第二个条件，先前的Ⅰ期肺癌术后生存率研究显示：生存率在62%~82%之间变化。此外，对未进行手术的Ⅰ期肺癌的研究表明：生存率只有4%。这些研究似乎将支持第二个条件，即早期干预可以有效地降低病死率。但是生存率与病死率是不等价项，并且第二个条件没有得到确凿的证实。

三、肺癌筛查的历史

　　在20世纪70年代，有三个主要的筛检试验在约翰-霍普金斯大学、斯隆-凯特琳癌症中心和梅约医院进行，并使用胸片作为筛查手段。在联合研究中，这些研究纳入了30 000名45岁或以上吸烟男性。筛查组发现了更多的早期癌并且5年生存率高；然而，在肺癌病死率的降低上筛选组与对照组没有差别。另一项于20世纪80年代在捷克斯洛伐克进行的涉及超过6 000参与者的研究，也没有显示病死率的降低。最后，在1996年，梅约医院对试验者长期随访表明筛查组和对照组之间没有病死率的差异。在这些研究中，胸部X线筛查表现为不能降低肺癌的病死率，这就是为什么目前还没有组织推荐使用胸部X线片进行筛查肺癌的原因。

四、CT筛查

　　由于胸片未能有效地筛查肺癌，研究人员开始把低剂量CT作为潜在的筛查工具。在一项由Kaneko和他的同事们开创的研究中，3 457例进行了低剂量螺旋CT扫描,其中1 369例是50岁或其以上的、每年大于20包吸烟史的男性。每个试验者都进行了胸片和胸部低剂量CT扫描检查。低剂量CT扫描检测到15个肺癌患者。在CT检测发现的15例肺癌患者中只有4例能在胸片上被发现。CT也同样能检出较小的肿瘤。CT检查发现的肿瘤的平均直径为16 mm,而胸片检查发现的肿瘤平均直径是30 mm。总之,研究表明CT发现的93%的癌症属于Ⅰ期,这是远远高于以前20%~25%有可能手术切除的癌症患者的百分比,这对低剂量CT作为肺癌筛查手段起到了进一步推动作用。

第二个重要的早期研究是早期肺癌行动计划(ELCAP),它提供了令人鼓舞的关于低剂量CT肺癌筛查的前景。该研究纳入了1 000名60岁或其以上且至少有每年10包吸烟史的试验者。试验者均进行了胸片和低剂量螺旋CT扫描的影像检查。在这项研究中,27例肺癌患者在低剂量CT检查中被发现,在这些癌症患者中只有7人在胸片中被发现。27例在CT上发现的癌症患者中85%为Ⅰ期癌症。这些早期研究的事实表明,CT比胸片能发现更多的癌症和比较早期阶段的癌,说明CT是一个肺癌筛查的可用的有效方法。

随后,一个使用低剂量胸部CT筛查肺癌5年的前瞻性研究结果公布了。梅约医院收集了1 520名50岁或其以上并且至少有每年20包吸烟史的试验者,五年CT筛查研究表明在试验者中3 356个不确定的结节中确定了1 118个(占75%)。被发现结节的大小如下:2 038个(61%)是小于4 mm,1 034(31%)为4~7 mm,286(8%)大于8 mm。在4年发病率筛选中,1 683结节被检出。被检出的结节,即使是回顾性分析中,847个结节在以前的扫描中是不存在的,而在回顾性分析中836个结节在以前的扫描中是存在的。回顾性结节分析意味着25%(3 356个中的836个)的结节在初次诊断中漏诊了。

在66例试验者中检出了68个原发性肺癌。31例为已患肺癌,34例为新发肺癌,3例两者兼而有之。34例新发肺癌中的29例(85%)是非小细胞癌,17(66%)例是Ⅰ期肿瘤。发现的68个肺癌结节占总发现结节的2%,同时66例试验者占试验者总人数的4.5%。全部结节中,结节为肺癌的可能性为1.2%(2 509个中占31个),新发结节为肺癌的可能性为4%(847个中占34)。尽管此项研究再次表明Ⅰ期肺癌检出增多,同时也指出了一些存在的问题,即在所有被检出的结节中大量的假阳性病灶,以及在高风险人群中较低的恶性病变患病率。

最近以来,Henschke和同事报告了一些大的协作研究结果。这些结果表明Ⅰ期肺癌有很高的发病率(85%)。此外,临床Ⅰ期肺癌试验者有一个预计为88%的10年生存率。生存率的提高是令人鼓舞的,但因为研究的重点不是病死率,所以这种争论并没有结束。回顾这些和其他研究的结果,一幅既包含肯定又有对低剂量CT用于肺癌筛查质疑的图像展现出来了。

五、乐观的原因

以前的研究已经表明,与胸片相比,CT可以发现更多的、较小的肿瘤,而且在较早的阶段可以检测到它们。希望通过有效的干预,早期发现以使肺癌病死率降低。

由于CT筛查检测到大量的结节,能锁定最有可能产生阳性结果的靶结节比阳性数量更为重要。我们能够锁准适当的目标人群是另一个乐观的理由。以前的研究已经确定了一种目标人群,主要根据年龄和长期吸烟史,然而一些研究为了对肺癌目标人群进行更好的筛查,已经发现和正在血、痰、尿中寻找生物标志物。一项研究观察呼出气冷凝液对肺癌的检测;如果这最终被证明是有效的,它将被纳入肺活量的测量中。随着筛查人群具有更有效的靶向目标,降低假阳性检查的数量是可行的。

另一个乐观的理由是可以对结节及他们恶性度的风险进行分层。通过亨施克和他的同事,以及米德休恩博士和他的同事的研究已经表明,结节小于5 mm,恶性的可能性较小,即使在高危人群中也极少超过1%。此外,即使这些小结节被证明是肺癌,大多数仍然是Ⅰ期癌症。虽然结节仍然需要随访,但不太积极的随访是可行的。

更好的工具可用来评估较大的不确定性结节手术切除的范围。这些工具在降低发病率和与手术相关的病死率上是重要的。CT结节增强检查和正电子发射断层扫描(PET)可以用来评估这些结节。CT增强的研究表明,在造影前和造影图像增强最大对比度可用来判断病灶良恶性,当一个结节增强小于15 HU,结节是良性的可能性有98%。对良恶性结节的诊断,以往的PET研究显示出高灵敏度(约90%)和特异性(约85%)。结节增强CT和PET已被证明在降低良性活检标本的数量上是有效的。肿块质谱分析和其他工具的正处于研究中,它们也有望降低良性活检标本的出现。

在筛查图像上也可能有意外的发现,它们也能降低病死率。在梅约医院CT筛查研究中,13例肺外恶性肿瘤和138例腹主动脉瘤被发现。腹主动脉瘤筛查已被发现是有效的,并希望通过肺癌CT筛查中的意外发现能降低整体病死率。

最后,还有公众对肺癌筛查的需求。在一项调查中表明,公众对肺癌筛查的积极性并没有因假阳性结果或可能导致不必要的治疗而减弱。在知情同意的前提下,如果公众知道筛查手段的局限性而仍然希望继续,难道应该拒绝他们筛查吗?

六、怀疑的原因

以前的研究已经表明,CT有能力检测出更多的肺癌症和较小的肺癌,并且与胸片相比较能在癌症早期就检测到。问题是,CT与胸片相比是否在降低肺癌病死率上也有所提高。由长谷川和同事研究的61例CT已检出肺癌中,19例(31%)被发现是高分化腺癌。所有这19例癌均为Ⅰ期,并且这些癌症的平均倍增时间为813天或约2.25年。以这个速率倍增,约经过16年,它将会从一个3 mm的肿瘤达到15 mm大小。由于CT检出肿瘤的最小直径是3 mm,对于可以存活16年的吸烟者,其中高分化腺癌生长到15 mm的可能性是什么? 根据国家健康访问调查,平均预期寿命在75岁的男性吸烟者,由于吸烟的并发症如慢性阻塞性肺病、血管疾病和食管癌等使其平均寿命比预期至少减少5年,而不是因为肺癌减少寿命。对于这样的缓慢生长的肿瘤,提出的问题是患者是因为这些癌症而致死亡,还是其他因素而致死亡,这还不清楚(图23-1)。

在另一个由Sone和他同事们的研究中,使用移动的CT扫描仪筛查吸烟者和不吸烟人群,肺癌的发病率分别为:吸烟者0.52%和非吸烟者0.46%。这些

相似的发病率引发的问题是:是否从不吸烟者检出的癌症和吸烟者的癌症类型相同,而且结果相似。换句话说,这些是被过度诊断的癌症吗? 这个问题也同样最近在由李和他的同事的研究中提出,这表明吸烟者和不吸烟者之间癌症发病率相似,但在死亡组中其细胞类型和分期有一个显著的差异。与吸烟者相比,非吸烟者支气管肺泡癌和高分化腺癌占很高的比例,并且更多的是Ⅰ期癌症。吸烟者的病死率和不吸烟者是相似的吗? 如果不是的话,这将是过度诊断。

另一种方式解释:如果过度诊断是存在的,将有希望看到被发现的Ⅰ期癌症患者数量增加,癌症患者可切除率的增加,生存率的增加和癌症患者总人数的增加。由于过度诊断,会有相同数量的晚期癌症被查出,所以并没有降低肺癌总的病死率。这些发现在梅约20世纪70年代评价胸片筛查的肺部项目参与者的随访中也有显示。这项研究中可能存在过度诊断,虽然CT筛查的研究数据还比较有限,但有研究结果提示了这些CT筛查可能存在过度诊断。

虽然研究结果已经表明,CT检测出的癌症均较小且总体而言在早期阶段,但仍然存在一个问题:侵袭性癌症的子灶能否早期就被发现而进行有效的干预,根据德维塔和他同事们的估计,肺癌患者的平均"寿命"大约为10.5年。在5年内,一个典型的肺癌的直径约为0.4 mm,仍低于CT图像的识别能力。经过7.5年后,肿瘤的直径约为4 mm,CT检查能够显示它。此时,肿瘤到达其预期寿命的四分之三,但在疾病的发展过程中可能由于发现太晚而不能改变较恶性的肿瘤的最终结果。最后,虽然CT能检测出4 mm的结节,但大多数研究表明,CT筛查检测出肺癌大小接近10 mm。根据德维塔和其同事的数据,这对应于约8.5年的肿瘤年龄。

如果在恶性肿瘤晚期才干预,是否会因为干预

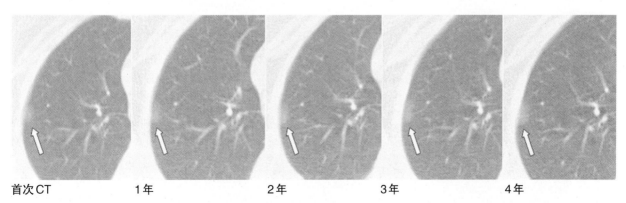

| 首次CT | 1年 | 2年 | 3年 | 4年 |

图23-1 71岁妇女的一系列断层CT扫描显示右肺上叶15 mm×8 mm的磨玻璃样结节(箭),在薄层扫描上显示结节的轻微增大(箭)。4年后,结节大小为17.5 mm×9.5 mm,病理结果为支气管肺泡癌Ⅰ期。

太晚而对肺癌病死率无积极的影响？几个研究已表明，肺癌在1~2 mm大小的时候肿瘤血管已经生成了。一项由斯沃茨和他的同事发现，每克肺癌组织每24小时有大约600万细胞脱落。一个直径5 mm的癌组织约为1 g。虽然CT能识别较小的病变，但侵袭性病变仍因发现太晚而错过了对他们干预的最佳时期（图23-2）。

CT筛查检测出大量的结节，大部分（98%）是假阳性结节，这是CT筛查需要解决的另一个问题。对这些结节的处理会产生巨大的保健费用负担，而且会降低那些不确定结节患者的生活质量。如前所述，有研究表明，大多数这些结节小于5 mm，而其成为恶性结节的可能性小于1%。然而仍然有非常多的较大的结节需要进一步的评估。虽然CT结节增强检查和PET检查可以帮助确定这些结节的侵袭范围，但这两种检查都有假阳性率，这可能会导致更加过度的干预，而不是最终诊断所需要的必要干预。

对不确定的结节，外科手术活检仍然是做出诊断所必需的。据欧洲和美国多中心研究，这些经手术切除最终证明是良性结节的范围已超过了46%~52%。随着CT筛查的出现，更精确的算法已经被开发，这导致了在手术中较低的良性诊断的百分比（13%~33%）。这个比率可能仍然太高，然而对CT筛查来说是成功的。一项由罗马诺和同事在加利福尼亚社区医院通过对超过12 000个患者的手术病死率研究表明，大范围切除所致的病死率达3.8%。从干预到诊断这些肺结节，所致的病死率是另一个筛查需要去解决的问题。2004年预计约174 000例新发癌症患者和基于筛查研究结果假设25%的良性肿瘤手术率，预计217 500例肿瘤可手术切除。根据罗马诺研究报道的3.8%的病死率，可推算出手术总死亡人数约为8 265人。16 000个存活者是非常重要的一部分，这些人估计是从肺癌筛查中通过降低10%的病死率而被救的。这是一个简单的例子，3.8%的病死率很高，但它说明了一点，与在肺癌筛查中被发现的结节的评价与发病率和病死率有关。

除了外科手术所致的病死率，还有一个来自CT筛查本身与辐射相关的病死率风险。在布伦纳的一项研究中，在美国如果50~75岁的人中所有当前和以前吸烟者的50%每年进行CT筛查，据估计由CT筛查的辐射引起的肺癌患者大约是36 000人。与没有进行CT筛查相比，将增加1.8%以上的预计数量。这项研究只考虑每年低剂量CT筛查辐射。如果额外的低剂量或常规剂量CT扫描用于确定结节的评估，辐射所致的癌症患者还会增加。

虽然CT筛查与胸片比较有很多优势，但仍有成本效益的问题。戴维亚和同事的研究提到了调整质量寿命的成本。研究假设如果有50%的癌症级别下

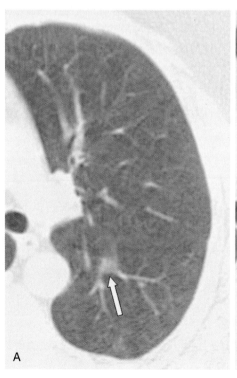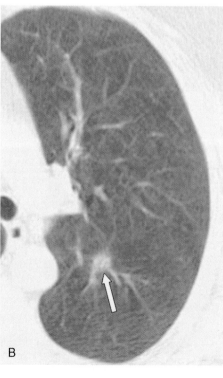

图23-2　A. 断层CT显示67岁男性的左肺下叶上段大小约7 mm×7 mm的磨玻璃样结节（箭）。B. 11个月后，结节大小增至7.5 mm×7.5 mm，CT上结节密度增高。尽管患者CT上未显示增大的淋巴结，病理结果为ⅢA期腺癌。

降，则肺癌病死率降低13%。有了这些假设，卫生保健系统为调整质量寿命的节约的成本可能为：以前吸烟者2 300 000美元，正在戒烟的吸烟者558 000美元，当前吸烟者116 000美元。通常情况下，50 000美元或更少的调整质量寿命成本被认为是一个具有成本效益的筛选检查所要达到的目标。虽然其他研究使用不同的假设已经提出了不同的数字，但医疗费用的数量有限性，成本效益问题需要考虑。

七、结论

采用低剂量CT筛查肺癌有远大的前景。以往的研究表明，低剂量CT筛查肺癌能检测到更多的、较小的、较早期的癌症。与以往对照研究也显示出生存率的提高。而目前还没有研究表明病死率的下降，而这是低剂量CT筛查肺癌可能被认定为有效的必要条件。因为这个挥之不去的不确定性，大量的随机对照试验，包括国家癌症研究所资助的国家肺癌筛查试验目前正在进行。我们希望这些研究能对肺癌CT筛查的有效性提供了进一步的证明。一些专家认为，等待一个随机对照研究结果意味着否认患者筛查的工具，而其最终被证明能够拯救生命。然而另一些专家认为，作为一种筛查工具，它耗资且最终被证明是无效。如果拯救生命的机会已经错过了，那么资金应该被有效地用到卫生保健的其他领域。争论将继续。希望本章提供的是一个框架，通过它读者可以决定他或她在低剂量CT肺癌筛查问题上的态度。

医生须知

■ 低剂量CT对高危患者的筛查是有争议的
■ 目前，没有相关研究明确表明CT筛查降低了肺癌的病死率，而这时采用低剂量CT筛查肺癌可能被证明是有效的必要前提

要点

■ 以前运用胸片进行筛查对比结果显示，随机组与控制组病死率没有明显的差异
■ 肺癌是美国最常见的恶性肿瘤之一。据统计2006年有174 000人被发现罹患肺癌，因肺癌死亡的人数达162 000人
■ 相关研究结果显示，CT较胸片对肿瘤的检测更为敏感，相对胸片检查可对更小和更早期的病灶进行显示
■ 运用CT检查可检测80%~90%的Ⅰ期肿瘤，而运用常规检测方法仅能发现20%~25%的潜在可切除肿瘤
■ 运用有效的干预，减低肺癌的病死率是有可能的
■ 目前造成假阳性率的主要的问题是结节总体数量多，而即使在高风险患者中，恶性结节发病率低
■ CT检查出的大多数（98%）结节是良性结节，这些结节的筛查工作增加了医疗费用的开支，同时因一些结节性质的不确定降低了患者的生活质量
■ 对具有一定比例的不确定结节，外科手术活检仍是确定诊断的必要检查，外科手术活检和病灶切除与肺癌的发病率、患者的病死率有关，尽管相关性较低
■ CT筛查的另一个局限性是大多数被筛出的肿瘤是缓慢增长的，倍增时间大约≥2年。男性的平均寿命为75岁，而男性吸烟患者寿命将减少5年。除肺癌外，慢性阻塞性肺疾病，血管疾病和食管癌等相关疾病也可能是导致这种结果的因素，问题是导致个体死亡的是否为癌症还是其他疾病
■ 需进一步研究来证实CT筛查能否帮助减低肺癌的病死率

第24章

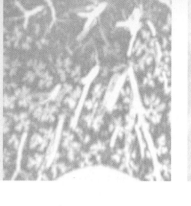

肺癌：影像学表现和诊断

Jeffrey S. Klein and Anthony Febles

一、病因学，发病率及流行病学

肺癌是支气管或周围气道黏膜上皮细胞在一种或多种因素的作用下发生的肿瘤。自20世纪50年代以来，病例对照研究表明吸烟和肺癌有明确的相关性，吸烟是肺癌最常见且公认的致病因素。烟草消费量与肺癌发生之间的剂量-反应关系已经明确。尽管所有类型的肺癌均与吸烟有关，但与腺癌相比，鳞状细胞癌和小细胞肺癌与吸烟的关系更为密切。肺癌除了与主动吸烟有关外，二手烟人群（环境性吸烟）患肺癌的风险比不吸烟成人高20%~30%。

在北美和欧洲，约85%的肺癌患者是由吸烟引起，但许多其他风险因素已经被确定，其中大部分为环境或职业因素。公认的肺癌相关职业暴露因素是石棉，它使肺癌风险增加7~10倍，并与吸烟有协同致癌作用。其他已确定的肺癌高风险暴露因素包括二氧化硅、辐射（比如氡、X射线和γ射线）、空气污染、砷、镉和铬。肺癌发生的内在危险因素包括慢性阻塞性肺疾病（COPD）和肺间质纤维化。基于吸烟患者一级亲属具有肺癌高风险的观察，得出肺癌遗传易感性的假说。

截至2003年1月，美国大约有355 000名肺癌患者，包括活动性疾病和已诊断、治疗的患者。据估计，2006年新发肺癌174 000例，尽管发病率低于新诊断乳腺癌、结肠癌及前列腺癌，但肺癌是美国男女癌症患者最主要的死亡原因，估计约162 000名患者死于肺癌，占所有癌症死亡人数的29%。肺癌的病死率超过其后三种最常见确诊癌症（结肠癌、乳腺癌和前列腺）的总和。自1991年以来，男性肺癌的死亡率稳步下降（2003年调整年龄发病率为72/100 000），而女性死亡率（2003年调整年龄发病率为41/100 000）近于平稳。肺癌的发病率随年龄的增加而增长。2000—2003年，肺癌诊断时的中位年龄为70岁，中位死亡年龄为71岁。

世界卫生组织（World Health Organization, WHO）将肺恶性肿瘤分为非小细胞癌（non-small cell carcinoma, NSCC）和小细胞癌（small cell carcinoma, SCC），非小细胞癌进一步分为腺癌、鳞状细胞癌及大细胞癌。非小细胞癌占肺癌总数的80%，而小细胞癌占剩余的15%~20%。腺癌是非小细胞癌最常见的亚型，约占肺癌总数的35%，其次是鳞状细胞癌（30%）和大细胞癌（10%）。肺癌的少见类型约占5%，包括腺鳞状癌、肉瘤样病变、类癌以及气道的唾液腺癌。

肺癌的发生率和特定的种族、民族、地理和社会经济水平有关。非洲裔美国人肺癌的发生率高于白种人，大约为50%，这可能是前者吸烟人数较多所致。在发展中国家，肺癌的发生率明显增加，可能原因为空气污染、氡及职业风险因素，如石棉接触。

二、临床表现

（一）无症状 据统计，25%的肺癌患者在诊断时无症状。随着多层CT检查胸部及心脏疾病适应证的扩大，无症状肺癌患者的检出率将会增高。特别是，如果低剂量螺旋CT筛查无症状恶性孤立性肺结节（SPNs）的潜力被广泛认可，大多数肺癌患者在疾病发展的无症状阶段就被检出是行的。

（二）有症状 因为许多肺癌患者常伴有慢性阻塞性肺疾病，肺癌生长阶段引起的症状类似于COPD症状加剧或被COPD相关的慢性咳嗽、气短所掩盖。

肺癌相关的主要症状取决于原发肿瘤起源部位和肿瘤在胸部及体部的播散形式。尽管可有众多遗传、宿主免疫、解剖因素等决定肺癌的自然病程和症状，但是肺癌的临床表现与肺癌的特殊细胞类型之间关系密切。

鳞状细胞癌和小细胞癌多起源于中央支气管（即主支气管，叶支气管、段支气管），并早期向肺门和纵隔区淋巴结扩散。因此，这些肿瘤常引起中央气道受累的相关症状，如咳嗽、咯血、气短、喘鸣及阻塞性肺炎或脓肿形成。除了气道压迫之外，较大的中央型或纵隔旁肿瘤及肿大淋巴结可导致纵隔结构局部受压或被侵犯的相关症状，如左肺上叶偏内侧肿瘤或主动脉肺窗肿大淋巴结侵犯左侧喉返神经所致的声音嘶哑、膈神经受累所致的膈肌功能障碍，食管压迫或侵犯所致的吞咽困难。局部侵袭性肺上沟（肺上沟）瘤因累及交感神经而出现霍纳综合征［瞳孔缩小（瞳孔收缩），眼睑下垂，偏侧面部无汗（少汗）］，肩部疼痛、臂丛神经病。右肺上叶内侧较大肿瘤及气管旁肿大的淋巴结可引起上腔静脉阻塞综合征。心旁肿瘤可经肺静脉侵入心脏或心包，从而导致全身肿瘤性栓塞或心包积液。周围型肺癌可侵犯壁层胸膜和胸壁而导致胸痛，并常伴有胸腔积液。呼吸困难见于阻塞性肺炎或肺不张，肺肿瘤或淋巴管播散，或恶性胸腔积液。少数情况下，空洞性周围型肺癌，如鳞状细胞癌，破入脏层胸膜引起自发性气胸。

40%~50%的非小细胞肺癌和大多数小细胞肺癌患者就诊时已存在转移性疾病，其临床症状常为胸外侵犯的表现。肺癌转移最常见的部位为骨、肝脏、脑、肺及肾上腺，所以常见症状包括头痛、癫痫、骨痛（常源于病理性骨折）、食欲不振、体重减轻及罕见的肾上腺功能减退。

10%~15%的肺癌患者伴有副肿瘤综合征。大多数副肿瘤综合征与小细胞癌有关，伴有神经肌肉和内分泌综合征，包括最常见的兰伯特-伊顿综合征（Lambert-Eaton，即肌无力-短暂用力收缩后肌力反而增强，持续收缩后呈病态疲劳）、不适当的抗利尿激素综合征及库欣综合征（Cushing's syndrome）。继发于肺癌的恶性肿瘤体液性高钙血症与鳞状细胞癌密切相关，与肿瘤分泌的甲状旁腺激素相关蛋白有关。

三、病理生理学

（一）**解剖学** 全面了解血管，支气管、肺、纵隔、胸膜的正常解剖是必要的。肿瘤的临床分期是基于原发肿瘤对邻近结构侵犯的程度，如中央气道、纵隔

结构、肺裂及肋胸膜面，需要详细评价肿瘤与这些解剖结构的关系。此外，肿瘤分期决定了早期肿瘤外科手术是否可行，如果是这样的话，准确外科手术是必要的。详细了解支气管解剖有助于指导支气管镜检查和制定解剖切除方案。肿瘤与中央气道、胸膜面的关系对于病理学家确定切除肺癌的病理分期十分重要。中央型肿块与心脏、大血管、纵隔结构的关系是确定病灶可切除性的关键。准确检测局部和远处淋巴结转移（N分期）同样决定患者的预后和治疗方案的选择，因为大多数纵隔淋巴结转移患者不能手术，而需要化疗或放射治疗。最后，胸部正常淋巴解剖的认识可为术前淋巴结取样（如纵隔镜，内镜超声，CT引导穿刺活检）提供解剖基础，从而确定淋巴结有无转移。

肺动脉和肺静脉的正常解剖如图2-23和图2-26所示。肺正常淋巴管和淋巴结解剖见图2-49和图2-50。

（二）**病理学** 世界卫生组织分类系统将肺恶性上皮性肿瘤分为八个不同类型，参见22章的详细讨论。

腺癌是最常见的肺癌组织学亚型，并细分为腺泡型癌、乳头型、细支气管肺泡癌及实体瘤。混合型较单一亚型病变更常见。显微镜下，腺癌细胞较大，呈立方形、柱状，或多边形，核仁明显（图24-1）。这些恶性肿瘤通常起源于末梢细支气管的内皮细胞和肺泡，大体表现为肺组织内边界清楚的分叶状实性结节，直径从<10 mm到占据全肺不等。腺癌中的瘢痕组织常牵拉邻近胸膜而常产生褶皱。显微镜下，腺癌表现为腺泡样、乳头状、细支气管肺泡，或实性生长方

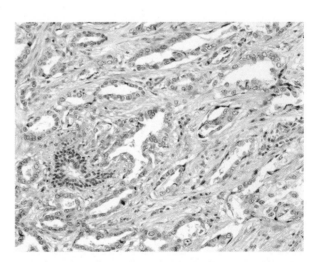

图24-1 腺癌：病理。腺癌病理特征是腺体形态不规则，瘤细胞显示成纤维细胞间质中见不规则深染细胞核（HE×200）。

式,并可产生黏液物质。细支气管肺泡细胞癌界定为病灶内无血管、基质或胸膜浸润证据的病变。尽管细支气管肺泡细胞癌手术切除后预后良好,但呈现附壁式(即,细支气管肺泡)生长,且有侵袭特征的病变归类为混合型腺癌,该亚型中以细支气管肺泡癌成分为主。腺癌免疫组化分析显示甲状腺转录因子-1(TTF-1)阳性,该特征有助于区分原发性肺腺癌与乳腺或胃肠道转移性腺癌。

鳞状细胞癌病理学上通过伴有细胞角化和细胞间桥的癌巢来确诊(图24-2)。大多数鳞癌起源于段或亚段支气管,由于其在肺的中央区域形成肿块而产生阻塞性症状或咳嗽,就诊时常比其他肺癌类型体积小。肉眼观,鳞癌表现为实性肿块,通常伴有瘤内坏死和出血;1/3病灶可见空洞。

小细胞癌是肺神经内分泌肿瘤中恶性程度最高的类型。瘤细胞有明显的镜下特征,包括细胞小而圆,较大的颗粒状(即,椒盐征)核仁,胞质少(图24-3)。局灶性坏死常见,核分裂象易见,典型核型可见。小细胞癌常发生于中央支气管,并浸润支气管周围组织,诊断时常伴有区域性淋巴结转移。

大细胞癌是肺非小细胞癌中最少见的类型,当出现大的恶性上皮细胞而缺乏腺癌、鳞状细胞或小细胞癌的特征时,可诊断大细胞肺癌(图24-4)。肉眼观,肿瘤形成大的坏死性肿块并侵犯邻近结构。1999年版世界卫生组织分类包括大细胞神经内分泌癌,其侵袭性的临床行为类似于小细胞癌。大细胞神经内分泌癌可通过神经内分泌细胞形态学和特异性神经内分泌标记物(如突触囊泡蛋白或嗜铬粒蛋白)的免

疫组化染色而确诊。

(三)肺功能 肺癌患者肺功能异常常见,但无特异性,症状普遍反映存在肺部疾病。肺癌患者中,因代偿性呼吸性酸中毒和呼气性气流受限所致的慢性缺氧是慢性阻塞性肺病的常见表现。血氧饱和度水平急性下降提示发生阻塞性肺炎、恶性胸腔积液或并发肺栓塞。少数情况下,可见限制性肺疾病,特别是肺癌合并特发性肺间质纤维化患者。肺癌患者出现肺弥散能力减弱、肺容量减低,结合胸片或CT检查所见的肺间质性改变,应想到癌性淋巴管炎的可能。极少数情况下,流速-容量圈的特征性改变提示中央阻塞性气管或主支气管病变。

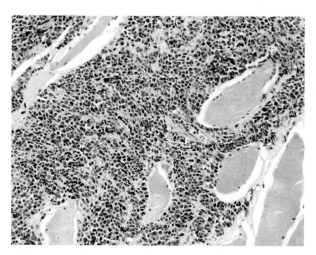

图24-3 小细胞癌:病理。浸润骨骼肌的小细胞癌,其特征是瘤细胞小而密集,胞质少,细颗粒状染色质,无核仁。核型易识别;大量核分裂象和凋亡细胞(HE×200)。

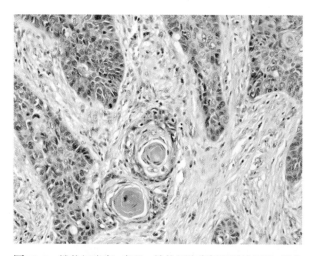

图24-2 鳞状细胞癌:病理。鳞状细胞癌侵犯纤维间质,鳞状细胞分化明显(角化珠),多形、深染的细胞核(非典型性)为细胞恶性表现(HE×200)。

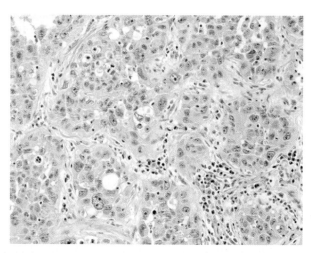

图24-4 大细胞癌:病理。低分化大细胞癌由大的多角形细胞组成,胞核呈多形性、深染,核仁明显,胞质中等(HE×200)。

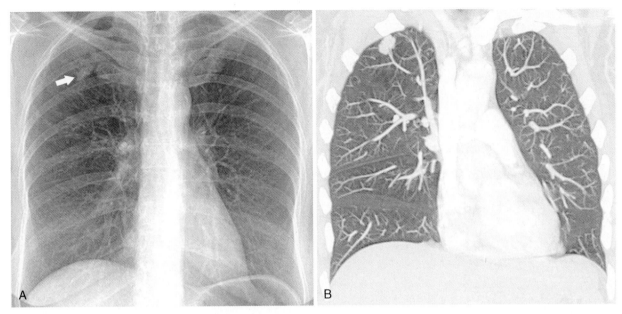

图24-5 孤立性肺结节：肺癌胸片和CT表现。A. 胸片显示右肺上叶孤立性结节（箭）。B. 多排CT扫描冠状位重建（MIP）图像显示结节呈分叶状。CT引导针吸活检及随后的手术病理证实为腺癌。

预计可切除非小细胞肺癌患者应常规进行肺功能试验，包括使用呼吸量测定法测量第一秒用力呼气容积（FEV1）和一氧化碳的弥散能力（DLco）。肺癌切除手术类型和切除范围取决于多种因素，比如肺功能异常患者是否能安全施行切除术，与肺叶、肺段或局部楔形切除术相比，全肺切除术患者是否需要更严格的肺功能筛除标准。拟行肺叶切除术的患者，如果FEV1<1.5 L，则在欲行治愈性肺切除术前需要进行心肺运动试验-测量最大耗氧量和定量通气/灌注扫描，以更准确地评估手术并发症风险。FEV1或DL$_{co}$预测值<40%及最大氧耗量<15 ml/(kg·min)的患者，手术期间并发症的风险增加。

四、影像学表现

（一）概述 尽管肺癌普遍有侵袭性特征，但对于放射科医生和临床医生来说，了解疾病各种影像表现非常重要。熟悉肺癌的放射学表现谱有利于及时、准确地诊断疾病，指导恰当的影像学检查，便于外科及肿瘤学分期评价，进而制定合理的处理措施。

（二）胸片

1. 孤立性肺结节或肺部肿块 尽管大多数无症状的孤立性肺结节（SPNs）是良性病变，但约50%的SPNs手术证实为恶性。评价SPNs的重要放射学表现包括病灶大小的变化，边缘及钙化。

对于胸片检出的SPN，评价的第一步是确定之前的胸片中结节是否存在。2年以上或更长时间内SPN处于稳定状态，是判定为良性病变的有力证据。一般来说，SPN增大或以往胸片不明显的SPN需要行CT进一步评价。边缘不规则的病灶，尤其边缘呈毛刺状的病灶需要密切观察，几乎均需进一步评价；而边缘光滑的病灶一般提示为良性病变（图24-5）。有时，胸片发现病灶有流入或流出血管，或以胸膜为基底的类圆形病灶，伴有向肺门延伸的彗星尾状轮廓，通常为良性病变的特征，特别是动-静脉畸形和圆形肺不张。

2. 肺叶/肺段实变或不张 成年患者肺叶密度增高，伴或不伴肺容积缩小应高度重视，因为在使用现代抗生素的年代，累及整个肺叶的肺炎不常见，而肺癌可以出现这种表现（图24-6）。肺叶密度增高的机制常与中央阻塞型肿块远端的阻塞性肺不张或内源性类脂性肺炎有关，最典型者为鳞状细胞或小细胞肺癌。少数情况下，黏液型细支气管肺泡细胞癌可表现为肺段或肺叶气腔密度增高，常伴有边界不清的结节影。肺叶或肺段密度增高影不伴有支气管充气征。密度增高的肺叶中央膨隆（横"S"征，代表不张的肺叶与中央型肿块或区域性增大淋巴结边缘被充气肺组织衬托出的轮廓）；哮喘、支气管炎或肺炎经治疗无改善及伴随咯血或体重减均可作为诊断依据，应及时行CT扫描或支气管镜检查或两者兼之。

3. 肺气肿 偶尔，中央型肺癌可导致主支气管、叶支气管部分性阻塞，进而引起阻塞远端肺组织过度充气。继发于肺癌的肺气肿患者常出现咳嗽、咯血，

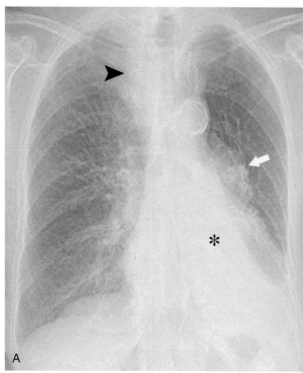

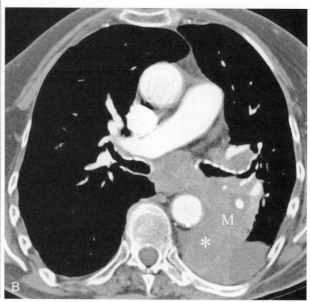

图24-6 中央型鳞状细胞癌：阻塞性肺叶不张。A.胸片示左侧肺门肿块（白箭）和左肺下叶不张（星号），右侧气管旁（黑箭头）密度增高影代表淋巴结。B.增强CT扫描显示左肺门巨大肿块（M），伴纵隔侵犯、左肺下叶支气管阻塞及左肺下叶肺不张（星号）。另外可见左侧少量胸腔积液和隆突下淋巴结肿大。

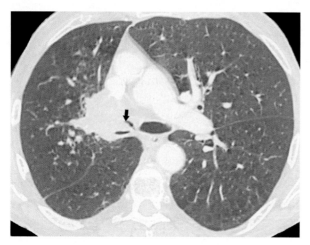

图24-7 肺门及支气管腔内肿块：鳞状细胞癌。CT扫描于右肺上叶支气管水平可见右侧肺门肿块及支气管腔内息肉样软组织密度影（箭）。支气管镜检查证实为鳞状细胞癌。

或中央性阻塞引起的哮鸣症状。阻塞性肺气肿与缓慢生长的中央型肺癌有关，如类癌，其向腔内和腔外生长。

4.肺门或纵隔肿块 肺癌是成人单侧肺门或中纵隔肿块最常见的原因，肿块代表中央型肿瘤或区域淋巴结肿大（图24-7）。鳞状细胞癌和小细胞肺癌是产生纵隔或肺门肿块最常见的肺癌细胞类型，尽管

约25%的腺癌也可有此表现。这些肿瘤往往压迫中央气道导致肺段，肺叶或全肺不张，或侵犯血管导致上腔静脉综合征、肺梗死，后者源于肿瘤侵犯肺动脉或静脉。少数情况下，中央型肺癌累及膈神经，出现膈神经麻痹，表现为同侧膈肌抬高；肿瘤累及喉返神经，引起声音嘶哑。

5.弥漫性间质性病变 少数情况下，肺癌患者胸片主要表现为间质性肺病改变。肺癌患者发生弥漫性间质性病变与癌性淋巴管炎有关，影像征象包括局部或弥漫性线状影，常伴肺门和纵隔淋巴结肿大，胸膜下水肿及胸腔积液。慢性间质性肺病是肺癌患者出现间质性病变的少见原因，最常见者为特发性肺间质纤维化，该疾病与肺癌的高发病率有关，且可掩盖潜在的恶性肿瘤。

6.胸壁和肺尖侵犯 起源于肺外周的肺癌，尤其腺癌和发生于肺尖的肺上沟瘤（图24-8），因胸壁局部侵犯而出现胸壁肿块。胸部X线摄影很难与原发性胸壁病变鉴别，为明确诊断需要病理活检。

7.胸腔积液和胸膜增厚 肺癌胸膜受累可以为肿瘤直接侵犯胸膜（图24-9），或为肿瘤经血行或淋巴管胸膜播散。肺癌累及胸膜常引起胸腔积液，单侧性胸腔积液结合肺、纵隔或肺门肿块应该提示肺癌的

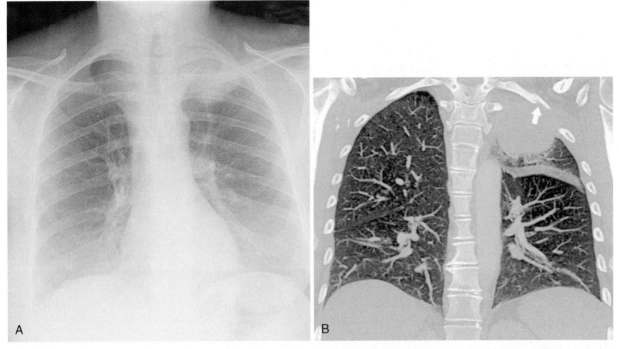

图24-8 肺上沟瘤。A. 胸部正位片显示左肺尖肿块。B. 多排CT扫描冠状位重建图像（MIP）显示左肺尖软组织肿块，伴左侧第一肋（箭）下缘轻微虫蚀样破坏。病理切片证实非小细胞癌。

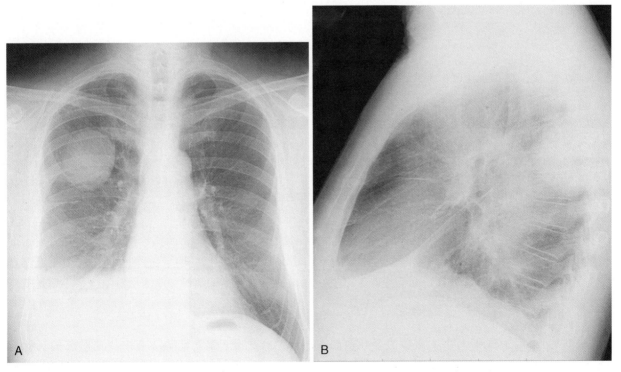

图24-9 周围型肺癌：胸膜浸润。胸部正位（A）和侧位（B）片显示右肺上叶后段肿块，伴右侧胸腔积液。

诊断。胸片显示结节状胸膜增厚，伴有或不伴有胸腔积液，应该提示肺癌累及胸膜，尽管源于胸外恶性肿瘤的胸膜转移性腺癌和间皮瘤也需考虑。对于肺癌患者来说，不是所有的胸腔积液反映恶性胸膜受累，

因为中央型肺癌并发的阻塞性肺炎或感染性肺炎同样可产生渗出液。

（三）CT

1. 孤立性肺结节　CT是评价SPNs的主要影像

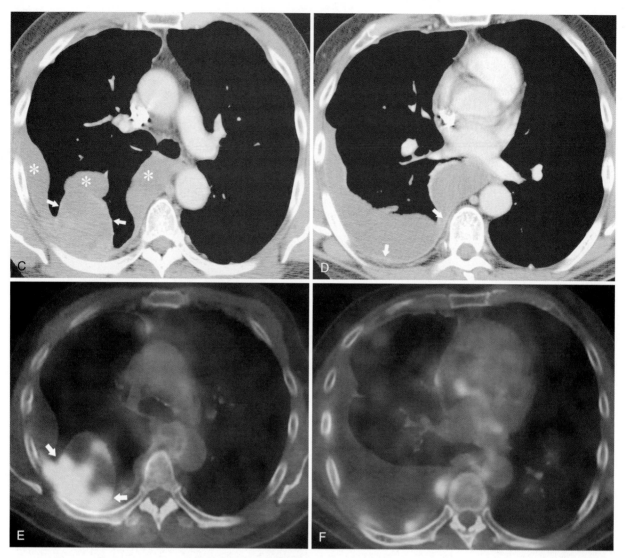

图24-9(续)　C.增强CT扫描显示右肺下叶背段软组织肿块(箭),病变后部见不均匀强化结节和低密度区,伴右侧斜裂和肋胸膜腔多发包裹性积液(星号)。D.CT扫描于下肺静脉层面显示胸腔积液后部轻度局限性壁层胸膜增厚和强化(箭)。E.图C同一层面PET-CT显示邻近背侧胸膜的右肺下叶肿块(箭)代谢活性增高。F.图D同一层面PET-CT图像显示沿胸膜见多发局灶性活性代谢病灶,与图D所见相符。胸腔镜活检标本证实非小细胞癌并胸膜转移。

学手段。随着多层CT的普及和使用,以及对螺旋CT高危人群肺癌筛查潜力的认识,孤立结节性肺癌的检出率显著提高。分析SPN的CT特征至关重要,包括大小、密度、边缘、三维形态及增长速率(亦可参考第6章)。

(1)大小:因为成年人中大多数直径>30 mm(称为肿块)的病灶为恶性,因此不可避免地需要活检或手术切除。尽管呈现为SPNs的癌性病灶可以为任何大小,除CT检查显示为新发病灶或肺癌高危人群患者以外,直径<4 mm的病灶常为肉芽肿或良性肺内淋巴结无需进一步检查。

直径为4~30 mm的病变,需要利用多种CT技术进一步评价,包括薄层CT和增强CT结节密度测量。

检出时直径4~10 mm的孤立性肺结节,常需要短期CT随访以评估病变的生长,因为正电子发射断层扫描(PET)和经胸细针穿刺活检对于这些小病灶有局限性。

(2)密度

1)钙化:孤立性肺结节中特定形态的钙化提示良性病变。中央钙化、层状钙化(图24-10)或弥漫性钙化均代表肉芽肿,爆米花样钙化多见于错构瘤。偏心性或无定形钙化可以为被恶性肿瘤卷入的钙化性肉芽肿,或者为营养不良性恶性钙化,它们不应该作为诊断良性病变的依据。尽管常规胸片可以显示钙化及其形态,但约1/3的非钙化性SPNs在CT扫描时可见钙化。因此,为明确钙化,通常需要采用

0.5~2 mm的薄层CT扫描。

薄层CT扫描未显示病灶内钙化时，应采用CT密度测量法确定病灶的放射性衰减值（CT值）。多数胸部影像专家通过计算结节中心部分的平均衰减值来评价病灶的良恶性，CT值≥200 HU是微小钙化和良性病灶的可靠依据。

2）脂肪：边缘光滑或分叶状的孤立性肺结节，结合病灶内存在脂肪成分是肺错构瘤的诊断依据。为替代病理学检查，推荐行2年以上的影像学随诊以确定此类病灶的稳定性。

3）空洞：空洞可发生于出现坏死的恶性SPNs内，但不能作为与良性病变鉴别的依据，因为炎性病变，如脓肿、感染性肉芽肿、韦格纳肉芽肿及肺梗死均可形成空洞。然而，空洞壁的厚度有助于区别良、恶性病变。壁厚<5 mm的空洞几乎均为良性，而壁厚>15 mm的空洞大多数为恶性。

4）支气管充气征或"泡状"透亮影：孤立性肺结节内出现支气管充气征或囊泡状透亮影高度提示腺癌，尽管淋巴瘤和极少数良性病变，如机化性肺炎、肿块样结节病，亦可出现类似表现。泡状透亮影在细支气管肺泡细胞癌特别常见。泡状透亮影源于病灶内未闭的小支气管或小囊状含气腔隙（图24-11）。

5）实性/磨玻璃混合型病变：低剂量多层CT肺癌筛查中检出的恶性SPNs回顾性研究表明，薄层CT呈现为实性/磨玻璃密度的混合型病灶具有特别高的恶性率。此类病变最常见的组织学类型为含细支气管肺泡细胞成分的腺癌或细支气管肺泡细胞癌（图24-12）。HRCT扫描图像上，直径<3 cm、外周磨玻璃密度成分超过横截面积50%的腺癌被证明有较低的血管侵犯和区域淋巴结转移率，并与预后相关。由于这些病变代谢活动低，PET成像常为阴性，对于直径>10 mm的混合型病变，组织活检或手术切除是最

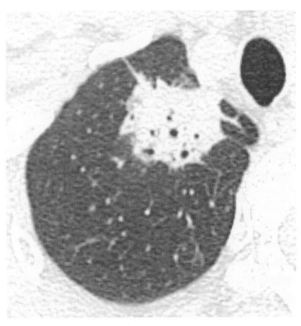

图24-11 肺腺癌：泡状透亮影。女性，79岁，肺腺癌。右肺上叶HRCT放大图像显示肿块内小圆形透光区（泡状透亮影）。

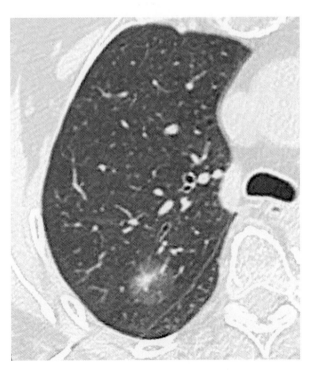

图24-12 实性/磨玻璃密度混合型结节：腺癌。右肺上叶后段混合型病灶-中央为实性组织、周边为磨玻璃密度影。病理活检证实为高分化腺癌。

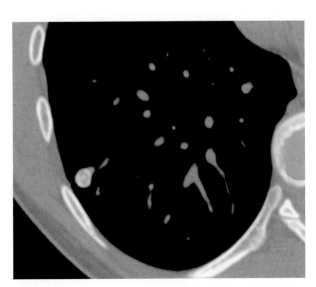

图24-10 肉芽肿：靶心性钙化。右肺下叶结节层面的薄层靶重建图像显示同心圆状或靶心性钙化，这是肉芽肿性病变最典型的征象。

佳选择,尤其是肺癌高危患者。

(3)边缘:SPNs的形状和边缘特征为判断病变性质提供重要线索。一般来说,边缘光滑的圆形SPNs为良性,而毛刺状边缘(毛刺征)的SPNs更有可能是恶性(图24-13)。恶性SPNs边界不规则是因为肿瘤局部沿邻近血管蔓延或肿瘤成纤维化反应所致的肺结构扭曲及邻近结缔组织(小叶间隔)间隔的再定向分布。

薄层CT扫描能很好地显示SPNs的良性特征。结节(最大病灶)周围的卫星病灶通常提示肉芽肿的形成过程。胸膜尾征,即自结节向邻近胸膜面延伸的线样密度影,可见于良性和恶性病变,但当其与恶性病变相关时,腺癌最多见。圆形或分叶状结节的内侧面与肺门间见到供血动脉、引流静脉时,常可自信地做出肺动静脉畸形的诊断,而该畸形常与Rendu-Osler-Weber综合征(遗传性出血性毛细血管扩张)相关。扭曲的支气管血管束延伸进入周围型结节或肿块的肺门侧部分,并邻近胸膜增厚,该表现称为彗星尾征,当伴有叶间裂向结节或肿块方向移位时,其为圆形肺不张的特征性表现。管状或分支状阴影提示肺动脉或静脉扩张,或扩张支气管内的黏液栓(黏液囊肿)。最后,筛查发现的多角形孤立性肺小结节(<1 cm)常为良性病变。

(4)三维形状(球形度):尽管CT对孤立性肺结节形态的分析主要基于轴位图像上病灶边缘的评价,

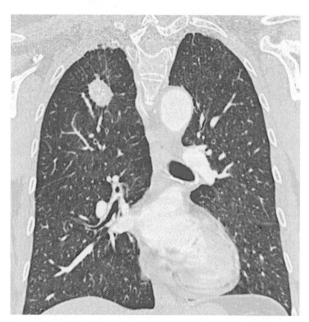

图24-13 恶性孤立性结节:毛刺征。多排CT扫描冠状位重建(MIP)图像显示右肺上叶结节,伴毛刺征及点状钙化。病理证实为腺癌。

但是多排CT容积分析能够为SPNs的三维特征评价提供重要信息。除了评价薄层CT系列检查期间体积的变化外(见随后关于增长率的讨论),还需评价SPN的球形度、特别是病灶轴向直径与头尾向直径之比,这有助于从需要进一步评价或随访的病变中识别出不大可能为恶性的扁平型病变(比率>1.78)。

(5)增长率:正如在SPNs胸片表现中讨论的那样,CT系列检查期间,至少2年以上SPNs无增长是良性病变比较可靠的证据。为明确病灶无增长,需要使用具有可比性的检查技术。倍增时间已用于孤立性肺结节良、恶性的鉴别,对于球形病灶而言,倍增时间等同于病灶直径增长25%所用的时间。良性病变倍增时间少于30天或大于450天,而恶性结节的倍增时间介于30天和450天之间(图24-14)。

利用多排CT评估SPN的增长率已经获得了极大的关注,多排CT利用计算机辅助技术获得结节的体积,并且能够检出胸部更多不确定性小病变。目前众多的硬件制造商和三维工作站供应商提供的软件程序可以提取SPNs,并计算结节的体积。一些研究者认为多排CT容积测量较轴位测量更准确。理论上,微小的体积变化在轴位薄层CT图像上肉眼是不能识别或测量的,特别是当病变生长主要发生于头尾方向时。尽管多排CT系列扫描后计算机辅助分析结节容积很可能成为小结节评价的重要部分,但是当前推荐的诊断性评估仍然基于视觉识别不确定性SPNs的横轴位直径变化或内部密度。

(6)增强CT:对比增强CT结节密度测定法对直径6~30 mm的恶性实性SPNs有较高的灵敏度(>95%)。技术原理是经静脉注射适量(根据体重调整剂量)碘对比剂,然后对实性结节的中心部分进行连续薄层(3 mm)CT扫描,最后监测因肿瘤新生血管所致的病灶密度增加。因为大多数肿瘤在CT增强扫描后密度至少较CT平扫升高15 HU,净增CT值≤15 HU在排除恶性结节方面具很高的阴性预测价值(图24-15)。与FDG-PET成像类似,应除外高分化腺癌、特别是细支气管肺泡细胞癌,其注射对比剂后病灶可以无强化。另外,尽管CT增强研究主要针对恶性肿瘤,但炎症性病变和少见的错构瘤增强可大于15 HU(特异性仅为58%),这时需要活检来证实。

2. 肺叶/肺段实变或肺不张 肺叶/肺段实变或肺叶不张患者CT评价的目的是明确实变不吸收的原因,如中央型支气管腔内肿块、细支气管周围肿块或淋巴结肿大,以及评价支气管检查前肺门或纵隔肿块的影像学表现。增强CT能够准确显示较低密度

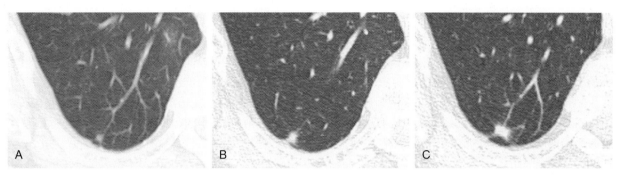

图24-14 恶性单发肺结节：系列CT扫描评价增长率。基线CT扫描获得的右肺上叶靶重建图像（A）显示直径约4.5 mm的不规则实性结节；重复CT扫描6个月（B）、1年后（C）显示周围型结节间歇性生长。活检病理证实为腺癌。

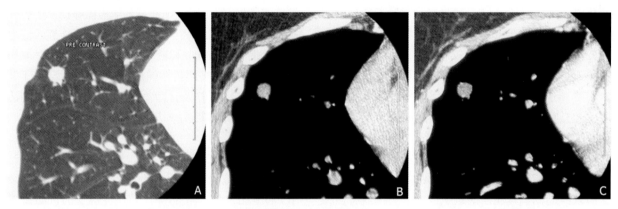

图24-15 结节增强研究：CT增强阴性。A. CT扫描显示右肺中叶外侧段结节，伴轻度毛刺征。B. CT平扫纵隔窗显示右肺中叶软组织密度结节。C. CT增强扫描显示右肺中叶结节无强化（CT值较平扫无变化）。活检标本病理证实为肉芽肿性炎症。

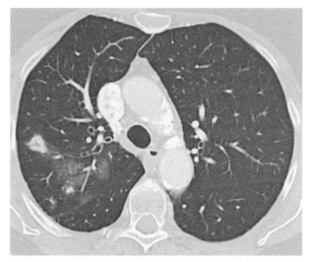

图24-16 细支气管肺泡细胞癌：结节状实变影。CT扫描显示右肺上叶混合型磨玻璃密度影和致密的结节样实变影，致密结节内见空气支气管影。右肺上叶手术病理证实为腺癌，伴有细支气管肺泡癌特征。

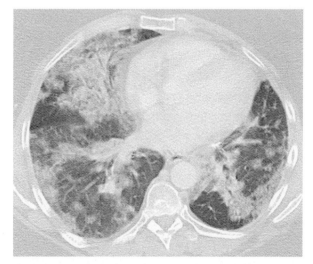

图24-17 细支气管肺泡细胞癌：融合性（斑片样）气腔实变影。CT扫描显示右肺中叶和双肺下叶斑片样、融会实变影。活检病理证实为腺癌——细支气管肺泡细胞癌亚型。

的中央型肿块，并与阻塞性改变区分，同时评价中央型肿块气道受累情况。阻塞性肺炎病灶内可见末梢支气管扩张、黏液积聚。黏液型细支气管肺泡细胞癌

患者，肿瘤细胞分泌的黏液样物质充填支气管和肺泡腔，导致气腔实变，呈现为结节状（图24-16）或斑片状密度增高影（图24-17）。当病灶融合成斑片状时，

增强CT表现为低密度气腔实变影,内部见强化的肺动脉穿越,这种现象称之为"CT血管造影"征。临床上,尽管该征象常提示细支气管肺泡细胞癌,但是亦可见于肺炎或淋巴瘤等其他疾病患者。

3. 肺门纵隔病变 肺癌,尤其小细胞肺癌可表现为不对称性肺门或纵隔淋巴结增大。当恶性淋巴结突破个别淋巴结包膜时,常发生淋巴结融合,进而可弥漫性浸润纵隔脂肪,并侵犯纵隔结构,如上腔静脉、中央气道、食管、肺动静脉及左心房。CT增强扫描图像上,鳞状细胞癌的转移性淋巴结常发生中央型坏死。肺癌本身发生钙化少见;当恶性淋巴结中出现钙化时,常反映以往的肉芽肿性钙化被肿瘤所包裹。

4. 胸壁和胸膜受累 尽管某些特殊情况下MRI有较高的价值。CT扫描能较好地显示周围型肺癌与胸膜、胸壁的关系,明确肺癌患者是否有胸壁侵犯非常重要,但仅凭这一发现不足以说明患者不能手术切除,但它能改变手术切除方式。胸膜或胸壁受累的征象(不具特异性)如下:肿瘤与胸膜/胸壁接触面长度>3 cm,肿块与邻近胸膜面呈钝角,部分患者薄层CT显示胸膜外脂肪消失。胸壁侵犯唯一的特异性征象是肿块经肋间隙侵犯肋间组织或皮下组织或骨质破坏(图24-8B)。多排CT扫描冠状位、矢状位重建能很好地显示肺上沟瘤对锁骨下动脉或臂丛神经的局部侵犯,尽管已证明MRI在这方面更有价值。

由于正常胸膜在CT上通常不能显示,只有当胸壁侵犯明显时,才可推断胸膜侵犯。周围型肺癌患者中,胸腔积液,尤其胸膜结节常提示胸膜受累,但需要细胞学或组织学证实(图24-9)。少数情况下,周围型肿瘤与壁层胸膜间的自发性气体/液体,或医源性气体/液体能够排除壁层胸膜的侵犯。

5. CT引导胸内病变活检 CT引导经胸针吸活检对胸内病变(直径>10 mm)的诊断率较高,其中恶性肿瘤的诊断灵敏度>90%。肺癌的诊断及小细胞与非小细胞肺癌的鉴别通常是通过细胞学标本的光学显微镜分析来完成,而细胞学标本是在CT或CT-透视引导下采用20~22G的小口径活检针穿刺病变所得。经胸针吸活检的并发症包括气胸(20%)、咯血(≥5%)。经胸针吸活检除了恶性结节的诊断外,也用于CT、PET/CT检出的异常纵隔或肺门淋巴结的取样,从而为肿瘤N分期提供依据。

(四)磁共振成像 目前,肺癌的MRI评价主要限于检测脑转移,偶尔用于肾上腺病变的评价。尽管,多排CT增强检查是评价肿瘤侵犯纵隔、血管的主要方式,然而MRI可应用于纵隔或纵隔旁病变且对碘对比剂禁忌的患者。就肺上沟(即Pancoast瘤)肿瘤而言,冠状位和矢状位MR成像能够有效评估锁骨下动脉和臂丛神经的局部侵犯。同样,MRI对胸膜邻近肿瘤对胸壁侵犯的检测价值与CT相当。肺癌患者中,肾上腺病变的评价常规采用CT平扫,CT动态增强及延迟扫描,这些检查技术对于鉴别肾上腺富脂性腺瘤和肾上腺单发转移瘤有较高的准确性。当CT平扫不能明确诊断时,MR化学移位成像特定用于评价肾上腺病变。

(五)超声检查 肺癌患者的评价中,超声检查作为胸片和CT检查的补充手段。紧邻胸壁的肺外周结节或肿块,超声引导细针穿刺活检能够提供组织标本用于细胞学或组织学诊断。同样,超声能够较好地显示肺癌相关性胸腔积液和局限性胸膜增厚,并取样用于肺癌诊断和分期。疑似肺癌、临床触及或CT检出锁骨上淋巴结肿大的患者,超声引导淋巴结穿刺活检有助于明确诊断。

(六)核医学

1. 正电子发射断层扫描 采用放射性药物——FDG的PET成像在肺局灶性病变(包括孤立性肺结节)的应用价值已经明确。局灶性病变的FDG摄取可通过计算标准摄取值或主观比较病灶与背景纵隔的摄取来半定量测定。当病灶直径>10 mm时,FDG-PET阳性对恶性孤立性肺结节检测的敏感性为97%、特异性为78%(图24-18)。PET较低的假阴性率使其作为薄层CT排除恶性肿瘤的辅助手段,并用于可疑良性病变的临床随访、特别是低-中度临床可疑恶性肿瘤患者。除了用于良、恶性SPNs的鉴别外,一些证据表明恶性SPNs的绝对标准摄取值对患者预后有一定的预测价值,因为较高的标准摄取值与不良预后具有相关性。

尽管PET对良性SPNs具有较高的阴性预测值,但两类恶性病变因其固有的细胞活性低代谢率,PET具有不可接受的高假阴性率。最常见的此类恶性病变为高分化肺腺癌,尤其是含明显(>50%)细支气管肺泡细胞成分的腺癌。这些病变相对低的代谢活动导致约1/3的病例出现假阴性结果,如薄层CT呈现为恶性腺癌密度和形态的病灶,如混合实性/磨玻璃密度影,不规则或分叶状边缘,或囊性透亮影,尤其是肺癌高风险患者,PET可能对病灶诊断不能提供特殊帮助。少数情况下,周围型类癌因其具有较低的代谢活动,约50%的病例PET出现假阴性结果。这些病变放射学上很难与良性SPNs区分,类癌薄层CT呈现为分叶状、与气道关系密切、偶尔因腔内病变引起阻

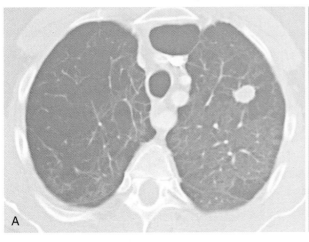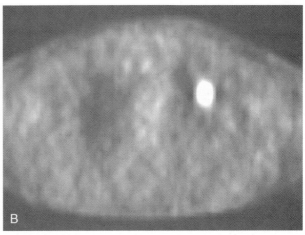

图24-18 恶性单发肺结节：FDG-PET表现。A. CT肺窗显示重度肺气肿患者左肺上叶结节、边缘不规则。B. 轴位FDG-PET图像显示结节代谢活性明显增强。活检病理证实为非小细胞肺癌。

塞而出现周围肺气肿或呼气相空气滞留。由于周围型类癌为富血管性肿瘤，CT增强扫描明显强化，这些特征有助于周围型类癌的诊断。PET的假阳性结果通常见于活动性炎性肉芽肿、局限性机化性肺炎、少数错构瘤，此时细针穿刺活检对于明确诊断常常是必要的。

与SPNs的评价相类似，PET也用于拟诊为肺癌的中央型肿块的评价。肺门或纵隔肿块无FDG摄取可有效地排除肺癌的诊断。CT显示非特异性胸腔积液或胸膜增厚的肺癌患者，PET有助于检出恶性胸膜侵犯。PET，尤其PET-CT在淋巴结分期和肺癌远处转移检测中的应用参阅第25章。

2. ^{99m}Tc地普奥肽闪烁显像 因小细胞、非小细胞癌等恶性肿瘤对生长抑素肽类似物具有亲和力，这些肽类似物可用于SPNs的无创性评价。在一项使用商业化锝剂（Diatide, Inc., Londonderry, NH）的多中心临床研究中，96.6%的恶性SPNs和肿块能够正确评价，尽管该制剂区别良、恶性病变的特异性仅为73%。在单光子发射计算机断层显像（SPECT）较FDG-PET更容易提供的单位，该制剂对于患者筛选有一定的临床应用价值，特别是对哪些不适合CT增强或经皮穿刺活检可疑病灶的非手术患者而言。定量通气/灌注比肺扫描在肺癌临界手术候选者术前评价中的角色在肺功能部分讨论。

（七）影像检查选择

1. 孤立性肺结节 SPN（表24-1）或肿块评价的影像方法和临床评价参见影像学研究。

2. 咯血 对于咯血患者（图24-19），其临床情况要求影像学评价。支气管镜应该作为大咯血（24小时内咯血量大于200 ml）患者评价的主要方法，因为

这些患者需要及时行内镜下、手术或经导管动脉栓塞治疗。发病隐匿的咯血患者，影像学评估起着重要作用，CT检查能够发现支气管内肿块或支气管扩张等咯血常见的病因。

3. 肺门或纵隔肿块的放射摄影术 胸片（图24-20）发现肺门或纵隔肿块时，首要任务是确定这一发现是否代表正常变异、突出的心血管结构、脂肪或真正的肺门/纵隔肿块。与既往胸片比较，当异常轮廓较前无改变时通常可以得出诊断。如果纵隔或肺门肿块为新发病变或伴有明显局部浸润的临床或放射学表现（如咯血、上腔静脉综合征、左侧声带麻痹所致的声音嘶哑、霍纳综合征），应行CT增强或MRI检查进一步检查。经临床和影像学检查拟诊中央型肺癌的实质性病变，需要行细胞学或组织学检查来证实。

4. 肺叶实变或肺不张 大多数肺叶、肺段实变或肺叶不张（图24-21）患者的胸片并未见到中央型肿块，而临床表现为支气管炎，肺炎或哮喘、COPD急性加重。当患者出现肺叶密度增高时，有许多临床及影像学表现要求进行CT或支气管镜检查，这些因素包括咯血或支气管黏液栓，渐进性呼吸道症状，消瘦，胸片显示肺门、纵隔肿块或淋巴结肿大，社区获得性肺炎经广谱抗生素治疗后临床或放射学异常无改善。

5. 胸膜病变 胸片发现的外围性胸膜病变（图24-22）最好采用多排CT来检查（图24-9）。如果胸片怀疑胸膜异常阴影由包裹性积液所致，则可行超声检查，如果肿块完全无回声，提示胸腔积液。脂肪密度肿块考虑脂肪瘤或疝，不需要进一步评估；而实性肿块常需要行CT或超声引导的穿刺活检以明确性质。

表24-1　非筛查性CT扫描检出肺小结节的管理建议

极少或缺乏吸烟史和其他已知危险因素的患者

结节直径≤4 mm（平均长度和宽度）	不需要随访 第12个月行CT随访；病灶无变化，实性结节不需要进一步随访
结节直径>4~6 mm	非实性（磨玻璃样）或部分实性结节，需要更长时间的随访，以排除惰性腺癌
结节直径>6~8 mm	第6~12个月行首次CT随访，如无变化，在第18~24个月随访
结节直径>8 mm	至少以下一项： 约在第3、9、24个月行CT随访 CT动态增强 PET扫描 活检

有吸烟史或其他已知危险因素的患者

结节直径≤4 mm（平均长度和宽度）	第12个月行CT随访；病灶无变化，实性结节不需要进一步随访 非实性（磨玻璃样）或部分实性结节，需要更长时间的随访，以排除惰性腺癌
结节直径>4~6 mm	第6~12个月行首次CT随访，如无变化，在第18~24个月随访 非实性（磨玻璃样）或部分实性结节，需要更长时间的随访，以排除惰性腺癌
结节直径>6~8 mm	第3~6个月行首次CT随访，如无变化，在第9~12、24个月随访
结节直径>8 mm	至少以下一项： 约在第3、9、24个月行CT随访 CT动态增强 PET扫描 活检

注：引自 *MacMahon H, Austin JHM, Gamsu G, et al. Guidelines for management of small pulmonary nodules detected on CT scans: a statement from the Fleischner Society. Radiology 2005; 237: 395–400.*

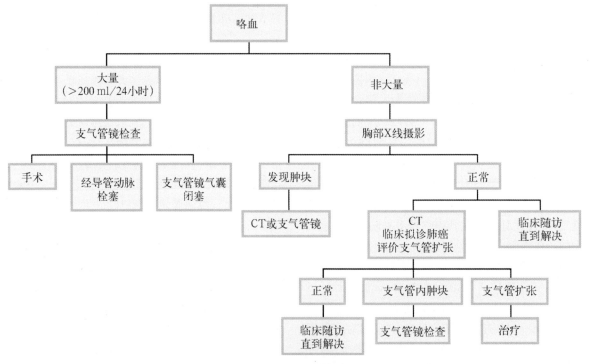

图24-19 咯血的评价。

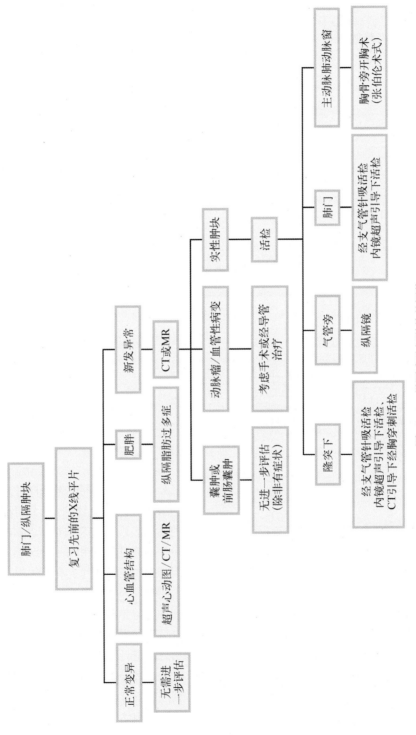

图24-20　纵隔或肺门肿块的评价。

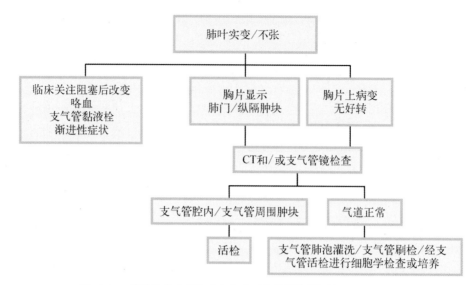

图24-21　拟诊肺癌患者肺叶实变或不张的影像学评价。

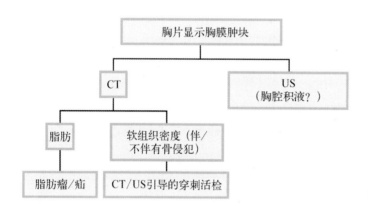

图24-22　胸膜病变的评价。

五、鉴别诊断

（一）临床资料

1. 咯血　尽管，吸烟者出现咯血应为继发于支气管内肺癌而产生出血的原因，但大多数咯血患者为炎症性气道疾病，如支气管炎或支气管扩张。咯血的其他原因包括肺泡出血综合征，如肺出血肾炎综合征、韦格纳肉芽肿；肺癌以外的肿瘤，如类癌、肺栓塞、曲菌、肺结核，并发于主动脉瘤的罕见动静脉瘘。

2. 咳嗽　临床上，咳嗽分为急性和慢性形式，慢性是指咳嗽持续超过4~8周或发病即为慢性。慢性咳嗽的鉴别诊断范围广，除了肺癌外，还包括哮喘、胃食管反流、慢性支气管炎、支气管扩张及后鼻道分泌物下滴综合征。尽管多数肺癌患者在发病过程中都有咳嗽症状，但慢性咳嗽不是肺癌的常见症状，因为大多数肺癌发生于咳嗽感受器稀疏的外周区域。然而，肺癌危险因素患者出现咳嗽或咳嗽恶化，最好行CT进一步评价以除外中央型肿块性病变。

3. 呼吸困难　同咳嗽一样，呼吸困难是许多感染性、神经肌肉、心血管、呼吸、自身免疫及肾脏疾病常见的临床表现。复杂的情况是肺癌患者常合并潜在的慢性阻塞性肺病和呼吸困难病史。肺癌所致的呼吸困难很少能在胸片上有所体现，但肺癌相关并发症可主要表现为呼吸困难，包括恶性胸膜疾病、肺栓塞、肿瘤淋巴管扩散、伴或不伴有阻塞性肺炎、肺不张的中央气道受累，以及罕见的黏液性细支气管肺泡细胞癌所致的进行性气腔实变。

4. 体质和副肿瘤性症状（发热，虚弱，消瘦）　多数肺癌患者有全身症状，包括体重下降、食欲减退、乏力。许多肉体和精神性病变可产生类似症状，最常见者为淋巴瘤、结肠癌及恶性血液病等胸外恶性肿瘤。正如临床表现部分所讨论的那样，10%~15%的肺癌患者，尤其小细胞癌患者伴有副肿瘤综合征。对于肌无力患者，必须区别重症肌无力和朗-伊综合征。成人皮肌炎患者有非常高的肺癌及胸外恶性肿瘤发生率。

典型征象

放射冠

许多周围型肺癌，尤其腺癌的细刺状边缘，是由肿瘤向周围放射状浸润或肿瘤中央部分的纤维化放射状延伸所致。这种表现被称为放射冠（图24-13），当出现于孤立性肺结节时，高度提示原发性肺癌

横S征

横S征是指右肺上叶不张形成的凹面与中央型阻塞性肿块形成的凸面相延续而形成的轮廓（图24-23）。该征象常见于鳞状细胞癌或小细胞癌，因为这些肺癌组织学类型起源于叶支气管而容易形成肺门肿块

镰刀征-左上叶肺不张

多种原因可引起左肺上叶不张，但继发于肺癌的肺不张，肺叶前部塌陷导致肺叶密度增高。在某些情况下，左肺下叶上段代偿性过度充气、扩张，从而勾画出主动脉弓轮廓，正位胸片可见新月形的气体影或"镰刀"征

肺上沟瘤

起源于肺尖区域的肺癌称为Pancoast瘤或肺上沟瘤（图24-8）。鳞状细胞癌是呈现为Pancoast瘤最常见的细胞类型。当胸部正位片显示不对称性肺尖阴影，尤其下缘膨隆，伴有邻近肋骨或椎体侵犯时，应该怀疑肺上沟肿瘤

泡状或囊性透亮影

病理学显示瘤细胞沿肺泡壁生长（伏壁式生长）的肺腺癌患者，薄层CT扫描（图24-11）病灶内可见开放的支气管或气腔形成的泡状或囊性透亮影。直径>10 mm、内部含有泡状或囊状透亮影的持续性病灶，其为腺癌的可能性>25%

混杂密度（半实性）肺结节

肺癌高危患者经低剂量CT和多排CT筛查出的SPNs呈现为混杂密度（即含实性和磨玻璃密度）时，其为恶性的概率较高（图24-12）

CT血管造影征

CT血管造影征描述实变过程的CT表现，即明显强化的肺动脉与相对低密度的周围实变肺组织形成鲜明对比（图24-24）。尽管CT血管造影征最初被认为对黏液性细支气管肺泡细胞癌具有相对特异性，但已报道该征象与多种其他恶性和非恶性病变相关，包括淋巴瘤、脂质性肺炎、感染性肺炎及肺水肿

肥大性肺骨关节病可见于许多慢性肺疾病，其中肺癌最常见。恶性肿瘤作为高血钙的一个病因，肺癌仅次于乳腺癌。尽管小细胞肺癌是引起库欣综合征最常见的肿瘤，但肾上腺、垂体和胸腺是促肾上腺皮质激素分泌另外部位，可产生肿瘤。

5. 上腔静脉综合征 任何右侧纵隔肿块压迫或阻塞上腔静脉或头臂静脉汇合处均可引起上腔静脉综合征。尽管小细胞癌（图24-25）和淋巴瘤是导致上腔静脉综合征最常见的肿瘤，但需考虑其他诊断，包括恶性胸腺和生殖细胞肿瘤、纤维性纵隔炎和中心静脉置管所致的静脉血栓形成。

6. 声带麻痹 主动脉肺动脉窗或紧邻左上纵隔缘（左侧喉返神经径路）的肿块可侵犯神经引起左侧声带麻痹，从而导致声音嘶哑。尽管非手术创伤性声带麻痹被称为特发性声带麻痹且感染后声带麻痹多见，但采用CT评价颈段和上胸段迷走或喉返神经的恶性侵犯是必要的。

7. 霍纳综合征 霍纳综合征是由于交感神经眼支中断，使得苗勒肌失去神经支配进而出现眼睑下垂、瞳孔缩小（单侧缩瞳）及偏侧颜面无汗。最常见于交感神经干或颈动脉径路的异常。起源于肺上沟的肺癌（肺上沟瘤）是最常见的病因，尽管创伤、颈动脉瘤或夹层及颈部淋巴结结核也可引起霍纳综合征。

（二）支持性诊断技术

1. 孤立性肺结节 孤立性肺结节的鉴别诊断范围广，但95%的SPN由肉芽肿、肺内淋巴结、肺癌及错构瘤引起（图24-5，图24-10~图24-13）。一般来说，多数边缘光滑的SPNs为良性病变，而分叶状或不规则SPNs提示恶性病变。肺癌高危险因素，病灶大小、稳定性、边缘、球形度、内部密度、生长率，以及辅助检查结果（FDG-PET、CT增强、活检）等有助于明确SPNs的性质。

2. 肺叶实变或肺不张 肺癌患者肺叶密度增高

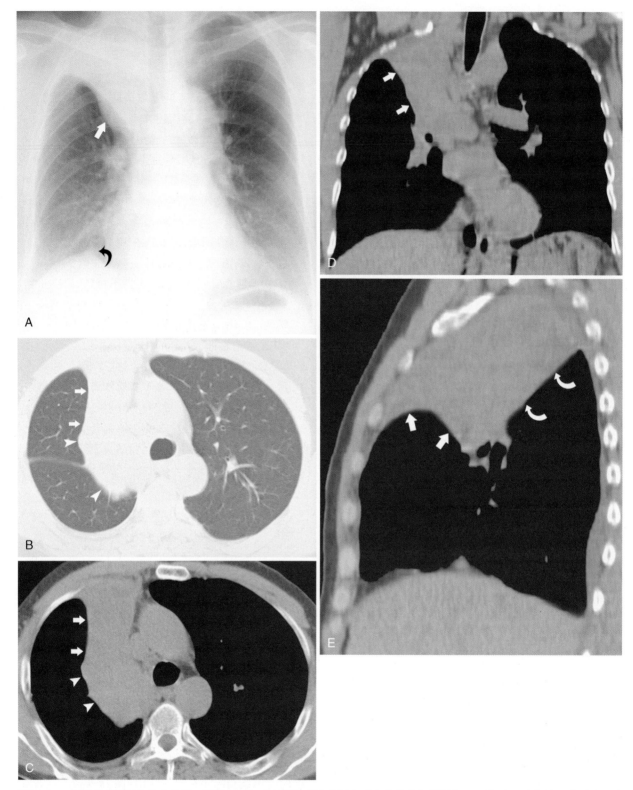

图24-23 右肺上叶不张和横"S"征。男性，56岁，支气管肺癌并右肺上叶完全性支气管阻塞。A. 胸片显示右肺上叶不张。移位的水平叶间裂内侧部分局限性向下凸起（直箭）和外侧部分向上凹陷，形成反S形轮廓，称之为横"S"征；同时可见右侧膈顶轻度抬高和膨隆（弯箭）。B. CT扫描显示右肺上叶不张呈软组织密度，向上、向内移位的水平叶间裂（箭）勾画出其外侧轮廓，内侧紧贴纵隔；向前上方移位的斜裂和右肺门肿块（箭头）形成局限性隆凸。无支气管充气征的上叶肺不张符合支气管完全阻塞。C. CT纵隔窗显示中央型阻塞性肿块（箭头）和右肺上叶不张（箭）。冠状位（D）、矢状位（E）重建显示右侧水平裂向内、上移移位（直箭）和斜裂向前、上移位（弯箭）。

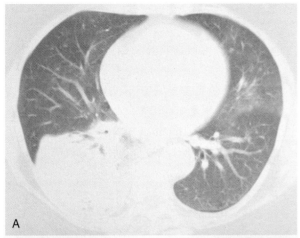

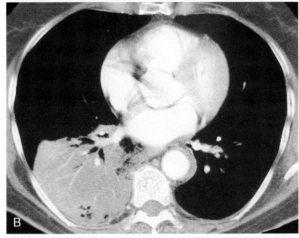

图24-24 细支气管肺泡癌和CT血管造影征。A. CT扫描显示右肺下叶实变、双肺少量界限模糊的结节样病灶及左肺舌叶磨玻璃密度影。B. CT增强扫描显示部分实变区域密度低于胸壁肌肉，而实变区内见明显强化的血管影（CT血管造影征）。

的主要鉴别诊断是大叶性肺炎。尽管某些影像学或临床支持恶性肿瘤时，需要及时行CT或支气管镜或两者共同进行早期评价，但鉴别诊断通常借助于临床来完成。

3. **纵隔或肺门肿块** 多数成人中纵隔或单侧肺门肿块见于肺癌（图24-6，图24-7，图24-25），尽管其他病变也可产生类似表现。主要的鉴别诊断包括支气管肺前肠囊肿，CT或MRI检查容易与实性肿块区分；淋巴瘤；感染性肉芽肿，如结核、霉菌感染；由于胸外原发性恶性肿瘤的淋巴结转移（如头颈部肿瘤、乳腺癌、黑色素瘤及泌尿生殖系肿瘤）；肺动脉瘤和少数结节病。

4. **胸腔积液** 单侧渗出性胸腔积液最常见于肺感染（肺炎性胸腔积液）的并发症。单侧胸腔积液的其他病因包括创伤、肺栓塞、结核以及恶性肿瘤，尤其肺癌。胸腔积液细胞学检查或胸膜活检是常用的诊

断方法。

六、治疗方案概要

（一）内科治疗

1. **非小细胞肺癌** 对于进展期（即Ⅲ或Ⅳ期）肺癌患者，或ⅠB期或Ⅱ期肺癌术后患者（辅助治疗），化疗联合或不联合放疗是标准的治疗策略。化疗的目的是改善生活质量，并获得可能的生存机会（相对于未采取治疗的患者）。以铂类为基础的化疗是治疗局限进展期（即Ⅲ期）或转移性（即Ⅳ期）非小细胞肺癌的一线方案，其5年生存率提高5%~13%。多西他赛是最有效的二线治疗药物，适用于铂类为基础的化疗失败患者，其反应率为5%~15%。最近，分子靶向治疗被证明可以提高肺癌患者，尤其腺癌、非吸烟患者及女性患者的生活质量和平均生存率。靶向治疗机制：非小细胞肺癌的细胞膜过度表达表皮生长因子受体（epidermal growth factor receptors, EGFR），而酪氨酸激酶抑制剂，如吉非替尼、厄洛替尼，可竞争性与EGFR结合起到抑制肿瘤细胞增殖的作用。

放疗在非小细胞肺癌的治疗中具有重要作用，主要用于局限而未手术的Ⅰ期或Ⅱ期肺癌患者，手术切除或非手术的Ⅲ期肺癌（通常联合化疗）患者，以及手术切除的局限性而术后病理检查切缘阳性的肺癌患者。

2. **小细胞肺癌** 小细胞肺癌（图24-25）对放疗和化疗敏感，其初始反应率为50%。大多数患者，尤其病变范围超出胸廓的患者易复发和死亡。小细胞肺癌的一线化疗药物包括依托泊苷、顺铂及卡铂，具有拓扑异构酶抑制作用的托泊替坎或伊立替康作为二线药物。辅助放疗有助于肺癌的局部控制，并常用于治疗巨大的纵隔转移。

（二）外科治疗
除了原位癌和选择性Ⅰ期肺癌可通过较新的非外科手术技术，如放疗、射频热疗或冷冻疗法而治愈外，手术切除仍然为非小细胞肺癌的主要治愈手段。手术切除主要用于Ⅰ期和Ⅱ期肺癌患者，手术方式包括肺叶切除术或全肺切除术，包括切除局部侵犯的胸壁结构，以及取样或切除所有可及的纵隔淋巴结。尽管当前大多数ⅢA期肺癌采用新辅助化疗以期达到降低分期、进而获得手术切除机会，但少部分伴有同侧镜下淋巴结转移（N2病变）的患者手术治疗可以获得益处。借助于电子胸腔镜的肺段切除术或非解剖性"楔形"切除术可用于治疗周围型（胸膜下）小肺癌。虽然，肺段切除术有较高的肿瘤局部复发率和可疑的肺功能保留作用，但对于肺

功能储备明显受限的患者可以选择性使用。

　　小细胞肺癌诊断时通常认为是一种全身性疾病，而不是一种手术可切除性疾病。然而，少数情况下（即确定为无淋巴结及远处转移的孤立性肺结节），小细胞肺癌可考虑行手术切除。

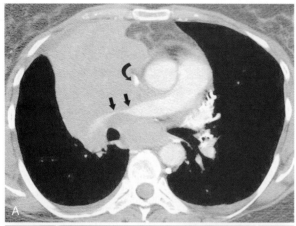

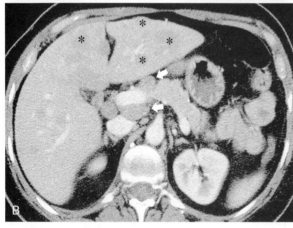

图 24-25 小细胞癌伴上腔静脉综合征和腹部转移。A. CT增强扫描显示右肺门及纵隔巨大肿块，肿块明显包绕右下肺动脉（直箭）、上腔静脉（弯箭）几乎完全闭塞；同时显示因上腔静脉阻塞所致的纵隔侧枝静脉曲张。B. 上腹部CT扫描显示肝脏多发病灶（星号）及肝门淋巴结肿大（箭）。肝活检病理证实为小细胞癌。

医生须知

- 基于临床症状高度怀疑肺癌的患者或胸部平片提示恶性肿瘤的患者需要进一步评价
- CT是评价孤立性肺结节（SPNs）或可疑肺癌的主要影像学手段
- PET对直径 >10 mm 的 SPNs 有非常高的准确性，通常作为 CT 评价为不确定性肺结节的首选评价方法
- 经胸细针穿刺活检对肺癌有较高的诊断结果：直径 >10 mm 肺癌的诊断率高达 95% 以上

要点

- 多数 CT 检出的小 SPNs（<10 mm）为良性。不具备肺癌高风险因素或 CT 检查高度怀疑恶性的病灶，短期 CT 随访有助于确定哪些患者需要进一步评价
- SPNs 的薄层 CT 扫描可以提供有用的诊断信息，如病变大小、形状、形态和密度
- 空洞壁的最大厚度与 SPNs 和肺肿块的恶性可能性大致相关。最大壁厚 <5 mm 的空洞性病灶几乎总是良性，而壁厚 >15 mm 的大多数空洞性病灶为恶性
- PET 对直径 >10 mm 的 SPNs 有高度敏感性，尤其对低度或中度肺癌风险患者，当 PET 结果为阴性时，允许非侵袭性随访
- 以下情况需要行 CT 检查以除外恶性肿瘤：经内科治疗未见好转的肺实变或肺不张；令人焦虑的恶性临床表现（体质方面的症状、咯血）；胸片显示中央型肿块

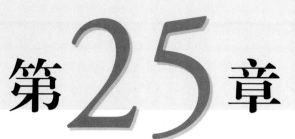
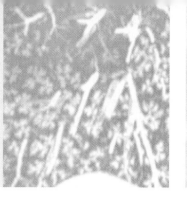

肺癌分期

Kyung Soo Lee

一、分期

非小细胞肺癌的分期采用TNM分期,其中T指原发肿瘤,N指区域淋巴结,M指远处是否有转移。已有的很多分期方法都是在TNM分期的基础上提出的。目前被广为接受和使用的分期方法是由美国癌症联合委员会(AJCC)与国际抗癌联合会(UICC)1所推荐的。随后的文章概述了区域淋巴结分类。最新分期方法中T、N和M的定义见表25-1。不同组合的T、N和M代表不同的分期,表25-2展示了不同的T、N和M组合。

小细胞癌分为两种类型:① 局限性病变,病变局限于一定的放射线治疗照野内(这个范围取决于研究者,包括纵隔及锁骨上淋巴结以及胸腔积液);② 广泛性病变,病变已超出规定的范围。

二、分期方法

多种技术可用于评价T、N、M参数来确定适当的肿瘤分期。

(一)原发性肿瘤(T)

1. 胸片 肺癌可疑病灶往往首先由胸片发现。胸片可通过显示病变的大小以及病灶引起的气道阻塞性疾病,如阻塞性肺不张,阻塞性肺炎的程度来评估T分期。胸片可显示是否存在胸腔积液,在一些病例中,胸片可以为胸壁或纵隔侵犯提供证据。胸片通过显示肋骨或脊椎骨质破坏来确定肿瘤是否已蔓延至胸壁,这也可通过临床查体触及胸壁肿块而明确。在胸片上一侧膈肌抬高(这与膈神经麻痹有关),提示病变可能侵犯纵隔。这些都是少见的征象,无论怎样,胸片检测是否存在胸壁、横膈或纵隔转移并不可靠。

2. CT 肿瘤累及或包绕气管隆突,贴近或包绕主动脉超过180°的周长(图25-1),广泛浸润右或左肺动脉近端或主干或食管时,均已不可切除。可能被切除的纵隔旁肿瘤(多为侵犯较少的肿瘤)有两类:肿瘤与纵隔相邻面小于3 cm;肿瘤包绕主动脉小于90°并且肿瘤和邻近的纵隔间有脂肪存在。

T4肿瘤的检测是CT在肺癌分期中的主要作用之一。尽管,普遍认为当肿瘤与纵隔邻近面小于3 cm是可以被切除的,但当肿瘤包绕纵隔中主要血管和气管时是不可切除的。由于没有明确的标准指出肿瘤与纵隔相邻面大于3 cm但与纵隔内主要结构、气道无关的肿瘤是否可被切除。(图25-2)。因此,在一些患者中,CT并不能明确区分T3和T4期的肿瘤(图25-3)。

当CT显示肿瘤毗邻胸膜表面或引起胸膜增厚而未见明显肿块与胸膜相连,只能表示胸膜和胸壁可疑受侵。只有当壁层胸膜与胸壁肌肉间的脂肪间隙消失,或相邻的骨质破坏,才可明确诊断胸壁受侵(图25-4,图25-5)。

原发性肺癌(T4)侵及心脏、大血管或有椎体广泛受累、恶性胸腔积液及干性胸膜转移时是不能被切除的。干性胸膜转移是指有明确的胸膜实体性转移病灶而无胸腔积液。因为没有胸腔积液,这种情况有时在术前不能被明确,从而导致不必要的肺癌手术。当CT显示周围型肺癌患者病灶同侧出现6个或更多的胸膜或叶间结节,胸膜凹凸不平,或叶间裂不均匀增厚时应考虑干性胸腔转移的可能性(图25-6)。

3. MRI MRI对心包、心室腔和纵隔血管的显示优于CT,并且不需要静脉注射对比剂(如图25-

表25-1　肺癌TNM分期

T分期：

T0: 无原发肿瘤的证据

TX: 未发现原发肿瘤，或者通过痰细胞学或支气管灌洗发现癌细胞，但影像学及支气管镜无法发现

Tis: 原位癌

T1: 肿瘤最大径≤3 cm，周围包绕肺组织及脏层胸膜，支气管镜见肿瘤侵及叶支气管，未侵及主支气管

T2: 肿瘤最大径>3 cm，侵及主支气管，但距隆突2 cm以外；侵及脏层胸膜；肿瘤引起延伸至肺门区的肺不张或阻塞性肺炎，但不包括全肺不张。符合以上任何一个条件即归为T2

T3: 肿瘤无论大小；直接侵犯胸壁（包括肺上沟瘤）、膈肌、纵隔胸膜、心包；距隆突<2 cm，但未侵及隆突；肿瘤引起全肺肺不张或阻塞性肺炎；符合以上任何一个条件即归为T3

T4: 无论大小，侵及纵隔、心脏、大血管、隆突、食管、椎体或肿瘤引起恶性胸腔积液、心包积液，或肿瘤伴卫星结节，或结节与肿瘤处于同一肺叶内

NX: 区域淋巴结无法评估

N0: 无区域淋巴结转移

N1: 同侧支气管周围及（或）同侧肺门淋巴结转移以及肺内淋巴结直接侵犯

N2: 同侧纵隔内及（或）隆突下淋巴结转移

N3: 对侧纵隔、对侧肺门、同侧或对侧前斜角肌及锁骨上淋巴结转移

MX: 远处转移不能被判定

M0: 没有远处转移

M1: 远处转移

表浅型肿瘤，不管体积大小，侵犯限于支气管壁时，虽能够侵犯主支气管，仍为T1。

多数胸腔积液是由肿瘤引起的，少数患者胸液多次细胞学检查阴性，既不是血性也不是渗出液，如果各种因素和临床判断认为渗出液和肿瘤无关，那么不应该把胸腔积液考虑入分期的因素内。患者的疾病仍应分为T1-3。心包积液的也遵循上述原则。

原发肿瘤同侧胸腔内不同肺叶出现转移结节归类于M1。

From Mountain CF. Revisions in the Infernational system for staying Luny Cancer. Chest 1997；111：1710–1717.

表25-2　肺癌分期：TNM

分期	TNM分类
0期	原位癌
ⅠA	T1 N0 M0
ⅠB	T2 N0 M0
ⅡA	T1N1M0
ⅡB	T2 N1 M0
	T3 N0 M0
ⅢA	T3N1M0
	T1N2M0
	T2N2M0
	T3N2M0
ⅢB	T4N0M0
	T4N1M0
	T4N2M0
	T1N3M0
	T2N3M0
	T3N3M0
	T4N3M0
Ⅳ	任何T分期，任何N、M分期

隐性癌不进行分期，特指TXNOMO。

引自*Mountain CF. Revisions in the International System for Staging Lung Cancer. Chest 1997; 111: 1710–1717.*

1）。心包正常2~3 mm厚的低信号的中断表明心包浸润，但这并不妨碍完整切除病灶。冠状位图像特别有助于评价肿瘤是否累及隆突区、主-肺动脉窗和上腔静脉。

MRI可以更好地界定纵隔及肺上沟的肿瘤浸润，有助于评价肺上沟癌是否侵犯臂丛、锁骨下血管或椎体。然而，CT和MRI在诊断的准确率上没有显著差异。在一项大型研究中，对于病变范围较小的肿瘤T3和T4的评估，CT和MRI的敏感性分别为63%和56%，特异性分别为84%和80%。与CT一样，MRI的主要限制为无法将纵隔脂肪的肿瘤浸润与炎性改变的区分。

MRI检查的缺点在于，相对于CT其空间分辨率较低并且常存在呼吸运动伪影。近期推出的磁共振成像技术使用快速（T2-加权半傅立叶采集单次激发快速自旋回波序列和T1-加权脂肪饱和三维梯度回波序列接近各向同性分辨率）和高质量（带有呼吸门控、心电门控、黑血技术的T2-加权快速自旋回波，和短T1反转恢复序列）的扫描参数大大提升了图像的质量和磁共振成像在肺癌分期（图25-7，图25-8，图

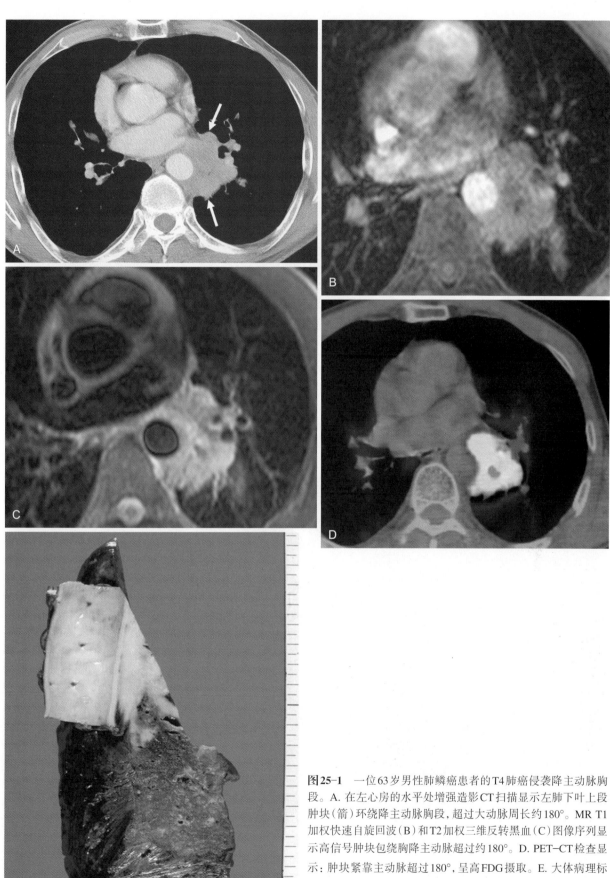

图25-1 一位63岁男性肺鳞癌患者的T4肺癌侵袭降主动脉胸段。A. 在左心房的水平处增强造影CT扫描显示左肺下叶上段肿块（箭）环绕降主动脉胸段，超过大动脉周长约180°。MR T1加权快速自旋回波（B）和T2加权三维反转黑血（C）图像序列显示高信号肿块包绕胸降主动脉超过约180°。D. PET-CT检查显示：肿块紧靠主动脉超过180°，呈高FDG摄取。E. 大体病理标本显示肿瘤已侵入主动脉外膜。显微镜检查（未显示）证实累及主动脉。E. 大体病理标本显示肿瘤已侵到主动脉外膜。显微镜检查（未展示）证实主动脉浸润。

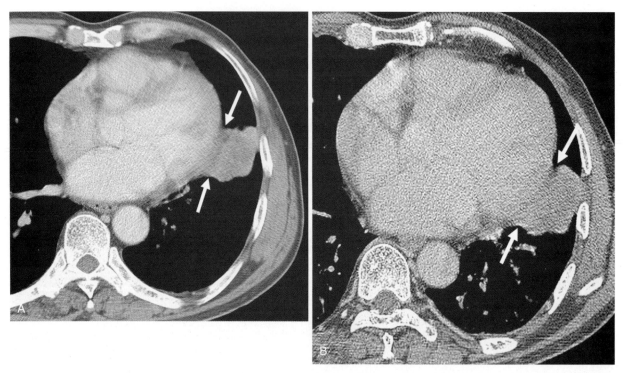

图25-2 T2肺癌紧靠纵隔超过3 cm以上。在吸气(A)和呼气(B)时获得的增强造影CT扫描显示左肺舌叶及上叶肿块紧靠纵隔的直径超过3 cm。手术时,没有发现肿瘤浸润心包。

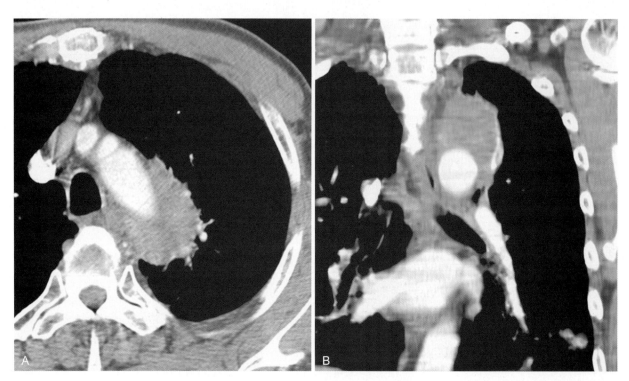

图25-3 患有肺腺癌的61岁男性在CT扫描上未确定分期(T3与T4)。A. 在主动脉弓水平处的增强造影CT扫描显示软组织肿块紧邻以及部分绕包主动脉弓。B. CT扫描冠状位图像显示纵隔脂肪浸润(T3),但主动脉浸润(T4)不能证实。通过CT表现不能推断该患者的肿瘤可切除(T3)或不可切除(T4)。

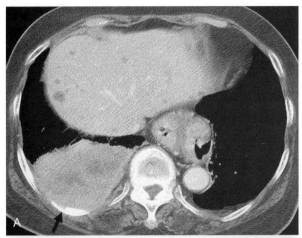

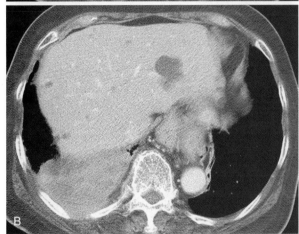

图 25-4 一位 67 岁女性 T3 鳞状细胞癌并胸壁以及右横膈膜受累患者。A. 在肝脏顶部水平,增强造影 CT 扫描显示在右下叶紧邻胸壁处的轻度不均匀强化肿块。骨侵蚀(箭)表明有胸壁侵犯。B. 距离 A 所示水平尾侧 15 mm 处的 CT 扫描显示胸壁明显受累及右横膈膜可疑受累。该患者已被证明存在 T3 鳞状细胞癌合并胸壁和右横膈膜受侵。

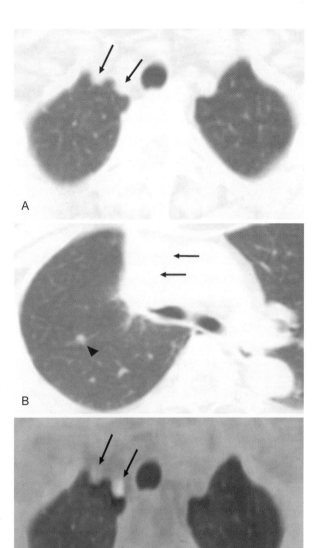

图 25-6 一位 75 岁女性肺腺癌并干性胸膜转移患者的 CT 扫描显示为胸膜结节以及在 PET 上显示明确的异常摄取。A. 在肺尖水平处的 CT 扫描(5 mm 准直)肺窗图像显示右前肋胸膜区域小结节影(箭)。B. 在右上叶支气管水平处的 CT 扫描显示右肺上叶直径约 6 cm 的原发性肺癌肿块(箭)和右侧叶间裂直径为 5 mm 的结节影(箭头)。C. 在与 A 大致相同水平处的融合性 PET/CT 扫描横断面图像显示在 A 中所示的胸膜小结节存在 FDG 摄取增高(箭)。(引自 *Shim SS, Lee KS, Kim B-T, et al. Integrated PET/CT and the dry pleural dissemination of peripheral adenocarcinoma of the lung: diagnostic implications. JComput Assist Tomogr 2006; 30: 70-76.*)

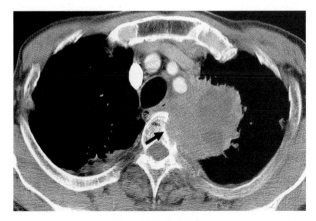

图 25-5 一位 72 岁男性 T4 大细胞肺癌患者。在胸廓入口水平处的增强 CT 图像显示左上叶打的不均匀肿块侵入椎体(箭)。

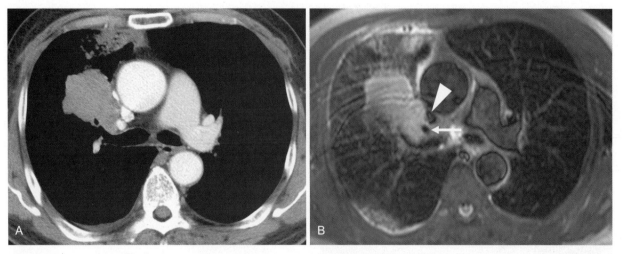

图25-7 患有大细胞神经内分泌癌的71岁男性患者的CT和MRI。A. 在右上叶支气管水平处的增强造影CT图像显示右肺上叶肿块伴阻塞性肺炎。B. 在与A相近水平处的T2加权三重反转黑血MR图像显示右肺上叶巨大的肿块伴阻塞性肺炎。肿瘤围绕头臂干(箭),但上腔静脉(箭头)未受侵。

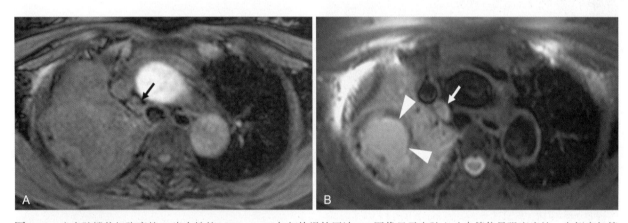

图25-8 患有肺鳞状细胞癌的64岁女性的MRI。A. T1加权快涡轮回波MR图像显示右肺上叶中等信号强度病灶。右侧支气管旁的淋巴结明显肿大(箭)。B. MR T2加权三反转黑血序列图像显示右肺上叶肿块(箭头)及周围肺组织膨胀不全。右侧气管旁淋巴结明显肿大呈高信号(箭)。患者已被证明是T2N2肺癌。

25-9)中的作用。用采集与重建并行技术、敏感度编码(SENSE)和SMASH(空间一致同时采集)技术能够提高空间分辨率。

4. PET　PET,特别是PET/CT,已被证实其在确定原发性肿瘤T期和评估是否有胸壁的转移方面比单独CT检查更有意义。在一项研究显示,PET/CT对原发肿瘤分期(T分期)的准确率达86%(91/106)而单独使用CT对患者分期的准确率是79%(84/106)。

(二)淋巴结(N)

1. 胸片和CT　肺癌初次诊断时往往存在肺门(N1)、同侧(N2)或对侧(N3)纵隔淋巴结转移。以下是常用的放射学评价标准:

(1)淋巴结的分类是根据标准化的淋巴结解剖图谱(图25-10,表25-3),其是目前被AJCC和UICC认定的首选图谱。通过增强螺旋CT对增大淋巴结的显影,CT可根据AJCC-UICC淋巴结定位图对淋巴结进行分类。

(2)CT上淋巴结大小最可靠和实用的测量方法是淋巴结的短轴直径测量(即横截面图像上淋巴结的最短直径),这种方法对淋巴结体积的测量优于长轴直径的测量法,同时对淋巴结空间定位的影响较小。虽然有些学者建议在具体的每个纵隔淋巴结区使用不同的测量标准。但是考虑到实际应用中的需求,我们认定短轴直径大于10 mm淋巴结为异常淋巴结。

(3)纵隔脂肪的存在、静脉注射对比剂的使用、CT薄层扫描使得纵隔淋巴结容易显示。静脉注射对比剂对于区分头臂干与右侧气管旁淋巴结,以及评估

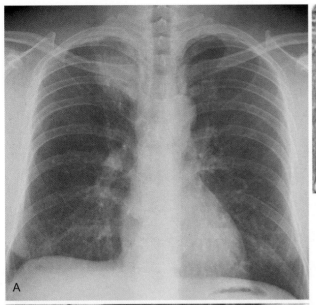

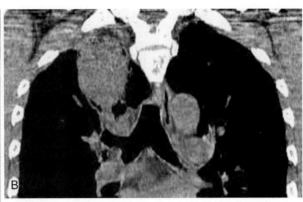

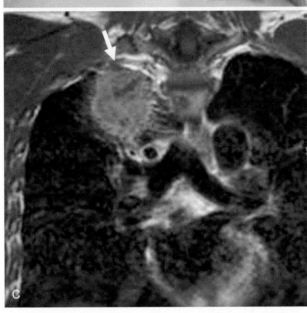

图 25-9 一位 48 岁男性肺上沟瘤（腺癌）患者。A. 胸片显示右上肺巨大肿块。B. 冠状位重建 CT 扫描显示右肺上叶椭圆形肿块。C. 冠状位 T1 加权 MR 增强扫描显示右肺上叶不均匀强化肿块伴有胸膜外脂肪的局灶性浸润（箭），这符合胸壁受累。

主-肺动脉窗淋巴结非常有用。主-肺动脉窗下方有肺动脉主干或左肺动脉走行，在未使用静脉对比剂的情况下，常常被误认为增大的淋巴结。虽然增强对纵隔淋巴结的显示有显著优势，但在使用螺旋 CT 或使用 5 mm 甚至更小准直器的情况下，静脉增强不应作为纵隔淋巴结评价的常规检查方法，但对于肺门区的淋巴结的评价却需要使用动态增强或螺旋 CT 增强扫描。对于胸片怀疑有肺门淋巴结肿大的患者建议行静脉增强检查。

毫无疑问，CT 对于纵隔淋巴结转移的检查优于胸片，但是其特异性或诊断率并没有太大的优越性。在一项 418 个病例的研究中，胸片检查纵隔淋巴结转移的灵敏度和特异度分别为 40% 和 99%，CT 的灵敏度和特异度均为 84%。另一项包括 170 个病例的研究中，胸片的灵敏度和特异度分别为 9% 和 92%，然而 CT 的对应的数据分别为 52% 和 69%。在胸片上显示的肿大纵隔淋巴结并不完全都代表淋巴结转移。

众所周知，CT 对纵隔淋巴结受累的分期是有局限性的，它对纵隔淋巴结转移的评估仅仅是根据淋巴结的大小（图 25-11，图 25-12）。CT 扫描的假阴性是指淋巴结存在转移，但大小属于正常尺寸范围之内。假阳性是指淋巴结为继发性良性增大。CT 评估纵隔淋巴结转移的灵敏度及特异性的报道差异很大。尽

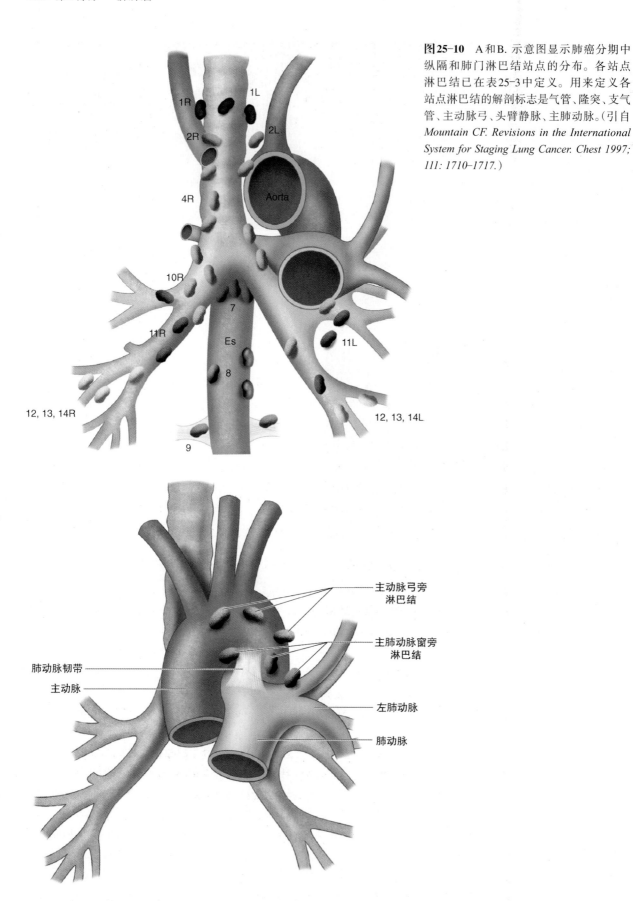

图25-10　A和B. 示意图显示肺癌分期中纵隔和肺门淋巴结站点的分布。各站点淋巴结已在表25-3中定义。用来定义各站点淋巴结的解剖标志是气管、隆突、支气管、主动脉弓、头臂静脉、主肺动脉。(引自 *Mountain CF. Revisions in the International System for Staging Lung Cancer. Chest 1997; 111: 1710–1717.*)

表25-3　淋巴结概述	
淋巴结分站	**解剖标记**
N2淋巴结-所有淋巴结均在纵隔胸膜内	
1　最高纵隔淋巴结	位于头臂（左无名）静脉上缘水平线以上的淋巴结,该水平线指的是静脉升向左侧穿过气管前方中线处
2　主气管旁淋巴结	位于主动脉弓上缘切线的水平线和第一组淋巴结下缘线之间的淋巴结
3　血管前和气管后淋巴	也可称此为3A和3P组,位于中线的淋巴结列为同侧淋巴结
4　下气管旁淋巴结	右下气管旁淋巴结位于气管中线右侧,并位于主动脉弓上缘切线和水平线和上叶支气管上缘处穿过主支气管的延长线之间又包含在纵隔胸膜内。左下气管旁淋巴结位于气管中线左侧,并位于主动脉弓上缘切线水平线和左上叶支气管上缘处穿过左主支气管的延长线之间,且在动脉韧带内侧,纵隔胸膜内的淋巴结。以研究为目的,有的研究者进一步把下气管旁分为N4s（上组）和N4i（下组）两个亚组。规定以穿过气管并奇静脉上缘相切的水平线为界,其上方的淋巴结为上组,下方者为下组
5　主动脉下淋巴结（主肺动脉窗淋巴结）	位于动脉韧带外侧和左肺动脉第一支间且包含在纵隔胸膜内的淋巴结
6　主动脉旁淋巴结（升主动脉或膈神经）以下淋巴结	位于升动脉和主动脉弓或无名动脉前方、外侧,且在经主动脉弓上缘的切线
7　隆突下淋巴结	淋巴结位于气管隆突下方,但不伴有下叶支气管或肺内动脉
8　食管旁淋巴结（隆突下）位于	位于中线一侧并邻近食管壁的淋巴结,隆突下淋巴结除外
9　肺韧带淋巴结	位于肺韧带以内,包括下肺静脉后壁和以下的淋巴结
N1淋巴结-所有的N1淋巴结均在纵隔胸膜反折远侧,位于脏层胸膜内	
10　肺门淋巴结	位于纵隔胸膜反折的远侧,肺叶近侧的淋巴结和右侧邻近中间支气管的淋巴结,影像学上,肺门阴影可由肺门和叶间淋巴结增大构成
11　叶间淋巴结	位于肺叶支气管之间的淋巴结
12　叶淋巴结	邻近叶支气管远侧的淋巴结
13　段淋巴结	邻近段支气管的淋巴结
14　亚段淋巴结	亚段支气管周围的淋巴结

引自 *Mountain CF, Dresler CM. Regional lymph node classification for lung cancer staging. Chest 1997; 111: 1718–1723.*

管一些组织提出其敏感率高于85%,但另外一些报道数据显示为40%~70%。依照最近出版的数据分析,CT评估纵隔淋巴结转移的灵敏度约为60%,特异度为77%。数据差异性大的因素有很多,包括对淋巴结测量所使用的测量标准不同、所研究的患者人群不同、对每一个患者与每一个淋巴结分析的差别、研究者之间的差异以及不同的诊断标准。

尽管报道中对于CT诊断纵隔淋巴结转移的准确性有相当大的差异,但研究者对1980年到1988年间发表的42项研究进行了综合分析,在大量病例基础上得出CT诊断纵隔淋巴结转移的敏感性为83%,特异性为81%。这些数据接近加拿大肺肿瘤研究小组对于CT诊断纵隔淋巴结转移的研究结果,认为其敏感性为78%,特异性为69%。后者的研究结果表明,CT比纵隔镜检查更加经济,使用范围更广,几乎可以应用于所有被怀疑为肺癌的患者。当肺癌患者纵隔

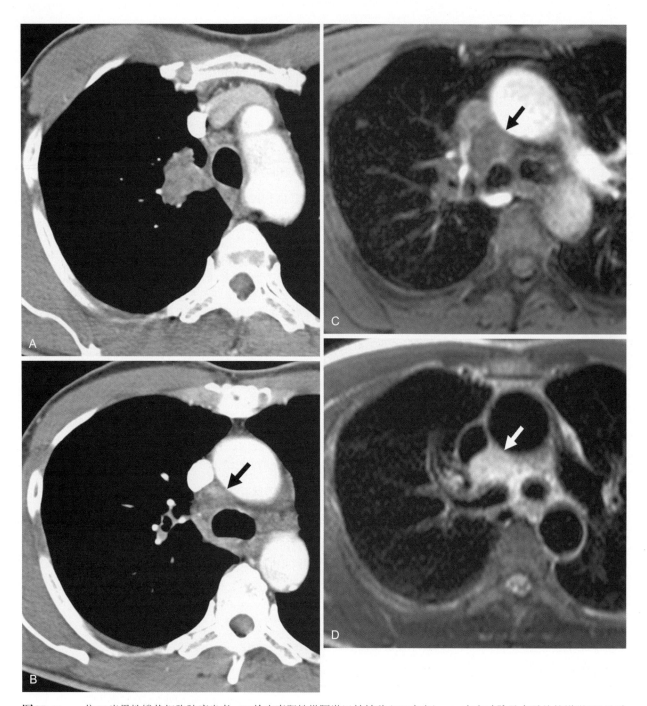

图25-11　一位54岁男性鳞状细胞肺癌患者，CT检出真阳性纵隔淋巴结转移（N2病变）。A. 在主动脉弓水平处的增强CT显示右肺上叶23 mm大小的结节。B. 在气管隆突水平处的CT显示了在右下支气管旁的淋巴结肿大（第4站淋巴结）伴有包膜外浸润（箭）。T1加权涡轮场回波（C）和T2加权三重反转黑血（D）MR图像序列显示右下支气管旁增大的结节影，T1加权像显示脂肪信号缺失（C中的箭）以及在T2加权像呈高信号强度（D中的箭）提示恶性结节。

淋巴结大小在正常范围内时，认为可直接行开胸手术治疗。由于CT检查淋巴结肿大相对缺乏特异性，通常需要活检确认是否存在转移。

　　直径大于1 cm的转移结节在CT检查中很少被漏诊。正常大小的转移性淋巴结在纵隔镜检查中往往为阴性，而在随后的胸腔手术中被发现。证据显示，开胸手术中发现存在微小转移，如果将原发灶与相关淋巴结一同切除，可以提高患者的存活率。

　　2. MRI　与CT一样，MRI依靠大小来判断淋巴结是否异常，在评估纵隔淋巴结转移方面与CT相媲美。初步的研究结果表明，肺门及纵隔淋巴结转移在T2加权图像呈高信号（图25-13，图25-11）。一

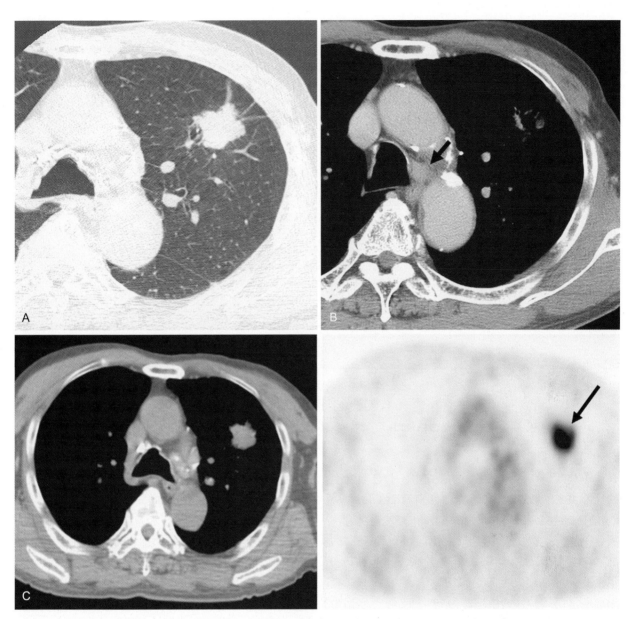

图25-12 一位74岁男性肺腺癌患者的CT检查示假阳性淋巴结。A. CT薄层（层厚1 mm）扫描显示左肺上叶直径2.4 cm的结节影。B. CT扫描纵隔窗显示，左肺下支气管旁淋巴（第4站）轻度增大（箭）。C. PET显示左肺上叶结节FDG摄取增强（箭），淋巴结无增强。手术证实无淋巴结转移。

项研究显示，通过定量和定性分析MRI的STIR序列检出的纵隔淋巴结的信号，可准确区分区域性淋巴结是否有转移。在这项研究中，802个淋巴结中的11%（92/802个）以及110位患者中的36%（40位）病理确诊存在转移灶。有淋巴结转移组的平均淋巴结与0.9%生理盐水信号比（LSR）明显高于无转移组（$P<0.05$）。当把LSR（平均淋巴结信号与0.9%盐水信号比）为0.6作为定量分析阴性检验的阈值时，患者敏感性为93%（37/40例患者），特异性为87%（61/70），准确性为89%（98/110）。当把阴性

检验定性分析的检测阈值评分设为4分时（淋巴结的信号强度大于肌肉，且小于或等于原发病灶），对于每个患者敏感性为88%（35/40），特异性为86%（60/70），准确性为86%（95/110）。虽然结果是令人鼓舞的，但是这仍然需更多的研究进一步确认。

3. PET　CT和MRI对淋巴结的研究依赖于解剖学，然而PET则依赖于肿瘤细胞相对正常细胞有较高的代谢率。纵隔的癌性结节，可以表现为氟脱氧葡萄糖（FDG）的摄入增多并贮积（图25-14）。一些研究团体认为，在纵隔淋巴结转移的评估上PET明

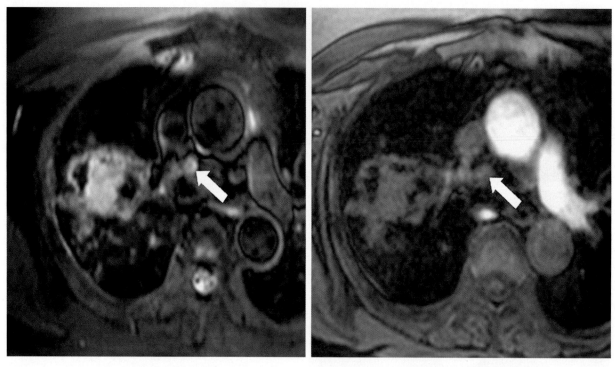

图25-13 一位67岁女性肺腺癌患者的快速回波MR图像显示真阳性纵隔淋巴结。T2加权快速自旋回波(左)和T1加权三维快速回波序列(右)图像显示右肺上叶空洞性结节,右肺下叶支气管旁较小的高信号淋巴结影(箭)。手术后活组织检证实气管旁淋巴结转移。

显优于CT。一项99例患者的研究中,对N2期病变的诊断,PET的敏感性和特异性分别为83%和94%,CT的敏感性和特异性分别为63%和73%。在另一项100例患者的调查中,PET对纵隔淋巴结分期的准确率为85%,CT为58%。有学者综合分析了1990年至1998年期间发表的14篇研究论文,得出PET检测纵隔淋巴结转移的敏感性为79%~84%,特异性为89%~91%。通过对照分析同一时期29项使用CT检测纵隔淋巴结转移的研究,其敏感度为60%,特异度为77%。综合分析20世纪90年代对PET检查纵隔淋巴结研究以及80年代对CT的研究,两者敏感度相似,CT略低。

PET的主要局限性表现为空间分辨率低,PET-CT的发展大大减低了此局限性。PET-CT结合PET和CT,把PET提供的功能性信息和CT提供的解剖学信息相融合(图25-15)。一项早期研究显示,相对PET和CT的敏感性(67%,95%,86%),PET-CT提高了转移淋巴结检出的敏感性,特异性和准确性(78%,95%,89%)。多项研究证明,PET-CT具有较高的敏感性和准确率。

(三)远处转移(M)

1. 传统分期 判断患者是否存在胸外转移的常用技术有CT(用于显示肾上腺及肝脏的转移)、MRI(用来显示脑及肾上腺的转移)、放射性核素扫描(用于发现骨骼转移),这些技术通常在发现相关临床征象的前提下使用。对于非小细胞癌的患者,只有在临床表现及实验室检查提示转移时,才行头颅MRI和骨放射性核素扫描的指征。这些征象不仅包括组织器官的特异性症状和体征(肝脏的增大,骨性疼痛),同时也包括非特异性症状和体征,比如厌食症、体重减轻和乏力。在一组309例早期非小细胞癌症患者(T1或T2,N0或N1),在外科手术前,行常规骨、脑、肝扫描或者骨扫描,腹部和颅脑CT检查。472例研究中只有一例发现意外的转移,其余被检测出存在转移性病灶的患者均存在相关临床症状及体征或生物化学检测结果异常。

在1995年,研究者综合分析了已发表的25篇关于手术前转移性疾病评估的研究得出结论,当临床评估阴性时,应用骨扫描和脑CT,腹部CT对转移性病灶的检出率较低(约10%)。当临床检查存在相关转移征象,包括全身症状时,骨扫描及CT对转移灶的检出率令人惊叹(>97%)。虽然一些学者报道过一些无症状的隐匿性脑转移病例,特别是腺癌患者。但是这些检查不利于减少成本。在之前的研究中,

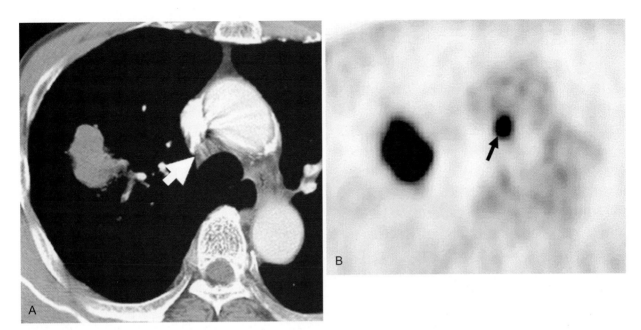

图25-14 一位72岁男性肺腺癌患者的PET检查可见阳性淋巴结。A. 增强造影CT扫描显示右肺上叶肿块及右气管旁淋巴结，直径小于10 mm（箭）。不考虑淋巴结转移。B. PET扫描显示，与A同一水平处的右肺上叶结节呈FDG高摄取。右测气管旁区淋巴结（箭）也呈现出显著增高的FDG摄取（最大标准摄取值6.1），证实为淋巴结转移。（引自 Shim SS, Lee KS, Kim B-T, et al. Non-small cell lung cancer: prospective comparison of integrated FDG PET/CTand CT alone for preoperative staging. Radiology 2005; 236: 1011-1019.）

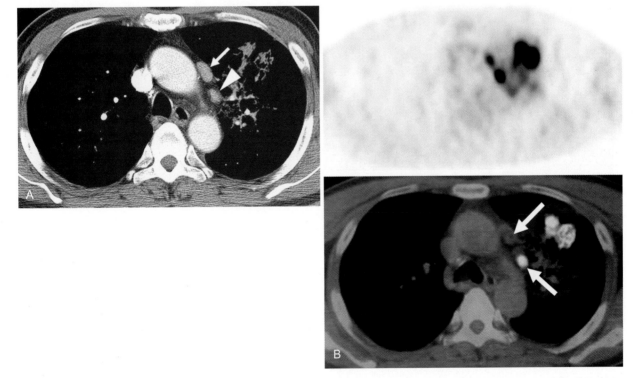

图25-15 一位70岁男性肺腺癌患者PET-CT检出真阳性淋巴结转移。A. 增强造影CT扫描显示主动脉旁（6组，箭）和主动脉下（5组，箭）淋巴结增大，左肺上叶阻塞性肺不张。B. PET和PET-CT检查显示肺癌原发灶及增大淋巴结FDG摄取增高（最大标准摄取值11.5）。患者经手术证实淋巴结转移。

无症状的脑转移患者仅占5%。因为应用钆显影剂的MRI增强扫描对转移病的检出比CT更为敏感,其应用也更为普遍。

2. CT　腹部CT扫描可以发现肝脏或肾上腺的转移病灶(见之后的肾上腺影像检查)。

3. MRI　肝脏MRI或全身MRI检查(具有呼吸门控的T2加权脂肪抑制序列和动态增强T1加权序列)已被认为是检出和鉴别肝内肿块最准确的非侵入性检查手段。MRI(二乙三胺五醋酸钆T1加权序列)对脑转移瘤,特别是小病灶的检出较CT更敏感。MRI对骨转移的检出与PET相当,而这两种检查方式均优于骨显像。

4. 骨闪烁显像　骨显像可对骨骼系统的整体状况的快速显示。对肋骨、肩胛骨、颅骨病变的评估优于MRI(图25-16)。然而,对于检测脊柱和骨盆的骨转移以及对原发性骨肿瘤和骨转移灶的鉴别,MRI

要优于骨扫描。总体而言,对骨转移的检测,MRI或PET优于骨显像。

5. 全身正电子发射断层扫描　全身PET不仅在肾上腺转移病灶的检测上较其他影像学检查具有优势,还可以检出CT(图25-17)、MRI、骨扫描上所不能显示的转移病灶。在一项100例初诊肺癌患者的研究中,已发生转移的44例M期患者,PET准确检出40例(91%),常规影像学检查检出35例(80%)。PET和CT可以准确识别不同大小的肾上腺转移病灶(敏感率为100%),但PET检查的特异性和检测阳性率均为100%,而CT的特异性为93%,检测的阳性为46%。在12例骨转移患者中,PET正确诊断了11例(91%),骨扫描检出6例(50%);两种检查方式的特异性均为92%(图25-18)。

6. 全身磁共振成像　随着扫描技术的进展,融合表面线圈的移床使得全身MRI检查得以一次完

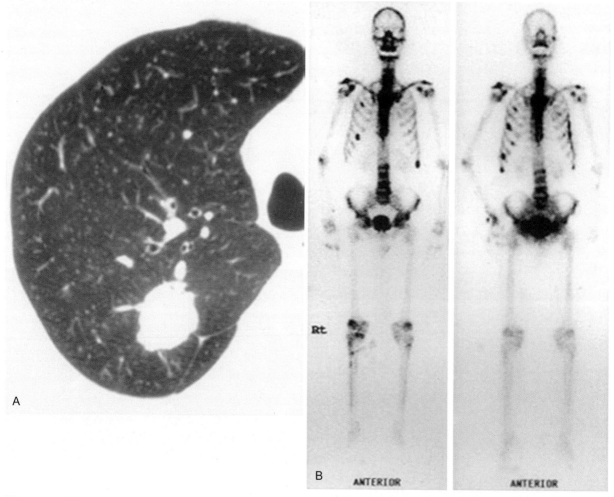

图25-16　一位70岁男性肺腺癌患者的骨显像检查显示骨转移。A. 薄层(层厚1 mm)CT扫描显示右肺上叶直径为2.3 cm的结节。B. 初次检查(左)和3个月后随访(右)全身骨显像检查显示多处新发转移病灶。

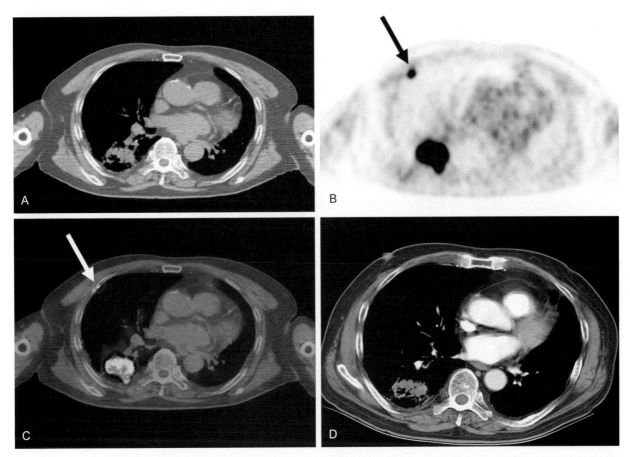

图25-17 一位72岁男性大细胞性肺癌患者PET-CT检查显示肋骨转移,但CT检查未显示病灶。A. CT扫描显示右肺下叶上段肿块。PET(B)和PET-CT(C)检查显示肋骨和肺部肿块的FDG摄取增高(箭),但是右肋骨的改变是单纯CT扫描无法显示的(A,D)。

成。全身MRI类似于全身PET,可以对转移病灶进行全面评价(图25-19)。在一项70例肺癌患者的研究中,全身MRI对M期患者检测的灵敏度为76%(13/17例患者),特异性为91%(48/53),准确性为80%(52/70),全身FDG-PET分别为71%(12/17例患者)、87%(46/53)、83%(58/70)(P值均>0.05)。

7. 肾上腺显像 肝脏常规增强CT扫描对肺癌分期的影响较小,用其评估肺癌分期也并不合理。因为肾上腺是肺癌转移的常见部位,为了减少检查,大多数放射学家认为肺部肿瘤患者行胸部CT扫描时常规把肾上腺包括其中。在一项对110例肺癌(细胞类型未确定)患者的研究中,11(10%)例患者中发现肾上腺肿块,其中5例患者,肾上腺是唯一发现转移的部位。

当原发性肺癌患者存在肾上腺肿块时,主要应与肾上腺无功能性腺瘤相鉴别。CT通常通过肿块的大小和CT值来鉴别功能性腺瘤与转移瘤。病变直径在1 cm或更小时多考虑为腺瘤,当病变为大于等于3 cm时,转移瘤的可能性更大(图25-20)。更可靠的鉴别方法是测量肿块在CT平扫中的CT值:肾上腺腺瘤典型表现为均匀的低密度,而转移瘤具有高密度。事实上,CT扫描鉴别良恶性肿瘤的灵敏度和特异性受密度阈值(衰减系数)的影响。一组研究人员分析了来自10个研究,包括272例良性、223例恶性肾上腺肿瘤。密度阈值定为2 HU时,病变检出的敏感性为47%,特异性为100%;密度阈值定为20 HU时敏感性为88%,特异性为84%。尽管完全依靠CT来区别良性和恶性肿瘤并不可靠,但假设肿块密度均匀,边界光滑,密度阈值定为10 HU时,其诊断为良性肿瘤普遍认为是可靠的。CT平扫采用10 HU的阈值时诊断肾上腺腺瘤的灵敏度为73%,特异度为96%。

一研究小组分析了2000年以前的文献数据得出结论:新诊断原发性肺癌患者行CT平扫,定义肾上腺腺瘤CT值下限10 HU,被认为是与转移性病灶鉴别的最经济又有效的方法。在肾上腺的动态增强造影CT检查中,对比剂相对廓清率是可以计算的,病灶

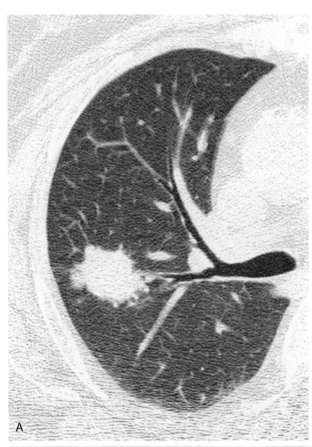

A

图25-18　一位60岁女性肺腺癌患者的融合PET-CT检查显示骨盆骨转移,但CT检查未检出。A. 薄层CT(层厚1 mm)扫描显示右肺上叶呈分叶状、边界不清的结节。B. PET横断面(左)和冠状位(右)图像显示右侧髂骨FDG摄取增高(箭)。

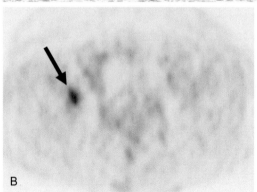

B

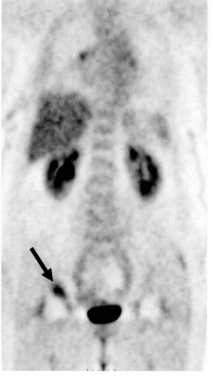

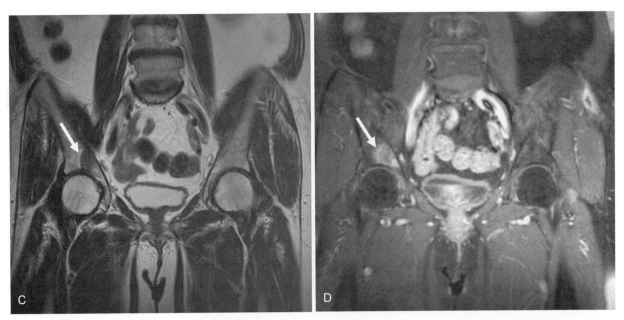

图25-18(续) C. MR T2加权冠状位图像显示右侧髂骨异常低信号影(箭)。D,MR增强T1加权图像显示病灶呈高信号,内可见小梁影(箭)。MRI影像表现符合转移瘤和血管瘤,但骨组织活检诊断为转移性腺癌。

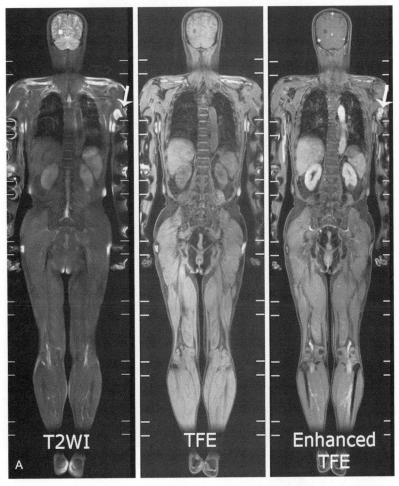

图25-19 一位70岁男性肺腺癌左上肢转移。A. 全身MR冠状位图像显示左侧腋窝转移性软组织病灶(箭:在T2WI和T1WI快速回波序列图像上)。

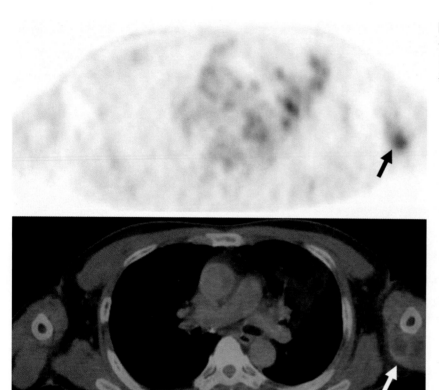

图25-19(续)　B. PET-CT扫描轴位像显示在全身磁共振成像所示病灶的同一区域FDG摄取增高(箭,最大标准摄取值3.0)。

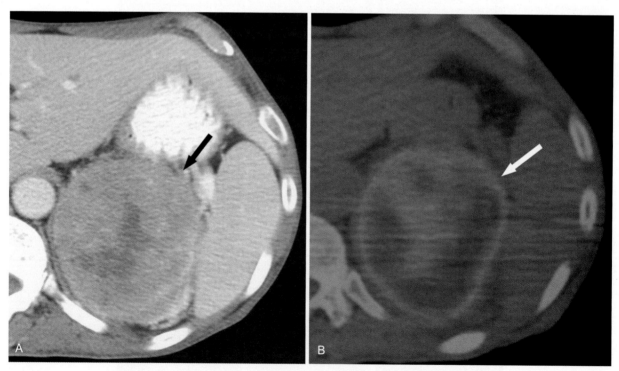

图25-20　一位52岁男性肺腺癌肾上腺转移患者。A. 增强CT扫描显示左肾上腺直径为10 cm肿块,肿块内可见低密度影(箭)。B. FDG PET-CT扫描显示左侧肾上腺摄取增加(最大标准值12.8)(箭)。

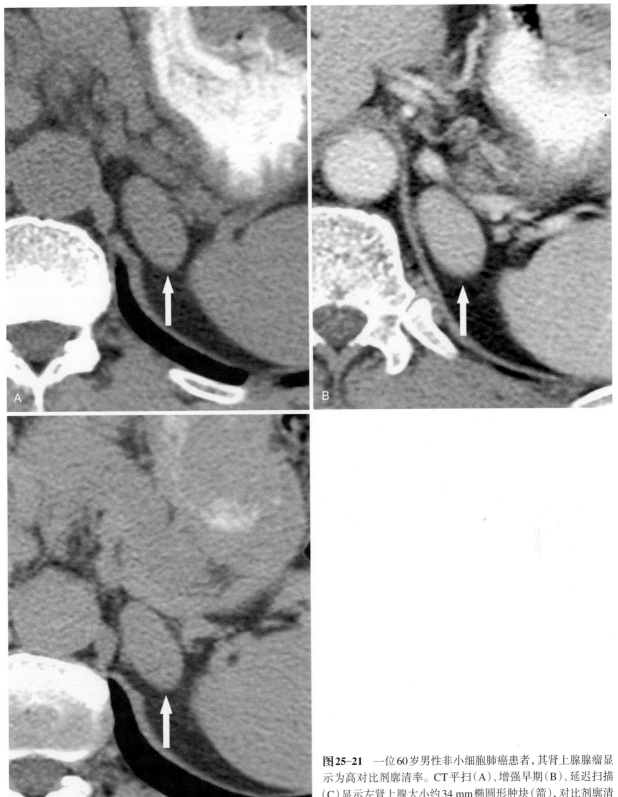

图25-21 一位60岁男性非小细胞肺癌患者,其肾上腺腺瘤显示为高对比剂廓清率。CT平扫(A)、增强早期(B)、延迟扫描(C)显示左肾上腺大小约34 mm椭圆形肿块(箭),对比剂廓清率为68%,提示肾上腺腺瘤。

的相对廓清率大于50%时多考虑为良性(图25-21)。对比剂相对廓清率以下公式计算: $=100[(EA-DA)/EA]$,其中EA是增强扫描动脉期的CT值(HU),DA为增强扫描延迟期的CT值(在注射对比剂后10分钟)。在101个病灶中,这项技术可以正确分辨出98%(99/101)病变的良恶性。在肾上腺病变中,计算CT动态增强扫描和延迟扫描的相对廓清率对病灶有较高的特异性诊断价值,这减少甚至避免之后的影像随访任务及病理检查。

几个研究小组就MRI检查对肾上腺转移瘤诊断和鉴别诊断的准确性进行了评估。初步研究结果表明,在常规的自旋回波序列及快速梯度回波序列中,恶性和良性病变的信号特征多有重叠。更多先进成像技术的应用大大提高了MRI区分转移瘤与腺瘤的能力,如脂肪饱和、化学位移和动态增强磁共振成像。

MR自旋回波脂肪抑制成像中,肾上腺腺瘤有特征性的高信号边缘。在一项48例患者的研究中,92%(26/28)的腺瘤可看到高信号边缘,而只有5%(1/20)的转移瘤可见此征象。研究人员对一组114位患者的134个肾上腺肿块的MRI表现和组织学结果进行对照后发现:化学位移和动态增强MRI在鉴别肾上腺良恶性肿瘤的敏感性为91%,特异性为94%。

MRI化学移位中,通过对比肾和脾脏实质的信号强度,可以对信号下降比进行计算。所有的恶性结节信号强度降低小于20%,即使它们在CT检查中呈高密度(大于10 HU)(图25-22)。

初步研究表明,FDG-PET可显示肾上腺肿块的代谢从而鉴别肾上腺良性病变和转移瘤。一项研究表明,FDG-PET对CT或MRI所检测到的50例肾上腺病变具有良好的诊断能力,敏感性为100%,特异性为94%,准确度为96%。因为FDG-PET具有评价原发病灶和转移病灶的优势,可以作为针对肾上腺疾病的一项经济又有效并具有特征性的检测方法,特别是恶性肿瘤患者。PET/CT技术可直接进行功能性PET和CT扫描一次成像。整合 ^{18}F-FDG PET/CT的检测结果不是简单地将PET和CT的检查结果总计在一起;而是两者高水平协同作用的结果。FDG-PET/CT提高了 ^{18}F-FDG PET鉴别肿瘤患者肾上腺肿瘤良恶性的性能(图25-23)。对150例患者的175个肾上腺肿块进行了研究,PET对于标准摄取减少3.1的敏感性、特异性和准确性分别为:99%(67/68)、92%(98/107)和94%(165/175)。PET/CT的敏感性、特异性和准确性分别为100%(68/68)、98%(105/107)和99%(173/175)。PET/CT的特异性较高($P<0.01$)。

医生须知

- CT作为肺癌分期的常规检查
- MRI对于心包、心腔及纵隔血管的显示由于CT,并且MRI不需要静脉注射对比剂就可以清晰成像,同时MRI对上沟癌的评估也优于CT
- PET,尤其是PET-CT,已被证明在确定原发肿瘤的T分期和评估胸壁浸润中比CT更有价值
- CT检测纵隔淋巴结转移的敏感性约为60%,特异性约为77%
- PET检测纵隔淋巴结转移的敏感性约为80%,特异性约为90%
- PET-CT增加了恶性淋巴结检出的敏感性和特异性
- 用于检测胸腔外转移的最常用方法是CT(显示肾上腺转移和肝脏转移)、MRI(检查脑及肾上腺转移)、放射性核素扫描(确定骨骼转移)
- 全身PET优于其他影像检出,不仅是在显示肾上腺转移,同时可以显示CT、MRI或骨扫描成像未检出的病变

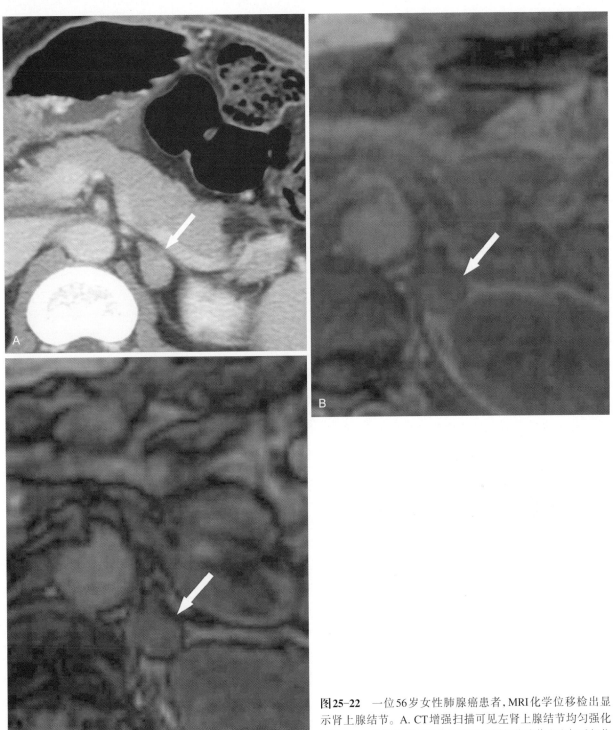

图 25-22 一位 56 岁女性肺腺癌患者，MRI 化学位移检出显示肾上腺结节。A. CT 增强扫描可见左肾上腺结节均匀强化（箭）。MR 化学位移成像显示病灶在同相位成像（B）与反相位成像（C）上信号强度无变化（箭）。

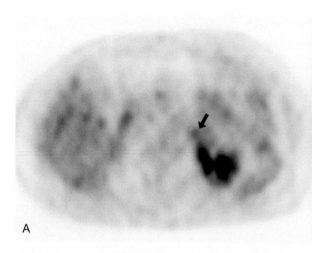
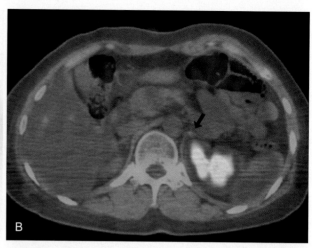

图25-23 一位33岁女性患有右肺下叶腺癌伴有肾上腺转移,PET-CT可显示肾上腺病灶,而PET检查呈假阴性。A. PET检查示左肾上腺区FDG摄取增加(箭),最大标准摄取值为3.5。因认为此处为左肾所在区域,而被认为是正常摄取。B. PET-CT扫描,可清楚显示该FDG摄取增高区位于左肾上腺(箭),而得出阳性诊断(FDG摄取强度等同于肝脏)。

要点

- 非小细胞肺癌分期基于TNM分类,其中T是指原发肿瘤,N是指区域淋巴结,M是指是否存在远处转移

- 小细胞癌患者分为两大类:局灶性的病变,定义为肿瘤局限在相对放射视野内;广泛的病变,其中癌已超出规定的范围

- 以下情况原发性肺癌不能被切除(T4):肿瘤侵入心脏,大血管或椎体广泛转移;肿瘤合并恶性胸腔积液或合并无胸腔积液的胸膜转移

- 最可靠和实用的CT淋巴结大小测量方法为短轴直径测量。纵隔淋巴结短轴直径大于10 mm时考虑异常

- 在评估纵隔淋巴结转移时PET是优于CT

- 全身PET已成评估远端转移首选的影像学检查方法

- 初步研究表明,对于肿瘤转移的评估,全身MRI可与全身PET相媲美

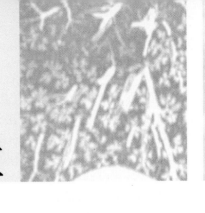

第**26**章

类癌、肺微小瘤和肺神经内分泌细胞增生

Nestor L. Müller and C. Isabela S. Silva

典型和不典型类癌 ----

一、病因学,发病率及流行病学

支气管类癌是神经内分泌肿瘤,其免疫组织化学特征类似于正常气管支气管上皮中的神经内分泌细胞(嗜银细胞)。支气管类癌少见,仅占所有肺肿瘤的1%~2%。支气管类癌包括低度恶性的典型类癌(80%~90%)和更具侵袭性的非典型类癌(10%~20%)。典型类癌是儿童和青少年最常见的原发性肺肿瘤,成人好发于女性。平均发病年龄49岁。非典型类癌在男性多见,平均发病年龄59岁。

多数类癌的病因和发病机制不清。尽管约90%非典型类癌的发生与吸烟史有关,但仍未发现典型类癌与吸烟间存在相关性。

二、临床表现

大多数中央型类癌可引起咳嗽、咯血等常见症状,这提示其起源于支气管。有些患者出现哮喘样症状。周围型类癌通常无症状。

尽管病理检查常存在神经内分泌物质,但副肿瘤综合征的临床表现不常见。库欣综合征是临床最常见的副肿瘤综合征表现,见于约2%的支气管类癌患者。尽管命名为神经内分泌肿瘤,但类癌症状罕见。另一个与支气管类癌相关的罕见副肿瘤综合征是肢端肥大症。

三、病理生理学

典型类癌常压迫而不是侵袭邻近正常组织。单个肿瘤细胞的细胞质数量适中。细胞核有轻度多形性,并见小细胞核;有丝分裂象少见或缺乏(每10个高倍镜视野<2个有丝分裂象),并且无坏死。HE染色通常可做出诊断,然而通过神经分泌颗粒抗体(嗜铬粒蛋白、突触素)的免疫组织化学检查可进一步明确诊断。

典型类癌手术标本的组织学诊断相对容易。然而,支气管镜或经胸针吸活检小标本的病理组织检查很难与小细胞癌相鉴别。

非典型类癌的组织结构与典型类癌相似,但组织学和细胞学特征提示其具有侵袭性。根据世界卫生组织(World Health Organization, WHO)分类方法,其组织学特征包括坏死或2~10个有丝分裂象/10个高倍视野。类似于典型类癌,非典型类癌的神经内分泌标记物(嗜铬粒蛋白、突触素)免疫组化染色呈阳性。

四、影像学表现

(一)胸片 典型和非典型支气管类癌影像学表现相似。大多数类癌发生于主支气管、叶支气管或肺段支气管,呈现为圆形或卵圆形、边缘锐利(图26-1)。病灶通常阻塞气道导致远侧肺不张和阻塞性肺炎(图26-2)。局限性肺不张和肺炎可周期性加重和缓解,可能与气道阻塞的间歇性缓解有关。肿瘤远侧的反复感染可导致支气管扩张和肺脓肿。偶尔,气道黏液潴留引起黏液嵌塞,而不伴有支气管扩张。当肿瘤部分性阻塞支气管时,受累肺组织通气量的降低导致低氧性血管收缩,以及吸气相肺容积缩小、呼气相空气滞留(图26-1)。

　　周围型类癌胸片表现为孤立性结节(图26-3)。病灶通常密度均匀,边界清楚,圆形或卵圆形,浅分叶。大多数典型类癌直径约1~3 cm。

　　非典型类癌通常比典型类癌体积大,有时呈巨大肿块(图26-4)。常伴有肺门和纵隔淋巴结肿大。

　　(二)CT　CT表现为支气管腔内病变,伴或不

伴有远侧阻塞性肺炎、肺不张,或表现为周围型结节(图26-5)。呼气相CT扫描,部分性支气管阻塞可见肺实质密度减低、血管影变细及空气滞留(图26-6)。肿瘤常表现为球形或卵圆形结节或肿块,边缘光整,

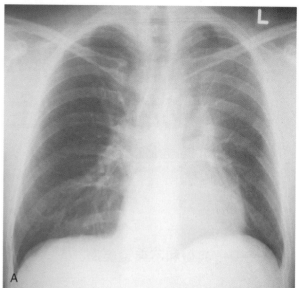

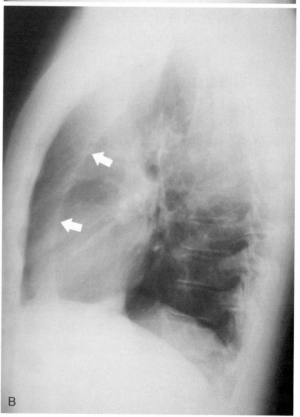

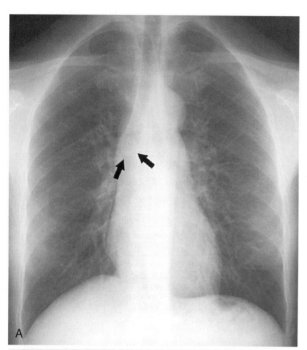

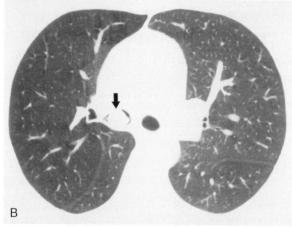

图26-1　中央型类癌。女性,48岁,支气管镜诊断类癌、手术病理证实。A.后前位胸片显示右侧主支气管肿瘤(箭),右肺体积略小于左肺,血管纹理变细。B.CT扫描见右主支气管腔内肿瘤(箭);与左肺相比,右肺血管变细、肺实质密度减低,发生原因为肺血管反应性收缩。

图26-2　中央型类癌并左肺上叶阻塞性不张。男性,43岁,支气管类癌并左肺上叶支气管完全阻塞。A.后前位胸片示左半胸密度略增高,伴左肺门上移、左膈顶升高,符合左肺上叶不张表现。B.侧位胸片示左侧斜裂向前移位(箭)、左肺下叶代偿性气肿。

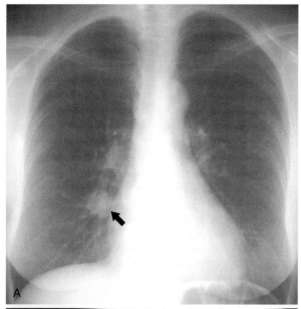

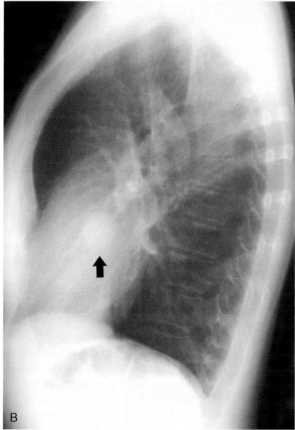

图26-3 周围型典型类癌。女性,59岁,典型类癌患者。后前位胸片(A)和侧位胸片(B)显示右肺中叶直径约2.5 cm,边缘光滑的结节(箭)。

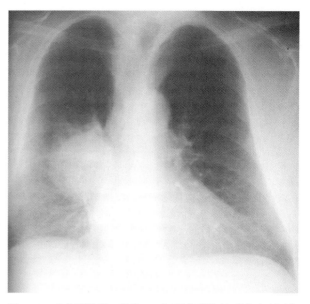

图26-4 非典型类癌。男性,64岁,不典型类癌,手术病理证实右肺门淋巴结转移。胸片显示右肺下叶直径约6 cm的肿块。

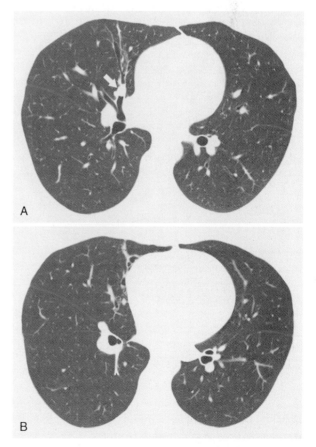

图26-5 支气管类癌伴远侧肺不张。女性,36岁,典型类癌并肺不张、复发性感染。A. HRCT显示右肺中叶内侧段支气管腔内肿瘤。B. HRCT扫描于下一层面显示肿瘤远侧支气管扩张。

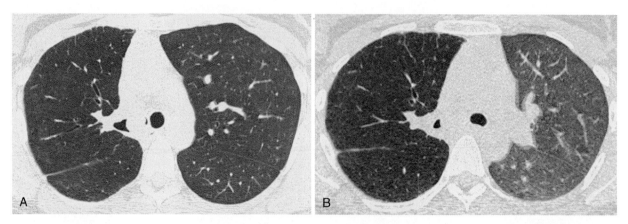

图26-6 支气管内类癌。女性,31岁,典型类癌,气短、胸闷反复发作,临床诊断哮喘。A. 吸气相HRCT显示右侧主支气管腔内肿瘤。右肺体积缩小,左肺弥漫性透过度增高、血管影增粗。B. 呼气相CT扫描显示空气滞留。

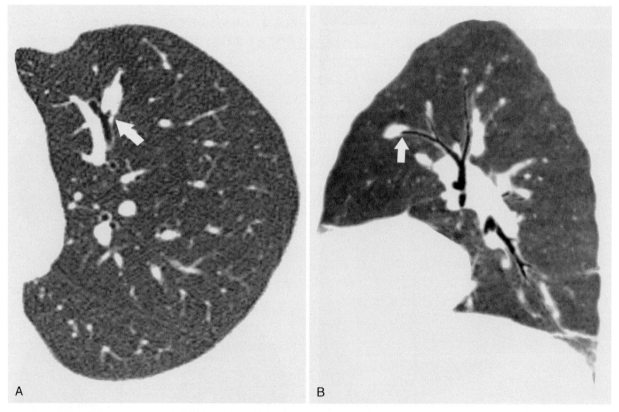

图26-7 类癌伴库欣综合征。A. MSCT高分辨扫描显示左肺上叶小肿瘤,病灶与亚段支气管关系密切。B. 矢状位MIP图像清晰显示支气管解剖及其与肿瘤的关系(箭头)。

浅分叶。结节可完全或部分位于管腔内。部分病例中,病灶的管腔内部分占肿瘤体积的一小部分,被称为"冰山一角"。螺旋CT薄层(≤1 mm)扫描能更好地评价类癌与支气管的关系(图26-7)。CT增强检查有助于区分肿瘤和远侧的肺不张(图26-8)。CT轴位图像能很好显示病变特征,而冠状位、矢状位图像对病灶的显示有辅助作用(图26-7)。CT支气管

造影对诊断帮助不大。

胸片对钙化或骨化的显示率<5%,而CT扫描显示率达30%(图26-9)。钙化在中央型类癌较周围型常见。钙化形式多样,大小不一;边缘光滑或不规则,钙化可为中央型、偏心型或周边型。偶尔,类癌可以弥漫性钙化,而误认为支气管结石。

类癌有丰富的血管基质,静脉注射对比剂后呈明

显均匀性强化。CT强化特征并不能可靠地区别类癌和肺癌。然而，非典型类癌倾向于不均匀性强化。

纵隔或肺门淋巴结肿大代表淋巴结转移或由于病灶远侧反复感染或慢性感染所致的淋巴结增生。淋巴结转移见于5%的典型类癌和50%的非典型类癌。

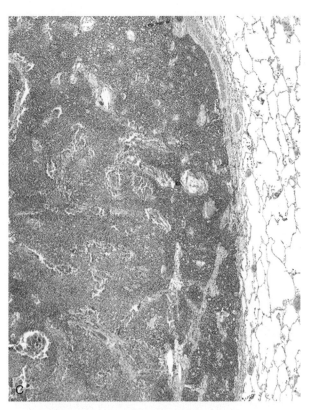

图26-7（续） C. 手术标本显示典型类癌的特征：肿瘤细胞胞质中等，细胞核及核仁小，有丝分裂象少；神经内分泌标记物（突触素和嗜铬粒蛋白）染色阳性；促肾上腺皮质激素抗体染色强阳性，该激素与患者内分泌综合征有关。

（三）磁共振成像 类癌在T1WI SE序列图像上的信号强度与肌肉类似，T2WI SE序列图像和短T1反转恢复序列图像呈中等高信号。超快速对比增强扫描各期，类癌呈明显强化。

（四）闪烁显像和正电子发射断层扫描 类癌细胞具有对生长抑素神经调节肽高度亲和力的膜受体。使用放射性核素标记的生长抑素类似物（^{123}I-奥曲肽）的闪烁显像可区分原发肿瘤和转移瘤，也可用于肿瘤分期和随访。研究表明闪烁成像在评价肿瘤方面优于氟脱氧葡萄糖正电子发射断层成像（FDG-PET）。

FDG-PET成像时，类癌的代谢活性无增强，因而不能将其与良性病变鉴别开来（图26-10）。部分侵袭性类癌和非典型类癌患者FDG摄取增高。

（五）影像检查选择 对于怀疑或证实为类癌的患者，CT扫描几乎作为常规检查方法。在支气管内阻塞性病变的评价方面，CT增强薄层扫描具有重要价值。MRI是年轻患者及造影剂过敏患者首选的成像手段。CT和MRI有助于评价肿瘤是否存在局部侵犯及侵犯程度，尤其是活检标本组织学检查提示病灶具有非典型类癌特征时。因支气管类癌为富血管性，静脉注射对比剂后呈显著强化。生长抑素受体闪烁显像（^{123}I-奥曲肽）有助于评价是否存在淋巴结侵犯和远处转移。

五、鉴别诊断

支气管类癌的鉴别诊断包括支气管源性恶性肿瘤和良性病变，如乳头状瘤。影像学很难做出鉴别，

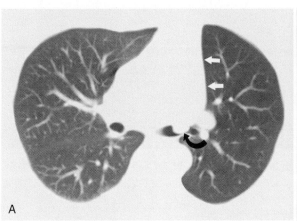
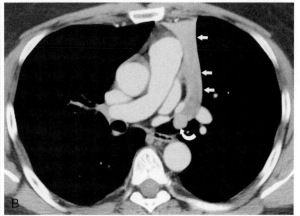

图26-8 支气管内类癌并左肺上叶阻塞性不张。A. CT扫描显示肿瘤（弯箭）阻塞左肺上叶支气管，并发左肺上叶完全性肺不张（直箭）。左侧斜裂向前、向内移位（直箭），左肺下叶代偿性肺气肿。左肺体积缩小，密度减低。B. 增强CT扫描显示肿瘤强化（弯箭）及远侧肺不张（直箭）。

确诊有赖于支气管镜活检。支气管镜下支气管类癌呈光滑的、樱桃红色的息肉状支气管内结节。尽管典型类癌呈富血管性，但大多研究者并未遇到支气管镜活检后大出血问题。周围型类癌可通过经胸针吸活检或活组织检查来诊断。细胞病理学家需要注意不要将典型或非典型类癌患者的经支气管镜或经胸针吸活检所获得的标本误诊为小细胞癌。破碎的支气管活检小标本存在较高的过度诊断风险。

六、治疗方案概要

支气管类癌唯一有效的治疗方式是完整切除肿瘤。典型类癌可选择保守手术。根据肿瘤的部位和范围，可选择支气管切开病理切除术、袖状切除术、肺段切除术、肺叶切除术，偶尔全肺切除术。临床工作中，支气管类癌最常用的治疗方式是肺叶切除术。非典型类癌需要使用更加激进的手术方式，手术标准与分化良好的原发性肺癌相同。约50%的非典型类癌患者可见淋巴结转移。非典型类癌的推荐治疗方式是至少切除原发肿瘤所在的肺叶以及区域和纵隔淋巴结清扫。辅助化疗建议用于Ⅲ期或远处转移患者。

典型类癌的预后较好，5年生存率达90%以上。非典型类癌预后明显降低，约50%的患者在初期评估时已发生淋巴结转移，5年生存率约为70%。非典型类癌诊断时的分期明显影响其预后，N0、N1、N2期的5年生存率分别100%、80%和20%。

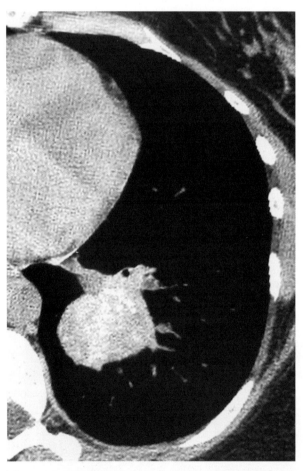

图26-9 钙化性类癌。女性，41岁，非典型类癌。HRCT扫描显示左肺下叶直径约4cm的肿块，病灶内见多发小钙化影。

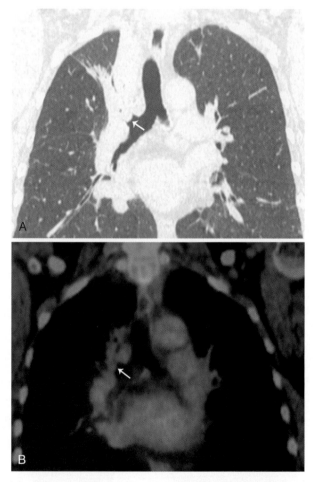

图26-10 典型类癌：PET-CT表现。病理证实典型类癌。A. CT扫描冠状位重建显示支气管内肿瘤（箭）并右肺上叶部分性肺不张和阻塞性肺炎。B. 相同层面PET-CT图像显示肿瘤无FDG摄取（箭）。

要点：类癌

- 类癌占肺肿瘤的 1%~2%
- 类癌分为两型：典型类癌（80%~90%）和非典型类癌（10%~20%）
- 女性略多见
- 平均发病年龄 40~60 岁（从青少年到老年）
- 常见症状为咳嗽、咯血
- 副肿瘤综合征包括库欣综合征，肢端肥大症及罕见的类癌综合征
- 影像学表现如下：
  - 80%~85%的类癌发生于主支气管、叶支气管和段支气管
  - 肿瘤远端肺不张或阻塞性肺炎
  - CT 表现为支气管腔内结节或肿块
  - 30% 病例 CT 扫描见钙化
  - 静脉注射对比剂后明显强化
  - 生长抑素受体显像阳性
  - FDG-PET 成像常无 FDG 摄取

肺微小瘤和肺神经内分泌细胞增生

一、病因学，发病率及流行病学

肺微小瘤是指发生于气道神经内分泌细胞突破上皮细胞浸润邻近管壁或肺实质的微小、结节状增生。肺微小瘤直径界定为 5 mm 或更小，如果病灶直径大于 5 mm，则称其为类癌。神经内分泌细胞增生是指支气管上皮内神经内分泌细胞的单纯性增生。这两种病变常与肺部疾病并存，其中支气管扩张（肺微小瘤）和类癌（神经内分泌细胞增生）最常见。弥漫特发性肺神经内分泌细胞增生较少见，其特征是神经内分泌细胞广泛性增生，表现为簇状或沿基底膜线样排列。

二、临床表现

大多数肺神经内分泌细胞增生患者无临床症状。然而，部分弥漫性气道神经内分泌细胞增生和多发性肺微小瘤患者可出现闭塞性细支气管炎和进行性气道阻塞的相关症状。这些患者中，闭塞性细支气管炎被认为是神经内分泌细胞增生和细支气管周围纤维化联合作用导致腔内阻塞的结果。细支气管周围纤维化可能继发于神经内分泌细胞释放的产物而形成的。少数情况下，肺微小瘤可导致库欣综合征。

三、病理生理学

肺微小瘤的大小可从微小病灶到边界清楚的数毫米结节不等。绝大多病灶紧邻细支气管，但亦可生于支气管壁或胸膜下肺组织。病灶常多发。肺微小瘤常被偶然的组织病理学发现，多见于支气管肺癌或类癌邻近的肺组织，亦可见于支气管扩张或其他慢性炎性瘢痕组织。

大多数肺微小瘤具有良性病变的生物学行为。极少数患者伴有区域性淋巴结转移，推测其可能为真正的微小类癌，随访中也无证据表明会发展为其他疾病。当肺微小瘤与类癌并存时，其预后取决于类癌的生物学行为，而不取决于肺微小瘤或神经内分泌增生的程度。唯一例外是极个别患者可发展为闭塞性细支气管炎。闭塞性细支气管炎曾在肺微小瘤患者和弥漫性特发性肺神经内分泌增生患者中被描述（图26-11），部分可见于类癌患者。发生于这些患者的闭塞性细支气管炎，其病理特征是微小瘤或神经内分泌增生区域内或区域外受累气道的黏膜下纤维化。

一项研究中，25 例周围型类癌患者行肺切除，术后病理发现了神经内分泌细胞增生及其相关闭塞性细支气管炎的证据。回顾性分析患者资料后发现，CT（n=11）显示多发肿瘤、肺功能数据（n=16）显示气道阻塞。19 例（76%）患者除了明确类癌外，还存在神经内分泌细胞增生。8 例（32%）患者有闭塞性细支气管炎，并伴有局灶性神经内分泌增生；其中 2 例患者存在无症状性气流受阻，而气流受阻与吸烟或其他肺部疾病无关。作者得出结论：多中心神经内分泌细胞增生在周围型类癌患者中常见；细支气管纤维化在周围型类癌患者中的发生率高，但通常无症状。

四、影像学表现

（一）胸片 因肺微小瘤病灶小，胸片很难显示。神经内分泌细胞增生和微小类癌伴闭塞性细支气管炎患者，胸片可以正常或表现为肺体积增大和肺周围血管纹理减少。

（二）CT 肺微小类癌通常太小而 CT 扫描难以发现。然而，曾报道几个病例，众多微小瘤体积增大，可呈现为微小结节。33 例已确诊微小瘤患者资料的回顾性分析显示，在 31 例患者手术标本相对应的区域，CT 扫描图像见单个或多个结节影。剩余 2 例患者，CT 未能显示任何肺结节。约 90% 的患者，肺微小瘤见于肺癌、类癌或转移瘤切除标本的

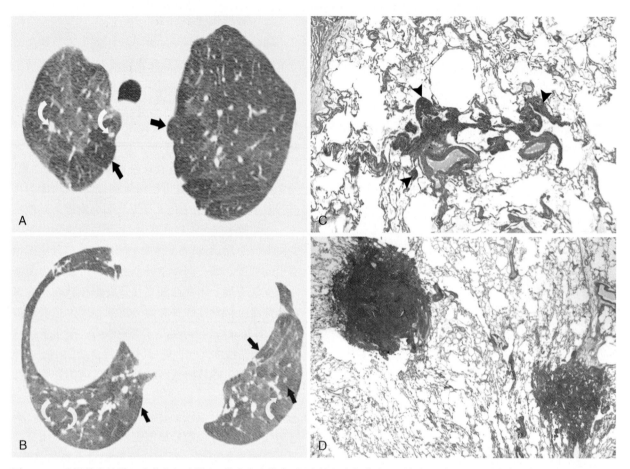

图26-11 弥漫特发性神经内分泌细胞增生,微小瘤和类癌,闭塞性细支气管炎。呼气相肺尖(A)和肺底部(B)HRCT扫描显示区域性空气滞留(直箭)和双肺多发直径2~8 mm、边界清楚的软组织密度结节(弯箭)。C. 肺活检标本显示支气管血管鞘内局灶性神经内分泌细胞增生(箭头)。D. 另一区域组织标本显示肺微小类癌。女性,72岁,弥漫特发性神经内分泌细胞增生,多发肺微小瘤、类癌及闭塞性细支气管炎。(*C and D* 鸣谢 *Dr. John English, Department of Pathology, Vancouver General Hospital, Vancouver, Canada.*)

邻近肺组织。这些病例中,80%为女性。约75%的患者见单发结节,25%见多发边界清楚的微小圆形或椭圆形肺结节(不同于明显的结节或肿块),直径1~8 mm。

　　神经内分泌细胞增生,并伴有气道阻塞的临床或功能表现的患者,主要的CT表现是闭塞性细支气管炎征象(图26-11)。吸气相CT显示区域性肺密度增高和血管影增多(马赛克灌注模式),呼气相CT扫描见空气滞留。大部分病例见微小类癌相关的肺小结节(图26-11)。大部分患者为女性,年龄45~65岁。

五、鉴别诊断

　　CT扫描检出单个或多个肺结节时,通常较难诊断。孤立性或多发性肺小结节的鉴别诊断范围较广,包括感染,炎症及肿瘤。中年女性患者,影像检查见多发肺小结节、马赛克灌注(吸气相)、空气滞留(呼气相),临床上出现气道阻塞症状和体征,应高度怀疑弥漫性特发性神经内分泌细胞增生、多发肺微小瘤和类癌相关闭塞性细支气管炎的诊断。

六、治疗方案概要

　　大多数病例,肺微小瘤是在肺癌或肺类癌切除标本病理检查中偶然发现的。由于体积较小,大多数CT检出的肺微小瘤常不需要手术切除。然而,许多病灶,特别是直径接近5 mm或多发病灶,需要CT随访。肺微小瘤远比肺类癌常见,并且大多病变不会进展超越肺微小瘤期。然而,大多肺微小瘤的长期自然特性仍然不清。

医生须知

- 类癌占肺肿瘤的 1%~2%
- 80%~90% 病例是低度恶性典型类癌，10%~20% 为更具侵袭性的非典型类癌
- 典型类癌是儿童和青少年最常见的原发肺肿瘤
- 大多典型类癌起源于中央主支气管、叶支气管和段支气管
- 胸片表现为支气管内病变，伴或不伴有远侧肺不张或孤立肺结节。因为类癌为富血管性肿瘤，CT 或 MRI 增强扫描呈明显强化
- 典型类癌 FDG-PET 扫描通常不表现代谢活性增高，且不能与良性病变鉴别
- 肺微小瘤指气道神经内分泌细胞微小（≤ 5 mm）结节样增生，而神经内分泌细胞增生指神经内分泌细胞单纯性上皮内增生
- 有时，气道神经内分泌细胞弥漫性增生和多发肺微小瘤可伴有闭塞性细支气管炎和进行性气道阻塞

要点：肺微小瘤和肺神经内分泌增生

- 肺微小瘤是指气道神经内分泌细胞结节状增生，并扩展到邻近支气管壁或肺实质。根据定义，其直径 ≤ 5 mm；如果直径 >5 mm，称之为肺类癌
- 神经内分泌细胞增生是指细胞单纯性上皮内增生
- 肺微小瘤常在无症状患者的组织学检查中偶然发现
- CT 扫描肺微小瘤表现为边缘光滑的、微小软组织密度结节
- 肺微小瘤可单发或多发
- 肺微小瘤偶尔导致闭塞性细支气管炎
- 症状性闭塞性细支气管炎更多见于女性
- 胸片可表现为肺体积增大
- HRCT 显示马赛克灌注（吸气相）、空气捕捉（呼气相）

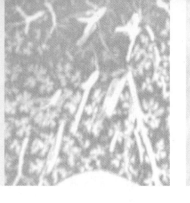

第27章

气管支气管腺体肿瘤

Nestor L. Müller and C. Isabela S. Silva

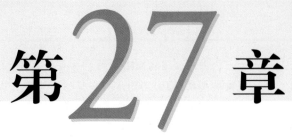

气管支气管黏液腺肿瘤少见，占所有气管支气管肿瘤的不到0.3%。其两种主要类型为，腺样囊性癌和黏液表皮样癌。腺泡细胞癌、多形性腺瘤、大嗜酸粒细胞瘤和黏液腺瘤少见。这些肿瘤中的大多数起源于气管和近端支气管。

腺样囊性癌

一、病因学，发病率及流行病学

腺样囊性癌是最常见的气管腺体肿瘤，占所有病例的75%~80%。其常起源于气管或主支气管，偶起源于更远端的支气管或周围肺野。诊断时的平均年龄为45~50岁。吸烟史似乎不是其病因。

鳞状细胞癌和气管囊性癌占气管原发肿瘤的大多数。气管肿瘤少见。安德森医学癌症中心（the M.D. Anderson Cancer Center）回顾性分析了1945—2005年之间的原发支气管恶性肿瘤，作者发现74例为气管原发肿瘤。其中34例（46%）是鳞状细胞癌，19例（26%）腺样囊性癌，21例（28%）是其他组织学类型。

二、临床表现

最常见的临床表现是咳嗽、声音嘶哑、咯血、呼吸困难、喘鸣和反复发作的肺炎。呼吸困难和喘鸣常常导致误诊为哮喘。

三、病理学表现

腺样囊性癌是由均一的筛状排列的细胞巢组成低度恶性的肿瘤。有丝分裂活动和坏死少见。肿瘤

常常向气道腔内生长，形成表面光滑、息肉状肿块；有时，病灶向周围生长和环形生长。肿瘤向黏膜下延伸常见，有时可与原发肿瘤间隔较远。

四、影像学表现

（一）胸片 后前位和侧位胸片通常为正常。最常见的表现是分叶状、息肉状肿块，侵犯气管腔。病变向周围生长在图像上可类似气管狭窄表现。腺样囊性癌较少形成孤立性结节。

（二）CT 与胸片相比，CT可很好地发现肿瘤并有助于评价病灶向腔外扩展和纵隔受侵的状况。最常见的CT表现是分叶状的、息肉状腔内肿块，伴有局部气管壁增厚（图27-1）。有时，腺样囊性癌可导致气管或支气管壁的广泛增厚（图27-2）。腺样囊性癌有黏膜下浸润倾向，CT可能会低估其纵向浸润的范围。薄层（最好≤1 mm）扫描和多平面或三维重建可最佳显示病变状况。

（三）磁共振成像 MRI多平面重建可良好地评价气管腺样囊性癌，它有助于评价肿瘤沿气管的生长范围以及疗效评价。

（四）影像检查选择 对于怀疑气管或支气管病变的患者，胸片常作为首选检查方法。但是，由于胸片在评价气管和主支气管病变的局限性，因此CT常作为此类患者的常规检查方法。多层螺旋CT的薄层扫描（≤1 mm）和多平面重建可良好地评价中央气道肿瘤。

五、鉴别诊断

息肉状气管或支气管内病变的鉴别诊断包括

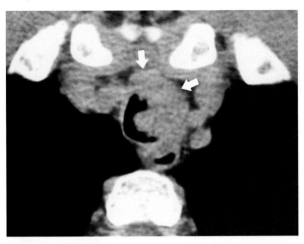

图27-1 气管腺样囊性癌。CT扫描放大图像上可见分叶状、息肉状气管内肿瘤，与气管壁广泛相连，并侵入邻近纵隔（箭）。此患者为36岁男性。

鳞状细胞癌、腺样囊性癌、转移瘤和良性病变，如乳头状瘤。这些肿瘤性病变不能从影像学上加以区分。确定诊断需要支气管镜活检。支气管镜下典型表现为病灶表面光滑，有时可见分叶，部分或完全阻塞气道。

六、治疗方案概要

在单一阶段内，腺样囊性癌通常需要肺段性切除和重建，并辅助术前和术后放疗。对于无法手术切除的患者，姑息治疗方法也有很高成功率，这包括激光切除，外照射和短距离放射治疗。

要点：腺样囊性癌

■ 腺样囊性癌是最常见的气管支气管腺体肿瘤
■ 大多数起源于气管或主支气管
■ 腺样囊性癌的发病率在气管恶性肿瘤中位于第二位（第一位是鳞状细胞癌）
■ 常见的影像学表现：
 • 息肉状腔内肿块
 • 气管壁环形增厚
 • 多层螺旋CT薄层扫描和多平面重建为最佳评价腺样囊性癌的方法

黏液表皮癌

一、病因学，发病率及流行病学

黏液表皮癌是第二常见的气管支气管腺体肿瘤，

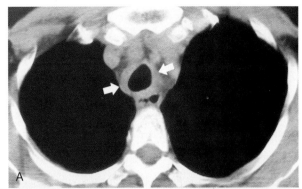
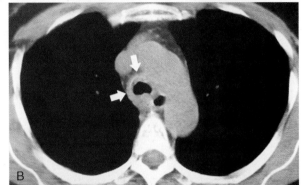
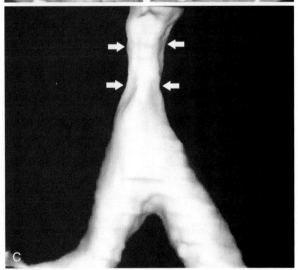

图27-2 气管腺样囊性癌。大血管层面（A）和主动脉弓层面（B）CT扫描示气管壁广泛增厚（箭）。C.冠状位容积重建可见气管狭窄的范围（箭）。此患者为54岁女性，腺样囊性癌。

但是仅占肺癌的不到0.2%。患者年龄从3个月到78岁不等，但是几乎一半患者年龄小于30岁。

二、临床表现

生长在气道壁和管腔内的肿瘤的主要临床表现有咳嗽、咯血、反复发作的肺炎和呼吸困难。

三、病理学表现

黏液表皮癌由同时具有腺体（典型可产生黏液）

和表皮特点的细胞组成。它们常位于段支气管,很少出现在叶支气管、主气管或气管。大部分病灶在气道腔内生长,而形成息肉状肿块,表面上皮完整,有时溃烂。气道腔内病灶有时向周围扩展生长。黏液表皮癌可分为低级黏液表皮癌(多形性小细胞核,有丝分裂少见)和高级黏液表皮癌(细胞核多形性,每高倍视野下可见4~10个有丝分裂,可见细胞坏死)。低级黏液表皮癌常局限于支气管壁内,相反,高级黏液表皮样癌常常向支气管周围间质或邻近肺实质侵犯。

四、影像学表现

(一)胸片 胸片表现与肿瘤的位置和大小有关,可表现为孤立结节或肿块,肺叶或肺段的实变或不张,也可表现为一个中央型肿块伴有阻塞性肺炎或肺不张(图27-3)。

(二)CT 黏液表皮癌在CT上表现为光滑的卵圆形或分叶状软组织结节或肿块,直径1 cm至数厘米。50%病例在CT图像上可见到明显点状钙化。在增强扫描注射对比剂后,病灶呈均匀轻度强化(见图

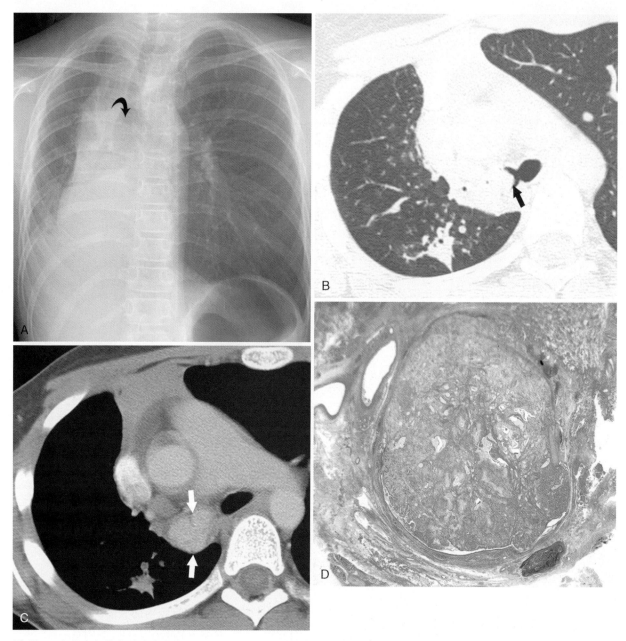

图27-3 右主支气管内黏液表皮癌。A. 胸片示右主支气管内边界不清软组织肿块(箭),右肺体积明显减小,纵隔向同侧移位,右膈抬高。B. CT扫描示气管内肿块(箭),几乎完全阻塞右主支气管,右肺体积减小。C. CT扫描软组织窗示管腔内大肿瘤(箭)。D. 低倍镜下术后标本示支气管内黏液表皮癌。(鸣谢: *Dr. Joungho Han, Department of Pathology, Samsung Medical Center, Sungkyunkwan University School of Medicine, Seoul, Korea.*)

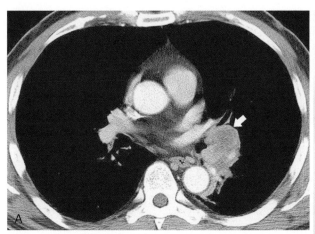

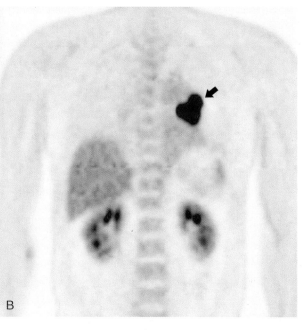

图27-4 舌叶支气管内黏液表皮癌。A. CT扫描示舌叶支气管内大肿瘤（箭），向邻近肺门和肺组织生长。左肺体积减小。B. PET示FDG明显摄取（箭）。此患者为48岁男性，黏液表皮癌。（鸣谢：*Dr. Joungho Han, Department of Pathology, Samsung Medical Center, Sungkyunkwan University School of Medicine, Seoul, Korea.*）

27-3）。但在氟脱氧葡萄糖正电子发射型计算机断层扫描（FDG-PET）时，黏液表皮样癌表现为明显摄取（图27-4）。叶支气管或段支气管内的卵圆形或结节状肿瘤的长径特征性的与相应气道平行。相关的CT表现有远端支气管扩张伴有黏液嵌塞，阻塞性肺炎，肺不张和空气捕捉。

偶尔，在胸片和CT上可见黏液表皮样癌仅生长在气管，而不累及支气管，表现为息肉状结节（图27-5）。与胸片相比，CT可更好的评价管腔内肿瘤及其对气管或支气管壁、纵隔的侵犯。肺门或纵隔淋巴结肿大少见。

（三）影像检查选择 对怀疑或试图证实黏液表皮样癌患者推荐采用多层螺旋CT的薄层扫描（≤1 mm）。增强扫描有助于评价腔外侵犯的状况。

五、鉴别诊断

当黏液表皮癌表现为孤立结节时，其鉴别诊断疾病较多。当表现为气管内或支气管内病变时，其鉴别诊断包括鳞状细胞癌、腺样体囊性癌、转移瘤和良性病变，如乳头状瘤。这些肿瘤性病变不能从影像学上加以区分。确诊黏液表皮癌需要活组织检查或手术切除。

六、治疗方案概要

治疗方法通常由肺叶切除构成，这包括针对起源于气管、支气管内肿瘤的切除及吻合的袖状切除术。低度恶性黏液表皮样癌患者术后5年生存率约为80%，高度恶性黏液表皮样癌患者术后5年生存率约为30%。推荐黏液表皮样癌患者实施根治性手术切除，并进行淋巴结清扫。

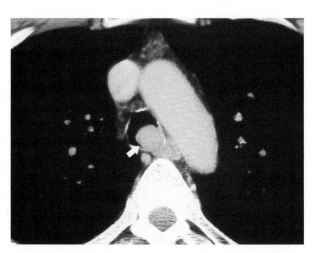

图27-5 气管内黏液表皮癌。主动脉弓水平CT扫描示气管内肿瘤（箭头），后外侧气管壁轻度增厚。此患者为44岁男性，黏液表皮癌。

医生须知

- 气管支气管黏液腺体肿瘤少见。主要有两种类型：腺样囊性癌和黏液表皮癌
- 腺样囊性癌主要起源于气管或主支气管
- 鳞状细胞癌和腺样囊性癌构成了大部分原发气管肿瘤
- 最常见的临床表现是咳嗽、咯血、呼吸困难、喘鸣和反复发作的肺炎，呼吸困难和喘鸣常常误诊为哮喘

- 影像上肿瘤常表现为分叶、息肉状肿块，向气道腔内侵犯
- 肿瘤范围的理想评价方法是CT薄层扫描（最好≤1 mm）和多层重建
- 黏液表皮癌常常位于段支气管
- 临床表现没有特异性
- 影像表现包括孤立结节或肿块或肺叶、肺段实变、不张

要点：黏液表皮癌

- 黏液表皮癌约占肺癌的不到0.2%
- 大多黏液表皮样癌发生于段支气管
- 常见的影像学表现：
  - 1~4 cm结节或肿块

- 远侧阻塞性肺炎、肺不张，也可见气体闭塞
- CT可明确显示病变与支气管关系

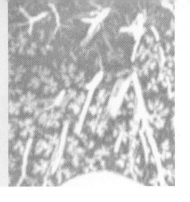

第28章

肺错构瘤

Nestor L. Müller and C. Isabela S. Silva

一、病因学，发病率及流行病学

肺错构瘤是良性肿瘤，可能起源于基于支气管壁间质细胞。肺错构瘤是最常见的良性肺肿瘤，约占原发肺肿瘤的8%。大多数患者年龄大于40岁，也可见于青少年和青年，发病的峰值年龄为70多岁。支气管内肺错构瘤比肺实质内错构瘤少见，约占肺错构瘤的5%。

尽管错构瘤是良性肿瘤，目前认为它与肺癌不断增加的发病率有关。偶尔，肺错构瘤可多发。肺错构瘤可为卡奈综合征（Carney's syndrome）的一部分。卡奈综合征由肺软骨瘤（通常是多发的）、胃上皮样平滑肌肉瘤和功能性肾上腺外副神经节瘤组成。这种少见综合征多发生于35岁以下女性。1999年一项对世界上已发表的文献进行的回顾性研究发现有15例多发的肺软骨错构瘤。其中的2例存在卡奈综合征的其他两个特征——胃平滑肌肉瘤和肾上腺外副神经节瘤。其中3例仅可见为平滑肌肉瘤。所有5例患者均是年轻女性。

二、临床表现

肺错构瘤通常无症状。有时患者可表现为咯血。支气管内错构瘤可导致支气管阻塞，患者可有咳嗽，咯血和反复发作的肺炎症状。

三、病理生理学

大多肺错构瘤表现为肺实质内孤立、边界清楚的浅分叶肿瘤，通常位于外周。多数直径在1~4cm，但有直径为25cm的病例报道。组织切片下，肿瘤由白色小叶状类似软骨的组织构成。组织学上，小叶结构由发育良好或欠佳的软骨组织构成，周围环绕松散的成纤维组织。脂肪组织、平滑肌和黏液性支气管腺体可见。钙化和软骨骨化可见，有时很广泛。

尽管支气管内错构瘤从形态上可与肺实质内错构瘤区分，其更多表现为肉质、息肉状通过窄蒂黏附在支气管壁上的肿瘤。中央部分通常由脂肪组织核心环以扁平的黏液状组织构成。通常看不到软骨组织或仅见少量软骨组织。

四、影像学表现

（一）胸片　肺实质内错构瘤的典型影像表现为边界清楚，边缘光滑的孤立结节，没有特定发病部位（图28-1）。大多肿瘤直径小于4cm。尽管病理上15%肿瘤可见钙化，但是胸片上仅有不到10%病例可见钙化。钙化可呈爆米花样。但是在实际诊断中，爆米花样钙化不常见。定期连续胸片观察，可见病灶缓慢增大。支气管内错构瘤由于阻塞气道，常常表现为远侧肺不张和阻塞性肺炎。

（二）CT　典型CT表现为边界锐利的、边缘光滑的结节。约60%病例可见脂肪密度（图28-1）。脂肪的存在可通过与皮下脂肪比较或通过测定CT值（如果在至少8个体素上测得CT值在−40HU与−120HU之间，可认为存在脂肪组织）来确定。回顾性分析47例的错构瘤CT表现，其中28例（60%）是通过发现脂肪组织或脂肪伴钙化而诊断的（图28-2）。其余病例中，17例无肉眼可见的钙化或脂肪组织（通过其他方式诊断）。2例可见弥漫的钙化。错构瘤也可表现为软组织结节伴单个或多个钙化（图28-3）。多发粗大钙化指"爆米花样钙化"（图28-2）。

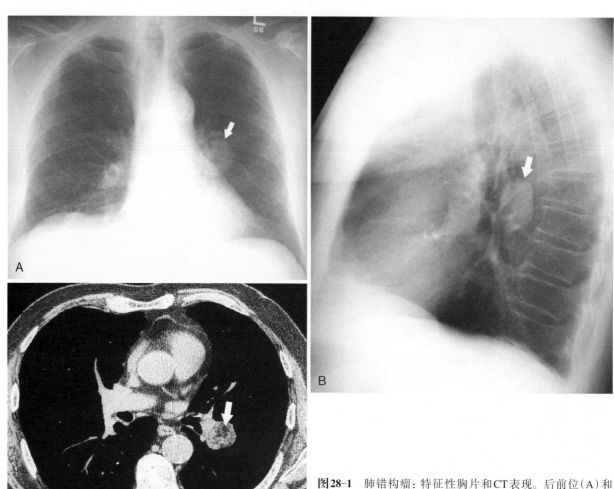

图28-1 肺错构瘤：特征性胸片和CT表现。后前位（A）和侧位（B）胸片示79岁男性患者，左肺下叶可见边界清楚，直径3 cm结节（箭），病灶靠近肺门。C. 高分辨率CT示边缘光滑结节，其内可见脂肪区域（箭）。据CT表现诊断为肺错构瘤。

有时，肺错构瘤可表现为簇集的多发小结节。当肺泡和细支气管被带有肿瘤胚基的错构瘤长入时可有这种表现，这种肿瘤胚基有多种生长方式。

气管和支气管内错构瘤CT上可完全由脂肪组织构成或由脂肪组织、软组织或钙化混合组成，或呈软组织密度伴或不伴有钙化（图28-4，图28-5）。支气管内错构瘤常常伴有阻塞性肺不张或肺炎。

（三）磁共振成像　MRI在诊断错构瘤方面作用有限。回顾性分析6例患者MRI表现，脂肪组织在任何病例中都不明显，钙化区域无信号。在T1加权图像上，错构瘤呈等信号（比肌肉信号高，但比脂肪信号低）。在T2加权图像上，错构瘤呈高信号。在T1加权图像上常可见高信号间隔，而在T2加权图像上可见低信号。钆增强T1加权图像上，间隔呈明显强化，将肿瘤分成轻度强化结节。对比MR图像和病理标本，发现轻度强化区域与中央的软骨组织相当，明显强化区域与长入软骨内的分支状结缔组织相关。

（四）正电子发射型计算机断层扫描　肺错构瘤是缓慢生长的良性肿瘤。在PET（正电子发射型计算机断层扫描）图像上，它们表现为无明显摄取。

（五）影像检查选择　胸片或CT可发现大部分肺错构瘤。大约60%病例，可通过CT图像上边界光滑的结节中见到脂肪做出明确诊断。PET可有助于确定肿瘤的良性特征。当肺错构瘤CT表现缺乏特异性时，周围型错构瘤确诊需要经胸细针穿刺活组织检查，支气管内错构瘤确诊需要支气管镜活组织检查。

五、鉴别诊断

一边缘光滑的肺结节内出现脂肪组织（CT值−40~−120 HU），可确诊为错构瘤。当CT上见不到脂肪组织时，肺错构瘤鉴别诊断包括所有其他孤立性肺结节，尤其是肺癌。

经胸细针吸气相肺错构瘤活检的诊断敏感性低，而且可能误诊为肺癌。在一项研究中，经胸细针吸气

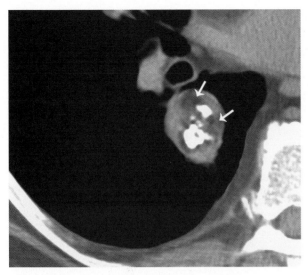

图28-2 肺错构瘤。右肺下叶CT扫描局部放大可见边界光滑的结节,其内可见几个粗大钙化(爆米花样钙化)和脂肪组织(箭)。

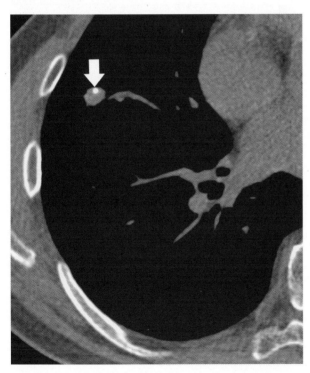

图28-3 伴有局部钙化的肺错构瘤。右肺高分辨率CT扫描局部放大可见边缘光滑的结节,其内可见单个偏心钙化灶(箭)。

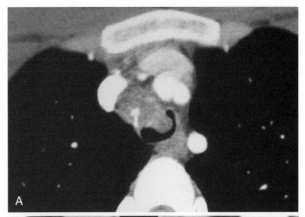

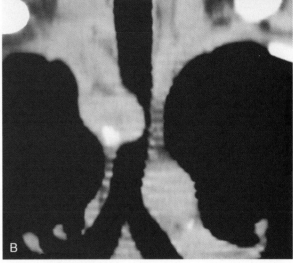

图28-4 伴有局部钙化的气管内错构瘤。A. 大血管层面CT扫描示起源于气管壁的较大软组织肿块,向气管腔内生长,并突入气管周围组织。肿块内可见局部钙化。B. 冠状位重建可显示肿块上下范围,并可见局部钙化。此患者为15岁女孩,气管内错构瘤。

相活检正确诊断为良性病变的特异性为78%。假阳性率为22%,最常见的假阳性诊断为类癌、腺癌和小细胞癌。

　　由于肺错构瘤细针吸气相活检诊断率低,因此多中心的经胸细针穿刺活组织检查被实施。在这项检查中应用三角针获取病变组织。这种检查对恶性和良性肺内结节的敏感性是97%。

　　大多肺错构瘤是单发的。多发肺错构瘤可单独发生,也可作为卡奈综合征的局部表现。卡奈综合征常见于年轻女性,其表现包括为胃平滑肌肉瘤,功能性肾上腺外副神经瘤和肺软骨瘤。建议多发肺错构瘤患者进行进一步检查,除外胃平滑肌肉瘤,功能性肾上腺外副神经瘤。

六、治疗方案概要

　　肺错构瘤是良性肿瘤,大部分患者充分手术切除可治愈。可通过胸腔镜切除外周病变;中央型病变需要开胸摘除术、楔形切除术或偶尔的肺叶切除。

　　支气管内错构瘤常通过支气管镜切除,从而保护肺组织不受损坏。大的病灶需要联合支气管成形术和支气管镜切除术或偶尔的肺叶切除。

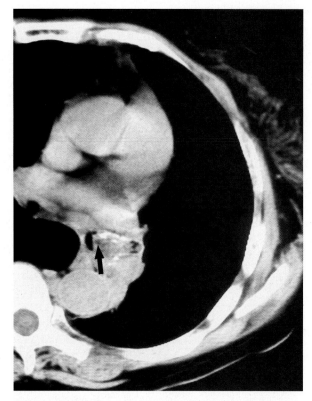

图28-5 气管内错构瘤。左肺CT扫描局部放大示局部可见脂肪密度和钙化的气管内肿瘤（箭）。可见左肺下叶不张，纵隔向同侧移位。此患者为62岁女性。

医生须知

- 大多肺错构瘤患者年龄大于40岁
- 肺错构瘤患者通常无症状。支气管内错构瘤可导致支气管阻塞，可表现为咳嗽、咯血和反复发作的肺炎
- 大多肺错构瘤表现为孤立结节
- 大约60%病例，可通过CT图像上边界光滑的结节中见到脂肪做出明确诊断
- 尽管多发粗大钙化（爆米花样钙化）高度提示肺错构瘤诊断，但是这种征象是不常见的
- 在PET图像上，肺错构瘤表现为无明显摄取

要点：肺错构瘤

- 肺错构瘤是最常见的肺良性肿瘤
- 肺错构瘤约占肺肿瘤的8%
- 中位年龄为50~60岁
- 常见的影像学表现：
  - 直径1~4 cm，边缘光滑或轻度分叶结节
  - 特征性钙化呈爆米花样，但是少见
  - CT上，60%病例可见脂肪密度（CT值-40~-120 HU）
  - 边缘光滑结节内见到脂肪组织可明确诊断

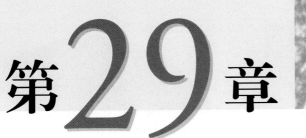
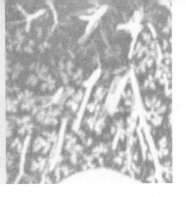

第29章

炎性假瘤

Nestor L. Müller and C. Isabela S. Silva

一、病因学,发病率及流行病学

炎性假瘤亦称为炎性肌成纤维细胞瘤,是一种临床和影像表现与恶性肿瘤相似的类肿瘤样病变,组织学成分包括炎症细胞、肌纤维梭形细胞、浆细胞。假瘤中各种细胞的比例变化较大。浆细胞成分为主的假瘤通常称为浆细胞性肉芽肿,而成纤维细胞和组织细胞比例大致相等的假瘤,称为纤维组织细胞瘤。

大多数情况下,病因不明。然而,部分炎性假瘤可能继发于感染。已发现的与肺炎性假瘤相关的生物体包括各种细菌和支原体。

炎性假瘤罕见。可发生于各年龄段,尤其好发于儿童和年轻成人。它是儿童最常见的原发性肺肿块。

二、临床表现

多数患者无症状。炎性假瘤多在胸片或胸部CT检查中偶然发现。常见症状为咳嗽,发热,呼吸困难和咯血。

三、病理生理学

炎性假瘤是纤维炎性病变,被认为与机体对组织损伤的反应过度有关。组织学上,炎性假瘤由炎症细胞,肌纤维梭形细胞和浆细胞组成。各组成细胞的比例变化较大,但可以确信的是各种炎性假瘤的祖细胞是肌成纤维细胞。此类病变也通常称为炎性肌成纤维细胞瘤。

基于主要的组织病理学特征,炎性假瘤可分为三种组织学类型:① 局灶性机化性肺炎型,其特征为小气道和邻近实质内充满成纤维细胞和泡沫样组织细胞;② 纤维组织细胞型,其特征是漩涡状排列的梭形肌成纤维细胞为其主要组成;③ 淋巴组织细胞型,其主要成分为淋巴细胞、浆细胞及少量纤维结缔组织。

四、疾病表现

(一)胸片 最常见的影像学表现为孤立性、分叶状结节或肿块,界限锐利,主要分布于肺外周。病灶边缘光滑或毛刺状,直径1~6 cm以上不等(图29-1)。病灶内偶见钙化,特别是儿童;空洞罕见。支气管内肿瘤常引起阻塞性肺炎和肺不张。有时出现肺门、纵隔淋巴结肿大及胸腔积液。

(二)CT 炎性假瘤边缘光滑或毛刺状(图29-2,图29-1),密度均匀或不均匀,增强扫描无强化或不同程度强化。CT图像上,结节常与支气管关系密切。多发性病灶见于5%的病例。约10%的炎性假瘤呈现为支气管腔内肿块,病灶偶尔位于气管腔内。

(三)磁共振成像 炎性假瘤T1WI呈中等信号,T2WI呈高信号,钆增强扫描有强化。

(四)正电子发射断层扫描 炎性假瘤FDG-PET扫描呈高浓度摄取,表明病变代谢活性程度高。^{82}Ru-PET成像亦呈高浓度摄取,提示病灶灌注增加。

五、鉴别诊断

炎性假瘤需要与引起孤立性肺结节的其他疾病鉴别,包括原发或继发肿瘤、肉芽肿。

六、治疗方案概要

炎性假瘤的生物学行为多变。长期随访常显示病灶大小、形态无变化。部分病灶无论类固醇激素治

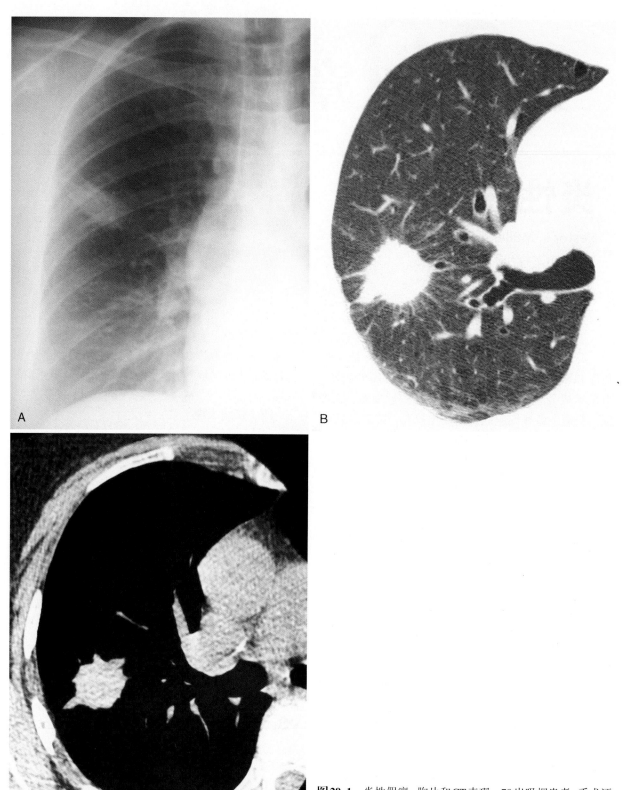

图29-1 炎性假瘤：胸片和CT表现。79岁吸烟患者，手术证实为炎性假瘤。A. 胸片示右肺上叶结节，边缘毛糙。CT扫描肺窗（B）、纵隔窗（C）显示右肺上叶结节，伴边缘征，同时可见轻度肺气肿（B）。

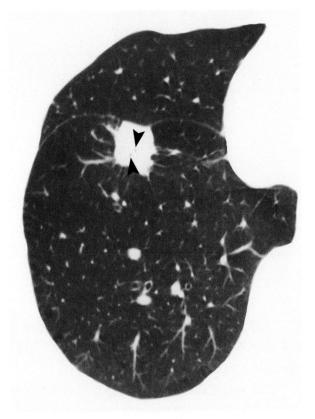

图29-2 炎性假瘤。HRCT扫描显示右肺轻度肺气肿；右肺下叶结节，伴毛刺征，病灶内见两个小透光区（空泡征）（箭头）。病理学证实炎性假瘤，病灶可见多支含气小支气管。

疗与否，均显示好转。有些病灶体积增大，并可浸润肺血管、胸壁或纵隔。成人患者首选的治疗方式是完整切除。部分患者即使手术完全切除，仍有局部复发可能。

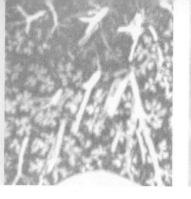

第**30**章

肺转移瘤

Nestor L. Müller and C. Isabela S. Silva

一、病因学,发病率及流行病学

肺转移瘤常见,尸检发现20%~50%的肺外恶性肿瘤患者存在肺转移瘤。肺转移最常见的原发肿瘤部位是乳腺、结肠、肾脏、子宫及头颈部。

二、临床表现

大多数孤立性或多发结节性肺转移无症状。即使有症状,其多无特异性,包括咳嗽、咯血、气短。肿瘤淋巴管播散最常见的临床表现是呼吸困难。呼吸困难通常起病隐匿,但进展迅速。同样,支气管内转移最常见的症状也是呼吸困难,其他常见症状包括咳嗽和咯血。

三、病理生理学

肺转移途径包括血行、淋巴道或气道播散。

(一)血行转移 血行播散是最常见的转移途径,肿瘤细胞通过肺动脉到达肺部并寄宿于肺动脉及其小分支。大多数情况下,新生肿瘤浸润到周围肺实质形成边界相对清楚的结节。少数情况下,肿瘤细胞仍主要局限于血管周围间质,并沿其蔓延,同时经间质内的淋巴管向肺门或外周肺实质扩散(肺淋巴管扩散、癌性淋巴管炎)。

肺转移性疾病最常表现为孤立性或多发性肺结节。结节通常多发,并倾向于下肺分布。转移性肺结节通常从小动脉或毛细血管瘤栓开始增殖,以肺外周和肺小叶内随机分布为主。

偶尔,肺内血行转移局限于血管腔和血管壁内生长而不向血管外组织扩散,此种现象称为肿瘤栓塞,最常见于肾细胞癌、肝细胞癌、乳腺癌、胃癌及前列腺癌。通常,小到中型肌性动脉和小动脉内的肿瘤栓塞只有通过病理学来确定。偶尔,肿瘤栓塞发生于肺段动脉或更大的动脉,从而导致肺梗死或猝死。

(二)淋巴道转移 大多数肺淋巴道转移源于肿瘤经血行转移至肺动脉和小动脉,进而侵入邻近肺间质和淋巴管。少数情况下,胸外肿瘤转移至纵隔或肺门淋巴结后沿淋巴管逆行进入肺实质。

尽管几乎所有转移性肿瘤均可发生淋巴道扩散,但最常见的肿瘤原发部位是乳腺。其他常见原发瘤部位包括胃、胰腺及前列腺。

病理学上,癌性淋巴管炎从小叶间隔和支气管血管周围结缔组织轻微增厚到明显增厚,程度不等。镜下,肿瘤细胞可出现于淋巴管间隙或邻近支气管血管周围和小叶间质组织。间质水肿或肿瘤促纤维增生性反应加剧了间质组织增厚(图30-1)。

(三)气道转移 经气道肺转移可发生于原发性肺肿瘤(尤其支气管肺泡癌),而上呼吸道肿瘤气道转移罕见。

四、影像学表现

(一)胸片 肺转移影像学表现有四种类型:结节、淋巴管播散、肿瘤栓塞和支气管腔内肿瘤。

1. 肺结节 肺转移瘤最常表现为单发或多发肺结节。肺结节通常源于寄生于肺外周动脉或小动脉内的肿瘤小栓子、进而扩展到邻近肺组织而成。多发肺结节常见,且倾向于肺下部分布,这反映了重力对血流的影响。肺结节大小从几乎看不见到较大肿块不等(图30-2,图30-3)。多发肺结节通常大小不一;偶尔,结节大小一致,提示短期内大量肿瘤栓子

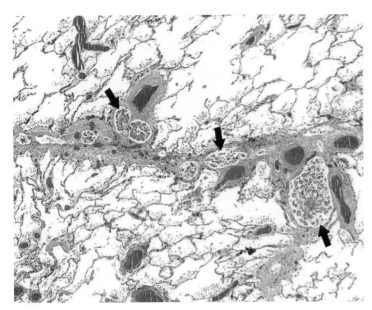

图30-1 癌性淋巴管炎：病理表现。病理标本显示扩张淋巴管内水肿和肿瘤细胞聚集（箭）所致的小叶间隔增厚。（鸣谢 Dr. John English, Department of Pathology, Vancouver General Hospital, Vancouver, Canada.）

形成。极少数情况下，转移性肺结节细小而弥漫，从而被诊断为粟粒性肺结核（图30-4）。

转移性孤立肺实质结节作为一种特殊类型的转移瘤，需要与其他病因引起的孤立性肺结节鉴别。孤立性转移相对少见，仅占孤立性肺结节的2%~10%。某些特定原发肿瘤容易发生孤立性转移，包括结肠（尤其直肠-乙状结肠区）癌、肾癌、睾丸癌、乳腺癌以及肉瘤（特别是骨肉瘤）、恶性黑色素瘤。

2. 淋巴道扩散（癌性淋巴管炎） 特征性胸片表现包括间隔线（Kerly B线）和支气管血管束增厚，类似于间质性肺水肿（图30-5）。线状影有时与结节并存，从而表现为粗糙的网结节状影。尽管癌性淋巴管炎常为双侧性，但病变可以局限于一侧肺或一个肺叶。20%~40%的患者胸片可见肺门及纵隔淋巴结肿大，而30%~50%的患者见胸腔积液。尽管上述征象具有特征性，但缺乏诊断特异性和敏感性。一项研究表明，胸片诊断癌性淋巴管炎的准确率仅为23%（20例/87例）。病理证实癌性淋巴管炎的患者中，30%~50%患者胸片正常。

3. 血管内瘤栓 血管内瘤栓通常与肺转移的其他放射学征象并存，其中癌性淋巴管炎最常见。然而，血管内瘤栓可以是转移性肺疾病的唯一表现。血管内瘤栓病例的胸片可以正常或表现为中央肺动脉增宽和右心室扩大，反映了肺动脉高压的存在。

4. 气管、支气管转移 支气管转移常继发于乳腺癌、结直肠癌、肾癌、宫颈癌、黑色素瘤或肉瘤。大多数病例是在尸检时偶然发现；内镜医师发现的支气管内转移灶体积小而局限，以致胸片检查不能发现。

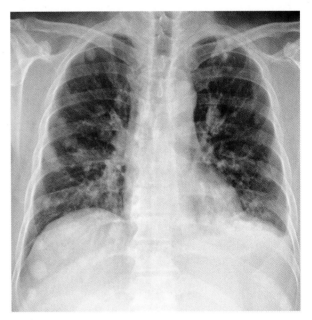

图30-2 肺转移瘤：X线表现。男性，53岁，肺转移性肉瘤。胸片显示双肺多发结节，直径从数毫米至2 cm不等。结节边缘光整，主要累及下肺野。左侧胸腔可见少量胸腔积液。

支气管内转移胸片表现为支气管阻塞的征象，可以为部分性（血流量减少和呼气性空气潴留）或完全性（肺不张和阻塞性肺炎）。

血行转移至气管罕见（图30-6）。与支气管内转移类似，最常见的原发肿瘤为乳腺癌、肾癌、结肠癌及黑色素瘤。偶尔，转移瘤表现为息肉状软组织肿块而在胸片上发现。

（二）CT

1. 肺结节 CT图像上，结节性转移瘤的直径可

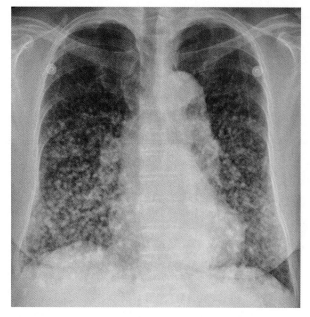

图30-3 肺转移瘤:X线表现。女性,76岁,肝癌肺转移。胸片显示双肺中下野分布为主的弥漫性结节,结节直径从几毫米至1 cm不等。

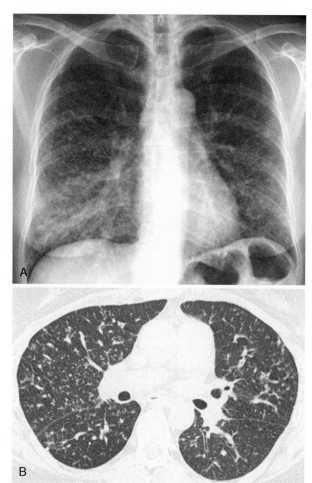

图30-4 肺转移瘤:粟粒状表现。女性,48岁,结肠腺癌粟粒性肺转移,肺活检证实癌性淋巴管炎。A. 胸片显示双肺弥漫小结节及下野线状密度增高影。B. CT扫描显示肺小叶内随机分布的小结节,并见少量间隔线。

从几毫米至数厘米不等。多发结节性转移时,大小变化更大(图30-7,图30-4)。转移性结节倾向于肺外带分布,特别是胸膜下区,并且在肺小叶内随机性分布。转移瘤多呈圆形,边缘光滑。然而,亦可呈分叶状或不规则形。不规则结节在转移腺癌尤为多见。偶尔,结节周缘见磨玻璃影(晕征),这在富血管性或出血性肿瘤常见,如血管肉瘤(图30-8)。

　　与原发性肺癌相比,转移性结节空洞不常见,肺转移瘤空洞发生率约为4%,而原发性肺癌为9%。与原发性肺肿瘤类似,并发症常发生于鳞状细胞癌且上叶多于下叶。影像学出现空洞的原发肿瘤最常见于头颈部(男性)和女性子宫颈(图30-9)。空洞亦可发生于转移性腺癌,特别是源于大肠的肿瘤,以及转移性肉瘤,如骨肉瘤合并气胸的概率较高。CT对空洞的显示率高于胸片。肿块的空洞壁一般较厚且不规则,而薄壁空洞见于肉瘤和腺癌转移。化疗可诱发空洞形成。

　　转移瘤发生钙化少见,通常提示原发肿瘤为骨肉瘤、软骨肉瘤、滑膜肉瘤或结肠癌、卵巢癌、乳腺癌、甲状腺癌(图30-10)。钙化很少能在胸片上显示,而CT能明确显示(图30-11)。体积较小的钙化性转移瘤易误认为良性病变。经有效的化疗后,在肺转移瘤消失的部位可出现钙化。化学治疗的疗效可体现为结节的持久稳定,病理学检查仅显示坏死、纤维化,而无残存的活性肿瘤组织。转移性睾丸肿瘤特别容易

出现这种结果。

　　肺转移瘤钙化的三种主要机制:① 骨肉瘤或软骨肉瘤中的成骨;② 甲状腺乳头状癌、骨巨细胞瘤、滑膜肉瘤发生营养不良性钙化或转移性肿瘤治疗后的营养不良性钙化;③ 胃肠道和乳腺黏液性腺癌中的黏液基质钙化。

　　尽管血行肺转移常引起软组织结节,但腺癌肺转移可沿完整的肺泡壁蔓延(伏壁生长),与细支气管肺泡癌类似。腺癌肺转移的CT征象包括腺泡结节,局灶性肺实变,局限性或广泛性磨玻璃密度影,以及结节伴晕征。

　　肺转移相关自发性气胸发生时,提示原发肿瘤为肉瘤。尽管已报道了大量引起自发性气胸的肿瘤,但自发性气胸在骨肉瘤的发病率特别高。接受化疗的患者自发性气胸的发生率更高。自发性气胸可先于胸片显示肺转移前出现。

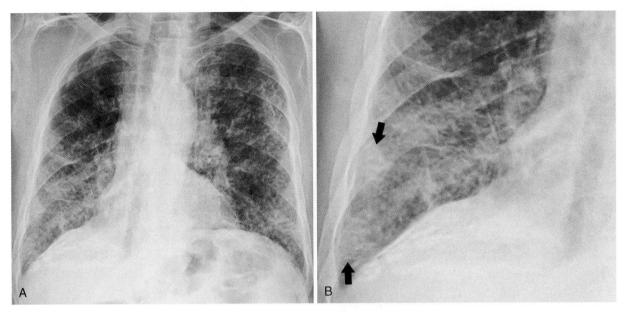

图30-5 癌性淋巴管炎。男性,80岁。A. 后前位胸片显示双肺广泛性线状密度增高影。B. 右下肺野放大图像显示间隔线(Kerley B线,箭)。

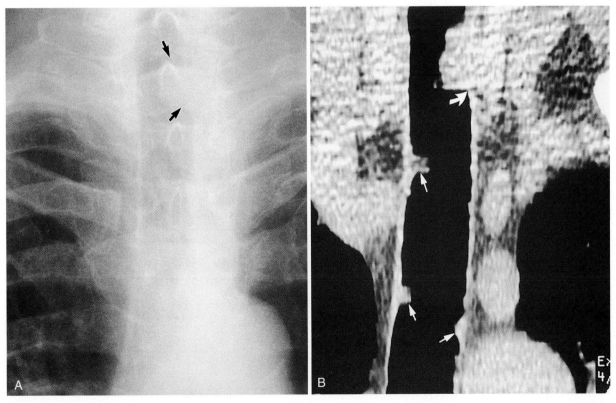

图30-6 气道转移:口咽鳞癌术后2年发生气道转移。A. 后前位胸片示气管局灶性病变(箭)。B. 螺旋CT扫描冠状位重建显示气管内多发息肉样病变(直箭),最大结节浸透气管壁(弯箭)。(引自 *Müller NL, Fraser RS, Colman NC, et al. Radiologic Diagnosis of Diseases of the Chest. Philadelphia, Saunders, 2001.*)

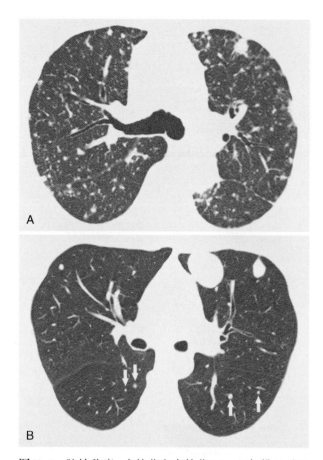

图30-7 肺转移瘤：小结节和大结节。A. CT扫描显示双肺多发结节，直径约2~15 mm，随机性分布，部分结节边缘光滑，但多数结节伴毛刺状边缘。80岁女性患者，腺癌肺转移。B. CT扫描显示双肺上叶前段多发大结节、双肺下叶多发小结节（箭）。结节边缘光滑，直径为2~35 mm。40岁男性患者，滑膜肉瘤肺转移。

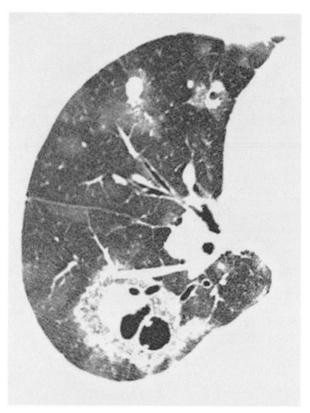

图30-8 出血和空洞型转移瘤。CT扫描显示右肺多个大小不等的结节，周围见磨玻璃影环绕。部分病灶内见空洞。55岁男性患者，血管肉瘤肺转移。

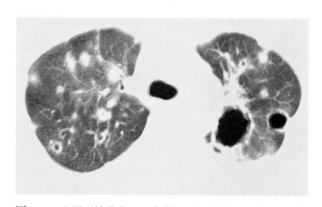

图30-9 空洞型转移瘤。CT扫描显示双肺多发大小不一的结节和肿块，大部分为实性且边缘不规则或边界模糊。左肺上叶的两处病灶及右肺上叶小病灶伴有空洞。21岁男性患者，舌癌肺转移。

　　CT检测肺转移的敏感性远高于胸片，其敏感性受CT扫描技术的影响。一项研究评价了螺旋CT检测胸外恶性肿瘤患者肺结节的敏感性，该研究共涉及13例患者，病理证实90枚肺结节。螺旋CT扫描层厚5 mm，重建间隔分别为3 mm和5 mm。研究表明直径≥6 mm的结节CT敏感性为95%，而<6 mm结节的敏感性为69%。就直径<10 mm的结节而言，3 mm重建间隔的敏感性高于5 mm重建间隔。与静态胶片图像相比，在螺旋CT工作站采用薄层（<1.5 mm）和电影播放模式观察可进一步提高检出率。尽管敏感性有所提高，但CT并不能检出所有转移性结节和小病灶。特别是直径<3 mm的结节常难以发现。初步研究表明，肺结节计算机辅助自动检测系统（计算机辅助诊断）的使用可以提高CT对小结节的检出能力。CT检查肺结节的另一缺陷是缺乏特异性，许多检出的结节为肉芽肿或肺内淋巴结节。

　　尽管多数肺转移为多发性，然而孤立性转移也常见，其占CT检出孤立性结节的2%~10%。多数直径在0.5~3 cm，且多见于45岁及以上的患者。

　　约50%的转移性结节边缘光滑，剩余50%的结节边缘不规则。结节为圆形、卵圆形或分叶状。毛刺征与肿瘤成纤维反应和肿瘤在邻近支气管血管结缔

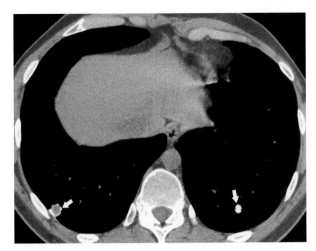

图30-10 骨肉瘤钙化性转移。CT扫描显示双肺下叶钙化性结节（箭）。27岁男子性患者，腓骨骨肉瘤广泛肺转移。

组织或淋巴管（淋巴道播散）内浸润有关。

发现其他部位的原发肿瘤或以往的肿瘤病史并不表示孤立性肺结节为转移性。一项50例有恶性肿瘤治疗史且无其他部位转移瘤证据患者的研究中，18例单发胸内病变被证实与肺或纵隔肿瘤无关，9例有良性肺部病变。另一项涉及54例已知结肠癌和孤立性肺结节患者的研究中，仅25枚病灶证实为转移瘤。

鉴别新发原发肿瘤和转移瘤对预后和治疗具有重要的指导意义，特别是对越来越多地施行肺转移灶切除术而言。除少数病例，胸片或CT检查没有明确的标准来准确鉴别单发转移瘤与原发性肺癌。尽管缺乏标准，但特定征象有助于两者判断的倾向性。肺外原发肿瘤的性质对鉴别尤为重要。对高度恶性肉瘤或高度侵袭性黑色素瘤患者而言，肺内孤立性结节为转移瘤的可能性明显高于新发原发肿瘤。对口咽部鳞状细胞癌患者而言，肺内单发结节有可能为原发性肺癌。原发肿瘤和肺内病变出现的时间间隔对鉴别很重要。在骨肉瘤患者中，肺内结节出现的间隔时间在5年以上几乎可以肯定为新发肺原发瘤。然而，乳腺癌或肾癌肺转移可发生于原发肿瘤确诊多年以后，此时原发肿瘤与肺内病变的时间间隔对诊断原发与转移意义有限。老年患者和吸烟史增加了肺内新发原发肿瘤的可能性。

2. 淋巴道扩散（癌性淋巴管炎） 癌性淋巴管炎的HRCT征象为小叶间隔和支气管血管周围间质呈光滑或结节状增厚，而正常的肺组织结构保留（图30-12，图30-13）。增厚的小叶间隔表现为肺外周向胸膜面延伸的线状影或中心性多角形拱廊状影，常呈

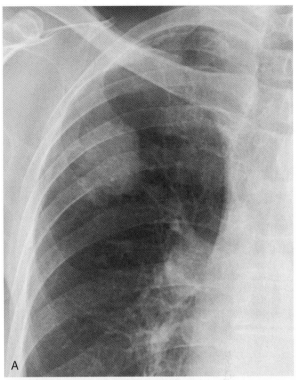

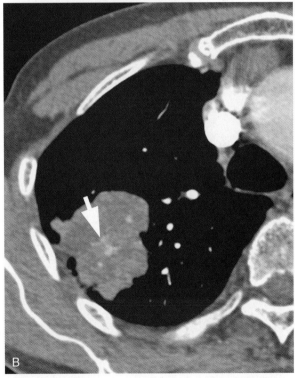

图30-11 转移性腺癌：局灶性钙化。A. 胸片示右肺上野肿块，伴高密度钙化。B. CT扫描证实病灶内局灶性钙化（箭）。CT随访显示钙化程度增加。79岁男性患者，直肠腺癌肺转移。

结节状或串珠状。特征性的拱廊状影伴有明显的中心点状影，其代表沿肺小叶中心支气管血管束分布的间质增厚（图30-12）。这些异常改变早期可能很轻

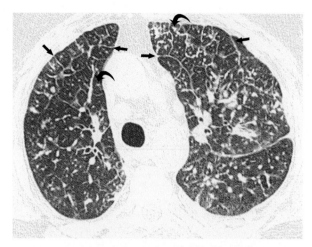

图30-12 癌性淋巴管炎:HRCT特征。HRCT扫描显示0.5~2 cm长的线状(直箭)和多角形拱廊状高密度影,其勾画出一个或多个肺小叶轮廓。这些线状影(间隔线)反映了小叶间隔增厚,大多数增厚的间隔边缘光滑。另外,可见明显的小叶中心点状影(弯箭),其代表了沿小叶支气管血管束增厚的间质。左侧胸腔见少量积液。

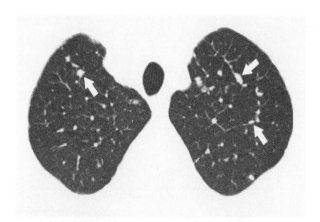

图30-13 癌性淋巴管炎:小叶间隔结节状增厚。HRCT扫描显示小叶间隔结节状增厚(箭)。

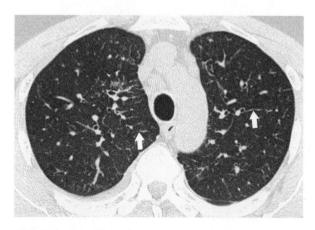

图30-14 癌性淋巴管炎:轻度异常。男性,53岁,结肠癌肺转移。HRCT扫描显示双肺小叶间隔轻度、光滑增厚(箭)。

微,但常发展为双肺广泛异常,并出现因肺水肿所致的磨玻璃影(图30-14,图30-15)。胸膜间质组织的肿瘤浸润和水肿导致叶间裂光滑或结节状增厚。小叶间隔散在结节影也可见到,但相对少见。约30%的病例CT扫描见胸腔积液,肺门或纵隔淋巴结肿大见于40%的患者。

约50%的癌性淋巴管炎诊断时,HRCT征象表现为单侧性或明显不对称性(图30-16)。如前所述,单侧性病变在肺癌患者特别常见。部分病例,病变主要累及外周肺组织,从而导致小叶间隔的显著增厚;在其他病例中,病变主要累及中央支气管血管束。

对于胸片表现正常或非特异性表现的患者,HRCT可能对病变的诊断更有意义。一项有关12例病理证实癌性淋巴管炎患者的研究表明,3(25%)例胸片正常而HRCT扫描显示特征性改变。

要点:癌性淋巴管炎

■ 常见的原发肿瘤包括肺癌、乳腺癌、胃癌和胰腺癌

■ 癌性淋巴管炎通常为双侧性,除外肺癌

■ 影像学表现如下:
 • 小叶间隔增厚
 • 支气管血管周围间质增厚
 • 增厚可表现为光滑或结节状
 • 30%有淋巴结肿大
 • 30%~50%有胸腔积液

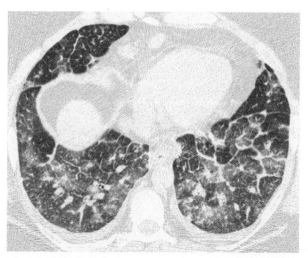

图30-15 癌性淋巴管炎:弥漫性异常。男性,46岁,胃癌肺转移。HRCT扫描显示双肺广泛性小叶间隔增厚,伴多角形拱廊状影。同时见肺水肿导致的弥漫性磨玻璃影及双侧少量胸腔积液。

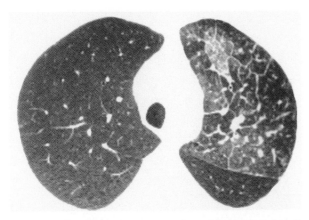

图30-16 癌性淋巴管炎：单侧性分布。肺腺癌并癌性淋巴管炎和间质性肺水肿。HRCT扫描显示左肺上叶小叶间隔增厚和磨玻璃密度影。

3. 血管内瘤栓 许多结节样转移患者病理证实有肿瘤栓塞的存在，但往往发生于细小动脉或小动脉，CT检查通常不能显示。有时，肿瘤栓子表现为央肺动脉内的充盈缺损，或外围肺动脉的结节状或串珠状增厚，或为结节状、分支状小叶中心影（树芽征），树芽征代表小叶中心动脉增宽（图30-17，图30-18）。

肿瘤栓塞的两种病理机制导致了HRCT所见的树芽征。第一种机制是肿瘤细胞本身填充小叶中心动脉。第二种机制是肺肿瘤的血栓性微血管病，它是肿瘤微栓子诱导肺小动脉内膜纤维细胞广泛增生的一种罕见疾病。受累患者表现为进行性呼吸困难、咳嗽、低氧血症及肺动脉高压。

> **要点：血管内瘤栓**
>
> ■ 血管内瘤栓很少被放射学检查发现
> ■ 常见原发肿瘤包括乳腺癌、胃癌、前列腺癌和肾癌
> ■ CT表现如下：
> • 增强CT显示血管内充盈缺损
> • 外周肺动脉呈结节状或串珠状增厚
> • 结节状和分支状小叶中心影（树芽征）

4. 支气管和气管转移 支气管和气管内转移导致单个或多个腔内软组织病灶，CT检查很容易发现（图30-6）。肿瘤可呈息肉状或手套征，伴支气管扩张（图30-19）。静脉注射对比剂后病灶有强化。

> **要点：支气管和气管内转移**
>
> ■ 支气管和气管转移罕见
> ■ 常见原发肿瘤包括乳腺癌，直肠癌，肾癌和黑色素瘤
> ■ 支气管和气管转移胸部X线平片检查很少明确显示
> ■ 可导致末梢空气捕捉或肺不张
> ■ 支气管和气管转移CT检查显示息肉状病灶或手套征，伴支气管扩张

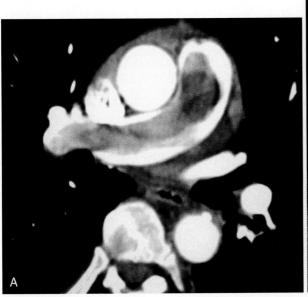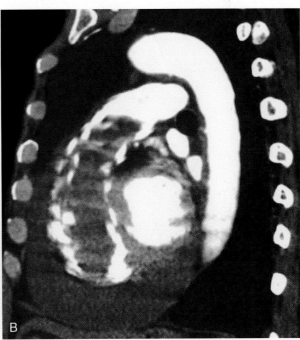

图30-17 血管内转移。男性，70岁，左臂平滑肌肉瘤并肺动脉瘤栓。A. 增强CT扫描显示主肺动脉和右肺动脉腔内较大的充盈缺损。B. 矢状位重建更好地显示充盈缺损的范围。（鸣谢 *Dr. Marcos Manzini, Department Of Radiology, Heart Institute, Sao Paulo, Brazi.*）

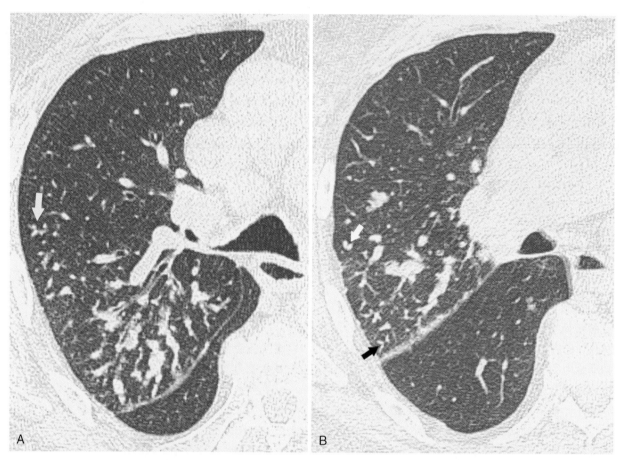

图30-18　血管内转移。男性,78岁,肾细胞癌肺转移。CT扫描于气管隆突(A)和中间段支气管(B)层面显示右肺血管结节状增厚、小叶中心型结节及分支状阴影(树芽征)(箭-B)。

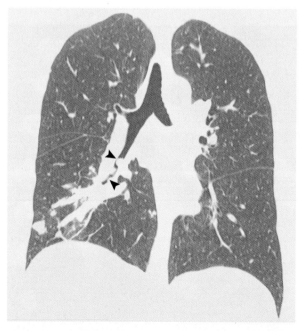

图30-19　支气管内转移。女性,53岁。螺旋CT扫描冠状面重建显示中间段支气管、右下叶支气管腔内息肉样病变(箭头)及远端分支状影。息肉样病变是宫颈癌支气管内转移,远端分支状影由阻塞支气管的黏液嵌塞所致。

(三)磁共振成像(MRI)　初步研究表明MRI在肺结节的评价方面敏感性低于CT。随着MR图像质量的改进和特殊序列的开发,MRI的敏感度明显提高。Vogt等比较了超快速心电触发、黑血HASTE MRI成像序列与胸片、CT对64例各种原发性恶性肿瘤诊断的准确率。直径<5 mm的病灶没有评价。CT明确肺部病变32例,而HASTE MRI显示病变30例,胸片显示病变19例。CT显示32例患者的226个结节,而HASTE MRI显示30例患者的227个病灶。HASTE MRI提高了结节检测的敏感性,直径5~10 mm结节的敏感性为95%,而直径>3 cm病灶的检出敏感性为100%。作者认为心电触发、黑血HASTE MRI序列可用于检测直径>5 mm的肺结节,其可靠性较高。

直到最近,MRI成像的局限性突现,主要包括图像采集时间长、重新定位和不同检查部位需要不同的表面线圈。随着滑动旋转床以及快速脂肪饱和三维梯度回波序列的发展,使得体部成像能在单次屏气时间来完成。这些图像接近各向同性分辨率,从而提供了可与传统脂肪饱和二维梯度回波成像相媲美的图像质量。采用该项技术的近期研究结果表明了MRI在快速和准确检测全身转移灶中的潜在作用。Lauenstein等在51例已知恶性肿瘤患者的研究中，比较了全身MRI、骨扫描、CT和专用MRI检查所获得的数据。胸部和腹部使用快速屏气T2加权成像序列横断面成像。静脉注射顺磁性对比剂后，三维梯度回波数据自头颅到膝关节分5次采集。全身MRI的平均检查时间为14.5分钟。直径>6 mm的所有脑、肺和肝脏转移灶均经全身MRI成像诊断。小的肺转移灶MRI漏诊，但这些漏诊并没有改变治疗方法；磁共振成像检测出了一枚CT漏诊的肝脏单发转移灶。骨扫描检出骨转移瘤21例，而全身MRI检出骨转移瘤24例。随访证实了MRI检查出的额外骨转移灶，但未影响治疗方案。全身MRI对每个患者检查的灵敏性和特异性为100%。作者认为全身MRI在评价脑、肺和肝转移方面可与其他检查技术相媲美，而在检出肝、骨转移灶方面有更高的敏感性。

（四）正电子发射断层成像（PET）/计算机断层扫描（CT） 多项研究表明，氟脱氧葡萄糖正电子发射断层扫描（FDG-PET）在检测胸内转移方面有重要价值。Pastorino等对具有全身各部位恶性肿瘤治疗病史并证实或怀疑肺转移，且CT检查确信可切除转移灶的86例患者进行了PET研究，评价了PET在可切除肺转移术前评价中的作用。19例（21%）基于PET检查结果排除了手术切除，因为PET提示肺外转移瘤、原发部位复发，纵隔淋巴结肿大，或良性病变。纵隔淋巴结转移（7例）全部被PET检出（敏感度100%），而CT的敏感性仅为71%。肺转移瘤切除的患者中，PET检出肺转移瘤的敏感性为87%。作者得出结论，PET在可切除肺转移患者的临床分期中起重要作用，而这往往决定了患者的治疗方式。

检测直径<1 cm肺转移瘤的有限敏感度是PET成像的主要缺点。Majhail等评价了24例肾细胞癌并怀疑转移的FDG-PET成像效果。PET的敏感性为64%，而特异性为100%。Lucas等采用PET评价了62例软组织肉瘤患者，结果表明PET检测肺转移的敏感性为87%、特异性为100%，而CT的敏感性为100%、特异性为94%。

Reinhardt等对92例438处肺转移瘤患者进行了PET/CT成像，并评价了FDG-PET的准确性。原发肿瘤包括黑色素瘤和各部位癌。FDG-PET检测到174（40%）个转移瘤。FDG-PET的敏感度随转移灶直径增加而明显增高（敏感性/转移瘤直径：

40%/5~7 mm；78%/8~10 mm；93%/11~29 mm）。转移灶<5 mm时，PET检出困难。小转移瘤的检测方面，因PET的敏感性、CT的特异性均有限，因此推荐用PET-CT来评价肺转移瘤。Reinhardt等审阅了250例连续性皮肤黑色素瘤患者在病程不同时间点的FDG-PET-CT分期数据。结果显示PET-CT较单独PET和CT检测到更多的转移灶（98.7%，88.8%和69.7%）。总体而言，250例患者的N、M分期评价中，PET-CT正确评价243例，PET正确评价232例，CT正确评价197例。PET-CT对M分期的精确度明显高于PET和CT（0.98与0.93和0.84），而对N分期的精确度显著高于CT（0.98与0.86）。基于PET-CT的评价结果，121例患者（48.4%）的治疗方案发生了变化。作者认为用PET-CT对全身肿瘤进行分期评价有助于检出或排除远处转移。

在检测肺癌和胸外恶性肿瘤肺门及纵隔淋巴结转移方面，PET优于CT。CT评价淋巴结性质的主要依据是淋巴结大小，淋巴结短径>1 cm可认为异常。在检测淋巴结转移方面，FDG-PET比CT有更高的敏感性和特异性。Eubank等研究表明PET检测乳腺癌纵隔和内乳淋巴结转移的准确率高达88%，而CT为73%。PET检测直径≤5 mm淋巴结转移的敏感性有限。

（五）影像检查选择 对于可疑肺转移患者，CT几乎是常规检查手段。FDG-PET对于患者的进一步评价有重要价值，尤其是可切除病灶。Pastorino等对具有恶性肿瘤治疗病史并证实或怀疑肺转移，且CT检查确信可切除转移灶的86例患者进行了FDG-PET成像，并评价了FDG-PET的角色。68例患者接受了肺部病灶（70个）切除术，其中54例证实为肺转移、7例为原发性肺肿瘤、9例为良性病变。19例（21%）患者因PET扫描显示肺外转移（11例）、原发部位复发（2例）、纵隔淋巴结肿大（2例）或良性病变（4例）而排除手术。PET和CT检测所有纵隔淋巴结转移（n=7）的敏感性，准确性，阴性预测值分别为100%，96%，100%和71%，92%，95%。肺切除组中，PET检测肺转移的敏感性为87%。

五、鉴别诊断

胸外恶性肿瘤患者中，孤立性肺结节为肺癌的可能性大于转移瘤。Kliokhar等评价了151例肺外恶性肿瘤伴孤立性非钙化肺结节患者出现肺恶性肿瘤的比例和类型。151例患者中64例（42%）例肺结节为恶性肿瘤；然而，64例中超过一半的结节证实为原发性肺癌，转移性肺结节仅为28例（44%）。单变量分析显示结节恶性可能性随着结节大小、吸烟及孤立性结节特征而增高。多变量分析表明仅结节大小和吸烟为恶性的预测指标。尽管胸外恶性肿瘤患者出现多发结节或癌性淋巴管炎可提示转移的诊断,但仍需要细胞学或组织学来确诊。

支气管镜检查不能完全诊断肺转移瘤或原发性肺癌,但已报道的诊断率为50%~60%。支气管内播散肿瘤的支气管镜阳性率高。支气管镜活检、冲洗及刷取细胞是诊断的补充方法。

经胸穿刺抽吸活检是肺转移瘤诊断的重要方法。经验丰富的医生通过这种技术可以证明85%~90%患者恶性病变的性质。当胸外原发肿瘤部位已知时,转移性癌的细胞学诊断常可明确。某些肿瘤,如肾癌或结直肠癌,单纯细胞学特征足以明显原发瘤部位;其他情况下,可将组织碎片与已知原发肿瘤相比或使用免疫组化方法以明确诊断。

医生须知

- 大多数单发或多发肺转移无症状
- 最常见放射学表现为多发结节,大小不一,多位于下叶
- 检测肺转移方面,CT尤其薄层容积CT优于胸片
- 肿瘤淋巴管扩散最常见的临床表现是呼吸困难
- 最常发生肺淋巴管播散的肿瘤包括乳腺癌,胃癌,胰腺癌及前列腺癌
- 肿瘤淋巴管播散的特征性征象包括间隔线(Kerley B线)和支气管血管周围间质增厚,与间质性肺水肿类似
- 检测肿瘤淋巴管播散方面,CT尤其薄层容积CT优于胸片
- 支气管内转移的常见症状为呼吸困难、咳嗽和咯血
- 支气管内转移常继发于乳腺癌、结直肠癌、肾癌、宫颈癌、黑色素瘤或肉瘤
- 容积薄层CT结合多平面重建是评估支气管内转移的最佳成像方法

要点: 转移性肺结节

- 转移性肺结节通常为多发性
- 单发转移结节常见于结肠癌、肾癌或骨肉瘤
- 转移性肺结节边缘光滑或不规则
- 转移性肺结节主要发生于下叶及肺外周
- 结节随机性分布见于肺小叶
- 空洞性转移发生于4%的患者,最常见于头颈部肿瘤或宫颈癌
- 钙化罕见,但可见于骨肉瘤、软骨肉瘤、滑膜肉瘤或结肠癌、卵巢癌、乳腺癌、甲状腺癌

第 **7** 部分

淋巴样组织增殖性疾病与白血病

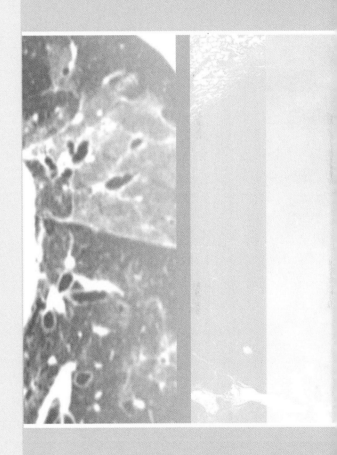

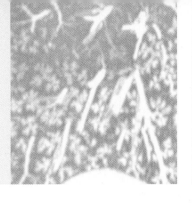

第31章

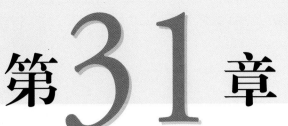

肺淋巴样组织增生与淋巴样间质性肺炎（淋巴细胞间质性肺炎）

C. Isabela S. Silva and Nestor L. Müller

肺淋巴样组织增生与滤泡性细支气管炎

一、病因学，发病率及流行病学

肺淋巴样组织增生（pulmonary lymphoid hyperplasia，PLH），又称为滤泡性细支气管炎、支气管相关淋巴组织增生或黏膜相关淋巴组织增生，是一种以多克隆增生的淋巴组织沿细支气管分叉和肺淋巴管分布为其组织学特征的良性疾病。常见于胶原血管性疾病（如类风湿关节炎）、免疫缺陷性疾病（如艾滋病）及过敏性疾病，并可作为气道感染、气道阻塞或支气管扩张症的非特异性反应。

二、临床表现

PLH可发生于儿童及成年人（年龄范围1.5~77岁）。最常见的临床症状为进行性呼吸急促和咳嗽，其他症状包括发热、肺炎反复发作和体重下降。

三、病理学改变

PLH的组织病理学特征为多灶性淋巴组织增生，常伴有生发中心，并沿支气管血管束分布（图31-1，图31-2）。增生的淋巴组织也可出现在小叶间隔和脏层胸膜。

四、影像学表现

（一）胸片　胸片无异常或表现为双肺网格影或网状结节影（图31-3）。

（二）CT　HRCT主要表现为双肺小叶中心型结节和支气管周围结节。大多数结节直径小于3 mm。约50%的患者出现直径为3~12 mm的结节，而75%的患者可见斑片状磨玻璃影。部分患者出现局灶性小实变影（图31-3）。结节呈弥漫性分布或主要累及肺下叶。病理学上，肺结节反映了支气管周围炎症和生发中心的融合。

典型征象

- 基础疾病主要为胶原血管性疾病或免疫缺陷，特别是类风湿关节炎和艾滋病
- 小叶中心型结节
- 磨玻璃影

五、鉴别诊断

细支气管或细支气管周围间质的多种疾病均可出现小叶中心型结节。小叶中心型结节的常见病因包括过敏性肺炎、呼吸性细支气管炎和感染性细支气管炎。肺淋巴细胞样增生的确诊有赖于肺组织活检。病理学上主要与淋巴样间质性肺炎（lymphoid interstitial pneumonia，LIP）鉴别。LIP的一些病理学特征与淋巴样增生相似，常发生于自身免疫性疾病（尤其干燥综合征）或免疫缺陷患者。PLH和LIP在病理学上通常能够鉴别，PLH的特征为支气管、细支气管周围的淋巴样组织浸润，而LIP表现为弥漫性间

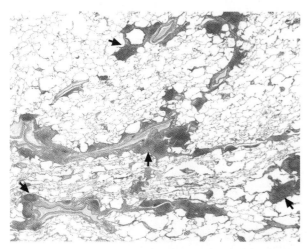

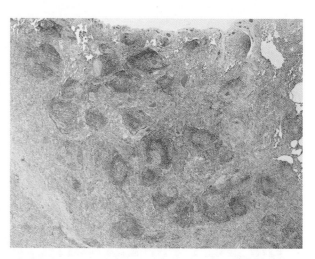

图31-1 类风湿关节炎:肺淋巴样组织增生病理表现。低倍镜显示增生的淋巴样滤泡(箭)沿支气管血管束分布。(鸣谢 *Dr. John English, Department of Pathology, Vancouver General Hospital, Vancouver, Canada.*)

图31-2 肺淋巴样组织增生:病理表现。组织学标本显示小气道旁淋巴结内弥漫性淋巴样组织增生,包括淋巴滤泡。(鸣谢 *Dr. William D. Travis, Department of Pathology, Memorial Sloan Kettering Cancer Center, New York.*)

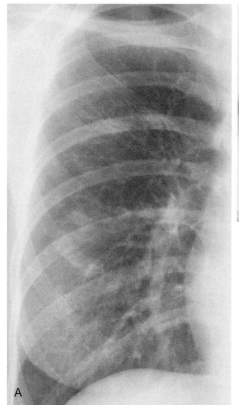

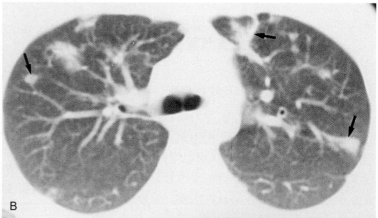

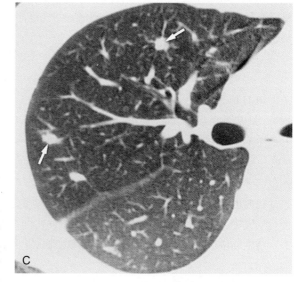

图31-3 类风湿关节炎:肺淋巴样组织增生。女性,24岁,患有类风湿疾病,肺活检证实为肺淋巴样组织增生(滤泡性细支气管炎)。A. 后前位胸片显示右肺界限模糊的结节,左肺亦可见类似表现。B. 常规CT扫描(层厚 10 mm)示双肺局灶性结节样实变,病灶主要沿支气管血管束周围分布(箭)。C. 右肺HRCT靶扫描显示边缘锐利的支气管血管束周围结节,主要累及右肺上叶(箭)。(引自 *Müller NL, Fraser RS, Colman NC, et al. Radiologic Diagnosis of Diseases of the Chest. Philadelphia, Sounders, 2001.*)

质淋巴细胞浸润。

六、治疗方案概要

肺淋巴样组织增生预后较好。治疗主要是针对基础疾病，或联合应用类固醇激素或硫唑嘌呤治疗。

医生须知

- 症状性 PLH 常发生于类风湿性关节炎和免疫缺陷患者
- 影像学表现无特异性
- 诊断有赖于手术活检
- 预后良好

要点: PLH

- 是一种良性疾病，以多克隆性增生的淋巴组织沿细支气管分叉分布为其特征
- 常见于胶原血管性疾病，如类风湿关节炎；免疫缺陷性疾病，如艾滋病以及过敏性疾病。也可作为气道感染、气道阻塞或支气管扩张症的非特异性反应
- 胸片可无异常征象或表现为双肺网格影或网状结节影
- HRCT 主要表现为双肺小叶中心型结节和支气管周围结节
- 确诊有赖于手术肺活检

淋巴样间质性肺炎
（淋巴细胞间质性肺炎）

一、病因学，发病率及流行病学

LIP 是一种局限于肺的罕见疾病，病理学特征为多克隆淋巴细胞弥漫浸润肺泡间隔。LIP 既往被认为属于肺淋巴组织增生性疾病范畴。肺淋巴样组织增生性疾病严重程度可从良性气道中心性淋巴细胞增生（淋巴样组织增生）到恶性淋巴瘤不等。然而，免疫组织化学和分子病理学分析提示肺淋巴组织增生转变为淋巴瘤的危险性较低。LIP 多发生于免疫缺陷或自身免疫性疾病患者，最常见于干燥综合征、自身免疫性疾病、异常蛋白血症和艾滋病。患者中 AIDS 淋巴细胞间质性肺炎尤其多见于儿童（表 31-1）。当可

能的系统性疾病排除后，可诊断为特发性 LIP。然而，特发性 LIP 极为罕见。LIP 的临床表现和放射学所见与其他类型的间质性肺炎相似，其病理学表现与非特异性间质性肺炎类似，偶尔与过敏性肺炎有相似的病理学改变。美国胸科学会/欧洲呼吸学会国际多学科共识委员会将 LIP 归类为特发性间质性肺炎。

表31-1 淋巴细胞间质性肺炎相关性疾病

胶原血管病
干燥综合征
系统性红斑狼疮
类风湿关节炎
多发性肌炎
自身免疫性疾病
桥本甲状腺炎
重症肌无力
溶血性贫血
恶性贫血
自体红细胞致敏综合征
慢性活动性肝炎
口炎性腹泻
原发性胆汁性肝硬化
系统性免疫缺陷
人类免疫缺陷病毒/艾滋病（HIV/AIDS）
普通变异型免疫缺陷病
丙种球蛋白缺乏症
药源性疾病
苯妥因
卡托普利
感染 (除人类免疫缺陷病毒感染外)
军团菌肺炎
结核病
支原体
沙眼衣原体
EB 病毒感染
人类疱疹病毒 8 型
其他
同种骨髓移植并发症
肺泡微石病
肺泡蛋白沉积症
特发性疾病

二、临床表现

LIP 平均发病年龄 50~60 岁，男女比例约为 1∶2。通常潜伏多年后发病。临床症状包括咳嗽、呼吸困难和乏力。约 80% 的患者出现异常蛋白血症，常为多克隆高丙种球蛋白血症；支气管肺泡灌洗液显示淋巴细胞增多（30%）。

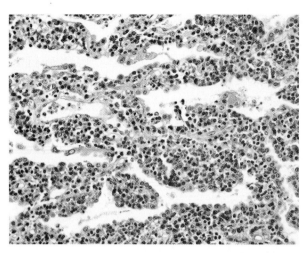

图31-4 淋巴样间质性肺炎:病理表现。组织学标本显示肺间质弥漫性淋巴细胞浸润。(鸣谢 *Dr. William D. Travis, Department of Pathology, Memorial Sloan Kettering Cancer Center, New York.*)

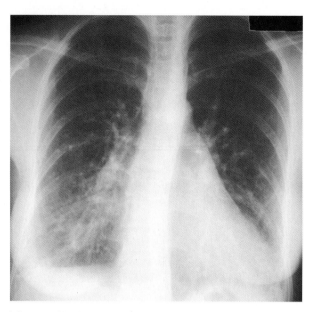

图31-5 淋巴样间质性肺炎。女性,26岁,有幼年型类风湿关节炎和干燥综合征病史,胸腔镜活检确诊为淋巴样间质性肺炎。后前位胸片显示双下肺野磨玻璃密度影及实变影。

三、病理学

LIP的组织病理学特征为肺泡间隔弥漫性多克隆淋巴细胞浸润,并夹杂有数量不等的浆细胞(图31-4)。尽管淋巴细胞通常在肺小叶内呈弥漫性浸润,但淋巴细胞局灶增生所形成的或在生发中心形成的小结节病灶亦可见到。重症患者通常无肺纤维化或仅出现轻度纤维化,偶尔出现肺结构重塑或蜂窝肺。典型病例气腔通常不受累。

四、肺功能

肺功能试验显示限制性通气功能障碍,包括肺总容量、用力肺活量(FVC)、第一秒用力呼气量(FEV1)降低及FEV1/FVC增加。

五、影像学表现

(一)胸片 胸片表现为以双下肺野分布为主的网格影或网状结节影。其他少见表现包括结节影、磨玻璃影和气腔实变(图31-5)。此外,胸片亦可见到气囊样病变(图31-6)。

(二)CT HRCT表现主要包括双肺弥漫分布的磨玻璃影及边界模糊的小叶中心型结节(图31-7,图31-8)。其他常见征象包括胸膜下结节、支气管血管束增粗及多发囊样气腔(图31-9)。

在一篇22例LIP患者的HRCT表现回顾性分析的文献中,所有患者出现磨玻璃影及边界模糊的小叶中心型结节,86%的患者出现胸膜下小结节,86%的患者伴有支气管血管束周围间质增厚,82%的患者有轻度小叶间隔增厚,约70%的患者可见囊样气

腔。气腔样病变的囊壁薄,直径为1~30 mm,累及肺实质不到10%。肺囊肿倾向于血管周围和胸膜下分布(图31-10)。其他少见征象包括直径约1~2 cm的结节,气腔实变,支气管扩张,偶见蜂窝状改变。尽管淋巴结肿大在胸片上很难显示,但约70%的LIP患者CT可见到轻度淋巴结肿大。

肺含气囊肿性病变在LIP表现轻微,且常与磨玻璃影伴随出现。有时,肺囊肿可单独出现或呈弥漫性分布。Sliva等曾报道过一例特发性LIP,该患者HRCT主要表现为双肺弥漫分布的含气囊腔,后来患者接受了单侧肺移植手术。肺囊肿的直径为0.5~10 cm(图31-6),类似于重度大疱性肺气肿和淋巴管肌瘤病。该患者4年后HRCT随访,自体肺的含气囊腔无明显变化。病理学提示囊样气腔的形成与细支气管周围细胞浸润导致的部分气道阻塞有关。对于肺移植的患者,移植肺常见重度扩张的细支气管和周围小支气管,这些扩张的细支气管/支气管直接与较大的囊样气腔相通。肺囊样气腔几乎均出现于淋巴细胞浸润的肺实质内。

HRCT所见的小叶中心型结节反映了细支气管周围的淋巴细胞和浆细胞浸润,而磨玻璃影则反映了弥漫性间质性浸润。LIP患者出现于肺含气囊肿周围或肺囊肿内的肺结节代表了淀粉样蛋白沉积,结节可以钙化(图31-11)。

LIP患者随访发现磨玻璃影和小结节影趋向好转,而肺含气囊肿常持续存在并随病程延长而增大

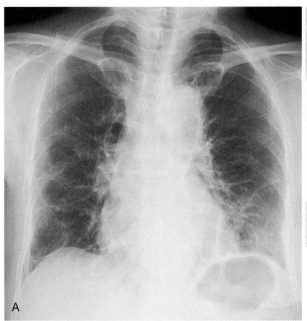

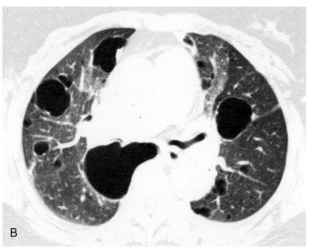

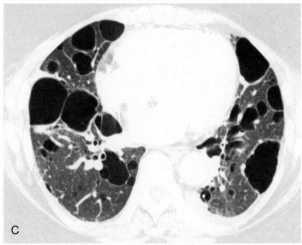

图31-6 淋巴样间质性肺炎。A. 后前位胸片显示双肺多发气囊样病变（中下野为著），左肺下野亦见磨玻璃影及左侧乳房切除痕迹。B、C. HRCT于中间段支气管（B）和右下肺静脉（C）水平显示双肺磨玻璃影及多发含气囊肿，囊腔直径为0.5~6 cm；右肺下叶背段较大的含气囊肿压迫中间段支气管（B）。

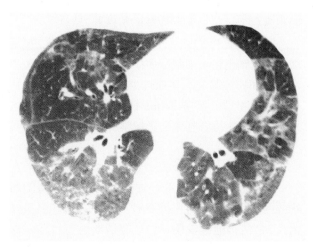

图31-7 淋巴样间质性肺炎。HRCT于下肺静脉水平显示双肺下叶磨玻璃影及轻微的实变影（与图31-5为同一患者）。

（图31-12）。在一项研究中，作者对14例LIP患者进行了系列HRCT扫描，时间4~82个月（平均13个月）。首次CT扫描表现为磨玻璃影（100%）、小叶间隔增厚（93%）、小叶中心型结节（86%）、囊样气腔（71%）及气腔实变（29%）。随访CT发现9例患者病变改善，1例患者无变化，4例患者病灶范围扩大。除了肺囊肿病变外，肺实质病变是可逆性的。3例患者出现了新

的肺囊肿病变，这些病灶主要出现在首次CT显示小叶中心型结节所在区域。4例患者出现了蜂窝状病变，其中3例蜂窝影是在原气腔实变区域发生，1例在原磨玻璃影区域发生。

六、影像检查选择

胸片通常是疑诊间质性肺病患者的首选影像学方法。由于胸片表现缺乏特异性，因此，HRCT几乎常规应用于疑诊LIP患者的评价。

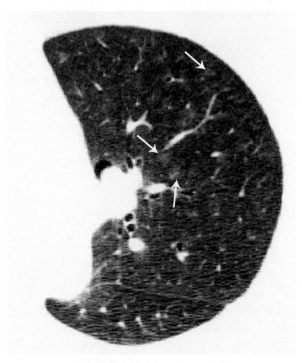

图31-8　淋巴样间质性肺炎。女性，42岁，患有混合性结缔组织病和淋巴细胞间质性肺炎。左肺HRCT靶扫描显示浅淡的磨玻璃影和少量边界模糊的小叶中心型结节（箭）。

LIP 典型诊断要点

- 常继发于免疫性疾病，最常见为干燥综合征
- 血清蛋白异常血症，最常见为多克隆高丙种球蛋白血症
- 磨玻璃影
- 薄壁含气肺囊肿
- 支气管血管束增粗
- 边界模糊的小叶中心型结节

七、鉴别诊断

组织病理学上，LIP主要与淋巴瘤鉴别。两者鉴别通常需要行免疫组织化学分析，以确定是否存在多克隆淋巴细胞。HRCT表现有助于区别淋巴瘤和LIP，包括肺含气气囊及缺乏胸腔积液。Honda等比较了LIP和恶性淋巴瘤患者的HRCT表现，研究发现肺含气囊肿在LIP（82%）比恶性淋巴瘤（2%）更常见，而气腔实变和大结节（11~30 mm）在恶性淋巴瘤（66%、41%）较LIP（18%、6%）更常见（$P<0.001$）；胸腔积液（25%）仅见于恶性淋巴瘤患者。

肺含气囊肿CT征象见于多种慢性肺疾病，包括朗格汉斯细胞组织细胞增多症、淋巴管平滑肌瘤病和淋巴样间质性肺炎。其他较少见疾病包括过敏性肺炎、月经性气胸、哮喘和Birt-Hogg-Dubé综合征。鉴别诊断依赖于综合临床和影像学所见。

八、治疗方案概要

大多数LIP患者最初经皮质类固醇、细胞毒类药物或两者联合治疗可获得缓解。然而，部分患者虽经治疗，病情仍继续发展。中位存活期约为11年。据报道，单侧肺移植可以维持很好的肺功能，并在随访4年后异体移植肺无明确复发征象。

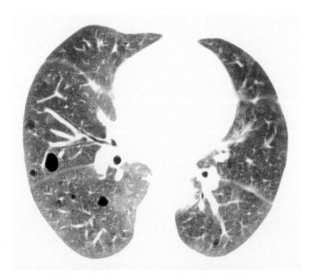

图31-9　淋巴样间质性肺炎：典型CT表现。女性，50岁，干燥综合征患者且经支气管活检证实淋巴样间质性肺炎。HRCT图像显示弥漫性磨玻璃影和双肺少量肺含气囊肿。

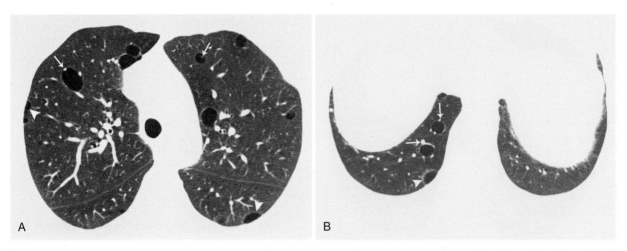

图31-10 淋巴样间质性肺炎:含气囊肿样改变。主动弓层面(A)和肺底层面(B)HRCT显示双肺多发薄壁含气囊肿。部分囊肿分布于肺血管周围(箭)或胸膜下(箭头)。

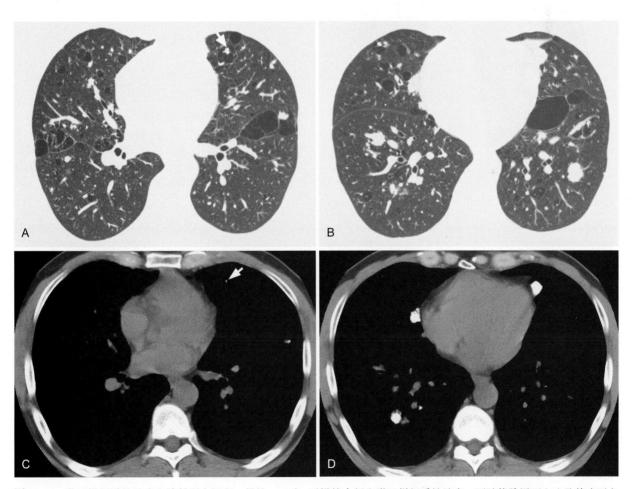

图31-11 淋巴样间质性肺炎和淀粉蛋白沉积。男性 40岁,干燥综合征和淋巴样间质性肺炎。下肺静脉层面(A)及其略下方层面(B)HRCT显示不规则结节和多发肺囊肿,左肺舌叶(A-箭)的部分囊肿位于胸膜下(沿斜裂分布)、部分结节位于肺囊肿中心区域。C、D. CT软组织窗显示部分结节伴有钙化,包括肺囊肿内的结节(C-箭),此征象代表淀粉样蛋白沉积。结节活检证实为淀粉样蛋白沉积。(鸣谢 *Dr. Neil Colman, McGill University Health Centre, Montreal General Hospital, Montreal, Quebec, Canada.*)

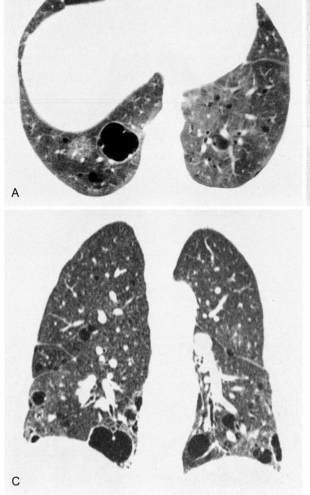

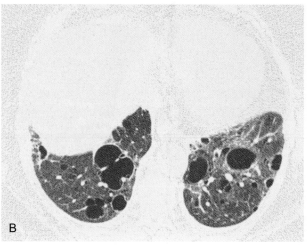

图31-12 淋巴样间质性肺炎：肺囊肿进展。女性，50岁，淋巴样间质性肺炎和干燥综合征。A.肺底层面HRCT图像显示弥漫性磨玻璃影和肺囊肿。B.13年后HRCT随访显示磨玻璃影的程度减轻，但囊肿的大小、数量随病程进展。C.冠状位CT重建显示病变主要分布于肺下部。

医生须知

- LIP常继发于免疫性疾病，最常见为干燥综合征
- 约80%患者合并血清异常蛋白血症，最常见为多克隆高丙种球蛋白血症
- 胸片表现无特异性
- HRCT出现双肺磨玻璃影及肺含气囊肿，结合临床病史，可做出初步诊断
- 确诊有赖于肺组织活检

要点：淋巴样间质性肺炎

- LIP是一种少见的疾病，组织病理学特征为多克隆淋巴细胞弥漫浸润肺泡间隔
- LIP常发生于干燥综合征、自身免疫性疾病、异常蛋白血症及艾滋病患者
- HRCT主要表现包括双肺弥漫性磨玻璃影，边界模糊的小叶中心型结节；其他常见征象包括胸膜下结节、支气管血管束增粗、肺含气囊肿

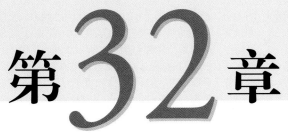
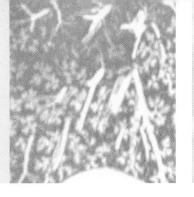

第32章

非霍奇金淋巴瘤

Kyung Soo Lee

非霍奇金淋巴瘤（non-Hodgkin's lymphoma, NHL）占所有淋巴瘤的70%~75%，40%~50%的患者首次出现临床症状时有胸内病变。据统计，美国每年新诊断55 000~60 000例NHL患者。男女发病率相等。多数患者的症状与邻近组织结构的受压或受侵有关。治疗及预后依赖于淋巴瘤的亚型及分期。

纵隔淋巴瘤

一、病因，发病率及流行病学

淋巴瘤占成人纵隔肿瘤的20%、儿童肿瘤的50%。纵隔淋巴瘤通常是由胸外淋巴瘤的继发或复发所致。尽管淋巴瘤是最常见的纵隔肿瘤之一，但诊断时局限于纵隔的NHL或霍奇金淋巴瘤较为罕见。局限于纵隔内者仅占淋巴瘤患者的5%。在这些特殊的病例中，仅依靠影像学检查与纵隔内其他异常病变鉴别是较为困难的。这些原发性疾病最常见的病因依次为霍奇金淋巴瘤、大细胞淋巴瘤（图32-1，图32-2）、淋巴母细胞性淋巴瘤（图32-3），其他类型较为罕见。

二、临床表现

患者通常出现全身症状，如发热、夜间盗汗及体重减轻，或局部症状，如咳嗽、胸痛。少见症状包括继发于气道阻塞的喘鸣和上腔静脉阻塞症状。有时，NHL作为胸片检查时纵隔肿块的偶然发现。

三、病理生理学

NHLs分型依据为欧-美淋巴瘤分类修订版（表

表32-1 欧-美淋巴瘤分类（修订版）

B细胞型淋巴瘤
前体B淋巴母细胞白血病/淋巴瘤（B-ALL/LBL）
B细胞慢性淋巴细胞白血病/小淋巴细胞性淋巴瘤
B细胞幼淋巴细胞白血病
淋巴浆细胞性淋巴瘤
脾边缘区B细胞淋巴瘤
毛细胞白血病
浆细胞骨髓瘤/浆细胞瘤
结外边缘区B细胞淋巴瘤MALT型
套细胞淋巴瘤
滤泡性淋巴瘤
淋巴结边缘区B细胞淋巴瘤
弥漫性大B细胞淋巴瘤
伯基特淋巴瘤
T细胞和NK细胞淋巴瘤
前驱T淋巴母细胞淋巴瘤/白血病（T ALL/LBL）
T细胞幼淋巴细胞白血病
T细胞颗粒淋巴细胞白血病
侵袭性NK细胞白血病
成人T细胞淋巴瘤/白血病（HTLV-1⁺）
结外NK/T细胞淋巴瘤，鼻型
肠病型T细胞淋巴瘤
肝脾T细胞淋巴瘤（Y5）
皮下脂膜炎样T细胞淋巴瘤
蕈样霉菌病/Sezary综合征
间变性大细胞淋巴瘤，未特指
血管免疫母细胞性T细胞淋巴瘤
间变性大细胞淋巴瘤，原发系统型

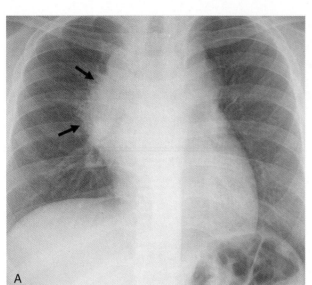

图32-1　原发性纵隔大B细胞淋巴瘤。A. 胸片示上纵隔向两侧增宽。右肺与纵隔病变间的界限（箭）模糊，此征象提示淋巴瘤侵犯肺实质。右侧膈肌抬高，提示膈神经受累。B. 主支气管水平CT增强扫描显示前纵隔不均匀轻度强化肿块，同时显示血管后肿瘤组织（箭）。C. CT扫描于右肺中叶支气管水平显示前纵隔肿瘤、隆突下肿大淋巴结（箭）及心包腔积液（箭头）。D. 2周期化疗后PET-CT扫描显示肿瘤体积缩小，残留肿瘤组织中的钙化与化疗前同层面（C）CT相比变化不明显。PET图像显示残留肿瘤组织摄取FDG（箭头），此现象提示活性肿瘤组织的存在。

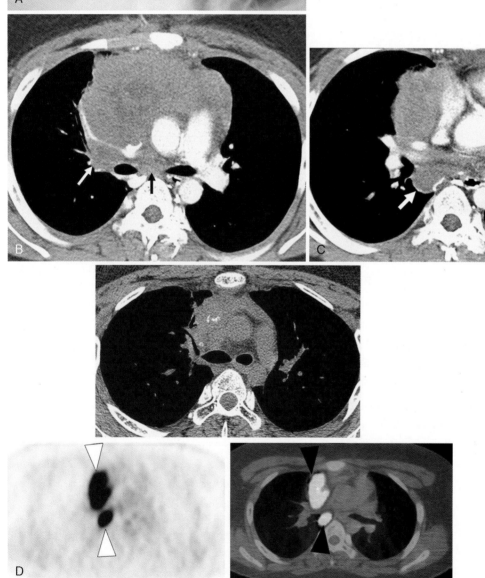

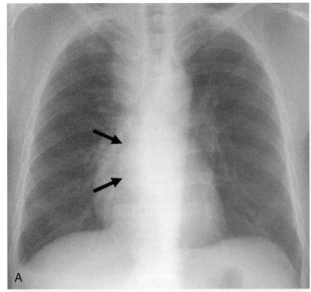

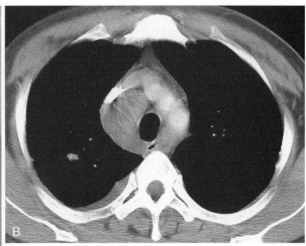

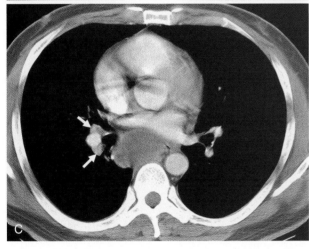

图32-2 原发性纵隔大B细胞淋巴瘤：表现为纵隔淋巴结肿大。A. 胸片示右侧气管旁结构增宽、奇静脉食管隐窝界面侧向移位(箭)。B. CT增强扫描于奇静脉弓水平显示右侧气管旁广泛性淋巴结肿大,同时可见右侧胸腔少量积液。C. CT扫描于右肺中叶支气管水平显示隆突下区及右肺门肿大淋巴结(箭)。

32-1)。该分类系统依据组织学、免疫表型和其他特征如染色体转位,将淋巴瘤分为不同亚型。免疫组化技术及流式细胞术可通过小组织样本来诊断NHL。这些组织标本来源于经胸细针穿刺活检,而不是开放式活检或胸腔镜手术,但足以做出淋巴瘤的诊断。

四、影像学表现

(一)胸片 纵隔大细胞淋巴瘤表现为胸腺区肿块,伴有或不伴有淋巴结肿大(图32-1,图32-2)。肿瘤具有明显的侵袭性特征,常累及心包、胸膜、肺、胸骨及胸壁,同时常发生上腔静脉阻塞综合征(图32-3)。肿瘤大多数为B细胞淋巴瘤(图32-1,图32-2),但T细胞型恶性肿瘤亦可见到(图32-3)。

局限于胸腺的淋巴瘤胸片表现为前纵隔圆形、均匀性软组织肿块,气管受压移位。肿瘤未侵犯时,纵隔与邻近肺的交界面锐利。

(二)CT CT图像上,大多数肿瘤表现为相对均匀的软组织密度;较大肿瘤常因出血或坏死而出现低密度区(图32-1)。在邻近的淋巴结组群中常见到肿大淋巴结。钙化在未治疗前罕见(图32-4,图32-1)。

肿瘤可伴有局限性或弥漫性浸润征象,推移、压迫或侵犯血管结构及器官。有时,肿瘤尤其较大的肿瘤侵犯胸壁结构。一项43例原发性纵隔大B细胞淋巴瘤的影像学研究中,除1例外,其余全部为前纵隔病变。CT扫描显示较大、分叶状的前纵隔肿块,平均直径约10 cm。约50%的患者肿块内可见坏死液化区,钙化仅占2%(2例)。约1/3(33%)患者出现胸腔和心包积液。

继发性或复发性纵隔NHL最常累及气管旁或血管前组淋巴结,其次是肺门、隆突下(图32-5)、心膈角、内乳淋巴结及后纵隔淋巴结。CT扫描显示肿大淋巴结散在分布或相互融合,淋巴结间的界限清楚或

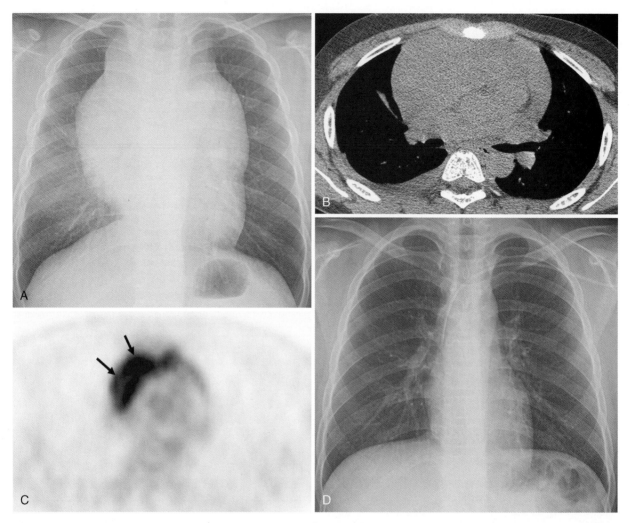

图32-3 原发性纵隔T细胞淋巴母细胞淋巴瘤。A. 胸片显示双侧上纵隔增宽，自胸廓入口延伸至心影下界。B. CT扫描于中间段支气管水平显示前纵隔均质性肿块，同时可见右侧胸腔少量积液。C. A、B图经类固醇激素治疗2天后，PET成像显示病灶体积明显缩小，然而残余肿瘤组织仍然显著摄取FDG（箭）。D. A图治疗3周后及1周期化疗后的胸片显示纵隔肿瘤基本完全消失。

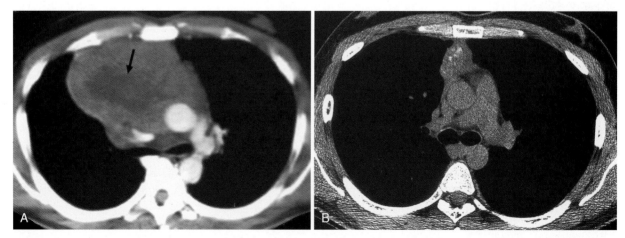

图32-4 原发性纵隔大B细胞淋巴瘤：化疗结束后呈现无活性的纤维性肿块。A. CT增强扫描于主支气管水平显示右前纵隔较大的不均匀性肿块，其内可见低密度坏死区（箭）。B. 化疗结束后的CT扫描显示前纵隔的残余病灶，其内见多发点状钙化灶。尽管患者已完全康复，但多年随访显示残余病灶无变化。

模糊。病灶一般呈轻度强化，可伴有低密度囊变区。肺（图32-5）或胸膜（图32-6，图32-5）病变可以不伴有纵隔或肺门淋巴结肿大。然而，当肺侵犯时，纵隔病变更常见。

（三）PET　与增强CT相比，氟脱氧葡萄糖正电子发射断层扫描（FDG-PET）对于检测结外淋巴瘤更加准确，而且能够更好地管理淋巴瘤患者（图32-7）。内科医师的一项调查研究报告表明，FDG-PET有助于淋巴瘤的临床分期（44%）及治疗效果（60%）评价。另外，就淋巴瘤分期或再次分期而言，全身FDG-PET是性价比最高的影像学手段。PET和CT的融合（PET-CT）弥补了PET和传统诊断在影像解剖和功能成像方面的不足。PET-CT提供了PET、CT图像，而且在同一扫描层面获得高质量的功能、解剖融合图像（图32-1，图32-6）。

淋巴瘤患者成像中，比较融合PET-CT中单独PET和CT图像时发现，PET对CT分期错误的53例患者中的9例提供了准确分期（17%，升级4例、降级5例）。这项研究中，CT组件仅提供了两位患者的正确分期（4%）。FDG-PET/CT作为一种融合成像方式，它有助于淋巴瘤患者分期和病灶特征的显示。

单纯依赖于影像解剖的成像很难区分活性肿瘤与治疗后改变，如瘢痕或纤维化。淋巴瘤治疗后的残存病变常被认为是稳定性肿块。淋巴瘤治疗结束时，最多只有10%~20%的残存肿块被报告为淋巴瘤（图32-4）。在完成治疗或几个疗程的化疗后，FDG-PET作为一种影像学方法，能够有效地评价恶性淋巴瘤的治疗效果，其预测价值优于解剖成像技术（图32-1，图32-3）。

（四）影像检查选择　淋巴瘤分期的传统方法包

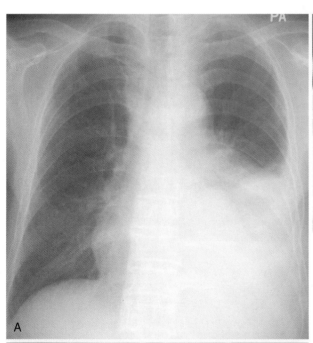
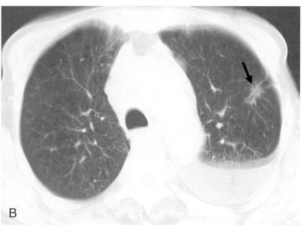
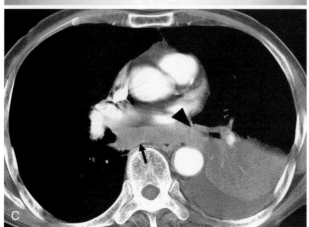

图32-5　大B细胞淋巴瘤（颈部淋巴结活检证实）：肺、胸膜、纵隔淋巴结继发性改变。A.胸片显示左肺中、下野肺实质浸润及左侧胸腔积液。B.CT扫描于主动脉弓水平显示左肺上叶结节、伴有毛刺征（箭）及左侧胸腔积液。C.CT增强扫描于中间段支气管水平显示左肺下叶实变，隆突下（箭）、左肺门（箭头）淋巴结肿大及左侧胸腔积液。

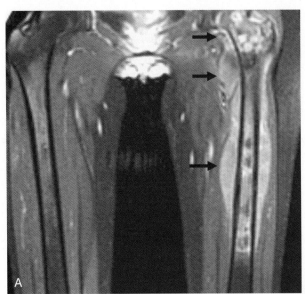

图32-6　大B细胞淋巴瘤胸膜受累,首次发现时表现为左下肢软组织肿块。A. MR增强扫描显示左股骨(股骨头和股骨近段)和周围肌肉见不均匀强化的高信号影(箭)。活检证实为大B细胞淋巴瘤。B. PET-CT显示右胸膜病变高FDG摄取(箭)。

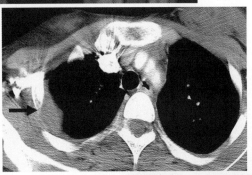

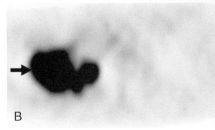

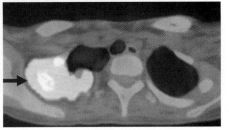

括CT或MRI、同位素Ga扫描和骨扫描,淋巴造影或剖腹手术。与传统分期方法相比,全身PET或PET-CT提高了淋巴瘤检测的敏感性。全身PET和PET-CT改变了淋巴瘤的治疗方案,具有较高的性价比,并且可作为病变复发或疾病进展及预测生存率的一种有效工具。对于经活检证实的NHL患者,全身PET或PET-CT是初始及随访检查首选。

五、鉴别诊断

　　纵隔淋巴瘤的鉴别诊断包括胸腺肿瘤、胸骨后甲状腺肿、生殖细胞肿瘤、纵隔淋巴结结核。胸腺上皮性肿瘤通常发生于40~60岁患者,2/3患者无症状。

高密度肿块,尤其静脉注射对比剂后,提示甲状腺组织。生殖细胞肿瘤患者常伴有明显的侵袭性症状,发病年龄小于40岁,男性多见。淋巴结结核表现为中央坏死,增强CT呈边缘环形强化。

六、治疗策略概要

　　NHL对放射治疗和化疗敏感(图32-3,图32-4),但许多患者出现胸部复发及扩展到其他部位,包括外周淋巴结。出现胸腔积液时提示预后不良。低毒、有效的放化疗结合疗法能够改善预后。有效的补救治疗方案,包括干细胞移植,它被用于治疗复发性淋巴瘤。

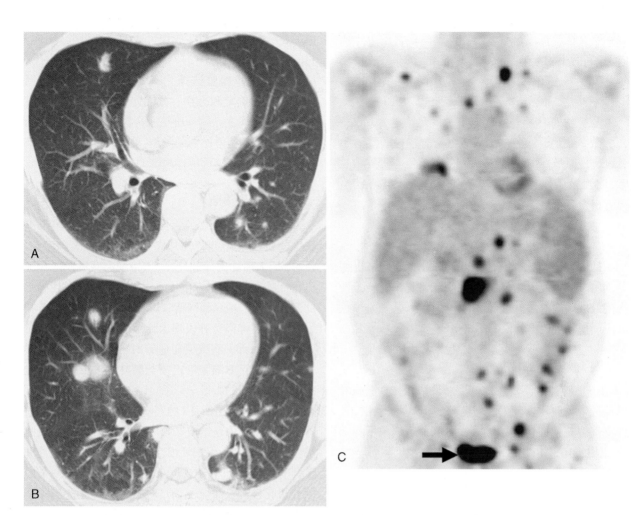

图32-7 肺T细胞淋巴瘤的FDG-PET检测及分期。CT扫描于右肺中叶支气管（A）、右下肺静脉（B）水平层面显示肺内多发结节。其中一个结节活检证实为继发性肺淋巴瘤。C. 全身冠状位PET成像显示肺结节和胸腹部淋巴结高摄取FDG。除膀胱正常摄取外，其余摄取均代表淋巴瘤浸润。

要点：非霍奇金淋巴瘤

- NHL 占所有淋巴瘤的70%~75%
- 首次就诊时，40%~50%患者胸内病变
- 男、女发病率相似
- 症状与邻近结构的手压及侵犯有关

要点：纵隔非霍奇金淋巴瘤

- 淋巴瘤约占成人纵隔肿瘤的20%
- 约5%的患者纵隔是唯一受累的部位
- 影像表现如下：
  - 前纵隔较大的分叶状肿块
  - CT图像上约50%出现低密度坏死区
  - 约1/3患者出现胸腔及心包积液
  - FDG-PET有助于分期和诊断
  - PET有助于疗效评价

原发性肺淋巴瘤

一、病因，患病率及流行病学

原发性肺淋巴瘤通常为NHL，原发于肺的淋巴瘤占所有淋巴瘤的比例不足1%。原发性肺淋巴瘤常以黏膜相关淋巴组织（MALT）淋巴瘤的形式出现，有时亦可称为支气管相关淋巴组织（BALT）淋巴瘤。在MALT淋巴瘤中，肿瘤广泛浸润全肺淋巴结外黏膜组织。

原发性肺淋巴瘤的诊断基于以下标准：① 胸片显示肺或支气管或两者均受累，而无纵隔淋巴结肿大。② 此前未诊断胸外淋巴瘤。③ 诊断原发性肺淋巴瘤时无胸外淋巴瘤或淋巴性白血病证据，至少通过体格检查、全血细胞计数、腹部超声、CT检查或淋巴管造影、骨髓穿刺活检综合评价。④ 明确诊断后至少3个月无明显胸外侵犯证据。

原发性肺低度恶性B细胞淋巴瘤最常发生于成人,诊断时平均年龄55~60岁。肿瘤生长非常缓慢,5年总生存率达80%~90%。

二、临床表现

孤立性结节或肿块多无症状。弥漫性肺浸润患者可出现咳嗽、呼吸困难或胸痛。气道受累可导致咳嗽、咯血及阻塞性症状(包括肺炎)。MALT淋巴瘤患者很少有全身性症状。

三、病理生理学

良性淋巴细胞浸润性病变与分化良好的淋巴瘤鉴别困难。免疫组化技术是鉴别良、恶性淋巴增殖性疾病最准确的方法。目前认为单种类型,特别是单克隆浸润提示淋巴瘤诊断(图32-8)。

四、影像学表现

(一)胸片 原发性肺低度恶性边缘区B细胞淋巴瘤最常见胸片表现为区域性肺实变,边缘模糊,常伴支气管充气征(图32-9)。少见胸片表现包括肺结节(图32-10,图32-11),双侧气腔实变、节段或大叶性肺不张。胸膜受累罕见。

(二)多层螺旋CT(MSCT) 肺边缘区B细胞淋巴瘤CT扫描可见实变或结节,常伴支气管充气征或邻近磨玻璃密度灶(图32-9)。病灶内亦可见蜂窝状透亮区。约2/3的患者病灶为多发性或双侧性(图32-11)。HRCT可见小叶间隔和叶间胸膜增厚(图32-10)。

(三)正电子发射体层成像 尽管FDG-PET阳性的报道少见,但已有肺边缘区B细胞淋巴瘤高摄取

FDG的个案报道。PET成像可表现为低摄取(图32-11)或高摄取(图32-12)。

(四)影像检查选择 肺NHL患者的评估包括胸内病变的确定和分期。分期评价包括界定所有淋巴结和结外病变。胸片所见无特异性。CT能够显示肺边缘区B细胞淋巴瘤的类型,程度及肺实质浸润部位。PET可显示肺部活性病变的FDG摄取。

五、鉴别诊断

原发性肺淋巴瘤的影像学鉴别诊断包括淋巴细胞性间质性肺炎、淋巴瘤样肉芽肿、细支气管肺泡癌、转移瘤、无痛性肉芽肿炎症、韦格纳肉芽肿及隐源性机化性肺炎,特别是双侧性。淋巴细胞性间质性肺炎的X线表现包括双肺网格状影、网状结节影及结节状影。淋巴瘤样肉芽肿表现为肺结节影,边缘模糊,主要位于肺底部。病变侵犯血管时可出现肺梗死及实变。肺边缘区B细胞淋巴瘤与肺叶型细支气管肺泡癌有许多相似的影像学征象,比如病灶内伴有支气管充气征、CT血管造影征(肺实变区内见明显强化的血管影)。尽管,韦格纳肉芽肿可呈现为结节、肿块或弥漫性肺实质病变,但病灶内空洞常见。韦格纳肉芽肿常伴有大气道和小气道病变。双肺局限性实变是隐源性机化性肺炎最常见的CT征象,主要累及胸膜下或支气管血管束周围区域。

六、治疗策略概要

肺低度恶性边缘区B细胞淋巴瘤无明显症状,通常不予处理,因为即便早期干预并不能提高患者的生存率。有症状的患者可通过局部放疗或放化疗来处理。如果肺部弥漫性浸润,则化疗是首选的治疗方法。

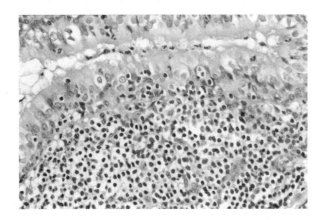

图32-8 肺活检标本高倍显微镜显示均一单核细胞样小淋巴细胞聚集于皮下(诊断为支气管相关淋巴组织边缘区B细胞淋巴瘤);同时显示淋巴细胞上皮内迁移(淋巴上皮病变)(HE×400)。

要点:原发性肺淋巴瘤

- 原发性肺淋巴瘤占所有淋巴瘤的比例不到1%
- 原发性肺淋巴瘤通常为黏膜相关淋巴样组织(MALT)低度恶性B细胞淋巴(MALToma)
- 影像学表现如下:
  - 单发或多发不规则结节
  - 单侧或双侧区域性肺实变
  - 通常伴支气管气象
  - 数月或数年内缓慢增长
  - 10%~20%的病例有胸腔积液
  - 最初常无淋巴结肿大

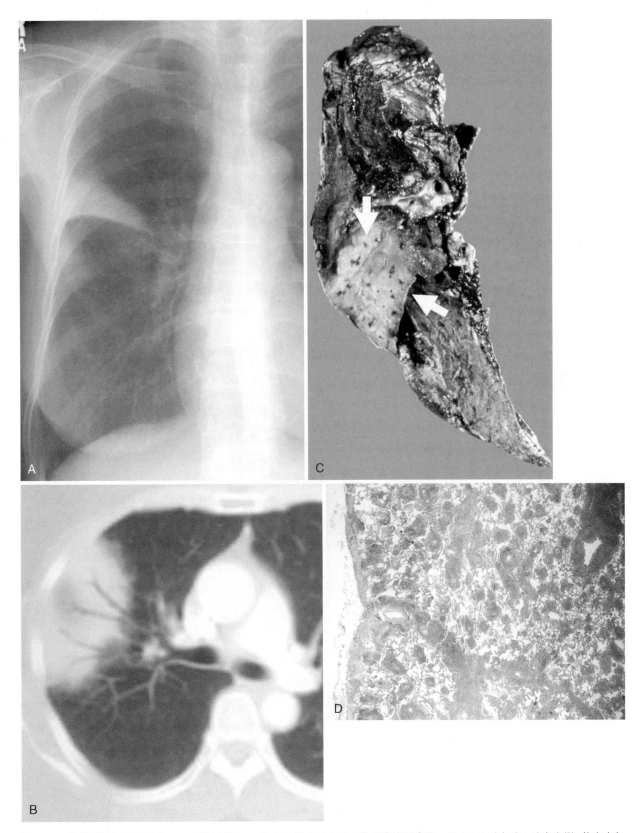

图32-9 黏膜相关淋巴组织（MALT）淋巴瘤。A. 胸片显示右肺上叶三角形密度增高影。B. CT显示右肺上叶实变影，伴有支气管气象。C. 大体病理标本显示右肺上叶灰黄色、肺炎样实变（箭）。D. 光学显微镜显示血管周围、支气管周围间质及小叶间隔微小结节样浸润（诊断为支气管相关淋巴组织边缘区B细胞淋巴瘤）（HE×40）。

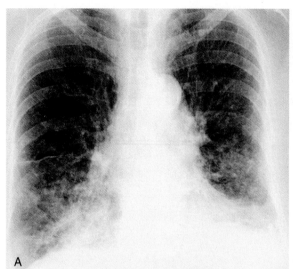

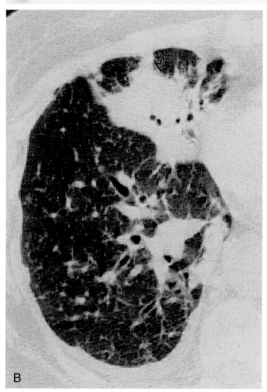
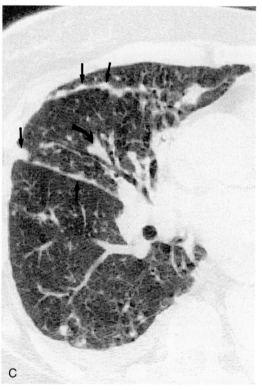

图32-10　原发性肺低度恶性B细胞淋巴瘤。女性73岁，干咳、进行性呼吸困难6个月。A. 后前位胸片显示双肺弥漫性、边界模糊的结节样高密度影，肺下野区域性实变区及双侧少量胸腔积液。B、C. 右肺HRCT放大图像显示叶间胸膜（直箭）和支气管血管束（弯箭）结节样增厚，同时可见右肺中叶局灶性实变（伴支气管气象）、右侧少量胸腔积液。左肺可见类似改变。

血管中心性免疫增殖性病变
（淋巴瘤样肉芽肿）

一、病因学,发病率及流行病学

血管中心性免疫增殖性病变（血管免疫增殖性病变，淋巴瘤样肉芽肿）是指以多形性（即数种细胞类型组成）淋巴样浸润为病理学特征的一组病变，有不同程度的细胞异型性，并呈现出显著的血管浸润特征。肿瘤从良性细胞为主要成分（Ⅰ级）到恶性细胞为主要成分（Ⅲ级）程度不等。肿瘤细胞可

呈现为T细胞表型或B细胞表型。Ⅱ级或Ⅲ级病变患者倾向于侵犯胸外组织，特别是皮肤和中枢神经系统。

二、临床表现

临床症状与肺实质、皮肤或中枢神经系统受累有关。本病不可避免地累及肺部，患者常出现咳嗽、呼吸困难、发热及全身乏力。50%的患者皮肤受累，从而导致斑片状红斑或丘疹样病灶，常小而分散。25%的患者出现中枢神经系统症状（局灶性神经功能缺损或癫痫），轻度到重度不等。

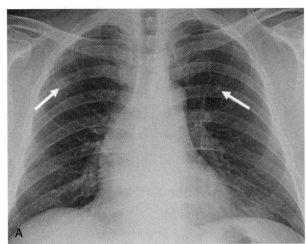

图32-11　黏膜相关淋巴组织淋巴瘤（MALT）。A. 胸片显示双肺上野结节样病灶（箭）。B. PET-CT成像显示双肺结节轻度摄取FDG（右肺和左肺结节的SUV值分别为1.9和2.1）（箭）。

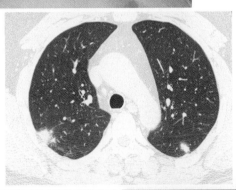

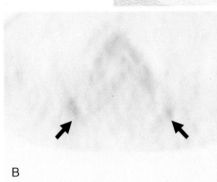
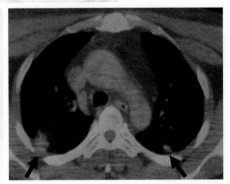

三、病理生理学

本病表现为破坏性、炎症性肉芽肿性血管炎，与韦格纳肉芽肿相比，淋巴样浸润由富含有丝分裂的非典型和幼稚细胞组成，伴有少量多形核细胞或嗜酸性细胞。

四、影像学表现

（一）胸片　最常见的影像学表现包括多发结节或肿块（直径0.5~8 cm），占70%~90%（图32-13）。部分患者病程初期表现为界限模糊的阴影，数周内进展为结节或肿块。结节边缘模糊，并趋向融合。尽管病灶呈双肺弥漫分布，但倾向于中下肺野分布为主。空洞见于30%的病例。结节或肿块均无支气管充气

征。其他影像学表现包括区域性实变（50%）和网状结节影（25%）。肺门淋巴结肿大罕见，仅见于5%（14/284）的患者。任何类型的肺实质病变可见快速进展。

（二）多层螺旋CT　CT征象包括沿支气管血管周围分布的结节、不规则密度增高影、薄壁小囊肿及成簇的小结节，大肿块和大血管闭塞亦可见。

（三）PET　有关淋巴瘤样肉芽肿的FDG-PET报道有限。病变快速进展的患者，PET显示肺实质病灶FDG呈高浓聚。

（四）影像检查选择　首选的成像方式是胸片和CT检查。FDG-PET，甚至PET-CT检查是评价胸内、外病变程度的有效方法。

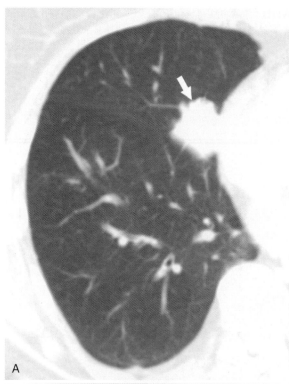

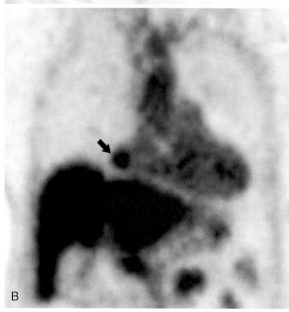

图32-12　黏膜相关淋巴组织淋巴瘤。A. CT扫描显示右肺中叶结节,边缘毛糙(毛刺征)(箭)。B. FDG-PET成像显示结节高摄取FDG(箭)。

五、鉴别诊断

鉴别诊断包括恶性淋巴瘤、淋巴样间质性肺炎、转移瘤、结节病、韦格纳肉芽肿及隐源性机化性肺炎,这些疾病放射学上很难与淋巴瘤样肉芽肿相鉴别。

六、治疗方案概要

有症状的患者使用皮质类固醇和抗肿瘤药物治

疗,如环磷酰胺。本病复发率高,尤其难治性疾病或高度恶性淋巴瘤进展快。患者预后差,约50%或以上的患者5年内死亡。

要点:血管中心性免疫增殖性病变
(淋巴瘤样肉芽肿)

- 淋巴瘤样肉芽肿病的病理学特征为未成熟的淋巴样细胞和炎症性肉芽肿性血管炎
- 症状与肺、皮肤或中枢神经系统受累有关
- 影像学表现如下:
  - 多发结节或肿块,直径0.5~8 cm
  - 区域性实变
  - 病变沿支气管血管周围分布
  - PET呈FDG高摄取

高度恶性肺淋巴瘤

一、病因学,发病率及流行病学

大多数高级别肺淋巴瘤是B细胞型,少数为间变型(Ki-1)淋巴瘤或外周T细胞淋巴瘤。一些肿瘤似乎由低级别B细胞淋巴瘤演变而来,其他来源于器官移植(移植后淋巴增生性疾病)患者或艾滋病(AIDS相关淋巴瘤)患者。

二、临床表现

临床症状与低度恶性淋巴瘤相类似。

三、影像学表现

(一)胸片　放射学最常呈现为结节或肿块,少见表现包括局灶性实变、弥漫性网状结节或淋巴结肿大,可伴有胸腔积液。偶尔,发病后数周内病变从局灶性异常密度影进展到双肺广泛性实变;疾病相关性呼吸衰竭常见。

(二)多层螺旋CT　移植后淋巴瘤和艾滋病相关性淋巴瘤通常表现为双肺多发结节,偶尔为单发结节或肿块(图32-14,图32-15)。结节边缘清楚,但周围可伴有磨玻璃密度影(CT晕征)。极少数情况下,淋巴瘤呈现为弥漫性病变,如弥漫分布的微小结节或间隔增厚。淋巴结肿大可与肺结节伴随出现或单独存在(图32-16)。

(三)PET　高级别淋巴瘤呈现为高FDG摄取,PET有助于高级别淋巴瘤的分期并检测疗效。

影像学上主要与感染鉴别。

（四）影像检查选择 肺高级别淋巴瘤的评估包括明确胸内病变和分期。淋巴瘤分期包括确定所有结内和结外病变，这需要依赖于CT和FDG-PET。

四、鉴别诊断

高级别肺淋巴瘤的鉴别诊断与低级别淋巴瘤

类似。

五、治疗方案概要

局限性病变可经放射治疗而治愈，进展期、中级别及高级别淋巴瘤需联合化疗。对于肿块巨大而经化疗不能完全消失的患者，进行局部放射治疗是恰当的选择。移植后淋巴增殖性疾病患者停用免疫抑制

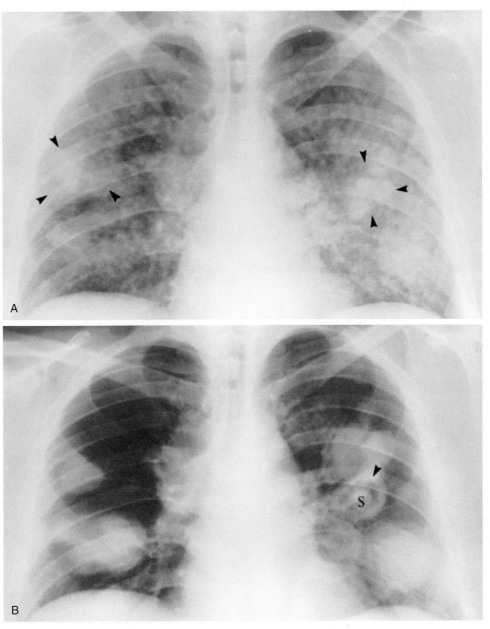

图32-13 血管中心性免疫增殖性病变（淋巴瘤样肉芽肿），男性，52岁，A. 后前位胸片显示双肺融合性和孤立性结节灶，部分较大的病灶具有腔实变的特征（箭头）。双肺门淋巴结肿大；主动脉肺窗明显膨隆，提示纵隔淋巴结增大。B. 2个月后复查胸片，弥漫性病变吸收，而出现较大的空洞性和非空洞性结节。一枚左肺空洞性结节（箭头）含有中央游离体（S），其代表梗死组织或血块。A图中的部分结节与融合性肺实变有关。开胸肺活检证实肺梗死由淋巴瘤样肉芽肿浸润周围血管引起。（引自 *Müller NL, Fraser RS, Colman NC, et al. Radiologic Diagnosis of the Chest. Philadelphia, Sounders, 2001.*）

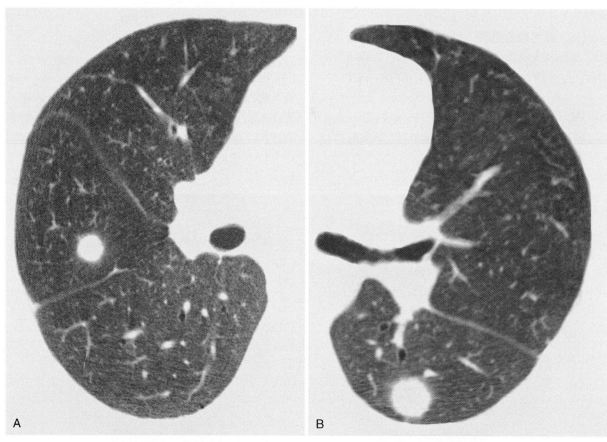

图32-14 移植后淋巴增殖性疾病（双肺移植后）：多发肺结节。A. HRCT扫描显示右肺结节，周缘伴有磨玻璃样密度影（CT晕征）。B.左肺下叶结节伴CT晕征。

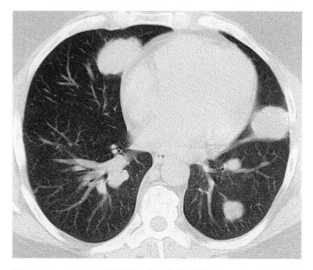

图32-15 AIDS相关性淋巴瘤：多发肺结节。CT显示双肺边缘光滑的结节和肿块。

药物后，淋巴瘤可缩小。AIDS相关性淋巴瘤病理学上几乎全为中级别或高级别，且为B细胞起源。尽管AIDS相关性淋巴瘤对放射治疗和化学治疗有反应，但患者较差的耐受性和快速复发总是发生。

继发性肺淋巴瘤

一、病因学，发病率及流行病学

霍奇金淋巴瘤患者发病时继发性肺部浸润的发生率为12%，而非霍奇金淋巴瘤仅为4%。肺受累发生于30%~40%的霍奇金淋巴瘤患者，通常为继发性或复发性疾病。肺部受累的发生率在NHL要低于霍奇金淋巴瘤。因积极的治疗改善了霍奇金淋巴瘤和非霍奇金淋巴瘤的预后，目前淋巴瘤肺受累比过去更常见。

二、临床表现

继发性肺淋巴瘤通常不引起症状。偶尔出现咳嗽、咯血、胸痛及呼吸困难，尤其肺广泛性浸润患者。

三、病理生理学

肺组织病理学检查不能鉴别原发性和继发性肺淋巴瘤，因为疾病的各种表现，包括单发或多发结节、单发浸润或多发浸润、肺门或纵隔淋巴结肿大等，这在两种疾病均可见到。

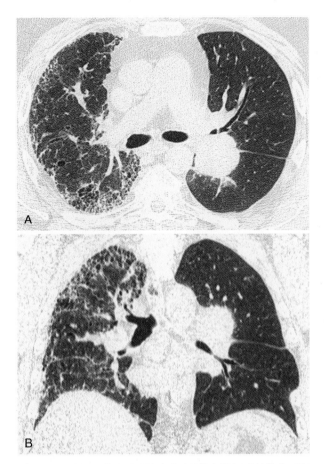

图32-16 移植后淋巴增殖性疾病（因特发性间质纤维化而行单侧肺移植）：淋巴结肿大。A. 单侧肺移植后HRCT扫描显示自体肺（右肺）广泛性肺间质纤维化，左肺门明显肿大淋巴结。B. CT冠状位重建显示淋巴结肿大的程度。

四、影像学表现

（一）胸片 NHL可累及纵隔淋巴结和肺部，局限于肺部。复发性或继发性肺受累可源于纵隔淋巴结直接蔓延，远隔部位的淋巴或血行播散，或者源于自发性淋巴样组织中心。纵隔和肺门病变沿支气管血管束蔓延最常见，从而导致网状结节影。肺淋巴管受累引起小叶间隔增厚。病变侵蚀支气管黏膜可导致气道阻塞，进而出现肺不张和阻塞性肺炎。淋巴瘤浸润肺泡可导致肉芽肿性实变，从而误认为肺炎或粟粒性肺结核。

复发性或继发性肺淋巴瘤胸片检查可出现多种表现：支气管血管束增粗和小叶间隔增厚（41%）（图32-17），散在肺结节（39%）（图32-18），肺炎或肺泡实变（14%）（图32-19），粟粒性或血行播散性微小结节（6%）。淋巴结肿和胸腔积液亦常见。其他表现包括空洞性肿块和支气管腔内肿块（图32-20）。

（二）多层螺旋CT 31例复发性或继发性肺实质淋巴瘤患者的CT表现中，最常见征象为大于1cm

的结节或肿块样实变（68%）及小于1cm的小结节（61%，19例）（图32-18）。其他征象包括磨玻璃影（图32-19）、小叶间隔增厚（图32-17），偶见支气管腔内病变（图32-20）。

（三）PET 高级别淋巴瘤高摄取FDG。

五、鉴别诊断

淋巴瘤肺浸润常无症状，即使出现症状，往往无特异性，从而使得临床诊断困难。因感染、肉芽肿性疾病、原发或继发癌、韦格纳肉芽肿或药物反应均可导致类似的放射学表现，这亦是临床诊断困难的原因。因此，临床、微生物学和病理所见的综合分析十分必要。

六、治疗方案概要

进展期淋巴瘤需进行化疗。

要点：继发性肺淋巴瘤

- 约4%的NHL患者发病时发生继发性肺淋巴瘤
- 复发性患者常见
- 影像学表现如下：
  - 小叶间隔增厚（40%）
  - 散在分布的肺结节（40%）
  - 局灶性实变（15%）

医生须知

- 淋巴瘤占成人纵隔肿瘤的20%、儿童纵隔肿瘤的50%。然而，诊断时局限于纵隔的非霍奇金淋巴瘤或霍奇金淋巴瘤均罕见
- 纵隔淋巴瘤可表现为胸腺肿块，伴或不伴有淋巴结受累
- 尽管首次胸片检查提示胸内病变，但通常需要行CT检查以明确病变的存在并评价病变程度
- FDG-PET在评价淋巴瘤分期方面优于增强CT
- 淋巴瘤分期的传统影像学方法包括CT或MRI、Ga骨扫描，结合或不结合淋巴造影或剖腹手术。与传统影像学方法相比，全身PET或融合PET-CT能提高淋巴瘤检测和分期的准确性，并作为患者存活率的有效预测手段。全身PET或PET-CT是淋巴瘤诊断和随访的首选影像学方法

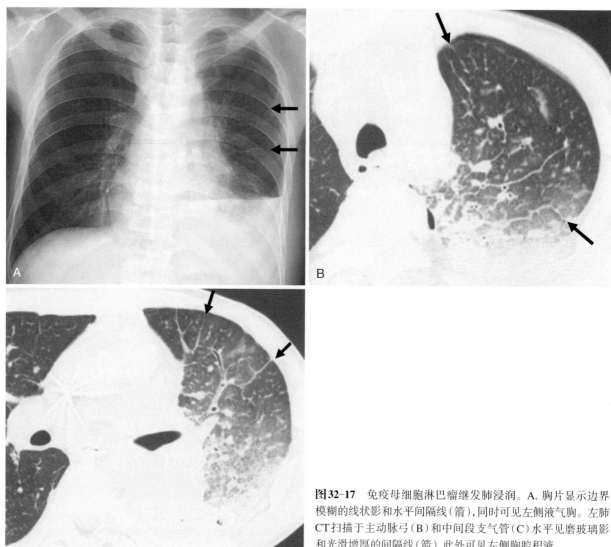

图32-17　免疫母细胞淋巴瘤继发肺浸润。A. 胸片显示边界模糊的线状影和水平间隔线（箭），同时可见左侧液气胸。左肺CT扫描于主动脉弓（B）和中间段支气管（C）水平见磨玻璃影和光滑增厚的间隔线（箭），此外可见左侧胸腔积液。

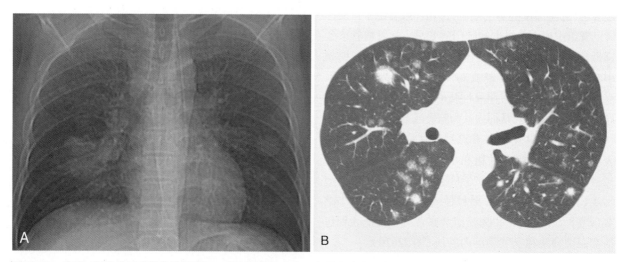

图32-18　外周T细胞淋巴瘤继发肺浸润。A. 胸部X线检查（CT扫描定位像）显示双肺结节和肿块。B. CT扫描于中间段支气管水平可见双肺实性和半实性结节。

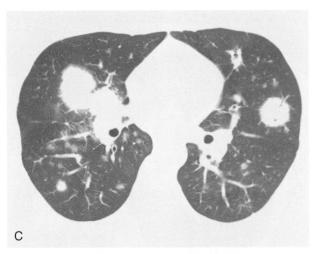

图32-18(续) C. CT扫描显示双肺下叶实性、半实性结节及肿块。

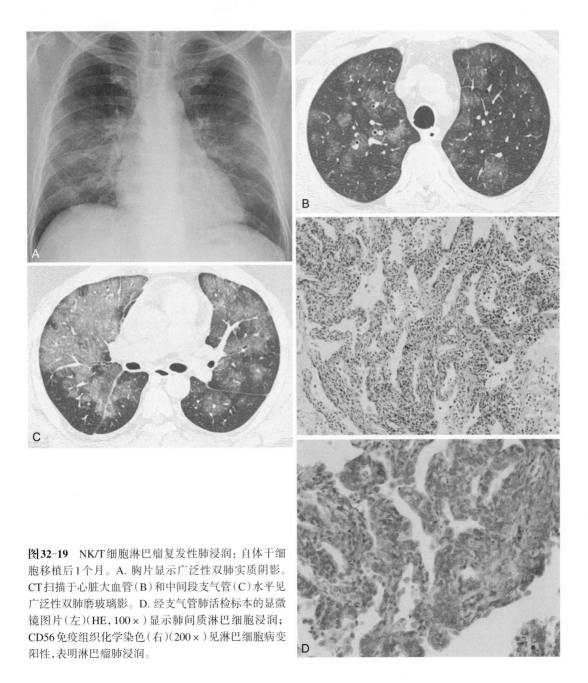

图32-19 NK/T细胞淋巴瘤复发性肺浸润:自体干细胞移植后1个月。A. 胸片显示广泛性双肺实质阴影。CT扫描于心脏大血管(B)和中间段支气管(C)水平见广泛性双肺磨玻璃影。D. 经支气管肺活检标本的显微镜图片(左)(HE,100×)显示肺间质淋巴细胞浸润;CD56免疫组织化学染色(右)(200×)见淋巴细胞病变阳性,表明淋巴瘤肺浸润。

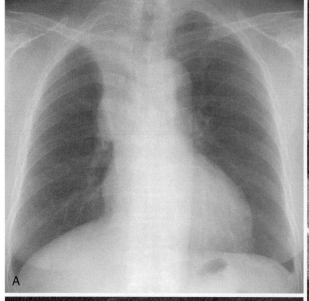

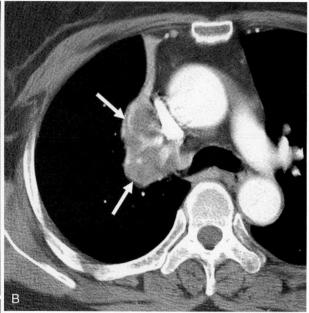

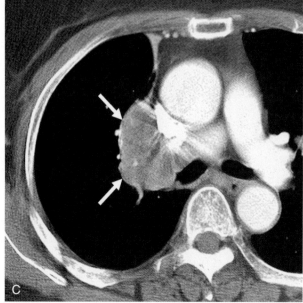

图32-20　大B细胞淋巴瘤：原发性支气管腔内肿块。A. 胸片显示右肺上叶不张及右肺门局限性膨隆（横S征）。B、C. CT增强扫描于右主支气管近端（B）和远端（C）水平见支气管腔内肿块（箭）及相应肺叶的不张。支气管镜活检标本证实为大B细胞淋巴瘤。

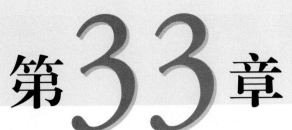
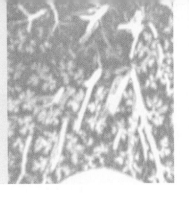

第33章

霍奇金淋巴瘤

Kyung Soo Lee

霍奇金淋巴瘤是一种以R-S细胞为特征的B细胞淋巴瘤。本病比较少见,在欧洲和美国其年发生率为2~3个/10(万)。霍奇金淋巴瘤约占所有淋巴瘤的25%~30%,其主要发生在两个年龄组——青年人(高峰约30岁)和老年人(高峰约50岁),男性较女性稍多见。

霍奇金淋巴瘤侵及胸内比较常见,且以淋巴结肿大的方式多见。约85%的霍奇金淋巴瘤患者的最初描述是其胸内疾病。在一组659人的病例研究中,其中405人(61%)纵隔淋巴结肿大,193人(29%)肺门淋巴结肿大。10%~15%的患者有胸膜累及,有时可达30%~40%,其中大多数病例为结节硬化型。

胸内侵及常常与霍奇金淋巴瘤累及其他部位密切相关。在一个1 470例患者研究中,经适当的临床和病理分期之后,发现仅44人(3%)只伴有胸内疾病。肺原发性霍奇金淋巴瘤(与在淋巴结淋巴瘤或其他组织内的淋巴瘤临床或影像表现无关)是比较少见的。在一组研究中发现,155例霍奇金淋巴瘤患者中仅1例为原发性肺霍奇金淋巴瘤。

-------- 纵隔淋巴结肿大 --------

一、病因学,发病特点和流行病学

纵隔霍奇金淋巴瘤在90%~100%的病例中累及前纵隔或气管旁区域(图33-1和图33-2)。在约40%的病例中,胸腔内的疾病仅局限于前纵隔。

胸片上发现纵隔肿块为其常见临床表现。在1/4或1/3的患者中,可出现全身症状,如不明原因的持续发热、盗汗、体重减轻,并可伴有如咳嗽和胸痛

等更多症状。皮肤瘙痒症是霍奇金淋巴瘤全身症状的另一个特点。其最初是轻微的、局部的,但常进展为全身型。

二、病理生理学

霍奇金淋巴瘤的病理诊断特征为R-S细胞的存在。R-S细胞是一种大的双核细胞,具有明显的嗜酸性核仁,核仁外周透明,核膜增厚,胞质丰富。霍奇金淋巴瘤病理组织学分为四型:淋巴细胞为主型,结节硬化型,混合细胞型,淋巴细胞减少型。霍奇金淋巴瘤淋巴细胞为主型预后最好;其次为结节硬化型,通常好发于年轻女性;混合细胞型好发于中年人群,病变播散,常有全身症状;淋巴细胞减少型患者一般伴有晚期疾病及全身症状,且常累及骨髓,因此预后最差。正如前述,大多数纵隔霍奇金淋巴瘤为结节硬化型。

三、影像学表现

(一)胸片 典型特征包括上纵隔增宽及分叶状肿块,其常反映为前纵隔及气管旁淋巴结的肿大(图33-1和图33-2)。霍奇金淋巴瘤从前纵隔或气管旁淋巴结依次转移,转移频率依次减低,肺门淋巴结(图33-2)、隆突下淋巴结(图33-2)、内乳淋巴结(图33-3)、心包膈和后纵隔淋巴结(图33-4)。霍奇金淋巴瘤单个淋巴结组的转移通常发生在前纵隔。

(二)CT 霍奇金淋巴瘤的特征为单发的前上纵隔肿块,肿块常为分叶状,这表示多发淋巴结肿大和融合(图33-1~图33-4)。霍奇金淋巴瘤也常累及胸腺,且导致弥漫性胸腺增大,此时与受累的前纵隔淋巴结鉴别困难。

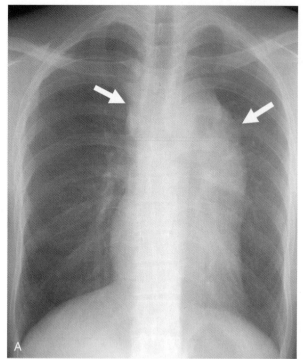

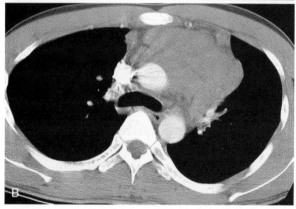

图33-1　一位23岁男性结节硬化型霍奇金淋巴瘤患者。A. 胸片显示双侧纵隔增宽（箭）。B. 主支气管水平处的对比增强CT扫描显示左前纵隔有较大的分叶状软组织肿块。

增大的淋巴结常为均质的软组织样密度（图33-1～图33-4）。在20%的病例中，尤其在肿块较大的病例中，受累胸腺或淋巴结可能出现因坏死、出血及囊变而形成的多发低密度区（图33-5）。组织学方面，坏死范围从微小的纤维素样坏死到大片包含有坏死细胞的颗粒状组织破坏。坏死常见于霍奇金淋巴瘤结节硬化型和混合细胞型，而淋巴细胞为主型却未见。霍奇金淋巴瘤患者纵隔淋巴结的坏死或囊变并不影响整体生存率或生命周期的缩短。

纵隔放疗后淋巴结可出现营养不良性钙化（图33-6）。一些研究者认为辐射程度与并发症不相关，而另外一些则认为其与相对的高剂量有关。照射和钙化出现的时间间隔范围为1~9年。

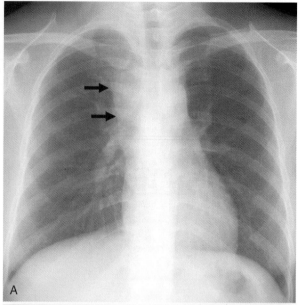

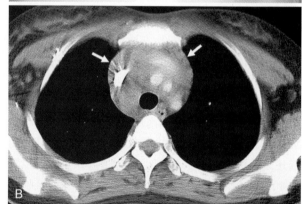

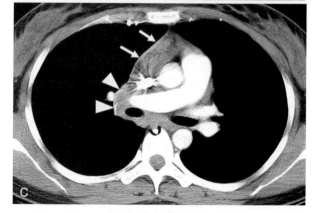

图33-2　一位30岁女性结节硬化型霍奇金淋巴瘤患者。A. 胸片显示右侧气管扩大（箭）。B. 大血管水平处的对比增强CT示右支气管和血管前（箭）淋巴结肿大。C. 中段支气管水平处的CT扫描示血管前（箭），右侧肺门（箭头）和隆突（弯箭）淋巴结肿大。

霍奇金淋巴瘤受累淋巴结可侵及纵隔间隙和食管，上腔静脉及心包（图33-7）。相应的影像学表现则可见，如心包积液。相比肺癌，霍奇金淋巴瘤很少累及膈神经。前纵隔和内侧乳腺淋巴结累及可能与

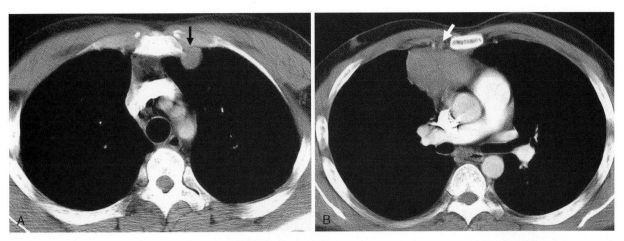

图33-3 一位35岁男性结节硬化型霍奇金淋巴瘤患者。A. 大血管水平处的对比增强CT扫描示左内乳淋巴结肿大(箭)。B. 中段支气管水平处的CT扫描示右前纵隔软组织肿块,且右内乳淋巴结稍增大(箭)。

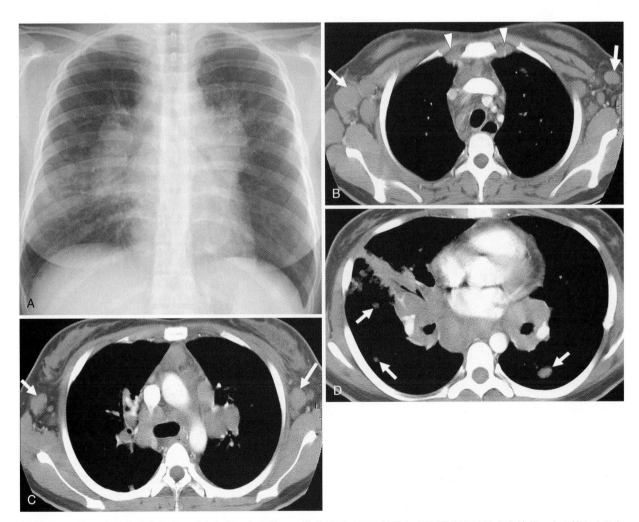

图33-4 一位20岁女性混合细胞型霍奇金淋巴瘤患者。A. 胸片显示双侧肺门增大、纵隔增宽和双肺多发结节。大血管(B)和主支气管(C)水平处的增强CT扫描示肺门、腋下(箭)、前上纵隔淋巴结肿大,且双侧内乳淋巴结亦增大(箭)。D. 主动脉干水平处的CT扫描示双肺门淋巴结肿大,且双肺多发结节(箭)。

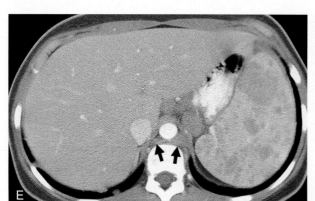

图33-4(续) E. 肝门水平处的CT扫描显示脾脏处多发的结节性低衰减结节影,胃食管交界处和膈肌脚区(箭)淋巴结增大及右肺底的肺结节。F. 化疗后并间隔4个月,初始(左)和随访(右)FDG-PET同一冠状面图像示在下颈部、双侧腋窝、肺、上腹结节及脾脏中高初始期FDG摄取在随访期其摄取减低。

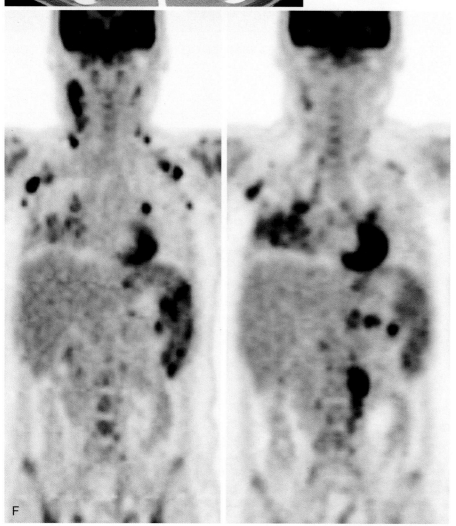

胸骨或胸骨旁组织受累有关(图33-8)。

(三)PET FDG-PET(氟脱氧葡萄糖正电子发射计算机断层扫描)可以提供疾病分期及随访的全身图像。相比CT,PET大多分期高(图33-4,图33-9)。而在霍奇金淋巴瘤的早期阶段,PET的评价尤其有用。其分期高包括正常淋巴结(<1.0 cm,图33-9)和结外组织,包括肝、脾、骨皮质、骨髓和皮肤FDG摄取量的增多。PET也影响着霍奇金淋巴瘤的治疗方案。不同研究显示,与CT对原发霍奇金淋巴瘤分期相比,进行PET检查后,治疗方案改变3%~25%不等。同时,在初期治疗之后PET淋巴结的再分期也具有较高准确率。FDG-PET检查对于准确评价残留组织及监测早期治疗反应也是必要的。此外,PET扫描有助于检测复发及残留病

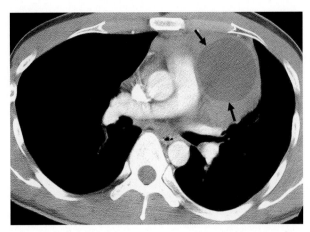

图33-5 结节硬化型霍奇金淋巴瘤伴囊变。中段支气管水平处的对比增强CT扫描示左前纵隔肿块区包含较大低密度圆形区域(箭)。

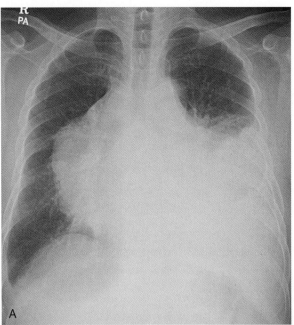

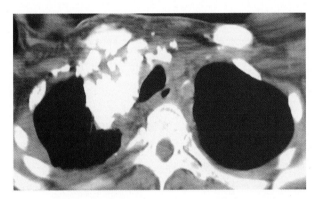

图33-6 霍奇金淋巴瘤放疗后营养不良性钙化。CT扫描示广泛的前纵隔和右胸壁钙化。一位47岁女性霍奇金淋巴瘤患者,几年前曾接受放射治疗。

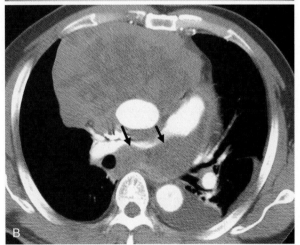

图33-7 霍奇金淋巴瘤伴心包受累。A.入院胸片示纵隔增宽,心脏边界模糊,呈分叶状改变,且左侧胸腔积液。B.增强CT扫描示较大的前纵隔软组织肿块,密度不均。还应注意心包受累(箭头),左侧胸腔积液。

变,因为复发病变常位于以往病变区(图33-9)。PET和CT融合的PET-CT与增强CT检查比较,对评价淋巴结及器官转移的敏感性和特异性更高。

（四）影像检查选择 PET-CT(PET功能和CT形态学图像的融合)改变了约30%霍奇金淋巴瘤患者的治疗方案。在绝大多数患者行PET-CT的早期分期后是可不进行CT检查的。当PET-CT被单独作为霍奇金淋巴瘤的检查方法时,对PET-CT的CT参数的选择很重要,尤其是进行标准剂量或低剂量全身扫描,是否静脉注射对比剂。在大多数患者中,PET-CT对于淋巴结的分期进行低剂量和CT平扫其结果是令人满意的。

四、鉴别诊断

前纵隔肿块的鉴别诊断包括霍奇金淋巴瘤、非霍奇金淋巴瘤、胸腺肿瘤、胸骨后甲状腺肿、生殖细胞肿瘤、纵隔结核性淋巴结肿大。倾向于霍奇金淋巴瘤诊断的表现包括分叶征、气管旁和肺门区邻近淋巴结的侵犯和分叶。

五、治疗方案概要

局部早期患者（Ⅰ期和Ⅱ期）宜对局部病灶进行短期放疗和化疗,而晚期病变则需进行全程放化疗结合治疗。在死亡率方面,伴随着更有效的、低毒性的放化疗的结合,在过去20年霍奇金淋巴瘤预后有了显著提高。

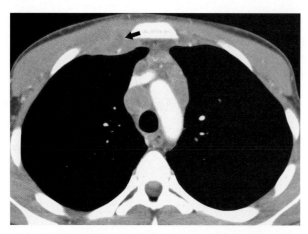

图33-8 霍奇金淋巴瘤胸壁受累。对比增强CT扫描示前纵隔、气管旁淋巴结肿大，内乳淋巴结区软组织增大累及毗邻软组织至胸骨旁组织。患者为17岁男性霍奇金淋巴瘤。

要点：霍奇金淋巴瘤纵隔淋巴结的转移

- 霍奇金淋巴瘤典型的主要或仅累及前纵隔或气管旁区
- 多表现为均匀的低密度组织
- 约20%病例可见纵隔淋巴结的坏死、囊变，常见于结节硬化型和混合细胞型
- 纵隔放射治疗后在少数情况可出现营养不良性钙化

肺胸膜疾病

一、病因学，发病率及流行病学

肺实质受累症状最初出现在约12%的霍奇金淋巴瘤患者中，最后可达30%~40%，且此类患者几乎总是伴有肺门或纵隔淋巴结的肿大。

二、临床表现

肺实质受累最常见的临床表现为干咳。患者也往往伴有全身症状，包括发热、盗汗、体重减少。

三、病理生理学

肺受累多数是由于纵隔和肺门旁淋巴结肿大直接累及所致。霍奇金淋巴瘤最主要的组织学特征是支气管周围间质的浸润、增厚，累及肺实质可导致结节或局部结节融合。

四、影像学表现

（一）胸片　肺实质霍奇金淋巴瘤可出现三种影像学特征；最常见的为单个或多个肺结节，其次为叶或段的融合与支气管血管束和小叶间隔增厚的网状影（图33-10）。肺实质的融合在远离纵隔处是常见的。支气管周围间质的网状影和小叶间隔增厚可能是由于淋巴或静脉引流障碍引起的，其缘由为间质淋巴通路中存在增大的纵隔和肺门旁淋巴结或肿瘤。

（二）CT　原发肺霍奇金淋巴瘤的CT典型表现为多发的、不规则的肺结节或肿块（图33-11，图33-4，图33-10）。结节大小不等且随时间发生变化，个别结节可融合成一个较大的均质的非节段性肿块，有时累及整个肺叶。肺实质融合的这种类型与肺叶体积的减小无关，其边界可以是粗糙的、边界不整，且可见到空气支气管征。此类肿块可发生坏死形成空洞，其壁可以是厚或薄的，在多数病例中，肿块是多发的（图33-12）。少数情况下，可见粟粒状或网状结节影，此时，对癌性淋巴管播散或结节病淋巴结扩散的鉴别是很困难的需行活检以确定。支气管闭塞是由于肿瘤存在于气道腔内或壁上，它可导致肺叶或节段性肺不张、阻塞性肺炎。

胸腔积液的临床表现起初存在于近10%的患者中，最后发展为约30%，其多数与胸内其他病变的表现有关（图33-7）。积液可以是浆液性、乳糜性、假乳糜性或少见的血清血液性。霍奇金淋巴瘤患者气胸的发生率有所增加。在1977年淋巴瘤患者的一项研究中发现，患者并发症的发生率超过预期10倍，且多数患者年龄小于30岁。采用放射治疗，肺组织受累、放射性肺纤维化及感染是危险因素。

虽然肺霍奇金淋巴瘤典型表现为淋巴结的肿大，但少见肺霍奇金淋巴瘤却局限于肺实质内。文献中已有不到100例原发肺霍奇金淋巴瘤的报道。其通常为单发或多发结节，且常形成空洞。胸片偶尔可见肺霍奇金淋巴瘤表现为支气管内的肿块。

（三）PET　PET显示肺结节氟脱氧葡萄糖（FDG）摄取是多变的。霍奇金淋巴瘤肺组织受累结果有可能为假阴性。

五、鉴别诊断

肺霍奇金淋巴瘤的鉴别诊断包括感染、支气管癌、隐源性机化性肺炎、韦格纳肉芽肿、药物毒性和放射性肺炎。

六、治疗方案概要

局部病变的患者（Ⅰ期和Ⅱ期）宜进行短程化疗，对受累区辅以放疗；而晚期病变的治疗为全程放化疗。

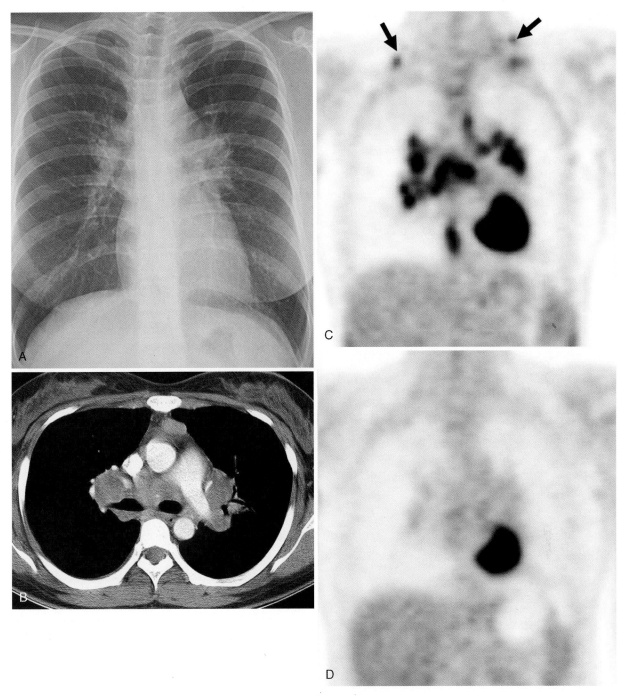

图33-9 一位25岁女性结节硬化型霍奇金淋巴瘤患者。A. 胸片显示双侧肺门淋巴结肿大。B. 右上叶支气管水平处的对比增强CT扫描示双侧肺门、胸骨上和血管前淋巴结肿大。C. PET扫描显示双侧纵隔、肺门淋巴结FDG摄取增加。还需注意双侧锁骨上区、左下颈部淋巴结(箭)FDG的摄取,这些都不能被传统分期方法识别。D. 继C化疗2个月后PET扫描冠状面示胸部FDG摄取出现阴性,与疾病完全缓解相一致。

要点:霍奇金淋巴瘤的纵隔淋巴结受累

- 霍奇金淋巴瘤典型的主要或仅累及前纵隔或气管旁区淋巴结
- 多表现为均匀的低密度组织

- 约20%病例可见纵隔淋巴结的坏死、囊变,常见于结节硬化型和混合细胞型
- 纵隔放射治疗后在少数情况可出现营养不良性钙化

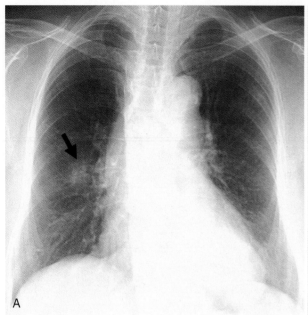

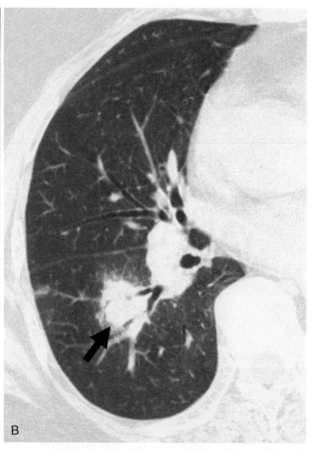

图33-10 霍奇金淋巴瘤肺部受累。A. 胸片示右肺中叶界限模糊的结节影。B. 右肺主动脉干水平处的CT靶扫描示结节灶（箭）内见空气支气管征。患者为70岁女性混合细胞型霍奇金淋巴瘤。

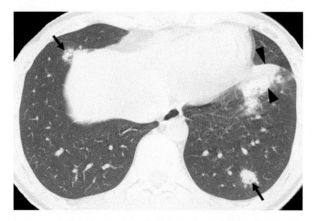

图33-11 霍奇金淋巴瘤复发累及肺部。右侧膈肌水平CT扫描示双肺下叶结节相互融合。这是一位23岁男性结节硬化性霍奇金淋巴瘤复发患者。

七、胸壁和胸廓受累

影像学示约15%霍奇金淋巴瘤患者伴有骨骼受累。常见胸骨受累，但不总是如此，其主要为肿瘤从纵隔或肺直接蔓延所致。在这种情况下，肋骨、椎或胸骨破坏可形成局灶性溶骨区。相比之下，胸椎浸润而非直接扩展累及常表现为成骨性（象牙椎体）。胸廓外骨质受累（多数为脊柱或骨盆）常产生溶骨与膨胀相混合的病灶。

医生须知

■ 霍奇金淋巴瘤约占所有淋巴瘤的25%~30%，好发于两个年龄段——青年组和老年组，前者高峰发病年龄约30岁，后者约50岁后

■ 约85%霍奇金淋巴瘤患者的早期临床表现为胸部疾病

■ 胸部累及常与霍奇金淋巴瘤体内其他部位淋巴瘤转移有关

■ 近90%~100%病例，肺霍奇金淋巴瘤累及前纵隔或肺门区

■ 约40%的病例胸腔内病变只局限于前纵隔

■ 约10%~15%诊断时患者有胸膜受累，且最后可达30%~40%

■ 霍奇金淋巴瘤患者可无症状，或伴持续性发热、盗汗、体重减轻、咳嗽和胸痛

■ 在霍奇金淋巴瘤分期及随访方面，FDG-PET或PET-CT评价病变范围优于CT

■ 在绝大多数人中，PET-CT的初步分期准确可避免CT检查

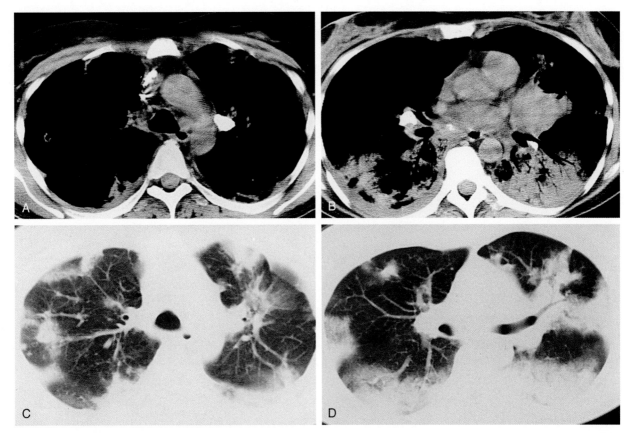

图33-12 霍奇金淋巴瘤复发致广泛肺实质融合。A和B. 先前已接受治疗的45岁女性霍奇金淋巴瘤患者的常规CT扫描示纵隔钙化,肺门和隆突淋巴结肿大。C和D. 肺窗显示支气管周围及其邻近区域融合。外科肺活检标本为霍奇金淋巴瘤。(引自 *Müller NL, Fraser RS, Colman NC, et al. Radiologic Diagnosis of Diseases of the Chest. Philadelphia, Saunders, 2001.*)

要点:霍奇金淋巴瘤

- 霍奇金淋巴瘤是一种B细胞淋巴瘤,其特征为R-S细胞的存在
- 发病高峰为20~30岁和50岁以上
- 多数病例中,其亚型为结节硬化性霍奇金淋巴瘤
- 约85%的患者早期临床表现为胸部疾病,最常见为纵隔淋巴结肿大
- 10%~15%诊断时患者有胸膜受累,且最后可达30%~40%
- 目前,仅3%的病例表现为单纯的胸腔内疾病,而原发性肺病只见于不到1%的病例中

第 **8** 部分

间质性肺疾病

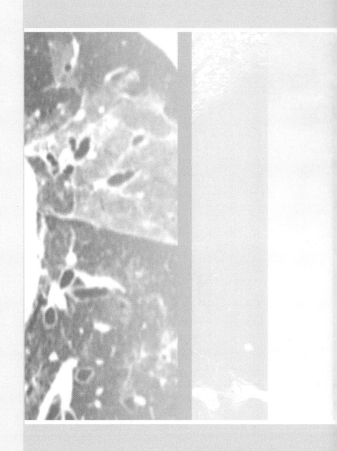

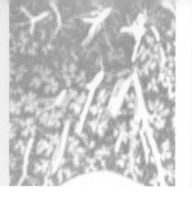

第34章

特发性肺间质纤维化

Nestor L. Müller and C. Isabela S. Silva

一、病因学,发病率及流行病学

特发性肺间质纤维化(IPF)为仅发生于肺的慢性纤维化间质性肺炎的一种特殊形式,与普通间质性肺炎UIP的组织学表现有关。IPF是一种最常见的特发性间质性肺病。男性患病率约为20/100 000,女性约为13/100 000,每年男性发病率约为11/100 000,女性约为7/100 000。IPF多数患者年龄大于50岁,80%年龄大于65岁或更大。IPF全球已有报道,农村和城市均有发病,无种族优势。IPF常见于吸烟者,在不同的研究范围内吸烟者与不吸烟者寿命比率为1.6~2.9。偶尔,IPF可群体性地发生于家族。虽然家族性IPF的患病率未知,但患IPF为0.5%~2.2%。

二、临床表现

临床症状包括渐进性呼吸困难、干咳、体重减轻和疲劳。呼吸困难通常是其主要症状,通常在初次诊断前已出现超过6个月。25%~50%的患者出现杵状指。听诊通常可闻及吸气末爆裂音(即所谓的Velcro啰音)。发绀及肺动脉高压和肺心病是其晚期表现。

IPF纤维化程度和临床表现程度是典型的不间断加重的过程。然而,个别患者情况有所不同,一些患者尽管未接受治疗,病情却可能长期保持稳定。临床症状的急性加重可能是由于继发感染、肺栓塞、气胸或心脏疾病。而且通常情况下,病情会毫无原因地急性进展,其通常被称为IPF的"急性加重"或"加速阶段"。

目前对IPF急性加重比以往了解的增加了很多。一组对168名IPF患者的回顾性研究显示,约21%的

IPF患者死亡超过平均周期76周,其中约47%的患者死亡是由于其临床病情加重所致。在另一项研究中报告了经活检证实147例IPF急性加重的频率,1年为8.5%,2年则为9.6%。然而正如研究者指出的,实际急性加重发作率可能被低估了,这是由于一些患者失去了随访,且研究只包括经活检证实的IPF患者。在一项25例IPF患者的尸检报告中显示15位(60%)IPF或与结缔组织病有关的非特异性间质性肺炎患者的死亡是由弥漫性肺泡损伤和急性加重所致。急性加重的死亡率为20%~86%。IPF急性加重的诊断标准包括以下几个方面:

(1)1个月内发生无法解释的呼吸困难或咳嗽加重。

(2)胸片或胸部HRCT出现新发磨玻璃样病变或实变。

(3)肺活量下降10%或更多,或动脉血氧分压下降10 mmHg或更多。

(4)呼吸道病原体培养阴性(培养阳性为中等或大量痰液或呼吸道分泌物或支气管肺泡灌洗)。

(5)无法用肺栓塞、充血性心力衰竭、气胸解释的急性加重。

三、病理生理学

(一)病理表现 IPF的发病机制尚不清楚,过去认为,其最先出现的组织异常为肺泡炎,因这一炎性过程导致了持续性纤维化。这一理论已不被接受。最新研究认为IPF发病机制是由多重因素所致,包括反复性肺损伤、炎症、胶原和细胞外基质的过度堆积、成纤维细胞的增殖、伤口愈合反应异常和血管生成较多。目前,病灶的上皮损伤致成纤维细胞的激活被认

为是主要的早期改变,其触发了一连串的反应最后导致广泛的纤维化。

IPF为特发性UIP。UIP的主要病理特征为时间和区域的异质性,而且成纤维细胞灶好发于小叶和胸膜下区(图34-1)。其他特征包括平滑肌细胞肥大、胶原蛋白和细胞外基质堆积、肺泡结构破坏、气管及支气管受牵拉以及蜂窝肺改变。时间异质性是指出现活动性炎症、成纤维细胞灶和慢性瘢痕(例如从急性病变到纤维化不同阶段的表现)的存在。这与其他间质性肺炎有所不同,如NSIP的病变过程发生于相对狭窄的时间段。区域异质性是指正常肺组织、间质性肺炎、肺纤维化和蜂窝肺交替存在于同一组织的不同区域,有时可存在于同一肺叶。成纤维细胞灶是由增生的成纤维细胞和肌成纤维细胞共同构成,其为慢性瘢痕中急性肺损伤的区域(图34-1)。成纤维细胞灶本质为不成熟的纤维化,其表示活动、进展期的肺组织边缘重建。

蜂窝状结构是由囊性纤维化空腔构成,内衬有支气管上皮且充满黏液。蜂窝状结构常为肺组织(呼吸性细支气管和肺泡管)的过度通气所致,且与严重的纤维化和肺组织结构的破坏有关。蜂窝肺囊腔大小2~20 mm不等,且被数量不等的纤维组织所分割(图34-2)。虽然间质性肺炎常见于UIP,但其通常是轻微的、斑片状的。营养不良性钙化和骨化偶有发生。

IPF急性加重期的活检组织标本显示为叠加于UIP之上的机化性肺炎或弥漫性肺泡损伤。IDF伴机化性肺炎者较伴肺泡性损伤者预后好。

多数存在UIP组织学形态的患者有IPF,并通过定义可知,所有IPF患者均有UIP的组织学形态。然而,仅有UIP组织学形态是不能诊断IPF的。UIP组织学形态亦可见于其他相关疾病中,如石棉肺、慢性过敏性肺炎(见第39章)、药物性肺病(见第76章)和家族性IPF,在诊断IPF前应除外以上这些疾病。

(二)肺功能　IPF导致限制性肺功能障碍(肺总量和肺活量下降),可通过一氧化碳弥散量评价的通气功能受损情况。与肺容量有关的呼气流速,在许多患者中可见气流阻塞,这是因为最大呼气中段流速降低,以及与肺活量减少有关的指标,一秒用力呼气量减少,这可能与吸烟有关。通过高分辨率CT诊断的肺气肿与气道阻塞指数密切相关。低氧血症也常见,主要由通气-灌注不均所致。但是在约20%的患者,肺功能下降主要原因为弥散功能受限。

一些研究显示IPF患者高分辨率CT所示病变程度与肺功能损伤严重程度相关,其中,一氧化碳弥散

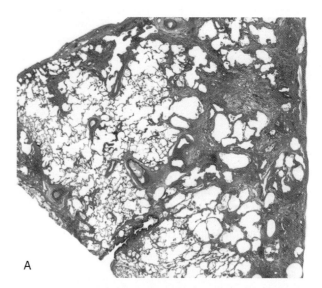

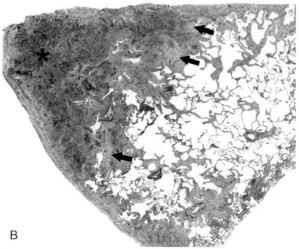

图34-1　特发性肺间质纤维化:组织学表现。A. 低倍镜下普通间质性肺炎特征性表现,正常肺组织区、局灶性慢性肺炎症和纤维化及蜂窝状结构,同时到周边纤维化为主(HE染色)。B. 组织学标本显示的成纤维细胞(箭)位于陈旧性胸膜下纤维化与肌肉增生(星号)之间,正常和接近正常肺组织朝向肺叶中心(免疫组化染色)。(引自 Dr. John English, Department of Pathology, Vancouver General Hospital, Vancouver, Canada.)

量与其关系最密切。

四、影像学表现

(一)胸片　IPF影像学表现为对称、基底部分布由小到中等的不规则线样影构成的网状影(图34-3)。尽管这些阴影在双肺弥漫分布,但是50%~80%病例显示其主要或仅累及双下肺;约60%以周边分布为主。随着疾病进展,病变更加弥漫,并形成粗网状或网状结节影,这与进行性肺容积减少有关(图34-4)。晚期病变以大小为0.5~1 cm直径的蜂窝样囊腔为特征(图34-5)。胸膜病变(胸腔积液、气胸或弥

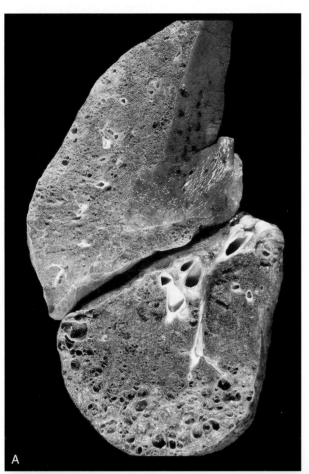

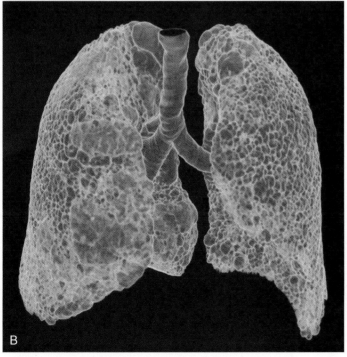

图34-2 特发性肺间质纤维化。A. 右肺中下叶矢状面切片显示下叶背侧胸膜下区蜂窝状结构,在余下的肺下叶和中叶处的胸膜下小灶状纤维化。B. 另一位末期普通间质性肺炎患者的多排CT冠状位外部三维体积(前视图)示胸膜表面"鹅卵石"样表现,由广泛性蜂窝状结构导致。

漫性增厚)是少见的。在首诊时,50%~60%病例胸片显示肺容积减少。肺容积随时间延长逐渐减少。多数IPF患者是吸烟者。在伴有肺气肿IPF患者中,肺容积可正常或增加。

实际上所有IPF患者胸片在出现症状时均表现异常。在出现症状前,基底部网状影在以往的胸片上已经存在几年。但是,一张正常的胸片不能排除UIP的镜下表现。

一些研究已经对胸片诊断IPF的准确性进行了评估。一项针对118名患有不同慢性间质性疾病或气腔疾病患者的调查,3名观察者在无临床或病理资料的情况下对胸片进行各自评价。通过胸片表现,约30%的病例可确诊为IPF,且这一诊断中87%是正确的。另一项对86名不同慢性间质性肺病患者(其中24名IPF)和14名对照者的研究显示,其中约17/24(69%)的患者首诊为IPF。在一项结合临床资料评价胸片诊断的研究中,208名不同慢性间质性肺病患者,仅有临床资料组47%的患者可诊断为IPF,而临床和胸片结合组79%的患者可诊断为IPF。尽管这三项研究均认为胸片结果常可充分提示IPF诊断,但是约10%的患者其胸片可表现为正常。

(二)CT　IPF高分辨率CT特点为片状不规则小叶内线状影,主要累及双肺下叶及胸膜下区的网格状影(图34-6)。网格状结构的形成与结构扭曲有关;与支气管及细支气管的扩张(支气管及细支气管的牵拉)有关;也与胸膜、血管和支气管间交界面的不规则有关(图34-7)。扩张的支气管和细支气管在纤维化

区常表现为串珠样结构。含气囊腔(蜂窝结构)多为2~20 mm直径不等,见于近90%的患者中(图34-8,图34-9)。

70%~95%的患者高分辨率CT可清楚显示网状影及蜂窝影主要位于胸膜下区。近80%的患者双肺下叶肺纤维化最重;约15%的患者全肺累及程度相似,约5%的患者主要累及双肺上叶。尽管IPF患者的网状影及蜂窝影在双下肺最严重,但大多数患者却常累及全肺。一项前瞻性多中心研究显示,91名患者被怀疑有特发性肺间质性肺炎,其高分辨率CT强烈提示肺上叶存在网状影(比率为6.28)和下肺蜂窝影(比率为5.36)。组织学中的区域异质性在高分辨率CT中同样表现,其表现为纤维化(网状影和蜂窝影)与正常肺实质(片状分布)交替存在(图34-9)。

多数IPF患者存在磨玻璃影。磨玻璃影在这些患者中常为轻度表现,但它与纤维化相关(图34-10)。约25%的患者,磨玻璃影远离纤维化结构,较网状影累及范围小。IPF的磨玻璃影主要反映了活动性炎症或显微镜下纤维化的存在(图34-11)。镜下纤维化的磨玻璃影常与网状影、牵拉性支气管扩张或细支气管扩张有关(图34-10)。与纤维化无关的磨玻璃影却与间质性肺炎有关。IPF患者系列CT片显示磨玻璃影可消退,但多数情况下却进展为网状影或蜂窝影。

近30%的IPF患者CT可显示肺气肿,其中4%~43%的患者可见局部区域密度减低或血管减少(马赛克样灌注),约3%的患者可见少量实变区,2%~15%的患者见少量小叶中心结节影。有时,由于骨化所

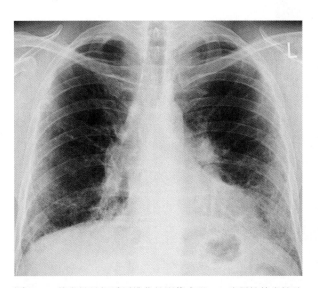

图34-3 特发性肺间质纤维化的影像表现。59岁男性特发性肺间质纤维化患者,其胸片示网状影主要位于肺野周边及肺下野。也可见肺容量减少和与肺动脉高压是相对应的中央肺动脉增宽。

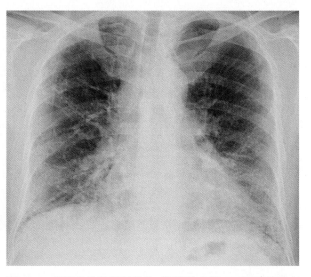

图34-4 特发性肺间质纤维化:影像学表现。58岁男性患有特发性肺间质纤维化,其胸片示双肺下野见泛双侧网格影。

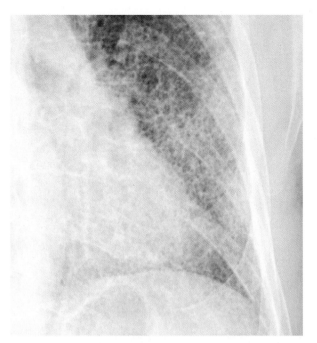

图34-5 特发性肺间质纤维化：终末期纤维化。放大的右下叶后前位胸片示左肺下叶粗糙的网状影和蜂窝状囊性区。患者是一位69岁晚期特发性肺间质纤维化男性，他一年前曾接受肺移植手术。

致，纤维化区可见线样或结节样钙化（图34-12）。在一项研究显示，播散性树状肺骨化可见于5/75（6.7%）的IPF患者中，而44例NSIP患者中无一例有此表现。

约70%的患者CT见纵隔淋巴结肿大。增加的淋巴结常为轻度肿大，结节短轴直径为10~15 mm，仅累及一组或两组淋巴结（多数情况下为右下气管旁或隆突下）。因此，胸片上不能显示淋巴结肿大。而淋巴结的肿大也与高分辨率CT表现或病变范围无关。有证据显示，接受糖皮质激素治疗的患者，广泛淋巴结肿大程度较轻。一项调查显示，6个月内没接受糖皮质激素治疗的患者，其HRCT检查可发现23/32（70%）的患者纵隔淋巴结肿大，而用糖皮质激素治疗2月组的患者中，仅3/22（14%）的患者高分辨率CT扫描发现纵隔淋巴结肿大。

数月或数年后，系列高分辨率CT扫描可清楚显示纤维化范围和程度呈不断增加（图34-13）。一些磨玻璃影可随治疗改善或消散，而其他则进展为网格影或蜂窝影。网格影常进展为蜂窝影，而蜂窝影囊腔直径也逐渐增加。

IPF急性加重期高分辨率CT表现为磨玻璃影或实变，或两者并存，网格影和蜂窝影相叠加（图34-14）。磨玻璃影和实变可以是弥漫、多发局灶性或周边分布。实变常见于双肺背侧。急性加重期伴周边分布磨玻璃影的患者较多发局灶性或弥漫分布患者预

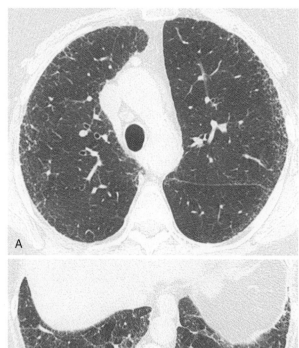

图34-6 特发性肺间质纤维化：肺外周和基底部网格影。A. 双肺上叶水平高分辨率CT显示双侧胸膜下不规则的小叶内线样影和间隔不规则增厚所致的细网格影。B. 肺底部水平处的高分辨率CT显示更严重的胸膜下网格影。女性，73岁，特发性肺间质纤维化患者。

后好。在已知IFF患者急性加重期与急性临床加重之间的HRCT上主要鉴别诊断为机会性感染，尤其是卡氏肺孢子菌肺炎。

当评价IPF患者的CT图像时，要谨记这些患者有增加肺癌发病率的风险。约10%的IPF患者可发展为肺癌。与肺癌有关的多数IPF患者年龄较大（平均70岁），男性，现在或既往吸烟。肺癌通常位于肺纤维化的周边区域（图34-15）。一项研究显示，30名与IPF有关的肺癌患者，肺癌最常见的CT表现为软组织结节，常位于肺周边纤维化区内或毗邻此区。结节通常边缘光整分叶状或毛刺状。约80%的肺癌在胸片上可见，而近20%的肺癌则仅能在CT上显示。两种最常见的组织学类型为鳞癌和腺癌，所有患者均有吸烟史。另一项研究显示，32名患者CT最常见的表现为局灶，类似肿块的实变区伴软组织结节。尽管在一些研究显示肿块常见于肺下叶，而在另一些研究中显示上叶和下叶出现的频率相同或更常见于上叶。

几个组研究者已评估高分辨率CT在IPF诊断中

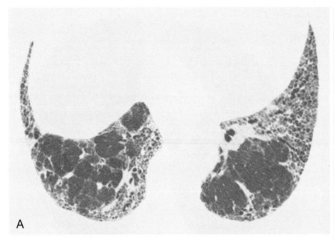

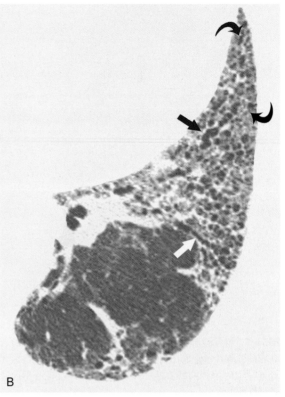

图34-7　特发性肺间质纤维化伴广泛网格影,牵拉性支气管扩张和细支气管扩张。A. 肺底水平处的高分辨率CT扫描示双肺下叶周边分布网格影和在中叶及舌叶弥漫分布网格影。B. 左肺下部放大图显示的网格影。同时可见扩张和串球状的支气管(直箭)。距离胸膜0.5~1 cm处的扩张气道代表扩张的支气管(弯箭)。患者为70岁特发性肺间质纤维化男性。

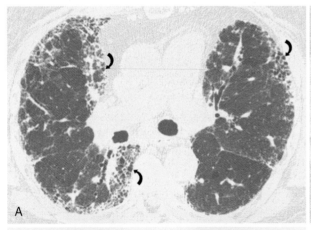

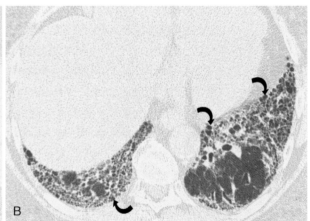

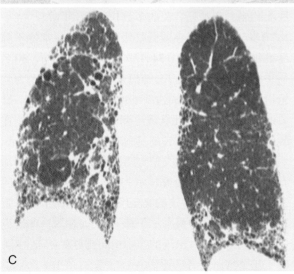

图34-8　特发性肺间质纤维化伴轻度蜂窝肺。A. 中间部支气管水平处的高分辨率CT示几乎累及大部分肺野周边区的双侧分布的网格影和少量胸膜下蜂窝囊(弯箭)。B. 肺底部高分辨率CT示更广泛的网格影和胸膜下轻度蜂窝肺(弯箭)。C. 冠状位重建示所有肺叶的网格影,但胸膜下区和肺底部为重。70岁男性,患特发性肺间质纤维化。

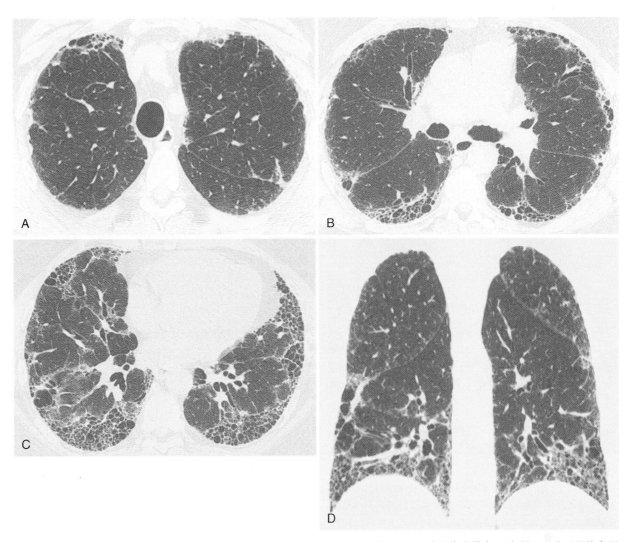

图34-9 特发性肺间质纤维化伴广泛的蜂窝影。在上部(A)、中部(B)和下部(C)肺区水平高分辨率CT扫描显示广泛的蜂窝影主要在下肺叶分布(C)。D. 正常肺实质与斑片状分布的肺纤维化的相交替。冠状位重建示所有肺叶周边分布的纤维化和以肺底分布为主的蜂窝影。

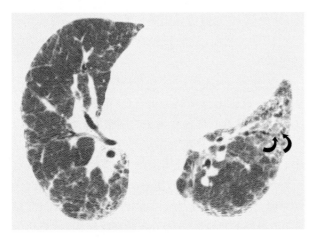

图34-10 特发性肺间质纤维化伴磨玻璃影。高分辨率CT扫描示肺叶周边的网格影及斑片状磨玻璃影。几乎所有的磨玻璃影均叠加网格影或牵拉支气管扩张(弯箭),表明它们可能代表镜下纤维化而不是炎症。活检证实为特发性肺间质纤维化,64岁男性患者。

的准确性。在一项研究中,对34例IPF患者与84例其他慢性间质性肺病患者,胸片与CT诊断准确性对比研究显示。在不知临床和病理结果的情况下,胸片和CT由三位观察者独立诊断。约73%的IPF患者通过CT扫描就可确诊,且95%的诊断是正确的。相比之下,只有30%的胸片可得到确诊(87%病例正确)。另一项包括86例弥漫性肺病(包括41例IPF患者)患者的研究中,经CT首次确诊IPF的敏感性为60%,特异性为98%。

在第三项研究中,85例患者(包括18例经活检确诊IPF患者)的CT扫描由两位放射科医师评价,达成一致诊断。第一诊断为IPF有16人占89%(16/18),其中12人诊断正确(然而,NSIP和脱屑性间质性肺炎各有一例诊断为IPF)。该研究中,HRCT的诊断IPF的敏感性为60%,特异性为93%。

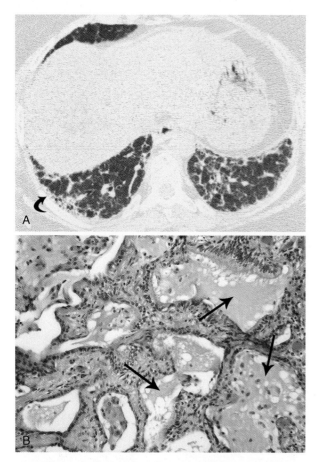

图34-11 特发性肺间质纤维化:磨玻璃影继发于纤维化。A. 高分辨率CT扫描示胸膜下磨玻璃影(弯箭),伴少量网格影。B. CT显示磨玻璃影的组织病理图片示镜下蜂窝状的气腔内充满黏液及炎症细胞(箭)。(H-E染色150×)(引自 Souza CA, Müller NL, Flint J, et al. Idiopathic pulmonary fibrosis: spectrum of high-resolution CT finding. AJR Am J Roentgenol 2005; 185: 1531-1539.)

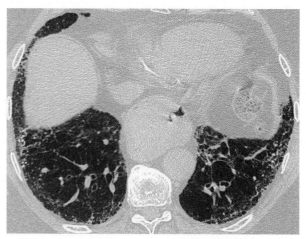

图34-12 特发性肺间质纤维化的肺骨化。高分辨率CT示双侧网格影、蜂窝影及小钙化灶是特发性肺间质纤维化的肺骨化表现。患者为80岁男性,伴有食管裂孔疝。

确诊且以组织学特征为金标准。第一项前瞻性研究评价了临床诊断IPF和IPF间质性肺病的准确性和有效性,59例患者涉及新发的间质性肺病的评估。明确的临床诊断由一名间质性肺病专家通过全面临床评价,其中包括高分辨率CT评价进行独立诊断。一位胸部影像学家分别评价了胸片和CT,并独立做出影像学诊断。临床专家诊断IPF的敏感性和特异性分别为62%和97%。放射学IPF首诊的敏感性和特异性分别为78%和90%。

第二项研究为多中心研究,91例患者中包括54例经病理证实的IPF患者。经验丰富的胸部影像科医生对IPF高分辨率CT诊断的敏感性为48%,特异性和阳性预测值分别为95%和96%。基于这些不同的研究,假如IPF的表现很典型,在适当的临床背景下,高分辨率CT就可做出确切的诊断,这一观点现被广泛接受。然而,这些特征性表现可见于50%~70%的患者中。

高分辨率CT确定诊断IPF需要排除已知原因的UIP并且以下三项高分辨率CT诊断标准均存在:① 肺周围及基底部分布为主的网格影;② 蜂窝影以在肺周围基底部分布为主;③ 无典型征象(如小叶中心结节,支气管血管周围结节,广泛性实变,或广泛性磨玻璃影)。如果仅存在第一和第三条标准(无蜂窝影),则诊断只能为"可能IPF"。高分辨率CT诊断IPF最好的指征为下肺分布蜂窝状结构(优势比为5.36)和上肺网格影(优势比为6.28)。肺底和周边分布的蜂窝肺是IPF诊断的重要指标,观察者对蜂窝影的诊断具有相当高的一致性。蜂窝肺的诊断需要出现成簇的囊腔区,其直径为1~2 cm,囊厚壁且界限清

在第四项研究中有134例弥漫性肺病患者,包括24例IPF患者,高分辨率CT诊断IPF敏感性为77%,特异性为93%。高分辨率CT征象做出的诊断,其准确性随着疾病严重程度的增加而增加。在一项研究中,61例终末期肺病患者(出现蜂窝肺、广泛囊性变或纤维化融合)的CT扫描由两位研究者在未知临床或病理结果的情况下分别独立评价。第一诊断为IPF有23人占86%(23/26);当观察者对第一诊断(根据胸膜下分布的和下肺野的蜂窝影)十分确定时,他们做出了正确诊断。这些患者的IPF诊断经病理标本来确诊,标本取自未累及区域或终末期肺病形成前。

这些最初的研究是基于对各种间质性肺疾病患者的高分辨率CT和临床资料或组织学诊断基础上的回顾性分析。高分辨率CT诊断的高特异性可由两项前瞻性研究来证明,这两项研究选取的患者均为活检

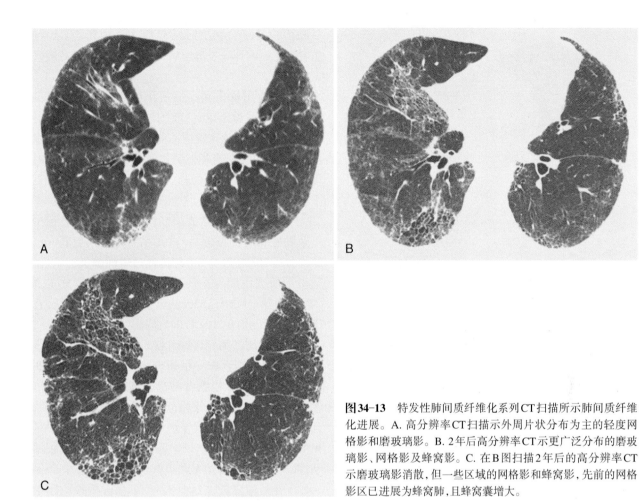

图34-13 特发性肺间质纤维化系列CT扫描所示肺间质纤维化进展。A. 高分辨率CT扫描示外周片状分布为主的轻度网格影和磨玻璃影。B. 2年后高分辨率CT示更广泛分布的磨玻璃影、网格影及蜂窝影。C. 在B图扫描2年后的高分辨率CT示磨玻璃影消散，但一些区域的网格影和蜂窝影，先前的网格影区已进展为蜂窝肺，且蜂窝囊增大。

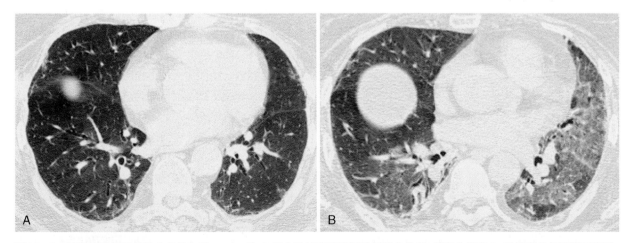

图34-14 特发性肺间质纤维化急性加重。A. 一位73岁女性特发性肺间质纤维化患者，其高分辨率CT示轻度片状胸膜网格影。B. 7个月后患者出现急性呼吸衰竭，高分辨率CT示双侧广泛分布斑片状磨玻璃影叠加于网格影上。手术活检标本示弥漫性肺泡损伤叠加肺间质纤维化背景之上。

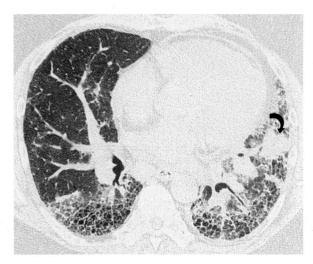

图34-15　肺癌。HRCT显示广泛双肺下叶分布的蜂窝影和其余肺野轻度斑片状网格影分叶状结节（箭）见于舌段，细针穿刺活检确诊为腺癌。

晰，邻近胸腔。它们必须与牵拉性支气管扩张相区别，其外形可能相似，但是后者距离胸膜仅几毫米或更远。

特发性肺纤维化典型的高分辨率CT征象

- 胸膜下和肺底部的网格影
- 胸膜下和肺底部的蜂窝影
- 牵拉性支气管扩张和牵拉性细支气管扩张
- 胸膜、血管和支气管不规则的交界面
- 典型的轻度磨玻璃影，且与纤维化相关
- 少量或无小叶中心结节
- 纤维化范围和严重程度的进行性增加
- 肺容量进行性减少

五、鉴别诊断

由于IPF诊断是一种排除性诊断，因此对多数患者，在无组织学证实的情况下，仔细观察临床肺功能和影像学特征也可做出准确的诊断。出现这种状况是幸运的，因为手术活检是一种有创性且与存在的并发症的检查。外科活检间质性肺病后的发病率和死亡率接近2.5%和0.3%。一些研究表明，电视胸腔镜手术活检与术后发病率和死亡率较低而与胸手术相比住院时间短。然而，对于一些无典型征象且需肺活检诊断的IPF患者，活检后死亡率似乎较高。在一项回顾性研究中，60例UIP患者（46例IPF患者和14例UIP结缔组织相关患者），在梅奥临床中心进行了外

科肺活检，10例（16.7%）活检后30天内死亡。10例患者死亡原因为呼吸道疾病，最常见的为急性呼吸窘迫综合征。

通过应用临床和高分辨率CT评价标准，50%~70%的患者可做出IPF诊断，其特异性高达90%。对于那些放射学或临床特征不典型的患者，可进行手术肺活检。与IPF具有相似肺实质改变的疾病为NSIP、慢性过敏性肺炎和石棉肺。网格影和蜂窝影也常见于慢性过敏性肺炎。过敏性肺炎患者通过高分辨率CT显示的小叶中心结节，肺叶密度减低和血管稀少以及肺底相对少见较易与IPF相鉴别。两项研究已经评价了HRCT区分IPF与慢性过敏性肺炎准确性。第一项研究中62%的患者可做出确切的高分辨率CT诊断，第二项研究53%的患者可做出确切诊断，且HRCT诊断分别在90%和94%的病例中是正确的。

石棉肺通过胸膜斑或弥漫性胸膜增厚可以很容易与IPF相鉴别。在一项研究中，比较了212例IPF患者和74例石棉肺患者的高分辨率CT检查结果。除了石棉肺的整体纤维化范围较小，纤维化较粗糙，且常分布于肺底和胸膜下区以外，两者的CT结果是相似的。IPF中仅4例（2%）患者存在弥漫性胸膜增厚，而所有IPF患者均无胸膜斑。石棉肺患者中58例（78%）可见胸膜斑，61例（82%）可见弥漫性胸膜增厚。74例石棉肺患者中49例（66%）可见胸膜增厚和胸膜斑，4例（5%）患者无胸膜病变。

无论是特发性或结缔组织相关的间质性肺病（表34-1），最常见与IPF相似的疾病为NSIP。一组研究者比较了53例有临床表现且已行肺活检的IPF患者中UIP和NSIP患者的高分辨率CT结果。32例最终诊断为IPF，21例诊断为NSIP。高分辨率CT诊断UIP的敏感性为63%，特异性为70%；高分辨率CT诊断NSIP敏感性为70%，特异性为63%。NSIP与IPF相区分最有价值的征象为更大范围的磨玻璃影（磨玻璃影每增加1%，其优势比率为1.04）。当4位观察员诊断一致时（即出现UIP或NSIP特征性表现时），诊断准确性为96%；然而，所有4位观察者的一致性诊断仅见于45%的病例中。

第二项研究中，47例活检证实的IPF患者（$n=22$）和NSIP患者（$n=25$）由两位胸部影像科医生分别评价。IPF和NSIP CT诊断的正确率分别是88%和73%。蜂窝肺作为IPF主要特征，其诊断特异性为96%，敏感性为41%，阳性预测值为90%。此种表现仅在1例纤维化型NSIP患者中需要由两位专家确定。相反地，磨玻璃影或网格影为主伴少量或无蜂

表34-1 特发性肺间质纤维化与非特异性间质性肺炎临床、病理和高分辨率CT的特征

	特发性肺纤维化	非特异性间质性肺炎
临床		
中位年龄	50~70	40~50
临床症状	进行性干咳、呼吸困难	进行性干咳,呼吸困难
皮质类固醇激素反应	较差	良好
中位生存期	2~4年	NSIP纤维型6~14年
		NSIP细胞型 >15年
病理		
整体表现	不均质	均质
间质性炎症	轻度	通常为主
间质纤维化	常广泛,斑片状	轻度到广泛,单一
成纤维细胞灶	为主	无或很少
蜂窝状结构	常存在	少见
高分辨率CT		
网格影	为典型主要征象,胸膜下分布	各种各样;范围小;下肺背侧相对较少
磨玻璃影	轻度,常伴网格影有关	持续存在,典型的主要特征
牵拉性支气管/细支气管扩张	常见	常见
蜂窝肺	常见,典型的胸膜下、肺底分布	不常见,轻度

窝肺见于NSIP患者中50个诊断中的48个(96%)诊断中和UIP患者44个诊断中的26个(59%)诊断中,NSIP的诊断敏感性为96%,特异性为41%。类似的,在一项包括168例各种特发性间质性肺炎患者的回顾性研究中,高分辨率CT所示蜂窝肺诊断IPF的敏感性为90%,特异性为86%。

在第四项研究中,研究者对活检确诊的92例不同类型特发性间质性肺炎的高分辨率CT表现进行比较。两个研究者诊断结果中79%为正确诊断。多变量回归显示区分IPF和NSIP最有价值的表现为蜂窝影的范围。蜂窝影占各种病的肺实质平均范围分别为:IPF为4.4%,细胞型NSIP为0.3%,纤维型NSIP为0.6%。这些研究是回顾性的,有相当大的选择性偏差,因为他们仅包括愿意去专门诊治间质性肺病大医院的患者(有可能包括复杂的或不典型的病例)和只有经活检证实的患者。在临床实践中,仅10%~15%的怀疑有间质性肺纤维化的患者接受了外科肺活检。一些具有典型CT特征的IPF患者则未进行活检,故未纳入这些研究之中。这些研究低估CT区分包括IPF与NSIP的准确性。如前所述,一项前瞻性研究,91例

怀疑IPF患者均接受了肺活检,经验丰富的影像科医生做出了IPF诊断的阳性预测值为96%。

六、治疗方案概要

许多患者的病情是渐进和不可阻挡的,随着气短逐渐加重最终发展为呼吸衰竭。确诊后平均生存时间为2~4年(5年生存率为30%~50%)。

许多方法通过确定特征性临床表现、肺功能、实验室、放射学以及组织学特征来预测疾病的进展和死亡率。在一组明确诊断的患者中,生存率明显下降,这与就诊时的年龄较大、杵状指、无吸烟史、间质影增多、胸片上表现肺动脉高压、肺容积减小、活动后气体交换异常有关。高分辨率CT根据广泛的网格影、广泛蜂窝肺及以网状影为主的表现,可预测患者预后较差。

已经明确证实没有药物可以改变或逆转IPF的炎症过程。常用的治疗包括糖皮质激素,免疫抑制/细胞毒药物(如硫唑嘌呤、环磷酰胺)、抗纤维化药物,可单独或联合使用。尽管已有优化的治疗方案,但对于有最佳的医疗管理,进行性加重的患者,若符合移植标准者,应该考虑单侧肺移植。

医生须知

- IPF 与特发性 UIP 相同
- 典型患者年龄超过 50 岁
- 主要症状为进行性呼吸困难和干咳
- 肺功能检查示限制性肺功能障碍
- 胸片主要为肺下叶分布的网格影
- 正常胸片不能排除 IPF 诊断
- 高分辨率 CT 通常示胸膜和肺底分布的网格影和蜂窝肺
- 50%~60% 的患者,依据临床特点和高分辨率 CT 可做出确切诊断
- 急剧加重可继发于感染,肺栓塞,气胸或心脏衰竭。当原因不明时,依据 IPF 基础上的弥漫性肺泡损伤或机化性肺炎,可诊断为 IPF 急性加重,其预后较差
- 约 10% 的 IPF 患者可形成肺癌
- IPF 诊断后的平均生存时间为 2~4 年 (5 年生存率为 30%~50%)

诊断要点

- IPF 的诊断是基于高分辨率 CT 或 UIP 组织学特点和临床除外其他原因引起的 UIP 疾病,如石棉肺、慢性过敏性肺炎和结缔组织病
- 50%~60% 的患者,UIP/IPF 可通过高分辨率 CT 做出确切诊断
- 确切的高分辨率 CT 诊断 UIP/IPF 需要以下三项标准:肺周及肺底分布为主的网格影;蜂窝肺主要分布在肺周围及肺底部;无不典型征象未见(如小叶中心结节、支气管血管周围结节、广泛的实变,或广泛磨玻璃影)
- 根据高分辨率 CT 无蜂窝肺表现,网格影分布以肺周围和基底部分布为主且无不典型征象的表现,可做出 UIP/IPF 的诊断

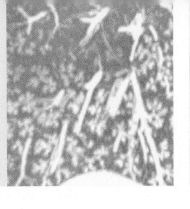
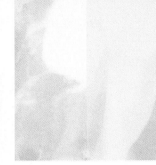

第**35**章

非特异性间质性肺病

Nestor L. Müller and C. Isabela S. Silva

一、病因学，发病率及流行病学

非特异性间质性肺病（NSIP）是一种慢性间质性肺病，以炎症、纤维化或两者共同所致肺泡壁均匀的扩张为特征。NSIP为第二种常见的慢性间质性肺病（继普通型间质性肺炎UIP之后），约占所有慢性间质性肺病的14%~35%。NSIP可为特发性，但是更常见是以结缔组织病、过敏性肺炎、药物性肺病和慢性间质性肺病并发弥漫性肺泡损伤的形式出现。

NSIP的预后受其主要组织成分的影响。以炎症为主要成分（细胞型NSIP）的NSIP患者预后较好，仅有少量死亡病例，而纤维化型NSIP患者的中位生存期是6~14年。因此，NSIP预后明显好于IPF（特发性肺纤维化）预后。

二、临床表现

NSIP患者出现症状的中位年龄为40~50岁，较IPF患者提前10年。NSIP可见儿童和老年患者。已有报道见于9岁至78岁。其症状类似于IPF，诊断前有持续6个月至3年的进行性呼吸困难和干咳症状。杵状指见于10%~35%的患者，较IPF患者少见，听诊可闻及肺底或广泛性爆裂音。

三、病理生理学

（一）病理表现 NSIP发病机制尚不明确。因其常见于结缔组织患者，尤其是系统性硬化症的患者，多数研究者认为NSIP为自身免疫性疾病。其也有可能为其他非特发性间质性肺病的亚临床形式，如过敏性肺炎。

NSIP病理特点为炎症或纤维化或两者共同所致

肺泡壁均匀的扩张（图35-1）。NSIP的表现代表疾病发展处于相同阶段，其时间和地域均匀性表现有别于UIP。病理表现可从炎症（细胞型NSIP）到纤维化为主（即纤维型NSIP）处于不同阶段。在细胞型NSIP中，肺泡间隔由于淋巴细胞、浆细胞浸润而增厚，而在纤维型NSIP中，肺泡间隔增厚是由于胶原蛋白累积所致。间质纤维化程度各异。纤维化可能累及肺泡间隔、支气管周围间质、小叶间隔和脏层胸膜。机化性肺炎也可出现，但常为轻度局灶性。成纤维细胞灶（即由于增殖的成纤维细胞和肌成纤维细胞的聚集导致UIP患者呈现了时间异质性表现）是不出现或不明显。

NSIP病理学鉴别诊断包括过敏性肺炎、淋巴细胞间质性肺炎、机化性肺炎（闭塞性细支气管机化性肺炎）和UIP。与NSIP相比，过敏性肺炎中的间质性肺炎是以细支气管中心分布。其他有帮助诊断表现包括慢性的支气管炎和结构较差肉芽肿的存在，可见于50%~60%的过敏性肺炎患者。淋巴细胞间质性肺炎除与在细支气管周围淋巴聚集而形成淋巴组织增生有关外，它与NSIP表现类似。尽管局灶性机化性肺炎常见于NSIP，但其常表现为轻度。若活检样本不达标，隐性机化性肺炎（闭塞性细支气管伴机化性肺炎）可被误诊为NSIP。NSIP和UIP之间鉴别诊断相对更困难，因为在不典型UIP病例中局灶病变无法以其与NSIP相鉴别。然而如果患者存在UIP和NSIP共同特点，那么可诊断为UIP；组织学上如果一部分组织为UIP特征，另一部分为NSIP特征，那么最后诊断则为UIP。然而，在NSIP的诊断，以及对纤维型NSIP与UIP鉴别时，组织病理学专家之间存在相当大的差异。

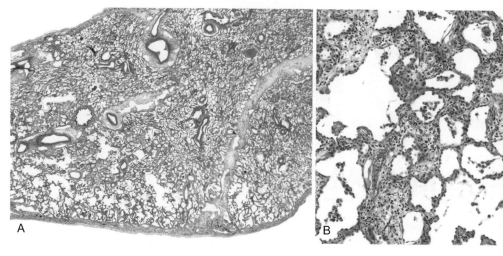

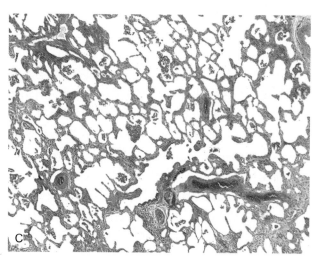

图35-1 非特异性间质性肺炎：病理组织学表现。A. 低倍镜下所示非特异性间质性肺炎表现出空间上弥漫性和时间上同质的特征。B. 高倍镜下所示为细胞型非特异性间质性肺炎，由于炎症细胞（主要为淋巴细胞）刺激所致肺泡壁的增厚。C. 高倍镜下示另一患者病理结果为典型的纤维型非特异性间质性肺炎，成熟胶原所致肺泡间隔增厚，但肺泡结构基本存在。（引自 *Dr. John English, Department of Pathology, Vancouver General Hospital, Vancouver, Canada.*）

（二）**肺功能** NSIP引起限制其肺功能障碍（肺总量和肺活量下降），且气体交换功能受损（由一氧化碳弥散量评价）。NSIP患者的肺功能受损不同，但与IPF患者相比都较轻。

四、影像学表现

（一）**胸片** 最常见的影像学异常为双肺斑片影或主要累及中下肺的融合模糊影（磨玻璃影）（图35-2）。其他表现包括网格影或网格影与磨玻璃影和实变相融合（图35-3）。约15%的NSIP患者高分辨率CT发现异常，但胸片表现正常。

（二）**CT** NSIP高分辨率CT最常见表现为双肺对称性磨玻璃影（图35-4，图35-5）。多数患者磨玻璃影中叠加细网格影和牵拉性支气管扩张（图35-6）。多项研究表明网格影见于50%~100%的患者中。蜂窝影见于10%~30%的患者中，而且病变趋向于轻度，肺实质受累少于10%（图35-7）。在一些研究中，

已有一些报道少数患者中出现实变和小叶中心结节，但其他一些大型研究中无报道。实变与局灶性机化性肺炎相对应，常见于胶原血管病患者。NSIP病变可能呈弥漫性，但60%~90%的病例主要累及肺下区，且50%~70%的患者主要累及肺外周区（图35-8）。肺外周及支气管血管周围同时存在病变见于10%的患者。尽管NSIP主要分布于外周，但约50%的纤维型NSIP患者中，纤维化可在下肺背侧毗连胸膜的两个或更多层面缺乏（图35-9，图35-10）。这种相对胸膜下缺乏的特征有助于区分NSIP纤维化和UIP，因为UIP通常于胸膜下区更为严重。

高分辨率CT中仅有磨玻璃影的NSIP患者通常为细胞型NSIP（图35-2）。NSIP患者伴有磨玻璃影、网格影和牵拉性支气管扩张可为细胞型（炎症）或纤维型NSIP（图35-3~图35-10）。在一项研究中，研究者对55例NSIP亚型患者的高分辨率CT进行对比分析。细胞型与纤维型NSIP在病变范围上两者无

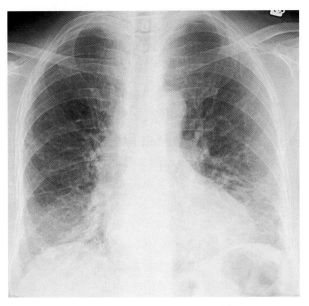

图35-2　非特异性间质性肺炎。一位非特异性间质性肺炎女性患者的后前位胸片示中下肺野斑片状模糊影（磨玻璃影）和不规则线状影。

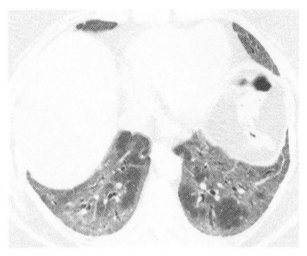

图35-4　非特异性间质性肺炎。48岁女性高分辨率CT扫描示双肺广泛的磨玻璃影，其结果与细胞型非特异性间质性肺炎一致。

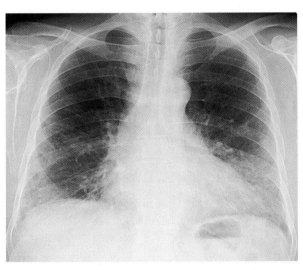

图35-3　非特异性间质性肺炎。61岁老年男性，后前位胸片示斑片状模糊影（磨玻璃影）和网状影主要见于双下肺。

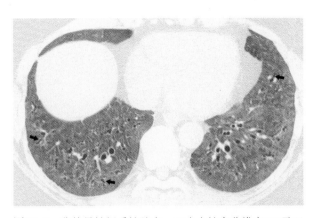

图35-5　非特异性间质性肺炎。60岁女性高分辨率CT示双肺弥漫分布磨玻璃影，且见少量不规则线影和轻度牵拉性支气管扩张，其表现与细胞与纤维混合型非特异性间质性肺炎一致。

区别，这些病变包括磨玻璃变（肺实质累及范围平均30%）、实变（平均范围10%）、小结节（平均范围9%）或小叶间隔增厚（平均范围5%）。纤维型NSIP患者的小叶线状结构（网格）（12%∶8%）和牵拉性支气管扩张（15%∶5%）比细胞型NSIP患者更明显。高分辨率CT可见13/33（39%）的纤维型NSIP患者出现轻度蜂窝肺。在另一类似研究中，研究者对比分析了经肺活检证实为6例细胞型为主NSIP，15例炎症和纤维化各半及15例纤维化为主的NSIP患者的高分辨率CT表现。三组中磨玻璃影范围相似，肺实质

受累平均范围为25%~35%。三组中平均实变范围为10%。小叶内线状影（网格影）累及范围，炎症为主的患者中肺实质受累程度平均为13%，纤维化为主的患者中肺实质受累程度平均为23%。蜂窝影在炎症为主型或炎症和纤维化各半组的患者中无显示，但可见于纤维化为主的患者中（平均范围4%）。

与纤维型为主的患者相比，NSIP患者系列CT扫描显示，最初CT扫描上以磨玻璃影为主的患者通过治疗很有可能改善病情，而且长期预后较好（图35-11~图35-13）。一项研究中，13例经活检证实的NSIP患者最初CT扫描显示磨玻璃影和细小网格影。在高分辨率CT随访中，磨玻璃影范围显著缩小，而且与磨玻璃影减少程度相关的用力肺活量提高。类似的结果同样出现于另一项研究中，14例因多发性肌

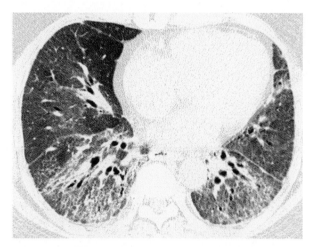

图35-6 纤维化型非特异性间质性肺炎。62岁男性高分辨率CT示双肺广泛的磨玻璃影,网格影主要见于肺下叶且与由于肺下叶纤维化所致后叶肺组织移植、肺叶体积减小有关。

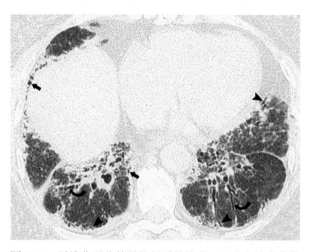

图35-7 纤维化型非特异性间质性肺炎。65岁女性高分辨率CT示双肺磨玻璃影,广泛性网格影,牵拉性支气管扩张(弯箭),牵拉性细支气管扩张(箭头)和少量胸膜下蜂窝肺(直箭)。

炎或皮肌炎所致NSIP患者。在第三项研究中,经病理证实的38例NSIP进行系列CT扫描,包括4例细胞型NSIP,13例细胞纤维混合型NSIP和21例纤维型NSIP患者。6例(16%)患者初次CT结果为炎症(磨玻璃影和实变),32例(84%)CT显示为纤维化(网格影和蜂窝影)。初次高分辨率CT表现的主要类型与CT随访中肺实质病变范围的改变密切相关。平均随访约1年,所有炎症为主患者的初次CT表现在随访后均有所改善,而32例纤维化为主的患者仅7例(22%)有所改善,6例(19%)加重,19例(59%)无改变。病理表现与随访CT改变之间无相关性。

　　近80%的患者CT显示纵隔淋巴结明显增大。淋巴结增大常为轻度,短轴直径为10~15 mm,仅累

及单组或两组淋巴结(最常见于右下气管旁或隆突区)。NSIP纵隔淋巴结肿大的发病率与IPF相似。在一项209例患者的研究中,纵隔淋巴结肿大见于90/136(66%)的IPF患者中,38/47(81%)的NSIP患者,5/7(71%)呼吸性细支气管相关间质性肺病或脱屑性间质性肺炎患者和6/16(38%)的隐性机化性肺炎患者中。淋巴结肿大在以磨玻璃影为主或网状影为主的患者中无明显差异。然而NSIP患者病变范围与淋巴结肿大之间存在正相关。

　　与IPF患者相似的是,NSIP患者也可能由于感染、肺栓塞、气胸或心脏衰竭而症状突然急剧加重。偶尔急性恶化却无确切的原因,此被称为NSIP急性加重或加速期。急性加重的1年频发率见于约4%的特发性NSIP患者和3%的与胶原血管病(类风湿节炎和硬皮病)相关的NSIP患者。组织学表现包括机化性肺炎或更常见的是叠加于NSIP背景下的弥漫性肺泡损伤。高分辨率CT表现包括广泛的磨玻璃影和网格影合并实变(图35-14)。

五、鉴别诊断

　　一临床表现与慢性间质性肺病相符的患者,尽管其双侧广泛性磨玻璃影伴叠加的网格影提示可能为NSIP,但在高分辨率CT不可做出确切的诊断。NSIP高分辨率CT表现可与隐性机化性肺炎、过敏性肺炎和IPF相类似。隐性机化性肺炎(特发性闭塞性细支气管炎机化性肺炎)常可通过实变为主与NSIP相鉴别,这些实变分布于肺底及肺周围区。过敏性肺炎典型表现为双侧磨玻璃影,边界不清的小叶中心结节和小叶内的空气捕捉。然而有时,NSIP可以是过敏性肺炎主要或唯一的组织类型,然而高分辨率CT检查可能是相同的。在NSIP同慢性过敏性肺炎和IPF相鉴别方面,Silva与其同事评估了66例患者高分辨率CT诊断的准确性。两位独立的胸部影像科医生在132份结果中70份(53%)做出了自信的诊断,70份结果中66份诊断正常,准确率为66/70(94%)。NSIP高分辨率CT最佳鉴别特征为相对胸膜下空白区,无肺叶内密度减低区和无蜂窝影(P=0.002)。慢性过敏性肺炎高分辨率CT最佳鉴别特征为出现肺叶内的密度减低和血管稀少影及出现小叶中心结节,无下叶为主的病变。IPF高分辨率CT最佳鉴别特征是蜂窝影为主,无胸膜下空白区及小叶中心结节。

　　NSIP与IPF之间的鉴别很重要也最困难(表35-1)。研究者对比了53例有临床症状且已行肺活检的UIF和NSIP患者的高分辨率CT。最后诊断IPF 32人

表35-1 普通型间质性肺炎/特发性肺纤维化和非特异性间质性肺炎临床、病理和CT特征

	特发性肺纤维化	非特异性间质性肺炎
临床		
中位年龄	50~70	40~50
临床症状	进行性干咳、呼吸困难	进行性干咳,呼吸困难
皮质类固醇激素反应	较差	良好
中位生存率	2~4年	NSIP纤维型6~14年 NSIP细胞型 >15年
病理		
大体表现	不均质	均质
间质性炎症	轻度	通常为主
间质纤维化	常广泛,斑片状	范围较小,单一
成纤维细胞灶	为主	无或很少
蜂窝状结构	常存在	少见
高分辨率CT		
网格影	典型征象,胸膜下分布	多变;范围小;下肺背侧相对胸膜下可见空白区
磨玻璃影	轻度,常伴网格结构	持续存在,典型主要特征
牵拉支气管/细支气管扩张	常见	常见
蜂窝肺	常见,典型的胸膜下、肺底分布	不常见,轻度

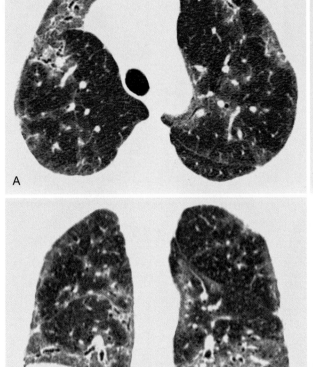

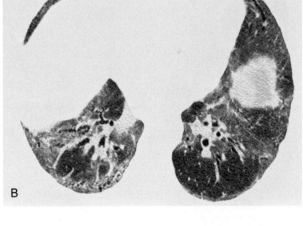

图35-8 非特异性间质性肺炎:肺周围、支气管血管周围及肺底分布。A. 51岁女性患者高分辨率CT上肺叶层面示双肺斑片状磨玻璃影主要见于肺周及支气管血管周围,轻度的网格影和牵拉性支气管扩张亦可见。B. 高分辨率CT肺底层面可见双肺广泛性磨玻璃影。C.冠状面重建更好地显示了肺周及肺底分布为主的磨玻璃影。

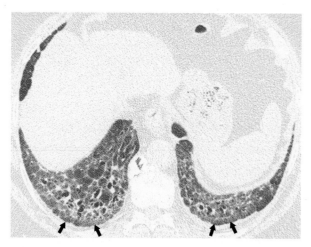

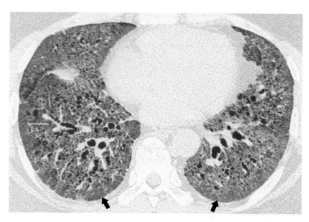

图35-9 非特异性间质性肺炎：相对胸膜下空白区见。77岁男性患者高分辨率CT示双肺广泛性磨玻璃影，牵拉性支气管扩张和网格影。NSIP网格影在肺组织紧邻胸膜处（箭）与距离胸膜1 cm远处轻（相对胸膜下空白区）。这一特征可见于近50%的纤维化型非特异性间质性肺炎患者。

图35-10 非特异性间性肺炎：相对胸膜下空白区。60岁男性NSIP患者的高分辨率CT示双肺广泛性磨玻璃影，牵拉性支气管和细支气管扩张和网格影。网格影在肺组织紧邻胸膜处（箭）与距离胸膜1 cm远处轻（相对胸膜下空白区）。这一发现有助于鉴别纤维化型NSIP和UIP。

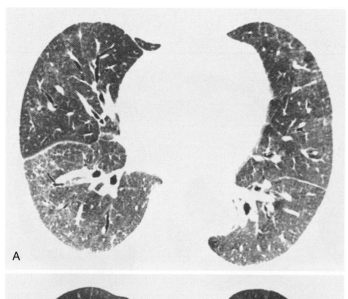

图35-11 非特异性间质性肺炎：治疗后改善。A. 70岁男性NSIP患者的高分辨率CT示双肺斑片状磨玻璃影。B. 糖皮质激素治疗7月后随访高分辨率CT示磨玻璃影消失。

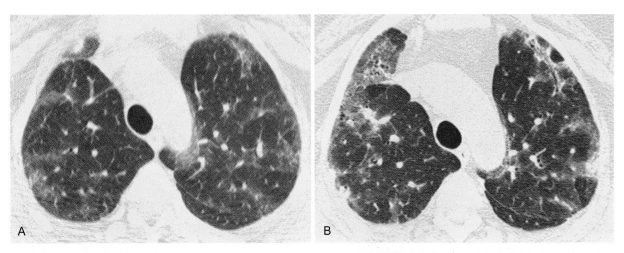

图35-12 非特异性间质性肺炎：5年间轻度进展。A. 48岁女性NSIP患者高分辨率CT示双肺斑片状磨玻璃影。B. 5年后随访高分辨率CT见斑片状磨玻璃影，局灶性实变和少量纤维化。

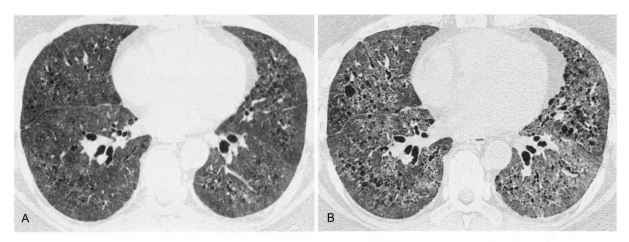

图35-13 非特异性间质性肺炎：2年进展纤维化。A. 60岁男性NSIP患者高分辨率CT示双肺广泛性磨玻璃影，并见与纤维化一致的网格影和牵拉性支气管扩张。B. 2年后高分辨率CT示纤维化进展，可见更广泛的网格影和牵拉性支气管扩张。需注意相对胸膜下空白区。

和NSIP 21人。高分辨率CT诊断UIP敏感性和特异性分别为63%、70%，NSIP分别为70%、63%。NSIP鉴别IPF最有帮助的表现为更广泛的磨玻璃影（磨玻璃影每增加1%，其优势比增加1.04）。当4位独立观察者一致同意该诊断（即出现UIP或NSIP特征性表现）时，诊断的准确性为96%；然而，观察者一致同意的诊断仅见于45%病例中。

在第二项研究中47例经活检证实的IPF（$n=22$）或NSIP（$n=25$）患者均由两位胸部影像学医师独立回顾分析。IPF和NSIP的CT诊断准确率分别为88%和73%。对于IPF，蜂窝肺为其主要特征，特异性为96%，敏感性为41%，阳性预测值为90%。此征象仅见于1例纤维型NSIP患者中（两位阅片者）。相反，磨玻璃影为主，网格影伴少量或无蜂窝影，或两者同

时见于48/50（96%）的NSIP和26/44（59%）UIP患者的结果中，对于NSIP来说，其敏感性为96%，特异性为41%。

第三项研究比较了92例经活检证实的各种特发性间质性肺炎患者的高分辨率CT。两位独立观察者对79%结果做出了正确的诊断。多变量逻辑回归分析示区分IPF与NSIP最有帮助的表现为蜂窝影的范围。蜂窝肺平均范围占肺实质比，IPF为4%，细胞型NSIP为0.3%，纤维型NSIP为0.6%。

总之，各种不同的研究表明，许多患者的高分辨率CT可鉴别NSIP和IPF。虽然高分辨率CT表现肺周和肺底为主的蜂窝影，结合适当的临床表现，可做出IPF诊断，但是NSIP的诊断却通常需要手术活检。Silva及其同事指出一个长时间的随访（≥3年），近

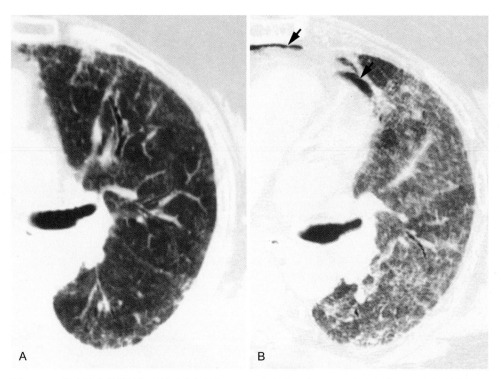

图35-14 特发性非特异性间质性肺炎急性加重。81岁女性患者。A. 左主支气管层面处高分辨率CT
靶扫描示轻度外周分布网格影及斑片状磨玻璃影。B. 6个月后，患者病情急性加重，同一层面CT扫描
显示网格影及磨玻璃影范围扩大。同时见少量纵隔气肿（箭）。患者于第二次CT扫描10天后死亡。
尸检报告显示弥漫性肺泡损伤，病理表现与纤维化型非特异性间质性肺炎一致。（鸣谢 *Dr. Kiminori
Fujimoto, Kurume University School of Medicine, Japan.*）

30%初次高分辨率CT以NSIP为特征的患者进展为
与IPF表现相同的类型（图35-15）。在这项研究中，
没有发现CT征象可将随访期保持NSIP影像特征的
NSIP与可进展为IPF征象的NSIP相区别。

即使是NSIP的病理诊断亦不能确立为最终诊
断。NSIP是对各种药物的一种常见反应，常与结缔
组织病相关，特别是硬皮病，其可作为过敏性肺炎的
一种病理组织表现。因此，在做出特发性NSIP之前，
需通过仔细的临床评估、排除这些疾病。

在临床工作中，手术活检率偏低，在慢性间质性
肺病患者中仅为15%。即使患者进行肺活检，在病理
学家诊断间质性肺病时仍存在相当大分歧，尤其是
NSIP。Churg和Müller提出替代方法，这种方法对临
床、影像学和病理结果仍不能做出一个确诊的病例，
特别有帮助。其方法是使特发性间质性肺炎的病理
或影像学结果与形态学及影像学相关疾病相分离，比
如过敏性肺炎、间质性肺病、胶原血管疾病、药物相关
间质性肺病，分为三种类型：① 纯细胞期，伴或不伴
机化性肺炎；② 线样纤维化期（起源于肺泡壁的纤维
化），无纤维化型NSIP，一些慢性过敏性肺炎病例和

药物反应病例所见的肺结构扭曲，可伴或不伴细胞成
分；③ UIP纤维结构扭曲期（即蜂窝影）。纯细胞期
包括呼吸性细支气管相关间质性肺病、脱屑性间质性
肺炎、细胞型NSIP、隐性机化性肺炎和亚急性（非纤
维化型）过敏性肺炎，通常对糖皮质激素有反应。与
纯细胞期患者相比，线性纤维化期无结构扭曲患者的
预后较差。这些疾病包括有NSIP、慢性过敏性肺炎和
纤维化。NSIP和线性纤维化患者较UIP期患者预后
好。

Churg和Müller对高分辨率CT表现提出相似分
类方法——实质阴影无网格影的间质性疾病，实质
阴影伴少量网格影，网状或蜂窝影为主的间质性肺
病。慢性间质性肺病特征为气腔实变（磨玻璃影或
实变），无网格影（即无纤维化），包括隐性机化性肺
炎、细胞型NSIP、脱屑性间质性肺炎和亚急性过敏性
肺炎。这些患者常对治疗有反应。表现为广泛性磨
玻璃影和相对轻度的网格影（网格影占肺实质病变
小于25%）的病变包括混合纤维型和细胞型NSIP、
一些脱屑性间质性肺炎、慢性过敏性肺炎。这些疾
病相对于仅表现磨玻璃影者，其预后较差。这些患

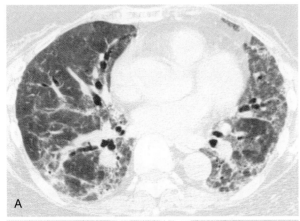

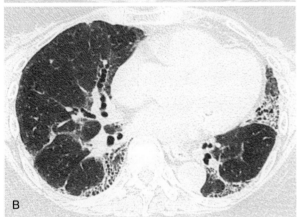

图35-15 非特异性间质性肺炎：超过4年的类特发性肺纤维化表现进展。A. 右肺中叶支气管水平的高分辨率CT示广泛性磨玻璃影及轻度网格影。B. 4年后相连层面的随访，高分辨率CT示广泛磨玻璃影明显减少，网状影明显增加，并形成牵拉性支气管扩张和少量胸膜下蜂窝影。随访CT结果类似特发性肺纤维化。该患者是一位78岁男性，初次CT扫描时已活检证实为非特异性间质性肺炎。

者比那些以网格影为主的疾病，如纤维化型NSIP、慢性过敏性肺炎和OIP患者，预后较好。此种分类实用且有帮助，尤其对那些临床，病理和影像学特征不能很好按照美国胸科协会/欧洲呼吸学会特发性间质性肺炎进行诊断或对过敏性肺炎诊断的患者。

六、治疗方案概要

多数NSIP患者通过糖皮质激素治疗后可改善或病情稳定。其中一些患者则需要添加免疫抑制剂治疗。

医生须知

- NSIP病理特点为由炎症或纤维化或两者共同所致的肺泡壁均匀膨胀
- 相比IPF患者，此类患者常较年轻 (中位年龄40~50岁)
- 临床和肺功能表现与IPF类似
- NSIP比IPF预后较好
- 细胞型NSIP较纤维型NSIP预后较好
- 高分辨率CT很少能做出确切诊断
- 即使是一个NSIP的病理诊断亦不能确立最后诊断。NSIP是对各种药的常见反应，常与结缔组织病相关，特别是硬皮病，也可作为过敏性肺炎的一种组织学表现。因此，在做出特发性NSIP诊断之前，需通过仔细的临床评估排除这些疾病

诊断要点

- NSIP胸片表现为主要在下肺野的模糊阴影和网格影
- 约15%的病例胸片表现正常
- 高分辨率CT常显示为双肺对称性磨玻璃影，叠加的细网格影和牵拉性支气管扩张
- 蜂窝肺，常为轻度，可见于10%~30%的患者
- 实变区或可见，但常为轻度
- 60%~90%的病例以下肺野为主
- 50%~70%的病例以肺周为主
- 约50%的患者在两个或多个层面可见下肺叶背侧紧贴胸膜处可见相对胸膜下空白区
- 仅有磨玻璃影的患者为细胞型NSIP
- 有磨玻璃影，网格影和牵拉性支气管扩张的患者可能为细胞为主型 (炎症) 或纤维化型NSIP
- 初次CT扫描以磨玻璃影为主者较以网格影为主者病情更可能改善

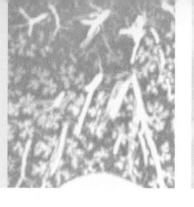

第**36**章

隐源性机化性肺炎(闭塞性细支气管炎伴机化性肺炎)

Nestor L .Müller and C. Isabela S. Silva

机化性肺炎是一种以肺泡管及其周围腺泡腔内肉芽组织形成为特征的病理学类型,常伴有周围肺实质的慢性炎症。由于息肉样肉芽组织常累及细支气管,因此,这种病理表现形式常称为闭塞性细支气管炎伴机化性肺炎(BOOP)。机化性肺炎的形成可能与以下几个因素有关:感染、结缔组织病、炎性肠病、吸入性损伤、过敏性肺炎、药物反应、放射治疗及误吸。部分患者与上述原因无关,这种情况称为隐源性机化性肺炎(COP)或特发性闭塞性细支气管炎伴机化性肺炎(表36-1)。因其临床、病理和影像学表现与机化性肺炎表现类似,为避免与气道疾病混淆,美国胸科协会/欧洲呼吸学会多学科共识分类委员会建议命名为隐源性机化性肺炎而不是特发性闭塞性细支气管炎伴机化性肺炎。

一、病因学,发病率及流行病学

COP占特发性间质性肺炎的4%~12%。冰岛的一项流行病学文献表明机化性肺炎的年平均发病率为1.97/10万,其中COP发病率为1.10/10万、继发性机化性肺炎发病率为0.87/10万。COP发病无明显性别差异,非吸烟者发病约为吸烟者的2倍。平均发病年龄50~60岁(20~80岁)。偶尔,COP有季节性复发现象。在一项研究中,作者报告了12例COP患者,持续3~11年出现季节性复发。所有12例患者每年二月下旬至五月初症状反复出现,且每年严重程度有增加趋势。有作者报道了一例复发性COP,月经前2~3天出现症状,5~10天内消退。

表36-1 机化性肺炎发生的相关病因
特发性(隐源性机化性肺炎)
结缔组织病
药物反应
感染(包括细菌、支原体、真菌和肺囊虫属)
HIV相关性
误吸
出血
过敏性肺炎
恶性肿瘤(实体瘤和血液病)
器官移植后(尤其干细胞移植)
放射治疗后
吸入性损伤(有毒烟雾或烟尘吸入)
血管炎综合征(尤其韦格纳肉芽肿和变应性肉芽肿性血管炎)
炎性肠病
其他病变邻近的非特异性反应(如梗死、脓肿和肿瘤)
滥用可卡因
炭疽疫苗接种

二、临床表现

患者常出现咳嗽和渐进性呼吸困难,持续时间较短(平均小于3个月)。咳嗽可为干咳或伴有稀薄痰液。其他常见临床表现包括体重减轻、寒战和间歇性发热。临床表现疑似社区获得性肺炎,听诊常闻及局限性或广泛性湿啰音,不伴有杵状指。

三、病理生理学

(一)病理学表现 COP的组织学特征为肺泡管

及其周围腺泡腔内的肉芽组织栓形成（图36-1），可伴或不伴有呼吸性细支气管腔内的息肉样肉芽组织（图36-2）。病灶常呈斑片状分布，并且与结缔组织病理形成过程一致。伴随的轻度间质性炎症通常表现为Ⅱ型肺泡细胞化生及肺泡腔内巨噬细胞增多。尽管美国胸科协会/欧洲呼吸学会共识分类委员会将COP归类为特发性间质性肺炎的一种表现形式，但病变主要发生于肺泡内。

（二）肺功能　肺功能检查常显示轻至中度限制性通气障碍，表现为肺总容量和肺活量降低，以及气体交换障碍，表现为氧化碳弥散能力较低。患者频繁出现低氧症。

四、影像学表现

（一）胸片　COP常见X线表现包括双肺对称性或不对称性实变（图36-3，图36-4）。实变病灶常呈斑片状分布，主要累及胸膜下区域。偶尔，实变病灶呈迁移性，比如某区域的病灶缩小，而在原先正常的部位出现病灶。有作者报道了一例罕见的"漂移性"实变，双肺局灶性实变数月内向头侧迁移，当到达肺尖后实变灶逐渐缩小以至消失。

实变区域的大小从1cm到整个肺叶不等，边界模糊，可伴有支气管充气征。肺容积保持不变或缩小。有时，实变病灶呈圆形，从而形成多发结节或肿块（图36-5）。小结节影、网格影及网状结节影可与肺泡实变伴随出现，偶可单独出现。20%的患者出现双侧或单侧少量胸腔积液。

（二）CT　HRCT特征性表现为斑片状实变影。实变区通常为双侧，主要累及中、下叶60%~80%的病例实变影，主要分布于支气管周围或胸膜下肺实质（图36-6，图36-7）。实变影呈迁移性，即某个区域的病灶缩小，而在原先正常的部位出现病灶（图36-8）。

COP的另一特征性表现是肺小叶周围模式，见于60%患者（图36-9）。肺小叶周围模式定义为明显增厚的线状影，呈弓形或多边形，相比于增厚的小叶间隔，边界欠锐利。肺小叶周围线状影通常与胸膜面相连，周围为充气的肺实质。肺小叶周围模式的形成与小叶周围腺泡内组织渗出液的积聚有关，组织病理学中伴或不伴有小叶间隔增厚。少数情况下，机化性肺炎可以在磨玻璃影周围出现新月形或环形病灶。有人将这种改变称为"环礁征"或"反晕征"。反晕征见于约20%的COP患者（图36-10，图36-11）。组织病理学上，磨玻璃影的中心区域与肺泡间隔炎症有关，而周围的环形、新月形病灶与肺泡管的机化性肺

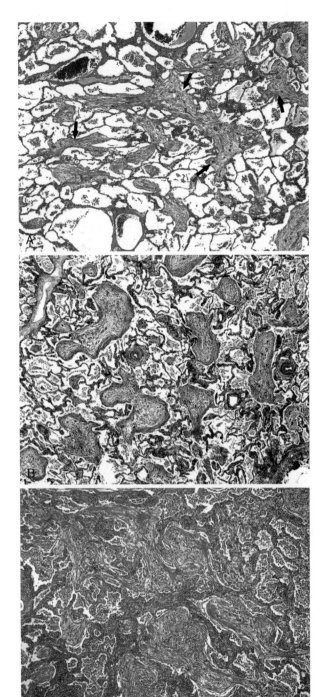

图36-1　机化性肺炎：典型病理学表现。A. 低倍镜显示肺泡管和邻近肺泡腔内的特征性息肉样肉芽组织（箭），同时可见轻度间质性炎症。B. Movat五色套染技术将息肉样肉芽组织染成鲜艳的蓝色。C. 另一患者组织学标本显示鲜红色的机化性肺炎。（鸣谢 *Dr. John English, Department of Pathology, Vancouver General Hospital, Vancouver, Canada.*）

炎有关。

免疫功能正常的COP患者中，实变的发生率为90%~95%，而实变在免疫功能缺陷患者少见。一项研究报道了11例免疫功能缺陷的COP患者，仅5例

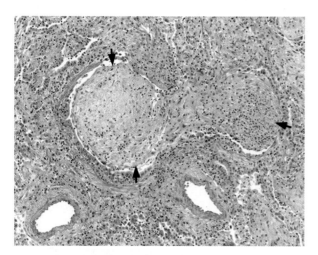

图36-2 机化性肺炎：病理学表现。高倍镜视野显示细支气管腔内的息肉样肉芽组织（箭）。（鸣谢 *Dr. John English, Department of Pathology, Vancouver General Hospital, Vancouver, Canada.*）

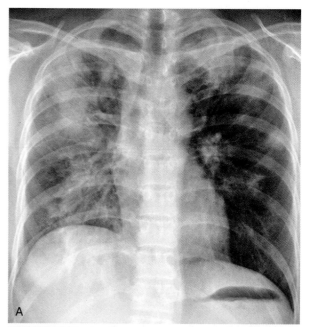

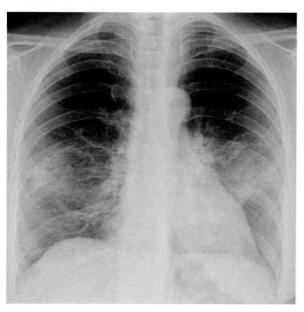

图36-3 机化性肺炎：X线表现。隐源性机化性肺炎，女性，50岁。后前位胸片显示双侧斑片状实变影和磨玻璃影。

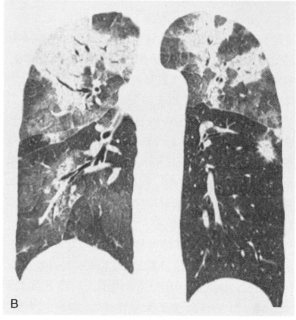

图36-4 机化性肺炎：X线、CT表现。A. 后前位胸片示双肺上叶多灶性、融合性实变影。B. 胸部CT冠状位重建显示以支气管周围分布为主的实变影，同时伴有双侧磨玻璃影。男性，43岁，隐源性机化性肺炎。

（45%）出现实变。COP患者少见征象包括磨玻璃影、小叶中心型结节、大结节或肿块样实变。磨玻璃影见于60%的患者，常与实变并存（图36-6～图36-11）。有时，磨玻璃影是COP主要的HRCT表现或唯一表现（图36-12）。磨玻璃影通常呈双侧性、随机性分布。磨玻璃影背景上可见光滑的间隔线（"碎石路"征）。CT与病理对照研究证实磨玻璃影与肺泡间隔炎症有关，但终末气腔内可见少量肉芽组织。

　　小结节（1~10 mm）见于30%~50%的患者，通常与实变影并存（图36-13）。CT与病理对照研究表

明肺实质结节代表了局限性机化性肺炎，集中于异常细支气管周围。少数情况下，COP可表现为大结节或肿块样实变。一项59例COP患者研究中，12例（20%）患者主要表现为直径8 mm~5 cm的结节和肿块，每例患者大结节的数目为2~8个；12例患者的60个病灶中，53个（88%）病灶边缘不规则，27个（45%）病灶有支气管充气征。5%~25%的COP患者中，胸膜下、支气管周围分布为主或随机性分布的不规则线状

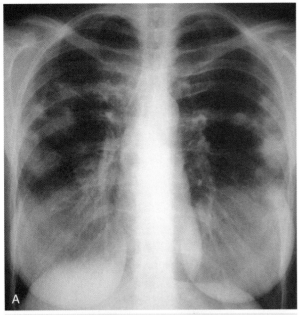

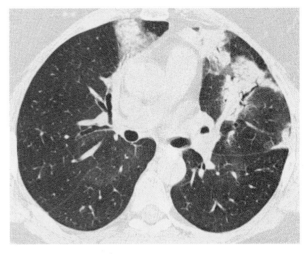

图36-6 机化性肺炎:HRCT表现。HRCT显示双肺上叶外周带和支气管周围实变影。女性,55岁,隐源性机化性肺炎。

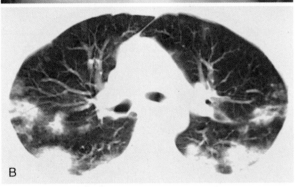

图36-5 机化性肺炎:周围性圆形实变。A. 后前位胸片示双肺外带圆形、肿块样实变影。B.CT扫描(准直5 mm)显示双侧圆形、卵圆形胸膜下实变影。女性,39岁,隐源性机化性肺炎。

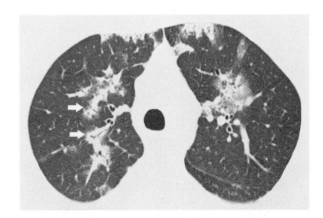

图36-7 机化性肺炎:HRCT表现。HRCT示双侧支气管周围(箭)和胸膜下区的实变影。男性,34岁,隐源性机化性肺炎。

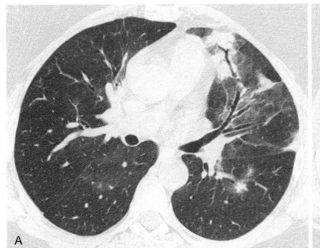

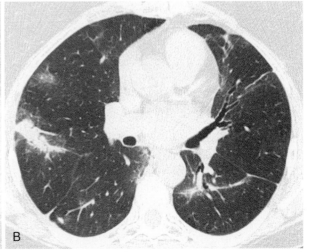

图36-8 机化性肺炎:迁移性实变。A. HRCT显示左肺上叶、下叶支气管周围的实变影,以及双肺斑片状磨玻璃影。B.6个月后HRCT复查显示左肺实变影明显吸收,而右肺上叶和双肺下叶出现新的局灶性实变。

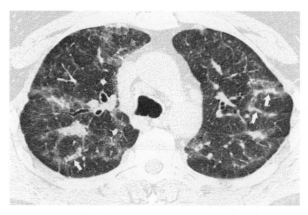

图36-9 机化性肺炎：小叶周围异常密度影。HRCT 显示双肺磨玻璃影和次级肺小叶边缘的多边形线状影（箭）。这些多边形弓状影反映了邻近小叶间隔的肺泡实变，称其为小叶周围异常密度影。

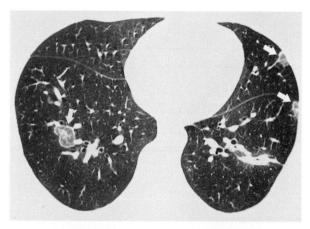

图36-11 机化性肺炎：反晕征。感染性机化性肺炎，男性30岁。HRCT 显示双肺磨玻璃影及其周缘的新月形或环形实变影（箭-反晕征）；左肺下叶亦可见局限性实变。

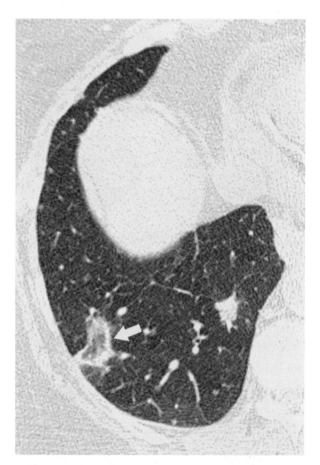

图36-10 机化性肺炎：反晕征。HRCT 显示右肺磨玻璃影及其周缘的多边形高密度影（箭-反晕征）；左肺下叶亦可见到小结节样实变影。女性，71岁，隐源性机化性肺炎。

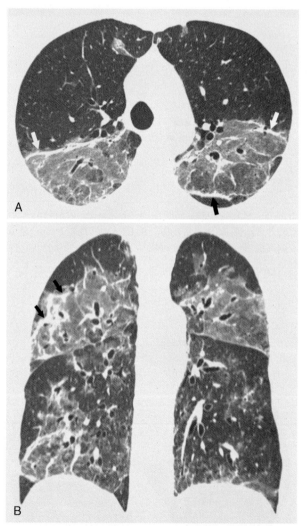

图36-12 机化性肺炎：磨玻璃影和反晕征。女性，58岁，免疫功能缺陷。A. HRCT 显示双肺广泛性磨玻璃影和少量小结节影，以及双肺磨玻璃影周围分布的新月形、环形实变影（箭-反晕征）。B. CT 冠状位重建示弥漫分布的磨玻璃影和反晕征（箭）。

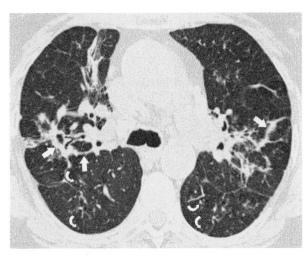

图36-13 机化性肺炎:小结节。HRCT示小叶周围异常密度影(直箭)和数个小叶中心性小结节(弯箭)。另外可见斑片状磨玻璃影和一些不规则线样影。隐源性机化性肺炎,女性72岁。

影与实变影并存。有时,网状影可为其主要表现。

在出现广泛实变的患者中,HRCT可见支气管壁增厚、扩张,通常局限于实变区域。支气管扩张通常为可逆性,实变病灶溶解、消散后支气管管径恢复正常。20%~40%的患者可出现右侧气管旁、隆突下淋巴结轻度增大。10%~30%的患者中,HRCT可见双侧或单侧少量胸腔积液。

（三）影像检查选择 胸片通常是评价机化性肺炎首选、最佳的影像学方法。HRCT对于诊断可疑和X线表现不典型的患者帮助较大。HRCT在显示病变特征,病灶在胸膜下、支气管周围的分布及小叶周围病变方面有优势。

典型征象

- 斑片状实变见于80%~90%的患者
- 通常为双侧性分布
- 60%~80%的患者病灶分布于胸膜下或支气管周围
- 肺小叶周围病变见于60%的患者
- 环绕磨玻璃影的新月形或环形病灶(反晕征)占20%
- 60%的患者出现磨玻璃影,常与实变影并存
- 30%~50%的患者出现小结节(直径1~10 mm)

五、鉴别诊断

隐源性机化性肺炎的鉴别诊断包括继发性机化

性肺炎,如感染、结缔组织病(特别是风湿性关节炎和多发性肌炎)、炎性肠病、吸入性损伤、过敏性肺炎、药物反应、放射治疗和误吸。临床上,支气管周围、胸膜下实变病灶在抗生素治疗数周后若仍然加重,则高度提示COP。双肺斑片状实变影的影像学鉴别诊断包括细菌、真菌、病毒性肺炎,细支气管肺泡癌,淋巴瘤,血管炎,结节病及慢性嗜酸性粒细胞性肺炎(CEP)。这些疾病大部分可通过临床表现,支气管肺泡灌洗及经支气管镜组织活检等综合判断而排除。

HRCT检查容易将COP和其他慢性间质性、肺实质性病变鉴别开来。一项129例特发性间质性肺炎(含24例COP)HRCT征象的回顾性研究中,两组独立研究者以病变特征和分布为观察指标,第一诊断正确率分别为BOOP 79%(24例)、寻常型间质性肺炎(UIP)71%(35例)、弥漫性间质性肺炎63%(23例)、急性间质性肺炎65%(20例)、非特异性间质性肺炎9%(27例)。COP病灶胸膜下分布的特征与CEP相似。

一项研究中,作者比较了38例COP患者和43例CEP患者的HRCT征象。气腔实变是最常见的HRCT表现(COP 87%/CEP 74%),且病灶主要分布于胸膜下区域(COP 66%/CEP 56%);沿支气管周围分布实变影的发生率COP高于CEP(29%/9%),而实变影的头尾方向分布趋势在COP和CEP间无明显差异。结节灶是最有价值的CT鉴别征象,COP患者的出现率为32%,而CEP患者仅为5%。临床上,基于临床病史和实验室检查,很容易做出鉴别诊断。约50%CEP患者有哮喘病史,且大部分患者外周血嗜酸性粒细胞增多。

多发大结节和肿块患者的鉴别诊断包括肺转移瘤、淋巴瘤、韦格纳肉芽肿及肺感染,如脓毒栓子。尽管大部分COP患者能够通过临床表现和支气管镜活检做出自信的诊断,但个别患者需要行电视辅助胸腔镜手术(VATS)活检以明确诊断。

六、治疗方案概要

大部分患者经皮质类固醇激素治疗后临床表现和放射学异常会完全消失。然而,相当多的患者在激素减量或停用后复发。15%的COP患者病情逐渐加重。胸片或HRCT出现网格状阴影的COP患者,其治疗反应差于影像学未出现网格状阴影者。一项研究报道了7例COP患者,胸片均显示弥漫性网格状阴影,3例经甾类激素治疗无好转、2例死于进展性肺疾

病。近期的一项研究报道了6例患者,首次CT检查均以网格影为主要特征,影像学随访发现无一例患者病灶完全吸收。偶尔,机化性肺炎可出现暴发性病程,从而导致患者死亡或重度肺纤维化。

医生须知

- COP最常见的影像学是双侧对称或不对称性实变影,与支气管肺癌相似
- 临床上,规范抗生素治疗数周后若双肺实变加重,则常提示COP
- HRCT上,COP通常容易与大多数其他慢性间质性和实质性肺疾病鉴别。然而,其CT表现常与CEP相似

要点

- 机化性肺炎是一种与感染、结缔组织病、炎性肠病、吸入性损伤、过敏性肺炎、药物反应、放射治疗及误吸相关的常见组织学反应类型,这些病因排除后方能诊断COP
- COP占特发性间质性肺炎的4%~12%
- 临床表现类似于常见肺炎,如咳嗽、进行性呼吸困难及低热
- 大部分患者能通过综合临床表现、影像学所见及支气管镜活检做出诊断
- 双侧性实变影是机化性肺炎的特征性HRCT表现,主要分布于支气管周围或胸膜下区域,且常伴有肺小叶周围线状影

第**37**章

急性间质性肺炎

Nestor L. Müller and C. Isabela S. Silva

急性间质性肺炎（AIP）是一种严重的、病因不明的急性疾病，通常发生于以往健康的个体，组织学表现为弥漫性肺泡损害。AIP的临床、放射学和病理学表现与急性呼吸窘迫综合征（ARDS）完全相同，唯一的区别是病因不明。因此，AIP本质上是特发性ARDS。

一、患病率和流行病学

急性间质性肺炎临床罕见、无性别倾向，发病与吸烟无关。平均发病年龄50~60岁（年龄范围7~83岁）。

二、临床表现

前驱症状与上呼吸道病毒性感染的症状相似，如发烧、寒战、肌痛及关节痛。随后出现干咳和急进性严重呼吸困难。在明确诊断之前，约2/3的患者症状持续少于1周、1/3的患者症状持续60天。

三、病理生理学

（一）**病理学表现**　病理学表现为弥漫性肺泡损害（图37-1）。急性渗出期表现为水肿，透明膜形成，急性间质性炎症和肺泡出血。机化期（增殖期）期表现为疏松的机化纤维和Ⅱ型肺泡细胞增生。幸存患者2周以后因广泛性肺结构重塑而进展到慢性纤维化期，重度肺纤维化患者出现蜂窝肺，偶尔会发展为囊性肺纤维化。目前，还没有组织学证据可将已知原因的弥漫性肺泡损害与AIP引起的弥漫性肺泡损害区分开来。

（二）**肺功能**　肺功能异常主要表现为限制性换气障碍（总肺容量和肺活量减低）和气体交换降低导致的进行性、低氧性呼吸衰竭。

四、影像学表现

（一）**胸片**　胸片表现与ARDS类似，如双肺气腔实变，伴有支气管充气征（图37-2，图37-3）。实变最初主要分布于上肺或下肺且常呈斑片状，但随后病灶很快融合并弥漫性分布。肺容积通常缩小。

（二）**CT**　HRCT上AIP早期主要表现为双肺气腔片状或弥漫性磨玻璃影（图37-4，图37-5）。大部分患者在磨玻璃样背景上出现光滑增厚的小叶间隔和小叶内间质，从而出现"碎石路"征象（图37-4，图37-5）。磨玻璃样病灶间残存正常的肺小叶，常常导致地图样表现（图37-4~图37-6）。大部分患者出现肺实变（图37-3，图37-6），其可以表现为斑片状、融

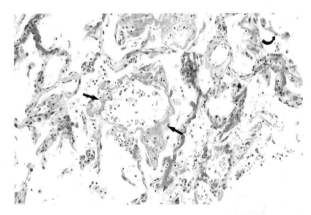

图37-1　急性间质性肺炎：组织学表现——显微照片（HE染色，×200）示透明膜（直箭）、增大的肺泡内皮细胞（弯箭）和典型的弥漫性肺泡损伤。(鸣谢 *Dr. Andrew Chui Department of Patholoy University of British Columbia, Vancouver, Canada.*)

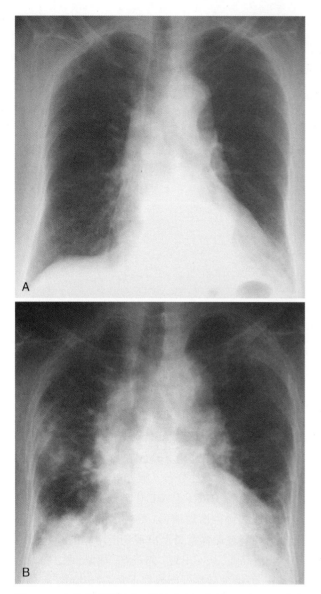

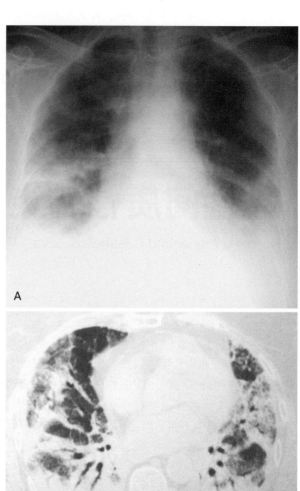

图37-2 急性间质性肺炎：胸片表现。女性，75岁。A. 胸片除了右肺上叶少量陈旧性纤维瘢痕病灶外，其余肺野正常。B. 同一患者11个月后出现急性呼吸困难，胸片显示双肺广泛实变影。外科活检标本显示特征性弥漫性肺泡损伤，在排除急性呼吸窘迫综合征病因后，临床诊断为急性间质性肺炎。

图37-3 急性间质性肺炎：胸片和CT表现。女性，81岁。A. 胸片显示双肺广泛性实变影，以肺下野分布为主。B. HRCT显示双侧广泛性，伴有支气管充气征的实变影，以肺外周和肺后部分布为主，另外可见局限性磨玻璃影。

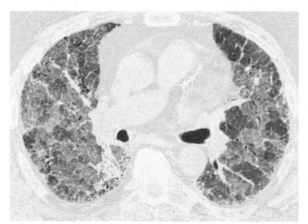

图37-4 急性间质性肺炎：HRCT表现。男性，80岁。HRCT显示双肺广泛性磨玻璃影；右肺磨玻璃影背景上可见光滑增厚的小叶间隔和小叶内线状影（"碎石路"征），与相对正常的次级小叶勾画出地图样外观。

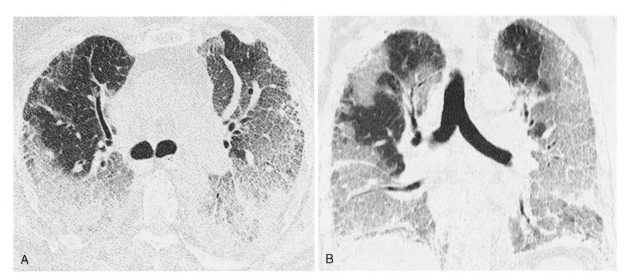

图37-5 急性间质性肺炎:"碎石路"征。男性,78岁。A. HRCT显示双肺相互重叠的磨玻璃影和光滑增厚的线状影(碎石路征)及双肺背侧的实变影。B. 冠状位图像显示双肺广泛性磨玻璃影和碎石路征,左肺较明显。另外,双肺散在正常的次级小叶,从而形成地图样外观。

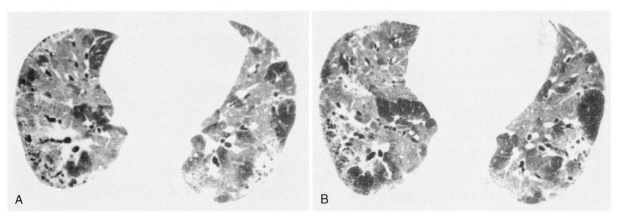

图37-6 急性间质性肺炎:HRCT表现。女性患者。A、B. 显示双肺广泛性磨玻璃影和局限性小实变影,轻微的牵引性细支气管扩张和支气管扩张亦可见,相对正常的次级小叶勾画出地图样外观。

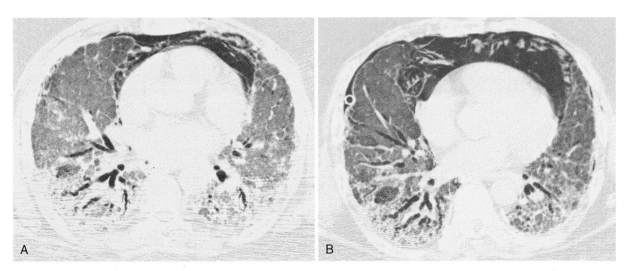

图37-7 急性间质性肺炎:HRCT随访表现。男性,65岁。A. 入院后数天HRCT检查显示双肺广泛性磨玻璃影、双肺背侧实变影、纵隔积气和牵引性支气管和细支气管扩张。B. 5天后HRCT复查显示双肺背侧实变区域缩小,但网格影和牵引性支气管、细支气管扩张加重。广泛性磨玻璃影仍然存在,并出现双侧少量气胸,纵隔积气增多;右侧斜裂见引流管。

合状,并倾向累及肺的背侧。10%~20%患者实变影分布于肺外周。

随着疾病进展,HRCT上磨玻璃影趋于弥漫、实变区域更广泛,同时肺结构扭曲、牵引性支气管扩张更加明显(图37-7,图37-6)。10%~26%的患者出现蜂窝肺。另外,30%的患者出现少量胸腔积液,5%~10%的患者出现纵隔淋巴结肿大。

CT与病理对照研究显示,磨玻璃影和不伴有牵引性支气管扩张的实变区发生于AIP渗出期和增殖早期,而牵引性支气管扩张见于增殖后期和纤维化期。蜂窝影与致密间质纤维化和末梢气腔结构重建有关。幸存患者遗留肺外带轻微的网格状影,牵拉性支气管扩张、细支气管扩张和蜂窝状影。

(三)影像检查选择　胸片通常是评价临床诊断ARDS患者首选的成像方法。CT主要用于评价胸片表现有疑问或出现非特异性表现的患者,并用于评估出现可疑并发症的患者。

五、鉴别诊断

由于AIP本质上是特发性急性呼吸窘迫综合征,因此在诊断AIP之前需要排除引起ARDS的诸多可能病因。这些病因包括感染、误吸、药物性肺疾病,以及间质性肺病基础上发生的ARDS(特发性肺纤维化急性加重或非特异性间质性肺炎)。尽管AIP的HRCT表现与ARDS表现有相当大的重叠,但研究表明,与ARDS相比,AIP患者病灶更倾向对称性分布于下叶且蜂窝状影更常见(20%/8%)。

六、治疗方案概要

患者通常需要机械通气,并接受皮质类固醇治疗。患者预后差,大部分研究显示病死率超过50%。HRCT显示大范围、不伴有牵引性支气管/细支气管扩张的磨玻璃样病灶或气腔实变的患者,其预后好于

伴有牵引性细支气管/支气管扩张的大范围磨玻璃样病灶或实变的患者。

医生须知

- AIP的临床,影像学及病理学表现与ARDS相同,唯一的区别在于病因不明
- AIP少见,只有在排除ARDS所有已知病因后才可诊断,特别是感染、误吸及药物反应
- 主要症状是干咳和严重呼吸困难
- 明确诊断前,约2/3的患者出现症状不到1周,1/3的患者症状持续60天
- 病理学特征为弥漫性肺泡损伤
- 放射学表现包括双肺磨玻璃影和气腔实变,伴有支气管气象;实变影最初呈补丁样分布,随后很快呈融合表现
- 患者通常需要机械通气
- 大部分研究指出病死率超过50%

诊断要点

- AIP平均发病年龄50~60岁(7~83岁)
- 前驱期症状常提示病毒性上呼吸道感染
- 快速进行性呼吸困难
- 胸片和HRCT呈现为片状或弥漫性磨玻璃影或实变影
- 大部分患者磨玻璃样影/实变影与增厚的小叶间隔、小叶内线样影重叠出现(碎石路征)
- 实变影常见,主要分布于肺的背侧
- 数天后进展到肺结构扭曲和牵引性支气管扩张
- 排除ARDS已知病因后方可诊断为AIP

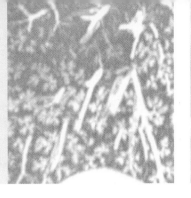

第38章

结节病

Nestor L. Müller and C. Isabela S. Silva

结节病是一种病因不明且影响多个器官的全身性炎症性疾病,其特点是非干酪样肉芽肿的形成。90%以上的病例有胸内淋巴结和肺实质受累。肉芽肿有沿胸膜淋巴管,小叶间隔和支气管束分布的特征。他们可能会自发缓解或治疗后缓解或进展纤维化。

一、病因学

其病因不明。发病率存在家族集中性和种族差异性,这表明与遗传有关。在某些时期集中发病,在特定的区域,与感染患者密切接触者可聚集性发病,同时存在随季节变化而发病,这些都表明环境也是一个重要的影响因素。免疫失调的本质表明,易感个体的基因暴露在特定的环境因素下可放大细胞免疫反应,导致肉芽肿形成,最终形成结节病。无论是偶然还是直接与易感因素相接触或直接暴露,结节病都已经被认为与各种结缔组织疾病间有相关性,包括类风湿关节炎、强直性脊柱炎、系统性红斑狼疮以及进行性系统性硬化症。

二、发病率及流行病学

结节病可发生于任何年龄,但本病最常见于20~40岁的患者,稍多见于女性,发病率的第二个高峰发生在50岁以上的妇女。

报告的发病率和患病率在不同人群中有相当大的变化。结节病在非洲裔美国人是特别普遍,尤其是妇女。在斯堪的纳维亚国家和爱尔兰这种病常见,而在南美洲和中国少有报道。美国结节病的发病率估计是非裔美国人2.4%,白人0.85%。非裔美国人也比白人患更多的严重肺部疾病,且预后更差。在伦敦生活的爱尔兰人比伦敦本地人患结节病更为普遍,同时生活在法国马提尼克岛中的土著人也比法国本土人患病更普遍。虽然大多数欧洲大陆国家的发病率不到1/10万人,但斯堪的纳维亚国家的发病率却相当高,如瑞典(64/10万人)和芬兰(11/10万人)。日本结节病的每年新发病例约1/10万。结节病的总死亡率为1%~5%。

三、临床表现

30%~50%患者是无症状的,结节病首先被怀疑是因为常规胸片存在双侧肺门淋巴结肿大,以及约50%患者有肺部症状。最常见的肺部主诉是呼吸困难、咳嗽及胸痛。胸痛的发病机制目前还不清楚。全身症状常见,包括消瘦、乏力、虚弱和不适。症状常隐匿地发展,并常伴有多系统受累,最常见的是肺部、心脏、皮肤、眼睛。在对189例患者研究中,52%的患者出现肺部症状(26%的患者仅有肺部症状),皮肤症状为13%,全身症状为6%,其他表现为16%。急性表现的特征是洛夫格伦综合征,即双侧肺门淋巴结肿大、结节性红斑、多关节的关节痛,20%~50%的急性患者可见这些症状。常伴有结节性红斑症状的急性发作在斯堪的纳维亚、波多黎各和爱尔兰妇女中特别常见。

5%的结节病患者可进展为肺动脉高压。肺动脉高血压的严重性与肺纤维化程度的相关性不大,并有报道,肺动脉高压是结节病早期的肺部表现,表明其他机制可发挥作用。这些机制包括:肿大的淋巴结外源性压迫肺动脉或静脉,肉芽肿性血管受累和血管活性因子引起肺血管收缩。

尸检发现约25%的结节病患者有心肌受累，但这些患者只有约半数在他们的一生中有心肌受累的临床表现。在美国，结节病因心脏受累导致死亡占13%~25%，在日本，结节病性心脏病更常见，占结节病死亡的85%。结节病最常见的心脏表现是完全性心脏传导阻滞。其他表现包括房性心律失常、充血性心脏衰竭、心室动脉瘤、心律紊乱、肺动脉高血压引起的肺心病、瓣膜关闭不全或这些表现的组合。约5%~15%的结节病患者发生心包积液，但积液量通常都很少。

25%~60%的全身性结节病患者表现眼部受累，最常见的表现为色素膜炎。80%以上患者在结节病的发病前1年或1年内出现色素膜炎。眼部疾病可能进展为严重视力障碍甚至失明。

约25%的患者有皮肤受累，可为特异性（病理学表现为肉芽肿）或无特异性。最常见的非特异性异常是结节性红斑。这种炎性反应是一种炎症状脂膜炎，常累及小腿，其特点是皮损突然发生，不形成溃疡的结节，且结节为中等硬度、多发性、双侧分布。结节性红斑是急性结节病的特征，并且常自发性破溃。冻疮样狼疮（"紫色狼疮"），是一种慢性斑块状、硬结、皮肤由棕色变紫色的病变，其病程进展缓慢，通常位于面部、颈部、肩部和手指，有时出现在鼻黏膜，往往伴有鼻甲骨的受累。较大斑块类似银屑病，可能出现在躯干或四肢。冻疮样狼疮和斑块一般都是慢性病程，且少见，如果存在，可彻底治愈。

尸检发现约75%的患者的肝脏和脾脏中有肉芽肿存在，但仅有20%的患者可以扪及这些器官的肿大。大多数疾病无症状。有时候，肝损害可能会导致黄疸、慢性胆汁淤积、肝硬化、门脉高压。

炎性关节痛（可能是单关节或多关节），多发生于25%~40%的结节病患者。最常受累的关节是膝盖、脚踝、肘和手腕。症状通常是自限性的，但偶尔会复发。真性关节炎少见。

尽管在5%~20%的患者尸检中发现有肾脏肉芽肿，但肾脏疾病的临床表现或肾功能改变的证据却少见。结节病患者肾脏的并发症常继发于钙代谢紊乱，这可能导致高钙血症、高钙尿症，偶见肾钙化，尿路结石或高血钙性肾功能衰竭。约2%~10%的患者出现高钙血症；高钙尿值常是正常值的3倍以上。这些异常是由活化的巨噬细胞和肉芽肿引起的1, 25-$(OH)_2$-D_3（骨化三醇）产生失调所导致的。高钙血症除了影响肾外，转移性钙化可发生在除肾脏外的器官和组织，包括眼睛、肺和血管。

5%的结节病患者出现神经症状。最常见的表现是脑神经麻痹、头痛、癫痫、感觉和运动障碍，小脑症状和神经心理疾病。神经系统受累患者有50%出现脑神经麻痹。虽然任何脑神经都能被累及，但最常受累的是面神经。精神病症状包括精神错乱、人格改变。

四、病理生理学

（一）病理学　结节病的特点是大量活化的巨噬细胞和T淋巴细胞聚集。这些细胞释放以TH1为主的细胞因子，包括γ干扰素、肿瘤坏死因子和多种白介素，并导致肉芽肿形成。初始刺激病因和肉芽肿持久形成的原因仍不清楚。

结节病的病理标志是肉芽肿，其中心为紧密聚集的上皮组织细胞和少量的多核巨细胞，周围包绕数量不等的成纤维细胞和胶原蛋白（图38-1）。大多数肉芽肿是非坏死性，但有时可能会出现少量的中央纤维素样坏死。成纤维细胞出现在较成熟的肉芽肿边缘，也许纤维化从这里开始。在这种情况下，可见同心片层的胶原蛋白将肉芽肿组织的活化中心部分与邻近组织隔开。随着时间的推移，纤维化继续向心性发展，直到整个肉芽肿形成一个瘢痕。这种周边片状纤维化的结构是结节病治愈的特征，同时它本身就是有利的诊断证据。

结节病肉芽肿有沿淋巴管周围分布和肺部受累的特征，其中肺部受累最明显的部位是在支气管血管周围、小叶间隔及胸膜间质（图38-2）。在早期阶段，

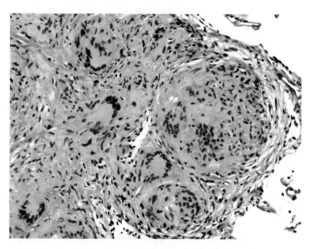

图38-1　结节病肉芽肿。组织学标本显示结构特性良好的结节病肉芽肿，紧密集中的上皮样组织细胞位于中央核心，少见的多核巨细胞被大量各种各样的纤维细胞和胶原蛋白所包围。（引自 Dr. Patrick O'Connor, Department of Pathology, Vancouver General Hospital, Vancouver, Canada. ）

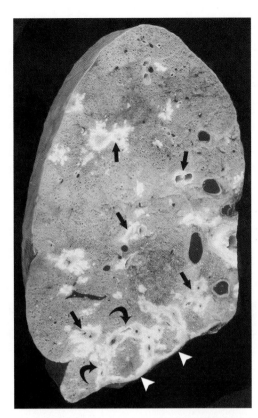

图38-2 结节病肉芽肿在淋巴管周的分布。结节病患者的肺叶切除标本显示了沿支气管和血管（直箭）分布的肉芽肿，肺小叶间隔（弯箭）及叶间裂（箭头）在淋巴管周围的特征性分布。（引自 *Müller NL, Miller RR: Computed tomography of chronic diffuse infiltrative lung disease, part 2. Am Rev Respir Dis 1990; 142: 1440–1448.*）

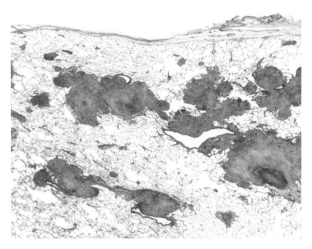

图38-3 结节病肉芽肿主支气管周围的分布灶。组织学标本显示邻近细支气管的融合形态度良好的非干酪样肉芽肿。（引自 *Dr. John English, Department of Pathology, Vancouver General Hospital, Vancouver, Canada.*）

肉芽肿散在且组织学上"活跃"，随着病情的发展，他们往往融合，并进行纤维化，最终导致或多或少的弥漫性间质增厚。肺实质内的间质也可会受到影响，但通常远小于支气管血管周围、小叶间隔和胸膜处。可能由于肉芽肿炎症主要位于支气管血管周围（图38-3）和间隔，故肺动脉和静脉受累常见。

　　肺内结节病的大体表现取决于疾病的病程和严重程度。在早期，症状较轻，炎症是最突出的表现，主要出现在支气管血管周围，小叶间隔和胸膜结缔组织，外观类似于癌性淋巴管炎。随着病情的发展，肺组织内的间质受累愈加明显，并且整个肺小叶可能被肉芽肿和纤维组织替换。肺上叶通常是肺纤维化最严重的部位。此外，纤维化的组织会形成一些实变区导致支气管被牵拉。后者可能是曲菌球的好发部位。

　　淋巴结受累的特点是有些弥漫性的新旧交替的肉芽肿结节，组织学表现多样。最初，肉芽肿是分散的，并表现为"活动性的"。但，如果发生在肺部疾病

中，它们往往会融合，并随着时间的推移逐步纤维化。在疾病的晚期，这一过程会形成完全纤维化的结节而肉芽肿难以识别。

　　（二）肺功能 大多数有结节病且肺功能异常的患者常有限制性肺功能障碍，然而，许多患者也有阻塞性肺功能障碍。在少数患者，仅有阻塞性肺功能障碍。在广泛纤维化、高龄和有吸烟史的患者中，气流受阻的发生率更高。虽然肺纤维化是气流受阻的重要因素，但吸烟可能是患者气流受阻最重要的决定因素。限制性肺功能障碍表现为肺容量和肺活量减少，阻塞性肺功能障碍表现为一秒用力呼气量与用力肺活量之比减少和空气捕捉（残气量与肺总容量的比例增加）。结节病患者也存在可通过一氧化碳弥散量（DLco）评价的气体传输障碍和肺泡动脉氧气梯度的增加。

　　许多结节病研究者已发现肺功能检查和各种病理表现，胸片、CT和显示疾病严重程度的支气管肺泡灌洗标志物之间的相关性。这些研究显示显著的相关性，但它们与实质病变的范围和气体传输（DLco）减少以及肺活量的相关性弱。相反，纵向研究发现，随着时间推移，在胸片上肺实质病变的严重程度与肺功能的改变密切相关。大多数调查显示随着X线分期的增加一氧化碳弥散量低的发病率增加。但有证据表明，运动试验的气体交换异常与X线分期的相关联性比其他肺功能检查更好。结节病患者的分辨率CT上病灶的出现和范围与肺功能损害的相关性高于胸片与肺功能损害的相关性。高分辨率CT对于肺功能障碍，特别是DLco降低出现肺实质病变患者更敏感。

五、影像学表现

（一）胸片　胸片表现可分为5期,如下:

　0期　无明显异常。

　Ⅰ期　肺门和纵隔淋巴结肿大,肺实质无异常。

　Ⅱ期　肺门和纵隔淋巴结肿大,伴肺实质异常。

　Ⅲ期　仅肺实质异常(图38-6)。

　Ⅳ期　晚期网格状肺纤维化、结构扭曲,肺门牵拉和偶见蜂窝肺。

在对736例结节病患者进行多中心病例对照研究中发现,0期约占8%,Ⅰ期占40%,Ⅱ期占37%,Ⅲ期占10%,Ⅳ占5%。这个分期系统的主要作用在于预测预后。Ⅰ期患者中有55%~90%可自行缓解,Ⅰ期有40%~70%,Ⅲ期有10%~20%,而Ⅳ期结节病没有自行缓解的病例。

X线分期仅适用于胸片。高分辨率CT可显示Ⅰ期患者的肺实质病变。这些病变相对轻微,不太可能影响患者的预后。

1. 淋巴结增大,无肺浸润　约40%患者在初次检查的胸片上可看到淋巴结肿大,无肺实质病变。双侧肺门和右气管旁淋巴结肿大是常见的特征性表现(图38-4)。在胸片上,其他部位伴有明显淋巴结肿大较少见,包括主肺动脉窗组、隆突下组和前纵隔组。肺门淋巴结肿大通常是双侧对称性的。单侧肿大少见,据报道仅3%~5%病例出现。偶尔,当肺门淋巴结明显增大时,可压迫相邻的支气管,导致肺不张(最常累及肺中叶)。约5%的患者初次胸片可见肺门淋巴结明显钙化,随访10年后,20%以上病例可见钙化。肺门纵隔淋巴结可出现蛋壳样钙化,但少见(图

38-8)。

和其他间质性疾病一样,胸片上未见异常,结节病也可累及肺组织。胸片表现正常(0期),10%患者经肺活检证实的患者为肺内结节病。同样地,在对21例Ⅰ期经外科肺活检的病例研究中,肺实质内均可见典型的结节病肉芽肿。然而,肉芽肿炎症的范围比在胸片上看到的弥漫性肺部病变病例的范围要明显小。正如所料,实质病变在高分辨率CT上比在胸片上更常见。

约有55%~90%Ⅰ期患者在胸片上可见病灶完全吸收。有时,增大的肺门和纵隔淋巴结可恢复到正常大小,只是在后期又出现增大。增大的结节可持续数

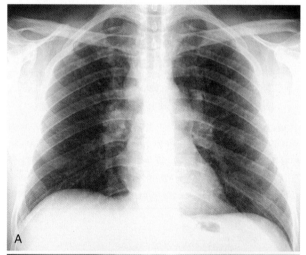

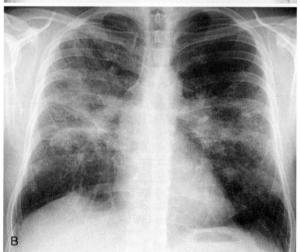

图38-5　Ⅱ期结节病:胸片表现。A. 一位35岁男性结节病患者的后前位胸片显示右气管旁,主动脉肺窗和双侧对称性肺门淋巴结肿大及在肺上部有小圆形不规则的阴影。同时可见由于脾肿大所导致的胃泡向内移位。B. 一位48岁男子结节病患者的后前位胸片显示以小结节影和分布在中上肺野的网状结节影为主的广泛性实变。同时可见双侧肺门淋巴结对称性肿大。

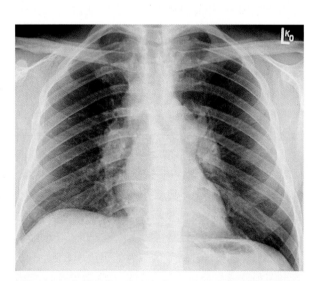

图38-4　Ⅰ期结节病:胸片表现。一位33岁男性结节病患者的后前位胸片显示右气管旁,主肺动脉窗和双侧对称性的肺门淋巴结肿大。

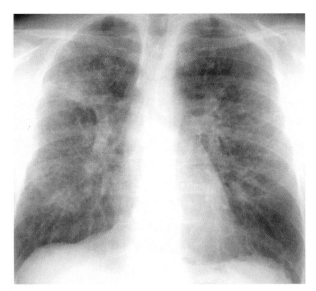

图38-6 Ⅲ期结节病：胸片表现。一位37岁男性结节病患者的后前位胸片显示大部分在中上肺野的网状结节影。无肺门或纵隔淋巴结肿大。

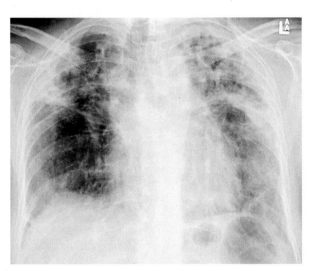

图38-7 Ⅳ期结节病：胸片表现。一位54岁女性结节病患者的后前位胸片显示主要在肺上叶分布的粗糙的网状结节影。可见双侧肺门抬高以及由于肺纤维化导致其结构特征的改变。

年而无变化。

2. 伴或不伴有淋巴结增大的弥漫性肺部病变 约60%的患者在首次检查时，胸片上可见肺实质病变。这包括35%~40%的肺实质病变患者伴有淋巴结肿大（Ⅱ期），10%的肺实质病变患者不伴有淋巴结肿大（Ⅲ期），5%存在肺间质纤维化（Ⅳ期）。

肺实质病变通常是双侧对称性分布，50%~80%的患者主要累及肺上野（图38-5和图38-6）。偶尔病变表现为单侧不对称性或弥漫性（图38-9）。最常见

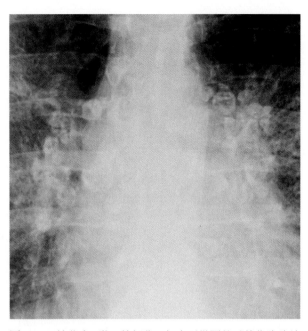

图39-8 结节病：淋巴结钙化。把中下纵隔的后前位胸片放大可以看到广泛性的淋巴结钙化。大多数淋巴结显示出蛋壳样钙化。

的病变是结节状影和网格影，较少见网格影、气腔实变影，更少见磨玻璃影为主病变。

（1）结节影：30%~60%的患者在胸片出现结节状影。这些结节通常边缘不规则，主要累及中上肺野，其直径范围从1~10 mm不等，大多数结节小于3 mm（图38-5）。

（2）网状结节影：在胸片上明显实质异常的患者中有25%~50%出现网状结节影。这种阴影是由于结节与小叶间隔增厚相结合或是结节与小叶内隔线相结合而形成（参照图38-9）。

（3）肺实变：在患有结节病且胸片有明显的实质病变的患者中有10%~20%出现肺实变。肺实变表现为双侧对称性分布，主要累及中上肺野（参照图38-10）。

（4）纤维化：出现症状时，约5%的患者可见肺纤维化而最终20%~25%患者可发展成肺纤维化。结节病的肺纤维化通常主要累及中上肺野的肺门周围区域（图38-11）。纤维化通常可致肺门上提，支气管血管束扭曲，肺大疱形成，牵拉性支气管扩张和肺下叶代偿性扩张。

（5）空洞和曲菌球形成：空洞在结节病中少见，常见于伴有其他实质异常的患者。空洞可自行消失或并发感染或形成真菌球（曲菌球）。1%~3%的结节病患者可形成曲菌球。典型者发生于上叶，见于晚期结节病患者（X线分期为Ⅲ期或Ⅳ期）（图38-12）。

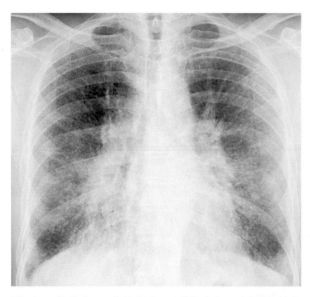

图38-9 结节病：网状结节影。后前位胸片显示弥漫性网状结节影。同时可见气管旁主-肺动脉窗和双侧对称性肺门淋巴结肿大。

曲菌球最常位于局灶支气管扩张处,也可见于肺大疱或不明原因的空洞中。

（6）胸膜疾病：约3%的患者可见胸腔积液。患者通常为中晚期的肺内结节病,胸膜活检可见非坏死性肉芽肿。胸腔积液常在4~8周内吸收,但也可发展为慢性胸膜增厚。大约1%的患者可出现自发性气胸。

（7）心血管病：虽然在组织学检查中常见心脏、心包和肺血管异常,但他们通常不会产生明显的放射学表现。如胸片上见心脏轮廓明显增大,可能是由于心肌病、血管疾病、心包积液或左室壁瘤所致的。肺血管床闭塞和低氧引起的血管收缩可导致肺动脉高压和肺心病,它们常发生在疾病晚期。

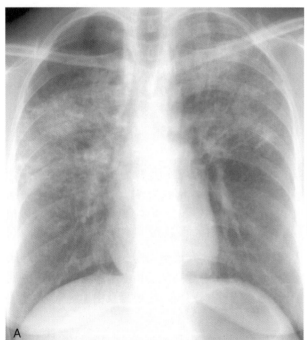

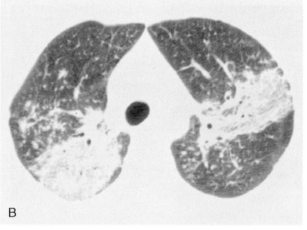

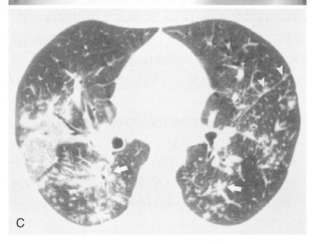

图38-10 结节病：肺实变。A. 一位35岁女性Ⅱ期结节病患者的后前位胸片显示双侧中上肺野的实变。可见支气管充气征,同时可见结节边界模糊。B. 在主动脉弓水平处的高分辨率CT显示双肺实变和磨玻璃样影。上结节在淋巴管周分布。C. 在中叶支气管水平处的高分辨率CT显示右肺实变区。双侧结节主要沿支气管和血管（箭）以及沿叶间裂（箭）分布。

（二）CT表现

1. 肺部表现　肺内结节病高分辨率CT检查可清楚地反映组织学表现,能显示分布在淋巴管周围的小结节影的特征。这些结节主要与支气管和肺动静脉毗邻,沿小叶间隔、叶间隙、肋胸膜下区分布,并能导致这些结构结节性增厚（图38-13和图38-14）。结节性肉芽肿沿支气管血管周围间质延伸到细支气管

周围间质,结果导致小叶中心中央和小叶中心结节出现（图38-14）。虽然结节病的分布通常是在淋巴管周围,但在范围上有相当大的变化,它能影响各种淋巴管周围结构。一些患者的结节主要是在支气管周围和血管周围,而其他主要在胸膜下分布；偶尔主要累及小叶间隔。虽然结节性叶间隔增厚常见,但很少广泛分布（图38-15）。有时,结节可能很小,因此形成弥漫性粟粒结节影（图38-16）或主要或完全累及胸膜下肺区。集中在两肋隔角区胸膜下的肉芽肿可类似于胸膜斑（假胸膜斑）（图38-17）。

初次检查中,继发于结节病的肺实质病变患者,高分辨率CT检查,90%~100%可见结节影。在高分辨率CT上所见结节和淋巴管周围间质结节状增厚,反映了镜下微小肉芽肿的融合。结节边缘光滑或不规则,典型者边界清晰,常见直径范围为2~5 mm。肉芽肿融合也可形成巨大结节或直径为1~4 cm的肿块,这可见于15%~25%的患者（图38-18）。大结节主要在肺上叶和支气管血管周围分布,偶尔大结节会出现空洞。

广泛的镜下间质肉芽肿也会形成磨玻璃样影（图38-19和图38-20）或实变（图38-10）,通常在间质结节和纤维化的背景上出现以上病变。实变可以是在支气管周围或少见的周边分布（图38-10）。在大多数情况下,可见支气管充气征。

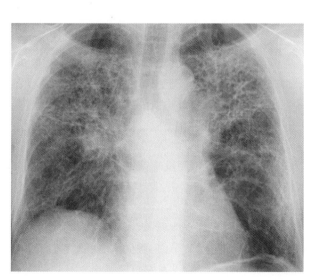

图38-11　结节病：与肺纤维化有关的网格影。一位67岁女人结节病患者的后前位胸片显示,粗糙的网状病变主要累及中上肺区的肺门周围区。(引自 *Müller NL, Fraser RS, Colman NC, et al. Radiologic Diagnosis of Diseases of the Chest. Philadelphia, Saunders, 2001.*)

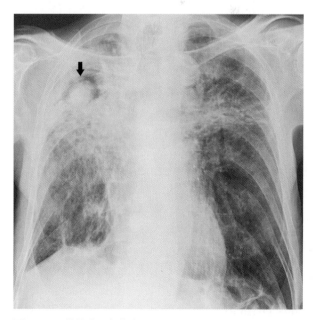

图38-12　结节病：真菌球形成。后前位胸片示肺上叶粗糙的网格状结节影伴肺门牵拉上提(提示肺纤维化)。在右上叶空洞内可见被新月形空气征所包围的真菌球(箭)。该患者是一名有长期结节病的82岁男性,曾经有体重减轻和反复咯血病史。

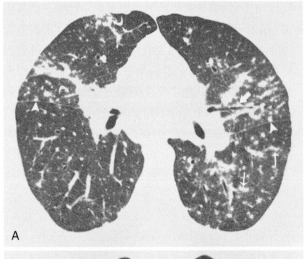
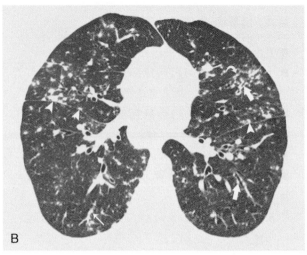

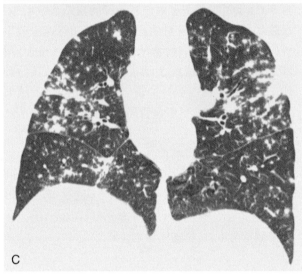

图38-13　结节病:在高分辨率CT上呈特征性的淋巴管周分布。在右中叶支气管(A)和下肺静脉(B)的水平高分辨率CT显示,多发的小结节主要沿支气管(宽直箭)、血管(窄直箭)和叶间裂(箭头)分布。沿胸膜下区(假胸膜斑)和小叶间隔(弯箭)分布的小结节也可见。结节病的特征性分布与结节性肉芽肿淋巴管周围分布相一致,隆突下和双侧肺门淋巴结肿大。C. 冠状面最大强度投影(MIP)显示,结节主要累及肺上叶并呈淋巴管周围分布。

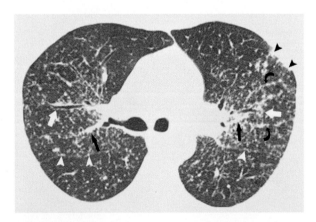

图38-14　结节病:在高分辨率CT上呈特征性的淋巴管周分布。高分辨率CT断层扫描显示支气管结节状增厚(白直箭),血管(黑直箭),小叶间隔(弯箭)和叶间隙(白箭头)。需要留意的是,导致假胸膜斑(黑箭头)形成的成簇的胸膜下结节,小叶中心的突起以及由细支气管周围间质受累引起的小叶中心结节的突起。

　　肺内结节病患者的随访CT显示,结节、小叶间隔增厚,磨玻璃影及实变代表可能逆转性病变(图38-21和图38-22)。不规则线状影和网格影通常是不可逆的,但偶尔可好转或消失。结构扭曲和蜂窝肺代表不可逆性病变。除了能显示这些异常外,高分辨率CT对预测预后没有帮助,因为在持续或进展患者与随访好转患者中,肺实质病变的形状或范围没有区别。

　　规则和结节性支气管壁增厚常见,虽然在支气管镜下常可见黏膜增厚,但腔内病变在CT上却很少见到。支气管狭窄少见。它可能是由支气管壁肉芽肿性炎症,增大的肺门淋巴结引起的外源性压迫或者是肺纤维化引起的支气管扭曲等原因所致。支气管阻塞导致远端肺不张,最常见于肺中叶。在少数结节病患者中,吸气相高分辨率CT常见密度减低与

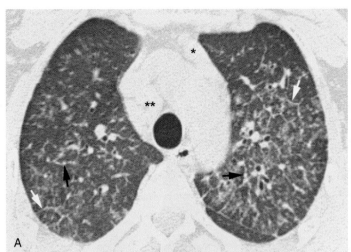

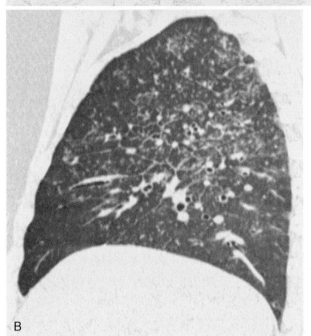

图**38-15** 结节病：在高分辨率CT上的淋巴管周围分布。A. 在主动脉弓水平上的高分辨率CT显示双侧淋巴管周围小结节和广泛平滑（白箭）和结节样（黑箭）小叶间隔增厚勾画了次级肺小叶的轮廓。在右侧气管旁（双星号）和主动脉旁（星号）明显的淋巴结肿大。CT表现与癌性淋巴管炎表现相似。B. 矢状面重建显示，结节病的淋巴管周围结节呈典型的双肺上叶分布和广泛的小叶间隔增厚。

图**38-16** 结节病：在高分辨率CT上呈粟粒样病变。在高分辨率CT显示弥漫粟粒样结节，也可见隆突下淋巴结肿大。

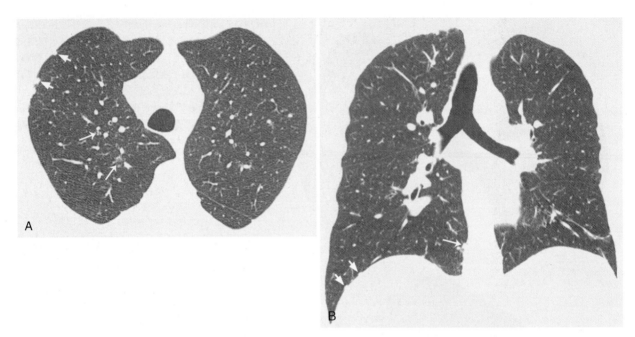

图38-17 结节病:在高分辨率CT上主要胸膜下分布。A. 高分辨率CT扫描显示少数沿支气管血管周围间质(箭)分布的结节和胸膜下结节(箭)。B.冠状面重建较好显示,胸膜下结节沿着肋骨和椎旁区(箭)以及右侧膈肌(箭)分布。对于该患者而言,其结节病的胸膜下结节类似于胸膜斑(假胸膜斑)。

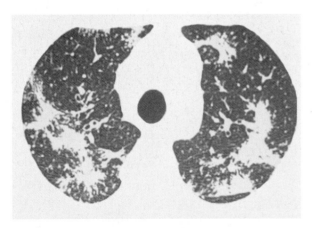

图38-18 结节病:高分辨率CT上表现为大结节。一位30岁女性的高分辨率CT显示,在淋巴管周和胸膜下分布的双侧不规则结节状阴影,同时伴有相邻的小结节。大阴影是由许多小结节融合形成(间质性肉芽肿)。

血管增多相间存在(即马赛克灌注)。呼气相高分辨率CT可见90%的患者出现空气捕捉(图38-23)。空气捕捉是由腔内或黏膜下结节性肉芽肿或小气道的纤维化阻塞所致。空气捕捉的范围随纤维化范围增大而增大。

　　肺纤维化产生不规则的线性影,不规则的小叶间隔增厚,牵拉性支气管扩张和细支气管扩张,偶尔会出现蜂窝肺。类似于结节的纤维化,主要累及肺上叶的支气管血管周围区域,常会导致主支气管及上叶支气

管向后移位,肺门向头侧位移和下叶代偿性过度膨胀(图38-25)。进性纤维化可引起肺门支气管和含有大量纤维组织的血管异常向心性聚集,通常在肺上叶最显著。少部分患者发生胸膜下蜂窝肺。蜂窝肺通常只发生于有严重肺纤维化和支气管向心性聚集的患者,且蜂窝炎主要累及中上肺野。蜂窝炎很少累及肺下叶,其形态表现与特发性肺间质纤维化非常相似。由于牵拉性支气管扩张或肺大疱和腔内曲菌球产生等原因,肺纤维化可能会导致较大囊腔(图38-26)。

　　2. 肺动脉高压　广泛性肺纤维化可导致肺动脉高压。在CT上,当肺主动脉的直径大于29 mm或肺主动脉与升主动脉的直径比值大于1时,应警惕肺动脉高压的可能性。结节病患者的肺动脉高压少见原因包括肿大的淋巴结压迫中央肺动脉或静脉,肺静脉闭塞性疾病,肉芽肿性血管炎,血管活性因子引起肺血管收缩。这些患者的静脉闭塞病或血管周围纤维化可因壁间肉芽肿阻塞小叶间隔静脉等原因所致,在高分辨率CT可见广泛的间隔增厚。

　　3. 肺门和纵隔淋巴结　约90%的结节病患者在CT上可见扩大的肺门和纵隔淋巴结肿大,这比胸片上更常见。与胸片相比,CT能显示更广泛的肿大淋巴结。肿大淋巴结常见于气管旁,肺门淋巴结肿大见于所有淋巴结增大的患者中(图38-27)。淋巴结肿大也常见于主肺动脉窗(90%)、隆突下(60%)、前纵

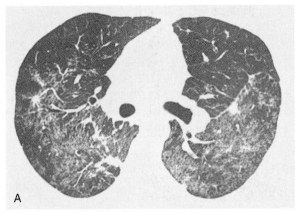

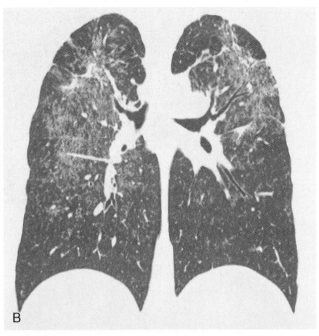

图38-19 结节病：高分辨率CT上表现为磨玻璃影和小结节状影。A. 一位43岁女性的高分辨率CT扫描表现为，多簇小结节伴有广泛融合，其在CT上表现为磨玻璃影。B. 冠状面重建显示，上肺野和中肺野的带状病变是结节病的典型特征。

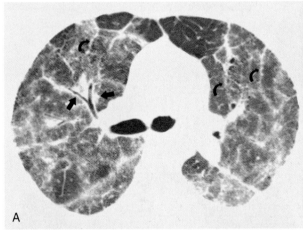

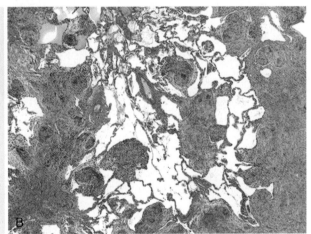

图38-20 结节病：在高分辨率CT上显示为弥漫性磨玻璃影和小结节影。A. 高分辨率CT扫描表现为广泛性双侧磨玻璃影和小结节影。形成肉芽肿表现支气管增厚（直箭）、小叶间隔（弯箭）和叶间裂可见。B. 手术活检的病理标本显示间隔和间质的肉芽肿。磨玻璃影和小结节影是由间质性肉芽肿导致。无肺泡炎的表现。

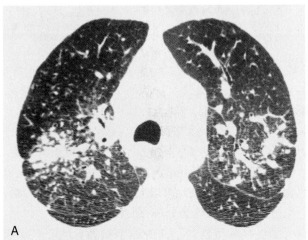

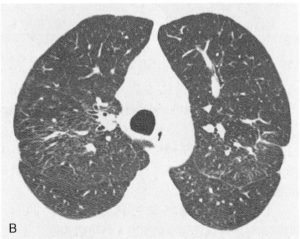

图38-21 结节病：可逆性表现。A. 一位35岁男子初次高分辨率CT显示，结节主要沿支气管、血管、叶间裂分布。可见沿着胸膜下分布的小结节及主-肺动脉窗淋巴结肿大。B. 10年后的随访，CT扫描显示，病变区和主-肺动脉窗淋巴结肿大有明显的改善。细小的支气管血管周围结节及支气管和血管扭曲仍然存在。

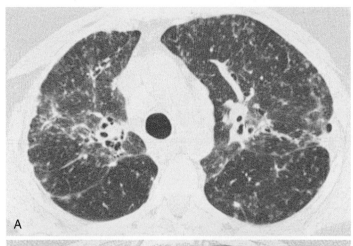

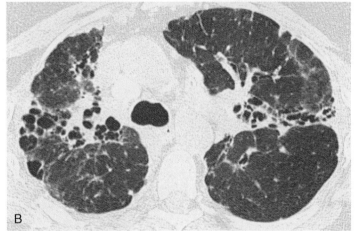

图38-22　结节病：病情的进展。A.一位52岁女性的高分辨率CT显示弥漫性结节主要在淋巴管周围分布。细小的中央支气管扭曲也存在，主要是在右边。右侧气管旁和主动脉旁淋巴结肿大。B. 3年后的随访，CT显示弥漫性结节有明显的改善，但肺纤维化仍在进展。中央支气管扭曲已经发展成双侧性且胸膜下囊肿已在右肺内形成。双侧肺上叶体积减小伴叶间裂向头侧及前方移位。

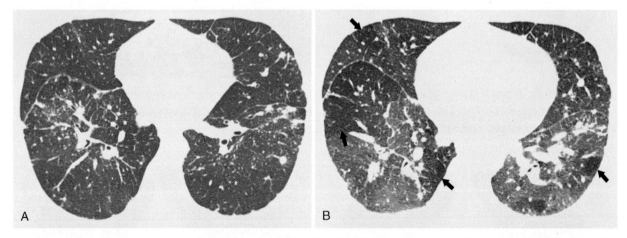

图38-23　结节病：在呼气相CT上显示空气捕捉。A. 50岁男性结节病患者的高分辨率CT显示结节沿叶间裂、胸膜下区、血管、支气管和小叶间隔呈特征性的淋巴管周围分布。B.呼气相影像显示双侧空气捕捉（箭）。

隔（50%）、后纵隔淋巴结组（15%），而在腋下、内部乳腺链、后肋膈角区较少见。

　　肺门和纵隔淋巴结钙化相对常见，约占40%~50%的持续性结节病患者。钙化结节最常见于双侧、肺门、气管旁和隆突下，钙化常为局灶性分布，

但也可为弥漫性或蛋壳样。结节病的淋巴结钙化最初是局灶且柔软的（像"糖霜"样钙化）（图38-28），但过段时间变得密集分布（图38-29）。

　　4.心脏结节病　CT在结节病患者的心脏疾病评估的作用有限。最常见表现为心包积液，可见于

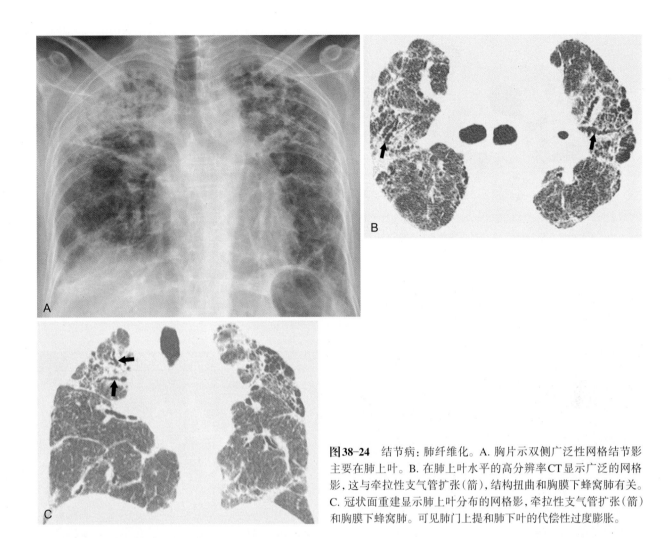

图38-24 结节病：肺纤维化。A. 胸片示双侧广泛性网格结节影主要在肺上叶。B. 在肺上叶水平的高分辨率CT显示广泛的网格影，这与牵拉性支气管扩张（箭），结构扭曲和胸膜下蜂窝肺有关。C. 冠状面重建显示肺上叶分布的网格影，牵拉性支气管扩张（箭）和胸膜下蜂窝肺。可见肺门上提和肺下叶的代偿性过度膨胀。

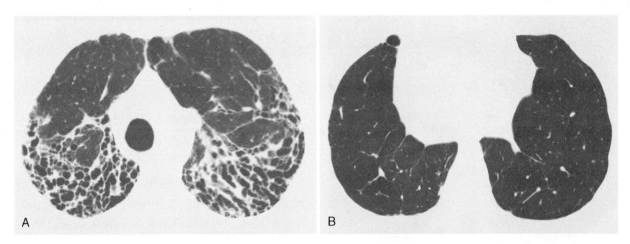

图38-25 结节病：严重的肺纤维化。A. 在肺上叶水平的高分辨率CT显示结构扭曲，上叶支气管的后移，广泛的牵拉性支气管扩张和细支气管扩张和与蜂窝肺相对应的一些胸膜下囊腔。B. 肺底部水平的高分辨率CT显示代偿性过度膨胀。

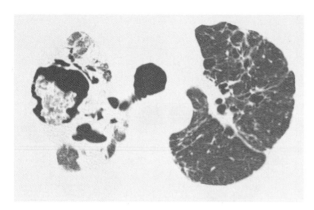

图38-26 结节病：曲菌球形成。高分辨率CT扫描显示右肺上叶的较大空腔中含有曲菌球。空洞为一个极度扩张的支气管。同样的空洞状扩张的支气管在后方可见。也可见左上肺叶的网格影和牵拉性支气管扩张。由肺纤维化导致的极度扩张的支气管明显向头侧移位。该患者是一名有长期结节病的82岁男性，他曾经有体重减轻和反复咯血病史。

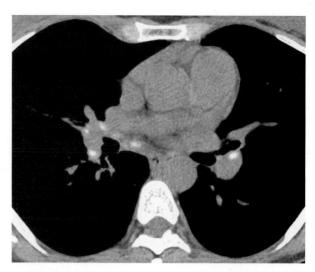

图38-28 结节病：淋巴结局灶性钙化。40岁女性结节病患者的CT显示双侧肺门及隆突下淋巴结软钙化（"糖霜"）。

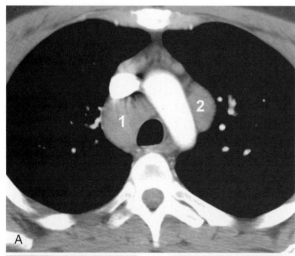

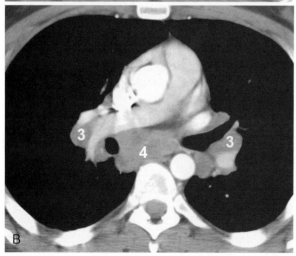

图38-27 结节病：CT显示特征性淋巴结肿大。A. 通过静脉注射对比剂，在33岁男性结节病患者的主动脉弓水平处的CT显示，增大的气管旁（1）和主动脉旁（2）淋巴结肿大。B. 在中间支气管水平处的CT显示双侧肺门（3）和隆突下（4）淋巴结肿大。

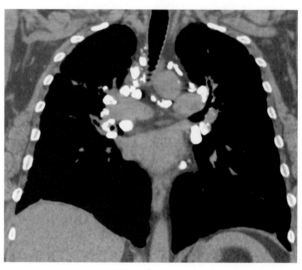

图38-29 结节病：CT显示广泛性淋巴结钙化。冠状面重建CT显示在纵隔及双侧肺门有大量钙化的淋巴结。该患者是一名53岁的男性，有20年的结节病病史。

5%~15%患者中。少见的表现包括心脏扩大，右心室劳损征象，左心衰竭，病变累及区心肌变薄，但心室壁瘤少见。

5. 腹部表现　结节病最常见的腹部表现是肝肿大，脾肿大，淋巴结肿大，肝和脾内低密度病变，点状脾和肝钙化。约50%的患者发生脾脏疾病，15%的患者肝脏可见异常，40%的患者淋巴结肿大。腹部异常表现与胸部结节病分期无明显的相关性。在5%~15%患者中，融合的肉芽肿以低密度肝结节形式出现。脾结节较大，比肝脏病变常见。腹部淋巴结肿大通常累及几个淋巴结且较小（直径为1~2 cm），但有时可能会较大。

要点：结节病-高分辨率CT表现

■ 特征性的高分辨率CT表现如下：
- 双侧对称性分布的肺门和淋巴结肿大
- 常见隆突下、主肺动脉窗、前纵隔处淋巴结肿大
- 边界清楚，光滑或不规则的结节状，直径为2~5 mm，沿淋巴管周围分布
- 支气管，肺血管，叶间裂，肋胸膜，结节状增厚，范围更小，可见小叶间隔结节状增厚
- 上肺叶病变范围最广泛
- 出现症状时，5%的患者表现肺纤维化，最终20%形成肺纤维化
- 纤维化常见于支气管周围和上叶，并伴肺门上提
- 40%~50%的慢性结节病患者可见肺门和纵隔淋巴结钙化

（三）磁共振成像 MRI在评估肺和淋巴结疾病的作用有限，但在评估结节病的心脏和中枢神经系统表现时，优于CT。心脏受累导致T2加权MR图像的信号局部增加，以及对比增强T1加权图像上的信号增强。因为心脏结节病的最常见的表现是心脏传导阻滞，然而，大多数这些患者需要心脏起搏器，这限制了MR的使用。

MRI在检测神经系统结节病引起的颅内病变方面具有高度灵敏性。其特征性表现为：在静脉注射Gd-DTPA后，在基底池和下丘脑区域的软脑膜呈结节状或弥漫性的强化增厚（图38-30）。其他表现包括静脉注射Gd-DTPA后颅内增强，以及颅内肿块在T1加权图像为等信号，T2加权图像为高信号。

（四）^{67}Ga-显像 ^{67}Ga显像作为结节病疾病活动的标记物使用了很多年。已发现支气管肺泡灌洗液中淋巴细胞的百分比与^{67}Ga显像检查之间有很强的相关性。这项检查可以决定疾病的范围和分布情况，特别是在0期或I期患者中。然而，由于高分辨率CT的出现，^{67}Ga的使用已大大减少。目前，它主要用于辅助诊断疑难病例，例如可以显示孤立的胸腔外疾病。^{67}Ga显像对检测心脏结节病也有帮助，^{67}Ga仅浓聚在活动性炎症的区域，因此该检查有助于监测疾病的活动性。

（五）正电子发射断层扫描 正电子发射断层扫描-氟脱氧葡萄糖（FDG-PET）在肺和淋巴结摄取增加已被证明。在检测肺结节病方面，FDG-PET可以与^{67}Ga显像媲美，但在评估肺外病变时似乎要优于^{67}Ga。已证明高剂量的类固醇治疗后其摄取减少。FDG-PET浓聚在心脏结节病患者的心肌层上，对检测心肌病变比^{201}Tl单光子发射计算机断层扫描和^{67}Ga显像有更高的灵敏度。然而，FDG-PET对诊断心脏结节病的特异性存在一定的局限性。

（六）影像检查选择 约75%的结节病患者有影像学特征表现，包括双侧肺门及气管旁淋巴结肿大，伴或不伴肺实质病变。大部分患者没必要进一步的影像学检查。15%~20%病例，影像学表现无特异性或非典型，但高分辨率CT会有帮助。有些患者虽然胸片是正常的或仅有明显的肺门淋巴结肿大，但高分辨率CT可显示实质病变。在显示结节病患者的早期纤维化和肺实质变形方面，CT优于胸片。但CT不能用来排除实质受累，以往的研究已经证明，活检证实为肺内结节病的患者用高分辨率CT以10 mm的间隔进行扫描，可以显示正常。由于多层CT的问世，CT的敏感性有所提高，它允许胸部在单屏气时使用亚毫米层厚的容积扫描（图38-31）。

在初诊和随访结节病患者的检查中，胸片仍是首选和最先使用的影像学检查方法。常规CT扫描不适用于诊断。当患者被怀疑或证实结节病时，最常见

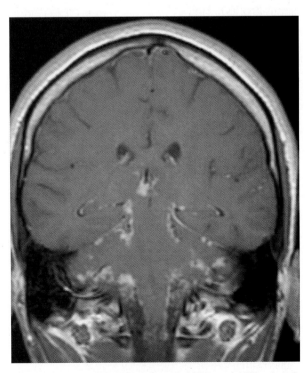

图38-30 神经系统结节病：软脑膜受累的35岁男性，出现头痛，视神经乳头水肿和第六脑神经麻痹症状。冠状位增强T1加权MR图像显示结节状强化和主要是基底软脑膜的增强。胸片（见图38-5A）显示II期结节病。

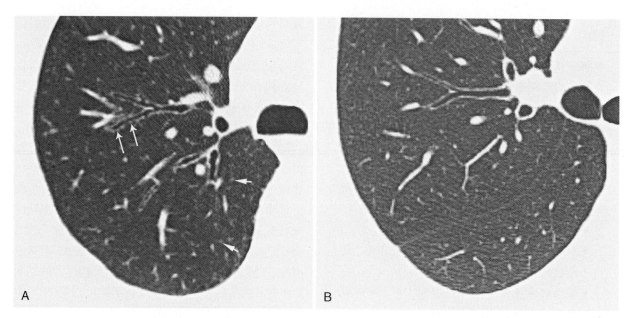

图38-31　结节病:CT显示早期的病变。A.右上肺叶的64层螺旋CT放大影像图像显示右肺上叶支气管前段管腔的细小不规则影(箭)和黏膜下肉芽肿一致。也标注肺野后部的少量小叶中心结节(箭),其继发于沿细支气管周围间质分布的肉芽肿。这些病变在10 mm间隔的高分辨率CT上会被遗漏。该患者是一位有实质病变的结节病43岁女性,同时出现急性结节性红斑。B.把A图中患者的细小病变与其他患者的正常解剖结构进行比较。

的CT适应证如下:① 临床表现或胸片表现不典型;② 检测肺疾病的并发症,如支气管扩张、曲菌球、肺纤维化或疾病基础上的感染或恶性肿瘤;③ 胸片正常,但临床高度怀疑结节病。高分辨率CT扫描可有助于在选定的Ⅱ期或Ⅲ期的结节病患者中区分活跃性炎症和不可逆的肺纤维化。腹部并发症,如肝和脾受累,也可用CT评估。MRI在对心脏和中枢神经系统受累的评价方面优于CT。

六、鉴别诊断

双侧对称性肺门淋巴结肿大,尤其是无症状的患者,高度提示结节病。一项研究显示,在100例双侧肺门淋巴结肿大的患者中,74%是结节病。虽然恶性肿瘤(通常是淋巴瘤)占11%,但11名患者均有临床症状。47名无症状或仅有急性炎症表现(如色素膜炎、多发性关节炎、结节性红斑)的患者都是结节病。52名体检正常的患者中,有50名是结节病患者。74例结节病患者只有1例出现贫血症状,但恶性肿瘤患者却很常见。作者得出结论,在有双侧肺门淋巴结肿大但无恶性肿瘤病史,体检血常规均正常的患者中,恶性肿瘤的风险很小。

肺部受累的胸片表现往往是非特异性的。在大多数患者中,HRCT上结节沿淋巴管分布特征很明显。与结节病的CT表现相似的疾病,包括肺癌性淋巴管炎、矽肺和煤工尘肺。在结节病中,结节往往分布在支气管血管周围和胸膜下区;癌性淋巴管炎的结节常见于小叶间隔和支气管血管周围;在硅肺和煤工尘肺患者的CT上可见结节常表现为小叶中心结节和胸膜下分布。结节病患者的小叶间隔增厚通常不及癌性淋巴管炎患者的广泛。其他有助于结节病诊断的表现包括主要累及肺上叶,双侧对称性,肺门淋巴结肿大,无胸腔积液。当患者出现双侧对称性肺门淋巴结肿大,特征性的肺实质表现,无职业暴露病史,无恶性肿瘤或无体重减轻,往往可以根据临床表现和影像学做出明确结节病诊断。

一项研究显示,在208例慢性间质性肺部疾病患者中,80人有结节病,80%的结节病病例是根据临床、影像学和高分辨率CT检查结果的综合情况做出正确的诊断。在208例病例中,只有1例(铍中毒)被误诊为结节病,仅有2例结节病根据临床、放射和高分辨率的CT检查结果为误诊病例(如过敏性肺炎、矽肺)。当患者有临床表现,或其X线和CT检查结果没有特征性表现时需要活检以明确诊断。在大多数情况下,肺结节病可以通过支气管或经支气管活检进行确诊诊断。偶尔,患者可能需要手术活检。

肺结节病的病理诊断主要依赖以下三点表现:① 中间为排列紧密、结构良好的肉芽肿,外周是淋巴细胞和成纤维细胞包绕;② 肉芽肿沿淋巴管周围间质分布；③排除其他原因。

七、治疗方案概要

结节病存在自发性或经治疗后增大和缩小的倾向。近三分之二的患者可自发缓解，但10%~30%的患者可进行性发展。大多数患者使用皮质类固醇激素治疗后病情稳定或好转改善，但75%的患者在药量减量或停药时出现复发。由于渐进性呼吸功能不全或中枢神经系统或心肌受累，有1%~5%的患者出现死亡。不同的地区，临床表现和死亡原因不同。在日本，大约有75%的结节病患者死于心脏受累，而在美国大部分患者死于肺部并发症。终末期肺纤维化患者可能行肺移植。在一些患者中，疾病可在移植的肺内复发。在一项多中心的研究中，对肺移植术后原发性疾病的复发频率和CT表现评价时发现，在26例肺移植病例中有9例（35%）患者出现结节病复发，这些复发患者病情较轻。

医生须知

- 大部分患者，根据临床表现和胸部X线可确诊
- 常规CT检查不适用于诊断
- CT的主要适应证如下：
  - 胸片显示正常，但临床高度怀疑结节病的患者
  - 临床表现或胸片表现不典型的患者
  - 并发症的检测，如曲霉球
  - 评估Ⅱ期或Ⅲ的结节病患者，以区分活动性炎症和不可逆的纤维化

要点：结节病

- 结节病是一种以非坏死性肉芽肿为特征的全身性炎性疾病
- 90%以上的患者出现胸内淋巴结和肺实质受累
- 结节样肉芽肿沿淋巴管周围分布
- 最常见于20~40岁的患者
- 30%~50%的患者无症状
- 50%的患者有肺部症状
- 眼睛受累，最常见色素膜炎，见于25%~60%的患者中
- 皮肤受累，常见结节性红斑，见于25%患者中
- 出现症状的5%患者有肺间质纤维化，20%~25%的患者最终发展为肺纤维化
- 预后与出现症状时的影像学分期相关

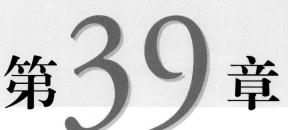
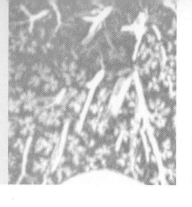

第39章

过敏性肺炎

C. Isabela S. Silva and Nestor L. Müller

一、病因学

过敏性肺炎也称外源性过敏性肺泡炎（HP），是一种免疫介导的炎性弥漫性间质性肺疾病，是由因易感人群吸各种抗原所致。有时，过敏性肺炎也可由药物毒性所致（见第76章）。多种抗原可引起HP，包括嗜热细菌、真菌、分枝杆菌、动物蛋白质和某些小分子量的化合物如异氰酸酯和偏苯三酸酐。许多职业会增加HP的患病风险。HP的经典类型和常见致病性抗原见表39-1。

HP好发于成年人，主要是中年人。然而，HP也可见于继发于在家中暴露抗原的儿童，或与某种生活习惯有关。吸香烟可降低HP患病的可能性，具体原因不清。患HP的吸烟患者有可能进展为慢性HP，但是，比非吸烟者的预后更差。

HP的进展影响因素包括：吸入有机微粒的大小、免疫原性和数量，暴露的持续时间，感染个体的免疫反应。HP的确切发病机制尚不完全清楚，但是已知它是非IgE介导的过敏反应。引起HP的抗原通常是直径在3 μm以下的雾化微粒，这些微粒沉积在远端肺泡间隙，并引起Ⅲ型（抗原抗体复合物）和Ⅳ型（细胞介导的迟发型）免疫反应。有证据表明中性粒细胞的趋化性参与了组织损伤。无论是致病抗原的类型还是环境因素，相似暴露水平中仅有少部分人发展成为HP。临床表现和病程的决定因素尚不

表39-1 过敏性肺炎最常见类型和常见的致病原		
疾 病	抗 原	常 见 来 源
农民肺	多孢嗜热菌 普通型高温放线菌 分枝犁头霉	发霉的干草，谷物，储存的饲料
湿肺	普通高温放线菌	被污染的风冷系统；蓄水池
蘑菇工人肺	甘蔗高温放线菌	发霉的蘑菇堆肥
伐木工人肺，木纸浆工人肺	链格孢菌，木屑	橡树，雪松，红木木屑，松树，云杉木浆
日本夏季型肺炎	丝孢酵母菌	肮脏的老房子（榻榻米床垫）
热浴盆肺	鸟分枝杆菌	热的浴盆水
金属加工相关性肺炎	免疫原分枝杆菌	金属加工的液体
爱养鸟人肺，饲鸽肺	鸟类蛋白质	鸟的粪便，羽毛（长尾小引物，虎皮鹦鹉，鸽子，鸡，火鸡）
图书工人肺	家鼠和沙鼠的蛋白质	尿，血清，皮毛蛋白
化工肺	异氰酸酯，偏苯三酸酐	聚氨酯泡沫体，喷油漆，抛光剂，密封剂，特殊的胶水

清楚。

二、流行病学及发病率

HP在总体人群中的发病率和患病率不清楚。在不同国家,样本人群中报道的发病率变化很大,这主要受各方面因素的影响,如疾病的限定;气候性,季节性和地理性条件;诊断方法,暴露强度,吸烟习惯和遗传危险因素。处于有暴露环境的农民中,估计有9%~12%患农民肺(HP最常见的一种类型);在鸟类爱好者中,估计有15%患饲鸟者肺。

三、临床表现

HP传统分三种不同的临床类型:急性,亚急性和慢性。这种分类有它的优点,但这些阶段有重叠,多数患者表现为亚急性和慢性症状。

急性HP是以过去已致敏的患者再次接触大量抗原后,几小时内突然出现临床症状为特征。接触暴露后2~9小时内出现症状,并持续数小时到数天。主要表现流感样症状,包括:寒战、发热、肌痛、疲乏、头痛以及恶心。呼吸道症状从轻微咳嗽到严重的呼吸困难,有时甚至出现呼吸衰竭。当患者脱离致病抗原后,这些症状一般在几小时或几天内缓解,但再次接触抗原后可能复发。

间歇性或持续性暴露于低剂量抗原可引起亚急性HP,症状一般持续几天到几周。患者通常表现为劳力性呼吸困难和咳嗽,可能有发热。气胸、纵隔气胸及皮下气肿很少见,但已有报道。经常反复接触致病抗原的亚急性患者可不断出现加重与缓解相交替现象。

慢性HP是由于低强度,持续或反复接触抗原所致,它有别于亚急性HP的肺纤维化。常见表现是咳嗽逐渐加重和劳力性呼吸困难,体重减轻可能是最突出的症状。听诊常可闻及双肺细碎爆裂声,也可能出现杵状指。症状与暴露的时间关系在一些亚急性HP和许多慢性HP的患者是很难确定。反复的暴露决定的炎症进展直到不可逆性纤维化。肺纤维的患者比无纤维化的患者有更严重的限制性呼吸困难且预后更差。

四、诊断

慢性HP的临床诊断很困难。HP的发病率可能比在临床工作所认识的更高。由于鉴别诊断较广泛,因此可疑指标高,确切的居住环境史、职业暴露和生活习惯是诊断HP的最重要依据。40%以上有组织学证实的HP患者,但不能确定致病抗原。然而,大多数情况下,HP的诊断是根据接触史结合可能的过敏原、临床表现、肺功能试验和与临床表现相一致的影像学表现做出的。一些研究者也建议采用免疫学检查(阳性的沉淀抗体)和支气管肺泡灌洗液中淋巴细胞数,然而这两项检查的有效性还存在争议,确诊常常需要肺活检。

(一)实验室检查 HP可能出现轻度到中度中性粒细胞与淋巴细胞减少,主要见于急性和亚急性发作。炎症的非特异性标记物可升高,如C-反应蛋白和血沉。HP的患者常常存在血清沉淀抗原抗体,主要见于急性和亚急性的患者。针对致病性抗原的血清沉淀抗体往往可以在HP患者中见到,常见于急性和亚急性患者中。虽然血清沉淀IgG抗体是接触环境中的特定抗原的最好标记物,但它诊断特异性差,当未检查到它时不能排除HP的诊断。在30%无症状的农民和一半的无症状饲鸽者中可发现血清沉淀IgG抗体。在最近的研究中,实验组HP,78%患者通过沉淀抗体确定抗原,而对照组非HP只有38%。

支气管肺泡灌洗液中淋巴细胞计数(主要是T细胞)的百分比通常大于50%,CD4$^+$与CD8$^+$之比下降(常小于1)有助于HP的诊断。最近有接触史或进展期的患者,肺泡灌洗液可见中性粒细胞。此外,HP患者的肺泡内巨噬细胞可产生高水平的细胞白介素-8,它是一种强效的中性粒细胞趋化剂。对可疑环境使用吸入激发试验已经成为一些HP患者的辅助诊断工具。

(二)肺功能 肺功能异常包括一氧化碳弥散功能下降,限制性呼吸障碍为主,表现为肺总容量和用力肺活量下降,静息状态下低氧血症,运动后加重。部分患者有空气捕捉,呼气中期流速减低,减低程度与小气道病变一致。限制性肺功能常见于慢性HP患者,但有些患者也出现气流阻塞和肺气肿。

五、病理学表现

与致病抗原类型无关,HP的病理特征相似的HP的病理特征随疾病的阶段而变化,可与其他间质性肺疾病相似。

对于急性HP的肺组织活检表现了解得很少。这些患者的组织学异常包括中性粒细胞浸润气腔、呼吸性支气管伴间质性肺炎、急性血管炎、机化性肺炎(闭塞性细支气管炎伴机化性肺炎)和弥漫性肺泡损伤。

亚急性HP的特征是出现时间一致的细胞性细支

气管炎,淋巴细胞为主的慢性细支气管为中心的细胞性间质性肺炎以及散在、小而边界不清的非干酪性肉芽肿(图39-1)。然而,仅约60%的患者活检病理只有这三联征。有些患者仅有细胞间质性肺炎,组织学特征与非特异性间质性肺炎相同(NSIP)。可能出现的其他异常包括局部机化性肺炎和闭塞性细支气管炎(伴平滑肌肥大)、细支气管周纤维化和部分气道阻塞。

组织学上,慢性HD常显示肺纤维化和亚急性HP的表现。这些特征可与间质性肺炎表现相似。NSIP与普通型间质性肺炎的表现是慢性HP的组织学特征,并可为主要的或唯一的组织学表现。相关组织学和临床特征及影像学表现对于慢性HP的诊断非常重要。

六、影像学表现

(一)胸片 HP的影像学表现取决于病程分期且表现相似,与致病抗原类型无关。在HP的急性期主要表现是弥漫性气腔实变,其分布与急性肺水肿(图39-2)相似。也可见边界不清的小结节影。在症状较轻和少部分严重症状的HP中,胸片可为正常。

亚急性HP的特征是模糊密度增高影(磨玻璃影)(图39-3)和边界不清的结节影(图39-4)。这些表现是弥散性分布,但倾向于主要累及肺下野。亚急性患者很少出现弥漫性实变(图39-5)。一些患者可见纵隔气肿、气胸、皮下气肿,可因闭塞性呼吸性细支气管类引起的过度膨胀或肺泡破裂所致(图39-6)。

慢性HP的影像学表现包括不规则线状影(网格影)、蜂窝肺和肺容积减少。急性和亚急性HP表现可并存(图39-7)。纤维化可在肺部所有肺野同样严重或主要分布在上、中、下肺野。可见肺门及纵隔淋巴结肿大(图39-8)。

(二)CT 高分辨率CT对HP的诊断具有重要作用,疾病的特征性表现(图39-9),而这些患者的胸片是正常表现或非特异性。一项对养鸽人肺及其异常高分辨率CT表现的研究中,21例亚急性HP患者中有7例(33%)胸片正常而CT检查异常,24例慢性HP中有1例(4%)CT异常而胸片显示正常。

1. 急性期 因为特征性的临床表现及迅速缓解的症状,高分辨率CT不常用于急性HP患者的评估。急性HP最常见的高分辨率CT表现包括弥漫性磨玻璃影和实变,也可见小叶中央结节。由于弥漫性肺泡损伤或急性机化肺炎,急性HP患者可见弥漫性气腔实变(图39-10)。

2. 亚急性期 亚急性HP典型高分辨率CT的表现包括边界不清的小叶中央结节,对称斑片影或弥漫性双侧磨玻璃影,并小叶区低密度影和吸气相血管增多以及呼气相的空气捕捉。小叶中央结节见于40%~76%亚急性患者,结节距胸膜表面、叶间裂隙、小叶间隔仅几个毫米,通常呈磨玻璃影(图39-11)。最常见的是,亚急性期的小叶中心结节直径为3~5 mm,且在整个肺部弥漫性分布或主要累及中下肺野(图39-12)。结节常伴有斑片状影或弥漫性磨玻璃影和小叶区低密度影及血管增多(图39-13,图

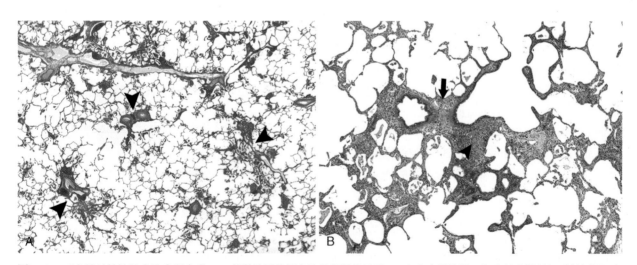

图39-1 亚急性过敏性肺炎的病理表现。A. 外科肺活检标本的显微照片显示,一个中度慢性淋巴细胞性炎性的间质性浸润,主要在细支气管周围分布(箭)。B. 高倍镜显示,细支气管周围分布慢性淋巴细胞炎症性间质浸润,细胞性细支气管炎(箭头)和结构不佳的肉芽肿(箭)。这些表现是过敏性肺炎的特征,与高分辨率CT上界限不清的小叶中心结节有关。(鸣谢*Dr. John English, Department of Pathology, Vancouver General Hospital, Vancouver, Canada.*)

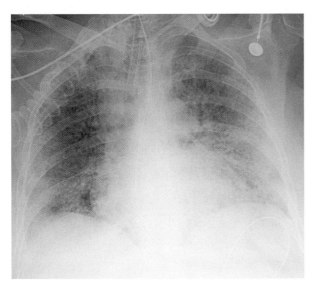

图39-2 急性过敏性肺炎的胸片表现。前后位胸片显示双侧广泛性密度增高阴影（磨玻璃影）和斑片状实变。患者是一名57岁女性的活检证实弥漫性肺泡损伤。胸片检查立即就进行气管插管。急性过敏性肺炎（饲鸟者肺）的诊断依据临床表现和接触史。

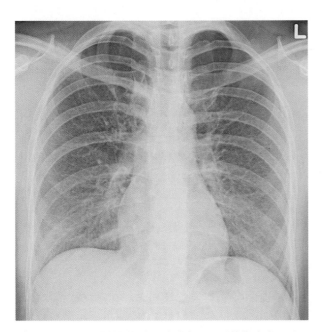

图39-3 亚急性过敏性肺炎的胸片表现。后前位胸片显示双侧密度增高阴影（磨玻璃影），其主要分布在肺下野。另外可见奇裂。患者是一名经活检证实过敏性肺炎的31岁女性（饲鸟者），有哮喘的临床表现。

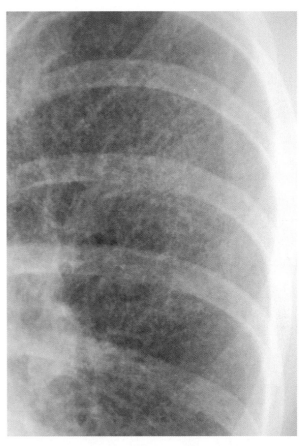

图39-4 亚急性过敏性肺炎的胸片表现。一位38岁的女性有饲鸽者肺，其左肺胸片的放大图显示出边界不清的小结节影。这种表现与高分辨率CT上边界不清的小叶中心结节有关。

39-12）。很少出现结节边缘清晰或呈明显的随机分布（图39-14）。组织学上，小叶中心结节与细胞性细支气管炎、非干酪性肉芽肿及支气管中央间质性肺炎的表现相应（图39-14，图39-1），广泛的腔内肉芽组织息肉伴局灶性机化性肺炎在一些病例中可见，形成

的直径大于10 mm以上的不规则结节。有些不规则的结节周围有一圈磨玻璃影（晕征），其继发于由淋巴细胞浸润和非干酪性肉芽肿引起的肺泡壁轻微增厚（图39-15）。

82%的亚急性HP患者可表现为磨玻璃影。这些斑片状影可弥漫性分布，也常主要累及中下肺野。这些磨玻璃影反映了弥漫性间质性肺炎的出现（图39-16）。磨玻璃影的范围与限制性肺功能的严重性和气体交换的损伤相关。常见磨玻璃影与结节同时出现（图39-6，图39-9，图39-12，图39-13）很少，常单独出现（图39-17，图39-16）。磨玻璃影也常与局部低密度影及血管增多同时出现，这种表现被称为"奶酪头征"（图39-18）。然而，"奶酪头征"不是HP独有的表现，它可能见于结节病和非典型感染的相关性细支气管炎患者，如支原体肺炎。

HP的低密度影常呈明显的小叶分布且呼气相CT显示空气捕捉征（图39-18）。这些表现是HP患者支气管阻塞的间接征象，可能是继发于因细胞型细

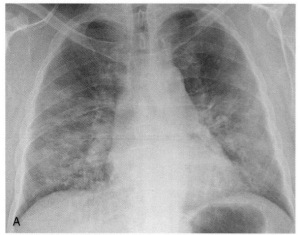

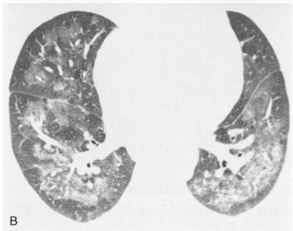

图39-5 亚急性过敏性肺炎。A. 后前位胸片显示双侧密度增高（磨玻璃影）和中下肺野边缘区的边界不清的结节影伴相对胸膜下空白区。B. 在下肺静脉水平上的高分辨率CT显示，在支气管血管周围分布的弥漫性磨玻璃影和后部较小的突变影，继发于机化性肺炎。患者是一名52岁的男性，其有异氰酸酯接触史。

支气管炎或部分因闭塞细支气管炎（闭塞性细支气管炎）引起的小气道阻塞。虽然这些表现见于90%以上的患者，但它们较局限。小叶区的低密度影和血管增多与残余肺活量、残余肺活量-总肺容量比率的增加相关。呼气相空气捕捉可以是亚急性HP主要的或唯一的CT表现（图39-19）；临床怀疑HP的患者推荐呼气CT扫描。偶尔可见局部区域的实变，其可以是机化肺炎的表现（图39-5和图39-15）。

　　13%的亚急性HP患者可见随机分布的薄壁囊肿。通常囊肿数量很少，最大直径为3~25 mm，伴有磨玻璃影。这些囊肿类似于淋巴性间质性肺炎中的囊肿，它是由细支气管炎和细支气管阻塞所致。纵隔气肿、气胸、皮下气肿（空气泄漏综合征）罕见（图39-6）。

　　3. 慢性期　慢性HP的高分辨率CT表现包括网状纤维化、肺部结构扭曲、牵拉性支气管扩张、细支

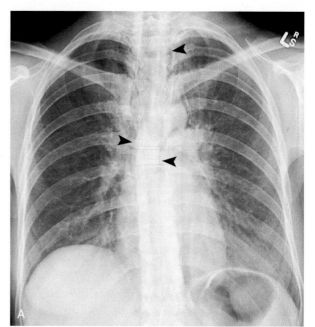

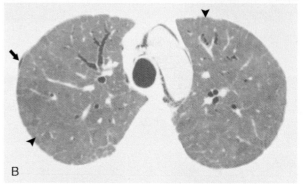

图39-6 亚急性过敏性肺炎。A. 后前位胸片显示双侧密度增高影（磨玻璃影）和纵隔气肿（箭头）。B. 在主动脉弓水平上的高分辨率CT可见到弥漫性磨玻璃影和少量的小叶中心结节（箭头），过敏性肺炎典型的表现。可见右侧少量气胸（箭）和纵隔气肿。患者是一名经活检证实为过敏性肺炎的33岁女性，同时伴有纵隔气肿和右侧气胸，其病因是由于接触羽绒床罩（羽绒被）所致。

气管扩张和蜂窝肺。急性和亚急性表现常相互叠加（图39-20，图39-8）。慢性HP的网格影可是斑片状、随机分布或分布在支气管血管周围（图39-21），与肺纤维化（IPF）相似的胸膜下分布（图39-22）。慢性HP从上到下的分布是变化的。CT可显示纤维化在肺中野为主而肺尖和肺底部不受累（图39-23）、上肺野为主（图39-21）、肺下野为主（图39-24和图39-25），或无肺野分布倾向。

　　大多数情况下，亚急性HP的表现相互叠加（例如，磨玻璃影，小叶内低密度阴影，边界不清的小叶中心结节），这些有助于正确的诊断（图39-26，图39-20）。大多数慢性HP患者可见磨玻璃影，但通常累

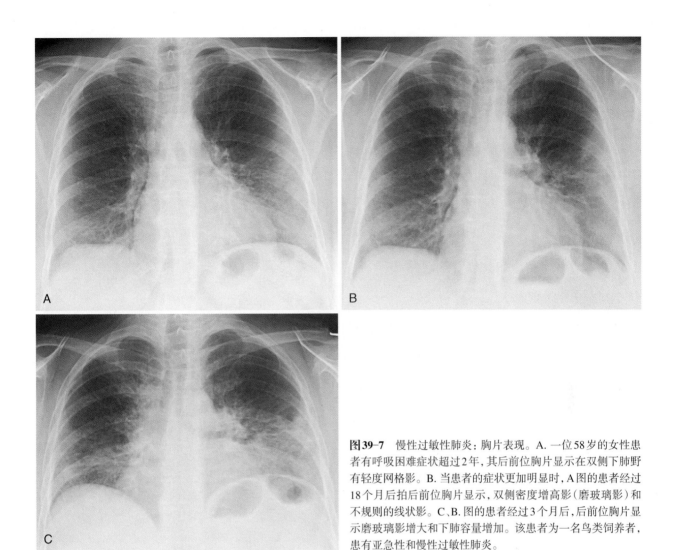

图39-7 慢性过敏性肺炎：胸片表现。A. 一位58岁的女性患者有呼吸困难症状超过2年，其后前位胸片显示在双侧下肺野有轻度网格影。B. 当患者的症状更加明显时，A图的患者经过18个月后拍后前位胸片显示，双侧密度增高影（磨玻璃影）和不规则的线状影。C、B.图的患者经过3个月后，后前位胸片显示磨玻璃影增大和下肺容量增加。该患者为一名鸟类饲养者，患有亚急性和慢性过敏性肺炎。

图39-8 慢性过敏性肺炎伴有淋巴结肿大。A. 后前位胸片显示双侧广泛性网格影及纵隔和双侧肺门淋巴结肿大。B. 在中间支气管水平处的高分辨率CT示斑片状磨玻璃影和叠加的细网状影，少量的小叶中心结节（箭头）和小叶中心性肺气肿也可见。可见隆突下和双侧淋巴结肿大。该患者是一位经肺活检证实为过敏性肺炎的44岁男性，有羽毛接触史。

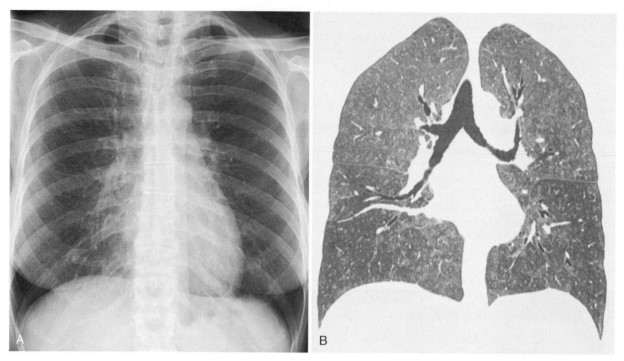

图39-9 亚急性过敏性肺炎。A. 后前位胸片未见明确异常。B. 在胸片检查的同一天多层CT检查的冠状面重建图像显示边界不清的小叶中心结节和弥漫性磨玻璃影,其主要分布于中上肺野。该患者是一名伴有进行性气短的52岁女性,曾在鸟类医院工作。

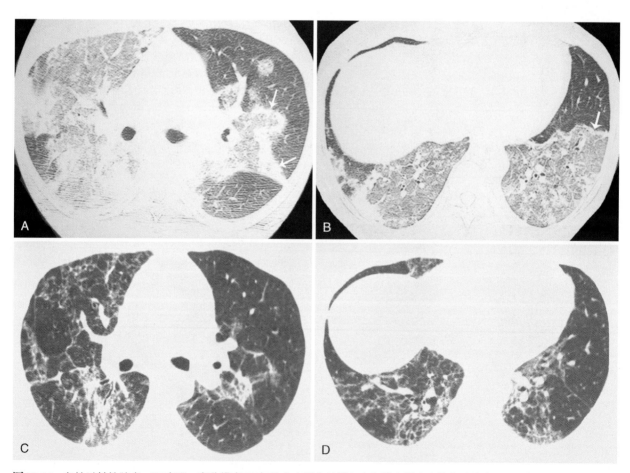

图39-10 急性过敏性肺炎:CT表现。高分辨率CT扫描在中间支气管(A)和肺底部(B)的水平处广泛的双侧非对称性磨玻璃影和局部实变。可见环状实变,其周围环绕磨玻璃影形成了机化性肺炎特征性的晕征表现。C和D. 两个月后,在同一水平A和B的高分辨率CT显示,磨玻璃影的范围明显缩小,可见慢性过敏性肺炎在逐渐形成。该患者是一名45岁的女性,由于反复接触致病性抗原,出现严重的急性过敏性肺炎并迅速发展为间质纤维化。

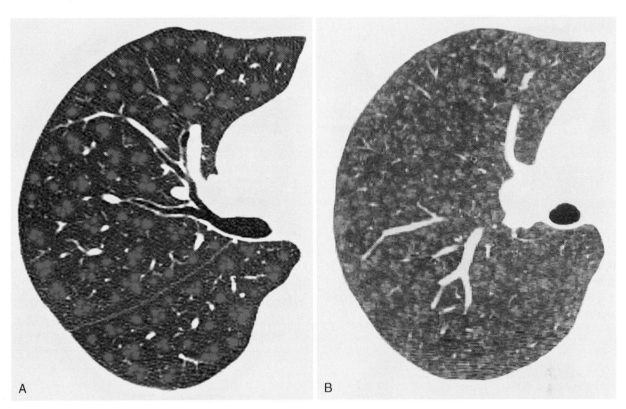

图 39-11 亚急性过敏性肺炎：小叶中心结节的示意图和 CT 表现。A. 示意图显示了亚急性过敏性肺炎在 HRCT 上的典型分布和结节影的表现。结节边界不清且有磨玻璃影。结节直径通常为 3~5 mm 且为典型成团表现。它们都在距胸膜表面、叶间裂和小叶间隔（小叶中心分布）几毫米远的位置。B. 右肺的高分辨率 CT 扫描显示，饲鸟者肺患者的肺部有特征性小叶中心结节。

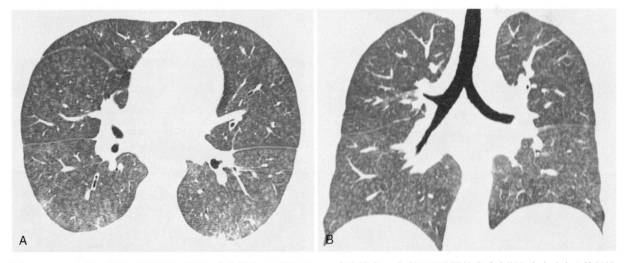

图 39-12 亚急性过敏性肺炎（饲鸟者肺）：高分辨率 CT 的表现。A. 高分辨率 CT 扫描显示弥漫性磨玻璃影和在小叶中心特征性分布的双侧边缘不清的小结节影。B. 冠状面重建图像显示病变呈弥漫性分布。一些局部密度减低区和血管增多可见于肺底部。

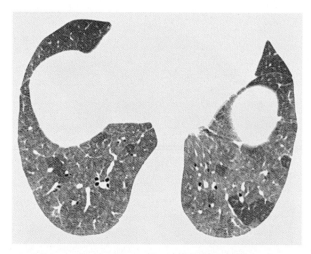

图39-13 一位62岁女性亚急性过敏性肺炎患者。在肺底部的水平高分辨率CT扫描显示弥漫性磨玻璃影和边缘不清的小叶中心结节。肺小叶区密度减低和血管增多,反映与过敏性肺炎有关的闭塞性细支气管炎。

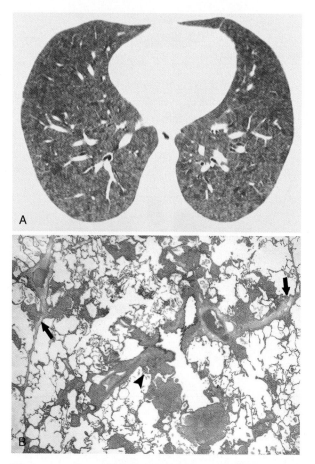

图39-14 一位35岁男性热浴肺病患者。A. 高分辨率CT显示直径为1~2 mm的弥漫性小结节和磨玻璃影。B. 外科肺活检标本的中度放大显示大量结构良好的非坏死性肉芽肿伴有中度慢性间质性炎症细胞浸润。可见无明显解剖分布倾向的非坏死性肉芽肿。它们沿小叶间隔(箭)和支气管血管束(箭头)呈随机性分布。CT上可看到非坏死性肉芽肿与CT上小结节有关,以及与慢性间质性炎浸润有关的磨玻璃影。表现为急性流感样疾病的患者,随后出现的进行性气短与反复暴露于鸟型分枝杆菌物污染的热水浴缸水有关。

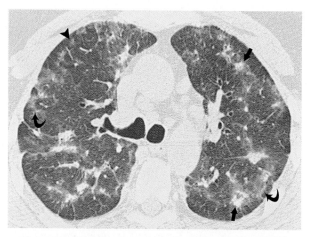

图39-15 一位有霉菌接触史的53岁男性过敏性肺炎患者。在右上肺叶支气管水平处的高分辨率CT扫描显示出不规则的结节,其中一些被磨玻璃影所包围(晕征)(箭),可见明显的双肺斑片状的双侧磨玻璃影(弯箭),少量的小叶中心结节(箭头)和小叶周围影。最后提到的表现机化性肺炎的典型CT表现。该患者经活检证实为过敏性肺炎伴有机化性肺炎。

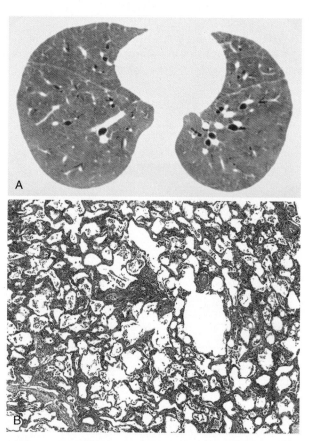

图39-16 亚急性过敏性肺炎的磨玻璃影:病理的相关性。A. 高分辨率CT显示广泛的磨玻璃影。B. 外科肺活检标本的低倍镜显示中度弥漫性慢性淋巴细胞性间质浸润,肺活检标本的结果解释了CT上的磨玻璃影。(B. 鸣谢 *Dr. John English, Department of Pathology, Vancouver General Hospital, Vancouver, Canada.*)

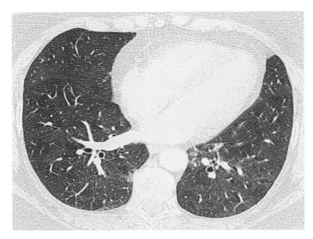

图39-17 亚急性过敏性肺炎的磨玻璃影。在下肺静脉水平处的高分辨率CT扫描显示以弥漫性磨玻璃影为特征的细小病变。患者是一名65岁的女性饲鸟者。

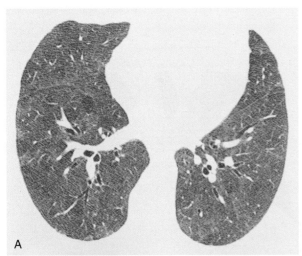

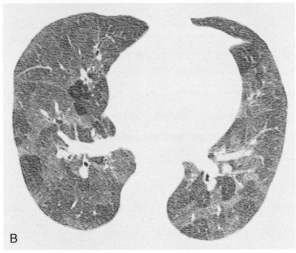

图39-18 亚急性过敏性肺炎的"奶酪头征"。A. 在下肺静脉水平处的高分辨率CT扫描显示为,散在分布于正常肺组织中的弥漫性磨玻璃影和肺小叶区的低密度影及血管增多。"奶酪头征"是磨玻璃影,正常肺组织和肺小叶区低密度影与血管增多一起形成肺野地图样外观,称为奶酪头征。B. 与A同水平处的呼气相CT显示局限性空气捕捉,它反映了细胞性细支气管炎或少见的闭塞性细支气管炎。

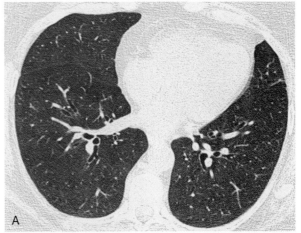

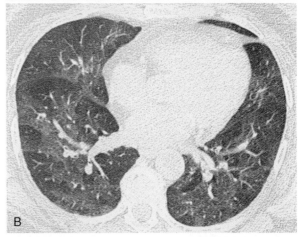

图39-19 亚急性过敏性肺炎:正常的吸气相CT。A. 在下肺静脉水平处的吸气相高分辨率CT扫描是正常的。B. 与A同一水平出的呼气相CT扫描可见斑片状空气捕捉。患者是一位64岁女性饲鸟者,她有进行性气短和鸟类抗原的沉降素阳性。

及小于5%肺实质且呈片状分布。小叶区低密度影和血管增多见于80%以上的慢性HP患者,50%的患者在该区内可见边界不清的小叶中央结节。按照Sliva和同事的研究,囊性改变与恶急性HP患者表现相似(图39-27),常见于慢性疾病患者约4%患者中。16%~69%的慢性HP可见细小的蜂窝肺(图39-22,图39-24)。CT上可见这些蜂窝样变分布于胸膜下和支气管血管周围。与IPF相反,慢性HP的蜂窝样变很少出现在肺基底部。常见淋巴结肿大,但通常仅一到两个增大,最短直径小于15 mm(见图39-8)。

间质性纤维化是慢性HP最常见的特征;然而,慢性农民肺(包括非吸烟的患者)比间质性肺纤维化患者更有可能形成肺气肿(图39-28)。形成肺纤维后,患者可能逐渐发展为呼吸衰竭和肺心病(图39-29,图39-10)。

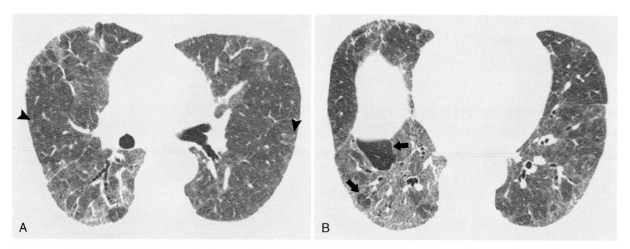

图39-20 慢性过敏性肺炎的典型CT表现。A和B. 高分辨率CT扫描显示轻度的网格影伴有重叠的斑片状磨玻璃影与牵拉性支气管扩张和细支气管扩张。一些少量边缘模糊的小叶中心结节（箭头）和肺小叶区的低密度影及血管增多也可见（箭）。该患者是一名肺活检证实为过敏性肺炎（饲鸟者肺）的67岁男性。

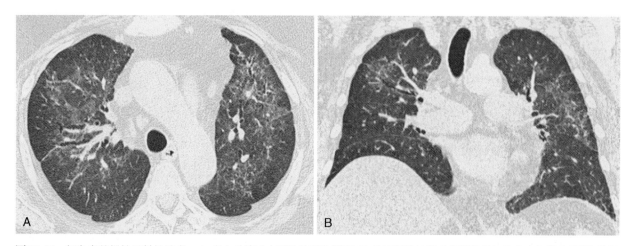

图39-21 饲鸟者的慢性过敏性肺炎。A. 在主动脉弓水平处的高分辨率CT显示轻微的磨玻璃影伴叠加的在支气管血管周/肺门周分布的网格影。也可见双侧牵拉性支气管扩张提示的肺纤维化。B. 冠状面重建显示病变主要在肺上野分布。

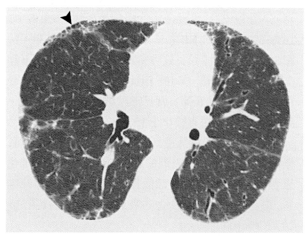

图39-22 慢性过敏性肺炎：普通型间质性肺炎。高分辨率CT显示边缘轻度的网格影和少量蜂窝肺（箭头），也可见牵拉性支气管扩张和细支气管扩张无磨玻璃影。这些表现与特发性肺纤维化的表现相似。患者是一名55岁的男性，继发于吸入异氰酸酯后的慢性过敏性肺炎。

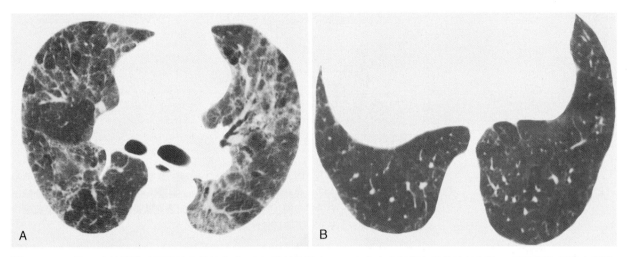

图39-23 一位47岁的慢性过敏性肺炎男性患者,有红雪松接触史。A. 在左主支气管水平处的高分辨CT显示斑片状磨玻璃影,细小网状影,肺小叶区的密度减低区。B. 要注意相对肺底空白区,慢性过敏性肺炎的特征性表现。

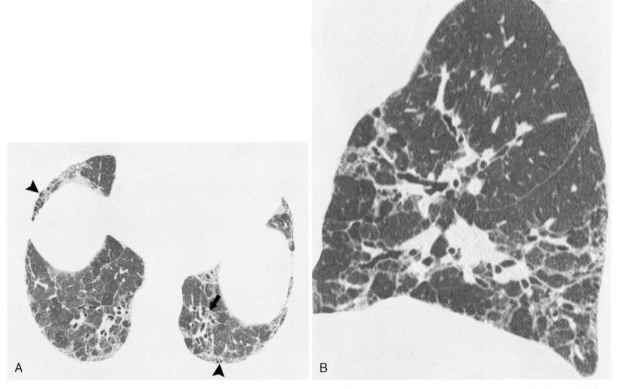

图39-24 一位79岁的女性慢性过敏性肺炎患者。A. 在肺底部水平处的高分辨率CT显示弥漫性磨玻璃影和斑片状影,支气管血管周围(箭头)和胸膜下网状影。有胸膜下的细小蜂窝肺(箭头)和肺小叶区的低密度影存在。注意肺双侧牵拉性支气管扩张提示肺纤维化。B. 冠状面重建图像显示病变主要分布在肺下野。尽管特发性间质纤维化患者的病变主要在肺下野,但肺小叶区密度降低影、弥漫性磨玻璃影和不累及胸膜下的肺纤维化是慢性过敏性肺炎的典型特征。

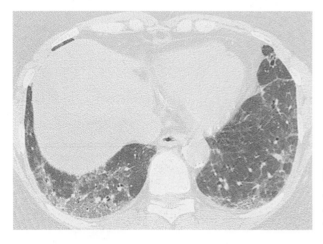

图39-25 慢性过敏性肺炎：非特异性间质性肺炎。通过肺基底部的高分辨率CT显示，胸膜下的磨玻璃影伴细小重叠的细小网状影，提示非特异性间质性肺炎。该患者是一名经肺活检证实过敏性肺炎的65岁女性。

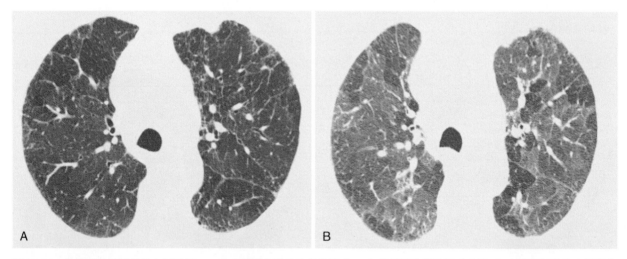

图39-26 慢性过敏性肺炎的空气捕捉。A. 在上肺野水平处的高分辨率CT扫描显示弥漫性磨玻璃影，细小的肺纤维化和局部密度减低区和血管增多。B. 呼气相CT突出了空气捕捉的区域。

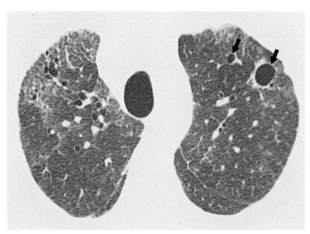

图39-27 过敏性肺炎的囊腔。在主动脉弓水平处的高分辨率CT显示斑片状磨玻璃影，微小的纤肺维化和少量边界模糊的小叶中心结节。注意薄壁囊腔（箭）。该患者是一位67岁的男性饲鸟者（与图39-20为同一患者），经肺活检证实有亚急性和慢性过敏性肺炎。

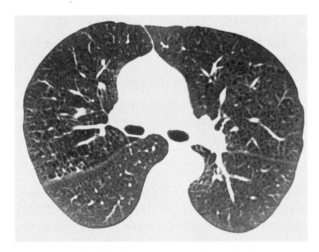

图39-28 过敏性肺炎的肺气肿。高分辨率CT显示小叶中央型肺气肿，无其他异常，该患者终生不吸烟。（引自 *Dr. Yvon Cormier, Hospital and University Laval, Ste Foy, Quebec, Canada.*）

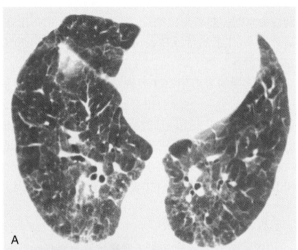

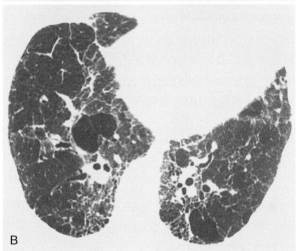

图39-29 有红雪松接触史患者的肺纤维化进展。A. 通过肺底部的高分辨率CT显示，斑片状磨玻璃影伴重叠的细小网状影和肺小叶区的密度减低影区及血管增多。B. 11年后的CT显示，网状影的进展和结构扭曲伴牵引性支气管扩张和细支气管扩张，以及由肺纤维化导致的蜂窝肺。细小的磨玻璃影和局部密度降低区可见。

典型表现

急性过敏性肺炎
- 接触大量的抗原后，在几小时内突然出现症状
- 急性肺水肿是最常见的影像学表现
- 高分辨率CT很少使用

亚急性过敏性肺炎
- 由间歇性或持续性的接触低剂量的抗原引起
- 影像学表现
  - 斑片状模糊影
  - 边界不清的结节影
  - 弥漫性，常累及下肺野
  - 纵隔肺气肿和气胸少见
- 常见的高分辨率CT表现
  - 片状或弥漫性的磨玻璃影
  - 边界不清的小叶中央型结节
  - 奶酪头征
  - 空气捕捉
- 较少见高分辨率CT表现：
  - 大于10 mm的不规则结节
  - 囊肿，通常1~4个，13%的患者伴有磨玻璃影
  - 机化肺炎所致的肺实变
  - 纵隔气胸，气胸及皮下气肿少见

慢性过敏性肺炎
- 由于持续及反复接触小剂量抗原所致
- 肺纤维化是其特征性表现
- 影像学表现
  - 网格影
  - 肺容量减少
  - 蜂窝肺
  - 淋巴结肿大
- 高分辨率CT
  - 斑片状，周边或支气管血管周围分布的网格影
  - 牵拉性支气管扩张和牵拉性细支气管肺扩张
  - 微小蜂窝肺
  - 肺基底部相对空白区
  - 与亚急性HP有叠加表现
  - 农民肺可见肺气肿
  - 40%的患者可见囊肿
  - 淋巴结肿大，短轴直径小于15 mm

七、鉴别诊断

Lacasse 和其合作者进行多中心性研究显示高分辨率CT对HP的诊断起非常重要的作用。研究人指出,根据临床病史,致病抗原抗体的存在及高分辨率CT的表现就可以诊断或排除HP,而不需要支气管镜或活检。支气管灌洗液和高分辨率CT均不能确诊的患者可考虑经支气管和外科活检(常用)。在Lacasse和其合作者的研究发现,用10 mm层厚的高分辨率CT扫苗,199名HP患者中有16名(8%)无磨玻璃影和小叶中心结节的影像学异常表现。当CT用更大的间距扫描时,则HP发病率的假阴性会更高。

结合双肺磨玻璃影,小叶中心性结节和高分辨率CT上小叶区的空气捕捉等特征高度提示亚急性HP。然而,每个人的表现可因各种不同的疾病所致。边界不清的小叶中央型结节也常见于各种细支气管炎,包括感染性支气管炎、弥漫性细支气管炎、吸烟相关性呼吸性支气管炎、呼吸性支气管炎性间质性肺疾病。

HP患者的结节常弥漫性分布在整个肺内或主要累及中下肺野,常伴有磨玻璃影和小叶低密度影及血管增多。一个或多灶性单侧或双侧结节分布和树枝状影表现提示感染。与HP相比,呼吸性细支气管炎和呼吸性细支气管炎-间质性肺疾病的结节常见为斑片状,而且往往主要或仅累及上叶。因为这些疾病仅见于吸烟者,常伴有小叶中心性肺气肿,而HP不好发于吸烟者。边界不清的小叶中心性结节也见于肺动脉高压和毛细血管瘤病患者。同样,磨玻璃影也是非特异性表现,可见于各种间质和气腔性肺疾病。在有吸入已知抗原的临床病史的不吸烟患者主要或仅发现弥漫性磨玻璃样阴影高度提示HP。在艾滋病患者出现相同的表现是卡氏肺孢子菌肺炎的重要诊断依据。出现慢性呼吸系统症状且仅有磨玻璃影患者的鉴别诊断,包括NSIP、脱屑间质性肺炎、呼吸性细支气管炎、间质性肺病和淋巴细胞性间质性肺炎。HP可能是正常人出现弥漫性磨玻璃影的最常见原因。

慢性HP和特发性NSIP、IPF的鉴别非常重要,因为它们的治疗很困难。隐匿的慢性HP与IPF或任何间质性肺疾病的晚期纤维化表现相似。最佳鉴别慢性HP与IPF和NSIP的CT表现,包括小叶区低密度影和血管增多、小叶中心性结节和不累及下肺区。有些患者,这些表现可与IPF(图39-22)或NSIP相似(图39-25)。Silva和他的同伴用66例患者来研究高分辨率CT在鉴别慢性HP与IPF和NSIP的准确性。整个队列的总体正确性为81%,敏感性是50%,特异性为98%,以及阳性预测值为94%,53%的病例做出可信度高的诊断,94%正确。研究者诊断慢性HP准确性为70%,IPF诊断准确性为84%和NSIP诊断准确性为90%。作者得出结论,慢性HP、IPF和NSIP在高分辨率CT上的特征性表现和分布能够鉴别出50%左右的患者。

在选择的患者中,CT表现结合临床病史可排除手术活检的必要。虽然HP有特征性的组织学表现,包括细支气管中央型间质性肺炎、非干酪性肉芽肿和细胞支气管炎,然而,众所周知慢性HP可有普通型间质性肺炎或NSIP的组织学表现。HP被认为是引起NSIP组织学或高分辨率CT表现的一个可能的原因。

八、治疗方案概要

HP最有效的治疗是脱离致病抗原。全身性糖皮质激素应用可能改变或延缓疾病进展。一般来说,糖皮质激素治疗用于症状较严重的患者或不能回避抗原的患者。及时诊断和早期治疗的患者预后良好。即使经过正确的诊断和治疗,在该疾病的进展中也可致命。一些慢性HP患者可进行单肺移植。

医生须知

急性过敏性肺炎
- 接触大量的抗原后,在几小时内突然出现症状
- 影像学表现与急性肺水肿相似

亚急性过敏性肺炎
- 由间歇性或持续性的接触低剂量的抗原引起
- 劳力性呼吸困难和咳嗽持续几周或几个月
- 影像学表现无特异性,胸片常表现正常

- 高分辨率CT特征是双侧,磨玻璃影,边界不清的小叶中央型结节,小叶空气捕捉

慢性过敏性肺炎
- 由于持续及反复接触小剂量抗原所致
- 肺纤维化是其特征性表现
- 劳力性呼吸困难和咳嗽持续几个月或几年

（续表）

医生须知

- 影像学表现无特异性
- 高分辨率CT显示网格影，与亚急性HP有叠加表现
- 慢性HP、IPF和NSIP在高分辨率CT上的特征性表现和分布能够鉴别出50%左右的患者
- 根据临床病史，存在致病抗原的抗体，高分辨率CT表现，不需要支气管镜或活检就能诊断或排除诊断HP

要点

- HP最常见于成年人，吸烟者少见
- HP是易感患者吸入各种抗原所致，有时也与药物毒性有关
- 有三种临床表现类型：急性，亚急性和慢性，在疾病的各阶段有叠加表现
- HP的组织学和影像学特征相似，与致病抗原类型无关，并随疾病发展阶段不同而变化；这些表现可与其他肺间质性肺疾病相似
- 支气管肺泡灌洗液的淋巴细胞增多，常大于50%，血清抗原抗体的存在能支持诊断
- 诊断HP可根据抗原接触史、临床表现、肺功能检查以及与之相一致的影像学表现
- 脱离致病抗原是HP最重要的治疗手段

（续表）

第40章

肺朗格汉斯细胞组织细胞增多症

Susan Jennifer Copley

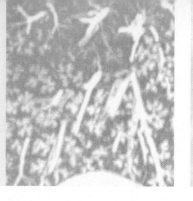

一、病因学

朗格汉斯细胞组织细胞增多症（LCH）是一种少见的疾病。在过去使用的几个同义词，包括组织细胞增多症X、嗜酸性肉芽肿、朗格汉斯细胞肉芽肿，但现在更常用的术语是朗格汉斯细胞组织细胞增多症，先前使用术语的组织细胞增多症X包括几种疾病，其形态表现相似，但具有不同的临床表现。这些疾病包括Letterer-Siwe病，这往往是致命且发生在儿童和多器官受累的婴儿；Hand-Schuller-Christian疾病，在儿童和青少年，它的临床进展缓慢，特点是颅骨溶骨性病变，尿崩症和眼球突出；嗜酸性粒细胞肉芽肿是一种累及肺和骨的成人性疾病。这些不同疾病的命名被简化且LCH现在基本上细分为单一器官型或多器官型。LCH中肺受累通常孤立出现，但有大多数成人患者出现多系统疾病。

LCH的病因不明。与病毒（如EB病毒、乳头状瘤病毒、疱疹病毒）有关；然而，分子生物学的研究证据并不支持这一联系。肺LCH与吸烟的关联性更强，有临床和病理研究证据可证明。儿童肺LCH是个例外，它往往是全身性疾病的一部分，与吸烟无关。相反，成人仅发生于肺组织的肺LCH可见于90%吸烟者中，一些研究报道几乎100%的感染患者均为吸烟者。在一项有274名成年患者参与的多中心性研究中，77%的孤立肺LCH是吸烟者，而相比之下，30%的病例无LCH肺部受累（$P<0.0001$）。此外，最早的肺LCH病理组织学表现是细支气管周围间质浸润，与吸烟引起的小气道疾病分布相类似。在动物研究中，当暴露在香烟烟雾因素被撤销后，一个类似朗格汉斯细胞组织细胞增多症的间质肉芽肿反应可消失。与吸烟者有关的进一步证据表明，与正常人相比，吸烟者在支气管肺泡灌洗液中的朗格汉斯细胞数量增加。然而，吸烟作用在发病原理中的确切机制还不清楚。

据报道，1%的病例与感染的家族有关。进一步的遗传易感性证据已经证明LCH外周淋巴细胞染色体的不稳定性。然而，大量的多中心研究中，274例的成年患者仅有1例（0.4%）为家族性的LCH。

二、发病率及流行病学

尽管与吸烟密切相关，但肺LCH仍是一个罕见的疾病，发病率和患病率的准确数据仍是个问题。加斯勒和卡林顿描述对502例患者开胸肺活检进行慢性浸润性肺病的调查，3.4%的患者是LCH。由于广泛使用高分辨率CT，外科肺活检做得较少，诊断往往是根据临床和影像学检查结果相结合的。在最近的研究中，所有患者不能获得组织病理学确认，诊断是基于临床和高分辨率CT表现而做出的，在近期研究中，并非全部病例均获得病理确诊的弥漫性间质性肺疾病1382例患者中，有6.6%被确诊为肺LCH。最初认为肺LCH多见于男人，但最近认为多见于女性，目前认为两性发病率大致相当，这反映了女性吸烟者的数量增加。白人比其他人种更常发生这种病。在一项多中心的研究中，大多患者是在20或30多岁，在一项多中心研究中显示，出现症状的平均年龄是33岁和诊断的平均年龄是35年。

三、临床表现

患者通常出现咳嗽和呼吸困难。其他症状包括

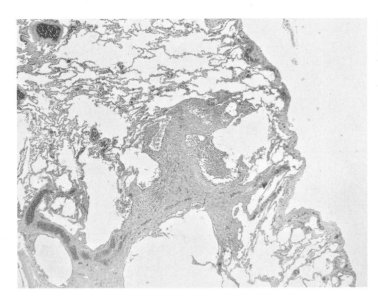

图40-1 肺朗格汉斯细胞组织细胞增多症。低倍镜显示间质增厚，细胞密度增加和囊性空腔。(鸣谢 *Dr. R. Dinas, Hammersmith Hospital.*)

发热、不适和胸痛；然而，很多患者的症状轻和无特异性。20%~25%的人是无症状，但存在明显的影像学表现。10%~16%的患者最初可出现气胸。在一项研究中，102例肺LCH患者，16%发生气胸，气胸的患者（中位年龄为29岁）比无气胸的患者（中位年龄为41岁）的诊断年龄明显年轻。大部分的患者（60%）可出现反复发作的气胸，但很少出现咯血。骨病变可能引起胸壁疼痛和压痛。体格检查均正常，并且杵状指罕见。

与儿童型的LCH相比，较少有报道多器官经常受影响，但已有多器官受累的描述，包括垂体、皮肤、结肠、心脏、淋巴结和大脑。但在一项大型研究，多器官受累多发生在28%成年患者。在所有单器官和多器官受累病例中，最常见的受累部位是肺（58%）。

四、病理生理学

（一）解剖学 大体表现各不相同，这取决于慢性疾病所处阶段。在肺LCH早期阶段，可见1~10 mm结节，主要出现在中上肺叶。随着病情的发展，可见偏心性囊性空腔出现同样分布。在疾病的晚期，多发囊肿和纤维化占主导，主要出现在上叶并累及中央区和外周肺野。

（二）病理学 肺LCH的特征是组织细胞增多。朗格汉斯细胞存在于正常的肺组织中，但LCH的组织细胞在形态学和组织免疫化学上有区别，显示为活化的朗格汉斯细胞（图40-1和图40-2）。它们所含Birbeck颗粒数量的增加以及白细胞表面抗原和黏附分子增加。大多数研究都说明组织细胞的克隆增殖继发于异常炎症免疫反应。在活动性疾病的患者中，

循环和组织免疫复合物的水平可增高，这有助于朗格汉斯细胞的活化。其他因子，如粒细胞-巨噬细胞集落刺激因子，也可有助于局部朗格汉斯细胞增殖。肺泡巨噬细胞和淋巴细胞也可在LCH病中发挥关键作用。研究表明，气道神经内分泌细胞释放蛙皮状肽，通过肺泡巨噬细胞激活朗格汉斯细胞。肺泡巨噬细胞的活化是由于香烟烟雾中的抗原所致，如烟草糖蛋白。因此，由巨噬细胞产生的细胞因子可能会增强聚集和活化朗格汉斯细胞。吸收香烟烟雾中的抗原会刺激局部T淋巴细胞扩张和进一步的炎症反应。巨噬细胞所产生的众多因子，如血小板衍生相关的生长因子和纤维蛋白溶酶原激活剂，与组织损伤有关，结果导致胶原产生和纤维细胞增殖。感染患者的支气管肺泡液体内淋巴细胞增加，朗格汉斯细胞可对淋巴细胞反应部位做出应答。活化朗格汉斯细胞不易凋亡或程序性细胞死亡，这可能导致在反复刺激T细胞。

在镜下，LCH早期阶段中，细胞围绕膜性细支气管浸润。在存在不同比例的朗格汉斯细胞、嗜酸性粒细胞、淋巴细胞和成纤维细胞的广泛性病变可累及肺间质。中央纤维化可能导致星状外观特征形成。虽然星状特征较典型，但无中央纤维化的对称性结节细胞浸润也可见。有时候，肺泡内芽状肉芽组织可与机化性肺炎表现相似，这种表现比较少见。脱屑性间质性肺炎样反应是一种LCH常见的组织病理伴随表现，由色素巨噬细胞浸润气腔周围所致。呼吸性细支气管炎也可见，这支持一种假说，即吸烟有关的间质性肺疾病是一相互重叠的疾病谱。

大体标本可见的囊腔（图40-3）和影像学表现似

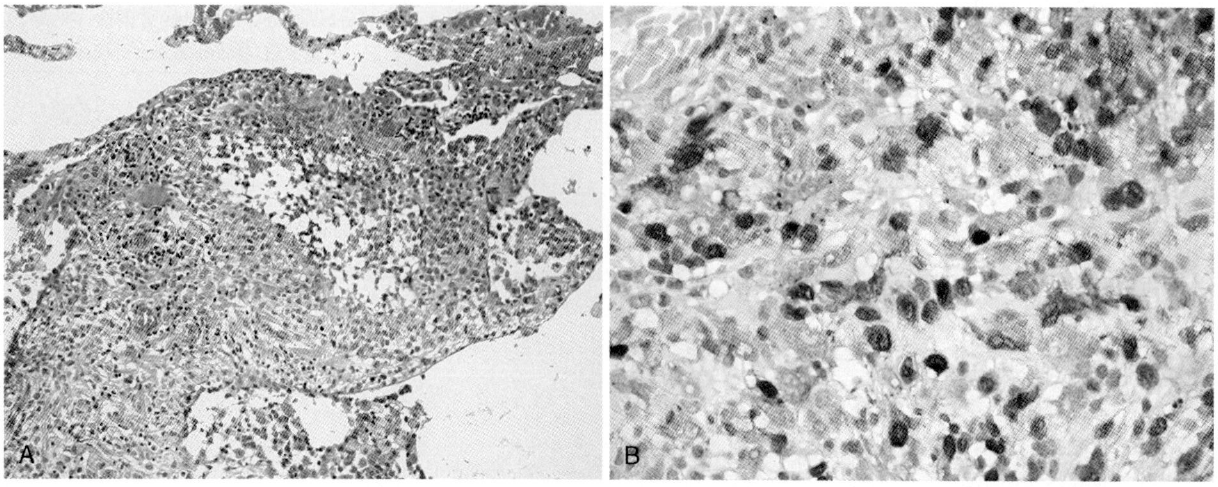

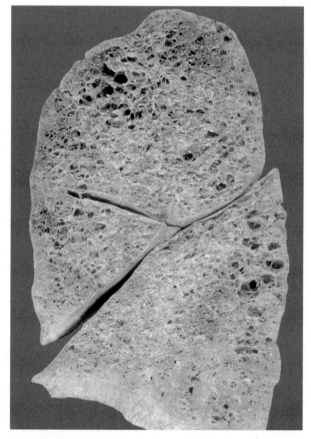

图40-2 肺朗格汉斯细胞组织细胞增多症。高倍镜（A）显示，朗格汉斯细胞的CD1a免疫组织化学染色阳性（B）。（鸣谢 *Dr. R. Dinas, Hammersmith Hospital.*）

乎是由细支气管壁的破坏和气道管腔逐步扩大伴周围纤维组织造成的。推测，继发于部分细支气管阻塞的"球阀"效应可能导致囊肿体积增加。并发肺气肿也是常见的。随着进行性肺纤维、肺气肿、肺实质的破坏，病变相互融合并进入疾病的晚期。在终末期肺LCH，肺几乎可以完全被纤维化和囊腔所取代。肺血管受累是终末期肺LCH的特征，表现为管腔闭塞、内膜纤维化、中层肥厚。如果这些病变进一步发展导致肺动脉高压，这可使终末期肺LCH变得复杂。

　　一些研究显示病理特征与高分辨率CT表现具有相关性。在疾病早期，CT上的小叶中心结节与组织病理学的成熟肉芽肿形成有关。胸片上结节的密度和数量与肉芽肿的组织病理学密度有很强的关联性。相比之下，高分辨率CT上的囊腔与病理组织学上的空洞性肉芽肿、纤维化的囊腔壁、或两者胸片均有关联，据报道，囊腔和CT上的空气捕捉征有相关性。高分辨率CT上的磨玻璃影与呼吸性细支气管炎/脱屑性间质性肺炎样组织病理学改变有相关性。在疾病晚期，高分辨率CT可显示大囊腔和肺组织结构扭曲，组织病理学上仍可见到肉芽肿，这与疾病的活动持续性相符。

　　（三）肺功能　在疾病的早期，最常见的肺功能异常是一氧化碳的弥散量降低，但是，尽管肺部有影像学异常，许多患者的肺功能可正常。一氧化碳弥散量降低是由于肺血管病变和肺实质疾病共同引起的。在疾病晚期，限制性、阻塞性和混合肺功能异常均可见。由继发于细支气管周围炎症和纤维化或共同存在的肺气肿引起的支气管狭窄导致阻塞性肺功能异常。如果是由于血管病变而不是气体交换

图40-3 肺朗格汉斯细胞组织细胞增多症。右肺矢状切片显示出大量的囊腔直径为0.5~1 cm。它们分布于肺的中央和外周区，且在肺上叶及下叶背段和叶。注意在右肺中叶的尖端和肺底部可见相对空白区。（引自 *Dr. Roberta Miller.*）

或通气下降引起的阻塞，患者也可存在无法耐受运动。高分辨率CT的表现客观评价量化疾病范围与LCH的肺功能参数之间存在良好的相关性。

五、影像学表现

（一）胸片 在疾病早期，肺LCH的胸片特征是一种结节状或网状结节影，分布在上中肺野但不累及肋膈角（图40-4）。明显下肺野受累少。结节和曲线状或网格影对称性分布，无中央或周围分布倾向（图40-5）。可见大量散在的囊肿，但胸片上的网状影往往是多个囊肿融合所致（图40-6）。通常情况下，随着病情的进展有从结节到网状影的影像学发展过程，这些特征可共同存在（图40-5）。然而，这些表现可保持稳定，并极少病例病变可完全消失。

有时，胸片可正常，但高分辨率CT上可见异常。肺容量特点是保持不变或增大。气胸是影像学特征的常见并发症。少见的影像学特征包括纵隔淋巴结肿大、实变，胸腔积液以及孤立性肺结节。在疾病晚期，可有大面积的肺组织破坏伴肺实质扭曲和过度充气，这时肺LCH很难与晚期的肺气肿区别（图40-7）。在疾病晚期，肺动脉高压可能导致肺动脉扩张并对生存质量产生负面影响（图40-8）。

（二）CT 与其他弥漫性间质性肺疾病一样，高分辨率CT比X线更敏感。在疾病早期，高分辨率CT的特征是多个边缘模糊的微结节（直径1~5 mm）在细支气管中心（小叶中心）分布（图40-9）。结节在中上肺区分布较多，而肋膈角和舌叶与右肺中叶的尖端较少累及。肺下野少见，但也有报道。更大的结节（直径大于1 cm）也可看到。孤立性肺结节更少见。随着病情的发展，结节往往变成空洞，囊肿和结节并存是典型的特征（图40-10和图40-11）。

囊肿的分布与结节相同，头向分布可在多排CT的冠状面和矢状面上清晰显示出来。最初可能是球形厚壁囊肿，其直径大于1 cm（图40-12，图40-11），在疾病较晚期时，则成为薄壁和偏心性囊肿伴囊肿相互融合（图40-13，图40-10）。其他特征包括小叶中

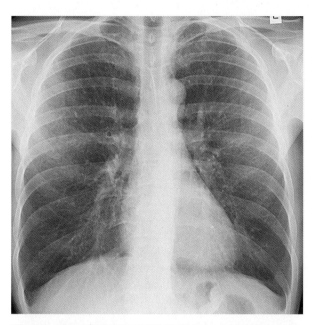

图40-4 肺朗格汉斯细胞组织细胞增多症：早期影像学表现。胸片显示在肺上野的细小结节。

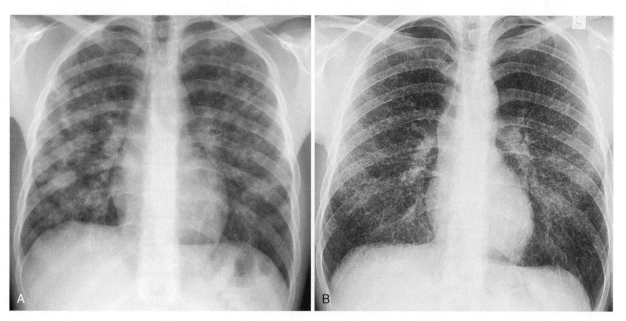

图40-5 肺朗格汉斯细胞组织细胞增多症：胸片的进展表现。A. 一位年轻男性肺朗格汉斯细胞组织细胞增多症患者，其胸片上显示主要位于中上肺野的融合的结节，也见到囊肿的环形影，注意特征性肋膈角空白区。图40-12是相应的高分辨率CT表现。B. 3年后的胸片显示了薄壁囊肿的典型进展。

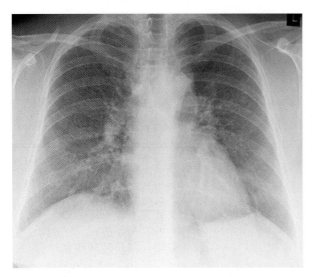

图40-6　肺朗格汉斯细胞组织细胞增多症：网格影。经病理证实为肺朗格汉斯细胞组织细胞增多症的女性患者胸片显示，细小的网格影主要位于中上肺野。图40-14是相应的高分辨率CT图像。

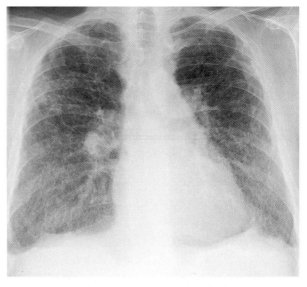

图40-8　肺朗格汉斯细胞组织细胞增多症：晚期阶段。胸片显示广泛的网格影和肺结构扭曲。也可见中央肺动脉突出，该患者合并有肺动脉高压。

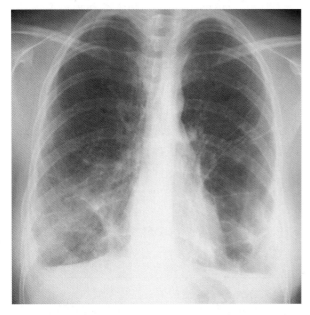

图40-7　肺朗格汉斯细胞组织细胞增多症："肺气肿"。胸片显示肺过度充气，较大的肺大泡和瘢痕区。肺活检标本显示肺朗格汉斯细胞组织细胞增多症。图40-1和40-2是相应的组织病理标本。

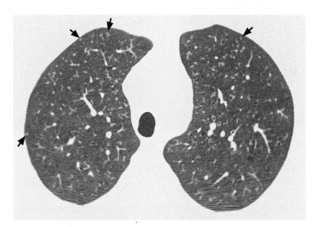

图40-9　肺朗格汉斯细胞组织细胞增多症：高分辨率CT细小结节。一个年轻人的高分辨率CT扫描显示出细小的小叶中心结节（箭）。同样可见细小的肺气肿。

相关间质性肺疾病谱中病种。

　　高分辨率CT诊断的准确性高，囊肿与结节并存，分布有其特点在成年吸烟患者中具有相对特征性，在许多病例中，可以避免开胸肺活检。然而，有这些表现与其他囊肿性肺疾病表现可相互重叠，对不典型的病例需要活检确定。尤其是肺LCH很难与其他囊性肺疾病相区分，如淋巴管肌瘤、淋巴细胞间质性肺炎、肺气肿。一系列的CT图像显示结节可完全消失，这表明它是可逆性病变。相反，囊肿在CT上一直保持稳定或增大，这表明它是不可逆的。

　　（三）肺显像　在中上肺野可见肺灌注异常，但与结节或囊肿的分布无关。灌注异常是由肺内的血

心分支状阴影（图40-9）、网格影（图40-14）和小叶间隔增厚。较大肺大泡可存在（直径8 cm），这使得广泛性肺气肿很难与终末期LCH相鉴别。也可见磨玻璃影，但少见（图40-13，图40-14）。这种表现见于经活检证实有呼吸性细支气管炎患者、呼吸性细支气管炎-间质性肺疾病和脱屑性间质性肺炎患者，进一步的组织病理与影像学证据显示，这些疾病为吸烟

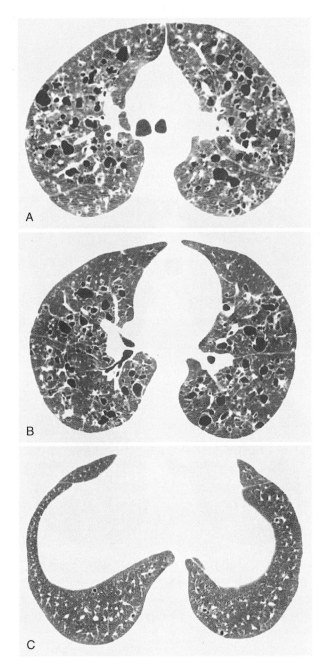

图40-10 肺朗格汉斯细胞组织细胞增多症：CT上囊肿和结节。一30岁的男性患者有轻度气短。A. 在主支气管水平处的高分辨率CT显示出大量双侧大小不等的囊性病变。可见于相对正常的肺实质间。可视化的支气管直径是正常的，与囊肿不相通。B. 在右中叶支气管水平处的高分辨率CT显示出大量的双侧肺囊肿。也可见一些边缘不规则的小结节。C. 在肺底部的高分辨率CT显示仅有少数局灶性肺囊肿。(引自 *Müller NL, Fraser RS, Colman NC, et al. Radiologic Diagnosis of Diseases of the Chest. Philadelphia, Saunders, 2001.*)

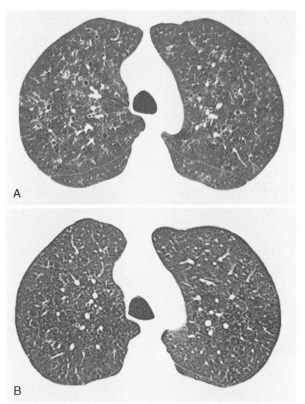

图40-11 肺朗格汉斯细胞组织细胞增多症：特征性的CT进展表现。A. 肺朗格汉斯细胞组织细胞增多症患者的高分辨率CT扫描显示微结节和球形囊肿并存的特征。B. 2年后的高分辨率CT扫描显示结节的消退和薄壁囊肿的进展。

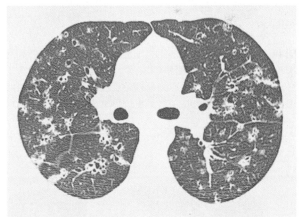

图40-12 肺朗格汉斯细胞组织细胞增多症：特征性的厚壁囊肿。在图40-5中，同一位患者的高分辨率CT扫描显示广泛性的厚壁球形囊肿及一些不规则的结节。

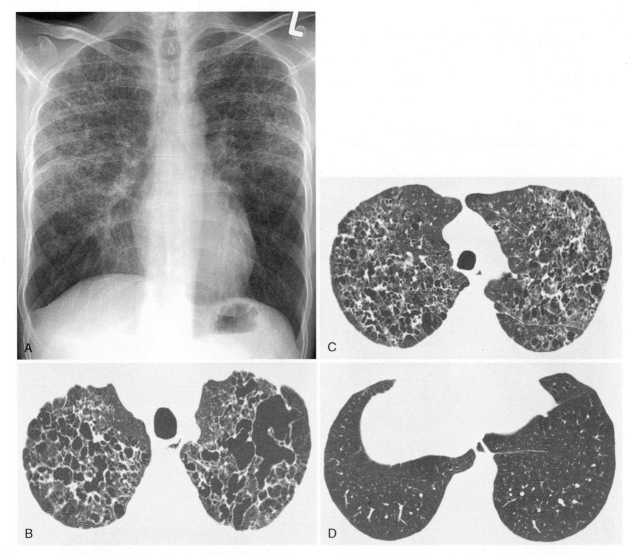

图40-13 肺朗格汉斯细胞组织细胞增多症：结节，囊肿和网格影。A. 胸片显示弥漫性网状影主要在中上肺野，下肺野空白。B. 在肺尖水平处的高分辨率CT显示大量双侧薄壁囊肿。左上肺叶囊肿的堆聚导致了形态各异的大囊肿形成。C. 略高于主动脉弓水平处的高分辨率CT显示出许多双侧囊肿，几个小结节和磨玻璃影。D. 在肺底部水平处的高分辨率CT显示出微小病变。该患者是一名52岁的男性，有吸烟史，已形成肺朗格汉斯细胞组织细胞增多症。磨玻璃影反映了呼吸性细支气管炎的存在（"吸烟者的细支气管炎"）。

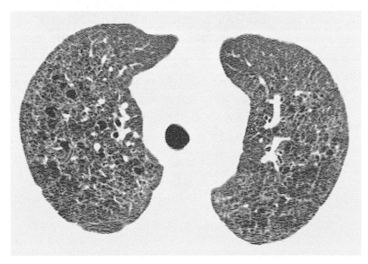

图40-14 肺朗格汉斯细胞组织细胞增多症：囊肿和网格影。在图40-6中，同一位患者的高分辨率CT显示薄壁囊肿和细网格影。注意磨玻璃影，反映了吸烟相关性间质性肺疾病的存在。

管病变引起而不是由结节所致。

（四）影像检查选择 胸片常是初次检查应用的方法，它对随访或显示气胸很有帮助。与其他弥漫性间质性肺疾病一样，高分辨率CT敏感性和特异性更高，并可提供疾病可逆性的信息。

典型征象

胸片
- 中上肺野分布的网状结节影
- 肋膈角空白区
- 肺容积保持不变或增大
- 可并发气胸

高分辨率CT
- 典型的进展是从边界不清的微小结节（直径1~5 mm）到囊肿和结节并存，在疾病的晚期有结节消退和囊肿增大（形状各异）
- 终末期肺LCH很难与广泛大泡性肺气肿区分

六、鉴别诊断

根据临床资料进行以下疾病的鉴别诊断，包括肺气肿和其他弥漫性间质性肺疾病，特别是与吸烟有关肺疾病（例如，呼吸细支气管炎间质性肺疾病和脱屑间质性肺炎）的鉴别。淋巴管肌瘤病、淋巴细胞性间质性肺炎和肺气肿的鉴别诊断要依据辅助检查。

七、治疗方案概要

（一）药物治疗 仅存在肺疾病的患者比多系统疾病患者的预后较差。

药物治疗包括化疗药物如长春碱、环磷酰胺和白消安，同时用或不用糖皮质激素。

有关最佳的治疗方案仍未达成普遍共识，但已提出一项正规的临床试验需要进行。

（二）手术治疗 气胸是一种常见的并发症且可能需要胸膜固定手术。

终末期肺LCH患者可能发展成肺动脉高压，这种情况下，肺移植是一种治疗选择，尽管存在20%的复发率。

手术方案包括单肺移植、双肺移植、心肺移植。

医生须知

- 在成人的肺LCH几乎只存在于当前吸烟者或戒烟者
- 患者可无症状或出现咳嗽和呼吸困难症状
- 影像学表现没有特异性，最常见表现包括结节影或网状结节影
- 高分辨率CT通常显示出结节和大小不等及形状各异的囊肿
- 肺LCH在中上肺野分布为特征性，且肋膈角可见空白区。在大多数情况下，根据高分辨率CT上影像特征性模式和分布特征可以确诊肺LCH

要点

- LCH可能累及一个器官或多器官受累
- 肺疾病是单一器官疾病最常见的形式
- 肺LCH患者中，80%~95%是当前吸烟者或戒烟者
- 胸片表现是非特异性的
- 高分辨率CT表现往往可以明确诊断；非典型病例可能需要肺活检

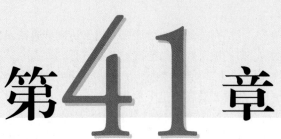
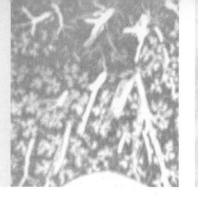

第41章

吸烟相关性间质性肺疾病

Susan Jennifer Copley

杵状指罕见。

呼吸性细支气管炎和呼吸性
细支气管炎-间质性肺疾病

一、病因学

呼吸性细支气管炎在吸烟者中是一种常见的组织病理学表现，通常无相关症状或肺功能障碍。少数吸烟者出现相关症状，并被归类为呼吸性细支气管炎-间质性肺病（RB-ILD）。RB-ILD是一种有临床症状伴有影像学和肺功能异常的疾病，最早是在20世纪80年代后期的重度吸烟者中被认识。随后的研究证实该病与吸烟有很强的相关性，而在不吸烟者中少见，在工作场所吸入有毒物质也有关联。

二、发病率及流行病学

尽管在总体人口中吸烟是常见的嗜好，但RB-LLD的临床病理上很罕见，因此很难对其发病率做出准确的评估。由于RB-ILD最近才被人们认识，所以在20世纪90年代之前，间质性肺疾病较大规模的多中心性研究中未发现其特点。在来自英国一家大型第三方参照中心超过18年的研究中，对168例活检标本进行回顾性分析，13（8%）例显示以RB-ILD为主的病理表现。出现症状的平均年龄在30~40多岁之间，男女均可患病，男性发病率稍高。

三、临床表现

RB-ILD患者均为中年吸烟者并存在隐匿的呼吸困难。咳嗽是其特点，有时较严重。胸痛少见，咯血更罕见。以肺底部为主的双肺吸气末啰音常见，但杵状指罕见。

四、病理生理学

（一）病理学 呼吸性细支气管炎的病理特征是腔内和细支气管周围区域聚集色素巨噬细胞（图41-1）。这些巨噬细胞被称为"吸烟者的巨噬细胞"，因为它们通常有棕色颗粒胞质。色素沉着最可能是香烟烟雾的代谢物，色素沉着的强度与吸香烟的年龄有关。持续的炎症过程是指由轻度的细支气管周围黏膜下层单核细胞炎性浸润，这与成纤维细胞和胶原的沉积有关，从而导致星状纤维瘢痕延伸到周围的肺泡壁。与巨噬细胞的色素沉着相似，细支气管周围的纤维化也已证明与吸烟的包年量有关。其他组织病理学表现包括细支气管周围肺泡间隔增厚和肺泡管与在细支气管周围纤维组织内的组织细胞显示痰沫沉积，局部杯状细胞化生，气道上皮细胞化生立方上皮。常见肺实质周围出现轻度肺气肿，但蜂窝肺不是其组织病理学特征，若标本中出现蜂窝肺可提示其他诊断的可能。这些疾病中，偶见呼吸性细支气管炎。

RB-ILD（图41-2）和脱屑性间质性肺炎的病理表现相似。两种疾病很难区别。RB-ILD的分布通常是片状的，以细支气管为中心，而脱屑性间质性肺炎导致广泛性均匀一致的肺泡巨噬聚集。大多数专家认为RB-ILD和脱屑性间质性肺炎是一组与吸烟有关的肺实质疾病，也包括朗格汉斯细胞组织细胞增多症。临床和影像学表现存在相关性，这在诊断RB-ILD时非常重要。RB-ILD经常出现，通常为病理检查时无意中发现。在无症状吸烟者RB-ILD的病理组织学表现为呼吸性细支气管炎。

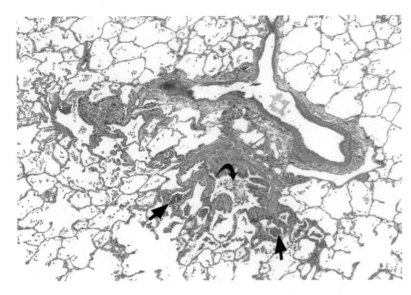

图41-1 呼吸性细支气管炎：组织学表现。病理标本显示呼吸性细支气管的腔内巨噬细胞增加（弯箭）和管壁的炎症。延伸到周围肺泡的广泛炎症和巨噬细胞（直箭）也可见。(引自 *Dr. John English, Department of Pathology, Vancouver General Hospital, Vancouver, Canada.*)

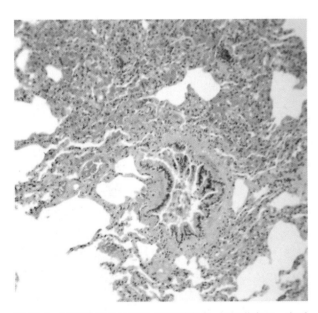

图41-2 呼吸性细支气管炎-肺间质疾病：组织学表现。在呼吸性细支气管炎-肺间质病的病理标本显示色素巨噬细胞在肺泡和细支气管广泛性聚集，呈细支气管中心性分布。(引自 *Dr. S.R. Desai.*)

多个研究显示CT-病理组织学的相关性。在一项研究中，21例RB-ILD，薄层CT上的病变范围准确地反映肺泡巨噬细胞沉积的程度和位置。71%的患者发现小叶中心性结节，这些结节病理程度与巨噬细胞在呼吸性细支气管的组织病理程度和慢性呼吸性细支气管炎有很强的关联。磨玻璃影在CT的范围与巨噬细胞积聚在肺泡和肺泡管的程度密切相关。此外，肺泡巨噬细胞的程度和中枢及外周支气管壁增厚有显著的相关。

（二）肺功能 单纯的呼吸性细支气管炎患者

通常无肺功能障碍。与此相反，RB-ILD常见的肺功能表现是阻塞性与限制性相混合的功能障碍。一氧化碳弥散量常减少，肺总容量可正常、减少或略有增加。在一项研究中，最常见的功能障碍是弥散功能下降。CT上磨玻璃密度影的范围和动脉血氧饱和度呈负相关。

五、影像学表现

（一）胸片 早在认识RB-ILD的临床病理之前，一些研究已经注意到了吸烟患者胸片上少量体积小而不规则的阴影。这些异常是否代表呼吸毛细支气管炎或RB-ILD仍然存在怀疑。结果，活检证明RB-ILD病例的影像学特点已经在众多研究中已有描述，这种特征性表现是可变和非特异性的。弥漫性网状结节影伴正常肺容量的病例（图41-3）已被报道。在一项研究中，发现界限不清的小结主要分布在下肺野。在另一项研究中，主要病变常包括磨玻璃影（图41-4）和气道管壁增厚，无网状结节影。尽管经活检证实是RB-ILD，但1/3的患者胸片可正常。

（二）CT 与对照组175例非吸烟患者相比较，98例无症状吸烟者的高分辨率CT显示27%吸烟者发现，主要分布在上肺野的边界不清的微结节，而对照组无此表现。差异也体现在磨玻璃影（吸烟者占20%，而对照组无）。在之后对重度吸烟者与组织病理学相关性的研究中，可见微结节（提示呼吸性细支气管炎）（图41-5）和区域性磨玻璃影，代表炎性细胞聚集和不同程度的间质性肺纤维化。在另一项关于57名吸烟者的基线和随访CT特征的研究中，在随访中发现存在磨玻璃影、肺气肿和边界不清的微结节病

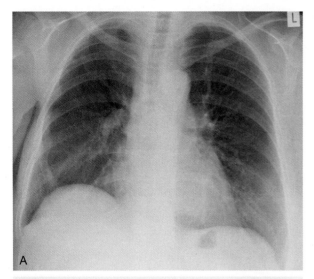

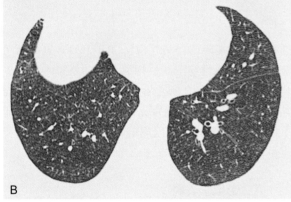

图41-3 呼吸性细支气管炎-肺间质疾病：胸片表现。A. 在肺活检证实为呼吸性细支气管炎-间质性肺疾病患者的胸片显示，中下肺野的细小网状结节影。B. 在同时进行的高分辨率CT扫描，更加清晰地显示了边界不清的微结节。

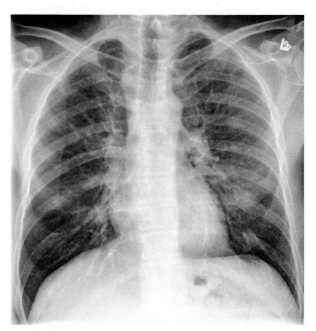

图41-4 呼吸性细支气管炎-肺间质疾病：磨玻璃影。胸片显示边缘模糊的阴影（磨玻璃影）主要在中下肺野分布。

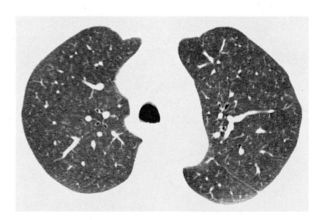

图41-5 呼吸性细支气管炎：高分辨率CT的表现。高分辨率CT扫描显示双侧边界模糊的小叶中心性结节。患者是一名50岁的重度吸烟者，CT检查时无症状。

变的患者百分比增加了，分别由28%升至42%，26%升至40%，33%升至35%。基线表现为微结节的5名患者在随访中发现结节被肺气肿替代了。

　　5例活检证实为RB-ILD患者的高分辨率CT表现首次被描述。区域性磨玻璃影（图41-6）是最常见的表现。一个患者表现小叶间隔和小叶内间隔增厚（图41-7）。未发现患者存在结节影。相比之下，在一项最近的研究中，21例经病理证实为RB-ILD患者，其中71%有小叶中心性结节（图41-7），67%有区域性磨玻璃影，38%有片状密度降低区（最有可能反映小气道疾病）。呼气末CT可体现肺密度的区域性差异（图41-8）。其研究显示大部分患者近端和远端的气道壁增厚，与慢性支气管炎的表现相似。在另一项研究中，RB-ILD患者无单一的高分辨率CT表现占主导地位。大约一半的患者以弥漫性磨玻璃影和小叶中心性结节为主要特征，许多患者存在肺

气肿。许多患者是重度吸烟者，但肺气肿程度常较轻，仅限于上叶，呈小叶中心或间隔旁型分布。一些患者表现出小叶间隔增厚，间质纤维化少见，但在一些RB-ILD患者两者可并存。代表闭塞性细支气管炎的马赛克征通常不是主要的特征，但出现时，它在肺下野处最明显。浸润性疾病和小气道疾病在高分辨率CT上相结合表现与亚急性过敏性肺炎表现相似。这两种疾病的区别在于患者的吸烟史，过敏性肺炎少见于吸烟者。RB-ILD高分辨率CT的表现是可变的且无特异性。呼吸性细支气管炎的CT特征常不明显。

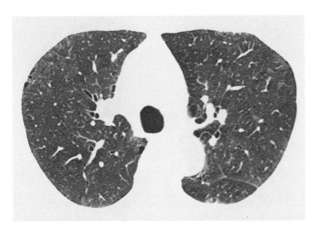

图41-6 呼吸性细支气管炎-肺间质疾病：CT特征性表现。经活检证实为呼吸性细支气管炎-间质性肺疾病患者的高分辨率CT显示双侧磨玻璃影和轻度间隔旁型肺气肿。可见一些边界不清的微结节。

典型征象

胸片
- 可正常
- 非特异性表现包括网状结节影，支气管壁增厚，磨玻璃影

高分辨率CT
呼吸性细支气管炎
- 也可表现正常
- 边界不清的磨玻璃样的小叶中心性结节
- 轻度斑片状磨玻璃影
- 上肺野分布为主
- 间隔旁型或小叶中心性肺气肿
- 支气管壁增厚

呼吸性细支气管炎间质性肺疾病
- 边界不清的磨玻璃影样小叶中心结节
- 中等至广泛的双侧磨玻璃影
- 呼气末CT检查可见马赛克征
- 间隔旁型或小叶中心性肺气肿
- 支气管壁增厚
- 偶尔见继发于纤维化的轻度网格影

（三）影像检查选择 呼吸性细支气管炎和RB-ILD患者的胸片可能是正常。胸片上的异常表现是非特异性的。高分辨率CT更敏感，尤其是对于微小病灶。

六、鉴别诊断

鉴别诊断根据临床资料，包括其他弥漫性间质性肺疾病，特别是那些与吸烟有关的疾病（例如，脱屑性间质性肺炎）。RB-ILD的高分辨率CT表现与过敏性肺炎极相似。

七、治疗方案概要

胸片和肺功能异常可持续存在，但如果RB-ILD患者戒烟，预后可以改善。

对皮质类固醇激素的反应还不清楚。大多数患者反应症状改善，这可能与肺功能指标的改善有关，但不能导致疾病完全消退。

医生须知

- 几乎仅见于吸烟者和戒烟者
- 患者出现进行性呼吸困难和咳嗽
- 胸片正常或为慢性阻塞性肺疾病
- 高分辨率CT显示边界不清的小叶中心性结节，磨玻璃影，肺气肿的表现
- 高分辨率CT表现类似于过敏性肺炎
- 确诊断需要外科活检

要点

- 呼吸性细支气管炎在吸烟者中是一种常见的组织病理学表现，但通常无症状
- RB-ILD是一种罕见的与吸烟有关的存在症状间质性肺疾病，吸烟有关是吸烟相关间质性肺疾病谱的一部分
- 呼吸性细支气管炎和RB-LLD无特异性影像学特点
- RB-ILD的高分辨率CT特征可不明显且与过敏性肺炎表现相似

脱屑性间质性肺炎

一、病因学

脱屑性间质性肺炎（DIP）是一种与吸烟密切相关的罕见疾病。在1965年Liebow首次描述了DIP，最初被认为是特发性肺纤维化的早期"细胞期"或炎症期。然而，随后的临床和影像学纵向研究显示，该疾病的预后和自然病史与特发性肺纤维化患者不

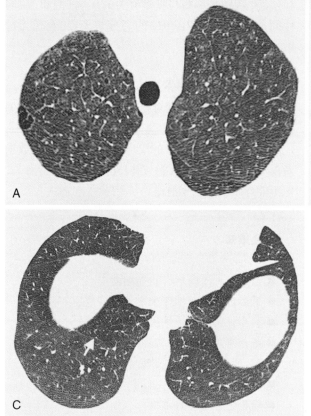

图41-7 呼吸性细支气管炎-肺间质疾病：CT特征性表现。
A、B. 高分辨率CT显示斑片状磨玻璃影，边缘模糊的小叶中心型结节和少量增厚的小叶间隔。注意轻度间隔旁型肺气肿。C. 在下肺野水平处的高分辨率CT显示双侧磨玻璃影和密度减低区及血管增多(箭)。

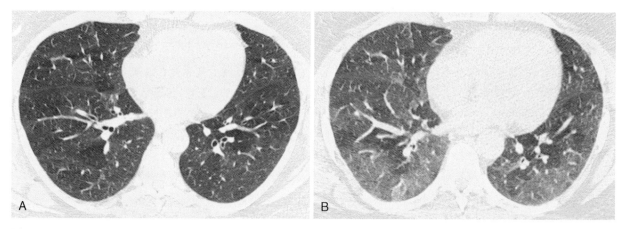

图41-8 呼吸性细支气管炎-肺间质疾病：高分辨率CT上的空气捕捉征。A. 吸气相的高分辨率CT显示马赛克征。B. 在呼气末的CT显示，因空气捕捉而形成的马赛克征加重。

断加重的表现完全不同。其主要病理组织学表现最初被认为是脱落的肺泡上皮细胞(因此术语为脱屑性间质性肺炎)，但随后被确认为肺泡广泛充盈巨噬细胞。尽管这个事实DIP目前仍被划分为"特发性间质性肺炎，90%以上是吸烟者，该疾病被认为是吸烟相关的间质肺疾病谱的一部分，包括朗格汉斯细胞组织细胞增多症和呼吸性细支气管炎伴间质性肺病(RB-ILD)。类"DIP"组织病理学表现也可见于

粉尘吸入，代谢性疾病，药物反应和结缔组织疾病中。DIP已在儿童有相关的描述。在婴儿中已经报道了类似的表现，这与表面活性蛋白质C基因突变相关，家族性疾病与烟草烟雾暴露无关。

二、发病率和流行病学

DIP作为一个单一性疾病，是极为罕见的，准确的发病率无法得知。DIP的男女比例为2∶1，90%是

吸烟者。患者出现症状的年龄常在30~50多岁,平均年龄约40岁。已经报道儿童DIP,尽管这种情况很少,是这个年龄段最常见的间质性肺疾病组织病理类型。

三、临床表现

患者通常出现隐匿性发作的呼吸困难和非特发性干咳。临床检查发现一半以上的患者存在捻发音,约50%的患者出现杵状指。

四、病理生理

(一)病理学 DIP的病理特征是色素巨噬细胞聚集在肺泡,这一点与RB-ILD类似。区分这些疾病的要点是病变累及范围,RB-ILD通常是斑片状的,以细支气管为中心,而DIP更均匀,弥漫性分布,该特征在低倍镜下即可见(图41-9)。尽管这两种疾病有明显的差异,当仍有相互重叠的表现,在某些情况下,做出明确的病理组织学诊断还是较困难的。除了巨噬细胞,还可见嗜酸性粒细胞,该特征在RB-ILD通常不会看到。肺泡的背景结构一般保持良好,由于炎症细胞和纤维化,肺泡隔可略有增厚,该特征比RB-ILD更广泛。虽然DIP可出现轻度的蜂窝肺,但与普通型间质性肺炎相比,广泛纤维化和蜂窝肺出现。

(二)肺功能 限制性功能障碍伴弥散量和肺容量减少是一典型表现,与特发性肺纤维化相比,严重的功能障碍少见。

五、影像学表现

(一)胸片 胸片表现为双侧基底部模糊密度增高影伴肺容积减少。其他特征为非特异性,包括网状影或网状结节影,呈基底分布。然而,胸片表现可不明显,甚至表现正常。

(二)CT 由于"纯"的DIP是一种罕见的疾病,迄今为止,最大的来自第三方参照中心合作的研究仅包括22例患者的薄层CT特点。已报道DIP患者的高分辨率CT特征是胸膜下和下肺分布为主的弥漫性磨玻璃影(图41-10)。轻度的网状影见于约一半患者(图41-11)和轻度的蜂窝肺见于小部分患者。同

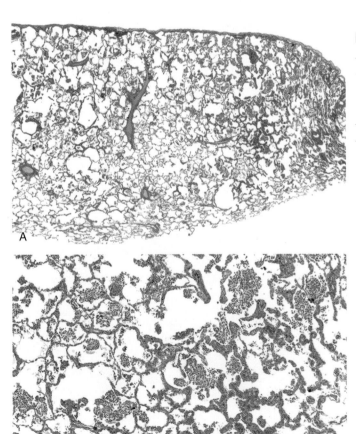

图41-9 脱屑性间质性肺炎:病理表现。A. 低倍镜显示,在肺泡腔内,许多色素巨噬细胞均一分布。这些表现呈弥漫性分布与呼吸性细支气管炎-间质性肺疾病呈细支气管为中心分布有着明显区别。B. 高倍镜显示色素巨噬细胞和轻度炎症及肺泡壁增厚。(鸣谢*Dr. John English, Department of Pathology, Vancouver General Hospital, Vancouver, Canada.*)

样,肺实质的结构扭曲和牵引支气管扩张症是少见的(图41-12)。一系列的CT研究已经表明,磨玻璃影区往往随着时间的推移保持稳定或经皮质类固醇激素治疗后改善,而普通型间质性肺炎磨玻璃影可扩大或进展成蜂窝肺。然而,尽管使用了皮质类固醇治疗,仍有少数患者随着时间的推移病变范围扩大,这些表现的确切病理学意义还不清楚。32%~75%的患者在磨玻璃影区内形成小囊腔(图41-11)。这些小囊肿可以是DIP的CT轻度表现,有时可溶解消失,它们的确切性质还不清楚。相关的病理组织学表明,这些囊肿代表细支气管扩张和肺泡管扩张(无明显蜂窝状纤维化)。

(三)影像检查选择 胸片常为初次检查方式,可能正常。与其他弥漫性间质性肺疾病一样,高分辨率CT更具敏感和特异性。

典型征象

胸片
- 正常,基部网状结节影或磨玻璃影

高分辨率CT
- 磨玻璃影
- 大约一半主要分布于胸膜下
- 四分之三主要分布于基底部
- 可有小的网格影
- 蜂窝状和牵拉性支气管扩张少见

六、鉴别诊断

根据临床资料的鉴别诊断包括其他弥漫性间质性肺疾病,尤其是与吸烟有关的弥漫性间质性肺疾病(例如,RB-ILD)。需要依据辅助检查的鉴别诊断包括非特异性间质性肺炎、RB-ILD和过敏性肺炎。

七、治疗方案概要

(一)药物治疗 未经治疗的患者可出现自发性的好转。

大多数患者应戒烟,因为DIP的患者戒烟后预后有所改善,但影像学异常表现和功能异常依然存在。

糖皮质治疗的效果目前还不清楚,但大多数患者治疗后症状可改善,并常伴有肺功能和影像学表现的改善,但不会引起病变完全吸收。

尽管使用糖皮质激素治疗,仍有约25%的患者病情加重。

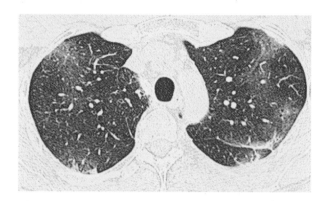

图41-10 脱屑性间质性肺炎:高分辨率CT表现。经肺活检证实为脱屑性间质性肺炎患者的高分辨率CT显示,双侧磨玻璃影和微小的不规则线状影,可见病变以胸膜下分布为主。

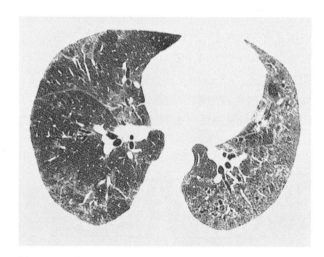

图41-11 脱屑性间质性肺炎:磨玻璃影,小囊肿和网格影。一位脱屑性间质性肺炎患者的高分辨率CT显示磨玻璃影和细网格影相混合。可见微小囊肿的存在。微小囊肿位于区域性磨玻璃影之内,与肺结构扭曲无关,壁薄,相互分开这些特征可与蜂窝肺相区分。

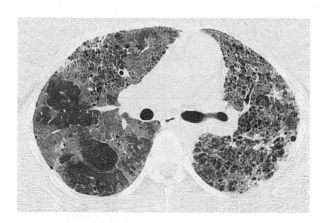

图41-12 脱屑性间质性肺炎和肺气肿。存在磨玻璃影和肺气肿共存表现的患者,其高分辨率CT显示一些肺实质扭曲,这是一种少见表现,该患者经组织病理学证实为脱屑性间质性肺类。

（二）外科治疗 DIP没有手术治疗，但对部分患者可进行肺移植。有报道单肺移植手术后复发。

医生须知

- DIP是罕见的疾病，约90%的患者是吸烟者；偶有DIP可继发于粉尘吸入或药物反应
- 患者出现进行性呼吸困难和咳嗽
- 胸片显示肺基底部出现密度增高影伴肺容量减少
- 高分辨率CT显示下肺分布为主的有磨玻璃影，约50%的患者可见轻度网格影
- 高分辨率CT检查结果无相对特异性
- 确诊需要外科活检

要点

- 与吸烟相关的单纯性DIP是一个非常罕见的疾病
- DIP反应是吸烟有关的间质性肺疾病谱的一部分
- 放射学表现无特异性
- CT表现是主要在下肺叶的双侧磨玻璃影，伴或不伴轻度网格影

其他间质性肺炎

病因学

虽然吸烟和呼吸性细支气管炎、呼吸性细支气管炎-间质性肺疾病、脱屑性间质性肺炎、肺朗格汉斯细胞组织细胞增多症之间有明确联系，但吸烟与其他特发性间质性肺炎的关系还不清楚。多年来，人们普遍认为吸烟与特发性间质性肺炎（IPF）有关联。有证据表明，吸烟可增加患IPF的风险；40%~80%的IPF患者是当前吸烟者或曾经吸烟者。这显示吸烟是增加IPF的独立因素（优势比为1.6）。然而在准确解释这些研究方面存在一些问题，因为纳入标准不同，不能解释所有患者的病理表现类型。而且，许多早期的研究是在最近严谨的病理组织学分类之前进行的，这些可被脱屑性间质性疾病的纳入标准所误解，先前认为是IPF的早期"细胞"期。吸烟是IPF发病的直接原因，这一说法仍然值得商榷，但最近也有数据显示吸烟的IPF患者的生存期延长。

非特异性间质性肺炎与吸烟之间的关系是有趣的。因为最初报道的是非特异性间质性肺炎病理表现，在许多疾病都与之相关的组织病理表现，如胶原性血管病、过敏性肺炎、急性肺损伤。此外，一些脱屑性间质性肺炎患者的薄层CT随访显示吸烟者和非吸烟者均可见非特异性间质性肺炎的一种模式。这可以是一种吸烟相关的间质性肺疾病的表现，相应的组织病理学上巨噬细胞已从肺泡中清除，仅残留时间一致的蜂窝状肺纤维化。在吸烟的非特异性间质性疾病的患者中，可能有肺气肿和网状影共存，可误认为蜂窝肺，此时特别要注意与普通型间质性肺炎相区别（图41-13）。

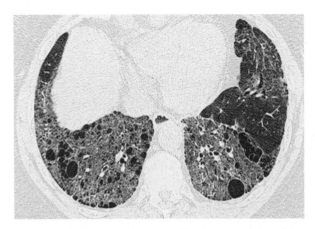

图41-13 非特异性间质性肺炎和肺气肿。在非特异性间质性肺炎和肺气肿患者的高分辨率CT显示双侧磨玻璃影和轻度网格影。小叶中心型和间隔旁型肺气肿伴磨玻璃影很难与蜂窝肺区分。

来自日本的研究报道年轻的吸烟者也可见在急性嗜酸细胞性肺炎，可能代表另外一种少见的吸烟相关的间质性肺疾病类型。发病机制尚不清楚，可能与白细胞介素有关，往往有肺或外周血中性粒细胞增多。

各种间质性肺疾病的临床、病理和影像学特点将在相关章节详细描述。

要点

- 几种间质性肺疾病均与吸烟相关
- 在复杂的组织病理学表现可共存于同一患者中，例如朗格汉斯细胞组织细胞增多症、呼吸性细支气管炎、脱屑性间质性肺炎、肺气肿和间质纤维化
- 区分吸烟有关的间质性肺疾病可是组织病理学和影像学的挑战

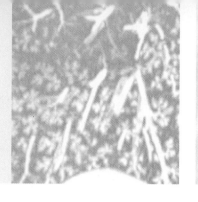

第42章

淋巴管平滑肌瘤病和结节性硬化症

Nicola Sverzellati and David M. Hansell

一、病因学

淋巴管平滑肌瘤病（LAM）是一种不明原因的少见的疾病患者，几乎全是中年女性。LAM的特点是特异性平滑肌细胞的增生（LAM细胞），从而导致肺囊肿、全身淋巴疾病和腹部肿瘤。淋巴管平滑肌瘤病是一种全身性疾病，但主要表现为一种渐进性肺组织破坏，这可能会导致呼吸衰竭。

淋巴管平滑肌瘤病可不伴其他疾病（即散发型LAM）或伴有结节性硬化症（TSC）。TSC是一种皮肤神经疾病，以大脑、肾脏、皮肤、心、肺和其他器官的错构瘤变为特征。TSC是一种常染色体显性遗传病，主要是由于两个肿瘤抑制基因其中之一发生种系突变所导致，即TSC-1（在9q34号染色体上编码错构瘤）及TSC-2（在染色体上16p13.3上编码结节）。在散发型LAM中，肺、淋巴结和血管平滑肌脂肪瘤的LAM细胞发现体细胞突变，主要是TSC-2。散发型LAM一直被认为是TSC发展受挫所致，据此推测散发型LAM是由于婴儿前期或生命早期发生事件引起体细胞突变而引起的，可能伴有激素的变化。雌激素也与LAM的发病有关，因为怀孕期间或经期以及给予外源性雌激素均可加重LAM。激素受体在受累组织表达不一致，激素治疗几乎无效。

二、发病率和流行病学

散发型LAM的发病率是1/100万。大多数就医者是散发型LAM，据国家心脏、肺和血液研究所登记报告，230名TSC患者就有18.3%表现为肺LAM。TSC-LAM的预期发病率比散发型LAM要高。因为TSC的发病率是1/6 000~1/9 000。目前这种悖论仍无法解决。对于这种悖论的解释包括可能TSC-LAM比散发型LAM侵袭性更小，或亚临床的散发型LAM更常见。有报道TSC患者有0.1%~2.3%患LAM。但近来更多的研究表明25%~35%的TSC患者无肺部症状，但高分辨率CT扫描后发现肺囊肿与LAM的表现一致。

有记载，TSC-LAM可在母女间传播，但不是散发型LAM，尽管TSC-LAM有2/3的患者是散发型，可能与自发性突变或不完全性显性遗传有关。虽然有报道TSC-LAM见于少数男性和儿童，但散发型LAM肺部受累仅见于女性，平均年龄是40岁。但是关于女性更年期之后患LAM的报道增多，包括80多岁的女性。

要点：病因学，发病率，流行病学

- 病因不明
- LAM几乎都是女性患者，通常发生在育龄期妇女
- 散发型LAM的发病率是1/100万
- TSC的发病率是1/6 000~1/9 000

三、临床表现

肺LAM最常见的表现是呼吸困难，劳累后加重，疲乏。呼吸困难的原因是气流阻塞和肺实质被肺囊肿代替，如果是急性呼吸困难，可因气胸所致。40%~50%的患者出现气胸，它提示LAM的出现（图42-1）。在一项395例样本研究中，260例至少出现一次自发性气胸（发生率66%）。这260例中有200例

出现继发性气胸。气胸和乳糜胸可能伴随的其他症状是胸痛和咳嗽。LAM的患者发生胸腔积液几乎都是乳糜样的积液。目前报道14%的LAM患者有乳糜胸，在疾病发展过程中有22%～39%的患者发生。乳糜胸可能是由于胸导管或其分支阻塞、胸膜淋巴管漏或来自腹腔的乳糜腹水经横膈流入胸腔所致。少见的表现是咯血和咯乳糜痰（乳白色的痰），这可能是LAM细胞阻塞肺静脉或毛细血管和淋巴管而引起。在极少数病例中，有些患者可出现乳糜心包积液（图42-2）。在疾病晚期，患者可出现发绀、呼吸衰竭以及肺心病。

除了气胸和乳糜性积液外，体格检查常表现正常。一些患者可闻及哮鸣音，杵状指非常少见。继发于慢性呼吸衰竭的肺动脉高压可能出现在LAM的晚期。腹部体格检查可能发现腹水或包块，提示有血管平滑肌脂肪瘤或轴向淋巴管受累。

有时，肺外表现是LAM的首发症状，最常见的是肾错构瘤破裂出血。多发性肾错构瘤和大于4 cm的错构瘤有可能变大引起症状，例如腰痛、血尿和极少数急性出血性休克。TSC-LAM患者有66%出现肾错构瘤，散发型LAM有43%～60%出现肾错构瘤。在Avila和其同事的研究中，80例中有61例（76%）出现散发型LAM肺外表现，包括肾血管平滑肌瘤（43%）、淋巴结肿大（39%）、腹膜后淋巴管肌瘤（16%）、腹水（10%）、胸导管扩张（9%）和肝血管平滑肌脂肪瘤（4%）。淋巴管平滑肌瘤可沿淋巴管系统生长，也可位于腹部和盆腔结构之间，并使周围结构移位（图42-3）。与淋巴管平滑肌瘤有关的最常见症状是腹部膨隆、下肢水肿、尿失禁。这些症状在一天当中可加重，可因包块体积增大及下肢淋巴液积聚所致。液体填充的腹后膜淋巴管肌瘤过度膨胀可导致破裂和乳糜腹水。

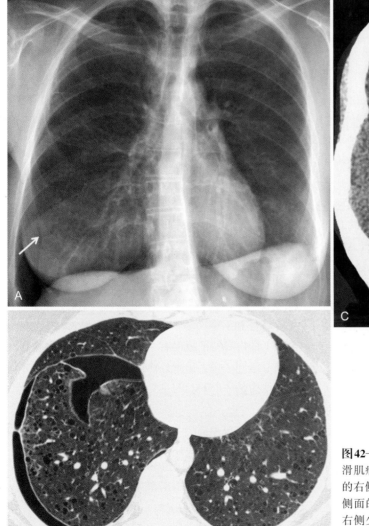

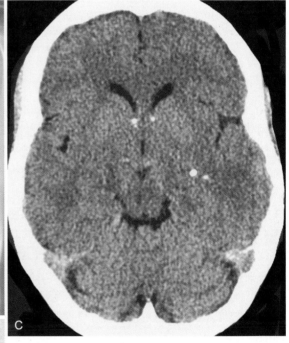

图42-1 一位34岁的女性有结节性硬化症相关淋巴管平滑肌瘤病（TSC-LAM）。A. 后前位胸片显示一个中等量的右侧气胸（箭）。细网格影下肺野分布为主。左膈肌外侧面的栓系认为是以往气胸所致。B. 高分辨率CT显示右侧少量气胸和几个薄壁囊肿均匀分布在整个肺实质。C. 颅内CT显示钙化结节与多发性结节相一致。

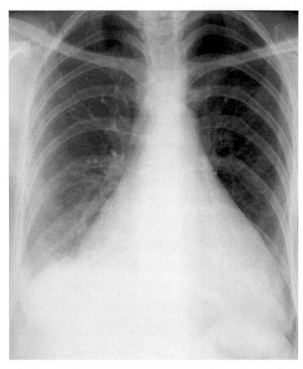

图42-2 一位40岁女性淋巴管平滑肌瘤病患者的乳糜性胸膜心包积液。后前位胸片显示心脏轮廓增大和中等量的右侧胸腔积液。在与胸片相伴的高分辨率CT扫描上可以看到几个小囊肿。

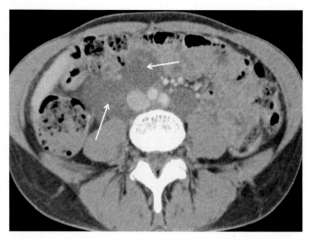

图42-3 一位55岁散发性淋巴管平滑肌瘤病患者有淋巴管平滑肌瘤。下腹部增强CT标准层面显示一个较大的低密度分叶状肿块(箭),其与淋巴管平滑肌瘤的表现相符。

LAM的早期报道提示生存期不乐观,大多数患者10年内死亡。然而,最近有更多研究报道生存期延长,这可能反映了早期诊断引起的时间偏倚。目前,没有更好的方法能预测LAM患者的预后,因为它的病情发展是变化的。有些LAM患者的病情在几年或十几年内都很稳定,仅有轻度的通气量下降,而有些人的病情进展迅速导致呼吸衰竭,甚至在发病几年内就死亡。在女性散发型LAMHE和TSC-LAM患者的临床特点略有不同(表42-1)。TSC-LAM患者更有可能是无症状表现或出现进行性呼吸困难,然而,散发型LAM患者更可能出现。乳糜胸不常发生在TSC患者。

TSC是一种高显性遗传性疾病,但基因表达多变。不是所有的患者都有TSC三联症-癫痫发作,面部血管纤维瘤和智力发育迟缓,因为有一半的患者智力正常和1/4患者无癫痫发作。国际专家小组曾考虑提出TSC的诊断标准,发现TSC无特征性临床表现。详细的临床及影像学特征分级能够用于明确诊断,推测诊断或怀疑诊断仍在研究中。最新的诊断标准包括主要特征(如脑皮质结节、肺LAM、面部血管纤维瘤、视网膜错构瘤、肾错构瘤)和次要特征(如牙龈纤维瘤、错构瘤性直肠息肉、骨囊肿)。当两个主要特征或一个主要特征和两个次要特征存在时可确诊为TSC,当有一个主要特征和一个次要特征存在时为可能诊断,当有两个以上的次要特征或仅有一个主要特征存在是为怀疑诊断。当同一患者出现LAM和血管平滑肌脂肪瘤时,应该认为是一个TSC的主要特征,而不是两个。

表42-1	结节硬化症-淋巴管平滑肌瘤和散发型淋巴管平滑肌瘤的区别	
	S-LAM	TSC-LAM
TSC-1	-	+
TSC-2	+	++
临床表现		
呼吸困难	++	+
气胸	++	+
乳糜胸	++	+
无症状	-	+
CT表现		
肺囊腔	++	+
结节	-	+
血管平滑肌脂肪瘤	+	++
淋巴结肿大	++	+

要点:临床表现

■ LAM患者最常见特征是呼吸困难,乏力和气胸

■ 与散发型LAM患者相比,TSC-LAM患者有更少的临床症状

■ 有时腹部表现先于肺LAM诊断之前出现

四、病理生理学

（一）解剖 大体观察，LAM患者的肺体积增大伴胸膜下明显的肺大泡。切面可见蜂窝样表现，由于气体或液体（乳糜液或血清血液）填充囊腔引起，直径从几毫米到几厘米。

LAM可累及腋窝、颈部、锁骨、纵隔、腹膜后和盆腔淋巴结。结节是灰白色海绵状，棕褐色或白色。胸导管可扩大，类似松软的香肠状结构。其他大体表现包括右心室肥厚，胸膜粘连，乳糜性积液。

（二）病理学 LAM的两个重要镜下表现是：囊腔形成和LAM细胞增生（图42-4）。LAM细胞表达平滑肌肌动蛋白，结蛋白和与平滑肌族系相同的波形蛋白，尽管它们也有不典型的肌细胞的特征-电子致密颗粒，其中含有黑色素瘤相关蛋白包括糖蛋白100（靶向抗体HMB45）、酪氨酸酶和雌孕激素的受体（图42-4）。LAM细胞常增殖形成微观结节，其中心主要含有梭形LAM细胞，它对肌动蛋白有很强的免疫反应，对黑色素瘤相关抗原阳性。周边包括较大的上皮样LAM细胞，它表现相反的表型形态。LAM细胞通常在囊肿的边缘发现，沿肺血管、淋巴管和细支气管分布。受累的肺小血管伴有动脉壁增厚和静脉闭塞，导致出血和含铁血黄素沉着。在淋巴管，LAM细胞形成杂乱无章的团块，从而导致淋巴管壁程度不等增厚，易引起血管腔闭塞和囊性扩张。淋巴管梗阻可能导致胸腔和腹腔乳糜积液。受累的淋巴结镜检显示平滑肌细胞束交织，伸入到淋巴窦内。同样，在受累的胸导管和腹膜后，可见附衬在线性间隙的细胞相互交织。

LAM结节排列在远端气道，导致气道炎症、空气捕捉、肺大疱和气胸，这是阀门机制所致。已证明LAM细胞释放的蛋白水解酶（基质金属蛋白酶）在囊形成中起重要作用，无证据显示α_1-抗胰蛋白酶系统失衡。薄壁囊肿含有LAM结节灶，其被增生的II型细胞和支气管上皮细胞覆盖。局灶性II型肺泡上皮细胞增生[多中心小结节性肺泡上皮细胞增生（MMPH）]可发生，几乎只见于TSC患者。MMPH可见于有或没有TSC的男性和女性中以及有TSC和LAM的男性和女性及散发型LAM的女性。MMPH作为一个组织学病变似乎在临床上不重要，但有1例相关报道，这个患者没有潜在的TSC或散发的LAM，是因MMPH导致其呼吸衰竭而死。

除MMPH外，与散发的LAM和TSC有关的肺部病变谱在继续扩大，包括血管平滑肌脂肪瘤、局灶性透明细胞肿瘤、小结节/透明细胞间质增殖。另外，

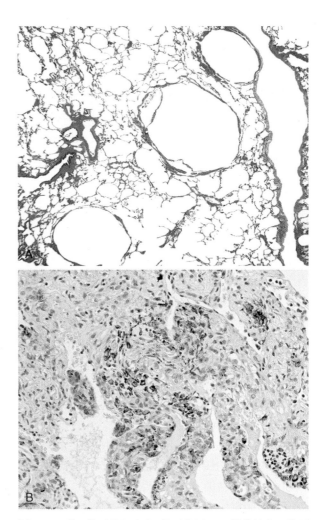

图42-4 淋巴管平滑肌瘤病，镜下特征。A. 低倍镜的显微照片显示了在其他正常的肺实质中有几个薄壁囊腔。B. 囊肿壁上的梭形细胞表现为斑片状，但病变的梭形细胞内的HMB45显示强染色，这是淋巴管平滑肌瘤病的典型特征。

有各种各样腹部病变，多与TSC相关，其特征是LAM细胞增生。这些病变包括血管平滑肌脂肪瘤和它的形态变异疾病（平滑肌瘤样血管平滑肌脂肪瘤，脂肪瘤样血管平滑肌脂肪瘤，嗜酸细胞腺瘤样血管平滑肌脂肪瘤，单型上皮样错构瘤）、肺外透明细胞"糖"瘤、腹膜后淋巴管平滑肌瘤和肾囊肿。

（三）肺功能 LAM患者最常见的肺功能障碍是气流阻塞，其特征是第一秒用力肺活量（FEV1）下降和FEV1与用力肺活量之比减小，一氧化碳弥散量能力下降。然而气体交换异常与FEV1相互不平行。固定和可逆的气流梗阻不仅是肺弹性回缩力下降引起，更主要是因气道功能障碍引起，而一氧化碳弥散量下降反映气体交换面积的减少，因为它与LAM组织学积分平行发展紧密相关。限制性或混合性肺功能异常是最常见的呼吸功能障碍，尤其在胸膜固定术

的患者中。肺总容量增加和残气量与肺总量之比升高也常见。即使在一氧化碳弥散量和FEV1接近正常的患者中，也可发生低氧血症，心肺运动试验揭示了运动性低氧血症的出现，它有助于疾病严重程度的分级，可能有助于确定LAM患者是否需要吸氧。

五、影像学表现

（一）胸片　最常见的影像学表现是广泛的细网格影或网状结节影，这反映了薄壁囊肿相互重叠性（图42-5）。在疾病早期，胸片正常，而26%的患者可有症状。一般情况下，影像学异常表现不明显，但与疾病的严重程度大致相当，在中晚期，患者晚期肺部受累表现为明显的粗网格影和囊肿。晚期间质性纤维化形成的蜂窝肺明显，且网格影不粗大。有时可见线状影，其类似于Kerley B线及提示着淋巴管扩张或阻塞。边缘模糊影或磨玻璃影提示肺出血、水肿或正常的残余肺实质高灌注。也可见大结节和粟粒状模糊影，在TSC患者中可提示MMPH。实性结节和肿块也可提示透明细胞糖肿瘤、肺血管平滑肌脂肪瘤或肺不张。LAM和TSC-LAM患者常有相似的影像学表现。由肺动脉瘤和肋骨和椎体的斑片状骨质硬化可引起肺门周围模糊影见于少数TSC患者。肺门和纵隔淋巴结肿大不是LAM的影像学特征。

间质阴影的分布常呈对称性、弥漫性，但有下肺分布为主倾向。起初肺容量正常，但随着时间的推移，肺容量增加，可因小气道疾病、空气捕捉、肺囊

肿等引起。细网格影和正常或扩大的肺是LAM的典型特征。胸片可显示可疑的气胸伴或不伴肺实变影（图42-1）。在LAM中自发性气胸的发病率和复发率比其他慢性肺疾病要高。LAM可引起双侧气胸，主要与孕期妇女出现无法解释的双侧气胸鉴别。LAM的另一个特征是胸腔积液，主要是乳糜胸。胸腔积液常是单侧，量较多，可复发（图42-2）。

（二）CT　肺囊肿是高分辨率CT的主要特征。胸片显示正常或有隐匿的胸腔积液或气胸时，高分辨率CT也可显示肺囊肿。高分辨率CT比普通CT在检测和评估肺囊肿的范围和分布更灵敏。虽然肺LAM在高分辨率CT上显示很明显，且具有特征性（图42-6~图42-8），但对于影像科医师最重要的是能够识别肺囊肿，因为其高分辨率CT表现类似于小叶中央型肺气肿。在LAM中，囊肿通过薄壁与周围肺组织相区别，囊壁厚度范围从不易发现到2 mm厚。通常囊肿壁非常薄。在囊肿周围可见血管，囊肿位置通常较固定，常表现为小叶中心型囊肿和大泡性肺气肿。LAM囊肿无"点状"的小叶中心结构。囊肿在整个肺实质中心和周围对称均等分布（图42-10，图42-6~图42-8）。然而，有报道在肺尖或肺底部可不受累也有描述，TSC-LAM的患者出现单侧局灶分布。

在疾病早期，囊肿小，数量少，散在分布（图42-6）。肺囊肿可能是卵圆形或多边形，也可融合成各种奇怪的形状，导致弥漫性结构扭曲，此时肺实质损伤更严重（图42-8~图42-11）。虽然偶尔可见几厘米

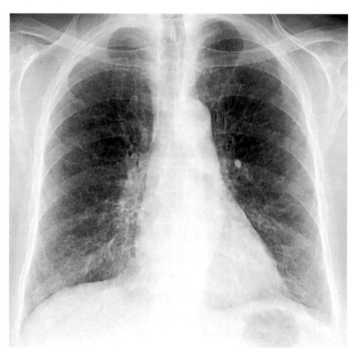

图42-5　一位78岁的散发性淋巴管平滑肌瘤病女性患者伴有咳嗽和呼吸困难。后前位胸片示弥漫性网格影。

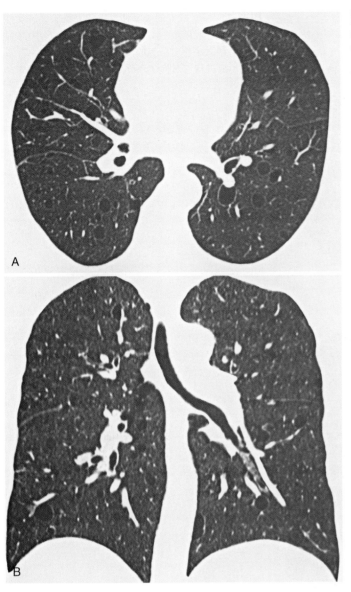

图42-6　一位38岁的散发性淋巴管平滑肌瘤病女性患者伴有呼吸困难。A. 通过肺下野的高分辨率CT显示散在和大小相对均匀的薄壁囊肿。B.冠状面CT重建显示囊肿随机分布在两侧肺野。

的肺大泡或囊肿,但囊肿一般较小,通常为2~20 mm。据观察,在呼气时囊肿可变小,这表明它与气道相交通。然而,LAM肺囊肿形成机制和囊肿与小气道的相关性还存在争议。空气捕捉少见,仅有两例报道。囊肿间的肺实质通常是正常。

　　小叶间隔增厚代表因肺淋巴管阻塞引起肺水肿出现。在1个研究中有1/4的患者表现磨玻璃影。弥漫性或斑片状的磨玻璃影和实变区代表肺出血灶(图42-8)。在散发性LAM患者中出现非常少的小结节,与病理学无关联。相反,在TSC患者中,结节是一种常见表现。Franz和其同事记录了在23例TSC患者中有10例要么出现散在且大小为3~10 mm的结节,或者是大量的直径1~3 mm粟粒状结节。肺结节在有肺囊肿的患者中无肺囊肿的患者常见。在Moss

和其合作者的研究中,10例TSC有2例出现肺结节。后来发现,高分辨率CT上多发性边界不清的结节与MMPH组织及弥漫性间质透明细胞增生有关,而单发性结节与肺血管肌脂瘤或透明细胞糖瘤等有关。然而,除肺结节之外,散发性LAM的肺部表现与TSC-LAM的肺表现很难区分(图42-1)。

　　有时,乳糜积液的密度较低(CT值约-17 HU),反映了它的脂肪含量,在胸部CT上可确定是乳糜积液。含高蛋白质的乳糜积液其密度值增高,与其他原因引起的胸腔积液很难区别。乳糜胸和气胸可共存。高分辨率CT几乎总能显示肺囊肿伴气胸和乳糜胸(图42-1),尽管尚无证据显示它们与肺实质病变范围的相关性。心包积液很少见。有两例报道描述TSC患者出现肺动脉瘤。虽然Sherrier和其同事报道7例

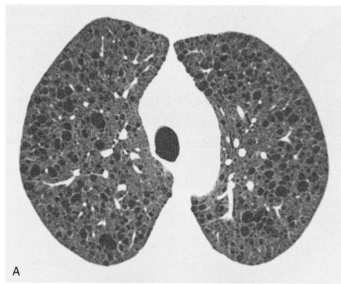

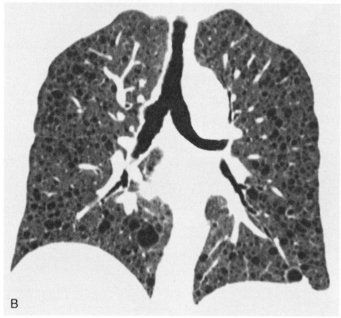

图42-7　一位75岁的散发性淋巴管平滑肌瘤病女性患者伴有呼吸困难。A. 通过肺上野的高分辨率CT显示分散和大小相对均匀的薄壁囊肿。B. 冠状面CT重建显示囊肿均匀对称性分布在整个肺尖和肺底及中央外周区。

病例中有4例出现淋巴结肿大,但肺门和纵隔淋巴结肿大很少见,在大样本中其发生概率是0~6%。CT显示锁骨上、胸内、腹膜后结节出现低密度影,而在MRI的T2加权像是高信号,提示液体积聚。

在散发性LAM和TSC-LAM的患者中腹腔的主要异常表现是肾血管平滑肌脂肪瘤、淋巴结肿大、淋巴管平滑肌脂肪瘤及乳糜腹水。CT比超声更好显示平滑肌脂肪瘤内的成分。薄层平扫CT可见血管平滑肌内脂肪成分,对仔细分析肿块内低密度区非常重要,这是因为肿块是不均质的。少数不含脂肪的血管平滑肌脂肪瘤很难诊断,常常需要组织活检与肾细胞癌相鉴别。这特别重要,因为TSC的患者能增加肾细胞癌(1%~2%)和肾透明细胞癌的风险。

据观察,腹部淋巴结肿大随肺疾病的严重性增加而增加。淋巴管平滑肌瘤含水密度的成分,但其特征是非特异性的,它们的表现常与腹部和盆腔肿块相似,如淋巴瘤和卵巢癌。超声和CT检查可见淋巴管平滑肌瘤每天都有变化,这一点可以排外恶性肿瘤,避免活检。

高分辨率CT不仅在诊断上起重要作用,同时对于评估疾病的严重性和鉴别并发症也有帮助。一般来讲,在疾病加重时,囊肿体积常常变大(图42-8,图42-10,图42-11),尽管这种关系不总是呈直线关系。在Müller和其合作者的研究中发现肺实质受累面积小于25%的病例与大小不到0.5~1 cm的肺囊肿有关,面积大于80%则与大于1 cm的肺囊肿有关。然

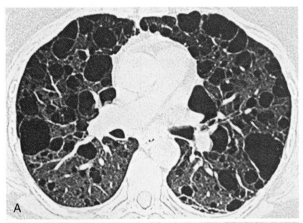

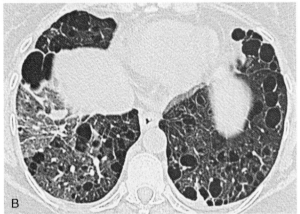

图42-8 一位62岁的散发性淋巴管平滑肌瘤病女性患者伴有呼吸困难,咯血和咳嗽。A. 高分辨率CT显示大小不等和形状各异的囊肿造成了较为严重的肺部受累。有些囊肿壁较厚,肺血管往往在囊肿周围。B. 右下肺野的磨玻璃影(在淋巴管平滑肌瘤病的偶然发现)与局灶性出血表现一致。(鸣谢 *Professor M. Zompatori, Italy.*)

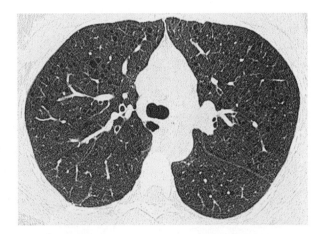

图42-9 一位56岁的散发性淋巴管平滑肌瘤病女性患者伴有呼吸困难。高分辨率CT显示散在的小囊腔,其中一些类似于小叶中央型肺气肿。有些囊肿壁不可见和血管呈现在病灶的外周。

现明显的复发性LAM-LAM。一项关于复发性LAM的肺移植研究显示,来自残余LAM组织的LAM细胞可转移扩散到移植肺。

(三)影像检查选择 初次评估疑似LAM的影像检查方法是胸片。如果临床资料或胸片表现或两者都支持LAM(年轻女性,不吸烟,无法解释的气胸,乳糜胸或后阻塞性肺功能障碍),建议高分辨率CT检查,它也许能增加一些影像学信息。尤其是当怀疑TSCS时,建议全身CT或MRI检查。有些专家提出对已知TSC或肾血管平滑肌瘤的患者是否应该筛查肺LAM,但这还不确定。

而,HRCT上肺囊肿的范围与症状严重性的关系还不清楚。主观评分和定量阈域值能够提供与肺功能试验直接相关的肺实质病变范围的测量值。有或无胸膜固定术可影响这些关系。

由于继发反复的气胸使胸膜固定术应用增多,因此认识术后的CT表现对于正确解释胸膜病变非常有帮助。胸膜固定术后出现的CT表现包括胸膜增厚,胸腔积液,包裹性积液,气胸,局灶性或连续性斑块高密度影(与滑石沉积无关),纤维组织融合形成的肿块或者与圆形肺不张一致的肿块。在肺移植中心工作的影像科医生必须认识移植术后的影像学特征。除常见的移植并发症外,常因潜在疾病引起的病变。LAM的并发症包括自发性气胸、乳糜胸、乳糜腹水、肾血管平滑肌脂肪瘤的并发症及仅在淋巴结部位表

典型特征

- 双肺薄壁囊肿散在分布在整个肺部,无区域优势
- 周围肺实质正常,但有时可见磨玻璃影和小叶间隔增厚或两者都有
- 一半的患者出现自发性气胸,常反复发生
- 胸腔积液常是乳糜性的,14%的患者出现,但在TSC患者中较少见
- TSC-LAM和LAM患者的高分辨率CT的异常表现基本相同,但肺结节是TSC的特征
- 血管平滑肌脂肪瘤是肺LAM常见的伴随表现

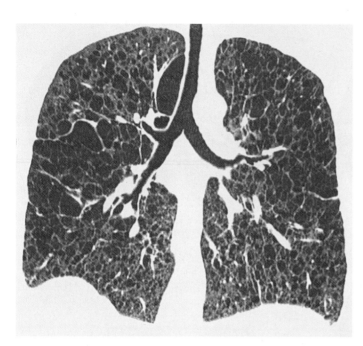

图42-10 一位45岁女性有严重的肺部散发性淋巴管平滑肌瘤病。薄层CT冠状面重建显示囊肿均匀对称性分布在整个肺尖和肺底及中央外周区。肺中部囊肿的融合引起了更广泛的肺破坏。

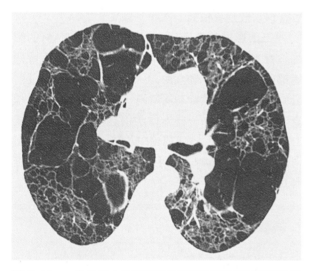

图42-11 一位61岁女性有严重的肺部散发性淋巴管平滑肌瘤病。高分辨率CT显示大小不等的囊腔造成了较为严重的肺部受累。肺大疱也可见。

六、鉴别诊断

在症状出现后，LAM可能要延迟5年被诊断，因为它常与一些常见肺部疾病相混淆，如哮喘、慢性阻塞性肺部疾病。放射科医生可首先考虑诊断LAM。胸片上，细网格影和肺组织膨胀过度是LAM的典型表现。相反，许多其他常见的肺间质疾病肺容量进行性减少。网格影和肺组织膨胀过度也可能同时见于一些其他疾病，如朗格汉斯细胞组织细胞增多症，结节病，少见于过敏性肺炎。

大多数情况下，高分辨率CT可以确诊LAM。在有些情况下，LAM和小叶中央性肺气肿很难区别，尤其是小叶中央型肺气肿呈囊状形态时。在"囊肿"中心，主要是肺气肿，见有残余肺小叶中心结构可能有助于鉴别其他疾病。其他囊性肺疾病可与LAM混淆，尤其是朗格汉斯细胞组织细胞增多症。朗格汉斯细胞组织细胞增多症出现空腔性结节，尤其在早期阶段，囊肿形态不规则且壁较厚，而且往往主要发生在中上肺野，肋膈角不受累。然而，当分布特征不明显时，晚期的朗格汉斯细胞组织细胞增多症很难与严重的LAM鉴别。即使是肿瘤性病变，如多发间充质囊性错构瘤、良性转移性平滑肌瘤、原发性鳞状细胞转移癌，偶尔可与LAM混淆，虽然这些囊性病变一般有较厚的壁而且病灶数目少。通常，临床病史和其他实质表现容易排除淋巴性间质性肺炎、普通型间质性肺炎、卡氏肺孢子菌肺炎。

鉴别诊断要点

- 无残余小叶中心结构和薄壁空腔周围发现血管的存在提示LAM而不是小叶中央型肺气肿
- 空腔性结节和囊肿病变不累及肋膈角是朗格汉斯细胞组织细胞增多症，而不是LAM

医生须知

- 根据诊断标准可以诊断TSC。通过体格检查的特征性表现可做出临床诊断,影像学在检查与肺内或肺外病变方面发挥重要作用
- LAM的诊断主要考虑以下问题:青年或中年女性患者出现肺气肿、呼吸困难或阻塞性肺疾病,无论是否知道她有TSC
- 当TSC患者在高分辨率CT上的表现很典型时或伴有其他典型的LAM表现(如血管平滑肌瘤、淋巴管平滑肌瘤,或乳糜胸或腹腔积液),通常不需要组织活检

- 如果高分辨率CT未出现具有支持性诊断的特征,需要肺活检或淋巴活检。LAM诊断的金标准是胸腔镜肺组织活检。不能进行胸腔镜肺活检的患者,可以做支气管镜活检,尤其是联合HMB45的免疫组织化学染色。腹部CT可以显示活检靶病变
- 所有的LAM患者都应进行仔细临床检查,发现TSC特征。TSC的诊断并不总是很顺利,因为轻度TSC成年患者的人数增加,一些患者以LAM为首发症状

要点

- 散发性LAM比TSC-LAM更常见
- 最常见的症状是呼吸困难和气胸
- 高分辨率CT的表现很明显,与病理学囊肿形成

特征相关
- LAM的囊肿主要分布在全肺,无区域优势

第 **9** 部分

结缔组织疾病

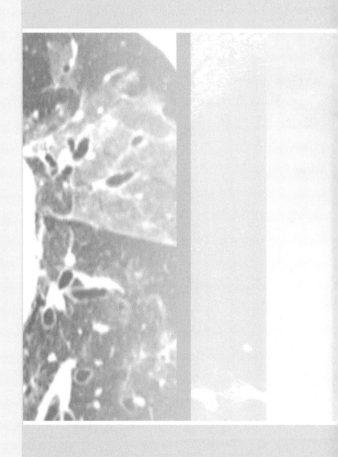

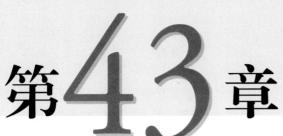
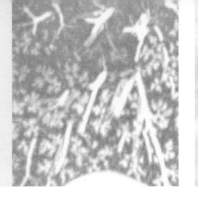
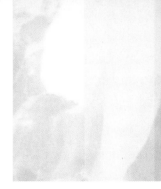

第43章

类风湿关节炎

Maureen Quigley and David M. Hansell

一、病因学

类风湿关节炎（rheumatoid arthritis，RA）是一种病因未明的自身免疫性疾病，临床表现多种多样。遗传是影响疾病易感性和表达的重要因素。

B淋巴细胞在类风湿关节炎的发病中起到了重要作用，而且现已证实B细胞去除治疗对活动性类风湿关节炎治疗有效。确切触发自身抗体形成的原因尚不明确，但在动物模型中，B细胞和非B细胞的抗原递呈细胞是形成自身免疫反应所必需的。大多数结缔组织疾病（connective tissue diseases，CTDs）与HLA基因有关，其中与HLA-DRB1基因的关系已了解较多。CD4⁺T细胞是导致类风湿关节炎患者形成肺实质性疾病的因素之一，因为在患有间质性肺炎的类风湿关节炎患者中，CD4⁺T细胞的计数要比患原发性间质性肺炎的患者高。

二、发病率及流行病学

类风湿关节炎在全世界成人中的发病率约为1%，但有明显的人口差异。类风湿关节炎在北美印第安人中具有较高的发病率（5.3%），而且对具有4 000年历史的遗骸进行研究，发现北美土著人的类风湿关节炎发生率很高（表43-1）。

类风湿关节炎在女性中的发病率是男性的2~3倍。但是，类风湿关节炎的一些表现，如胸腔积液、渐进性坏死结节及特发性肺纤维化更多见于男性。以性别和年龄相匹配的正常人群作为对照，类风湿关节炎患者的标准化死亡率之比为2∶1~2.5∶1，类风湿关节炎会缩短患者5~10年的寿命。吸烟能促进类风湿关节炎患者肺部表现的出现，而且吸烟是类风湿关节

表43-1 全球类风湿关节炎的患病率和发病率（每100名居民案例）		
人口	患病率	发病率
北美洲（普通人群）	0.9~1.1	0.02~0.07
北美洲（美洲土著人）	5.3~6.0	0.09~0.89
北欧（英格兰）	0.8~1.1	0.02~0.04
北欧（挪威）	0.4~0.5	0.02~0.03
欧洲（意大利）	0.3	无
南美洲（阿根廷）	0.2	无
亚洲（中国）	0.2~0.3	无
亚洲（日本）	0.3	0.04~0.09
中东（埃及）	0.2	无
非洲	0~0.3	无

From Alamanos Y, Voulgari PV, Drosos AA. Epidemiology of rheumatic diseases in Greece. J Rheumatol 2004; 31: 1669—1670.

炎患者出现肺间质疾病最一致的独立预测因素。吸烟确切的致病作用尚不明确，但是类风湿关节炎患者发生肺部受累的风险随暴露于烟草烟雾的程度而增加。在吸烟者的高分辨率CT图像上经常会发现一些异常，但是这很难区分究竟是类风湿关节炎引起的肺部受累还是其他与吸烟相关的疾病所导致的改变。

疾病早期类风湿因子（rheumatoid factor，RF）阳性预示着患者会提前死亡，其死亡的相对风险是血清反应阳性患者的6倍。类风湿关节炎患者的死因

与普通人群无差别,但是类风湿关节炎患者寿命会缩短。

超过1/3的类风湿关节炎患者死于感染——这样的病例中半数患者在死亡之前并未表现出明显的症状。最常见的感染部位为呼吸系统和泌尿系统。一项对芬兰的类风湿关节炎患者进行的研究表明,类风湿关节炎患者的寿命缩短高达20%,而导致这些过量死亡的原因通常是心血管疾病、感染及淀粉样变性。增加类风湿关节炎患者死亡风险的还有肺癌、造血系统恶性肿瘤、慢性阻塞性肺疾病和肾衰竭。恶性肿瘤的发生与治疗类风湿关节炎的药物有关,目前已有几例甲氨蝶呤诱导淋巴瘤发生的病例报道。

患有结缔组织病相关间质性肺病(connective tissue interstitial lung disease,CTD-ILD)的患者被认为预后要比"单独的"患有特发性间质性肺炎的患者好。然而,最近一项对CTD-ILD和特发性间质性肺炎疾病进展的研究结果显示两组之间并无差别,事实上,当调整年龄之后CTD-ILD的患者预后更差。

三、临床表现

类风湿关节炎为缓慢隐匿起病,表现为关节痛、关节肿胀及僵硬。胸腔积液和胸膜炎是类风湿关节炎胸部最常见表现。约20%的患者出现胸膜疾病的症状,其中大部分表现为"轻度胸膜炎"。胸腔积液更常出现于中年男性类风湿关节炎患者中,而且通常会出现于活动性关节炎的发作期间。在类风湿关节炎患者中,胸腔积液可以在几周或几个月内吸收,但是也有可能持续数年。虽然在渗出液中可能会检测出RF阳性,但这是非特异性的,因为RF也可以出现在系统性红斑狼疮、结核以及恶性肿瘤所产生的渗出液中。

一项大型的类风湿关节炎研究发现,出现关节外疾病的患者中,社区患者要少于医院内患者。在社区患者中,心包炎、胸膜炎以及闭塞性细支气管炎累积发病率(随访30年)要比医院内患者低3%。类风湿关节炎最常见的呼吸系统症状是劳力性呼吸困难或咳嗽,气道疾病可能表现为喘息,但也可以无症状。

四、病理生理学

（一）病理学 超过20种的病理过程发生于类风湿关节炎患者的肺实质中,它们可以同时发生。同样的肺部活检标本可有高达6份不同的病理报告(与T.V. Colby的个人交流)。区分无症状的疾病和有症状的疾病在临床上是很重要的,因为肺部并发症是类风湿关节炎患者仅次于感染的第二大常见死因(表43-2)。

目前还没有关于CTD患者的组织病理学与高分辨率CT表现相互对照的大型系列研究。一般来说,也需要从个别的特发性ILD的特征性表现的系列分析进行一些推断。非特异性间质性肺炎(NSIP)是CTD-ILD患者中最常见的组织学类型,然而,在高分辨率CT上出现NSIP并不是CTD-ILD的特异性表现。肺部受累可能发生于关节症状之前。有些CTD-ILD患者可能在不知情的情况下被纳入一些"单独的"特发性间质性肺炎的研究中。

一项对各类CTD患者外科活检结果的研究表明,大多数类风湿关节炎患者的组织学诊断为NSIP,其余的为滤泡性细支气管炎,普通型间质性肺炎(UIP)或者机化性肺炎。对进行活检的患者选择是有偏差的,UIP患者可能人数不足,因为高分辨率CT明确诊断为UIP的患者通常不会选择进行活检。这可能解释了为什么在类风湿关节炎患者中最常见的影像学表现为UIP,而活检结果却是NSIP最多见。在另一项研究中,尸检发现超过1/3的类风湿关节炎患者出现"肺纤维化"。总的来说,在类风湿关节炎人群中,NISP和UIP出现的比例基本上相等。

尽管在文献中经常提到肺类风湿(渐进性坏死)结节,它们在临床实践中其实是相对少见的。在一项对将近1 000名患者的尸检研究中,并没有发现一例此种病例。然而,高分辨率CT的研究报道出现肺部结节的病例高达28%。但是因为这些结节并没有经过病理证实,它们的确切性质尚不清楚。肺类风湿结节的大小可以为0.5~7 cm,在病理上与皮下类风湿结节相同。类风湿结节有一个坏死中心,周围被栅栏状组织细胞和白细胞层包围。肺部类风湿结节可先于关节炎出现。虽然大多数结节是无症状的,但是可以形成空洞,从而导致严重的咯血或气胸(图43-1)。肺部结节通常出现于有皮下结节并且RF阳性的患者中,偶尔也可以自动缩小或消失。因为类风湿关节炎患者经常处于免疫抑制状态,空洞性结节可形成感染。Caplan综合征是指有肺部结节及尘肺在类风湿关节炎患者中的具有关联性。最初报道于煤矿工人,目前类似的表现已被报道于铸造工人,屋顶瓷砖制造商和暴露于各种矿物粉尘的人群中。

滤泡性细支气管炎的特点是支气管相关淋巴组织(bronchus-associated lymphoid tissue,BALT)的淋巴滤泡增生,增生滤泡通常沿细支气管分布(图43-

表43-2　探讨结缔组织病患者肺部病理变化过程

病理	RA	SLE	PM/DM	SSc	SjS	MCTD
UIP型	**	*	*	*	*	*
NSIP型	**	**	***	***	*	**
机化性肺炎	**	*	***	*		
弥漫性肺泡损伤	*	**	**	*	*	
淋巴样间质性肺炎	*	*			***	
肺动脉高压	**	*	*	***		**
肺泡出血	*	**	*	*		*
闭塞性细支气管炎	**	*		*		
支气管扩张症	**	*			*	
滤泡性毛细支气管炎	***	*			**	
肌无力		*	***			*
吸入性肺炎			**	*		*
淋巴样组织增生病	*	*			**	
淀粉样变性	**	*				
胸腔积液	**	**		*		

RA，类风湿关节炎；MCTD，混合性结缔组织病；NSIP，非特异性间质性肺炎；PM/DM，多肌炎/皮肌炎；SjS，原发性干燥综合征；SLE，系统性红斑狼疮；SSc，系统性硬化病；UIP，普通型间质性肺炎。
***，强相关；*，弱相关。

2）。有一项研究发现，大多数经病理证实患有滤泡性细支气管炎的患者可患有类风湿关节炎。淋巴细胞性间质性肺炎（lymphocytic interstitial pneumonia，

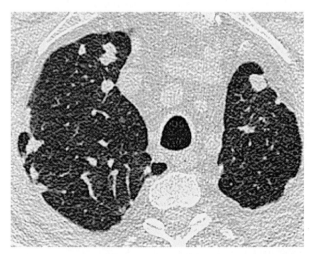

图43-1　渐进性坏死结节。高分辨率CT显示两肺结节和两侧胸腔积液。男性，59岁，类风湿关节炎患者，多发的组织学证明的渐进性坏死结节，患者死于因为其中一枚结节侵蚀邻近支气管血管引起的大咯血。

LIP）和滤泡性细支气管炎之间有相当大的重叠性，知晓这一点很重要。这两者在病理上的鉴别为LIP表现为间质扩张，而滤泡性细支气管炎表现为呼吸道周围单核细胞聚集。

目前有几例同时患有复发性肺泡出血、新月体型肾小球肾炎以及类风湿关节炎三联征的病例报道。这些患者会出现甲床出血及坏死性血管炎。为了了解类风湿关节炎患者中血管炎的发病情况，有人对风湿科医生进行了调查，结果显示大多数医生一年中会遇到少于5例类风湿关节炎血管炎患者。在临床上和病理上都很难识别肺部血管受累。

肺淀粉样沉积在类风湿关节炎患者中少见，但是有一些这种病例的个案报道，其中有一例患者出现了弥漫性肺淀粉样变。淀粉样变、滤泡性细支气管炎以及吸烟相关性ILD在高分辨率CT上都可表现为常见的肺部结节。

（二）肺功能　类风湿关节炎患者的肺功能检查（pulmonary function test，PFT）结果经常会出现异常。目前有几项研究描述了一系列的PFT异常，这是这些

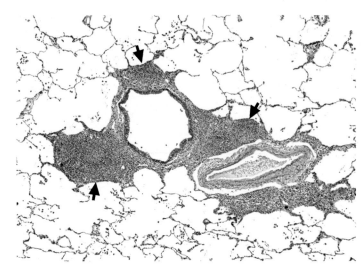

图43-2 滤泡性细支气管炎。组织学标本证明沿支气管血管束分布淋巴滤泡增生(箭),为支气管相关淋巴样组织增生特征性表现。(鸣谢 *Dr. John English, Department of Pathology, Vancouver General Hospital, Vancouver, Canada.*)

研究对象通常包含了吸烟人群。有一项针对终生不吸烟,并且无间质性肺疾病临床证据的典型类风湿关节炎患者(使用抗风湿药物治疗而确定该病)进行的研究,结果发现超过1/4的人PFT值出现异常,但是这些人并未出现肺部症状。这些异常结果表现为限制性和阻塞性。混合型肺功能异常在类风湿关节炎患者中并不少见。类风湿关节炎患者的高分辨率CT检查提示空气捕捉和肺功能指标提示早期气道阻塞两者之间有很好的相关性。当患者出现轻度肺动脉高压、肺弥散量减少,而高分辨率CT无异常表现时,PFT值的微妙变化可以提醒临床医生可能存在隐匿性病变。肺功能检查可能在检测疾病进展中起到非常重要的作用。因为关节疾病会使患者的运动能力受限,因此运动耐量的改变并不能一直作为临床判断是否恶化的指标。然而,需要说明的是类风湿关节炎本身导致的体弱可能会对患者进行肺功能检查产生限制。

五、影像学表现

大多数的类风湿关节炎患者起病隐匿,但1/5的患者会出现急性关节受累的表现。关节症状包括疼痛、肿胀和僵硬,受累关节的数目会在几周或几个月内增加。约10%的患者爆发性起病。少数患者初始只出现偶发症状,然后发展为持续性的。类风湿关节炎患者通常先出现手和脚小关节受累,然后向全身大关节进展。此时出现关节滑膜异常增生和血管翳形成。在慢性期,手的畸形可以非常严重。类风湿关节炎患者的颈椎通常受累,C1、C2椎体半脱位或嵌入是常见并发症。

类风湿关节炎的关节外表现见表43-3。

表43-3　概述类风湿性关节炎非肺源性关节外临床表现

皮肤	手掌出现红斑,皮下类风湿结节,血管炎
眼	干燥性角结膜炎,浅表巩膜炎,巩膜炎,脉络膜炎
心脏	心包炎,心肌炎,冠状动脉血管炎,瓣膜结节
神经肌肉	压迫性神经病变,周围神经病变,多发性神经炎
血液系统	Felty综合征(类风湿关节炎,脾肿大和白细胞减少症),大颗粒淋巴细胞综合征,淋巴瘤
一般表现	发热,淋巴结肿大,消瘦,乏力
其他	淀粉样变,继发性干燥综合征

(一)胸片 类风湿关节炎患者肺部病变的X线表现大致可分为胸膜和肺实质的受累。胸膜疾病指多发性浆膜炎,多伴随心包积液。胸腔积液往往无症状,少到中等量。据报道,1%的类风湿关节炎患者胸片显示胸腔积液。胸腔积液多是单侧,但也可以双侧,20%的类风湿关节炎患者胸片显示胸膜增厚(图43-3)。

一个易于识别但罕见的肺部受累表现为出现空洞性坏死性结节(图43-4)。类风湿关节炎患者的间质性肺疾病多为非特异性的,而且,一些病变胸片不易发现(例如,滤泡性细支气管炎)。在对闭塞性细支气管炎患者进行诊断时,胸片的相对不敏感性尤为明显——即使患者出现严重通气受限,胸片也有可能表现正常。

类风湿关节炎肺纤维化典型表现为网格野或网状结节影(图43-5)。也可表现为蜂窝状影,通常为对称性,出现在肺基底部。5%类风湿关节炎患者会

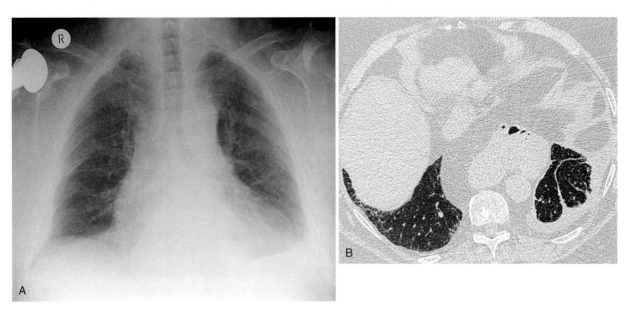

图43-3 类风湿关节炎胸膜受累。A.男性,76岁,胸片显示双侧胸膜增厚。也可见右肩关节行人工肱骨头置换术。B.CT显示左侧胸膜增厚更加明显,可见肺实质带继发于渗出性胸腔积液,偶见患者有食管裂孔疝。

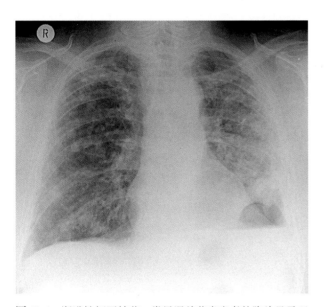

图43-4 渐进性坏死结节。类风湿关节炎患者的胸片显示双侧,境界不清的结节以及胸膜增厚。同时发现在左下肺野基底部有液气平面,这是由于胸膜下渐进性坏死结节破裂引发血气胸形成所致。与图43-1为同一患者的胸片。

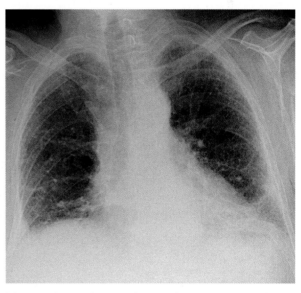

图43-5 类风湿关节炎间质性肺疾病。女性,43岁,长期患有类风湿关节炎,胸片显示肺野外带网格状改变。外科肺活检发现终末期肺纤维化。

出现弥漫网织结节状纤维化。肺纤维化在出现皮下结节,在抗核抗体和RF阳性的患者中更多见。

　　胸膜下分布的病变可以出现在肺的上中野,肺的体积可能会减少。斑片状实变可能为机化性肺炎或感染。机化性肺炎通常表现为斑片状,双侧肺外带的实质性病变。然而,感染、药物引起的肺疾病与恶性肿瘤是很难鉴别的。

　　在一项前瞻性的对早期类风湿关节炎患者(出现胸部症状之前)的研究中,6%的患者胸片显示间质性肺疾病,而高分辨率CT显示其中33%的患者符合间质性肺疾病的诊断。据报道,胸片诊断类风湿关节炎患者"纤维性肺泡炎"的敏感性为23%,这意味着胸片不擅长检测类风湿关节炎患者的纤维化肺疾病。

要点：类风湿关节炎的胸片表现

■ 1%的类风湿关节炎患者出现胸腔积液
■ 20%出现胸膜肥厚
■ 5%表现为网格状或网状结节影，下叶为主
■ 偶尔，机化性肺炎或感染导致斑片状实变影
■ 偶尔，类风湿结节可与皮下结节同时出现

（二）CT　高分辨率CT可以显示不止一种肺部疾病（在胸片上表现不明显），这对CTD-ILD的诊断尤其有帮助。对CTD-ILD做出准确诊断是有难度的，因为：① 众多可能的疾病；② 疾病可能并发CTD；③ 需要区分包括的疾病。影响进一步诊断的因素还包括吸烟或药物相关疾病以及免疫抑制相关的感染。在无呼吸系统症状的患者中，超过半数患者高分辨率CT显示肺实质异常。据报道，所有类风湿关节炎患者中出现明显肺部病变的人不超过20%，这可说明高分辨率CT能检查出真正的亚临床（不重要的）肺部病变。出现肺部症状的类风湿关节炎患者

在高分辨率CT上表现为支气管扩张、肺部结节、磨玻璃影以及蜂窝状改变。以上这些表现，除了蜂窝状改变，都可以在无肺部症状的类风湿关节炎患者中出现，但程度较轻。

类风湿关节炎中最常见的肺纤维化疾病是UIP和NISP（图43-6和图43-7）。很多对类风湿关节炎进行的研究是在NSIP被认识之前进行的，那时把UIP和NSIP统称为"纤维化肺泡炎"。有一项研究表明，在门诊类风湿关节炎患者中，19%的患者高分辨率CT诊断为"纤维化肺泡炎"，这些患者中有的出现了肺部症状，有的无肺部症状。在全部CTD-ILD中，几乎一半的病例在高分辨率CT上主要表现为蜂窝状改变，在大多数病例中，这是UIP的表现。在同一项研究中，1/3的患者在高分辨率CT上出现了意料之外的支气管扩张（非牵拉性支气管扩张）。

有一项研究总结了类风湿关节炎在高分辨率CT上的四种主要的表现形式：UIP（37%）、NISP（30%）、闭塞性细支气管炎（17%）以及机化性肺炎（8%）。在进行过活检的患者中，大多数病例的CT结果和病理

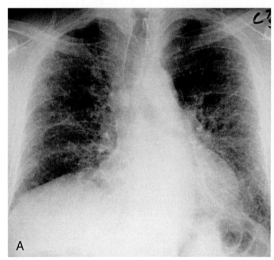

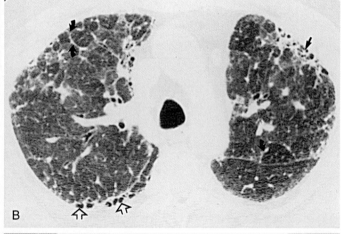

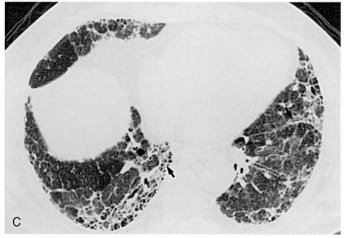

图42-6　A. 类风湿关节炎普通型间质性肺炎。后前位胸片显示弥漫性网状结节影伴肺容积减少。B、C. 高分辨率CT图像显示主要累及肺外围网状改变。网格状改变主要由于小叶线状影融合（直箭）和小叶间隔增厚（弯箭）。蜂窝样改变明显，尤其在右肺下叶（空心箭）。CT证实无结节（胸片显示结节是所见线样影的末端）。73岁，男性，长期患有类风湿疾病。（引自 *Müller NL, Fraser RS, Colman N, et al. Radiologic Diagnosis of Diseases of the Chest. Philadelphia, WB Saunders, 2001.*）

结果是相符的（表43-4）。机化性肺炎通常出现于肺中下野，经常分布于支气管血管周围或肺外周。机化性肺炎可以表现为几种形态：局灶性实变（图43-8），小叶周围分布的病变，条带状实变，腺泡阴影以及结节。

类风湿关节炎和呼吸道疾病有很大关联，支气管扩张和闭塞性细支气管炎经常并存。据报道，在无临床症状并且终生不吸烟的类风湿关节炎患者中，15%

的病例在高分辨率CT上可出现支气管扩张（图43-9）。目前已经有人评估了类风湿关节炎患者支气管扩张的大概发生率，并提出了导致支气管扩张发生的一系列因素，包括继发性干燥综合征、α_1-抗胰蛋白酶缺乏症以及特定的HLA亚型。有些学者推测，支气管扩张是一个引起类风湿关节炎进展的危险因素。

类风湿关节炎相关的闭塞性细支气管，在许多类风湿关节炎患者中并无明显临床症状。尽管先前的

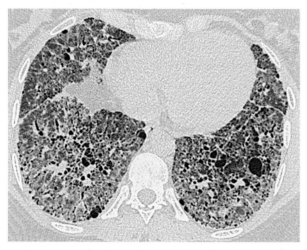

图43-7 类风湿关节炎非特异性间质性肺炎。高分辨率CT显示弥漫磨玻璃影和网状改变，反映严重肺纤维化。30岁，女性，类风湿关节炎患者，肺活检为非特异性间质性肺炎。

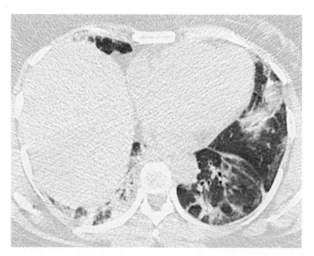

图43-8 类风湿关节炎机化性肺炎。高分辨率CT显示两肺外围斑片影和小叶周围实变，此征象是机化性肺炎的典型表现。74岁，女性，类风湿关节炎患者。

表43-4 结缔组织疾病的病理诊断和高分辨率CT形态学表现的关系

病理诊断	高分辨率CT表现
非特异性间质性肺炎（纤维化亚型）	磨玻璃影为主伴肺结构扭曲和细网格影，可按或不按胸膜下和基底部分布
普通型间质性肺炎	肺外围和基底部分布网状蜂窝影。病灶主要发生于肺上叶前部和胸膜下
机化性肺炎	肺实变最常分布于肺外周或支气管血管周围；也常围绕次级肺小叶周围分布（小叶周围分布）
呼吸性细支气管炎伴间质性肺炎	模糊小叶中心结节和斑片状磨玻璃样影，少量小叶空气捕捉
脱屑性间质性肺炎	常表现为广泛磨玻璃影随机分布；有时伴小囊腔
弥漫性肺泡损伤	广泛磨玻璃密度影和实变
淋巴细胞样间质性肺炎	磨玻璃影和/或结节；囊腔见于约50%的病例
滤泡性细支气管炎	小叶中心/支气管周围小结节影和磨玻璃
闭塞性细支气管炎	马赛克灌注，肺密度减低区内肺血管影增高和大气道病变（支气管扩张和/或管壁增厚）
淋巴细胞增生性疾病	实变，肿块，结节，或磨玻璃密度影；可见增厚的小叶间隔
淀粉样变性	表现多样；支气管血管可被浸润。肺内网状结节影/线样改变。大结节可钙化

报道称缩窄性闭塞性细支气管炎在类风湿关节炎患者中病情进展迅速，而且往往是致命的，然而最近人们已开始清晰地认识到其严重程度和进展速度存在很大的个体差异，一些患者病程发展缓慢。闭塞性细支气管炎在高分辨率CT上的特征性表现为区域性肺组织密度减低和血管增多(图43-10)，这是由于局部肺血流再分布时正常肺实质血流量增多，导致肺密度不均(马赛克灌注)。大气道病变和小气道病变之间的关系，疾病发展过程以及哪个先出现目前还不清楚。

在类风湿关节炎肺血管病变中受侵的为小血管，这在临床影像上是很难观察到的。在一项研究中，20%的类风湿关节炎患者出现轻度的肺动脉高压，但并无其他肺部或心脏疾病的表现。肺动脉高压也可

在类风湿关节炎继发ILD或心脏疾病的患者中出现。根据超声心电图诊断，几乎1/3的未被要求住院的类风湿关节炎患者存在肺动脉高压。在小于50岁的患者中，肺动脉干的直径和平均肺动脉压力之间相关性很高。在CT上如果发现肺动脉干的直径大于相邻的升主动脉(非动脉瘤性)高度提示肺动脉高压，这是非常有用的征象。

在一项对滤泡性细支气管炎的组织病理学和CT结果的研究中发现，最重要的CT特征为直径1~12 mm的小叶中心结节，部分结节支气管血管周围分布和斑片状磨玻璃影(图43-11)。磨玻璃影通常双侧弥漫性分布。轻度支气管扩张伴支气管壁增厚可见于一些滤泡性细支气管炎病例中。如前所述，滤泡性细支气管炎与LIP是连在一起的。LIP在高分辨率CT上通常表现为磨玻璃影，边界不清的小叶中心结节，小叶间隔增厚和囊肿(图43-12)。但多数报道称LIP与干燥综合征有关，而不是类风湿关节炎。

虽然淀粉样变在病理中很常见，但却很难在高分辨率CT图像上分辨出来，因为它的表现为非特异性的。大的淀粉样沉积偶见无固定形状的或不规则的钙化，常形状怪异，但很难诊断，通常需要活检来明确诊断。

个人或家族的类风湿关节炎病史会增加患霍奇金淋巴瘤的风险。这种风险在严重的类风湿关节炎患者中大大增加。目前还发现类风湿关节炎患者患恶性血液病的风险增加。当任何类风湿关节炎患者在高分辨率CT上发现不吸收的实变时，应考虑可能为淋巴细胞增生性疾病。

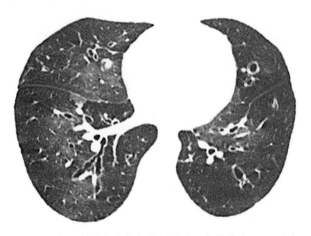

图43-9　类风湿关节炎支气管扩张症。高分辨率CT显示中度支气管扩张和"马赛克灌注"改变，该区域两肺透亮度减低和血管影衰减。33岁，女性，类风湿关节炎患者伴严重的通气受限。

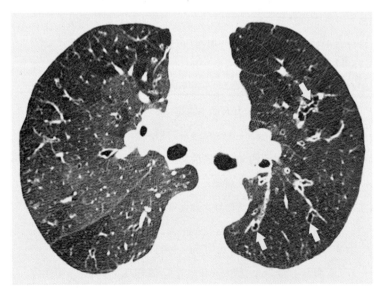

图43-10　类风湿关节炎闭塞性细支气管炎。高分辨率CT显示两肺透亮度减低和血管影增多的"马赛克灌注"改变，支气管扩张(箭)，支气管壁增厚。

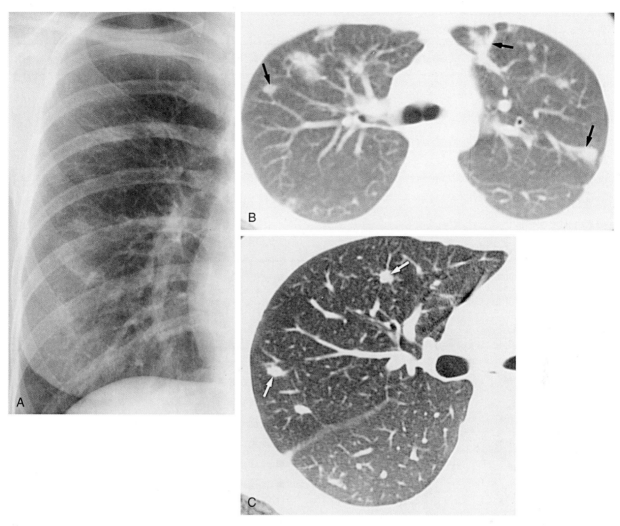

图43-11 A. 类风湿关节炎滤泡性毛细支气管炎。后前位胸片显示右肺边界不清晰结节影。类似的结节在左肺也存在。B. 常规10 mm层厚CT显示两肺局灶性实性结节，主要分布于支气管血管周围（箭）。C. 高分辨率CT显示右肺上叶支气管血管周围边界清晰的结节影（箭）。24岁，女性，类风湿疾病患者。肺活检证实为滤泡性细支气管炎。（*鸣谢 Müller NL, Fraser RS, Colman N, et al. Radiologic Diagnosis of Diseases of the Chest. Philadelphia, WB Saunders, 2001.*）

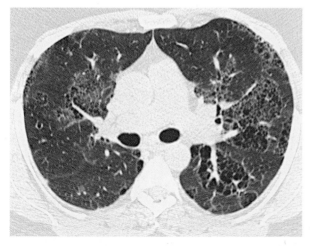

图43-12 类风湿关节炎淋巴细胞性间质性肺炎。高分辨率CT显示两肺磨玻璃影和"肥皂泡"样囊状破坏，见于淋巴细胞性间质性肺炎。31岁，男性，类风湿关节炎患者。

大量抗风湿药物用来治疗CTD。这些药可以对全身产生广泛的副作用，其中对肺部的影响最深。很难鉴别究竟是CTD疾病本身还是药物导致的肺部病变。高分辨率CT对药物所致疾病缺乏特异性，病理改变对应的CT表现见表43-5。

甲氨蝶呤常常是治疗类风湿关节炎的首选药物，最严重并发症是肺炎。"甲氨蝶呤肺"的平均发生率为3.3%，病死率为22%。甲氨蝶呤引起的肺炎可在治疗之后持续数周或数年，其损伤机制特殊。有趣的是，当患者再次尝试此药的时候肺炎并不总是会复发。

金盐被用来治疗类风湿关节炎，据报道1%的患者出现肺部毒性（图43-13）。金制剂治疗可能会引起过敏反应、弥漫性肺泡损伤、肺纤维化、机化性肺炎

表43-5　间质性肺实质疾病相关常用治疗结缔组织病药物

病理学	甲氨蝶呤	环磷酰胺	硫唑嘌呤	青霉素	柳氮磺吡啶	金盐
过敏性肺炎和呼吸衰竭	****					****
亚急性细胞性间质性肺炎	****		**	***	***	****
肺浸润和嗜酸性粒细胞增多	****				***	****
机化性肺炎		****		***		****
肺纤维化(不指定亚型)	****	***		***	***	****
弥漫性肺泡损伤	*	***				*
闭塞性细支气管炎				***		***
肺泡出血	****			**		

Data from www.pneumotox.com.

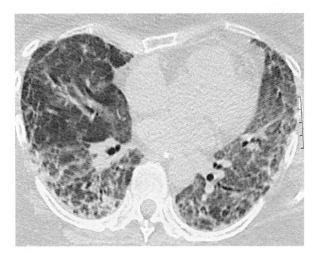

图43-13　金盐引起的类风湿关节炎弥漫性肺泡损伤。高分辨率CT显示弥漫分布的磨玻璃影及斑片状实变影，符合弥漫性肺泡损伤。47岁，女性，类风湿关节炎患者，接受金盐治疗后暴发性呼吸衰竭。

及闭塞性细支气管炎。曾有研究表明，金制剂导致的肺部病变可以和类风湿关节炎引起的肺部病变区分开来。然而，两者之间有很大的重叠性，单凭高分辨率CT无法区分它们。

青霉胺亦被用来治疗类风湿关节炎，它与闭塞性细支气管炎有关。但是，现在对闭塞性细支气管炎的发生究竟是确实和青霉胺有关，还是仅仅和类风湿关节炎有关存在疑问。

很多治疗疾病的药物是免疫抑制性药物，这增加了机体机会性致病菌感染的风险，例如耶氏肺囊虫（原卡氏肺囊虫）、曲霉菌、隐球菌和诺卡菌。更具争议的是，增加了淋巴组织增生性疾病发生的风险。

要点：类风湿关节炎的高分辨率CT表现

- CT可以发现20%~30%的间质性肺炎，而普通X线胸片只能发现5%
- 普通型间质性肺炎较非特异性间质性肺炎略多见
- 网状改变伴或不伴磨玻璃影，以下叶为主
- 其他常见征象：
  - 支气管扩张（见于15%~20%的患者）
  - 在呼气相CT上，闭塞性细支气管炎所致空气捕捉使肺密度减低和血管影增多降低（见于大约15%的患者）
- 少见征象：
  - 继发于机化性肺炎的气管周围及胸膜下实变
  - 小叶中央和支气管周围结节见于滤泡性细支气管炎
  - 外周，基底部为主的结节（类风湿结节）

（三）超声检查　类风湿关节炎患者被发现有各种各样的心脏超声心动图异常表现。彩色多普勒可以用于评估患者肺动脉高压。胸部超声检查对评估胸腔积液和定位最佳穿刺点有帮助。

（四）核医学　吸入性 ^{99m}Tc标记的二乙烯三胺五乙酸（DTPA）的清除率是肺上皮通透性指标。清除率变快或增加是肺炎的一个敏感指标，并且和普通型间质性肺炎低生存率相关。DTPA结果分析必须结合患者吸烟史，因为吸烟是DTPA清除率加快的独立影响因素。在类风湿性关节炎早期，支气管肺泡灌

洗、高分辨率CT、肺功能检查和DTPA清除率是肺部受累的最敏感指标。

（五）影像检查选择 对于有胸部症状的类风湿性关节炎，胸片可以作为首选检查方法。因为胸片能发现胸腔积液，亦可以显示间质性肺病的证据。胸片正常不能排除弥漫性间质或者气道病变，但是高分辨率CT可以做到。超声心动图应被用于研究肺动脉高压，甚至当高分辨率CT显示正常时，低弥散量（DLco）可提醒临床医生患者有轻微肺血管病变存在。

经典征象

类风湿关节炎是第一个有自己诊断标准的结缔组织病。1987年美国风湿协会修订了类风湿关节炎分类标准（表43-6）

相比于非类风湿性关节炎对照组，类风湿关节炎新诊断标准的敏感性为91%~94%，特异性为89%。作者认为，相当数量的系统性红斑狼疮、牛皮癣关节炎、混合性结缔组织病及Reiter综合征患者可能符合这些诊断标准，而正常人很少符合标准

六、鉴别诊断

（一）根据临床资料 需要与类风湿关节炎鉴别诊断的疾病包括风湿性和非风湿性疾病。结缔组织疾病之间有很多临床表现相似之处。风湿性疾病的鉴别诊断包括系统性红斑狼疮、系统性硬化症、多发性肌炎/皮肌炎、混合性结缔组织病、风湿性多肌痛。其他引起关节病的常见疾病有贝赫切特综合征、多关节型痛风、焦磷酸钙沉积病、骨关节炎、病毒性感染（EB病毒，艾滋病病毒，乙型肝炎病毒，细小病毒）、纤维肌痛、反应性关节炎。少见的需要排除的非风湿性疾病包括甲状腺功能减退症、血色素沉着症、结节病、风湿热、淀粉样关节病、类肿瘤综合征。当患者有非对称性关节炎，游走性关节病，大关节为主，远侧指间关节受累，皮疹，胸椎或腰椎疼痛，肾脏疾病，RF阴性状态，低补体血症或者在胸片关节上缺乏进展性骨侵蚀，应考虑类风湿性关节炎之外的诊断。

（二）根据支持性诊断技术 类风湿因子是一系列将IgG分子的Fc部分作为抗原来识别的抗体。这些抗体可能参与清除血液循环中的免疫复合物，因此在很多情况下，慢性炎症的特征是和Fc阳性有关。据报道间质性肺病患者血清和肺泡灌洗液RF滴度升高。类风湿关节炎肺纤维化程度和病变严重性与RF滴度有关，但RF在肺部病变中确切的致病作用仍不清楚。

七、治疗方案概要

- 镇痛药，如非甾体抗炎药
- 糖皮质激素
- 缓解病情抗风湿药，例如：金盐、硫唑嘌呤、D-青霉胺、甲氨蝶呤

表43-6 1987年修订的类风湿关节炎的分类标准（传统格式）*

标准	定义
1. 晨僵	在症状最大改善前，关节内及关节周围晨起僵硬且至少持续1小时
2. 3个或以上关节关节炎	内科医生观察到至少有3个关节同时有软组织肿胀或渗出（不是单独的骨质增生）。14个可能发现病变的部位为双侧PIP，MCP，腕关节，肘关节，膝关节，踝关节和MTP
3. 手关节炎	在腕关节，掌指关节或近端指间关节上至少有1处肿胀（如上述定义）
4. 对称性分布	身体双侧对称部位关节同时受累（如标准2定义）
5. 血清类风湿因子	多种方法证明血清类风湿因子含量异常，仅5%的正常对照人群血清类风湿因子阳性
6. X线影像表现	类风湿关节炎手和腕关节的后前位X线片典型表现，位于或邻近受累关节的骨侵蚀和明确骨脱钙（单独的骨关节炎变化除外）

* 就分类而言，具备7项诊断标准中四项以上标准即可确诊为类风湿性关节炎，其中1至4项临床表现至少持续6周。当患者具备2项标准不能排除类风湿关节炎诊断。对于经典的、确切的或者可能的诊断本表没有涉及。
MCP，掌指关节；MTP，跖趾关节；PIP，近端指间关节。

- 免疫调节,例如,B 细胞去除。
- 血管生成抑制剂。
- 基因疗法。
- 抗炎性细胞因子,如抗肿瘤坏死因子。

医生须知

- 类风湿关节炎多见于女性,为男性的2~3倍,但胸腔积液、间质纤维化和渐进性坏死结节,男性更多见
- 吸烟是公认的风湿性间质性肺疾病的独立预测因素
- 肺部表现包括肺间质疾病(最常见的有普通型间质性肺炎和非特异性间质性肺炎,不太常见的有机化性肺炎和淋巴细胞性间质性肺炎)、肺动脉高压、支气管扩张症、闭塞性细支气管炎和滤泡性细支气管炎(淋巴样组织增生)。渐进性坏死性肺结节罕见
- 高分辨率CT发现20%~30%的间质性肺疾病患者,而胸片只发现5%

要点

- 类风湿关节炎很常见,影响到世界1%的人口
- 类风湿关节炎患者常有肺实质疾病,也是患者死亡的常见原因
- 类风湿关节炎患者经常有亚临床性肺疾病
- 在少数患者(10%)中,肺部症状早于关节病变
- "胸膜炎"是类风湿关节炎最常见的肺部症状
- 类风湿关节炎有广谱肺部疾病,且不相互排斥
- 在行尸检的类风湿关节炎患者中,约1/3的患者有肺纤维化
- 类风湿因子阳性与肺部疾病严重性、关节外表现有关,并且增加死亡率
- 吸烟与类风湿关节炎有协同作用,抽烟患者有更严重的肺和关节疾病
- 胸片发现5%间质性肺疾病患者,而在高分辨率CT上发现20%~30%有此表现
- 相比于非特异间质性肺炎,普通型间质性肺炎略多见,偶见于机化性肺炎
- 其他常见征象包括支气管扩张症、闭塞性细支气管炎和滤泡性细支气管炎

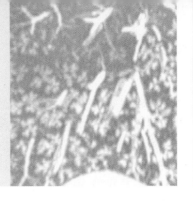
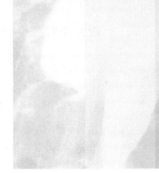

第44章

系统性硬化症（硬皮病）

Maureen Quigley and David M. Hansell

一、病因学

系统性硬化症（硬皮病）有三个主要特点：胶原蛋白过剩、血管损伤及炎症/自身免疫性疾病。系统性硬化症的发病机制目前尚不明确，但已知遗传因素、环境因素和自身免疫因素与其相关。家族聚集性系统性硬化症发生率较低（1.2%~1.5%），但现已建立并奠定了更加坚实的基础以研究其遗传发病机制。

过去系统性硬化症被认为是一种自身免疫的过程，最近对其发病机制的研究已经涉及细胞微嵌合体。细胞微嵌合体来源于怀孕母体循环中持续存在的胎儿细胞。胎儿CD3⁺T细胞在母体血液循环和胎儿细胞的组织反应表明，在一些患者中，微嵌合体可能会发起移植物抗宿主反应，导致系统性硬化症。

二、患病率和流行病学

系统性硬化症属少见病，每年约20万人口患病，发病率约500/1 000 000，且发病率随着年龄而增加，育龄妇女最为常见，一般无种族区别。系统性硬化症患者的死亡率较高，约1/3的患者死于确诊后10年。预测存活率降低的因素包括年龄（>64岁）、肾功能减低、贫血、一氧化碳气体扩散能力减低、血清总蛋白水平减低、肺储备（肺活量）减低。存在抗着丝点抗体（ACA）者较存在抗拓扑异构酶I（SCL-70）抗体者的预后为好，而后者预后较差，且可导致肺纤维化，最后表现为弥漫性系统性硬化症。

三、临床表现

系统性硬化症患者早期，仅1%的患者有呼吸道症状，常表现为劳累后气促。约60%的患者发生呼吸困难，16%的患者在疾病的一段时间表现为胸膜炎性胸痛。与类风湿关节炎或系统性红斑狼疮患者不同，系统性硬化症患者较少产生胸腔积液。然而，在尸检中却常常发现胸膜纤维化和粘连。

约41%的系统性硬化症患者有肺动脉高压，劳力性呼吸困难通常为首发症状。发生肺动脉高压的风险随年龄而增加，在肺动脉高压确诊前即可有气体扩散能力的显著下降（可提示亚临床疾病）。

心血管系统反应较多，包括左右心功能不全（疲劳）、肺动脉高压（呼吸困难）、充血性心力衰竭（水肿）、心包炎/心绞痛（胸痛）、自主神经功能紊乱（心悸）、心律紊乱和传导阻滞（头晕，晕厥，猝死）。

胃肠道反应常表现为吞咽困难。研究证明系统性硬化症患者食管运动的受累程度与肺部疾病的严重程度（量化的肺弥散量下降）相关，其依据是高分辨率CT检查出间质性肺炎。这可由于胃食管反流和肺间质性疾病之间存在某种关系，或者说，它们都反映了全身性血管病变的严重程度。当疾病的持续期较短时，指甲襞毛细血管异常的严重程度与肺部疾病的严重程度密切相关。

系统性硬化症患者中15%伴有关节痛，10%伴有炎性肌病。常见有肌无力，皮肤瘙痒及雷诺现象。患者可表现为高血压或血压正常的肾功能衰竭或急性肾功能衰竭。

本病可以累及局部或全身皮肤。全身性疾病进一步分为局限型和弥漫型。局限型皮肤系统性硬化症包括过去的术语"CREST变种"（钙质沉着、雷诺病、食管运动功能障碍、指端硬化、毛细血管扩张），即指肢体远端包括手肘和膝盖等处的皮肤增厚，伴或不伴面部皮肤系统性硬化症。反之,弥漫型皮肤系统性硬化症是指肢体近侧以及远端的皮肤增厚,包括肘部和膝盖的范围,伴或不伴面部或躯干疾病。虽然弥漫型系统性硬化症患者多见肺部受累,但出现肺部受累症状患者中约有1/3表现为局限性皮肤系统性硬化症。

四、病理生理学

（一）病理学　系统性硬化症的特点是皮肤、消化道、肺、心脏、肾脏等脏器的纤维化和血管阻塞。其中肺是第二常见的受累脏器,肺部疾病是系统性硬化症患者的重要死因。

肺部疾病的两个主要表现为间质纤维化和肺动脉高压,后者为原发性血管疾病,但也可能继发于心脏或肺部疾病。尸检的研究报告指出,3/4的系统性硬化症患者患有肺间质纤维化。因此,系统性硬化症患者中估计约有80%的患者最终发展为肺纤维化,其中肺动脉高压占50%。然而,在对794名系统性硬化症患者的右心导管进行的为期4年的前瞻性随访中发现,只有12%的患者患有肺动脉高压。系统性硬化症患者通常分为两类:一类发展为肺纤维化疾病,抗Scl-70抗体阳性(且肺动脉高压可继发于心肺疾病),一类只有肺动脉高压及血清ACA阳性。有趣的是,ACA和抗Scl-70抗体大部分情况下总是相互排斥,仅在小于0.5%的系统性硬化症患者中两者同时存在。弥漫性皮肤硬化症患者和抗Scl-70抗体阳性的患者患肺纤维化疾病的风险尤其高。

肺纤维化是最常见的组织学亚型——非特异性间质性肺炎(NSIP)。回顾多例系统性硬化症患者的肺活检标本发现,超过75%的患者组织学NSIP阳性。这项研究可推广至更广泛的人群,频发NSIP者可不经肺活检大体推断其患有系统性硬化症。系统性硬化症患者普通型间质性肺炎(UIP)发病率估计小于10%。

系统性硬化症患者弥漫性肺泡损伤的病例报道罕见。与其他结缔组织病如类风湿关节炎不同的是,小气道疾病不是本病的显著特征。系统性硬化症患者肺功能检测中通气受限或功能障碍通常可以归因于吸烟所致。

少数病例报道系统性硬化症患者可出现弥漫性肺泡出血,在大多数情况下,该疾病发生在原有的肺纤维化疾病的基础上。弥漫性肺泡出血要与较多疾病进行鉴别诊断,但有证据表明,系统性硬化症主要继发于毛细血管炎。当然在少数情况下,某些与之相重叠综合征患者(如系统性红斑狼疮)的肺出血可能

与治疗用药有关。

尸检表明对照组与系统性硬化症患者胸膜病变的患病率无差异。然而,超过一半系统性硬化症患者有心包病变,对照组有20%出现心包病变。系统性硬化症的患者几乎都在一定程度上存在片状心肌纤维化,有时会造成心室舒张功能障碍。心室收缩功能障碍也可见于冠心病或高血压性心脏疾病患者。系统性硬化症患者很容易形成传导阻滞和心脏自主神经病变。

一系列尸检结果表明,75%的系统性硬化症患者食管受累,大部分器官解剖结果表明食管呈斑片状纤维化或萎缩或两者兼而有之。

（二）肺功能　系统性硬化症患者的肺弥散量(DLco)可减少至50%或更低,其肺功能储备减少,预测其存活率降低。肺弥散量减少能最早检测出肺功能异常,临床表现为呼吸困难及肺间质纤维化。肺间质纤维化或血管病变而导致肺弥散量减低。对系统性硬化症患者来说,弥散量减少对肺纤维化疾病程度的预测最敏感,当预测值小于55%时,可比较准确地诊断晚期肺动脉高压。但弥散量降低是非特异性的表现,在肺动脉高压确诊前就已存在多年。

五、影像学表现

系统性硬化症的特点是皮肤增厚。弥漫性硬皮病面部受累的一个重要表现是明显的嘴唇周围放射状沟纹(烟草袋征)。皮肤增厚几乎都从手指和手掌开始,其皮肤收紧及增厚的发展过程具有可变性。手、肘、膝关节周围的表皮可钙化。手、脸、嘴唇和胃肠道黏膜表面可见毛细血管扩张。斑形成于皮肤表面只是有碍外观,但发生在胃肠道黏膜表面可因消化道出血导致缺铁性贫血。系统性硬化症患者通常有雷诺氏现象(因寒冷或情绪不稳导致可逆的血管舒缩不稳定)。通常表现为四肢皮肤颜色的变化(苍白、发绀和最终红斑)。

（一）胸片　最常见的胸片表现为弥漫、对称性基底部网状结节影(图44-1)。肺间质不同程度的纤维化,导致肺组织呈蜂窝状改变及肺容积减少,胸片上可见支气管牵拉、扩张。与其他肺间质性疾病一样,胸片缺乏高分辨率CT检测限制性实质疾病的敏感性。许多患者可见食管充气扩张(见图44-1),由于没有食管梗阻,在胸部立位片通常看不到特征性液平面。

（二）CT　多数患有肺纤维化疾病和系统性硬化症患者组织学检验结果为NSIP而非UIP(图44-2,图44-1)。这个结论有组织病理学及放射学依据。

在20世纪90年代就有报道指出，单纯性"隐源性纤维化肺泡炎"的患者与患有纤维化肺泡炎的系统性硬化症患者相比，其影像学显示发病以上肺野多见，两肺的网状密度增高影更粗糙。随着间质性肺炎进行重新分类和对NSIP作为一个独立分型的理解加深，系统性硬化症表现与NSIP更相似，而不是UIP。CT表现与系统性硬化症患者肺活检结果相符。

NSIP的高分辨率典型CT表现主要为下肺野分布磨玻璃影，主要位于胸膜下区，可见网格影和肺结构扭曲（牵拉性支气管扩张及肺体积减小），偶见局

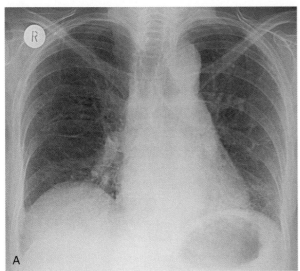

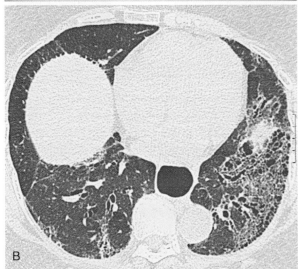

图44-1 A. 系统性硬化症：胸片和高分辨率CT表现。胸片显示主要集中在肺下野的网格影和肺容积的减少。另外可见由食管扩张引起的位于气管左旁区域的充气透亮影。B. 高分辨率CT显示磨玻璃样阴影，广泛的网格影，牵引支气管扩张以及左下肺支气管扩张。轻度纤维化见于右肺下叶、中叶和左肺舌叶伴少许双侧胸膜下蜂窝影。肺实质表现为非特异性间质性肺炎。可见食管扩张。73岁，女性，全身性硬皮病患者。

限性蜂窝肺。早期磨玻璃样阴影可能是唯一的征象，随着时间推移，逐渐发展为网格状结构，支气管牵拉扩张，很少发展为蜂窝状改变（图44-2）。淋巴结肿大常见于系统性硬化症伴间质性肺疾病的患者，淋巴结肿大的程度与间质性疾病严重程度有关，与间质性疾病类型无关。在对多例散发的肺动脉高压（局限性硬皮病）患者研究后发现其肺动脉压升高，其证据为主肺动脉直径增加超过了相邻的升主动脉（图44-3），但是，肺动脉不扩张也不能除外肺动脉高压。

多项研究表明，系统性硬化症的患者患肺癌（腺癌）的风险增加，包括非吸烟者，这与偶见的孤立性肺结节有相关性。

几例散发的系统性硬化症患者可见散发的弥漫性肺泡损伤以及弥漫性肺泡出血，这已有报道，可发现这两种疾病具有类似的非特异性CT表现（广泛的实变和磨玻璃影）。

要点：系统性硬化症高分辨率CT表现

- 肺纤维化（NSIP为最常见的类型）
- 磨玻璃影
- 细网格影（胸膜下的和基底部的）
- 偶发的蜂窝状影（常为局限性）
- 食管扩张
- 肺动脉干增宽
- 纵隔及肺门淋巴结肿大
- 由于感染而形成的实变，吸入性和机化性肺炎，弥漫性肺泡损伤，以及偶发的弥漫性肺出血引起的

（三）超声检查 超声心动图是筛查早期肺动脉高压临床评估的一种辅助手段，也可用于评估心室功能。

（四）核医学 吸入性^{99m}Tc标记的二乙三胺五乙酸（DTPA）的清除率是测定肺上皮细胞通透性的指标，清除率加快是炎症的敏感指标。清除率加快与UIP患者低生存率相关。DTPA扫描可用于评估系统性硬化症中的纤维化肺疾病，并提供此疾病纵向发展的可能，但不被常规使用。

（五）影像检查选择 对系统性硬化症患者而言，胸片是研究肺部受累成像的首要选择。胸片可以显示肺纤维化疾病，食管扩张，肺动脉高压引起的近端肺动脉扩张以及原发性肺肿瘤。因为系统性硬化症患者间伴质性肺疾病常见，在许多医疗中心，即使胸片显示正常，大多数患者也会接受高分辨率CT检

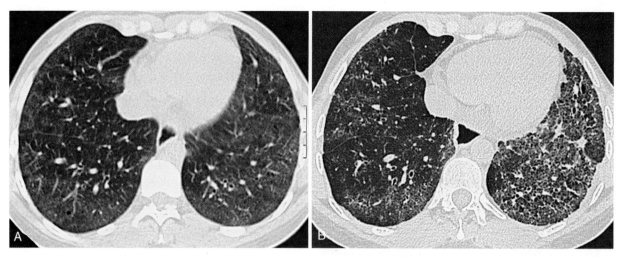

图44-2 系统性硬化症非特异性间质性肺炎。A. 高分辨率CT显示双肺弥漫分布的磨玻璃影。注意极小的两肺周边网格影和扩张的食管。31岁，男性，系统性硬皮病患者。B. 约10年后，高分辨率CT显示广泛网格影、牵拉性支气管扩张伴磨玻璃影表现，与肺纤维化一致。

查。结合临床评估和肺功能检查，超声心动图对评估肺动脉高压也是有帮助的。

经典征象

美国风湿病协会于1980年提出对系统性硬化症的诊断和治疗的初步标准，目前仍然是推荐标准。近端皮肤硬化是唯一一主要标准，其敏感性为91%，特异性为99%。在无近端皮肤硬化的情况下，指端硬化、指端出现凹陷性瘢痕或末梢指尖的表面损耗以及基底部的肺纤维化为次要标准。一个主要和两个次要的标准存在于97%的确诊为系统性硬化症患者中，但在对照组中仅存在2%，对照组包括系统性红斑狼疮、多发性肌炎/皮肌炎以及雷诺现象的患者

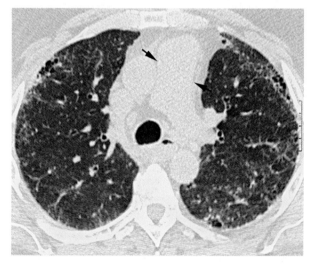

图44-3 系统性硬化症伴肺动脉高压和肺纤维化疾病。CT显示两肺磨玻璃影及周边为主网格影，少许蜂窝影，与间质性纤维化一致。肺动脉的直径大于相邻的升主动脉（箭）。62岁，男性患者，经右心导管检查证实患有全身性系统性硬化症、肺纤维化疾病、肺动脉高压。

六、鉴别诊断

（一）根据临床数据 系统性硬化症的鉴别诊断包括结缔组织疾病，如类风湿关节炎、混合性结缔组织病以及其他结缔组织病。罕见的、可混淆为系统性硬化症的疾病包括嗜酸细胞增多性肌痛综合征、嗜酸性筋膜炎、移植物抗宿主病和丘疹性黏蛋白沉积症。一旦皮肤增厚从手指和手以外的任何地方开始，就可以区分局限性系统性硬化症或嗜酸性筋膜炎。

（二）根据支持性诊断技术 在所有的自身免疫性疾病中，血清抗体是重要的诊断指标。ACA与系统性硬化症中局限性皮肤受累相关。该抗体相对具有特异性，且一项研究显示其敏感性为32%。此抗体很少存在于健康患者，其存在于"正常"的血清中可作为预测系统性硬化症发展的指标。ACAs与继发于增生性血管病变的肺动脉高压相关，且抗Scl-70抗体与肺纤维化的存在和严重程度相关。

抗核仁型抗体（AnoA）系统也是一组多相性的抗体且未用于常规筛查，但可以同时出现在患有硬皮病及皮肌炎的患者中，50%的患者发现抗MP-Scl抗体的存在。此类抗体很少在"单纯"的系统性硬化症

中存在，经证实其存在率为3%~8%；此类抗体的存在可预测局限性的皮肤受累。

支气管肺泡灌注液粒细胞增多已被证明可以预测肺纤维化疾病进展与肺功能恶化，其最敏感监测是测量肺弥散量（DLco）。

七、治疗方案概要

- 镇痛药，如非甾体抗炎药
- 糖皮质激素
- 抗风湿药物，如甲氨蝶呤和环磷酰胺
- 补骨脂素长波紫外线（PUVA）治疗瘙痒
- 血管扩张剂，如钙通道阻滞剂、血管紧张素转化酶抑制剂、前列腺素
- 抗纤维化药物，如秋水仙碱和D-青霉胺
- 质子泵抑制剂，如奥美拉唑
- 免疫调节治疗，如光分离置换法

医生须知

- 系统性硬化症患者伴有肺部受累有两种形式：肺纤维化疾病伴或不伴肺动脉高压或"原发性"肺动脉高压不伴有肺纤维化疾病。患者的自身抗体系统决定哪一种模式的可能性更大
- 系统性硬化症患者肺癌的发病率增高
- 一氧化碳弥散率（DLco）下降，临床评估和超声心动图可用于筛查肺动脉高压
- 研究系统性硬化症肺部受累，胸片是首选影像学检查方法。然而，即使胸片正常，高分辨率CT也经常使用

要点

- 硬皮病几乎无一例外地表现为肺部受累
- 最常见的肺部表现是肺纤维化疾病和肺动脉高压
- 肺纤维化疾病见于约80%的患者
- 系统性硬化症和肺纤维化疾病的患者多数有NSIP，而不是UIP

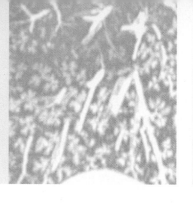

第45章

系统性红斑狼疮

Maureen Quigley and David M. Hansell

一、病因学

系统性红斑狼疮（SLE）的病因涉及遗传和环境因素、性激素及细胞介导反应。SLE的B淋巴细胞失去自身耐受性并不恰当地产生自身抗体。血清抗细胞核抗体（ANAs）阳性是SLE的敏感检测指标，几乎存在于所有患者中，虽然抗-DNA抗体少于ANAs，但其特异性更高。抗双链DNA抗体高滴度被认为是SLE活动性的最好标志。

遗传缺陷的证据来自单卵双生儿的相同发病率（约为25%，异卵双生儿为2%）。狼疮易感性基因的研究发现了大量的变异基因，与HLA相关性因种族而异。

细胞凋亡（不同损伤引起的细胞程序性死亡）是SLE发生的决定性因素。SLE自身免疫性的触发可能是暴露于EB病毒和巨细胞病毒。性激素在促进或调节SLE中具有重要作用，疾病主要发生在育龄期妇女，雌激素可以使狼疮易感小鼠病情恶化。

二、流行病学

SLE的发病率是（17~48）/100 000。大多是女性发病（女：男=8：1），发病年龄为15~45岁。儿童期和妇女绝经后，这一比例接近于2：1。SLE患者的生存率有所提高，在一组欧洲患者大队列的研究中，92%患者在起病后存活了10年。高死亡率的原因是感染、肾脏病、非霍奇金淋巴瘤和肺癌。女性、年轻、疾病持续小于1年及非洲、美洲人是死亡高风险因素。

在一项SLE患者的调查中，患者入院的最常见原因是肺炎并发急性呼吸窘迫综合征。总的来说，

SLE最可能的死亡原因是疾病活动期、血栓性并发症及感染。

三、临床表现

尸检中，SLE均存在肺部疾病，但是肺部受累不一定与高发病率有关，也可以是无症状的。SLE常见症状有关节炎、面部红斑、对光敏感和神经系统受累。SLE诊断较难，从患者第一次发病到最终确诊，可能需要2年时间。

复发性胸膜炎性胸痛是SLE最常见的胸部症状，肺部感染也是常见并发症。胸腔积液通常是双侧出现，多数积液量少，富含蛋白质的渗出液，补体和ANA活性较低。虽然胸膜炎可与活动性狼疮有直接关系，但肺栓塞也考虑，特别是那些有抗磷脂综合征的患者（见后）。

SLE最初症状有咳嗽、呼吸困难和胸痛。下呼吸道感染由常见病菌和机会性致病菌引起，这是由于SLE患者大多免疫抑制，细胞免疫发生了改变。SLE的"萎缩肺"综合征是由膈肌功能减弱和胸廓减小所引起，"萎缩肺"综合征以不明原因呼吸困难为特征，开始发生在运动后，最终静息时也可发生，数月内进行性加重，偶尔可致命。

狼疮肺炎患者可出现暴发性的呼吸衰竭，它可继发于机会性致病菌感染、药物、肾脏或心脏功能损伤，这一点很重要。在确诊SLE的最初5年内，最常见的死亡原因是感染，但5年之后血栓性疾病就成为生存率降低的最主要原因。临床上弥漫性肺泡出血常无症状（并不总引起咯血），但它常见临床表现是咯血、低氧血症、咳嗽、贫血及血性支气管肺泡灌洗液。

由于存在抗心磷脂抗体、抗磷脂抗体及狼疮抗凝物（LA）或上述抗体并存，抗磷脂综合征临床上以发生血栓性疾病、产科并发症和血小板减少症为特征。抗磷脂综合征可单独发生（原发抗磷脂综合征），也可以伴发于SLE或其他风湿性或自身免疫性疾病（继发抗磷脂综合征）。

抗心磷脂抗体普遍存在于SLE患者中，它与静脉和动脉血栓形成有关。绝大部分SLE患者可继发抗磷脂综合征，并且在SLE患者中，LA阳性的患者其患深静脉血栓（DVT）的风险大于那些抗心磷脂抗体阳性的患者。一项关于SLE的大型Meta分析中，50%患者LA阳性，69%患者抗心磷脂抗体阳性。LA阳性患者患DVT的风险是阴性患者的6倍，然而抗心磷脂抗体阳性的患者发生DVT的风险大约是阴性患者的2倍。

SLE患者中肺动脉高压可继发于肺栓塞、间质性肺病和心瓣膜病，有时也可为原发性肺动脉高压，由源于毛细血管前血管丛病变而引起。原发性肺动脉高压患者更容易发生雷诺现象。在关于SLE的一篇综述中，8%患者发生肺动脉高压（多普勒超声测定大于30 mmHg）。在这些患者中，一半为原发性肺动脉高压，另一半为继发性肺动脉高压。抗磷脂综合征患者发生肺栓塞和心瓣膜病的风险较高，SLE并发抗磷脂综合征心瓣膜病变的确切发病机制仍不清楚。

SLE患者患动脉粥样硬化的风险增加，SLE是卒中和心肌梗死的独立危险因素。18~44岁的SLE女性患者患卒中和心肌梗死的风险是其他年龄段的2倍，心力衰竭的风险为4倍。SLE患者，心包炎和心包积液是常见症状，尽管心肌炎相对较少见。

全身症状包括疲劳、体重下降、发热等，严重影响SLE患者的生活质量。发热提示SLE病情加重或存在感染。1/3 SLE患者有肾病，它仍是严重威胁患者生命的重要并发症之一。

大多数SLE患者存在关节痛、肌痛和典型的"雅库关节病"。雅库关节病可影响50%以上SLE患者的双手，具有可复原性、非侵蚀性关节畸形（双手功能可保存）的特点。

皮肤病变是SLE常见症状，包括典型的面部红斑、盘状红斑、全身光敏感性高。暴露于阳光是全身潮红的一个已知诱发因素，大概是因为增加了表皮细胞凋亡而致。复发性口腔溃疡是疾病活动的一个特征，患者可因干燥综合征而表述口干。

血液学特征包括正色素性贫血、血小板减少症（偶尔，并非全部都与抗磷脂抗体有关）和白细胞减少症。

消化道症状通常表现为非特异性腹痛和消化不良。消化道症状可源于症候性自身免疫组织损害（狼疮性肠炎、蛋白减少性胃肠病）、狼疮相关组织功能障碍并发症、感染、抗磷脂抗体综合征的血栓栓塞、药物（皮质类固醇和镇痛药引起溃疡）及其他不相关异常等。肝脾肿大可随疾病活动性而变动，尽管肠系膜血管炎较罕见，但它可危及生命。

神经精神病性狼疮临床表现多样，有头痛、抽搐、精神病诊断（压抑、精神异常及神经病）等，所以很难诊断。

四、病理生理学

（一）病理学 SLE最常见的肺部表现（除外感染）为弥漫性肺泡损伤，广义上又被称为"急性狼疮肺炎"。一半以上SLE患者最初表现为急性狼疮肺炎，50%狼疮肺炎患者可致命。急性狼疮肺炎住院患者存在狼疮的概率达到6%以上；急性肺泡损伤患者最终部分表现为痊愈和纤维蛋白溶解，部分肺实质纤维化（永久瘢痕）。机化性肺炎不是SLE的常见肺部表现。

SLE中仅有几项关于活检证实肺实质病变的研究。在一项2例SLE患者的外科手术肺组织活检标本的研究中，其中一例表现为寻常型间质性肺炎（UIP），另一例表现为滤泡性细支气管炎伴少量细胞性非特异性肺炎（NSIP）。病理学证据的缺乏很大程度上是因为SLE患者很少进行外科肺切除手术。SLE患者伴原发性纤维化肺疾病的比率约小于10%。在一项SLE患者尸检的研究中，仅有4%患者存在间质纤维化，但与这种大体表现相关的组织病理学研究未见报道。

在一项住院SLE患者的大型队列研究中，弥漫性肺泡出血的发病率约为2%，其死亡率较高。SLE弥漫性肺泡出血的发病机制和狼疮肾微血管病类似。在肺和肾，微血管损伤的机制与免疫复合物沉积及其凋亡诱导有关。一些SLE患者的病理学样本中同时发现了急性狼疮肺炎和弥漫性肺泡出血，由此可以推测他们有相同的病理学机制，临床表现却不一样。然而，急性狼疮肺炎可导致慢性肺部疾病，弥漫性肺泡出血却不会。原发和继发抗磷脂综合征的肺部并发症从组织学和影像学上均不能彼此区分。两者均可产生微血管栓塞和毛细血管炎。可以肯定的是，弥漫性肺泡出血的影像表现不具有特异性，因此抗磷脂综合征被称为急性狼疮肺炎可能是错误的。SLE有数例淋巴细胞性间质性肺炎的个案报道,通常与干燥综合征相并存。然而,也有少数病例报道,SLE患者伴淋巴细胞性间质性肺炎而不存在重叠。

两项高分辨率CT研究中报道过轻度支气管扩张,但文献中报道病例不多。小气道疾病,如缩窄性闭塞性毛细支气管炎,在SLE患者中罕见。

SLE肌病可以影响横膈,导致膈抬高和基底部肺不张,即"萎缩肺"。关于其发生机制,有很多争论。在其中一项研究中,大多数萎缩肺患者的神经肌肉膈肌功能正常。

SLE与一些肿瘤存在一定联系,尤其是白血病、非霍奇金淋巴瘤和肺癌、胆管癌。

(二)肺功能 SLE患者肺功能多项指标异常,一般来说,大约2/3 SLE患者存在肺功能检测指标异常。

五、临床表现

8% SLE患者皮肤和关节可受累。最常见的初始症状是光敏性皮疹和脱发。关节痛或关节炎常见。患者常有发热,单独一个器官可受累,例如浆膜炎、肾小球肾炎、神经精神紊乱、血液学异常、血栓(继发于抗磷脂抗体)和急性肺炎等。

六、影像学表现

(一)胸片 SLE最常见的胸片异常表现是两侧胸腔积液或胸膜增厚(图45-1)、心包积液或心脏增大可使心影增大。最常见的肺部表现是继发于感染

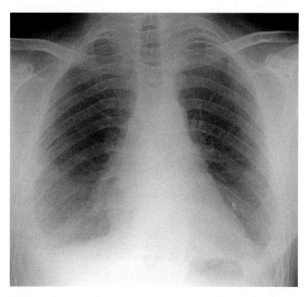

图45-1 SLE两侧胸腔积液。一位30岁女性SLE患者的胸片示两侧少量胸腔积液(左侧胸腔积液引流)。

的肺实变。其他急性表现有肺栓塞、急性狼疮肺炎(1.4%~4%)及肺出血(小于2%)。

对于急性狼疮肺炎,胸片不具有特异性,但它可特征性地显示单侧或两侧下肺野的斑片状磨玻璃阴影或实变(图45-2)。胸片较难鉴别急性狼疮肺炎和感染性肺炎。肺出血表现为双侧斑片状或弥漫性磨玻璃阴影或实变(图45-3)。

"萎缩肺"综合征,胸片和CT可特征性显示横膈抬高,邻近肺不张及少量胸腔积液(图45-4)。

间质性肺病的胸片表现通常较轻,主要为下肺野的网状影(图45-5)。

尽管肺栓塞的胸片表现多种多样,大多没有特异性且敏感性较低,但胸片可除外类似肺栓塞的其他疾病。

(二)CT 关于SLE患者肺部表现的高分辨率CT表现报道较少。迄今为止最全面的报道是,一项34例SLE患者的前瞻性研究发现,70%患者存在HRCT异常表现。这与其他结缔组织疾病CT研究结果一样,这些SLE患者无明显呼吸道症状。1/3患者存在间质性肺病,21%存在支气管扩张,18%患者腋窝及纵隔淋巴结增大,15%存在胸膜心包异常。SLE伴发间质性肺病患者的比例高于先前的研究,其诊断主要是依靠临床和影像学表现,推断SLE患者间质性纤维化发病率为3%~8%。SLE患者支气管扩张通常是轻度的,以前多被漏诊;支气管扩张可因免疫损伤和反复感染所致,反映了它是一种交叉性疾病。这项研究中支气管扩张发病率和以往风湿性关节炎患者发病率相似(15%)。

另一项针对SLE患者肺部受累的CT研究中排除了所有肺部存在症状和胸片异常的患者。超过1/3患者HRCT异常,18%有支气管扩张,13%有胸膜增厚。1/3患者小叶间隔增厚,小叶内出现线状影,22%患者存在结构扭曲。这些异常多位于胸膜下或下肺野,它们的存在代表着纤维化(图45-6)。

存在呼吸道症状的SLE患者发生间质性肺病的比例增加,其中60%患者存在慢性间质性肺病。这两项大的CT研究中未提及明显蜂窝样改变,可能是因为这两项的研究对象为未知肺部存在疾病的SLE患者。其中一项研究将纤维化肺疾病称为"慢性肺炎",这一名称早已在结缔组织疾病相关的纤维化肺病中被废用。结缔组织相关肺病现在多被称为结缔组织疾病-间质性肺病,放射-组织病理学对照研究可适用。由于结缔组织疾病的病理学表现不是原发的,继发性弥漫性肺泡损伤这个名称现在已不再使用。

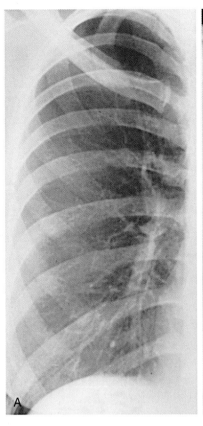
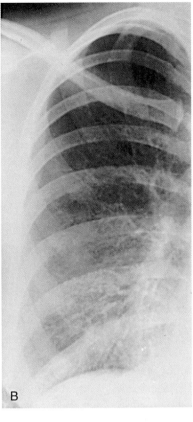

图45-2 急性狼疮肺炎。正位胸片细节图（A）显示右肺正常。2天后，这位SLE患者（B）在出现呼吸困难和咳嗽后，右肺中下肺野透过度降低，肺纹理增多。左肺表现同右肺（未显示）。这些表现与急性非心源性肺水肿一致。（引自 *Müller NL, Fraser RS, Colman N, et al. Rodiohgic Diagnosis of Diseasesof the Chest. Philadelphia: WB Saunders, 2001.*）

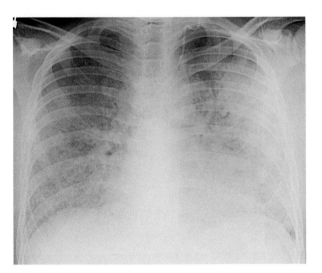

图45-3 SLE患者弥漫性肺出血。胸片示弥漫性双侧肺实变。这是一位18岁男性SLE咯血患者。

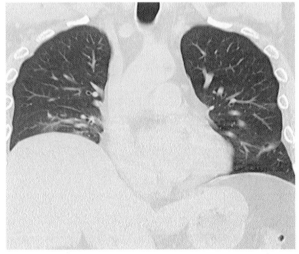

图45-4 SLE患者"萎缩肺"综合征。一位50岁男性SLE患者的冠状位CT示横膈抬高伴邻近肺不张，形成特征性的"萎缩肺"综合征。

弥漫性肺泡出血的CT表现不具有特异性，包括广泛磨玻璃影和空气支气管征（图45-7）。弥漫性肺泡出血的CT表现与感染性肺炎和弥漫性肺泡损伤比较难鉴别（图45-8）。HRCT上，急性狼疮肺炎表现为广泛磨玻璃影、肺实变及空气支气管征，肺实变

多伴随有胸腔积液；胸腔积液少见于轻度弥漫性肺泡出血。

50%以上SLE患者伴发抗磷脂综合征，并易发肺栓塞（图45-9）。大多数患者存在深静脉血栓，尽管很少，肺动或静脉栓塞还是可以发生的。

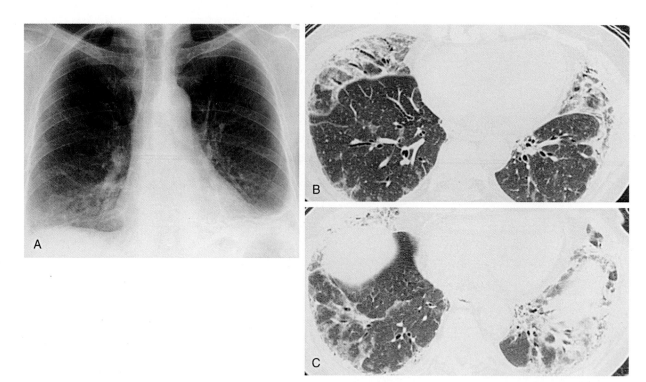

图45-5 SLE肺纤维化。正位胸片（A）示两下肺野不规则线状影。HRCT（B，C）示右肺中叶、左肺舌叶及两肺下叶实质异常，包括磨玻璃影、不规则线状影、肺纹理紊乱及提示纤维化的支气管扩张。这是一位长期患SLE的53岁女性患者。（引自 *Müller NL, Fraser RS, Colman N, et al. Radiologic Diagnosis of Diseasesof the Chest. Philadelphia, WB Sounders, 2001.*）

重点：SLE常见影像学表现

- 胸腔积液
- 心包积液，心脏增大
- 感染、弥漫性肺泡损伤或出血所致肺实变
- 肺体积缩小（萎缩肺综合征）
- HRCT上间质性纤维化表现为胸膜下或基底部分布，偶见高分辨率CT上少量蜂窝肺
- DVT和肺栓塞（抗心磷脂抗体及抗磷脂综合征所致）
- 轻度支气管扩张
- 肺动脉增粗（肺动脉高压）
- 胸膜下肺梗死（罕见）

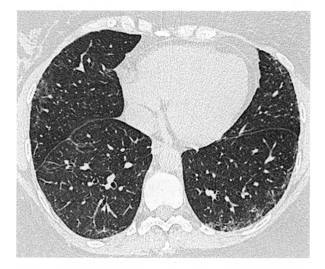

图45-6 SLE纤维化肺疾病。一位45岁SLE伴发纤维化肺病女性患者的HRCT示胸膜下及基底部网格影（组织学亚型未知）。

（三）**磁共振成像** 中枢神经系统疾病通常行MRI来检查脑及脊髓。在最近一项关于神经精神性狼疮MRI研究中，34%患者脑部扫描正常。

（四）**超声检查** 高分辨率超声可以实时显示SLE患者的关节和肌腱病变的影像，也可评估软组织、感染及骨质变化。

（五）**核医学** 吸入⁹⁹ᵐTc-DTPA的清除率是肺上皮细胞通透性的一个参数，清除率增加是炎症的一个敏感指标。DTPA是非特异性的指标但又可反映间质受累。通气灌注扫描以⁹⁹ᵐTc为标记物，在诊断肺栓塞中具有重要作用，但肺动脉高压患者在理论上可以进一步加重已废弃血管床的闭塞。

（六）**影像检查选择** SLE伴发呼吸道症状的患者可先摄胸片，排除其他鉴别诊断。胸片可以发现胸腔积液及下呼吸道感染，这些征象可不需进一步检

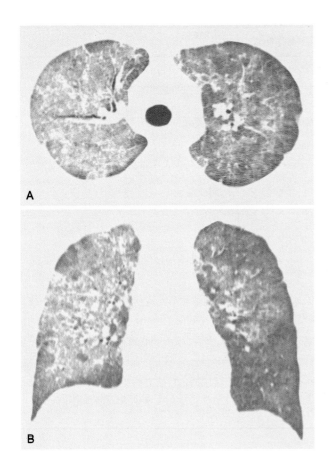

图45-7 SLE弥漫性肺泡出血CT表现。A. HRCT是两肺上叶磨玻璃影、实变、小叶间隔增厚及结节影，右肺为主。B. 冠状位CT示病灶分布不对称。

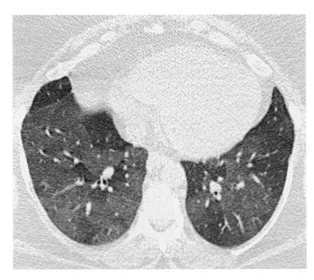

图45-8 一位37岁女性，SLE并发急性呼吸道症状患者诊断为急性狼疮肺炎。HRCT示广泛磨玻璃影，最后这些区域最终演变为纤维化。

查。SLE患者肺栓塞发生率较高，临床怀疑肺栓塞患者均需行肺CT血管造影或放射性核素通气-灌注扫描。HRCT可以发现已知或可疑的间质性肺病。

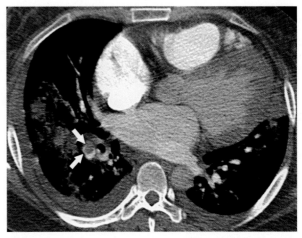

图45-9 SLE急性肺栓塞。增强CT显示右下肺动脉充盈缺损（箭）。同样显著的是肺出血引起的实变，两侧少量胸腔积液及心脏扩大。这是一位26岁SLE伴发抗磷脂综合征的女性患者。

典型征象

SLE诊断标准得到彻底性改变是在1982年。此时，公开发表的这些诊断标准的敏感性和特异性均为96%。但后来这些标准仍做了轻微的变动（表45-1），尽管这些变动提高了免疫标记物的准确性，这些标准的临床准确性尚未得到证实

七、鉴别诊断

（一）临床资料 对于多器官受累患者，SLE需与风湿性及非风湿性疾病鉴别，其诊断主要依据诊断标准和自身抗体。非风湿性疾病病程为全身性感染，包括HIV感染、传染性单核细胞增多症、病毒性多关节病及链球菌感染后肾小球肾炎。

狼疮需与风湿性疾病鉴别，包括风湿性关节炎、硬皮病及混合性未区分结缔组织疾病。单器官受累鉴别诊断更复杂。很多药物可诱发SLE，其中普鲁卡因、卡比多巴最常见。药物引起的狼疮通常发生在用药过程中，停药数周后，症状可消除，这些症状有肌肉痛、关节痛、流感样症状及浆膜炎（ANA阳性患者）。

（二）支持诊断技术 98%以上SLE患者ANA升高。ANA检测对SLE具有很高敏感性，但特异性较低；所以大多数ANA升高患者不一定有SLE，SLE患者ANA一定升高。ANA滴度与疾病活动性无相关性，然而临床病史、血沉、抗双链DNA及补体一定程度上可以预测疾病活动性。

表45-1 1982年修正的SLE分类标准,2005年美国风湿病学会推荐补录

标准	定义
1. 颧部红斑	遍及颧部的扁平或高出皮肤固定性红斑,鼻唇沟部位常不受累
2. 盘状红斑	隆起红斑上覆有角质性鳞屑和毛囊栓塞,旧病灶可有皮肤萎缩性瘢痕
3. 光敏感	对日光有明显的反应,引起皮疹(依据病史和/或医生观察)
4. 口腔溃疡	口腔或鼻部无痛性溃疡(医生观察)
5. 关节炎	非侵蚀性关节炎,累及≥2个周围关节,特征为关节肿、痛或渗液
6. 浆膜炎	胸膜炎-胸痛、胸膜摩擦音或胸腔积液 心包炎-ECG异常,心包摩擦音或心包积液
7. 肾脏疾病	尿蛋白定量>0.5 g/d,或常规尿蛋白>3+;细胞管型可为红细胞、血红蛋白、颗粒状、管状或混合管型
8. 神经系统异常	抽搐——非药物或新陈代谢紊乱,如:尿毒症、酸中毒及电解质紊乱或精神失常——非药物或新陈代谢紊乱,如:尿毒症、酸中毒及电解质紊乱
9. 血液学异常	溶血性贫血伴网状红细胞增多;白细胞减少(4 000/mm³,至少2次);淋巴细胞减少(1 500/mm³,至少2次);血小板减少(100 000/mm³,药物影响除外)
10. 免疫学异常	抗ds-DNA抗体阳性;抗Sm抗体阳性;抗磷脂抗体阳性包括:① 抗心磷脂抗体IgG或IgM水平异常;② 狼疮抗凝物阳性;③ 梅毒血清试验假阳性至少持续6月,并经梅毒螺旋体固定试验或梅毒抗体吸收试验证实

抗Sm抗体水平升高是诊断SLE的一个标准,尽管特异性较高,但其他结缔组织疾病可以存在。

八、治疗方案概要

- 皮质类固醇激素
- 抗风湿药,如硫唑嘌呤、环磷酰胺
- 抗凝药,如华法林
- 免疫疗法,如:静注免疫球蛋白
- 针对"萎缩肺"综合征,如茶碱

医生须知

- SLE临床表现多样
- SLE患者因病情加重、感染和栓塞而死亡
- 栓塞的发生与抗心脂抗体和抗磷脂综合征有关。50%以上患者存在上述抗体
- SLE弥漫性肺泡损伤可原发或继发,急性肺炎常可致命

要点

- SLE诊断主要采用美国风湿病学会的诊断标准
- SLE最常见的肺部并发症是感染、急性狼疮肺炎和肺栓塞。少见肺部表现有间质性纤维化(UIP,NSIP)、机化性肺炎、淋巴样间质性肺炎和支气管扩张。闭塞性毛细支气管炎罕见
- SLE患者罹患白血病、淋巴瘤和肺癌的风险增加
- SLE高分辨率CT表现还没完全发现。SLE间质性纤维化的CT表现为胸膜下及下肺野分布,仅偶见蜂窝肺
- 无呼吸道症状的SLE患者,大部分患者存在影像学异常或生理学测试异常,但大多数患者都有隐匿性肺病的亚临床表现

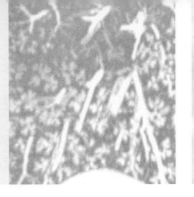
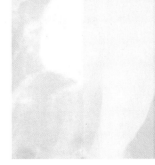

第46章

多肌炎 / 皮肌炎

Maureen Quigley and David M. Hansell

一、病因学

免疫介导的肌炎和血管损伤是多肌炎和皮肌炎的特点。多肌炎中，免疫系统对抗肌肉抗原，而皮肌炎中，补体介导破坏肌内膜和血管真皮微血管结构。PM/DM自身免疫功能失常的触发机制尚不清楚。和其他结缔组织疾病一样，B细胞和T细胞自身调节被破坏。病毒感染可对发病起一些作用，但免疫力下降是其直接原因。疾病发病具有季节性，提示传染源是PM/DM的一定成因。抗Jo-1抗体阳性的患者，发病多在4月，而携带其他抗体（如：抗信号识别因子）的患者，发病多在11月。动物模型可为病毒诱导肌炎提供证据，有多种不同传染源，包括柯萨奇病毒、细小病毒属、肠病毒、人T淋巴细胞病毒及HIV。

二、流行病学

PM/DM年发病率大约为(5~10)/100万人口，DM有两个发病高峰期：儿童、青中年。PM多见于女性（女：男=2：1），黑人发病率高于白人。PM/DM中，肺部疾病可以掩盖原发肌肉疾病，PM/DM伴发间质性肺病（ILD）患者病死率高于单纯患者。PM/DM病死率为10%~27%，死亡原因多为癌症或肺部并发症。预后较差的因素有发病年龄、男性、吞咽困难、发病时间久（确诊或治疗前）、肺和心脏受累、抗Jo-1抗体的存在等。大多数患者都有一个慢性、反复发作的疾病过程（80%）。

三、临床特征

通常认为PM和DM是同一疾病谱，主要临床差别为DM患者面部有显著紫红色斑。但PM和DM发病机制是不一样的，DM是体液介导的微血管病，PM则是细胞介导的肌纤维免疫反应。但在很多临床研究中，PM和DM多被分为一类。

PM/DM可急性或隐性发病，急性感染是其诱发因素；发病前3个月，儿童型DM患者多有全身性症状。DM见于小儿，儿童和成人症状相似，儿童发病多为急性。

PM临床特征为近端肌肉无力伴压痛、肌痛。患者可有呼吸困难、吞咽困难、吸入性肺炎、发热、体重减轻、继发性干燥综合征、雷诺现象、多关节炎及血管肌病等。PM/DM患者ILD发病率尚不明确，大约为39%~65%。一项大规模的PM/DM尸检报告中描述42%患者伴发有ILD，78%患者有严重肺部症状。仅凭胸片诊断PM/DM患者ILD患病率低于9%~10%，这反映出胸片的敏感性低于高分辨率CT。PM/DM中多关节炎和ILD之间联系已明确，在大约1/3 PM/DM患者中，其肺部症状早于炎性肌病的症状。肺部表现形式多种多样，可有暴发、急性（弥漫性肺泡损伤、肺炎）及慢性进展过程（纤维化肺疾病、肺动脉高压、呼吸肌功能减弱）等。肺部表现也可是隐匿性的。

确诊PM/DM患者易感染。他们的免疫力受到抑制，可发生条件性或非条件性致病菌感染。一项关于PM/DM患者住院病历记录的回顾性调查中，发现大多数患者（89%）在发病后均存在机会性致病菌感染，病菌种类繁多，其中一半以上为真菌。

PM/DM患者可发生肺动脉高压、肌炎（呼吸肌受累）相一致的肺动脉高压，实验室检查各项参数可显著异常，而影像学检查却可正常。尽管原发性肺血管疾病较少见，但PM/DM肺动脉高压通常继发于ILD。

呼吸肌功能减弱可导致呼吸衰竭；然而轻度呼吸衰竭预后较好，对仅呼吸肌功能减弱者很少使用机械通气。

喉肌麻痹可致发声困难，食管受累可致吞咽困难。一半以上炎性关节病患者可有食管病变，食管肌病可因横纹肌受累而发生在近端，也可因平滑肌受累而发生在远端。尤其在合并混合结缔组织病患者中更为明显。暴发性肌炎可引起严重横纹肌溶解和肌红蛋白尿，从而导致突发急性肾衰竭。

DM的皮疹多为灰红色的。紫色周围水肿是DM特征性表现。皮疹可迅速消退，但也可被褐色色素沉着、萎缩、瘢痕和白癜风所代替。皮下钙化可出现，儿童DM尤为多见。其分布与系统性硬化病相似，但DM的皮下钙化分布更广泛，尤其是未经治疗或正在治疗的患者。多关节痛可伴有关节积液、关节肿胀和其他非致畸性关节炎等，大约30%患者可出现上述症状，但大多较轻微。

尽管心脏受累并不常见，但它对于预后具有重要影响。心脏受累是PM/DM第三大死亡原因，仅次于败血症和恶性肿瘤。文献中描述的心脏表现多种多样，有传导异常、心肌炎、冠状动脉粥样硬化、心瓣膜病及心包疾病等。

成人型DM与恶性肿瘤间有无联系尚有争议。尽管一项102例成人型DM的研究已经推翻了这一联系，最近有更多基于人口的队列研究已经证实恶性肿瘤与DM/PM间存在一定的联系。这些研究表明PM和恶性肿瘤之间具有密切的联系，有数据证实DM/PM和恶性肿瘤间的联系并不完全是因为各种偏差的存在。尚需要更多数据来确定个体癌症的危险性，尽管已经有数据显示卵巢癌、肺癌与DM相关，肺癌和非霍奇金淋巴瘤与PM相关。

PM/DM的分类容易混淆。无肌炎性DM指DM不伴发肌炎，肺纤维化不常见，仅有部分个案报道。抗合成酶综合征发生于存在抗合成酶抗体（抗Jo-1抗体是其中之一）的PM/DM患者。这些患者的临床表现与PM、DM相似，但他们更易于发生ILD，病死率也高。

四、病理生理学

（一）解剖 为了明确PM/DM损伤的特异部位，需要对肌肉微观解剖学有所了解。肌肉是由包含肌细胞的肌纤维组成的，以肌节为单位，包括肌动蛋白及肌球蛋白。每个肌细胞周围有肌内膜包绕，众多肌细胞由肌束膜集合成簇状。众多肌束由肌外膜包绕形成肌肉。PM有肌内膜（与肌细胞相连）淋巴炎症，而DM则有肌束萎缩。

（二）病理学 与PM/DM相关的最常见肺部疾病有非特异性间质性肺炎（NSIP）、机化性肺炎（OP）、弥漫性肺泡损伤（DAD）、间质性肺炎（UIP）、肺泡出血（继发于毛细管炎）。一项来自PM/DM患者外科肺手术标本的研究发现其主要组织学表现为NSIP。Ikezoe等选择胸片或肺功能检测异常的PM/DM患者为研究对象，其中半数以上患者行肺组织活检。最常见的HRCT表现为线状影（100%）、磨玻璃影（100%）、气腔实变征（超过半数）、细小蜂窝影（17%）。与病理学相对照，大多数有空气支气管征的患者诊为OP，两例有磨玻璃影和气腔实变征的患者诊为DAD，所有存在蜂窝影的患者均存在UIP。这些患者中没有发现NSIP，可能是因为本文发表于NSIP首次被作为独立表现的2年后。Douglas等复习了70例PM/DM和ILD的患者，22例行肺组织活检，发现绝大多数患者存在NSIP改变（81%）。其余患者存在DAD、OP和UIP。

病理学上，PM/DM患者可由DAD，逐渐进展为OP，最后变为纤维化NSIP。最初为急性肺上皮损伤，然后肺泡产生肉芽组织并机化（OP）。OP的斑片状实变影可部分逆转，也可以进展为网状影。在肺活检组织中经常发现OP和NSIP共同存在。

PM/DM急性ILD患者，病程进展较快；在一项81例炎症性肌病患者的研究中，5例患者存在急性ILD，并全部于6个月内死亡。这5例患者组织学上均被证实为DAD，并且所有患者均存在DM典型肌肉受累表现，但为轻度。PM/DM急性ILD病死率高，所有患者血清抗合成酶抗体均为阴性。血清抗体阴性提示PM/DM相关DAD预后较差。

病理学上，活跃和愈合的脉管炎在PM/DM中均可见。组织病理学上，PM/DM中的脉管炎与系统性红斑狼疮（SLE）、硬皮病、风湿性关节炎（RA）中的脉管炎不能区分。上述疾病中的脉管炎多为急性坏疽性脉管炎，伴或不伴慢性或增殖性病灶。在一项2例PM/DM的研究中，2例患者均可见急性肺毛细管炎、DAD和OP。

与RA及SLE不同，胸膜病变不常见，但尸检中曾报道过纤维蛋白性胸膜炎（12%）。1/4患者可出现胸腔积液，仅次于心力衰竭和恶性肿瘤。

（三）肺功能 肺功能检测在PM/DM肺部受累

的早期诊断中具有一定作用。最早的异常指标为肺一氧化碳弥散量（DLco）下降。肺纤维化产生时，会出现限制性通气功能障碍。另一个重要参数Kco，为DLco与肺容积（V_A）的比值。非吸烟者Kco低于预测值70%，提示血管病变。非吸烟者DLco下降提示肺泡毛细血管膜的破坏。PM患者，半数以上患者呼吸机肌力下降50%，低于正常值30%时，会发生高碳酸血症。呼吸肌肌力下降的标志是最大吸气和呼气压力的下降。

五、影像学表现

原发性PM/DM胸部表现包括以下一种或多种ILDs：OP，NSIP，UIP，DAD。血管病变的表现包括脉管炎、毛细血管炎/出血、肺动脉高压。继发性表现包括呼吸衰竭、肺不张、肺炎、误吸、药物相关疾病、心力衰竭和肿瘤等。

（一）胸片 ILD尤其是OP可引起肌炎和皮肤损害。胸片可以显示PM/DM两下肺野不规则线状影（网状影）或实变影。大多数PM/DM，胸片可以发现ILD的比率大约为10%。一项大规模的关于PM/DM-ILD的研究报道，胸片上可显示线状影（95%）、实变（25%）、蜂窝影（4%）和胸腔积液（4%）。上述表现通常代表NSIP、OP或DAD的存在。

PM/DM中最常见的ILD是NSIP。NSIP最常见的影像学表现为下肺野网格影形成和透明度降低（磨玻璃影）（图46-1）。OP最常见的表现为两侧斑片状实变影，主要分布在支气管远端或胸膜下，可以分布在两肺任何区域（图46-2）。PM患者在影像学

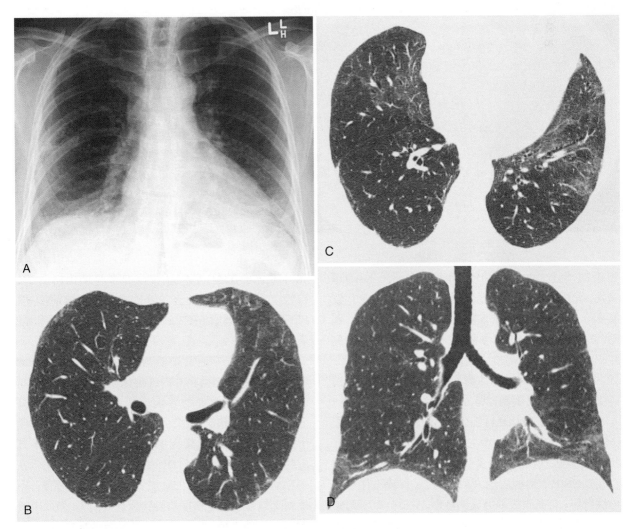

图46-1 A. 多肌炎-非特异性间质性肺炎（NSIP）。胸片示肺体积减小，两下肺野透过度降低（磨玻璃影）及少许网格影。B. HRCT（右肺中间段支气管水平）示磨玻璃影主要位于肺外带。C. HRCT示两侧广泛磨玻璃影及少许网格影。D. 冠状位CT更好的显示出上述表现主要分布于两下肺。这是一位患有多肌炎和NSIP（活检已确诊）的55岁老年女性。

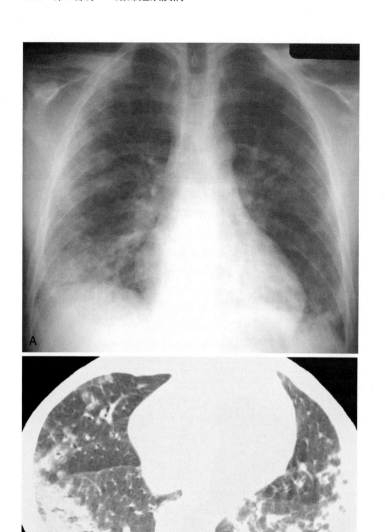

图46-2　A. 多肌炎-机化性肺炎。胸片示两下肺野实变。B. HRCT示两肺下叶实变主要分布在胸膜下。这是一位27岁男性多肌炎患者。OP已经活检证实。

和组织学上均可见NSIP和OP（图46-3）。DAD以突发、进展快为特点，可从磨玻璃影迅速发展为广泛实变影。实变影的主要鉴别诊断有误吸和肺炎。和RA、SLE不同，PM/DM胸膜病变不常见。大多数胸腔积液见于心力衰竭、感染和恶性肿瘤。

钡餐检查可有助于诊断吞咽困难。如果吞咽功能受影响时，可见钡剂存留在梨状窝和会厌谿。

（二）CT　PM/DM在HRCT上表现为线状影（63%）、实变（53%~100%）、磨玻璃影（43%），蜂窝状影较罕见。上述表现常代表NSIP、OP和DAD的存在。NSIP的典型表现为磨玻璃影，伴或不伴小叶内线状影，众多线状影组成网格影，主要分布于两肺下叶（图46-4）。网状影可以不存在（细胞型NSIP）或较轻微（图46-1），但随着纤维化的进展，网状影可逐渐增多并成为主要表现（纤维化型NSIP）。存

在纤维化的患者，其网状影改变多与结构扭曲、牵拉性支气管扩张及细支气管扩张相关。如前所述，PM/DM患者通常在CT和组织学上存在NSIP和OP表现。

PM/DM实变通常被认为是OP的存在，磨玻璃影代表DAD或细微小叶内纤维化。下呼吸道感染是PM/DM的一个重要的鉴别诊断。OP患者在HRCT上表现为斑片状实变影，可随意分布，但多位于胸膜下（图46-2）或支气管周围（图46-5）。线状影不具有特异性，可反映先前OP或小叶间/内纤维化。在一项研究中，所有PM/DM患者的斑片状实变影、不规则支气管血管壁增厚均得到缓解或消失，但此项研究缺乏病理支持，形态学上的可逆转性标志着OP的存在，抑或细胞型NSIP的存在。

PM/DM中DAD的急性表现为暴发性呼吸衰

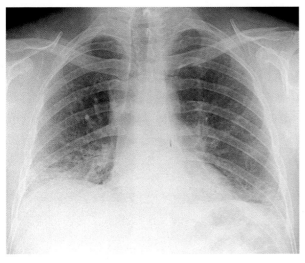

图46-3 多肌炎-混合性非特异性间质性肺炎(NSIP)和机化性肺炎(OP)。胸片示两肺下野网格影伴体积减小。伴右下肺野实变。这是一位39岁男性多肌炎患者,组织活检证实为NSIP和OP。

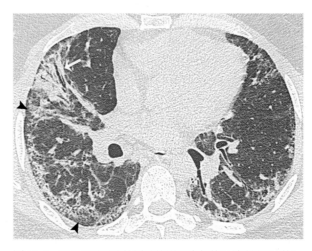

图46-5 HRCT示两肺外周网格影和支气管远端实变影(箭)。少许磨玻璃影和胸膜下少量肺组织也是显而易见的(箭头)。这些表现与混合型OP和NSIP(已经组织活检证实)相符。这是一位39岁男性多肌炎患者,抗Jo-1抗体阳性。

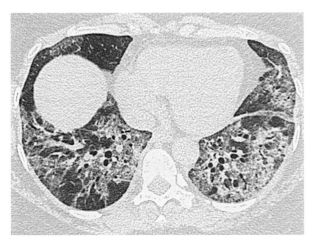

图46-4 多肌炎-非特异性间质性肺炎(NSIP)。HRCT示两侧磨玻璃影伴轻度网格影。这是一位58岁老年女性多肌炎伴纤维化NSIP的患者。

> **重点:多肌炎/皮肌炎的HRCT表现**
>
> - 实变,可分布在任何部位,胸膜下或支气管周围,提示OP;需要控制感染
> - 弥漫性磨玻璃影,提示NSIP、DAD(弥漫性肺泡出血也可出现相同表现)
> - 纤维化性疾病(NSIP)常见
> - 线状影提示肺不张、OP

竭,临床上表现为急性间质性肺炎(AIP)。大多数急性PM/DM在HRCT上的表现为斑片状实变和磨玻璃影伴或不伴间质性纤维化的特征。这些CT表现与特发性肺纤维化在加速期(急性加剧期)表现类似。特发性肺纤维化加速期的HRCT表现为弥漫性或多灶性高密度影,DAD和UIP患者(活检确诊)预后较差。一些研究报道AIP的HRCT表现与PM/DM类似,主要表现为实变(92%)。AIP的实变影不能代表病理学上的精确分期,因为它在渗出期可代表肺泡水肿和出血,增殖期代表肺泡机化,纤维化期代表肺泡纤维化。

(三)MRI MRI可显示肌病(如PM/DM)中的不均质性炎症,也可引导肌肉活检。儿童型PM/DM中,MRI T2弛豫时间可用于量化肌肉炎症,这与其他检测肌病活动性的方法一致。O'Connell等提倡行全身MRI快速短T1反转恢复序列来评估PM引起的肌肉炎症。此序列通过显示多组肌群(常规序列不能观察)来评估全身炎症。DTPA增强MRI已用于PM所致心肌炎的研究,肌肉炎症区域的典型表现为钆呈斑片状摄取。

(四)超声 与肌电图(EMG)和血清肌酸磷酸激酶检测肌病炎症一样,超声也可用于检查骨骼肌,但超声检查不具有特异性。PM以下肢肌肉萎缩、回声增强为特征,DM肌肉萎缩较少见。

最初研究发现,超声造影可无创的显示肌炎患者受累肌群灌注增加;但超声不用于肌炎诊断的常规检查。

(五)核医学 放射性核素扫描法通常用来评估结缔组织疾病患者激素治疗后的骨质密度。肌肉闪

烁扫描术可检测DM/PM骨骼和心脏受累。

（六）影像检查选择　PM/DM患者常规行胸片检测,可排除下呼吸道感染和其他疾病。

若怀疑PM/DM患者胸部受累,不管有无临床症状,生理学(肺功能)或X线检查有无异常,通常需行HRCT进一步排除弥漫性肺部疾病。

经典征象

直到1975年,PM/DM尚无统一诊断标准,之前的临床研究多认为是神经肌肉紊乱。Bohan诊断标准(表46-1)来源于众多论著,但其准确性尚未经一定数量已确诊患者证实

如果满足4个DM标准(包括皮疹)及4个PM标准(不包括皮疹),则为精确诊断,满足3个DM标准(包括皮疹)及3个PM标准(不包括皮疹),则为大概诊断,满足2个DM标准(包括皮疹)及2个PM标准(不包括皮疹),则为可能诊断

表46-1　1975年美国风湿病学会制定的多肌炎/皮肌炎诊断标准

PM/DM的重要诊断标准

1. 数周或月内肢带骨和颈前屈肌进行性、对称性肌无力,伴或不伴吞咽困难和呼吸肌受累
2. 肌肉活检可见:Ⅰ和Ⅱ类肌纤维坏死,吞噬作用,嗜碱性粒细胞再生,肌浆大核仁,束周萎缩,肌纤维大小不一,血管周围炎性渗出物
3. 血清骨骼肌酶升高,以肌酸磷酸激酶、丙酮酸转氨酶和乳酸脱氢酶为著
4. 肌电图上运动单位三联征:短、小、多相性、肌纤维震颤,正尖波、插入应激性及不规则、高频重复发放
5. 皮肤特点:眶周淡紫色水肿;手背鳞状红色皮炎(尤其掌指骨及近侧指间关节);膝关节、肘关节和内踝,面部、颈部及躯干上部受累(分布位置实为皮肌炎的特异性病症)

数据来自*Bohan A, Peter JB. Polymyositis and demiaioniyositis (first of two parts). N EngI J Med 1975; 292: 344–347; and Bohan A, PeterJB, Polymyositlsanddermatomyositis (second of two pans). N EngIJ Med1975; 292: 403–407.*

六、鉴别诊断

（一）临床资料　炎症性肌病有很多种,包括药物性肌病、病毒性肌病、库欣综合征、甲状腺功能减退、甲状腺功能亢进、SLE、结节病及纤维肌痛等。

DM与亚急性皮肤红斑狼疮很难鉴别,但其肌肉病损分布区域不同,皮肤狼疮很少有DM的伴随症状。

（二）辅助诊断　PM/DM的诊断主要依靠临床症状、肌肉活检、血清酶水平(如:肌酸激酶CK)和EMG。这些诊断方法均存在一定局限性。除了与疾病活动性有关外,CK还易受多种因素影响,如:一般适应度水平、检测前锻炼、种族等。EMG是一种主观检查方法,20%或以上患者无明确的异常,肌肉活检易受取样误差和读片者个人/读片者间差异性的影响。

血清CK水平升高一般高于正常参考值的5~50倍。血清CK水平联合体格检查可监测肌炎活动性。疾病活动性增加时,血清CK水平仍可在正常范围内,例如:慢性和晚期PM患者。另外,静止期PM/DM的CK水平也可正常。

高CK水平ILD患者预后好于低CK者。Ito等描述了16名DM患者的临床和实验室特征,并将进展性ILD患者与无痛肺病患者进行对比。令人吃惊的是,DM伴随进展性ILD患者的肌无力的程度及自身抗体阳性率明显低于DM伴发慢性ILD的患者。此外,死亡患者的CK水平低于存活患者。

抗合成酶抗体具有很高的抗原和疾病特异性。他们包含5种氨基转移RNA合成酶,分别是:抗Jo-1、抗PL-7、抗PL-12、抗EJ、抗OJ。这些抗体靶目标分别是组氨酸、苏氨酸、丙氨酸、甘氨酸及异亮氨酸合成酶。抗Jo-1抗体存在于30%的炎症性肌病患者中,其在PM中的敏感性为20%~30%。抗Jo-1抗体与PM纤维化肺病存在密切的联系,抗体阳性的PM/DM患者,肺纤维化的正常发病率为10%~70%。抗合成酶抗体阳性的PM/DM患者易患炎症性关节病,被称为"抗合成酶综合征"。抗合成酶综合征患者ILD发病率高于抗合成酶抗体阴性的患者,并易患炎症性肌炎。抗合成酶综合征可引起"机械手",患者手部皮肤增厚,并伴发多关节炎和雷诺现象。

PM/DM患者的EMG通常是异常的,为典型的易激惹性非特异性肌病,多见于近端无力肌群。运动单位动作电位下降是肌病的最敏感指标,反映运动单位中肌纤维的减少。

肌肉活检是PM诊断的重要方法,可排除其他罕见肌肉肌病。它可显示不同阶段的肌纤维,如炎症、坏死和增殖。肌内膜内可见炎症性渗出,渗出液中富含抑制性T细胞/细胞毒性(CDS)细胞。肌内膜内发现淋巴性是PM诊断的重要标准。相反,DM渗出液多分布于血管周围,并富含B淋巴细胞和辅助

T（CD4）淋巴细胞。

支气管肺泡灌洗可以了解肺部受累情况。疾病初期，可发现淋巴细胞肺泡炎、CD8⁺T细胞增多。嗜酸性粒细胞和中性粒细胞少见，提示纤维化，预后较差。相似的是，抗合成酶综合征中，支气管肺泡灌洗液中淋巴细胞的消失提示纤维化的进展。

七、治疗方案概要

- 皮质类固醇，主要治疗方法
- 镇痛药，如非类固醇消炎药
- 免疫球蛋白类，如静注免疫球蛋白
- 抗风湿药，如硫唑嘌呤

医生须知

- PM/DM患者肺部症状多种多样，发病可急性/暴发/致命性或慢性、进展性。PM/DM患者都有肺病
- 最常见的死亡原因为败血症；PM/DM患者免疫系统多受到抑制，易感染多种病原体
- 抗合成酶抗体阳性的PM/DM患者易患间质性肺病。抗合成酶阴性的患者患有急性间质性肺炎预后较差
- PM和DM患恶性肿瘤的风险较高，成人型DM需常规筛查恶性肿瘤

要点

- PM/DM诊断通常采用如下诊断标准
- 与其他结缔组织疾病一样，PM/DM的临床和病理学表现多种多样
- 肺部表现早于炎症性肌病
- PM/DM最常见的弥漫性肺部疾病是非特异性间质性肺炎（NSIP）、机化性肺炎和弥漫性肺泡损伤
- 实变源于感染性机化性肺炎和弥漫性肺泡损伤。机化性肺炎所致实变可是双侧性的，多位于支气管周围或（和）胸膜下
- 弥漫性磨玻璃影可见于NSIP、弥漫性肺泡损伤，少见于弥漫性肺泡出血或机会性感染。肺纤维化疾病通常表现为NSIP，主要表现为下肺野的磨玻璃影和网格影
- 血管和心脏病变可加重PM/DM肺部表现，使诊断更加复杂

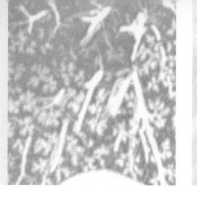

第47章

干燥综合征

Maureen Quigley and David M. Hansell

一、病因学

干燥综合征又叫Sicca综合征，是一种以眼干、口干为主要临床特征的免疫系统疾病，多伴随其他自身免疫性疾病。可分为原发性干燥综合征（不伴其他结缔组织疾病）和继发性干燥综合征（伴其他结缔组织疾病）。

干燥综合征的病因尚不完全清楚，但已知环境因素可触发HLA-DR依赖的免疫系统，它可影响外分泌腺体的血管内皮。淋巴细胞影响外分泌腺体分泌，可导致细胞凋亡和腺体功能障碍。已证实白种人中HLA-Ⅱ类抗原增加，干燥综合征与HLA-DR3及一定HLA-DQ等位基因相关。

二、流行病学

任何年龄均可发病，平均确诊年龄为59岁（43~75岁）。原发性综合征有2个发病高峰：月经初潮后（30岁左右）和绝经后。全世界发病率约为14.4/10万人口，女性发病率是男性的9倍。

三、临床特征

角结膜炎是干燥综合征的眼部特征，是因泪腺破坏而引起泪液减少所致。症状有眼干、摩擦感及畏光。正确评价干眼征非常重要，尤其对角膜完整性的评价。

口干可引起吞咽和讲话困难。唾液腺突发肿胀常提示感染，然而唾液腺肿胀隐匿起病则可提示淋巴瘤。

干燥综合征的首发表现为外分泌腺受累，随即引起唾液腺和泪腺功能障碍。在一项原发性干燥综合征患者的研究中，报道了如下系统的表现：骨骼肌肉（60%）、泌尿生殖（40%）、血液学（24%）、皮肤（20%）、肺（11%）、胃肠道（7%）、神经系统（8%）及肾脏（3%）。肌痛、关节痛多见，关节炎罕见。在这些患者中，少有关节炎的描述，但它与风湿性关节炎表现相似。泌尿生殖系统症状继发于外阴干燥和瘙痒，后者可引起性功能障碍。很多原发干燥综合征患者存在正色素性贫血、白细胞减少症及恶性血液病（白血病、骨髓瘤、霍奇金淋巴病或非霍奇金淋巴瘤）。鉴于这些症状均以淋巴细胞浸润为特征，可以推测干燥综合征患者可以发生淋巴组织增殖性疾病，包括淋巴样间质性肺炎（LIP）、滤泡性毛细支气管炎、结节样淋巴组织增生、黏液相关淋巴组织（MALT）淋巴瘤及淋巴瘤。淀粉样沉积伴LIP也可发生。

皮肤脉管炎的发病率约为9%，通常表现为紫癜、荨麻疹、斑丘疹。30%患者可见雷诺现象，原发干燥综合征伴雷诺现象的患者，其甲襞微血管数量明显减低。

原发干燥综合征患者伴发其他自身免疫性疾病的风险较高，尤其是风湿性关节炎、硬皮病和原发胆汁性肝硬化。10%以上患者可在临床和（或）生物学上发现肝病的证据，慢性肝病患者患干燥综合征可提示丙肝病毒与干燥综合征之间存在一定的联系。

四、病理生理学

（一）病理学 关于原发干燥综合征CT-病理的相关研究较少，其中一项研究报道，活检中最常见的肺病组织学类型是非特异性间质性肺炎（NSIP，61%）、细支气管炎（未定型，12%）、恶性淋巴瘤（12%）

淀粉样变（6%）、肺不张纤维化（6%）、蜂窝纤维化（组织学亚型未定3%）。其阳性预测值较高，CT上表现为NSIP，活检中也为NSIP。本研究中关于UIP的相对不足是因样本数量小，HRCT上表现为典型UIP无需外科肺活检。相反，在同样肺活检样本量较小的一项研究中（n=9），2/3患者存在UIP，1/3患者组织学上表现为NSIP。

恶性淋巴瘤是原发性干燥综合征的主要发病及死亡原因，这些患者患非霍奇金淋巴瘤的风险较高。

LIP是以成熟小淋巴细胞、浆细胞增生为主的弥漫性间质性疾病，多见于干燥综合征、自身免疫性甲状腺病、AIDS、Castleman病。其他结缔组织疾病中的弥漫性间质性肺病，如弥漫性肺泡损伤、弥漫性肺泡出血，通常与干燥综合征无关。

重点：干燥综合征的肺部表现

- 器质性病变–常见
  - 非特异性间质性肺炎（NSIP）
  - 寻常型间质性肺炎（UIP）
  - 淋巴细胞间质性肺炎（LIP）
  - 机化性肺炎
  - 淋巴瘤
  - 淀粉样沉积
- 气道疾病–常见
  - 滤泡性毛细支气管炎
  - 支气管扩张
- 血管疾病–不常见
  - 肺动脉高压
- 胸膜疾病
  - 胸腔积液
  - 胸膜增厚

（二）肺功能 文献中有关原发干燥综合征肺功能异常的表述较少，一些研究发现限制性和阻塞性肺功能异常。一项干燥综合征患者肺功能的10年随访，发现大多数患者不存在进展性肺病。

五、临床特征

干燥综合征最常见的临床表现为口干、眼干及腮腺肿大。腺外主要表现为关节痛、肌痛。腺外表现可影响并延迟疾病的诊断，但患者有已知结缔组织疾病时，可疑为干燥综合征。

六、影像学表现

（一）胸片 1/10原发干燥综合征患者在胸片上可发现肺部病变。最常见的肺部表现（NSIP、UIP、LIP）为下肺野网格影、磨玻璃影（图47-1）。LIP患者胸片上表现为网格影，伴或不伴磨玻璃影、斑片状实变影。各项研究间胸片异常率不一，其中一项研究，所有原发干燥综合征患者均存在两侧实变、网格影或多发气囊影，多位于下肺野。胸膜疾病少见。

干燥综合征患者伴发淋巴瘤的患者可存在纵隔、肺门轮廓异常，但正常胸片不能除外结节影。原发淋巴瘤或MALT淋巴瘤患者，胸片可示斑片状磨玻璃影，一系列动态胸片上可见一直保持不变和实变区。

涎腺造影术可排除涎腺导管闭塞，因为干燥综合征易诱发结石形成。

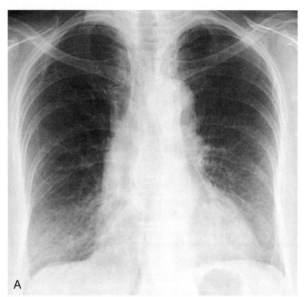

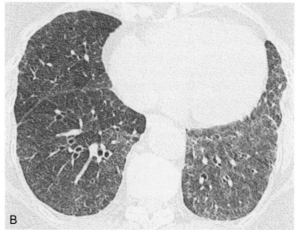

图47-1 A. 干燥综合征–非特异性间质性肺炎（NSIP）。胸片示中下肺野透过度降低（磨玻璃影）及肺底轻度网格影。B. HRCT示两侧广泛磨玻璃影及少量网格影。这是一位77岁干燥综合征伴NSIP女性患者。

重点：干燥综合征的X线表现

- 约10%原发干燥综合征患者在X线片上可以清楚显示肺部病变
- 最常见X线表现为：
  - 网格影
  - 磨玻璃影
  - 肺实变主要分布在下肺野
  - 可代表NSIP、UIP、LIP

（二）CT　关于干燥综合征肺部受累的研究较少见（表47-1），其发病率大致与风湿性关节炎中肺病的发病率相等，可推测干燥综合征可能不累及肺部或仅为一个亚临床过程。已确诊患者的HRCT异常率为34%~65%，但这些研究中大多数患者无呼吸道症状。

Koyama等研究了60例已确诊原发干燥综合征患者的HRCT异常表现。大多数患者不吸烟，未提及无症状者。最常见的CT表现为磨玻璃影（92%）、胸膜下小结节影（78%）、线状影（75%）、小叶间隔增厚（55%）、支气管扩张（38%）、气囊（30%）、空气支气管征（25%）。结节影、小叶间隔增厚为非特异性的，与LIP或滤泡性磨细支气管炎相关（图47-2）。肺气囊与LIP相关，实变可代表下呼吸道感染、淋巴组织增生疾病或机化性肺炎。

另一项有关原发干燥综合征HRCT表现的研究，研究对象均为不吸烟者，大多数存在呼吸道症状患者均存在CT异常。与以前研究相同，最常见的HRCT表现为磨玻璃影、线状影（网格影）、空气腔实变。磨玻璃影（干燥综合征HRCT研究中常见）的组织学相关尚未确定；NSIP、LIP、感染及机化性肺炎均可存在磨玻璃影。HRCT上存在蜂窝影的患者比率为8%~25%。干燥综合征患者微小结节和小叶间隔增厚多见，但其病理学相关尚不清楚。一些微小HRCT表现可能与年龄相关。

一项关于原发干燥综合征CT-病理关联的研究发现，HRCT表现与病理密切相关，阳性预测值高（94%），HRCT上表现为NSIP，其病理样本上亦为NSIP；但不表现为NSIP的患者，其与组织学诊断的相关性较差。这项研究中，不存在组织活检证实的LIP，尽管这3例患者CT上可见气囊影，但组织学上却诊断为淀粉样变和恶性淋巴瘤。NSIP的HRCT表现为大部分磨玻璃影（通常与网格影有关）、牵拉性支气管扩张、细支气管扩张，上述表现主要分布于下肺（图47-1）。广泛网格影伴或不伴蜂窝影，可能起源于NSIP或UIP（图47-3）。

LIP的HRCT表现为磨玻璃影、小叶中央结节及小叶间隔增厚（图47-4）。LIP患者多存在肺气囊影

表47-1　三项原发干燥综合征HRCT表现研究的对比

征象	Franquet et al., 1997	Koyama et al., 2001	Uffmann et al., 2001
诊断标准	Fox et al.	Fox et al.	Vitali et al.
样本量	50	60	37
非吸烟者	100%	88%	100%
HRCT异常表现	34%	100%	65%
磨玻璃影	14%	92%	11%
线状影（网状影）	22%	75%	16%
空气支气管征	6%	25%	—
胸膜下结节	—	78%	38%
支气管扩张	12%	38%	4%
支气管壁增厚	8%	22%	16%
蜂窝影	8%	10%	16%
气囊	—	30%	27%
病灶主要分区	—	67% 下肺	下肺

（68%），其直径大小约为1~30 mm，平均约为6 mm（图47-4）。肺气囊通常为双侧性的，其受累肺实质少许10%。

原发干燥综合征患者中可见淋巴组织增生性疾病（图47-5）。胸片或CT上非肺源性淋巴瘤的主要表现为纵隔、肺门淋巴结增大，前纵隔及气管旁淋巴结最常受累。原发肺霍奇金淋巴瘤少见，肺部淋巴瘤发病率占总淋巴瘤的比率小于1%。原发淋巴瘤通常表现为局灶性实变，空气支气管征多见。淋巴管

渗出是原发淋巴瘤的第二常见影像学表现。典型肺MALT淋巴瘤患者无纵隔淋巴结增大，多为隐匿性病灶，表现为单发或多发实变影及空气支气管征。

原发干燥综合征可见机化性肺炎及滤泡性毛细支气管炎。机化性肺炎的典型HRCT表现为双侧实变，主要分布于支气管周围、小叶周围及胸膜下（图47-6）。滤泡性毛细支气管炎的主要HRCT表现直径约1~12 mm的小叶中央性结节影，与支气管周围结节影及斑片状磨玻璃影相关。滤泡性毛细支气管炎

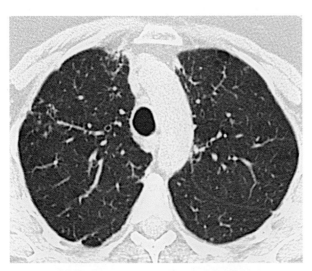

图47-2 干燥综合征中常见非特异性实质性病变。一位74岁老年女性干燥综合征患者的HRCT表现为非特异性改变，包括支气管周围及胸膜下小结节影、轻度支气管扩张。这些异常表现可见于滤泡性细支气管炎。左肺上叶亦见气囊影。

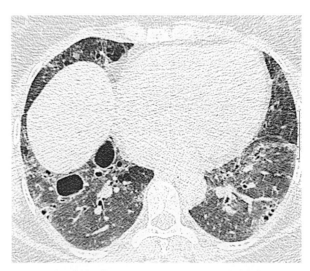

图47-4 干燥综合征-淋巴样间质性肺炎。一位50岁老年女性LIP患者的HRCT示肺气囊、磨玻璃影及小结节影。

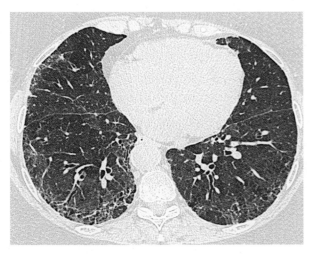

图47-3 干燥综合征-纤维化肺病。HRCT可见胸膜下基底部网状影。这是一位中年女性原发干燥综合征伴纤维化肺病患者，既往吸烟。

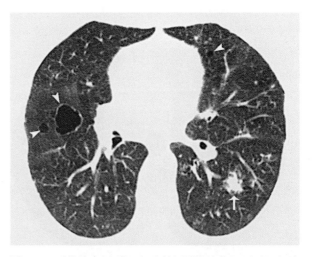

图47-5 干燥综合征-淋巴细胞性间质性肺炎（LIP）和B细胞淋巴瘤。HRCT可见弥漫性磨玻璃影、两肺气囊影（箭头）及左肺下叶不规则结节影（箭）。这是一位中年女性LIP（外科活检确诊）伴发B细胞淋巴瘤（骨髓穿刺活检确诊）患者。

在干燥综合征中较少见,但很难鉴别是由于有关干燥综合征活检的研究较少还是滤泡性毛细支气管炎本身发病率低的原因。

　　一项关于干燥综合征伴有呼吸道症状患者的研究发现,超过一半的患者存在大或(和)小气道疾病。4%~38%原发干燥综合征患者的HRCT上表现为支气管扩张,据推测支气管扩张发病原因为气管支气管黏液腺淋巴细胞浸润导致肺不张及反复感染(图47-7)。一例有关肺中叶综合征的个案报道,其病因为原发干燥综合征患者发生淋巴细胞性毛细支气管炎。与健康对照组比较,原发干燥综合征患者存在支气管

气道高反应性,并且上皮细胞破坏增加。有关干燥综合征HRCT上空气捕捉征的报道较少,其中一项研究发现空气捕捉征的程度与肺功能检测无关,这可能是由于亚临床细支气管炎发病先于肺功能的改变。这项研究证实,相对于对照组,空气捕捉征更多见于原发干燥综合征患者(图47-8)。

　　少数个案报道中发现原发性肺动脉高压,它与干燥综合征间联系较少。抗磷脂综合征可见于少数人群中,可能是引起肺动脉高压的共同因子。然而,原发干燥综合征中狼疮抗凝物的发现率仅为11%,明显低于系统性红斑狼疮。

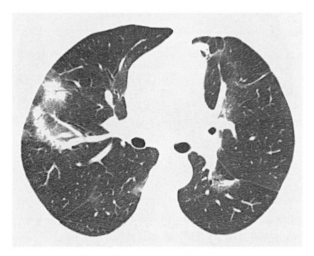

图47-6　干燥综合征-机化性肺炎。HRCT示两肺支气管周围实变影伴磨玻璃影。另见右肺上叶呈小叶周围分布、两侧斑片状磨玻璃影。这是一位52岁老年女性干燥综合征伴机化性肺炎患者。

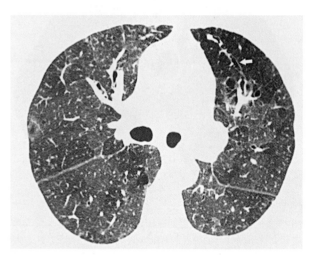

图47-7　干燥综合征-支气管扩张。一位70岁老年女性干燥综合征患者的HRCT示左肺上叶支气管扩张、肺纹理减少,与闭塞性支气管炎表现一致。另见两侧少许磨玻璃影。

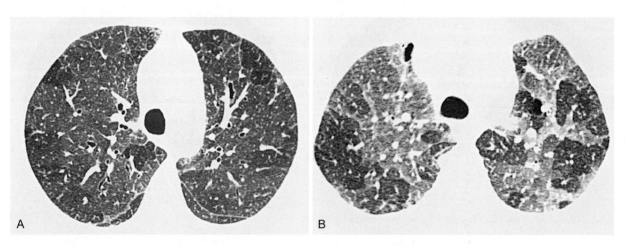

图47-8　干燥综合征-空气捕捉征。一位70岁老年女性干燥综合征和淋巴间质性肺炎(LIP)患者的HRCT示弥漫性磨玻璃影、少量线状影,吸气相CT(A)上肺纹理减少,呼气相CT(B)上空气捕捉征(与图47-7为同一位患者)。磨玻璃影和线状影继发于LIP。

重点：干燥综合征的HRCT表现

- 磨玻璃影——主要表现为NSIP、LIP
- 小叶内线状影（网状影）——主要表现为NSIP、UIP
- 空泡——以LIP为代表
- 斑片状实变——主要为机化性肺炎
- 片块状实变——主要见于淋巴瘤和淀粉样沉积
- 轻度支气管扩张
- 空气捕捉征
- 纵隔淋巴结病——淋巴瘤

（三）**超声检查** 尽管干燥综合征心脏受累较少见，超声心动图可以很好地显示心包炎和舒张期功能障碍。

（四）**影像检查选择** 因为临床重症间质性肺病发病率不高，仅存在呼吸道症状时患者才来检查。最初可摄胸片排除肺实质病变或肿瘤；因其敏感性相对不高，HRCT是间质性肺病或气道疾病的重要选择手段。

要点

主诉口干、眼干为主观感觉，易受多种因素影响，因此需要引入更加特异性诊断标准，如：下唇活检。诊断标准如下，确诊干燥综合征需完全满足以下4个条件。如果满足3个标准，则为可能诊断。由美国-欧洲联合小组制定的欧洲诊断标准也存在修订版本（表47-2）。最近大多数原发干燥综合征的研究均采用这些标准

七、鉴别诊断

（一）**临床资料** 排除其他可造成角结膜炎、口腔干燥、腮腺肿胀的病因十分重要。角结膜炎的眼部鉴别诊断有眼睑炎、疱疹性角膜炎、结膜炎、眼睑痉挛和葡萄膜炎。

结节病、淀粉样变、药物及神经系统病变均可引起眼干、口干。流行性腮腺炎、丙肝、淋巴瘤及血脂异常可引起腮腺病变。

结缔组织疾病间较难鉴别。原发干燥综合征易

表47-2 干燥综合征的诊断标准

入组标准

1. 干燥性角结膜炎
   a. 希尔默试验检测眼泪流速减低（5分钟内湿润<9 mm）
   b. 玫瑰红或荧光素染色增加
2. 口腔干燥症
   a. 口腔干燥
   b. 唾液基础和负荷流量降低
3. 小唾液腺活检见广泛淋巴细胞性浸润（通过正常黏膜获得的Greenspan等级评分至少为2/4 mm^2）
4. 系统性自身免疫性疾病的实验室检查
   a. 类风湿因子阳性（滴度>1：160）
   b. 抗核抗体阳性（滴度>1：160）
   c. SS-Aor、SS-B抗体阳性

除外

已知淋巴瘤
移植性抗宿主病
AIDS
结节病

引自 *Fox Rl, Robinson CA, Curd JG, et al. Sjogrcn's syndrome. Proposedcriteria for classification.AnhritisRheum 1986; 29: 577-585.*

与系统性红斑狼疮混淆，前者为淋巴组织增生性病变，可借此与SLE区分；两者存在相似的自身抗体/HLA。

（二）**支持诊断技术** 作用于Ro和La靶向抗原的抗体主要影响蛋白转化和翻译。它们可见于系统性红斑狼疮和干燥综合征。Ro和抗La属于同一种RNA类，所以无Ro，也很难找到抗La。有证据证实原发干燥综合征伴肺病的患者中抗La过度表达，抗La（非Ro）与内脏器官（肾、肺、肝）功能障碍有密切关联。抗核抗体更多见于内脏器官受累的患者，但不存在统计学意义。干燥综合征中抗DNA和抗着丝粒抗体的发现率为5%~10%，这预示干燥综合征和系统性红斑狼疮或系统性硬皮病间存在重叠综合征。

八、治疗方案概要

- 镇痛，如：非类固醇抗炎药
- 皮质类固醇
- 抗风湿，如：大麻、硫唑嘌呤、甲氨蝶呤
- 针对干眼、干皮肤的保湿疗法
- 促分泌疗法

医生须知

- 干燥综合征女性发病率是男性的9倍
- 最常见的临床表现为口干、眼干及腮腺肿大
- 常见的肺部表现为间质性纤维化 (最常见为 NSIP、UIP)、LIP、支气管扩张、闭塞性细支气管炎及淋巴瘤
- 恶性淋巴瘤是干燥综合征患者最常见的发病及死亡原因
- 影像学表现不具有特异性
- NSIP、UIP、LIP在HRCT上具有特征性表现

要点

- 干燥综合征可分为原发和继发；原发干燥综合征有其诊断标准，继发干燥综合征与其他结缔组织疾病相关
- 干燥综合征较常见，尤其老年人，但肺部症状较少
- 临床上干燥综合征患者中重症肺病发病率较低
- 干燥综合征患者恶性淋巴瘤发病率较高
- 大多数干燥综合征患者HRCT表现异常，但这不等于肺病的存在
- 最常见的肺部表现为NSIP、UIP、UP及轻度支气管扩张
- 最常见的HRCT表现为：磨玻璃影、小叶内线状影 (网格影)、空泡及轻度支气管扩张

第48章

混合性结缔组织病

Maureen Quigley and David M. Hansell

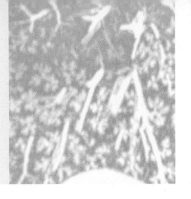

一、病因学

混合性结缔组织病(MCTD)是一个存在争议的疾病。一些临床医生认为混合性结缔组织病的诊断很容易,而另一些人却不同意这种观点。混合性结缔组织病的概念是来自识别抗核糖核蛋白抗体(RNP)、疾病特异性HLA分布、恰当的具体临床特征。事实上,大多数混合性结缔组织病不会演变成其他结缔组织疾病相关的病变。未区分的结缔组织病(UCTD)与混合性结缔组织病相关性在于大多数患者具有很高的抗-U1-RNP滴度,未区分的结缔组织病似乎可演变成混合性结缔组织病。未区分的结缔组织病没有统一的诊断标准,但一个建议性的定义是一种结缔组织病不符合任何明确界定结缔组织疾病的诊断标准,而且至少有3年的症状和体征的存在。

关于混合性结缔组织病与未区分的结缔组织病的文献有相当大的重叠。由于这种相互重叠,有关疾病的图片也相互混淆,患者缺乏抗-U1-RNP抗体,但满足一个以上结缔组织病的标准。那些不知道混合性结缔组织病的含义,当讨论患者具有一个以上结缔组织病的特征时,可能使用MCTD这个术语;而且重要的是要认识到,在此讨论的目的,只有符合混合性结缔组织病诊断标准的患者包括在这里,重叠综合征的患者不包括(重叠综合征伴间质性肺疾病的疾病谱无特征性)。

混合性结缔组织病的病因尚不清楚,但核糖核蛋白抗体的存在意味着免疫系统在一些方面已经对RNA的合成或代谢敏感。传染性病原体作为混合性结缔组织病的一个潜在触发因素已被研究。在大量的混合性结缔组织病患者中发现逆转录病毒序列,大部分研究显示混合性结缔组织病与HLA-DR4有很大的相关性。

二、患病率和流行病学

混合性结缔组织病的发生率尚不清楚,但估计高于多肌炎,低于系统性红斑狼疮,与系统性硬化症类似。大部分患者是女性,平均发病年龄为37岁(范围为4~80岁)。儿童死亡率低于成年人,可能是因为肺动脉高压少见于年轻的组群。混合性结缔组织病的预后是极其多变的,但严重、进展性疾病过程罕见。在5组混合性结缔组织病中(共194名患者),病死率普遍较低(平均13%;范围4%~35%);然而,事实表明患有混合性结缔组织病的年轻女性更容易过早死亡。肺动脉高压是混合性结缔组织病最严重的并发症,继发于免疫抑制的严重感染也是其死亡的常见原因。

三、临床表现

大多数患有混合性结缔组织病的患者会有下列症状之一:雷诺现象、关节痛、关节炎、手肿胀、硬皮病或肢端硬化病,2/3患明显的肌炎。食管蠕动功能障碍和反流在混合性结缔组织病的患者中比较常见。约50%的患者被发现有全身淋巴结肿大。最常见的心脏异常是心包炎,少见的心脏表现包括心肌炎和完全性心脏传导阻滞。肺受累最常见的临床表现为呼吸困难、胸痛、双侧肺底部啰音。继发性干燥综合征在混合性结缔组织病中相对常见。侵犯皮肤的表现包括光敏感性、网状青斑和钙质沉着症。

当Sharpe等首次描述混合性结缔组织病时,它被认为是一种良性病变,很少需要治疗。现在人们意识到,确实会发生严重的肾脏和肺受累;但是,混合性结缔组织病患者发生肺纤维化疾病的精确比例仍无确切记录。

　　胸腔积液是混合性结缔组织病最常见的临床表现之一,常为少量而且能够自行吸收。回顾性分析81例混合性结缔组织病患者的胸片,发现仅6%的患者有少量胸腔积液,有胸膜增厚者甚至更少。尽管有前瞻性研究报道混合性结缔组织病患者中35%有胸膜炎,但这项研究进行于现代诊断标准公布之前。胸膜炎和胸腔积液的发病率在此范围中可能会下降,因为X线胸片可能低估疾病(与CT相比),反之,混合性结缔组织病的现代诊断标准也更为严格。

　　混合性结缔组织病与肺动脉高压相关,其临床表现隐匿,如劳力性呼吸困难。一项监测研究发现,结缔组织疾病相关的肺动脉高压和特发性肺动脉高压病例中各约1/3使用一种用于治疗肺动脉高压的药物(波生坦)。在这个队列研究中大多数患者为结缔组织病相关肺动脉高压的系统性硬化症(75%),第二大组群包括混合性结缔组织病患者(9%)。混合性结缔组织病的患病率估计与系统性硬化症类似,但混合性结缔组织病伴肺动脉高压的比例要少得多;无论怎样,肺动脉高压应被视为混合性结缔组织病患者呼吸困难的一个可能原因。

四、病理生理学

　　(一)病理学　无混合性结缔组织病肺受累的组织病理学和放射学表现相关性的系列报道。有几个混合性结缔组织疾病和肺动脉高压患者的病例报告,

通过尸检发现这些患者通常有小型和中型动脉丛状病变,类似于原发性肺动脉高压。在其他结缔组织疾病中,肺血管炎往往伴有弥漫性肺泡出血,但令人惊讶的是,混合性结缔组织病患者中伴有弥漫性肺泡出血的只有一例报道。在混合性结缔组织病中肺部血栓已经被描述了,可能继发于抗磷脂综合征。

　　混合性结缔组织病肺受累有关的文献少;然而,肺出血、弥漫性肺泡损伤、组织性肺炎、非特异性间质性肺炎、常规间质性肺炎和呼吸道疾病都可以在这些患者中看到(图48-1)。这些研究结果与混合性结缔组织病的其他表现相一致,通常也见于系统性硬化症、系统性红斑狼疮、多发性肌炎或皮肌炎患者中。

　　(二)肺功能　有报道称混合性结缔组织病的患者伴肺疾病的概率为73%。最常见的肺功能异常是一氧化碳扩散量(DLco)降低,一项小的系列报道,近一半的混合性结缔组织病患者DLco降低。在这项研究中,混合性结缔组织疾病的持续时间与DLco的值有相关性,但导致扩散能力下降的原因未探讨。该项研究的一些专家认为增生性血管病变与混合性结缔组织病可能相关,但肺纤维化疾病和肺气肿也有这种可能性。混合性结缔组织病患者已被报道有功能性小气道阻塞,但无高分辨率CT或病理证实这一发现。然而,大气道疾病在一项单一的高分辨率CT研究中被报道,该研究中少数人可见非特异性支气管扩张。

五、影像学表现

　　(一)胸片　混合性结缔组织病肺部疾病真实的发生情况未知,胸片上肺间质疾病出现率被报道在

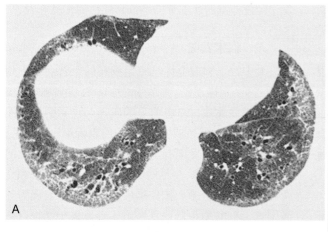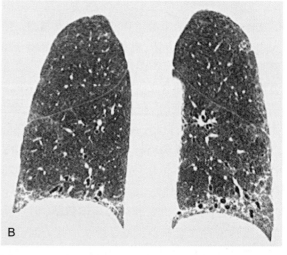

图48-1　混合性结缔组织病非特异性间质性肺炎(NSIP)。A. 高分辨率CT显示双侧磨玻璃影、细网状、牵拉性支气管扩张和牵拉性细支气管扩张,主要分布在肺外周区域。注意胸膜下肺背侧区域相对稀少,是非特异性间质性肺炎的一个特征。B. 冠状位重建图像显示周围和基底部为主的病变。43岁,女性,混合性结缔组织病患者,CT表现为非特异性间质性肺炎。

21%~85%。典型的影像学表现是在下肺区域出现网状或网状结节影。胸腔积液或胸膜增厚在胸片上出现率是不到10%。因为这些患者常常免疫抑制，所以在非特异性肺部异常中排除感染是非常重要的。众所周知，胸片检测肺间质疾病不如高分辨率CT敏感，即使胸片正常，也不能排除间质性肺疾病。

（二）CT 有两项大的混合性结缔组织病肺受累的CT研究。一项回顾41例混合性结缔组织病患者高分辨率CT扫描表现。大多数混合性结缔组织疾病患者高分辨率CT异常表现为微结节、磨玻璃影、小叶内线状影（网状结构），主要在两下肺野（图48-1）。有证据表明近一半CT异常可见纤维化，最常见的特点是小叶内网状、结构扭曲、牵拉性支气管扩张。小部分的患者出现气腔实变，蜂窝状改变、囊肿、支气管扩张（图48-2）。因此，混合性结缔组织病的高分辨率CT表现包括系统性硬化症、系统性红斑狼疮、多发性肌炎/皮肌炎患者的一些影像表现。

最大关于混合性结缔组织病肺受累的研究中，144名患者进行CT扫描并诊断，其中67%的患者被认为有"活动性间质性肺疾病"。活动性疾病的诊断依靠在高分辨率CT上出现磨玻璃密度影和^{99m}Tc标记的二乙烯三胺五乙酸（DTPA）的异常清除时间。随访扫描（6个月间隔），更多患者有明显的肺纤维化疾病。然而，大部分看似"活动性间质性肺疾病"，通过治疗后好转，而且通过环磷酰胺联合或不联合糖皮质激素治疗后，超过2/3患者的高分辨率CT检查结果已恢复正常。大多数的DTPA扫描也以6个月为标准。作者认为，在混合性结缔组织病初期的磨玻璃样阴影很大一部分是可逆的，通过早期治疗有机会扭转；然而，尽管早期治疗，有一小部分患者病情仍有进展。磨玻璃样阴影存在的病理过程未知，细胞浸润或可能性更小的出血是对这种可逆性病变的一种解释。

肺动脉高压在胸片或CT可能表现为肺动脉扩张；少量心包积液或小的边界不清的小叶中心结节是罕见伴随征象。肺动脉高压可伴有肺间质疾病（图48-3）或者是混合性结缔组织病唯一的胸内表现（图48-4）。

要点：混合性结缔组织病高分辨率CT表现

- 少量胸腔积液，轻度胸膜增厚
- 磨玻璃影代表细纤维化或可逆性疾病
- 网格影，牵拉支气管扩张，细支气管扩张，偶见蜂窝影，下肺为主
- 微结节（可能反映淋巴组织增生）
- 偶尔支气管扩张
- 肺动脉高压导致的肺动脉扩张

（三）影像检查选择 尽管混合性结缔组织病的发病率估计与系统性硬化病相同，但合并临床症状显著的肺疾病发病率远低于系统性硬化病。在有症状的患者，胸片可以显示胸膜受累情况，但疑似肺间质疾病患者应行高分辨率CT检查。超声心动图检查，结合临床病史和扩散能力的评估（DLco），可以辅助检出肺动脉高压。

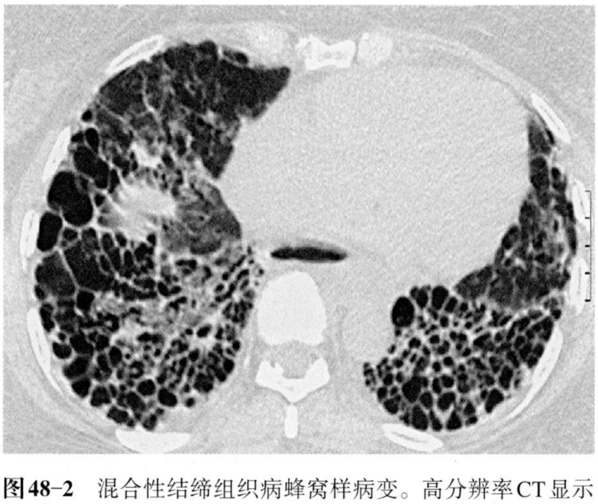

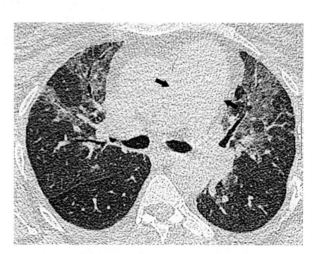

图48-2 混合性结缔组织病蜂窝样病变。高分辨率CT显示明显的蜂窝影和食管扩张。55岁，女性，混合性结缔组织病患者。纤维化的组织亚型不确定，CT表现提示普通型间质性肺炎。

图48-3 混合结缔组织病肺动脉高压和肺纤维化。高分辨率CT显示双侧磨玻璃影、轻微网状影和支气管血管分布区域的牵引支气管扩张。另外请注意，肺动脉主干扩张（箭）。

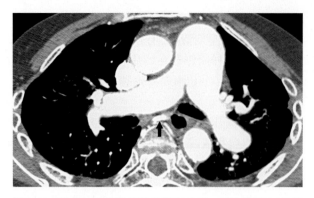

图48-4 混合结缔组织病肺动脉高血压。对比增强CT显示主、左、右肺动脉明显扩张。同时注意扩大的支气管动脉（箭）。44岁，女性，混合性结缔组织病患者伴有严重肺动脉高血压。

硬化症。84名可能为未分化结缔组织病的患者，平均随访7年后，进一步发展为混合性结缔组织病为58例，系统性硬化症4例，系统性红斑狼疮2例。64%具有高滴度抗-U1-RNP抗体的患者随后发展为混合性结缔组织病。

七、治疗方案概要

- 镇痛药，如非甾体类抗炎药物
- 糖皮质激素
- 改善疾病的抗风湿药，如环磷酰胺、甲氨蝶呤
- 钙通道阻断剂控制雷诺现象
- 内皮素受体阻滞剂波生坦治疗肺动脉高压

经典征象

混合性结缔组织病的第四套诊断标准已出版。Alarcon-Segovia标准在诊断定义明确的结缔组织病患者时具有最高的灵敏度（100%的特异性和99.6%的敏感性）。这是已发布标准中最简单的，关键部分是抗-RNP抗体血凝滴度为1∶1 600或更大。以下5个临床诊断标准中至少有3个必须存在：手肿胀、滑膜炎、肌炎、雷诺现象、肢端硬化病。根据Sharp对混合性结缔组织病的论述，有些患者无抗-RNP抗体，因为这些抗体在其他结缔组织病中存在，混合性结缔组织病争论重点在于血清学诊断原则。

六、鉴别诊断

（一）根据临床资料 鉴别诊断包括原发性肺动脉高压、系统性硬化症、系统性红斑狼疮、多发性肌炎/皮肌炎、类风湿关节炎、雷诺现象。混合性结缔组织病有相关特定性的自身抗体，但无特异的血清学试验用于诊断。风湿性疾病的诊断有特定的诊断标准，但患者可能"发展"为其他结缔组织病。

（二）根据支持性诊断技术 血清抗-U1-RNP抗体的存在是混合性结缔组织病必不可少的诊断标准，但特异性抗体尚未完全确认。Frandsen等研究151例具有高效价U1-RNP的患者，其中26%为混合性结缔组织病，7%为系统性红斑狼疮，3%为系统性

医生须知

- 肺动脉高压是混合性结缔组织病最重要肺部临床表现
- 混合结缔组织病患者往往有无症状的胸膜疾病
- 有很大一部分患者早期混合性结缔组织病患者似乎有激素敏感型和"可逆"间质性肺疾病。不知道这个过程是否代表弥漫性肺泡损伤、非特异性间质性肺炎或其他疾病如下呼吸道感染或出血等
- 约1/3的患者在高分辨率CT上有肺纤维化疾病，但目前尚无混合性结缔组织病相关的间质性肺疾病的组织学/影像学方法相互关系尚未确认

要点

- 混合性结缔组织病已定义的临床/血清学诊断标准
- 很难研究和描述这组疾病的特征，因为许多患者最初分类为混合性结缔组织病，而可能最终满足另一种结缔组织疾病的标准
- 混合性结缔组织病肺受累相关的文献极少，这可能反映了研究一组变态病变的难度或可能反映了真正缺乏肺部疾病
- 肺动脉高压和严重的感染是混合性结缔组织病最严重的肺部表现

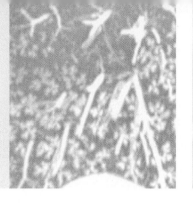

第49章

复发性多软骨炎

Maureen Quigley and David M. Hansell

一、病因学

复发性多软骨炎（relapsing polychondritis, RP）是一种罕见的以全身软骨组织炎症为特点的自身免疫性疾病，主要发生在大气道。Ⅱ、Ⅸ、Ⅺ型胶原抗体（软骨纤维支架的主要组成成分）的存在表明软骨胶原自身抗体在RP的发病机制中起着重要的作用。RP自身抗体本身无特征，近来还发现了深层次的自身抗体，包括微管蛋白-α（细胞骨架中微管的组要成分）。与其他结缔组织疾病一样，RP的病因仍不明确。

二、患病率和流行病学

RP的年发病率大约是3.5人/100万人口。RP患者诊断时的平均年龄为44岁，男女比率近似；其5年生存率是75%。并发系统性脉管炎和RP的患者预后比单纯RP患者的差；梅奥医学中心的一组数据表明，前者的5年生存率仅有45%。存在气道并发症的患者中，性别比例接近于3∶1（女∶男）。尽管进行了气管造口术、皮质激素治疗或者两者均采用，气道并发症患者的死亡率仍达到了21%，但这是RP患者中的特殊人群。

三、临床特征

软骨存在于全身各处，RP的常见临床表现是耳、鼻及呼吸道的软骨炎。除了上述软骨炎，很多患者在他们的疾病中存在血管炎成分，其表现各异。广泛潜在疾病谱的表达导致很难特征性地描述这种罕见病，而且还有许多散在的RP个案报道，它们记录了RP各种表现。McAdam及其同事们试图描述这些临床表现的特征，提出了以下分类标准：① 双耳复发性软骨炎；② 非侵蚀性炎性多关节炎；③ 鼻软骨炎；④ 眼部炎性反应（结膜炎、角膜炎、巩膜炎/外巩膜炎及葡萄膜炎等）；⑤ 累及喉和（或）气管软骨的呼吸道软骨炎；⑥ 耳蜗和（或）前庭受损（感觉神经性听力受损、耳鸣、眩晕等）。后来这些标准已被相继修订，并建立了RP的诊断标准，患者至少符合上述6条中3条的RP；符合其中一条并经软骨组织活检的RP，或有至少2处软骨炎并对皮质激素和（或）氨苯砜有反应的RP。

呼吸道症状主要是喉气管软骨炎所造成的，包括声嘶、气急、咳嗽、喘鸣、哮鸣及软骨压痛。发病初期，大约1/4患者可出现呼吸道症状。

出现喉气管软骨的萎缩和塌陷要行气管造口术，但由于气管的炎症，致使气管造口术难度增加。气管狭窄好发于声门下区，黏液纤毛功能受损是呼吸道感染反复发作的主要诱因。

在一项研究中，所有声门下区狭窄的患者均具有明显的临床症状，但仅2/3气管或支气管受累的患者在就诊时出现症状。肺炎是RP患者最常见的死因（同时经常使用激素治疗）。心血管系统受累不常见，但却是RP患者第二大死因。

主动脉瓣关闭不全、主动脉破裂及心律失常也是常见的死亡原因。血管炎可以影响主动脉、肾血管、神经系统和皮肤等，超过一半以上的RP患者均可见眼部症状。中到大血管炎发生概率约11%~56%。临床上，大血管炎主要表现为主动脉弓综合征，单发/多发胸主动脉或腹主动脉瘤破裂及根部受累所致主动脉瓣反流。脑神经麻痹是与RP相关的系统性脉管炎的另一种表现。

RP皮肤病变表现包括网状青斑、荨麻疹、多形性红斑和血管性水肿。80%的RP患者有关节炎，通常具有游走性，且大小关节均可受累。

四、病理生理学

（一）病理学　RP主要组织学特征是软骨细胞嗜碱性染色的丧失，软骨膜炎，最终软骨破坏并被纤维组织所代替。

（二）肺功能　RP患者肺功能有不同程度降低。最大呼气及吸气流速均受到影响，气流受阻取决于气道狭窄的主要部位及其严重程度。如果阻塞主要发生在胸腔内，以呼气流速受限为主；如果阻塞发生在胸腔外，以吸气流速受限为主。分析流速-容积曲线有助于确定阻塞的本质。不管它是固定不变的还是动态变化的，不管它发生在胸腔内或胸腔外，人体体积描述法可用于直接测量气道阻力。

五、临床表现

大多数患者存在耳软骨炎，耳郭的软骨部分以及非软骨的耳垂均可受累。耳郭韧性丧失，呈"花椰菜"表现。部分患者存在感音神经性听觉丧失，其发病机制包括外耳道的阻塞、中耳炎及迷路动脉炎。

患者可有呼吸道症状，而无耳或鼻软骨受累；气道受累是主要的死亡原因。

六、影像学表现

（一）胸片　常规胸片或CT可发现呼吸道受累；但尚无公开发表有关RP胸片表现系列特征表现的文章。胸片可显示大气道或气管狭窄，但疑似RP患者必须行胸部CT检查（图49-1）。继发于下呼吸道感染的实变是RP的一种重要表现，它与肺炎一样是这种疾病最常见的死因。

胸片上，与RP相关的关节炎是偶发的，并以关节间隙狭窄而无破坏为特征；关节边缘的破坏提示它与风湿性关节炎（RA）存在相同的病变过程。胸片可以发现耳郭或其他软骨的钙化，但它不是RP的特异性表现。

（二）CT　CT可以显示继发于炎症的气管和支气管壁增厚（图49-2，图49-3，图49-1）。管壁增厚是均一的，软骨明显破坏时可导致气管狭窄或塌陷（图49-4）。

喉软骨炎患者的CT经常显示向心性的声门下区狭窄，并可持续累及主干和叶支气管。病理上，

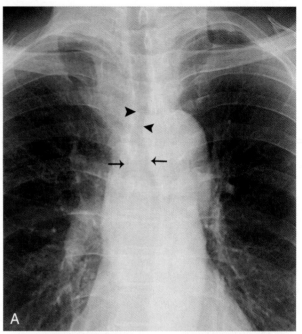

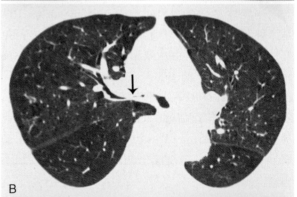

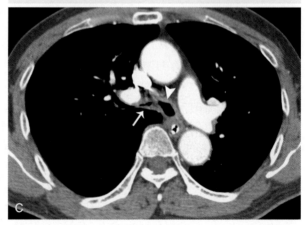

图49-1　A. RP患者气管和支气管受累，放大显示气管远端（箭头）和主支气管（箭）狭窄。B. CT示右主支气管和右上肺支气管明显狭窄，左侧主支气管气道狭窄。C. 纵隔窗示右主支气管（箭）和左主支气管（箭头）管壁增厚。

软骨破坏可向下直到终末支气管。尽管直径小于1 mm的气道中仍存在软骨，但是在这些较小的气道中，软骨对维持支气管的稳定性并不重要，因为

他们是由正常肺组织来支持的。除了可以显示气道狭窄，CT还能显示气道塌陷和闭塞。在RP患者中，周围性支气管扩张少见，但据报道，1/4 RP患者HRCT可以显示柱状支气管扩张。是否这些支气管扩张由软骨炎所致或复发性肺炎间接所致并不清楚。在CT上，除气管后壁以外的气管壁光滑增厚是RP的特异性表现（图49-2）。有趣的是，气管后壁（非软骨成分）也常增厚。一项18例RP患者呼气相CT异常表现的研究发现，如果动态呼气相扫描时管腔塌陷超过50%，气管壁软化就会同时存在。在这项研究中，动态呼气相扫描时如果超过25%的横断

面积存在管壁变薄，空气捕捉征也是存在的。94%（17/18）患者存在呼气相CT异常表现，包括13例管壁软化（72%）和17例空气捕捉征（94%）。吸气相CT扫描时，44%存在呼吸道症状的患者可发现形态异常。1/3患者气道管壁增厚，包括气管和支气管壁增厚，而不仅仅是气管壁增厚。少于50%患者存在管壁钙化，其气道后壁呈特征性膜状化改变，大约1/5患者存在局限性气道狭窄。RP的气道狭窄通常是单发和局限的，但也可以多发。广泛的气管狭窄和局限性气管狭窄发生概率相同，但是在CT上显示概率都低于管壁变薄和增厚。RP患者功能异常经常可见，气道软化可发生于94%以上的RP患者，气道软化的患者在HRCT上都有空气捕捉征（肺小叶、段或肺叶）（图49-5）。肺段和肺叶支气管软骨破坏导致气道软化，进而肺段和肺叶支气管塌陷，从而导致肺段和肺叶空气捕捉征的形成。RP患者肺小叶空气捕捉征的发生机制还不清楚。它可能是由于软骨炎导致气道管壁弹性减弱，因而导致气道动力学受损和分泌物清除作用减弱，从而导致小气道疾病的发生。重要的是，超过一半功能异常的患者吸气相扫描表现正常。因此，对RP患者建议行呼气相CT扫描。

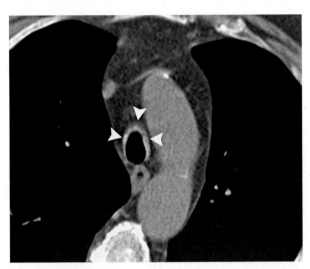

图49-2 中年男性RP患者气管受累。CT示轻度狭窄气管管壁增厚。显示气管前壁和侧壁（软骨部分）增厚（箭头）。（鸣谢 *Dr N. Sverzellati, Parma, Italy.*）

要点：复发性多软骨炎CT表现

- 典型表现为累及软骨部的气道壁增厚
- 气道壁密度增加（从细小的钙化到明显的钙化）
- 气管或支气管管腔狭窄
- 局灶性气管狭窄，声门下多见
- 伴气道壁塌陷的气道软化与呼气扫描时空气捕捉征
- 下呼吸道感染引起的肺实质表现

（三）MRI RP患者行MRI检查有一定的作用，据报道MRI可将纤维化与水肿和炎症区分开来。然而，MRI具有运动伪影和时间限制的影响，故呼吸困难的患者不宜行MRI检查。

（四）超声检查 超声心动图用于检查心脏病，大动脉疾病和心瓣膜病。近来，支气管内超声被用于鉴别RP的软骨断裂和水肿。

（五）影像检查选择 胸片用于发现下呼吸道感染中，它可继发于上呼吸道阻塞；CT可准确描述气道阻塞的范围和程度，成为最佳诊断方法。MRI在确定气管旁软组织密度的成分中具有一定的作用。

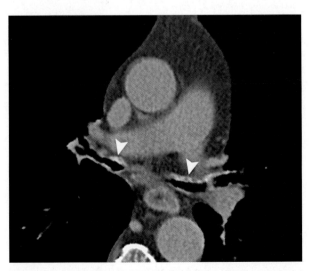

图49-3 RP支气管壁增厚。广泛支气管壁增厚和钙化伴不规则管腔狭窄（箭头）。（鸣谢 *Dr N. Sverzellati, Parma, Italy.*）

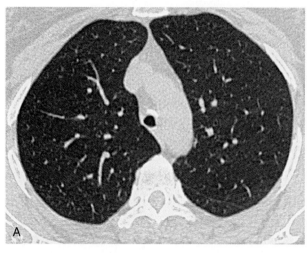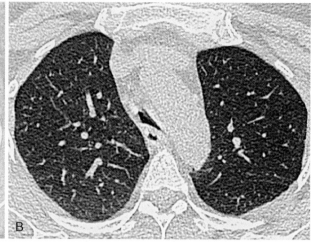

图49-4 RP患者气管狭窄。A. 一位中年女性RP患者的HRCT示明显气管向心性狭窄。显示气管前壁增厚并重度钙化。B. 另一位中年女性RP患者气管不对称狭窄（吸气相和呼气相CT）。

典型体征

- 1/3患者最早出现耳软骨膜炎，大多数患者耳郭也被感染
- 上呼吸道阻塞（胸腔外或胸腔内气道）
- 偶发鼻、肋骨肥大、小关节软骨炎
- 喉气管软骨压痛
- 耳道炎症和前庭耳蜗损伤引起听力损害

七、鉴别诊断

（一）**临床资料** 一个RP诊断难点是患者经常并发结缔组织疾病。在一项研究中，30%患者并发系统性脉管炎、RA、系统性红斑狼疮或相关结缔组织疾病、脊柱关节病或贝赫切特综合征。RP临床鉴别诊断是局限性或全身性血管炎病或RA。鞍状鼻见于韦格纳肉芽肿、RA、唐氏综合征及系统性红斑狼疮，鼻内可卡因治疗。

系统性血管炎比RP更容易引起肾脏病（RP患者发生率大约是10%），并发肾脏病时预后较差。部分RP患者伴有系统性脉管炎和与高安动脉炎或巨细胞动脉炎大血管病理分布上相似疾病，两者进一步增加了RP诊断的难度。RP很少表现出"无脉症"RP的多关节炎与类风湿关节炎相似；RP与RA患者有共同的眼部体征。但是，与RA相反的是，RP是血清阴性的、非结节性、非侵袭性的疾病，但有时一位患者可存在两种病因，二种疾病间存在重叠。

气道管壁增厚或狭窄的鉴别诊断包括韦格纳

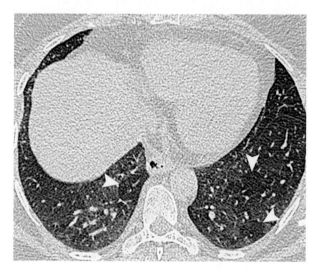

图49-5 RP患者空气捕捉征。呼气相CT显示肺小叶的空气捕捉征（箭头），是RP的常见表现。由于细支气管不含软骨，小叶空气捕捉的病因不清。

肉芽肿、结节病、组织胞浆菌病、肺结核、淀粉样变性、骨软骨沉着性气管病和鼻硬结病。气管支气管淀粉样变性常影响外周气道，骨软骨沉着性气管病常有钙化性腔内气道结节，不易引起外周气管狭窄。尽管鉴别点较多，对典型病例CT可很容易做出RP诊断。

（二）**辅助检查** RP无特异性实验室检查，无组织病理时，诊断主要依靠McAdams标准。无临床特征时，最有效的诊断方法是受累软骨活检，特征性改变是软骨基质嗜碱性染色的缺失，软骨膜炎，最终导致软骨破坏，被纤维组织代替。

通过纤维支气管镜可以观察上呼吸道受累的程度，并取得活检标本，可检测阻塞的动力学成分，并放

置支架。

八、治疗方案概要

（一）内科疗法

（1）镇痛药，如非甾体抗炎药。

（2）皮质类固醇。

（3）抗风湿药。

（二）外科疗法
气道显著受累患者可行气管造口术。早期气管造口术是有用的，但是仅适用于局限性声门下区受累的患者。外科疗法适用于气道闭塞，包括气管修补术，动力学上气道塌陷时的夹板疗法。金属支架和硅胶支架之间尚有争议。可扩张金属支架易放入内镜内，不易移动，可防止黏液纤毛上皮化；但金属支架相对易破裂，不易移动，狭窄范围较大时需放置多个支架。硅胶支架适用于范围较大的狭窄，比金属支架更易替换，但硅胶支架相对难放入，易被干性分泌物覆盖。第一年支架通畅性失效率最高，但通畅率可通过二次支架放置来维持。内置夹板疗法用于气道塌陷，但成功率不高。内固定夹板材料有心包膜、硬脑膜、皮肤移植及Gore-Tex网，已被证实效果显著。

医生须知

■ RP气道阻塞可突发且发展迅猛
■ RP可为弥漫性或局灶性，通常逐步进展
■ 隐匿性心脏病应当排除因为心血管并发症是RP第二大死因

要点

■ RP是一种罕见的累及全身多系统软骨的自身免疫性疾病，尤其是气道软骨
■ 诊断主要靠多种多样的临床表现
■ CT可以诊断并有助于评估疾病的严重程度
■ 典型CT表现：
  ● 气道管壁增厚典型累及软骨部分
  ● 气道管壁密度增加
  ● 气管或支气管管腔狭窄
  ● 呼气相扫描表现为气道管壁软化塌陷和空气捕捉征

第 ⑩ 部分

血管炎与肉芽肿

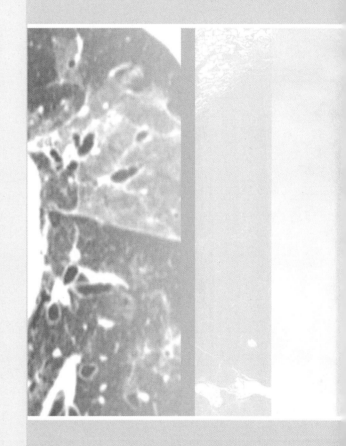

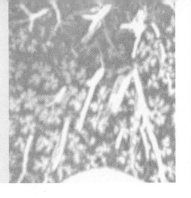
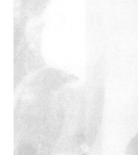

第50章

韦格纳肉芽肿

Nestor L. Müller and C. Isabela S. Silva

一、病因学,发病率及流行病学

韦格纳肉芽肿是一种多系统性疾病。其特征是上下呼吸道坏死性炎性肉芽肿、血管炎性肾小球肾炎以及肺脏和其他器官组织的坏死性血管炎。其诊断主要包括临床表现、影像学表现以及血清抗中性粒细胞c-ANCA检查。c-ANCA在活动性系统性韦格纳肉芽肿中敏感性很高(90%~95%),但在局限性器官的韦格纳肉芽肿中敏感性较低(60%),特异性大约90%。

韦格纳肉芽肿可以表现为一种多器官受累的系统性疾病,也可表现为主要累及或者仅累及呼吸道的疾病。后一种表现形式叫局限性(非肾性的)韦格纳肉芽肿。很多患有这种局限性韦格纳肉芽肿者通过尸检或者组织活检发现有肉芽肿、系统性的血管炎以及坏死性炎症。因此,局限性肉芽肿是系统性疾病的一部分而非独立疾病。目前对韦格纳肉芽肿的病因学及发病机制知之甚少。

韦格纳肉芽肿罕见,每年在每百万人中有大约10个人患病。它主要发生在50岁左右的中年人,男性略多于女性。

二、临床表现

大部分患者表现为上呼吸道和下呼吸道的症状,包括鼻出血、鼻窦炎、咳嗽、咯血、呼吸困难、胸膜炎性胸痛。30%~40%的患者出现咯血,10%出现弥漫性肺出血。呼吸困难一般发生在弥漫性肺出血的患者中,有时也可因气管受累所致。其他症状有发热、不适、体重减轻、疲劳。关节受累很常见,通常表现为关节痛或者关节炎。50%~80%的患者有肾小球肾炎。

三、病理生理学

它以边界清楚的、炎性和坏死性肺结节或肿块为特征。在组织学检查,主要表现为肺实质坏死,血管炎和伴中性粒细胞、淋巴细胞、浆细胞,组织细胞,嗜酸性粒细胞的混合性细胞浸润的肉芽肿性炎症。细胞浸润倾向于小脓肿样簇状聚集。随着疾病的发展,这些簇状结构形成坏死,并由一层巨噬细胞和上皮组织细胞包绕(肉芽肿炎症)。随着疾病的进展,单个坏死区域扩大、合并,最后形成地图样坏死的特征性表现(图50-1和图50-2)。虽然肺实质炎症是最主要的特征,但气道黏膜和黏膜下炎症肉芽肿也很常见。这可能导致气道狭窄。小到中等大小的肺动脉和肺静脉表现为局部或广泛性的炎症,表现为血管中层纤维素样坏死,炎性细胞浸润血管壁,这与肺实质内或边界清晰的肉芽肿表现相似。有时患者表现或形成毛细血管炎,这可引起局限性或弥漫性肺出血(图50-3)。肾脏典型表现为局灶性或节段性坏死性肾小球肾炎。

四、影像学表现

(一)胸片　肺结节或肺部肿块是最常见,可见于90%以上的患者中(图50-4)。肺结节或肿块的直径大小从几毫米到10 cm不等,通常多发,但胸片上经常少于10个,有时也表现为孤立性肺结节(图50-5)。肺结节通常见于双肺,左、右肺叶无倾向性。结节的大小及数量与疾病的进展有关。大约50%的患者最终可形成空洞,空洞壁厚,不规则,内壁粗糙(图50-6),空洞可变大,甚至累及整个肺叶。也有部分空洞变成薄壁囊腔甚至经治疗后消失。

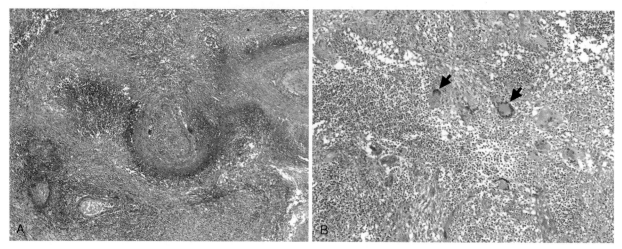

图50-1 韦格纳肉芽肿：地图样坏死。A. 组织学标本显示边缘不整的嗜碱性坏死，呈地图样改变。坏死区域周围环绕着混合炎性细胞浸润。B. 高倍镜观察显示肉芽肿炎症和多核巨细胞（箭）。（鸣谢 *Dr. John English, Department of Pathology, Vancouver General Hospital, Canada.*）

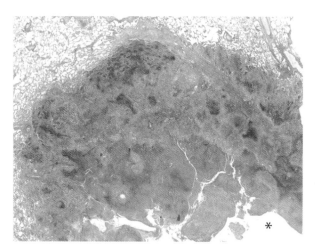

图50-2 韦格纳肉芽肿：坏死和空洞，组织学标本显示结节伴坏死及空洞（星）。（鸣谢 *Dr. John English, Department of Pathology, Vancouver General Hospital, Canada.*）

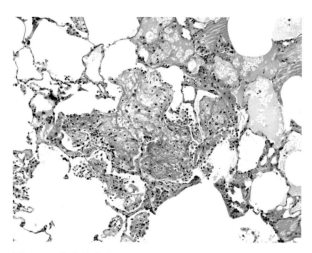

图50-3 韦格纳肉芽肿：毛细血管炎。组织学标本显示肺泡出血和毛细血管炎。（鸣谢 *of Dr. John English, Department of Pathology, Vancouver General Hospital, Canada.*）

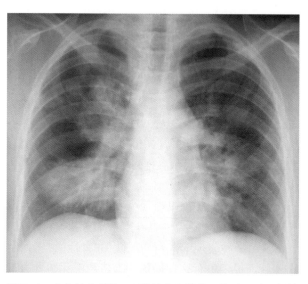

图50-4 韦格纳肉芽肿：双侧结节和肿块。胸片显示双侧结节、肿块和中央分布的局灶性实变。

第二最常见的X线表现为大约50%的患者出现实变或阴影周边晕征增加（图50-7~图50-9）。实变和磨玻璃影的几种分布形式包括：弥漫性、楔形和胸膜下、支气管周围、斑片状分布。实变区内可有小空洞。弥漫性实变和磨玻璃影于5%~10%的患者，反映了弥漫性肺出血的出现（图50-7）。

胸片很难发现气管和支气管受累，其主要表现为局灶性气道狭窄，常见于声门下气管段（图50-10）。气道下段受累可形成空气捕捉，这是由于部分气道阻塞或不张所致。胸腔积液见于15%~20%的病例中，胸膜增厚见于10%的病例中。肾脏和心脏受累可导致肺水肿。

（二）CT 肺结节或肿块是CT最常见的影像表

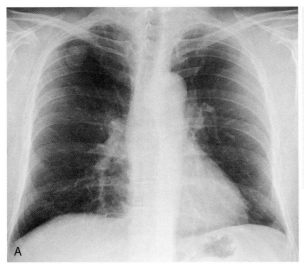

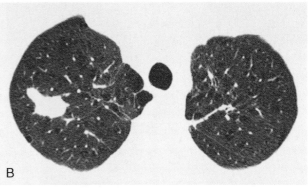

图50-5 韦格纳肉芽肿：孤立性肺结节。A. 胸片显示右肺上叶结节。B. CT影像显示右肺上叶分叶状结节，局灶性瘢痕和轻度肺气肿。韦格纳肉芽肿根据外科切除上叶结节而得到证实。

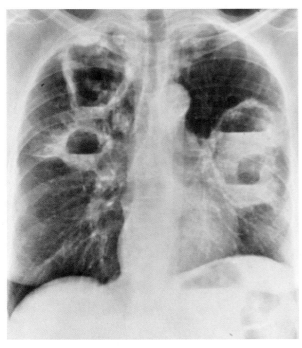

图50-6 韦格纳肉芽肿：结节或肿块内空洞。55岁女性后前位胸片显示多发，较大，厚壁空洞伴液气平面。左肺上叶血量减少，提示右肺上叶支气管可能受压并导致缺氧性血管收缩。(引自 *Müller NL, Fraser RS, Colman NC, Paré PD. Radiologic Diagnosis of Diseases of the Chest. Philadelphia, WB Saunders, 2001.*)

现（图50-11，也见于图50-5），约可见于90%病例中，结节或肿块通常为多发和双侧性，主要累及胸膜下区，其次为支气管血管周围受累，但上肺或下肺区域上没有区别。肺结节或肿块可边缘光滑，也可边缘不规则，其直径大小从几毫米到6 cm以上。

CT可以显示X线片上不易发现的小结节，同时在发现空洞方面也有优势，直径2 cm以上结节内的

空洞在CT上都可以清晰显现。肿块内的空洞壁厚，内壁不规则，但也可为薄壁，甚至治疗后空洞消失（图50-12）。在15%以上的病例中，一个或多个小结节或肿块周围被磨玻璃影所环绕（CT晕征；图50-13）。也可出现反晕征，它是由机化性炎症所致（图50-14）。增强后，大部分结节表现为中央为低密度，周边强化或不强化。

另一个常见表现是气腔实变，占25%~50%，其可能是单独出现，也可与肺小结节有关（图50-15）。实变可以随机分布，表现为毗邻胸膜类似肺梗死的周围分布楔形影或者在支气管周围分布（图50-16）。

斑片状或弥漫性磨玻璃影少见，可见于20%~30%病例中（图50-17）。其他肺实质病变见于小部分患者中，包括小叶中心结节和分支状线影（树芽征）、小叶间隔线、形成网格影的小叶内间隔线和结节、肿块或实变内的点状钙化灶。

支气管壁增厚见于50%~60%病例中，气管壁增厚见于15%病例中。支气管壁通常为轻度增厚。明显的支气管壁增厚与部分或完全肺段、肺叶或主支气管阻塞有关，可见于5%~10%的病例中（图50-18）。气道狭窄可以是光滑或不规则的，可单侧也可双侧，往往为局限性的，常为2 cm以上。多层CT薄层扫描多平面重建可用来评价有无气道狭窄及其严重程度。仿真内镜与纤维支气管镜有良好的相关性。

其他表现如支气管扩张见于10%~20%病例中，斑片状空气捕捉见于约30%病例中。胸膜积液见于15%~20%病例中，胸膜增厚见于10%病例中。胸膜积液可为单纯或双侧，可少量或多量（图50-11）。CT上纵隔淋巴结肿大可见于约20%病例中，肺门淋巴结增大见于3%病例中。有时增大的纵隔淋巴结可

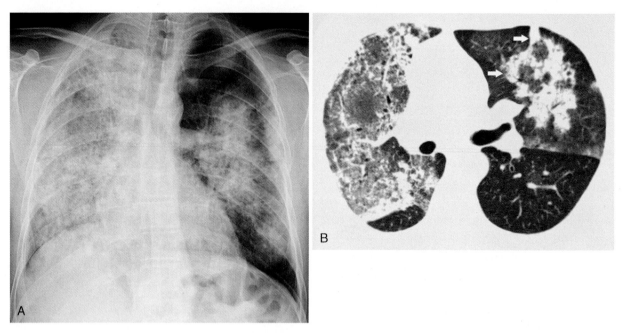

图50-7　韦格纳肉芽肿：磨玻璃影和实变。胸片（A）和HRCT（B）显示不对称的双侧磨玻璃影和实变影。在CT上，左肺上叶实变可见沿肺叶周围分布（白箭）并环绕磨玻璃影，此表现与继发于肺出血的机化性肺炎相一致。患者为51岁男性韦格纳肉芽肿患者，呈现弥漫性肺泡出血。

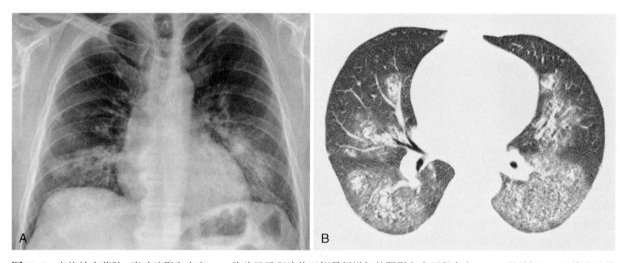

图50-8　韦格纳肉芽肿：磨玻璃影和实变。A. 胸片显示斑片状双侧晕征增加的阴影和小面积实变。B. 1天后行HRCT检查显示双侧广泛磨玻璃影和小面积实变。52岁男性韦格纳肉芽肿患者，呈现弥漫性肺泡出血。

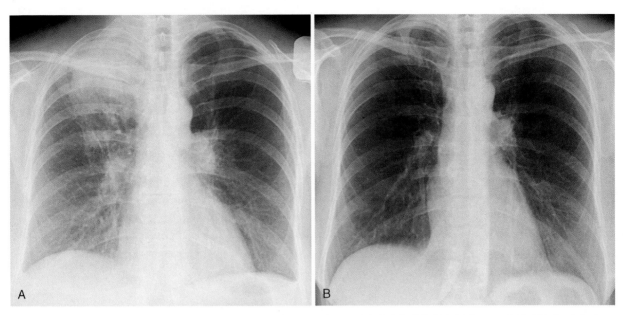

图50-9 韦格纳肉芽肿：治疗后实变改善。A. 48岁女性胸片显示右肺上叶密度类似肿块的实变影。B. 1个月后胸片，治疗后，显示实变几乎完全吸收，右肺尖可见轻微残留线状影。

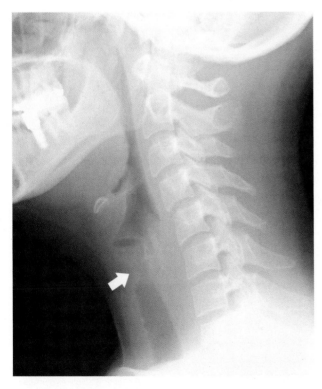

图50-10 韦格纳肉芽肿：声门下狭窄。颈部侧位片显示声门下气管（白箭）局限性气管壁增厚，伴相应气管狭窄。31岁女性韦格纳肉芽肿患者，呈现为声门下狭窄。

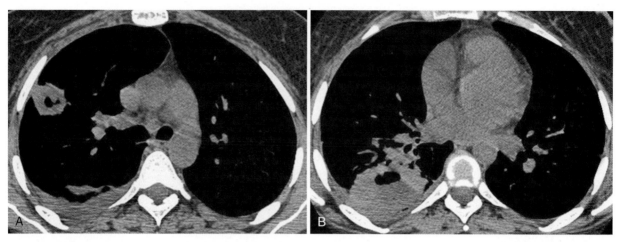

图50-11 韦格纳肉芽肿：肿块内空洞。上叶（A）和下叶（B）水平HRCT显示肿块内空洞和右侧少量胸腔积液，38岁女性患者。

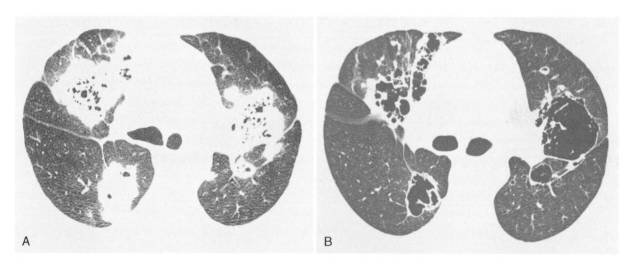

图50-12 韦格纳肉芽肿：肿块内空洞治疗前后。A. HRCT显示双侧肿块伴局灶性空洞，斑片状磨玻璃影也可显示。B. 治疗后2个月后HRCT显示实变吸收伴残留薄壁囊腔。（鸣谢 *Dr. Jorge Kavakama, São Paulo, Brazil.*）

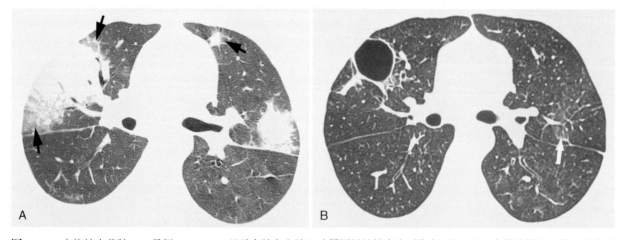

图50-13 韦格纳肉芽肿：CT晕征。A. HRCT显示右肺和左肺上叶周围局灶性实变，同时左肺上叶一小结节周围环绕一磨玻璃晕影（黑箭）。B. 治疗后3个月HRCT显示左肺上叶结节已吸收，左肺上叶实变几乎完全吸收，仅残留少许磨玻璃影（直箭），右肺上叶实变可见空洞伴薄壁囊腔，18岁女性韦格纳肉芽肿患者。

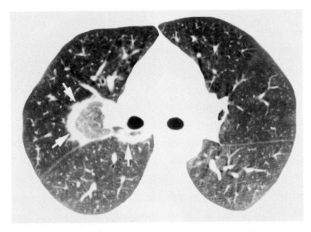

图50-14 韦格纳肉芽肿：反晕征。HRCT显示磨玻璃阴影伴薄边实变（白箭），外科活检右肺下叶一相似病变显示出血和边缘机化性肺炎改变。

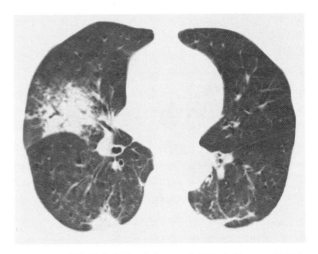

图50-15 韦格纳肉芽肿：实变。75岁男性患者HRCT显示右肺中叶和下叶实变，双侧少量胸腔积液。右肺下叶实变呈楔形基底贴近胸膜，这与肺梗死表现一致。

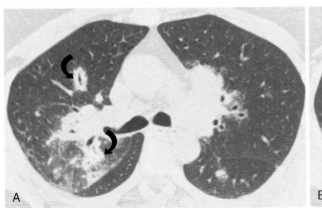

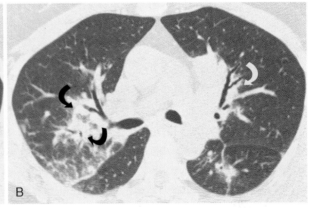

图50-16 韦格纳肉芽肿：支气管周围实变。右上叶支气管水平HRCT显示（A）和紧下方（B）显示双侧不对称实变，支气管周围（黑箭）分布为主。48岁女性韦格纳肉芽肿患者。

压迫气管或支气管。

　　CT随访发现大部分患者中的磨玻璃影、肺结节和肿块可消散；起初，经治疗后肺结节和肿块可缩小，并可形成薄壁空洞（图50-12和图50-13）。然而，小叶内间隔影和支气管扩张依然存在。这些结果显示磨玻璃影、实变、空洞结节和肿块代表了活动性炎症。小叶内间隔线和支气管扩张通常代表慢性纤维化改变，而不是炎症性改变。线影呈斑片状分布，它代表局灶瘢痕化或间质纤维化。外科肺活检标本的组织学结果显示：间质纤维化可出现在16%以上的病例中。与特发性非特异性间质性肺炎或特发性肺纤维化影像类似的间质纤维化改变，有时这可是韦格纳肉芽肿的首要表现。

　　（三）影像检查选择　胸片是韦格纳肉芽肿患者首诊和随访主要检查方式。CT可进一步评价肺实质改变。薄层、高分辨螺旋多层CT（高分辨率CT）扫描是评价肺实质病变的范围和胸片上无法显示微小病变的最佳检查方法。多层CT薄层扫描和多平面重建是评价气道有无受累以及其受累范围和程度的最佳方式。

　　五、鉴别诊断

　　尽管多发且表现多种多样，韦格纳肉芽肿的胸片表现主要为双侧胸膜下或者支气管血管周围分布的结节或肿块。主要应与肺内多发结节或肿块，伴有或不伴有空洞的其他疾病相鉴别。这些疾病包括感染性病变（脓栓，多发性肺脓肿）和肿瘤（血源性转移灶，淋巴瘤）。多发性肺脓肿与菌血症和脓栓有关，常

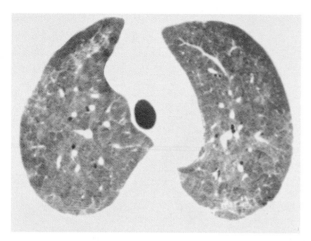

图50-17 韦格纳肉芽肿：弥漫性肺出血。HRCT显示双侧广泛磨玻璃影和小叶中心结节和线状阴影。52岁女性韦格纳肉芽肿患者，出现反复肺出血。

有发热，通常累及下肺叶，很少有直径超过3 cm。另一方面，韦格纳肉芽肿的结节和肿块直径可达10 cm以上，且上下肺无倾向性。血源性转移灶可多发，直径从几毫米到10 cm，甚至更大，约5%病例有空洞。在肿瘤病例中，肿瘤转移性结节和肿块通常直径大小不等，且主要下叶分布。多发结节和肿块也可见于淋巴瘤患者中。50%的韦格纳肉芽肿病例中可见空洞，而空洞在淋巴瘤中少见。在临床上，通过上呼吸道症状，包括鼻窦炎、鼻出血以及实验室检查肾小球肾炎、血清c-ANCN阳性，可很容易将韦格纳肉芽肿与其他疾病区分开来。

六、治疗方案概要

近20年来韦格纳肉芽肿的治疗有相当大的进步。目前治疗的主要目标是迅速控制疾病，减轻持续损害器官的范围和严重程度，以及通过治疗减少短期和长期的发病率。通过两个疗程可以达到这个目标：缓解诱导，紧随持续缓解治疗。初期的治疗一般是短期的环磷酰胺（3~6个月），结合糖皮质激素。由于环磷酰胺的高毒性，甲氨蝶呤与糖皮质激素的配合使用经常被作为局限性韦格纳肉芽肿的缓解治疗法阶段的替代选择。针对韦格纳肉芽肿患者免疫抑制疗法的主要副作用是机会性感染的反复出现，特别是卡氏肺孢子菌肺炎（PCP）。因此针对韦格纳肉芽肿患者PCP的预防疗法被推荐使用。成功诱导缓解后，治疗的焦点转换到缓解的维护，以后糖皮质激素应用逐渐减少。在没有应用免疫抑制

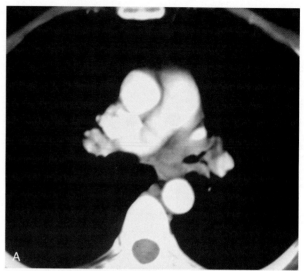

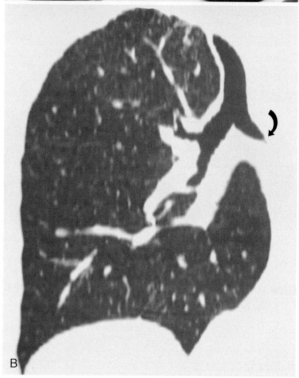

图50-18 韦格纳肉芽肿：支气管狭窄。A. 增强CT显示明显左主支气管和上叶支气管远端管壁明显增厚。B. 1个月后冠状位重建图像显示左主支气管（黑箭）完全阻塞。41岁女性韦格纳肉芽肿患者。

治疗前，基本上所有的患者死于确诊后的6个月内。目前，治疗后预计的中位生存时间超过了20年；大部分的死因是由于疾病或治疗并发症。治疗后的肺部病变可将完全吸收，或形成一些瘢痕。磨玻璃影倾向于完全消散，但结节和实变可能存在，或者CT检查仍可见残余瘢痕。

医生须知

■ 许多韦格纳肉芽肿患者表现上下呼吸道症状,包括鼻出血、鼻窦炎、咳嗽、咯血、呼吸困难和胸膜炎性胸痛

■ 最常见的影像学表现为肺结节或肿块,可见于90%的患者。空洞最终见于在约50%的病例中

■ 胸片是韦格纳肉芽肿患者首诊和随访的主要方式

■ CT可发现胸片上不明显的结节和空洞

■ 薄层螺旋多层CT(高分辨率CT)扫描是评价肺实质病变的范围和胸片上无法显示微小病变的最佳检查方法

■ 多层CT薄层扫描和多平面重建是评价气道有无受累以及其受累范围和程度的最佳方式

■ 在大多数患者,韦格纳肉芽肿的诊断往往可以通过临床、影像学表现以及c-ANCA阳性明确

要点

■ 韦格纳肉芽肿通常影响年龄在40~60岁的成年人

■ 韦格纳肉芽肿以上、下呼吸道炎症的坏死性肉芽肿炎症,肾小球肾炎和肺部的坏死性血管炎为特征

■ 血清c-ANCA可出现在90%~95%的系统韦格纳肉芽肿病例中,在60%例器官局限性韦格纳肉芽肿患者中;特异性约为90%

■ 常见的症状包括鼻出血、鼻窦炎、咳嗽、咯血

■ 常见的影像学表现:

● 多发肺结节和肿块达90%以上;约50%病例最终形成空洞

● 斑片状或支气管周围实变见于25%~50%病例中

● CT上磨玻璃影可见于20%~30%病例中

● CT上支气管壁增厚可见于50%~60%病例中

● 部分或完全支气管阻塞见于5%~10%病例中

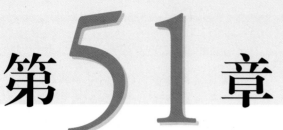
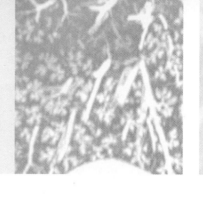

第51章

过敏性血管炎和肉芽肿病（Churg-Strauss综合征）

C. Isabela S. Silva and Nestor L. Müller

一、病因学，发病率及流行病学

Churg-Strauss综合征起初称为过敏性血管炎和肉芽肿病，以哮喘、发热、周围嗜酸性粒细胞增多为特征的临床综合征。病理特点：坏死性血管炎和血管外性肉芽肿性炎症。现在被归类为抗中性粒细胞胞浆抗体（ANCA）相关性血管炎。目前已经有几套诊断标准，其中最受推崇的是由美国风湿病学会提出的6项诊断标准，其中一个患者必须符合其中4项或更多项，才能被诊断为Churg-Strauss综合征：哮喘，嗜酸性粒细胞增多（大于白细胞计数的10%），系统性血管炎引起的单一神经病变或多发性神经病变，在胸片上可见迁移性或短暂性肺实变影，鼻旁窦异常，组织活检可见在动脉，小动脉或小静脉的管壁外嗜酸性粒细胞。

Churg-Strauss综合征很少见，估计每年的发病率占总人口的1/1 000 000~3/1 000 000，在哮喘患者中可高达67/1 000 000。该病的发病年龄主要是中年人，男性略多于女性，且病因不明，但目前认为它是与嗜酸性粒细胞、内皮细胞和淋巴细胞有关的自身免疫性疾病。

二、临床表现

最主要的临床表现是哮喘、过敏性鼻炎、血管炎、周围嗜酸性粒细胞增多，所有患者均能有这些表现。哮喘是该疾病的特征性表现，通常在血管炎发病的前几年就可出现，但有时两者也可能同时出现。大约75%的患者出现过敏性鼻炎，这常是最早出现的症状。组织嗜酸性粒细胞增多及血管炎引起肺受损，进而导致咳嗽，呼吸短促，有时出现咯血。其他的一般表现包括周围神经病变（66%~76%），通常是表现多发性单一神经炎、鼻窦炎（52%~74%）和皮疹（51%~70%）。心脏受损（占13%~47%）可能出现心绞痛，心肌梗死，心肌炎，左心衰竭及心包炎。心脏受损是导致变应性肉芽肿性血管炎患者死亡的主要原因。其他可能受累的器官包括肾脏（占25%~58%）、关节（占19%~57%）、胃肠道（占13%~59%）。40%~75%活动期的患者可有血清p-ANCA出现。大部分患者对治疗有效，然而，大约有25%的患者可复发。大部分复发患者对治疗有效。复发的治疗患者死亡率大约3%。

三、病理生理学

几个研究结果表明变应性肉芽肿性血管炎是一种涉及白细胞（包括外周嗜酸性粒细胞粒细胞，内皮细胞，淋巴细胞）的自身免疫性疾病。嗜酸性粒细胞激活标记物与疾病的活动性一致，可预测疾病的复发。现已清楚嗜酸性粒细胞和中性粒细胞脱颗粒产物可直接引起组织损伤。而且已有证据表明抗中性粒细胞胞浆抗体是致病因子，它也许能调节疾病的表型。抗中性粒细胞胞浆抗体出现在40%~75%的Churg-Strauss综合征患者中，其出现频率和水平都可能与疾病的活动性有关。Churg-Strauss综合征患者主要存在与髓过氧化物酶（p-ANCA）发生反应的抗中性粒细胞胞浆抗体，而韦格纳肉芽肿患者主

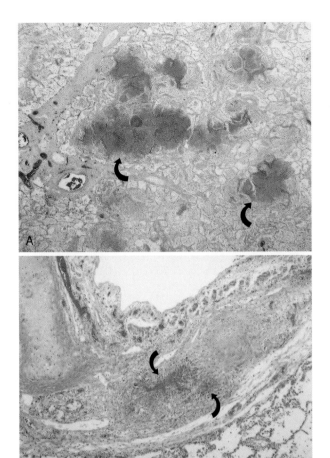

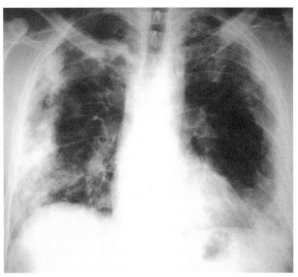

图51-2 过敏性血管炎和肉芽肿病：慢性嗜酸性粒细胞性肺炎表现。后前位胸片显示一个主要在胸膜下分布的双侧斑片状实变。此图是一名由外科肺活检证实的71岁女性过敏性血管炎和肉芽肿病患者。

图51-1 过敏性血管炎和肉芽肿病：组织学表现。A. 过敏性血管炎和肉芽肿病患者病理标本的显微图像显示大量的局部坏死的嗜酸性粒细胞性肺炎（箭）。B. 大支气管壁的显微图像显示坏死性点（早期变应性肉芽肿性血管炎，如箭所示）。（引自 *Silva CI, Müller NL, Fujimoto K, et al. Churg-Strauss syndrome: high-resolution CT and pathologic findings. J Thorac Imaging 2005; 20:74–80.*）

要存在与蛋白水解酶3（c-ANCA）反应的抗中性粒细胞胞浆抗体。有时过敏性血管炎和肉芽肿病和c-ANCA同时存在。

　　过敏性血管炎和肉芽肿病患者肺脏病灶典型的病理特征包括组织嗜酸性粒细胞浸润，血管炎及坏死性血管外肉芽肿性炎症。这种典型的病理特征只有20%的患者可见。该疾病的早期特征是嗜酸性粒细胞浸润，在肺脏及其他任何脏器中都可见。在肺中，它以嗜酸性粒细胞性肺炎的形式存在，并且通常是在手术活检时才被发现。在血管炎期，嗜酸性粒细胞浸润非常常见，但是血管炎也能看到。其特征是累及小动脉、细小动脉、小静脉、静脉，嗜酸性粒细胞浸润的坏死性血管，中央为坏死性嗜酸性粒细胞的肉芽肿。在治疗成功的患者中可以看到血管炎后期表现。这

些患者仍有哮喘、过敏性鼻炎，但是没有坏死性血管炎。在组织检查标本中仅可见治愈后的血管炎，表现为血栓性小血管炎。

四、影像学表现

　　（一）胸片 大约70%的患者出现胸片异常表现。胸片的异常表现主要由嗜酸性粒细胞及有或无血管炎的肉芽肿引起。最常见的表现是短暂性、非节段性斑片状的实变影，可出现在肺部任何区域。大约50%的患者在疾病的任何时期在胸片上都可见这种表现。这种实变呈周围分布，且X线检查和组织病理检查都不能与单纯肺性嗜酸性粒细胞浸润症和慢性嗜酸性粒细胞性肺炎鉴别（图51-2）。较少见的表现：实变或磨玻璃样变任意分布，或中央显著（图51-3）。有时，双肺可见大小不等的结节状实变影，它们可相互融合，相反在韦格纳肉芽肿很少见到空洞。心脏受损如心肌炎、缺血性心肌病、心包炎等可导致心脏扩大。大约10%的患者在胸片上可见单侧或双侧的胸腔积液。

　　（二）CT 大约90%以上患者的高分辨率CT最常见的异常表现是双侧磨玻璃样变或实变，呈对称分布，常周边显著，类似于慢性嗜酸性粒细胞性肺炎，或不常见的斑片状随机分布（图51-3~图51-5）。高分辨率CT上另外一个较常见的表现是间隔线，大约占50%的患者。小叶间隔增宽可能引起肺水肿，其次是心脏受损，或嗜酸性粒细胞浸润。较少见表现包括小

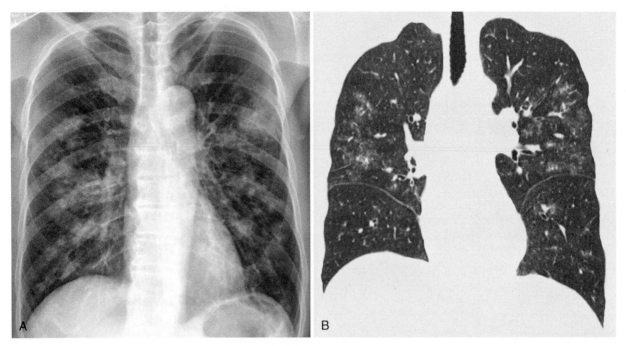

图51-3 过敏性血管炎和肉芽肿病：斑片状分布。A. 后前位胸片示肺双侧斑片状实变增加和不透明区域的透明度减低。B. 容积高分辨率CT冠状图像显示主要累及肺上叶的双侧斑片状磨玻璃样影和界限模糊的小结节影。此图是一名67岁男子过敏性血管炎和肉芽肿病患者，其诊断依据是有哮喘病史，外周血嗜酸性粒细胞增多，血清p-ANCA和肾脏活检结果。

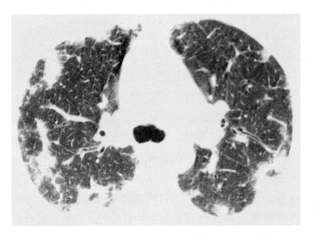

图51-4 过敏性血管炎和肉芽肿病：慢性嗜酸性粒细胞性肺炎表现。高分辨率CT显示一个主要在胸膜下分布的双侧斑片状实变。此图是一名由外科肺活检证实的52岁男性过敏性血管炎和肉芽肿病患者。

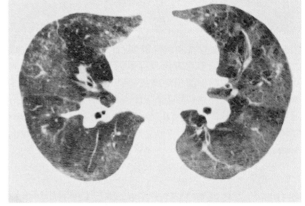

图51-5 过敏性血管炎和肉芽肿病：广泛性磨玻璃影。高分辨率CT显示双侧广泛性磨玻璃影和一些小叶中心性结节。此图是一名由皮肤和肺活检证实的21岁男性过敏性血管炎和肉芽肿病患者。

叶中央小节结和多发性小节结或直径0.5~3.5 cm的肿块，有或无磨玻璃变衰减的晕轮征。在高分辨率CT上有时仅表现为支气管壁增厚或扩张（哮喘患者通常表现出这些症状），甚至表现正常。10%~50%患者的CT上可见单侧或双侧胸腔积液，其可能是由心肌病导致的左心衰竭或嗜酸性粒细胞性胸膜炎引起的（图51-6，图51-8）。可出现心包积液和纵隔淋巴结肿大，但不常见。

（三）影像检查选择 用于评估哮喘患者可疑的肺部并发症首选的影像检查方法是胸片。当一位哮喘患者胸片证实有实变，且实变主要或仅累及肺野外周1/3时，诊断主要考虑慢性嗜酸性粒细胞性肺炎、过敏性血管炎和肉芽肿病、机化性肺炎（闭塞性细支气管炎伴机化性肺炎）。慢性嗜酸性粒细胞性肺炎和有机化肺炎可证实可能是变应性肉芽肿性血管炎的表现。通过临床表现和实验室检查结果做出鉴别诊断。

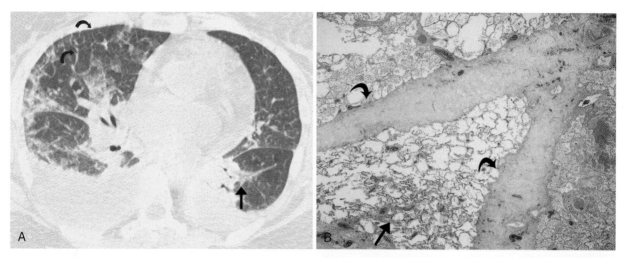

图51-6 过敏性血管炎和肉芽肿病：CT和组织学表现。A. 高分辨率CT显示磨玻璃影主要在右肺中下叶的周边区。空洞性实变和小面积的磨玻璃影（如直箭所示）出现在左下肺叶。还显示主要在右肺中叶增厚的小叶间隔（如弯箭所示）及双侧胸腔积液。B. 显微影像显示肺水肿和肺纤维化小叶间隔（如弯箭所示）。早期的嗜酸细胞性肺炎主要出现在小叶间隔之间（如直箭所示）。这样的局灶性病变在CT上表现为界限不清的小叶中心磨玻璃影。局灶性成熟的嗜酸细胞性肺炎嗜酸性粒细胞坏死主要存在于隔膜增厚的右边。此图是一名由尸检证实的54岁女性过敏性血管炎和肉芽肿病患者。

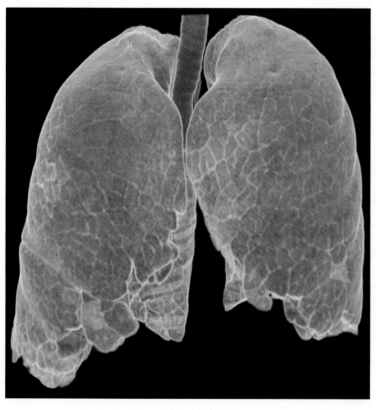

图51-7 过敏性血管炎和肉芽肿病：小叶间隔线。容积高分辨率CT肺部的表面阴影和容积性影像表现为广泛的双侧间隔增厚。此图是一名由心脏受损导致左心衰竭患者皮肤活检证实的68岁女性过敏性血管炎和肉芽肿病患者。

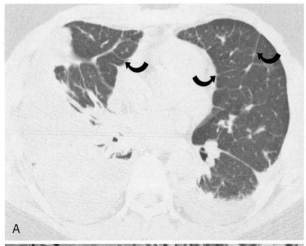

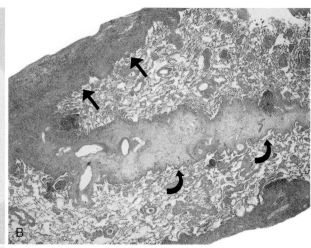

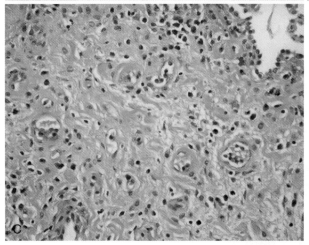

图51-8 过敏性血管炎和肉芽肿病：小叶间隔隔线和由嗜酸性粒细胞浸润导致的胸腔积液。A. 高分辨率CT显示小叶间隔（如箭所示）和多少不等的胸腔积液。注意心脏正常大小和肺血管的正常容积。B. 在手术活检病理组织学获得标本的显微影像显示肺水肿和肺纤维化小叶间隔（如弯箭所示）。并可见大量嗜酸性细胞浸润胸膜（如直箭所示）。C. 小叶间隔的高功率视图显示肺纤维化基质的淋巴细胞和嗜酸性粒细胞。（引自 Silva CI, Müller NL, Fujimoto K, et al. Churg-Strauss syndrome: high-resolution CT and pathologic findings. J Thorac Imaging 2005; 20:74–80.）

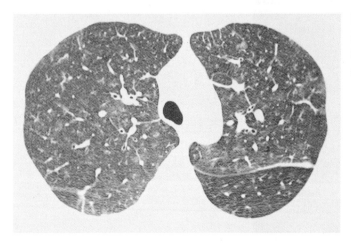

图51-9 过敏性血管炎和肉芽肿病：界限不清的结节。高分辨率CT显示双侧磨玻璃影和界限不清的小叶中心结节。此图是一名32岁女性过敏性血管炎和肉芽肿病患者。

哮喘患者在胸片上可见周边有实变，但在CT上很难发现其他病变信息。然而，在大部分患者的胸片上，肺脏内实变区呈斑片状且相当随机分布。高分辨率CT能证实临床可疑的实质异常病变患者及在X线片上可疑或非特异性的病灶。高分辨率多层螺旋CT以10 mm的间距扫描或连续胸部扫描。因此，它可证明实质病灶与过敏性血管炎和肉芽肿病在X线片上一般或非特异性的病灶相一致。

五、鉴别诊断

过敏性血管炎和肉芽肿病最常见的X线表现是短暂的、斑片状的、非节段性的磨玻璃影，或者随机分布的实变。大约50%的患者可见肺野周边区病变。临床中，在有哮喘病史的患者中有这些X线表现就应诊断为过敏性血管炎和肉芽肿病的疑似病例。在临床菌类病中，需要鉴别的诊断的疾病包括变应性曲霉性支气管炎、单纯性肺嗜酸性粒细胞浸润症、慢性嗜酸性粒细胞肺炎、细菌性肺炎、真菌性肺炎、病毒性肺炎。

过敏性血管炎和肉芽肿病的X线表现与单纯肺嗜酸性粒细胞浸润症、慢性嗜酸性粒细胞肺炎相似。单纯性肺嗜酸性粒细胞浸润症的特征是斑片状非节段性磨玻璃影，或融合成片状，短暂性，迁移性，与嗜酸性粒细胞增多有关。大部分患者有哮喘病史或特应性。当然，目前其病因学仍不明。慢性嗜酸性粒细胞肺炎的X线特征是双侧肺部实变，主要甚至仅累及肺野外周1/3，典型的外带受累病变仅占50%~60%患者，在CT上所有病例均可见外带病变。变应性肉芽肿血管炎的诊断与单纯性肺嗜酸性粒细胞浸润症，有哮喘病史的慢性嗜酸性粒细胞肺炎明显不同，其诊断主要依据全身性表现如：皮疹，周围神经病变，血清p-ANCA浓度。变应性肉芽肿血管炎与血清p-ANCA的相关性极大促进了该疾病的诊断。细菌性、真菌性或病毒性肺炎也可引起有哮喘病史患者肺的双侧不透明区域，与其他患者一样，需要通过临床表现和分泌物培养或血清学检查进行排除诊断。出现双侧对称性肺磨玻璃影或实变主要考虑感染。这主要包括细菌性支气管肺炎，条件致病性感染，如由卡氏肺孢子菌肺炎及巨细胞病毒引起的肺炎。后两者在使用激素治疗的哮喘患者中应被考虑。

六、治疗方案概要

大部分患者对激素治疗有反应。目前推荐环磷酰胺加糖皮质素进行缓解诱导治疗，针对那些具有威胁生命及重要脏器功能临床表现的患者。主要包括中枢或周围神经受累，肾小球肾炎，心脏受累，肺泡出血。对于没有严重疾病的患者，推荐使用甲氨蝶呤进行缓解诱导和缓解维持治疗。

在糖皮质激素应用之前，变应性肉芽肿病是致命性疾病。随着目前的治疗水平提高，临床缓解期的患者达90%以上。然而，复发却很常见。5年生存率达60%~80%。

医生须知

- 过敏性血管炎和肉芽肿病最常见的临床表现是：哮喘，过敏性鼻炎，血管炎及周围嗜酸性粒细胞增多。实际上，所有患者都有这些表现
- 大约70%的患者存在血清p-ANCA
- 心脏受累占13%~47%，可导致心绞痛、心肌梗死、心肌炎、左心衰竭、心包炎
- 最常见的胸片表现是短暂性，呈周围分布的斑片状不透明区的实变影，这与单纯性肺嗜酸性粒细胞浸润症和慢性粒细胞肺炎相似
- 在显示嗜酸粒细胞性肺疾病的外周分布特点时，CT比胸片更有优势
- 高分辨率CT可以证实临床可疑的实质异常患者及胸片可疑或非特异表现的患者
- 过敏性血管炎和肉芽肿病的诊断要根据临床表现、影像学检查、周围嗜酸性粒细胞增多及血清p-ANCA进行综合分析

要点

- 过敏性血管炎和肉芽肿病主要影响成年人（平均年龄50岁）
- 几乎所有变应性血管炎都出现在有哮喘症状的患者中
- 临床表现是：过敏性鼻炎，咳嗽，呼吸困难，皮疹，周围神经病变
- 外周血嗜酸性粒细胞大于10%
- 大约70%的患者存在血清p-ANCA
- 常见的放射学表现：
  - 短暂的，斑片状磨玻璃不透明区或实变
  - 通常呈外周分布，类似于慢性嗜酸性粒细胞肺炎
  - 大约50%患者出现肺小叶间隔增厚
  - 有些患者可见直径0.5~3.5 cm的小结节或肿块
  - 10%~50%的患者CT上可见胸腔积液

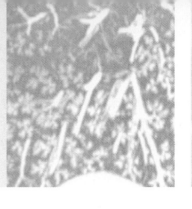

第52章

Goodpasture综合征（抗基底膜抗体疾病）

Nestor L. Müller and C. Isabela S. Silva

一、病因学，发病率及流行病学

Goodpasture综合征也称抗基底膜抗体疾病，是一种自身免疫性疾病，其特征是反复的肺出血，这通常与肾小球肾炎和抗基底膜抗体（抗GBM）有关。该疾病较少见，每年的发病率大约为1/100万。它有两个发病高峰年龄，即20~30岁和60~70岁，男女发病率比例大约3:2。

二、临床表现

最常见的临床症状为咯血，发生率占80%~95%，咯血从轻度到大量咯血，甚至危及生命。50%以上的患者，肺咯血在肾小球肾炎之前出现。有时，在疾病的发展过程中咯血出现较晚，甚至不出现。其他的临床症状包括呼吸困难、疲劳、虚弱、苍白、咳嗽，偶有血尿，虽然起初尿分析结果可能正常，但在疾病的某个阶段，蛋白尿、血尿、细胞颗粒管型可不确定的出现。90%以上患者有抗-GBM抗体。在肾组织活检中，80%以上患者有新月体形肾小球肾炎。由于咯血引起慢性失血，80%以上患者有缺铁性贫血。

三、病理生理学

Goodpasture综合征是一种自身免疫紊乱性疾病，其特征是存在抗肾小球肺泡基底膜抗体。环境因素（如吸烟，以前接触碳氢化合物）和感染可能在Goodpasture综合征中起重要的促发作用。在肾脏中，补体激活和炎性细胞酶类是对肾小球损伤的应答反应。目前，肺出血具体的发病机制仍不清楚。

Goodpasture综合征主要的组织学表现包括肺泡毛细血管炎和节段性坏死性肾小球肾炎，前者引起弥漫性肺出血，后者可进展为新月体型肾炎。肺泡毛细血管炎与韦格纳肉芽肿和显微镜下多血管炎的表现一样，为中性粒细胞浸润，这与肺泡间隔有或无纤维蛋白血栓和坏死密切相关。其他的组织学改变取决于与疾病的持续时间和严重性，常包括肺泡间隙内的含铁血黄素巨噬细胞、间质组织以及轻度到中度的间质性纤维化。免疫荧光研究显示大多数肾小球内可见特征的线性染色，但在肺泡毛细血管壁内也常可见。通常可检测到自身抗体IgG，然而有时也存在IgA、IgM抗体。

四、影像学表现

（一）胸片　在疾病早期阶段，胸片表现是斑片状模糊的高密度影（磨玻璃影），均匀分散在整个肺（图52-1）。当出现更严重的肺出血时，磨玻璃影可能进展为局灶性或融合成片状的实变区并常伴有支气管充气征。高密度影分布广泛，但肺尖和肋膈角常常较少见。虽然常为双侧肺实质受累，但一般是不对称的，偶尔可见单侧。弥漫性肺出血患者的胸片也可能正常，在23个患者39次弥漫性肺出血中有7（18%）次胸片显示正常。一系列胸片显示在2~3天内，实变区逐渐被网状影或网状结节影取代，分布与肺间质性疾病相同。在数天内，这种网状影又逐渐消失。在弥漫性肺出血后的10~12天，胸片的表现通常恢复正常。由于反复肺出血，引起含铁血黄素逐渐增加并沉积在肺间质组织,这与进行性肺纤维化有关。大部分情况,每次肺出血后胸片显示仅部分网状结节影消失,表明其持续存在,也提示是不可逆性间质性疾病。一旦这些改变进展,新的肺出血发生可能导致弥漫性间质疾病的空腔实变影。

(二)CT 急性肺出血的CT表现包括双侧磨玻璃影,少数为局部实变(图52-1和图52-2)。磨玻璃影可呈斑片状或弥漫性分布。急性肺出血后2~3天进行CT扫描,可显示磨玻璃影、实变影缩小,并出现小而边界不清的小叶中心结节,小叶间隔增宽。这些病灶可能在血液被淋巴液吸收后出现,在1~2周内逐

渐溶解。

(三)**影像检查选择** 胸片常是评估弥漫性肺出血和Goodpasture综合征患者的初始检查方法。在适当的临床环境下,当胸片显示双侧磨玻璃影或实变是,则不再需要进一步的影像检查。在有些弥漫性肺出血的患者,胸片可能正常,或仅显示可疑的异常变化。临床疑似的弥漫性肺出血和可疑或非特异性的胸片表现,用高分辨率CT可表现出来。高分辨率CT还可显示咯血,咯血是Goodpasture综合征非特异性的临床表现。经胸部多层螺旋CT扫描的高分辨率CT对鉴别肺咯血病因如支气管扩张、支气管

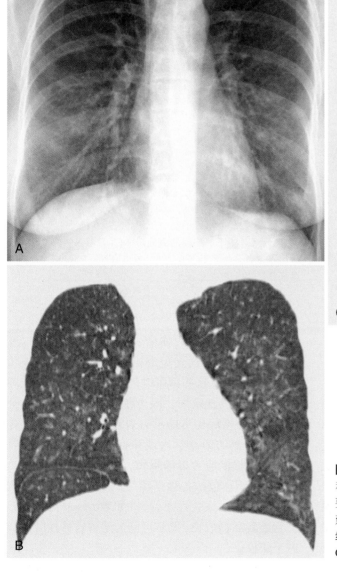
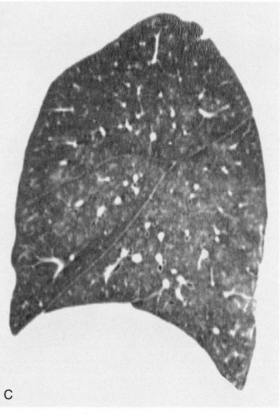

图52-1 Goodpasture综合征伴轻度弥漫性肺出血:胸片和CT表现。胸片(A)显示双侧模糊影(磨玻璃影)。还要注意的是血液透析导管。冠状面(B)和矢状面(C)重建容积高分辨率CT影像表现出双侧广泛的磨玻璃影和边缘模糊的小叶中心结节。患者是一名41岁的男性,患有Goodpasture综合征、弥漫性肺出血和肾功能衰竭。

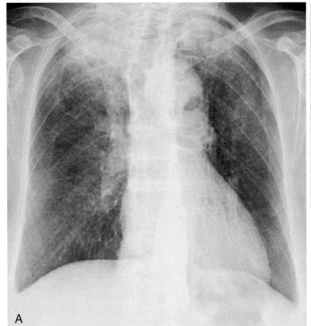

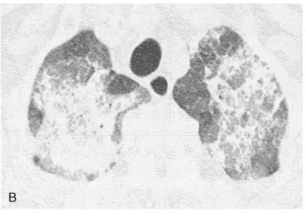

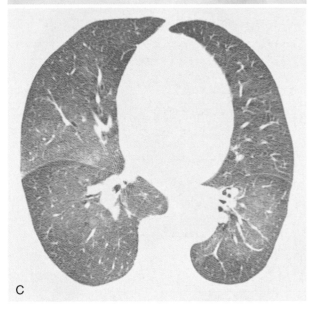

图52-2　Goodpasture综合征伴严重的弥漫性肺出血：胸片和CT表现。A. 胸片显示肺尖部浓密的实变及余下肺区的模糊阴影。B. 上肺叶层面的高分辨率CT显示广泛的磨玻璃影及实变区。C. 中下叶层面的高分辨率CT显示双侧弥漫性磨玻璃影。患者是一名78岁的女性，她患有Goodpasture综合征和重症急性肺出血。

肺癌有帮助。

五、鉴别诊断

　　大约20%的肺出血和肾小球肾炎患者表现为Goodpasture综合征，50%表现为系统性血管炎。剩余的大部分表现为与其他类型肾小球肾炎有关的弥漫性肺泡出血。当成年患者出现咯血和胸部片上的双侧肺实变，尤其是合并有肾炎表现的患者应该考虑到Goodpasture综合征。如果荧光免疫检出循环物抗-GBM抗体或组织物抗-GBM抗体，则可确诊。如果仍无法确诊，通过肾组织活检检出抗体可

确诊。血管炎相关的临床表现和实验室检查以及肾组织活检标本荧光免疫检查可见颗粒型免疫蛋白和补体沉积，这些都可以确定以咯血和肾功能障碍为特征的其他疾病。因为在Goodpasture综合征中，肾脏受累起初可能没有表现，所以当患者有弥漫性肺出血的影像学表现和临床表现而有没有肾炎证据时诊断应考虑该疾病。这种情况下，鉴别诊断范围较广，包括各种结缔组织疾病（尤其是系统性红斑狼疮）、系统性血管炎（如Wegener肉芽肿）、血管破裂后释放物，偶尔可能为某种转移性肿瘤如绒毛膜癌。

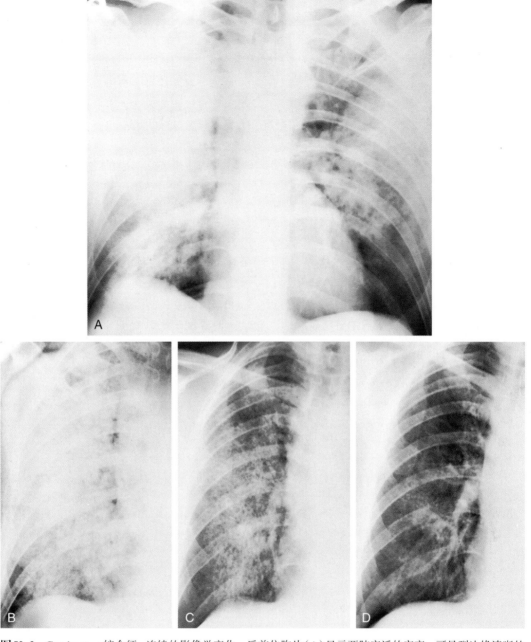

图52-3 Goodpasture综合征：连续的影像学变化。后前位胸片(A)显示两肺广泛的实变。可见到边缘清晰的支气管充气征。3天后(B)，该实变形成颗粒状，初始阶段后的第10天(C)，该实变已成为明显的网状影。6天后(D)仅有细网状影残留在与最初受累相同的组织学结构分布。49岁Goodpasture综合征患者的连续变化的典型表现是大量肺出血。(引自 *Müller NL, Fraser RS, Colman NC, Paré PD. Radiologic Diagnosis of Diseases of the Chest. Philadelphia, WB Saunders, 2001.*)

六、治疗方案概要

Goodpasture综合征的治疗目标是清除循环抗体和抑制抗-GBM抗体产生，前者可用血浆置换法，后者用免疫抑制剂治疗，主要是糖皮质激素和环磷酰胺。

通过治疗，5年生存率为63%~94%，这取决于最初的肾功能。在一项研究中，大约20%的患者恢复正常，39%的患者接受血透维持，12%接受肾移植，24%死亡。预后与肾功能损伤程度密切相关。不良预后包括肌酐水平大于5 mg/dl，50%以上的肾小球有新月形结构。有时，在自然缓解或经治疗后缓解的

Goodpasture综合征患者中,若干年后又可复发。

医生须知

- Goodpasture综合征最常见的症状是咯血,发生率占85%~95%
- 虽然起初尿分析可能正常,但蛋白尿,血尿,细胞颗粒管型可在疾病的某个阶段出现
- 90%的患者出现血清抗-GBM抗体
- 胸片可见弥漫性肺出血的表现,范围从片状磨玻璃影到融合成实变区
- 咯血是Goodpasture综合征的非特异性临床表现,CT能显示出来。在这些情况下,CT对鉴别咯血病因如支气管扩张,支气管癌有帮助

要点

- Goodpasture 综合征有两个发病年龄高峰,即20~30岁和60~70岁
- 男性比女性更多见,男女之比为3:2
- 特点是反复咯血及存在血清抗-GBM抗体
- 80%~95%的患者出现咯血症状
- 呼吸道症状常出现在肾功能障碍表现之前
- 主要的症状是肺咯血
- 常见的影像学表现
  - 双侧斑片状或弥漫性磨玻璃影或实变
  - 随着出血被吸收,出现网格影
  - 随着出血被吸收,磨玻璃影上出现小叶中心结节和小叶间隔增宽

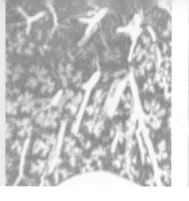
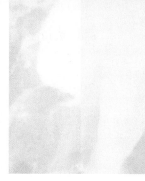

第53章

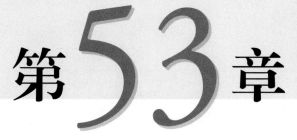

显微镜下多血管炎

Nestor L. Müller and C. Isabela S. Silva

一、病因学,发病率及流行病学

显微镜下多血管炎是一种累及小血管(小动脉,小静脉,毛细血管)的坏死性血管炎,有少量或无免疫沉积物。它是肺-肾综合征最常见的病因,该综合征的特点是肺出血和肾小球肾炎并存。显微镜下多血管炎每年发病率约1∶100 000,男性略多,平均发病年龄50岁左右,病因不明,怀疑与遗传背景和环境因素有关。

二、临床表现

临床症状常表现在肾脏,少数表现在肺部。急进性肾小球肾炎占90%以上,弥漫性肺出血占10%~30%,全身症状包括发热、寒战、体重减轻、关节痛。肌痛占70%~80%。其他相关性表现包括咯血、皮肤损伤、单神经炎(多神经炎)、胃肠道出血。

已有肺部表现报道,包括1例非特异性间质性肺炎——这是显微镜下多血管炎的最初表现和1例显微镜下多血管炎伴肺动脉瘤、弥漫性泛细支气管炎和支气管肺泡癌。

三、病理生理学

发病机制不明。大部分患者存在血清抗中性粒细胞胞质抗体(ANCA),包括在50%~70%的患者中有针对髓过氧化物酶的核周抗中性粒细胞胞质抗体(p-ANCA)及在10%~15%的患者中有细胞质内颗粒状抗中性粒细胞胞质抗体(c-ANCA)。抗中性粒细胞胞质抗体主要针对中性粒细胞内洋地黄素酶和单核粒细胞过氧化物酶阳性溶酶体酶。抗中性粒细胞胞质抗体能激活中性粒细胞和单核细胞,产生氧自由基和释放溶酶体酶。已证明,抗髓过氧化物酶中性粒

细胞胞质抗体诱发新月体型肾小球肾炎和系统性血管炎。有效数据表明抗中性粒细胞胞质抗体是小血管炎进展的一个致病因素。然而,不是所有显微镜下多血管炎患者都存在p-ANCA,并发现这种抗体与其他疾病有关,其他因素可能在疾病中也起作用。而且,目前还不清楚抗中性粒细胞胞质抗体是怎样诱导的。有一种假说认为,抗中性粒细胞胞质抗体是细胞质程序预存在的一部分,可被环境因素如感染所激发。有些患者存在明显的激发事件如接种流感疫苗、服用药物,这表明环境因素可能起作用。

最常见的表现是肾脏疾病。大约90%以上的患者有少量免疫坏死性新月体型肾小球肾炎,这很难与韦格纳肉芽肿病的肾小球肾炎鉴别。肺组织学表现是肺泡毛细血管炎和肺泡出血。有时毛细血管损伤与肺泡纤维蛋白体有关,表现为息肉状,用机化性肺炎的治疗方法可能治愈。肺泡出血和毛细血管炎是一种组织学反应,而不是疾病特异性的表现。这种表现在其他各种疾病中都可见,包括显微镜下多血管炎、Wegener肉芽肿病、结缔组织病(尤其是系统性红斑狼疮)、抗磷脂综合征、药物过敏反应。

四、影像学表现

(一)胸片 胸片特征是双肺斑片状不透明区。当在Goodpasture综合征和其他病因的弥漫性肺出血时,双肺磨玻璃影和实变通常较广泛,但肺周围区和中下肺野更占优势。在肺顶和肋膈角常常很少累及。约15%出现胸腔积液,5%出现肺水肿。

(二)CT 急性弥漫性肺出血的CT表现包括双肺磨玻璃影和实变,呈斑片状或弥漫性分布。回顾51

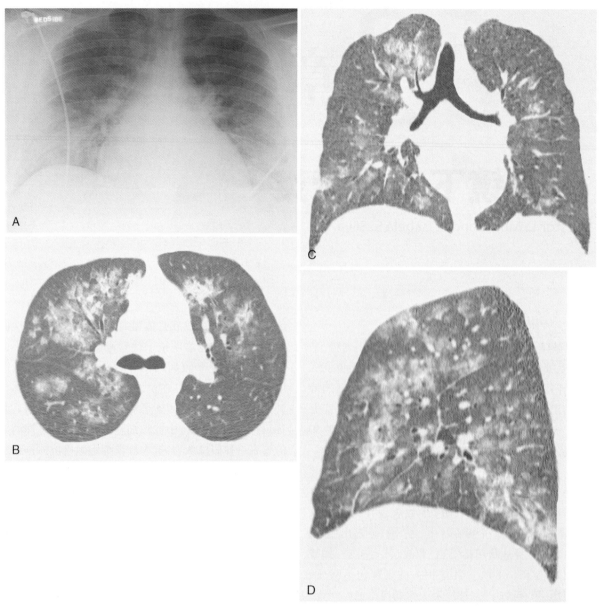

图53-1 微小的多血管炎和弥漫性肺出血。一位34岁男子的胸片（A）显示双侧模糊影（磨玻璃影）。同时注意下肺野的小面积实变。在一个高分辨率CT（B）显示非对称性双侧磨玻璃影和小面积实变。冠状面（C）和矢状面（D）重建图像显示这些表现呈双肺分布。

位出现肺受累的显微镜下多血管炎患者的CT发现，最常见的表现是磨玻璃影，约占94%，实变占78%，支气管血管束增厚占51%。磨玻璃影的程度与肺泡出血，慢性间质性肺炎，毛细血管炎的病情程度相一致。实变与弥漫性肺出血病情相符。支气管血管束增厚与淋巴细胞浸润、支气管血管束轻度纤维化一致。

（三）影像检查选择　像Goodpasture综合征和其他病因的弥漫性肺出血时，胸片是最早且是唯一评估患者的检查方法。当怀疑是弥漫性肺出血且胸片正常或可疑的异常胸片表现时，建议使用高分辨率CT检查。咯血是显微镜下多血管炎的一种非特异性

症状，高分辨率CT可以显示出咯血。在这种情况下，胸部多探测器螺旋高分辨率CT扫描对鉴别咯血的其他病因有帮助，如支气管扩张、支气管癌。

五、鉴别诊断

当患者出现急进性肾小球肾炎，且有弥漫性咯血临床症状和胸片表现时诊断应当怀疑显微镜下多血管炎。在显微镜下多血管炎的患者中，50%~75%存在p-ANCA，10%~15%存在c-ANCA。但p-ANCA缺乏特异性，在各种疾病中都可发现，如显微镜下多血管炎、Churg-Strauss综合征、风湿性动脉炎、

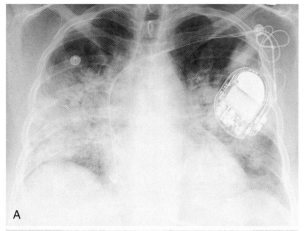
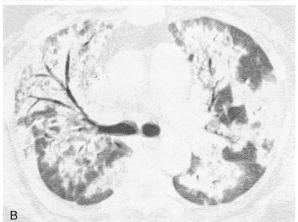
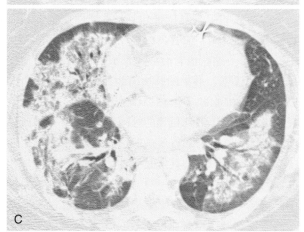

图53-2 微小的多血管炎和严重的肺出血。一位36岁男性的胸片（A）显示广泛的双侧实变区。顺便要注意位于双腔起搏的永久性起搏器。肺上叶（B）和下叶（C）层面处的高分辨率CT显示双侧弥漫性肺实变主要分布在中央支气管周围。

Goodpasture综合征。手术肺组织活检显示弥漫性肺泡出血和毛细血管炎。这些表现没有特异性。在Wegener肉芽肿病、系统性红斑狼疮、药物超敏反应中都有类似的发现。而且，当患者通过其他组织活检及检测出血清抗中性粒细胞胞质抗体，且存在免疫介导的肺泡出血，这时不推荐肺组织活检。

显微镜下多血管炎是肺-肾综合征最常见的病因。临床上，主要鉴别诊断是与可能引起肺和肾脏病变的其他疾病相鉴别，尤其是Goodpasture综合征、韦格纳肉芽肿、系统性红斑狼疮。如果证实有循环性或组织复合性抗基底膜抗体（抗-GBM），通常可诊断为Goodpasture综合征。显微镜下多血管炎应与缺乏炎性肉芽肿的韦格纳肉芽肿，系统性红斑狼疮及手术肺组织活检缺乏免疫沉积物的其他小血管炎病相鉴别。

六、治疗方案概要

一般治疗是糖皮质激素和环磷酰胺。有些患者可能需要血浆置换、透析和机械通气。大约70%的患者首次发病可完全恢复，但有40%以上可复发。5年生存率达70%。死亡的主要原因是严重的血管炎和治疗的副作用。

医生须知

■ 它是肺-肾综合征最常见的病因，该综合征的特点是肺出血和肾小球肾炎并存

■ 临床症状表现在肾脏，少数表现在肺部。急进性肾小球肾炎占90%以上，弥漫性肺出血占10%~30%

■ 大部分患者存在血清抗中性粒细胞胞质抗体，最常见是p-ANCA

■ 胸片可见弥漫性肺出血的表现，范围从双肺斑片状磨玻璃影到融合成片状的实变

■ 咯血是显微镜下多血管炎的一种非特异性症状，高分辨率CT可以显示肺咯血。在这种情况下，CT扫描对鉴别其他病因的咯血如支气管扩张，支气管癌有帮助

要点

■ 显微镜下多血管炎发病率男性略多，平均发病年龄50~60岁

■ 主要的表现是急进性肾小球肾炎

■ 主要的肺部病变是毛细血管炎

■ 咯血是主要的呼吸道症状

■ 弥漫性肺泡出血占10%~30%

■ 50%~75%患者存在血清p-ANCA

■ 常见影像学表现：
  ● 双肺斑片状或弥漫性磨玻璃影或实变

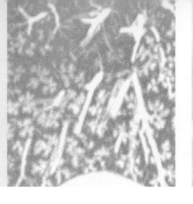
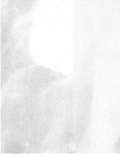

第54章

白塞病

Nestor L. Müller and C. Isabela S. Silva

一、病因学，发病率及流行病学

白塞病是一种罕见的全身性疾病，其特征是血管炎及复发性口腔和生殖器黏膜溃疡伴复发性葡萄膜炎的三联征。20%~40%患者出现血管并发症，包括皮下血栓性静脉炎、深静脉血栓形成、肺部和全身性动脉瘤和闭塞。肺部并发症发生率的报道变化较大，从小于1%到18%不等。肺的主要表现是肺动脉瘤、肺栓塞、肺出血、肺梗死。虽然肺部并发症相当少见，但它是导致患者死亡的常见直接原因之一。

白塞病男性比女性多见（比例10∶1），平均发病年龄是30岁，发病年龄范围10~59岁。虽然该病地域分布广泛，但它主要好发于古代丝绸之路的国家和地区，即从中东到东亚一带。发病率最高的是在土耳其（每1000个人中就有4个人发病），亚洲其他国家的发病率从2/100 000~30/100 000，欧洲和美国的发病率小于1/100 000。病因不明。

二、临床表现

白塞病的诊断主要依据反复口腔溃疡，再加以下标准中的两个：复发性生殖器溃疡，眼睛病变包括葡萄膜炎和视网膜血管炎，皮肤病变（毛囊炎，结节性红斑），皮肤针刺反应阳性（针刺皮肤后24~48小时后脓疱形成）。这些症状通常时好时坏。肺部表现可能是疾病的首发症状，但更常见的是在疾病诊断后几年出现（平均是5.5年，范围从6个月至26年）。几乎所有肺动脉瘤患者都有咯血。其他的症状包括胸痛、呼吸困难、咳嗽。肺部症状继发于肺动脉瘤、动静脉血栓、肺梗死、出血、反复发作的肺炎或胸膜炎形成。可能出现大量咯血，是一种常见的死亡原因。白塞病可能

导致上腔静脉和其他纵隔静脉血栓形成。

三、病理生理学

白塞病的发病机制不清楚。该病在某些族裔群体的发病率较高，许多种族群体与HLA-B51有很强的关联性，家族聚集性疾病的报道与HLA-B51无关。

白塞病的组织学特征包括：系统性血管炎和血管周围炎性浸润。血管炎可累及动静脉循环间的大、中、小血管。这些血管有血栓形成的倾向，因为血栓显示炎症证据。最早的肺血管组织学异常包括由淋巴细胞，浆细胞和多形核白细胞组成的透壁性血管炎。炎症可以扩散到相邻的呼吸道，导致支气管或肺动脉侵蚀和咯血。随着疾病的进展，肌层和弹性层变薄，导致动脉瘤形成，其实是假性动脉瘤，是透壁坏死性血管炎引起的并发症。大部分患者的动脉瘤呈多个，双侧，囊状，有部分或完全性血栓形成，肺动脉远端的假性动脉瘤也有血栓形成。其他调查结果包括组织血栓和实质梗死，与局部血管炎和血栓形成或血栓栓塞继发于全身性血栓性静脉炎有关。约80%的肺动脉瘤患者伴有肺外静脉血栓形成或血栓性静脉炎。

四、影像学表现

（一）胸片 放射学表现通常是肺动脉瘤、肺动脉和全身性静脉血栓。肺动脉瘤的X线片呈现圆形的肺门浑浊影或单侧肺门迅速扩大（图54-1），动脉瘤可以是单或更常见的多个，单侧或双侧，测量直径通常在1~3 cm。当它们与急性咯血相关时，出现边

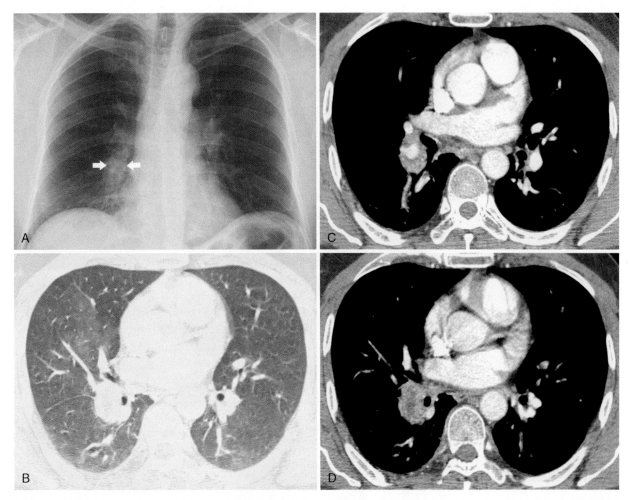

图54-1 白塞病。A. 胸片显示右叶间和下叶肺动脉的大小和不透明度增加（箭所示）。B. 肺窗CT显示右叶间和下叶肺动脉的直径增大及双侧对称性磨玻璃影同肺出血的影像表现相符。C. 增强CT显示右叶间肺动脉的部分栓塞动脉瘤。D. 在一个较低层面的CT显示右下叶肺动脉血栓形成。患者是一名50岁的男性。他患有白塞病，肺动脉瘤和肺出血。

缘不清；否则，轮廓是清晰的。肺血管血栓闭塞通常涉及右叶间动脉，很少累及肺叶动脉和肺段动脉。由于肺梗死，局部血量减少和肺不张，这些可能会导致局部地区实变。单侧或双侧胸腔积液与肺梗死有关。血管炎或肺小动脉破裂出现肺出血，偶尔会造成局灶性、多灶性或弥漫性的实变。上腔静脉形成血栓是比较常见的，由于相关的侧支循环和纵隔水肿可表现胸片上纵隔增宽（图54-2）。纵隔增宽也可能是由于主动脉瘤形成。

（二）CT 肺动脉瘤的存在、大小、位置最好的评估方法是增强检查。动脉瘤可为囊状或梭形扩张，同时肺动脉被对比剂均匀填充（图54-1）。动脉瘤往往是多发的，直径范围从1~7 cm。所累及的肺动脉壁常增厚，静脉注射对比剂后增强。动脉瘤最常累及右叶间动脉，然后从肺叶动脉到肺段动脉依次递减。可能出现部分或完全性血栓形成的动脉瘤，引起梗

死，局部血流量减少，肺不张和导致局部实变。由血管炎和肺动脉破裂引起的肺出血可导致局灶性、多灶性或弥漫性磨玻璃影或实变（图54-1）。其他肺部表现形式包括复发性肺炎和机化性肺炎（闭塞性细支气管伴机化性肺炎）。机化性肺炎是对在肺间质、肺泡管、支气管内有肉芽组织引起肺损伤的一种非特异性病理应答。机化性肺炎患者的发病率增加见于各种各样的疾病，包括胶原血管疾病、血液学疾病、白塞病。它可能发生在有或无肺动脉动脉瘤或血管炎证据的患者。CT通常是双侧病变，主要累及支气管周围及周边的肺区。

大静脉血栓形成包括上腔静脉是一种常见表现，见于无论有无肺动脉瘤的患者（图54-2）。无名静脉和锁骨下静脉血栓可能伴有上腔静脉闭塞。上腔静脉血栓也可通过增强CT证实。它可能会导致部分或完全性上腔静脉、侧支循环阻塞和纵隔水肿。白塞病

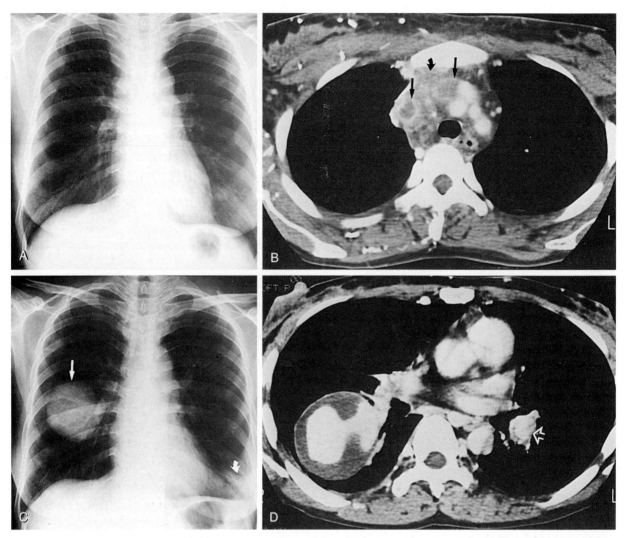

图54-2　白塞病伴上腔静脉栓塞和肺动脉瘤。A. 一位37岁女性白塞病患者的后前位胸片显示显示右上纵隔增宽。B. 增强CT扫描显示右侧和左侧头臂静脉（直箭所示）血栓形成以及纵隔脂肪影（弯箭所示），这一发现是提示水肿的存在。侧支静脉可见于纵隔和胸壁。C. 6个月后得到的后前位胸片显示右下叶有一个边缘清楚的圆形肿块（直箭所示）和左下叶局限性实变（弯曲箭所示）。上纵隔无异常。D. 同后前位胸片（C）同时得到增强的CT扫描显示一个右肺动脉大动脉瘤伴管腔内增强和圆周血栓。注意扩张的左降肺动脉（箭所示）。（引自 Ahn JM, Im JG, Ryoo JW, et al. Thoracic manifestations of Behçt syndrome: radiographic and CT findings in nine patients. Radiology 1995; 194:199–203. Case courtesy of Dr. Jung-Gi Im, Department of Radiology, Seoul National University Hospital, Seoul, Korea.）

少见的并发症包括胸主动脉假性动脉瘤、锁骨下动脉假性动脉瘤、冠状动脉假性动脉瘤、纵隔炎（包括纵隔纤维化）、胸腔积液（图54-3）。单侧或双侧胸腔积液可能导致上腔静脉血栓形成，肺梗死，或胸膜血管炎。

（三）MRI　MRI可以很好地评估肺动脉瘤和上腔静脉血栓形成是否存在、大小和位置。然而，磁共振成像被认为不及对比增强CT显示肺动脉瘤敏感。

（四）影像检查选择　如果在胸片上突然出现肺门增宽或出现多叶形和圆形影，应怀疑为肺动脉瘤。对比增强CT是评估白塞病和肺动脉瘤的首选影像

学检查方法。它也是评估主动脉瘤和上腔静脉血栓的首选方法。这些表现也可以在MRI中看出。血管造影可以看到主动脉瘤和肺动脉瘤是否存在、大小和位置。但是，若果动脉瘤和静脉有完全性血栓，血管造影可能不适合。而且，主动脉造影和肺动脉造影会给穿刺部位带来动脉瘤形成的风险以及注射对比剂后有静脉血栓的风险。白塞病患者不推荐血管造影。

五、鉴别诊断

肺动脉瘤和假性动脉瘤少见。鉴别诊断包括

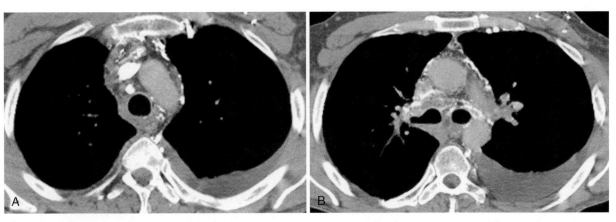

图54-3 白塞病伴纤维性纵隔炎。在主动脉弓层面（A）和主-肺动脉窗（B）处的增强CT显示上腔静脉完全闭塞和邻近软组织密度增加,这与纤维性纵隔炎相符。注意相关的广泛的静脉侧支循环和左侧胸腔积液。(引自 Dr. Jeffrey P. Kanne, Cleveland, Ohio.)

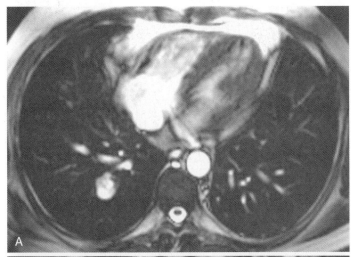

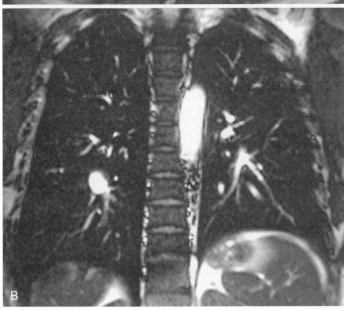

图54-4 白塞病: MR 表现。A. 横断面的MR图像显示右下叶肺动脉瘤。B. 冠状面的MR血管造影能更好地显示动脉瘤的位置。(引自 Dr. Erkan Yilmaz, Turkey.)

白塞病、Hughes-Stovin综合征、感染（真菌性假性动脉瘤）和以前的创伤（通常是医源性创伤，如错位的Swan-Ganz导管）。Hughes-Stovin综合征的特点是复发性血栓性静脉炎，肺动脉瘤形成和破裂。

白塞病的诊断像肺动脉瘤病因一样是直接的，根据反复口腔和生殖器溃疡和葡萄膜炎的病史特点。

六、治疗方案概要

肺动脉瘤的预后很差，这是白塞病死亡的主要原因之一。在咯血、肺血管瘤发病后平均生存率约1年。最常见的治疗是糖皮质激素和环磷酰胺。肺动脉瘤和轻度至中度咯血患者可能对治疗有反应。然而，威胁生命的大咯血就必须采取干预性措施。首选的治疗是经导管有选择性的动脉瘤栓塞治疗，医院栓塞技术有所不同，一些介入放射科使用不锈钢圈，而其他喜欢用丙烯酸胶。栓塞技术使用受限的主要原因是上、下腔静脉阻塞以及潜在的严重出血。很少手术治疗。手术治疗主要为切除病灶。手术有很高的并发症风险，复发性动脉瘤的发生率大约占

25%。白塞病合并肺动脉瘤的患者，1年和5年的累积生存率分别为57%和39%。白塞病伴有主动脉瘤往往可以通过放置支架成功地治疗。

医生须知

- 白塞病的特点是血管炎和复发性溃疡三联症即口腔溃疡、生殖器黏膜溃疡和复发性溃疡性葡萄膜炎
- 20%~40%的患者出现血管并发症，包括皮下血栓性静脉炎、深静脉血栓、肺和全身动脉瘤和闭塞
- 白塞病主要发生在中东和东亚，对男性的影响比女性更常见（比例为10∶1）
- 目前肺动脉瘤放射学表现是圆形肺门阴影或为单侧肺门淋巴结肿大
- 肺动脉瘤的存在、大小、位置最好的评估是对比增强CT

要点

- 白塞病主要发生在中东和东亚
- 主要是年轻的成年人受到影响，男性略多见
- 复发性口腔和生殖器溃疡、葡萄膜炎、皮损是白塞病的特征
- 最常见的血管并发症是血栓性静脉炎、下肢深静脉血栓、肺和全身动脉瘤和闭塞，20%~40%的患者发生
- 1%~18%的患者出现肺部异常表现
- 主要肺部异常表现是肺动脉瘤形成

- 动脉瘤通常为多个，但最常见是双侧，主要症状有咯血、胸痛、咳嗽
- 常见的影像学表现：
  - 胸片可见肺门肿块和上肺门结节
  - 在对比增强CT和MRI中可见肺动脉动脉瘤
  - 动脉瘤和远侧血管部分或完全性血栓形成
  - 肺小动脉壁增厚，静脉注射造影剂后往往是增强的
  - 上腔静脉和主动脉瘤

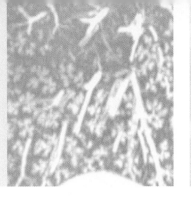

第55章

大动脉炎

Nestor L. Müller and C. Isabela S. Silva

一、病因学, 发病率及流行病学

大动脉炎也称为无脉症, 是一种特发性慢性动脉炎, 主要影响主动脉及其主要分支, 最常见于日本、东南亚、印度、墨西哥和巴西。虽然最常发生于来自东亚的女孩和妇女, 但男女均可发病已经被世界公认为。在北美的发生率非常低, 估计每年每百万人口中有2.6例。在日本, 女性与男性的比例大约为10∶1, 从亚洲东部到西部却出现下降, 在南非约3∶1。在初次诊断中, 患者年龄通常在10~40岁。

日本一项从1998—2000年间的全国性调查中显示, 多发性大动脉炎涉及主动脉弓 (59%)、降主动脉 (45%)、升主动脉 (30%)、左锁骨下动脉 (60%)、左颈总动脉 (40%)、头臂动脉 (19%)、肺动脉 (15%)。它累及腹主动脉 (28%) 和肾动脉 (13%)。约28%的患者胸主动脉和腹主动脉同时出现病变。在其他南亚国家, 腹主动脉和肾动脉受累相当常见。

二、临床表现

全身症状有发热、肌痛、关节痛、体重减轻, 通常持续几个月到几年, 在该疾病特征性表现出现之前。这些通常与血管狭窄有关, 多达96%的患者最常见的是脉搏减弱或消失, 通常与肢体跛行和血压差异有关。临床检查发现血管杂音的患者占80%~94%, 常为多发, 主要影响颈动脉、锁骨下动脉、腹腔动脉。33%~83%患者的其他常见表现是高血压, 其中28%~75%的患者出现肾动脉狭窄; 由升主动脉扩张和瓣叶分离所致的主动脉瓣关闭不全, 高血压引起的心脏衰竭, 主动脉瓣关闭不全, 扩张型心肌病。

肺部受累的证据几乎总是发生在有全身性表现的患者中, 肺部受累很少是疾病的首发表现。许多患者尽管存在临床症状或肺疾病的影像学表现, 但无临床症状。胸痛和咯血偶尔发生。

已经提出各种分类方案。其中最著名的是Numano's group分类, 分为6型:

Ⅰ型只累及主动脉弓分支。

Ⅱa型只累及升主动脉或主动脉弓, 主动脉弓分支也可能受累。主动脉的其余部分不受影响。

Ⅱb型影响胸降主动脉, 累及或不累及升主动脉或主动脉弓及其分支。腹主动脉不受影响。

Ⅲ型同时累及降胸主动脉、腹主动脉, 或肾动脉。升主动脉与主动脉弓和其分支都不受影响。

Ⅳ型只累及腹主动脉或肾动脉。

Ⅴ型是一个广义的类型, 伴有其他类型的特征。

在这种分类中, 冠状动脉和肺动脉受累者分别表现为C^+或P^+。

三、病理生理学

多发性大动脉炎的发病机制目前尚不清楚。已经显示与不同人群中的不同人类白细胞抗原 (HLA) 等位基因有关。虽然HLA可能与自身免疫性进程相关, 但还没有特异性自身抗原被确定。

主要组织学特征包括: 片状的全动脉炎, 累及全身的大弹性血管和肺循环。镜检可分成急性炎症的血管炎期和愈合的纤维化期。急性期的特点是动脉外层的滋养血管炎, 中层有淋巴细胞浸润; 内膜因黏多糖, 平滑肌细胞和成纤维细胞等增厚。炎症往往在动脉外膜最显著, 伴有B淋巴细胞和T淋巴细胞浸润。在慢性期, 有纤维化伴弹性组织的破坏和片状分布的动脉管腔狭窄,往往影响多个区域。明显的炎症反应和急性的进展可能导致受累动脉形成脉瘤或破裂。

四、影像学表现

(一)胸片 胸片最常见的影像学异常包括胸降主动脉呈波浪状或圆齿状的轮廓以及主动脉弓扩张。升主动脉扩张和降主动脉瘤很少见。

(二)CT 螺旋CT血管造影,特别是与使用高分辨率多层CT,在大动脉炎的诊断中具有较高的灵敏性和特异性。它能显示管腔狭窄的存在和程度或动脉瘤形成,并提供有关血管壁厚度和炎症以及管壁钙化的信息(图55-1和图55-2)。在炎症活动期的患者,静脉增强后延迟20~40分钟后的CT图像显示血管壁周增强。肺动脉受累的患者占15%。最常见的异常包括段或亚段分支狭窄或闭塞,通常位于上肺野。这些异常表现与高分辨CT上的局限性低密度影以及^{99m}Tc大颗粒白蛋白灌注显像灌注缺陷有关。CT的局限性在于辐射剂量和需要碘对比剂。

(三)MRI MR是评估疑似或已确诊的大动脉炎患者的首选影像学检查。它没有辐射暴露,这对于一些年轻的患者来说,是一个重要考虑,且避免了碘对比负荷风险。大动脉炎的磁共振成像表现包括主动脉与其他受累血管的同心性管壁增厚,在炎性血管、附壁血栓、多灶性狭窄、血管扩张、动脉瘤内和周围出现信号改变(图55-3)。通过临床和实验证明为该疾病活动期的患者中,90%~95%的患者在MRI可见节段性血管壁水肿。MR也已经显示了明显临床缓解期的患者有管壁水肿,随后发展为动脉狭窄。

对大动脉炎患者,推荐的磁共振成像技术包括:用于检测血管壁水肿的T2加权脂肪抑制多平面序列;T1加权快速梯度回波或快速自旋回波双反转恢复多平面序列,在静脉注射对比剂之前和之后,通过对比剂检测血管壁增厚和增强;MR血管造影,评价管腔狭窄和扩张。MR血管造影技术包括无须对比剂的二维-快速血管造影和需要对比剂的三维血管造影。

MRI的局限性包括:探测主动脉的小分支异常灵敏度低,高估中度狭窄程度;无法显示斑块的程度。这就限制了它在区分脉管炎和动脉粥样硬化性疾病方面的价值。在30例患者的双盲研究中,使用快速小角度射频度序列以获得钆增强三维磁共振血管成像序列,与常规血管造影相比,MR的灵敏度和特异性均为100%。MR血管造影在330例动脉中能准确地显示323例(98%),但7例动脉狭窄(2%)被高估为动脉闭塞。

(四)血管造影 直到最近,血管造影特别是数字减法血管造影术,是大动脉炎诊断性评估的首选。大动脉炎血管造影的特点主要包括由病变血管范围长,壁面光滑,从轻度到重度的锥形狭窄,闭塞,有侧支循环。然而,血管造影不显示出血管壁,不能区分是由急性血管炎引起的狭窄还是由慢性透壁纤维化引起的狭窄。而且,它是一种有创检查,并且会有大剂量的辐射,在长节段狭窄和广泛性钙化的患者中难以实施。因此,在大动脉炎患者的初步评估中,血管造影正在逐渐被MR成像或增强CT取代。

(五)正电子发射断层扫描 对少数患者的初步研究显示,大动脉炎和其他形式的主动脉炎患者的正电子发射断层扫描(PET)呈高摄取^{18}F-脱氧葡萄糖(FDG),这反映急性炎症的存在。这表明FDG-PET成像可以和MRI在诊断主动脉炎方面相媲美,但FDG-PET成像可以确定炎症进展的范围,因此在免疫抑制治疗期间,FDG-PET成像检测疾病活动可能更可靠。虽然很有前景,但这些结果需要大样本的前瞻性研究来证实。

五、治疗方案概要

医学治疗的目的是控制活动性炎症和预防进一步的血管破坏。主要是高剂量糖皮质激素治疗,约50%的患者有反应。对糖皮质激素耐药或复发的患者需要联合细胞毒性药物治疗,最常用甲氨蝶呤。对有血管狭窄或闭塞症状的治疗包括经皮血管成形术,支架置入术,手术血管重建。

医生须知

- 多发性大动脉炎是一种原因不明的慢性动脉炎,主要影响主动脉及其主要分支
- 在动脉狭窄的前几个月到几年常见表现是发热,肌痛,关节痛,体重减轻
- 最常见的临床表现是脉弱或无脉,96%的患者出现,主要与下肢跛行和下肢血压差异有关
- MR是评估可疑或已证实有大动脉炎患者的首选影像学检查。它避免了辐射暴露,在一般的年轻患者中,这是一个重要的考虑因素。MR能显示管腔狭窄的存在和程度或动脉瘤形成,并提供血管壁厚度和炎症的信息

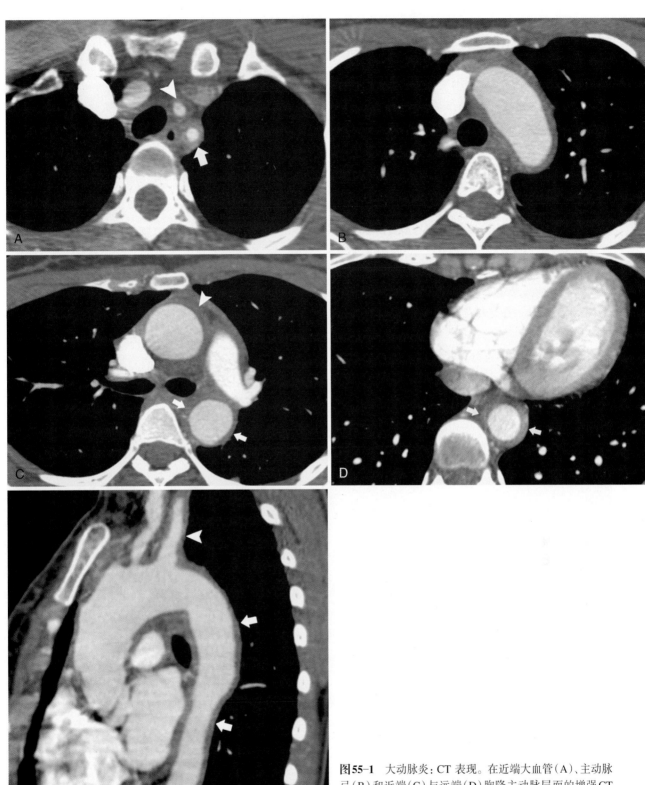

图 55-1 大动脉炎：CT 表现。在近端大血管（A）、主动脉弓（B）和近端（C）与远端（D）胸降主动脉层面的增强 CT 显示，动脉壁边缘性增厚的血管有左颈动脉（如 A 的箭头所示）、左锁骨下动脉（如 A 的箭所示）、主动脉弓及升（如 C 的箭头所示）和降胸主动脉（如 C 和 D 的箭所示）。矢状面重建图像（E）显示胸主动脉（箭所示）和大血管（箭头所示）增厚。患者是一名患有大动脉炎的 32 岁女性。

要点

- 多发性大动脉炎是一种病因不明的慢性动脉炎，主要影响主动脉及其主要分支
- 它最常出现在日本、东南亚、印度、墨西哥和巴西
- 患者通常在10~40岁
- 女性与男性的比例在日本为10：1，南非为3：1
- 通常累及主动脉
- 肺动脉受累的发生率约为15%
- 多发性大动脉炎导致周围管壁增厚和狭窄，也可能会导致动脉瘤形成和主动脉瓣关闭不全
- 最常见的临床表现是脉弱或无脉，占84%~96%
- 血管异常见于CT血管造影、MR血管造影和数字减影血管造影
- MR是首选的影像检查
- MR的表现：
  - 主动脉和其他受累血管壁呈同心圆增厚
  - 活动性炎症过程中出现血管壁水肿
  - 多灶性血管狭窄
  - 血管扩张
  - 动脉瘤形成

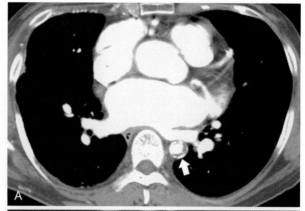

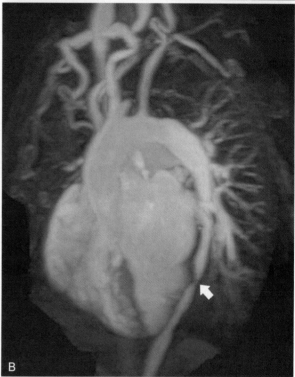

图55-3　大动脉炎：CT和MR的表现。A. 一位54岁女性的增强CT显示胸降主动脉明显的狭窄和主动脉壁钙化。B. 三维快速梯度回波对比增强MR血管造影显示降主动脉锥形狭窄伴局部重度狭窄（箭所示）。注意伴有内乳动脉增宽侧支循环。左侧颈总动脉的远端不可见提示重度狭窄。（引自 *Dr. Kiminori Fujimoto, Department of Radiology, Kurume University School of Medicine, Kurume, Japan.*）

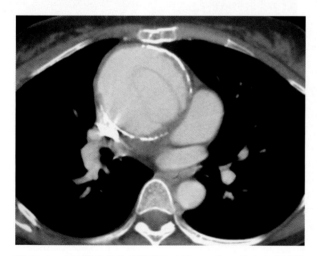

图55-2　大动脉炎伴主动脉瘤和夹层。一位44岁女人大动脉炎患者的增强CT显示升主动脉瘤，主动脉壁广泛性钙化及内膜瓣。

第 11 部分

嗜酸细胞肺疾病

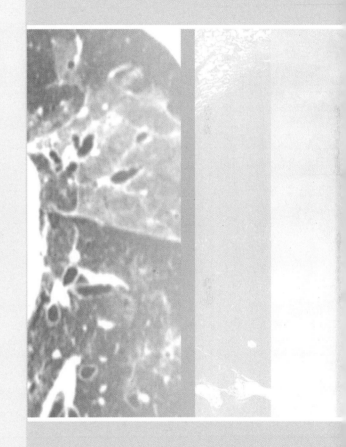

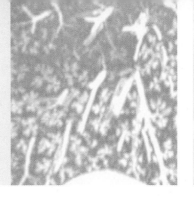
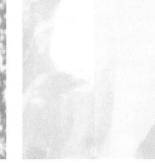

第56章

单纯肺嗜酸细胞增多症

Takeshi Johkoh

一、病因学，发病率及流行病学

嗜酸细胞肺病包括一组组织学上以嗜酸粒细胞在肺泡和肺间质间积聚为特征的多种疾病。本病经常有外周血嗜酸细胞增多，但不是所有患者都有外周血嗜酸细胞增多。

诊断标准包括肺部疾病的平片或CT表现，结合外周血嗜酸粒细胞增多，活组织检查确定的肺组织嗜酸细胞增多及支气管肺泡灌洗中的嗜酸细胞增多可做出诊断。这组疾病可分为已知病因和特发性嗜酸细胞肺病。

已知的病因包括肺气道疾病（如过敏性支气管肺部曲菌病，见第15章和第74章）、寄生虫感染（见第19章）和药物反应（见第81章）。

特发性嗜酸细胞肺病包括单纯肺嗜酸细胞增多症（Löffler syndrome）、慢性嗜酸细胞肺炎（见第57章）、急性嗜酸细胞肺炎（见第58章）和嗜酸粒细胞增多综合征（见第58章）。尽管Churg-Strauss综合征经常伴发嗜酸细胞肺病，但它现在被归类为小血管炎（见第51章）。

单纯肺嗜酸细胞增多症也被称作Loffler综合征，主要特征为血液中嗜酸细胞增多和游走性实变，通常在胸片上呈一过性表现。理论上单纯肺嗜酸细胞增多症应被归入不明原因类，这一类占总病例的大约三分之一。一过性游走性嗜酸细胞肺部浸润更常继发于药物反应或寄生虫感染。在全世界范围内寄生虫感染是嗜酸细胞肺病主要病因。最常见的寄生虫是线虫，尤其是蛔虫和粪类圆线虫。虽然，单纯肺嗜酸细胞增多症病因不明，但是这种疾病流行病学上的季节性变化以及常发生在特应性体质患者提示未知的

环境抗原可能是一些病例的致病原因。

二、临床表现

单纯肺嗜酸细胞增多症是一种轻微的、半自限的疾病，已明确它可在不到一个月的时间之内痊愈。患者经常没症状的或有轻微的症状，最常见的症状是发烧或咳嗽。

三、病理生理学

因为这种疾病为良性和具有一过性的特点，因此有关这种疾病组织学表现的信息有限。极少数的病例有活检报道，这些报道显示嗜酸粒细胞在肺泡和肺泡壁积聚。

四、影像学表现

（一）胸片　胸片表现有特征性，包括一过性和游走性实变，典型的在一个月之内自行消失（图56-1）。实变病灶单发或多发且通常边缘模糊。虽然可见到周围分布为主，但通常是斑片状分布的。

（二）CT　因为单纯肺嗜酸细胞增多症的临床和平片表现通常轻微，所以在评价这类患者是很少做CT检查。在12例患者的高分辨率CT表现的回顾研究中，100%的患者有磨玻璃样密度影，58%有空腔实变，50%有支气管壁增厚，42%有小结节。病变42%主要累及肺上野，42%呈周围分布，在余下的病例中，病灶呈头尾方向及横断层面随机分布。实变和结节区可伴有晕征。

（三）影像检查选择　胸片通常是单纯肺嗜酸细胞增多症患者最初评价和随访主要的也是唯一的

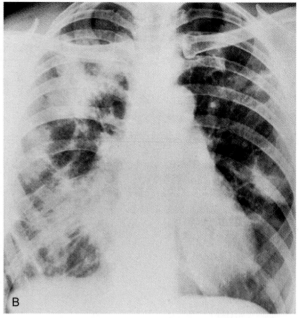

图56-1 单纯肺嗜酸细胞增多症。A. 女 61 岁，后前位胸片显示双侧实变，不按肺段分布，特别是在右肺下腋窝处有高密度阴影。白细胞总数为 11×10⁹/L，嗜酸细胞为 0.15。B. 1 周之后，实变分布区发生了很大变化，右肺上叶和下叶病灶范围增大，左肺上叶病灶范围缩小；此时，白细胞总数为 14×10⁹/L，嗜酸细胞为 0.2。诊断为单纯肺嗜酸细胞增多症。治疗后症状迅速缓解且胸片病变完全消失。(引自 *Müller NL, Fraser RS, Colman NC, Paré PD. Radiologic Diagnosis of Diseases of the Chest. Philadelphia, WB Saunders, 2001.*)

影像学方法。对症状更严重或怀疑有潜在异常的患者，如过敏性支气管肺曲菌病患者，高分辨率 CT 有帮助。

五、鉴别诊断

在单一的胸片中，斑片状的实变表现无特异性并最常见于肺炎、水肿、出血。然而，在一系列时段胸片检查中存在一过性游走性的实变区且有外周血嗜酸细胞增多高度提示单纯肺嗜酸细胞增多症。临床上主要鉴别诊断包括已知病因的肺嗜酸细胞增多症，尤其是寄生虫感染和药物诱导的肺部疾病。鉴别单纯肺嗜酸细胞增多症与更严重的慢性嗜酸细胞肺炎也很重要。鉴别点是临床病程，典型的单纯肺嗜酸细胞增多症临床症状轻微且病程短于四周，而慢性嗜酸粒细胞肺炎临床症状更重且病程更长。

六、治疗方案概要

由于具有一过性特点及临床症状轻微，该病很少需要治疗。

医生须知

■ 单纯肺嗜酸细胞增多症有诊断意义的特征是血液中嗜酸细胞增多和胸片呈一过性游走性实变

■ 单纯肺嗜酸细胞增多症应被归入不明原因类，这一类疾病大约占病例的三分之一

■ 一过性游走性实变肺嗜酸细胞浸润常继发于药物反应和寄生虫感染

■ 患者通常是无临床症状的或者是有轻微症状，最常见的是发热或咳嗽

要点

■ 对于未知病因的病例诊断受限

■ 已知病因的，如寄生虫感染和药物反应的，需要被排除在外

■ 单纯肺嗜酸细胞增多症是一种轻微、半自限的疾病，典型病例在不到一个月的时间内自然痊愈

■ 胸片表现为典型的一过性和游走性实变

■ CT 表现为斑片状双侧磨玻璃影和实变

■ 40% 病例表现为周围分布

■ 很少需要 CT 检查

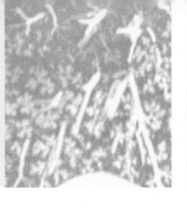

第57章

慢性嗜酸细胞肺炎

Takeshi Johkoh

一、病因学，发病率及流行病学

慢性嗜酸细胞肺炎是一种以主要包含嗜酸性细胞的混合性炎性渗出物广泛充盈肺泡为特征的特发性疾病。慢性嗜酸细胞肺炎几乎总是伴有支气管肺泡灌洗液和外周血液嗜酸细胞增多。大约50%的患者有哮喘病史或特异性体质。女性发病率大约是男性的2倍。发病的高峰期在50多岁，但发病年龄范围却很广（18~80岁）。

二、临床表现

症状通常在做出诊断前存在了至少1个月（但在急性嗜酸细胞肺炎中未观察到爆发性病程），症状包括干咳、呼吸短促、经常发烧、体重下降和心神不宁。可有咳血和胸痛，但不常见。虽然没有血液酸细胞增多不能排除诊断，但是实验室检查表明大部分患者血液酸细胞增多。肺功能检测通常表现为弥散能力降低和气体交换不全的功能受限模式，在一些病例的急性发作期伴有严重的低氧血症。

三、病理生理学

主要的组织学表现是包含高比例嗜酸细胞的炎性渗出物充盈肺泡（图57-1）。其他相对常见的特征有嗜酸性细胞微脓肿和轻度血管周围的炎症的渗出。

四、影像学表现

（一）胸片　特征性的平片表现包括双侧，未按段分布的实变，主要累及或只累及肺外的三分之二（图57-2）。这种周围性的分布，典型的主要累及肺上叶，在大约60%患者的胸片上表现很明显（图57-3）。

实变通常是双侧，但是可不对称（图57-4）。一篇报道描述了一个少见的病例，实变呈渐进的、对称性的、向头部游走，大约在1个月内从肺底部到达肺上野。有时胸片可显示明显的胸腔积液和极少见的肺门淋巴结肿大。

（二）CT　慢性嗜酸细胞肺炎特征性的CT表现包括双侧、周围、未按段分布的实变和磨玻璃影，累及肺上叶（图57-5）。85%~100%病例CT可见到呈周围分布的实变。虽然实变和磨玻璃影通常累及肺上叶且经常表现为肺上叶为主，但是它们可相同程度的累及所有肺叶且下叶为主的不常见（图57-6）。其他不常见表现包括小叶中央小结节，光滑的小叶间线叠加在磨玻璃影上形成"碎石路"样改变（图57-7），空腔结节及斑点状或条状的高密度灶（图57-8）。条状的高密度灶最常见于正在好转的患者。大约10%患者CT上可见单侧和双侧的胸腔积液，10%~15%的患者可见纵隔淋巴结肿大。

（三）影像检查选择　胸片是慢性嗜酸细胞肺炎患者最初评价和随访主要的影像学方法。进一步评价肺实质可用高分辨率CT有帮助。CT在显示慢性嗜酸细胞肺炎特征性的周围分布方面优于胸片。

五、鉴别诊断

像其他嗜酸细胞肺病一样，在未证实外周嗜酸细胞增多前，临床和放射学上常不怀疑慢性嗜酸细胞肺炎。在临床实践中，慢性嗜酸细胞肺炎经常与细菌性肺炎或其他原因导致的实变相混淆。然而，结合慢性症状，血液中的嗜酸细胞增多，放射学上见到周围实变及激素治疗反应迅速的特征常足以避免侵入性的

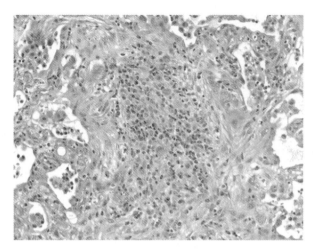

图57-1 慢性嗜酸细胞肺炎：组织学表现。镜下显示了广泛实变，主要是由于嗜酸细胞渗透到间质和空腔。(鸣谢 *Dr John English, Department of Pathology, Vancouver General Hospital, Vancouver, Canada.*)

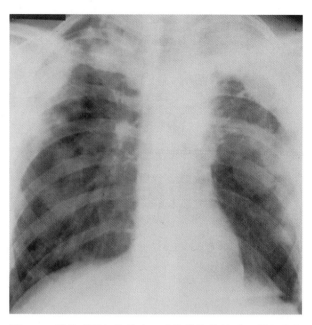

图57-2 慢性嗜酸细胞肺炎。后前位胸片显示双侧空腔实变，主要分布于上叶；周围(冠状)分布为该病的高度特征性表现。患者为中年女性，临床上有喘憋，咳嗽，夜间发热，血嗜酸细胞增多表现。(引自 *Müller NL, Fraser RS, Colman NC, Paré PD. Radiologic Diagnosis of Diseases of the Chest. Philadelphia, WB Saunders, 2001.*)

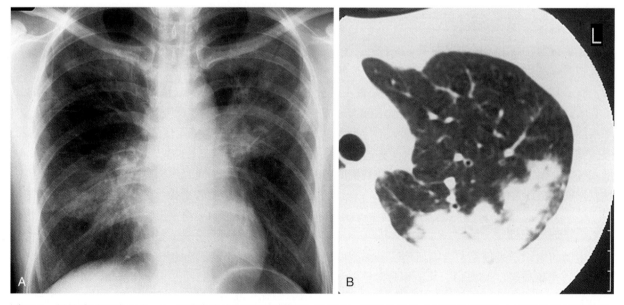

图57-3 慢性嗜酸细胞肺炎。A. 后前位胸片显示双侧周围上叶实变。周围分布为主的特点在胸片上不容易明显观察到。B. 10 mm准直的左肺上叶常规CT靶扫描显示周围分布的实变。患者为42岁女性。(鸣谢 *Dr. Hiroshi Niimi, Department of Radiology, ST. Marianna University School of Medicine, Yokohama, Japan. From Müller NL, Fraser RS, Colman NC, Paré PD. Radiologic Diagnosis of Diseases of the Chest. Philadelphia, WB Saunders, 2001.*)

诊断操作。然而，在病灶周围分布不明显的患者，诊断会有困难。CT在显示实变特征性的周围分布方面优于平片。

在单纯肺嗜酸细胞增多症（Löffler syndrome）或Churg-Strauss综合征患者可见到与慢性嗜酸细胞肺炎患者明显相同的一面。然而，单纯肺嗜酸细胞增多症患者通常是半自限的并且并发一过性或短暂的肺部浸润；Churg-Strauss综合征患者通常有全身表现，如皮肤病变和周围神经病变。单纯肺嗜酸细胞增多症，实变可在几天之内出现和消失；慢性嗜酸细胞肺炎有更长的迁延病程，且实变区数周或数月仍无变化。而且，与单纯肺嗜酸细胞增多症或Churg-Strauss综合征患者相比慢性嗜酸细胞肺炎患者更可能有周围实变。一个研究小组 11 回顾分析了111例嗜酸细胞肺病患者的肺部CT表现，包括40例慢性嗜酸细胞肺炎、16例Churg-Strauss综合征及12例单纯肺嗜酸细胞增多症。实变在慢性嗜酸细胞肺炎（100%）比在Churg-Strauss综合征（44%）或单纯肺嗜酸细胞增多症（58%）更常见。相比31%的Churg-Strauss综合征及42%的单纯肺嗜酸细胞增多症患者病灶呈周围分布，85%的慢性嗜酸细胞肺炎患者病灶呈周围分布。

只有在恰当的临床条件下，患者有嗜酸细胞增多，周围空腔实变才能考虑提示慢性嗜酸细胞肺炎。相同的周围空腔实变表现可在机化性肺炎（闭塞性细支气管炎机化性肺炎）看到。有时，结节病患者可见到酷似慢性嗜酸细胞肺炎的周围分布的实变。

存在慢性症状、平片或CT上表现为周围实变及外周血嗜酸细胞增多的基础上，大多数患者可做出慢性嗜酸细胞肺炎的诊断。支气管肺泡灌洗液嗜酸细胞增多会有助于诊断。本病很少需要肺部活检。

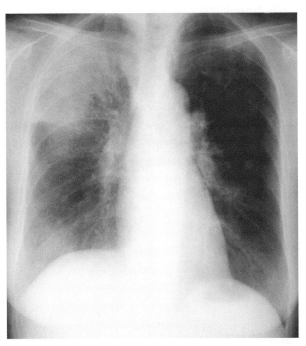

图57-4 慢性嗜酸细胞肺炎。胸片显示以右肺上叶为主的广泛实变和右肺中下野磨玻璃影。左肺上叶肺尖区可见轻度局灶性实变。

六、治疗方案概要

对皮质激素治疗反应迅速具有特征性，伴有放射学和临床改善。虽然残留的肺部纤维化已有报道，但是大部分患者在2周内痊愈。因为皮质激素治疗减少或停止时，病情常恶化，所以许多患者需要数月或甚至数年的治疗。在10年的观察中高达83%的患者可复发。

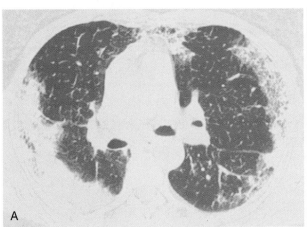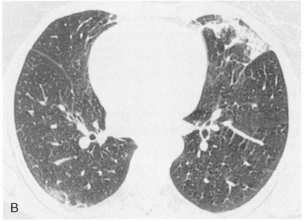

图57-5 慢性嗜酸细胞肺炎。A. 一位49岁的慢性嗜酸细胞肺炎女性患者中间段支气管水平高分辨率CT显示周围广泛分布的双侧实变。B. 肺下静脉水平CT显示周围分布的轻度斑片状磨玻璃影和实变。

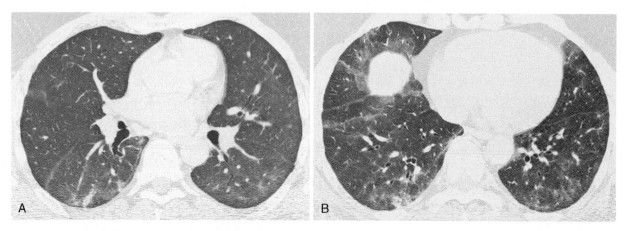

图57-6 慢性嗜酸细胞肺炎。A. 一位48岁的慢性嗜酸细胞肺炎男性患者中叶支气管水平高分辨率CT显示周围分布的双侧磨玻璃影和小局灶性实变。B. 右半横膈顶水平高分辨率CT显示更广泛的异常。

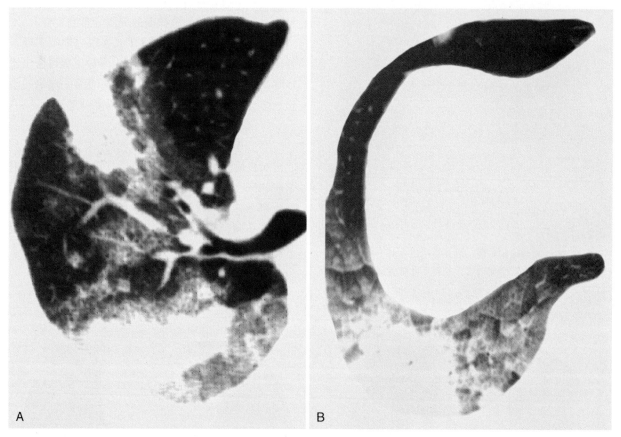

图57-7 慢性嗜酸细胞肺炎;"碎石路"样改变。右肺上叶支气管(A)和右半横膈顶(B)水平高分辨率CT靶重建图像显示实变和磨玻璃影。可见光滑增厚的小叶间隔和小叶间线叠加在磨玻璃影上(碎石路样改变)。

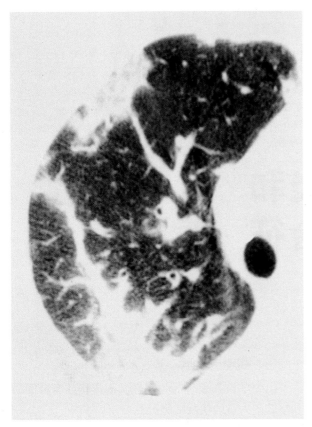

图57-8 慢性嗜酸细胞肺炎。右肺上叶高分辨率CT重建图像显示呈周围分布的实变和条状的高密度灶。

医生须知

- 慢性嗜酸细胞肺炎是一种以主要包含嗜酸性细胞的混合性炎性渗出物广泛充盈肺泡为特征的特发性疾病
- 慢性嗜酸细胞肺炎几乎总伴随支气管肺泡灌洗液和外周血液嗜酸细胞增多
- 大约50%的患者有哮喘和特异性体质病史
- 症状通常在做出诊断前存在了至少1个月,症状包括干咳、气短、常发烧、消瘦及不适
- 主要累及或只累及肺上叶周围区的双侧实变的特征性分布模式,在大约60%患者的胸片上表现明显,85%~100%病例的CT上表现明显
- 放射学上主要与Churg-Strauss综合征和隐源性机化性肺炎(特发性闭塞性细支气管炎伴机化性肺炎)鉴别
- 典型的对皮质激素反应迅速。然而,当皮质激素治疗减少和停止时,常复发

要点

- 慢性嗜酸细胞肺炎病因不明
- 发病高峰在50多岁;女性更常见
- 50%患者有哮喘或特应性体质
- 发病有潜伏性、渐进性咳嗽、呼吸困难及发热
- 大约50%存在周围实变("平片表现不支持肺水肿")
- 85%到100%病例CT上表现为明显的周围分布
- 皮质激素治疗后迅速改善
- 长期随访大部分患者出现复发

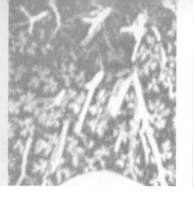

第58章

急性嗜酸细胞肺炎和嗜酸细胞增多综合征

Takeshi Johkoh

急性嗜酸细胞肺炎

一、病因学，发病率及流行病学

急性嗜酸细胞肺炎是一种严重的急性发热性疾病，伴有迅速加重的气短和低氧性呼吸衰竭。这一诊断是根据临床上有急性呼吸衰竭表现和支气管肺泡灌洗液中嗜酸细胞数量的显著增加而做出的。

急性嗜酸细胞肺炎无性别差异，更常见于年轻成人（平均年龄29岁），但所有年龄段均可发病。大多数病例是特发性的。该病偶尔可由感染、药物反应或烟雾吸入，尤其是香烟烟雾吸入引起。研究显示烟草烟雾是急性嗜酸细胞肺炎的诱发因素，尤其是对刚开始抽烟的人。在一项针对美国军事人员有关急性嗜酸细胞肺炎的研究中，183 000个人中18人发病，年发病率9.1/10万。在这项研究中，所有的患者都吸烟，且78%的人最近才开始吸烟。

二、临床表现

患者表现为发热和迅速加重的气短。75%的病例出现胸痛，50%出现肌肉痛。大多数患者在诊断前症状存在至少7天。虽然支气管肺泡灌洗液中嗜酸细胞数量的显著增加，在一些患者高达80%，在做诊断时这是特征性的和重要的依据，但是外周血嗜酸粒细胞通常不增多。所有的患者都出现低氧血症。

三、病理生理学

组织学检查表现为弥漫性肺泡损伤伴有肺间质和空腔内大量的嗜酸细胞。

四、影像学表现

（一）胸片 平片表现与肺水肿的表现相似（图58-1）。最早的表现包括网格状病变和Kerley B线（Kerley B）线。在几小时或几天内，异常进展为广泛的双侧肺间质病变及融合实变。大多数患者出现少量双侧胸腔积液。

（二）CT 高分辨率CT表现包括光滑的小叶间隔增厚，双侧磨玻璃影，实变和少量胸腔积液（图58-1）。一项研究回顾分析了5名患者的高分辨率CT表现，所有患者都有片状分布的双侧磨玻璃影。其中4名患者可见到光滑的小叶间隔增厚和胸腔积液。另一项研究回顾分析了13名患者的高分辨率CT表现，100%的患者可见到磨玻璃影，92%患者可见到实变，69%患者可见到小叶间隔增厚，且69%患者可见到胸腔积液。大多数患者磨玻璃影和实变呈随机分布。磨玻璃影和间隔增厚可导致碎石路样改变。

五、鉴别诊断

影像学表现类似于间质和肺泡性肺水肿。诊断通常通过综合临床和影像学表现及显著增加的支气管肺泡灌洗液中的嗜酸性粒细胞计数做出。将这一

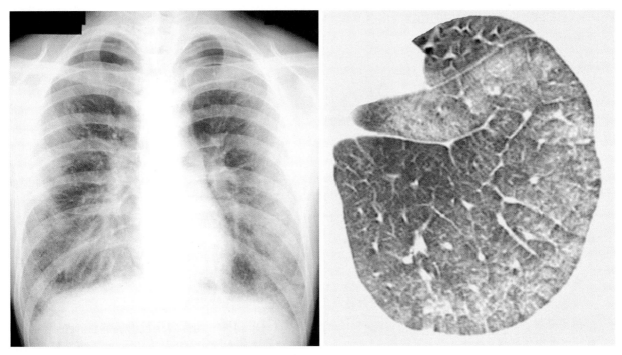

图58-1 急性嗜酸细胞肺炎。A. 胸片显示血管纹理增多,边界模糊病变和间隔线。这些表现与间质性肺水肿的表现相似。B. 左肺高分辨率CT图像显示磨玻璃影和小叶间隔增厚。

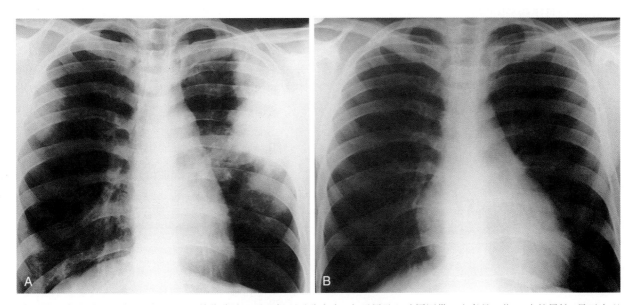

图58-2 嗜酸细胞增多综合征。A. 后前位胸片显示双侧不对称实变,主要累及上叶周围带。患者是一位20岁的男性,最近出现哮喘和显著嗜酸细胞增多。在经过皮质激素治疗后肺实质病变消失。患者随后出现心肌炎。B. 随访胸片显示心室轮廓轻度扩大、肺野清楚。(鸣谢 *Dr. Christopher Flower, Addenbrooke's Hospital, Cambridge, England. From Müller NL, Fraser RS, Colman NC, Paré PD. Radiologic Diagnosis of Diseases of the Chest. Philadelphia, WB Saunders, 2001.*)

疾病与临床和实验室表现相似的药物反应及真菌和寄生虫感染进行鉴别至关重要。

六、治疗方案概要

大约三分之二患者需要机械通气。患者通常对皮质激素治疗反应迅速，有时在用了第一剂激素后的几个小时就有改善。

医生须知

- 急性嗜酸细胞肺炎是一种严重的急性发热性疾病，伴有迅速加重的气短和低氧性呼吸衰竭。诊断是根据临床上有急性呼吸衰竭表现和支气管肺泡灌洗液中嗜酸细胞数量的显著增加而做出的
- 大多数病例是特发性的。偶尔可由感染、药物反应，或烟雾吸入，尤其是香烟烟雾吸入引起
- 影像学表现类似于间质和肺泡性肺水肿

要点：急性嗜酸细胞肺炎

- 快速进展的呼吸困难、发热、急性呼吸衰竭是急性嗜酸细胞肺炎的特征
- 在支气管灌洗液体会出现大量的嗜酸细胞数
- 组织学检查表现为弥漫性肺泡损伤伴有大量的嗜酸细胞
- 最常见于年轻人（平均年龄是29岁），并且特发性的最常见
- 可能与感染、药物反应或烟雾吸入有关
- 可能与近期开始吸烟有关
- 放射学表现：间隔线，磨玻璃影，实变及少量胸腔积液
- 对皮质激素治疗反应迅速

嗜酸细胞增多综合征

一、病因学，发病率及流行病学

嗜酸细胞增多综合征是一种罕见的特发性疾病，它以嗜酸细胞过量产生从而导致多器官浸润和损害为特征。诊断的标准是嗜酸细胞绝对计数超过1 500个/ml至少持续6个月，有终末器官损害的证据，且排除其他所有引起嗜酸细胞增多的原因。大多数患者在20~50岁（平均年龄33岁）。嗜酸细胞增多综合征损害的主要器官是心脏（心脏瓣膜纤维化伴反流）和神经系统（脑膜炎，周围神经病变）。大约40%的患者累及肺部和胸膜。

二、临床表现

肺部的症状主要是包括慢性的咳嗽、喘息、气短。最初的症状没有特异性，并且经常只有在检测到白细胞和嗜酸粒细胞增多时才会考虑这个诊断。咳嗽和呼吸困难可能反映肺或心脏（或两者都）受累及。心脏疾病是发病和死亡的主要原因，如心内膜纤维化、限制性心肌病，以及瓣膜损害。

三、影像学表现

（一）胸片　胸片表现没有特异性，包括一过性的模糊病灶或实变（图58-2）。心脏受累及最终引起心脏扩大、肺水肿以及胸腔积液。

（二）CT　高分辨率CT表现包括小结节以及斑片状磨玻璃样密度影。一项研究回顾分析了5名患者的高分辨率CT表现，主要表现为直径几毫米到一厘米的双侧肺结节。大多数结节有磨玻璃样密度的晕征，且主要是分布在肺周围带。2名患者有少量胸腔积液。另一项研究回顾分析了3名患者的高分辨率CT表现，都有结节和磨玻璃影并且其中两个有间隔增厚。这些表现呈随机的或主要在中央区分布。

四、治疗方案概要

患者通常用皮质激素治疗，但是大约只对50%的患者有效。预后差。

医生须知

- 嗜酸细胞增多综合征的诊断是在嗜酸细胞绝对计数超过1 500个/ml至少持续6个月，有终末器官损害的证据，且排除其他嗜酸细胞增多的原因的基础上做出的
- 肺部的症状主要是包括慢性的咳嗽、喘息、气短
- 心脏损害是发病和死亡的主要原因，心脏损害可导致心内膜纤维化，限制性心肌病，以及瓣膜损害
- 胸片无特异性表现

要点：嗜酸细胞增多综合征

- 嗜酸细胞增多综合征是一种罕见的特发性的疾病，它以嗜酸细胞过量产生伴多器官嗜酸细胞浸润和损害为特征
- 嗜酸细胞计数超过1 500个/ml至少6个月
- 患者通常在20~50岁
- 心脏受累：瓣膜纤维化伴反流
- 心脏受累导致心脏扩大和肺水肿
- 约40%的患者肺受累及
- 肺部的症状包括慢性咳嗽、喘息及气短
- 胸片：晕征或实变
- 高分辨率CT：斑片状磨玻璃影及小结节
- 预后差

第 **12** 部分

肺部代谢性疾病

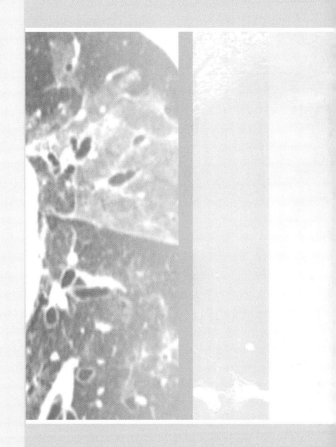

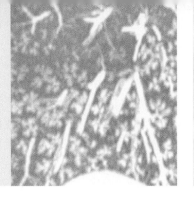
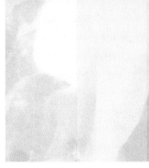

第59章

肺部代谢和沉积性疾病

Nestor L. Müller and C. Isabela S. Silva

———— 肺部代谢性疾病 ————

肺泡蛋白沉积症

一、病因学

肺泡蛋白沉积症(肺泡脂蛋白沉积症)是一种以富含蛋白质和脂质的类似表面活性物质的物质在肺实质空腔内积累为特征的少见疾病。超过90%的病例为不明原因的获得性疾病,似乎与存在粒细胞-巨噬细胞集落刺激因子抗体有关。不常见的是发现肺泡蛋白质沉积症与导致功能不全或肺泡巨噬细胞的数量减少的因素相关,例如无机粉尘吸入(尤其是急性矽肺)、免疫缺陷综合征(如艾滋病或免疫球蛋白缺乏)及血液恶性肿瘤(如急性骨髓性白血病)中一样。可以是先天性的,但很少见。

二、发病率及流行病学

肺泡蛋白质沉积症的发病率估计大约为4/100万。肺泡蛋白质沉积症的主要发病年龄在20~50岁,男女比大约为2.5:1。约70%的患者吸烟。

三、临床表现

最常见的症状是通常缓慢进展的劳累性气短。咳嗽也常见,通常无痰。有些患者初期出现低烧或明显低烧,低烧提示应该有伴随感染。大约三分之一的患者出现杵状指。

四、病理生理学

在组织学检查中,可见肺泡被细颗粒状脂蛋白样物质充盈,苏木精染色呈嗜伊红性且碘酸雪夫(D-PAS)染色呈紫色(图59-1)。肺泡结构通常被保留,但是水肿和淋巴细胞浸润可导致小叶间隔增厚。透射电子显微镜超微结构检查可见肺泡内物质由无固定形状的颗粒状碎片组成,这些碎片包含大量的、相对分离的嗜铁性小颗粒或板层小体。这些结构代表磷脂和在正常Ⅱ型肺泡壁细胞内发现的包含物相同。

肺功能测定结果可正常或表现为肺活量和肺容

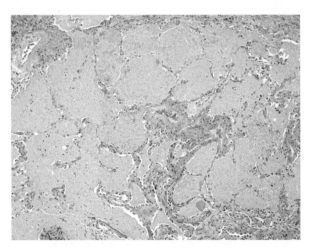

图59-1 肺泡蛋白沉积症。组织学切片显示肺泡被细颗粒状嗜伊红性脂蛋白样物质充盈。(鸣谢 *Dr John English, Department of Pathology, Vancouver General Hospital, Vancouver, Canada.*)

量下降及肺一氧化碳弥散量（DLco）不成比例的严重下降的限制性通气障碍。疾病累及范围广可导致血氧含量下降和肺泡-动脉压力差增大，随着病变发展肺泡-动脉氧分压差进一步增大。

五、影像学表现

（一）胸片　肺泡蛋白沉积症平片的特征性表现为双侧片状实变内中隐约可见结节。高达50%病例，实变分布于肺门周围（蝙蝠翼或蝴蝶样分布；图59-2）；其余病例，随机分布或主要分布于周边或基底部（图59-3）。典型的病例，患者可有广泛实变及相对轻微的呼吸综合征。不太严重的患者可能表现为磨玻璃影。有时，实质受累不对称或单侧受累。有些患者可见到线性间质叠加在实变区或磨玻璃影上。

（二）CT　高分辨率CT扫描在评估异常的模式和分布上比传统的CT和胸片有优势，甚至在胸片正常时可显示病变。虽然可有实变，但是主要异常典型的表现为双侧磨玻璃影（尤其是在肺背侧部分）。磨玻璃影倾向于几乎均匀地累及全肺，但是可以下野分布为主。在大部分病例中，可见到一个细线形成的直径为3~10 mm多边形叠加在磨玻璃影上（碎石路征，图59-2和图59-3）。这种模式反映了肺间质水肿的存在或小叶间隔毗邻的空腔内脂蛋白样物质的聚集。典型的正常和异常肺实质间边界锐利。继发的肺泡蛋白沉积症的影像学表现与更常见的特发性肺泡蛋白沉积症的影像学表现相似（图59-4）。

在分析胸片和CT图像时，寻找肺泡蛋白沉积症的并发症也很重要。主要的并发症是感染包括群落获得性肺炎及不常见的病原体感染，如奴卡菌、黄曲

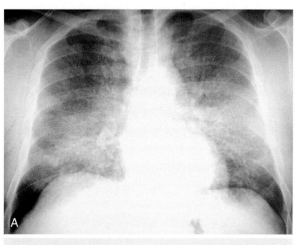

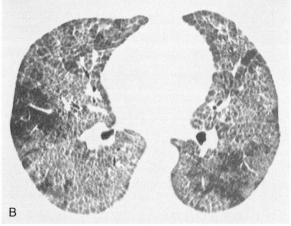

图59-2 肺泡蛋白沉积症：影像学表现。A. 后前位胸片显示主要分布于肺门周围的空腔实变和磨玻璃影（蝶翼改变），周围分布病变很少。隐约可见结节。B. 高分辨率CT显示广泛的双侧磨玻璃影和及叠加的细线形成的多角形（碎石路征）。

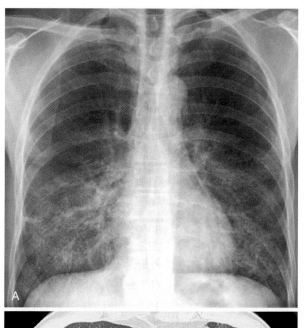

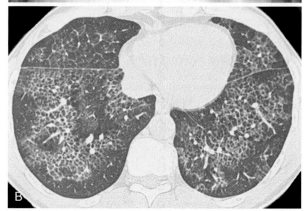

图59-3 肺泡蛋白沉积症：影像学表现。A. 后前位胸片显示中下肺野模糊的密度增高区（磨玻璃影）及模糊的网格结节改变。B. 高分辨率CT显示双侧磨玻璃影及叠加的细线形成的多角形（碎石路征）。正常和异常肺实质间边界锐利。这一特征通常反映叶间界限，也可以看到轻度肺气肿。

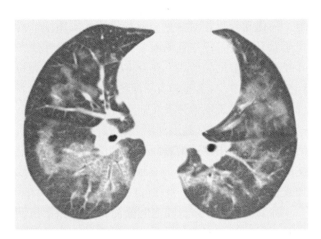

图59-4 再生障碍性贫血患者并发肺泡蛋白沉积症。高分辨率CT显示磨双侧玻璃影，周围分布病变很少。下肺可见轻度叠加的线性病灶（碎石路征）。该患者为11岁的女孩正在接受再生障碍性贫血的免疫抑制治疗。

霉菌和肺囊虫感染。肺感染易感性的增加可能是由于巨噬细胞功能不全及肺间脂蛋白样液体的存在，这种液体可促进微生物的生长。自从使用支气管肺泡灌洗治疗患者后，机会感染已大量减少。

极少数肺泡蛋白沉积症患者可出现间质纤维化。其他少见并发症包括出现肺气肿、肺大泡和气胸。

六、鉴别诊断

胸片表现很像是肺炎、肺水肿以及出血。高分辨率CT的特征性表现常能提示肺泡蛋白沉积症的诊断。然而，虽然碎石路征是肺泡蛋白沉积症的特征性表现，但是在多种其他疾病中也可见到，包括支气管肺泡癌、脂肪肺炎、肺出血或水肿及细菌性的肺炎。肺泡蛋白沉积症通常能通过检查支气管肺泡灌洗液得到确诊。肺泡蛋白沉积症特有的特征包括牛奶样支气管肺泡灌洗液；相对很少的炎性细胞，包括肺泡巨噬细胞；在弥散的颗粒样的嗜碱性物质内的大非细胞样的嗜伊红性小体；蛋白样物质碘酸雪夫（D-PAS）染色呈阳性；表面活性蛋白增加和大量板层小体和细胞碎片的特征性的超微结构特点。肺泡蛋白沉积症支气管肺泡灌洗液的主要成分是磷脂，主要是卵磷脂，磷脂也是表面活性物质的主要成分。通过组织检查确认诊断被认为是必要的，经支气管活检可能足以诊断。

七、治疗方案概要

获得性肺泡蛋白沉积的治疗是全肺灌洗，有些患者只需要1个或2个疗程，然而极少数患者需要每年或每半年重复灌洗。经全肺灌洗治疗的肺泡蛋白

沉积症整体预后很好。因为皮质激素有可能恶化机会感染，所以不应该把皮质激素作为肺泡蛋白沉积症的试验性治疗来用。高达25%的患者不经治疗可自发痊愈。有时，患者可对支气管肺泡灌洗没反应并且可能需要肺移植。肺泡蛋白沉积症在肺移植后复发已有报道，这一点通过分析发病机制可预见到。

继发肺泡蛋白沉积症的治疗目标是治疗基础疾病。例如，继发于血液系统恶性疾病的肺泡蛋白沉积症患者，在成功的化疗或骨髓移植后肺部病变可得到改善或痊愈。

要点：肺泡蛋白沉积症

- 这是一种少见病，通常病因不明
- 脂蛋白质样物质（表面活性物质）充盈肺泡腔
- 影像学表现
  - 磨玻璃影实变
  - 肺门处、肺周围或随机的分布
  - 高分辨率CT通常显示特征性的光滑小叶间隔增厚及小叶间线叠加在磨玻璃影上（碎石路征）
- 支气管灌洗通常能确诊

淀粉样变

一、病因学

淀粉样变性是一组以不溶性的纤维蛋白（淀粉）聚集为特征的疾病总称。这种异常蛋白积存细胞外间隙且通过压迫邻近细胞和组织引起疾病。淀粉样变可以遗传或后天获得，可以是局部的或是全身的。

二、发病率及流行病学

淀粉样变很少见。大约50%病例影响呼吸道。淀粉可累及气管、支气管或者更常见的肺实质。

三、临床表现

气管支气管淀粉样变典型发生在50岁以后，表现为呼吸困难、咳嗽及偶尔咯血。较少见的，该病造成的症状类似哮喘。非连续性气管和支气管结节通常不引起临床症状，但偶尔可造成气道阻塞伴远端肺不张和支气管扩张。这类病例的临床症状和体征依赖受影响的肺体积及是否存在感染。淀粉出现在其他组织很少见。

淀粉样变肺实质结节形成通常无临床症状且通常是在胸片检查时无意间发现的。大多数患者没有胸外疾病（淀粉样变或其他疾病）的证据。

弥漫性的肺间质淀粉样变经常造成渐进性的呼吸困难及呼吸功能不全。弥漫受累及最常见于多系统疾病（原发淀粉样变），在多系统疾病中典型的存在特定的L型淀粉且可并发多发骨髓瘤。

四、病理生理学

淀粉样变是一种蛋白质折叠紊乱不是氨基酸排序的紊乱，且淀粉沉积物主要由蛋白纤维组成。淀粉不是单一的物质而是包括几种蛋白质，每一种在形态学上很相似但是在生化上却是不一样的。和呼吸道疾病有关的最重要的蛋白质是淀粉L和淀粉A。淀粉L源于免疫球蛋白轻链，因此通常与异常血浆细胞功能有关，或者是作为系统性疾病的一部分（如多发骨髓瘤和巨球蛋白血症），或者更常见的，局限于肺部而没有系统性疾病的证据。淀粉A是源于在肝脏合成的血清急性期反应物，这种血清急性期反应物在几种慢性炎性疾病中可形成，包括结缔组织疾病（尤其是类风湿关节炎）、慢性感染（尤其是结核）、支气管扩张和特定的肿瘤（如Hodgkin疾病）。大部分呼吸道淀粉样变是L型淀粉，主要的例外在慢性炎性疾病或有淀粉样变家族史的患者。在组织学检查中，淀粉样变以存在非晶体、嗜伊红和细胞外物质为特征，这些物质用刚果红染色并在偏光显微镜下检查时显示特征性的苹果绿双折射（图59-5）。

在下呼吸道淀粉样变主要有三种形式：气管支气管淀粉样变、肺实质结节以及肺实质弥漫性病变（肺泡间隔，肺间质）。虽然这些形式可混合出现，但是在很多病例淀粉主要在一处沉积。除了气道和肺实质疾病，淀粉样变也可影响肺门以及纵隔淋巴结、肺动脉、心脏和横膈膜。

气道累及最常见于气管和近端的支气管。虽然有病例表现为两种形式重叠出现，但是通常表现为一种：局限性结节或（更常见的）多发离散或融合的腔内斑块，从而破坏气道壁并造成气道狭窄。在组织学检查中，淀粉位于上皮下肺间质组织并且常包围支气管腺导管和腺泡。

局限性肺实质淀粉结节可以是孤立的或多发的且通常边界非常清楚。结节周围肺泡间隔内的淀粉常可识别，然而在中央区，正常肺实质结构总是被或多或少的实性淀粉团块所掩盖，这些淀粉团块典型的包含大量的多核巨细胞及多种的淋巴细胞和血浆细

胞。钙化和骨化相对常见。淀粉样变的实质结节形式通常是L型淀粉并且局限于肺。这是淀粉样变在呼吸系统最常见的形式。在48名局限性呼吸道淀粉样变的患者中，34名有肺实质淀粉沉淀，其中28名表现为结节，6名表现为弥漫性肺泡间隔改变。

弥漫性肺间质（肺泡间隔）淀粉样变累及肺实质间隔和小血管中层。淀粉沉积典型的毗邻内皮和上皮的基底膜并且可表现为一致的或多或少的线样模式或多发小结节。

肺功能：在有弥漫肺泡间隔淀粉样变和空气潴留及由于近端气管支气管受累及导致的上气道阻塞的患者，肺功能测定显示出限制性通气功能障碍和气体交换功能受损的证据。

五、影像学表现

（一）胸片　大多数气管支气管淀粉样变患者，胸片是正常的。如果有异常，表现包括局限或弥漫性气道增厚伴气道狭窄（图59-6）。这种表现常很难在普通X线检查上发现。

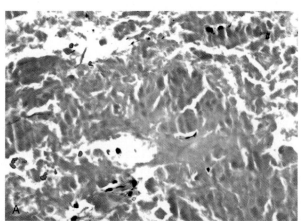
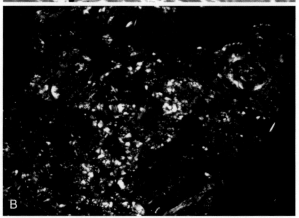

图59-5　淀粉样变。A.组织标本切片显示细胞外无定型的嗜伊红物质。B.标本切片用刚果红染色且在偏光显微镜下检查显示特征性的苹果绿双折射。

结节样原发肺实质淀粉样变表现为孤立的,直径通常为0.5~1.5 cm的多发结节。结节最常见于肺下叶且通常在周围。疾病可在几年内缓慢进展,伴随结节的略微大和其余结节的缓慢增大。

弥漫性肺间质(肺泡间隔)淀粉样变导致网格状,结节样或网格结节样改变,可是弥漫的,主要累及肺下叶。

淀粉样变可出现胸腔积液,但通常是由于心脏受累及引起的心脏衰竭所导致。胸膜淀粉沉积很少见。

(二)CT 气管支气管淀粉样变的CT表现包括气道壁增厚及管腔狭窄,在一些病例中,可见钙化灶(图59-7)。气道壁增厚可是局限的或弥漫的、结节样、斑块样或环形的;病变总体上局限于气管,但是可以延伸到主、叶及段支气管。支气管受累及常并发远端肺不张,支气管扩张或空气潴留。

结节样原发肺实质淀粉样变表现为孤立的或,更少见的,直径通常在0.5~1.5 cm的多发结节(图59-8)。有时,结节样原发肺实质淀粉样变可导致巨大团块(图59-9)。普通X线检查上很少见到明显钙化,但在CT检查上可见到20%~50%的结节有钙化。结节倾向于在下叶周围更常见,但在肺实质任何位置都可看到(图59-8)。偶尔在结节邻近可出现囊变。

囊变和结节样淀粉沉积已有报道最常见于Sjögren综合征和淋巴性间质肺炎患者。

弥漫性肺间质淀粉样变高分辨率CT表现主要包括网格状病变和小叶间隔增厚。多发胸膜下微结节常能见到与网格状病变并存。较少见的高分辨率CT表现包括磨玻璃影、实变、牵拉性支气管扩张和蜂窝状病变。一些结节和实变内可见到点状钙化。

纵隔的和肺门淋巴结肿大在局限性疾病中很少见,但出现于大约75%的L型淀粉全身淀粉样变患者。最常见于弥漫性肺间质淀粉样变。

六、鉴别诊断

胸片和CT表现相对无特异性。气管壁增厚的鉴别诊断包括复发性多软骨炎、骨化性气管支气管病、腺样囊性癌。结节样淀粉样变的主要鉴别诊断是原发淀粉样变,还是转移瘤。弥漫性肺间质形式的淀粉样变的鉴别诊断包括大量的间质及肺泡腔肺部疾病,例如非特异性间质肺炎、普通间质肺炎及细支气管肺泡癌。淀粉样变的诊断通常需要通过穿刺,经支气管或者是手术活检行组织学上的确认。诊断是在以刚果红染色显示淀粉的基础上做出的,淀粉在交叉偏光下产生特征性的绿色双折射。

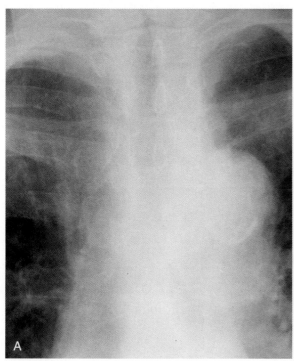
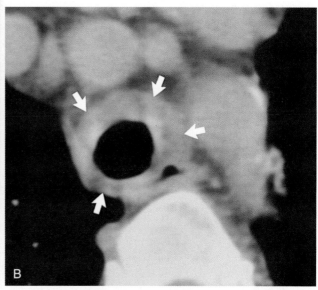

图59-6 弥漫性气管淀粉样变。A. 胸片放大显示气管腔不规则狭窄。B. 随后在主动脉弓以上水平的CT扫描显示气管壁明显的环形增厚(箭)。在CT和支气管镜下,整个气管都有异常。弥漫性气管淀粉样变的诊断通过内镜活检得到了证实。(引自 *Müller NL, Fraser RS, Colman NC, Paré PD. Radiologic Diagnosis of Diseases of the Chest. Philadelphia, WB Saunders, 2001.*)

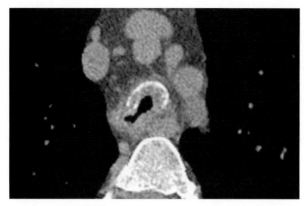

图59-7　弥漫性气管支气管淀粉样变。气管图像放大显示环形增厚及钙化灶。

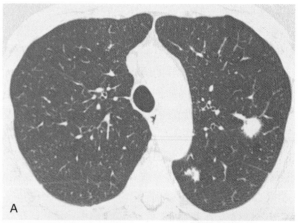

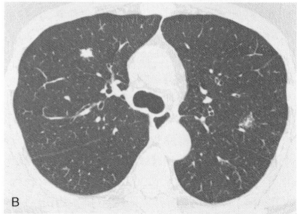

图59-8　结节样肺实质淀粉样变。主动脉弓水平(A)和气管分叉水平(B)的高分辨率CT扫描显示双侧边缘不规则的结节。淀粉样变的诊断通过手术切除术左肺上叶结节得到了证实。

七、治疗方案概要

　　可通过间歇的支气管镜切除术、手术切除术或激光消融术治疗有临床症状的气管支气管淀粉样变。重复进行支气管镜的切除术被认为优于手术切除术，但常复发。支架在治疗气道狭窄和并发症上可起到重要作用。

　　结节样肺实质淀粉样变通常没有临床症状的并保持静止状态或进展缓慢。它通常预后很好并且很少需要治疗。相反，弥漫性肺间质淀粉样变常有进展。治疗包括口服马法兰和泼尼松或外周干细胞移植。弥漫性肺间质受累及的弥漫性肺间质淀粉样变患者的病程演变和预后可能取决于身体内其他部位淀粉的出现，尤其是在心脏和肾脏；然而，许多患者死于呼吸衰竭。在一项35名患者的系列研究中，诊断后的中位存活时间仅为16周。

要点：淀粉样变

- ■ 异常蛋白质沉积在细胞外组织
- ■ 淀粉样变是蛋白质折叠的紊乱而不是氨基酸排序的紊乱
- ■ 三种主要的表现是气管支气管病变、肺实质结节和弥漫性肺间质病变
- ■ 气管支气管淀粉样变
  - • 临床症状：呼吸困难和咳嗽，局限或弥漫气气管或中央支气管壁增厚
  - • 钙化灶常见
  - • 肺不张或阻塞性肺炎
- ■ 结节样肺实质淀粉样变

- • 常没有临床症状
- • 孤立或多发结节或团块
- • 主要分布于肺下叶和周围
- • 钙化灶常见
- ■ 弥漫性肺间质淀粉样变
  - • 临床表现：渐进性的气短，干咳
  - • 网格状改变
  - • 高分辨率CT磨玻璃影
  - • 高分辨率CT上小叶内隔膜增厚
  - • 可伴发淋巴结肿大和心脏受累及

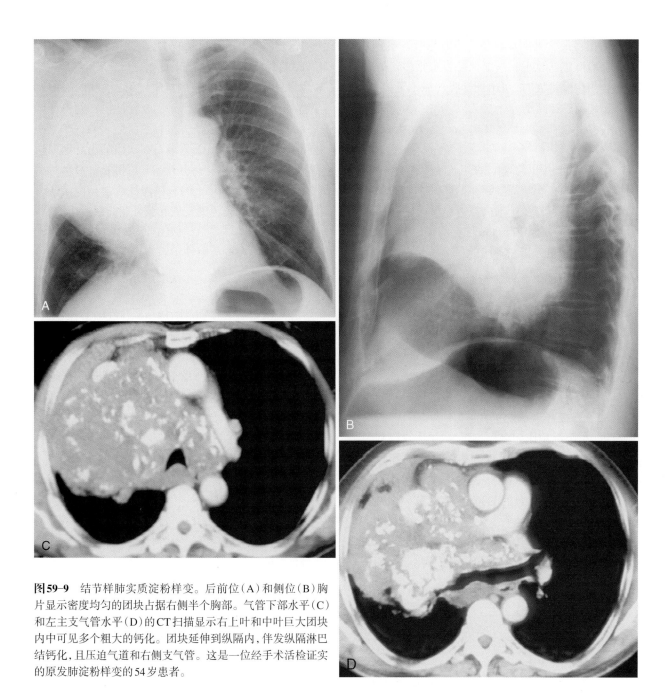

图59-9 结节样肺实质淀粉样变。后前位（A）和侧位（B）胸片显示密度均匀的团块占据右侧半个胸部。气管下部水平（C）和左主支气管水平（D）的CT扫描显示右上叶和中叶巨大团块内中可见多个粗大的钙化。团块延伸到纵隔内，伴发纵隔淋巴结钙化，且压迫气道和右侧支气管。这是一位经手术活检证实的原发肺淀粉样变的54岁患者。

肺泡微石症

一、病因学

肺泡微石症是一种少见疾病，这种疾病是以肺泡内含有无数微小的结石（微结石）为特征。尽管这种疾病可能发生在任何年龄段，但是大部分报道的病例发生20~50岁。病因不明。

二、发病率及流行病学

肺泡微石症很少见。在2004年前，文献中总共报道了576例病例。其中大约43%是来自欧洲，41%来自亚洲，剩下是来自美国和其他的国家。这种疾病没有种族差异，且两性发病率相似。然而，该病在早产的双胞胎已有报道。三分之一的患者有家族史。

三、临床表现

这一疾病在影像学上的表现与临床表现典型的不协调，影像学上的表现明显且广泛，但是临床表现通常轻微。在该病被第一次发现时，超过50%的患者没有临床症状，该病诊断在胸片见到典型表现的基础上做出。最常见的症状是劳累时出现呼吸困难；偶尔会有咳嗽。这种疾病能保持稳定很多年或缓慢进展。当疾病进展时，可出现呼吸功能不全伴发绀、杵状指和肺动脉高压。

四、病理生理学

肺泡微石症病因不明。在组织学检查中，微石由围绕在一个中央小核周围钙化的同一中心的层状结构组成。微石可充盈肺泡内空腔。微石在肺下野最多。微石直径在250~750 μm且有圆形、椭圆形或不规则形状。化学分析和不同能量X线分析表明微石主要是由钙化的磷酸盐构成。在疾病的早期，肺泡壁正常；最后，会发展为肺间质的纤维化，有时会伴随多核的巨细胞。

五、影像学表现

（一）胸片 典型的放射摄影表现是细沙样的微结节（"沙尘肺"），结节可以是弥漫的但是倾向于在肺中和下野最严重（图59-10）。不考虑阴影的重叠和聚集，单个沉积作为直径小于1 mm边缘锐利的结节通常可辨认。有时，出现网格状改变或间隔线叠加在典型的沙尘样表现上。其他表现可包括肺尖肺大泡，在肺实质和肋骨间的高透明线（被称作胸膜黑线），以及胸膜钙化。

（二）CT 高分辨率CT表现包括直径1 mm或小于1 mm的钙化结节，有时融合，且主要沿心缘和肺下

野的背侧的部分分布（图59-11）。当患者俯卧位扫描时，肺的背侧部分持续出现更高密度。高分辨率CT其他常见表现包括磨玻璃样密度影，小叶间隔增厚（常伴明显广泛的钙化），隔膜下间质增厚，间隔旁的肺气肿。高分辨率CT-病理对照研究表明，CT上小叶间隔明显钙化是由于微结石在次级肺小叶周围聚集而不是间质疾病。高分辨率CT和放射摄影对照研究显示放射摄影片上的胸膜黑线可能是由沿肋骨和纵隔胸膜的胸膜下囊变或胸膜外脂肪层造成的。

（三）核医学 ^{99m}Tc-MDP骨骼闪烁扫描术通常表现为双肺弥漫的放射性示踪物摄取。

六、鉴别诊断

肺泡微石症的鉴别诊断包括粟粒性肺结核、结节病，由于静脉内药物使用引起的滑石肺、淀粉样变、特发性肺部骨化，及转移性的肺部钙化。在主要分布于肺中和下野沙粒样结节的典型影像学表现和严重病例中影像-临床表现明显不协调的基础上，可以做出临床诊断。血化学分析值总是在正常范围内。微结石可在痰中，支气管肺泡灌洗液中，支气管活检标本中发现。

七、治疗方案概要

治疗是缓解症状治疗，包括应用双膦酸、激素、治疗性的支气管肺泡灌洗。有时，患者进展到出现呼吸衰竭且可能需要肺移植。

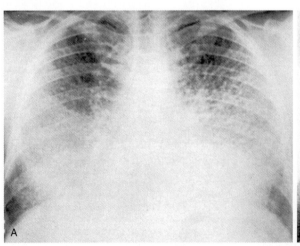
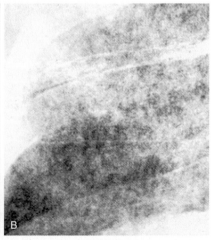

图59-10 肺泡微石症。A. 一位无临床症状的40岁男性患者的后前位胸片显示双肺明显一致的病灶。B. 仔细观察，可见到大量细小分散的钙化密度影。除了肺残气量减少为800 ml外，肺功能测定正常，肺残气量减少代表微结石取代了肺活量。(引自 *Müller NL, Fraser RS, Colman NC, Paré PD. Radiologic Diagnosis of Diseases of the Chest. Philadelphia, WB Saunders, 2001.*)

转移性肺钙化

一、病因学，发病率及流行病学

　　转移性钙化典型的发生于高钙血症患者，通常并发于慢性肾脏功能衰竭，其次常并发于骨髓恶性瘤如多发性骨髓瘤；也有报道发生于肾脏和肝脏移植之后、原发甲状旁腺功能亢进、维生素D增多、钙和维生素D的过多摄入（乳-碱综合征，milk-alkali syndrome）。转移性钙化在进行维持血液透析的患者尤其常见。例如，在23名这样的患者的研究中，14名（61%）在^{99m}Tc双膦酸扫描表现为肺放射性示踪物摄

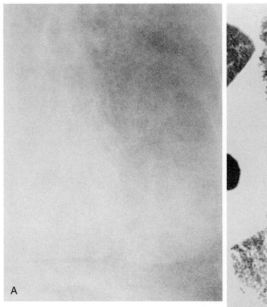

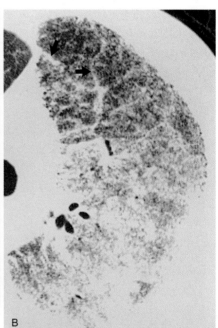

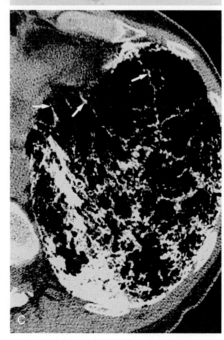

图59-11 肺泡微石症。A. 一位60岁女性患者左肺后前位胸片显示大量小钙化灶，呈现沙尘样表现。B. 左肺高分辨率CT扫描显示易患肺区结节融合。前部可见到几个增厚的小叶间隔（箭）。C. 肺下部水平的高分辨率CT扫描软组织窗显示易患肺区大量钙化密度灶和钙化间隔线（箭）。患者发展为呼吸衰竭，经单侧肺移植获得了成功治疗。（鸣谢 *Dr. Jim Barrie, University of Alberta Medical Centre. From Müller NL, Fraser RS, Colman NC, Paré PD. Radiologic Diagnosis of Diseases of the Chest. Philadelphia, WB Saunders, 2001.* ）

取。转移性肺钙化可发生于没有明显生化异常的患者,但很少见。

二、临床表现

转移性钙化没有典型的临床表现。然而,可出现肺功能异常,包括肺活量下降和伴一氧化碳弥散量(DLco)下降的气体交换不全的限制性肺功能障碍。患者可发展出现进行性气短呼吸衰竭,但很少见。

三、病理生理学

异位转移性钙化受血清钙和磷浓度、碱性磷酸盐活性和局部pH值的影响。异位转移性钙化发生在骨中释放过多的钙盐且通过血液循环转运时。转移性肺部钙化好发于肺尖和肺尖下肺野,这一特征可归因于肺部通气和灌注的差异。因为肺尖的V/Q比率高于肺基底部,所以肺尖的局部环境氧分

压更高,二氧化碳低,且pH值更高(大约7.50,高于基底部的7.39)。相对的碱性有利于钙盐在肺尖沉积。

在病理学检查中,钙磷酸盐的沉积或多或少在肺泡隔膜和小肺部血管和支气管壁上呈直线分布。肺间质纤维化可有或没有。肺泡腔一般不受影响。

转移性钙化发生在正常肺组织,因此与营养不良性钙化有区别,营养不良性钙化发生于退变或坏死组织。营养不良性钙化更常见得多且在肺部最常并发于之前的肉芽肿性炎症病灶。

四、影像学表现

(一)胸片 大多数转移性钙化患者,胸片正常。如果有异常,其表现包括大量的直径为3~10 mm松散的、边界不清楚的结节灶,就像空腔结节或肺实质病变的斑片状病灶(图59-12)。结节倾向于主要累

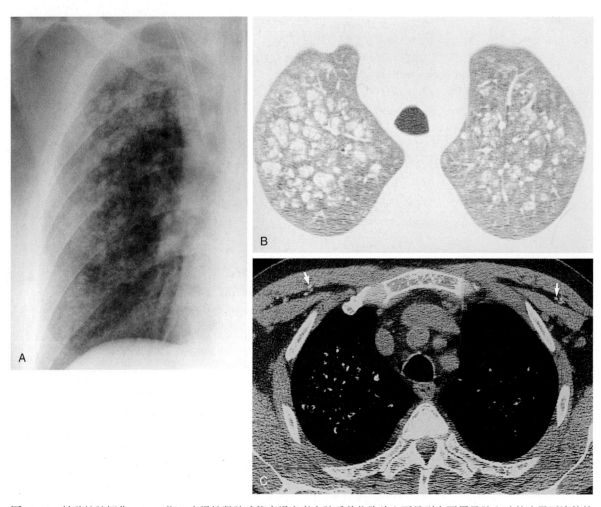

图59-12 转移性肺钙化。A. 一位42岁慢性肾脏功能衰竭患者右肺后前位胸片上可见到主要累及肺上叶的边界不清楚的结节灶。左肺可见到相似的表现。相应位置可见血液透析的导管。B. 双肺尖高分辨率CT显示高密度结节灶。C. 软组织窗显示病灶内可见钙化。胸壁内血管钙化也明显可见(箭)。(引自 *Müller NL, Fraser RS, Colman NC, Paré PD. Radiologic Diagnosis of Diseases of the Chest. Philadelphia, WB Saunders, 2001.*)

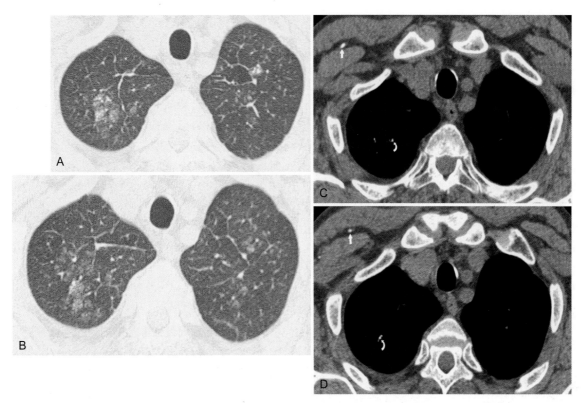

图59-13 转移性肺钙化。A、B. 肺上叶水平的高分辨率CT图像显示边界不清的小叶中心性结节和间隔线。C、D. 软组织窗显示结节（弯箭）和胸壁血管内（直箭）可见钙化灶。患者是一位60岁男性，患有慢性肾功能衰竭。间隔线是由于液体过多，结节灶是由于转移性肺钙化。

及肺上叶。结节的钙化在放射摄影上不太明显。

（二）CT 转移性钙化的高分辨率CT典型表现包括松散的、边界不清楚的、直径为3~10 mm的结节（图59-12）。结节位于肺小叶中心并且倾向于在肺上野最多（图59-13）。比较少见的是，结节可弥散分布或偶尔主要累及肺下野；虽然通常是松散的，但边界可很清楚。在一项包括7名转移性钙化患者的系列研究中，4名患者在CT上结节钙化明显且6名患者胸部血管钙化明显。结节钙化可是点状的、分散的或偶尔环形的。钙化血管典型的可见于胸大肌和胸小肌之间。可能出现的其他表现包括广泛的磨玻璃样密度影，斑片状实变，及不常见肺动脉和左心房壁的钙化。

（三）核医学 通过利用骨显像剂如 ^{99m}Tc 双膦酸进行扫描能证实病灶的钙化本质。

五、鉴别诊断

转移性肺钙化的鉴别诊断包括肺炎，结节病，矽肺，滑石肺，淀粉样变及特发性肺骨化。转移性肺钙化的诊断通常可依据慢性肾功能衰竭的临床病史，缺少明显的呼吸系统症状，高分辨率CT上肺上叶松散的、边界不清的、直径3~10 mm结节的特征性表现及在CT和Tc-MDP闪烁扫描上显示钙化。在评价转移性钙化的存在时，用薄层（1 mm或小于1 mm）进行CT扫描以最大程度减少容量效应并且用标准算法来重建图像以最大限度减少重建算法引起的伪影很重要。

六、治疗方案概要

治疗主要针对原发疾病，通常是慢性肾功能衰竭，同时纠正血钙、磷以及甲状旁腺激素水平。转移性肺钙化偶尔可不经治疗而痊愈。

要点：转移性肺钙化

- 最常见于慢性肾功能衰竭患者
- 通常无临床症状
- 胸片表现包括边界不清的结节灶或实变
- 主要分布在肺上叶
- 高分辨率CT可见松散的、直径3~10 mm的小叶内结节

- 大约60%的病例CT上可见结节钙化
- CT上常见胸壁动脉钙化
- 骨闪烁扫描显示肺放射性示踪物摄取

脂质沉积性疾病

戈谢病

一、病因学,发病率及流行病学

戈谢病是一种常染色体隐性遗传病,特征是葡萄糖脑苷脂酶基因的突变导致酶的活性降低。缺陷造成葡萄糖脑苷脂聚集,主要聚集在肝脏、脾脏、淋巴结和骨骼的网状内皮组织细胞(Gaucher细胞)内,该病的婴儿型主要聚集在脑部。大多数患者是女性,且超过95%的是因纽特人。

戈谢病累及肺且引起肺部症状的很少见,主要局限于有其他严重肺部症状的患者。在一项包括411名患者的回顾研究中,只有8名(5%)有明显的肺部症状和体征,其中4名成人4名儿童。

二、临床表现

临床症状和体征包括呼吸衰竭、呼吸急促、发绀、杵状指。

三、病理生理学

在组织学检查中,Gaucher细胞可在淋巴周围间质、肺泡间隔、肺泡空腔和肺泡毛细血管腔内发现。

四、影像学表现

(一)胸片　放射摄影表现包括双肺弥漫分布的网格结节或栗粒状改变。偶尔可见到肋骨溶解。

(二)CT　CT表现包括小叶间隔增厚、小叶内线样病灶和广泛的磨玻璃影,病变可呈弥漫分布或主要累及肺下野。其他可见的异常包括肺动脉高压征象、肋骨病变、髓外造血功能及肝脾肿大。

五、治疗方案概要

治疗是用酶替代治疗。这常可减轻肝脾肿大,改善血液参数及改善呼吸困难。然而,肺部异常不能治愈,且肺动脉高压可能会进展。

尼曼-皮克综合征

一、病因学,发病率及流行病学

尼曼-皮克综合征是鞘磷脂酶缺乏引起的遗传性疾病,鞘磷脂酶缺乏造成鞘磷脂沉积于肝脏、脾脏、肺、骨髓和脑。依据发病年龄和受损的主要器官已报道了5种临床分型。许多患者死于婴儿或儿童时期;然而有些活到了成年,偶尔成年时才首次有临床表现。

二、临床表现

肺部累及可无临床症状的或(很少)足够严重造成呼吸衰竭。

三、病理生理学

组织学上发现包括弥漫的内源性脂性肺炎、多量泡沫细胞聚集和轻微的纤维化。

四、影像学表现

(一)胸片　胸片表现包括主要累及肺下野的网格或网格结节样改变。

(二)CT　高分辨率CT显示双侧斑片状磨玻璃样密度影,小叶间隔光滑增厚及常见的小叶内光滑线(图59-14)。这些多种不同的表现形式可单独出现或混合出现,导致碎石路样改变。病变可以弥漫的但倾向于主要累及肺下野。肝脏肿大、脾脏肿大以及周围淋巴结肿大常见。

虽然高分辨率CT很好地显示了肺实质的异常范围,但在尼曼-皮克综合征患者CT显示的肺异常范围与肺功能不全相关性不强。在一项包括52名尼曼-皮克综合征患者的回顾性研究中,高分辨率CT上疾病的分布范围和最大肺活量的相关系数 $r=0.35$,伴肺一氧化碳弥散量(DLco)下降,高分辨率CT上疾病的分布范围和一氧化碳弥散量的相关系数 $r=0.38$。因此,CT上有严重间质肺病的患者可能气体交换正常,而有中到重度气体交换障碍的患者CT上间质疾病可能较轻。

要点: 戈谢病	
■ 葡萄糖脑苷脂在网状内皮组织细胞内聚集	■ 高分辨率CT:小叶间隔增厚、小叶内线样病灶和广泛的磨玻璃影
■ 该病主要影响肝脏、脾脏、淋巴结以及骨骼	■ 可见肝脏肿大和脾脏肿大
■ 5%患者累及肺且引起肺部症状的	
■ 胸片:主要分布在肺下野的网格结节	

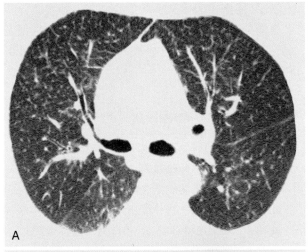

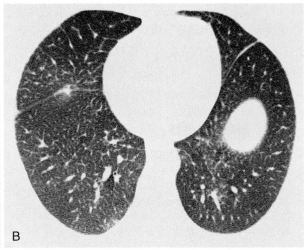

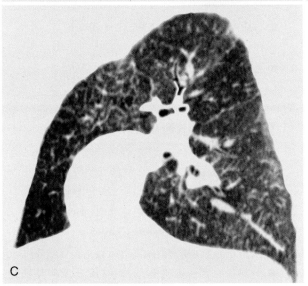

图59-14 尼曼-皮克综合征。A、B. 一位43岁尼曼-皮克病男性患者的高分辨率CT图像显示小叶间隔厚及斑片状磨玻璃影。C. 右肺矢状位重建图像更好地显示了增厚的小叶间隔线和磨玻璃影的整体分布。

要点：尼曼-皮克综合征

- 鞘磷脂酶的集聚是该病特征
- 该病主要影响肝脏、脾脏、肺、骨髓和大脑
- 肺部累及通常没有临床症状
- 胸片：主要累及肺下野的网格状改变
- 高分辨率CT：双侧磨玻璃样密度影，小叶间隔光滑增厚及小叶内间隔光滑增厚

Hermansky-Pudlak 综合征

一、病因学，发病率及流行病学

Hermansky-Pudlak 综合征是一种常染色体隐性遗传病，这种疾病的特征是络氨酸酶阳性的眼皮肤白化病、血小板功能障碍和全身巨噬细胞内蜡样脂质聚积。文献报道该病最常见于波多黎各及荷兰南部居民。

二、临床表现

患者感觉有渐进性呼吸困难且易感染和有易出血倾向。

三、病理生理学

组织学表现包括严重程度不同的实质纤维化伴富蜡样脂质巨噬细胞。蜡样脂质，一种复杂的脂色素，组织学染色呈褐色，表示碘酸雪夫染色阳性，耐淀粉酶且耐酸。

肺功能：肺功能研究显示限制性功能不全。静息时血氧不足是该病特征。

四、影像学表现

（一）胸片 胸片最常见的表现是双侧网格或网格结节样改变，肺门周围纤维化及胸膜增厚。

（二）CT 高分辨率CT比胸片在评估Hermansky-Pudlak 综合征患者肺部疾病的表现和范围时更敏感。

高分辨率CT主要表现包括小叶间隔增厚,磨玻璃影及支气管血管周围增厚。疾病再进一步进展,高分辨率CT表现包括中到重度的网格样改变,牵拉性支气管扩张,蜂窝状改变和支气管血管周围增厚。该病倾向于主要累及胸膜下的肺和中及下肺野。

五、治疗方案概要

这类患者肺部纤维化的唯一治疗是肺移植。

要点:Hermansky–Pudlak 综合征

- 该病的特征是眼皮肤白化病、血小板功能障碍和巨噬细胞内蜡样脂质聚积
- 患者有呼吸困难,易感染和有易出血倾向
- 胸片:双侧网格样改变,肺门周围纤维化及胸膜增厚
- 高分辨率CT:小叶间隔增厚,磨玻璃影及支气管血管周围增厚;可出现广泛的网格样改变

Erdheim–Chester 病

一、病因学,发病率及流行病学

Erdheim–Chester病是一种少见病,这种疾病的特征是富脂质巨噬细胞在多种组织内沉积,尤其是在骨骼,这造成对称性的骨硬化。1998年的一项回顾性研究报道13该病患者肺部受到了累及。

二、临床表现

最常见的临床表现是骨疼,通常在下肢。其他相对常见的临床表现有眼球突出症和糖尿病尿崩症。呼吸系统表现包括呼吸困难和咳嗽。已有许多患者进展出现呼吸衰竭和死亡。

三、病理生理学

肺活检标本可见泡沫样组织细胞、淋巴细胞和散在的巨细胞浸润伴淋巴周围纤维化。浸润累及脏层胸膜、小叶间隔及支气管血管束。

四、影像学表现

(一)胸片　Erdheim–Chester 病特征性的放射摄影表现是长骨骨干骨硬化。胸内表现是包括双侧网格样病灶,小叶间隔增厚及胸腔积液。

(二)CT　高分辨率CT显示磨玻璃影,小叶间隔增厚,网格样病灶及小叶中心结节。肺实质异常可弥漫分布,但向于主要累及肺上野。其他常见表现包括胸腔积液,心包积液或增厚及胸外软组织肿块。

要点:Erdheim–Chester 病

- 这种疾病的特征是对称性的骨硬化和富脂质巨噬细胞在多种组织内沉积,尤其在骨骼
- 最常见的临床表现是骨疼,通常在下肢
- 呼吸系统表现包括呼吸困难和咳嗽
- 胸片:双侧网格样病灶,小叶间隔增厚及胸腔积液
- 高分辨率CT:磨玻璃影,小叶间隔增厚,网格样病灶及小叶中心结节
- 主要累及肺上野

医生须知:肺部代谢和沉积性疾病

- 成人肺部代谢和沉积性疾病包括肺泡蛋白沉积症,淀粉样变,肺泡微石症,转移性肺部钙化,戈谢病,尼曼–皮克综合征,Hermansky–Pudlak 综合征,Erdheim–Chester 病
- 大部分是少见病并且没有特异性的影像学表现
- 肺泡蛋白沉积症在高分辨率CT 上常有特征性表现,包括细线叠加在磨玻璃影上,造成碎石路样改变。虽然这种改变是特征性的,但不是特异性的,在许多其他疾病可见到。肺泡蛋白沉积症支气管肺泡灌洗液检查来确诊,支气管肺泡灌洗液 典型的呈牛奶样且含碘酸雪夫 (D–PAS) 染色阳性的蛋白样物质和卵磷脂,也是表面活性物质的主要成分
- 肺泡微石症胸片和高分辨率CT 的特征性表现包括细沙样微结节("沙尘肺"),结节可弥漫分布但倾向于在中及下肺野最重。直径不足1 mm 的单个钙化结节通常在放射摄影和CT上容易显示。在典型影像学表现的基础上总是能做出有信心的诊断。诊断可以通过在痰中、支气管肺泡灌洗液中,或支气管活检标本中发现微结石来确定
- 大多数其他肺部代谢和沉积性疾病的诊断需要手术肺部活检

第 13 部分

肺栓塞、肺动脉高压和肺水肿

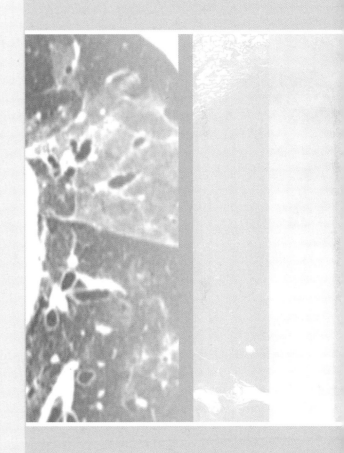

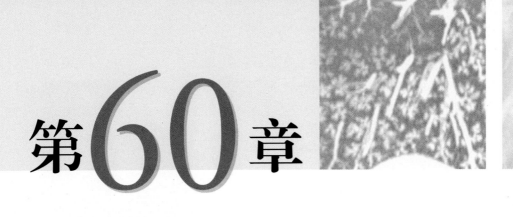

第60章

急性肺栓塞

Martine Remy-Jardin and Jacques Remy

一、病因学

肺栓塞是一种常见病，由于其临床表现基本上没特异性，所以对它的诊断仍是一种挑战。近几年主要是由于快速图像获取技术的进步，CT在肺栓塞的诊断中越来越重要。图像质量的提高和CT血管造影在诊断中越来越多的应用，已作为肺栓塞疑似病例主要的胸部影像技术被广泛认可的关键因素。本章回顾了急性肺栓塞的影像表现，着重强调CT在急性肺栓塞患者中的诊断作用和CT血管造影这一新技术在急性肺栓塞患者中的应用。

二、发病率及流行病学

早在20世纪70年代，肺栓塞的发病率据报道为630 000例/每年，在美国大约每年有50 000~100 000患者死亡，未经治疗的病死率为30%。在过去的几十年中，肺栓塞的发病率减少了45%，肺栓塞导致的死亡减少30%。尽管有以上提到的趋势，肺栓塞仍旧是一种常见和有潜在致死性的疾病，在心血管疾病中继心肌缺血和卒中后是第三位最常见的致死原因。

由于对这类疾病的无创伤性诊断技术的进步，急性肺栓塞的发病率从30%下降到20%，当患者用常规肺血管造影评价时急性肺栓塞的发病率为30%，患者用CT检查发病率为20%。出现明显下降的原因是由于用CT检查比用血管造影检查容易得多。

三、临床表现

急性肺栓塞的临床表现取决于几个因素，这几个因素单个或综合影响血管阻塞对肺实质的危害程度：有或没有心肺疾病；栓子的大小，数量和位置；

多次栓塞史及中间的间隔时间；栓塞机化和溶解率，是否自然发展或经过治疗。最常见的症状是呼吸困难，呼吸急促，胸膜处的胸痛。这些症状突然发作而没有呼吸系统基础疾病高度提示急性肺栓塞。相反，患慢性呼吸系统疾病的患者，急性肺栓塞的临床诊断很困难，慢性阻塞性肺病（COPD）患者例证了这种情况，慢性阻塞性肺病患者患急性肺栓塞时可与慢性阻塞性肺病恶化相似。因此患该病的临床可能性评估对没患心肺基础疾病的患者比患COPD的患者有帮助得多，这一临床可能性评估为无创检验基础上的获得急性肺栓塞理想诊断策略的重要组成部分。至今天为止，三种临床可能性评估积分已经被证实有效——Wells积分9、Geneva积分（最近被修订）7、10和Pisa积分11。

四、病理生理学

（一）解剖 肺血管栓塞的栓子通常是由于原发于腿部深静脉的凝块游走造成的，这一点解释了为什么静脉血栓栓塞存在的情况下常讨论到急性肺栓塞。然而，经证明其他部位偶尔可以成为血栓栓子的来源，如骨盆静脉、下腔静脉、右心房、不常见的颈静脉和上臂静脉。

（二）病理学 急性肺栓塞潜在的后果有出血，或不常见的肺梗死，急性肺动脉高血压，右心室功能不全。右心室功能不全有时导致血液循环障碍，从而导致左心室衰竭，原因是左心室前负荷不足和心室冠状动脉灌注减少。

大部分情况下，肺栓子被纤维蛋白溶解酶降解。其次，它们可破碎成小碎片，从而栓塞周围的动脉分支。也可见到延迟再通，延迟再通是由于腔内血凝块内产生多个小血管性的通道造成的。

血栓栓塞对患者个体的危害受肺循环阻碍程度、基础肺部异常的存在及其范围和患者纤维蛋白溶解系统状态的影响。

（三）肺功能 肺功能测定在急性肺栓塞诊疗中的作用不是太大。肺功能测定结果不仅受急性肺栓塞可疑时患者的临床背景（如近期的手术，怀孕，阻碍准确处理措施的胸膜处胸痛）影响很大，而且受呼吸系统基础疾病存在的影响也很大。肺功能测定结果可正常或表现为肺功能受限制。

五、影像学表现

（一）胸片 胸片在排除在临床描述上可很像急性肺栓塞的其他诊断方面有重要作用，如气胸或主动脉夹层动脉瘤。然而胸片在急性肺栓塞的诊断上既不敏感也没有特异性。

只有在患者没有心肺基础疾病的前提下才能描述急性肺栓塞的胸片表现。急性肺栓塞的胸片表现包括一系列异常，从一个正常的胸片到由于急性肺血管阻塞导致的胸膜和肺实质损害的一系列病变。

1. 提示伴梗死或出血的急性肺栓塞的胸片特征 胸片改变包括段或更大范围的实变伴肺体积缩小，膈肌升高提示了这一点。

急性肺栓塞的肺实变通常是由于肺实质出血和水肿。有时，可能是由于肺梗死。在肺周围一个均匀的圆形凸尖端朝向肺门的楔形实变的表现提示肺梗死（指的是汉氏驼峰，图60-1）。可出现空洞但很少。肺梗死治愈模式被描述为"冰立方溶化"征，这一点有助于区别肺梗死和急性肺炎。

可见到胸腔积液，或是独立异常，或者更常见于梗死和出血患者。

2. 无梗死或出血的急性肺栓塞的胸片特征 Westermark征表示可能有周围血流减少（图60-2）。只有大肺动脉阻塞引起的局部血流减少才能被识别。

主肺动脉扩张（Fleischner征，图60-2）在右肺门更容易辨认，可见到与扩张血管的断面相连，这一点反映了动脉截断。这些表现只有在大面积急性肺栓塞的患者身上才能见到。

3. 其他表现 急性肺栓塞也可出现提示右心功能不全的胸片特征，出现奇静脉和上腔静脉扩张，反映全身静脉压增高。很少见到肺动脉高压放射线摄影表现。

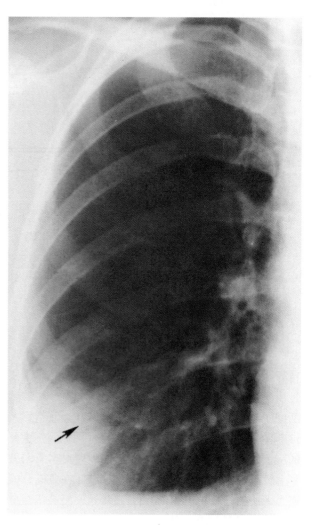

图60-1 急性肺栓塞中的汉氏驼峰。右肺后前位胸片显示右肋膈角可见一个均匀的圆形凸尖端（箭）朝向肺门的病灶。这构成了汉氏驼峰的典型特征并且高度提示肺梗死。患者为一个年轻男性，有右腿血栓性静脉炎引起的急性胸痛病史。（引自 *Müller NL, Fraser RS, Colman NC, Paré PD. Radiologic Diagnosis of Diseases of the Chest. Philadelphia, WB Saunders, 2001.*）

（二）CT

1. CT表现

（1）急性肺栓塞：急性肺栓塞CT标准与肺栓塞传统血管造影图像征象一样，即病变动脉内部分或完全充盈缺损（图60-3）。部分充盈缺损定义为对比剂包围的血管中央或周边低密度区（图60-3，图60-4）。当管腔内血凝块被两边的对比剂包围时，这一表现被描述为轨道征。完全充盈缺损定义为腔内低密度区占据整个血管断面（图60-5，图60-3）。

分析非血管改变可揭示急性肺栓塞的间接征象，如由于肺出血或梗死造成的周围实变或磨玻璃影和胸腔积液（图60-6）。虽然急性肺栓塞可出现密度降

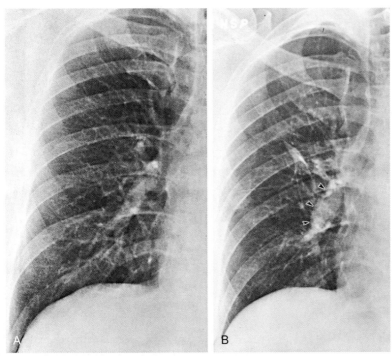

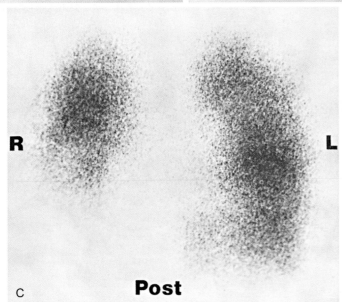

图60-2 急性肺栓塞的Fleischner征和Westermark征。52岁男性患者入院时的后前位胸片（A）未见明显异常。腹部手术几天以后，他出现了突发的右侧胸痛和呼吸困难。这时的胸片（B）显示右侧叶间动脉直径明显增大且形态发生了变化（Fleischner征；箭头）；动脉远端也出现折角且周围血管也变细。右肺下野显示透光度增强表示灌注减少（Westermark症）。闪烁显像（C）显示了右肺下半部分灌注缺失。(引自 *Müller NL, Fraser RS, Colman NC, Paré PD. Radiologic Diagnosis of Diseases of the Chest. Philadelphia, WB Saunders, 2001.*)

低和血管减少，但不常见（图60-7）。

　　急性肺栓塞血管内征象对于CT诊断是必不可少的，当缺乏急性肺栓塞血管内征象时，分析肺、胸膜和纵隔可有助于确定能解释患者临床症状的诊断。

　　（2）肺栓塞严重程度的评估：肺栓塞患者的预后和最佳治疗方案受血流动力学异常存在与否的影响很大。最近的研究表明，亚急性大面积肺栓塞又存在右心室功能不全的肺栓塞患者，支持归入一个亚组，这类患者的预后更有保证并且这类患者可从溶栓剂强化治疗或手术中受益。直到现在，在评价急性肺栓塞严重程度时大部分关注点放在了利用横断CT扫描的形态学标准上，这依赖于肺动脉床阻塞的数量和提示右心衰征象的识别（图60-8）。

　　多层CT（MDCT）技术的进步已经能在行胸部CT检查同时行心脏功能评价。几项研究表明，MDCT是一种准确和可靠的评价右心室功能的无创技术。心脏功能的信息可以根据心电门控CT扫描获取的数据资料及收缩期和舒张期的重建资料计算出来，这样可以计算出包括右心室射血分数在内的几个心脏功能参数（图60-9和表60-1）。这些检查可以在

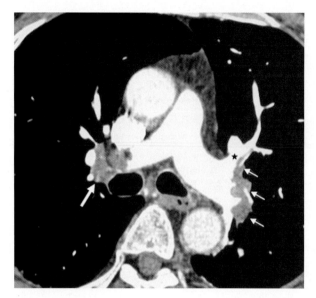

图60-3 急性肺栓塞的CT特点。在主支气管水平增强CT显示右肺叶间动脉(粗箭)和左侧叶间动脉(细箭)腔内充盈缺损。粗箭指向—完全充盈缺损。细箭指向—部分充盈缺损延伸进入左肺上叶前段肺动脉(星)。

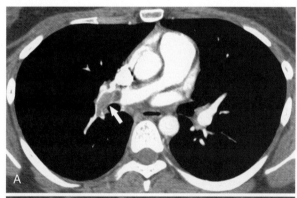

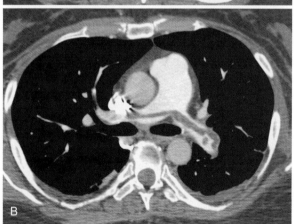

图60-4 部分充盈缺损的急性肺栓塞。A. 增强CT图像显示在右叶间肺动脉部分充盈缺损(箭)。B. 另一名患者CT图像显示鞍状栓子桥接左右主肺动脉。

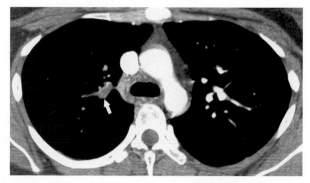

图60-5 完全充盈缺损的急性肺栓塞。增强CT图像显示由于急性肺栓塞造成的右肺上叶血管完全阻塞(箭)。

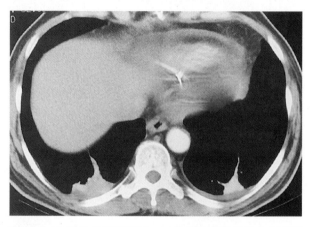

图60-6 急性肺栓塞肺梗死。一名57岁急性肺栓塞患者增强螺旋CT扫描显示双肺下叶胸膜为基底的楔形病变。静脉注射对比剂右肺下叶三角形病灶不强化。左侧少量胸腔积液明显。(引自 *Müller NL, Fraser RS, Colman NC, Paré PD. Radiologic Diagnosis of Diseases of the Chest. Philadelphia, WB Saunders, 2001.*)

合理的放射剂量内获得。

2. 多层CT扫描

(1)常规多层CT：在日常临床实践中,高质量的肺循环CT血管造影的关键因素是选择最薄的瞄准和最短的球管旋转时间。层厚1.0 mm或1.25 mm可获得肺动脉最高显示率。研究证明,用这样的层厚亚段的4级动脉的显示率在71%~96%(图60-10)。Ghaye等报道用1.25 mm层厚能评价74%的5级动脉和35%的6级动脉。用最短的球管旋转时间扫描患者有两个主要优势。第一,可减少患者屏气时间因此可降低产生呼吸运动伪影的风险。依赖于MDCT技术的应用,对于整个胸部行高分辨率CT扫描所需的时间在20~5秒之间,4排MDCT需要的扫描时间是20秒,64排MDCT需要的时间是5秒。第二是,大量的减少心脏运动的次数,这种运动在大肺动脉可造成腔

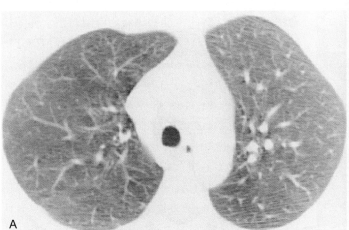

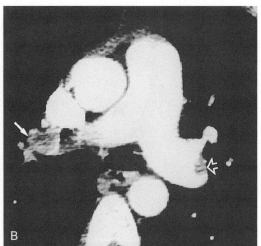

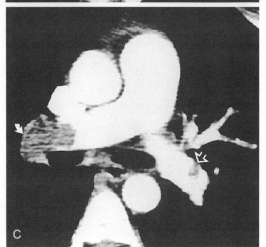

图60-7 急性肺栓塞密度减低。A. CT扫描显示右肺上叶血管减少且密度减低。B、C. 增强螺旋CT扫描图像显示右肺上叶肺动脉(直箭)和右叶间肺动脉(曲箭)大栓子及左肺动脉小栓子(开口箭)。患者是一位40岁女性,临床表现为气短急性发作。(引自 *Müller NL, Fraser RS, Colman NC, Paré PD. Radiologic Diagnosis of Diseases of the Chest. Philadelphia, WB Saunders, 2001.*)

表60-1 CT评估右心室功能

参 数	右心室-绝对值	正常范围	单 位
心功能			
射血分数(EF)	47	47.00~48.00	%
舒张末容积(EDV)	126.9	58.00~154.00	ml
收缩末容积(ESV)	67.3	12.00~68.00	ml
每搏量(SV)	59.7	35.00~98.00	ml
心排血量(CO)	4.48	2.65~5.98	L/min
心肌质量(舒张末)	—	—	g
心肌质量(平均)	—	—	g
充盈及射血数据			
峰值排空率	—	NA	ml/s
峰值排空时间	—	NA	ms
峰值充盈率	—	NA	ml/s
收缩末峰值充盈时间	—	NA	ms

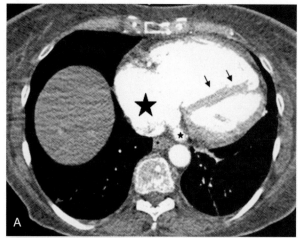

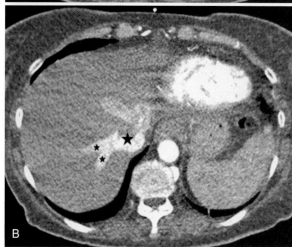

图60-8 肺栓塞严重程度的评估：右心衰的CT特征。A. 心室腔水平的增强CT图像显示由于右心室增大导致的室间隔左移（箭）。还有右心房增大（大星）和冠状静脉窦内对比剂反流（小星）。B. 在稍微更尾侧的CT图像显示内对比剂反流入下腔静脉（大星）和肝静脉（小星）。

内曲线伪影（假内膜样表现），但在段和亚段肺动脉内可造成充盈缺损假象。Bruzzi等评价了球管旋转时间对64层MDCT图像质量的影响，结果显示0.375秒球管旋转时间可以大量减少肺循环中心脏运动伪影出现的频率。用这样的扫描条件，现在MDCT对亚段肺栓塞的诊断是一种可重复的技术，并且以前所谓的CT对周围栓子的诊断不准确性的断言不应再存在了。

在最近几年，优化扫描程序以减少CT血管造影的放射剂量已被强调了很多。虽然，研究证明单层和多层CT肺动脉CT血管造影比肺血管造影的放射剂量低，但是通过个体自适应选择千伏电压和毫安秒进一步减少放射剂量是有可能的，这个可通过利用现在所有的MDCT都有的剂量调节系统来完成。

（2）心电门控多层CT：16层、64层和最近出现的

双源MDCT提高了数据获得的速度，使得在一个日益缩短的屏气时间内能够完成心电门控整个胸部扫描，范围是30秒（16层MDCT）~15秒（双源MDCT）。这种方法对在急诊室的胸痛或呼吸困难患者的包含冠状动脉疾病在内的一系列疾病的鉴别诊断是一种关键因素（图60-11）。这种方法也是客观评价急性肺栓塞患者心脏功能的技术先决条件。

从实践的角度，强调不用β-阻滞剂行64层或双源MDCT技术心电门控胸部检查的可能性很重要。另外，引人注目的是，可以用低剂量程序行心电门控胸部检查，而对心脏功能评估和冠状动脉成像没有任何副作用。

3. 多层CT的诊断价值　多层CT比单层螺旋CT有更大的诊断价值（图60-12）。单层螺旋CT检查肺栓塞的敏感度和特异度分别是从53%~91%不等及从78%~97%不等。两个临床研究比较了MDCT与肺血管造影的诊断准确性。在一项包括157例连续患者的研究中，Quanadli等报道了双层CT的敏感度和特异度分别是90%和97%。用4层MDCT，Winer-Muram等发现敏感度为100%，特异度为89%。

获取多层CT更高诊断准确性的理由是减少扫描时间和层厚的能力，也是全面提高动脉显像能力，这就减少了不确定结果的数量且可以让医生之间解释CT图像达成更好的一致。

这项技术的进步已经对怀疑有急性肺栓塞的几类人群的处理产生了明显影响。Remy-Jardin等比较了4层CT与亚秒单层CT的总体图像质量，发现不仅在以往健康者（65%：10%）而且在有呼吸系统基础疾病的患者（47%：15.5%）用4层CT更常有可能准确显示下至亚段的动脉。图像质量的提高对于呼吸困难患者的处理尤为重要，如有COPD的患者（图60-13）和重症监护室的患者（图60-14）。据报道薄层MDCT也是一种确诊和排除门诊患者肺栓塞的准确方法。由于现在急性肺栓塞的发病率降低，在临床怀疑肺栓塞患者的诊断工作中主要挑战是准确迅速地把大约20%需要抗凝治疗患者与80%不需要抗凝治疗的患者区分开来。在以后的患者中，对通气灌注显像和肺血管造影而言CT巨大的优势是有可能提供提示鉴别诊断的信息。临床上可以像肺栓塞的疾病包括急性肺炎、肺脓肿、气胸、纵隔气肿、胸膜和心包积液以及纵隔疾病如纵隔炎、纵隔脓肿、食管破裂。已有报道在11%~70%因疑似急性肺栓塞而行的CT检查中有以上没有提到的疾病。现在另一个需要鉴别诊断的是冠状动脉疾病，这种鉴别需要心电门控

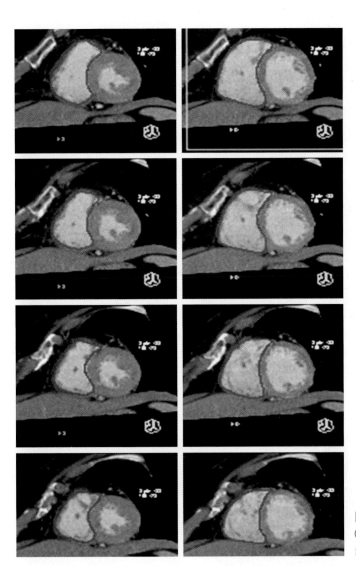

图60-9 CT 评估右心室功能；收缩期（左栏）和舒张期（右栏）心室腔内的短轴位图像。右心室的手动分割已用红线标出。

（图60-15）。现在确定心肌梗死患者的冠状动脉阻塞或心肌无强化是有可能的。因为肺栓塞和心肌梗死的临床症状和体征相互重叠，所以这一信息有重大临床意义。

在过去最近几年，对于有相关或绝对碘对比剂禁忌证的但是又需要增强CT行胸部检查的患者，以钆为基础对比剂已经被用来作为碘对比剂的替代物。用16层CT，92%（60人中有55人）的钆增强CT血管造影检查产生了良好的血管强化效果并且可以使放射科医生给临床医生提供包括成功检测到急性肺栓塞在内的诊断信息（图60-16）。

（三）磁共振成像 磁共振成像同样可以直接的无侵入性地显示急性肺栓塞。它具有无射线辐射的优点。研究证明MR血管造影、MR灌注成像、实时MRI及综合应用的诊断准确率非常高（图60-17）。

然而，MRI在肺栓塞的诊断中有几点不足。首先，尽管增强MR血管造影能很好地检测急性肺栓塞，但是因为空间分辨率低、运动伪影和肺静脉重叠整体的图像质量不如CT血管造影。第二，MR专门用来分析断层循环且不能用来对急性肺栓塞进行鉴别诊断。第三，能行MR检查的范围比CT检查小很多，特别是在急诊科的环境下。最后，MR机器总体上对临床上不稳定的患者来说是个不利环境，尤其是如果他们需要生命支持设备时，这些设备与高磁场常不匹配。

（四）超声检查 除了用静脉多普勒超声检查深静脉血栓之外（本章之外的内容），胸部超声检查诊断急性肺栓塞通常限于大面积急性肺栓塞的床旁处理。Mathis等报道了一个原创性的方法，他们研究在识别三角形或圆形的胸膜为基底的肺实质病变的基础上用胸部超声检查诊断周围肺栓塞。他们发现，在没有CT肺血管造影时，胸部超声检查可能是一个在

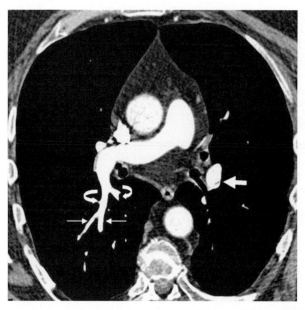

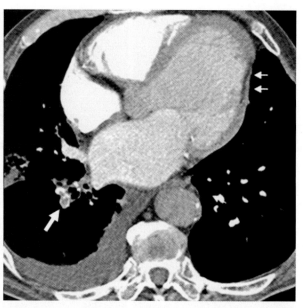

图60-10   MDCT评价肺动脉。中间段支气管水平的横断薄层CT扫描，可见到中央和周围直到亚段水平的肺动脉显示良好（弯箭指向右肺下叶背段动脉 RA6；细箭指向 RA6 的亚段支气管）。左叶间肺动脉内可见腔内结节样血凝块（粗箭）。

图60-11   一名以前有过缺血性心脏病史的62岁急性胸痛患者。下叶水平增强CT图像显示右肺下叶后基底段动脉内部分充盈缺损（粗箭），可见到同时存在的脂肪瘤样化生特征的心肌壁异常变薄（细箭），提示之前有过心肌梗死病史。

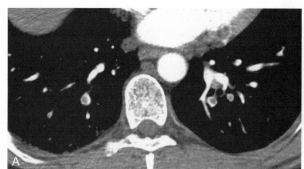

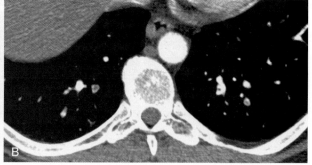

图60-12   急性肺栓塞：用多层CT扫描。A、B.肺基底水平增强CT图像显示段和亚段肺栓塞。

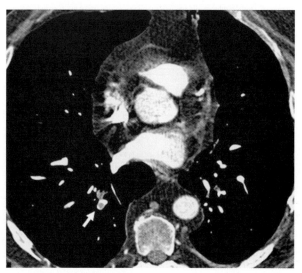

图60-13   呼吸困难的COPD患者，16层CT检查提供了高质量的图像。下叶水平增强CT图像显示右肺下叶亚段动脉充盈缺损（箭）。

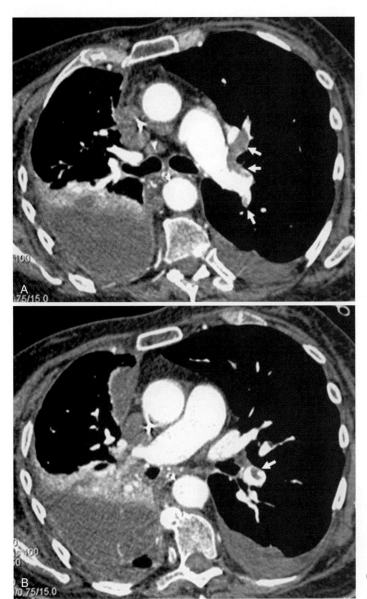

图60-14 64层MDCT为重症监护室的患者提供了高质量图像。气管隆突水平（A）和中间段支气管水平（B）的强化CT显示了极好的图像质量，尽管存在双侧胸腔积液和实变，仍然能准确显示腔内血凝块。

床旁和急诊室显示肺栓塞的合适工具。

（五）核医学 在CT出现之前，通气-灌注闪烁成像被广泛用于对怀疑有急性肺栓塞的患者进行评价。但随着MDCT普及以及诊断准确性的提高，它的应用已经大量减少。急性肺栓塞闪烁成像的诊断是以识别通气-灌注不匹配为基础，也就是说，在导致阻塞栓子的远端有通气无灌注（图60-18）。依据栓塞可能性又称为PIOPED Ⅰ标准，闪烁成像表现被分为五个级别（正常，接近正常，低可能性，中等可能性，高可能性）。

因为根据原来的PIOPED Ⅰ标准导致了大量的非诊断性扫描，所以标准已经修正多次，这样能减少很多中性解释而且能更准确地评价血管造影证明的

急性肺栓塞病例。另一种提高闪烁成像诊断准确的方法是不行通气扫描，专注于灌注扫描。当胸片正常时，这种方法既可以减少花费又可以减少辐射。

（六）影像检查选择

1. 多层CT对急性肺栓塞诊断策略的影响 作为MDCT提供的图像质量提高的直接结果，改变血栓栓塞疾病诊断策略的建议已经被提出。用单层CT，表现是阴性的患者中有6%~9%的患者患深静脉血栓。这一发现的言外之意是CT必须与下肢超声检查相结合以提高单层CT的总体诊断能力。Perrier等的研究显示，用4层及16层MDCT设备深静脉血栓症MDCT扫描表现阴性的患者比例低于1%且用D-二聚体和MDCT排除肺栓塞将有大约1.5%的人有3个

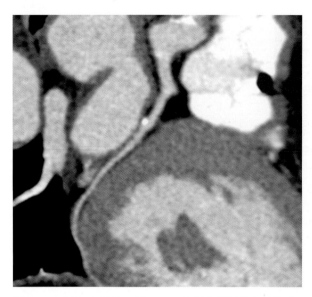

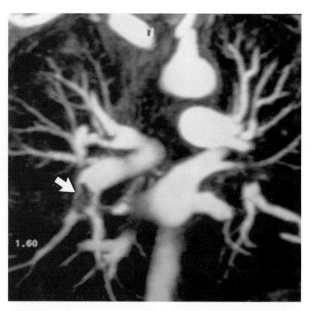

图60-15 用心电门控64层MDCT血管造影评价急性胸痛。通过心电门控全胸CT检查重建左冠状动脉回旋支曲面重建图像。可见到极好的图像质量，可以清楚显示血管腔。

图60-17 急性肺血栓栓塞MR成像。冠状动脉MR图像显示右叶间肺动脉内充盈缺失（箭）。（鸣谢 *Dr.Jaime Fdez-Cuadrado, Hospital, La Paz, Madrid, Spain. From Müller NL, Fraser RS, Colman NC, Paré PD. Radiologic Diagnosis of Diseases of the Chest. Philadelphia, WB Saunders, 2001.*）

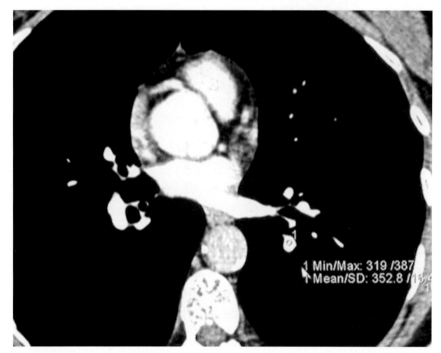

图60-16 一名疑似急性肺栓塞有严重碘过敏史的患者使用对比剂后获得的16层MDCT血管造影图像。肺下叶水平的横断CT图像说明了动脉强化极好，测量左下叶后基底段动脉内CT值是352HU。表现为急性肺栓塞阴性。

右后位 右后位

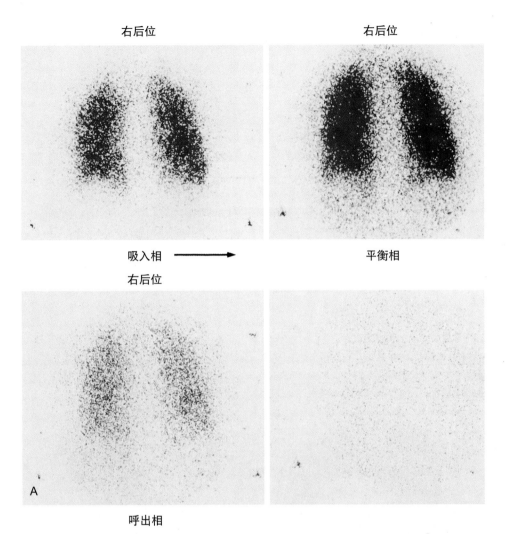

吸入相 ——→ 平衡相

右后位

呼出相

图60-18 急性肺栓塞通气-灌注肺扫描。A.$^{133\,m}$Xe吸入后肺扫描显示吸入期、平衡期、洗脱期通气参数正常。

月的患血栓栓塞风险。这样的结果支持这一可能,即不用下肢静脉超声检查可以安全排除肺栓塞,至少在没有肺栓塞高风险的患者可以。

　　Christopher的研究评价了一个相似的方法。这一策略包含二分法法则、D-二聚体测定和CT(单层及多层CT)。临床肺栓塞可能性评分低危组和D-二聚体测定结果正常的患者被认为可排除肺栓塞,然而在所有其他患者CT被用作唯一的影像学方法来做出治疗决定。3 306例连续大样本临床怀疑肺栓塞患者的研究表明用诊断策略指导治疗决定随后发生肺栓塞的风险低。三分之一临床肺栓塞可能性评分低危组和D-二聚体测定结果正常的患者没有必要做进一步的诊断测定,这类患者静脉血栓栓塞3个月的发病率为0.5%。没用其他影像学方法,CT有效地排除了所有其他患者的肺栓塞(静脉血栓栓塞3个月的发病率为1.3%)。作者得出这一法则的结论是实用的,它

的实用性在于98.5%符合条件的患者可用这一法则来完成评价,并且97.9%的患者可用这一法则来做出治疗决定。

　　PIOPED Ⅱ研究也有说服力地确定了MDCT血管造影在门诊患者中的诊断价值。在这项研究中,纳入了824名患者,一个综合参考标准用来诊断和排除肺栓塞。这些数据资料支持把MDCT血管造影作为大部分肺栓塞可疑者独立的影像技术来用。

　　2. CT静脉造影是否应与CT血管造影结合应用
　　因为肺栓塞通常是由深静脉血栓症引起的,所以需要探查下肢静脉血栓症。在怀疑血栓栓塞时为了诊断深静脉血栓症可做的几项检查包括,多普勒超声、透视下静脉造影术及最近出现的CT静脉造影。CT静脉造影的出现允许同时诊断肺栓塞和深静脉血栓,也就是肺栓塞和深静脉血栓"一站式诊断"。研究发现最初提出的按次序的轴向4~5 cm间隔的CT静脉

前位 后位

右后斜位 左后斜位

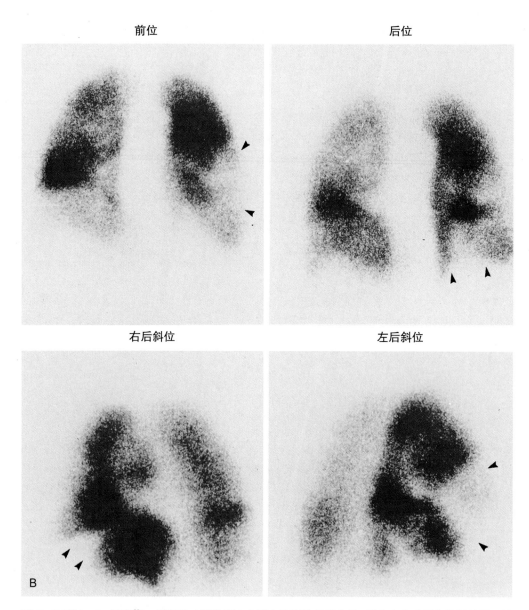

图60-18（续） B. 相应⁹⁹Tc-标记的大颗粒聚合白蛋白肺灌注显像在前、后和左右后斜位投照显示双肺多发肺段充盈缺损（箭头）。这些表现，与肺通气检查相对应，实际上可诊断（可能性极高）肺栓塞。此患者为65岁男性，临床表现为急性呼吸困难。(引自 *Müller NL, Fraser RS, Colman NC, Paré PD. Radiologic Diagnosis of Diseases of the Chest. Philadelphia, WB Saunders, 2001.*)

造影程序与检查的假阴性表现有关。从那以后，几篇发表的文章已报道与多普勒超声和对比剂静脉造影相比CT静脉造影效果良好，在这些研究中应用了单层、双层及多层CT。然而，同时被指出的是下肢深静脉系统螺旋CT检查有大量的辐射，且CT静脉造影显著增加了性腺所受的辐射剂量。

因为扫描程序可以优化，所以如果CT静脉造影显示提高了CT肺血管造影的准确性，那么CT肺血管造影后CT静脉造影一贯的象征意义可能需要重新考虑。在PIOPED Ⅱ研究中对这一实际问题已经进行了评价，Perrier 和Bounameaus已经进行了评论。增加CT静脉造影明显提高了CT肺血管造影的准确性，因为与胸部CT血管造影单独应用83%的敏感度相比较，胸部CT血管造影与CT静脉造影联合应用敏感度为90%。然而，CT静脉造影的绝对受益是适度的（在824名有参考诊断的患者中多识别14名患者患肺栓塞），这一点可通过仅仅增加了2%（97%：95%）的阴性预测值反映出来。结论，CT静脉造影对CT肺血管造影诊断价值表现出的提高没有大到足以解释额外辐射合理的程度。

3. CT扫描正常的临床有效性　最近几年,在随访研究的基础上已经建立了确定CT排除有临床意义的肺栓塞有效性的实用方法,这些研究分析了在CT扫描正常后经抗凝治疗随后出现静脉栓塞概率的减少情况。通常认为3个月的随访结果是足够的,因为大约一半的复发发生在肺栓塞诊断后的头一个星期。在15项研究的Mata分析中,在总数3 500名患者至少3个月的随访中,用增强胸部CT排除急性肺栓塞,Quiroz等得出结论,用CT扫描排除肺栓塞的临床有效性与报道的常规肺血管造影的临床有效性相似,即CT(包括单层CT、多层CT和电子束CT)的1%~2.8%相比常规肺血管造影的1.1%~2.9%。多数纳入这项Mata分析的研究用普通单层CT,这可能已导致了周围肺栓塞的漏诊。所有这些研究中随访期间静脉血栓栓塞的低发生率提示在CT扫描正常的基础上即使漏诊周围肺栓塞且其后没有进行治疗,患者的预后也没有受到截然相反的影响。由于CT技术的不断进步肺动脉显示已得到提高,这将会进一步提高胸部CT的临床有效性。根据英国胸部学会(British Thoracic Society)最新指导原则,对于用多层CT扫描机进行高质量的CT血管造影检查正常的患者,不需要进一步的检查或治疗。

典型征象

纵隔窗
- 部分充盈缺损:中央的、边缘的
- 完全充盈缺损
- 突然截断

肺窗
- 楔形的、胸膜为基底的实变
- 中央或段肺动脉扩张

六、鉴别诊断

CT血管造影图像上腔内充盈缺损在诊断中的不足。

- 技术相关的不足
  - 心脏和呼吸运动伪影。
  - 肺动脉病灶显示不理想。
  - 部分容积效应。
- 解剖相关的不足
  - 肺门旁淋巴结。
  - 肺静脉误诊。
- 患者相关的不足

- 单侧肺血管阻力增加:大量胸膜积液;大面积实变;肺气肿;低氧血管收缩;静脉压升高。
- 严重慢性炎症时的左向右分流。
- 右向左分流(卵圆孔未闭)。
- 右心衰和肺动脉高血。
- 非血栓性栓子
  - 败血症。
  - 肿瘤性的:肺动脉肉瘤;右心脏黏液瘤;转移性的栓子;脾动脉的化疗。
  - 栓塞物质:动静脉瘘;精索静脉曲张;食管静脉曲张;子弹创伤。
  - 包虫栓子。
  - 神经纤维瘤病伴内膜纤维化。
- 原位栓塞
  - 肺动脉高血。
  - 手术后(肺叶切除术后,肺切除术后)。
  - 肺动脉狭窄。
  - 心脏病。
  - 长期肺不张。
  - 肺部浸润性疾病。
  - 急性呼吸综合征。

七、治疗方案概要

(一)药物治疗　对血液循环稳定的患者,都建议考虑肝素治疗,除非肝素是他们的禁忌证。

对血液循环不稳定的患者应进行溶栓治疗,尤其是对存在全身低血压的患者。对血压正常确认有右心功能不全的这一类患者,溶栓治疗仍在评估中。

(二)手术治疗　头一个小时期间溶栓治疗无反应或溶栓治疗禁忌的大面积肺栓塞患者可以考虑肺栓塞切除。

医生须知

- 肺栓塞的诊断对临床医生和放射科医生仍是个挑战,因为肺部栓塞的症状和体征没有特异性
- 为了使诊断性实验室检查的应用最优化,临床上必须有患急性肺栓塞的可能时才应用诊断性实验室检查,尤其是在急诊室
- 多层CT已代替肺血管造影作为诊断急性肺栓塞的金标准
- 通过胸部CT检查可获得心功能信息

要点

- 多层CT代表重要的技术进步,这项技术可以出色的显示肺部血管细节,这样可以提高诊断准确性
- 急性肺栓塞的血管征兆是唯一一个能使放射科医生做出诊断的标准
- 最近技术的进步可减少CT血管造影期间的放射剂量,这些技术必须用在日常临床实践中,尤其是在评估年轻女患者时
- CT不仅可以用于急性肺栓塞的诊断而且能提供重要的心功能信息,如射血分数和右心室损伤的征象

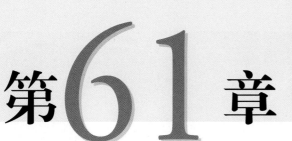
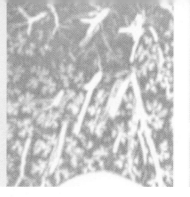

第61章

慢性肺血栓栓塞

Martine Remy-Jardin and Jacques Remy

一、病因学

慢性肺血栓栓塞不常见,是血栓未完全溶解导致的。慢性肺血栓栓塞导致肺动脉内复杂的重构过程。来自文献的丰富临床经验表明,无论是单次栓塞或血栓栓塞复发后的溶栓失败都表示大多数患者都有易患因素。虽然临床症状和体征没有特异性,但是螺旋CT血管造影通常可明确诊断。

二、发病率及流行病学

估计美国每年大约发生600 000例肺栓塞。虽然经过充分治疗的急性肺栓塞的自然病史没有总结出很好的特征,但是主要以临床随访为基础的资料表明血栓溶解绝大多数的主要出现在急性栓塞患者(图61-1)。根据已经进行的灌注扫描检查结果,估计2%~18%的患者会向慢性血栓栓塞演变;据报道CT随访结果表明13%的患者会向慢性血栓栓塞演变(图61-2)。筛选自然病史的基本原则还没有清晰建立起来。尽管进行了大量研究,唯一可确定的血栓栓塞的易患倾向是大约10%患者存在狼疮样抗凝物质。少于1%的患者有抗凝血酶Ⅲ、C蛋白及S蛋白缺陷。源自慢性肺动脉床阻塞的肺动脉压力的长期增高导致慢性血栓栓塞肺动脉高压,慢性血栓栓塞肺动脉高压并发肺心病和右心衰。

三、临床表现

慢性肺血栓栓塞相关的临床表现取决于慢性阻塞的肺动脉床的百分比及肺动脉高压的进展情况。没有肺动脉高压,慢性肺栓塞临床表现就没有特异性,临床表现包括进行性呼吸困难和不能耐受运动。

诊断不及时很常见,特别是在缺乏静脉血栓栓塞急性病史的患者。从出现临床症状到做出诊断常常超过3年。

有关患者症状的病史资料得到了很好的记录。有文字记录的静脉血栓栓塞可逐步恢复,但通常不能恢复到急性发作前水平。在无文字记录的急性血栓栓塞患者中,几份资料证实经常出现静脉血栓栓塞的细微临床表现而且经常被误诊。经过一段时间的临床稳定期后,这段时间可以从数月到数年,最终会继而出现呼吸困难加重,低氧血症及右心衰。

四、病理生理学

(一)解剖 新鲜的栓子也许以碎片和分散的形式进入肺动脉,但是在短短的几天内,血栓栓子就会机化并且牢牢地黏附在血管壁上。在4~6周内,它们就会变为纤维组织,而且经常伴有血管再通。一些栓子可以消失,推定是被纤维溶解酶破坏。有时薄纤维带横过主要肺动脉腔是以前患血栓栓塞的唯一迹象。由于常见的血管再通现象,小动脉腔被分割成多个通道更常见。

在慢性动脉栓塞患者可见到不同阶段的栓子机化。血栓栓塞栓子及其崩解物吸收进血管壁并转化成内膜纤维化斑块。虽然动脉腔经常完全消失,但是通常距离很短,所以在随机的组织切片中,很多动脉看上去明显存在且正常。另外,血管可发生再通,导致血管狭窄,腔内呈网状及异常的血管直径尖端细的混合模式。

作为肺动脉高压存在的结果,一种继发的小血管动脉病,也叫丛状动脉病,可能会出现。这种病体有

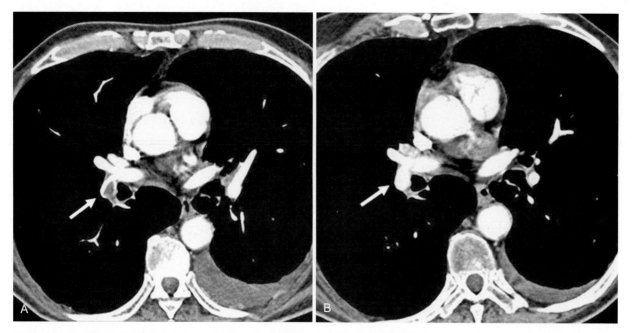

图61-1 急性肺动脉栓塞的自然病史：完全溶解。A. 右叶间肺动脉水平的CT横断扫描显示肺动脉部分充盈缺损（箭）。左侧胸腔积液明显。B. 经过充分的抗凝治疗后，3个月后CT横断扫描显示右叶间肺动脉腔内的凝块完全消失（箭）。

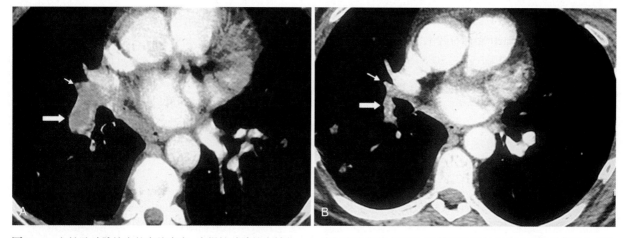

图61-2 急性肺动脉栓塞的自然病史：向慢性动脉栓塞转化。A. 中间段支气管水平的CT横断扫描显示右叶间肺动脉完全充盈缺损（箭）。B. 经过充分的抗凝治疗后，3个月后CT图像显示两个动脉内持续存在的完全充盈缺损（粗箭和细箭）伴右叶间肺动脉直径的明显缩小（粗箭）。

三个主要的组织学特征：局限性小肌性动脉扩张灶（被称为单纯扩张病灶）；粗大的薄壁血管，这些血管向毛细血管供血（被称为丛状薄壁病灶）；连接肌性肺动脉和它的毛细血管床的薄壁洞穴状空腔（被称为血管瘤样病灶）。

（二）病理表现 理解慢性血栓栓塞的发展需要知道急性肺栓塞的自然病史它对肺动脉压的重要影响。肺血管阻塞的早期治疗通过两种机制：栓子位置的机械性改变及内源性溶栓。经过早期治疗后，机化和血管再通进一步减轻了肺血管阻塞的程度。

然而在灌注扫描（最常用的随访方式）恢复正常的患者中，有重要意义的机化的残存病变可继续存在，因此，在休息或活动时可出现异常的肺血流动力学改变。

急性肺栓塞后残存异常继续存在的频率及轻度的残存栓塞后的、亚临床的肺高压的频率还不清楚。临床静止期可持续数月或数年，随后出现与右心室功能下降相应的临床恶化。这些血流动力学及临床的恶化与血栓栓塞的复发或原位的肺动脉血栓症有关。然而，在很多患者，血流动力学进展好像牵涉到肺血管重塑及肺动脉高压病,与在其他原因引发的肺高压患者中遇到的情况相似。

虽然有急性肺栓塞病史很多方面仍然不明,但是它提供了如下解释,即慢性血栓栓塞肺高压代表了与肺栓塞引起的疾病谱的一部分。这包括少数患者血流动力学及解剖完全恢复正常;大多数患者血流动力学及解剖完全部分恢复正常,临床正常;剩余的极少数患者进展为肺高压。

(三)肺功能 肺功能实验结果通常在正常范围,肺功能实验作为评价患者呼吸困难的一部分经常被应用。大约20%的患者表现出轻到中度的限制性功能不全,这很大程度上是由与以前梗死有关的肺实质瘢痕引起的。虽然单次呼吸法测定肺一氧化碳弥散量(DLco)可见到轻到中度下降,但是即使数值正常也不能排除诊断。

五、影像学表现

(一)胸片 胸片可表现为与肺动脉高压相符合的异常。慢性血栓栓塞肺高压的特征包括中央肺动脉粗细不对称,这种情况可在相对低灌注和高灌注的毗邻区看到。中央肺动脉的不对称也很明显,以至它可能使我们想到肺动脉发育不全;然而灌注增加区可能使我们想到灶性浸润或间质疾病。胸片也可显示与以前梗死相符的肺实质或胸膜瘢痕及在疾病进展期的右心室增大。

(二)CT

1. 慢性肺血栓栓塞心血管征象

(1)血管征象(表61-1):慢性肺血栓栓塞的CT特征与传统血管造影所描述的相似(图61-1)。慢性栓子通常在有如下特征中至少2个的基础上确认:栓子偏心且触及血管壁;在动脉低密度区内有再通的证据;动脉狭窄或成网状;动脉狭窄超过50%及在肺动脉狭窄段完全充盈缺损(图61-3~图61-6)。大多数慢性肺血栓栓塞的病例有多发及双侧的动脉异常。

堵塞的血管可成袋状截断,就是突然的成杆状凸向外周。因为CT扫描中这种血管图像直接描述和勾画了中央肺动脉分支内的部分或完全充盈缺损,所以很容易与慢性肺栓塞关联起来(图61-7)。

与动脉壁垂直的栓塞再通产生网状或带状及伴轻度狭窄后扩张的局限性狭窄(图61-8)。不完全再通平行于动脉腔使动脉壁增厚,有时导致血管内膜表面不规则轮廓。

CT血管造影能显示传统血管造影不能显示的

表61-1 提示慢性血栓栓塞的CT血管征象
■ 机化的栓子
◆ 部分或完全充盈缺损
◆ 栓子偏心且触及血管壁
◆ 内膜表面不规则外形
■ 向远端移动的栓子
◆ 在肺动脉狭窄段完全充盈缺损
◆ 突然截断及狭窄
■ 再通的栓子
◆ 网状、带状,或伴狭窄后扩张的狭窄
■ 钙化的栓子
◆ 充盈缺损内钙化

其他特征,如沿动脉壁分布的外围的血凝块及严重的狭窄和动脉堵塞,传统血管造影不能显示阻塞远端的特征。狭窄动脉的直径比毗邻支气管的直径小很多。

因为在急性和慢性肺栓塞的粗细正常的肺动脉内都可见到部分或完全充盈缺损,所以单单这些特征不足以评价慢性肺栓塞。一项研究指出慢性血凝块的平均密度值高于急性充盈缺损,预计与机化栓子

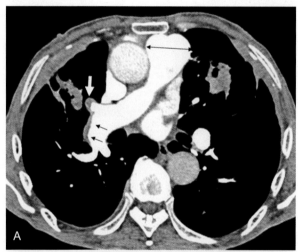

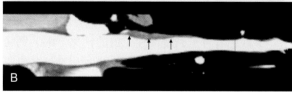

图61-3 慢性血栓栓塞的CT血管征象:慢性附壁血凝块。A. 中间段支气管水平的CT横断扫描显示右叶间肺动脉外壁水平附壁充盈缺损(细箭)。另外值得注意的是存在右中叶肺动脉完全充盈缺损(粗箭)及双侧肺动脉增粗,提示有肺动脉高压。黑色双箭显示肺动脉干增粗的位置。B. 纵隔和肺门肺动脉平面重建图像显示右叶间肺动脉近端慢性栓塞的程度(箭)。

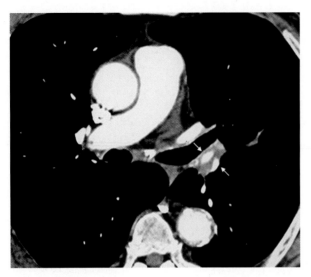

图61-4 慢性血栓栓塞的CT血管征象：血栓再通。左肺上叶支气管水平的CT横断扫描显示左叶间肺动脉内两个流通通道（箭），与不完全再通相吻合。

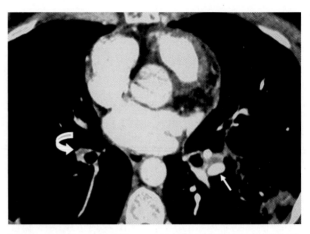

图61-6 慢性血栓栓塞的CT血管征象：慢性阻塞肺动脉的收缩。下叶水平的CT横断扫描显示右下叶肺动脉完全阻塞并收缩（弧形箭），对照正常灌注的左下叶肺动脉（直箭）。

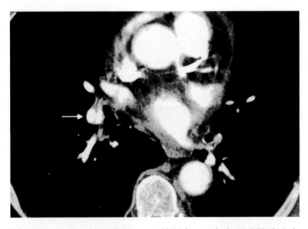

图61-5 慢性血栓栓塞的CT血管征象：不完全再通导致腔内成网状。右叶间肺动脉水平的CT横断扫描显示动脉内成薄网状（箭），与不完全再通相吻合。

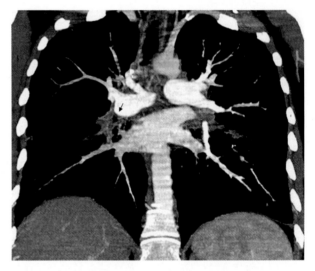

图61-7 慢性血栓栓塞的CT血管征象：动脉完全堵塞。冠状最大密度投影图像显示右叶间肺动脉突然截断（箭）。

的增强有关。另外存在支气管动脉扩张支持慢性肺栓塞或肺栓塞复发而不是急性肺栓塞存在很大争议（50%与7%）。

少数患者可见到慢性栓子内的钙化。因为钙化的中央栓子被周围的对比剂所掩盖，所以在通常纵隔窗的CT血管造影图像上观察钙化的中央栓子可能很困难。选择更宽的窗宽及窗位（>450 HU）观察CT横断扫描或行最大密度投影重建有助于观察外周钙化的栓子。

（2）肺动脉高压：根据主肺动脉扩张（正常上限2.8 cm）可怀疑肺动脉高压。主肺动脉的直径可与升主动脉相比较，如果主肺动脉与升主动脉直径比等于

或大于1提示存在肺动脉高压。左右肺动脉的直径也增大（正常上限1.6 cm）。最近可应用的全胸部心电门控CT扫描开启了无创评价肺动脉高压的新领域，这一新领域是以评价右心室流出道水平的动态变化为基础的。

CT扫描中动脉的扩张及随后的肺密度的变化在肺内分布不规则是鉴别慢性血栓栓塞肺动脉高压与其他原因肺动脉高压的一个重要标准（图61-3）。Bergin等报道的段血管直径的显著变化很可能反映了栓子的不规则分布及随后的肺内后遗症。

因为肺动脉高压发生在毛细血管前，所以肺静脉不扩张。由于血管阻塞慢性血栓栓塞肺动脉高压可

出现右心室肥大。临床上在慢性血栓栓塞肺动脉高压中，通过未闭卵圆孔产生的右向左分流可引起低氧血症和来自体循环的矛盾栓塞。CT可发现中到重度的分流。

（3）系统侧支供血：CT血管造影可评价在慢性肺血栓栓塞患者中经常见到的系统侧支供血。慢性肺血栓栓塞患者中见到的支气管高度血管化与在慢性支气管疾病中见到的相似。CT发现的支气管动脉高度血管化由支气管动脉远端部分的异常扩张（如，直径大于1.5 mm）和动脉扭曲组成。在慢性肺血栓栓塞中，支气管血液循环因循环系统与肺动脉吻合的出现而大量增加。这些吻合发生在动脉阻塞段以后，有助于维持肺血流量。支气管高度血管化发生于单侧或双侧依赖于慢性血栓栓塞疾病的分布，这些特征可以得到确认（图61-9）。

在慢性肺血栓栓塞患者中，磨玻璃影的出现是由周围肺动脉床的系统灌注引起的。在这些患者中，有时发现的胸膜下间隔线可能反映了存在小叶间隔内支气管动脉的扩张。支气管高度血管化的出现可能也是经常或大量发生支气管出血的原因。在这一情况下，支气管动脉CT血管造影可在治疗性栓塞前确定破口的位置。

在慢性肺血栓栓塞中非支气管系统动脉可能也参与了系统侧支供血。因为肺动脉与非支气管系统动脉正常情况下不相连，所以建立肺动脉与非支气管系统动脉的吻合需要先有胸膜粘连，导致胸膜粘连最

大的可能是栓塞后胸腔积液。多层螺旋CT血管造影显示以上征象有助于鉴别慢性血栓栓塞与原发性肺动脉高压（图61-9）。通过对比剂稀释法及磁共振成像研究显示非支气管系统动脉向肺侧支分流的血流量估计占到它自身血流量的大约30%。

（4）心脏征象：随着时间的延长，右心室功能下降，甚至栓塞不复发时也会出现，这可能是因为未阻塞的肺动脉床中高压血管异常的出现。提示右心室功能不全的主要征象包括右心室增大及室间隔凸向

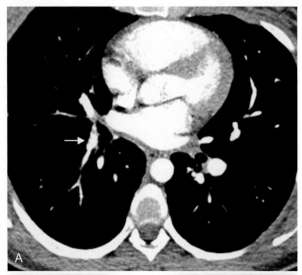

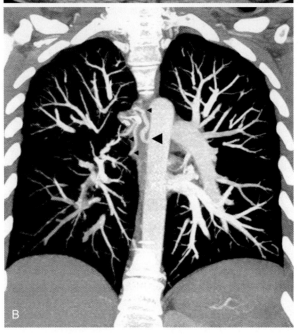

图61-9 单侧慢性血栓栓塞患者的系统侧支血供。A. 左心房水平的CT横断扫描显示右叶间肺动脉严重狭窄和收缩（箭）。B. 冠状最大密度投影（MIP）图像显示增粗的右支气管动脉的起点（大箭头）和纵隔内行程（小箭头），增粗的右支气管动脉补充减少的右侧肺血供。

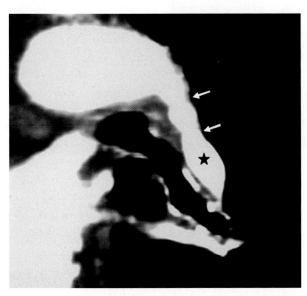

图61-8 慢性血栓栓塞的CT血管征象：不完全再通导致局限性狭窄。平面重建图像显示左叶间肺动脉两处局限性狭窄（箭）伴狭窄后扩张（星）。

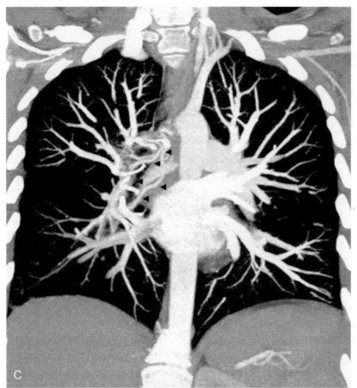

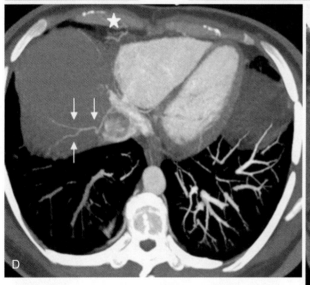

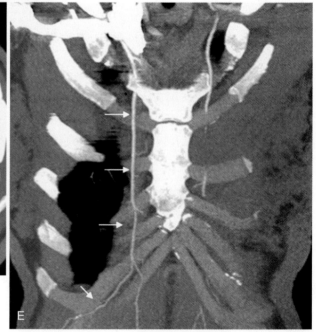

图61-9（续） C. 冠状最大密度投影（MIP）10 mm 层厚图像显示支气管动脉分支肺门行程（箭头），支气管动脉补充减少的右侧肺血供。D. 最大密度投影（MIP）（头尾向观）显示右下膈动脉增粗（箭）。同时也应注意到右内乳动脉远端分支增粗（星）。E. 冠状最大密度投影（MIP）显示右内乳房动脉增粗（箭）。

左心室（图61-10）。利用64层螺旋CT及双源CT行心电门控多层螺旋CT血管造影能在相同的数据资料的基础评价肺循环的形态学变化及右心功能。

2. 慢性肺血栓栓塞肺实质征象

（1）呈马赛克分布的磨玻璃影：血管增粗和密度增高共同出现已被用来描述灌注异常的特征（图61-11）。在CT扫描中马赛克灌注表现为肺实质内边界锐利的密度不同的区域，这些区域明显地与次级肺小叶的边界一致，没有明显的肺血管破坏或移位，与密度减低区相比肺血管的大小明显不同。Sherrick等的研究表明肺密度的马赛克分布模式更常见于心或肺部疾病导致的肺动脉高压患者。

单光子发射CT和传统CT的对照研究显示肺实质内的低密度是由于灌注低，这也解释了为什么这些区域内同时存在血管更少和血管更细的问题。密度增高是由于相应区域动脉床的血流再分布,这些动脉随疾病发生扩张。CT扫描发现低灌注区的敏感性的一个潜在的局限可能是来自支气管循环的侧支血流的建立,在慢性血栓栓塞时侧支血流量可以很大。

(2)肺实质瘢痕形成:一个常见,但没有特异性表现是出现以胸膜为基底的尖端指向肺门的楔形肺实质高密度区,这些高密度区常多发且主要累及肺下部。这些区域注入对比剂后无强化,可能代表肺梗死的纤维残余。据报道这些高密度区在血栓栓塞中的发生率在10%~15%。

(3)其他多方面的征象:在慢性血栓栓塞肺动脉高压患者,可见到肺门淋巴结中度增大,这与淋巴结窦的血管转化有关。淋巴结或静脉系统无变化与肺动脉高压的潜在关系还没有得到合理解释。准确知道肺门淋巴结与主要肺动脉的位置关系对鉴别肺门淋巴结中度增大与附壁血栓是必不可少的。

慢性血栓栓塞患者CT扫描可发现胸腔积液或更常见的胸腔积液后遗症。正如以前提到的,胸膜粘连可能是胸腔积液复发引起的,胸膜粘连是建立肺动脉与非支气管系统动脉经胸膜顺行吻合的必要条件。

没有慢性阻塞性肺病临床和功能证据患者支气管扩张的存在引起了这样的假说,即慢性肺血栓栓塞可直接影响气道。Remy-Jardin等报道在一项包括33名慢性肺血栓栓塞患者的研究中,64%的患者出现柱状支气管扩张(图61-12)。扩张出现在段及亚段支气管,且与严重狭窄的动脉分支有关联。

(三)磁共振成像(MRI) 高性能梯度系统的安装启用显著提高了磁共振增强血管造影的质量。右心室的血流动力学参数和肺动脉的血液流速也能通过磁共振成像评价。综合利用这些功能使磁共振成像成为CT在慢性血栓栓塞肺动脉高压术前检查中有前途的补充工具。

在研究提示慢性血栓栓塞肺动脉高压的血管形态学改变中包括灌注成像的可能性是MRI一个重要的影响因素。这样就可鉴别特发性肺动脉高压和血

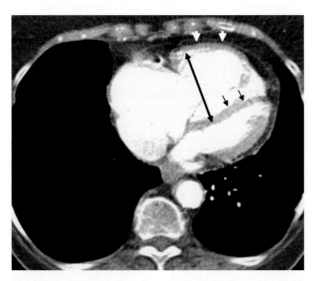

图61-10 右心室功能不全CT特征。心室腔水平的CT横断扫描显示右心室增大(双向箭)及室间隔向左移位(小黑箭)。同时应注意右心室壁异常增厚(小白箭),提示长期肺动脉高压。

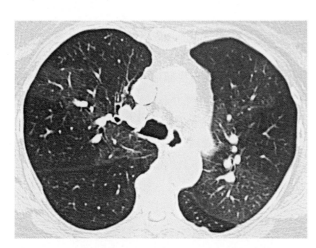

图61-11 马赛克灌注。气管隆突水平的CT横断图像显示密度增高区内血管增粗。在双肺的其余部分密度减低、血管减少。

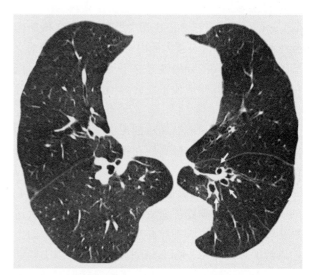

图61-12 慢性肺栓塞支气管扩张。右下肺静脉水平的CT横断图像显示左肺下叶所有肺动脉分支均明显缩小,与慢性肺栓塞相吻合。值得注意的是伴随支气管轻度扩张。

栓栓塞性肺动脉高压。

（四）超声 经胸超声心动图是诊断肺动脉高压可选择的方法。依赖超声心动图检查时疾病所处的阶段，超声心动图可显示右心房和心室不同程度的增大，右心室收缩功能异常，三尖瓣关闭不全，室间隔左侧移位，左心室体积缩小及左心室功能异常。增强超声心动图也可显示卵圆孔未闭。

（五）核医学 慢性血栓栓塞核素显像可发现至少一处，通常情况下多处，几个段的或更大范围的不按照叶段分布的灌注缺损。慢性血栓栓塞所致灌注缺损与急性病所致灌注缺损往往有质的差别。核素显像常以出现多个同位素活动减少区而并非完全没有灌注为特征性表现，这是由于不同区域阻力不同造成的，因此不同肺血管床的分支内有相对不同的血流量。通气-灌注扫描异常常低估血管阻塞的实际程度，在某些病例中低估的程度很明显。

（六）成像方式

1. 慢性血栓栓塞肺动脉高压的诊断

（1）CT与肺血管造影两种诊断方法的比较：肺血管造影仍被认为是评价慢性血栓栓塞肺动脉高压的"金标准"。然而肺血管造影是一种有创的检查方法，而且理解慢性血栓栓塞肺动脉高压患者的血管造影图像可能很困难。在过去短短几年间，CT扫描作为评价疑似慢性血栓栓塞肺动脉高压患者一种可靠和无创的工具已得到了高度认可。

CT全肺血管造影的主要优势是显示慢性肺血栓栓塞的直接血管征象，包括残余的周围栓子（如果边缘光整在血管造影图像上显示困难）及完全阻塞血管的血凝块（血管造影图像上仅仅表现为突然截断）。由于部分容积效应在慢性肺栓塞时CT横断图像对血管弯曲部分有很大局限性，两维重建图像对克服这一众所周知的局限性是必不可少的。要显示同轴且黏附在动脉壁或位于血管外围底或顶壁的小栓子，也就是轻度动脉狭窄，就必须重建这些图像。尽管CT技术先进，在确认周边的形态学变化及鉴别周围慢性血栓栓塞肺动脉高压和特发性肺动脉高压时仍有困难。

（2）磁共振增强血管造影的价值：在一项单中心的研究中对磁共振增强血管造影与数字减影血管造影在慢性血栓栓塞肺动脉高压患者术前检查中的作用进行了对比研究。Kreitner等发现在叶及以上肺动脉水平与数字减影血管造影相比较磁共振增强血管造影敏感度为100%。在亚段水平，敏感度为87%。

Ley等比较了CT血管造影与磁共振增强血管造影在慢性血栓栓塞肺动脉高压患者术前评价中的价值。他们的研究是在单层CT的基础上进行的，采用3 mm准直CT横断扫描检查肺动脉，以多层面重建图像为辅助。研究发现在显示段肺动脉闭塞时磁共振血管造影与CT血管造影是等效的。CT有更高的平面分辨率，能更好地显示未闭的亚段肺动脉及腔内网状改变，能更好地直接显示血栓性的血管壁增厚。

（3）小结：由于螺旋CT血管造影能快速且无创的显示肺血管，所以最近几年，螺旋CT血管造影在诊断慢性血栓栓塞中越来越被人们所接受。螺旋CT血管造影与磁共振成像相比更有效，与肺血管造影相比无创，这使螺旋CT血管造影成为一线诊断方法。

2. 疾病严重性 一项研究显示，慢性血栓栓塞在行血栓内膜剥除术前后，磁共振成像即可进行解剖评价，也可进行功能评价。对比磁共振血流参数测量与肺动脉平均压和肺血管阻力有创测量结果，作者发现右心室射血分数与肺血管阻力有很好的相关性。

心电门控多层螺旋CT也可评价右室功能不全。8层、16层及64层螺旋CT的准确性已有报道，资料来自专门行心脏检查或整个胸部检查。经多层螺旋CT与放射性核素心室显像术、磁共振及超声心动图对比显示，多层螺旋CT是一种评价右心室功能准确而可靠的方法。自从64层螺旋CT及更晚的双源CT问世以来，引人注目的是能从一组资料中获得诊断及功能信息，这加强了CT血管造影在慢性血栓栓塞患者治疗中的临床应用。

3. 外科适应证的选择 肺内膜剥除术的目的是减少肺血管阻塞的程度，从而降低肺动脉压及改善心功能。

在评价存在血流动力学功能不全后，其次最绝对的潜在的外科适应证标准是血栓可接近。现在的外科技术能够去除近端延伸到主、叶及段肺动脉的慢性栓子。起始于更远端的栓子内膜剥除术不能到达，这就是为什么确定栓子的位置是决定性的原因。虽然研究证明在确定外科干预能否到达慢性血栓栓塞栓子时肺血管造影非常有价值，但是这一技术有效性是有局限的。

几项CT血管造影与肺血管造影对比研究表明CT血管造影更准确地显示慢性血凝块的可能性，这是由于公认的在血管造影图像上识别呈同轴黏和在血管壁上残留的血栓栓塞栓子很困难。根据这些结果，研究人员得出的结论是在外科手术前传统的血管造影对所有患者来说可能不是必须的。Bergin 等以外科在每条血管的发现作为参考标准，用单层 CT、磁共振或血管造影对 40 名患者进行了检查，得出了相似的结论。然而这些研究也报道了传统和单层 CT 在评价慢性血栓栓塞中的局限性；因为曲解了血管弯曲部分及在段的水平上选择 5~3 mm 准直所固有的有限的空间分辨率，所以传统和单层 CT 存在局限性。现在多层螺旋 CT 的空间分辨率得到了极大提高，正如 Heinrich 等的报道，假定这一技术将成为潜在的手术切除而对患者进行评价的参考标准就变得合情合理。

显示附壁血栓栓塞栓子对分辨率有要求，磁共振成像的敏感性最初受到了空间分辨率的限制。Ley 等对磁共振增强血管造影及螺旋 CT 血管造影与手术部位进行了对比研究，结果表明在全部病例中 CT 血管造影和磁共振血管造影准确显示了肺动脉内血栓栓塞栓子的近端起始部。

4. **手术后血流动力学改善的预测** 术后手术不能治愈的小血管动脉病残余、机化的栓子导致的持续性肺动脉高压和再灌注水肿最棘手且有生命危险。用 CT 预测肺内膜剥除术后患者反应能在肺实质及中央肺动脉水平进行检查。Bergin 等报道在低密度区存在正常或增粗的段动脉可能代表小血管病，这有助于确认患者存在术后血流动力学改善不充分的风险。然而，Oikonomou 等随后的研究发现伴正常或异常段动脉马赛克灌注的存在与临床愈后无相关性。Heinrich 等更近的研究显示 CT 检查中缺乏中央栓子对血栓内膜剥除术后血流动力学充分改善是一个重要的风险因素。

典型征象

■ 机化栓子
■ 收缩栓子
■ 再通栓子
■ 钙化栓子

六、鉴别诊断

表 61-2 中列出了慢性肺血栓栓塞血管特征鉴别诊断。

七、治疗方案概要

尽管在治疗慢性血栓栓塞肺动脉高压方面取得了重要的进展，但是只有一种治疗方法是潜在的能治

表 61-2 慢性肺血栓栓塞血管特征鉴别诊断

■ 先天性肺动脉狭窄
- 常发生于儿童（慢性肺血栓栓塞发生于成人）
- 孤立的近端动脉狭窄（慢性血栓栓塞近端动脉狭窄伴附壁栓子，附壁及腔内钙化，没有狭窄后扩张）

■ 纤维纵隔炎
- 增大和钙化的肺门淋巴结导致近端肺动脉狭窄
- 可见到纵隔淋巴结
- 临床背景
  • 结核、组织胞浆菌病地方及其他的肉芽肿性疾病病史
  • 环境暴露（矽肺）

■ 大动脉炎
- 血管壁增厚密度增高
- 注入对比剂后延迟强化（1 分钟或 2 分钟后）
- 肺动脉尖端变细光滑没有腔内血栓
- 全身动脉炎（累及主动脉壁）

■ 神经纤维瘤病
- 严重内膜纤维化
- CT 扫描可见多发双侧充盈缺损
- 特殊临床背景

■ 肺动脉肉瘤
- 孤立的近端充盈缺损，有时双侧
- 注入对比剂后延迟强化（2 分钟或 3 分钟后）

■ 单侧肺动脉发育不全
- 与 CT 图像相比在血管造影图像上分析有困难
- 肺动脉尖端突然变细，内膜或腔周边部分的没有变化

■ 急性血栓栓塞
- 部分或完全充盈缺损
- 边界光整
- 缺乏任何其他典型的慢性血栓栓塞血管特征

■ 解剖及技术相关的不足
- 由于部分容积效应将斜行的血管误认为是突然变窄
- 肺门淋巴结误认为是附壁血栓

愈该病的方法。在有经验的医疗中心，采用肺血栓内膜剥除术对慢性血栓栓塞肺动脉高压患者进行治疗使肺血流动力恢复或几乎恢复正常，甚至存在严重肺动脉高压或右心衰竭时也一样。因为患者通常在术前已放置了下腔静脉过滤器且一旦进行了手术就无限期地口服抗凝药物，所以复发的风险不高。在有行血栓内膜剥除术经验的医疗中心，病死率小于 5%，考虑到心肺疾病的严重性及这类患者血流动力的虚弱，这是一个引人注目的成就。

肺血栓内膜剥除术后患者主要死因（除了再灌注肺水肿）是术后持续肺动脉高压和右心室衰竭，对这些患者来说肺血栓内膜剥除术没能带来肺血流动力的大量改善。后一组病例包括疾病涉及大量的远

端的手术达不到的栓塞患者及远端肺血管床已经发生严重继发肺动脉高压改变的患者。确定疾病中央及周围部分的能力有助于确定不主张行血栓内膜剥除术的那组患慢性血栓栓塞疾病的患者，也有助于确定可能潜在的受益于混合疗法的那组患者，混合疗法指利用血栓内膜剥除术治疗疾病的中央部分，紧接着利用更积极的医疗干预（如前列环素）治疗远端部分。有学者认为已出现远端动脉病患者不适合手术治疗，对这类患者肺动脉高压的治疗可提供一个延迟疾病进展的选择。

医生须知

- 所有的有呼吸困难而没有明显其他原因的患者应考虑慢性肺血栓栓塞的诊断
- 利用多层螺旋CT血管造影能无创的诊断慢性肺血栓栓塞
- 通过显示慢性肺血栓栓塞存在于主、叶及段肺动脉的证据，CT也有助于确定患者是否有潜在的手术指征

要点

- CT血管造影能无创诊断慢性血栓栓塞
- CT检查准确显示肺动脉树的形态，所以能在术前准确定位慢性血凝块
- 利用同一组资料多层螺旋CT也能评价右心室功能
- MRI在慢性血栓栓塞功能成像方面有重要作用

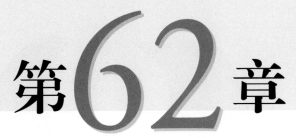
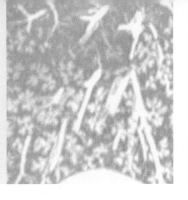
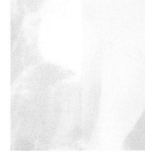

第62章

非血栓性肺栓塞

Nestor L. Müller and C. Isabela S. Silva

脂肪栓塞

一、病因学,发病率及流行病学

脂肪栓塞是指在肺血管内存在自由脂肪球。脂肪栓塞常见于创伤患者,特别是长骨或骨盆骨折。皮下脂肪广泛损伤后,如发生重击,也常发生脂肪栓塞。脂肪栓塞必须与栓塞综合征进行鉴别,脂肪栓子引起临床症状和体征才能定义为栓塞综合征。单纯胫骨或股骨患者出现明显临床症状和体征的发生率总体上为1%~3%。就发生更严重创伤患者而言,临床上发生明显栓塞发病率在10%~20%。相对少的脂肪栓塞常见病因包括重击(皮下脂肪栓塞)、整形手术(如颌骨内假体植入,关节成形术)、脂肪抽吸术、异基因造血干细胞(骨髓)采集和移植、静脉高营养。

二、临床表现

栓塞综合征典型症状通常表现为创伤后12~36小时出现渐进性呼吸困难、神经系统症状、发热、斑点状皮疹。临床症状的延迟出现据推测是由于中性脂肪水解成毒性自由脂肪酸需要时间。偶尔会发生咳嗽、咯血及胸痛。体征包括发热、呼吸急促、心动过速,也可发生急性肺心病继发心衰、发绀及循环性休克。

高达85%的肺病患者会出现全身性的脂肪栓塞症状。症状主要与中枢神经系统有关。包括意识模糊、心神不定、坐立不安、昏迷、谵妄、麻木、癫痫发作。斑点状皮疹常发生于栓塞后2~3天,特别是沿着腋前皱襞、结膜、视网膜。

三、病理生理学

脂肪栓塞后肺部异常的出现主要涉及两个病理机制。首先血管的机械性阻塞。这主要是由于脂肪球本身,在某些病例由于血小板或红细胞的聚集而进一步加重。第二个潜在的机制是通过内皮细胞脂肪酶将中性三酰甘油(脂肪转运到肺的形式)转化成自由脂肪酸。在组织学检查中,如果在苏木精-伊红(HE)染色切片中有直径在20~40 μm明显将红细胞挤压到血管一侧空间时,就可怀疑在肺动脉和毛细血管内有脂肪存在。明确的组织学诊断需要对非固定(冰冻)组织进行脂溶性染色或其他专门的技术。

四、影像学表现

（一）胸片　放射线摄影表现可能很轻微,包括双侧模糊透明度降低区(磨玻璃样密度影)或斑片状实变影(图62-1)。在更严重的病例,影像表现为广泛分布的实变影,就像不管任何原因引起的呼吸窘迫综合征一样。一篇回顾分析了22例脂肪栓塞综合征患者的资料,2例患者在整个住院期间胸片一直正常,20例患者肺部有异常。在所有患者中,影像表现包括双侧实变影,同时有弥散分布的肺水肿。从创伤到出现肺损伤明显的影像学表现的时间分别为50%的患者在24小时内,20%的患者在24~48小时,30%的患者在48小时后。20例肺部有异常患者中,10例(50%)1周内肺水肿及实变影消失,30%患者1~4周内消失,30%患者在肺部异常影像表现未消失的情况下死亡。未见胸腔积液是典型表现。

（二）CT　脂肪栓塞综合征的CT表现包括双侧局限或弥漫分布的磨玻璃样密度影,局限或融合成片

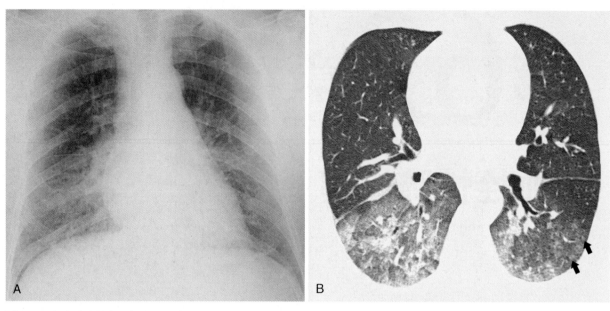

图62-1 轻度脂肪栓塞:胸片及CT表现。A. 前后位胸片显示右肺下叶边界模糊的实变影。B. 高分辨率CT显示双肺下叶局限性实变及磨玻璃影鉴别诊断。在左肺下叶还可见少量小叶间中心结节(箭)。患者为一53岁男性发生摩托车车祸后出现脂肪栓塞综合征。

的实变影及边界模糊的直径小于10 mm的肺小叶中心结节(图62-2,也见于图62-1)。在胸片正常的患者中,CT可显示有肺实质异常。在9例胸片正常的脂肪栓塞综合征患者研究中,高分辨率CT均显示有异常;7例表现为磨玻璃影,2例表现为小结节灶。磨玻璃影为局灶性或周边为主的分布。在肺的病变区和非病变区之间往往有锐利的边界。结节灶有分布在肺小叶中心区的趋势,沿小叶间隔及叶间裂分布。9例患者中5例表现为局限在磨玻璃样密度区光滑或结节样小叶间隔增厚,造成了一种杂乱的碎石路征样改变的模式。9例患者中没有1例患者表现为实变影。在脂肪栓塞患者中,经常发现小叶中心及胸膜下结节与磨玻璃样病变并存,但是这些表现主要出现在高分辨率CT图像上或者只是在高分辨率CT图像上明显的异常。

五、鉴别诊断

从创伤到出现脂肪栓塞影像学表现的时间通常在12~36小时。通过这一延迟可以鉴别脂肪栓塞和创伤引起的肺挫伤,创伤引起的肺挫伤在损伤后总是立刻就会出现影像学异常。另外,肺挫伤病灶通常很快就会消失(大约在24小时),而脂肪栓塞病灶消失总体上需要7~10天,偶尔长达4周。进一步的鉴别在于肺受累的范围不同,肺挫伤累及的肺很少是双侧弥漫和对称性的。

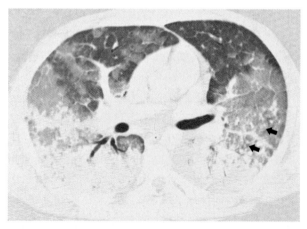

图62-2 脂肪栓塞:高分辨率CT显示广泛的双侧实变及磨玻璃影及少量边界模糊小叶间中心结节(箭)。患者为一17岁男性在髋关节成形术后出现严重脂肪栓塞综合征。

虽然用于确诊脂肪栓塞几项实验室检查已经被检验过,但是没有一项对诊断有特异性。经常会出现血小板减少症,并且可并发播散性血管内凝血。钙离子与通过水解栓子化的脂肪而释放出的自由脂肪酸的密切关系可以导致低钙血症出现。偶尔可见到血尿、蛋白尿及脂尿。

诊断可能很困难,部分是因为相对非特异性的症状和体征,部分是因为临床异常可能更多的是由栓子直接引起的(如创伤性休克)。有些学者提倡支气管肺泡灌洗并分析灌洗液中的巨噬细胞来查找脂肪的存在。然而没患脂肪栓塞综合征的患者的支气管肺泡灌洗液中也可由含脂肪的巨噬细胞，而且明确的诊断阈值也不清楚；一些学者建议诊断阈值低至5%，有些学者建议诊断阈值高达30%。

六、治疗方案概要

脂肪栓塞综合征没有特异性治疗。因此主要的治疗方式是支持疗法。预防性的应用皮质醇（甲泼尼龙）可能有良好的效果。接受支持治疗的患者预后总体来说是好的，病死率不到10%。

医生须知：脂肪栓塞

- 呼吸困难，神经系统症状，发热，斑点状皮疹典型地出现在创伤后12~36小时
- 胸片表现可正常或轻微异常。最常见的表现包括双侧模糊透明度降低区（磨玻璃影）及双侧局限或融合成片的实变影
- 在胸片正常的患者中CT可显示有肺实质异常。CT表现是非特异性的，主要包括双侧磨玻璃影

要点：脂肪栓塞

- 常见于严重创伤、长骨及骨盆骨折
- 典型症状包括呼吸困难，意识模糊，斑点状皮疹，出现在创伤后12~36小时
- 胸片表现包括双侧磨玻璃影或实变
- 高分辨CT表现包括局限或弥漫磨玻璃影，局限或融合成片的实变影，及边界模糊小叶间中心结节
- 与肺挫伤最明显的区别是，脂肪栓塞不会损伤后立刻出现影像学表现

羊水栓塞

一、病因学，发病率及流行病学

羊水栓塞少见，但是妊娠严重的并发症。在加拿大调查了300万例1991—2002年间住院生产患者，多胞胎产妇中每100 000例中14.8例出现羊水栓塞，单胞胎产妇中每100 000例中6例出现羊水栓塞。以前的一项研究发现在180例单胞胎产妇羊水栓塞患者中，24例（13%）死亡。研究分娩中发生羊水栓塞所有患者医学资料显示风险接近2倍，而且栓塞与死亡的关联性更强。35岁及以上产妇、剖宫产、设备辅助阴道生产、羊水过多、宫颈撕裂或子宫破裂、胎盘前置或破裂、子痫、胎儿宫内窘迫也与风险的增加相关。

二、临床表现

大多数患者在妊娠第35~42周出现栓塞。临床表现典型的伴随着突发心血管疾病、发绀、出血或血管内播散凝血而突发。在严重性轻一些的患者，临床表现为渐进性的呼吸困难。虽然这些异常大多数患者在自然分娩期间就开始了，但是大约30%发生在产后（10%发生在自然分娩后，20%发生在剖宫产后）。

三、病理生理学

虽然在正常分娩中羊水进入孕妇循环系统是有可能的，但可能性很小。明显栓塞多半只发生在子宫壁破裂伴随胎盘膜破裂时。破裂可发生在几个点，最常见的可能在子宫靠下的部分或子宫颈。虽然正常分娩中创伤可撕裂这些部位的小静脉，但是如果它们被胎膜覆盖就不会发生明显小静脉撕裂；然而如果这些静脉与胎膜分隔开，子宫收缩就能将羊水泵入孕妇的静脉循环。羊水也可通过胎盘进入孕妇循环系统，这通常发生在子宫破裂、胎盘前置或剖宫产时切口累及这些部位时的孕妇。

血管内出现羊水这样的病理生理结果是复杂的，大概与几个过程有关。包括肺血管被羊水中的粒子如胎粪阻塞；可能由继发于肺动脉高压和右心衰的缺血引起左心衰；与刚提到的左心衰或羊水中的一些成分对血管内皮的损伤有关的肺水肿；与过敏相似的病原体免疫反应。主要的组织学异常是小肺血管内存在来源于胎粪的鳞状物、黏蛋白及胆汁。

四、影像学表现

主要的影像学表现是与其他原因引起的急性肺水肿难以区别的双侧空腔实变。是否有伴随肺水肿的心脏增大取决于肺动脉高压及其继发的肺心病的严重程度，肺心病可以伴有或不伴有左心衰。实变可以持续存在或几天内消失。

五、鉴别诊断

羊水栓塞的诊断主要根据一系列复杂的表现的

快速发展,伴突发的心血管疾病,合并肺水肿的急性左心衰,血管内播散性凝血及神经系统损伤。因为主要的影像学表现是分布广泛的空腔实变,所以主要是与大量肺出血和吸入液体胃内容物进行鉴别。有羊水栓塞风险因素的患者,如医学诱导分娩及胎盘前置或破裂,尤其需要考虑到羊水栓塞诊断;在通过S-G导管抽取的肺毛细血管内的血液样本中发现鳞状物,黏蛋白或毛发碎片支持羊水栓塞诊断。

六、治疗方案概要

没有可以预防或治疗羊水栓塞综合征的特异性的药物或其他的治疗方法。因此治疗采取支持治疗及同时积极处理多种类型的休克的治疗方式。临床确诊病例的死亡率从60%~85%不等;25%~50%患者在发病1小时内死亡,剩余的大多数在12小时内死亡。存活患者往往有严重神经后遗症。

要点: 羊水栓塞

- 多胞胎产妇中每100 000例中14.8例出现羊水栓塞, 单胞胎产妇中每100 000例中6例出现羊水栓塞
- 病死率13%
- 主要的风险因素包括多胞胎分娩,医学诱导分娩,宫颈撕裂,子宫破裂,胎盘前置或破裂及子痫
- 临床表现:呼吸困难,发绀,突发心血管疾病,出血或播散性血管内凝血
- 胸片表现:双侧肺泡腔实变

肿瘤栓塞

一、病因学,发病率及流行病学

血行肺转移起源于肺血管内的肿瘤碎片。大多数情况下这些肿瘤碎片很小,所以不会导致临床或影像上明显的血管阻塞。然而,当肿瘤栓子足够大或足够多时,就会与肺血栓栓塞有相同的临床、病理及影像表现。肿瘤栓塞可以出现的表现包括肺梗死,急性肺心病,猝死及缓慢进展的呼吸困难综合征和肺动脉高压。肿瘤栓塞最常见于肾癌、肝细胞肝癌、乳腺癌、胃癌及前列腺癌。

二、影像学表现

(一)胸片 胸片很少能发现血管内肿瘤栓子。

(二)CT 肿瘤栓子在CT可以表现为中央肺动脉的充盈缺损,周围肺动脉的结节或串珠样增粗,或小叶中央结节和分支样病变(树芽征),树芽征代表扩大的小叶中央动脉(图62-3、图62-4)。

要点: 血管内肿瘤栓塞

- 最常见的原发灶:肾癌、肝细胞肝癌、乳腺癌、胃癌及前列腺癌
- 胸片很少有明显的表现
- CT表现:
  - 血管内充盈缺损
  - 周围肺动脉的结节或串珠样增粗
  - 小叶中央结节和分支样病变(树芽征)

空气栓塞

一、病因学,发病率及流行病学

空气栓子可源于大血液循环或小血液循环。在静脉空气栓塞中,空气进入全身静脉血液循环,通过右心然后进入肺;因此临床及功能表现与肺循环的阻塞及对肺的主要影响有关。在全身(动脉)空气栓塞中,典型路径是空气进入肺静脉血液循环,通过左心然后进入全身动脉;因此影响主要表现在心脏、脊髓和脑。静脉空气栓塞经常是医源性的,最常发生于手术,静脉内医疗装置植入及存留,诊断及治疗性的空气注射(如关节造影术)及正压通气引起的气压损伤。据报道半数以上的剖宫产手术会发生静脉空气栓塞。在增强CT检查对比剂注射期间,高达23%的患者可在中心静脉内发现少量空气。非医源性的空气栓塞有时会发生在携带便携式水下呼吸器进行潜水的患者,原因是在潜水者上浮时,由于周围环境压力迅速降低导致血液中气泡形成。

当暴露于空气的血管壁损伤且空气压力超过血管内压力时就会发生全身性空气栓塞。最常见的原因大概是胸部贯穿伤,医源性的或意外。其他的原因包括开放性心脏手术(十字夹松开后肺静脉残留空气进入血液循环),经胸细针穿刺活检及胸腔穿刺。胸部完整在几种情况下也可发生空气栓塞,最常见的原因之一是携带便携式水下呼吸器潜水,病因可能与进气道部分或完全阻塞导致的气囊通气不良有关。飞机乘客在飞机升空时也可发生与潜水上浮时相同的气压损伤。在这两种情况下,组织损伤与周围环境

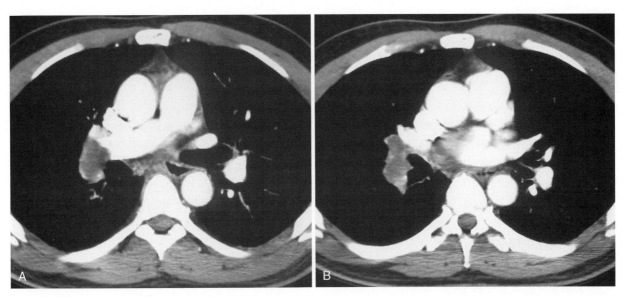

图62-3 血管内转移。增强CT显示右肺叶间肺动脉（A）及下叶肺动脉（B）巨大的腔内充盈缺损。表现与肺血栓栓塞难以区分。63岁，男性，肾癌广泛血管内转移患者。

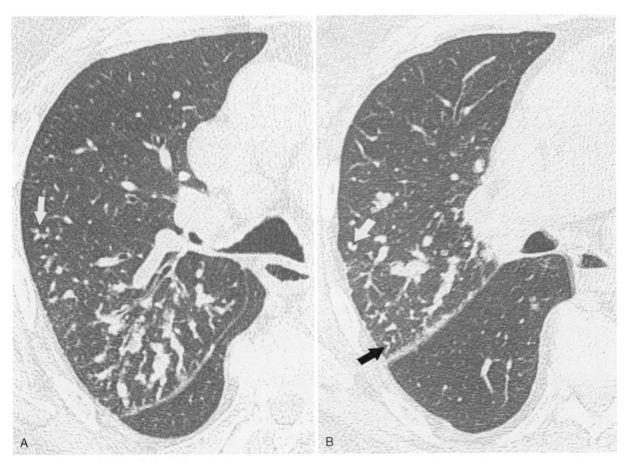

图62-4 血管内转移。右肺气管隆突及中间段支气管水平可见肺血管结节增粗及小叶中央结节和分支样病变（树芽征；箭）。78岁，男性，肾癌转移患者。

压力的降低导致的密闭空间内气压的增加有关。全身空气栓塞也可发生于有基础肺部疾病的多种情况下,如严重哮喘和辅助正压通气期间。

二、临床表现

大多数肺空气栓塞患者都无症状。临床症状包括呼吸困难及头晕目眩;偶尔会有胸痛。体格检查异常包括心动过速、呼吸急促及全身低血压。也可由明显肺水肿体征。空气进入全身供应脑或心脏的血管可导致抽搐,昏迷,或胸痛。

三、病理生理学

肺循环中栓子化的空气对人体的影响取决于空气的量和空气进入血管的速度。快速注入大量空气可导致右心室流出道的阻塞,从而阻止肺动脉的血流。少量空气缓慢进入在远端肺动脉及小动脉发挥作用。部分影响大概与气泡本身阻塞血管有关;然而血液和空气在左心房一起搅拌起泡而引起的反应性血管收缩和纤维蛋白栓子形成可能也很重要。这些过程总的影响是短暂地增加肺血管的阻力和动脉的压力。临床和实验研究证明一些肺水肿病例会并发肺空气栓塞,这大概是由于微血管通透性增加的原因。

肺空气栓塞的另一个原因与空气到达的血管有关,如同部分减压综合征。潜水者在大于大气压的情况下进行了较长时间的呼吸时,过量的空气就会融入血液和组织液。随着快速上浮和压力降低,空气从体液中溢出形成小气泡,全身静脉中的小气泡被带入右心和肺血管。来自体液中的氧气能通过代谢很容易消耗掉,但体液中氮气清除起来就会慢得多。气泡会造成肺微血管的损伤和肺心源性的肺水肿。这种形式的肺减压病被称为窒息,是一种相对不常见的肺减压病形式,有时会导致死亡。

四、影像学表现

(一)胸片　空气栓塞主要征象是心房、肺或全身血管内有气体。在肺空气栓塞中,气体存在于右心房和中央肺动脉;在全身空气栓塞中,在左心房、主动脉或更多全身动脉树的周围分支,例如颈部、肩部或上腹部的动脉树分支内能确认有气体存在。肺空气栓塞其他的表现包括肺水肿,局部肺血减少,中央肺动脉增粗及肺不张。在一项包括31名携带便携式水下呼吸器潜水者的研究中,与空气栓塞相关的影像学表现包括纵隔气肿(8人),皮下气肿(3人),心肌气

肿(2人),气胸及气腹(各1人)。

(二)CT　CT显示肺空气栓塞特别好(图62-5)。在一项研究中,调查了100名行增强CT患者,这些患者先经肘静脉注射随后滴注了对比剂,在23名患者中证明存在无临床症状的静脉空气栓塞。最常见于主肺动脉。在另一项包括677名行强化CT患者的研究中,在79名患者中发现了空气栓子(12%)。54(8%)名患者位于主肺动脉,12(1.8%)名患者位于上腔静脉,10(1.5%)名患者位于右心室,6(0.9%)名患者位于锁骨下静脉或头臂静脉,5(0.7%)名患者位于右心房,7(1%)名患者有一处以上栓子。

五、治疗方案概要

治疗主要是支持治疗。治疗性干预主要包括机械性措施,如以减小气泡大小为目的的措施,高压氧治疗通常是有效地,在静脉或动脉空气栓塞后6小时内开始高压氧治疗。

要点:空气栓塞

■ 静脉空气栓塞
- 疾病起因:典型路径是空气进入全身静脉而且主要影响肺
- 最常见病因:手术,静脉内医疗装置
- 症状:呼吸困难,胸痛
- 胸片表现:肺血管内空气影;偶尔发生肺水肿
- CT表现:静脉注射对比剂期间常见少量的静脉内空气

■ 全身空气栓塞
- 疾病起因:典型路径是空气进入肺静脉而且主要影响脑和心脏
- 最常见病因:胸部贯穿伤,携带便携式水下呼吸器潜水
- 症状:胸痛,癫痫,昏迷
- 胸片及CT表现:全身血管内空气影

滑石、淀粉及纤维素栓塞
(静脉滑石肺,滑石肉芽肿)

一、病因学,发病率及流行病学

长期经静脉吸毒者几乎不可避免都能发现滑石、淀粉及纤维素栓子。大多数情况下,这一并发症发生在规定只能口服的药物;药丸在调羹或瓶盖中压碎

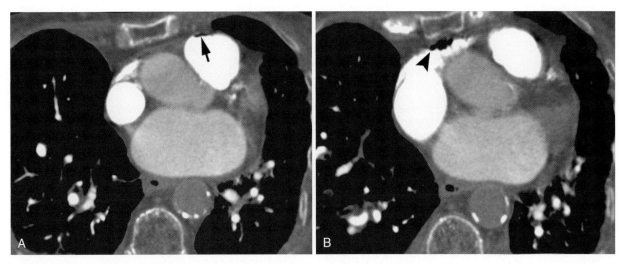

图62-5 静脉空气栓塞。主肺动脉远端（A）及肺流出道（B）水平的增强CT显示在主肺动脉（A图中的箭）及右心房（B图中的箭）有少量空气。89岁，女性，在静脉注射对比剂期间产生极小的无症状空气栓塞。

后，加水，然后将混合物加入注射器后注射。以这种方式误用的口服药物包括安非他明及其密切相关药物如盐酸哌甲酯（利他林）、盐酸美沙酮、盐酸氢吗啡酮、丙氧芬（对阿片）及喷他佐辛。所有这些药物都含有不溶性添加剂，添加剂的作用是把药物颗粒结合在一起同时作为润滑剂防止药片在击打中黏附及在制造中被损耗。最常用的添加剂是滑石、玉米淀粉及微纤维素晶体。

二、临床表现

大多数瘾君子无临床症状，肉芽肿偶尔会在由于其他原因死亡患者的尸检中发现。症状典型的只出现在吸毒很重的患者，包括缓慢进展的呼吸困难及偶尔出现的持续性咳嗽。疾病累及范围广泛时会导致明显肺心病。例如矽肺，在停止暴露后，疾病也可以发展，进一步致残。几乎所有的经静脉注射药物的瘾君子的前臂都可见到机化的栓子和瘢痕。吸毒者的眼底能见到光点，而且可能是吸毒者的早期症状。

三、病理生理学

静脉注射时，用于口服药片中不溶性添加剂聚集在小肺动脉及毛细血管，造成血管阻塞。在这些异物颗粒通过血管壁移出血管到达邻近血管周围和肺实质及间质时，这些异物颗粒就会在这些位置导致巨噬细胞反应性异物体及纤维化。如果异物数量足够多，在这一阶段典型的出现慢性肺动脉高压。

在病理学检查中，肺最初显示为肺实质内多少不等的彼此分离的直径大达1 mm的结节。在组织学检查中，小结节包括含有巨大多核巨细胞的松散形成

的肉芽肿。病程持续时间长时结节趋向于融合并产生大的实变区，特别是在肺上叶，就像尘肺中见到的渐进形成的大块纤维化。病程持续时间长时，肺上叶大实变病灶的切片可见到大片多核巨细胞，通常杂乱的存在于彼此分离的肉芽肿中；也可出现不同程度的纤维化。滑石被证实呈不规则盘状明显双折射结晶体（图62-6）。常有明显的间隔旁肺气肿，有时伴肺大疱形成。形成肺气肿的病理学原因不明。

四、影像学表现

（一）胸片 静脉滑石肺最早的影像学表现是存在广泛分布的大小从几乎看不见到大约直径1 mm的结节（图62-7）。它们的特征是清楚而且像针尖一样，与肺泡微石症相似。在疾病早期，结节通常弥漫均匀地分布于全肺。在疾病进展期，肺上叶结节可以融合形成一个几乎均匀一致的病灶，除了支气管征象常见外，病灶类似于矽肺或煤矿工人尘肺的渐进形成大量纤维化（图62-8）。在疾病晚期，影像表现明显的肺气肿和肺大泡导致患者残疾增加和功能恶化。

（二）CT 高分辨率CT早期表现包括广泛分布的大小从几乎看不见到大约直径1 mm的结节，细颗粒样病灶，磨玻璃影（图62-9）。随着时间的延长，结节融合导致伴随肺体积缩小的高密度实变或团块，肺门上提及残肺过度充气，特征性渐进形成的团块纤维化。这些纤维化融合区典型的含有与滑石沉积相吻合的高密度病灶（图62-8）。时机恰当，静脉滑石肺可导致更广泛的纤维化和蜂窝样改变，类似于终末期的结节病（图62-10）。

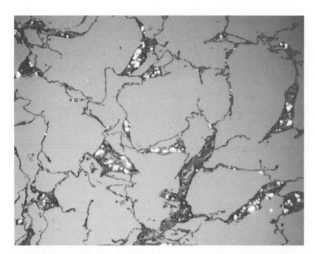

图62-6　静脉滑石肺：组织学表现。静脉滑石肺患者的肺组织活检样本显示滑石特征性的不规则双折射结晶体。

　　静脉滥用盐酸哌醋甲酸（压碎利他林片）患者的胸片和CT表现与静脉滥用其他药物患者的胸片和CT表现多少有些不一样。主要的特征性异常包括主要累及肺下野的双侧对称气肿及不并发肺大疱形成（图62-11）。

医生须知

- 大多数患者无临床症状。最常见的临床症状是缓慢进展的呼吸困难及持续性咳嗽
- 胸片表现相对无特异性
- 高分辨率CT表现包括小颗粒样病灶，磨玻璃影，随着疾病进展出现的伴随肺体积缩小的肺上叶高密度融合团块，特征性的渐进形成的团块纤维化。这些纤维化融合区通常含有与滑石沉积相吻合的高密度病灶，这高度提示静脉滑石肺的诊断

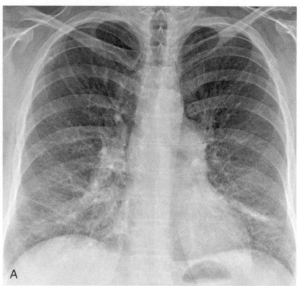

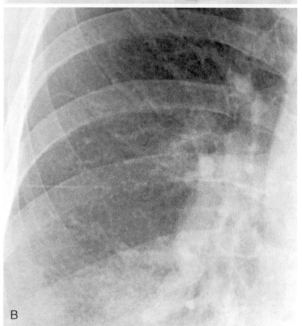

图62-7　静脉滑石肺：胸片显示弥漫针尖样结节灶。A. 胸片显示弥漫结节灶。结节直径等于或小于1 mm。与肺动脉高压相吻合的主肺动脉的增粗也很显著。B. 右肺中野放大的胸片更好地显示了结节灶。患者为42岁的经静脉吸毒者。

要点：静脉滑石肺

- 静脉滑石肺几乎只见于长期经静脉吸毒者
- 这一并发症通常发生在规定只能口服的药物
- 大多数患者无临床症状。症状缓慢进展的呼吸困难及咳嗽
- 胸片表现：
  - 广泛分布的大小从几乎看不见到大约直径1 mm的结节
  - 肺上叶融合团块
- 使用盐酸哌甲酯（利他林）患者可见肺下叶气肿
- CT表现：
  - 广泛分布的大小从几乎看不见到大约直径1 mm的结节
  - 弥漫磨玻璃影
  - 肺上叶含有高密度病灶的融合团块
  - 使用盐酸哌甲酯（利他林）患者可见肺下叶间隔旁肺气肿

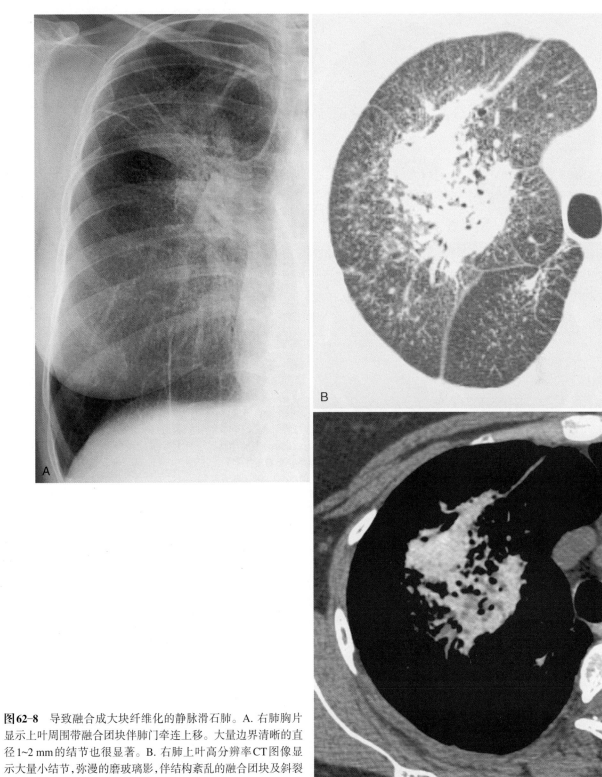

图62-8 导致融合成大块纤维化的静脉滑石肺。A. 右肺胸片显示上叶周围带融合团块伴肺门牵连上移。大量边界清晰的直径1~2 mm的结节也很显著。B. 右肺上叶高分辨率CT图像显示大量小结节,弥漫的磨玻璃影,伴结构紊乱的融合团块及斜裂帐篷样前移。C. 高分辨率CT的软组织窗显示与滑石沉积相吻合的融合团块中的高密度病灶。患者为30岁的经静脉吸毒者。

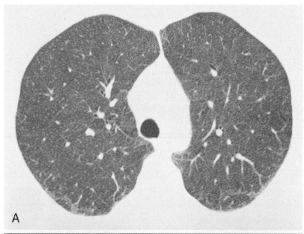

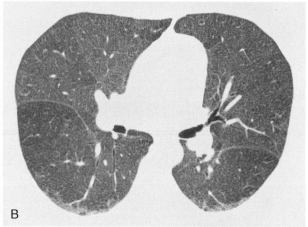

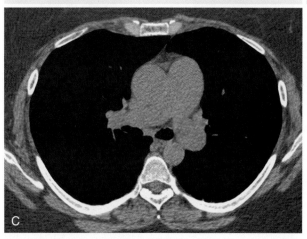

图62-9　静脉滑石肺：CT显示弥漫针尖样结节灶。上叶气管水平（A）及中间段支气管水平（B）高分辨率CT显示双侧全肺细颗粒样病灶。软组织窗（C）显示与肺动脉高压相吻合的增粗的主肺动脉。患者为42岁的经静脉吸毒者（与图62-7同一患者）。

液体丙烯酸盐类和骨水泥

一、病因学，发病率及流行病学

　　液体丙烯酸盐类胶，最常用的是2-异丁氰丙烯酸盐和氰基丙烯酸正丁酯，常用于血管畸形和内镜下硬化剂注射治疗胃底静脉曲张破裂出血的栓塞治疗。骨水泥（聚甲基丙烯酸类）用于椎体成形术。这些治疗导致的无临床症状的肺栓塞大概比意识到的总体上发病率要高；然而出现临床症状的栓塞不常见。

二、临床表现

　　大多数患者无临床症状。患者可能主诉胸痛伴有或不伴有咳嗽和痰中带血。严重的表现包括低血压及心律失常。

三、影像学表现

　　（一）胸片　因为液体丙烯酸盐类胶混有不透X线物质，目的是为了在栓塞治疗中准确定位，所以胸片可显示沿肺血管走向的管状或结节状高密度灶。

广泛栓塞患者的其他表现包括段或亚段实变。

　　（二）CT　CT显示肺血管内管状或结节状不透X线物质（图62-12）。广泛的氰丙烯酸盐肺栓塞患者的其他表现包括亚段主要以胸膜为基地的边缘锐利的实变区，实变与肺梗死吻合。

碘化油栓塞

　　过去，肺碘化油栓塞是用乙碘罂粟籽油（乙碘油）行淋巴血管造影常见的一个并发症。最近，肺碘油栓塞报道更多是作为经导管肝细胞肝癌碘油栓塞化疗后出现的一个并发症。在内镜下硬化剂注射治疗胃底静脉曲张破裂出血中，碘油也混有氰基丙烯酸正丁酯。碘油混入氰基丙烯酸正丁酯的目的是为了透视下追踪和稀释氰丙烯酸盐以便延长硬化时间。

一、临床表现

　　淋巴血管造影后很少有患者出现临床症状。经导管碘油栓塞化疗后出现碘化油栓塞患者更有可能

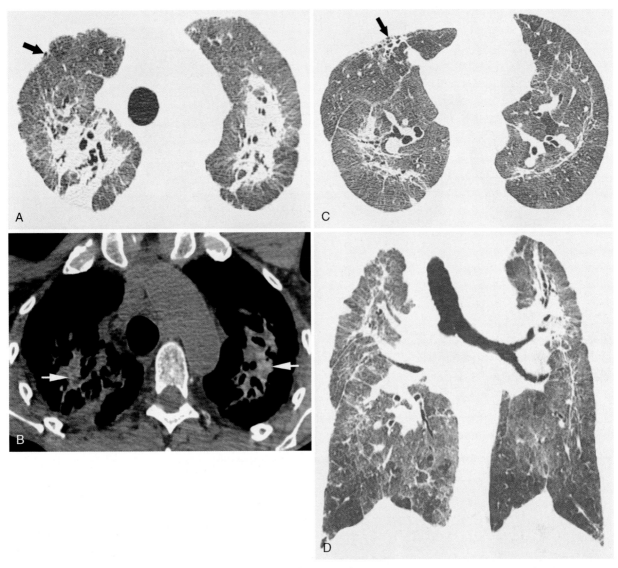

图62-10 导致广泛纤维化的静脉滑石肺。A. 主动脉弓水平的高分辨率CT图像显示内中可见支气管征象的团块纤维化, 紊乱、扭曲的结构, 与早期蜂窝样改变相吻合的胸膜下气囊(箭)及轻度肺气肿。弥漫磨玻璃影也很明显。B. CT的软组织窗显示与滑石沉积相吻合的团块纤维化中的高密度病灶。C. 肺下野水平的CT图像显示弥漫磨玻璃影, 右肺下叶及中叶支气管周围纤维化伴牵拉性的支气管扩张及胸膜下蜂窝样改变(箭)。D. 冠状位重建图像显示以上叶分布为主的纤维化伴肺门向肺尖上提, 肺底部的过度充气及横膈的幕状粘连。以支气管周围及上叶分布为主的纤维化类似于终末期的结节病。53岁, 男性, 患者为一经静脉吸毒所致的滑石肺患者。

出现呼吸系统症状, 包括咳嗽、咯血及呼吸困难。有一项研究回顾分析了336名经肝动脉行导管肝细胞肝癌碘油栓塞化疗患者的资料, 14名患者接受了超过20 ml的碘化油。治疗后2~5天, 这14名患者中的6名出现了呼吸系统症状, 表现为咳嗽、咯血及呼吸困难。

二、影像学表现

胸片表现通常包括细网格状改变, 这些改变可持续1~2周。另外, 周围小血管可充盈对比剂, 这使它们呈树状结构与肺动脉造影中看到的类似。在广泛栓塞患者, 影像学可表现为弥漫磨玻璃影和实变。在行内镜下硬化剂注射治疗胃底静脉曲张破裂出血术中用碘油混合氰丙烯酸盐作硬化剂可导致主肺动脉内多发的不透X线栓子, 而没有明显肺实质异常。

其他物质

一、子弹和弹片

这种情况很少见, 这类物体进入胸外全身静脉

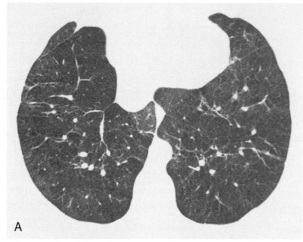

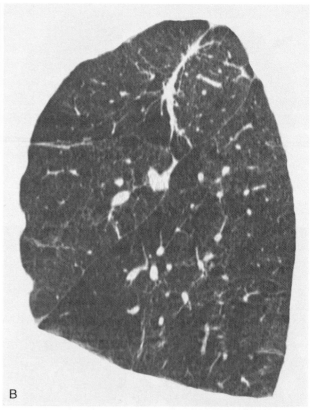

图62-11 静脉滑石肺及间隔旁性肺气肿。A. 肺下叶水平的高分辨率CT图像显示广泛的密度减低区及灶性瘢痕。B. 右肺矢状位重建图像显示肺体积增大,灶性瘢痕及下叶分布为主的低密度区。44岁,女性,患者长期经静脉使用盐酸哌甲酯(利他林),导致严重间隔旁性肺气肿。

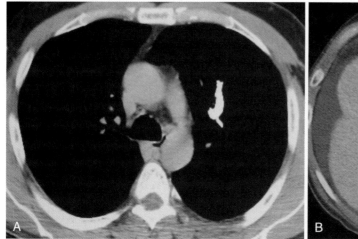

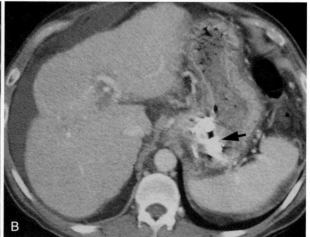

图62-12 氰丙烯酸盐及碘油栓塞。A. CT图像显示左上叶肺动脉内不透X线物质。B. 上腹部CT图像显示胃壁内高密度不透X线物质(箭)。腹水也很明显。59岁,男性,酒精性肝硬化患者,内镜下硬化剂注射治疗胃底静脉曲张破裂出血后出现氰丙烯酸盐及碘油肺栓塞。

或右心,被带到肺内,然后存留在肺动脉内。这些异物能存留在右心室或肺血管内很长时间而对患者没有不利影响。在一个左颈部子弹伤的案例中,伤后子弹在右心室存留了59年。在一篇报道中,作者记录了一位11岁女孩的案例,她在近距离内被橡皮子弹击中枕下区。几个月后,发现患者有无症状性肺

栓塞。

二、不透X线的异物

一些材料如金属圈和充填对比剂的球囊已被用于肺及全身循环系统,治疗动静脉畸形及控制难治疗的出血。这样的材料逃逸进入全身静脉会导致肺内

出现金属密度病灶。

三、静脉塑料导管

当这些材料被容纳它们的针状鞘的锐利斜边切割时，这些材料整个或者多段常栓塞肺部。偶尔，它们从连接器脱离或自发断裂。

四、硅树脂

液态硅树脂(二甲基聚硅氧烷类)栓塞已有报道，栓塞发生于经皮下注射液态硅树脂治疗乳腺增生的一些患者。影像检查显示间质和空腔均有病变，严重病例进展出现呼吸窘迫综合征。

第63章

肺动脉高压

Nicholas John Screaton and Deepa Gopalan

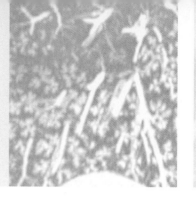

肺动脉高压是指静息状态下肺动脉平均压>25 mmHg或运动状态下肺动脉平均压>30 mmHg。其中,平均肺动脉压力在26~35 mmHg是为轻度,36~45 mmHg为重度,>45 mmHg考虑为重度。

通常,由于肺血管顺应性下降导致肺血管阻力持续性上升,最终形成肺动脉高压。右心室为相对薄壁结构,不能承受持续的压力升高而扩张。临床上,最初表现为活动耐力下降,随着病程进展,活动耐力进行性下降,最终出现静息右心衰竭以及死亡。

通常认为肺动脉高压患者少见而且预后不良。这种观念持续了近20年,但随着肺血管药物不断研发,情况今非昔比。以前,肺动脉高压被等同于特发性肺动脉高压(曾被命名为原发性肺动脉高压);目前已经知道多种病因可以导致肺动脉高压,它们各自有不同的病因、治疗方法以及预后。有些类型可以通过手术治愈,有些则能通过药物治疗明显改善。合理治疗方案的制定取决于肺动脉高压的基础病因。仔细的临床鉴别非常关键,因为不正确的治疗方案有可能导致致命性后果。对于肺动脉高压患者进行组织学活检是非常危险的,所以非侵入性检查如影像学扮演了关键角色。

一、病因及分类

肺动脉高压根据病理学部位分为毛细血管前肺动脉高压以及毛细血管后肺动脉高压。毛细血管前肺动脉高压包括肺小血管感染性病变、血栓性栓塞性疾病、癌栓所致的近段血管阻塞或血管炎、先天性心脏病以及胸膜肺实质病变。毛细血管后肺动脉高压病因包括慢性肺静脉压力增高,例如左心衰竭或肺静脉异位引流以及毛细血管后肺血管病变,如肺静脉闭塞病和遗传性出血性毛细血管扩张症。

根据肺血管受累的病理组织学部位进行肺动脉高压分类容易理解,并应用于本章节之中。而基于临床的肺动脉高压分类在不断地发展细化,旨在对有着相似病理生理机制、临床表现以及治疗方案的类型进行归纳。这两种分类方法必然有着很多相似点。1973年,世界卫生组织会议第一次规范临床和病理命名。自此以后,临床分类被修正过2次。1998年依云分类,2003年威尼斯分类,不断刷新了肺动脉高压的认识。最新的分类用特发性肺动脉高压替代了原发性肺动脉高压,并将毛细血管闭塞病和出血性毛细血管扩张症并于第一大类肺动脉高压,虽然它们有着显著的肺静脉以及肺毛细管受累。

由于肺动脉高压罕见而且临床表现多样易被误诊,所以导致发病率被低估可能,而真实的发病率又难以检测。

二、临床表现

肺动脉高压通常难以诊断因为不特异的临床表现。病初,患者表现为活动后呼吸困难,代表了运动负荷状态下右心功能不全。随着疾病进展,活动耐量逐步下降,并伴有运动相关晕厥或胸痛。一旦静息状态下右心不能维持足够的心排血量,患者表现为右心衰竭,包括乏力、纳差、腹水以及下肢水肿。因此,肺动脉高压会被误诊为哮喘,过度通气综合征,或亚健康状态。诊断延迟和肺循环有很大的储备相关,一旦被诊断,则意味大部分肺循环储备已被耗尽。

肺动脉高压预后和病因及严重程度相关。右心室功能是影响预后的主要因素。美国国立卫生研究院注

表63-1　肺动脉高压的原因

毛细血管前肺动脉高压

小血管疾病

　　特发性肺动脉高压

　　肺门肺动脉高压

　　节食药物滥用

　　结缔组织关联疾病

　　HIV感染

肺部动脉阻塞和狭窄

　　慢性血栓栓塞性疾病

　　非血栓栓塞（转移性肿瘤、寄生虫、滑石）

　　镰状细胞（贫血）病

血流量增加

　　先天性心脏病或分流

胸膜肺疾病

　　慢性阻塞性气道疾病

　　慢性肺间质纤维化

　　支气管扩张症、囊性纤维化

胸壁畸形

肺泡通气不足

　　神经肌肉疾病

　　肥胖

　　阻塞性睡眠呼吸暂停

毛细血管后肺动脉高压

肺静脉阻塞性疾病

肺毛细血管血管瘤病

　　左心衰

　　二尖瓣疾病

　　黏液瘤

　　纵隔纤维化

　　先天性静脉狭窄

　　肺静脉异位起源

表63-2　修订的肺动脉高压临床分类（2003年，威尼斯）

1. 肺动脉高压

　　1.1 特发性

　　1.2 家族性

　　1.3 与之相关

　　　　1.3.1 胶原血管疾病

　　　　1.3.2 先天性体肺动脉分流

　　　　1.3.3 门静脉高压症

　　　　1.3.4 HIV感染

　　　　1.3.5 药物和毒素

　　　　1.3.6 其他（甲状腺疾病、糖原贮积疾病、戈谢病、遗传性出血性毛细血管扩张症、血红蛋白病、骨髓增生性疾病、脾切除术）

　　1.4 与静脉或毛细血管明显受累相关疾病

　　　　1.4.1 肺小静脉闭塞病

　　　　1.4.2 肺毛细血管多

　　1.5 新生儿持续肺动脉高压

2. 肺动脉高压伴左心疾病

　　2.1 左心房或左心室疾病

　　2.2 左心瓣膜病

3. 肺动脉高压相关肺疾病或低氧血症

　　3.1. 慢性阻塞性肺疾病

　　3.2. 间质性肺疾病

　　3.3. 睡眠呼吸疾病

　　3.4. 肺泡低通气疾病

　　3.5. 长期处于高纬度区

　　3.6. 发育异常

4. 因慢性血栓或栓塞性疾病引起的肺高血压

　　4.1. 血栓引起的近端肺动脉栓塞

　　4.2. 血栓引起的肺动脉远端栓塞

　　4.3. 非血栓性肺栓塞（肿瘤、寄生虫、异物）

5. 其他

结节病、朗格汉斯细胞组织细胞增多症、肺淋巴管平滑肌瘤病、肺血管受压（淋巴结，肿瘤，纤维性纵隔炎）

册登记研究显示特发性肺动脉高压中位生存期为2.8年，1年、3年、5年的生存率分别为68%、48%、34%。显著的心功能障碍（纽约心功能分级Ⅲ级或Ⅳ级）以及严重的肺动脉高压意味着预后不良。相较于特发性肺动脉高压，系统性硬皮病相关的肺动脉高压预后更差，与HIV相关的肺动脉高压生存率相似。虽然没有直接的研究对比先天性心脏病和其他类型肺动脉高压，但普遍认为，先天性心脏病相关肺动脉高压预后较好。霍普金斯等人的研究显示艾森曼格综合征患者未经移植的1年、2年、3年生存率分别为97%、89%和77%；而特发性肺动脉高压则为77%、69%和35%。

三、病理生理学

　　出生时，肺循环系统和体循环系统在组织学上类似。然而，随着新生儿开始适应子宫外生活，肺动脉循环迅速变成为高容低阻系统。肺血管顺应性增大，就可以在不增加肺动脉压力的情况下，适应体循环的心排血量。

　　1 mm以上的肺血管具有平行弹力层组成的血管壁。这些"弹性"血管主要起运输作用，而不产生阻力。而内径在1~10 mm的肺小血管，弹力组织被平滑肌所取代。毛细管前的"肌性"动脉对肺血管阻力的产生起了重要作用。通常，肌性动脉或阻力血管疾病也是疾病最容易累及部位，如特发性肺动脉高血压就发生这些部位。

　　肺动脉高压，无论何种原因，最终导致大的弹性肺血管扩张以及肺动脉粥样硬化。其他常见的表现包括肌性和弹性肺动脉内膜纤维化以及小肌性动脉内膜增厚。除了肌性成分增殖肥大，小型以及中等大小的肌性动脉集中表现为丛样肺血管病变。这些异常包括内膜细胞增生，丛样病变，"纤维素样"坏死以及血管炎表现（图63-1）。丛样病变常见于动脉分支不远处的异常小血管处，由扩张的小血管组成，管腔内可见丛样的血管裂隙改变（图63-1）。丛状病变的发病机制尚不确定。

特发性肺动脉高压和先天性心脏病相关肺动脉高压的病理表现都可见丛样血管病变（图63-1）。慢性血栓栓塞性肺高压的组织学表现包括大小肺血管内可见不同阶段的机化血栓。小肺血管最常见的表现是增殖和内膜纤维化（可以是偏心、同心或者网状再通型血栓）（图63-2）。肺闭塞性静脉病变，顾名思义，主要累及肺静脉，表现为肺静脉狭窄或因内膜纤维化而闭塞（图63-3）。其他常见表现还有小静脉瘀滞、淋巴管扩张以及间隔增厚（图63-3）。肺动脉高压组织学特征可见，而丛样病变在肺静脉病变中缺失。肺毛细血管瘤病最主要的组织学病变是毛细血管呈弥漫性增殖样改变，并含有大量红细胞。增殖的毛细血管可侵入肺静脉，而较少累及肺动脉壁。小静脉浸润通常伴有内膜纤维化，并导致闭塞。

四、影像学表现

以下描述主要概述常见病因所致肺动脉高压的影像学特征。个别病因相关的特殊影像学表现将分别在相应的章节描述。

（一）胸片　胸片是常规肺动脉高压患者的首选影像学检查。通常胸片能够用来确定心脏大小、心腔扩张类型、近端肺血管扩张情况以及基本肺部疾病。

肺动脉高压常见胸片特点包括中心肺动脉扩张、远端肺动脉纤细稀疏，类似"周围修剪"表现（图63-4）。肺门动脉扩张是通过测定叶间动脉直径判定的。女性右叶间动脉横径小于15 mm，男性小于16 mm，其测量是从叶间动脉外侧到中间支气管的距离。而在后前面胸片上，左侧叶间动脉的横径难以测定。侧位片上，从左上叶支气管的圆形透亮区至血管的后缘测量，其直径不超过18 mm。肺动脉钙化可见心内分流相关的肺动脉高压，而长期严重的肺动脉高压也可以导致动脉粥样硬化钙化。肺动脉出现钙化也提示肺血管阻力增高明显，以及不可逆的肺血管病变。

肺动脉高压患者的心胸比可以是正常或者增大。右室增大在侧面片上表现为胸骨后间隙减小。右房扩张在后前面片上表现为右侧心缘增宽。在侧位片上，右心耳增大表现为胸骨后阴影增加超过右心室预期大小。

肺动脉高压的严重程度和胸片影像学异常程度无直接相关性。胸片在检测肺动脉高压的准确性方面尚无定论。

胸片用于确定并发症方面非常有用，譬如可以发现肺水肿、胸廓畸形、肺气肿、间质肺纤维化以及其他肺实质和胸膜病变。

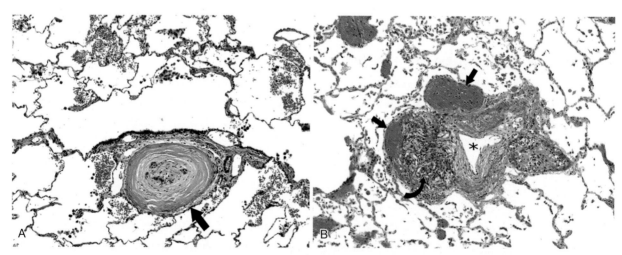

图63-1　肺动脉高压病理表现。A. 肺动脉高压患者组织学标本（苏木精-伊红染色，放大倍数×100）显示内膜纤维化。正常肺动脉结构（箭）被层状增殖的内膜成纤维细胞所替代，其管腔被胶原组织阻塞，而血管壁萎缩。B. 组织学标本（苏木精-伊红染色，放大倍数×100）显示，丛状病变和扩张病变。丛状病变（弯箭）是由瘤样肺动脉节段所组成（星号），其内充满了结样增殖的内皮样细胞，就像一个肾小球结构。细胞分化程度各有不同，其内时可见血栓。扩张性病变（箭）可以在特征性丛状病变旁确定，考虑为阻塞后改变或旁路微动脉瘤。（感谢加拿大温哥华总医院病理科 *Dr. John English.*）

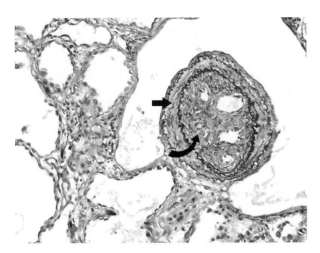

图63-2 肺动脉高压的再通血栓。组织学标本(弹性染色,放大倍数×200)显示肺动脉内再通血栓("筛状病变")。肺脉管腔内(弯箭)充满了陈旧性血栓的纤维增生组织。再通血栓表现为锐利的凿洞样改变,病理学家以此来和丛状病变区别。肺动脉中膜(箭)是轻度肥大(感谢加拿大温哥华总医院病理科 *Dr. John English*。)

(二)CT CT在疑似肺动脉高压患者的诊断方面非常有意义。结合CTPA和多排高分辨率CT能够综合评价肺血管和肺实质病变,心腔扩张程度,三尖瓣反流以及右心功能受限情况。小血管的分辨需要三维高分辨率CT,并且适当的对比分辨可以显示局部密度梯度。

肺动脉主干扩张是肺动脉高压在CT和MRI上的标志性表现(图63-5)。在CT上,主肺动脉直径的测量是在其分叉层面的升主动脉的主肺动脉,测量与其长轴相垂直的血管径线。CT上主肺动脉直径大于等于29 mm诊断肺动脉高压的敏感性69%~87%,特异性89%~100%。肺动脉主干绝对直径用来评估肺动脉高压的价值已经被证实。另一个简单的方法是测定同一个解剖平面上肺动脉和胸主动脉直径比值。当肺动脉直径超过胸主动脉直径,预测肺动脉高压的特异性达到了92%,阳性预测率则为93%。然而,鉴于主动脉扩张可能性,尤其是老年人,肺动脉与主动脉直径比值阴性预测值和灵敏度都较低,分别为44%和70%。

正常机体肺内,肺动脉直径应该和毗邻的支气管直径相近。在肺动脉高压或者肺血流增加患者中,肺小血管相关于毗邻的支气管显著扩张。这可能表现为外周肺血管影变淡。Tan等人的研究发现,主肺血管直径超过29 mm,3~4个肺叶段一级肺动脉和支气管比例>1,在呼吸疾病患者中预测肺高压的特异性达到100%。胸部CT容易忽视心脏形态学。右

心腔扩大和右室肥厚非常容易鉴别。虽然超声心动图和磁共振可以测定心脏长短轴,而CT断层也可以测量相应指标。右房横径和右室横径的上限分别是35 mm和45 mm。

右室增大会压迫左心室,直径导致了左室收缩和舒张功能异常。无门控CT无法准确评价心脏功能。当影像为动态模式时,可见室间隔反向膨出到左心室。左心房层面可见中央肺静脉增粗。增强CT早期可见对比剂反流入下腔静脉和肝静脉,而且反流入下腔静脉的对比剂量与经胸超声心动图评价的三尖瓣反流程度密切相关(图63-5)。CT能够很好地分辨心内分流以及肺静脉回流。在严重肺动脉高压患者中可见心包积液。右房或右室血栓非常少见。右心衰竭的其他征象包括腹水、肝淤血和肝硬化,以及外周水肿。

(三)磁共振成像 磁共振成像技术能够非侵入性评估形态学和功能。因为MRI不涉及电离辐射,为长期随访提供技术选择。磁共振成像能够评价心脏室大小,心室肌以及室壁运动情况。对比增强磁共振血管造影能够显示肺血管,形态学影像和肺动脉造影有很好的相关性。时相对比速度编码MRI能够提供功能性资料,而且能够精确测定肺循环和体循环血流以及分流量。

通常,肺动脉高压MRI研究发现的特征性组织学改变包括右室肥厚,室间隔曲度倒转,肺动脉扩张。另一个门控螺旋超声MR影像观察研究发现92%以上的肺动脉高压患者血管内异常信号对应于肺动脉血流缓慢,特别和肺血管阻力升高有着直接关系。尽管MRI测定的肺动脉直径和肺动脉压力尚无相关性,但两者之间关联可以从证于CT相关研究。CT研究证实肺动脉压力和肺动脉和降主动脉直径之比有着线性相关。

梯度超声影像MRI能够测定左右心室功能以及室间隔的运动情况。其能够直接测定左右心室每搏量、射血分数、心排血量以及分流比率,是一个敏感而无创检测肺动脉高压患者血流动力学改变的技术。肺动脉高压心室几何结构被扭曲,因此从单平面精确测定心室容积是非常困难的。而应用容积MRI能够独立测定任何形状的心室容积,而在超声心动图却很难做到。

MRI是检测心脏结构性病变的"金标准"检查方法,特使适合于检测嵴下型室间隔缺损,房室间隔缺损,部分肺静脉异位引流,而超声心动图和常规血管造影在此方面作用有限(图63-6)。快速MR灌注成

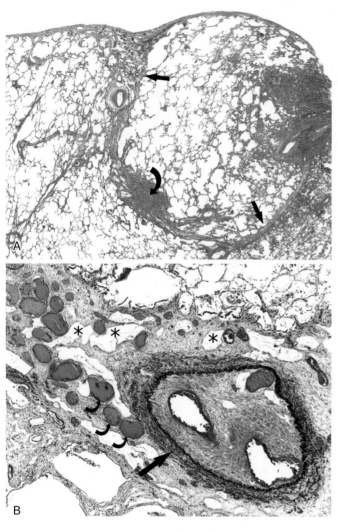

图63-3 肺静脉闭塞性病。A. 低分辨率显微镜照片（苏木精-伊红染色，放大倍数 ×12.5）显示小叶间隔增厚（直箭）。增厚间隔内可见肺静脉，其被陈旧性机化血栓所阻塞（弯箭）。B. 中等分辨率显微镜照片（Movat五色染色）显示小叶间隔静脉（直箭），其内可见陈旧机化血栓并有管腔内再通改变。小叶间隔静脉被扩张充血的微小静脉（弯箭）和扩张的淋巴管所包绕（星号）。肺静脉周围的部分肺组织表现为纤维化改变。（感谢加拿大温哥华总医院病理科 Dr. John English.）

像结合高分辨MR血管造影对比技术能够高精度鉴别特发性肺动脉高压和慢性血栓栓塞性肺高压。

（四）超声心动图 多普勒超声心动图是用于测定心脏结构和功能最常见的无创性技术方法。由于超声心动图能测定右心功能和估测肺动脉压力，它是临床疑诊肺动脉高压诊断和随访的首选检查方式。

90%的严重肺动脉高压患者可以检测到三尖瓣反流。多普勒超声心动图可以根据三尖瓣反流的速度估测肺动脉收缩压，虽然精度尚有限。三尖瓣反流速度大于3.0 m/s一般对应肺动脉压力大于30 mmHg。一般而言，超声心动图和有创血流动力学检查有很好的相关性，但在一些特殊情况其准确度有限。特别是，超声心动图很难鉴别轻度肺动脉高压和正常血流动力学。

随着病程进展，可以出现右室心肌肥厚，室间隔矛盾运动，异常收缩间隔和异常肺瓣膜运动。经食管超声心动图可见检测心内分流，特别是小的卵圆孔未闭、静脉窦型房间隔缺损；这些都难以通过经胸超声心动图发现。经食管超声心动图还可以检测血管结构以及其他结构如左房黏液瘤。

（五）核医学 肺通气灌注显像的主要作用是鉴别慢性血栓栓塞性肺动脉高压，因为它在临床表现上和非栓塞性疾病无特异性差别（图63-7）。在血栓栓塞性疾病中，存在节段性灌注异常而通气正常，导致相应区域的灌注通气不匹配。通气灌注显像鉴别慢性栓塞性肺高压和特发性肺动脉高压的敏感性为90%~100%，特异性为94%~100%。通气灌注不匹配也可以见于其他肺血管阻塞性疾病，例如纵隔淋巴结肿大、纤维性纵隔炎、大动脉炎、肺血管或支气管肿瘤、肺静脉闭塞性疾病。

（六）动脉造影 右心导管检查通常是独立进行的，或者也可以和肺动脉造影同时进行。漂浮导管从下腔静脉漂浮到肺动脉。右心导管可以检测肺血流动力学、心功能以及评价急性血管扩张反应。通过测

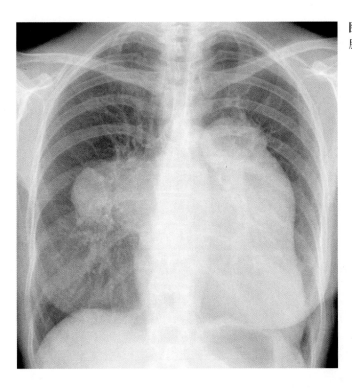

图63-4 特发性肺动脉高压。后前位胸片显示近端肺动脉增粗与外周血管变细,右心增大。

定下腔静脉、右心以及肺动脉氧饱和度,可以确定有无左向右分流。此外,急性血管扩张试验可以测定肺动脉高压患者对特定治疗方案的反应。

肺动脉造影是确定肺血管结构的金标准诊断方法,但是目前CT和MRI技术不断发展成为有创检查的替代方法。随着标准动脉造影流程的不断改进,肺动脉造影安全性非常可靠,甚至在严重肺动脉高压也是安全的。严重并发症发生率是1.5%,病死率0.5%。相较于CT和MRI,肺动脉造影有很好的时间分辨率,能够减少运动伪影和静脉干扰。肺动脉造影在诊断慢性血栓栓塞性肺高压非常有用,不仅可以确定病变累及部位,还可以判断手术指针。

（七）影像检查选择 肺动脉高压的临床表现和体征没有特异性。成像技术在诊断肺动脉高压中起了至关重要的作用,而且能够筛选基础疾病。尽管有一系列成像方式,但需考虑相关的电离辐射,以及侵入性检查所带来的潜在风险。诊断流程因人而异,还需考虑当地经验、可操作性以及成本(图63-8)。我们和临床医师关于诊断流程达成一定共识,适用于大部分肺高压患者。

所有疑诊肺高压患者都需行常规胸片检查。如果胸片显示近端肺血管扩张和心脏增大,需进一步行超声心动图检查。如果临床高度怀疑而胸片检查正常,超声心动图可以简单无创地判断有无肺动脉高压。超声心动图不仅可以确定有误肺动脉高压,而且

可以为基础疾病提供有用线索。如果超声心动图检查正常,没有必要行进一步检查。

如果超声心动图提示肺动脉高压,患者需进一步行MRI确诊。如果患者是接受保守或药物治疗的,那么这些检查就够了。然而,如需考虑手术,右心导管检查是必须的。

如果超声心动图没有发现其他心脏病变,我们直接进行CTPA检查。CTPA联合高分辨CT可以明确大部分患者的诊断。根据CT结果决定下一步检查方案。

如CT提示慢性血栓栓塞性肺高压中央型的患者,可进一步行肺动脉造影。因为肺动脉造影可以给外科医师进行肺动脉内膜剥脱术前提供治疗路径。在我们中心,手术后患者通常接受MR血管造影的随访。

CT血管成像可以意外发现心内分流,这种情况还不少见。这种患者需进一步行右心导管以及MRI的检查。肺实质性病变容易通过CT明确,并需结合肺功能检查。肺静脉闭塞疾病容易和肺水肿、间质性肺疾病相混淆。特发性肺动脉高压是排他性诊断。

如果CT检查结果不确定,可以行通气灌注显像进一步排除远端型血栓栓塞性疾病。

许多中心将通气灌注显像作为CT之前的选择。的确,通气灌注显像在排除慢性血栓栓塞性肺高压中的作用不容置疑;但是其特异性不够。如果通气灌

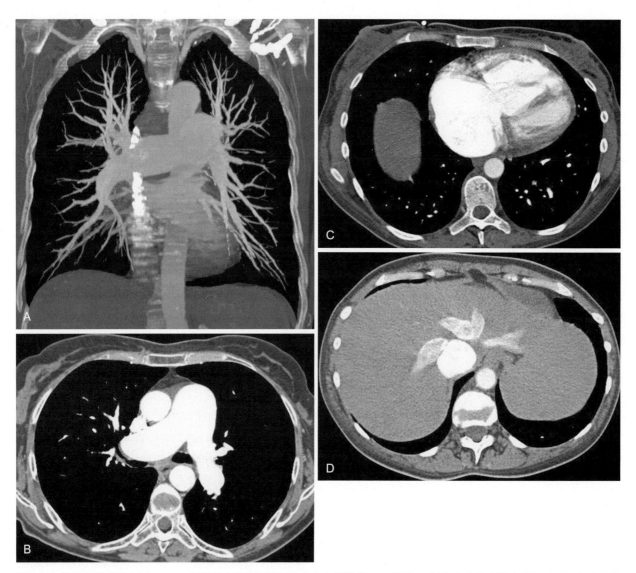

图63-5 特发性肺动脉高压。A. CT冠状最大密度投影显示中央血管增粗。B. 增强CT图像右主肺动脉水平层面可见主肺动脉扩张,明显粗于同层面升主动脉。C. CT三尖瓣水平层面显示右房和右室增大伴室间隔偏移。D. CT肝脏层面显示对比剂逆流至下腔静脉和肝静脉,提示存在三尖瓣反流。

注显像并非正常或高度可疑的情况下,诊断流程仍需进一步完善,这时可以选择MRI。

五、治疗方案概要

至今为止,肺动脉高压的治疗仍相对有限。正因如此,早期诊断常被认为是不太重要。其实不然,有些治疗方案能够改善预后,如钙离子拮抗剂抗凝药物;而氧疗和利尿剂能够改善症状。新型靶向药物彻底改变了很多患者的治疗情况。靶向药物改善血管重构,抑制血小板聚集以及扩张肺血管。依前列醇是第一个被证实能够改善肺动脉高压患者运动耐力、血流动力学指标和生存预后的靶向药物。其他前列环素类药物,如吸入伊洛前列素和皮下曲前列尼尔,也被陆续证实有效。更近期的治疗药物,如双重内皮素受体拮抗剂,选择性内皮素受体拮抗剂和磷酸二酯酶抑制剂,不仅效果明确而且还可以口服。鉴于大部分肺动脉高压患者受益于靶向药物,所以早期诊断并非不重要。

心肺移植是肺动脉高压终末期患者的治疗选择。慢性血栓栓塞性肺动脉高压的初始治疗是肺动脉内膜剥脱术,手术能够对血流动力学产生永久性的受益。手术适用于中央型血栓栓塞性患者。

毛细血管前肺动脉高压

毛细血管前肺动脉高压肺血管病变组织学特征

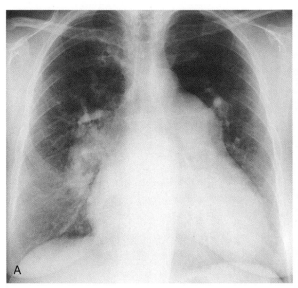

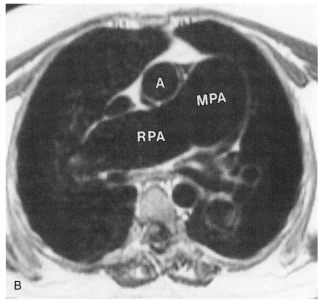

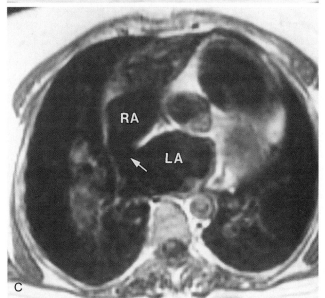

图63-6 房间隔缺损相关肺动脉高压。A. 后前位胸片显示心脏扩大和肺动脉段显著扩张。虽然外周血管迅速变细，但肺外周血管影仍增多，以右侧为著。B. 心电门控螺旋超声MRI显示主肺动脉（MPA）、右肺动脉（RPA）增粗。肺动脉主干直径远大于主动脉（A）。C. MRI在右心房（RA）和左心房（LA）层面显示房间隔缺损（箭）。患者为61岁妇女。（引自 *Müller NL, Fraser RS, Colman NC, Paré PD. Radiologic Diagnosis of Diseases of the Chest. Philadelphia, WB Saunders, 2001.*）

类似，主要累及小的肌性动脉和肺小动脉。潜在病因多种多样，主要包括累及肺小血管的疾病，例如肺血管增多（先天性左向右心内分流性疾病）、肺血管栓塞性病变（血栓栓塞，肿瘤栓塞，寄生虫或其他异物）、大动脉炎或肿瘤和胸膜实质疾病（表63-1）。

毛细血管前肺动脉高压的典型的影像学表现为主肺动脉扩张，外周血管影稀疏，右心扩大（图63-4）。

一、小血管疾病

毛细血管前肺动脉高压的小血管病变可能是特发性或继发于结缔组织疾病、滥用减肥药、门脉高压、HIV感染（表63-1）。其有自身独特的组织学，临床和影像学特点。

（一）特发性肺动脉高压 特发性肺动脉高压（以前称为原发性肺动脉高压）是指没有继发因素所致的毛细血管前肺动脉高压。家族性肺动脉高压是一种常染色体显性遗传疾病，50%患者具有骨形成蛋白受体Ⅱ（BMPR Ⅱ）突变。而临床和影像学特点基本和特发性肺动脉高压相同。

特发性肺动脉高压和慢性血栓栓塞性肺高压的鉴别诊断非常关键，因为两者的治疗方案不同。前者以药物治疗为主，后者则有可能通过肺动脉内膜剥脱术治愈。

1. 患病率、流行病学及预后 特发性肺动脉高压的发病率估计为每年（1~2）/100万人。特发性肺动脉高压的平均发病年龄为36.4岁（标准差；范围

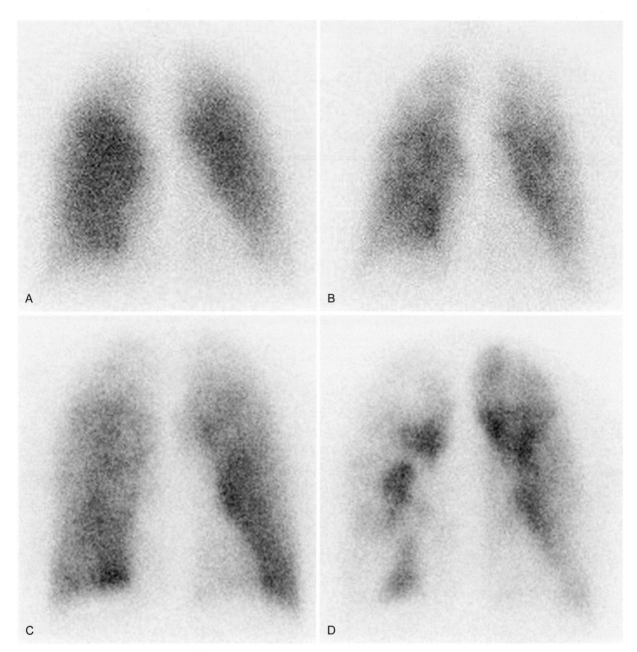

图 63-7 特发性肺动脉高压和慢性血栓栓塞性疾病：两个不同疾病患者的通气灌注显像。A、B. 特发性肺动脉高压患者，前位图显示正常通气（A）斑片状灌注缺损（B）。C、D. 慢性血栓栓塞性疾病患者，前位图显示正常通气（C）和多节段灌注缺损（D）。

1~81），男女比例为 1.7∶1，女性好发。发病没有种族差异，十分之一的患者年龄超过 60 岁。特发性肺动脉高压散发病例和家族性病例比例在 10∶1 以上。历史上来看，特发性肺动脉高压预后差，早期研究显示中位生存期只有 2.8 年。靶向治疗改善了这种情况，5 年生存率保持在 55%。

2. 组织学　特发性和家族性肺动脉高压是经典的小血管闭塞性疾病，病理变化局限于毛细血管前肌性小动脉（<1 mm）（图 63-1）。而在较大肺动脉的改变只是对于肺动脉高压反应性改变。肺泡周围和

肺泡间动脉闭塞性改变的结果是出现平滑肌肥厚，内膜增殖和外膜增厚性病变。丛样病变是持续和不可逆肺动脉高压的标志。丛样病变往往发生在小于 100 μm 小动脉的分支点或远端内膜增厚闭塞性肺血管的侧枝起点。然而，这种复杂性病变并不是特发性肺动脉高压所独有，也可见于分流相关性肺动脉高压、慢性血栓栓塞性肺高压。其他复杂病理学变化还包括扩张病变和坏死性动脉炎伴节段动脉壁破坏。在超过 50% 例特发性肺动脉高压患者中，长期肺动脉高压所致的原位血栓形成可进一步引起血管内膜

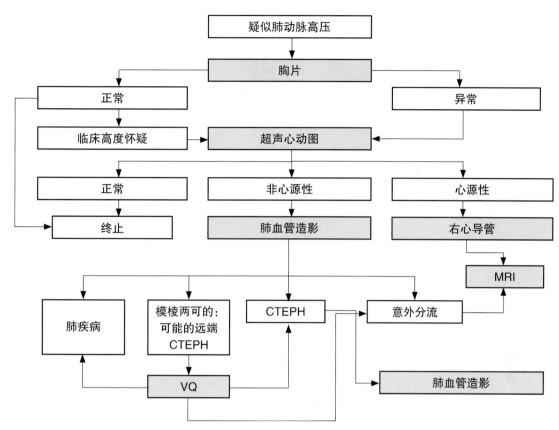

图63-8 肺动脉高压的影像检查流程（PH）。CTEPH,慢性血栓栓塞性肺高压；IPAH,特发性肺动脉高压；VQ,肺通气灌注显像。

损伤,并继发急性或机化性血栓。

3.影像学表现

（1）胸片:90%的特发性肺动脉高压患者在诊断时有胸片的表现异常。典型表现包括近端肺动脉扩张而周围肺血管稀疏,右心增加,肺血减少(图63-9)。特发性肺动脉高压的肺部影像学是正常的,从而有助于和呼吸相关肺高压相鉴别。

（2）CT:在CT上,主肺动脉扩张和外周肺血管突然变细。和其他类型肺动脉高压一样,右心扩大伴或不伴三尖瓣反流。Baque-Juston等人的研究发现,53%的严重肺动脉高压患者有心包增厚或大于2 mm的心包积液。通常,特发性肺动脉高压的肺部影像学是正常的;然而,在严重肺动脉高压患者中可见见到胆固醇肉芽肿,CT表现为低密度的小叶中心性小结节,类似于结节病、支气管炎、过敏性肺炎表现。肺实质区域性灌注缺损可引起马赛克样改变。

在严重肺动脉高压患者中,由于近端血管血流减少所致的原位血栓能够在CT中被发现。典型的原位血栓表现是中心非闭塞性改变,而慢性血栓栓塞性肺高压的陈旧机化性血栓则是下叶为主的闭塞

性改变。

（3）磁共振成像:MRI上除了一般性特征如右心室肥厚扩张外,特发性肺动脉高压还表现为对称性中央肺动脉扩张,外周血管弥漫性纤细以及亚段血管截断样改变,丝状或螺旋状外周动脉,偶见胸膜下血管和肺动脉造影的表现一致。在没有电离辐射的情况下,MRI可见监测特发性肺动脉高压患者对药物治疗的心功能反应。Bergin等人的研究表明,MR血管造影在鉴别慢性血栓栓塞性肺高压与特发性肺动脉高压方面的精度比拟于放射性核素扫描（92%）。

（4）通气灌注显像:特发性肺动脉高压和慢性血栓栓塞性肺高压的鉴别非常关键,因为这关系到后续的治疗方案。灌注显像是一种重要的筛选检查。慢性血栓栓塞性肺高压可表现为典型的段或肺叶灌注缺损,而特发性肺动脉高压的通气灌注显像可以是正常的或低概率的通气灌注不匹配(图63-7)。然而,肺灌注扫描潜在鉴别诊断和抗凝治疗决策上仍有潜在的不确定性。

在部分进展期原发性肺动脉高压患者中,核素显

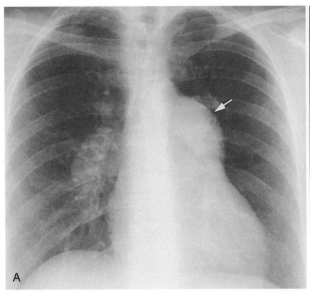
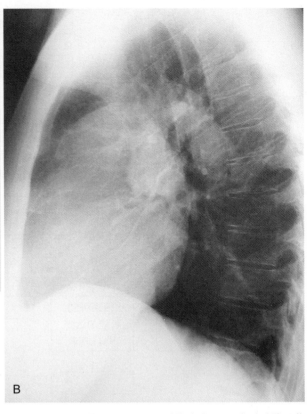

图63-9 肺动脉高压。后前位（A）和侧位（B）胸片显示中央肺动脉扩张伴周围血管迅速变细。后前位胸片可见，主肺动脉显著扩张，在主动脉弓下缘局部膨出。侧位可见右室增大和右室流出道扩张，胸骨后下段区域被填充。（*Müller NL, Fraser RS, Colman NC, Paré PD.* 胸部疾病影像学诊断. 宾夕法尼亚州立大学, 2001.）

像发现反向通气灌注不匹配（即灌注完好区域出现通气障碍或缺损）。CT研究表明，部分区域表现肺血管正常或扩张，而肺实质密度减低，这和核素显像提示的通气障碍区域相一致。

（二）门脉高压相关肺高压　严重的肝病能够导致两种临床和病理生理完全不同的并发症，肝肺综合征和门脉高压相关肺高压。

肝肺综合征是由于肺内血管扩张引起分流，进而产生严重的低氧血症。相反，门脉高压相关肺高压是由于肺血管收缩和血管重塑引起肺血管阻力增加，进而产生肺动脉高压和右心功能障碍。美国国立卫生研究院（NIH）发现门脉高压相关肺高压比例是8%。而在进行肝移植评估患者中的肺动脉高压发生率达到16%。

和其他肺动脉高压表现一样，门脉高压相关肺高压的主要临床表现是逐渐加重的劳力性呼吸困难和疲劳。严重门脉高压相关肺动脉高压的患者预后很差，中位生存期为6个月，5年生存率为10%，而肝肺综合征的5年生存率则为50%。如果肺动脉高压未被处理，需早期评估肺移植围术期以及术后长期风险。

门脉高压相关肺动脉高压的影像学表现和特发性肺动脉高压相同，包括近端肺动脉扩张、右心室增大。这些特点不同于肝肺综合征典型的肺内血管扩张表现。

（三）药物和中毒　多种药物和毒素已被证实和肺动脉高压发生发展相关。目前认为最为相关的药物是减肥药，也就是盐酸阿米雷司、芬氟拉明、右芬氟拉明。可卡因、安非他明和化疗药物也和肺动脉高压有一定相关性。这些患者的临床、影像学表现和特发性肺动脉高压一致。减肥药物相关肺动脉高压患者的高分辨率CT上可以见到弥漫性微小结节。这种影像学改变和病理上的广泛弥漫性血管丛样改变有关。

（四）胶原结缔组织疾病　肺动脉高压可以继发于各种胶原血管疾病，而且预后更差。不同疾病肺动脉高压的发病率不同，其中硬皮病的肺动脉高压发病率可以达到12%。而且肺动脉高压造成了局限性硬皮病高达50%的疾病相关死亡。在系统性硬皮病中单纯肺动脉高压相对少见；一般这种患者抗核抗体

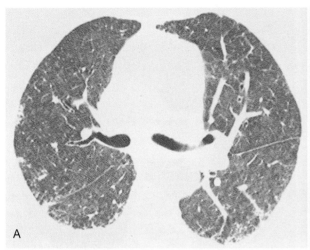
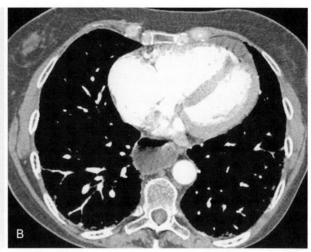

图63-10 系统性硬皮病和CREST综合征相关肺动脉高压。A. CT主支气管层面显示和间质纤维化相对性的轻度肺外周网格样改变，以及与肺血管病变相一致的肺实质密度减低。B. CT三尖瓣水平层面显示右心增大，少量心包积液，扩张食管内充满液体提示食管运动功能障碍。

可见抗U3核蛋白阳性。一个长期随访研究发现肺动脉高血压是混合性结缔组织病最常见的死亡原因，比例高达38%。

系统性红斑狼疮、类风湿关节炎和多发性肌炎发生肺动脉压力升高相对少见。类风湿关节炎中，继发于类风湿性间质性肺疾病的肺高压更为常见。系统性红斑狼疮合并高凝状态；因此，这些患者中出现肺动脉高压还需考虑有无慢性血栓栓塞性肺高压可能。韦格纳肉芽肿患者也可见肺动脉高压。

结缔组织病相关血管病变的组织学和影像学特点和特发性肺动脉高压一致。虽然组织学及高分辨率CT可以发现间质纤维化，但间质性肺疾病的程度尚不足以解释的大幅度肺动脉压力升高（图63-10）。肺动脉高压靶向治疗能够显著改善患者的功能状态，却没有能像特发性肺动脉高压一样改善生存预后。

（五）人类免疫缺陷病毒（HIV）感染 虽然HIV感染的者常有肺动脉高压若干潜在危险因素，但是病毒本身就是一个独立危险因素。每年0.1%的艾滋病毒感染人口并发肺动脉高压，和HIV阴性个体相比其发生肺动脉高压相对危险度为500。其预后和HIV感染持续时间或病毒载量无关。然而，Pellicelli等人发现HIV感染相关肺动脉高压患者合并有获得性免疫缺乏综合征（acquired immunodeficiency syndrome，AIDS）和没有合并AIDS两组之间肺动脉高压严重程度有着显著异常，AIDS患者有着更为严重的肺动脉高压。肺血栓栓塞症是另一个导致慢性感染HIV患者并发肺动脉高压的原因，占到了HIV感染或AIDS相关肺动脉高压患者的3%。

其发病机制尚不清楚，但组织病理学方面，其血管病变与特发性肺动脉高压是类似的。影像学检查也和特发性肺动脉高压相近，虽然有可能还有和逆转录病毒感染相关的其他特征。早期诊断是非常关键，因为前期研究表明，靶向治疗对这些患者有效。

二、肺动脉阻塞和狭窄病变

鉴于很多疾病可以引起肺动脉阻塞，毛细血管前肺动脉高压也有可能因为近端肺血管阻塞和狭窄所致。最常见继发原因是血栓栓塞性疾病，但也可能是由于其他原因所致，如大动脉炎、肺动脉肿瘤或肺动脉外压性改变。

慢性血栓栓塞性肺高压 慢性血栓栓塞性肺高压（CTEPH），未经治疗或反复发作的急性血栓机化并附壁于肺动脉。小血管血栓经常再通，形成小梁样结构。这个过程反复发生，血管内皮改变引起肺动脉阻塞和狭窄，导致渐进性肺动脉高压、低氧血症和右心衰竭。急性肺栓塞病史在CTEPH患者中是常见的，但不一定肯定存在。

CTEPH的真实患病率尚不明确，因为可能存在很多漏诊的情况。急性肺栓塞后并发CTEPH的比例多发3.8%，如不加处理预后不良。

肺动脉内膜剥脱术是有可能治愈CTEPH患者的方法。影像学是判断手术指针至关重要的方法，近端血栓患者有可能接受肺动脉内膜剥脱术，而远端血栓则无手术治疗指针，预后相对较差。

1. 影像学表现

（1）胸片：CTEPH胸片也表现为肺动脉段突出和右心扩张。中心肺动脉可能呈非对称性扩大伴外周突然截断表现。外周肺血管紊乱伴节段性低灌注和高灌注。胸膜增厚或胸腔积液，外周梗死后的瘢痕组织和肺不张可在胸片上发现。

（2）CT：CT以横断面的形式直接观察中央和段一级血管栓塞情况。相较于肺动脉造影或磁共振成像，CT对于中央型CTEPH具有更高的敏感性和准确性，而相较于通气灌注显像其更为具体。

CTEPH的CT影像学特征包括偏心扁平附壁血栓，血栓部分可引起闭塞或局部再通（图63-11）。慢性闭塞血管往往小于正常血管（图63-12）。大约10%的患者可见到血管壁钙化。螺旋CT比血管造影更能清楚反映附壁机化血栓。

节段血管可完全消失或突然狭窄伴远端纤细。血管可以在分支起始阻塞，或由血管内膜纤维网状化导致管腔狭窄。

77%~100%的CTEPH患者可见马赛克灌注模式（图63-11）。虽然马赛克征可见于多种弥漫性浸润性小气道病变和血管闭塞性疾病，其影像学特征是，血管起源区域由于血管内径缩小导致影像学密度降低（马赛克灌注）而呼气相未见气体潴留。区分CTEPH还是小气道病变所引起的马赛克征主要是看主肺动脉直径，CTEPH患者的肺动脉通常是增粗的，而气道疾病的肺动脉则是正常的。CTEPH可以同时合并存在气道和血管异常，高达2/3的CTEPH患者在灌注不佳部剥脱位存在段和亚段的支气管扩张。

支气管扩张而非支气管伴行动脉增粗导致了左向右分流，这在CTPEH患者中较为常见。在CT上，支气管动脉测量直径超过1.5 mm时则认为增粗。支气管扩张程度与肺内分流程度以及肺动脉内膜剥脱术术后死亡率密切相关。支气管伴行血管增粗是预后良好的指标。

支气管以及体循环动脉扩张在CTEPH上发生频率较高，可以借此鉴别特发性肺动脉高压。

其他CT特征性表现还包括中心肺动脉扩张、右心室扩张、胸腔积液、心包积液以及腹水。

（3）磁共振成像：磁共振在肺血管方面的成像结果和肺动脉造影和肺动脉CT血管造影（CTPA）基本一致，包括肺血管截断征、肺血管内膜网状改变以及近远端血管异常扭曲变细（图63-13）。短轴电影磁共振成像进行容量分析（volumetry performed with short-axis cine MR images）可以确定右心室与左

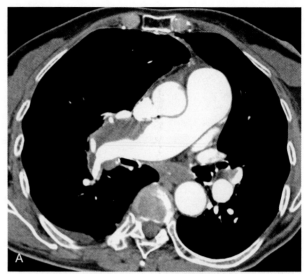

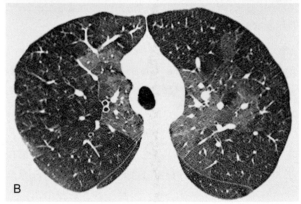

图63-11 慢性血栓栓塞性肺高压。A. 增强CT显示近端肺动脉扩张伴右肺动脉偏心性血管壁增厚。B. 肺窗显示马赛克灌注，可见地图样密度减低区，其内可见散在分布的细小血管影，并可见肺磨玻璃影以及肺灌注正常区域血管管径正常。

心室射血分数。室间隔矛盾运动可以清晰被呈现。左右肺动脉血流量比值有助于鉴别血栓栓塞性疾病。MRI也可以量化术前术后的支气管肺吻合口血流量。MRI血管造影检查在鉴别CTEPH和特发性肺动脉高压方面的精确度和放射性核素显像相一致。

（4）核医学：通气灌注显像显示一个或多个节段性通气灌注不匹配。部分机化血栓再通可能导致通气灌注显像低估大血管病变，特别是相较于CT、肺动脉造影以及手术。

（5）肺动脉造影：肺动脉造影仍是诊断CTEPH、确定病变范围、评估手术指针的金标准，但是非侵入性成像的不断改进减少了它的临床应用（图63-14）。肺血管造影在中央型血栓栓塞性疾病中特异性佳，主要表现为网状、条状改变，肺动脉节段性狭窄或缺失，囊袋状充盈缺损，以及局限于1~2个肺叶截断征。肺

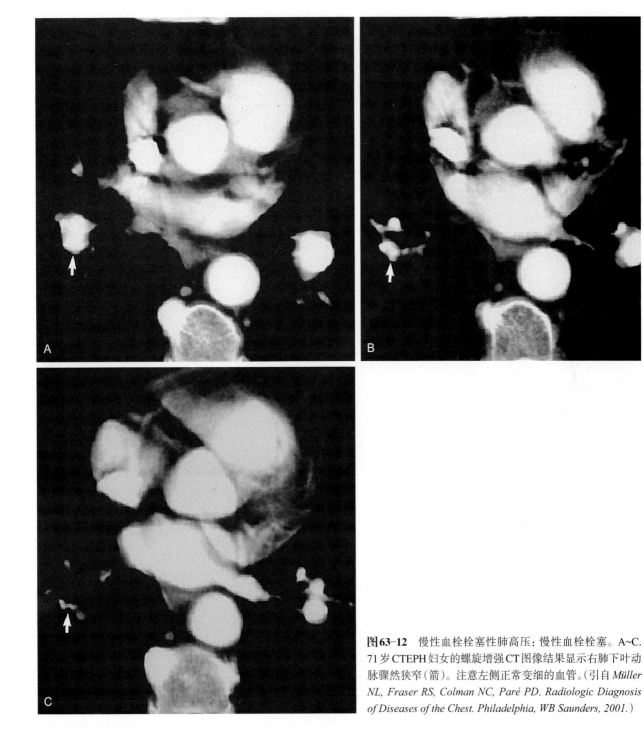

图63-12 慢性血栓栓塞性肺高压：慢性血栓栓塞。A~C. 71岁CTEPH妇女的螺旋增强CT图像结果显示右肺下叶动脉骤然狭窄（箭）。注意左侧正常变细的血管。（引自 *Müller NL, Fraser RS, Colman NC, Paré PD. Radiologic Diagnosis of Diseases of the Chest. Philadelphia, WB Saunders, 2001.*）

动脉造影有可能低估近端血栓栓塞，因为存在血管再通以及平滑的附壁血栓可能。

2. 鉴别诊断　CTEPH和有些疾病的影像学表现非常相似，包括先天性肺动脉狭窄、中等大小血管炎或大动脉炎、肺血管肿瘤、肺癌、肺门及纵隔淋巴结肿大和纵隔纤维化所致的外压性血管狭窄。因为慢性血栓栓塞性病变通常是双侧受累，如果单侧肺动脉主干闭塞需警惕其他病变可能。通过薄层CT图像就可

以很容易区分肺门淋巴结和急慢性肺栓塞，因为肺门淋巴结是血管外组织，在对比剂充盈肺血管时两者有很清晰的轮廓。矢状面和冠状面重件图像有助于这方面的鉴别。

（1）原发性肺动脉肉瘤：肺动脉肉瘤是一种罕见的肺动脉管腔内充盈缺损疾病。这种血管腔内肿瘤通常在CT上表现为单侧，分叶状，强化不均匀。肉瘤可以引起血管扩张，局部血管外扩散。不同于急慢性

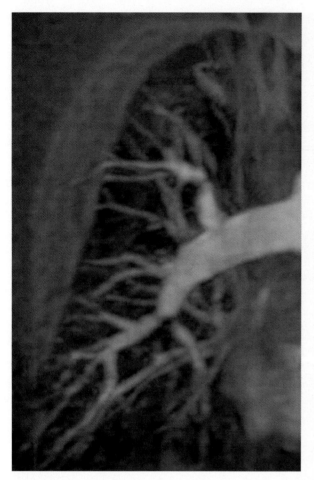

图63-13 慢性血栓栓塞性肺高压。中央型CTEPH患者增强磁共振肺血管造影结果显示右上叶和右下叶多发网状以及节段性血管闭塞。

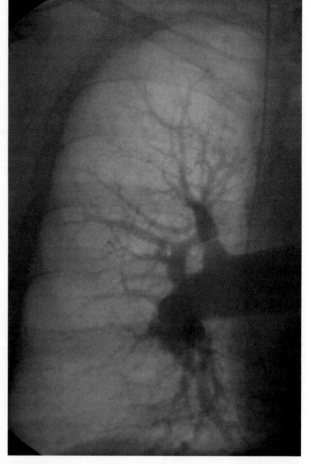

图63-14 慢性肺血栓栓塞性肺高压。中央型CTEPH患者肺动脉造影显示右上叶肺动脉近端网状改变,而右下肺和右中叶肺动脉多发节段性闭塞。

肺栓塞,肺动脉肉瘤在增强时可有强化。肺动脉肉瘤呈分叶状,与血管壁形成锐角,而慢性肺栓塞往往呈钝角改变(图63-15)。

(2)血管炎:多发性大动脉炎(Takayasu arteritis)是一类累及近端肺血管的大动脉炎(图63-16)。尽管肺动脉单独受累引起肺动脉高压已陆续被报道,但主动脉和全身动脉受累可以掩盖肺部表现。由于血管壁增厚引起的多发肺动脉狭窄可被误诊为慢性血栓栓塞性肺高压,但大动脉炎的血管轮廓光滑,并有可能因为疾病本身炎症特征出现CT和MRI的延迟对比增强。

(3)纤维纵隔炎:纤维纵隔炎可导致肺动脉高压,而且很难和单侧的慢性血栓栓塞相鉴别。肺动脉或肺静脉由纤维组织非均匀包绕可导致肺血管闭塞。纤维纵隔炎可以单独累及肺静脉,伴不对称纵隔增宽、肺门组织钙化、同侧Kerley B以及由于静脉闭塞所致的外周楔形影。如果纵隔纤维化影响肺循环的

动脉系统,肺动脉造影显示单侧或对称性中央肺动脉狭窄及远端动脉截断表现。如肺静脉受累,静脉期血管造影可显示不均匀的肺静脉梗阻、狭窄或邻近心房处肺静脉局限性扩张。增强CT不仅可以显示血管损害程度同时也显示纵隔受累程度。

(4)非血栓所致栓塞:肺血管内癌栓通常发生在已知恶性肿瘤患者中,如心房黏液瘤、肾细胞癌和软组织肉瘤。增强CT中,可见近端肺动脉管腔内充盈缺损、多灶性串珠样改变和外周亚段肺动脉扩张。肺梗死部位可见胸膜下线性和楔形阴影。CT也可显示恶性病变的影像学表现,包括淋巴肿大、肺静脉高压和癌性淋巴管炎。寄生虫栓塞是曼氏血吸虫感染的心肺表现,其影像学特征为非特异性,包括心脏增大和中央型肺动脉扩张。肺血吸虫病的高分辨率CT还可显示结节,间质增厚,磨玻璃样斑片影表现。

肺滑石沉着病主要由静脉药物滥用者注射碾碎

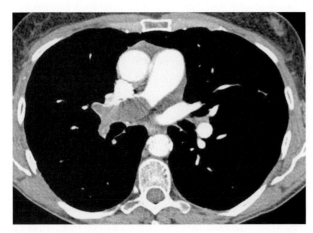

图63-15 肺动脉肉瘤。增强CT图像显示右肺动脉主干内巨大充盈缺损，并一直延伸到近端肺血管。单边闭塞性改变提示肿瘤。

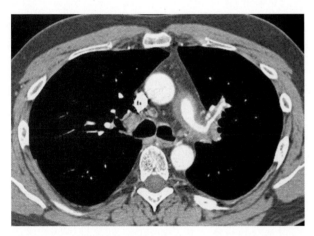

图63-16 大动脉炎。增强CT显示左主干和上叶肺动脉血管壁增厚，活检证实大动脉炎。主动脉弓的大血管正常。

口服药物所致。早期影像学特征是弥漫性小阴影（2~3 mm）。随着疾病进展，上肺可见团块融合引起肺门上抬和肺底部透亮度增高。与进展期尘肺所致弥漫化纤维病变相比，这些肿块往往稍靠近肺门并且边缘不清。激素治疗后，这些肿块可能稳定或缩小。滑石尘肺CT表现为广泛的磨玻璃影和散在细结节。部分进展期病例，CT显示肺门肿块融合内部包含高密度滑石粉，并有肺结构扭曲。

异物栓塞，例如汞引起的肺栓塞，影像学表现为对称分布的细分支高密度影像，对应肺血管内的汞分布。汞也可以聚集在心脏内，特别是在右心室心尖部。

镰状细胞贫血病以反复发作的急性胸部症状为主要表现，如有毛细血管阻塞和原位血栓形成，则有可能导致慢性病变。大约有一半的患者影像学表现

为间质性疾病改变，这些改变可能来自小的肺梗死后瘢痕病灶。最终，足够的永久性微血管阻塞病灶可以产生肺源性心脏病，进一步引起中央肺动脉扩张和右心室增大。

3. 治疗方案概要 CTEPH治疗首选是肺动脉内膜剥脱术，而对于无法手术的远端病变患者可以选择靶向药物。手术死亡率在7%~40%。手术指针的把握非常关键，需要多学科的共同决定。尽管临床和血流动力学特征非常关键，影像学对于诊断和手术指针把握的作用无可替代。根据内科医师的评估，如果近端血栓量不足（叶、段），那么手术是不推荐的。存在手术能干预的血栓组织，保证患者在手术过程中能够成功脱离体外循环。中央型机化血栓是手术指针之一。CT动脉造影提示广泛马赛克征而伴血管症状的患者在肺动脉内膜剥脱术后通常预后不佳。这个特征可以命名为小血管因素，是因为远端血管受累引起肺血管阻力增高所致。

肺动脉内膜剥脱术成功的因素只有两个：中央血管病变和外周血管受累程度。这两个因素可以量化评估，直接影响手术预后。术前将中央型血栓对血流动力学障碍的影响和判断手术指针分开来是不科学的。精确的量化评估血栓，有助于判断慢性血栓栓塞性肺高压的一部分亚组：手术能够解决中央型病变，而积极的药物干预有助于控制剩下来的外周血管病变。

三、肺血流量增加疾病

持续先天性左向右分流疾病可以引起毛细管前肺动脉高压。包括高压力性分流，如动脉干永存、室间隔缺损和动脉导管未闭；低压高流量分流，如房间隔缺损和部分肺静脉异位引流。其他情况，如慢性肾功能衰竭、甲状腺功能亢进，也会增加肺血流量导致肺动脉高压。

先天性心脏病和特发性肺动脉高压的血管病变相似，所以靶向治疗药物在先天性心脏病相关肺动脉高压前期研究中的结果非常有意义。

最初，分流的存在将肺循环暴露于高流量血流下，阻止肺循环适应子宫外的生活环境。持续的高流量血流，导致了进展性肺血管病变与原位血栓形成。缺损的大小和位置，分流比例决定了这些病变发生的时间。如果不予矫正，肺动脉压力升高最终导致双向分流，甚至右向左分流（艾森曼格综合征）。

即使是手术成功纠正缺损，患者仍有可能会发展为显著的肺动脉高压。

虽然分流相关肺动脉高压的本质不同于特发性肺动脉高压,但两者有着共同的组织学特征,包括丛状病变、肌性动脉瘤、坏死性动脉炎、原位血栓、内侧肥厚伴内膜增生、层状纤维化、进展性血管闭塞和不可逆的肺动脉平滑肌细胞增殖。然而,分流相关肺动脉高压的丛状病变通常发生在100~200 μm直径大小的血管。

影像学表现 慢性分流所致肺动脉高压的影像学特征主要是肺动脉主干扩张。左向右分流初期,主要影响外周血管。影像学表现为肺淤血,主要以外周胸膜2 cm内可见血管影为特征。胸片很难确定血管病变和肺动脉高压的发展。肺血减少伴外周血管突然纤细,近端和远端血管内径不对称,往往提示右向左分流和艾森曼格综合征。

右心增大和容量负荷程度相关。但是肺血管阻力增高和肺动脉高压进一步发展有可能引起心脏缩小。

房间隔缺损的特点是右心房和右心室增大(图63-17);室间隔缺损特点是右心室肥厚和双房增大;动脉导管未闭则是左心房扩大,左心室肥厚和主动脉结突出。此外,也有可有动脉导管囊袋处钙化。

超声心动图和血管造影是评估心脏分流的传统首选影像学手段。经胸超声心动图敏感性强,且为非侵入性检查,所以应用广泛,但声窗局限性。经胸超声心动图难以发现静脉窦型房间隔缺损,动脉导管未闭,肺静脉异位引流。虽然血管造影被视为确诊心脏

分流的"金标准",但是它是侵入性的检查,且需碘对比剂。

MRI是评估心脏结构非常有用的手段,不仅可以检测和定位分流,而且可以量化分流量。特别是评估干下型室间隔缺损,房室间隔缺损和部分肺静脉异位引流的心内分流。分流严重程度可以用肺循环和体循环比率来量化。磁共振血管造影允许高分辨率三维重建血管,而且可以无创检测到肺静脉的异常分流。

虽然CT不是心内分流患者首选影像学检查方式,但它是疑诊肺动脉高压的一线检查手段,而且仔细评估可以发现心内分流的蛛丝马迹(图63-18)。CT上的中央肺动脉可见线性钙化,以及原位、非闭塞性血栓。动脉导管未闭患者可见,动脉导管血管壁钙化或瘤样扩张。

存在左向右分流的通气灌注显像检查,可以在甲状腺和肾脏发现异常显影,并可据此来估算分流率。

四、胸膜肺实质病变

很多慢性肺部疾病通过增加肺血管阻力,引起肺动脉高压。这部分由于肺血管床破坏,部分由于慢性肺泡缺氧引起的肺血管重塑。虽然其相关的肺动脉高压程度较轻而且心排血量尚可,但肺高压恶化了预后。慢性肺部疾病相关肺高压的预后取决于基础疾病的严重程度以及右心室功能。将近90%的严重慢性阻塞性肺疾病会并发肺高压。间质性肺病和肺高压患者的生存预后也类似。肺高压只有在肺心病进展期,临床表现才表现明显;其早期症状往往被肺部基础疾病所掩盖。

影像学表现 胸片和CT表示包括胸膜肺实质病变和肺动脉高压影像学改变,主要以右心室和近端肺血管扩张为特点。在间质性纤维化中,肺高压的严重程度对个体的影响和中心性肺动脉扩张程度和肺实质病变严重程度相关。在结缔组织疾病中,如果同时存在间质纤维化和肺血管病变,肺高压和肺实质病变不成比例。通气灌注显像在慢性肺疾中显示通气灌注缺损匹配。

除肺移植,长期氧疗是唯一被证实能够改善长期生存预后的治疗方法。在考虑肺移植患者诊断检查方法中,特别是存在肺气肿的情况下,CT能够发现胸片不能检测到的小的原发性肺癌,因此能够显著影响治疗。如果考虑单侧肺移植,则可以用肺通气灌注显像来选择受损最严重的一侧。

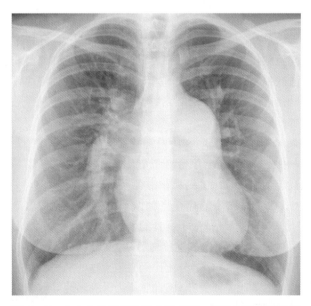

图63-17 左向右分流所致肺动脉高压。继发于房间隔缺损的肺动脉高压患者胸片显示心脏增大,中心肺动脉增宽。

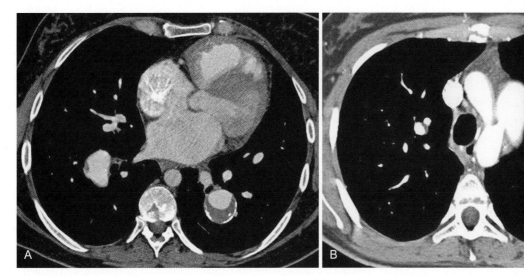

图63-18 肺动脉高压体检时CT肺血管造影发现由于先天性分流所致的肺动脉高压。A. CT造影显示一个较大的房间隔缺损，并在左下叶肺动脉内原味血栓形成。血栓周围可见钙化。B. CT造影显示左肺动脉和主动脉峡的交通支，为动脉导管未闭。

要点：毛细血管前肺动脉高压

- 毛细血管前肺动脉高压最重要原因包括特发性肺动脉高压、慢性血栓栓塞性肺高压、左向右心内分流和胸膜肺部病变
- 新型靶向药物改善了特发性肺动脉高压的临床预后
- 慢性血栓栓塞性肺高压容易被误诊，3.8%的患者有急性肺栓塞病史
- 肺动脉内膜剥脱术可以永久改善近端慢性血栓

- 栓塞性肺高压的血流动力学指标
- 通气灌注显像有助于将慢性血栓栓塞性肺高压和其他病因相鉴别
- 慢性血栓栓塞性肺高压的病理特点是层状附壁血栓、网状狭窄，CT影像学表现为马赛克样灌注缺损，常伴支气管动脉扩张
- 心内分流可以通过超声心动图、CT和MRI识别

毛细血管后肺动脉高压

毛细血管后肺高压指肺静脉压力升高。毛细血管后高血压的原因包括先天性静脉畸形、左心衰竭、心脏瓣膜病、肺静脉闭塞性疾病、肺毛细血管瘤（表63-1）。

毛细血管后肺高压影像学表现，包括显著的间隔线、少量胸腔积液，偶尔肺泡渗出和其他肺动脉高压的典型表现右心扩张和近端肺动脉增宽。

一、肺静脉闭塞病和肺毛细血管瘤病

肺静脉闭塞病和肺毛细血管瘤病在肺高压中相对罕见。因为这些疾病往往和特发性肺动脉高压、间质性疾病难以区分，所以CT诊断是疾病诊断中作用非常重要。

PVOD和肺毛细血管瘤病通常被一并而论，因为它们有着很多共同点，特别是治疗方面。尽管两种疾病都存在肺动脉病变，但主要还是毛细血管床后肺静脉受累。肺毛细血管瘤病的肺静脉闭塞主要是由于毛细血管异常增生渗透到肺间质、血管，而在气道上较少累及。PVOD和肺毛细血管瘤患者的肺静脉压力增高导致毛细血管静水压增高，并最终导致局部水肿和出血。

非选择性血管扩张剂会增加毛细血管灌注而从静脉系统输出有限，有可能引起致命性急性肺水肿，虽然这种情况相对不常见。因此，早期确诊对于患者治疗非常关键。

（一）病因学，发病率及流行病学 这类疾病病因尚不明确，可能是多因素所致。虽然大部分情况下这两种疾病是原发的，但细胞毒性药物如博莱霉素、中草药、骨髓移植、放疗等继发因素都有可能引起PVOD。

这两种疾病的流行病学资料缺乏。PVOD属于罕见病,发病率在特发性肺动脉高压的十分之一。肺毛细血管瘤病也非常罕见。至今,PVOD和肺毛细血管瘤病总共报道的病例不超过200例。三分之一的PVOD发生在儿童,没有明显性别差异;而在成人性别比为男性占主要(男女比为2∶1)。

(二)临床表现 这两种疾病起病隐匿,表现为呼吸困难、间歇咯血、气体交换障碍和运动状态低氧血症。症状通常进行性加重,最终导致死亡。PVOD中位生存期为诊断后3年。

PVOD和肺毛细血管瘤对靶向药物总体反应不佳,所以它们的治疗非常复杂。部分PVOD患者可能对PAH靶向药物有效,但仍需谨慎治疗并密切观察。如果药物治疗无效,建议肺移植治疗。

根据重度肺动脉高压、肺水肿影像学表现和肺毛细血管楔压正常可以临床诊断PVOD。这三联征可以避免病理活检诊断。然而,许多PVOD患者没有这个三联征。

(三)病理生理学 PVOD主要影响肺静脉,表现为疏松肿胀到致密硬化的纤维组织包绕肺静脉(图63-3)。与此同时,肺静脉血管壁表现为"动脉化"。由于肺毛细血管和淋巴管阻塞,肺静脉压力显著升高,导致局部肺实质水肿和出血。

PVOD独特的组织学特点是肺静脉网状样改变,血栓再通和内膜纤维化,这提示血栓是其重要的致病因素之一。 PVOD肺静脉损伤特点是局灶和片状分布,这解释了PVOD患者的毛细血管楔压为何变化较大。肺毛细血管瘤病的组织学特点是支气管血管周围、肺间隔或胸膜结缔组织中静脉小血管增殖。这些增殖性病变浸润和压迫肺静脉可导致继发性PVOD。

(四)影像学表现

1. 胸片 PVOD特异性诊断是依靠肺动脉高压影像学表现,结合弥漫性肺间质水肿、左房大小正常。由于肺静脉阻塞导致肺循环压力增高,从而引起右心室增大和中央型肺动脉扩张,胸腔积液以及肺间质水肿表现。PVOD不引起中央型肺静脉和左心房扩大,这与二尖瓣狭窄、三房心或左房黏液瘤不同。长期血管充血可能会引起纵隔淋巴结肿大。

肺毛细血管瘤病的胸片表现为典型的肺动脉高压特征。此外,胸片还可见网状结节或小结节影,提示肺间质改变。

2. CT PVOD可以因为肺静脉阻塞导致间质水肿和纤维化。CT表现为广泛的小叶间隔增厚,较之特发性肺动脉高压更为多见且范围广泛(图63-19)。

其他常见CT表现包括肺门和重力相关性磨玻璃影,小叶中心结节和中央肺静脉管径正常或缩小(图63-19)。各种肺动脉高压中,毛玻璃样渗出影最常见于PVOD。PVOD磨玻璃影可能和肺泡间隔增厚伴上皮增生相关,并有可能和低灌注以及间质水肿相关。PVOD常见肺门以及纵隔淋巴结肿大,并可见少量心包积液。

肺毛细血管瘤病的高分辨率CT表现为小叶间隔光滑增厚,支气管袖套征,斑片状磨玻璃影(图63-20)以及由于毛细血管增生所致的小叶中心型毛玻璃结节,但通常结节在CT上并不明显。PVOD和肺毛细血管瘤病在影像学和血流动力学表现上有所交叉重叠,但这些特征和其他肺动脉高压有着显著的差异。

3. 通气灌注显像 灌注扫描显示示踪剂斑片状段或亚段灌注性缺损;而通气扫描正常。通气灌注

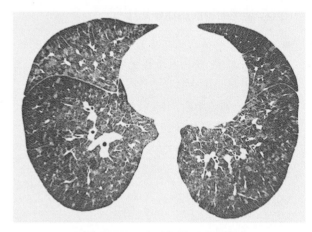

图63-19 肺静脉闭塞病。肺动脉高压合并静脉受累患者高分辨率CT显示广泛小叶中心的毛玻璃影,小叶间隔增宽,组织学证实肺静脉闭塞病。

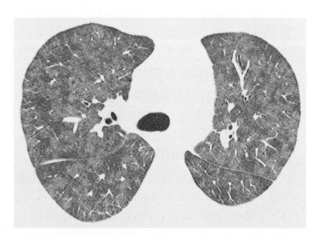

图63-20 肺毛细血管瘤病。肺动脉高压合并毛细血管受累的患者高分辨率CT显示肺实质内密度不均的斑片状毛玻璃影。

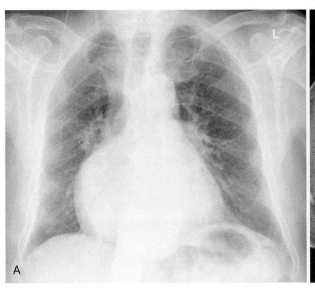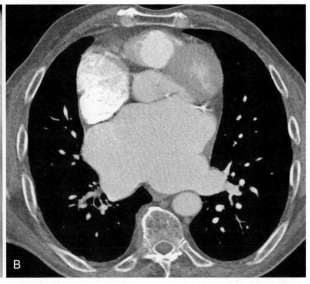

图63-21 二尖瓣狭窄。A. 二尖瓣狭窄患者胸片显示左心房增大,右心缘双房影,气管隆凸角度增宽,由于左心耳增大所致的左心缘变直。B. 二尖瓣层面CT证实左心房增大,二尖瓣叶钙化,是二尖瓣狭窄的典型表现。

不匹配可能会误诊为慢性血栓栓塞性肺高压。单侧灌注缺损有可能是因为主要肺静脉严重不对称受累。

4. 肺动脉造影 尽管PVOD患者很少进行肺动脉造影检查,其造影表现肺动脉增粗和右心室扩大,充盈灌注明显延长伴肺静脉和左房缩小或正常。如肺静脉造影显示局限性肺静脉阻塞,则高度提示PVOD。

二、左房压增高

左心瓣膜疾病和心肌疾病可以导致慢性左房压力增大,是毛细血管后肺动脉高压的主要病因(图63-21)。任何原因所致的左心功能异常,如左心房血栓、肿瘤(黏液瘤,肉瘤,转移性病变)、二尖瓣狭窄、先天性心脏疾病,都可以影响肺静脉回流,导致肺动脉压力增高。梗阻性左房黏液瘤和重度二尖瓣狭窄在收缩期由于左房压力增高导致肺静脉血液逆流。只有小部分慢性心衰患者并发肺高压,其预后不佳。这部分患者肺静脉压力超过 25 mmHg,而肺动脉压力不成比例上升。治疗干预措施,旨在减少左心房压力。

(一)病理生理学 肺动脉压力升高原因有部分,其一由于左房压力增高所产生的被动性增高,其二是由于肺血管床动静脉血管重塑所致的肺血管压力增高。组织学特征是肺动脉高压变化过程中并发慢性肺静脉高压(肺静脉中膜增厚,小叶间隔增厚,胸腔积液,淋巴管扩张,毛细血管床充血,肺泡含铁血黄素沉着)。

(二)影像学表现 左心疾病,如心肌功能障碍、二尖瓣病变、左心房黏液瘤,主要特点是肺静脉高压,间质水肿伴胸腔积液。通常,垂直低位处,由于静水压差大导致血流量增加和因此相应区域的肺血管管径增粗。但是,肺静脉高压可以抵消或逆转这种正常的压差管径变化,使下叶肺血管变窄,上叶肺血管扩张。这就是所谓的肺上野血管扩张或重布,95%的二尖瓣狭窄,33%~76%的冠脉病变所致的轻度左室功能障碍可以看到这种现象。肺上野血管扩张是肺静脉高压早期影像学特征。

肺间质水肿特点是小叶间隔增厚(Kerley B线)和支气管、血管边缘模糊(肺门影增大和支气管袖套征)。病变后期可见肺泡腔渗出。

左房增大可见和PVOD相鉴别。长期肺静脉高压所致的含铁血黄素沉积在胸部影像表现为细网格状斑片影。钙化小结节影(1~3 mm)是二尖瓣狭窄的标志,但目前很少看到。罕见情况下,左心房黏液瘤可表现为严重钙化病灶。

通常,CT能够补充超声心动图发现的心腔内软组织肿块外,其他存在的心外表现,如间质水肿、肺充血、胸腔积液和继发于肺动脉高压的中心血管扩张。

超声心动图是评估心功能和心内病变的首选检查方法评价。心脏磁共振成像研究能够对复杂病例进行解剖和功能的详细评估。CT检查的指征越来越广,能够发现伴随的心脏病变。正常心脏结构和左心衰竭的特点非常有必要详细阐述,这见于本书其他章节。

要点：毛细血管后肺高压

- 毛细血管后肺高压病因包括左室功能衰竭、瓣膜性心脏病、心房黏液瘤、纵隔纤维化、肺静脉闭塞病和肺毛细血管瘤病
- 肺静脉压升高所致的心脏疾病，通常由超声心动图或MRI确诊，但也可以通过CT发现
- 肺静脉闭塞性疾病和肺毛细血管瘤病发病罕见，通常是在诊断3年内死亡
- 血管扩张剂治疗可引起肺水肿，这是鉴别毛细血管前肺血管病变的关键点之一
- 肺静脉闭塞病主要表现为肺动脉高压、肺水肿影像学改变和左房压力正常
- 肺静脉闭塞病和肺毛细血管血管瘤的CT表现包括小叶间隔光滑增厚、磨玻璃影、小叶中心性结节、胸腔积液和纵隔淋巴结肿大

医生须知

- 超声心动图是肺动脉高压筛选和随访的重要工具
- 超声心动图和MRI是分流或左房压力增高所致心脏病变的首选影像学检查，同时CT阅片应注意心脏结构
- MRI能够非侵入性评估肺血管和右心的形态和功能，而且没有电离辐射，是长期随访非常有价值的手段
- 通气灌注显像是慢性血栓栓塞性肺高压非常有价值的筛选检查。如结果正常可以排除CTEPH，但异常不能诊断CTEPH因为存在假阳性
- CT能够综合评估肺血管和肺实质病变，对心脏评估价值有限
- 在慢性血栓栓塞性疾病中，CT能够发现病变，评估严重程度，判断病变分布情况，是术前评估的重要手段
- 对于毛细血管后肺血管病变患者应用血管扩张剂非常危险，因为有可能引起肺水肿。CT对于这类疾病诊断有一定帮助

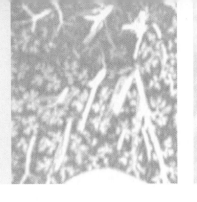

第64章

渗透性肺水肿

Kazyua Ichikado

一、病因学

肺水肿指过多液体积聚肺血管外组织,分为两大类:静水压性肺水肿和渗透性水肿。渗透性肺水肿指毛细血管内皮或肺泡上皮损伤所致液体和蛋白质进入肺泡腔和间质中。渗透性肺水肿又可分为两类:急性肺损伤(ALI)和急性呼吸窘迫综合征(ARDS)。1994年美国欧洲共识对于ARDS的定义主要是:① 急性起病;② 难以纠正的低氧血症;③ 胸片示双肺浸润影;④ 无左心室功能不全的临床证据。ARDS患者有严重的低氧血症(PaO₂/FiO₂ ≤ 200 mmHg),而ALI患者低氧程度相对较轻(PaO₂/FiO₂ ≤ 300 mmHg)。尽管指南推荐这种分类方法,ARDS的称呼更偏向于临床而此章节中应用同义词毛细血管渗透性肺水肿。ARDS高危患病因素包括两类:直接肺损伤和肺外间接损伤。直接肺损伤主要原因是肺炎和胃内容物误吸;间接肺损伤主要原因是败血症,严重创伤,反复输血。大型列队研究显示ARDS最常见原因是严重肺部感染,其次是肺外来源严重感染。相关系列研究显示ARDS 85%以上的原因是败血症(肺源或肺外)、肺炎、胃内容物误吸、严重创伤。

二、发病率及流行病学

由于病因多元化以及临床表现多样化,ALI和ARDS准确发病率难以确定。美国国立卫生研究组织早期估测研究显示美国发病率为75/100 000人每年。最近研究显示ALI发病率是78.9/100 000人每年,年龄矫正后发病率是86.2/100 000人每年。据此研究,ARDS发病率是58.7/100 000人每年,年龄矫正后发病率是64.0/100 000人每年。

三、临床表现

渗透性肺水肿主要表现为急性呼吸困难,双肺渗出影,难以纠正低氧血症,以及无左心衰竭证据。ALI和ARDS通常合并其他脏器衰竭。早期死亡患者(ARDS 72小时内病死率26%~44%)通常为继发性ARDS。而晚期死亡患者(ARDS 72小时后病死率56%~74%)通常死于并发症(例如新的脏器衰竭)。尽管ALI和ARDS病死率已从20世纪80年代的50%~70%下降到21世纪初期的30%~40%,但其病因学没有什么变化。败血症合并多脏器功能衰竭是最常见死亡原因(30%~50%),而呼吸衰竭所致病死率较低(13%~19%)。近20年来,生存预后改善和支持治疗大幅度改进有关,如透析、肺外脏器并发症减少。但是,败血症的生存预后却未见明显改观。

四、预后因素

多元回归分析显示ARDS死亡相关因素包括年龄(>70岁),基础肝硬化疾病,McCabe基础疾病危险评分高,APACHE Ⅱ(Acute Physiology and Chronic Health Evaluation Ⅱ)评分高,脏器衰竭序贯评分(SOFA)高。急性肺损伤和ARDS的独立危险因素是ARDS发生后3天内气体交换受损程度。CT对临床早期ARDS患者进行纤维蛋白渗出的半定量评估指标是生存预后的独立影响因子。

五、病理生理学

ARDS组织学特点主要表现为弥漫性肺泡损伤,

时间相关组织学改变。早期,塌陷肺泡组织的上皮和内皮细胞坏死,最终导致纤维蛋白和纤维渗出。早期以渗透性水肿为主,疾病后期迅速进展为成纤维细胞增殖。显微镜表现变异非常大,与损伤时期以及病灶累及部位相关。

弥漫性肺泡损伤通常分为三个连续而又重叠的阶段:急性出血渗出期,亚急性机化修复增殖期,胶原沉积纤维化以及晚期纤维化阶段。最后两个阶段被命名为纤维增殖期。在临床上损伤持续时间和弥漫性肺泡损伤组织学特点的相关性更为重要,而非起病原因。损伤后7天内以急性渗出水肿为主,肺泡

内出血和透明膜形成(图64-1)。渗出期早期病理改变主要为肺泡毛细血管充血、肺泡水肿和肺泡内出血。透明膜是这一阶段损伤的主要病理学特点,一般出现在损伤后3~7天。肺泡毛细血管和肺小动脉内可见纤维蛋白血栓。在弥漫性肺泡损伤亚急性增殖期,成纤维细胞间质内以及少部分肺泡腔内增殖为这个时期的主要表现(图64-2)。肺泡Ⅱ型肺细胞增殖是自我修复表现,最早见于损伤后3天,发生在增生早期并持续整个阶段。在间质组织中,成纤维细胞和纤维母细胞增殖并迁移到肺泡腔内形成纤维素渗出,并逐渐转换为机化细胞组织。成纤维细胞

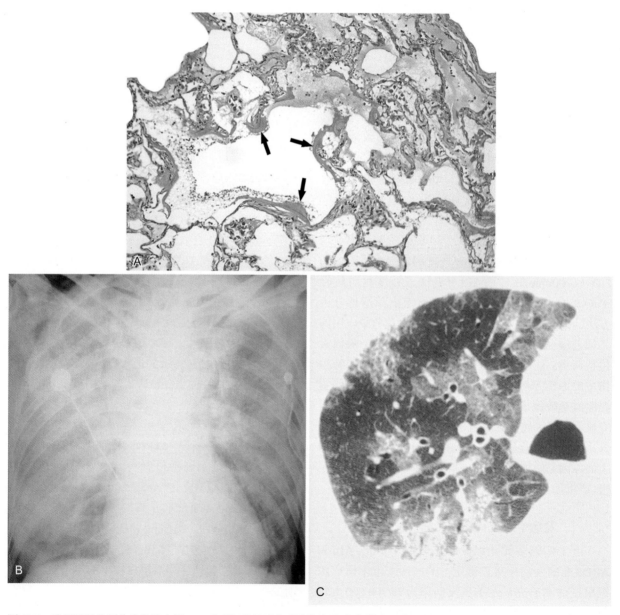

图64-1 弥漫性肺泡损伤急性渗出期。A. 病理切片显示典型肺泡内透明膜(箭)和分泌物。B. 胸片显示广泛两侧磨玻璃影和实变影。C. 高分辨率CT扫描右上肺叶水平显示以次级肺小叶为界的斑片状磨玻璃影和下坠区域的肺实变。患者为一名54岁男性,败血症后ARDS。

增殖（亚急性增殖期），肺实质重塑过程有可能引起支气管（牵张性支气管扩张）和细支气管（牵张性细支气管扩张）管径增粗。损伤2周以后，进行性纤维化伴胶原沉积（慢性纤维化阶段；图64-3）。1 mm以上肺泡囊腔结构（显微镜下的蜂窝样改变）和牵引性支气管和细支气管扩张在晚期纤维化阶段最为明显（图64-4）。ARDS囊腔样改变也可能导致慢性间质性肺气肿。

六、影像学表现

（一）胸片　ARDS初始阶段，肺实质病变程度较轻，胸片可能表现为正常。有些情况下，呼吸浅促可导致肺容积缩小。ARDS渗出期影像学特征表现包括广泛的双侧磨玻璃影和实变影（图64-5，图64-1）。影像学分布可呈斑片状或弥漫性，对称或不对称的；各个肺野受累程度类似或者只受累上肺野或下肺野。支气管影正常，可有空气支气管征（图64-5）。进展纤维增殖期，磨玻璃影可重叠网格样改变，肺容积进一步缩小（图64-2，图64-3）。广泛肺水肿患者经常使用呼气末正压通气对于胸片表现有着非常明显的影响。

（二）CT　和胸片表现类似，高分辨率CT在ARDS早期阶段也是正常的，但通常12小时内可以发现异常。高分辨率CT表现和弥漫性肺泡渗出病理特点有着很好的相关性。在弥漫性肺泡损伤渗出和增殖早期，高分辨率CT表现为典型的广泛双侧磨玻璃影伴或不伴实变（图64-6，图64-1）。小叶间隔增厚常和磨玻璃影重叠，形成"碎石路样改变"（图64-7）。小叶间隔增厚对应组织学改变是渗出期水肿性增厚，小叶间隔相邻肺泡塌陷，随后在弥漫性肺泡损

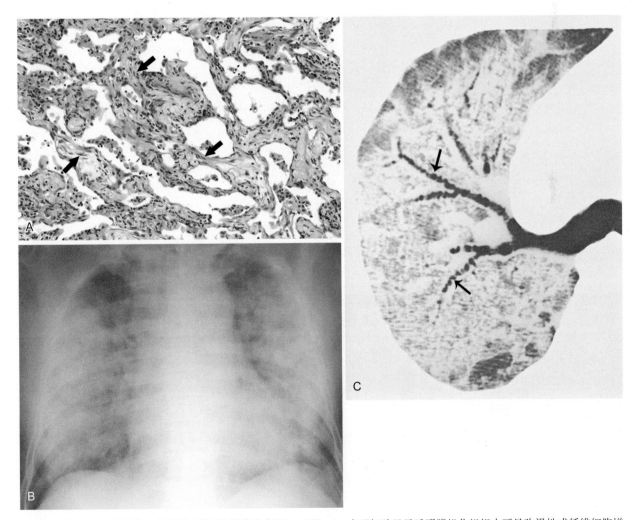

图64-2 弥漫性肺泡损伤亚急性增殖期（肺损伤发病后3~7天）。A. 病理切片显示透明膜机化组织内可见弥漫性成纤维细胞增殖（箭）。B. 胸片显示双侧磨玻璃影，实变和肺容积变小。C. 高分辨率CT右肺上叶支气管水平显示广泛磨玻璃样改变伴网格影和牵引性支气管扩张（箭）。患者是一名77岁男性，因病毒性肺炎所致ARDS。

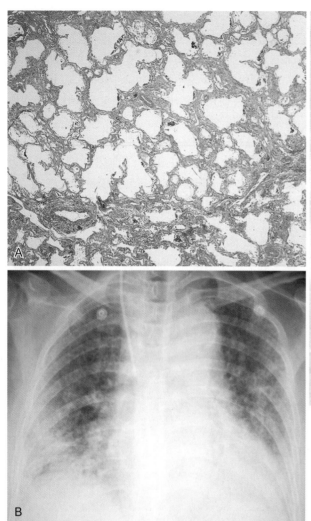

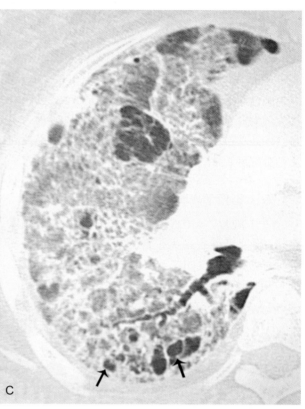

图64-3　弥漫性肺泡损伤的慢性纤维化期（肺损伤发病后2周）。A. 病理切片显示肺泡扩张和结构扭曲伴间质胶原沉积。B. 胸片显示双侧磨玻璃影，粗网状和肺容积变小。C. 高分辨率CT扫描在右中叶水平显示出广泛磨玻璃影与网格影（碎石路样改变），牵引性支气管扩张，囊性改变（箭）。患者是一名65岁女性，病因不明的ARDS。

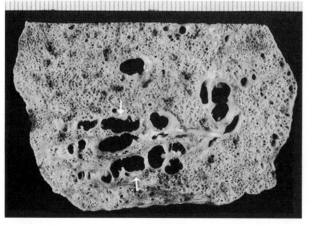

图64-4　ARDS尸检肺组织显示典型的牵引性支气管扩张，肺组织膨胀伴固定。右下叶组织学标本显示在弥漫性肺泡损伤阶段由于纤维化改变所引起的典型牵引性支气管扩张（箭）包绕扩张肺泡组织。

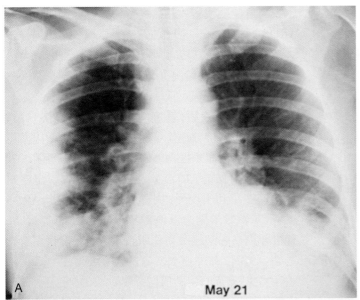

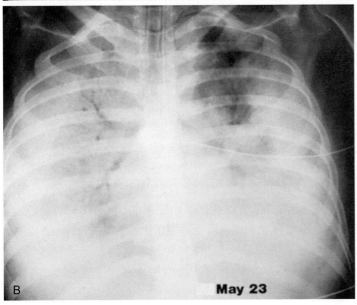

图64-5 ARDS胸片改变。18岁女性因车祸后严重休克被送至ICU。A. 入院胸片示右肺尖段以及左肺小叶可见均匀实变影。B. 2天后，两肺大片实变影伴支气管空气征。经尸检确诊为弥漫性肺泡损伤。(引自 *Müller NL, Fraser RS, Colman NC, Paré PD. Radiologic Diagnosis of Diseases of the Chest. Philadelphia, WB Saunders, 2001.*)

伤增殖纤维阶段出现机化改变。早期阶段，如有实变影，则以片状分布为主。在之后渗出期，实变影更为一致且呈现重力依赖性改变(图64-7)。弥漫性肺泡损伤晚期增生纤维化阶段，高分辨率CT表现为支气管和细支气管扩张伴肺容积缩小(叶间裂、支气管或血管移位或扭曲；图64-2，图64-3)。弥漫性肺泡损伤纤维化阶段，远端肺泡腔重构和间质致密纤维化的病理改变在影像学上表现为粗网状影和小囊腔改变(图64-8，图64-3)。ARDS影像学受累通常比较广泛，在相对受累比较轻的区域则呈斑片状分布(图64-9)。

（三）核素显像 一些观察性研究已经评估了放射性镓(Ga)在渗出性水肿患者中的潜在作用。在一项研究中，作者评估了床旁双相放射性核素检查^{67}Ga标记的循环转铁蛋白和^{99}Tc标记的红细胞在鉴别静水压性肺水肿和ARDS相关肺水肿中的价值。肺通透指数异常对于ARDS的敏感性达到100%，特异性在46%~75%。作者认为^{67}Ga肺通透指数是区分ARDS和心源性肺水肿有效方法。

（四）影像检查选择 呼吸医师和重症监护医师根据肺部影像学在诊断ALI和ARDS上有很大差异。正规培训可以减少观察者之间读片差异。例如，一项通气策略随机研究根据ARDS欧美共识定义对有无存在双侧弥漫性斑片影进行评分。最初影像学判定由一名重症监护医师和影像学医师共同协商而成，他们一致性只是中等程度相关。然而，两个医生细化

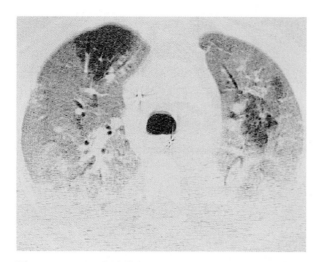

图64-6 ARDS：高分辨率CT表现。高分辨率CT图像显示双肺广泛磨玻璃影，支气管空气征，肺下坠区域实变并可见局部区域相对正常肺组织。患者是一名45岁女性，细胞毒药物反应继发的ARDS。最后由尸检确诊。(引自 *Müller NL, Fraser RS, Colman NC, Paré PD. Radiologic Diagnosis of Diseases of the Chest. Philadelphia, WB Saunders, 2001.*)

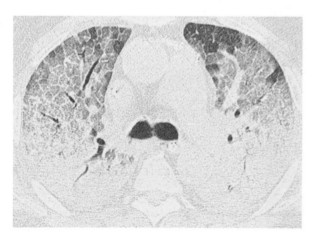

图64-7 ARDS表现CT碎石路征。高分辨率CT显示广泛磨玻璃影伴小叶间隔增厚（碎石路征）。还可显示到双侧肺下坠区域实变影伴空气支气管征。患者是一名71岁男性，ARDS。

影像学读片标准和规则后，影像学读片一致性方面达到了完美。虽然影像学读片的结果巨变可能和注意到ALI和ARDS流行病学差异相关，但是正规影像学培训可以减少各个观察者对于ALI和ARDS读片差异。

（五）**疾病转归监测** 胸片在ARDS诊断、疾病进展评估以及临床并发症中有着重要作用。日常胸片对于发现和监测气胸非常有用（图64-10）。ARDS影像学受很多因素影响，包括弥漫性肺泡损伤阶段、呼气末正压、吸气容量和X射线曝光时间。呼气末正压较高可能会使胸片透亮度增加和看起来明显改善ARDS。因此，读片时须注意呼吸机通气对于影像学影响。随着疾病好转，影像学开始好转，通常完全吸收。然而，在某些情况下，可能会残留粗网格影及囊样改变。

（六）**预测病因（直接肺损伤与肺外损伤）** 直接肺损伤与间接肺损伤可通过CT、呼吸力学以及正压通气治疗反应来区别。Goodman等人报道了继发于直接肺损伤的ARDS患者往往CT上表现出不对称磨玻璃影和实变影，而继发于间接损伤的ARDS患者CT影像学则为双侧对称分布。Desai等报道，直接肺损伤和间接肺损伤所致ARDS有着很多重叠之处。然而，肺外病变所致的ARDS往往为广泛下坠区实变影，而直接肺损伤所致的ARDS更容易表现实变影和重力无明显相关性，并有囊泡样改变。因此，双侧对称分布重力依赖性实变影伴非下坠区磨玻璃影改变，往往见于间接肺损伤所致ARDS（图64-11，图64-12）。

（七）**预测病理分期和预后** 如前所述，高分辨率CT和弥漫性肺泡损伤的病理阶段相关。高分辨率CT显示密度增高区域内出现细支气管扩张或支气管扩张（磨玻璃样密度影，实变影），提示肺泡弥散性损伤由渗出向纤维增殖和纤维化阶段过度。在这个时期，肺实质经历了肺纤维化重塑。粗网格影改变程度和CT肺纤维化影像密切相关；气道结构扭曲、支气管扩张和患者压力控制反比例通气的时间长短相关。一项关于44例早期ARDS患者的临床研究证实，高分辨率CT测定纤维增生程度可以评估预后。高分辨率CT出现广泛纤维增殖性影像学改变是早期ARDS预后不良的独立预测因子。高分辨率CT精确判断疾病分期有助于检测呼吸机相关肺损伤，并判断ALI和ARDS患者的治疗反应。

（八）**检测并发症** CT在检测并发症方面优于胸片。CT发现的大约40%气胸和80%纵隔气肿被胸片所遗漏。CT较之胸片更容易发现胸腔积液和肺脓肿。气压伤，包括气胸、纵隔气肿和皮下气肿，容易并发于ALI和ARDS病程后期，和肺气肿样、纤维增殖性病灶相关。此外，这也和CT上纤维增殖改变的程度相关（图64-10）。

（九）**肺部病变分布和病理生理相关性** CT可以用来明确ADRS患者病灶分布情况。CT显示ARDS肺部病变发生并不同步。通常而言，CT显示在非下坠区域肺实质基本正常，而在下坠区域肺透过度减低（磨玻璃影，实变影）（图64-9）。此外，CT上形

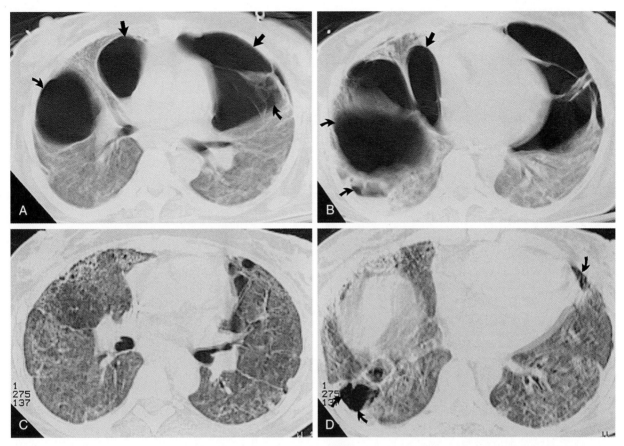

图64-8 ARDS囊性改变。30岁女性在剖宫产术后继发败血症和ARDS。1周后高分辨率CT（A和B）显示双侧局限性气胸（直箭）和囊性改变（弯箭）。1个月后高分辨率CT（C和D）显示双侧磨玻璃影，不规则线状阴影和残留囊性改变（弯箭）。（鸣谢加拿大温哥华总医院 *Dr. Maura Brown* 提供的病例。*Müller NL, Fraser RS, Colman NC, Paré PD. Radiologic Diagnosis of Diseases of the Chest. Philadelphia, WB Saunders, 2001.*）

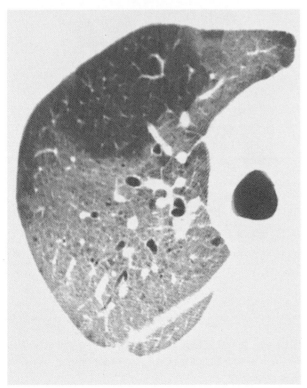

图64-9 疾病范围的区域差异（非下坠区域显示空白区和下坠区域密度增加）。高分辨率CT扫描在右上肺叶水平显示磨玻璃样影，碎石路征，并下坠部位空白区。患者是一名55岁的男子因败血症引起的急性呼吸窘迫综合征。

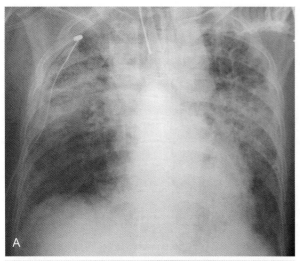

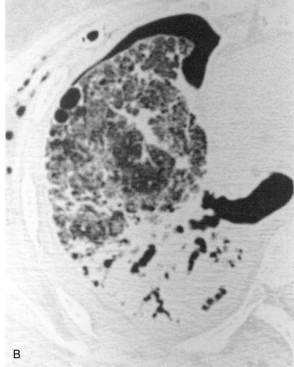

图64-10 一名68岁女性因ARDS长期行呼吸机辅助通气治疗出现的气压伤（气胸）。A. 胸片显示右侧气胸伴双侧粗网状影并有肺容积缩小。右侧可见胸管。B. 高分辨率CT右上肺叶水平显示右侧气胸,同时可见磨玻璃影,下坠区域实变,以及弥漫性肺泡损伤纤维渗出期的粗网格影,牵引性支气管扩张,囊性改变。

态学改变为分析ARDS病理生理过程提供了很多有价值的线索。ALI和ARDS最有价值的病理生理信息是来自CT对肺组织X线密度定量分析。该分析基于特定容积肺组织的X线衰减程度和肺组织物理密度的相关性（例质量容积比）。本研究分析认为,正常肺组织密度是在−900～−500 HU,如通气不良则其密度范围在−500～−100 HU,如完全无通气则为

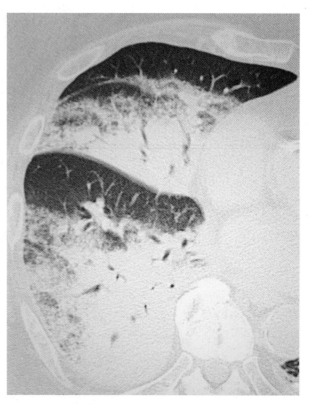

图64-11 直接肺损伤所致ARDS。高分辨率CT右中叶水平显示右中叶以及右下叶实变影。患者是一名74岁男子,患肺炎链球菌肺炎所致ARDS。

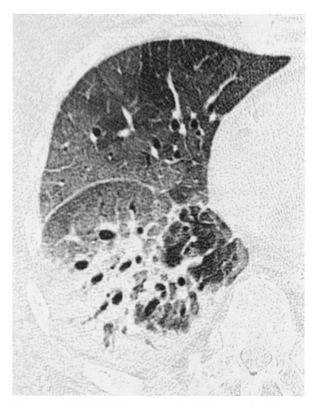

图64-12 肺外原因所致ARDS。高分辨率CT右中叶水平显示下坠区域实变和非下坠区域的磨玻璃影。患者是一名64岁男性,脓毒血症。

-100~100 HU。肺顺应性是和正常通气肺组织比例相关,而非异常肺组织。ALI和ARDS患者在俯卧位或呼气末正压机械通气时,氧合能改善。俯卧位效应可能和通气不良或无通气背段肺组织重新复张相关。而有研究显示,呼气末正压通气所致的肺泡复张并不均匀,大部分发生在非重力依赖区域以及那些上段肺组织。

典型特征

胸片
渗出期
■ 广泛双侧磨玻璃影或实变影伴支气管空气征

纤维增殖和纤维化期
■ 并存的粗网格影
■ 肺容积进行性缩小

CT
■ 广泛双侧磨玻璃影和下坠区域实变影
■ 对称或非对称分布
■ 小叶间隔合并磨玻璃影(碎石路样改变)
■ 增殖和纤维化期可见牵张性支气管扩张和支气管扩张
■ 纤维化期可见小的囊样改变

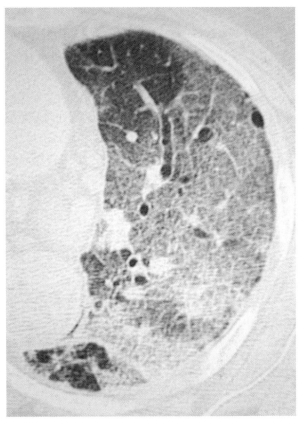

图64-13 高分辨率CT左上叶水平显示广泛磨玻璃影伴网格影(碎石路样改变)伴牵引性支气管扩张和下坠区域实变。患者是一名65岁女性,急性间质性肺炎。

七、鉴别诊断

(一)临床资料 大部分ARDS患者根据临床、影像学和辅助检查就可以诊断。急性呼吸困难和弥漫性肺部异常但无ARDS高危因素的患者,主要鉴别诊断疾病包括:静水压性肺水肿,弥漫性肺泡出血,药物反应,肺炎,急性过敏性肺炎。鉴别诊断需要仔细询问临床病史并进行适当实验室检查包括血清学检查。根据临床初步检查结果,决定下一步检查,包括支气管镜以及支气管肺泡灌洗。特定情况还需进一步行经纤维支气管镜和手术肺活检。很多弥漫性肺实质病变可以急性发作,并和ARDS有相似的临床、生理和影像学特征,例如急性间质性肺炎(图64-13)、急性嗜酸细胞性肺炎、急性机化性肺炎(也被称为闭塞性细支气管炎伴机化性肺炎)、弥漫性肺泡出血和急性过敏性肺炎。急性间质性肺炎可能和特发性ARDS相似。这些患者的临床、影像、病理结果和ARDS患者非常类似,但无明确病因。与ARDS患者相比,急性间质性肺炎患者更易累及下肺,并以双侧对称性肺实质异常为主。急性

嗜酸细胞性肺炎常见于南亚,其诊断主要根据支气管肺泡灌洗液见大量嗜酸性粒细胞。弥漫性肺泡出血患者大多表现为咯血,然而,有些情况,诊断是靠气管吸出物或支气管肺泡灌洗液内发现红细胞才确立的。

(二)诊断技术支持 渗透性肺水肿和静水压性(心源性)肺水肿很容易从临床和影像学来区别。渗透性肺水肿最具特征性影像学表现为外周分布为主的斑片状渗出影,伴有支气管空气征,无小叶间隔增厚和胸腔积液。静水压性肺水肿的影像学特征包括心影增大、肺血重新分布(肺上野血管增粗增多,下肺野血管变细)、水肿渗出影以肺门分布为主,伴有小叶间隔增厚和胸腔积液。根据联合影像学表现识别静水压性肺水肿的正确率在80%~90%,而渗透性肺水肿正确识别率在60%~90%。然而,有些ARDS的患者合并有静水压性肺水肿,这时很难确定肺部异常哪些是渗透性肺水肿,哪些是静水压性肺水肿。这些患者通常需要Swan-Ganz导管测量肺动脉楔压。

八、治疗方案概要

（一）呼吸机管理　ARDS的特征是硬肺，顺应性低伴气体交换障碍。支持治疗的关键是机械通气。目前有强的证据级别支持ALI和ARDS患者应用容控或压控保护性肺通气原则治疗。因为病灶分布有着显著的异质性，正压通气必须针对病灶处而避免损伤正常肺组织。

近10年来，ARDS机械通气建议小潮气量通气原则。设备齐全的重症监护病房、训练有素的医务人员和可靠有效的正压通气很大程度改善了ALI和ARDS的生存率。大多数研究显示，目前ARDS病死率为30%~40%，而20年前病死率高达50%。死于肺容量过少患者主要表现为肺顺应性进行性下降伴气体交换恶化。

（二）药物治疗　目前没有特异性药物被证实能有效治疗ALI和ARDS。

（三）皮质激素　大量短期临床试验研究显示，大剂量糖皮质激素在ALI和ARDS高危人群或疾病早期阶段并无益处。ARDS联合研究发现，ALI或ARDS超过2周后（慢性期）使用甲泼尼龙有害。

（四）抗凝治疗　抗凝治疗对ALI和ARDS可能有益。目前为止，只有活化蛋白被证实在严重败血症时有效，但在肺功能改善中作用不明确。

医生须知

- 渗透性肺水肿患者临床上可分为两类：ALI和ARDS
- ALI和ARDS的诊断标准包括：急性起病，胸片提示双肺实变影，急性肺损伤，肺动脉楔压<18 mmHg（如果测量的话），临床无左房压升高依据
- 鉴别特点：ALI低氧血症相对较轻（PaO_2/FiO_2<300 mmHg），ARDS：PaO_2/FiO_2<200 mmHg
- ALI和ARDS的影像学相对无特征性。影像学主要鉴别诊断包括炎症肺炎，静水压性肺水肿，弥漫性肺水肿
- ARDS影像学特征可以受很多因素影响包括弥漫性肺泡损伤不同时期、呼气末正压通气、吸气容积和X线曝光时间
- 胸片在诊断ARDS、监测疾病进展、检测临床可能并发症中扮演了关键角色。然而，在并发症检测方面CT优于胸片
- 和胸片相似，高分辨率CT在ARDS早期阶段可能表现为正常，但通常在12小时内可以发现异常改变

要点

- 渗透性肺水肿临床上主要表现为ALI或ARDS
- ARDS诊断标准：急性发病，胸片两肺斑片影，难以纠正的低氧血症，无左心衰竭证据
- 病因：
  - 直接肺损伤：肺炎、胃内容物误吸
  - 肺外损伤：败血症，严重创伤，反复输血
- 高分辨率CT表现和弥漫性肺泡损伤病理分期相关
- 肺外损伤所致的ARDS其影像学更易表现为广泛下坠区域实变。直接肺损伤所致的ARDS则更易表现为广泛的非下坠区域实变影和囊性变

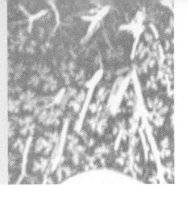
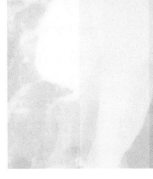

第65章

静水压性肺水肿

Nestor L. Müller and C. Isabela S. Silva

一、病因学

肺水肿是指在肺内血管外腔隙的异常积液（间质和肺泡腔）。可分为两大类，静水压性水肿和渗透性水肿。静水压性肺水肿的最常见原因是继发于左心疾病的肺静脉压力增高。左室衰竭或左房流出道受阻，引起左房压力升高进一步导致肺静脉压力增高。肺静脉高压很少由于本身肺静脉狭窄所致，如先天性或获得性静脉闭塞性病、纤维性纵隔炎。静水压性肺水肿其他常见的病因还有肾脏疾病、高血容量和肝功能衰竭。急性和慢性肾脏病变，伴或不伴尿毒症，都可能和急性肺水肿相关。左心衰竭还是静水压性肺水肿最常见的病因；但同时还可能存在低蛋白渗透压、高血容量和毛细血管通透性增加等因素。在没有潜在心脏疾病者中，大量静脉输液也能够诱发肺水肿。液体负荷过多是围术期静水压性肺水肿的重要原因，特别是老年人，边缘性心功能衰竭或肾功能衰竭患者。肝硬化或急性肝衰竭或肝移植术后患者发生肺水肿频率较高。这些患者出现水肿是由于毛细血管压力增加，血管内皮细胞通透性增加和血浆渗透压降低综合因素所致。

急性肺水肿已被证实是一些疾病不常见的并发症，如头部外伤、癫痫发作、颅内压增高。尽管其机制尚不明确，实验室研究表明中枢神经系统瞬时大量的交感神经放电，导致全身血管收缩，血液大量涌入肺血管，导致肺毛细血管压力增高。越来越多证据表明，心肌功能障碍在肺水肿的发生发展过程中也起着重要作用。

静水压性肺水肿常见病因

- 心源性
  - 左心室衰竭
  - 二尖瓣病变
  - 左心房黏液瘤
- 肺静脉梗阻
  - 原发性（特发性）静脉闭塞性疾病
  - 纤维性纵隔炎
- 神经源性
  - 头部外伤
  - 癫痫发作
  - 颅高压
- 毛细血管渗透压减低
  - 肾脏疾病
  - 液体超负荷
  - 肝硬化

二、临床表现

急性静水压性肺水肿的临床表现主要是呼吸困难，呼吸急促，端坐呼吸。体征包括外周和中枢发绀，心动过速，脸色苍白，外周水肿，颈静脉充盈。病情严重时，患者可有粉红色泡沫痰。

有些肺水肿发生比较隐匿，症状比较轻，主要表现为活动后气促。其他有提示性的症状包括端坐呼吸、阵发性夜间呼吸困难史。慢性左心衰竭患者在胸片表现为广泛肺水肿表现时，临床症状仍可以表现得很轻微。

三、病理生理学

正常稳态情况下，液体和胶体源源不断地从肺微循环流动到肺间质；这些物质经淋巴管回流至血液。

液体和胶体的流动量取决于肺微循环压力平衡以及毛细血管膜的通透性。影响肺血管内外液体生成和清除的因素可以用Starling提出的肺内液体移动公式来解读：

$$f=K_f[(P_{mv}-P_{pmv})-\sigma(\pi_{mv}-\pi_{pmv})]$$

其中f是指液体滤过率；K_f是滤过系数，毛细血管内皮通透性的指标；P_{mv}是毛细血管静水压；P_{pmv}是间质静水压；σ是渗透系数（例如，用0~1来描述渗透膜分隔蛋白和水流动的有效性）；π_{mv}是毛细血管胶体渗透压；和π_{pmv}是间质胶体渗透压。

毛细血管静水压增加或毛细血管胶体渗透压降低导致了液体从毛细血管向肺间质组织渗透（静水压性肺水肿）。间质内大量液体集聚就会引起间质水肿，如有液体量超过了间质储存能力，水肿可进一步发展至肺泡腔内（图65-1）。肺间质本身可以分为两部分，肺泡间隔腔和支气管血管束、小叶间隔腔。尽管肺泡腔占了所有间质腔的大部分，但其顺应性低，液体更易集聚于支气管血管束和小叶间隔间的结缔组织。

继发于头部外伤、癫痫、颅高压的发病机制尚不完全明确。多数研究表明主要机制是毛细管血管压力增加（静水压性肺水肿）。其主要机制是增加微血管的压力（静水压性肺水肿）。实验室研究表明中枢神经系统瞬时大量的交感神经放电，导致全身血管收缩，血液大量涌入肺血管，导致肺毛细血管压力增高。研究还显示交感神经活跃可增加肺血管紧张度，导致肺血管收缩，进而增加了肺毛细血管静水压。也有证据显示，水肿的发病机制也可能是直接对于心脏收缩力的负性作用。

四、影像学表现

（一）胸片 静水压性肺水肿主要的两个影像学表现取决于液体潴留于间质还是肺泡。

1. 间质性肺水肿为主 由于毛细血管位于肺间质内，所以液体向肺间质腔内漏出成为肺水肿第一阶段。尽管如此，但其不是心功能失代偿或肺静脉高压早期影像学征象。肺上野血管增粗增多，下肺野血管变细，与正常比呈上下逆转，称为肺血重新分布，这种表现可以证实肺静脉高压的存在，且早于其他肺水肿表现（图65-2）。吸气相站立位胸片可以可靠地识别肺血重新分布。通常肺血重新分布是通过对比和肺门相同距离的上下肺野内血管大小和数目来得出的。如果上下肺野的血管数目和直径相似则提示早期肺水肿。如果这种肺血重新分布更加明显的时候，上肺野的血管会粗于下肺野。

一个更为客观的评价方法是测量支气管和相邻肺动脉直径。通常，上肺野肺动脉直径等于或小于伴行支气管直径。如肺血重新分布，肺动脉就会粗于伴支气管（图65-3）。有研究显示，站立位胸片测量肺动脉和支气管直径比率，30例正常人的平均比率为0.85（SD 0.15），30例容量负荷过量患者的比率为1.62（SD 0.31），30例左心衰竭患者的比率为1.50（SD 0.25）。仰卧位时正常人的平均比率为1.01（SD 0.13），左心衰竭患者的比率为1.49（SD 0.31）。

中度肺静脉高压时（17~20 mmHg），液体积聚在血管周间质组织和小叶间隔。由于局限性因素，水肿

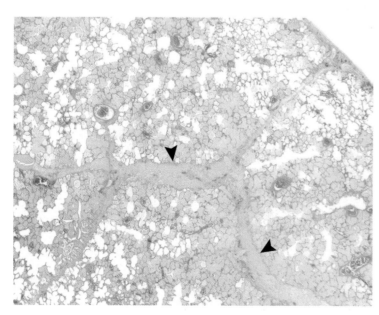

图65-1 肺水肿病理表现。组织学标本显示小叶间隔增厚（箭头）和肺泡腔内液体填充。（鸣谢加拿大温哥华总医院病理科 *Dr. John English.*）

液引起的特征性影响学征象主要表现为段和亚段肺血管影模糊，泡小叶间隔增厚（Kerley A线和B线；图65-4，图65-5）。其他常见表现包括由于液体集聚在脏层胸膜间质内所致的叶间裂增厚（图65-5）。靠近肋膈角处的胸膜下间质水肿，导致了脏层胸膜形状的层状液体积聚。

在发展成肺泡水肿之前，水肿液积聚于肺间质组织内，这时候影像学表现正常或下肺野或肺门模糊影。影像学异常的严重程度和肺毛细血管楔压相关，但肺毛细血管楔压和肺水肿影像学表现有时间上的差异。因为液体转运到血管外间隙需要一定时间。通常心影增大，但是有时候心影大小也可以是正常的，如近期心肌梗死、冠状动脉供血不足或限制心肌病。

间质性肺水肿的另一个证据是肺门周围肺野支气管壁增厚。在没有慢性气道疾病的情况下，如慢性阻塞性肺疾病或哮喘，支气管壁厚度不超过1 mm。如果液体积聚在其周围间质组织内，支气管轮廓增厚，而且边缘也变得模糊（图65-6）。经积极治疗肺水肿后，这些影像学表现可以在几个小时内迅速消失。

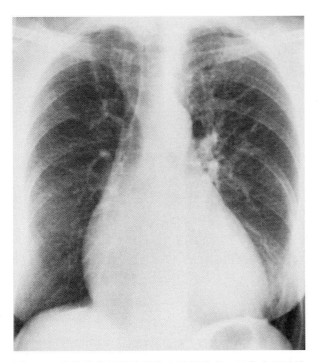

图65-2 肺静脉高压所致的肺血重新分布。正位片显示肺上野异常肺血管影增粗以及肺下野血管影稀疏。这是一位42岁女性，因为心肌病而反复急性左心衰竭。（引自 *Müller NL, Fraser RS, Colman NC, Paré PD. Radiologic Diagnosis of Diseases of the Chest. Philadelphia, WB Saunders, 2001.*）

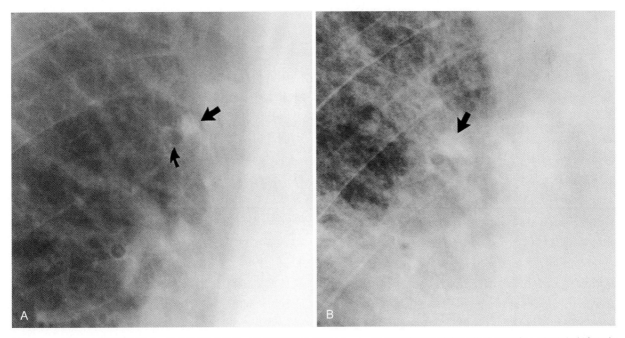

图65-3 在静水压性肺水肿中，肺上野肺动脉和支气管管径比值增加。A. 87岁正常男性胸部正位片显示右上肺野肺动脉和支气管管径比值正常。肺动脉管径和伴随支气管管径相似（直箭）。3年后，急性心肌梗死后并发急性左心衰竭。B. 胸部正位片显示肺动脉管径增粗（箭），肺门影明显。（*Müller NL, Fraser RS, Colman NC, Paré PD. Radiologic Diagnosis of Diseases of the Chest. Philadelphia, WB Saunders, 2001.*）

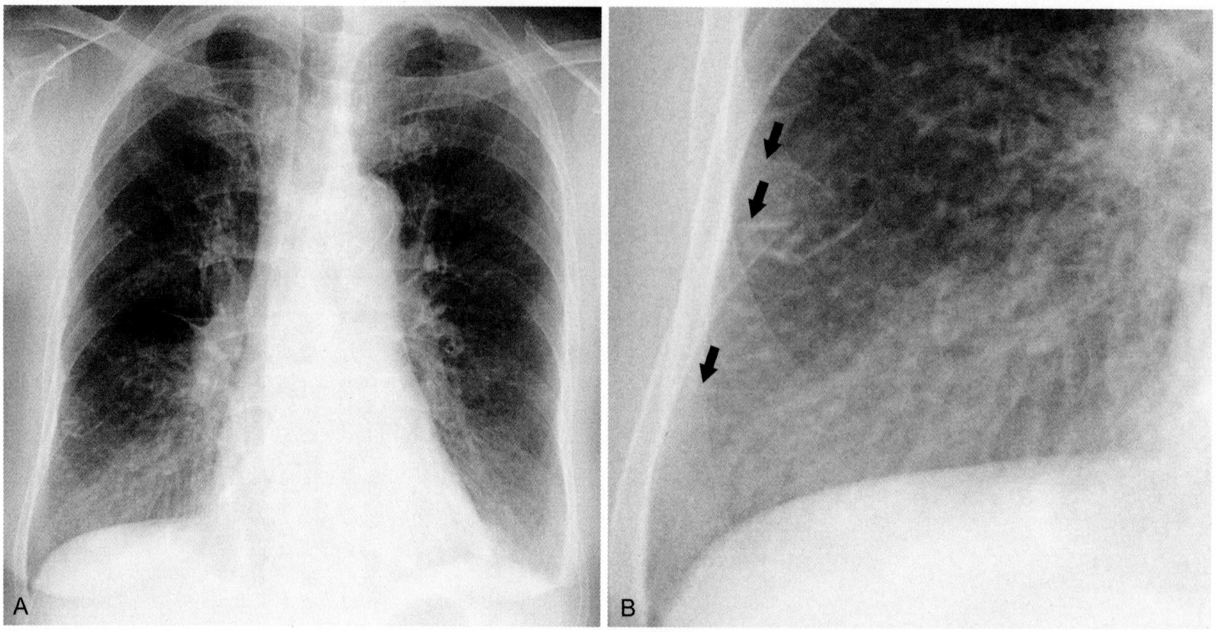

图65-4 间质性肺水肿的间隔增厚。A. 正位胸片显示两肺大量线样影。B. 右下肺野放大图显示1~2 cm垂直于胸膜的线状影（箭）。代表小叶间隔线（Kerley B线）。还可见肺血管影明显以及左侧少量胸腔积液。患者是一名80岁老年女性，左心衰竭导致间质性肺水肿。

2. 肺泡性肺水肿 肺泡性肺水肿通常发生在跨膜压差大于25 mmHg的情况下。尽管间质水肿先于肺泡性肺水肿，但在胸部影像学上两者表现通常同步。肺部影像学异常表现为两肺对称性斑片影或融合性实变影，通常以肺门或下肺野为主（图65-7）。支气管空气征不常见。在绝大多数情况下，阴影逐渐汇合并形成不规则片状实变影随机分布于整个肺野，特别是内三分之一肺野（图65-8）。只有不到10%的情况，肺泡性肺水肿会表现为中央型，非重力型分布的肺门影，即"蝶翼征"或"肺门蝴蝶影"。蝶翼征常见于严重心衰，如急性二尖瓣关闭不全（乳头肌断裂或大面积心肌梗死）或肾衰竭。

心源性肺水肿通常是两侧对称的。偶尔，肺水肿分布也可能是单或双侧局限性分布，且非中心性。单侧肺水肿发病机制多样，有可能病变存在于水肿侧（同侧肺水肿）或是对侧（对侧肺水肿）。不对称性肺水肿最常见的原因是慢性阻塞性肺疾病肺组织的形态学变化。广泛肺气肿、终末期肺结核或结节病引起的肺毁损和纤维化可以在相对健侧引起肺水肿。二尖瓣反流，特别是急性心肌梗死后，往往引起右上叶肺水肿因为反流直接到右肺静脉（图65-10）。这种不对称肺水肿发生在9%左右的3级或4级二尖瓣反流患者。

就如静水压性肺间质水肿一样，在及时正确治疗

后肺泡水肿也能很快消失。大部分病例影像学的吸收只需要3天。

胸片在肺水肿患者的初步评估中起着重要的作用。然而，从症状开始到影像学改变一般滞后12小时。

（二）CT 虽然静水压性肺水肿的诊断是基于临床资料以及传统胸片，但是识别其CT影像学特点非常重要。因为不熟悉其CT影像学特点，有可能将其误诊为其他疾病，或者在临床表现不典型的患者中不能意识到其为肺水肿表现。

间质性肺水肿高分辨率CT最常见的表现为小叶间隔增厚和磨玻璃样阴影（图65-11）。有些患者可能只有间隔增厚或磨玻璃样阴影。除了间质静脉明显突出所致的局灶性结节样改变，小叶间隔增厚通常光滑而均匀。水肿通常为肺门周围和按重力性分布，但并不是常常如此。其他常见表现包括：肺血管直径增粗，肺门周围支气管血管间质增厚（支气管袖套征），叶间裂，间质性肺水肿所致的小叶中心结构明显以及胸腔积液（图65-12）。肺泡性肺水肿所致的磨玻璃阴影以及实变影改变，其分布和间质性肺水肿很相近，主要以肺门和重力相关区域（图65-13）。

左心衰竭患者合并纵隔淋巴结肿大以及不透明纵隔脂肪的概率明显增高（图65-14）。心衰治疗后这种异常影也可以完全吸收。46例充血性心衰

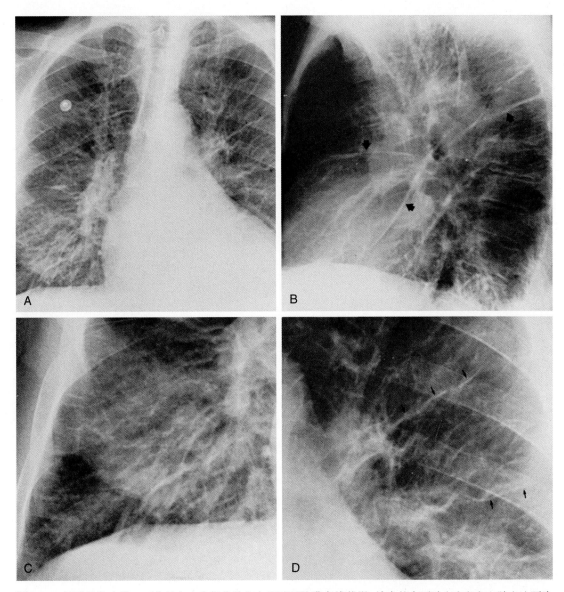

图65-5 间质性肺水肿。正位片（A）和侧位片（B）显示两肺满布线状影,放大的右下叶（C）和左上肺（D）更为明显。这些线状影由长的小叶间隔线组成（Kerley A线）。在侧位片中（B）,叶间裂由于间隔水肿而更为明显突出（箭）。24小时后肺水肿完全消失。(引自 *Müller NL, Fraser RS, Colman NC, Paré PD. Radiologic Diagnosis of Diseases of the Chest. Philadelphia, WB Saunders, 2001.*)

患者在其症状明显阶段行CT检查,在55%和33%的患者分别有纵隔淋巴结肿大和纵隔脂肪模糊影。左心衰相关淋巴结肿大不一定意味着感染或者恶性肿瘤。

（三）超声心动图 床边超声心动图可以评估心肌和瓣膜功能,在评估肺水肿过程中起到了重要作用。在49例不明原因肺水肿或低血压患者的回顾性研究中发现,经胸超声心动图和肺动脉导管结果在86%的患者达到了一致。在临床、实验室、影像学资料不能确定肺水肿原因时,经胸超声心动图是评估左心室和瓣膜功能首选检查方法。

典型特征

- 肺上叶血管管径增粗（肺血重新分布）
- 肺段和肺亚段血管分界不清
- 小叶间隔线（Kerley 线）
- 叶间裂增厚
- 肺门旁实变影或弥漫性实变影
- 空气支气管征少见
- 胸片常见少量胸腔积液
- 心影增大常见

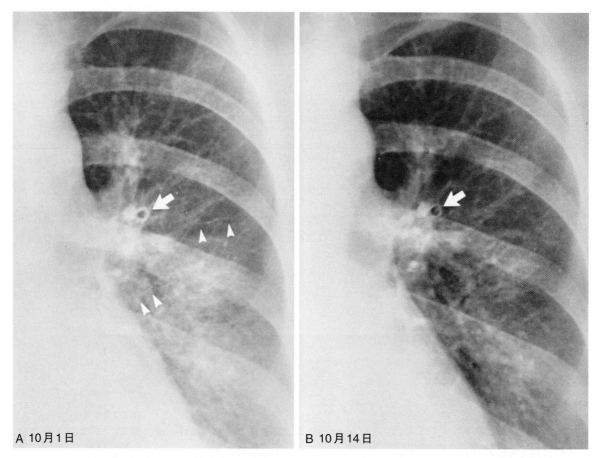

A 10月1日

B 10月14日

图65-6 肺水肿支气管袖套征。A. 正位胸片显示左肺上野肺血管增粗,肺门影,小叶间隔线A(箭头),以及终末端支气管壁增厚(箭)。B. 几天后,利尿治疗后肺水肿影像学表现消失。支气管壁增厚明显改善(箭)。患者是一名肾功能衰竭的中年妇女。(引自 *Müller NL, Fraser RS, Colman NC, Paré PD. Radiologic Diagnosis of Diseases of the Chest. Philadelphia, WB Saunders, 2001.*)

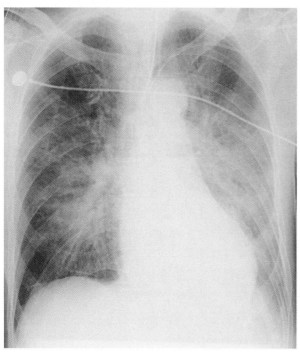

图65-7 间质性肺水肿和肺泡性肺水肿。胸部正位片显示肺血管增粗且边缘模糊,右肺门阴影,左肺门的阴影伴实变影。此外可见气管插管和中心静脉导管。患者是一名76岁男性,左心衰竭所致的急性静水压性肺水肿。

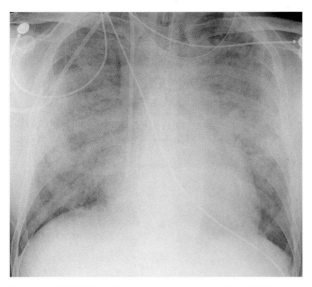

图65-8　肺泡性肺水肿。胸部正位片显示双侧广泛轻微实变影，以中央为主。此外可见中心静脉导管和鼻饲管。患者为一名46岁男性，在急性左心衰竭后伴发重症肺水肿。

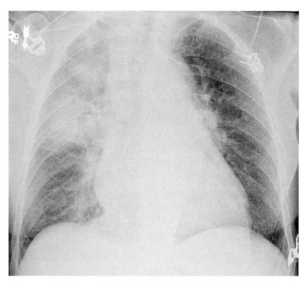

图65-10　急性二尖瓣反流所致的右上叶肺水肿。胸部正位片显示肺血管影增粗明显和小叶间隔线对应肺间质水肿。此外还可见广泛右上叶实变影。虽然右上叶实变影看起来很像肺炎，但事实证明其为心肌梗死后二尖瓣反流所致急性肺水肿。患者是一名83岁老年妇女。

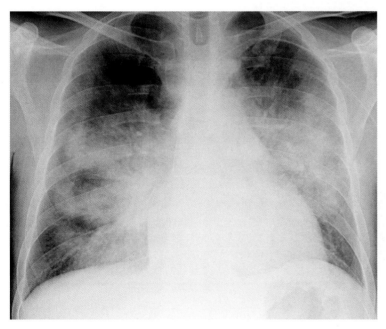

图65-9　肺水肿的"蝶翼征"。正位片显示两侧肺门处实变影，形成蝙蝠翅膀或蝴蝶样改变；两肺外周未见明显影响。实变影相当均匀，两侧支气管影清晰。此外可见气管插管和中心静脉导管。患者为一名严重38岁男性，急性心源性肺水肿。

五、鉴别诊断

静水压性肺水肿鉴别诊断包括肺炎、慢性阻塞性肺疾病急性加重或哮喘、肺出血和上呼吸道阻塞。临床诊断非常困难。据估计，急性心衰临床诊断有50%是错误的，误诊和漏诊情况非常常见。

影像学检查最常见难点是鉴别静水压性肺水肿和渗透性肺水肿（成人呼吸窘迫综合征）。静水压性

肺水肿主要影像学表现为心影增大，肺血重新分布，肺门水肿，小叶间隔线和胸腔积液。联合这些影像学特征来诊断静水压性肺水肿正确识别率达80%～90%，而诊断渗透性肺水肿正确识别率为60%～90%。然而，急性呼吸窘迫综合征患者经常合并有静水压性肺水肿，往往很难或不可能确定那部分肺实质异常是由于渗透性水肿引起的还是由于静水压性肺水肿所致。

在这些患者中,用Swan-Ganz导管测量肺毛细血管楔压非常必要,可以藉此来鉴别两者。

　　静水压性肺水肿最常见原因是左心衰竭(心源性肺水肿)、急性和慢性肾脏疾病以及液体超负荷。由于肺静脉梗阻所致的单侧或双侧肺水肿可能相对少见。肺静脉异常所致的肺水肿包括先天性肺静脉狭窄,肺静脉闭塞性疾病,手术或射频消融所致的静脉狭窄,纤维性纵隔炎,肿瘤侵犯或压迫肺静脉。肺静脉闭塞病是一种罕见的特发性进行性肺静脉闭塞疾病,主要表现为慢性间质性肺水肿和重度肺动脉高

压。其临床症状,胸片和CT影像学改变主要表现为肺动脉高压(见第63章)。但是不同于特发性肺动脉高压和慢性血栓栓塞性肺高压,肺静脉闭塞性病患者通常有间质水肿表现,特别是小叶间隔增厚。射频消融治疗房颤是基于肺静脉源性局灶致心律失常触发点存在,应用介入手段消除触发点。如果射频消融的能量传导在肺静脉冠状窦外,就有可能导致肺静脉闭塞或狭窄和阻塞静脉远端的肺水肿(图65-15)。CT和增强MR血管造影可以很好地显示肺静脉闭塞、狭窄和水肿。

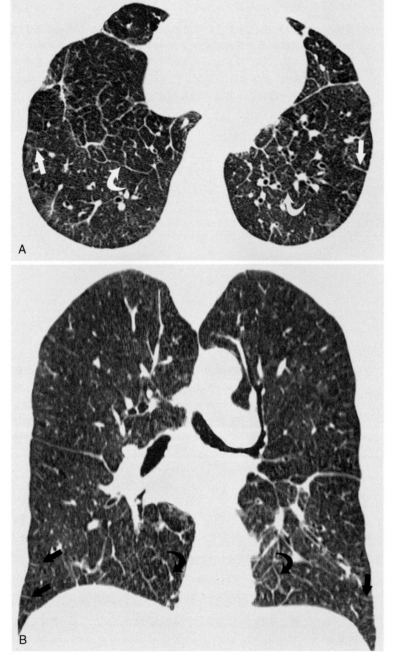

图65-11　肺间质水肿CT表现。A. 高分辨率CT下肺野水平显示垂直于胸膜的小叶间隔线(直箭)和增厚小叶间隔勾画出小叶轮廓,呈多角形拱廊状排列(弯曲箭)。B. 冠状位重建图像显示下肺野的间隔改变。垂直于胸膜的小叶间隔线(直箭)和增厚小叶间隔勾画出小叶轮廓,呈多角形拱廊状排列(弯箭)。患者是一名84岁女性,左心衰竭肺间质水肿。

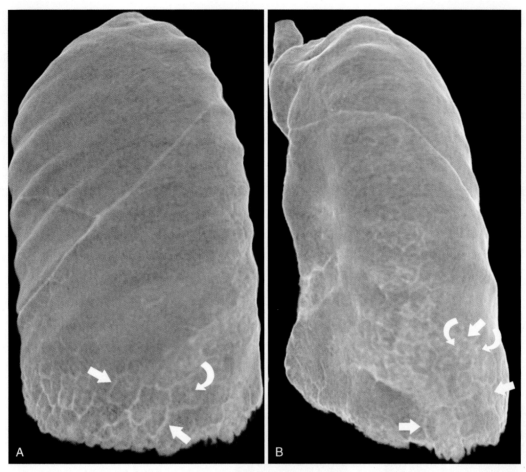

图65-12 肺间质水肿：容积重建CT显示小叶间隔线和小叶结构明显。容积重建CT显示右肺(A)和左肺(B)由于肺水肿所致的小叶间隔增厚(直箭)和小叶中心结构明显(弯箭)。肺水肿影响了几乎整个下叶。患者是一名72岁男性，左心衰所致肺间质水肿。

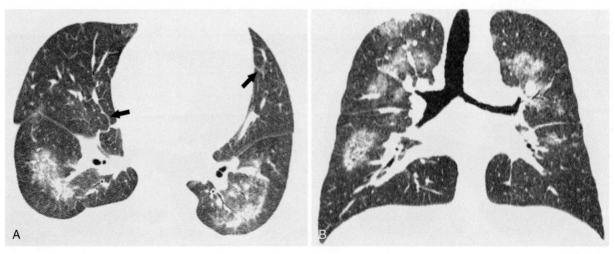

图65-13 肺门旁肺泡性肺水肿(蝙蝠翼样肺水肿)。A. 高分辨率CT显示肺下叶实变影和磨玻璃影。还可见小叶间隔增厚(箭)和少量胸腔积液。B. 冠状位重建图像显示肺门分布的实变影(蝙蝠翼样肺水肿)和磨玻璃样改变。患者是一名45岁男性，左心衰竭导致急性肺水肿。

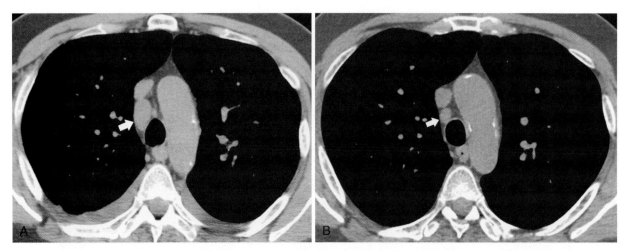

图65-14 肺水肿合并纵隔淋巴结肿大的患者。A. CT显示右气管旁淋巴结肿大(箭)和双侧少量胸腔积液。患者左心衰竭合并肺间质水肿。B. 2个月后CT显示肺水肿消除,而且肿大的淋巴结已恢复到正常大小。患者为一名63岁的男性。

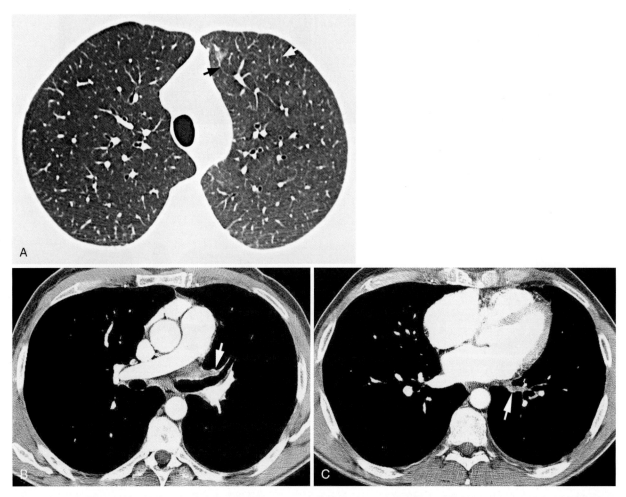

图65-15 射频消融术后肺静脉阻塞所致的单侧肺水肿。A. 高分辨率CT显示小叶间隔增厚(箭)和左上叶弥漫性磨玻璃影。B. 左上叶支气管水平增强CT显示左上叶肺静脉充盈缺损(箭)以及阻塞。C. 下腔静脉水平的增强CT显示左肺下叶静脉显著狭窄以及充盈减少(箭)。患者是一名42岁男性,近期行射频消融术治疗心房颤动。

六、治疗方案概要

急性静水压性肺水肿患者，在没有禁忌情况下，经验治疗往往从利尿剂开始。其他标准治疗方案包括面罩吸氧、血管扩张剂以及强心药物。持续正压无创通气或持续双水平无创通气支持已被证实能够减少急性心源性肺水肿患者的气管插管率和死亡率。

医生须知

- 静水压性肺水肿主要特点表现为肺血重新分布，肺血管纹理模糊，小叶间隔增厚 (Kerley B线)，肺门蝴蝶影，胸腔积液，心影增大
- 急性肺水肿不一定存在心影增大
- 只有10%不到的患者表现为经典的蝶翼征

- 肺水肿症状开始到影像学改变一般有12小时左右的滞后
- 胸片在鉴别静水压性肺水肿和渗透性肺水肿的作用有限

要点

- 常见原因包括左心室衰竭，二尖瓣病变，肾功能衰竭，肝脏疾病和液体超负荷
- 临床主要表现为呼吸困难，呼吸急促，端坐呼吸
- 影像学表现：
  - 肺上叶血管管径增粗
  - 肺段和肺亚段血管分界不清
  - 小叶间隔线 (Kerley B线)
  - 胸腔积液
- 能够鉴别静水压性肺水肿和渗透性肺水肿最有帮助的影像学表现主要是小叶间隔线和胸腔积液，无空气支气管征以肺门为主分布
- 胸片在鉴别静水压性肺水肿和渗透性肺水肿的作用有限

第 **14** 部分

呼吸道疾病

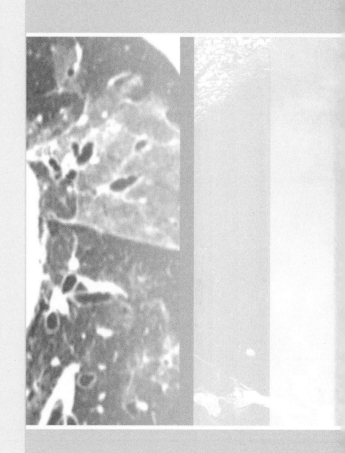

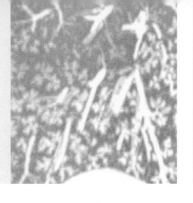
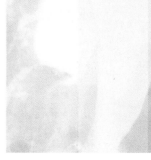

第66章

气道异常：气道狭窄

Maryellen Sun and Phillip M. Boiselle

一、病因学

气管狭窄是指气管管腔变窄。各种医源性、炎症性、感染性和肿瘤性病变都有可能引起局灶性或弥漫性气道狭窄。本章重点是插管后气管狭窄，这是目前继发性气管狭窄最常见原因。气管插管球囊压力过高造成了对气管壁的损伤，起初黏膜坏死，之后变为瘢痕狭窄，最终继发产生了气管插管后气道狭窄。

二、流行病学

气管插管后气道狭窄真实患病率仍不明确。最初报道显示气管插管后并发气道狭窄的概率高达20%，改用低压气囊的气管插管后气道狭窄患病率显著下降到1%左右。在长期气管切开置管患者中，气管狭窄患病率估计约为30%。高危因素包括困难或长期插管，机械性刺激，感染，服用激素和正压通气。

三、临床表现

患者通常表现为劳力性呼吸困难、喘鸣和喘息。上气道梗阻症状往往在拔管几个星期后出现。轻度狭窄患者早期可能无症状，但最终会出现气管狭窄症状，气道水肿和肺部感染合并分泌物会加重气道狭窄症状。

四、病理生理学

（一）解剖　插管后气管狭窄的特点是气管壁偏心性或向心性管壁增厚，以及管腔狭窄。狭窄段长期范围为1.5~2.5 cm。在行气管切口置管术的患者，最常见的狭窄部位是吻合口处，相对少见部位是气管插管末端因为反复刺激气道黏膜。患者行气管插管术后，狭窄通常发生于声门下区域即支气管插管球囊处。

（二）病理学　气管黏膜血供受到压迫后会造成急性缺血性坏死，随后在气管表面出现浅表性溃疡。暴露的软骨环继发性软化并破碎。继发纤维化和肉芽组织形成，造成管腔向心或偏心性增厚狭窄。

（三）肺功能　流量-容积环可显示气道阻塞特征。这种异常表现一般先于常规肺功能。

五、影像学表现

局限性气道狭窄　插管后气管狭窄最常见影像学表现是纵向长度近2 cm左右的管腔狭窄。局部特性和外周狭窄可表现出沙漏斗样特征。

气管狭窄也可能表现为肉芽组织薄膜延伸至气管管腔内或长段偏心性软组织增厚，但相对少见。

1. 胸片　因为受累部位在气道近端，放射科医师往往不能仔细检查看整个气道，所以气管插管后狭窄容易被忽略。仔细读片的话，有上气道症状患者还是能在胸片上发现气道狭窄。

2. CT　CT是检测和观察气道狭窄特征的首选影像学检查。在轴位上，CT显示管腔狭窄伴软组织偏心或向心性狭窄（图66-1A）。多平面和三维CT重建有助于确定纵轴狭窄受累长度，而这往往在轴位上容易被低估（图66-1B，图66-2）。

虽然不常见，气管狭窄有可能表现为肉芽组织薄膜延伸至气管管腔内。在CT轴位图像上很难发现这一表现，但薄层和重建CT却有助于发现这一容易遗漏的表现。

由于气管软骨没有支撑力和破碎，长期气管狭窄可能并发气管软化,动态CT序列可以帮助检测有无气道塌陷。

3.磁共振成像 和CT类似,磁共振主要表现为气管软骨内软组织偏心或向心性增厚。沿气管轴多维成像图像精确显示了狭窄累及长度。

4.影像检查选择 胸片是疑诊气道狭窄的首选检查。然而,胸片不能确诊。三维CT重建是检测和观察气道狭窄的研究性手段。磁共振可以作为那些担心放射性辐射的选择。

典型特征

■ 局限气道狭窄呈现沙漏斗样改变

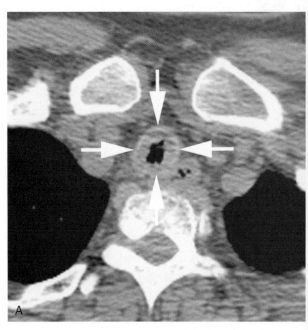

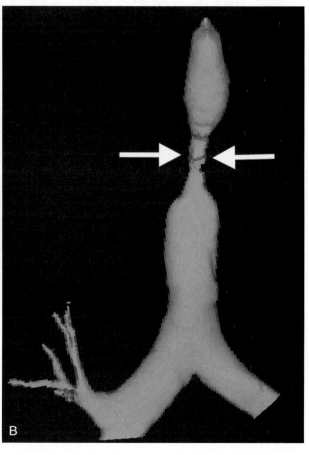

图66-1 插管后气道狭窄。A.气管近端的轴向CT显示气道环绕型增厚(箭)以及插管后的管腔狭窄。B.气管外部三维重建显示了沙漏斗样局灶性狭窄(箭)。三维气道重建较之连续轴向CT图像更准确得评价了整个狭窄病变程度。

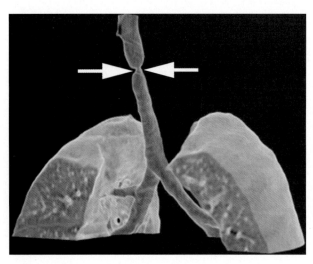

图66-2 插管后气道狭窄。气管外部三维重建显示局限性声门下高度狭窄(箭)。而这个狭窄在轴向CT图像上几乎被忽视(未显示)。

六、鉴别诊断

（一）**临床资料** 虽然插管后气道狭窄和其他原因所致的中央气道狭窄症状重叠，但是对于近期有气管插管或气管切开的患者出现上呼吸道梗阻症状时需高度警惕有无插管后气道狭窄可能。

（二）**诊断技术** 胸片或CT可以发现局限性气道狭窄从而为诊断带来提示。对有气管切开或气管内插管病史的患者，如影像表现为气道套管位置处出现典型沙漏斗样狭窄改变，基本可以确诊为插管后气道狭窄。

七、治疗方案概要

（一）**药物** 药物对治疗不起作用，但抗生素可以治疗并发的感染。

（二）**手术** 各种气管镜介入治疗方法（球囊扩张术，激光治疗，支架植入术）和手术（切除、端端吻合术）技术，可以用于治疗有症状的气管狭窄。但具体治疗决策还取决于患者狭窄特点和当地的医疗水平。

医生须知

- 对于有气管内管插管或气管切开置管病史的患者出现上气道症状时需考虑插管后气道狭窄可能
- 多平面重建和三维重建是临床研究检测和观察气管狭窄特征的首选方式
- 额外的动态呼气CT扫描有助于检测是否合并气管软骨软化

要点

- 虽然低压袖套插管套装已经大幅度降低了气道狭窄的发生率，插管后气道狭窄气是气管插管和气管切开置管后最常见并发症
- 插管后气管狭窄最常见表现为局灶性，沙漏斗样气管狭窄改变
- 多平面和三维重建CT是影像学首选检查
- 气管镜介入治疗和手术干预，是可考虑的治疗方式

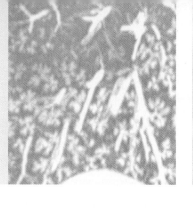

第67章

气管疾病：气管肿瘤

Karen S. Lee and Phillip M. Boiselle

一、病因学

成人的原发性气管肿瘤多数是恶性的。最常见细胞类型为鳞状细胞癌，与吸烟有关。其次为腺样囊性癌，与吸烟无关。最常见的良性支气管肿瘤是鳞状细胞乳头状瘤，可能是单发的，也可能是多发的。单发鳞状细胞乳头状瘤与吸烟有关，而多发鳞状细胞乳头状瘤（也称多发乳头瘤）则与人类乳头病毒感染有关。气管还有其他良性的或恶性的肿瘤（参见表67-1），但本文主述前三种最主要的肿瘤。

二、发病率与流行病学

原发性支气管肿瘤不常见。其发病率比原发性肺癌大约低180倍。鳞状细胞癌和鳞状细胞乳头状瘤好发于男性，与吸烟有关，腺样囊性癌则与性别和吸烟无关。

三、临床表现

原发性支气管肿瘤常无临床症状，当支气管被肿瘤压迫，管腔比原来狭窄了75%时才出现临床表现，包括呼吸困难、咳嗽、咳血、喘息和喘鸣。

有趣的是，三分之一以上的成人原发性支气管肿瘤患者起初被误诊为成人哮喘。因此，下这个诊断时常常需要警惕气管肿瘤。

鳞状细胞癌的患者出现临床表现的平均年龄介于50~60岁之间。相比之下，腺样囊性癌患者要比其早近十年，而它的发病年龄范围很大，从30~90岁均有。鳞状细胞乳头状瘤出现临床表现的平均年龄大约为50岁，而弥散乳头瘤主要见于儿童。

四、病理生理学

（一）解剖学 支气管肿瘤的特征是气管腔内肿块，其边界光滑，形态不规则，或呈分叶状。虽然良性和恶性病变存在交叉，但良性病变的直径小于2 cm，容易辨认，边缘光整，无明显的气管壁增厚或纵隔侵犯。相反，恶性病变的直径在2~4 cm，呈扁平或息肉状，形态不规则或分叶状，常可见气管增厚或纵隔侵入。

（二）病理学 鳞状细胞癌出现临床症状时，肿块一般较大（4 cm），气管腔向外突出或管腔内溃疡。肿块常为无蒂，并能导致气管腔非均匀性狭窄。人们通过镜检按细胞角化程度、细胞间桥、鳞状细胞珠划分鳞状细胞癌的分化等级。鳞状细胞癌出现局部淋巴结移和纵隔侵犯相对常见。支气管癌从支气管蔓延到主支气管和出现气管食管漏的概率分别为25%、15%。

腺样囊性癌一般表现为以息肉状或宽基底，向管腔浸润生长的肿块。大体形态表现：体积一般都＜2 cm，表面光滑或溃烂，镜检可见许多大小一致的小细胞排列成筛控状或管状，核浆比较高。这些肿瘤为无包膜，向周围神经表面或周围神经淋巴扩散。此时，病灶已经常向支气管黏膜下层浸润。显微镜下观察肿瘤的浸润范围通常比影像评估和手术下直视所见的浸润范围要大。

单发乳头状瘤的主要表现是起源于支气管壁，无蒂或有蒂的小肿块。大点的病变可表现为菜花状。病理检查中，这些病变呈现围绕纤维血管中心的扁平鳞状上皮细胞的增生。鳞状细胞乳头状瘤包括鳞状上皮不典型增生、原位癌或浸润癌。

表67-1 良、恶性气管肿瘤
恶性气管肿瘤
上皮
鳞状细胞癌
腺样囊状癌
类癌
黏液表皮样癌
腺癌
小细胞未分化性癌
大细胞癌
腺泡细胞癌
恶性唾液腺混合肿瘤
具有多形性、肉瘤样或肉瘤成分的癌
间质
骨纤维肉瘤
横纹肌肉瘤
血管肉瘤
卡波西肉瘤
脂肪肉瘤
骨肉瘤
平滑肌肉瘤
软骨肉瘤
副神经节瘤
梭细胞肉瘤
淋巴瘤
恶性纤维组织细胞瘤
良性气管肿瘤
上皮
鳞状细胞乳头状瘤
乳头状瘤
多形性瘤
腺性乳头状瘤
涎腺型腺瘤
黏液腺腺瘤
单形性腺瘤
大嗜酸粒细胞瘤
间质
错构瘤
神经纤维瘤
软骨瘤
纤维瘤
血管瘤
颗粒细胞瘤
神经鞘瘤
纤维性组织细胞瘤
假性肉瘤
血管内皮细胞瘤
平滑肌瘤
软骨母细胞瘤
脂肪瘤
血管球瘤

五、影像学表现

气管肿块

1. 一般表现　支气管癌最常表现为腔内结节或肿块。

2. 胸片　仔细观察，支气管癌患者的胸片可见支气管腔内肿块（图67-1）。然而，这些病变早期在胸片检查中一开始常被忽视。胸片常无法检测到腔外的病变，除非肿块体积非常大，压迫周围组织使得纵隔轮廓歪曲。

3. CT　支气管癌的发现和分级首选CT，尤其是多探测器CT，其敏感度很高（>97%）。支气管癌在CT上主要表现为息肉状或腔内无蒂生长的肿块，密度与软组织相同（图67-1、图67-2）。在CT片上可见坏疽和溃疡，尤其是鳞状细胞癌。CT扫描可提示病变是良性还是恶性（图67-1、图67-2），但它无法分辨肿瘤组织类型。如果CT检查发现病灶内是组织几乎可以确诊为错构瘤或脂肪瘤（图67-3），如果病灶内含有钙化则高度提示软骨肿瘤（软骨瘤，软骨肉瘤）。

CT还能评估支气管黏膜浸润程度和气管外侵犯的情况。多平面和三维重建CT图像可以提高对疾病浸润范围和支气管外受累情况的评估（图67-3）。区域淋巴结转移（图67-2）和并发症，如气管食管瘘，也可能通过CT检测到。然后，CT在检测微小的纵隔浸润和神经浸润时并不可靠。

4. MRI　MRI对于显示软组织结构和评估纵隔浸润很有用。虽然大多气管肿瘤在T1加权像显示中等信号和T2加权像显示高信号，但平滑肌瘤、纤维瘤、错构瘤和脂肪瘤也可能出现同样的信号。

5. 影像检查选择　胸片是检查带中央气道症状患者的首选方法。但其鉴别气管肿瘤需对气道仔细观察，因为这些病灶常会遗漏。

CT是发现支气管肿瘤和给支气管肿瘤病程分级的首选检查方法。MRI相对于CT则是第二选择，当诊断需要考虑软组织结构特征或CT无法确诊纵隔浸润时可选用MRI。MRI在检测纵隔浸润或黏膜皮下肿瘤生长，相对于CT来说更敏感。

典型特征

■ 支气管腔内肿块

（二）偏心或环向气管壁增厚

1. 一般表现　偏心或环向气管壁增厚是恶性支

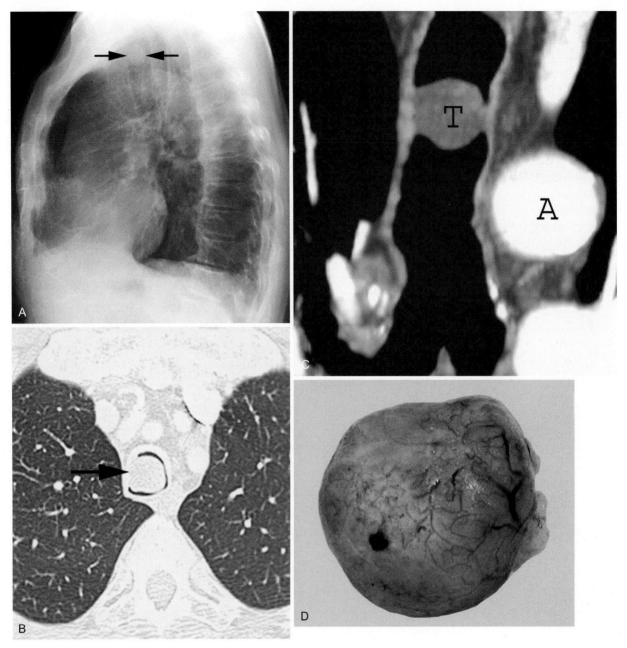

图67-1 良性气管肿瘤。A. 侧位胸片显示气管腔内有一边缘光滑的圆形肿块（如箭所示）。B. 主动脉弓以上的轴位CT图像显示气管管腔几乎完全闭塞（如箭所示）。C. 冠状位影像显示肿块轮廓为圆形，直径小于2 cm，边缘光滑，及没有向气管外延伸，这些都提示良性病变。T代指肿瘤，A代指主动脉结。D. 大体病理标本显示边缘光滑的圆形肿块。确诊为神经纤维瘤，它是一种罕见的良性气管肿瘤。

气管肿瘤的一种表现，但比支气管腔内肿块少见。这些特征不见于良性气管肿瘤。

2. 胸片 严重时，胸片检查可见气管管腔变窄。但常规胸片很难分辨是支气管腔内病变还是来自管腔外部的压迫。

3. CT CT易发现环向支气管壁增厚和管腔变窄，并能区分病灶是来自管腔内还是管腔外的压迫。

多平面和三维重建可提高评估疾病程度和管外扩散程度的准确性（图67-4）。

4. MRI MRI能清楚显示气管壁增厚和管腔变窄。

5. 影像检查选择 CT是发现支气管肿瘤和给支气管肿瘤病程分级的首选检查方法。MRI相对于CT则是第二选择，当诊断需要考虑软组织结构特征或CT无法确诊纵隔浸润时可选用MRI。

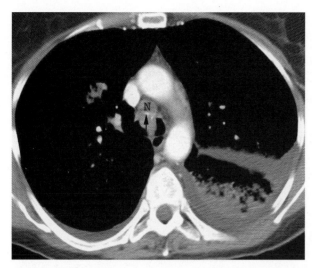

图67-2 恶性气管肿瘤。隆突处的轴位CT显示有一直接侵透气道壁的分叶状肿块（如箭所示）。也可以见到增大的隆突前淋巴结（N），左下肺叶实变，及双侧胸腔积液。最终诊断为腺样囊性癌。

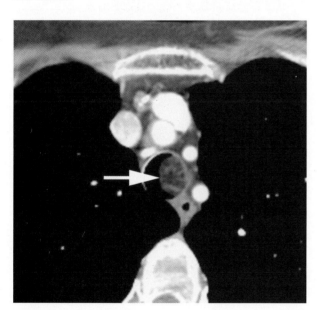

图67-3 气管错构瘤。轴位CT显示由左侧壁产生的含少量脂肪的气管肿块。最后诊断为脂肪瘤错构瘤。

六、鉴别诊断

（一）临床数据 原发性支气管肿瘤常被误诊为成年型哮喘。因此，下此诊断时需仔细评估胸片。中央气道阻塞的临床症状与其他支气管疾病相似，包括气管狭窄和气管软化。因此，无法仅从临床表现诊断出支气管肿瘤。

（二）辅助诊断技术 当影像检查发现单个支气管肿块时，诊断原发性气管肿瘤的可信度就较高。横断面检查，包括CT和MRI，很容易鉴别原发性支气管肿瘤与腔外恶性肿瘤侵入，如甲状腺癌。另外，CT

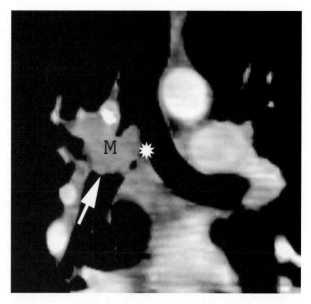

图67-4 多平面重建有助于提高对肿瘤程度的评估。冠状位影像显示隆突（如星号所示）层面产生的肿块（M）已经延伸到右主支气管（如箭所示）和气管旁软组织。与轴位影像相比，多平面重建能对疾病程度进行更好的评估并可辅助术前规划。最后诊断为腺样囊性癌细胞。

和MRI常可鉴别良恶性支气管肿瘤，有时甚至提供明确诊断。虽然单发支气管肿块常见于原发性支气管肿瘤，但也需要和胸腔外的原发性肿瘤的转移病灶鉴别如乳腺癌、结肠癌、肾癌、黑色素瘤和肺癌。许多非肿瘤病变，包括息肉、淀粉样变和滞留分泌，也可能与气管肿瘤在影像学上的表现类似。通过咳嗽后的俯卧位二次CT，肿块位置变化或分泌清除，可区分支气管分泌物和支气管肿块。

相反，当气管肿瘤表现为偏心或环向气管壁增厚，而非单发的肿块，需要与各种多非恶性病症鉴别诊断，包括医源性的（插管后狭窄）、传染的（结核病）和炎症（韦格纳肉芽肿，多软骨炎）病因。

总之，显著不规则气管壁增厚和腔外扩散最常见于原发性支气管肿瘤，但仍需要活组织检查以支持该诊断。

七、治疗方案概要

（一）药物 药物疗法并不是原发性支气管肿瘤的主要治疗手段。抗生素疗法可用于治疗梗阻性肺炎和支气管炎。

（二）外科 外科手术治疗包括支气管切除和保留部分支气管切除并重建术。术前准确判断切除的精确水平面和长度是十分关键的。

外科手术常可治愈良性气管肿瘤。有人建议孤立乳头状支气管瘤行完全切除术以排除侵袭性恶性肿瘤和预防复发。

腺样囊性癌比鳞状细胞癌预后更好,但晚期复发也相对更常见。

放射治疗也可用于肿块不可切除的患者或手术的辅助治疗,特别是腺样囊性癌患者。

医生须知

- 有成年型哮喘病史的患者需要考虑支气管肿瘤
- 成年人的支气管肿瘤大多数是恶性
- CT对于支气管肿瘤的发现和分级是首选检查方法
- 外科手术治疗是首选

要点

- 支气管肿瘤最常见的表现时管腔内肿块,其次是偏心性或环状支气管壁增厚
- 最常见的组织学类型是鳞状细胞癌和腺样囊性癌
- 恶性肿瘤的特征包括体积大于2 cm,边缘不规则,连续性管壁增厚以及管腔外扩散
- 支气管肿瘤在胸片上常常会被漏看,但仔细观察还是能够鉴别
- CT是首选影像学检查。多平面和三维重建能够提高对疾病程度和管外侵犯的评估
- MRI是次选的检查方法,它可以辅助诊断软组织结构病变和评估纵隔浸润

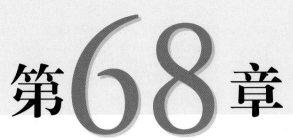
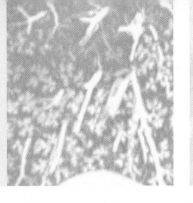
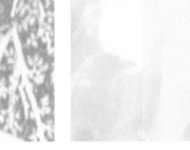

第68章

气管疾病：气管软化

Phillip M. Boiselle

一、病因学

气管软化是一种由于气道壁或气道支撑性软骨弱化引起的以气管顺应性增加和过度塌陷为特征的疾病。可分为先天性和后天性两种。原发性或先天性气管软化症与先天的气管壁软化有关，可能由一系列的软骨基质异常（如软骨软化，黏多糖症），软骨发育不成熟（如早产儿），先天性气管食管瘘引起。继发性或获得性气管软化与各种疾病有关，包括慢性阻塞性肺病、插管史、手术史（如肺切除或移植）、放射治疗、长期外性压迫（如甲状腺肿大、血管环）、慢性炎症（如复发性多软骨炎）。获得性气管软化在某些病例中也有可能是原发的。

二、发病率及流行病学

由于气管软化是一种功能性失调，常规胸片检查和CT都经常漏诊，其真实发病率就无从得知。先天性气管软化在早产儿中最常见。它常与心血管异常，支气管肺发育不良，胃食道反流有关。对有呼吸道症状患者的支气管镜发现，有5%~23%的患者存在后天性气管软化。

三、临床表现

先天性气管软化在前几周到数月的典型表现为呼气性喘鸣、咳嗽和进食困难。获得性气管软化可发生在任何年龄段，且发病率随着年龄的增大而增加。当气管软化是继以前的插管后发生，症状可在插管后数周乃至数年后出现。

后天性气管软化最常见的症状是难治性咳嗽、呼吸困难、哮鸣和呼吸道反复感染。

四、病理生理学

（一）解剖学 在常规的吸气末影像检查中，气管一般表征正常，但有些病例在冠状位可见新月形增宽或矢状位呈刀鞘样增宽。后天性气管软化患者的尸检常见部分气管呈膜性扩张和松弛。

（二）病理学 气管软化症的病理学特征是软骨或支气管膜后壁弱化，伴纵向弹性纤维的蜕变和萎缩。

（三）肺功能 肺功能试验虽有提示作用，但无法作诊断用。肺活量通常显示气管软化的严重程度与气道梗阻程度的关系，其特点是第一秒用力呼气容量下降以及低峰流率伴快速减少。

五、影像学表现

过度呼气萎陷征

1. **一般情况** 气管软化的标记是过度呼气萎陷征，呼气时气管腔横截面萎陷大于50%。但健康受试者也可达到同样萎陷程度，CT结果与低阳性值范围患者的症状密切相关。

2. **胸片** 由于气管软化在常规吸气末影像检查中无法检查出，所以常规胸片无法检查出气管软化。在此情况下，胸片透视检查也许能用于诊断。

3. **CT** 吸气-呼气相CT成像是诊断该疾病的首选方法（图68-1）。动态呼气成像（用力呼气期间）检查的敏感性高于呼气末成像。一边做咳嗽动作一边进行CT电影成像，这种检查对于气管软化症的发现具有高度敏感性，但需要多次采集图像才能获得完整的气道图像。尽管为了诊断轻到中度的气管软化，建议用截面积的精确测量，但严重患者出现完全呼气萎

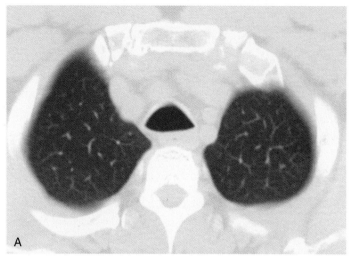

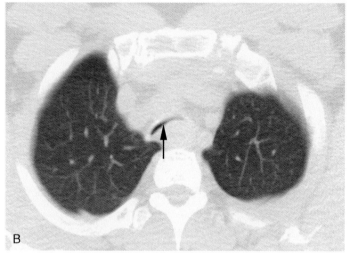

图68-1　A. 吸气末CT。吸气末的轴位CT显示气管腔的通畅性。对于矢状位的新月征,注意冠状层面相对扩大。B. 动态呼气CT。动态呼气时在A中所示同一患者的轴位CT显示气管腔(如箭所示)几乎完全塌陷,这与气管软化的特征一致。

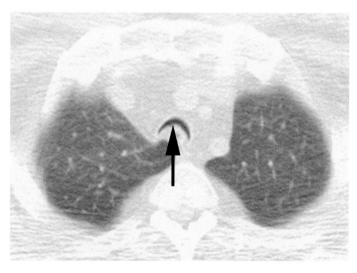

图68-2　皱眉征。若气管腔的动态呼气CT显示其皱眉的新月形结构,则高度提示气管软化征。

陷症表现就能下此诊断。在呼气成像中,如气管腔内见新月形的皱眉征,前后壁距离小于6 mm,则高度提示气管软化(图68-2)。对于在CT采集图像时不能屏气的患者,该特征可协助常规CT扫描发现气管软化。

4. MRI　配合咳嗽或呼吸动作的动态MRI现象可用于诊断气管软化。

5. 影像检查选择　胸透主要依赖操作者,已被断层CT或MRI成像所取代。动态吸气和呼吸CT检查是首选方法，同时它也能显示气道解剖结构和气道的顺应性。由于MRI没有电离辐射，因此对于年轻患者和要连续的随访检查可考虑选择它。

术手术干预，可能疗效较好。这种手术技术包括气道管腔重建并在子气管后壁置入移植物来加强管壁强度。对于症状严重但又不能手术的患者，植入支架成为他们潜在的一种选择。但支架的长远使用受到限制，因为它出现并发症的概率相对较高。

经典特征

■ 皱眉征：管腔内呼气新月形结构

六、鉴别诊断

（一）**临床资料** 没有特征性的临床表现能够区分气管软化和其他气管疾病，比如肺气肿、哮喘、慢性支气管炎。而且，这些疾病常与气道软化症同时存在。有这些高危险疾病的患者，诊断要高度怀疑气道软化症。

（二）**辅助诊断技术** 通过动态吸气-呼气CT扫描，动态MRI，透视检查，或者支气管镜检查确定有气管腔过度呼气萎陷可做出明确诊断。

七、治疗方案概要

（一）**药物治疗** 轻到中度症状的患者采用保守治疗。持续的正压通气有助于改善夜间症状。抗生素用于治疗呼吸道感染。

（二）**手术治疗** 严重症状的患者进行气管成形

医生须知

■ 在有呼吸道症状和高危因素的患者中，应该考虑气管软化症
■ 选择动态吸气配合呼气的CT扫描检查
■ 轻度到中度的患者选择保守治疗
■ 严重的患者进行手术干预效果较好

要点

■ 气管软化是指气管过度呼气塌陷
■ 它可能是先天的也可能是获得性的疾病
■ 不能明确诊断的疾病要充分考虑该疾病
■ 动态吸气配合呼气的CT扫描是最好的诊断检查方法
■ 皱眉征高度提示该疾病
■ 通常采用保守治疗，但严重的患者可能手术干预疗效好

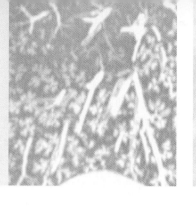

第69章

气管疾病：复发性多软骨炎

Phillip M. Boiselle

一、病因学

复发性多软骨炎是一种多系统性疾病，以外耳、鼻、外周关节、喉、气管、支气管等处复发性软骨炎为其特点。病因不明，但可能与免疫介导有关。最近的研究表明存在遗传易感性（即与其他自身免疫疾病有交叉现象）和有多激发因素（包括化学损害）的潜在性。

二、发病率及流行病学

复发性多软骨炎罕见，每年发病率约为3.5/100万人，全世界已报道600多例。该病好发于白种人群。大量研究报道男女患病率相同，但也有报道女性患病率较高。50%以上的患者累及呼吸道，且是复发性软骨炎发病和死亡的主要原因。女性比男性更容易出现严重的呼吸道症状。

三、临床表现

该病的平均发病年龄是50~60岁，很少发生在儿童期。诊断主要依靠以下临床表现中的任意3个：双侧耳郭软骨炎，非糜烂性血清阴性炎性关节炎，鼻软骨炎，眼部炎症，呼吸道炎或听觉和前庭损伤。另外一种诊断标准是出现一个或多个上述临床表现加上病理证实，或软骨炎累及两个或多个不同解剖部位且对糖皮质激素或氨苯砜有效。

其临床表现和病程变化很大。由于这个原因，很多患者要延迟3年才能诊断出该疾病。耳郭受累是最常见的临床特征，鞍鼻畸形是该疾病最具特征的表现，这是由于鼻中隔软骨塌陷但骨性鼻中隔保存所致。喉气管受累的患者可出现多种症状，包括声音嘶哑、失音、喘息、吸气性喘鸣音、干咳、呼吸困难和反复感染。值得注意的是，呼吸道受累者早期阶段可无症状。复发性多软骨炎不可能仅以呼吸道受累为表现而无其他可以察觉的特征。

四、病理生理学

（一）解剖学　呼吸道可能局灶性或弥漫性受累。最常累及喉和上气管，但也可能累及呼吸道远端的亚段支气管。

声门、声门下、喉或气管、支气管的炎症可导致管腔狭窄。由于炎症破坏软骨结构而失去支撑作用，可能会导致气道顺应性增高和动态呼气气管萎陷（气管软化灶）。在该疾病的晚期阶段，支气管纤维化引起管腔收缩，伴严重管腔狭窄。

（二）病理学　气管黏膜水肿。气管软骨环表现异常，如从轻度炎症到被肉芽组织完全吸收。

没有发现能够确诊复发性多软骨炎的组织活检物，但炎性软骨标本可显示出其特征性表现。软骨炎的组织学特征是基质嗜碱性染色丢失，软骨膜炎。最终软骨破坏并被纤维组织取代。

（三）肺功能　复发性多软骨炎对主气道的影响是固定或可变的。呼气顺应性增加和气管松弛可引起可变性气道阻塞，结果导致气道软化。在晚期，由于气道瘢痕性狭窄，所以气管阻塞是固定的。测量第一秒用力呼气（FEV1）反映出气流受阻严重，或吸入支气管扩张药后症状没有改善。

肺功能检查，特别是流量容积循环，对于辨别气道阻塞的性质（固定或动态）和阻塞的部位（胸腔内和胸腔外）有帮助。据报道肺功能检查对于动态监测疾病状况很有用。

五、影像学表现

（一）气管壁增厚和钙化

1. 一般表现　气管壁的密度增高是复发性软骨炎最常见的影像学表现，并常伴有受感染部分的气管壁增厚（图69-1）。值得注意的是，因为复发性软骨炎是一种影响软骨的疾病，所以非软骨的气管壁后膜在这个过程不受影响。

2. 胸片　有时在胸片上可见气管壁钙化，但在CT上更容易看见。

3. CT　无论气管壁发生的钙化是微小的还是明显的，CT都能很好地显示。气管壁增厚也很常见，其可能是钙化也可能是非钙化（图69-2、图69-1）。这两项特征表现不见于气管壁后膜。CT能够识别气管壁增厚，但不能区分纤维化和炎症。

4. MRI　气管壁增厚在MRI上可见，但钙化在CT上更容易看到。MRI的优点是能够区别纤维化和炎症。

5. 影像检查选择　胸片检查对于复发性软骨炎患者的作用较小，但评估并发症是最有用的，如肺炎和肺不张。然而，在晚期患者中，仔细观察胸片可能发现气道钙化和狭窄。

评估已知或疑似软骨炎的患者，CT是首选的检查方法。它检测气管壁增厚和密度增高影非常灵敏。

MR检测气管钙化不及CT灵敏，而且MR更容易受来自呼吸运动伪影的影响。然而，MRI可能有助于区分纤维化和炎症。

典型征象

■ 气管壁钙化和轻度增厚，且后膜管壁不受累

（二）气管狭窄

1. 一般表现　复发性软骨炎所致的气道管腔狭窄是气道受累的常见表现，占33%～89%，可能呈局限性或弥漫性分布，并常伴有支气管狭窄。

2. 胸片　胸片可显示晚期患者的气管腔口径减小。

3. CT　CT是评估已知或疑似气管狭窄的首选检查方法。与轴位CT相比，多平面和三维气道重建能提高检测微小气道狭窄和判断疾病范围的准确性。

4. MRI　对于担心CT辐射暴露的患者可以选择MRI检查。

5. 影像检查选择　胸片对于检测轻度到中度的气道狭窄相对不敏感。CT是检测气道狭窄的首选，

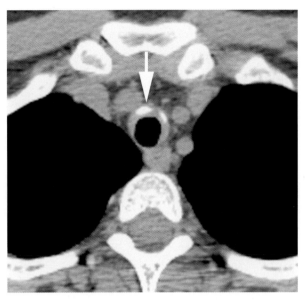

图69-1　气管壁增厚和钙化。在胸廓入口层面的轴位CT显示出明显的气管壁增厚伴钙化（箭所示）。注意后壁少见特征性表现。

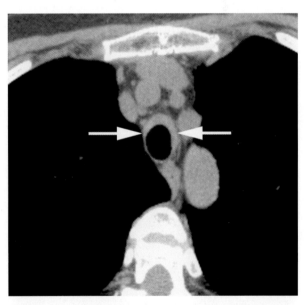

图69-2　气管壁增厚且无钙化。在主动脉弓层面的轴位CT显示出明显的气管壁增厚（箭所示）且无钙化。

多平面和三维重建图像可以提高它的准确性。MRI是另外一种备选检查方法，尤其是当患者担心辐射暴露时。但CT比MR能够提供更多的气道解剖结构信息且不受呼吸运动的影像。

典型征象

■ 气管局限性或弥漫性狭窄，常延伸到支气管内

（三）气管软化

1. **一般表现**　气管顺应性增加和松弛表现为，在呼气相，气管腔过度（横截面积的减少＞50%）的塌陷。

2. **CT**　吸气-呼气动态CT检测气管软化非常灵敏（图69-4）。在复发性软骨炎的早期，形态异常之前也许可见气管软化。因此，评价有症状的复发性多软骨炎患者，应常规检查动态呼气CT。气管软化也可能伴有气道解剖异常，包括管壁增厚、密度增高、狭窄。

3. **MRI**　动态MRI是相对于CT的另一种选择。

4. **影像检查选择**　配对吸气-呼气动态CT检查是评价气管支气管软化的最好影像学方法。

某些部位需要特殊的检查方法，可考虑动态MRI替代CT。

典型征象

■ 过度呼气性管腔塌陷，定义为气管横截面呼气相缩小在50%以上

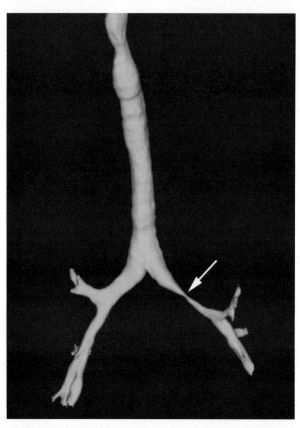

图69-3　气管和支气管管腔狭窄。外部三维重建CT图像显示气管腔轻度弥漫性狭窄和左主支气管重度狭窄（箭所示）。

六、鉴别诊断

（一）临床资料　有呼吸道症状和复发性软管炎特征性表现（如鞍鼻畸形）的患者，其诊断相对较容易。然而，当仅有气道受累时，对呼吸道症状的鉴别诊断就很广泛，包括韦格纳肉芽肿、插管后损伤、淀粉样变性以及气管肿瘤。

（二）辅助诊断技术　当影像学检查显示气管前壁和侧壁光滑、增厚，诊断应高度怀疑复发性多软骨

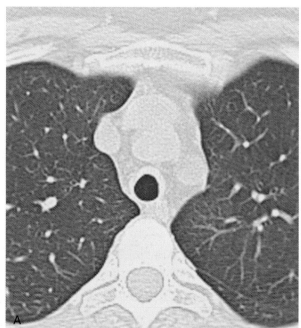

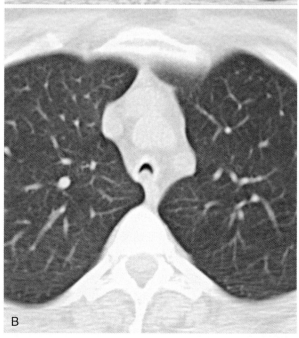

图69-4　气管软化。A. 吸气末CT显示复发性软骨炎导致气管腔轻度狭窄。B. 动态呼气相CT显示气管腔过度（管腔横截面积减少＞50%）塌陷，与气管软化的表现相符。

炎。虽然骨化性气管支气管病也不累及气管壁后膜，但气管壁黏膜下散在并突出腔内的结节应与复发性多发软骨炎鉴别。其他原因引起的气管壁增厚和狭窄一般在CT和MRI上表现为气管壁环状增厚，管壁后膜受累，通过这些表现可与该病鉴别。

当气管软化是唯一的影像学表现时，鉴别诊断包括病变的其他原因，如慢性阻塞性肺病、先前插管史和先前放射治疗史。

七、治疗方案概要

（一）药物治疗 复发性多软骨炎患者的一般治疗药物选择包括非甾体抗炎药、皮质类固醇和氨苯砜。其他免疫抑制药物（如环磷酰胺、硫唑嘌呤和甲氨蝶呤）是二线药物，主要用于那些对一线药物治疗无效的患者。

呼吸道受累的患者需要口服大剂量泼尼松治疗，急性呼吸道梗阻用静脉注射类固醇类药物可能有效。

（二）手术治疗 手术方式的选择包括气管切开术，气管支架置入术，气道外夹板固定，气管重建。

医生须知

- 当患者出现呼吸道症状且并存身体任何部位的软骨出现炎症损伤时，应怀疑复发性软骨炎
- 密度增高和气管前壁与侧壁增厚是CT上非常重要的特征性表现
- 怀疑呼吸道受累的复发性软骨炎患者应常规做动态呼气CT检查

要点

- 平均发病年龄是50~60岁
- 复发性软骨炎的特征是软骨结构反复炎症，包括外耳、外周关节、喉、气管、支气管
- 大约50%的病例累及呼吸道
- 呼吸道并发症（肺炎，呼吸衰竭）是复发性软骨炎的主要死因

- 常见的影像学表现：
  - 气道管壁的密度增高（后壁不受累）
  - 气道管壁增厚（后壁不受累）
  - 局限性或弥漫性气管支气管狭窄
  - 气管支气管软化

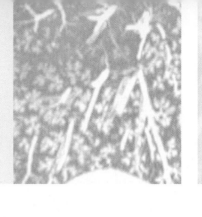

第70章

气管疾病：气管巨大症

Phillip M. Boiselle

一、病因学

气管支气管巨大症又叫Mounier-Kuhn综合征，病因不明。已证明弹性组织的潜在缺陷是一种潜在的致病机制。气管支气管巨大症常伴有Ehlers-Danlos综合征、Marfan综合征以及皮肤松弛症。有报道家族性发病，可能是常染色体隐性遗传。然而，大多数是偶发性的。

继发性气管巨大症也可能在长期的肺纤维化的基础上发展而来，也可能是慢性咳嗽和反复感染导致。

二、发病率及流行病学

气管支气管巨大症的发病率不清楚。虽然曾被认为极为罕见，但在近二十年来认为其发病率有增加，可能是可视化CT气管检查改进的结果。该病好发于男性。

估计大约30%的弥漫性肺纤维化患者可发生获得性气管支气管巨大症。在这一人群中，慢性咳嗽和反复的呼吸道感染与该病有潜在的因果关系。

三、临床表现

气管支气管巨大症主要好发于30~40岁的患者。临床表现多样，从轻微到严重的呼吸道症状，包括咳嗽、咳痰，痰液量多，很少咳血。当气管支气管巨大症的患者并发反复感染时，可能表现进行性呼吸困难和呼吸衰竭。

相反，继发性气管巨大症通常在长期慢性肺纤维化患者的CT扫描中偶然发现。这些患者的主要表现（进行性呼吸困难和干咳）与肺纤维化有关。

四、病理生理学

（一）**解剖**　纵向弹性纤维的严重萎缩和黏膜肌层变薄使部分气管软骨膜和主支气管扩张，导致管腔直径增大。冗余的黏膜肌层组织可向软骨环之间突起，导致憩室，大小从几毫米到几厘米。当变成弥漫性时，该病就叫气管憩室。

（二）**病理学**　气管与支气管的软骨和部分膜有肌层和弹力纤维萎缩。

反复感染可能并发支气管炎、肺气肿、瘢痕形成。

（三）**肺功能**　气管支气管巨大症患者的肺功能检查结果显示呼气流速下降，死腔增大，潮气量增加。

气管顺应性增加可能导致过度呼气萎陷（软化），这在支气管内镜或动态呼气CT扫描可发现。

五、临床表现

（一）**气管腔管径增大**

1. 一般表现　气管巨大症的特点是在胸片和横断面影像学上可见气管腔直径增大。

2. 胸片　通过在胸片上测量气管的冠状（横向）和矢状（纵向）位直径能够诊断该疾病。气管巨大症定义是女性气管直径冠状位＞21 mm和矢状位＞23 mm，男性冠状位＞25 mm和矢状位＞27 mm。

支气管巨大症的定义是女性左右支气管的直径分别＞19.8 mm和17.4 mm，男性分别＞21.1 mm和18.4 mm。

3. CT　轴位CT扫描更容易看到气道内腔扩大（图70-1、图70-2）。虽然三维重建图非诊断必需的，但有助于显示扩张气道的分布。

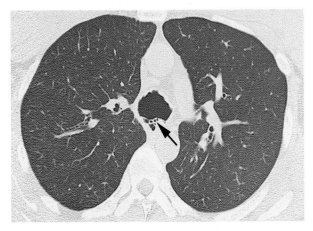

图70-1 气管支气管巨大症。在隆突层面的轴位CT显示扩大的气管伴有波状的前壁和后壁的几个小憩室（箭所示）。

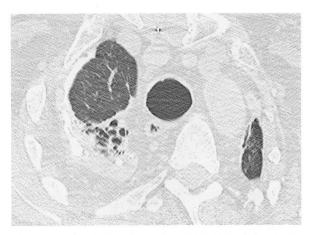

图70-2 继发性气管巨大症。在肺尖层面的轴位CT显示扩张的气管直径为3 cm。注意右肺尖处的肺纤维化合并牵拉性支气管扩张。

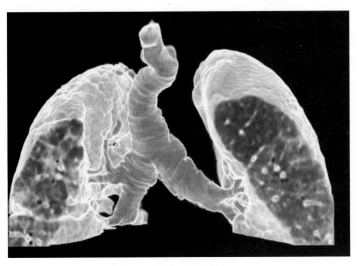

图70-3 气管支气管巨大症。中央气道的外部三维重建显示弥漫性的气管支气管巨大症。

4. MRI MRI很容易看到气道内腔扩大。

5. 影像学检查选择 胸片检查足以发现气管支气管巨大症，因此它能用于一线影像检查。CT比胸片能显示更多关于气管壁扩张信息和特征性的波浪症和气管壁憩室。CT比胸片更容易发现并发症，如支气管扩张、肺气肿和肺纤维化。动态呼气相CT可能更有助于发现过度呼气塌陷（软化）。年轻患者担心CT检查有辐射暴露，MRI则是它的替代选择。

典型特征

- 气管支气管的管腔内直径扩大
- 气管支气管壁呈波浪状表现
- 气管支气管憩室

（二）气管憩室

1. 一般表现 气管憩室是与Mounier-Kuhns综合征有关的气管支气管巨大症的常见表现。然而，由慢性弥漫性肺纤维化引起的继发性气管巨大症不常见这种表现。

2. 胸片 胸部侧位片可能看到波浪状或起伏的气管壁表现，这可能是气管软骨环之间外凸的表现。

3. CT 在CT上通常可见气管和主气管壁的波浪状外形（图70-4，也可参见图70-1）。离散型憩室可看作气管和支气管壁的管状盲端外凸（图70-1和图70-4）。

4. MRI MRI成像可见波浪状的气管壁和非连续的憩室。

六、鉴别诊断

（一）临床资料 没有特征性的临床表现能把气管巨大症与支气管扩张或慢性支气管炎相区别。

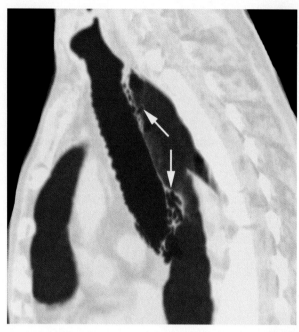

图70-4 气管憩室病。气管的矢状面CT显示气管后壁呈多管状充气结构（箭所示），其为憩室病的表现。还要注意气管巨大症和前壁的波状轮廓。

（二）**辅助诊断技术** 胸片、CT或MRI显示气管腔扩大伴气管壁呈波浪状轮廓基本可以确诊。

七、治疗方案概要

（一）**药物治疗** 保守治疗包括物理治疗辅助清除肺部分泌物和抗生素控制肺部感染。

（二）**外科治疗** 部分气管支气管巨大症和严重气管软化的患者可考虑行气管重建术或放入支架。

医生须知

- 有反复肺部感染和长期大量痰液的患者要考虑气管支气管巨大症（Mounier-Kuhns综合征）
- 通常胸片检查就可诊断气管支气管巨大症
- 在显示气管憩室和支气管巨大症的并发症（支气管扩张，肺气肿，肺纤维化）上CT比胸片更灵敏
- 气管巨大症偶见于慢性肺纤维的患者
- 通常采取保守治疗

要点

- 有反复肺部感染和长期大量痰液的患者应行常规胸片和CT扫描，以便对气管直径大小进行评估
- 气管支气管巨大症的主要影响学特征是管腔直径扩大和气管壁呈波浪状表现
- 气管支气管巨大症可能并发气管软化，支气管扩张，肺气肿和肺纤维化
- 继发性气管肥大症偶见于慢性肺纤维化患者。这种情况下，气管壁是光滑的且常没有气管憩室

第71章

气管病变：骨化性气管支气管病

Phillip M. Boiselle

一、病因学

骨化性气管支气管病（TBO）是一种少见的、未知病因学的良性疾病。多种病因或相关因素已经被假定，包括慢性炎症或退行性变、化学刺激、淀粉样病变、感染以及遗传因素。两种组织学理论已经被提出：来自气管软骨环上的软骨瘤和外生骨瘤；器官壁上内弹性纤维膜的弹性组织的软骨和骨化生。

二、发病率及流行病学

在例行的气管镜检查中发病率远远低于1%。

三、临床表现

临床表现多样。这种疾病多在50~60岁得到诊断且男女的比例是3∶1。骨化性气管支气管病可在没有临床症状的患者身上偶然发现或可表现出多种呼吸道症状，包括疲劳性呼吸困难、咳嗽、喘鸣音、反复感染和咳血。

四、病理生理学

（一）解剖学 骨化性气管支气管病以突入到气管腔内的多发的黏膜下层骨软骨结节为的特征。

（二）病理学 在组织病学检查中，结节被识别是黏膜下层骨软骨增生。黏膜表层通常是完好无损的，且常确认结节和气管软骨环的软骨膜相连接。

五、影像学表现

气管腔狭窄以及结节状态

1. 一般表现 骨化性气管支气管病典型的表现为弥漫的气管腔狭窄伴结节。

2. 胸片 在进展期病例，胸片上可以显示一个扇贝样的或者是结节样的气管狭窄。胸片上也可看到钙化，尤其是在侧位胸片上。

3. CT CT是这一疾病可选择的影像学方法。它可显示特征性的起自于气管前壁和侧壁且突入气腔内的钙化结节，造成弥漫的气管腔狭窄（图71-1、图71-2）。单个结节典型的大小为3~8 mm，也可以在CT上看到典型的气管软骨增厚。与复发性多软骨炎很相似的是气管后壁膜部缺如。通常与慢性阻塞性肺病最相关的气管刀鞘样改变（矢状与冠状直径比＞2 mm），也常在TBO患者见到。

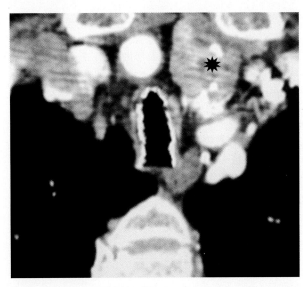

图71-1 骨化性气管支气管病。主动脉弓上CT横断面图像显示除后壁外的伴结节的气管软骨弥漫性的增厚和钙化。气管腔刀鞘样改变也需要注意。偶然看到了钙化的甲状腺肿（星号）。（鸣谢 *Micheal Gotway MD.*）

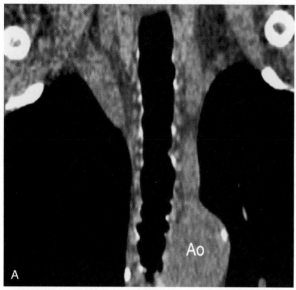

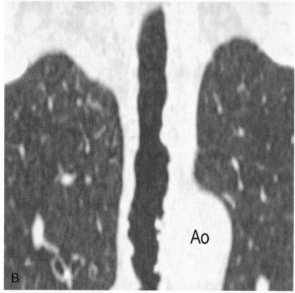

图71-2 骨化性气管支气管病。A. 轴状位CT图像显示了气管软骨的增厚,结节样病变以及钙化。Ao:主动脉弓。B. 冠状CT图像上肺窗能够更好地显示气管壁明显的结节样病变。Ao,主动脉弓。

典型特征

- ■ 钙化结节上的气管腔狭窄

六、鉴别诊断

（一）临床资料 这一疾病没有可以来鉴别诊断的临床特征。

（二）辅助诊断技术 通过CT或支气管镜确认起自气管前壁和侧壁的钙化结节被认为是这一疾病的诊断方法。鉴别诊断包括淀粉样变及钙化肺结核,但是这些疾病不会导致气管后壁缺如。虽然复发性多软骨炎和骨化性气管支气管病的分布很相似,但是复发性多软骨炎的特征表现是钙化的气管壁增厚而没有分离的腔内结节。而且,复发性多软骨炎常伴有气管软化,然而骨化性气管支气管病通常不伴有呼气性气管塌陷。

七、治疗方案概要

（一）内科治疗 治疗通常是支持性的和保守的。目前没有内科疗法能治愈这一疾病或阻止新结节的增长。

（二）外科治疗 没有标准的干预治疗方法。进展期病例的治疗方法包括激光切除、放疗、手术切除和支架植入。干预治疗通常是个性化治疗。

医生须知

- ■ 骨化性气管支气管病是一种有多种临床表现的少见疾病
- ■ 特征性CT和气管镜表现可诊断该病
- ■ 没有标准的内科和外科治疗方法

要点

- ■ 这种疾病多在50~60岁得到诊断
- ■ 男女比例是3:1
- ■ 骨化性气管支气管病常在没有临床症状的患者身上偶然发现,但可引起多种呼吸道症状
- ■ CT是可选择的影像学方法
- ■ 确认起自气管前壁和侧壁的钙化结节是诊断该病的要点

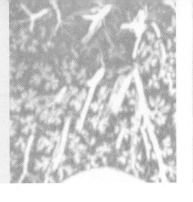

第72章

支气管病变

Sujial R. Desai

支气管扩张症

一、病因学

气道上疾病在临床实践中出乎意料的常见,并且影像学检查在患者的评价中起到了中心作用。虽然支气管扩张症很重要,但是从临床病史的角度上看却是一种出乎意料地被忽视的疾病,这一疾病的病理学特征是异常持久的支气管扩张,且发病率和死亡率高。支气管扩张症的病因以及相关疾病很多,见表72-1。然而,多种致病因素,如感染的影响已经随时间发生了改变,且在地域和种族方面有很大变化。得到有效的抗菌治疗和多个国家儿童免疫的普及政策已经产生了重要意义的影响,不仅降低了感染后支气管扩张症的发病率,也降低了总体死亡率。

在发达国家包括美国和欧洲的许多国家,感染后支气管扩张症是一个较小的临床问题;更常见原因是囊性纤维化和免疫缺陷,免疫缺陷可以是原发的(如在全丙种球蛋白低下血症或高度选择性免疫球蛋白亚类缺陷病患者中见到的)或继发于免疫抑制(这可在血液恶性疾病或HIV相关疾病中见到)。鲜明对比的是,在发展中国家,感染如结核仍是多数支气管扩张症患者的发病原因。黏液纤毛廓清缺陷(这可以是先天性的,如在原发性纤毛运动障碍中,或是获得性的)、机械性阻塞(体内的或外在的)及少见的先天性疾病(如肺隔离症),但是经证明是支气管扩张症的病因。然而,30%~70%的支气管扩张症患者找不到病因。评价支气管扩张症患者另一个复杂的因素是一小部分病例可找到一个以上致病因

素。以存在支气管扩张症为特征的具体疾病在第73章讨论。

二、发病率及流行病学

支气管扩张症的真实发病率是未知的。因为它一直被看作是"孤立"肺部疾病的范例,有关支气管扩张症发病率可靠的公布数据一直很难采集到。其中一个根本问题源于相对普遍的错觉,即支气管扩张症不再是一个有重要临床意义的疾病。临床怀疑支气管扩张症的指标一直很少,且医生常把支气管扩张症的症状和体征归因于被认为更常见的其他呼吸道疾病(如吸烟相关的慢性支气管炎)。发病率估测依靠的检测方法也至关重要,且早期的数据,是以常规的胸片检查为基础,由于这些数据几乎肯定会低估发病率,所以不可靠。正如后面在讨论细节时一样,考虑到胸片对确诊支气管扩张症的敏感性很差,这一点是可以理解的。相似的,因为不可避免地将支气管扩张症向更广泛疾病曲解,所以来自外科学系列的有关支气管扩张症的发病率的数据不太可能很准确。

尽管如此,大家知道在特定人群中支气管扩张症的发病率非常高,例如,在澳大利亚土著居民和土著的爱斯基摩人中支气管扩张症的高发病率就是个已知问题。相似的,和囊性纤维化无关的支气管扩张症在新西兰部分地区流行引人瞩目,在那里小于15岁儿童中的发病率是1/3 000,祖籍为帕西菲克的儿童的发病率是惊人的1/625。总而言之,这些数据与芬兰同年龄儿童的低发病率相比更引人注目。最后,在最大的支气管扩张症患者系列病例中,一致性的发现就是女性患者数量多。

表72-1 支气管扩张症病因及相关疾病

特发性

先天性的

  囊性纤维化

  Mounier-Kuhn综合征（巨气管支气管症）

  α₁-抗胰蛋白酶缺陷

  Swyer-James（MacLeod）综合征

  Williams-Campbell综合征

  肺叶内肺隔离症

感染后或炎症后

  细菌，分枝杆菌，病毒，原虫

  吸入胃内容物

  吸入毒性烟雾

免疫缺陷

  原发：选择性免疫球蛋白缺陷，在全丙种球蛋白低下血症

  继发：恶性肿瘤，化疗

机械性气道阻塞

  吸入异物体

  瘤样病变

  支气管结石症

  支气管狭窄

黏液廓清缺陷

  原发性纤毛运动障碍

  继发性纤毛运动障碍

  Youngs综合征

免疫性的

  变态反应性支气管肺曲菌病

  心-肺、肺或骨髓移植后

其他相关疾病

  中叶综合征

  类风湿关节炎

  干燥综合征

  系统性红斑狼疮

  溃疡性结肠炎

  黄甲综合征

  腹腔疾病

  艾滋病毒感染

三、临床表现

胸科医生通常认为支气管扩张症曾有引人注目的临床表现（典型的患者有咳嗽和大量脓臭痰）现在不常见。除此以外，有儿童期喘息性支气管炎和慢性化脓性鼻窦炎病史的患者，其支气管扩张症状以更加隐秘形式存在；仅仅不到一半的这些支气管扩张症患者也会有既往肺炎或另一种呼吸道感染的病史。在青少年时期这些疾病常有所"缓解"，只是接着（典型的在病毒性呼吸道感染后）会有更加典型的与支

气管扩张症相关的症状，即所说的慢性咳嗽和黏液性脓痰。许多患者也主诉呼吸困难、间断性咳血、体重下降、胸膜炎性胸痛。体格检查无特异性，包括轻度到中度的呼吸爆裂音和喘息。高达四分之一的支气管扩张症患者可见到杵状指。

四、病理生理学

（一）解剖学 在了解支气管扩张症的病理学和影像学特征前，支气管解剖的几个知识点需要强调一下。支气管树的分布模式是读者熟悉的支气管正常解剖的明显特征。然而，随着支气管的逐次分级，气道管径逐渐减小。照此推论缺少正常的锥形结构必定被认为不正常。为了方便描述，支气管树可以被认为是由大的（支气管）和小的（小支气管）气道组成。传统的区别是依据气道壁上有或没有软骨；被软骨加固且通常直径大于1 mm的气道被称作支气管，然而，没有软骨且通常直径小于1 mm的气道被称作小气道。

支气管和小气道的分支模式已被认为完美的适于呼吸道完成两个主要功能：运输空气和通过肺泡毛细血管床进行气体交换。因为一定级别的支气管的下一级支气管的直径和长度有变异，所以直径大于0.7 mm的气道分支模式已知为不对称的二分支。直径少于0.7 mm的气道，二分支变得更对称，且这导致横断面积更迅速增加。分支特征的总体变化以及因此而引起结构的总体变化被认为反映了功能方面必然的变化：大气道中大量气流的需要被末端气道和肺泡的气体扩散所取代。

（二）病理学 Cole等首先提出支气管扩张症发病机制的恶性循环假说，得到了最广泛的接受。这个理论以如下前提为基础，即最初正常黏液纤毛廓清的过程受到损害或干扰。这可能已被认为是病毒性呼吸道感染或者是遗传易感性的结果，如同有囊性纤维化的支气管扩张症患者一样。不管怎么说，清除黏液功能障碍使"正常的"口咽部菌群（包括革兰阴性细菌如嗜血杆菌、铜绿假单胞菌及革兰阳性细菌如链球菌肺炎）得以存留在气道内。这种机体虽然无侵袭性，但是却是致病的且通过多种机制导致进一步的上皮破坏，进一步降低了黏液纤毛的廓清能力。那时气道更易使其他部位的微生物植入。作为对此的反应，就不可避免地出现炎性宿主反应，这也进一步导致气道损害和气道扩张。虽然这为理解大多数支气管扩张症患者的发病机制提供了有价值的模型，但是最新的一些数据（依据于CT的一系列表现）说明

恶性循环理论需要被修订,尤其是在小儿身上,因为依据高分辨率CT诊断的支气管扩张症不总是不可逆的或进展性的。

不管支气管扩张症的病因如何,最终的结果相对是常规的:大量的多核白细胞浸润,主要包含中性粒细胞,穿过支气管壁到气道腔内。支气管壁内细胞毒性CD8[+]T淋巴细胞和巨噬细胞的数量显著增加。经过一定时间,支气管壁的弹性蛋白层会减少和软骨破坏。随后的变化是可见到支气管管腔扩大,尤其是在患病已久的患者身上。

在宏观病理学表现的基础上,支气管扩张症被分为三型:柱状和曲张型以及囊状。柱状支气管扩张症的支气管扩张的程度相对一致,言外之意,这可能是最不严重的形态学类型。这与曲张型支气管扩张症相对比有显著差异,曲张型支气管扩张症沿扩张气道伴随有局部狭窄;囊状支气管扩张症,正如名字所暗示的一样,指气道明显扩张表现为囊状。显然这一支气管扩张症的形态学分型暗含着严重程度的等级。然而,尽管支气管扩张症的这些形态学亚型通过在高分辨率CT可以确认且经常在放射学报告谈到,但是这些分型的临床意义是有疑问的。

(三)肺功能　支气管扩张症典型的生理学缺陷是气流受阻,这在有些患者身上是部分可逆的。在最初的检查中,阻塞性的缺陷对于支气管扩张症看上去有些矛盾,这一疾病基本的形态学异常是气道扩张。历史上,多位研究人员寻求解释这种明显的反常现象,且这种阻塞性的缺陷已被归因于存在并发的肺气肿,气道高敏性和哮喘以及闭塞性细支气管炎和呼吸系统大气道塌陷。然而,依据于更多最近的高分辨率CT特征与生理学指标协调一致进行评价的数据,好像支气管扩张症气流受阻的关键决定因素是密度减低区(反映了病理水平的闭塞性细支气管炎)和支气管壁增厚的严重程度。有些支气管扩张症患者伴有限制性通气障碍。这一现象的机制不明,这可能与斑片状的支气管周围纤维化(可能继发于炎症)和肺不张有关。

五、影像学表现

(一)胸片　当疑似诊断为支气管扩张症时,胸科医生通常首先要求行胸片检查。不幸的是,因为敏感度和特异性的关键问题,胸片在支气管扩张症诊断上的价值是有限的(图72-1)。然而,在CT和高分辨率CT技术的概念出现之前,对疑似患支气管扩张症的患者胸科医生和放射科医生必然依赖胸片

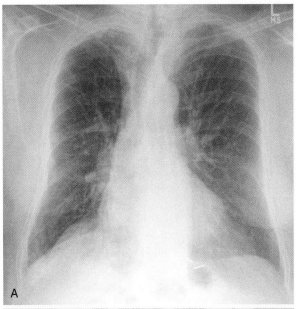

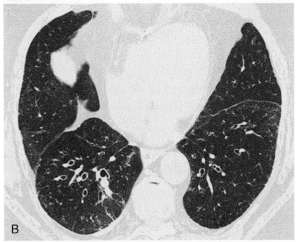

图72-1　只在CT上明显的支气管扩张症。A. 胸片显示没特异性异常。B. 高分辨率CT图像显示亚段支气管扩张(与同级肺动脉相比较)。

(很多病例随后行支气管造影,支气管造影那时是金标准,但是现在过时了)(图72-2)。在经常被引用的Gudbjerg研究中,10%的支气管扩张症患者胸片会正常。然而,虽然这在那时是真的,但是这项研究成果发表在50多年前,并且就像之前讨论的,支气管扩张症的临床表现自那时起已经发生了改变。另外,Gudbjerg描述的许多放射学征象(如线样肺纹理,支气管壁增厚及斑片状或融合阴影)完全没有特异性且经不起严密推敲。后来来自布朗登医院的研究明确说明了这一点,布朗登医院的研究比较了支气管扩张症的胸片(依据Gudbjerg确认的特征)和支气管造影诊断且确认了胸片高度不敏感的特征。这项研究也表明假定存在的胸片征象有主观性,因为两个有经

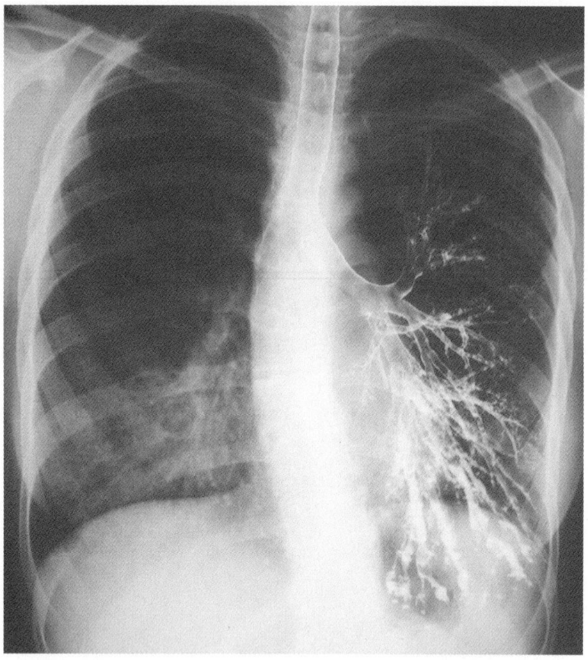

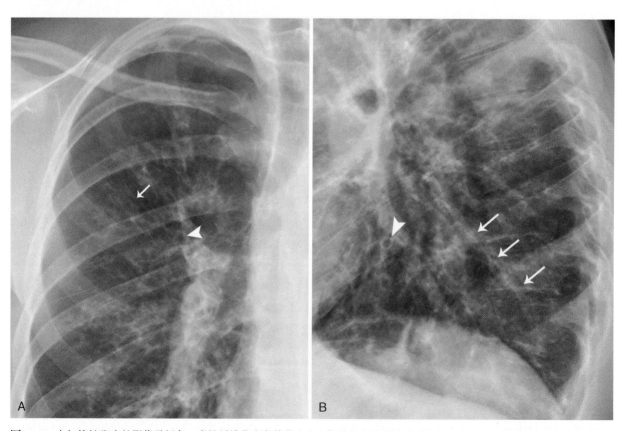

图72-2 支气管造影术中的支气管扩张症。支气管造影术的照片显示左肺固有上叶及舌叶支气管直径正常且逐渐变尖细，左肺下叶支气管扩张呈柱状和曲张型。支气管扩张症主要累及后和外基底段支气管。(鸣谢 *Reynaldo T. Rodrigues, Federal University of San Paulo, San Paulo, Brazil.*)

验的影像科医生仅仅为了确定存在或不存在个别征象就存在很大分歧。

除去之前的讨论，由于胸片在临床医学中的普遍应用，支气管扩张症的影像学征象仍然值得修正。从这个方面来看，将会引起研究者警惕支气管扩张症为可能诊断的关键影像学特征是反应明确的病理学异常，即支气管扩张。因此，研究者可看到边界不清的环形阴影(当这种征象在端部被看到时，它反映了扩张的支气管伴支气管周围炎症)或"轨道线"病变(指气道壁平行)，这取决于单个气道与X射线束的方位关系(图72-3)。更严重的疾病，可见明显的薄壁囊肿，有或没有气液面(图72-4)。

支气管扩张症在胸片上其他公认的特征包括由于黏液堵塞扩张的气道造成的管状或分支状病变，容积减少或真正的膨胀过度，以及局灶性的亚段肺不张。这些是辅助的影像学征象且不作为支气管扩张症的定性诊断。

(二)CT　在高分辨率CT技术出现之前，CT在诊断支气管扩张症中的价值方面的数据是令人失望的，敏感度从66%~79%不等。在那时合理的共识是

图72-3 支气管扩张症的影像学征象。囊性纤维化患者前位(A)和侧位(B)放大胸片图像显示与支气管扩张症吻合的多发环型阴影(箭头)和"轨道线"病变(箭)。

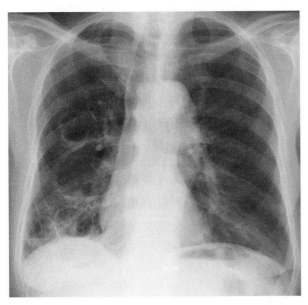

图72-4 胸片上的囊状支气管扩张症。胸片显示右肺多发薄壁囊性病变。尽管不明显，但左下肺叶有这种疾病的迹象。

CT在诊断支气管扩张症的可靠性上，尤其是轻度疾病时，缺乏有效的敏感性。薄层扫描明显提高了空间分辨率，支气管扩张的CT诊断敏感度也随之得到提高。Grenier 等报道使用有层间距的薄层图像（1.5 mm准直）敏感度为96%；与支气管造影相比较，CT结果只有一例假阴性，这一病例有段和亚段气管壁增厚但是没有明显的支气管扩张证据。在其后另一个独立的研究中，Munro 等报道偶然应用了 3 mm准直的图像对支气管扩张症诊断的敏感度为84%。Grenier 等在他们的研究中采用了更薄的扫描层，这使得CT诊断的敏感性进一步得到提高。

高分辨率CT 的两个基本特征是薄图像准直（提高空间分辨率）和有效放大肺实质固有的、高对比度环境的、专用的、高空间频率（骨）图像重建计算法。就像看上去那样使人惊讶，在文献中很难找到关于高分辨率CT成像理想准直是多少的严格标准；确实，对于文献的粗略回顾将会向读者揭示依据不同机构的常规扫描程序，在任何地方层厚在 1.0~3.0 mm 已经被认可为高分辨率CT成像。然而，现在大多数权威人士认为层厚在0.5~1.5 mm是高分辨率CT成像的理想层厚。

在高分辨率CT图像上观察气道需要考虑的另一个因素是肺窗的设置，因为在诊断支气管扩张症时，肺窗的设置会对气道腔直径评估有重要的影响。Webb 等的实验性研究显示对空气环绕的气道，窗中心为−450 HU测量气管壁厚度最准确。确实，在窗中心平均为这个值时，窗宽对管壁厚度评价的影响很

小。当窗宽被设定低于−450 HU 时,管壁厚度会被过高估计,当设置高于−450 HU 时,结果相反。

1. 支气管扩张症的CT特征 现在影像科医生在CT上寻找的支气管扩张症疑似患者的征象是Naidich 等在1982年首先描述的,虽然Naidich 等描述的是非高分辨率CT(10 mm准直)图像上的征象。尽管如此,这些学者确认的CT特征,经过一些修正,大部分被相继的一系列研究所证明;因此,虽然支气管扩张是病变的主要形态学异常,但是管壁加厚,斑片状肺实质密度减低及血管减少区(术语马赛克灌注),大气道及小气道的栓塞,容积减少,气道集中,以及在有些患特发性疾病患者中的小叶间膜增厚都被公认是支气管扩张症的征象。

支气管扩张症被定义为一种以异常的、持续性的气道扩张,伴或不伴气道壁增厚为特征的疾病。因此CT图像上支气管扩张是诊断支气管扩张症的必要条件。在正常状态下气道的内直径大约等于同行肺动脉的横断面直径,这有利于识别气道扩张。言外之意是所谓的支气管动脉比增加>1通常应被看作不正常。支气管扩张的气道CT表现依赖于支气管走向与断面的相对关系。因此,对大体上垂直于图像断面的气道(大体而言,上叶和下叶气道),放射科医生将寻找与扩张气道邻近的呈逗点状正常动脉分支,这一表现已被比作"印戒征"(图72-5)。位于断面的支气管(如在中叶和舌叶),放射科医生应寻找支气管正常锥形的消失(图72-6)。

严重(曲张型或囊状)支气管扩张症患者的诊断通常不会引起质疑。然而,现在大部分支气管扩张症患者临床表现轻微,且不很严重(柱状)支气管扩张症的识别无疑是有疑问的。因为伴行肺动脉可以在气道分开之前分开,所以可见到支气管动脉比率增大的假象。这时,相对通常的大小,同级动脉分支,支气管直径看上去将会增加。另一个需要考虑的是支气管动脉比率>1不都是不正常,因为高达五分之一的健康人群支气管动脉比率>1。此外,研究显示随着年龄的增加气道内径表现出正常但是渐进的增大,在年龄超过65岁的无临床症状的人群中超过40%的人支气管动脉比率>1。最后,海拔高度可对气道与其相邻的肺动脉之间的关系产生影响,随着在科罗拉多(海拔高于海平面约1 600 m)进行的一项研究成果的公布,这个问题得以明了,研究显示按照常规CT标准50%以上的健康人有支气管扩张的证据。另一项研究寻求解释了这些发现,这项研究比较了在一定海拔高度和海平面上的人群的支气管动

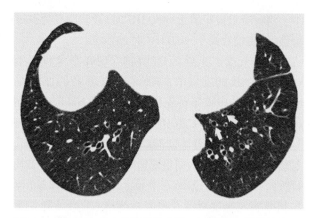

图72-5 在CT上的支气管扩张症的"印戒征"。高分辨率CT显示几个腔内直径大于邻近肺动脉直径的支气管。支气管扩张症患者扩张的气道和相邻正常大小的肺动脉已被比"印戒征"（箭）。

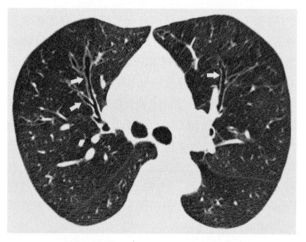

图72-6 支气管扩张症：缺少正常支气管的锥形变化。高分辨率CT 显示双上叶支气管扩张症（箭）如指出的一样在分叉之后支气管缺少锥形变化。

脉比率。这项研究证实在高海拔测得的支气管动脉比率有显著增加。尽管准确的机制不清楚，但是可想到的是在高海拔地区支气管动脉比率增大是由于低氧相关的血管收缩，同时可能与低氧性的支气管扩张现象有关系。

由于这些困难，不能依赖支气管动脉比的增大或缺少正常气道的锥形变化来诊断支气管扩张症。因此，在一项有关柱状支气管扩张症的研究中，Kim等希望得到能够将手术证实的支气管扩张症患者与正常健康人群区别开的CT特征。这一研究显示，与支气管动脉比率增大和缺少支气管的锥形变化相比，肋骨或脊椎胸膜旁1 cm内看到气道和邻接纵隔膜的气道可识别更有鉴别意义，在支气管扩张症患者中可见到比率分别是81%和53%，但在正常人群

中见不到。

螺旋CT 和随后的多层CT 技术已经取得了明显进展，这些进展已经对支气管扩张症的成像产生了有意义的影响。与传统高分辨率CT 间距的图像相比，更快的采集图像不仅可以减少运动伪影而且可以提供一个连续的容积数据，并且因此可以更加可靠地确认气道没有逐渐变细。多层CT 另外的优点是除了标准的横断面观还可以在多个断面观察肺。一项研究结果显示重建的连续薄层图像优于有层间距的传统高分辨率CT。 总的说来，用多层CT评价支气管扩张症的表现和范围更准确。另外，由于多层CT 的使用，研究者对支气管扩张症的表现、范围和严重程度评估的分歧减少了。

2. 支气管扩张症的辅助CT特征　虽然支气管扩张是支气管扩张症最重要的形态学表现，但是还有很多辅助的CT征象。在没有支气管扩张时不能依据辅助的CT特征做出支气管扩张症的诊断。简要讨论支气管扩张症的这些额外征象。

（1）支气管壁增厚：支气管壁增厚是合理的常见的支气管扩张症的CT征象，但是在支气管扩张症患者中出现的概率不同，可能是支气管扩张症炎症部分的反应。就像之前已经提到的，支气管壁加厚的评价受技术因素的影响；肺窗的设置太窄会导致过高估计支气管壁增厚。对CT上正常支气管壁厚度缺乏共识，这也妨碍了对支气管壁增厚的理解。为了尝试矫正这一点，Remy-Jardin 考虑如果任何单个气道壁的厚度是正常气道壁厚度的至少两倍那么支气管就是厚壁的。然而，这个定义的明显缺陷是这个假设需要看到一个正常的、可对比的支气管，这一点在支气管扩张症严重和广泛分布时得不到保证。变通的支气管壁增厚的定义是气道腔内径小于外径的80%。这个定义是有用的，但是仅仅在支气管扩张相对轻微时有用；简单地说，如果支气管扩张明显（如在囊状支气管扩张症），管壁增厚程度将被低估。

（2）马赛克征：斑片状密度减低区（在这些区域肺部血管数量减少或口径减小）在支气管扩张症患者的CT图像上不仅常见，而且也是CT图像上功能性的重要表现（图72-7）。一些学者已经作了假设即这些密度减低区只是反映了共存的肺气肿。然而，形态和生理学上的相互关系反驳了这个有些简单的结论；因为，在呼气相CT上密度减低区的范围和气体交换指标不相关 [如DLco，尤其是Kco（值得注意的是后者被认为是肺气肿严重程度最简单的生理学指标）不相关]，在支气管扩张症患者身上看到的

"黑肺"区域不大可能代表肺气肿引起的破坏。同样的形态生理学研究提示马赛克与闭塞性细支气管炎有关。

呼气相CT上空气捕捉区最常见于发生广泛或囊状支气管扩张症或并发大量黏液栓塞且堵塞于中央叶支气管的肺叶。然而，一个另外的有趣的发现是在一些没有明显支气管扩张症的肺叶内出现密度减低区（图72-8）。以此为依据已经有学者假设闭塞性细支气管炎可能是支气管扩张症关键的初始病理学病变。

（3）气道阻塞：炎症黏液分泌物可充盈扩张的支气管，造成管状或结节样的病变，这分别代表沿长轴或短轴走行的支气管。对这些病例要小心不要漏了支气管扩张症（图72-9）。远端气道内的黏液分泌物和细支气管壁的炎性增厚导致树芽征模式，依赖于气道与图像平面的相对方向，表现为Y形或V形病变或线样结构（图72-10）。

（4）容积减少：气道聚集和容积减少（包括有些患者肺叶完全塌陷）是支气管扩张症经过验证的特征，用CT容易做出正确评价（图72-11）。假设这些支气管扩张症的特征是气道周围炎症和纤维化的结果也是合理的。然而，这不应该与牵拉性支气管扩张症混淆，就像这个名词提示的，牵拉性支气管扩张症是指在已有纤维化的间质性肺部疾病（在后面章节可见到）背景下的气道牵拉扩张引起的病变。

（5）小叶间隔增厚：Sibtain等已经报道了令人关注的特发性支气管扩张症患者有小叶间隔增厚的表现（图72-12）。在回顾它们观察到的肺叶情况时，学者们指出少于70%的有支气管扩张症的肺叶存在终末小叶间隔增厚。于此形成对照，20%的没有支气管扩张症的肺叶有小叶间隔增厚的证据。进一步分析，与324个没有支气管扩张症的肺叶只有7个见到小叶间隔增厚相比，29%有支气管扩张症的肺叶有严重度的小叶间隔增厚。小叶间隔增厚的范围也与支气管扩张症的范围和严重程度密切有关。由于支气管周围间质与小叶间隔在解剖上是相连的，且考虑到支气管扩张气道的黏膜下层存在严重的炎性浸润，学者们推测这样患者的小叶间隔增厚可能继发于间质浸润或淋巴阻塞是无可非议的。确实，学者们猜测淋巴引流的功能障碍本身可在特发性支气管扩张症的发展中有重要的病因学作用。

（三）磁共振成像 MRI在诊断支气管扩张症中的作用有限（图72-13）。所以不奇怪，关于支气管扩张症的MRI文献相对较少。一项早期的有关囊性纤维化的研究提示MRI图像对检测肺门和纵隔淋巴结及区别在胸片上有时区别困难的结节样组织和血管上比普通的平片有优势。然而，考虑到MRI在肺实质检查上存在的已知的问题，胸片在显示肺部病变和容积减少方面有优势就不奇怪了。即使用更复杂精细MRI扫描序列（用超短回波时间），Carr等得出结论是磁共振分辨率确实没法和CT相比。最近，超极化氢磁共振提供了一些有趣的信息。然而，对支气管扩张症患者常规临床处理而言这样测验的临床价值仍有争议。

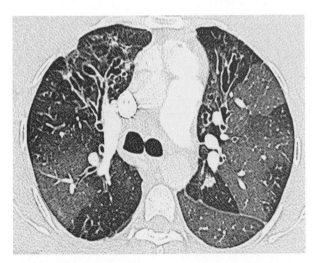

图72-7 曲张型支气管扩张症。一个有囊性纤维化患者高分辨率CT图像显示双肺上叶曲张型支气管扩张症。另外，有明显的马赛克镶嵌现象预示着并发小气道疾病。

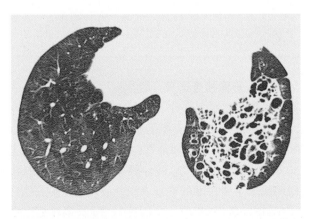

图72-8 支气管扩张症和小气道疾病。下叶水平的高分辨率CT图像显示左肺下叶的囊状支气管扩张症。右肺下叶未见支气管扩张症，但是有和闭塞性细支气管炎相吻合的马赛克密度和灌注模式。

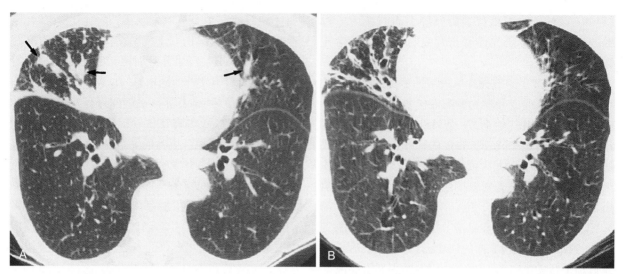

图72-9 充满黏液的支气管。A. 高分辨率CT图像显示右肺中叶和左肺舌叶管状和结节样（箭）病变。B. 咳痰后的高分辨率CT显示病变代表充满分泌物的扩张的支气管。患者是一位80岁女性，由于之前的结核病导致支气管扩张症。（引自 *Müller NL, Fraser RS, Colman NC, Paré PD. Radiologic Diagnosis of Diseases of the Chest. Philadelphia, WB Saunders, 2001.*）

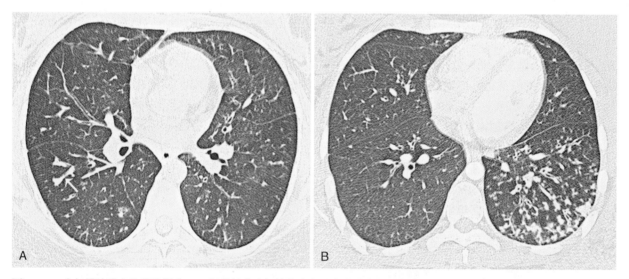

图72-10 支气管扩张症的黏液嵌塞。A. 轻微柱状支气管扩张症患者中带水平的高分辨率CT显示右肺下叶分支状病变这代表着被炎性黏液分泌物堵塞的亚段气道。与闭塞性细支气管炎相吻合的马赛克密度和灌注模式也要注意。B. 另一名轻微柱状支气管扩张症患者的高分辨率CT图像显示左肺下叶大量的V形或Y形的分支样病变和树芽征。

（四）影像检查选择 尽管胸片有局限性，但是胸科医生会建议大部分疑似支气管扩张症的患者拍胸片。然而，考虑到有限的敏感性和现在多数患者临床表现不太严重的可能性，许多患者将会需要CT成像。从这方面考虑，高分辨率CT可能是现在可用的接近于金标准的检查方法。最近，因为层间距（传统高分辨率CT的一个固有特性）及多排CT的发展，已经有人建议回顾观察0.5~1 mm准直的连续容积图像数据可能是一个诊断支气管扩张症更好的方法。

六、鉴别诊断

支气管扩张症确定性诊断一旦做出，就没有什么真正需要的鉴别，这一点是有争议的。然而，对于放射科医生的挑战是双重的：第一，确保诊断不过度（因为其中一个潜在的类似疾病）；第二，试图明确支气管扩张症的可能原因。

由于快速采集CT图像的能力和心脏控制软件的应用，肺部血管"双影"假象造成的支气管扩张症的假阳性诊断现在已经几乎不是一个问题。形成对照的是，真正的支气管扩张症和以囊肿为主要特征的

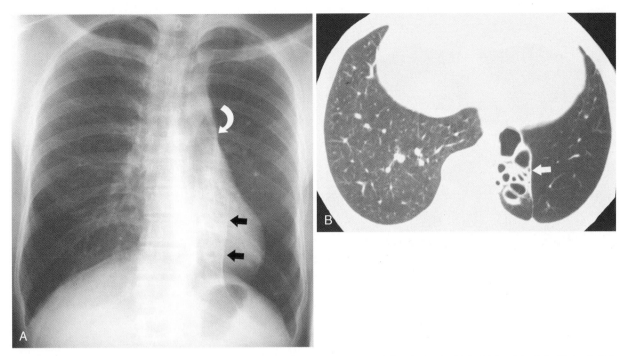

图72-11 支气管扩张症导致的容积减少。A. 后前位胸片显示左肺下叶肺不张伴左侧主要组织向尾侧和中间移位(箭),前联合线向左侧移位(弯箭)及纵隔向同侧移位。B. 高分辨率CT图像显示主要组织向尾侧和中间移位和严重的左肺下叶支气管扩张症。这是一位23岁在儿童时期患过病毒性肺炎后患支气管扩张症的男性患者。(引自 *Müller NL,Fraser RS, Colman NC, Pare PD. Radiologic Diagnosis of Diseases of the Chest. Philadelphia, WB Saunder,2001.*)

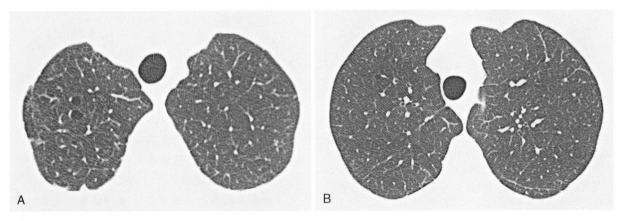

图72-12 特发性支气管扩张症和小叶间隔增厚。大血管水平(A)和稍尾侧水平(B)的高分辨率CT图像显示柱状支气管扩张症和极少的间隔线。

肺部疾病(如朗格汉斯细胞组织细胞增多症和淋巴管肌瘤病)的鉴别可能成为困难,尤其是如果它们严重时。在实践中,有经验的放射科医生将会留意检查相邻的层面;明显的扩张气道显示是连续的,反之在以肺内囊肿为特征的疾病,将看不到这种连续性。最后,必须再一次强调牵拉性支气管扩张症,偶尔会成为医生对影像学报告感到困惑的原因(图72-14)。这样的气道扩张在间质纤维化患者身上相对常见,看上去可能是一个由于增厚的肺泡附属物对气道的辐

射状牵拉引起的附带现象。当然,临床上对于胸科医生最重要的一点是CT上有这种表现的患者不代表临床上真正患支气管扩张症的患者。牵拉性支气管扩张症的特征性表现是支气管的扩张和串珠样改变在纤维化区域内。

知道支气管扩张症过多的潜在的病因中哪一个是具体某个患者的病因,对于胸科医生可能有价值。出于这种考虑,经常假定依据于病因学,支气管扩张症有特定的形态学特征及肺部特定的好发部位。于

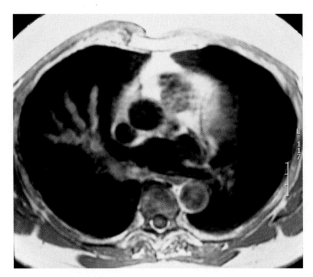

图72-13 MR 成像显示支气管充满黏液。MR T1 加权成像显示和黏液嵌塞吻合的右肺中叶分支状病变。需要注意的是中间段支气管内存在黏液。

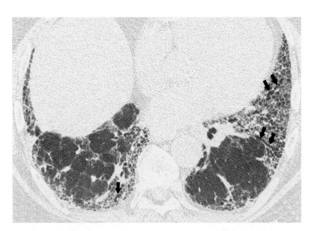

图72-14 牵拉性支气管扩张症和细支气管扩张症。在肺基底段水平的高分辨率CT显示肺下叶周围网格状病变,在肺中叶和舌叶呈弥散分布。支气管的扩张和串珠样改变(牵拉性支气管扩张症)也需要注意(箭)。患者是一位特发性肺部纤维化的70岁男性。

是,例如,囊性纤维化中的支气管扩张症被假定更常见于肺上带。相似的,过敏性支气管肺部曲菌病通常被认为是发生于中央和肺上带的疾病,然而特发性支气管扩张症好像好发于肺下带。最后,预料作为之前肺炎后遗症的支气管扩张症在肺部会相对局限可能是合理的。然而,依据于形态学特征和疾病的影像检查(且特别是CT)能否单独可靠地预测支气管扩张症的病因是可疑的。

七、治疗方案概要

(一)内科治疗 当支气管扩张症的具体病因明确时,针对性治疗(如:免疫球蛋白缺陷患者的免疫球蛋白替代,囊性纤维化的人类DNA重组)会非常重要。并发疾病,如慢性鼻窦炎,也得到了治疗。

当不能明确潜在的肯定病因时,治疗的主要方法包括有效清除气道内分泌物(物理方法及黏液溶解)和感染性加重的有效的治疗。

(二)外科治疗 支气管扩张症的手术治疗根本上局限在有棘手症状传统药物疗法难治疗的患者,并且只针对局限性的疾病(单个肺叶)。

医生须知

- 引起支气管扩张症的原因有很多,最常见的是以下几种:之前的感染,支气管阻塞,囊性纤维化,低丙球蛋白血症,原发和继发的纤毛功能障碍,过敏性支气管肺部曲菌病,心肺、肺或干细胞移植和类风湿关节炎
- 患者可没有临床症状或有非特异性临床症状如咳嗽、咳血、下呼吸道感染反复发作
- 胸片在诊断中价值有限
- 影像方法的选择是全胸10 mm间隔或容积高分辨率CT (0.5~1 mm层厚)

要点:支气管扩张症

- 支气管扩张症真实的发病率难以预测,但是已知在特定人群中发病率高
- 在发展中国家,感染后支气管扩张仍然是一个主要的病因学因素,囊性纤维化和低丙球蛋白血症在西方国家是重要的病因。大部分患者没有明确的发病原因
- 临床特征包括咳痰、气喘、间断性咳血
- 胸片通常对轻度支气管扩张症不敏感且放射学征象可能没有特异性
- 高分辨率CT是理想的(金标准)诊断手段,最重要的CT征象是支气管扩张
  - 具体表现:支气管动脉直径比值大于1(高度敏感但特异性有限度);缺乏支气管锥形改变;肋胸膜1 cm之内和纵隔膜毗邻区见到支气管
  - CT重要的辅助表现包括支气管壁增厚,马赛克密度减低区,气道堵塞和容积减少

支气管结石症

一、病因学

支气管结石症是一种以支气管腔内存在钙化或骨化物体或支气管周围钙化的结节导致的支气管树变形,但是腔内没有明显侵及为特征的疾病。大部分支气管结石病例是由于钙化物质渗出邻近淋巴结且侵入气道,淋巴结内的钙化通常是慢性坏死性肉芽肿感染的后遗症,包括结核、组织胞浆菌病和少见的放线菌病。有些患者偶尔腔内钙化继发于异物的钙化,或来自更远来源(如钙化的胸膜斑)的通过一些瘘管交通而来的钙化物质的迁移。与矽肺有关的少见病例也有报道。

二、发病率及流行病学

尽管肉芽肿感染在全世界范围内相对流行,但是支气管结石症还是一种罕见的病。该病的发病高峰期在60~70岁,尽管它的发病年龄分布广泛。发病没有特定性别倾向。

三、临床表现

支气管结石症常见的症状是咳血(在极少数病例,咳血是症状严重)和无痰咳嗽。然而,气喘、胸痛及因为阻塞作用、复发性感染引起的症状也有报道。咳结石(钙化物质的咳出)是一个特征性的但患者不常主诉的症状。很少支气管结石症以喘息为主要特征与哮喘表现相似。

四、病理学

基本的发病机制据认为是来自淋巴结的营养不良性钙化物质渗出并随后侵入到临近组织结构。虽然钙化明显影响气管支气管树,但是已知有发生肺实质和纵隔钙化浸润的;纵隔脓肿或瘘管的形成可并发肺实质和纵隔钙化浸润。在大体组织学检查中,病理学家可以看到并发钙化淋巴结和周围纤维化的扭曲或侵蚀的气道和不同严重程度的慢性炎症。

五、影像学表现

(一)胸片 支气管结石症的平片表现可以被分为由于原发病理过程本身(即,存在钙化灶)引起的和侵蚀、阻塞后遗症。就像前一类,有中央肺门(相对常见的情况)或周围钙化的证据。当见到一系列放射线摄影片时,对诊断有用的一点是,以前已知的

钙化灶就它与邻近气道的位置关系而言发生了移动。依靠阻塞的严重程度和时间,可有肺段不张、肺叶不张或反复感染性实变的证据;在很少的患者,支气管结石症可导致所谓的中叶综合征。

(二)CT CT是诊断支气管结石症最好的非侵入性技术。在一项有关已证明患支气管结石症患者的研究中,15例中10例支气管内有钙化物质和5例有支气管周围钙化伴气道变形。在这些患者中,10例中6例CT证实有支气管内支气管结石症且5例中4例CT证实有支气管周围钙化。有趣的是,学者们将支气管结石症与纤维性纵隔炎(另一个可继发于组织胞浆菌病和肺结核的疾病)的表现进行了比较,任何病例都没有伴软组织密度肿块的证据。CT在确定阻塞的影响时也是有用的。通过CT,6名支气管内有钙化患者及所有5名支气管周围钙化患者发现了肺不张的证据。CT也能显示4名患者有支气管扩张症,3名患者有斑片状病变,且1名患者有高密度肺实质实变。

在他们的讨论中,作者指出了在实践中有用的观点:当怀疑支气管结石症的诊断时应考虑可减少部分容积效应的薄层CT断层检查,因为薄层CT断层检查显示解剖关系(钙化物质与气道的关系)最理想。出于这方面考虑,关于支气管结石症的诊断,多排CT可起到重要的作用并且被推荐用于评价支气管结石症(图72-15)。

(三)影像检查选择 必须考虑把胸片和容积薄层CT作为支气管结石症影像诊断的主要方法。一系列放射学检查令人信服的显示之前,明确钙化病灶的位置变化当然是强有力诊断点。然而,大部分病例将需要轴位图像的进一步确定。出于这方面考虑,CT是最理想的非侵入性技术;需要薄层容积CT,尤其是当需要精细的解剖学描述且考虑治疗位置时。纤维支气管镜在诊断支气管结石症时也有缺点的。

六、鉴别诊断

放射科医生应该知道有许多诊断方面的不足和支气管结石症类似的疾病。Seo等详细地论述和说明了这些情况,这些情况主要包括真菌菌丝的钙化球、支气管内肿瘤如极少数可钙化的类癌、气管支气管淀粉样变、骨化性的气管支气管病及突入气道腔的支气管动脉肥大。

七、治疗方案概要

(一)内科治疗 一些没有并发症的患者可考虑定期观察而不进行干预。一些患者可考虑支气管镜

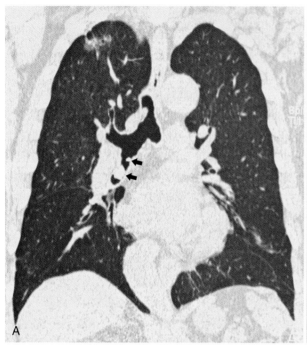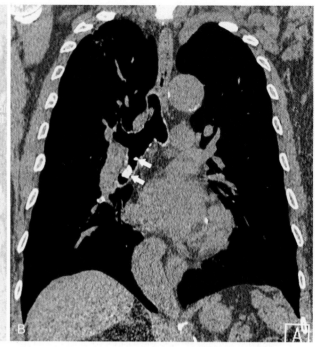

图72-15 支气管结石症。A. 胸部容积高分辨率CT冠状重建图像显示中间段支气管内两个结节样病灶（箭）。和之前肺结核相关的右肺上叶的瘢痕也需要注意。B. 软组织窗显示支气管结石症（箭）。患者是一位之前有过结核病史的88岁男性。

去除部分腐蚀或游离的支气管结石。管腔内支气管结石症可通过经支气管镜激光（ND-YAG或钬）能碎裂。

（二）外科治疗 有些患者可以考虑手术切除

（肺段切除，叶切除术，全肺切除）。

手术的指征包括出现重大并发症（大量咯血，纵隔脓肿，瘘）和之前支气管镜支气管结石去除术（支气管镜支气管结石切除术）失败者。

医生须知

■ 支气管结石症是支气管腔内出现钙化物质
■ 支气管结石症通常是由于来自邻近淋巴结的钙化物质渗出且侵入气道。最常见的原因是由于之前的结核或组织胞浆菌病

■ 症状主要是包括咳嗽、咳血和偶尔的咳结石
■ CT，用薄层和容积CT（螺旋CT）更好，是诊断支气管结石症最好的非侵入性技术

要点：支气管结石病

■ 支气管结石症是少见病，与之前的肉芽肿感染相关性最强
■ 支气管结石症的发病高峰期在60岁（但发病年龄分布广泛），有男女发病率相等
■ 当钙化物质（典型的来自邻近淋巴结）渗出并随后侵入气道时支气管结石症就会发病
■ 支气管结石症典型的症状是咳嗽和咳血

■ 薄层和容积CT是诊断支气管结石症最好的非侵入性技术
■ CT表现：支气管内支气管结石和支气管周围钙化
■ 治疗方案包括：观察，支气管镜去除术或激光治疗及手术切除受影响的肺叶

慢性支气管炎

一、病因学

慢性支气管炎是传统的慢性阻塞性肺部疾病之一，同义于慢性阻塞性气道疾病和慢性气流受限，临床上已有明确定义。当有连续两年每年3个月（发病天数最多时）的慢性咳痰病史时，传统上就会做出慢性支气管炎的诊断。肺气肿是另一种典型的慢性气道受限综合征。然而，虽然把这些疾病作为不相关联的疾病考虑可能方便，但是这个观念现在认为多少有些过时；现实是肺气肿和慢性支气管炎的特征表现常共存，且包含所有内容的COPD是有临床价值的。

到目前为止，慢性支气管炎主要病因是吸烟，且吸烟史和慢性支气管炎发病频率有明确可证实的相关性。然而，除了吸烟在慢性支气管炎的发展中有推定作用且已经被COPD证实的因素包括儿童时期的感染病史、社会经济地位、职业、空气污染、年龄、性别和可能的气候。

二、发病率及流行病学

精确地估计慢性支气管炎的发病率现在还做不到，对于一种定义完全依据临床标准的疾病，这一点是可以预料到的；尽管症状本身非常自然，然而它们是主观的并且倾向于随时间的变化而变化。尽管如此，考虑到吸烟在全世界流行，因此可以肯定地假设慢性支气管炎常见。确实，一项关于科罗拉多大宗人群的研究估计成年人慢性支气管炎的发病率为20%。如果将COPD作为一个整体，全世界的发病率估计为每1 000人中男女大约是9.3和7.3。慢性阻塞性气道疾病是一个主要的全球公共卫生负担，这一点是可以理解的。

三、临床表现

根据定义，患有慢性支气管炎的患者主诉咳嗽伴咳痰，且症状典型的是在患者吸烟多年后才首次诉说。急性加重经常发生，也是合理的，且通常出现下呼吸道感染。听诊可有吸气破裂音，据推测与气道中存在黏液有关。

四、病理生理学

（一）病理学 在吸烟者的肺中几乎无不存细微变化，这些变化代表特征性的"着色"巨噬细胞呼吸性细支气管浸润。这些变化（被称作呼吸性细支气

管炎）在绝大多数患者没有临床症状且停止吸烟后有潜在恢复的可能。然而，依据于螺旋CT的权威观察表明，在持续吸烟患者，这些变化可能是肺气肿的前期病变。

慢性支气管炎有慢性炎症背景伴巨噬细胞、T淋巴细胞（主要是CD8$^+$）和中性粒细胞的增加。这些活性细胞已知释放强烈的炎性介质（如白介素-8和肿瘤坏死因子），这些炎性介质造成肺部损伤且进一步保持中性粒细胞浸润。慢性支气管炎的关键病理学表现是黏液腺增大和杯状细胞增生。这时，作为正常修复过程的开始，气道发生重建，且正是由于气道重建导致了"固定的"气道阻塞，这是COPD事实上特征性的改变。

（二）肺功能 单纯慢性支气管炎（如没有并发肺气肿）患者的肺功能检测结果可完全正常。确实，大多数这类患者可能从不会出现气流受限。可见到不完全的肺功能不全且在感染加重期间肺功能不全可能是由于气道反应性高。

五、影像学表现

（一）胸片 影像学检查在诊断慢性支气管炎的作用有限。总的来说，慢性支气管炎的平片（对此，CT也是）表现没有特异性，由于研究资料缺乏，也没有很好地总结出特征。简单地说，其中一个困难是慢性支气管炎的定义依据临床表现。另一个重要的问题是没有任何分析时排除共存肺气肿患者的历史性的系列研究。确实，在被认为患慢性支气管炎患者的研究中，明显充气过度表现的可能解释是可能包括共存肺气肿患者。

大部分慢性支气管炎患者的普通放射线摄影未显示异常。在那些有异常放射线摄影表现的患者，支气管壁增厚和总的感觉肺纹理增多（在过去的报告中，有时被称作"脏"或"杂乱"的肺）是常见表现（图72-16）。然而，这些放射线摄影特征的准确病理学意义难以预示。

（二）CT 支气管壁增厚在高分辨率CT上很容易发现，但是这个表现完全没有特异性（图72-17）。在Remy-Jardi 等的一项研究中，三分之一的吸烟者有支气管壁增厚的证据。然而，刚刚少于20%的正常对照组也有存在厚壁支气管的证据。在一些吸烟者中，有小气道受累表现为空气捕捉的征象。

（三）影像检查选择 在对一种放射学检查在最好的情况下诊断作用有限的疾病，选择成像方式是困难的。然而，大多数有慢性咳痰的患者在某些阶段可

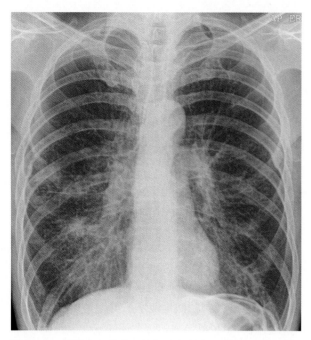

图72-16 慢性支气管炎。慢性支气管炎患者的胸片显示肺下带肺纹理总体增多和支气管壁增厚。右肺下带见的一个边界模糊的病变,随后证明是支气管源肺癌。

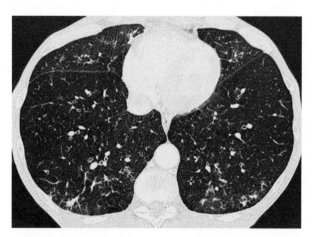

图72-17 慢性支气管炎。高分辨率CT显示双肺下叶厚壁(但是无支气管扩张)亚段气道。患者是一位65岁的吸烟者。

能会被建议拍胸片。胸片可能在检测感染性实变和排除可选择的诊断方面有最大的价值。CT在慢性支气管炎患者的常规评价中如果有任何作用也应很小,公平而言这一点也要说明。一个可能的例外是"困难"病例(如支气管扩张症),在这些病例中排除其他

可能表现与慢性呼吸系统综合征相似的疾病很重要。

六、鉴别诊断

需要考虑的主要鉴别诊断是哮喘,这个鉴别是一个潜在的问题,尤其是当哮喘是慢性和并发固定气流阻塞时。其他需要考虑的鉴别诊断包括支气管扩张症、闭塞性细支气管炎、弥漫性泛细支气管炎、充血性心脏衰竭。

七、治疗方案概要

(一)内科治疗 可以认为停止吸烟是慢性支气管炎和COPD患者最重要的治疗。

推荐进性流感疫苗接种。支气管扩张剂(有时用皮质类固醇)疗法用于有症状的慢性支气管炎或COPD患者。

肺的康复锻炼提高了运动耐受性并给有症状的患者带来了好处。急性加重(通常由于双重感染)也要针对性治疗。

(二)外科治疗 手术治疗(肺大疱切除术,肺减容术,移植)不适于"单纯"慢性支气管炎患者。

医生须知

- 慢性支气管炎是一个依据连续两年每年3个月(发病天数最多时)的慢性咳痰病史做出的临床诊断
- 除了排除其他疾病如支气管扩张症,影像学在这些患者的评价中作用有限

要点:慢性支气管炎

- 因为慢性支气管炎是临床定义,所以它的发病率很难预测
- 除去已经确定的其他替换性的病因,吸烟到目前为止是慢性支气管炎和COPD最常见的病因
- 影像学检查,包括CT,在慢性支气管炎患者的诊断和治疗中的作用有限

第73章

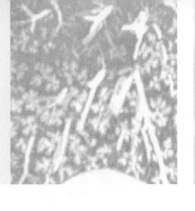

支气管扩张的特殊原因

Nesteor L. Müller and C. Isabela S. Silva

囊性纤维化

一、病因学,发病率及流行病学

囊性纤维化(CF)是一种染色体隐性遗传疾病。在白色人种中,这是最常见的致命基因遗传疾病;估计存活新生儿的发病率大约是1/(2 000~3 500)。CF在非白种人不常见。没有好发性别。大约80%的病例5岁之前就做出了诊断,10%在青少年时期,10%在成年时期做出诊断。基本病变包括来自外分泌腺的异常分泌物,如唾液、汗腺、胰腺、大肠和气管支气管树。主要临床表现是阻塞性肺部疾病,这几乎在所有患者都有不同严重程度的表现和胰功能不全(80%~90%的患者有表现)。CF是30岁内肺功能不全最常见的病因。

二、临床表现

CF的肺部表现包括反复发作的呼吸系统感染伴排痰性咳嗽,喘鸣音和呼吸困难。虽然感染偶尔是由病毒、支原体和真菌造成的,但是主要是由细菌如铜绿假单胞菌、葡萄球菌、嗜血杆菌造成的。疾病进展期通常并发洋葱假单胞菌。常见的并发症包括咳血和气胸。大多数患者最终进展为伴肺动脉高压和肺心病的呼吸衰竭。

三、病理生理学

(一)病理学 CF最早的病理学病变是异常黏液阻塞细支气管和小支气管,随后出现气道炎症和感染。由于慢性感染和稠痰导致的气道阻塞,CF患者的肺部疾病典型的从细支气管炎和支气管炎进展为支气管扩张症,死于这种疾病或行过肺移植的老年患者的肺通常表现为黏脓性残渣导致的气道阻塞、支气管扩张症(典型的肺上叶更严重)及急性和机化性肺炎(常伴肺脓肿形成)。也可见到局限性肺气肿和肺大疱。组织学检查典型的表现为慢性炎症和支气管壁纤维化,脓性物质导致的部分和完全腔内阻塞,局部上皮溃疡和关节软骨破坏。细支气管膜部可有相似的炎性变化或可表现为纤维化造成的狭窄或闭塞。

(二)肺功能 肺功能检测显示有进行性气道阻塞和空气捕捉的证据,一秒钟用力呼气量和肺活量减少及残气量增加。

四、影像学表现

(一)胸片 CF在胸片上最早的表现包括圆形或边界模糊的线样病变,直径大约3~5 mm且位于胸膜2~3 cm内。不太常见的早期表现包括不伴有支气管扩张(通常可见到环形阴影)的支气管壁增厚和肺轻度膨胀。疾病进展的特征包括支气管直径增大、支气管壁增厚、肺容量增加、周围结节样病灶数量增加和大小增大及黏液堵塞和局灶性实变(图73-1和图73-2)。支气管扩张、支气管壁增厚及黏液堵塞尤其常见并且明显存在于几乎所有的成年患者。很多半定量积分计划已包含胸片异常,这些积分计划被认为在预后预测和指导治疗方面有价值。

大多数患者会发生复发性实变,且许多患者会出现叶或段的肺不张。肺门增大可能是由于淋巴结

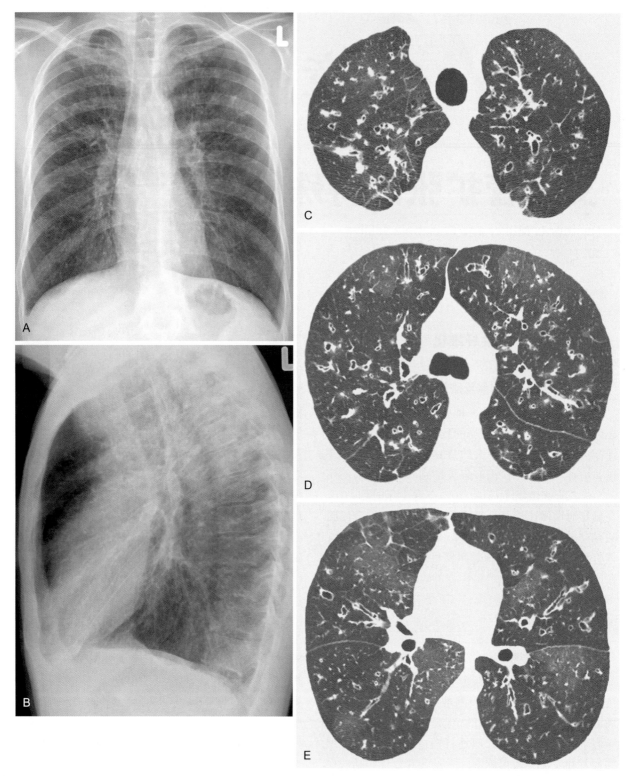

图73-1 囊性纤维化。一名27岁男性患者胸片和高分辨率CT表现。后前位（A）和侧位（B）胸片显示主要位于肺上叶的边界模糊的结节和线样病变。轻微肺膨胀导致的胸骨后间隙增大也要注意。在肺尖（C）、气管隆突（D）和中叶支气管（E）水平的高分辨率CT显示广泛的双侧支气管扩张和密度减低及血管减少区。

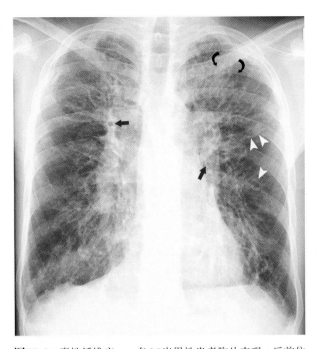

图73-2 囊性纤维症。一名26岁男性患者胸片表现。后前位胸片显示支气管壁增厚明显（直箭）和双侧广泛的曲张型（箭头）和囊状支气管扩张症（弯箭）。肺膨胀以及和肺动脉高压相吻合的增大的中央肺动脉也要注意。

扩大或继发于肺主动脉高压的中央肺动脉扩张（图73-2）。3%~19%的患者出现气胸。

（二）CT　CF高分辨率CT的主要表现是支气管扩张症，几乎所有的成年患者都存在支气管扩张症（图73-3、图73-1）。支气管扩张症通常累及所有的肺叶，但是倾向于肺上叶最严重。支气管扩张症可以是柱状、曲张型或囊状。其他的常见表现有支气管管壁增厚、周围间质增厚和黏液阻塞。在80%的病例可见实变或肺不张，也可见囊性病变或肺大疱并且典型的主要在肺上叶的胸膜下区（图73-3）。

分支样或小叶中心结节样病变（树芽征）常见并且可能是这种疾病的早期征象。它们反映出存在并发黏液嵌塞、感染或细支气管周围炎症的细支气管扩张。常见局部区域吸气相CT上密度减低及血管减少和呼气相CT上空气捕捉。

也可见肺门或纵隔淋巴结增大以及胸膜异常，这主要反映了慢性感染。长期患病的患者也可见肺高压导致的肺动脉扩张。

多个定量CF患者胸部高分辨率CT异常的评分

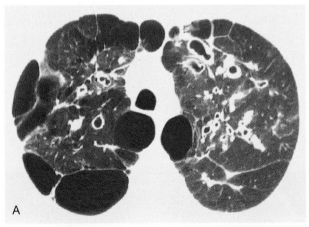
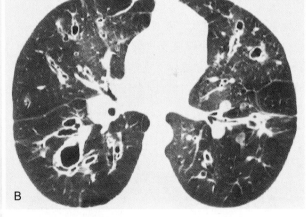
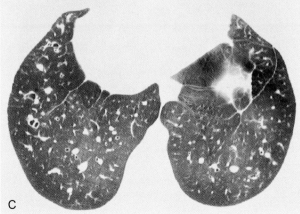

图73-3 囊性纤维化。一名39岁女性患者高分辨率CT表现。A. 肺尖水平的高分辨率CT显示广泛的支气管扩张和肺大疱改变。B. 下肺静脉水平的高分辨率CT扫描显示双侧曲张型和囊状支气管扩张症及密度减低及血管减少区。C. 肺基底段水平的高分辨率CT显示不那么广泛的支气管扩张、黏液嵌塞以及密度减低、血管减少区。

系统已经被提出了。这些系统可有助于评价这种疾病在CT上的进展。Brody和Coleageus提出的评分系统可能是目前最好的一个，这一系统已经被修订并且表现出对CF肺部病变严重程度的变化敏感且可重复。

（三）磁共振成像 MRI可被用作评价CF患者肺实质和功能异常及监测治疗的替代性工具。虽然MRI比CT的空间分辨率低并且在气道疾病评估方面作用有限，但是它的优势是没有辐射，这对年轻患者来说是个重要的考虑因素。MRI对于CF患者的随访可能特别有用（图73-4）。

（四）影像检查选择 胸片是CF患者最初评价和随访的主要影像学方法。在CF早期和胸片正常的患者高分辨率CT可显示异常。在一项包括38名肺功能正常的轻微CF患者的研究中，17名患者（45%）胸片正常，17名患者（45%）胸片显示轻微支气管壁增厚，4名患者（10%）胸片显示支气管扩张。在这组患者的高分辨率CT上，77%的患者有支气管扩张征象且65%的患者胸片正常；只有3名患者高分辨率CT图像正常。在进展阶段的患者，高分辨率CT也可显示胸片看不到的异常。在一项包括14名CF患者的研究中，发现高分辨率CT在检测支气管扩张和黏液阻塞方面优于胸片。在162个段的评估中，高分辨率CT检测到124个段有支气管扩张，然而在胸片上只有71个段被认为显示了支气管扩张。CT检测到38个段有黏液栓，然而只有4个段在胸片上可以看到黏液栓。

在大多数为评价CF而做高分辨率胸部CT的儿童和成人患者，检查在深吸气下用大约1 mm层厚10 mm间隔进行。虽然用20 mm或30 mm间隔的高分辨率CT可以减少放射线剂量，但是研究显示与10 mm间隔相比会丢失很多重要的信息。

一些CF中心常规用CT扫描检测病例，多次检查增加患者放射线剂量，代表性的是对儿童和青年。据估计对中位存活时间为26年和50年的CF大宗患者，从2岁开始直到死亡每年进行CT扫描（用120 kV和120~160 mA/s的高分辨率CT估计平均剂量为1 mSv）导致寿命减少1个月至2年。虽然这个风险看起来相对较低，但是估计在这类患者中放射诱发的癌症导致的死亡率从40岁时的约2%到50岁时的13%，这的确很高。当这类年轻患者重复进行高分辨率CT扫描时，必须考虑辐射风险并且通过应用尽可能小的辐射剂量（40~80 mA）及只有当临床要求时才进行扫描来把辐射剂量最小化。虽然在CF患者的评价中容积高分辨率CT与间隔扫描技术相比的确有优势，但是它的辐射剂量大很多（是间隔CT扫描7~10倍的有效辐射剂量）。在这类患者身上我们推荐使用间隔CT扫描。当需要容积CT时，建议用低毫安（≤40 mA）。研究显示这样的低剂量扫描没有可觉察的信息丢失。对年幼的儿童，通过用80 kV而不是120 kV可进一步降低辐射剂量。

五、鉴别诊断

CF的影像学表现相对没有特异性且与其他病因

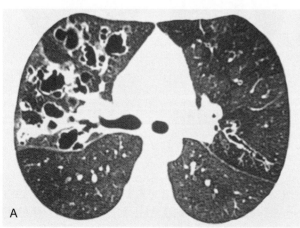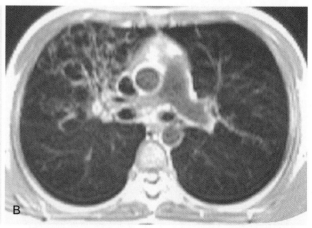

图73-4 囊性纤维化。11岁男孩的高分辨率CT和MRI表现对比。A. 右肺上叶支气管水平的高分辨率CT显示右肺上叶囊状和曲张型支气管扩张。左肺上叶有明显的柱状和曲张型支气管扩张。和小气道疾病相吻合的双侧密度减低及血管减少区也要注意。B. 与A相似水平的心电门控MR图像显示右肺上叶支气管扩张。左肺上叶轻一点支气管扩张和小气道疾病表现在MR图像上不明显。（鸣谢 *Dr. Pedro Daltro, CDPT, Rio de Janeiro, Brazil.*）

引起的支气管扩张症很相似。CF中的支气管扩张症最典型的特征是双侧对称性分布和主要位于肺上叶。在一项研究中,学者们把82名患者的高分辨率CT表现进行了比较,这些患者根据恰当的临床和实验标准确诊为支气管扩张症。这项研究包括28名CF患者。79%CF中的支气管扩张症患者主要累及肺上叶,与此相比,56%过敏性支气管肺部曲菌病中的支气管扩张症患者和50%之前的结核引起的支气管扩张症患者主要累及肺上叶。和儿童时期感染相关的支气管扩张症最常见的是以肺下带分布为主。CF中的支气管扩张症通常是双侧且很对称,但在其他疾病中的支气管扩张症最常见于单侧或不对称。两位放射科医生依据CT表现对28例CF中19例(68%)做出了正确诊断。

虽然家族史,持续性呼吸系统疾病,或胰腺功能不全的临床证据可提示CF的诊断,但是确诊需要阳性的汗液检验或两个CF基因的异常复制。对大多数CF基因类型,通过利用多元聚合酶链反应,现在有可能把分子生物学技术融合入快速的、效-费比良好且特异性的诊断检验中。

六、治疗方案概要

典型的治疗方案包括抗生素、物理疗法和胰腺酶替代。目前,几乎80%的CF患者能活到成年,生于20世纪90年代的患者预测中位生存时间超过40年。随着肺移植术的发展,进展期CF患者的生存时间正被延长;肺移植术后的1年生存率约85%,2年生存率约70%。

医生须知

- CF的诊断80%在5岁之前,10%在青少年时期,10%在成年时期做出
- 胸片表现没有特异性
- 胸片正常的患者高分辨率CT可以显示异常
- CF高分辨率CT的主要表现是支气管扩张症
- 因为辐射风险应避免常规应用CT扫描
- 据估计对存活时间为26年和50年的CF患者,从2岁开始直到死亡每年进行CT扫描(10 mm间隔的高分辨率CT用标准条件120 kV和120~160 mA/s的高分辨率CT估计平均剂量为1 mSv)导致寿命减少1个月至2年
- 虽然在CF患者的评价中容积高分辨率CT与间隔扫描技术相比的确有优势,但是它的辐射剂量大很多(是间隔CT扫描7~10倍的有效辐射剂量)

要点:囊性纤维化

- 估计白种人存活新生儿CF的发病率大约是1/(2 000~3 500);非白人种不常见
- CF的诊断80%在5岁之前、10%在青少年时期、10%在成年时期做出
- 主要的临床表现是阻塞性肺部疾病和胰腺功能不全
- 肺部表现包括反复发作的呼吸系统感染伴排痰性咳嗽,喘鸣音和呼吸困难
- CF最早的病理学病变是异常黏液阻塞细支气管和小支气管,随后出现气道炎症和感染
- 由于慢性感染和稠痰导致的气道阻塞,CF患者的肺部疾病典型的从细支气管炎进展为支气管扩张症
- 最早的影像学表现包括圆形或边界模糊的线样病变,直径大约3~5 mm且位于胸膜2~3 cm内

- 疾病进展的特征包括支气管壁增厚,支气管扩张症,充气过度及实变区或肺不张
- 胸片正常的患者高分辨率CT可以显示异常
- CF高分辨率CT的主要表现是支气管扩张
- 支气管扩张通常累及所有肺叶,但是倾向于肺上叶最严重
- 其他的常见表现是支气管壁增厚,支气管周围间质增厚,黏液嵌塞,分支状或小叶中心结节样病变(树芽征),局部区域吸气相CT上密度减低及血管减少和呼气相CT上空气捕捉
- CT检查应在深吸气下用10 mm间隔薄层厚(0.5~1 mm层厚)高分辨率CT技术进行。虽然在CF患者的评价中容积高分辨率CT与间隔扫描技术相比的确有优势,但是它的辐射剂量大很多(是间隔CT扫描7~10倍的有效辐射剂量)

原发性纤毛运动障碍
（纤毛运动障碍综合征）

一、病因学,发病率及流行病学

原发性纤毛运动障碍这一名词指的是缺陷性纤毛结构和功能相关的常染色体隐性疾病,也被称为纤毛运动障碍综合征。结构异常的纤毛运动障碍并且导致易患鼻窦炎,反复的肺部感染和支气管扩张症。50%的患者常见全内脏反位或异位。精子运动能力下降导致男人生育能力下降。虽然原发性纤毛运动障碍是常染色体隐性异常模式,但是和临床综合征相关的多种微结构缺陷预示着基因有相当大的不均匀性。另外,患者被描述有典型的Kartagener综合征（全内脏反位、鼻窦炎和支气管扩张症）和气道纤毛超微结构异常,但是有正常的精子,这预示着表型表现可不一致。这一综合征在白种人中的发病率估计为1/（12 500~40 000）;据报道在日本人有更高的发病率。

二、临床表现

疾病发病年龄从4个月~51岁。临床表现包括慢性鼻炎、鼻窦炎、耳炎及反复发作的下呼吸道感染。在痰中最常见的细菌是流感嗜血杆菌,但是也常分离出假单胞菌。一半患者患Kartagener综合征,Kartagener综合征的定义是全内脏反位、支气管扩张或者是鼻息肉或者是复发性鼻窦炎三联征。原发性的纤毛运动障碍主要是和继发于慢性感染的慢性化脓性气道疾病相关。

三、病理生理学

（一）病理学　电子显微镜上看到的原发性纤毛运动障碍的超微结构异常包括外部动力蛋白臂的缺失,辐射状纤毛缺乏或短,内部动力蛋白臂缺乏或者是有障碍性,微管缺乏或者是方向紊乱和周围微管的转位。最常见的是缺少动力蛋白臂。常伴有结构紊乱。

（二）肺功能　许多患者出现轻到中度的气流受阻。

四、影像学表现

（一）胸片　胸片上,疾病从支气管壁增厚进展到支气管扩张症,肺过度充气,段的肺不张及实变。在一项包括30名从新生儿到26岁患者的研究中,所有的患者都在胸片上都有明显的异常表现。主要的表现包括支气管壁增厚、支气管扩张症、肺过度充气、段的肺不张及实变区。除了全内脏反位,胸片表现没有特异性且与很多其他原因引起的支气管扩张症的特征很像（图73-5）。

（二）CT　成年患者高分辨率CT典型的显示为双侧广泛或弥散的支气管扩张（图73-6）。虽然支气管扩张症分布广泛,但是50%的患者主要或只累及肺下叶。56%的小儿科患者高分辨率CT显示有支气管扩张症9%的患者有漏斗状胸。

五、鉴别诊断

原发性纤毛运动障碍的诊断通常依据支气管壁上纤毛蠕动的评价或鼻活检或精液样本或者检查或

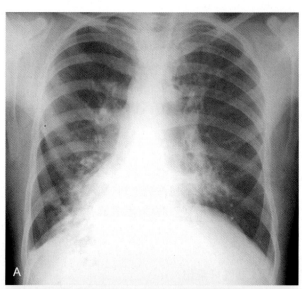

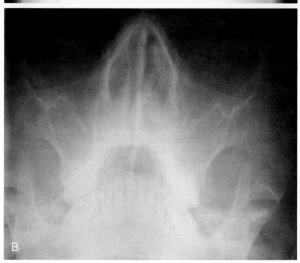

图73-5　Kartagener综合征。A. 后前位胸片显示右位心,内脏反位,支气管壁增厚,有支气管扩张症证据。B. 鼻窦炎和有窦炎的上颌窦。全内脏反位、支气管扩张和窦炎三联征合称Kartagener综合征,并且发生在约50%的原发性纤毛运动障碍患者中。

电子发射显微镜检查显示纤毛形态异常。

六、治疗方案概要

治疗主要是包括抗生素和物理疗法。预后好。患者通常有正常的生存预期。

医生须知

■ 发病年龄从4个月~51岁
■ 主要的影像学表现是支气管扩张症
■ 50%的患者有Kartagener综合征(全内脏反位,鼻窦炎和支气管扩张症)
■ 在判断是否存在支气管扩张症及其范围时,高分辨率CT优于胸部片
■ 除了Kartagener综合征,放射学的表现没有特异性

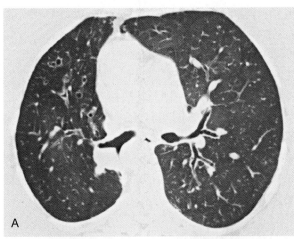

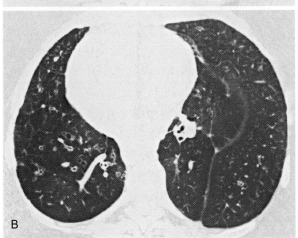

图73-6 Kartagener综合征。一名52岁女性患者的高分辨率CT表现。A. 在上叶水平的高分辨率CT扫描显示右位心和双侧支气管扩张症。B. 肺基底段水平的高分辨率CT扫描显示双侧支气管扩张和左肺中叶和下叶部分肺不张。

要点:原发性纤毛运动障碍

■ 原发性纤毛运动障碍是指一组与纤毛结构和功能缺陷相关的常染色体隐性疾病
■ 发病率估计为1/(12 500~40 000)
■ 临床表现包括慢性鼻炎、鼻窦炎、耳炎及反复的下呼吸道感染
■ 大约50%的患者有全内脏反位或异位
■ 胸片和CT表现包括支气管扩张症、支气管壁增厚、充气过度、段的肺不张和实变

过敏性支气管肺曲菌病

一、病因学,发病率及流行病学

ABPA是一种以烟曲霉菌和相关菌种持续异位存在和过敏导致的慢性气管炎症和气道损害为特征的疾病。ABPA几乎只见于哮喘或CF患者。估计在CF患者ABPA的发病率为2%~25%,在哮喘患者ABPA的发病率为1%~8%。ABPA的发病机制不明,但是据信遗传因素和T细胞对曲霉菌的反应起到了重要作用。

二、临床表现

根据哮喘或CF患者存在周围血嗜酸性粒细胞增多和肺部病变,ABPA常常首先被临床怀疑。这些患者可无临床症状或表现为哮喘加重,咳嗽和喘鸣音增多,咳褐色的黏液痰。除了潜在的哮喘和CF表现外,体格检查常正常。

三、病理生理学

病理学 在组织学上,段或亚段近端支气管扩张并且由于黏液的原因造成支气管的膨胀,黏液含有大量的嗜酸性粒细胞、由伴Charcot-leyden晶体退化的嗜酸性粒细胞组成的细胞残渣和典型的有分散破碎的真菌菌丝(图73-7)。扩张支气管远端的细支气管也可能被黏液充盈造成膨胀,或表现为上皮细胞被肉芽肿性炎性浸润所替代和坏死的碎片充满细支气管腔(支气管中心性肉芽肿)。邻近肺部实质可见到嗜酸性粒细胞呈斑片状充盈肺泡腔。

四、影像学表现

(一)胸片 典型的胸片表现包括均匀的、分支状病变,通常累及肺上叶且几乎总是在更靠近中央的

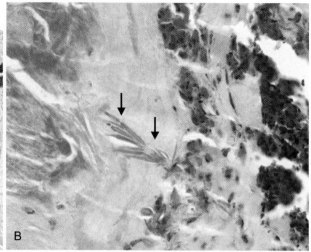

图73-7　过敏性支气管肺曲菌病：组织学表现。A. 病理学样本显示由典型过敏性黏液造成的黏液嵌塞，典型过敏性黏液的特征是黏液和细胞碎片分层（箭）。B. 高倍图片显示细胞残渣组成成分有伴Charcot-leyden晶体的退化的嗜酸性粒细胞（箭）。（引自 *Silva CL, Colby TV, Muller NL. Asthma and associated conditions: high-resolution CT and pathologic findings. AJR AM J Roentgenlol 2004; 183:817–824.*）

段支气管而不是周围分支。这些分支状病变被描述为指套征，反转的Y形或V形，或一簇葡糖样的表现（图73-8）。虽然 这些病变有一过性趋势，但是可持续数几周或数月不发生变化或可扩大。

（二）CT　ABPA特征性的高分辨率CT表现包括支气管扩张和黏液嵌塞，主要累及肺上叶段和亚段支气管（图73-9和图73-10）。其他的常见表现包括小叶中心结节和树芽征，后者反映了充满黏液的扩张细支气管（图73-9）。在大约30%的患者，黏液栓子呈高密度，推测是由于存在钙盐（图73-11）。

虽然支气管扩张和黏液嵌塞倾向于双侧分布且主要累及肺上叶的中央区域，但是它可以是单侧的、片状的，或主要累及肺下叶。在一项包括168名有长期排痰症状患者的研究中，ABPA患者患中央支气管扩张症的可能性明显高于患其他疾病的患者（*P*<0.005），且支气管扩张症在形态学上更可能是静脉曲形或柱状的（*P*<0.01）；然而，在这项研究中，中央支气管扩张症在诊断ABPA时的敏感度证实只有37%。在另一项包括82名已知病因的支气管扩张症患者的连续回顾性研究中，依据高分辨率CT上特征性的肺上叶靠近中央为主分布做诊断，9例ABPA患者只能诊断出5例。

因为ABPA几乎只发生于哮喘患者，所以这些患者出现中央支气管扩张和黏液嵌塞高度提示这一诊断。哮喘患者支气管扩张的发病率高，然而，没患ABPA扩张的支气管也可被分泌物充满。在一项研究中，学者们回顾性评价了CT诊断发生于哮喘患者的ABPA的准确性。将44名证实患ABPA患者与36名哮喘对照组的CT表现进行对比，学者们明确记录了ABPA患者与哮喘对照组在CT表现出现频率方面的区别，区别如下：95%的病例有支气管扩张对比哮喘患者29%，93%的病例有小叶中心结节对比哮喘患者28%，67%的病例有黏液嵌塞对比哮喘患者4%。正如其他学者们记录的一样，与哮喘患者相比ABPA患者病变总是更严重且更广泛，尤其是当3个或者是更多的肺叶存在病变时。

五、鉴别诊断

鉴别诊断的标准包括潜在的哮喘和CF，周围血嗜酸性粒细胞增多，对A. 烟曲霉菌抗原的即时皮肤反应性，抗A. 烟曲霉菌抗原沉淀抗体，总血清免疫球蛋白E水平增高，中央支气管扩张或黏液嵌塞的放射学或CT表现。诊断信心取决于确认病变的数量和类型与在通过支气管镜获得样本上的特征性组织学表现及痰培养烟曲霉菌阳性的存在。

一组研究者做了一项包括225名哮喘患者针对ABPA的前瞻性实验，用烟曲霉菌做皮肤实验作为筛选工具并且把CT融合到诊断程序中。用必要标准（如，哮喘，烟曲霉菌皮肤实验阳性，总血清免疫球蛋白E水平增高，烟曲霉菌特异性的血清免疫球蛋白E水平增高及胸片病变或CT上中央支气管扩张）和"最小且必要"标准（如，哮喘，皮肤实验阳性，总血清

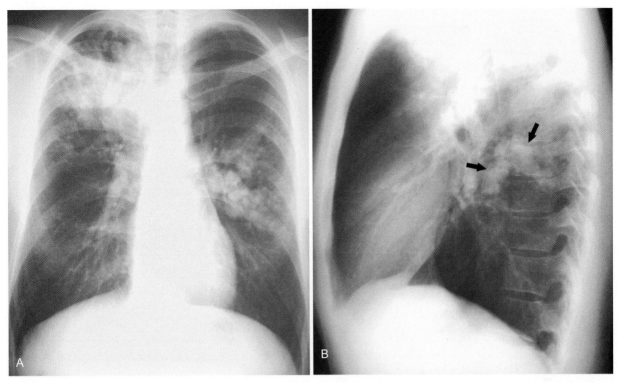

图73-8 过敏性支气管肺曲菌病。A. 一名患哮喘和严重过敏性支气管肺曲菌病的31岁女性患者的后前位胸片显示肺上叶管状和结节病变及右肺上叶局灶性实变。B. 侧位片显示分枝管状病变（箭），扩张的支气管内黏液嵌塞的特征。

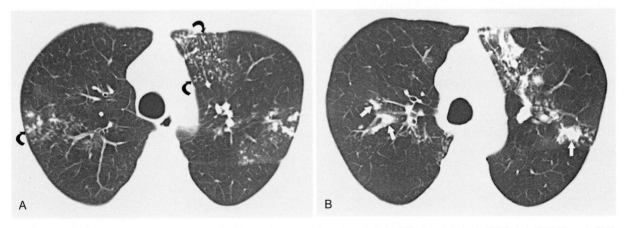

图73-9 过敏性支气管肺曲菌病。A、B. 患过敏性支气管肺曲菌病的哮喘患者主动脉弓（A）和主肺动脉窗（B）水平的CT扫描显示支气管内黏液嵌塞造成的管状和分支病变（B图直箭）及细支气管内黏液嵌塞造成的小叶中心结节和树芽征（A图弯箭）。局部密度减低和血管减少区也需要注意。

免疫球蛋白E水平增高，烟曲霉菌特异性的血清免疫球蛋白E水平增高，及胸片病变或CT上中央支气管扩张）诊断ABPA。这225名患者中，47名（22%）烟曲霉菌实验阳性，其中35人接受了包括CT扫描的进一步的评估。ABPA可靠的诊断是满足所有的必要标准，35名患者中9名（26%）明显，依据于最小必要诊断标准比例增加到了35名患者中13名（37%）。学者们得出结论烟曲霉菌皮肤敏感实验是个有用的筛选工具，并且常规的CT对皮肤实验阳性的哮喘患者的诊断来说是有保证的方法。

六、治疗方案概要

治疗包括潜在的哮喘或CF的理想治疗及口服糖皮质激素。初步研究提示抗真菌的药物如伊曲康唑，

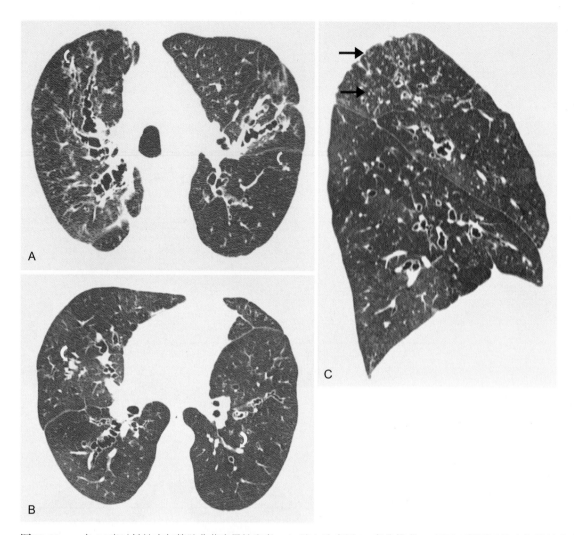

图73-10　一名 56 岁过敏性支气管肺曲菌病男性患者。A. 肺上叶多层CT高分辨率CT显示双侧严重的支气管扩张症和明显的支气管壁增厚。黏液嵌塞（箭）也需要注意。B. 肺下叶支气管水平的高分辨率CT显示中央支气管扩张症，密度减低和血管减少区及黏液嵌塞（箭）。C. 右肺矢状位重建图像显示肺上叶与肺下叶同样严重的支气管扩张症和广泛的密度减低和血管减少区。几个小叶中心结节（箭）也需要注意。（引自 *Silva CL, Colby TV, Muller NL. Asthma and associated conditions:high-resolution CT and pathologic findings. AJR AM J Roentgenlol 2004; 183:817–824.*）

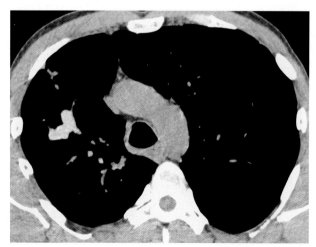

图73-11　一名54岁男性哮喘患者患过敏性支气管肺曲菌病。CT扫描显示右肺上叶分支状管状病变和右肺的体积缩小伴同侧纵隔移位。管状病变密度增高推测是由于黏液栓内存在钙盐。

这对有些患者可能有帮助,但是不建议常规使用这些药物。

医生须知

- ABPA几乎只见于哮喘或CF患者
- 患者可无临床症状或表现为哮喘加重,咳嗽和喘鸣音增多,咳褐色的黏液痰
- 主要的影像学表现是中央支气管扩张和黏液嵌塞
- 高分辨率CT在评价ABPA患者时优于胸片
- ABPA的诊断依据:潜在的哮喘和CF,周围血嗜酸性粒细胞增多,对 *A.* 烟曲霉菌抗原的即时皮肤反应性,抗 *A.* 烟曲霉菌抗原沉淀抗体,总血清免疫球蛋白E水平增高和中央支气管扩张或黏液嵌塞的胸片或CT表现

要点:过敏性支气管肺曲菌病

- 根据哮喘或CF患者存在周围血嗜酸性粒细胞增多和肺部病变,ABPA常常首先被临床怀疑
- 病理学上,段或亚段近端支气管扩张并且由于黏液的原因造成支气管的膨胀,黏液含有大量的嗜酸性粒细胞和典型有分散破碎的真菌菌丝
- 典型的胸片表现包括均匀的、分支状指套样病变
- ABPA高分辨率CT典型的表现包括支气管扩张和黏液嵌塞,主要累及肺上叶段和亚段的支气管
- 不常见的是,支气管扩张或黏液嵌塞或两者可是单侧或主要累及肺下叶
- 大约30%的患者,黏液嵌塞在CT呈高密度

巨大气管支气管症
(Mounier-Kuhn综合征)

一、病因学,发病率及流行病学

巨大气管支气管症是一种以气管支气管树的扩张为特征的罕见疾病,倾向于累及气管和主支气管,但是可以从喉头延伸到肺的周围(见第70章)。直到2006年全世界已有文献报道不超过100例。巨大气管支气管症更常见于男性。大部分病例是先天性的。已有该病并发其他先天性(气管,Ehlers-Danlos综合征及皮肤松弛症)异常的报道。获得性巨大气管支气管症作为弥漫性肺部纤维化的并发症已有报道,与类风湿性脊柱炎及偶尔风湿性的关节炎并发也已有报道。大多数患者的生存期在30岁或40多岁(范围从18个月到76岁不等)。

二、临床表现

在巨大气管支气管症中气管顺应性的增加导致用力呼气及咳嗽期间气管异常的软弱且易塌陷。咳嗽机制无效导致了黏液潴留,因而发生复发性肺炎及支气管扩张症。

三、病理生理学

病理学特征包括由于缺乏纵向弹性纤维和气道壁肌肉层变薄引起明显的气管和主支气管扩张。大多数患者的气管软骨环之间有黏膜疝出,从而造成气管窒息病。其他的常见表现包括支气管扩张症和肺气肿。气道的动态图像显示气管和主支气管吸气时明显膨胀并且呼气时塌陷。这些造成咳嗽机制失效,同时伴分泌物潴留,从而导致易患复发性的感染。

四、影像学表现

(一)胸片 气管和主要支气管的直径增大,和软骨环之间的黏膜及黏膜下组织突出导致气管和主要支气管柱表现出不规则的皱褶(这一表现术语叫气管憩室病)(图73-12)。这种表现常在侧位投影上显示最好。当女性气管横断和矢状的直径超过21 mm和23 mm,且右侧和左侧主支气管的横断直径超过19.8 mm和17.4 mm时,就可诊断巨大气管支气管症。当男性气管横断和矢状直径超过25 mm和27 mm,且右侧和左侧主支气管的横断直径超过21.1 mm和18.4 mm时,就可诊断巨大气管支气管症。

(二)CT CT很好地显示气管和支气管扩张(图73-12)。CT也常可显示肺内的支气管扩张(图73-12)。与支气管扩张症患者的区别点是,巨大气管支气管症患者扩张支气管典型的是薄壁的。然而,大部分巨大气管支气管症患者最后会进展为局部的支气管扩张症。动态CT和呼气相CT显示气道吸气时明显膨胀并且呼气时塌陷(图73-13)。

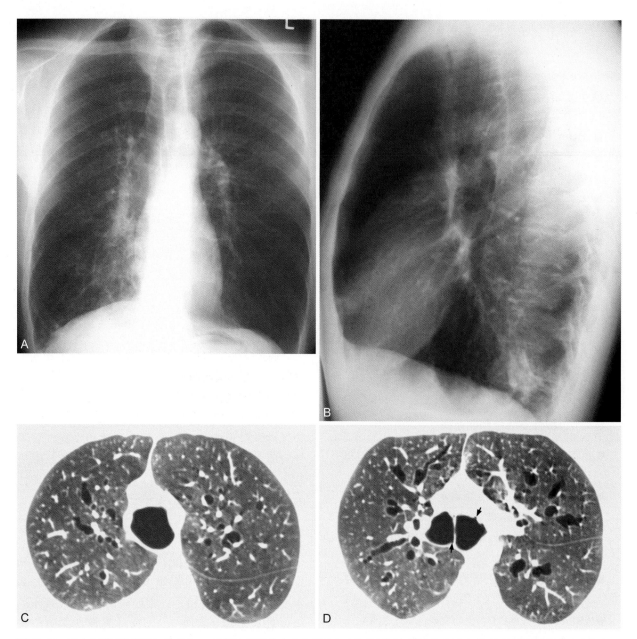

图73-12 巨大气管支气管症：胸片和CT表现。后前位（A）和侧位（B）胸片显示气管和主要支气管的直径明显增大。气管水平（C）和主支气管水平（D）高分辨率CT扫描显示巨大气管症和主支气管及肺实质内的支气管直径增大。扩张的肺实质内支气管管壁薄，这与在支气管扩张症患者中见到的典型的支气管壁增厚有区别。也可见到双侧极小的支气管憩室（箭）。

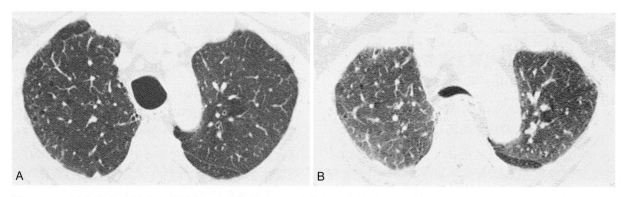

图73-13 巨大气管症：呼气相气管塌陷。A. 吸气相CT显示气管直径增大。偶尔可见轻微肺气肿。B. 呼气相CT显示气管直径异常减少。

医生须知

■ 巨大气管支气管症 (Mounier–Kuhn 综合征) 是一种以气管和支气管明显扩张为特征的罕见疾病
■ 大部分病例是先天性的，获得性巨大气管支气管症作为弥漫性肺部纤维化的并发症已有报道，偶尔与类风湿性脊柱炎及风湿性关节炎并发也已有报道
■ 在巨大气管支气管症中气管顺应性的增加导致强力呼气及咳嗽期间气管异常的软弱

且易塌陷。咳嗽机制无效导致了黏液潴留，因而发生复发性肺炎及支气管扩张症
■ 病理学特征包括由于缺乏纵向弹性纤维和气道壁肌肉层变薄引起的明显的气管和主支气管扩张
■ 放射学表现包括气管和主要支气管的直径增大，软骨环之间的黏膜及黏膜下组织突出导致气管和主要支气管柱表现出不规则的皱褶 (叫气管憩室病)

要点: 巨大气管支气管症

■ 患者可无临床症状或表现为复发性肺炎
■ 当女性和男性气管的横断和矢状直径分别超过 21 mm 和 23 mm、25 mm 和 27 mm 时，可以诊断为巨大气管支气管症
■ 当女性和男性右侧和左侧主支气管的横断直径分别超过 19.8 mm 和 17.4 mm、21.1 mm 和 18.4 mm 时，可以诊断为巨大气管支气管症

■ 大部分患者，在胸片上就可很容易做出诊断
■ 可以在CT上看见气管和支气管扩张
■ CT可很好地显示气管和支气管扩张
■ 与支气管扩张症患者相比，典型的巨大气管支气管症的扩张支气管管壁薄
■ 大多数巨大气管支气管症患者最后发展为支气管扩张症

支气管软骨发育不全
（Williams–Campbell 综合征）

一、病因学，发病率及流行病学

支气管软骨发育不全是一种亚段支气管软骨缺乏造成的罕见的先天性支气管扩张症。这种疾病表现为家族性集中发病且可并发其他先天性异常。因为反复的胸部感染和明显的支气管扩张症，所以受影响的患者个体通常在婴儿时期就确诊了。偶尔，支气管软骨发育不全在成年时期首次被确诊。

二、临床表现

临床表现包括从儿童早期开始反复的肺部感染。

三、病理生理学

行过双侧肺移植的成年人肺部病理学检查显示

中到小气道壁软骨缺乏，这种情况并发囊性支气管扩张症状。

四、影像学表现

（一）胸片 胸片表现包括支气管壁增厚以及囊性空腔（图73-14）。

（二）CT 高分辨率CT表现有特征性并且包括限于四级、五级和六级支气管的曲张型和囊性支气管扩张症（如一级段支气管的远端）（图73-14）。呼气相高分辨率CT显示支气管塌陷和末端空气捕捉。高分辨率CT和多排CT在鉴别支气管软骨发育不全和其他原因的囊性支气管扩张症中起着重要的作用。容积高分辨率CT可以进行多层面重建并且在显示支气管扩张症特征性方面优于10 mm间隔的高分辨率CT。CT虚拟支气管镜显示和软骨缺乏一致的气管壁上软骨环缺乏的印记。

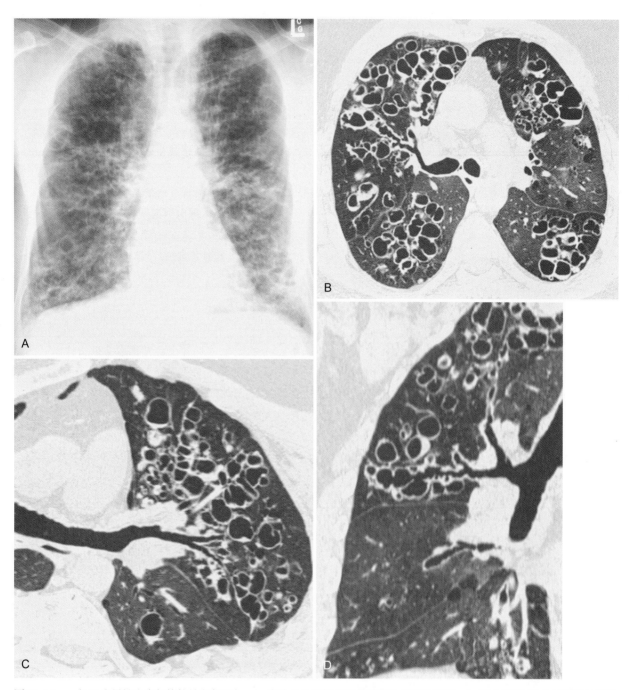

图73-14 一名58岁男性患支气管软骨发育不全。A. 胸片显示双侧多发薄壁囊肿和肺部膨胀。B. 高分辨率CT显示广泛的囊性支气管扩张症。好几个扩张的支气管含液平面。右肺上叶前段支气管正常，且支气管扩张起始于一级水平的亚段支气管。左肺曲面重建（C）和右肺冠状重建（D）显示典型分布于一级段支气管远端的支气管扩张症。

医生须知

- 因为反复的胸部感染和明显的支气管扩张症，支气管软骨发育不全通常在婴儿时期就确诊了。偶尔，支气管软骨发育不全在成年时期首次被确诊

- 影像学的表现没有特异性
- 依据高分辨率CT通常能做出确定性的诊断，高分辨率CT显示特征性的分布限于4~6级支气管的支气管扩张症

要点: 支气管软骨发育不全

- 支气管软骨发育不全是一种亚段支气管软骨缺乏造成的罕见的先天性的支气管扩张症
- 临床表现包括从儿童早期开始的反复的肺部感染
- 高分辨率CT表现有特征性并且包括限于4级、

5级和6级支气管的囊性支气管扩张症(如1级段支气管的远端)(图73-14)
- 容积高分辨率CT在显示支气管扩张症特征性方面优于10 mm间隔的高分辨率CT
- 呼气相CT显示支气管塌陷和末端空气捕捉

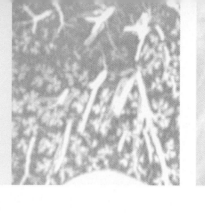

第74章

哮喘

C. Isabela S. Silva and Nestor L. Müller

哮喘是以气道敏感度增加和气流受阻为特征的炎性病变,至少部分是可逆的并可导致反复发作的喘鸣音、气急及咳嗽。

一、病因学

哮喘可以被分为两类,外源性和内源性哮喘。外源性哮喘发生于特应性患者,特应性这一术语用于指对抗原刺激产生过多IgE的遗传倾向。这种遗传复杂但是通常不完全,并且如果父母双方都是特应性的那么患病的可能性就大很多。虽然外源性哮喘患者总是特应性的,但是特应性本身不等同于哮喘。30%多的人口有特应性,然而哮喘的发病率总体上少于10%。除了特应性和血液中IgE水平提高外,外源性哮喘特征还有湿疹和鼻炎发病率高,30岁内发病,有季节性,且在以后的生命期有缓解的趋势。内源性哮喘发生于特应性或特异性外源物质引发支气管收缩不能明确的患者。内源性哮喘患者的特征是比外源性哮喘患者年龄大并且没有或较少有确切的哮喘或特应性家族史,无血液中IgE水平升高或皮肤阳性或对过敏原刺激的支气管反应,血液和痰中嗜酸性粒细胞增多,对治疗反应减低及有疾病持续和渐进性进展导致固定气流阻塞的趋势。

二、发病率及流行病学

哮喘是一种常见的疾病,有证据表明其发病率和其他过敏性疾病一样在全世界范围内不断增加,增加原因不明。估计发病率随定义、地理、种族和年龄的变化而变化。在大多数有统计资料的国家哮喘发病率儿童5%~25%,成人2%~12%。发病率最高的地区是英国、澳大利亚、新西兰(各约12%)和特里斯坦-达库尼亚群岛(南大西洋中的一群偏远岛屿,那里56%的人有哮喘)。

哮喘发病率儿童最高,青春期和成年时期减少。10岁之前男孩发病率高于女孩;之后,女性发病率高于男性。女性到急诊科就诊及因急性重症哮喘而住院的可能也更高。

哮喘是最常见的慢性肺部疾病并且是一个重要的全球性健康问题。在美国,每年近2 000 000患者到急诊就诊,500 000患者住院,5 000患者死亡。来自澳大利亚、加拿大和西班牙的数据显示急性哮喘占成人急诊的1%~12%。在法国进行的一项研究显示,到急诊就诊的急性哮喘成年患者有7%被转到重症监护病房(ICU)。

三、临床表现

哮喘的诊断主要根据呼吸困难的周期性突发、间隔交替出现的完全或接近完全缓解的病史。咳嗽可能是一个突出症状并且偶尔是唯一症状。急性哮喘发作(哮喘突发)的特征是气短、咳嗽和哮鸣音渐进加重及呼气气流下降。病情加重可出现在几小时、几天或几个星期之内。体检发现包括过度通气、吸气和呼气音、哮鸣音、呼吸音减弱及呼气延长。咳嗽和哮鸣音是支气管炎症和支气管收缩的结果。气道平滑肌的收缩、水肿和分泌过多也会影响细支气管及造成小气道闭合。为了补偿,患者以更高的肺容量呼吸,从而增加呼吸道向外的牵拉力,从而有助于保持气道通畅。气流受限越严重,发生气道闭合的趋势越明显,就必须有更大的肺容量来保持气道开放。肺过度充气加气流受限明显增加呼吸的能量消耗。

急性哮喘突发可从症状轻微到致命。在法国进行的一项包括3772名到多家急诊科就诊的急性哮喘患者的研究中,975名患者(26%)有生命危险,1834名患者(49%)病情严重恶化但是没有危及生命,963名患者(26%)有轻度至中度的病情恶化。总的入院率为54%,平均住院天数为6天。3例住院期间死亡。

四、病理生理学

决定哮喘患者功能和症状基本的病理生理异常是气道狭窄,4个机制可引起气道狭窄:气道平滑肌收缩;气道壁的充血和水肿;黏液和炎性渗出物堵塞气道腔;气道重塑。气道重塑是一种异质性的过程,导致结缔组织沉积和气道结构的改变。在大多数情况下,特定的患者确定这些机制中的哪一个导致多大比例的气道阻塞是困难的。然而,当吸入平滑肌松弛剂后阻塞快速恢复正常时,得出病因为平滑肌收缩的结论可能就是合理的。另一方面,当阻塞在数天期间对于类固醇和其他治疗措施有反映时,阻塞可能主要是由水肿和黏液堵塞引起的。

支气管哮喘是一种与气道高敏性相关的气道的慢性炎症性疾病,气道高敏性就是对多种外源性和内源性刺激产生过大的支气管收缩反应,这些刺激可导致多次间断呼吸困难和喘鸣音。这些刺激包括环境过敏原、呼吸道病毒感染、运动、止痛药、空气污染、天气变化、吸烟、职业敏化剂和刺激物,如家庭喷雾剂和油漆味。特定的抗原可以引发对此敏感的人哮喘发作。这些人经常遭受其他过敏性症状带来的痛苦,如花粉热和湿疹。潜在的抗原不可胜数。有确凿证据表明,室内过敏原是慢性过敏性哮喘最重要的原因。屋尘中含有数种有机和无机化合物,包括纤维、霉菌孢子、小花粉颗粒、哺乳动物皮毛屑、螨及其分泌物和排泄物。在世界范围内螨过敏原是与哮喘相关的最常见的室内过敏原。多种家庭宠物皮毛屑可引起眼以及鼻部的症状和哮喘。

当中度或剧烈运动伴随气道狭窄时可考虑运动诱发哮喘。运动诱发哮喘应该考虑为哮喘患者诱发性气道狭窄,而不是一个独立形式的哮喘。事实上,70%~80%的哮喘患者在他们以80%~90%的最大负荷运动6~8分钟就发生运动诱发哮喘。

病毒在引起支气管收缩方面的作用似乎在儿童比成人更明显。在婴儿期患过一次呼吸道合胞病毒细支气管炎的儿童,多达50%出现反复发作的喘鸣音和哮喘。这样的感染可能导致随后哮喘的机制不清楚。在某些病例,细支气管炎的发作可能是遗传性哮喘易感儿童的首次哮喘发作。另外,细支气管炎也可能改变过敏原随后的免疫反应。

乙酰水杨酸和其他几种非类固醇类止痛药和消炎药(如对乙酰氨基酚)能够引发5%~30%的哮喘患者发病。

哮喘和胃食管反流常并发,多组研究人员估计并发率为30%~80%。有证据表明,胃食管反流可诱发哮喘,哮喘可引起更重的胃食管反流。通过食管或咽部的交感神经受刺激激发的反射性支气管收缩或直接吸入少量食管内容物,胃食管反流引发易感患者的气道狭窄是可能的。

低浓度的大气化学污染物可导致气道高敏患者功能性病变。在工业区的流行病学研究表明,在重污染期,哮喘症状和住院率升高。影响肺功能的主要可吸入性大气化学物质是臭氧及硫和氮的氧化物。

大量的哮喘患者主诉某些气味引起症状加重,最常提到的是香水和花露水的气味。暴露于香烟烟雾在某些哮喘患者也可引起症状和气流阻塞。暴露于工作场所香烟烟雾相关的哮喘风险比暴露于家庭香烟烟雾相关的哮喘风险更大,且有证据证明剂量与反应相关联。

职业性哮喘是公认的一个特别重要的哮喘形式,是因为它越来越频繁,且如果发现得早它是完全可逆的。250种以上的化学物质已经被表明为致病因子,且估计高达20%的哮喘病例可能与职业相关。

(一)病理学 在组织学检查,哮喘的特征是存在主要累及中和小支气管的慢性气道炎症。支气管壁增厚是由于水肿及平滑肌和黏液腺体积增大的共同作用(图74-1)。细支气管的异常包括壁增厚、黏膜淤血和闭塞(闭缩)性细支气管炎(图74-2)。在临床发作间隙,从因为其他原因取的哮喘患者的组织来看细支气管可能几乎正常。

支气管和细支气管壁的组织学变化累及上皮、固有层、黏膜肌层和黏膜下层。这一系列异常是指气道壁重塑,包括慢性损伤和修复造成的气道壁细胞和分子成分组成、数量和结构的变化。胶原蛋白沉积于上皮下层以及外膜可能构成哮喘患者可见到的气道扩张性降低的基础。平滑肌增加也是一个特征性表现;它是增生和肥大的结果且在死于该疾病的患者最明显。嗜酸性粒细胞增多和气道壁大量的炎症细胞是最大的特征;然而,也有可有淋巴细胞、巨噬细胞、中性粒细胞和大细胞的增加。

(二)肺功能 气流受限,可逆性和变化的测量

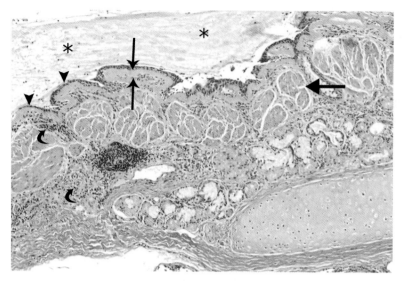

图74-1　哮喘导致的支气管异常。取自患严重哮喘的10岁男孩的尸检标本照片显示(苏木精和伊红染色,低倍镜下)显示支气管管腔黏液栓(星号),表面黏膜变薄(箭头),黏膜下纤维化(所谓的基底膜增厚,垂直直箭),肌肉肥大(水平直箭),和富含嗜酸性粒细胞的炎性浸润(弯箭)。(引自 *Silva CI, Colby TV, Müller NL. Asthma and associated conditions: high-resolution CT and pathologic finding. AJR Am J Roentgenol 2004; 183:817–824.*)

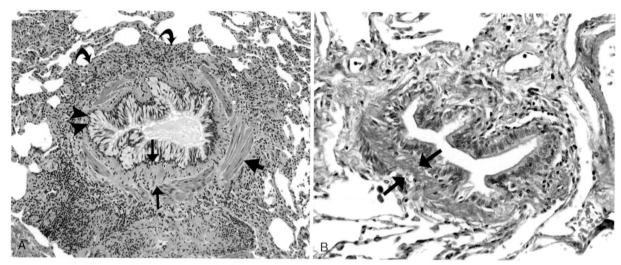

图74-2　哮喘导致的支气管异常。A. 取自患严重哮喘的10岁男孩的组织病理标本照片(苏木精和伊红染色,中倍镜下)显示小细支气管(外直径0.5 mm,从内膜到外膜)肌肉肥大(短直箭),黏膜下层和黏膜下纤维化(长直箭)和富含嗜酸性粒细胞的炎性浸润(弯箭)。杯状细胞化生(在哮喘患者的支气管更有代表性)明显并且见到苍白肿胀的细胞(箭头)取代大量的纤毛柱状上皮。黏膜下层和黏膜下纤维化程度(重构)提示组织学上存在轻度缩窄性细支气管炎。B. 取自有长期哮喘病史的48岁女性的组织病理标本照片(三色染色,中倍镜下)显示细支气管黏膜下层增厚,增厚是纤维组织造成的(箭)且增厚导致管腔狭。这些表现是轻度缩窄性细支气管炎的特征。(*From Silva CI,Colby TV, Müller NL. Asthma and associated conditions: high-resolution CT and pathology finding. AJR Am J Roentgenol 2004; 183:817–824.*)

对哮喘的诊断和治疗很重要。用于这些患者评估的主要是测量一秒钟用力呼气量(FEV1)、最大肺活量、FEV1和最大肺活量的比值以及最大呼气峰流速。吸入支气管扩张剂后12%或更大的FEV1或15%或更大的最大呼气流速自发性的改善,或对糖皮质激素试验治疗有反应有利于哮喘的诊断。

弥漫性气道狭窄是有症状的哮喘基本的功能异常;由此产生的阻力增加,导致流量减少,肺过度充气,空气捕捉,且最终导致呼吸负荷增加。测量最大呼气流量最容易发现和量化这个变化。气道阻力的增加也与肺过度充气有关,表现为功能残气量增加,和在较小程度上的肺总量增加。

当哮喘发作治愈后,呼气流量(最大呼气峰流速和FEV1)和肺活量增加且功能残气量减少。在稳定和急性哮喘单次呼吸肺一氧化碳弥散量(DLco)常升高。这个明显的矛盾看似合理的解释是继发于气道阻塞的吸气相更大的胸腔内负压引起的肺毛细血管血流量的瞬时增加。

大多数经历急性发作的患者有一定程度的低氧血症,这是通气灌注的不匹配的结果。在哮喘中呼吸道阻塞和气交换之间没有密切相关性。然而,在严重的急性发作,PaO_2普遍下降到低于60 mmHg,FEV1小于1 L,并且峰流速少于60 L/min。当严重程度与阻塞持续时间增加时,患者变得筋疲力竭,呼吸肌疲劳,且$PaCO_2$的值上升到高碳酸血症的范围。

五、影像学表现

(一)X线 哮喘患者最常见放射线摄影异常是肺过度充气和支气管壁增厚(图74-3和图74-4);不太常见的表现有肺门突出,中央肺纹理增加和外周血量减少(图74-5和图74-6)。这些异常的出现率受到几个因素的影响,包括发病年龄和哮喘及存在的其他疾病或哮喘并发症的严重程度。

在存在急性重症哮喘时或在长期难以治疗的哮喘发病期间,最特征性的影像学征象是肺过度充气和呼气相空气捕捉。肺过度膨胀表现为胸骨后间隙增宽,肺高度增加和膈肌变平(图74-3)。气道增厚发生在段和亚段支气管,或者正面看是环影或者侧面看是"轨道征"。主肺动脉突出及其肺门处分支迅速变细尖提示继发于低氧血症的一过性毛细血管前肺动脉高压。其他的血管表现包括弥漫性狭窄和血流量再分流到上叶(后者没有出现毛细血管后高血压的

其他征象)且肺外周2~4 cm内血管减少。

尽管刚刚就观察到的表现做了概述,但是胸片检查在诊断哮喘中的作用有限。胸片检查往往是正常的,甚至在急性发作期间也是正常的;而且,当它不正常时,表现没有特异性。胸片的两个主要作用是排除引起喘鸣音的其他疾病(尤其是肺气肿,左心衰竭,及气管和主支气管被肿瘤或异物阻塞)和确认并发症。哮喘并发症包括肺炎、哮喘、肺不张、纵隔气肿、气胸,偶尔的椎管内积气(图74-7)。

(二)CT(多层,高分辨率) 高分辨率CT表现包括支气管壁增厚及支气管狭窄(图74-8)、支气管扩张、斑片状密度减低、血管减少和空气捕捉。支气管壁增厚和管腔变窄反映支气管壁存在水肿和平滑肌增加及黏液腺体积增大(图74-1)。CT上看到的支气管壁异常可以被主观和客观的量化并且已被证明随着疾病严重程度的增加而增加。在不同的研究报告中哮喘患者的高分辨率CT上支气管增厚率的范围从44%~92%。这种很大的变化可能和不同患者群体相关。与正常对照组支气管壁增厚概率只有4%的相比,Park等确认在39名哮喘患者中17名有支气管壁增厚(44%)。支气管壁增厚在严重气流阻塞患者中(83%的患者FEV1预测小于60%)比在轻度气流阻塞患者(35%的患者FEV1大于60%)更普遍。这些学者还通过客观地测量支气管内径短轴与

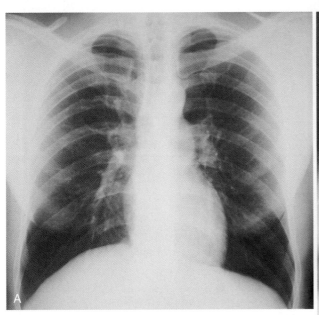
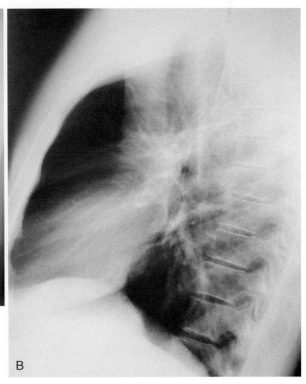

图74-3 急性哮喘的胸片表现。A. 后前位的胸片显示肺容量增加和周围血管纹理减少。B. 侧位片显示胸骨后间隙增宽。

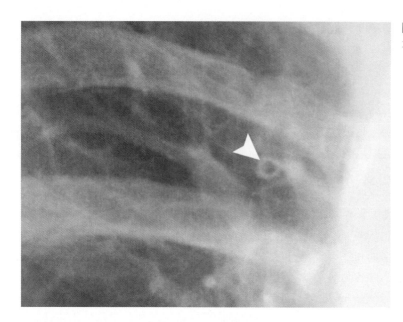

图74-4　哮喘的放射线摄影表现。正位片右肺细微观察显示支气管壁增厚（箭头）。

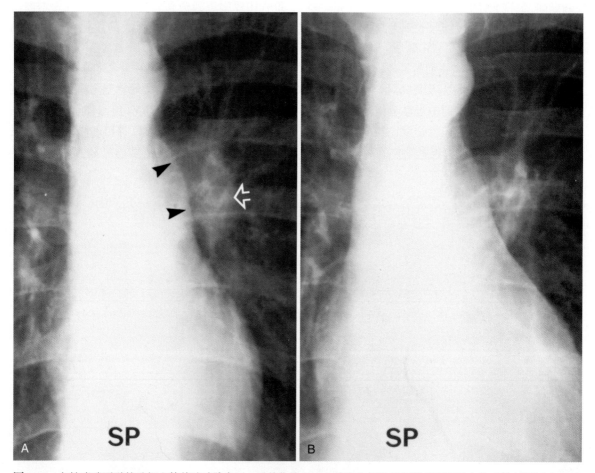

图74-5　急性哮喘可逆的毛细血管前肺动脉高压。后前位片（A）心脏和左侧肺门细微观察显示主肺动脉（箭头）和左叶间动脉（箭）增粗，与肺动脉高压的存在相吻合。在进行这个研究时，这名患者，一个年轻人，经历了严重的急性支气管痉挛发作。在大约2年后的缓解期间，重复的摄片（B）显示主肺动脉和叶间动脉形态恢复正常。值得注意的是，在这一期间心脏体积增大，反映了急性发作期肺动脉高压的缓解和随之发生的静脉回流的减少。（引自 *Müller NL, Fraser RS, Colman NC, Pare PD. Radiologic Diagnosis of Diseases of the Chest. Philadelphia, WB Saunders, 2001.*）

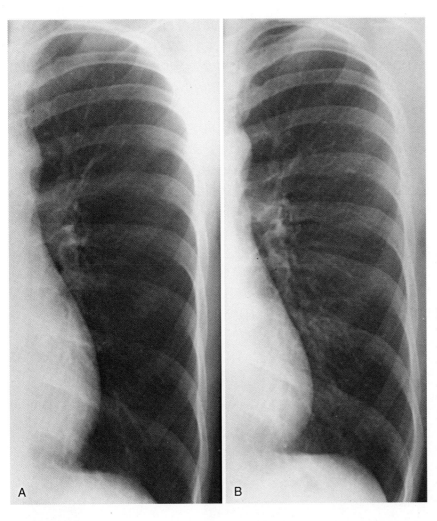

图74-6 急性哮喘的外周缺血。A. 急性支气管痉挛期间的后前位胸片左侧肺细微观察显示轻度的肺过度充气。肺外周2~3 cm内血管不明显且几乎看不见，从而形成一个胸膜下肺缺血带。B. 1年后，缓解期的重复研究显示较轻的肺过度充气；肺血管现在表现为正常的锥形，且肺外围大多数血管可见。(引自 *Müller NL,Fraser RS, Colman NC, Pari PD. Radiologic Diagnosis of Diseases of the Chest. Philadelphia, WB Saunders, 2001.*)

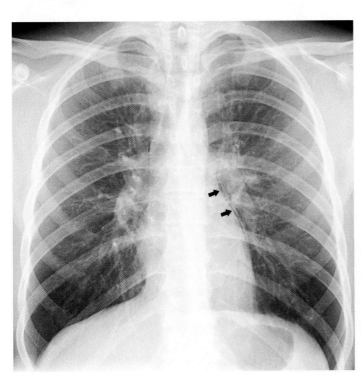

图74-7 急性哮喘纵隔气肿。21岁急性哮喘男性患者的后前位胸片显示肺过度充气和纵隔气肿(箭)。

伴肺动脉直径短轴比值评估了支气管的狭窄程度。FEV1预测小于60%的哮喘患者的支气管动脉直径比值（0.48±011；平均±SD）小于轻度气流阻塞患者（0.60±0.18）或正常人群（0.65±0.16；P<0.01）。

虽然哮喘患者的多数支气管内径正常或变小，但是30%~40%的单纯哮喘成年患者有一个或多个支气管是扩张的（图74-9）。单纯哮喘患者的支气管扩张通常呈柱状，支气管动脉比通常小于1.5。随访研究提示哮喘患者的支气管扩张是不可逆的。

哮喘患者细支气管异常的高分辨率CT表现包括密度减低和血管减少区、空气捕捉、小叶中心病变。大约20%的哮喘患者吸气末高分辨率CT扫描可见密度减低和血管减少区（图74-10）。更常见的表现是最大呼气后的高分辨率CT显示存在空气捕捉（图74-11）。在Park等的研究中，50%的哮喘患者可见累及总容积

相当于一个肺段或容积更大的空气捕捉，与此相比健康人群14%有这种情况（P<0.001）。虽然在急性发作期间，空气捕捉的范围会增加，但是空气捕捉也经常出现在稳定期的患者。这个可能反映了存在慢性炎症（图74-12）和小气道的肌肉肥大（图74-13）或者在一些患者，出现闭塞性细支气管炎（图74-14）。

据报道10%~20%的哮喘患者小叶中心结构突出或者小叶中心病变。据推测这些反映了细支气管内存在黏液滞留和细支气管周围存在炎症（图74-15，图74-2，图74-12）。

哮喘肺实质异常包括肺过度充气、肺气肿，偶尔有囊性空腔。不吸烟的哮喘患者肺气肿不常见；如果存在，肺气肿通常轻微并且继发于细支气管周围纤维瘢痕。囊性变化可能是由于慢性炎性细支气管炎远端的过度充气，这种情况很少见（图74-16）。

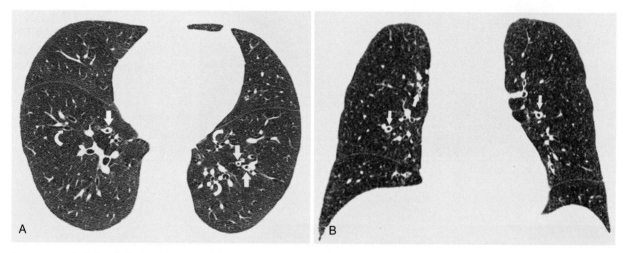

图74-8 慢性哮喘支气管壁增厚。A. 下叶水平的高分辨率CT显示几个支气管管壁有增厚（直箭）。还注意到几个正常支气管（弯箭）。B. 肺中上叶的冠状位重建图像显示支气管管壁增厚（直箭）。患者是一名67岁不吸烟的慢性哮喘男性患者。

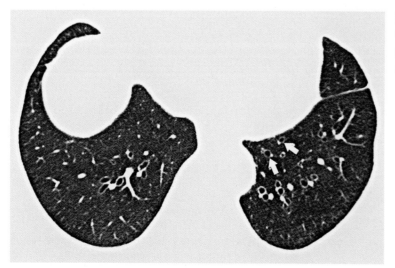

图74-9 慢性哮喘患者的支气管扩张症。下叶水平的高分辨率CT显示左下叶支气管扩张症（箭头），密度减低，血管减少区和体积减小。患者是一名56岁女性患有慢性哮喘。

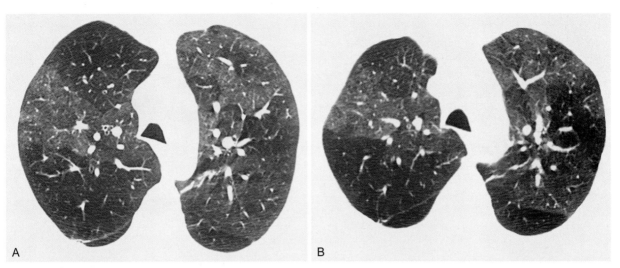

图74-10 哮喘患者的马赛克灌注模式。A. 吸气末高分辨率CT显示双侧广泛的密度减低和血管减少区,血流再分配到正常肺,导致马赛克灌注模式。B. 最大呼气后的高分辨率CT显示广泛的空气捕捉。患者是一名54岁女性患严重慢性哮喘。

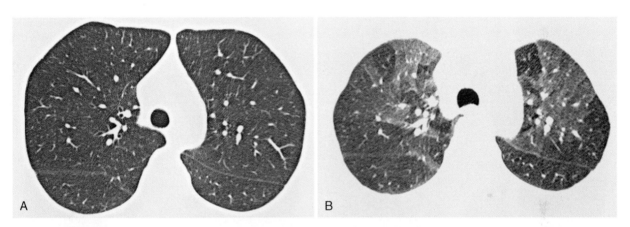

图74-11 哮喘患者的空气捕捉。A. 吸气末高分辨率CT显示小面积密度减低和血管减少区。B. 最大呼气后的高分辨率CT显示广泛的空气捕捉。患者是一名62岁男性,在做CT的时候,患有哮喘和咳嗽。

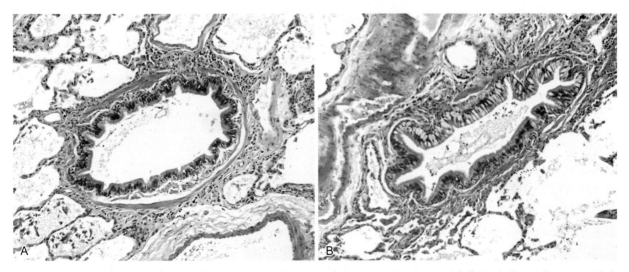

图74-12 没有临床症状哮喘患者的气道。其中一个气道几乎是正常的(A),而另一个显示黏液滞留和杯状细胞化生(B)。(鸣谢 *Dr. Thomas Colby, Mayo Clinic, Scottsdale.*)

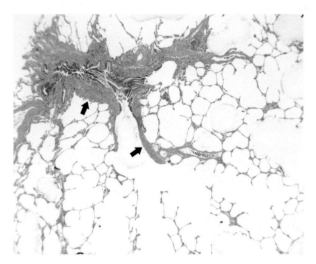

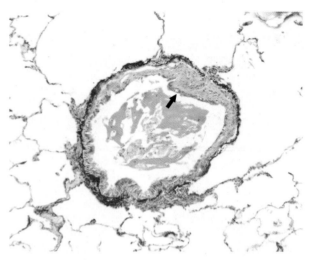

图74-13 慢性哮喘患者的肌肉肥大和肺过度充气。慢性哮喘患者的组织学标本(苏木精-伊红染色,中倍镜下)显示肌肉肥大累及细支气管且沿肺泡管延伸(箭)伴相邻的肺泡过度充气。这与高分辨率CT的空气捕捉相关。(鸣谢 Dr. Thomas Colby Mayo Clinic, Scottsdale.)

图74-14 慢性哮喘中的闭塞性细支气管炎。(三色染色,中倍镜下)慢性哮喘患者的组织学标本显示一个小的细支气管内黏液潴留和轻度偏心的黏膜下瘢痕(箭),即闭塞性(压缩性)细支气管炎。(鸣谢 Dr. Thomas Colby, Mayo Clinic, Scottsdale.)

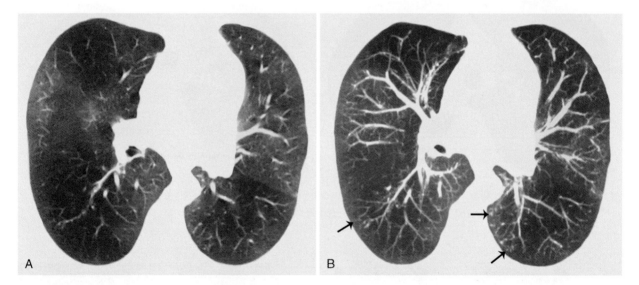

图74-15 哮喘 CT 表现。A. 高分辨率CT图像显示广泛的密度减低和血管减少区和闭塞性(压缩性)细支气管炎相吻合和肺下叶周围带少数几个结节影。B. 最大密度投影图像更好地显示肺周围带结节影呈小叶中心型分布(箭)。据推测小叶中心结节反映存在黏液潴留或支气管周围炎症。

哮喘患者高分辨率CT见到的一种比较常见的并发症是黏液嵌塞。这一表现会增加患过敏性支气管肺烟曲霉菌病的可能性,这是一种以对支气管内烟曲霉菌生长产生高过敏反应为特征的疾病。过敏性支气管肺烟曲霉菌病的高分辨率CT表现包括主要累及肺上叶的段及亚段支气管密度均匀的管状、指套样或分支状支气管内病变和支气管扩张(图74-17)。在约30%的病例,压紧的黏液密度增加,与钙化密度相一致(图74-18)。黏液嵌塞可以延伸到细支气管内,

导致小叶中心结节状病变。阻塞性肺不张也可以看到,但不常见(图74-18)。

Ward 等把44名患过敏性支气管肺烟曲霉菌病的哮喘患者的高分辨率CT 表现与38例无过敏性支气管肺烟曲霉菌病的哮喘患者的高分辨率CT表现进行了比较。异常更常见于患过敏性支气管肺烟曲霉菌病的哮喘患者:主要包括支气管扩张、小叶中心结节和黏液嵌塞(P<0.01)。患过敏性支气管肺烟曲霉菌病的患者中,95%有支气管扩张症,93%有小

叶中心结节和67%有黏液嵌塞。通过比较,对照组29%有支气管扩张,28%有小叶中心结节,4%有黏液嵌塞。Mitchell 等把19名文献证实过敏性支气管肺烟曲霉菌病患者的CT图像与18名对照组哮喘患者的CT图像进行了比较。17名过敏性支气管肺烟曲霉菌病患者(89%)有累及几个肺叶的中央囊状或者曲张型支气管扩张(图74-19)。相比之下,只有3名哮喘患者(17%)有支气管扩张,且只有柱状支气管扩张。

其他患病率有增加的哮喘患者的并发症,如慢性嗜酸细胞性肺炎和变应性施特劳斯综合征,在57章和51章分别论述。

CT对哮喘患者的诊断和治疗作用是有限的且在急性发作期很少建议进行CT检查。CT的主要作用在于评价可类似哮喘的气管和支气管异常和评价并发症如过敏性支气管肺烟曲霉菌病。CT在诊断临床上可类似哮喘及胸片难以看到的气管、支气管内肿瘤上的价值众所周知(图74-20)。CT在区分哮喘和气管支气管软化方面也有重要作用,这一点已经有学者指出,气管支气管软化是一种被确认频率有增加的有可能类似哮喘的疾病。

气管支气管软化是一个近端气道疾病,特征是由于胸腔内正压引起的气管和中央支气管塌陷导致呼气相气道阻塞(见第68章)。支气管镜检查、呼气相CT或更好的动态呼气相CT可做出诊断。气管支气管软化症诊断的依据是呼吸相CT上狭窄大于50%(图74-21)。如果图像是在一次不充分的呼气期间采集的,气管支气管软化症可能会漏诊。充分呼气的

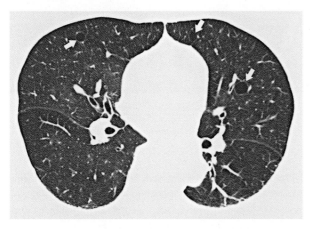

图74-16 慢性哮喘囊肿。高分辨率CT显示双侧薄壁囊肿(箭)和局部密度减低和血管减少区。患者是一名63岁慢性哮喘女性患者,不吸烟。

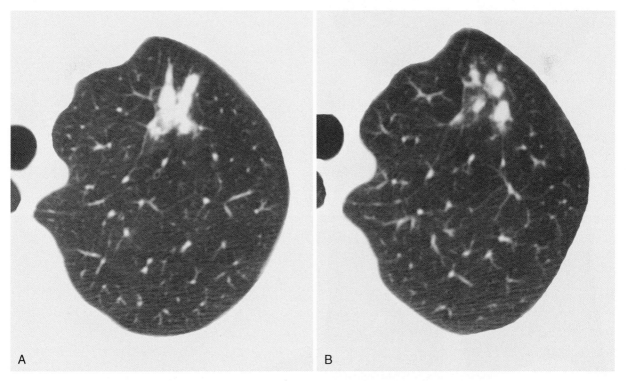

图74-17 过敏性支气管肺烟曲霉菌病。A. 左肺上叶的高分辨率CT显示黏液嵌塞特征性的分支状病变。B. 稍高水位的高分辨率CT图像显示几个小支气管内有黏液嵌塞。患者是一名73岁女性患有哮喘和过敏性支气管肺烟曲霉菌病。(引自 *Silva CI, Colby TV, Müller NL. Asthma and associated conditions: high-resolution CT and pathologic findings. AJR Am J Roentgenol 2004; 183:817–824.*)

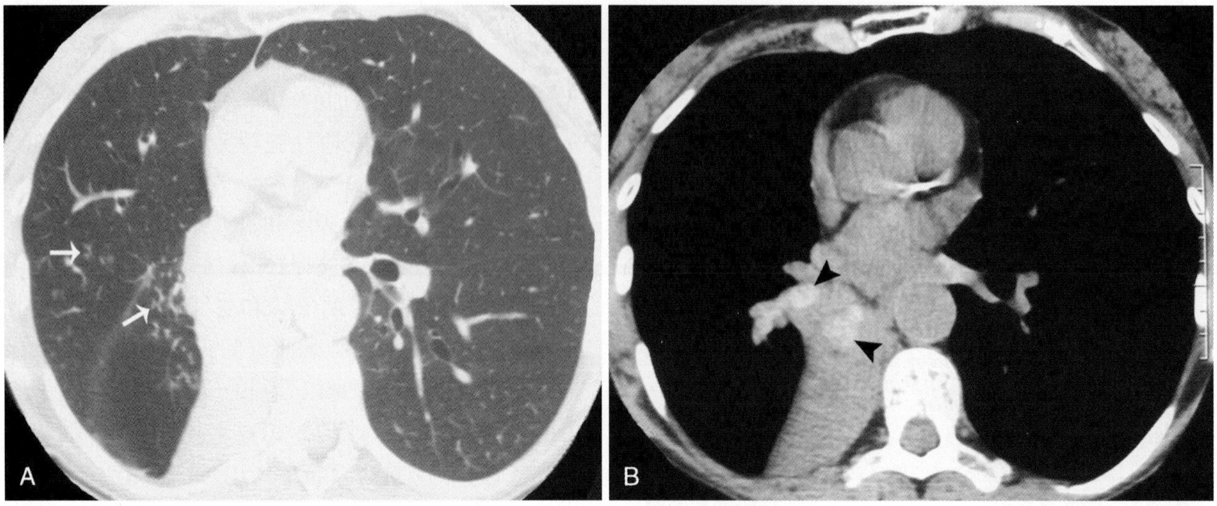

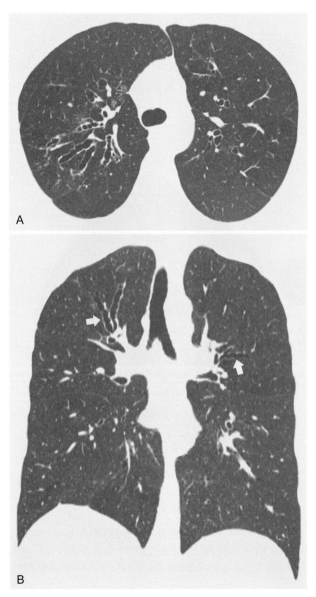

图74-18　过敏性支气管肺烟曲霉菌病。A. 高分辨率CT显示右肺下叶肺不张和小叶中心结节（箭）。B. 软组织窗CT图像显示和黏液嵌塞吻合的高密度管状病变（箭）。

图74-19　过敏性支气管肺烟曲霉菌病。A. 高分辨率CT图像显示双上肺广泛曲张型支气管扩张。B. 冠状位重建图像显示支气管扩张呈上叶和中央分布。患者是一名32岁女性，患有慢性哮喘和过敏性支气管肺烟曲霉菌病。

CT评价依据是气管后部的膜部出现前躬。

（三）正电子发射断层扫描 研究显示正电子发射断层扫描（PET）成像可以对哮喘加重期间的局部肺通气和灌注进行评价。静脉注射^{13}氮（$^{13}N_2$）后可测量肺通气和灌注。^{13}氮溶解度低，因此，当注入静脉后，它在首过时进入肺泡腔，在肺泡腔的积累量与局部灌注呈正比。^{13}氮无法滞留在没有气体不进行气体交换的区域，因此它可以估计局部肺通气和灌注。在一项研究中，学者们利用PET测量了11例轻度哮喘患者的通气和灌注的区域分布，以便评估乙酰甲胆碱诱导支气管收缩后静脉注射的示踪剂^{13}氮的肺内动力学。他们的研究显示动力学表现为不均匀廓清，这可通过快速和慢速廓清二室模型加以描述。他们发现由于局部肺血管阻力相对增加高示踪剂滞留（廓清慢）区内的灌注总是减少。虽然PET在哮喘患者的评估有潜在的作用，但是它目前还主要是研究工具。

六、鉴别诊断

表现为喘鸣音和气短的哮喘患者的主要鉴别诊断是肿瘤、吸入的异物或气管支气管软化导致的气道梗阻。

七、治疗方案概要

急性哮喘治疗通常包括补充氧气，吸入速效β_2兴奋剂（如沙丁胺醇），并且口服或静脉注射糖皮质激素，特别是在中度和重度发作时。如果β_2兴奋剂不见效，皮下或肌内注射肾上腺素（肾上腺素）可用来治疗严重的哮喘急性发作。然而，它的副作用引起的风险更大，特别是在缺氧的患者。

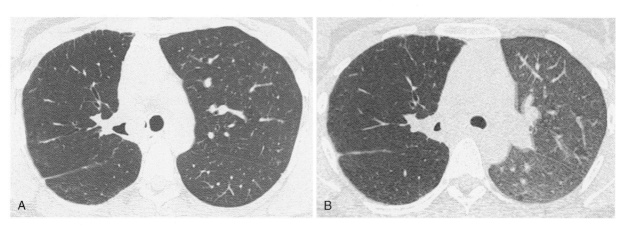

图74-20 表现为有哮喘史的支气管类癌患者。A. 吸气相高分辨率CT显示右主支气管腔内肿瘤。需要注意与左肺相比，右肺体积减小且有弥漫性的密度减低和血管减少。B. 呼气相CT图像显示明显的空气捕捉。患者是一名31岁患非典型类癌的女性。她表现为反复发作的气短和胸紧且临床诊断为哮喘。

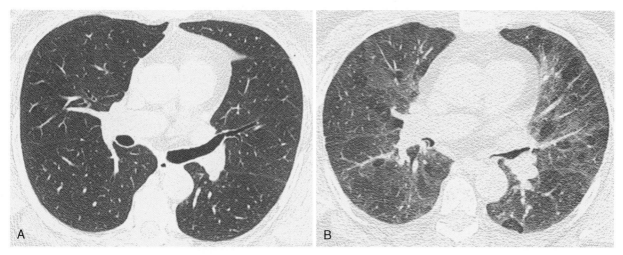

图74-21 支气管软化。A. 吸气相高分辨率CT图像正常。B. 呼气时相CT显示空气捕捉及与支气管软化相吻合的支气管直径缩小大于50%。患者是一名64岁女性，由于支气管软化症表现为哮喘样的喘鸣音和气短症状。

医生须知

- 胸片在诊断哮喘中的作用有限胸片往往是正常的，甚至在急性发作期间也是正常的；而且，当它不正常时，表现没有特异性
- 胸片的两个主要适用证是排除引起喘鸣音的其他疾病（尤其是肺气肿，左心衰竭及气管和主支气管被肿瘤或异物阻塞）和确认并

发症如肺炎、哮喘、肺不张、纵隔气肿、气胸
- 在哮喘患者的诊断和治疗中很少建议进行CT检查。CT的主要作用在于评价可类似哮喘的气管和支气管异常如肿瘤和评价并发症如过敏性支气管肺烟曲霉菌病

要点

- 哮喘是一种与对多种刺激产生过大的支气管收缩反应相关的气道慢性炎症性疾病，这导致间断呼吸困难和喘鸣音反复发作
- 诱因：环境过敏原，病毒感染，运动，止痛药，空气污染，气候变化，吸烟，职业敏化剂和刺激物，如家庭喷雾剂和油漆味
- 最重要的诱因是室内过敏原（屋内灰尘）
- 病理特征：水肿及平滑肌和黏液腺体积增大共同导致的气道壁增厚

- 影像学表现：
  - 胸片：肺过度充气和支气管壁增厚
  - 高分辨率CT：支气管壁增厚及支气管狭窄；支气管扩张；斑片状密度减低和血管减少区；空气捕捉；小叶中心结节常见
- 影像学的主要作用是排除引起喘鸣音的其他疾病（尤其是气管和主支气管被肿瘤或异物阻塞）和确认并发症，包括肺炎、肺不张、纵隔气肿、气胸和过敏性支气管肺烟曲霉菌病

第75章

细支气管炎

C. Isabela S. Silva and Nestor L. Müller

细支气管炎是一个通用术语,适用于影响细支气管的各种炎性疾病,细支气管就是气道壁没有软骨的小气道。细支气管炎常见且发生于各种临床疾病(感染、结缔组织疾病、吸入性损伤、吸烟、药物反应、干细胞和实体器官移植)并与大气道疾病(如,支气管扩张症)和实质疾病(如,过敏性肺炎)有关。本章讨论限于主要影响细支气管的疾病。与大气道疾病并发的细支气管炎在第72和73章节讨论,与过敏性肺炎并发的细支气管炎在第39章讨论。虽然细支气管炎常见于机化性肺炎并发(因此术语叫细支气管炎闭塞性机化性肺炎),但是临床医学、放射学和组织学上的主要组成是肺实质疾病(机化性肺炎)。因此,细支气管炎并发机化性肺炎在别的章节讨论(见36章)。

细支气管炎是最常见的影响小气道的疾病(即气道直径小于2 mm),且这个术语常作为小气道疾病的同义词。细支气管炎可根据几种方法进行分类,包括根据被其证明或推定的病因或其常并发的肺部或全身性疾病(表75-1)。虽然当怀疑存在细支气管炎时根据病因分类对提醒医生是有用的,但是有两个原因使基于组织学特征的方案更有价值:① 细支气管炎的组织学模式比各种致病因子与疾病的临床及放射学表现通常显示了更好的相关性。② 组织学分类与疾病的自然病史和治疗反应显示了更好的相关性。然而,组织学表现也是相对非特异性的且必须结合临床和影像学表现进行解释。因此,在本章中,我们使用了一个组织学特征关键要素结合临床和影像学表现的分类(表75-2)。

一些细支气管炎的组织模式有特异性,因此用特定的术语描述,如呼吸性细支气管炎、滤泡性细支气管炎、弥漫性泛细支气管炎和闭塞性细支气管炎。这些疾病的组织学分类显然取决于组织的可获得性;然而,与特定的组织学模式相关的临床和放射学特征往往有足够的特征允许做出一个充分的推定性诊断。除了这些相对特异性的慢性细支气管炎模式,以淋巴细胞、浆细胞和组织细胞浸润支气管壁为特征伴有不同程度纤维化的非特异性慢性细支气管炎可见于多种疾病,包括慢性阻塞性肺病、支气管扩张症、口腔或胃分泌物吸入及有机和无机粉尘慢性吸入。

高分辨率CT在细支气管炎的诊断中起着重要的

表75-1 细支气管炎病因及相关疾病

■ 感染
　病毒,肺炎支原体,衣原体,细菌,分枝杆菌,烟曲霉菌
■ 吸入气体和烟雾
　毒性烟雾,香烟,刺激性气体(NO₂,SO₂,氯,光气,HCl)
■ 吸入粉尘
　◆ 无机粉尘颗粒(如,石棉、二氧化硅)
　◆ 有机粉尘(过敏性肺炎)
■ 药物及化学物质
■ 结缔组织疾病
　◆ 类风湿关节炎
　◆ 进行性系统硬化症
　◆ 皮肌炎及多发性肌炎
　◆ 干燥综合征
■ 移植
　肺,心肺及造血干细胞移植
■ 其他多种原因
　溃疡性结肠炎,误吸

表75-2　细支气管炎：亚型, 病因及影像学表现

细支气管炎类型	病因	胸片	高分辨率CT
感染性细支气管炎	最常见病毒及肺炎支原体	结节或网格结节影	小叶中心结节和分支样病变（树芽征），呈斑片样分布
急性非感染性细支气管炎	吸入毒性烟雾和气体；吸入胃内容物	边界模糊结节支气管壁增厚	边界模糊小叶中心病变
慢性（蜂窝样）细支气管炎；主要影响细支气管膜	过敏性肺炎：吸入矿物粉尘（石棉、二氧化硅）香烟烟雾	边界模糊结节	边界模糊小叶中心病变；主要位于肺上叶的二氧化硅吸入，胸膜下石棉吸入，及弥漫性过敏肺炎
呼吸性细支气管炎	吸烟者呼吸性细支气管巨噬细胞聚集	通常正常；可显示肺上叶边界模糊结节	通常正常；可显示肺上叶边界模糊小叶中心结节或磨玻璃样密度影，常并发肺气肿
滤泡性细支气管炎（淋巴样增生）	结缔组织疾病，免疫缺陷综合征	网格结节	小叶中心结节
弥漫性泛细支气管炎	几乎只见于东南亚	网格结节	小叶中心结节和分支样病变（树芽征）；支气管扩张；空气捕捉
闭塞（缩）性细支气管炎	类风湿关节炎；肺，心肺，及造血干细胞移植；以前感染史	常正常；可显示周围血管纹理减少偶尔肺过度充气	密度减低或血管减区（马赛克密度和灌注）；呼气相CT空气捕捉
Swyer-Jam-Macleod综合征	通常由于儿童病毒或支原体感染	单侧肺透光度增强；呼气相胸片显示空气捕捉	累及肺或肺叶透光度增强且血管减少；呼气相CT空气捕捉；多数病例有支气管扩张

作用。高分辨率CT异常的特定模式对该病的诊断有高度提示作用，并且在许多情况下，CT表现为小气道疾病存在的第一个迹象。高分辨率CT也提供了疾病严重程度和分布范围最可靠的评估方法，并且是一种评价治疗反映的不需要反复组织学检查的可靠且无创的方法。

　　解释细支气管炎高分辨率CT表现需要知道次级肺小叶的解剖。细支气管和伴行的肺动脉分支位于次级肺小叶中心附近，并且肺静脉位于小叶间隔内（图75-1和图75-2）。CT上看不到正常的细支气管，因为它们的直径太小（1 mm或更小）且管壁太薄（0.1 mm或更薄）。 在高分辨率CT上看到最小的叶内结构是直径约0.2 mm的叶内肺动脉（图75-3）。这与终末细支气管末端及第一级呼吸性细支气管相对应。因此，把高分辨率CT上看到肺动脉末端的周围区确认为小叶中央部分通常是合理的。

　　虽然高分辨率CT不能显示正常细支气管，但是细支气管疾病可导致直接和间接高分辨率CT征象。直接征象源于存在细支气管分泌物，细支气管壁增厚，或细支气管周围炎症。直接征象包括小叶中心结节、分支或Y形小叶中心病变（树芽征）和偶尔由于细支气管扩张造成的小叶中心小透光区（图75-4~图75-6）。因为小叶中心病变位于次级肺小叶离小叶周边3 mm或更远处中心侧，即离小叶间隔、胸膜及大肺血管3 mm或更远处中心侧，所以可以确认小叶中心病变。间接征象包括吸气相扫描可见血管减少和密度减低区（马赛克密度和灌注模式）及呼气末高分辨率CT扫描可见空气捕捉（图75-7和图75-8）。

　　小叶中心结节见于几种类型的细支气管炎，包括感染性细支气管炎、急性非感染性细支气管炎等（例如，吸入）、呼吸性细支气管炎、滤泡性细支气管炎、弥漫性泛细支气管炎。蜂窝样细支气管炎并发过敏性肺炎也常见小叶中心结节。树芽征最常见于感染性细支气管炎。呼气相CT上马赛克密度和灌注模式及空气捕捉是（缩窄）闭塞性细支气管炎的特征。

　　细支气管炎具体的临床病理形态在以下部分进行讨论。

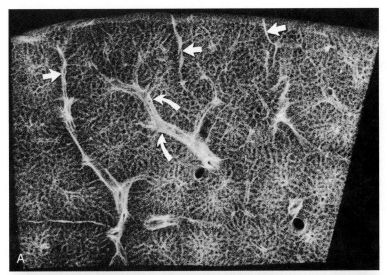

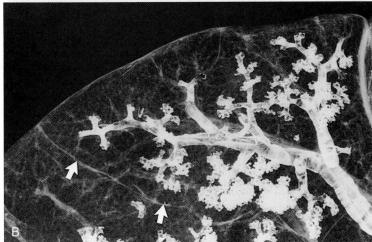

图75-1 正常肺小叶：细支气管和次级肺小叶的解剖。A. 胸片显示肺小叶间隔（直箭）围绕次级肺小叶。可见小叶和末端细支气管（弯箭）和邻近肺动脉向肺小叶中心附近走形。B. 钡填充细支气管的标本的胸片显示小叶中心分支样和结节样病变模式，可以预料这源于细支气管和细支气管周围炎症。细支气管和肺泡管位于离胸膜表面和小叶间隔几毫米处（箭）。（鸣谢 *Dr. Harumiltoh, Department of Radiology, Fukui Medical University, Fukui,Japan.* 引自 *Muller NL, Fraser RS, Colman NC, Pare PD. Radiologic Diagnosis of Diseases of the Chest. Philadelphia, WB Saunders, 2001.*）

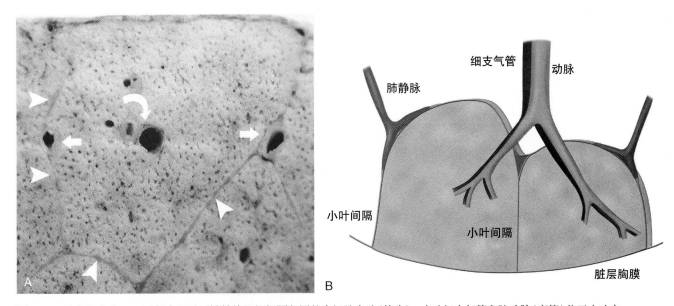

图75-2 正常肺小叶。A. 肺标本显示了被结缔组织间隔包围的次级肺小叶（箭头）。小叶细支气管和肺动脉（弯箭）位于小叶中心，并且肺引流静脉（直箭）位于小叶间隔内。（鸣谢 *Dr. Reynaldo T. Rodrigues, Federal University of Sao Paulo, Sao Paulo, Brazil.*）B. 展示了两个邻近肺叶的正常解剖。

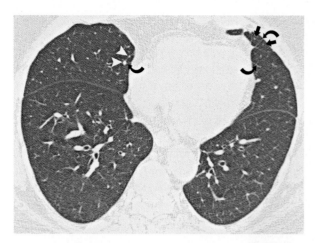

图75-3 高分辨率CT上的正常小叶和血管。高分辨率CT图像显示了正常小叶间隔（弯箭）。两个肺静脉（箭头）可以被看作右中叶内小叶间隔内局灶性病变。小叶中心结节影（直箭）与小叶动脉相对应。附近小叶内细支气管因为壁太薄，不能在CT上确切显示。

要点：细支气管炎的高分辨率CT表现

■ 直接征象
- 原因：细支气管分泌物，细支气管壁增厚，细支气管周围炎症
- 表现：小叶中心结节，分支或Y形小叶中心病变（树芽征），细支气管扩张症

■ 间接征象
- 原因：小气道阻塞
- 表现：吸气相扫描可见马赛克密度和灌注模式，呼气相CT扫描可见空气捕捉

急性感染性细支气管炎

一、病因学

急性感染性细支气管炎在儿童中最常见且最严重，在美国，在1岁内的儿童，其发病率高达10%。最常见的原因是病毒，尤其是呼吸道合胞病毒、腺病毒、副流感病毒、流感病毒、人类偏肺病毒。不常见的是，具有相似的表现由支原体、衣原体、细菌、真菌（特别是对免疫功能低下患者来说黑曲霉）引起的细支气管炎。

二、临床表现

在婴儿和儿童时期，临床表现典型的表现开始为上呼吸道感染，2~3天后，可突发呼吸困难，呼吸急

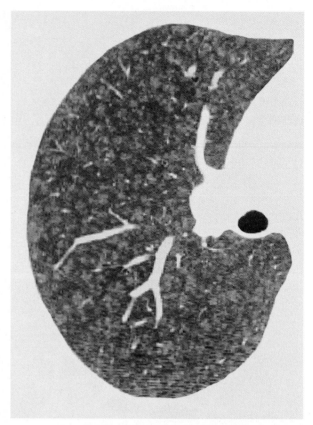

图75-4 细胞性细支气管炎的小叶中心结节。HRCT放大图显示右肺边缘模糊的小叶中心结节。这是以细支气管为中心疾病的典型分布特征，可见于各种类型的细支气管炎。这是一位与过敏性肺炎有关的细胞性细支气管肺炎患者（饲鸽者肺）

促，发烧；严重病例可能出现发绀、虚脱。成年人或许和婴儿一样经常感染呼吸道病毒；然而，健康人感染后的严重程度和后果通常轻得多，可能是因为他们的小气道对于肺总阻力的产生起的作用比较小的缘故。虽然如此，本病仍可发生严重的且有时是致命的疾病的可能。

三、病理生理学

感染性细支气管炎的组织学特点是气道壁内出现炎症细胞和在气道管腔内出现炎性渗出物及黏液（图75-9）。这些组织学表现是由于高分辨率CT上见到的小叶中心结节和分支样结节（树芽征）。炎性细胞主要由中性粒细胞组成。严重病例可发生细支气管上皮坏死。在诊断感染性细支气管炎时很少需要活检。

四、影像学表现

（一）胸片 婴儿和儿童时期的急性细支气管炎的胸片表现包括支气管壁增厚和支气管周围（中央）

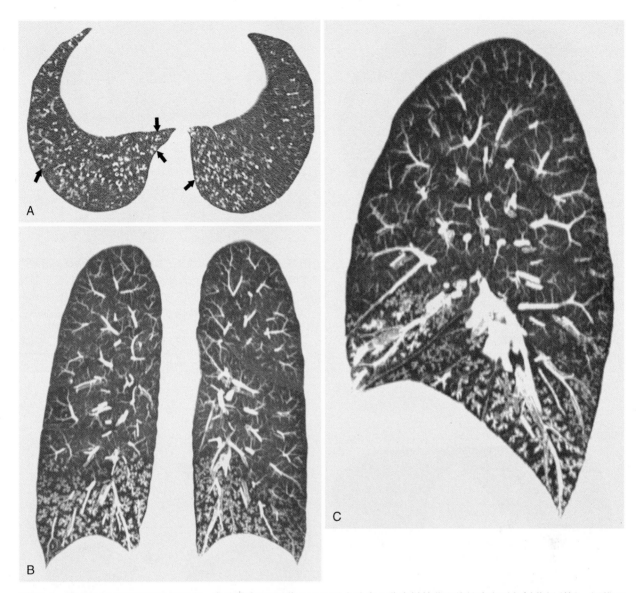

图75-5 感染性细支气管炎的树芽症。高分辨率CT图像（A）显示小叶中心分支样结节和线性病变引起树芽征（箭）。冠状面（B）和矢状面（C）最大密度投影图像显示肺下叶和右侧中叶（C）树芽征。患者是一名20岁女性患反复发作的呼吸道感染。

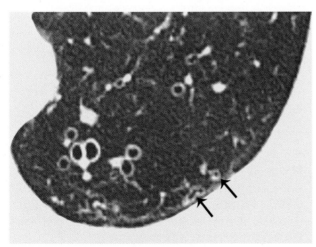

图75-6 感染性细支气管炎的支气管扩张。左肺基底段高分辨率CT放大图像显示和支气管扩张相吻合的小叶中心透光病变（箭）。柱状支气管扩张也值得注意。

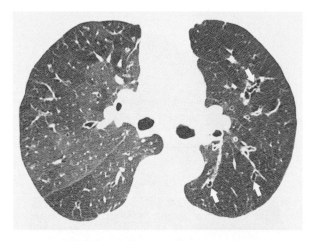

图75-7 闭塞性细支气管炎的马赛克密度和灌注模式。高分辨率CT图像显示大部分左肺,右肺上叶前部,和右肺下叶尖段密度降低和血管减少。同时应该注意到支气管扩张症(箭)。这些表现是闭塞性细支气管炎的特征。由于血流再分布右肺上叶未累及的部分血管增多且密度增加。密度和血管不均匀被称为马赛克灌注。患者是一名69岁的女性类风湿关节炎患者。

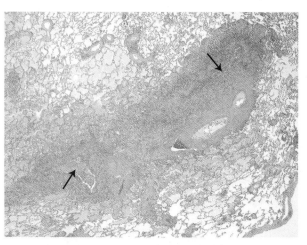

图75-9 感染性细支气管炎;组织学表现。低倍镜下显示严重的细支气管炎,细支气管壁及气道周围大量淋巴浆细胞浸润。细支气管腔内(箭)包含中性粒细胞。(鸣谢 *Dr. Andrew Churg, Department of Pathology, University of British Columbia, Vancouver, Canada.*)

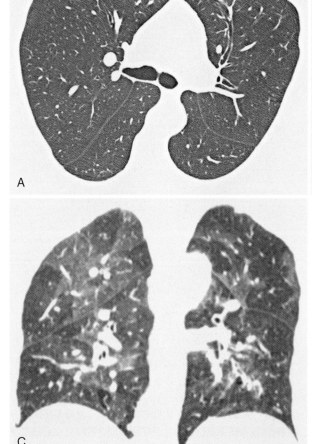

图75-8 闭塞性细支气管炎的空气捕捉。A. 高分辨率CT图像显示很小区域的密度降低和血管减少。B. 呼气相CT图像显示广泛的双侧空气捕捉。C. 冠状重建图像显示整体范围的空气捕捉。患者是一名54岁女性多发骨髓瘤行干细胞移植术后4个月患闭塞性细支气管炎。

实变。其他常见表现包括：肺过度充气（由于部分小气道阻塞）和斑片状双侧实变（反映存在支气管肺炎）。

成人细支气管炎的胸片表现包括双侧结节或网格状结节影（图75-10），支气管肺炎的进展造成斑片状双侧实变区。

（二）CT 成年人感染性细支气管炎高分辨率CT特征性表现包括小叶中心结节和分支样病变（树芽征；见图75-5）。树芽征高度提示小呼吸道感染；最常见于感染性细支气管炎，支气管肺炎，结核分枝杆菌感染支气管播散。感染性细支气管炎小叶中心结节及树芽征倾向于边界清晰且通常呈斑片状单侧或双侧不对称分布。

小叶中心结节和树芽征是小气道感染的特征（细支气管炎），在各种病毒感染，支原体感染、细菌性肺炎、肺结核、各种非结核分枝杆菌感染和曲霉菌病的CT上已经有描述。在一项包括114名（58名有免疫活性，59名免疫功能低下）肺炎患者高分辨率CT表现的回顾研究中，28名支原体肺炎患者中24名（96%）、20名真菌性肺炎患者中12名（92%）、9名病毒性肺炎患者中7名（78%）、35名细菌性肺炎患者中6名（17%）有小叶中心结节。通常结节测量直径为2~5 mm。支气管肺炎进展导致出现5~10 mm直径的空洞结节和斑片状叶、亚段或段的磨玻璃密度影或实变区（图75-11）。

五、鉴别诊断

急性细支气管炎的组织学表现也可见于吸入性损伤或者并发结缔组织疾病或炎症性肠病患者。急性细支气管炎也常伴有支气管扩张。相似的，小叶中心结节和树芽征可见于吸入性损伤、类风湿关节炎、任何原因的支气管扩张远端和过敏性支气管肺曲菌病。

要点：感染性细支气管炎

- **病因**：病毒（尤其是呼吸道合胞病毒、腺病毒），支原体，细菌（早期支气管肺炎）和真菌（尤其是曲霉菌）
- **症状**：婴儿往往较重；成人通常较轻
- **成人影像学表现**：双侧结节状或网格状结节影
- **高分辨率CT**：小叶中心结节影和分支样病变（树芽征）
- **树芽征高度提示小呼吸道感染。树芽征最常见于感染性细支气管炎、支气管肺炎、结核分枝杆菌感染支气管播散**

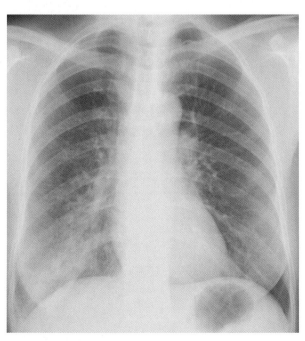

图75-10 感染性细支气管炎和支气管肺炎：放射学表现。后前位胸片显示右肺下叶边界模糊的结节影和局灶性实变。患者是一名48岁男子，患支原体细支气管炎和支气管肺炎。（鸣谢 *Dr. Atsushi Nambu, Department of Radiology, University of Yamanashi, Yamanashi, Japan.*）

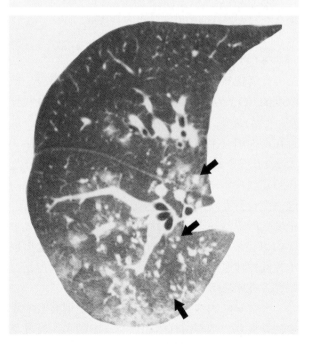

图75-11 感染性细支气管炎和支气管肺炎：高分辨率CT表现。右肺高分辨率CT显示右肺中叶和下叶小叶中心结节（箭）及斑片状磨玻璃密度影。患者是一名44岁男子，患支原体细支气管炎和支气管肺炎。（鸣谢 *Dr. Takeshi Johkoh, Department of Radiology and Medical Physics, Osaka University Graduate School of Medicine, Osaka, Japan.*）

与有毒气体、烟雾、粉尘相关的细支气管炎

一、病因学,发病率及流行病学

各种无机和有机剂可导致急性吸入性肺损伤;细支气管炎可能是这种损伤的主要表现或次要组成部分。急性暴露于香烟烟雾、二氧化氮和其他多种气体和烟雾可引起细支气管炎。细支气管炎也是过敏性肺炎的一个显著组成部分(见第39章)而且也是见于长期暴露于粮食粉尘工人所患的阻塞性通气障碍的可能原因。

二、临床表现

有毒烟雾或急性香烟烟雾吸入后最常见的临床表现是咳嗽和气短。严重的暴露接触可导致呼吸衰竭和死亡。

农民肺最早期的临床特征表现为突发的咳嗽、呼吸困难、无力和窒息感。在4~24个小时之内可出现肺水肿,但是如果患者幸存,肺水肿通常消退干净没有肺损伤残留。典型的在第二阶段疾病症状减轻,持续2~5周。初始吸入后5周,第三阶段变得明显且闭塞性细支气管炎导致的渐进性气短为其特征。

三、病理生理学

二氧化氮(NO$_2$)是光化学烟雾的组成部分。低浓度的NO$_2$对人类影响的实验研究已经揭示一些异常;然而,暴露于高浓度的危险是可预见的。这个危险在筒库填仓工作者已被确认多年(农民肺)。3~10天之后,一个筒仓已满,新鲜青贮产生一氧化氮,它在与空气接触中氧化成二氧化氮。任何人在这期间进入筒仓会吸入NO$_2$并遭受支气管肺受刺激的痛苦。中度到严重的暴露接触之后,有一个即时的反应,主要为急性细支气管炎;有文献证明一些患者也出现了弥漫性肺泡损伤。虽然大多数患者恢复了,但是一些患者进展为闭塞性细支气管炎。

气道异常和肺实质疾病常见并且是烟雾吸入重要的并发症。烟雾由气体和热空气中的小颗粒悬浮液组成。颗粒由可燃物质,如有机酸、醛,包覆的碳组成。取决于燃烧的物质,气态部分的成分变化很大。热导致的直接损伤可造成严重的组织损伤,尤其是气道黏膜。这样的损伤最常见于火灾。入院的烧伤患者20%~30%出现肺部并发症。发病率与烧伤的严重程度相关。在第一个24小时,并发症是由于继发于直接热损伤或有毒物质的上呼吸道水肿,这通常发生于有头部和颈部烧伤的患者。在12~48小时的潜伏期后,可能出现明显的下呼吸道受累的症状和影像学证据。烧伤后2~5天变得明显的肺部并发症包括肺不张、肺水肿、肺炎。通常5天后出现的并发症包括肺血栓栓塞和急性呼吸窘迫综合征(ARDS)。烟雾吸入也可并发急性细支气管炎;这通常可以康复但偶尔会进展为闭塞性细支气管炎。

四、影像学表现

(一)胸片 急性烟雾吸入最初的平片表现通常较轻,包括支气管壁增厚、血管周围模糊、边界不清的局灶性病变(图75-12)。少部分病例可见斑片状或弥漫双侧实变。吸入性损伤后48小时内有异常胸片表现的患者更可能需要通气支持并且比胸片正常的患者预后更差。然而,患者可能有明显的气道和肺烟雾吸入损伤同时初次胸片正常。例如,在一项包括25名急性烟雾吸入和烧伤后需要机械通气支持的患者的研究中,只有13名患者初次胸片表现与吸入性损伤相吻合。烧伤后2~5天胸片表现异常的可能性要大得多,这时患者常出现肺水肿和肺炎。入院后5天或更长时间出现广泛的双侧实变可能是由于肺水肿,肺炎或急性呼吸窘迫综合征。

烧伤晚期表现包括气管狭窄、支气管扩张和闭塞性细支气管炎征象(肺容积增加和肺周围带血管减少)。

(二)CT 急性烟雾吸入伤后很少进行CT检

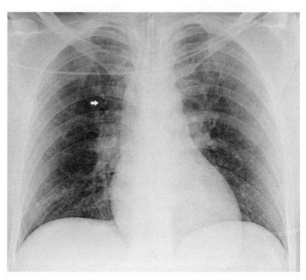

图75-12 急性烟雾吸入。前后位胸片显示支气管壁增厚(箭),主要分布于肺上叶的边界模糊的小结节,及明显的肺血管。患者为一名35岁男性家中失火患急性烟雾吸入损伤。

查。CT的主要作用在于评估晚期的并发症,如气管狭窄、支气管扩张和闭塞性细支气管炎。闭塞性细支气管炎的高分辨率CT表现包括支气管扩张和吸气相图像可见密度减低和血管减少区及呼气相图像可见空气捕捉(图75-13)。

要点: 急性烟雾吸入

■ 入院的烧伤患者20%~30%出现肺部并发症

■ 胸片最初常正常

■ 最初表现包括支气管壁增厚,血管周围模糊,边界不清的局灶性病变,这些与不良预后相关

■ 烧伤后2~5天通常变得明显的肺部并发症包括肺不张、肺水肿、肺炎

■ 通常5天后出现的并发症包括肺血栓栓塞和急性呼吸窘迫综合征

■ 烧伤的晚期表现包括气管狭窄、支气管扩张和闭塞性细支气管炎

呼吸性细支气管炎

一、病因学,发病率及流行病学

呼吸性细支气管炎是一种组织学上以有色素沉着的巨噬细胞聚集于呼吸性细支气管和邻近肺泡腔内为特征的疾病。绝大多数病例与吸烟有关的。很少的呼吸性细支气管炎可发生于和其他物质,特别是石棉和非石棉粉尘及各种烟雾,吸入有关的不吸烟的患者。几乎所有的吸烟者都存在组织学上的呼吸性细支气管炎并且通常和症状或功能不全不相关。偶尔,呼吸性细支气管炎范围会很广并且可出现肺部疾病相关的症状和功能障碍,这种情况被称作呼吸性细支气管炎并发间质性肺病(见第41章)。

二、临床表现

根据定义,呼吸性细支气管炎没有相关症状。这一疾病是无意间在无症状吸烟者的肺标本中发现的。

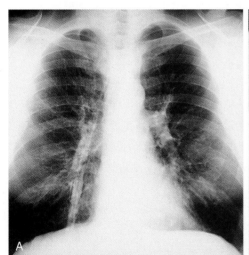
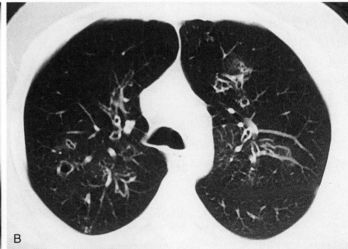
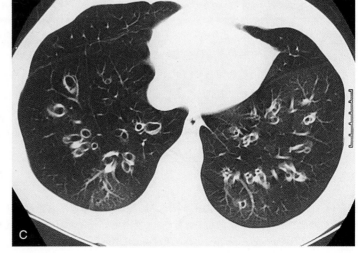

图75-13 烟雾吸入后的闭塞性细支气管炎和支气管扩张。A. 一名33岁男性后前位胸片显示肺容积增加,支气管扩张,外周血管纹理减少。B和C.高分辨率CT扫描显示闭塞性细支气管炎造成的广泛的支气管扩张和密度减低和血管减少区。患者几年前经历过严重的烟雾吸入。(鸣谢 *Dr. Christopher Criffin, Department of Radiology Veterans Affairs Hospital, Portland, Oregon. From Müller NL, Fraser RS, Colman NC, Pare PD. Radiologic Diagnosis of Diseases of the Chest. Philadelphia, WB Saunders, 2001.*)

三、病理学

呼吸性细支气管炎组织学特征是胞质有棕色色素沉着的巨噬细胞（吸烟者的巨噬细胞；图75-14）聚集于细支气管腔内和细支气管周围。色素沉着最有可能代表着香烟烟雾的代谢物。其他的常见表现包括细支气管壁的轻度慢性炎症和纤维化、细支气管周围轻度单核细胞炎性浸润及细支气管周围轻度纤维化。巨噬细胞色素沉着和细支气管周围纤维化的程度与年吸烟数目有关。轻度肺气肿也普遍存在。

四、影像学表现

（一）胸片 因为呼吸性细支气管炎患者几乎都是吸烟者，所以放射线摄影可表现为肺气肿和支气管壁增厚。然而，呼吸性细支气管炎很少导致放射线摄影显示异常。考虑到组织学及高分辨率CT表现，边界不清的小结节病变或边界不清的密度增高影（磨玻璃密度影）可能出现在某些患者身上。

（二）CT 高分辨率CT通常正常或仅显示小叶中央型肺气肿。如果有异常，高分辨率CT表现包括边界不清的小叶中心结节或斑片状双侧磨玻璃密度影（图75-15和图75-16）。结节通常呈磨玻璃密度而不是软组织密度和测量直径为3~5 mm。小叶中心结节和磨玻璃密度影可弥漫分布但最常主要累及或只累及肺上叶。

五、鉴别诊断

在高分辨率CT上呼吸性细支气管炎主要的鉴别诊断是过敏性肺炎。类似于呼吸性细支气管炎，过敏性肺炎通常表现为边界模糊的小叶中心结节和磨玻璃影。病变可弥漫分布但是倾向于主要累及肺下带。过敏性肺炎另一个常见表现是存在局灶性空气捕捉，往往局限于次级肺小叶。小叶中心结节以上叶为主和并发肺气肿有助于呼吸性细支气管炎的诊断；弥漫性肺实质受累伴小叶区空气捕捉有助于过敏性肺炎的诊断。然而，更重要的是可能接触了有机粉尘和吸烟史的临床病史。吸烟者比不吸烟者过敏性肺炎的患病率低。例如，在一项包括多间质性肺病的400例连续患者的研究中，与剩余的284名患者中20%是烟民相比，116名最后诊断为过敏性肺炎的患者中只有6%是烟民。经证明，与不吸烟者和已戒烟者相比，养鸽的吸烟者抗鸽子抗原抗体的沉淀率更低并且抗鸽子血清蛋白血清IgG和IgA抗体滴度更低。

> **要点：呼吸性细支气管炎**
>
> - **定义**：组织学上以有色素沉着的巨噬细胞聚集于呼吸性细支气管和邻近肺泡腔内为特征的疾病
> - **病因**：通常是香烟烟雾；很少的是石棉和非石棉粉尘
> - **临床症状**：根据定义，和症状或功能不全无关。如果有症状，这种疾病被称作呼吸性细支气管炎并发间质性肺病
> - **胸片**：通常正常
> - **高分辨率CT**：
>   - 往往正常或仅显示肺气肿
>   - 特征表现：边界不清的小叶中心结节或斑片状双侧磨玻璃影，主要或仅在肺上叶

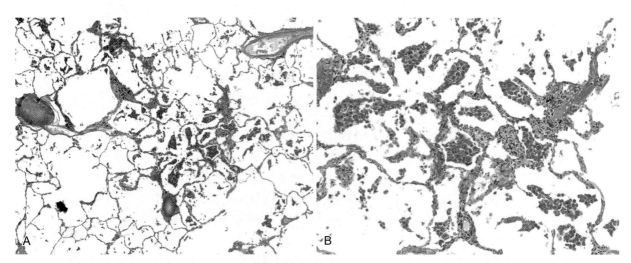

图75-14 呼吸性细支气管炎：组织学表现。A. 组织学标本显示有色素沉着（吸烟者的）的巨噬细胞在细支气管周围集聚。这一表现是呼吸性细支气管炎的特征。B. 放大视图更好地展示了有色素沉着的巨噬细胞的典型表现。（鸣谢 *Dr. John English, Department of Pathology, Vancouver General Hospital, Vancouver, Canada.*）

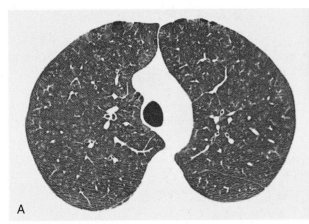

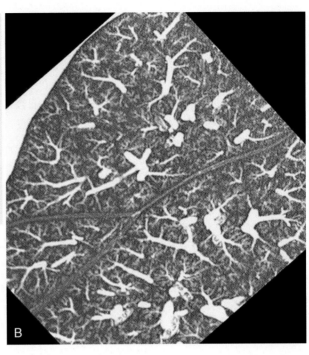

图75-15 呼吸性细支气管炎：高分辨率CT表现。A. 高分辨率CT图像显示边界不清的双侧小叶中心结节以及轻度肺气肿。B. 最大强度投影图像更好地显示了小叶中心结节。（*Courtesy of Dr. Catherine Beigelman-Aubry, Pitie-Salpetriere, Paris.*）

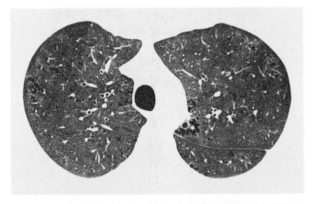

图75-16 呼吸性细支气管炎：高分辨率CT表现。高分辨率CT图像显示双肺斑片状磨玻璃影，很少几个小叶中心结节及轻度肺气肿。

滤泡性细支气管炎

滤泡性细支气管炎的组织学特征是细支气管壁上出现大量的淋巴滤泡且在一定程度上，沿支气管、小叶间隔和胸膜分布。滤泡性细支气管炎最常见并发于结缔组织病（特别是类风湿关节炎和干燥综合征）、免疫缺陷病、过敏反应、感染。

滤泡性细支气管炎也被称为肺淋巴组织增生、支气管相关淋巴组织增生或黏膜相关淋巴组织增生。良性淋巴组织增生性疾病是在第31章与淋巴样间质性肺炎在一起讨论。

弥漫性泛细支气管炎

一、病因学,发病率及流行病学

弥漫性泛细支气管炎是一种病因和发病机制不明的疾病，与呼吸性细支气管和鼻旁窦的慢性炎症相关，组织学特征是大量泡沫状巨噬细胞聚集于呼吸性细支气管和肺泡管壁内。经确认它几乎只在亚洲发病，特别是在日本。这种分布据信与位于人类白细胞抗原A、B点之间的基因高度相关。在发病的平均年龄约40岁；男女比例为2∶1。

二、临床表现

泛细支气管炎的潜在症状是咳嗽、经常咳痰和渐进性气短,也有典型的慢性鼻窦炎特征。

三、病理生理学

（一）病理学 在组织学检查,泛细支气管炎是以单核炎症细胞（主要是淋巴细胞,浆细胞的积累和泡沫状组织细胞）在呼吸性细支气管壁、肺泡管壁和更小程度上的邻近肺泡壁聚集为主要特征（图75-17）。气道管腔内可见黏液和中性粒细胞聚集。

这一疾病的晚期常并发铜绿假单胞菌定植,这似乎与较差的预后相关。在一项研究中,与未受微生物感染的人群73%的十年存活率相比,受感染的人群存活率仅为12%。

（二）**肺功能**　肺功能检查结果显示有气道阻塞的证据。

四、影像学表现

（一）**胸片**　胸片表现包括直径小于5 mm的弥漫性结节或网格结节影，支气管壁增厚，轻度至中度的肺过度充气（图75-18）。

（二）**CT**　高分辨率CT表现包括小叶中心结节影和分支样病变（树芽征），细支气管扩张，支气管扩张和肺实质密度减低和血管减少（图75-19）。这些表现和疾病所处的阶段有关；最早的表现包括小叶中心结节样病变，随后是和结节相连的分支样病变，其次是细支气管扩张，最后是支气管扩张。晚期可见囊状支气管扩张（图75-20）。

五、治疗方案概要

大多数患者对小剂量大环内酯类抗生素有反应（红霉素、克林霉素）。大环内酯类药物的疗效已经确立，和其抗炎活性相关，与其杀菌作用无关。

要点：弥漫性泛细支气管炎

■ 定义：该病病因不明，特征是泡沫状巨噬细胞聚集于呼吸性细支气管和肺泡管壁内

■ 它几乎只发生在亚洲，特别是在日本

■ 平均发病年龄约40岁；男女比例为2∶1

■ 临床症状：咳嗽，渐进性气短，慢性鼻窦炎。

■ 胸片：弥漫性小结节和肺过度充气

■ 高分辨率CT：小叶中心结节和分支样病变（树芽征），细支气管扩张，支气管扩张，密度减低和血管减少

闭塞性细支气管炎（紧缩性细支气管炎，闭塞性细支气管炎）

一、病因学，发病率及流行病学

闭塞性细支气管炎也被称为缩窄性细支气管炎

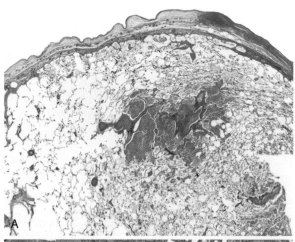

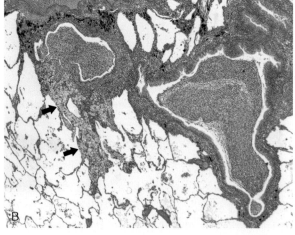

图75-17　弥漫性泛细支气管炎：组织学表现。A.低倍镜下组织学标本显示小叶中心分布和结节样表现，这与高分辨率CT小叶中心结节和树芽症模式相对应。B.高倍镜下组织学标本显示泡沫状巨噬细胞的集聚（箭）聚集于呼吸性细支气管和肺泡管并且单核炎症细（主要是淋巴细胞）聚集于细支气管壁和间质。

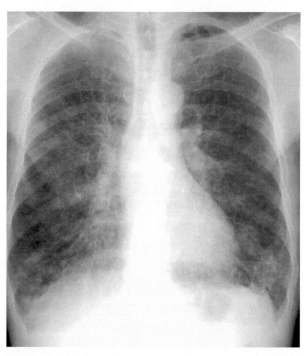

图75-18　弥漫性泛细支气管炎：影像学表现。弥漫性泛细支气管炎患者的胸片显示双侧网状格结节影，支气管壁增厚，肺容积增加。（鸣谢 *Dr. Kyung Soo Lee, Samsung Medical Center, Seoul, South Korea.*）

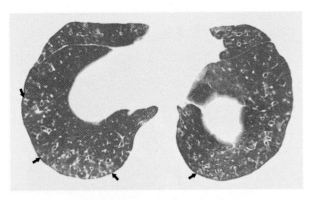

图75-19 弥漫性泛细支气管炎：高分辨率CT表现。一名47岁泛细支气管炎男性患者的高分辨率CT图像显示小叶中心结节和分支样病变导致树芽征（直箭）、广泛的支气管扩张以及局部密度减低和血管减少。

或细支气管炎闭塞，是一种组织学上以黏膜下及支气管周围纤维化导致细支气管管腔狭窄或闭塞为特征的疾病。

闭塞性细支气管炎病因很多（表75-3）或偶尔是非特异性的（原因不明）。最常见的病因是以前的感染（尤其是儿童呼吸道合胞病毒和腺病毒感染及支原体肺炎）、结缔组织病（尤其是类风湿关节炎）、移植（尤其是肺移植）。

表75-3 与闭塞性细支气管炎相关的疾病
感染
病毒（主要是腺病毒和呼吸道合胞病毒）
支原体，肺炎孢子中
结缔组织病
类风湿关节炎，干燥综合征；偶尔系统性红斑狼疮和硬皮病
吸入性肺损伤
二氧化氮（Silofiller肺），二氧化硫，烟雾吸入，不稳定的黄油调味品原料（微波爆米花加工工人）
移植受体
肺，心脏—肺及干细胞移植
药物
青霉素，可卡因
吞服毒素
守宫木（东南亚用于减肥的灌木）
多方面原因
慢性过敏性肺炎，慢性肺气肿，溃疡性结肠炎，神经内分泌细胞增生及多发类癌微小瘤
病因不明（特发性）闭塞性细支气管炎
少见，通常见于老年女性

二、临床表现

大多数患者有干嗽、进行性气短病史。相关症状可能包括胸痛、呼吸窘迫、发绀。患者可能偶尔会出现气胸或纵隔气肿。在许多情况下，在无明显症状或有继发于并发症（如支气管扩张或支气管哮喘）症状的患者，首先发现闭塞性细支气管炎的是高分辨率CT检查。

三、病理生理学

（一）病理学 闭塞性细支气管炎的组织学特征是黏多糖蛋白质在黏膜下集聚和黏膜下及支气管周围纤维化（图75-21）。纤维化围绕而不是充满整个腔内，造成外部压迫，最终造成细支气管管腔闭塞。细支气管纤维化面积通常是片状的，即使在严重的患者身上也是片状的，因此如果病变采样不足，可能漏诊。

（二）肺功能 闭塞性细支气管炎的功能表现是气流阻塞和空气捕捉，表现为一秒用力呼气量（FEV1）减少和残气存量及残气留量和肺总容量的比值增加。一直到疾病的晚期阶段肺总容量通常正常，这就是胸片上肺容积通常正常的原因。气体交换像测量一氧化碳弥散量（DLco）显示的一样通常在正常范围内。

闭塞性细支气管炎患者呼气相CT上空气捕捉的范围与肺功能检测到的气流阻塞和空气捕捉的严重程度相关。

四、影像学表现

（一）X线 轻度至中度疾病患者胸部X线检查往往正常。闭塞性细支气管炎主要的放射线摄影表现是周围血管纹理减少和肺过度充气，导致肺容积增加，横膈变平，以及胸骨后间隙增宽（图75-22）。次要表现包括支气管纹理明显、支气管扩张、结节或网格状结节影。

（二）CT 闭塞性细支气管炎吸气末高分辨率CT的主要表现包括肺边界清楚的密度减低区伴血管直径减小。这些是由于阻塞细支气管远端通气不足的肺泡灌注减少。血流量再分布到相对正常肺的结果是相对正常肺密度和血管正常或密度和血管增加。肺密度降低和血管减少区与肺密度和血管正常或密度和血管增加区结合被称为马赛克灌注模式。40%~80%闭塞性细支气管炎患者可见这种模式（图75-23和图75-24）。几项研究已经显示，吸气相图像上异常可能较轻微，呼气末或最大呼气期间动态高分辨率CT扫描更容易检测到气流阻塞和空气捕捉。在呼气相CT上，气流阻塞区表现为容积未减少或比

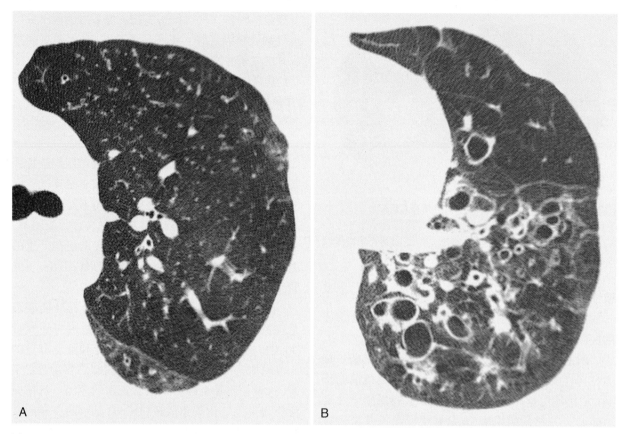

图75-20 弥漫性泛细支气管炎：高分辨率CT表现。A. 一名44岁严重长期泛细支气管炎女性患者左肺上叶高分辨率CT图像显示广泛的密度减低和血管减少，轻度支气管扩张，和少数几个小叶中心结节和样病变。B. 下肺静脉水平的左肺图像显示左肺下叶和舌叶曲张型及囊状支气管扩张。值得注意的是在舌叶的弥漫密度减低和血管减少。（鸣谢 *Dr. Noriyuki Tomiyama, Department of Radiology, Osaka University Graduate School of Medicine, Osaka, Japan.*）

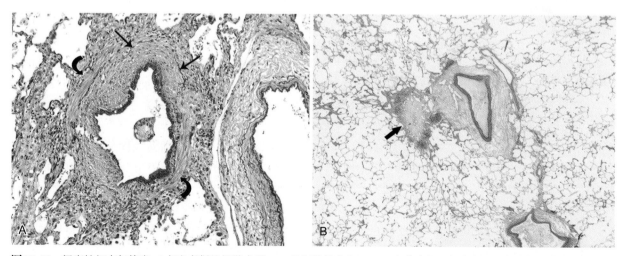

图75-21 闭塞性细支气管炎：2名患者例组织学表现。A. 组织学标本（Movat五色染色）显示黏膜固有层酸性黏多糖基质蛋白（直箭）沉积和轻度细支气管周围纤维化（弯箭）支气管狭窄。B. 组织学标本（苏木精-伊红染色）显示嗜酸性粒细胞性纤维化导致的细支气管管腔完全闭塞（箭）。同时注意围绕闭塞气道的淋巴增生提示结缔组织疾病。（鸣谢 *Dr. John English, Department of Pathology, Vancouver General Hospital, Vancouver, Canada.*）

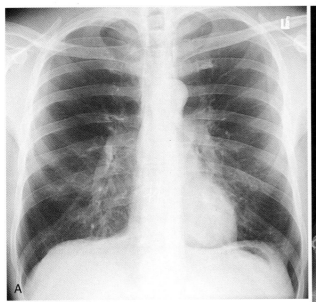

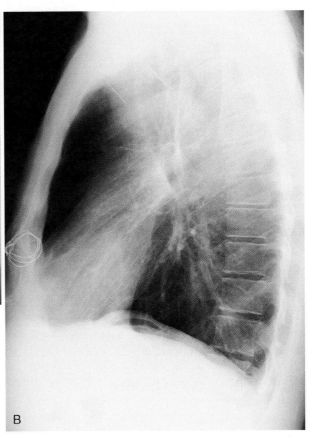

图75-22 闭塞性细支气管炎：胸片表现。A. 后前位胸片显示肺过度充气和周围血管纹理明显减少。B. 侧位片显示胸骨后间隙增宽。患者是一位44岁男性因囊性纤维化行双侧肺移植后患闭塞性细支气管炎。

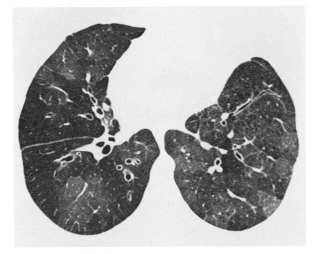

图75-23 闭塞性细支气管炎：高分辨率CT"马赛克"密度灌注模式。高分辨率CT图像显示广泛的双侧密度减低和血管减少区及正常或密度和血管增加区（"马赛克"密度灌注模式）。还注意到支气管扩张。患者是一位因囊性纤维化行双肺移植后患闭塞性细支气管炎的20岁女性。

邻近未受累及的肺容积减少的少，因此气流阻塞区透光度仍然高而剩余肺的密度增加。呼气相CT图像可以显示吸气扫描表现正常的患者身上的空气捕捉（图75-25）。

高分辨率CT图像处理后，尤其是最小密度投影重建，也可增加闭塞性细支气管炎正常和异常肺的对比度。当临床高度怀疑闭塞性细支气管炎且其他方式CT表现似乎正常时，这些技术可能特别有帮助。

闭塞性细支气管炎的次要高分辨率CT表现包括中央和周围支气管扩张（支气管扩张症），细支气管扩张和支气管壁增厚，见于20%~90%的患者。偶尔，CT可见代表伴或不伴腔内碎片的厚壁细支气管小叶中心结节和树芽样征，但这些通常较轻微。

在分析解读呼气相CT扫描图像时，需要考虑空气捕捉的范围，而不仅仅是简单的存在。空气捕捉常见于无临床症状肺功能正常的患者，尤其是老年人和吸烟者。约50%的无临床症状患者可见累及少于三个相邻的次级肺的小叶空气捕捉。当空气捕捉影响肺总量程度大于25%并且不限于下叶背段或者舌叶段时，可以考虑为异常空气捕捉。低密度区其他CT特征的存在对闭塞性细支气管炎患者异常空气捕捉和正常人空气捕捉的鉴别诊断也是有价值的。在一项回顾性研究中，对15例肺移植后经病理证实的闭塞性细支气管炎患者和18例对照组的高分辨率CT表现进行了比较，只在闭塞性细支气管炎患者同时存

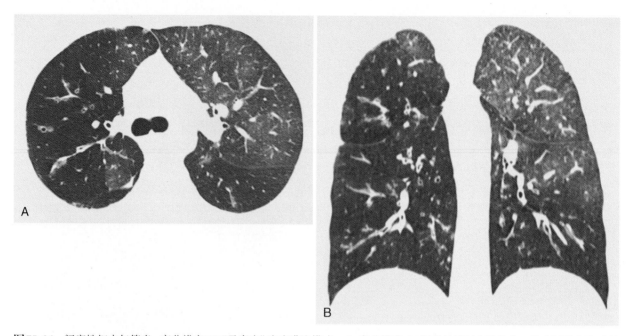

图75-24 闭塞性细支气管炎：高分辨率CT"马赛克"密度灌注模式。A. 高分辨率CT图像显示以右肺为主双肺广泛的密度减低和血管减少区伴血流再分布到左肺上叶。右肺上叶支气管扩张也要注意。B. 冠状位重建图像显示双肺全有异常表现，右肺和大部分左肺下叶病变严重。相对未受累的左肺上叶伴血流再分布导致的血管明显增加。患者，22岁，患者在儿童早期因神经母细胞瘤行干细胞移植后患闭塞性细支气管炎。

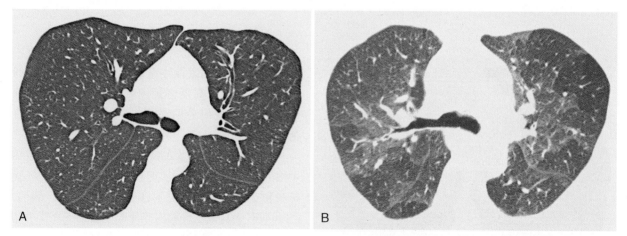

图75-25 闭塞性细支气管炎：呼气相高分辨率CT价值。A. 吸气相高分辨率CT图像显示双侧很小的密度减低和血管减少区。B. 呼气相高分辨CT图像显示广泛的双侧空气捕捉。患者因发骨髓瘤行干细胞移植治疗后患闭塞性细支气管炎。

在吸气相CT上的支气管扩张和呼气相CT上的空气捕捉。

（三）MRI 初步研究表明，去极化He³增强MR成像可以很容易识别气道阻塞性疾病，因此有助于闭塞性细支气管炎的早期识别与后续随访。虽然有潜在的作用，但是功能磁共振成像只在非常少的中心有并且目前主要是个研究工具。

五、鉴别诊断

在有干咳、进行性气短的临床病史，肺功能检测显示气流阻塞及高分辨率CT特征性表现的基础上，闭塞性细支气管炎的推论诊断往往高度可信。然而，闭塞性细支气管炎的临床诊断需要排除慢性气道阻塞的其他原因，包括肺气肿、慢性支气管炎、哮喘。Copley等评估高分辨率CT在鉴别正常对照组与闭塞性细支气管炎、哮喘、小叶中央型肺气肿、全小叶型肺气肿中不同的价值。276例中的199例做出（72%）

正确的首选诊断，38例闭塞性细支气管炎患者中的35例中做出（92%）正确的首选诊断。主要的诊断误差来源是鉴别全小叶和小叶中央型肺气肿，哮喘和正常人，以及哮喘和闭塞性细支气管炎之间的困难。由于抗胰蛋白酶的缺乏，闭塞性细支气管炎和全小叶型肺气肿的鉴别特征是大多数全小叶型肺气肿患者肺基底部有肺实质破坏，血管紊乱和线性疤痕或小叶间隔增厚。与哮喘患者相比，闭塞性细支气管炎患者更可能有支气管扩张及肺实质密度减低和血管减少。学者们得出的结论是高分辨率CT有助于鉴别引起气流阻塞的疾病且确诊闭塞性细支气管炎特别准确。Jensen等比较了难治性哮喘患者与特发性闭塞性细支气管炎患者的CT表现。与只有3%的难治性哮喘患者肺密度呈马赛克征相比，50%的闭塞性细支气管炎患者可见肺密度呈马赛克征。

引起马赛克灌注的气道疾病通常能与血管疾病如慢性肺血栓栓塞症相区别，超过70%的气道疾病患者可见支气管扩张存在且气道疾病患者无主肺动脉扩张，而主肺动脉扩张可见于大部分和马赛克灌注相关的慢性肺血栓栓塞症患者。然而，支气管扩张也可在慢性肺动脉栓塞患者身上出现，并且来自闭塞性细支气管炎的马赛克灌注与其他呼吸道疾病导致的马赛克灌注没有可靠的鉴别点。此外，空气捕捉也可见于肺栓塞患者。在Arakawa等的一项研究中，15名肺栓塞患者9名（60%）确认在呼气相CT有空气捕捉，包括4例急性肺栓塞，1例慢性肺栓塞，及4例急性和慢性肺栓塞。

闭塞性细支气管炎的确定性的诊断需要肺活检。

疾病的斑片状分布造成支气管活检大比例的假阴性。在一项105名肺移植受者的研究中，支气管活检的敏感度和特异度分别为17%和94%。细支气管的微小变化或完全疤痕化甚至手术活检标本的常规苏木精-伊红染色中也可漏诊。最理想评估需要利用弹性组织染色。

六、治疗方案概要

闭塞性细支气管炎通常是不可逆的。糖皮质激素和各种免疫抑制方案可使一些患者病情稳定或减缓疾病进展。症状持续且严重并且有进展性肺功能不全的患者应考虑肺移植或肺减容手术。

七、闭塞性细支气管炎具体原因及相关疾病

（一）感染后　儿童早期感染，特别是由腺病毒感染是闭塞性细支气管炎最常见的原因之一（图75-26）。其他原因包括呼吸道合胞病毒、副流感病毒、流感病毒、麻疹、肺炎支原体。感染导致的闭塞性细支气管炎发病率未知；然而，据估计，约1%的急性病毒性细支气管炎患者感染后发展成为闭塞性细支气管炎。大多数病例，直到成年后疾病表现才比较明显。大多数感染后闭塞性细支气管炎患者无症状或有轻度到中度的临床表现并且预后良好。疾病可很重且有时会致命。

（二）移植　闭塞性细支气管炎是心肺移植患者发病和死亡首位的单一原因（图75-23）。一年之内，肺移植术后闭塞性细支气管炎的发病率估计为20%，3~5年的时间之内发病率超过50%。闭塞性细支气

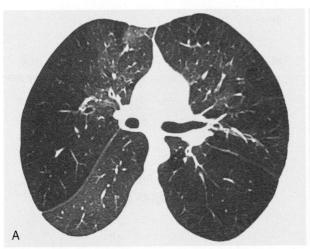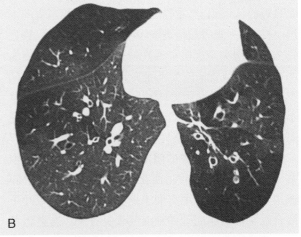

图75-26　感染后闭塞性细支气管炎。A. 左主支气管水平的高分辨率CT图像显示双边广泛的密度减低和血管减少伴血流量再分布（马赛克密度灌注征）。B. 肺基底水平的高分辨率CT图显示以右肺中叶和左肺下叶分布为主的密度减低和血管减少区。左肺下叶支气管扩张症也要注意。患者是一位24岁女性，9个月大时在患严重的儿童病毒感染后患闭塞性细支气管炎。

管炎也是异基因造血干细胞移植最常见的晚期非感染性肺部并发症，高达20%的异基因移植患者受影响（图75-8）。因为根据定义闭塞性细支气管炎是病理诊断且组织学证实有困难，心脏和肺移植国际联合会已经确立了细支气管炎闭塞综合征的概念并建立了量化气流阻塞严重程度的分期系统。根据功能不全的严重程度，细支气管炎闭塞综合征（BOS）可分为五个不同的期：

BOS 0：FEV1>基准的90%且FEF>基准的75%。

BOS 0-p（闭塞性细支气管炎可能）：FEV1为基准的81%到90%且FEF<基准的75%。

BOS 1（轻度闭塞性细支气管炎）：FEV1为基准的66%~80%。

BOS 2（中度闭塞性细支气管炎）：FEV1为基准的51%~65%。

BOS 3（重度闭塞性细支气管炎）：FEV1≤基准的50%。

高分辨率CT是移植受者评价和随访的一种有价值的工具，呼气相CT扫描出现空气捕捉是移植后闭塞性细支气管炎最敏感和准确的影像学征象。然而，在有临床表现之前以及闭塞性细支气管炎综合征的早期阶段，呼气相高分辨率CT上空气捕捉的价值低于先前的报道。

（三）结缔组织疾病　在结缔组织病中，闭塞性细支气管炎最常见于类风湿关节炎患者。其次闭塞性细支气管炎可常见于干燥综合征、系统性红斑狼疮、硬皮病。在许多类风湿关节炎患者闭塞性细支气管炎表现可能是亚临床的。虽然早期报道类风湿关节炎中闭塞性细支气管炎以病程进展迅速且常致命为特征，但是最近已认识到，严重程度和病情进展有相当大的不统一性，许多患者病情进展缓慢。闭塞性细支气管炎作为类风湿关节炎唯一表现特征是罕见的。进展为闭塞性细支气管炎的类风湿关节炎患者通常是50~60岁的女性且有长期病史（图75-27）。青霉素治疗以及不是很常用的金疗法已被提示为某些类风湿关节炎患者所患的闭塞性细支气管炎潜在的致病因素。

（四）守宫木相关的闭塞性细支气管炎　守宫木常见于马来西亚、印度尼西亚、中国西南、越南。已知饮用未烹饪过的所谓有助于控制体重的守宫木叶子混合蔬菜汁与患闭塞性细支气管炎有关。这类患者通常预后较差，在饮用混合蔬菜汁后出现中度至严重的气流阻塞，表现为迅速进展的气短和持续3~4个月的咳嗽。他们通常对支气管扩张剂或皮质类固醇没有反应。

（五）弥漫性神经内分泌细胞增生，类癌微小瘤和类癌　弥漫性特发性肺神经内分泌细胞增生（DIONECH）是一种罕见的疾病，这种疾病的特征是神经内分泌细胞广泛增殖，呈细胞簇样集群或沿基底膜线性排列。有些DIPNECH和多发肺类癌微小瘤患者可发展为闭塞性细支气管炎和渐进性气道阻塞。这些患者的闭塞性细支气管炎推定是由于神经内分泌细胞增生及支气管周围纤维化结合造成腔内阻塞。支气管周围纤维化据推测继发于增殖的神经内分泌细胞释放的肽分泌物。这些患者的闭塞性细支气管炎的特点是微小瘤或神经内分泌性增生区或远离区受影响气道的黏膜下纤维化。有临床症状的闭塞性细支气管炎和DIPNECH患者通常为45~65岁的女性。患DIPNECH和有临床及功能性证据的气道阻塞患者，主要的CT表现是闭塞性细支气管炎的表现。这些表现包括吸气相CT扫描密度减低和血管减少（马赛克密度和灌注征）和呼气相CT空气捕捉（图75-27）。大多数这类患者可见与类癌微小瘤吻合的小结节（图75-27）。

要点：闭塞性细支气管炎（缩窄性细支气管炎）

- 定义：以导致细支气管狭窄或细支气管管腔闭塞的黏膜下及支气管周围纤维化为特征的疾病
- 病因：最常见的原因是以前的感染，结缔组织病（主要是类风湿关节炎）和移植（主要是肺移植）
- 临床症状：咳嗽、进行性气短
- 胸片：往往正常；可表现为周围血管纹理减少和肺过度充气
- 高分辨率CT：吸气相扫描见边界清晰的密度减低和血管减少区及呼气相扫描空气捕捉；支气管扩张
- 要考虑异常，空气捕捉需要累及超过25%的肺

Swer-James-Macleod综合征（单侧透明肺或肺叶）

Swer-James-Macleod综合征是一种不常见的疾病，特征是胸片表现为肺或肺叶透明，功能检测表现为肺总容量正常或减少及呼气相存在空气捕捉。透

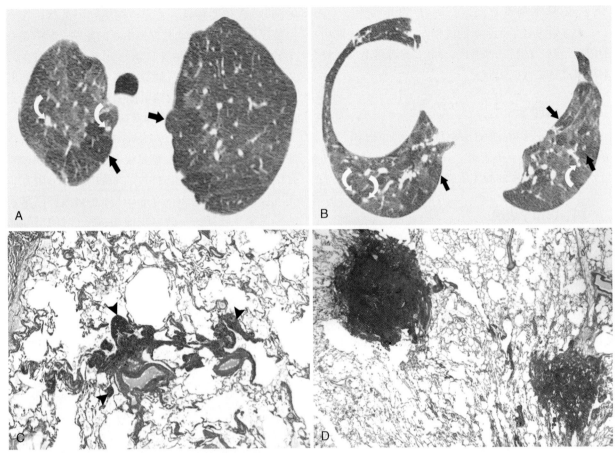

图75-27 弥漫性特发性肺神经内分泌细胞增生,类癌微小瘤和肿瘤及闭塞性细支气管炎。肺尖(A)和肺底部(B)水平呼气相高分辨率CT显示空气捕捉区(直箭)和双侧2~8 mm边界清楚的软组织结节(弯箭)。肺活检标本(C)显示支气管血管鞘内局灶性神经内分泌细胞增殖(箭头)。其他部位的组织学标本(D)显示类癌微小瘤。患者是一名72岁女性,患弥漫性特发性肺神经内分泌细胞增生,多发性肺微小瘤和类癌及闭塞性细支气管炎。(D图鸣谢 *Dr. John English, Department of Pathology, Vancouver General Hospital, Vancouver, Canada.*)

明肺叶或肺来自继发于闭塞性细支气管炎的肺血流量减少。术语Swer-James-Macleod综合征是基于1953 Swer和James —— 一个6岁男孩透明肺的个案报道,该患者有反复呼吸道感染并做了全肺切除术,表现为"相当广泛的支气管炎和细支气管炎""广泛的外周肺毛细血管闭塞"和"肺气肿"。术语Macleod综合征是基于1954年Macleod所做9名患者的报道,这些患者"一侧肺异常透放射线性""受影响的肺体积小或正常"和呼气相拍片可见空气捕捉。患者年龄18~41岁,无症状或有伴或不伴轻度呼吸困难的咳嗽并且缺乏支气管阻塞的证据。近年来,已经有越来越多的只使用Swer-James综合征的趋势。首先,这似乎是合理的,因为Swer和James早于Macleod一年发表了他们的发现。然而,Macleod综合征应是首选术语,因为Macleod所描述的情况就像我们最常见的(有轻微或没有症状的年轻成年患者,即使曾经有

也很少需要肺切除),并且Macleod在1952年2月的伦敦英国胸科学会会议上提出了他的研究,这是比Swer和James的手稿出版早一年。

一、病因学,发病率及流行病学

大多数Swer-James-Macleod综合征是由于儿童病毒感染。一些病例是在童年拍胸片检查反复的呼吸道感染时诊断的(或至少是怀疑)。其他病例直到成年当它在无症状患者胸片的基础上被辨认出后才变得明确;询问这些病例的病史往往会发现通常在儿童时期有急性下呼吸道感染史。因此,大多数Swer-James-Macleod综合征可能开始于进展为气道管腔纤维性闭塞的急性支气管炎;由于侧支通气造成的空气捕捉周围肺实质基本上不受影响并仍然保持膨胀。然而,某些病例也出现肺气肿特征的破坏性变化的次要表现。

二、临床表现

大多数患者是无症状的成年人，且首先怀疑该病的依据是胸片的特征性表现。偶尔，患者可出现反复下呼吸道感染或气短病史。

三、病理学

Swer-James-Macleod综合征患者的主要组织学异常是闭塞性细支气管炎。其他常见表现包括支气管扩张和不同程度的肺实质破坏。

四、影像学表现

（一）胸片 肺总容量（最大吸气末）胸部X线检查显示受累肺叶和肺透光度增强和血管减少，受累肺叶和肺体积正常或缩小及同侧肺门体积缩小（图75-28）。呼气相胸片显示累及肺叶或肺有空气捕捉。

（二）CT 高分辨率CT类似于胸片，显示吸气相受累肺叶和肺透光过度和血管减少并且体积正常或缩小及呼气相空气捕捉（图75-29）。大多数病例，CT也显示异常的低密度和灌注区和对侧肺空气捕捉以及单侧或双侧支气管扩张。

五、鉴别诊断

依据胸片往往可以做出Swer-James-Macleod综合征的诊断。肺总容量（最大吸气末）后前位片通常显示由于灌注减少造成双肺（或受影响和不受影响的肺叶）透光度有显著差异。同侧肺门虽然比较小但是存在，这在与肺动脉近端中断的鉴别诊断中是一个有价值的特征（肺动脉缺如）。诊断所必不可少的是在呼气期间存在空气捕捉。这一表现反映了气道阻塞并且在综合征和其他可能引起单侧或肺叶透光过度的疾病的鉴别诊断中非常有价值。

虽然很多疾病可以与Swer-James-Macleod综合征有相似的影像学表现，但是仅有一种疾病鉴别诊断有很大的潜在困难。位于主支气管内的部分阻塞病变可以引起无法与Swer-James-Macleod综合征鉴别的影像学三联征——肺容积缩小，呼气时的空气捕捉，由于缺氧性血管收缩造成的弥漫性血量减少。结果，任何有这些征象的患者，在确诊该综合征时必须排除同侧主支气管病变的存在，排除主支气管病变最简单的方法是CT检查。

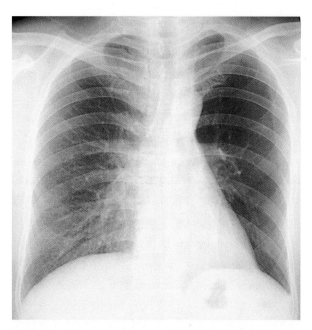

图72-28 Swyer-James-Macleod 综合征。胸片显示左肺透光度增强和血管减少。肺纵隔左移，与左肺容积减小吻合。患者为一名40岁 Swyer-James-Macleod 综合征的男性患者。

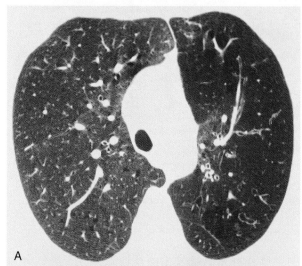
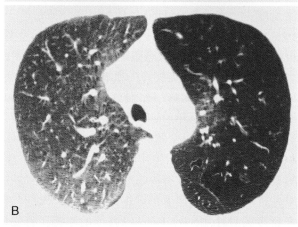

图75-29 Swyer-James-Macleod综合征。A. 高分辨率CT图像显示左肺密度减低和血管减少伴支气管扩张且左肺体积轻度缩小导致纵隔和前联合线据导致同侧移位。B. 相同水平的呼气相CT图像显示左肺空气捕捉。肺纵隔和前联合线据中。患者是一名患Swer-James-Macleod综合征的61岁女性。

要点: Swyer-James-Macleod综合征(单侧透明肺或肺叶)

- 定义: 以放射线摄影表现为肺或肺叶透明,功能检测表现为肺总容量正常或减少及呼气相存在空气捕捉为特征的疾病
- 病因: 通常是儿童病毒性感染导致闭塞性细支气管炎
- 临床症状: 大多数无症状;偶尔,复发性感染

- 胸片: 受累肺叶和肺透光度增强和血管减少,体积正常或缩小。呼气相胸片显示空气捕捉
- 高分辨率CT: 吸气相受累肺叶和肺透光过度和血管减少及呼气相空气捕捉;在大多数病例有支气管扩张

医生须知: 细支气管炎

- 细支气管炎发生于各种临床疾病(感染,结缔组织疾病,吸入性损伤,吸烟,药物反应,与干细胞和实体器官移植)并与大气道疾病(如,支气管扩张症)和实质疾病(如,过敏性肺炎)有关
- 胸片常没有特异性的表现
- 高分辨率CT在细支气管炎的诊断中有重要作用
- 虽然CT表现往往高度提示细支气管炎,但是具体的诊断需要结合临床表现并且,通常

需要结合实验室和支气管肺泡灌洗的表现。小部分患者可能需要纤维支气管镜或胸腔镜手术活检做出确定性的诊断
- 小叶中心结节常见于感染性细支气管炎,急性非感染性细支气管炎(例如,吸入),呼吸性细支气管炎,滤泡性细支气管炎,弥漫性泛细支气管炎。它们还常见于与过敏性肺炎相关的细胞毛细支气管炎患者。马赛克密度灌注征和呼气相CT上的空气捕捉是闭塞性细支气管炎(缩窄)的特征表现

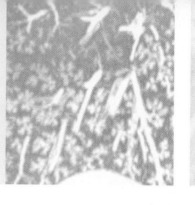

第76章

肺气肿

Alexander A. Bankier

一、病因学

肺气肿被定义为一种以终末细支气管远端气腔伴气腔壁破坏的异常永久扩张为特征的疾病。因为肺气肿降低了将空气排出肺组织的弹性回缩力,从而降低了最大呼气气流,所以该病在临床上归类为慢性阻塞性肺部疾病之一。从形态学表现上,肺气肿存在两个主要亚型。小叶中心(腺泡中心)型肺气肿源于呼吸性细支气管扩张或破坏且是与吸烟关系最密切的肺气肿类型。全小叶型肺气肿(或全腺泡性肺气肿)和α_1抗胰蛋白酶缺乏症相关且造成整个腺泡一致扩张和破坏。研究提示,严重疾病以两种亚型中的一个为主并且小叶中心亚型与更严重的小气道阻塞相关。严重的肺气肿和吸烟量相关,但相关性较弱。的确,只有40%的重度吸烟者有源于肺气肿的肺实质性破坏。另一方面,肺气肿偶尔可见于从不吸烟的肺功能正常的个体。

动物模型的应用,特别是利用基因发生改变的动物已经提供了大量的有关肺气肿发病机制的信息。一种蛋白酶-抗蛋白酶失衡的概念已经被广泛接受但仍包括Th1细胞因子白细胞介素及丝氨酸蛋白酶和金属蛋白酶类参与的炎性反应。CD4和CD8T淋巴细胞作为重要的细胞效应因子与中性粒细胞和巨噬细胞联合起作用。气肿性肺组织细胞凋亡的存在已引出了一个肺保持和修复紊乱的概念并且已经提示肺破坏的免疫基础。

二、发病率及流行病学

因为三个主要原因肺气肿总的发病率及流行病学几乎不可能明确。首先,肺气肿的发病率在很大程度上取决于区域因素如吸烟习惯、社会标准、环境空气污染。由于这些因素在很大程度上有所不同,肺气肿发病率显示出同样不同的特征,即使在相对较小的地理区域。第二,在疾病的进展期肺气肿在临床上表现明显,然而轻度或中度肺气肿临床表现仍然正常。没有肺气肿筛查方案,并且如果不并发可使肺气肿被无意中发现的疾病,大量的肺气肿患者将终生得不到确诊。第三,肺气肿在临床上被归类为一种慢性阻塞性肺部疾病。这组疾病的临床表现可能与气道疾病重叠。此外,有这组疾病作为一个整体的流行病学数据而没有某个疾病如肺气肿单独的流行病学数据。然而,粗略的估计,20世纪90年代末的调查发现高达15%的美国人口患有慢性阻塞性肺疾病。高达9%的住院患者因这组疾病住院和大约每100 000人口中有30人因这组疾病死亡。如前所述,这些数据中纯肺气肿所占的准确比例无法确定。

三、临床表现

在许多情况下,肺气肿的临床表现完全没有特异性。在早期,无症状可表现,在因其他原因行CT检查时,肺气肿可被偶然发现。在有进一步进展的病例,症状可能与共存的气道异常引起的症状重叠,因此很难将症状归因于肺气肿的存在。然而,中到晚期的肺气肿患者可能主诉干咳或咳痰,且早上更频繁。根据疾病的严重程度,运动或休息时可发生呼吸困难。重度肺气肿患者容易发生频率更高或发病时间更长的肺部感染。

四、病理生理学

(一)病理学 肺气肿的定义显然适用于以腺泡

为基本的肺结构。腺泡被定义为从终末膜性细支气管向下延伸的肺实质,包括三级呼吸性细支气管、肺泡管、肺泡囊及肺泡。相对于次级肺小叶,腺泡无法识别。术语小叶中央和全小叶源于肺气肿在Miller定义的次级肺小叶内的总分布。因为终末细支气管位于中心位置,所以小叶中央和腺泡中央及全小叶和全腺泡分别大致相当,且两个术语常交替使用。

在肺标本上评价肺气肿需要用液体使肺膨胀。为了这个目标已经提出了若干技术。然而,膨胀本身,而不是膨胀技术的选择,是关键点;不膨胀,就难以识别气腔总体大小的改变或难以在显微镜下识别小气道和肺泡壁的异常。

作为研究目的,肺气肿分级和分类的参考标准是用纸裱好的全肺切片,利用切片检查肺气肿的严重程度就可与依据严重程度分级的照片板进行对照。然而,这种技术烦琐,需要明胶浸渍和滑动式切片机切片。还有一种选择,在甲醛溶液中膨胀固定且用硫酸钡灌注的肺切片可直接与相同的分级照片板进行比较。这种源于原始Gough技术的技术进行了改进而且适于图像以及病理标本和CT数据集之间比较的需要。

最后,用外科手术活检标本来评估肺气肿是很少被提及。简单的原因是临床上没有外科肺活检用于诊断肺气肿。有时,肺气肿可出现于外科肺活检标本中,但如果只有肺气肿存在,活检可能错过了临床感兴趣的相关病变。然而,就研究背景而言,值得注意的是,有关CT评估肺气肿的几个主要文献是基于切除的肺叶或肺标本,其中大多数是因为疑似肺癌而切除的。

(二) 肺气肿的病理亚型

1. 小叶中心性肺气肿 小叶中心性肺气肿典型的出现于吸烟者身上。在大体的标本上,肺上区病变通常更常见且更严重。在肺上叶,后段和尖段常受影响;在肺下叶更多的是累及背段。评估次级肺小叶将会发现中心区破坏,可见边界清晰的肺气肿区被完整的肺泡管和正常大小的肺泡囊与腺泡周围分离开(图76-1)。在更严重的病变,破坏将会向小叶周围的延伸,这使得小叶中央型和全小叶性肺气肿难以鉴别。

在显微镜下,气腔扩大可与呼吸性细支气管紊乱并存会形成典型的小叶中心性肺气肿病变。随着严重程度的增加,可见隔离的肺泡链。他们是肺气肿的存在一个有用的指标。巨噬细胞聚集在气腔或邻近的细支气管常见,巨噬细胞和细支气管纤维组织可见色素。

2. 全小叶型肺气肿 在大体标本上,全小叶型肺气肿可能很难检测到。在正常肺,能清晰地分辨出更小的肺泡与肺泡管及呼吸性细支气管;在全小叶型

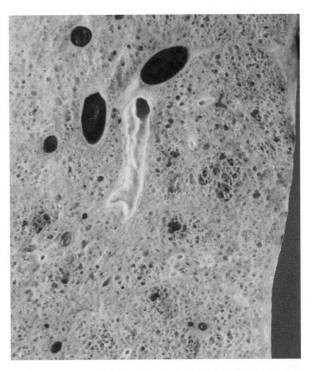

图76-1 小叶中心性肺气肿。低倍镜下肺标本显示靠近次级肺小叶中心的气腔局灶性扩大。这种表现是小叶中心性肺气肿的典型特征。(鸣谢 *Dr. John English, Department of Pathology, Vancouver General Hospital, Vancouver, Canada.*)

肺气肿,因为肺泡角消失、肺泡扩大并最终失去和肺泡管在大小和形状上的对比所以无法将它们进行区分。这样肺的结构就变得简单,形成小盒状结构。即使单个小叶破坏相对一致,疾病越严重,异常扩大也会越明显(图76-2)在显微镜检查中,整个小叶扩大保持一致(图76-2)。邻近静脉间隔的气腔与邻近气道的气腔大小相似。可见细微的炎症迹象。

3. 其他亚型肺气肿

(1) 小叶间隔旁型肺气肿:肺气肿破坏模式位于邻近胸膜或沿小叶间隔的肺外周带。因此,主要以位于胸膜下单个或多个肺大疱为特征(如边界锐利,测量直径为1 cm或更大的含气空腔且壁光滑1 mm或更薄)。偶尔可作为一个孤立的表现出现。然而,它通常见于严重的小叶中心型或全小叶性肺气肿。小叶间隔旁型肺气肿可能是自发性气胸很多原因中的一个。虽然确切的发病机制尚不清楚,小叶间隔旁型肺气肿和高瘦体型之间的关系提示这一亚型的肺气肿是由于重力对肺部的牵拉作用,肺尖的负胸腔压力更大。

(2) 瘢痕旁型肺气肿:瘢痕邻近区常见肺破坏,这解释了这个词条归因于这一变化的原因。因为这种破坏在小叶内无特定位置,它也被称为不规则的

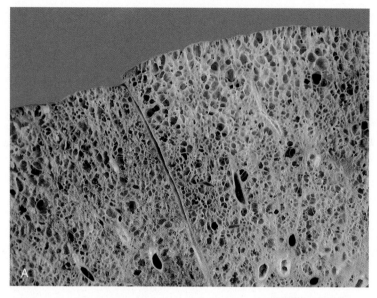

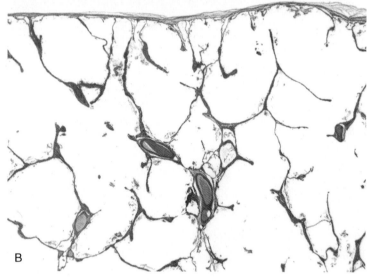

图76-2　全小叶型肺气肿。A. 低倍镜下肺标本显示气腔扩大非常一致。B. 组织学标本显示整个腺泡内肺泡均匀一致的弥漫性扩大和破坏。这种表现是全小叶型肺气肿的特征。(鸣谢 Dr.John English, Department of Pathology, Vancouver General Hospital, Vancouver, Canada.)

肺气肿。按定义,它的分布范围有限且临床相关性不大。

（三）生理学　由肺气肿导致的肺实质破坏造成大量的功能性肺组织减少,从而降低了可进行的气体交换量。当肺组织被破坏,就会失去弹性回缩和体积膨胀。当破坏和膨胀以不一致的方式发生,受影响最严重的肺组织可挤压相对正常的肺组织并阻止后者进行充足的通气。最终,小气道可发生阻塞,阻塞是由于可逆性支气管痉挛和邻近肺实质不可逆性弹性回缩消失共同引起的。特定治疗对患者的疗效会在很大程度上取决于肺破坏、肺回缩和小气道阻塞在导致患者整体生理及临床损伤中作用的大小。

肺气肿患者,一秒用力呼气量（FEV1）、用力肺活量（FVC）、用力呼气量占用力肺活量百分比（FEV/FVC %）、用力呼气流量（FEF25%~75%）及50%

和75%呼出肺活量的最大呼气流量（Vmax50% 和Vmax75%）都会减少。不管是由于气道本身改变造成的还是由于肺气肿导致的辐射状牵拉力的丧失造成的,这些参数都反映了功能性阻塞。用力肺活量减少是因为在肺体积异常大时气道关闭过早,这是残气量增加的源泉。

另一方面,肺总容量、功能残气量和残气量通常会增加。在严重的疾病,呼气流量-容积曲线有明显异常。当气道塌陷时流量急剧减少且动态压缩导致流量受限。常看到曲线呈凹陷改变。由于气道过早塌陷流量相对于肺容积急剧减少且在肺容积很大时就停止了。同时,呼气流量-容积曲线可接近正常。因为肺气肿时肺弹性回缩降低,所以压力-容积曲线向上并向左移位。这可能反映了由于肺泡壁的破坏导致的组织破坏和可能的弹性组织的损失。

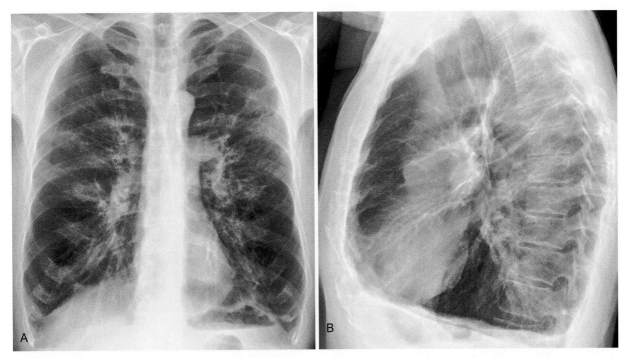

图76-3 严重的全小叶型肺气肿。后前位（A）和侧位（B）胸片显示肺过度膨胀导致胸腔容积增加及膈肌变平。同时，显示肺透光度增加，肺结构稀疏及肺间质纹理增加。

五、影像学表现

（一）**胸片** 肺气肿胸片表现的唯一直接征象是肺大疱。然而，由于胸片对比分辨率是有限的，所以这些局灶性透光增强区可能难以检测到。肺气肿引起肺破坏的间接征象包括肺血管局灶性缺如和尖段指向肺周边的血管直径变细。虽然血管模式异常的确高度提示肺气肿，但是敏感度低。正如Thurlbeck和Simon研究发现，这些表现检测肺气肿的敏感度只有40%。肺过度膨胀的相关表现包括膈肌变平和侧位片上胸膜后间隙增宽（图76-3和图76-4）。虽然这些表现比血管异常更常见，但是特异性也低。研究显示，虽然在经尸检证明且有症状的30名患者中肺过度膨胀和血管改变征象相结合可对29名患者做出诊断，但是在经尸检证明且无症状的17名患者中只能对8名患者做出诊断。肺过度膨胀和血管改变征象相结合可对大多数中度或严重肺气肿患者做出诊断。

放射线摄影在评估肺气肿中明显的局限性包括其特异性低，在评估轻度疾病时敏感度低，在解释影像学表现时观察者之间有相当大分歧以及无法量化肺气肿的严重程度。

（二）**CT** CT在检测肺气肿及评估其分布和范围时优于胸片。肺气肿可见于许多层厚5 mm到8 mm的常规CT断层图像。然而，层厚1 mm到2 mm

且边缘增强算法（高分辨率算法）来进行重建的高分辨率CT更容易检测到肺气肿。多层螺旋CT的引进允许获得全肺容积高分辨率CT图像，这种方法已被证明适于评估肺气肿。最小密度投影技术的应用可

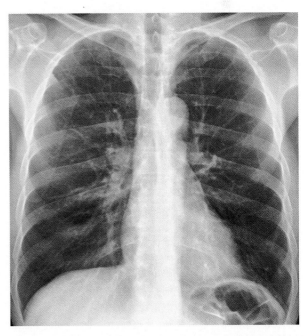

图76-4 小叶中心性肺气肿：胸片表现。肺实质透光度接近于正常。肺尖血管结构移位以及轻微的曲线结构病变提示存在肺气肿和肺大疱。

进一步有助于肺气肿评估（图76-5）。该技术使用专用软件,确定只显示肺实质密度最低区并且同时抑制正常肺组织和肺血管。该技术的基础是肺组织连续高分辨率CT层面"层块化"。一项研究比较了最小密度投影和1 mm的高分辨率CT断层图像,发现最小密度投影技术在检测细微肺气肿时更敏感。

在高分辨率CT上,肺气肿的特征是存在低密度区,与周围肺实质正常密度形成对比(图76-6)。轻度至中度小叶中心性肺气肿的特征是存在直径几毫米的、多发的、圆且小的低密度区,通常以上叶为主(图76-7)。病灶没有壁,因为它们受周围肺实质所限制。有时,病变可表现为围绕次级肺小叶中心成组排列(图76-8~图76-11)。 全小叶型肺气肿的特征是次级肺小叶均匀一致破坏。这导致广泛分布和相对均匀的低密度模式。全小叶型肺气肿可以均匀一致的累及整个肺或表现为肺下叶分布为主(图76-12~图76-15)。在CT上,小叶间隔旁型肺气肿表现为邻近胸膜或沿小叶间隔单个或多个肺大疱(图76-16)。

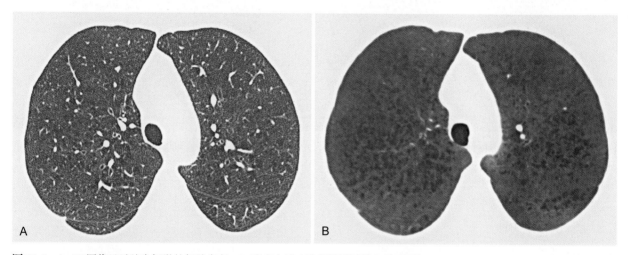

图76-5　A.CT图像显示肺尖轻微的气肿病变。B.病变在最小密度投影图像上显示更好。

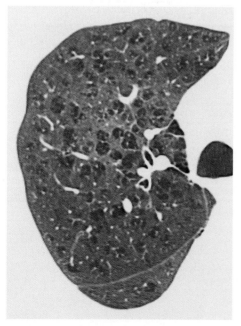

图76-6　小叶中心性肺气肿:典型的CT表现。右肺CT图像显示次级肺小叶中心部分边界清楚的围绕小血管的"洞"。需要注意无可见的壁。这种表现是典型的小叶中心性肺气肿。

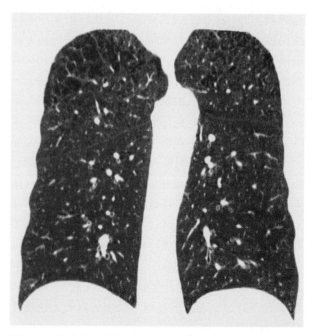

图76-7　小叶中心性肺气肿:冠状面重建。冠状面重建CT图像显示肺尖为主的气肿病变。

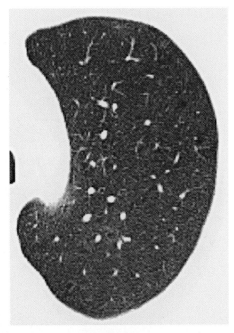

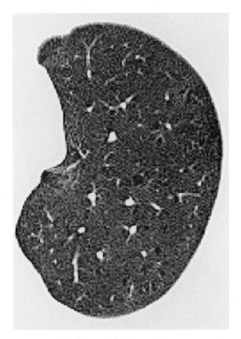

图76-8 轻度小叶中心性肺气肿。左肺上叶高分辨率CT断面图像显示和小叶中心性肺气肿吻合的微小的低密度区。病变没有壁和正常肺实质直接相邻。

图76-9 轻度小叶中心性肺气肿。左肺上叶高分辨率CT断面图像显示和小叶中心性肺气肿吻合的微小的低密度区。低密度区位于次级肺小叶中央核心结构附近。

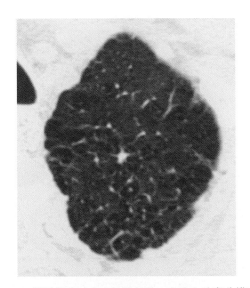

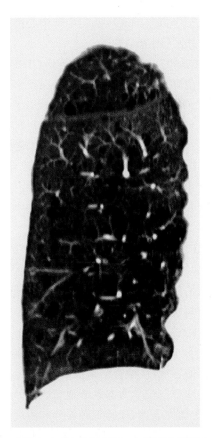

图76-10 进展期小叶中心性肺气肿。左肺上叶高分辨率CT断面图像显示和进展期小叶中心性肺气肿吻合的明显的低密度区。虽然大多数次级肺小叶被肺气肿占据,但是小叶结构没有被破坏。

图76-11 中度小叶中心性肺气肿:左肺高分辨率CT冠状位重建图像。虽然肺气肿病变可以见于整个肺,但是肺气肿主要位于肺上叶和肺下叶最上面的部分。

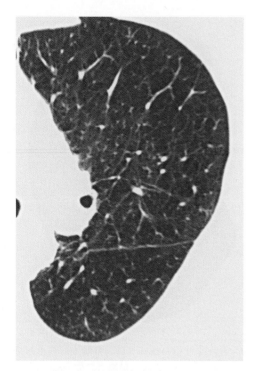

图**76-12**　中度全小叶型肺气肿。左肺上叶高分辨率CT断面图像显示低密度区伴肺结构消失。几乎检测不到提示次级肺小叶的结构。

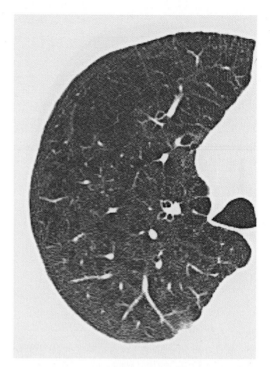

图**76-13**　进展期全小叶型肺气肿。右肺上叶高分辨率CT断面图像显示肺前侧部分的肺结构被肺气肿完全破坏了。

它可以是一个孤立的表现或与小叶中心型或全小叶型肺气肿并发（图76-17）。

　　大量的研究已经证明了高分辨率CT在评价肺气肿分布和范围方面的准确性。在一项基于尸检标本的研究中，研究人员能够确定即使是轻微的小叶中心性肺气肿。活体CT肺气肿评分和肺气肿的病理分级有很好的相关性（$r=0.91$）。因为将活体很好的相关性转为离体很好的相关性有困难，所以离体CT评分与病理严重程度的相关系数在0.7~0.9，一些学者指出实际上非常轻微的肺气肿在离体研究中可能会看不到。

　　离体CT肺气肿评分与病理标准参考相关系数在0.7~0.9，这一事实提示在离体评价肺气肿程度时有或低估或高估的倾向。一项研究以计算机辅助方法得到的肺横断层面的肺气肿客观量化作为参考标准与三位学者主观视觉肺平均密度评估进行了比较。这项研究发现，就与病理评分相关性来说主观肺气肿分级明显不如客观CT检查结果准确。此外，视觉评分分析提示所有三位学者都系统地高估了肺气肿。然而，大部分研究表明CT肺气肿评分和病理标本之间有相当好的相关性，专家对肺气肿存在和严重程度的评估有良好的一致性，肺气肿主观和客观评价之间有良好的相关性。

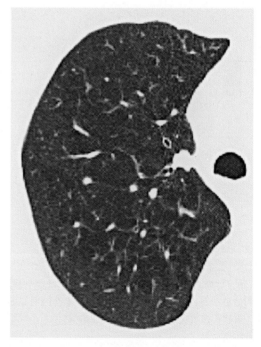

图**76-14**　进展期全小叶型肺气肿。右肺上叶高分辨率CT断面图像显示广泛的肺气肿性破坏。肺结构缺失造成的结果是肺气肿表现为相对均匀的低密度区。

　　1. 肺气肿的客观CT定量　主观视觉评分固有的局限性，肺气肿CT形态特征，以及CT数据集的自然数字性引起了用CT作为肺气肿客观量化工具的兴趣。三个主要的方法已被用于CT客观量化肺气肿：第一，用一个密度值阈值，低于阈值被认为存在肺气肿（阈值技术）；第二，评价CT断面存在的一个密度范围并显示分布曲线（直方图技术）；第三，测量肺实质的整体CT密度。

在第一个病理CT对比研究中使用数字来标注密度，Hayhurst等研究表明，与正常人相比，肺气肿患者

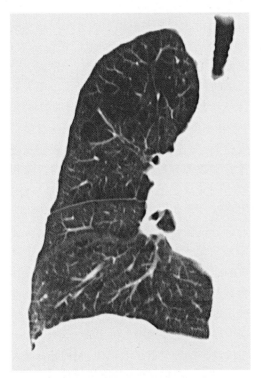

图76-15 进展期全小叶型肺气肿：右肺高分辨率CT冠状位重建图像。气肿性破坏占据整个肺且没有特别主要的分布区域。

的密度分布曲线明显向更低密度值方向移位。在一项基于微观测量的CT病理对照研究中，Gould等研究表明，最低的第五个百分位密度值的直方图与每单位肺容积（AWUV）远端气腔壁的表面积显著相关。最低的第五个百分位数取决于肺气肿的程度，但也受一定数量的气道壁、血管和任何潜在的实变相对应的相对高密度值的影响，这些将使直方图曲线向右。因此，如果肺气肿合并其他肺部疾病，最低的第五个百分位数将低估肺气肿的程度。为了克服这一局限性，应采用绝对阈值，并且应测量密度值低于该阈值的肺相关区域的密度值。

1988年，Müller等使用市售的被称为密度标记的CT程序（通用电气医疗系统，密尔沃基，WI）标出一个设定的密度范围内的像素并且自动计算出像素的面积。在他们的研究中，Müller等人将注入对比剂后1 cm层厚CT扫描图像上标出的相关区域与固定肺相应的大体标本层面进行了比对，这些层面与CT扫描层面相同且用改良的Thurlbeck等的图像分级系统进行了分级。据观察密度值低于-910 HU时相关性最高，结果，这个阈值被建议作为确认肺气肿的阈值。然而，显著的相关性仅仅提示CT和病理评分有统计学上的相关性，但不一定意味着通过CT量化得到的肺气肿所占面积的百分比等于病理标本肺气肿所占面积的百分比。另外，建议阈值可能受到了对比剂注射的影响。另外，分级图不代表肺气肿累及的肺的范围而且可能低估了全小叶型肺气肿，尤其在初期。

在尝试确定识别肺气肿的最佳密度阈值中，Gevenois等人将1 mm层厚的CT断层图像应用到一个程序中，这个程序自动识别肺，勾画肺轮廓，确定

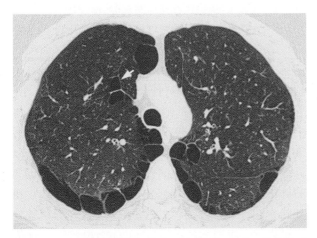

图76-16 小叶间隔旁型肺气肿：典型的CT表现。主动脉弓水平的CT图像显示邻近胸膜和沿小叶间隔分布的多发肺大疱（箭）。

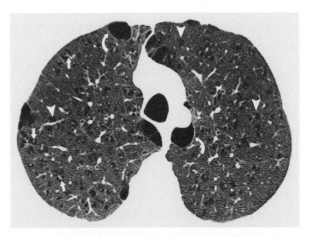

图76-17 小叶中心型和小叶间隔旁型肺气肿。高分辨率CT显示小叶中心性肺气肿（箭头）保留小叶中心核心结构（小箭）。胸膜下可见小叶间隔旁型肺气肿（弯箭）。

密度值直方图,并测量包含在预定密度值范围内像素所占的肺区的面积。在肺尖到肺基底间隔1 cm的薄层CT断层图像上,学者们计算了密度值低于从−900~−970 HU范围内多种阈值的肺所占相对面积,以百分比表示。在基于63例肺切除的首次研究中,学者们通过一个以前验证过的计算机辅助方法将CT数据与在裱定全肺水平断面上宏观测量的肺气肿范围进行了比对。他们发现,CT测量的分布与宏观测量的分布无显著差异的唯一阈值是−950 HU。阈值低于−950 HU低估肺气肿,阈值高于−950 HU高估肺气肿。将密度值低于−950 HU的肺所占相对面积(RA950)与肺气肿宏观上所占相对面积进行一对一比较每一名患者均不相同:RA950和肺气肿宏观上所占相对面积平均绝对误差为4.9%,误差范围0.1%~19.9%。因此,这些数据提示在深吸气高分辨率CT上计算密度值低于−950 HU的肺所占相对面积是一个可活体客观定量宏观肺气肿且误差可接受的有效方法。

Mclean等人建议肺气肿测量应该是微观的而不是宏观的;CT和形态之间的比对也应包括微观的测量和比对。把AWUV作为肺泡壁表面积的微观测量值,Gould等对28名因肺肿瘤行外科切除的患者进行了研究,他们报道AWUV与在13 mm层厚CT断层图像上计算的最低第五个百分位密度值的频率分布曲线显著相关($r=-0.77$;$P<0.001$)。在基于也行了肺切除的38名患者更近期的研究中,Gevenois等测量平均壁间距离和平均周长并将密度值低于范围从−900~−970 HU阈值的肺表面积百分比与微观指标进行了比对。他们发现,阈值为−950 HU时相关性最高($r=0.70$)。因此,无论是宏观研究和微观研究均表明RA950是薄层CT上量化肺气肿的一个有价值的参数。

根据CT密度值预测肺表面积体积比,Coxson等考虑把−910 HU作为一个阈值并将CT测量与组织学估计的表面积进行了比较。通过将每层体素大小相加来计算肺容积,并通过将肺平均密度值乘以肺容积来估计肺的重量。根据测量值,Coxson等人得出了用ml/g表示的局部肺膨胀程度。相同叶的CT和切除标本的点计数测量的肺气肿量的比较显示形态测量上直径大于5 mm的病灶体积分数类似于肺膨胀程度大于10.2 ml/g的分数。研究还显示直径小于5 mm的病灶体积分数与肺膨胀程度介于(6.0~10.2)ml/g之间的分数相对应且肺膨胀程低于6 ml/g形态学是正常的。这种方法比被肺气肿累及表面积更准确因为学者们发现在轻度肺气肿中表面-

体积比值减少,而表面积和组织重量只有在严重疾病中才会减少。最后,Desai等人建议用组合的形态和功能(复合)评分来评估肺气肿。

2. 组织性质　通过计算机辅助方法量化肺气肿是基于数学的方法,称为规律法,这可用来描述重建图像密度值空间分布的不均匀性。规律法包括简单的参数如单一密度或一个密度范围内肺低密度区的平均肺密度。教科书上的分析是更复杂的规律法。区分正常肺和肺气肿肺以及单个肺内正常和肺气肿区,Uppaluri等人根据教科书上的分析原理发明了一种多特征自适应法(AMFM)。他们用电子束CT获得了最大吸气时3 mm准直的全肺二维断面。合并灰阶差异小的相邻像素,并且每一个断面上第一和第二级统计学参数分别计算。第一级统计学参数包括均值、方差和密度分布曲线斜率;第二级统计学参数包括共生的熵、对比度、角二阶矩等。学者们发现第二级统计学参数和分数维数对局部区域内灰阶和像素之间的空间关系敏感。因此这些参数可以被用于评价组织特性。学者们比较AMFM,平均肺密度,和最低第五百分位数密度分布直方图在鉴别正常和气肿性肺中的价值。AMFM、平均肺密度和最低第五百分位数的准确度分别为100%、95%和97%。然而,这三个参数与肺功能检测的结果之间没有相关性。作者解释说缺少相关性是由于每名患者参考的断面过少和缺少轻度以及中度肺气肿患者。

在检测早期肺气肿的尝试中,Mishima等人量化了健康受试者($n=30$)和慢性阻塞性肺疾病(COPD)的患者($n=73$)最大吸气2 mm层厚高分辨率CT断面低密度区(即低于−960 HU)群大小的分布。所有正常人低密度区小于肺总面积的30%,而在慢性阻塞性肺疾病患者中低密度区占肺的百分比从2.6%~67.6%不等。学者们观察到低密度区群累积大小分布呈明显以幂指数D为特征的分布。虽然低密度区面积小于肺总面积30%的COPD组患者与正常受试者有相似的低密度区,但是COPD患者相应的D值明显小。在弹性弹簧网络模型的基础上,学者们把这一较小值归因于COPD患者中较小的低密度区群合并成较大的低密度区群。D值和除一氧化碳弥散量(DLco)以外的肺功能检测结果之间没有相关性。假设指数D与肺泡表面分形维数(d1)相关,d1是评价终端空腔几何复杂性的参数,在二维CT图像上较小D值是较大低密度区群引起的后果且在COPD患者代表d1值减小。学者们得出结论30%可能是区分正常和轻度慢性阻塞性肺病与重度慢性阻塞性肺病患者的低密度区临界值，但是低密度区不够精确不足以区分早期肺气肿患者和正常人。D值可能是一个检测发生在早期肺气肿患者身上的终末气腔扩大的敏感参数。

最近，在一个自动化技术的基础上，Chabat等人尝试区分小叶中心性肺气肿，全小叶型肺气肿，缩窄性闭塞性细支气管炎，和正常肺组织。从33名受检者的薄层CT扫描图像中的4个兴趣区提取局部结构信息，并用第一和第二级统计学参数代表局部结构信息。根据这四种模式的视觉分类，经训练和测试后采用结构特征分割进行了分析。尽管某些个体并存两种类型肺气肿，但是这一推荐技术鉴别阻塞性肺病的敏感性为55%~89%，特异性为88%~92%，且阳性预测值为71%~77%。

3. CT密度的影响因素

（1）年龄：Thurlbeck和Gillooly提供的形态数据显示空腔大小和年龄有显著的相关性。因此和年龄增长相关的空腔增大可能会影响CT密度参数，而且在纵向研究设计中应加以考虑。为了评价年龄对密度测量的可能影响，Gevenois等测量42例从23~71岁的健康组的RA950，并且发现年龄和RA950之间显著相关（$r=0.328$；$P=0.034$）尽管相关性弱。这些结果与Soejima等人一致，他们研究了36例肺功能正常的无症状非吸烟者5年的随访资料，显示RA960的百分比随着年龄的增加而增加，特别是在中、下肺带。

（2）CT参数：因为CT扫描参数可以影响密度值和它们的分布曲线，Mishima等人比较了在从3~10层多种层数、从2~5 mm多种层厚及从50~250 mA多种管电流条件下的低密度区（<-960 HU）。根据图像质量、曝光剂量及与肺功能检测结果的相关性，他们建议200 mA管电流条件下的三层2 mm层厚CT图像是评价肺气肿最合适的参数。然而，密度测量将会以辐射剂量为代价，应进一步研究利用低剂量CT进行量化。

（3）CT层数：肺气肿不均匀分布于全肺，从基于点计数的研究已知从单个肺层面不能对肺气肿进行充分评估。然而，由于辐射剂量的问题，这可能有利于采样技术，而不是全肺测量。根据肺气肿的存在及其空间分布，提供准确结果的最少扫描层数可能因人而异，但没有CT研究明确提供准确结果必需的最少扫描层数。在一项基于高分辨率CT和宏观比较的研究中，Gevenois等人试图明确一个提供有效结果的高分辨率CT最大扫描间距。他们通过每两层、每三层、每四层等考虑一层的方法依次重新计算RA950，并把这些结果与1 cm间隔得到的结果相比较。RA950的

个体差异因人而异，而且学者们发现RA950变化系数和间隔距离没有必然联系。因此，不能建议特定的间隔作为最理想的标准。最近，Mishima等试图明确层数对30例慢性阻塞性肺病患者RA960的影响。这些学者们计算了分别在五、三和两层CT图像上测量的RA960和在10层CT图像上测量的RA960的相关系数。相关系数为0.976、0.953和0.908，表示高度显著相关。学者们认为三层足够获取肺气肿的整体程度，但是他们既没有报道疾病功能不全的严重程度，也没有报道肺内空间分布的不均匀性。

4. 多层螺旋CT

（1）容积数据采集：多层螺旋CT扫描的主要优势在于一次屏气期间可完成整个胸部成像。利用该方法患者匀速通过CT机架同时通过多次机架旋转连续采集数据。利用这些螺旋CT数据可进行三维重建、肺容积测量和肺部疾病量化。利用目前几乎所有现代机器都有的专用软件，Kauczor等对通过螺旋CT和体积描记法测量的肺容积进行了比较。他们发现两种方法进行的测量显著相关而且螺旋CT测量的肺总容量低估了12%，可能是由于CT扫描是仰卧位而体积描记是坐位。螺旋CT数据在量化不均匀分布的肺部疾病如肺气肿有极大的意义，但是没有研究验证与组织病理学特征相对照的螺旋CT参数的有效性。利用螺旋CT数据专用计算机程序可重建肺部三维模型，计算肺部体积，提供肺容积内密度值频率分布曲线。Park等人已应用了这样的程序，他们比较了密度值低于三个阈值（-900 HU，-910 HU，-950 HU）的肺所占的体积百分比与密度值低于这些阈值的肺所占的面积百分比。他们发现在三维模型与二维图像上测量肺密度有极显著的相关性（$r=-0.98$）。

（2）密度阈值：为了从宏观和微观量化肺气肿Madani等人前瞻性地比较了肺功能检测结果和多层螺旋CT指数。他们的研究基于80例患者的资料和一台四层多层螺旋CT获得的数据。根据相关性指数，他们发现相关肺区与宏观量化相关性最强见于阈值-970 HU（$r=0.543$；$P<0.001$），与微观量化相关性最强见于阈值-960 HU和970 HU（分别是$r=0.592$，$P<0.001$和$r=-0.546$，$P<0.001$）。对百分位数来数，第一百分位数在宏观（$r=-0.463$；$P<0.001$）和微观量化（对于每个微观量化$r=-0.573$，$P<0.001$，$r=0.523$，$P<0.001$）均显示了最强的相关性。一秒用力呼气量与肺活量比值、肺部一氧化碳弥散量及三个CT指标中的每一个对预测微观指标来说是互补的。从这些研究中，Madani等人得出结论相关肺区

低于−960 HU 或−970 HU 的密度系数和第一百分位数是多层 CT 量化肺气肿的有效指标。显然，一个几乎相同的密度阈值可用于在常规薄层 CT 及多层 CT 中量化肺气肿。

（3）曝光辐射剂量：随着多层螺旋 CT 的出现，减少剂量成为一个有意义的话题。Madani 等研究了辐射剂量和层厚对肺气肿多层螺旋 CT 定量指标的影响。他们的研究基于 70 例患者及其 CT 数据资料，CT 检查采用 4×1 mm 准直，120 kVp，20 mAs、120 mAs。在每个辐射剂量条件下，以 10 mm 间隔，1.25 mm、5.0 mm 和 10.0 mm 层厚重建图像。将密度系数低于 9 个阈值及密度系数分布的八位百分位数的相关肺区与肺气肿的组织病理学程度进行比较，组织病理学从微观（通过应用校正后的平均壁间距离和校正后的平均周长）和宏观进行了评价。学者们发现不管曝光辐射剂量或层厚如何，第一个百分位数（$r = -0.394 \sim -0.675$；$P < 0.001$）和 −980 HU、−970 HU 和 −960 HU 的密度系数（$r = 0.478 \sim 0.664$；$P < 0.001$）与肺气肿的宏观程度相关性最显著。曝光辐射剂量和层厚对密度系数低于 −960 HU（P 值分别为 0.007、0.001）和低于 −970 HU（P 值分别为 0.001、0.001）的相应肺区有显著影响。层厚对第一个百分位数影响显著（$P < 0.001$），然而剂量对第一个百分位数影响不显著（$P = 0.910$）。根据这一点，学者们得出的结论是用 CT 定量肺气肿时，管电流可减少到 20 mA，但是在随访检查中管电流和层厚应保持一致。

5. 呼气相 CT 的潜在作用　因为 CT 测量和肺功能检测结果的相关性在呼气相比在吸气相显著，所以 Knudson 等人首先提出深呼气 CT 在肺气肿评估中可能有意义的建议。在 64 例气流阻塞的大多数患者，学者们采集了肺上带两个水平位深吸气相和深呼气相 8 mm 层厚的 CT 图像并测量了密度值低于 −900 HU 的肺所占的面积百分比。这个面积百分比与多种肺功能检测结果进行了比对，如静态肺顺应性、肺一氧化碳弥散量和 FEV1。深呼气相 CT 测量结果与肺气肿一致的生理变量相关性最显著。

为了研究呼气相定量 CT 的可能作用，Gevenois 等人测量了 89 例患者深吸气和深呼气时密度值低于范围从 −800 ∼ −970 HU 各种阈值的相应肺区所占面积，这些患者均行了手术切除术。他们发现了两个不同的在宏观（−910 HU）和微观（−820 HU）下比较分别有效的阈值，这两个阈值与吸气相 CT 扫描（−950 HU）获得的有效阈值不同。此外，多元回归分析表明，对预测肺气肿解剖学范围，深呼气相 CT 与深吸气相 CT

相比，测量结果不会提供任何额外的有意义的信息。在一个基于视觉评分的研究中，Nishimura 等人发现，与吸气相 CT 相比，呼气相 CT 低估了肺气肿的程度。如此，总之，对测量肺气肿范围呼气相 CT 不如吸气相 CT 充分。这个结论提示，通过使用肺功能触发软件，能够避免继发于 CT 扫描获得的肺容积变化的可能错误。

在他们对呼气相 CT 的研究中，Gevenois 等人也希望得到肺功能检测结果与深吸气相与深吸气相 CT 获得的客观数据的相关性。他们发现反映气流阻塞的肺功能检测结果与呼气相获得的 CT 数据的相关性高于与吸气相获得的 CT 数据的相关性，但是弥散能力与呼气相和吸气相获得的 CT 数据的相关性相似。学者们得出结论呼气相 CT 更多的是反映了呼气气流受限和随之发生的空气捕集，而不是肺泡壁表面积的减少。Eda 等人和 Lamers 等人证实了这些发现，他们发现反映气流阻塞的肺功能检测结果与呼气相获得的 CT 数据的相关性高于与吸气相获得的 CT 数据的相关性，然而弥散能力和 CT 数据的相关性相似。

与 CT 扫描的肺容积无关，肺大小可以影响肺 CT 参数。形态学研究显示人肺的肺泡数量或者与身高正相关或者不与身高正相关，结果相互矛盾。在 42 名健康受试者的横断面研究中，Gevenois 等人发现肺总容量与肺平均密度显著相关（$r = -0.419$；$P = 0.006$），同时肺总容量与和 RA950 也显著相关（$r = 0.386$；$P = 0.012$）。肺总容量绝对值越大，肺平均密度越低和 RA950 越高。这些结果提示每单位容积肺组织相对量在大肺比在小肺少。相应地，因为肺泡壁的结构与肺大小无关，所以大肺空腔的尺寸比小肺空腔的尺寸大。

6. CT 定量和肺功能检测比对　虽然肺功能检测可短期和长期重复检测，但是它们代表了超过一千万对气流作用不同的气道总肺功能的测量。他们在气道阻塞测量中的价值是有限的，尤其是主要受肺气肿影响的小气道，并且尸检研究已显示在呼吸功能受损之前，高达三分之一的肺可能被肺气肿破坏了。Sanders 等人证实了肺功能检查诊断轻度肺气肿的敏感性，他们发现，69% 的一氧化碳弥散量正常吸烟者的 CT 可见肺气肿的气肿特征，这些吸烟者伴或不伴有阻塞性缺陷。在这项研究中，96% 根据肺气肿功能标准选择的患者的 CT 显示了肺气肿的证据，肺气肿功能标准，如 DLco 减少（<80% 预测值）加阻塞性肺病证据（FEV1 减少 <80% 或残气量增加 >120% 预测值），是美国胸科协会建议的。这些学者们得出结论在检测轻度肺气肿时CT可能比肺功能检测更敏感。

肺功能检测肺气肿敏感度差可用两个原因解释，这两个原因与常规肺功能检测不对其通气障碍进行评价的肺带有关。第一，所有呼吸性细支气管的气流总阻力在肺气流总阻力中起的作用很小。尽管通过单个呼吸性细支气管气流的阻力高，但是大量呼吸性细支气管并行连接导致总的横断面面积广并且急剧降低了气流阻力。第二，与肺下带比肺上带通气灌注比相对高。因此，在肺上带相对通气不足时，肺气肿对肺功能障碍检测数值产生的影响小于肺下带相对通气不足。一致的是，Gumey等人和Haraguchi等人研究显示肺下带肺气肿范围与DLco的相关性高于肺上带，甚至即使肺上带受肺气肿影响更严重时也如此。根据CT检测的肺气肿的肺叶分布，Saitoh等人报道肺下叶为主的气肿组比肺上叶为主的气肿组气流受限更严重，残气量及肺总容量更大。然而，Nakano等人报道，肺下叶RA960与FEV1或残气量/肺总容量的相关性更高，但是肺上叶RA960与DLco的相关性更高。这些学者们将他们与其他研究结果的差异归因于肺上叶严重肺气肿的高发病率，这些影响了DLco。肺气肿分布以中央还是外周为主也决定了其对功能障碍影响的重要性。Haraguchi等人发现包括FEVi及DLco的肺功能检测结果与中央区肺密度值的相关性高于外周区。这与Nakano等人的结果一致，他们报道中央区肺气肿的发病率高于外周区。这些学者们解释这些结果的理由是，肺外侧到肺内侧的粒子沉积运动，肺外侧比肺内侧肺血流灌注层状分布更明显，及通气运动有利于粒子从肺外侧到肺内侧的淋巴引流。

大量研究文献报道了CT参数和DLco或DLco/肺泡容积的相关性，相关系数范围从-0.5~-0.744。在一项CT与微观形态比对的研究中，Gevenois等人获得RA950和微观参数的相关系数，相关性和FEVi/肺活量或DLco/肺泡容积与微观参数的相关性一致。考虑到用微观测量方法作为参考，学者们用逐步回归法对RA950和独立参数肺功能测试结果进行了分析。获得的相关性表明DLco和RA950足以预测微观测量结果。

最近，利用书中提到的三维模型，Park等人研究了肺功能检测结果和密度值低于三个阈值（-900 HU、-910 HU、-950 HU）肺所占的容积百分比的相关性，并且发现容积百分比与总肺容量（r=0.62~0.71），FEV1（r=-0.57~-0.60）及FEV1/FVC（r=-0.75~-0.82）、肺一氧化碳弥散量（r=-0.57~-0.64）中度至高度相关。低于-950 HU的容积百分比与DLco和FEV1的相关性高于-910 HU和-900 HU中的任何一

个。学者们得出结论来自三维肺模型的肺密度定量是一种二维模型定量肺气肿的有效替代方法，与方法相比较。

（三）MRI 传统的质子核磁共振检查肺实质非常困难。第一，这是由于与其他器官相比肺实质中质子数相对较少造成的；第二，肺实质解剖结构上与空气和组织之间的多个重界面有利于MR图像上磁敏感性伪影的形成。如果由于气肿性破坏导致肺组织进一步减少（这样局部质子密度也进一步减少）恶化了已经不适合MRI检查的环境，MR检查将更加难以进行。因此，关于MRI用于肺气肿患者的信息比较少且大多限于偶尔观察资料。然而，用[3]氦-MRI评估肺气肿能克服这些困难。

超极化[3]氦增强磁共振成像是一个相对较新的研究技术，在吸入极化氦后可显示空腔。应用对弥散敏感的MR方法，通过修改脉冲序列也可检测空腔大小，如[3]氦原子在空腔的弥散运动导致信号降低。由此，可以测量表观弥散系数（ADC）及与弥散相关的平均距离。弥散系数被称为"表观"，是因为与相同原子在一个不受限制的空间弥散相比，这些气体原子在一个较短的距离内弥散。经证明有临床症状的肺气肿患者相对于无肺气肿的受检者肺部ADC值有所增加。

Fain等人得到了11名健康吸烟者和8例年龄相当的不吸烟者的[3]氦弥散加权MR图像。肺功能检测包括肺一氧化碳弥散量（DLco）、一秒用力呼气量及用力肺活量。在选择的解剖水平行薄层CT扫描。平均ADC值与所有受检者的年龄（P=0.001）以及吸烟者的吸烟数目（P=0.007）密切相关。吸烟者和非吸烟者肺中上带的平均ADC值都明显高于肺下带（P<0.001）。肺气肿分布的差异也可在薄层CT上看到。在吸烟者和不吸烟者之间有显著差异（P=0.02）的平均ADC值与DLco相关（P<0.001）。平均ADC值也与一秒用力呼气量和用力肺活量比值密切相关（P<0.001）。由于样本少且没有组织学证实，弥散加权[3]氦MR技术检测早期肺气肿真正的敏感性和特异性仍然未知。同时，不管身体大小，所有受检者吸入的气体体积相同。因此，如果吸气不同，检测到的肺泡大小可能有变化。最后，因为薄层CT图像只包括部分肺，而[3]氦弥散核磁共振成像包括整个胸部，所以可能不能确定MRI检测肺气肿是否优于CT。

这种方法的首次结果之所以令人鼓舞，在于结果提示可确认没有临床症状的早期局部肺气肿。因为在肺功能变化变得明显之前已经产生了一定程度的肺泡损害，所以在肺功能出现异常之前弥散加权[3]氦

MR成像检测到气腔扩大是有可能的。然而，要确定这种技术检测早期但临床上确切的肺气肿的能力将需要大规模研究。

弥散加权^{3}氦MR成像有潜在的可能有助于确定最有可能出现肺气肿临床症状的患者。最近出现的用超极化^{129}氙进行MR弥散加权成像也令人鼓舞，^{129}氙比^{3}氦便宜很多且容易得到。考虑到这些进展，超极化气体MR弥散加权成像有潜在的可能用于检测早期肺气肿，从而有助于患者戒烟，特别是当它们显示肺的可见变化时。更进一步说，这项技术可以检测新开发的旨在减缓气肿性破坏或修复受损肺泡的药物的效果。

（四）影像检查选择　如果没有肺过度充气的伴随征象，轻微疾病患者的胸部片可正常。甚至在中度疾病患者，其变化非常小以至于在胸部平片上被忽略了。因此，或因为吸烟史或因为已知的α_1抗胰蛋白酶缺乏而怀疑患肺气肿的患者，应在疾病早期行CT检查。

CT可进行有间隔的相继的高分辨率CT采集或全肺容积采集。在后者，应降低毫安以保持低剂量辐射。CT数据集应在深吸气屏气后采集。更好的是，患者检查前，应该进行模拟训练。不需要静脉注射对比剂和呼气相CT。

如果要对患者进行随访或包含在一个临床试验中，应该尝试客观量化肺气肿。最新的CT扫描仪为这一目的提供了软件包。

典型征象

小叶中心性肺气肿
■ 次级肺小叶中心部分边界清楚的"洞"
■ 正常和肺气肿肺之间清楚的边界造成不均质表现
■ 次级肺小叶的解剖边界被保留
■ 主要累及肺上带

全小叶型肺气肿
■ 肺实质缺失边界不清晰
■ 正常和肺气肿肺之间不清晰的边界造成均质表现
■ 次级肺小叶的解剖边界不被保留
■ 均匀分布，偶尔会以下叶为主

小叶间隔旁型肺气肿
■ 局灶性肺气肿，典型的肺大疱，邻近小叶间隔和胸膜

六、鉴别诊断

（一）小叶中心性肺气肿　考虑到明显的形态特征和疾病的典型分布，正确诊断典型小叶中心性肺气肿不难。全小叶型肺气肿比小叶中心性肺气肿表现出更均匀的破坏模式，它的分布也更均匀。最后，全小叶型肺气肿破坏通常累及次级肺小叶，这种情况不出现于小叶中心性肺气肿。

肺朗格汉斯细胞组织细胞增多症是另一种与吸烟有关的疾病。不同于小叶中心性肺气肿，这种疾病中见到的"洞"是之前的结节演化来的囊肿。然而，这种疾病可分布于肺上带，这类似于在小叶中心性肺气肿中见到的。肺实质内囊肿的边界是纤维组织或细支气管上皮细胞。它们总是有可见的"壁"，这区别于小叶中心性肺气肿所见的病变。对概括为"囊性肺病"的这一大组疾病来说真有相同点；所有这些疾病都有壁，但是小叶中心性肺气肿病变没有壁。

（二）全小叶型肺气肿　全小叶型肺气肿比小叶中心性肺气肿的鉴别诊断更难。这两种亚型肺气肿的差异在以前讨论过。

肺朗格汉斯细胞组织细胞增多症，病变通常更小，边界清晰，并有明显的边界。此外，可有明显的间质纹理，并且病变倾向于主要分布在支气管血管束附近。

在淋巴管平滑肌瘤病，病变具有清晰且明显的边界，全小叶型肺气肿没有这种情况。全小叶型肺气肿通常没有淋巴细胞间质性肺炎（LIP）中常见的磨玻璃样密度影。

全小叶型肺气肿可能难以与闭塞性细支气管炎鉴别。这两种疾病都可能会导致弥漫性密度减低和血管减少。主要鉴别特征是全小叶型肺气肿可见肺实质破坏和血管紊乱，没有这些特性是闭塞性细支气管炎的特征。

（三）小叶间隔旁型肺气肿　CT上确认小叶间隔旁型肺气肿并与其他肺病鉴别通常很容易。主要的鉴别诊断是磨玻璃影叠加在小叶间隔旁型肺气肿病变区的患者中的蜂窝肺。与蜂窝肺比，小叶间隔旁型肺气肿的低密度区倾向于更大（1 cm或更大）且壁更薄（1 mm或更小）。此外，蜂窝肺病变区倾向于伴发容积减小和其他纤维化征象，如网格状改变和牵拉性支气管扩张。

七、治疗方案概要

（一）内科治疗
● 戒烟可以大大减缓甚至使肺气肿进展停止。
● 抗生素旨在预防肺部感染。

- 糖皮质激素和支气管扩张剂主要用于合并小气道疾病的患者身上。
- 肺康复的目的是改善肺功能性的运动能力及健康相关的生活质量和减少医疗资源的使用。
- A抗胰蛋白酶替代目前正在进行大规模的临床试验。
- 视黄酸目前正在被用于大规模的临床试验。

（二）外科治疗

- 支气管内瓣膜：这种干预包括支气管内瓣膜内镜植入,目的是使肺远端部分萎陷并改善呼吸力学。
- 肺泡切除术的目的是通过切除一个或多个肺大疱,增加参与气体交换的肺组织所占据的胸腔容积,肺大疱不参与气体交换。
- 肺减容术,肺部分切除是为了改善呼吸力学和增加剩余肺组织的膨胀。
- 肺移植只适于肺气肿晚期病例。
- 肺移植和肺减容术结合应用。

医生须知

- 在肺功能检测结果出现异常之前,高达30%的肺实质一定会被破坏
- 胸片对轻和中度疾病检测的敏感度低
- CT检测轻度或临床无症状的疾病敏感度高
- 如果可能的话,应在疾病进程的早期行CT检查
- 可以修改CT扫描程序,这样患者受的辐射剂量较小
- 不需要静脉注射对比剂
- 治疗方案很大程度上取决于CT显示的肺气肿的范围和形态学特征

要点

- 小叶中心性肺气肿
  - 与吸烟密切相关
  - 次级肺小叶中心部分边界清晰的"洞"
  - 正常和肺气肿肺之间清楚的边界造成不均质表现
  - 次级肺小叶的解剖边界被保留
  - 主要累及肺上带
  - 鉴别诊断包括全小叶型肺气肿,肺朗格汉斯细胞增生症,与"囊性"肺病
  - 除了全小叶型肺气肿以外,所有其他需要鉴别的疾病都有可见的边界,而小叶中心性肺气肿没有可见的边界

- 全小叶型肺气肿
  - 与A抗胰蛋白酶缺乏症密切相关
  - 肺实质缺失边界不清晰
  - 正常和肺气肿肺之间不清晰的边界造成均质表现
  - 次级肺小叶的解剖边界不被保留
  - 均匀分布,偶尔会以下叶为主
  - 鉴别诊断包括小叶中心性肺气肿,肺朗格汉斯细胞组织细胞增多症,LIP和淋巴管平滑肌瘤病
  - 除了小叶中心性肺气肿以外,所有其他需要鉴别的疾病都有可见的边界,而全小叶型肺气肿没有可见的边界

第 **15** 部分

吸入性疾病

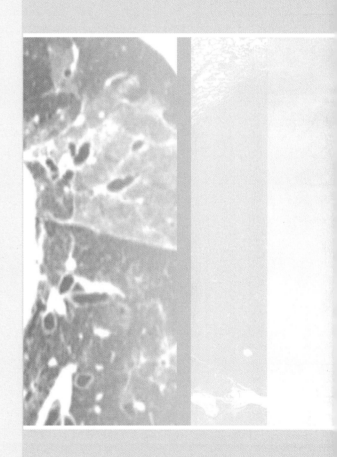

第77章

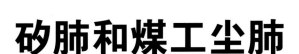

矽肺和煤工尘肺

Clara G. Ooi

一、病因学

矽肺和煤工肺（CWP）是职业肺疾病。矽肺是持续暴露于大量的可吸入性二氧化硅而引起的疾病，煤工肺是由于暴露于含碳物质引起的（黑肺）。可吸入的结晶硅酸盐和煤尘进入肺部导致的肉芽肿和纤维化，这引起肺部X线和病理改变。硅是一种天然矿物，主要由二氧化硅（SiO_2）构成。它有两种存在形式：结晶二氧化硅，导致矽肺和无定形二氧化硅，它是无毒的。晶体硅的三种最常见的形式是石英、方石英、鳞石英，但石英是最常见的二氧化硅吸入形式。

矽肺和煤工肺诊断的依据是有明显二氧化硅和煤尘职业暴露史的患者出现典型的弥漫结节或网格结节模式的影像学表现。国际劳工组织（ILO）2000尘肺国际影像分类是涉及尘肺程度的被最广泛接受的分类，且存在或不存在尘肺确定的其中一条就是发生于暴露于矿物粉尘，包括二氧化硅，作业中的工人。国际劳工组织系统采用分步法来评价胸片，就是用国际劳工组织的标准胸片为参考进行比对，用标准命名描述形状、大小、位置和大量病变。

二、发病率及流行病学

因为地壳中普遍存在二氧化硅，所以从事如隧道作业、采矿、喷砂和采石职业的工人不可避免地暴露于二氧化硅。其他从事容易暴露于二氧化硅职业的工人包括玉石抛光工、铸造工、陶器工、玻璃工、硅砖工。环境中硅增加是晶体硅由于干旱、多风或农业生产、城市或建设活动而在空气中传播的结果。吸入环境中的二氧化硅和混合粉尘导致农场中动物与人的肺部纤维化和肺部改变。

煤矿开采有两种基本形式：地下采矿和露天采矿。地下煤矿开采是全世界范围内煤粉尘最重要的来源，因为在开采过程中产生大量的煤粉尘。露天开采煤粉尘少，部分是因为室外空气的稀释作用。这两种形式的煤炭开采造成的曝光变量和疾病不同。此外，在露天采矿中从事钻岩作业的工人的矽肺发病率更高。

Hnizdo 和 Sluis-Cremer 的研究显示了二氧化硅暴露与矽肺的关系。在他们的研究中全体受检者25年平均累积暴露量约为每年 $2\ mg/m^3$。当累积暴露量小于每年 $0.9\ mg/m^3$ 时无矽肺发生。相反的，当每年累积暴露量为 $2.7\ mg/m^3$ 时矽肺累积的风险约为25%，在观察到的每年最高累积暴露量为 $4.5\ mg/m^3$ 时矽肺累积风险约为77%。其他研究者也观察到了含石英粉尘暴露持续时间与矽肺发病率之间的剂量-对应关系。一项有关荷兰精细陶瓷行业3 258名工人的横断面图像研究阐明了吸烟对矽肺发病率的影响，有20年或更常石英粉尘暴露史的重度吸烟者的矽肺发病率比轻度吸烟者和不吸烟者高50%。

由于工业活动和工作安全标准不同，矽肺的全球流行病学发病率难以确定。国家职业安全卫生研究所（NIOSH）预计1983年约2 300 000名工人在238 000个岗位接触了二氧化硅粉尘。最近的估计，59 000名工人可能有发展为某种程度矽肺病的风险，其中每年250人因二氧化硅暴露而死亡。在美国每年约1 500例确诊为矽肺；在美国1968~1990年间，13 744人主要因矽肺或因矽肺而死亡。尽管发展中国家的患病率仍然相当高，然而，在美国年死亡率已经出现了下降趋势，从1968年的1 157例到1988年的301例。在哥伦比亚和印度，估计分别有1 800 000和

1 690 000名工人有暴露史且有患矽肺的危险。在印度从事开采页岩沉积岩的工人的矽肺患病率为55%，而在拉丁美洲50%的年龄高于55岁的矿工发展成为矽肺。一项包括泰国北部266名工人的研究显示矽肺的患病率为21.1%。在一项包括33个泰国碎石工厂的研究中，发现31个工厂(93.6%)总的或吸入性粉尘超过可接受的水平，平均总的或吸入性粉尘分别为 24.3 ± 34.6 mg/m³ 和 2.4 ± 1.6 mg mg/m³。矽肺发病率为9%。

煤工肺发生于煤尘暴露史超过20年的患者。煤工肺的严重程度和发病率与暴露时间，煤尘吸入量，煤粉尘碳含量(等级)有关。暴露于高浓度的煤粉尘与煤工肺的高发病率相关。类似地，一个高等级的煤粉尘，如无烟煤，增加了发生煤工肺的风险。煤工肺的发病率因国家而异、区域而异、煤矿而异。虽然最近几年由于美国联邦立法的要求煤矿粉尘浓度大大降低了煤工肺的总发病率可能有所降低，但是19世纪70年代行业内研究报道煤工肺的总发病率是30%。目前，据估计，在工作40后，2%~12%美国煤矿工人患2级或更严重的疾病，并发进行性大块纤维化(PMF)的发病率估计为1%~7%。相比之下，英国煤矿工人的CWP和PMF的预测发病率为9%和0.7%。

三、临床表现

（一）矽肺 矽肺的三个主要临床表现形式是急性矽肺(硅蛋白沉积症)，速发性矽肺，典型矽肺，而且它们主要由暴露于二氧化硅的时间和浓度决定。急性矽肺(硅蛋白沉积症)是一种急性和渐进性矽肺，经常由于呼吸衰竭而死亡。这种矽肺表现形可在极高浓度二氧化硅暴露的几周或几个月内发生并且与职业有关如喷砂、表面钻孔、隧道、石英粉及石英打磨。肺表现为与肺水肿和肺泡蛋白沉积症相似的磨玻璃样密度影。病变可在短的时间内融合成大块纤维化。工人通常表现为急性进行性呼吸困难、咳嗽及消瘦并出现发绀和呼吸衰竭。病情往往由于分枝杆菌交叉感染而变得复杂化。尽管进行了精心治疗，患者通常在很短的时间内死亡，学者们已经提出急性矽肺发生在暴露于新破碎的二氧化硅粉尘的工人身上，并且碎裂过程中产生的表面Si和SiO刺激物在这种形式矽肺的迅速发病中发挥了重要作用。

速发性矽肺在短得多地暴露时间后临床上就会很明显，范围是5~10年，疾病的进展速度明显更快。暴露1年后出现气绝症状，患者的病情迅速恶化为低

氧性呼吸衰竭并且在5年之内死亡。一个相对密闭空间的高浓度粉尘被认为使个体易患这种形式的矽肺，常见于某些职业，如喷砂、石工和其他粉碎作业。然而，对于所有的意图和目的来说，这种疾病的影像学、临床、病理学特征和经典的矽肺几乎是没有区别的。

长期接触低浓度的二氧化硅和双肺缓慢的渐进性结节状浸润有关，以肺上叶为主。典型矽肺是最常见的表现形式，患者直到持续暴露于硅10~20年才出现临床症状，在这段时间影像学异常明显。与其他吸入性职业肺病不同，矽肺的肺部改变甚至在个体离开引起纤维化肺病的灰尘环境后常可发生进展。虽然大多数患者初期无症状，但是常见先是活动时后是静息时的呼吸困难。肺部病变通常是渐进性的且可导致进行性大块纤维化(PMF)。已有文献报道了呼吸困难的严重程度和影像学异常之间的关系。PMF是几个较小的结节融合成团引起结节增大聚集的结果。根据矽肺和硅酸盐病委员会的标准，PMF病变被定义为一个直径大于2 cm的病灶，这与国际劳工组织规定的影像学等于或大于1 cm的标准不同。PMF中常见空洞和肺实质广泛破坏，包括细支气管和血管破坏。

渐进性肺损伤，最后直至肺高压及右心衰竭。肺气肿在矽肺中常见并且已被一些学者认为是肺源性心脏病和残疾的主要原因。矽肺可并发气胸并且在急性矽肺(硅蛋白沉积症)或速发性矽肺更常见。矽肺其他的并发症包括卡普兰综合征、肺结核、肿瘤、结缔组织病。两个最严重的并发症——肺癌和肺结核，可能影响预后及基础疾病的病史进程。慢性二氧化硅吸入使分枝杆菌感染重风险增加到3倍(矽肺结核)。患更严重疾病，结节增加患PMF的风险增加，特别是在南非黄金矿工和威尔士板岩工。这种易患倾向取决于工人来源人群的肺结核患病率。

类风湿尘肺(卡普兰综合征)最初被确诊于煤工肺。但是，虽然很少，现在已知也发生于矽肺。发病率从0.48%~0.74%并且特点是快速发展为大病灶(1~5 cm)，病灶大多位于周围肺，通常只有轻微的矽肺。

几项研究文献已证实了矽肺与肺癌之间的相关性，这主要几项研究涉及耐火砖工、陶器工、硅藻土工、铸造工、花岗岩工和矿工。虽然1987年早期的国际癌症研究机构(LARC)得出的结论是结晶二氧化硅对人类的致癌性证据不足，但是自1996年二氧化硅已被IARC认定为职业致癌物。确诊患矽肺的工

人的风险最大。

矽肺与结缔组织病相关性的强度随结缔组织疾病类型而变化。虽然矽肺、类风湿关节炎和全身性红斑狼疮偶发相关性的报道不那么多，但是患系统性硬化症的风险，特别是暴露于高浓度矽尘的工人，是公认的。

（二）煤工肺 煤矿粉尘吸入可导致数种疾病，包括煤工肺、支气管炎、肺气肿、Caplan综合征与矽肺。矿工中最常见的两种疾病模式是单纯和复杂煤工肺。随着煤粉尘暴露时间的增加，煤工肺可能进展为复杂CWP，其速度约为1%~2%，表现为结节融合成黑色、橡胶样的肺实质内肿块，通常位于肺上叶后段，肺部病变导致PMF。从单纯CWP进展为PMF和疾病影像学表现的严重程度、煤矿粉尘暴露水平和总粉尘负荷相关。

CWP通常无症状，且煤矿工人大部分慢性肺部症状是其他肺部疾病引起的，如煤粉尘引起的工业支气管炎或吸烟并发的肺气肿。主要症状为慢性咳嗽，甚至在患者离开工作场所后会持续存在，且可以发生于非吸烟者。当PMF病灶液化和破裂到气道内时，引起伴黑痰的渐进性呼吸困难（黑色痰液）。与矽肺一样，PMF病变常进展为肺动脉高压伴右心室和呼吸衰竭。

CWP和类风湿关节炎特征之间的关联得到了很好的描述。CWP是否使矿工易患风湿关节炎，CWP患者身上的类风湿关节炎作是否为一种独特形式，或类风湿关节炎是否改变了矿工对煤尘的反应，还不清楚。相对较短时间出现的肺多发圆形结节（Caplan综合征）代表与类风湿性疾病相关的免疫病理反应。与PMF引起的病灶聚集在肺上叶相反，这些新病灶（俗称类风湿尘肺病变）倾向于在外周肺融合。组织学上，病变类似类风湿结节，但它们外围区有更多的急性炎症。

像在矽肺一样，煤工肺患者患活动性结核和非结核分枝杆菌感染的风险增加。经有文献报道CWP和慢性系统性硬化及胃癌之间有微弱的相关性。累积粉尘暴露已被证明与消化系统癌症死亡率增加有显著的相关性。已有建议称，摄入煤尘在胃的酸性环境中亚硝化可导致致癌物质的产生，这可能会导致煤矿工人有较高的胃癌发病率。

煤矿工矽肺通常与单纯CWP一齐发现且很少作为一个孤立形式的尘肺出现。胸片区分矽肺和煤工肺有困难。只有通过尸检才能确定煤矿工矽肺可靠的发病率。1972年至1996年国家煤矿工人尸检研究中，4 115例尸检病理评估发现23%的煤矿工患矽肺并且58%患淋巴结矽肺。

四、病理生理学

（一）**病理** 大多数尘肺的发病是慢性炎症的结果，慢性炎症涉及肺泡和组织巨噬细胞对吸入矽尘的吞噬作用及吸入矽尘在肺间质的沉积。没被巨噬细胞吞噬的游离二氧化硅微粒进入血管周围的淋巴管被转运到引流纵隔淋巴结，在淋巴结内作为自由粒子或在巨噬细胞内存在。炎性细胞因子，如肿瘤坏死因子-α和白细胞介素-Ⅰ，也由受损的上皮细胞和巨噬细胞释放。这些炎症介质通过吸引其他炎症细胞（巨噬细胞，中性粒细胞，淋巴细胞）而破坏肺实质，导致肺泡炎。活体和离体研究表明这些暴露于二氧化硅的巨噬细胞释放促进成纤维细胞和成纤维细胞产物积累的碱性成纤维细胞生长因子，诱导间质、肺泡及淋巴结内的炎症和纤维化反应。各种生长因子刺激纤维细胞和Ⅱ型肺泡细胞活性。胶原蛋白和纤连蛋白生成迅速增加并且最终导致纤维化。动物模型显示，即使不再暴露于二氧化硅，负载灰尘的巨噬细胞还会继续分泌炎症介质，如白细胞介素LP和肿瘤坏死因子-α，炎症纤维化循环还会继续。

1. **硅蛋白沉积症** 硅蛋白沉积症的特征是肺水肿、间质炎症及存在表面活性蛋白类似肺泡蛋白沉积症中见到的充盈肺泡腔。肺泡渗出液是嗜酸性的，外观呈细颗粒状。矽肺结节稀疏且边界不清楚的，或无边界，可能是因为它们暴露后很快就形成了。胶原沉积和纤维化在硅蛋白沉积症很少见。

2. **速发性矽肺** 速发性矽肺在许多方面类似于急性矽肺，表现为渗出性肺泡脂蛋白沉积伴慢性炎症。此外，速发性矽肺并发含有胶原蛋白、网状组织和很多二氧化硅粒子的纤维肉芽肿。肉芽肿由很多单核细胞、成纤维细胞和胶原蛋白纤维组成，倾向于环形排列，显示出不成熟矽结节的特性。肺泡间隔内衬肥大和增生的肺泡Ⅱ型上皮细胞，细胞内板层小体数量增多。

3. **典型（结节）矽肺** 结节性矽肺病的特征是存在直径3~6 mm的小的圆形结节。矽肺结节边界清晰和位于血管周围及细支气管周围间质和间隔旁及胸膜下间质，并且好发于肺上叶。矽肺结节开始时以单核细胞为中心周围围绕纤维细胞和胶原组织。随着时间的推移，中心区细胞变少伴有网状纤维、蛋白质、磷脂和胶原蛋白在周围呈同心层状沉积，从而形成轮状外观。邻近血管和细支气管可受累及且被这些结节破坏,伴有管腔闭塞。肺门和纵隔淋巴结增大并有色素沉着,伴有类似于矽结节内的轮状外观。钙化也是一种常见表现。

4. 进行性块状纤维化 结节常融合形成大块PMF,通常在结节最大的肺上叶。肺下叶较少受累及。PMF病变有时穿过叶间裂形成从肺尖至肺下叶的细长肿块。PMF通常合并邻近肺气肿且组织学上由杂乱排列的胶原组成,没有在矽结节内发现的同心层状外观。厌氧菌感染、缺血,或肺结核可引起空洞。虽然结节融合通常发生在灰尘负荷重有大量结节的肺,但是其发展并不总是与结节的数量平行。

5. 类风湿尘肺 类风湿尘肺结节类似于类风湿性关节炎中发现的坏死结节并且可分为经典型或矽肺型。前者对应于Caplan所描述的原始病例且为以小尘肺结节为背景并以均匀坏死为特征的大结节。矽肺型包括多个更小的结节,这些结节有保留着矽结节某些特征的坏死区。这两种类型都有一层栅栏状炎症细胞围绕结节的周围带。

6. 混合性粉尘纤维化 虽然混合性粉尘纤维化的影像学特征不是最近文献中的兴趣点,但是病理学教科书对这种疾病常有描述并且是暴露于硅的工人肺损伤的临床重点。暴露于游离二氧化硅的高含量中(大于沉积在肺内总粉尘的18%)引起典型矽肺,而低硅含量引起混合性粉尘纤维化,特别是同时吸入其他矿物,如非纤维化硅酸盐(例如,云母,滑石,高岭土,煤)。这些非纤维化硅酸盐增强了结晶硅的纤维化作用。不是矽结节中边界清晰的轮生样外观,混合性粉尘纤维化病变的特点是形态不规则的纤维结节(通常称为星状结节)且纤维化病变有延伸到周围肺间质的倾向。星状结节比矽结节纤维化成分少且细胞多。结节中钙化少见。根据吸入粉尘的结晶二氧化硅比例的不同,混合性粉尘纤维化和矽结节共存于同一肺形成一系列病理表现。混合性粉尘纤维化结节也位于次级肺小叶中心及胸膜下和间隔旁间质,上叶分布为主。

7. 煤工肺 煤工肺与矽肺病理上有区别。虽然两种病变都倾向于围绕呼吸性细支气管,但是煤工肺中无胶原沉积或玻璃样变。单纯CWP组织学标志是黑煤尘色斑,代表煤尘局部沉积和通常位于呼吸性细支气管周围的有色素沉着的巨噬细胞。当色斑扩大时,它们与其他斑融合形成非连续性的间质纤维化,导致呼吸性细支气管扩张,形成局部肺气肿。这些局部肺气肿可以变得体积很大而不引起明显的呼吸障碍。

随着煤矿粉尘接触时间的延长,在色斑背景下结节性病变出现于呼吸性细支气管分叉处,大多数位于肺上叶。与不明显的色斑相比,这些结节确定且明显并可以按照它们的大小分为微结节(直径<7 mm)和大结节(8 mm~2 cm)。显微镜下,结节由含大量煤尘的巨噬细胞与胶原纤维杂乱交织组成。结节的边缘可以是圆形,不规则,或星状。纤维间质由成熟和不成熟的胶原纤维和网状纤维组成。

长时间接触粉尘,单纯CWP中的结节合并形成黑色、橡胶样肺实质纤维肿块形成复杂CWP或PMF。PMF病变通常位于上叶后部并且可侵犯和破坏血供和气道或可空洞化。显微镜下,PMF病灶表现为含煤尘,不规则或圆形,边界清楚纤维团块,纤维团块由胶原束及胶原纤维和网状纤维杂乱交织在一起组成。病变也可表现为无固定形态的胶原或结节簇。与矽肺一样,不管有或没有进一步接触粉尘PMF有进展的趋势。尽管与融合矽肺相似,然而,煤矿工人PMF的进展与煤炭的二氧化硅含量无关。

(二)肺功能 肺功能损害不是诊断尘肺的必要条件,诊断建立在可靠的长时间吸入灰尘的职业史和根据尘肺国际劳工组织的影像学国际分类胸片有异常的基础上。肺功能的评价应该只用来量化临床残疾,特别为了补偿目的。矽肺和煤工肺中肺功能损害可被吸烟的影响混淆。

1. 矽肺 矽肺的早期肺功能可正常。当存在时,肺功能损害可是限制的、阻塞的或是两者混合的。也可见到弥散能力的降低。运动已被注意到诱导动脉血氧饱和度的降低从而导致低氧血症,尤其是在复杂矽肺患者。几项关于接触二氧化硅的工人的气流阻塞的评价研究已表明,无论矽肺或纤维化的影像学证据如何,二氧化硅粉尘暴露与肺功能下降有相关性。

虽然国际劳工组织的分类被修订在胸片上对结节密度和PMF分级,但是在评价CT在矽肺中作用的研究中这一分类在量化结节密集度中应用最广泛,当然在某些病例中作了修改。虽然一些早期的研究显示结节密集度和肺功能的相关性微弱,但是其他研究者已经描述了肺功能恶化和结节密集度及融合的相关性。Begin和其同事研究了94名暴露于二氧化硅的从事工业铸造和花岗岩工人的肺功能,气流受限,和胸片及CT评价的肺损伤之间的关系。与没有显示肺功能损害的对照组比,胸片及CT上有结节融合及融合团块证据的工人有显著的肺容量减少,气体交换障碍和气流阻塞。在他们包括17名矽肺患者和6名对照组的研究中,Begin 和同事把结节密度和肺气肿的程度进行了分级并测量了肺平均密度。虽然国际劳工组织结节密度和肺平均密度胸片评分和视觉 CT 评分之间存在显著相关,但是结节密度的胸片和 CT 评分和肺功能之间的相关性较差。然而,按照 CT 分级的肺气肿范围与气流阻塞($r>0.66$;$P<0.001$)和弥散能力($r=0.71$;$P<0.001$)指数之间有着显著的相关性。

矽肺肺气肿可以源于多种因素,包括吸烟,暴露于二氧化硅和其他粉尘如煤、石棉和 PMF 的存在,如前面所讨论的。为了解决这个问题,Kinsella 和同事把 30 名接触二氧化硅的工人分成两组:一组由 18 名以前和现在吸烟的工人组成,第二组由 12 名终生不吸烟者的工人组成。比较两组之间 CT 上肺气肿和结节范围。肺气肿范围是肺功能损害最强的独立预测因子,而结节范围只是一个较弱的弥散能力独立预测因素。这项研究也表明,没有 PMF 时,吸烟者比不吸烟者有更严重肺气肿和肺功能损害。作者与其他研究者得出一致结论,认为没有 PMF 时,矽肺不并发显著气肿。

利用 76 名接触二氧化硅的男性评价了结节密度、PMF、肺气肿、肺功能之间的关系。利用密度阈值隔离密度值大于 -100 HU 区域的方法可视化和定量化 CT 上结节的数量。也测量了肺平均密度并且用密度阈值低于 -950 HU 来量化肺气肿。结节密度可视化和定量 CT 参数及 PMF 和肺气肿程度与肺功能指标负相关:与一秒钟用力呼气量(FEV1)和 FEV1 与用力肺活量(FVC)比值(FEV1,FEV1/ FVC)的相关系数分别为 0.47~0.63($P<0.001$)和 0.41~0.61($P<0.001$)。结节密度胸片评分与阻塞指数显示了类似的相关性,虽然相关系数较低。在多元回归,PMF 程度和肺气肿的程度仍旧是 FEV1 和 FEV1/ FVC 显著的独立决定因素,而肺平均密度是肺容积和肺弥散能力的独立预测因素。吸烟和二氧化硅暴露时间对肺功能没有独立的影响。虽然患单纯矽肺和 PMF 的工人的年龄,二氧化硅暴露时间,和吸烟量无显著性差异,但是与对照组相比患 PMF 的工人肺功能受损更严重和放射学评分更高。三分之一患单纯矽肺的工人也有 FEV1 和 FVC(预测值 <70%)异常,与元分析发现结果一致,元分析发现接触二化硅和气流阻塞有关,即使在非吸烟者身上也如此。

一项包括 41 名二氧化硅男性接触者的研究评价了 CT 上纵隔淋巴结密度,结节密度和 PMF 的严重程度,与肺功能之间的相互关系。淋巴结密度的增加与结节密度和 PMF 的严重程度直接相关并与弥散系数成负相关。与钙化淋巴结较少的男性相比,钙化淋巴结更多的男性结节密度更多且弥散系数明显减少。这些关系意味着矽肺中纵隔淋巴结密度及钙化随肺部疾病严重程度及功能损害的增加而增加,这些与 Friedetzky 和同事的研究结果是一致的,他们确定患诱导矽肺的大鼠淋巴结的变化与肺的变化相继发生。一项包括 123 名矿工的尸检研究发现了尘土相关肺门淋巴结变化与尘肺肺病之间相似的相关性。解释肺门淋巴结与尘肺肺病变化的这些相关性的可能机制包括淋巴清除能力受损和从坏死淋巴结释放到邻近支气管或肺动脉树的含粉尘的巨噬细胞,这导致矽肺中炎症和纤维化循环持续存在。

2. 煤工肺　患轻微单纯 CWP 的矿工通常无症状,早期的研究显示没有肺功能损害。最近的研究已报道了单纯尘肺气流阻塞和弥散能力的变化,然而,包括胸片正常和异常的煤矿工人粉尘接触与 FEV1 减少的关系。一个早期单纯 CWP 肺力学的评价显示弹性回缩减少伴残气量增加,这意味着存在肺气肿。其他研究者在煤矿工人单纯 CWP 的各个阶段已发现肺气肿存在的类似的现象。

一项煤矿工人 4 年的纵向研究显示 CT 上存在微结节,最大中段呼气流量和用力呼气流量(FEF25% 到 75%)减少和喘鸣音预示预后更差及进展为复杂 CWP 或 PMF 的风险增加。复杂 CWP 常伴肺功能受损,更高级别的 PMF 伴重度气道阻塞,限制性缺陷,通气和灌注异常,弥散能力减少和低动脉血氧分压。这些渐进性变化最终导致肺动脉高压和肺心病。吸烟矿工出现更早及更频繁的低氧血症。Bauer 和同事利用 87 名有 26 ± 9 年工龄的矿工资料研究了国际劳工组织的影像学分类与在高分辨率 CT 上定量的肺气肿程度之间的相关性。国际劳工组织影像学分类与呼吸困难或 FEV1 无关。肺气肿 CT 评分和弥散能力衰减($r=-0.40$;$P<0.001$),FEV1/最大呼气量($r=-0.38$;$P<0.001$)有关。

五、影像学表现

(一)胸片　矽肺和煤工肺在放射线摄影上几乎没有区别。胸片仍旧是诊断矽肺和煤工肺的首选检查方法,并且可以监测疾病进展。作为成像工具,胸片相对不敏感且没有特异性,无论如何会导致低估或高估疾病范围. 此外,胸片正常不排除有间质纤维化。然而,检查容易且效费比高使放射线摄影几乎是必不可少的。在国际劳工组织的影像学分类中,病变的放射线摄影特征表现在它们的大小和形状上。根据大小，小的、圆形的病变被描述为"P"、"Q"或"R"（"P"<1.5 mm；"Q"，1.5~3 mm；"R"，"3~10 mm）（图77-1），而相似大小的不规则病变用"S"（小于1.5 mm），"T"（1.5~3 mm）和"U"（3~10 mm）表示。结节密度是衡量每单位面积或肺带小病变浓度的，通过用患者胸片与国际劳工组织提供的标准胸片比较来确定。

结节密度有12类，代表一个连续变化，从正常到结节密度非常大。根据结节引起的血管肺纹理模糊程度，结节密度可被分成四大类：0类（0/0，0/0，0/1），没有小病变或数量少于1类；1类（1/0，1/1，1/2），少量小病变，肺纹理正常；2类（2/1，2/2，2/3），大量小病变且肺纹理特别模糊；3类（3/2，3/3，3/+），小病变数量非常大完全掩盖正常血管纹理（图77-1）。积分1/0或更高的患者被认为有尘肺。大病变（直径>1 cm）有单独分类，A表示有一个或多个大于1 cm但小于50 mm病变；B表示有一个或多个比A大的病变，加起来的面积小于右肺上区；C表示一个或多个病变，加起来的面积大于右肺上区。

1. 矽肺　单纯矽肺结节边界清晰且小（1~10 mm直径），并主要散在分布于肺前区和上区（图77-2，图

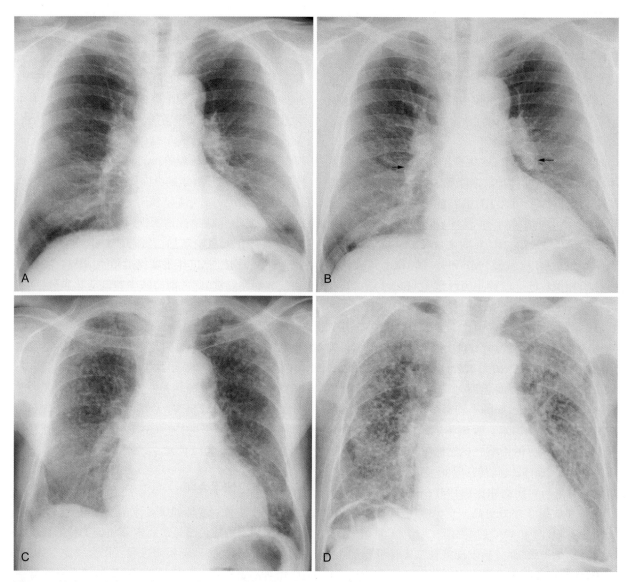

图77-1　胸片显示根据国际劳工组织矽肺工人影像学分类不同结节大小和结节密度样板。A. 后前位胸片显示主要位于肺上叶小结节。结节大小和结节密度是P/P和1/1。B. 后前位胸片显示结节密度分类为2/2。肿大肺门淋巴结也可见蛋壳样钙化（箭）。C. 后前位胸片显示双肺多发结节。结节密度分类为2/2，伴"R"大小结节。D. 后前位胸片显示类别为3/3的更大的结节密度。

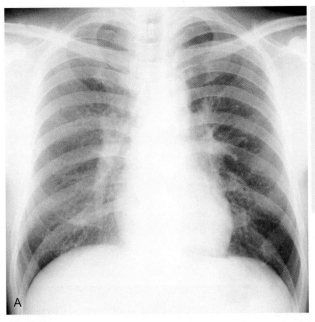

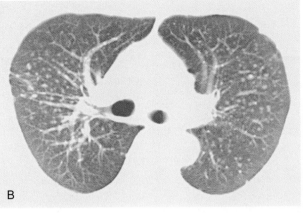

图77-2 矽肺。一名68岁的建筑工人患单纯矽肺。A. 后前位胸片显示多发小的弥漫性结节,肺下带稀疏。B. 螺旋CT扫描(10 mm厚)显示边界清晰结节,2~5 mm,主要位于小叶中心及胸膜下。

77-1)。虽然CT显示结节钙化发生率更高,但是胸片上20%的病例结节钙化明显。PMF病灶常见于肺上区,边界光滑或不规则,最初在肺外部三分之二,随着时间的推移,缓慢向肺门迁移(图77-3,图77-4)。胸片上PMF被描述为蝶翼样改变。PMF可见点状、线性或大块样钙化。经典的瘢痕旁型肺气肿位于PMF病灶与胸膜之间伴有肺上叶体积减少。瘢痕旁型肺气肿和肺体积减少的有助于区分单侧PMF与肺癌。随PMF严重程度的增加和肺上叶收缩,结节灶在肺部的其余部分明显减少(图77-4)。

速发性矽肺除发病早和进展快速外与典型矽肺具有相似的影像学特点,速发性矽肺进展期短至5~10年(图77-5)硅蛋白沉积症形式矽肺的特征是快速和进行性累及肺部,表现为与肺泡蛋白沉积症表现相似的双侧广泛磨玻璃密度影(图77-6)。进展速度通常从短短几个月到1~2年,通常在短短几年内死亡。

类风湿尘肺(卡普兰综合征)表现为多个,弥漫的,边界清楚的结节,大小从5 mm至5 cm,以外周分布为主(图77-7)。特征是结节在患者随访的短短几个月内突然出现。区分类风湿尘肺矽肺结节和矽肺结节本身可能是不可能的。

矽肺淋巴结受累反映本病的发病机制,且胸片上常见肺门淋巴结肿大。从半个多世纪前淋巴结蛋壳样钙化被第一次描述以来,淋巴结蛋壳样钙化已经变成了矽肺的同义词且主要是指肺门淋巴结(图77-8,图77-1),尽管腹部淋巴结也被描述为有蛋壳钙化。

它们在煤炭和金属矿工的存在已被归因于都有二氧化硅接触。

矽肺影像学的进展与以下危险因素相关:时间与二氧化硅的暴露浓度、初始胸片上的结节密度、单纯和复杂的疾病、结核感染、首次影像检查年龄、种族和影像检查间隔时间。暴露于高浓度和暴露于粉尘持续时间更长的伴复杂疾病或结核感染的,首次影像检查年轻人、非白人和影像随访间隔时间长的工人,与他们的同行相比,更可能有影像学进展。首次胸片上为复杂疾病及影像检查随访间隔时间,37%的141名暴露于高浓度二氧化硅的花岗岩工人矽肺患者中是独立的放射学进展决定因素。

2. 煤工肺 从胸片上完全没有信心区分单纯CWP与矽肺。与矽肺结节密度均匀相比,CWP结节表现为小且圆(1~5 mm)并且倾向于边界更模糊且呈颗粒状。单纯CWP胸片上病灶大小范围从0.001~1 cm,而复杂CWP病灶直径大于1 cm。依据大小复杂CWP病灶可进一步划分:A(小于50 mm),B(50 mm加病灶不超过右肺上叶),和C(超过右上区范围)。总体上,疾病的严重程度的病理分级与胸片上结节密度有很好的相关性,更大病灶显示与病理上的PMF相关。在胸片检测到异常之前,已存在中度到严重的病理异常。与矽肺一样,PMF病变主要发生在肺上叶周围带,但偶尔发现于肺下区。约30%的有双侧弥漫性结节病灶的矿工身上发现有PMF。随着时间的推移,PMF病灶迁移到肺门,肿块和胸膜之间留下了肺气肿。单侧时,PMF病灶可被误诊为

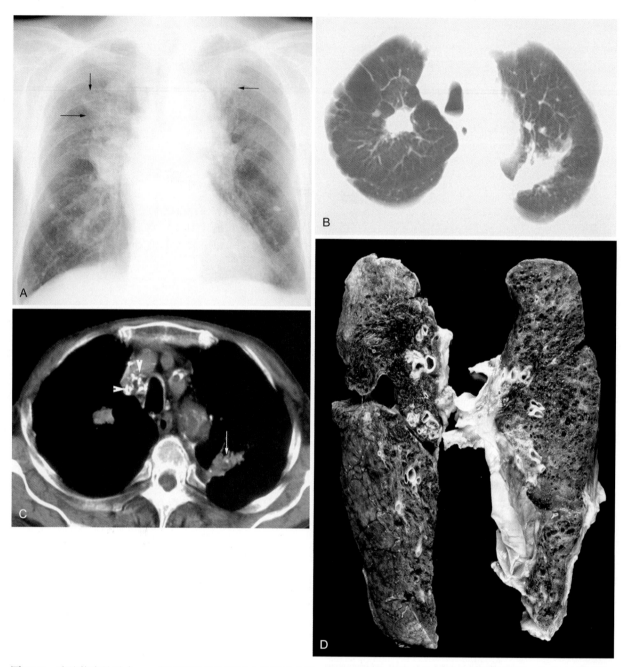

图77-3 矽肺伴病灶融合。一名79岁退休坑道工人患复杂矽肺。A. 后前位胸片显示与复杂矽肺吻合的肺门附近双肺上野侧大病变（箭）。双侧肺门淋巴结肿大伴稀少结节。B. 螺旋CT（10 mm层厚）显示双侧较大的形状不规则的结节，提示进行性块状纤维化（PMF）伴右肺PMF病变周围轻度间隔旁型肺气肿。C. 纵隔窗示显示左PMF病灶（箭）和纵隔淋巴结（箭）点状钙化。D. 冠状面大体肺标本显示了右肺上区含黑色素沉着的PMF，与肿大的右肺门淋巴结相连。有轻微的小叶中心性肺气肿，但矽结节稀疏。

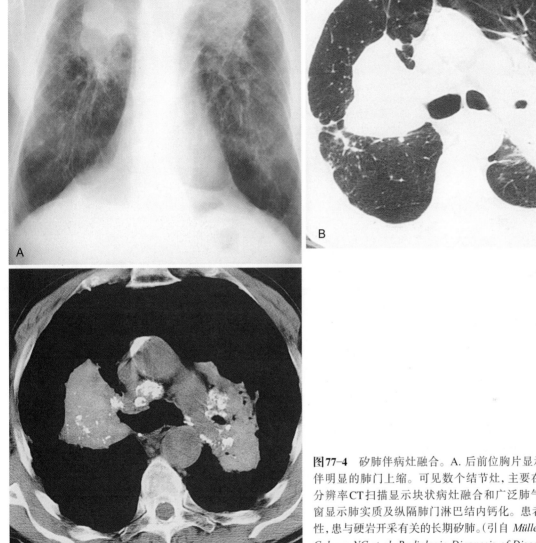

图77-4 矽肺伴病灶融合。A. 后前位胸片显示肺上区大病灶伴明显的肺门上缩。可见数个结节灶，主要在肺中野。B. 高分辨率CT扫描显示块状病灶融合和广泛肺气肿。C. 软组织窗显示肺实质及纵隔肺门淋巴结内钙化。患者是一名70岁男性，患与硬岩开采有关的长期矽肺。(引自 *Müller NL, Fraser RS, Colman NC,et al. Radiologic Diagnosis of Diseases of the Chest. Philadelphia, Saunders, 2001.*)

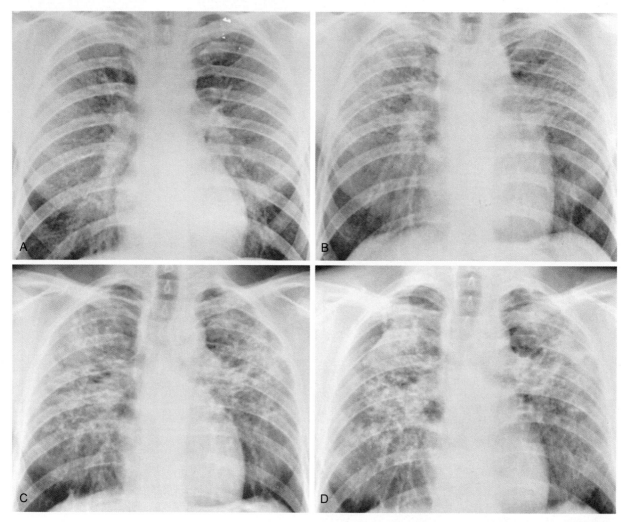

图77-5 矽肺呈现快速进展。A. 一名27岁的喷砂工胸片显示弥漫性,主要是不规则的病灶,肺上野更明显;肺门淋巴结肿大。B. 2年后,肺容积减少,特别是肺上野(双侧肺门明显向上移位)。上肺病灶显示正在早期融合。C. 3年后,上肺已形成大病灶。D. 最初看到患者7年后,病灶已变得更大。注意右侧边界锐利的大病灶。(引自 *Müller NL, Fraser RS, Colman NC, et al. Radiologic Diagnosis of Diseases of the Chest. Philadelphia, Saunders, 2001.*)

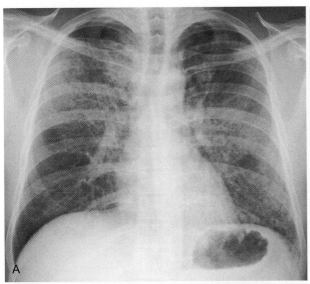

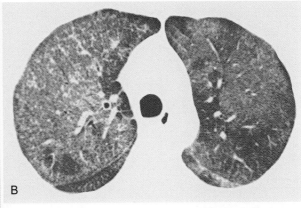

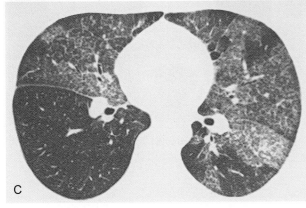

图77-6 一名暴露于矽尘的35岁石匠学徒患硅蛋白沉积症。A. 胸片显示广泛双侧模糊病变。B. 肺上叶水平高分辨率CT显示双侧磨玻璃密度影。右肺上叶可见数个小结节。C. 肺下叶水平高分辨率CT扫描显示双侧磨玻璃密度影及叠加小叶线和光滑的小叶间隔增厚造成的"碎石路"模式。放射性摄影和高分辨率CT表现类似于肺泡蛋白沉积症的影像学表现。(鸣谢 *Dr. Jeffrey P. Kanne, Cleveland, OH.*)

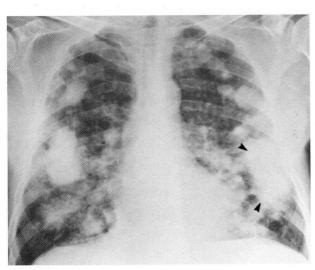

图77-7 卡普兰综合征。后前位胸片显示多个边界非常清楚的结节和肿块,直径范围1~5 cm,随机分布于两肺,无明显解剖好发区。明显无空洞,且没有钙化证据。这名56岁男性患者过去是一名煤矿工,工作多年,近几年出现关节痛,已被证明是由于类风湿关节炎。作为确定肺结节性质的一种手段,进行了左肺下部大块病灶经皮针吸穿刺活检。吸出了几毫升漆黑流体。(引自 *Mülller NL, Fraser RS, Colman NC, et al. Radiologic Diagnosis of Diseases of the Chest. Philadelphia, Saunders, 2001.*)

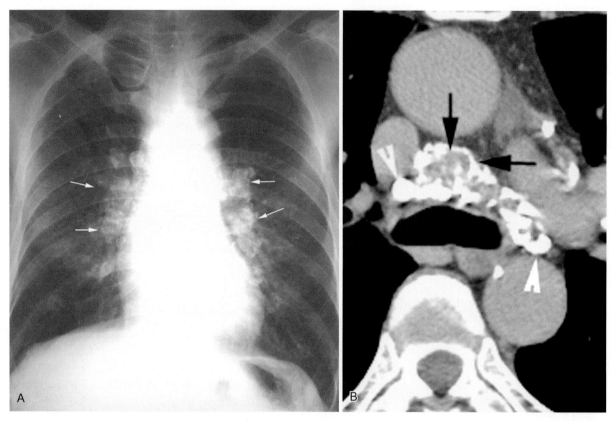

图77-8 纵隔淋巴结矽肺。一名78岁的隧道爆破工患矽肺及纵隔淋巴结钙化。A. 胸片示弥漫结节和肺门淋巴结典型的蛋壳样钙化(箭)。B.隆突水平螺旋CT放大(7.5 mm)图像显示纵隔淋巴结的蛋壳样(箭)且均匀钙化(箭头)。

癌,尤其是当其他肺部无明显并发的结节时。

约10%~20%的矿工可以发展成为典型的CWP,影像学特征包括肺下带不规则小病灶(网格状结构),肺容积减少,牵拉性支气管扩张和蜂窝样改变,类似石棉肺的表现。这种形式的CWP,单纯CWP的典型的小圆形病灶可不共存于其他肺。进展为这种形式肺纤维化的煤矿工人癌的发病率高于病灶为单纯的小圆形型的CWP。这些不规则病灶也倾向于对应比胸片上结节密度增加更大的肺损伤。甚至患者病灶大/PMF测量小于5 cm(即A型)通常也无临床症状。

(二)CT 用胸片评价肺部弥漫性疾病的肺变化有局限性。Epler和同事的一项研究阐明了这些局限性,他们进行了一项研究,以确定慢性弥漫性浸润性肺部疾病放射线摄影上表现正常的概率。在活检证实的458例慢性间质性肺病中,10%例胸片正常。为了进一步证实胸片在评价弥漫性肺部疾病中的相对误判,Kipen和同事评估了组织学证实的138例肺实质纤维化的尸检标本,这些患者为死于肺癌的加工绝缘材料的工人。25例没有肺实质纤维化的(18%)

放射线摄影证据。在低分类结节密度的轻微疾病中,低估疾病、漏诊和观片者之间的误差常见。

直到最近,国际劳工组织影像学分类是用于尘肺分级的唯一分类系统。在评价肺间质和实质疾病方面CT,特别是高分辨率CT,优于胸片已得到了很好的证明。因为高分辨率CT被认为在轻微矽肺和煤工肺,如与结节和肺气肿的早期融合的成像和诊断上优于胸片,所以有必要有一个用英语表达的,标准化的,可重复的,且国际公认的类似于国际劳工组织胸片分类的尘肺CT分类系统。在一项多中心研究中,国际专家小组应用环境与职业病放射诊断学任务组开发的编码表来表述肺部CT表现。这个编码表是职业和环境相关疾病肺实质和胸腔异常CT表现的描述分类。这个系统,不仅描述了每个肺区和胸膜的每个异常,而且描述了矽结节、PMF、弥漫性间质纤维化(即,网格状病灶和磨玻璃影)的严重程度和分布范围,而且在参考图像的基础上量化了肺气肿。建立一个可重复的CT分类系统将会使CT评价尘肺异常的报告和描述标准化。

在多层螺旋CT出现之前,CT评价矽肺使用常规或螺旋CT扫描,包括连续7 mm或10 mm层厚扫描附以1~2 mm准直的高分辨率CT。与胸片相比,这些CT技术可更清晰地显示结节、胸膜钙化和结节聚集。由于病变重叠,7 mm或10 mm常规或螺旋CT断层被认为是识别聚集在血管结构周围微小结节的最佳技术,而高分辨率CT在显示小于1.5 mm低密度小结节时优于更厚层厚的常规或螺旋CT,由于部分容积效应用常规或螺旋CT技术可使小结节变得模糊不清。

Begin和同事研究了暴露在矿山和铸造厂矽尘中的49名患者。所有49人ILO胸片分数均为0或1。49名患者中,32例胸片正常,6被归类为胸片不确定,13胸片有异常。32例胸片正常的患者身上,41%被证实在CT或高分辨率CT上显示有矽肺,另外10%只在高分辨率CT扫描上诊断有矽肺。在包括76名矽肺男性患者的研究中,Ooi和同事确定26名在胸片上有单纯矽肺;其余50人有PMF的影像学证据。有单纯矽肺放射性摄影证据的26名男性患者,10(38.5%)被发现有早期大于1.5 cm的融合结节,表示CT上的PMF。在Begin和同事的另外一项研究中,类似比例(40%)的工人CT上诊断有PMF。

Gevenois和同事研究了40名煤矿工人的肺,厚层CT及高分辨率CT未见尘肺的影像学证据(GLO结节密度积分<1/0)。他们指出技术联合应用检测肺结节优于任何一个单一技术。40名胸片确定无尘肺的矿工中,技术联合应用检测到16人(40%)确认有微结节。联合应用CT技术最有效地显示了矽肺特征和疾病程度并且一些学者在尘肺的研究中已经对此进行了广泛的评估。随着多层螺旋CT的出现,现在有可能利用采集到的数据回顾性重建任何厚度和算法的图像,这对评价矽肺患者的肺部是必要的(图77-9)。

在CT和高分辨率CT上,矽结节边界清楚,大小为2~5 mm,并且发现主要集中在小叶中心和胸膜下(图77-9)。通常为弥漫性和双侧后部为主,在更轻微的病例,结节可局限在肺上叶并且肺下区少见。矽肺和煤工尘肺是不同的疾病,吸入不同的无机粉尘造成不同的组织学特征。这两种疾病的胸片和高分辨率CT表现很相似,无论如何往往难以区分。单纯CWP结节类似于在矽肺上见到的结节而且很小且以肺上叶分布为主。高分辨率CT上,CWP中"P"表示的病变表现为小分支线样或边界模糊的点状密度(图77-10)。在某些病例,可见有点状中心的小低密度的区。这些区被认为代表呼吸性细支气管周

围的不规则纤维化或扩张呼吸性细支气管的尘斑。病变分类为"Q"和"R"类型,有明显局限性、圆形或收缩性结节。胸膜下微结节是常见表现并且可能伴有纤维化导致的脏层胸膜的局部增厚。当这些胸膜下结节融合成高密度线性区时,就会形成假斑。

团状肿块或PMF表现为肿块样实变,通常边界不清楚且伴有邻近瘢痕旁型肺气肿和肺实质结构紊乱扭曲。(图77-11~图77-4)。PMF病变通常见于上叶和下叶尖段和背段。PMF病灶空洞的发生是由于缺血性坏死或结核感染(图77-12)。当存在钙化时,钙化可能是点状、曲线状或块状(图77-11)而且在一项有关喷砂工人的研究中报到有72%存在钙化。靠近气肿性肺区的PMF病灶光滑,边界锐利,侧位看偏平,有助于鉴别PMF和肺癌,肺癌通常为圆形和不规则形。

与CWP患者比,矽肺患者的瘢痕旁型肺气肿(图77-11)更突出。在55例"P"型尘肺患者的高分辨率CT扫描回顾中,Akira和同事发现中心为点状的小叶内低密度区,这对应于沿呼吸性细支气管及其周围的不规则纤维化和两具尸体标本内的小叶中央型肺气肿。尽管如此,矽肺中发现的小叶中央型的肺气肿是否是由于二氧化硅粉尘本身,暴露于其他粉尘如煤、石棉,或伴随着吸烟还有争论。有些研究报道矽肺中肺气肿发生与吸烟无关,而其他研究者相信没有PMF矽肺本身不会促进肺气肿的发生。

肺门和纵隔淋巴结通常肿大而且可出现钙化。Ooi和同事通过回顾41名矽肺男性患者CT扫描,分析了纵隔六组淋巴结的分布和钙化模式。所有的患者有至少2组淋巴结肿大,近50%的淋巴结组可见钙化。三分之一淋巴结组可见高密度的淋巴结,最常见于隆突下。钙化的主要类型是均匀致密的钙化淋巴结(53.4%)(图77-13),其次是斑点状钙化(26.4%),中央、偏心和蛋壳样钙化(图77-8)罕见(分别是4.3%、7.7%和5.2%)。

硅蛋白沉积症的高分辨率CT表现只是偶尔在个案报道有描述。主要表现包括弥漫性磨玻璃影,与特发性肺泡蛋白沉积症中见到的病变类似(图77-6)。其他常见表现包括:叠加在磨玻璃影上的光滑线性病变("碎石路"模式),边界不清的结节及下叶背侧实变。小叶中心结节与周围实变的病理基础尚未查明,虽然磨玻璃影已被归因于过量的肺泡表面活性蛋白的积累。

在CT上,类风湿尘肺结节边界清晰且可出现空洞和钙化。然而,区分类风湿性尘肺的矽肺型结节与

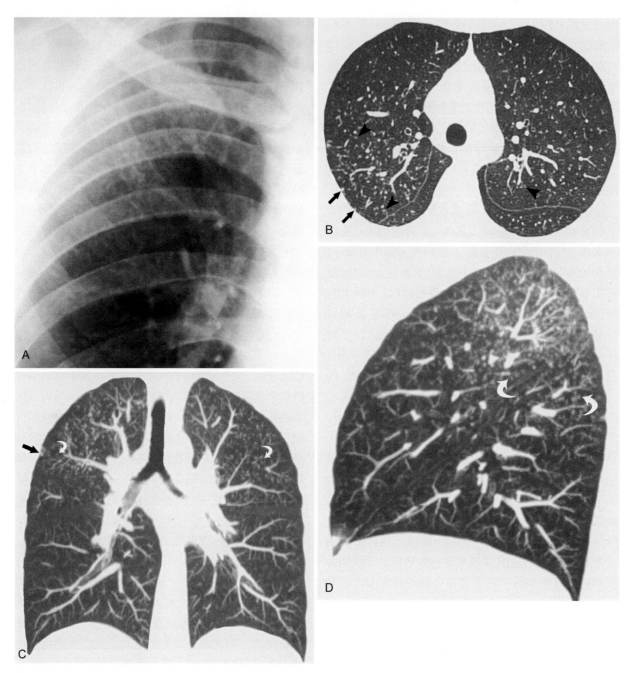

图77-9 矽肺。A. 右肺上叶后前位胸片显示小结节。B. 高分辨率CT扫描显示边界清晰小结节，主要位于肺上叶背侧一半部分。一些结节可见分布于胸膜下（箭）和小叶中心（箭头）。C. 冠状面最大强度投影图像更好地显示结节和以小叶中心为主的（弯箭）分布。还需注意胸膜下有很少几个结节（直箭）。D. 矢状面最大强度投影图像显示结节以肺背侧区和小叶中心分布（箭）为主。（病例鸣谢 *Dr. Ericson Bagatin, Area of Occupational Health, State University of Campinas (UNICAMP), Campinas, Sao Paulo, Brazil.*）

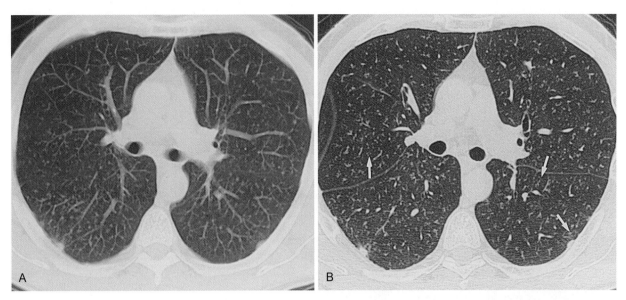

图77-10 煤工肺。厚层CT和高分辨率CT表现。A. 一个10 mm准直CT扫描显示双肺小结节。胸膜斑的胸膜下结节明显位于后部。B. 高分辨率CT扫描,结节与血管更难区分。结节和分支样病变呈小叶中心分布(箭)。胸膜下假斑在高分辨率CT图像上显示更清晰。(鸣谢 *Dr. Martine Remy-Jardin, Centre Hospitalier Regional et Universitaire de Lille, Lille, France; from Müller NL, Fraser RS, Colman NC, et al. Radiologic Diagnosis of Diseases of the Chest. Philadelphia, Saunders, 2001.*)

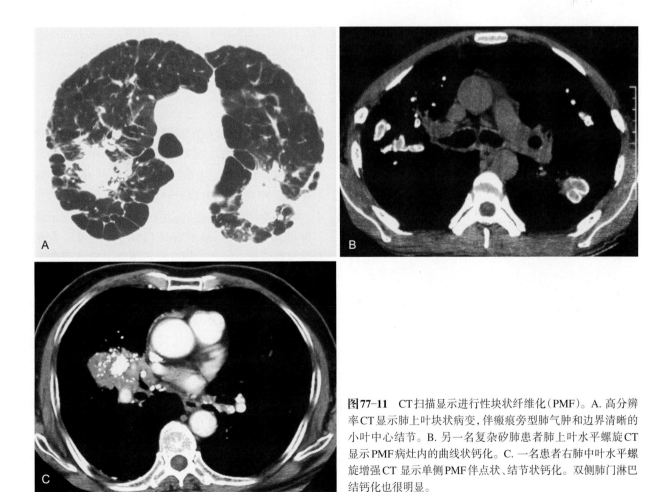

图77-11 CT扫描显示进行性块状纤维化(PMF)。A. 高分辨率CT显示肺上叶块状病变,伴瘢痕旁型肺气肿和边界清晰的小叶中心结节。B. 另一名复杂矽肺患者肺上叶水平螺旋CT显示PMF病灶内的曲线状钙化。C. 一名患者右肺中叶水平螺旋增强CT显示单侧PMF伴点状、结节状钙化。双侧肺门淋巴结钙化也很明显。

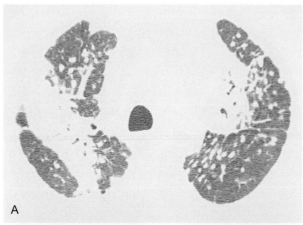

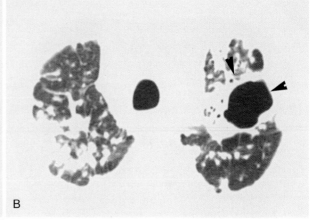

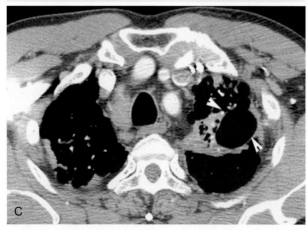

图77-12 复杂矽肺患者的矽肺结核。A. 肺上叶水平高分辨率CT扫描显示双侧肺肿块,这与小矽结节中的进行性块状纤维化相吻合。随访高分辨率CT扫描肺窗(B)和标准窗(C)显示左侧进行性块状纤维化病变内有空洞(箭头)。

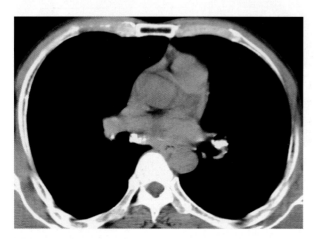

图77-13 矽肺明显的淋巴结钙化。CT扫描显示明显的钙化淋巴结。

其他原因矽结节是不可能的。

（三）MRI　MRI在尘肺的应用还没有被广泛地研究。Matsumoto和他的同事们评价了17名患者的34个PMF病灶的MRI表现,其中11名患矽肺结核。他们把T1加权、T2加权图像信号强度和强化模式进行了分类。PMF病灶最常见的信号变化相对于骨骼肌(70%)T1加权图像呈等信号且(68%)在T2加权图像呈低信号。在41%的病变,PMF病灶内可见局灶性高信号区,这相当于CT上的低密度区,提示坏死。略超过一半(53%)的病例表现为边缘强化。学者推测前面描述的边缘强化是由于继发于肺气肿的肺泡塌陷。34个PMF病灶中只有2个表现为弥漫性强化;剩余的病变没有强化。没有强化被认为反映了矽肺中PMF病变透明胶原组织乏血管的自然特性。

在一项包括12名煤工肺患者的18个 PMF病灶的独立研究中,评价了强化模式,强化时间曲线,和对比剂浓度(mmol/ L),除了两个病灶,其余均显示明显强化。钆二乙三胺五乙酸注射后时间强化曲线表现为明显的渐进式强化,3分钟达到最高强化程度,然后是平台直到15分钟。与其他炎性/纤维性肿块表现为快进快出的强化相比,PMF病变这种渐进和持续强化不常见。学者们推测PMF周围扭曲和细小的动脉及伴血栓形成的肺静脉内膜纤维化可能会影响病灶的血流动力学。PMF强化不会发生快速变化。在同一研究中,大多数PMF病灶(78 %)

T1加权图像呈高信号并且T2加权图像上呈与充气肺实质难以区分的均匀一致的低信号。这项研究与Matsumoto和同事研究中的信号特征有差异,特别是T1加权图像上,可能是由于矿物粉尘这个因素,如煤、硅石和其他粉尘,CWP中的PMF缩短质子T1弛豫时间,因此CWP中的PMF病灶T1加权图像呈高信号。

PMF患者肺癌的MRI特征已被描述,以区分纤维肿块的高信号,纤维肿块在T1加权和T2加权图像上表现为低信号区。MRI,尤其是增强MRI,可对鉴别肺癌与PMF病变中的纤维组织有作用。MRI其他应用包括用肺MRA与MRI肺灌流显示矽肺累及中央血管的并发症,如肺动脉狭窄有作用。

（四）正电子发射计算机断层显像/计算机断层扫描 PET-CT在矽肺中的应用还未进行认真的评价,但是,矽肺中PMF病灶和纵隔及肺门肿大淋巴结摄取量增加(图77-14)。在矽肺患者合并出现肺癌的临床背景下,可能会导致假阳性的诊断结果。已确诊的肺癌患者矽病纵隔淋巴结摄取量增加已有报道,同时伴肿瘤分期假升级。然而,Bandoh和同事已记录了PET在确认起源于PMF病变中肺癌的作用。在他们的病例中,肺癌被视为一个PMF病灶中没有钙化的软组织肿块,表现为相对于剩下的PMF病灶氟脱氧葡萄糖(FDG)活性增加。新的PET示踪剂,类脯氨酸氟化物,[18]氟左旋脯氨酸,被实验测试PET在检测和评估吸入结晶硅的实验兔肺反应中具有潜在作用。与对照组相比,矽肺动物肺部摄取增加明显。

（五）影像检查选择 胸片提供了一个快速而容易诊断矽肺和煤工尘肺的方法,应为首选检查方法。然而,胸片对检测早期矽肺和煤工肺的小结节及少量肺气肿不敏感的。在这些情况下,应进行胸部CT扫描。因为病变叠加,7 mm或10 mm普通或螺旋CT断层被推荐为识别微结节最好的技术,而高分辨率CT在显示小于1.5 mm低密度小结节时优于较大层厚的常规或螺旋CT,这是因为部分容积效应用常规或螺旋CT技术可使小结节变得模糊不清。利用多层螺旋CT,可利用采集到的数据重建5~10 mm的连续断层图像及高分辨率CT图像。

MRI,特别是增强MRI,可对肺癌与PMF病灶中纤维组织的鉴别有潜在的作用。磁共振血管造影和MRI肺灌注成像是其他可用于显示并发症的MRI技术,如肺动脉狭窄。

PET-CT在矽肺和煤工肺的临床作用还不清楚。PET-CT可能有助于鉴别PMF与肺癌及已知矽肺和煤工肺患者临床确诊肺癌的分期。

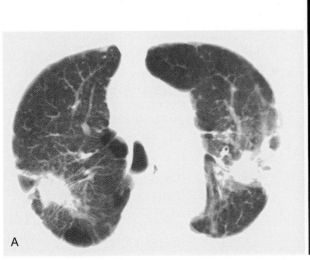
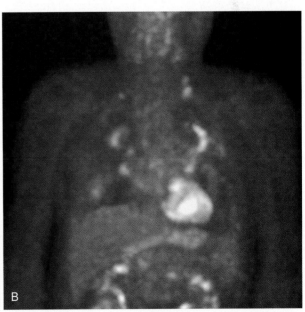

图77-14 复杂矽肺和PET-CT。复杂矽肺显示在FDG-PET扫描上摄取量增加。A. 肺上叶水平螺旋CT扫描显示双侧进展性肿块状纤维化(PMF)伴周围很少矽结节。右肺下叶(未显示)也出现进一步结节融合。B. FDG-PET最大密度投影图像显示双肺上叶和PMF病灶摄取量增加,右肺下叶摄取较少。肺上叶病变摄取与肺癌摄取难以区分。双侧肺门和左锁骨上淋巴结摄取量也有增加。

典型征象

矽肺

- 边界清楚的小叶中心和胸膜下结节
- 病变以肺后部和上叶为主,呈弥漫分布
- PMF见于肺上叶尖段和后段及肺下叶背段
- 肺门和纵隔淋巴结肿大
- CT常见淋巴结钙化 (50%)

煤尘肺

- 小结节灶
- 边界模糊
- 病变以肺上叶为主,呈弥漫分布
- 淋巴结钙化
- 纵隔和肺门淋巴结肿大
- 邻近胸膜脏层的胸膜下结节 (假斑)

六、鉴别诊断

胸片及CT的鉴别诊断结果如下。

双侧肺门和纵隔淋巴结肿大的鉴别诊断包括:

- 原发性肺结核
- 结节病
- 真菌感染,如组织胞浆菌病、球孢子菌病
- 淋巴瘤
- 淋巴结转移

多个肺结节的鉴别诊断包括:

- 结节病
- 真菌感染
- 粟粒性肺结核
- 单纯矽肺
- 单纯煤工肺
- 混合性尘肺

PMF的鉴别诊断包括:

- 复杂矽肺
- 复杂CWP
- 结节病
- 滑石病

急性硅蛋白沉积症鉴别诊断包括:

- 肺泡蛋白沉积症
- 肺水肿
- 急性间质性肺炎

医生须知

- 胸片是疑似或确诊矽肺和煤尘肺患者首次评估和随访的首选检查方法
- CT对检测早期矽肺和煤尘肺,肺气肿和结节聚集 (早期PMF) 优于平片
- CT有助于评估矽肺和煤尘肺及疑似肺部并发症,如肺结核或肺癌
- PET/CT 可能有助于评估矽肺并发症
- PET/CT 在 PMF 患者身上可能有假阳性结果

要点

- 矽肺和煤尘肺是持续暴露于二氧化硅和煤尘引起的职业性肺病
- 影像表现包括弥漫小叶中心及胸膜下结节,可钙化及可融合成大块纤维化(PMF)
- 肺气肿通常是由于吸烟,但可见于非吸烟PMF患者
- 肺功能损害与结节、PMF、肺气肿程度有关
- 矽肺和煤尘肺并发症包括结缔组织病、Caplan综合征、肺腺癌、肺动脉高压、右心衰竭、肺结核

第78章

石棉相关疾病

C. Isabela S. Silva and Nestor L. Müller

一、病因学

石棉是一个通用术语,指一类能分离出纤维镁硅酸盐矿物质。纤维耐热、耐酸,因而得名石棉,这是来自希腊的意义不可熄灭的(α-,"不"和石棉,"熄灭")。由于石棉不易燃,有很大的拉伸强度,经久耐用,它已被广泛用于绝缘材料、刹车垫和衬垫、地砖、电气布线、油漆和水泥。

根据矿物特性石棉主要分为两组:蛇纹石,其中唯一有重要商业价值的是温石棉(白石棉);角闪石,其中包括铁(棕石棉)、青石棉(蓝石棉)和透闪石(温石棉的一种常见污染物)。温石棉纤维通常是弯曲的,而角闪石是直的。这些物理特性及化学差异决定了石棉的不同用途及其致病能力。温石棉比角闪石更容易从肺中清除,致纤维化和致癌潜力更弱,而且是仍被广泛使用的唯一的石棉纤维类型。目前的产品主要有水泥,摩擦材料和塑料。

二、发病率及流行病学

石棉在20世纪被广泛使用,导致石棉相关疾病的流行,尽管其重要危害被证实,特别是20世纪70年代和80年代角闪石石棉纤维(石棉和铁石棉)重要危害被证实后,其使用大大减少,但石棉相关疾病的流行一直持续到21世纪。虽然许多西方国家已禁止使用石棉,但是石棉相关肺及胸膜并发症的发病率一直在增加。例如,在美国和欧洲的调查已显示20世纪70年代初至2000年之间石棉相关胸膜并发症的发病率增加了一倍,包括间皮瘤。类似的,鉴于1968年至2000年其他尘肺的死亡率下降,石棉肺的死亡率稳步增长,并且石棉肺现在是最常见的有死亡证明记录

的尘肺。据估计,在美国800万~900万人有石棉职业暴露史并且最终会导致300 000人死亡。这些并发症仍有发生,因为初次石棉暴露与石棉暴露后的生物学效应的时间间隔是可变的,有些病例大约1年出现胸腔积液到超过40年才出现间皮瘤。

西方见到的石棉相关疾病有四个主要方面:历史遗留的影响老年工人的石棉暴露;目前从事管理现存石棉危害,如建筑和设施维护的职业风险;去除绝缘材料和其他含石棉产品的石棉操作;翻新和拆毁含石棉结构的影响。

今天在美国北部大多数石棉存在于建筑和机械的绝缘材料及老产品,如电器中。今天在美国可能包含石棉的新产品包括摩擦表面(刹车片)、屋面材料、乙烯基瓷砖与进口水泥管道和护墙板。据估计,目前石棉对大约1 300 000美国建筑行业工人及从事建筑和设备维护的工人仍然是危害。在继续使用石棉的国家,如发展中国家及亚洲正在快速工业化的国家,石棉暴露的风险相当高。目前只有俄罗斯和中国开采石棉矿,主要用于当地,并且加拿大在魁北克的大部分产品出口到亚洲和非洲。

三、临床表现

大多数石棉相关胸膜肺病患者无临床症状。石棉肺,慢性气通阻塞或弥漫性胸膜纤维化患者可能出现气短。石棉肺呼吸困难的发病通常是潜伏的,开始为活动性呼吸困难。石棉肺相关的呼吸困难通常是渐进性的,即使没有持续粉尘接触也可发生。石棉肺患者出现气短的时间很少短于初次接触后20~30年,也常见干咳。胸膜炎性胸痛可并发于良性石棉性积

要点：石棉

- 一类能分离出纤维镁硅酸盐矿物
- 两种主要类型：
  - 角闪石（高度致癌和不再使用）
  - 蛇纹石，主要是温石棉，潜在致癌性更低且在许多国家仍然被广泛使用
- 用途：制造石棉水泥、砖、保温、刹车片
- 出现并发症的潜伏期：从1~40年以上
- 西方石棉相关疾病的四个主要方面
  - 历史遗留的影响老年工人的石棉暴露
  - 从事现存的石棉危害的工人，如建筑和设施维护
  - 石棉消减操作，例如去除绝缘材料
  - 翻新和拆毁含石棉的结构

液或间皮瘤。良性石棉性积液量通常少于500 ml，通常是浆液性的，并且可持续2周~6个月。15%~30%的病例可复发。胸腔积液或弥漫性胸膜增厚将会增加间皮瘤发病的可能性。

四、病理生理学

石棉相关肺病的发病机制十分复杂且未明确。吸入纤维的数量、大小和化学成分都会致纤维化和致癌产生影响；长时间持久而细小的纤维（角闪石）是最重要致病因素。宿主相关因素，包括肺组织清除能力、免疫状态和接触其他有害物质如香烟烟雾，对于决定吸入纤维的反应和严重程度也很重要。

石棉纤维沉积于气道分叉及呼吸性细支气管和肺泡。它们迁徙到间质，部分可通过影型肺泡上皮细胞摄入。一旦他们到达间质，石棉纤维导致肺泡巨噬细胞起主导作用的肺泡炎，炎症位于周围间质，随后延伸到邻近肺泡组织的呼吸性细支气管而致纤维化。石棉肺常并发于长时间暴露，通常超过10~20年，且纤维化程度是剂量依赖性的。石棉纤维沿淋巴管或直接渗透到胸膜表面导致胸膜炎症和纤维化。

（一）病理学特征

1. 石棉相关肺部异常

（1）石棉肺：与石棉接触相关的最早肺部异常包括呼吸性细支气管管壁纤维化（图78-1）。然而，这一过程与肺实质纤维化的发病机制不同，且可见于石棉外矿物粉尘暴露史的患者。把支气管周围纤维化

理解为一种独立于石棉肺的气道疾病可能更好。石棉肺的定义是吸入过量石棉纤维造成的弥漫性肺间质纤维化。间质纤维化主要累及肺野下区；最严重的病变一般见于最接近胸膜处，肺的中心部分相对稀疏。镜下表现从间质胶原略有增加到正常肺结构闭塞和厚纤维带形成及蜂窝肺改变不等。石棉肺的镜下诊断基于两种表现：弥漫性间质纤维化，见于进展期病例，与普通间质性肺炎（特发性肺纤维化）见到的相同；石棉小体，肺部铁蛋白包裹的石棉纤维（图78-2和图78-3）。石棉肺的发展需要大量接触石棉，因此主要见于石棉矿工和铣工、石棉纺织工人、石棉绝缘体行业工人。邻近脏层胸膜纤维化常见且常伴部分胸膜粘连。

（2）球形肺不张：球形肺不张也被称为折叠肺，由外周塌陷的肺实质构成的或多或少呈球形的病灶组成。上覆胸膜总是呈纤维化改变且表现为1 mm~3 cm长的内陷到邻近肺的一个或多个病变。虽然球形肺不张不仅仅与石棉相关，但是大多数病例与之相关。据研究病变继发于增厚的脏层胸膜内折叠伴包裹于其内的肺实质不张。球形肺不张可多发或双侧。

（3）肺癌：石棉暴露与肺癌的风险增加有关，且这种风险在吸烟者中明显增加。角闪石，特别是青角闪石，在诱导肺癌方面比温石棉危害性更大（危害性大10~50倍）。商业温石棉的致肺癌风险据信主要取决于透闪石的不同含量。癌变的机制还不清楚。潜伏期可变。某些病例发生在暴露后不到10年之内，但大多病例发生的更晚。在一项包括3 383名石棉作业工人的研究中，63名（1.9%）患肺癌；发展为癌的平均潜伏期为45.8 ± 9.4年，患者的平均年龄为67.6 ± 8.4年。石棉相关的癌症可以发生在肺的任何部位且可以是任何细胞类型。回顾1980~2000年间20年的肺癌死亡率，据估计，在英国石棉相关肺癌可占到男性所有肺癌死亡病例的2%~3%，并且石棉相关肺癌的死亡人数是间皮瘤死亡人数的2/3~1。

虽然石棉暴露与肺癌发病率增加有关已明确，但是石棉相关肺癌是否仅仅在存在肺纤维化时才增加这是有争议的。在一项包括1 596名有胸膜斑影像学证据的男性的研究中，那些有石棉肺影像学证据的男性的肺癌相对风险为2.3，那些没有石棉肺的男性的相对风险为1.415。在第二项研究中，学者们评估了108名肺癌患者癌起源的肺叶与石棉职业暴露史的关系。患右肺下叶肿瘤的患者石棉暴露更常见，即使在排除有间质纤维化组织学证据的患者（相

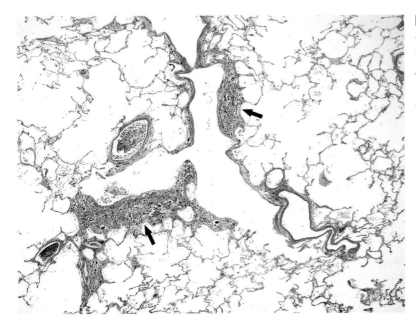

图78-1 石棉引起的细支气管周围纤维化。组织学标本显示支气管周围纤维化和色素沉着导致的气道壁增厚(箭)。(鸣谢 *Dr. Andrew Churg, Department of Pathology University of British Columbia, Vancover, Canada.*)

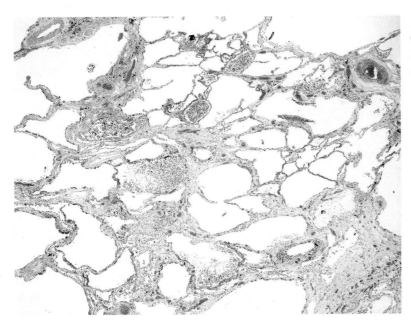

图78-2 石棉肺。低倍镜显示弥漫性纤维化。(鸣谢 *Dr. Andrew Churg, Department of Pathology, University of British Columbia, Vancouver, Canada.*)

对风险=2.4)后也如此。然而,其他几项研究发现肺癌发病率只在石棉肺患者有显著增加。例如,在一项研究中,学者们观察了两个石棉水泥厂839名工人14年。无影像学异常的工人标准化死亡率比为1.05,国际劳工组织病灶密度计数0/1的工人标准化死亡率比为1.78,病灶密度计数1/0的工人标准化死亡率比为4.33。最近学者们回顾了多个评价石棉在有及没有肺部纤维化患者中的致癌作用的流行病学研究,结论是证据不确凿而且石棉相关肺癌是否仅仅在存在肺纤维化的男性中才增加这个问题流行病学可能不能回答。学者们强调这些结果不应影响补偿,因为轻度

石棉肺在胸片上通常被漏诊了。

2. 石棉相关的胸腔异常

(1)胸膜斑:胸膜斑是石棉相关胸膜肺病最常见的形式。它们通常首次见于石棉暴露后20~30年。胸膜斑由边界清晰珍珠白色的坚硬纤维组织组成,通常2~5 mm厚且直径长达10 cm。胸膜斑厚度的主要决定因素是从首次暴露以来的持续时间。斑块可能表面光滑或细或粗的结节且可为圆形、椭圆形或不规则形状。组织学检查显示典型的斑块由编篮模式的浓密的、几乎无细胞的胶原组成(图78-4)。胸膜斑通常局限于壁层胸膜,虽然它们可偶尔见于叶间裂。

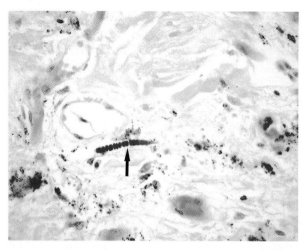

图78-3 石棉小体。图78-1相同病例的病理标本显示了石棉小体典型的串珠样外观和金色(箭)。(鸣谢 Dr. Andrew Churg, Department of Pathology, University of British Columbia, Vancouver, Canada.)

图78-4 胸膜斑。组织学标本显示无细胞胶原和编篮模式的胸膜斑特征。(鸣谢 Dr. Andrew Churg, Department of Pathology, University of British Columbia, Vancouver, Canada.)

大约10%~15%的胸膜斑有钙化。明显钙化很少出现于首次石棉暴露后间隔少于30年的工人身上。钙化可是点状、线性或融合而成。

(2)弥漫性胸膜增厚:弥漫性胸膜增厚在一部分脏层胸膜连续延伸,因此与局限性肺尖胸膜斑表现完全不同。它可广泛并且覆盖全肺并可导致肺叶间裂消失;它的厚度范围从小于1 mm至高达1 cm或更厚。壁层胸膜粘连常见。增厚可能会延伸几毫米而到达肺实质和小叶间隔。这些特点不等同于石棉肺。弥漫性胸膜增厚见于9%~22%石棉作业的有胸膜疾病的工人。弥漫性胸膜增厚的概率随首次石棉暴露后间隔时间的增加而增加,并与剂量相关。弥漫性胸膜增厚常出现于良性石棉相关的胸腔积液后。不常见的是,它可能是间质纤维化牵引脏层胸膜造成的,与石棉纤维胸腔迁移相吻合。局限性(胸膜斑)和弥漫性胸膜增厚可出现在同一侧胸腔。

(3)胸腔积液:虽然只有小部分暴露于石棉的人出现良性胸腔积液,但这是石棉暴露后前20年最常见的石棉相关异常。积液是渗出性且常是血性的。积液可早在石棉暴露后1年或略晚出现。在一项60名患者的73例良性石棉相关胸腔积液的回顾性研究中,从首次接触石棉起平均潜伏期为30年,范围1~58年。胸腔积液持续1~10个月,平均3个月。虽然通常无症状,但是石棉引起的急性胸腔积液也可是大量的,伴有发烧和严重的胸痛。他们可持续数月,单侧或不常见的双侧,且在同侧或对侧复发。在一项1 135名石棉暴露工人的回顾性研究中,34(3%)出现

良性胸腔积液。患病率与剂量相关,范围从暴露于环境的个体的0.2%到重职业暴露患者的7%。大多数积液是少量的;29%复发且66%无症状。数年后可见到胸腔积液的迹象,表现为肋膈角变钝或弥漫性胸膜增厚。急性胸膜炎为多数病例弥漫性胸膜增厚的原因。在一项包括20以往患胸腔积液的石棉暴露工人的研究中,胸片显示16例(80%)有弥漫性胸膜增厚。在另一项185名患弥漫性胸膜增厚的石棉作业工人的回顾性研究中,31%的病例胸膜增厚是良性石棉积液的后遗症。

(4)间皮瘤:石棉暴露和恶性间皮瘤发病相关性强,多数间皮瘤病例与石棉暴露有关。接触角闪石,特别是与青(蓝石棉),比接触温石棉(白石棉)患间皮瘤的风险要大得多。虽然最初认为,暴露于温石棉患间皮瘤的风险是由于角闪石污染的原因,现在有证据表明温石棉本身也可引起恶性间皮瘤,虽然风险比角闪石低得多。间皮瘤主要发生于三组石棉暴露个体人群:在采矿或洗矿中暴露于石棉的工人;在石棉制品的制造和使用中暴露于石棉的工人,如电工、木匠和石棉绝缘制品的安装;那些在不知不觉中偶然暴露于石棉的人。在工业化国家,最后一组石棉暴露个体人群占现有恶性间皮瘤病例的20%~30%。

间皮瘤的发病率在上个30年有明显增加,在工业化国家男性间皮瘤现在同肝癌、骨恶性肿瘤及膀胱癌一样常见。因为潜伏期长,所以在下一个十年间皮瘤的发病率预计将继续增加。在第一次暴露于

石棉后的第一个10~15年，患间皮瘤的风险几乎为零，但在此之后的整个生存期患间皮瘤的风险逐步增加。在一项包括3 383名石棉作业工人的研究中，80名（2.3%）患间皮瘤；患间皮瘤的平均潜伏期为46.5 ± 12.1年，患者的平均年龄为66.9 ± 11.3年。虽然石棉在间皮瘤发展中的作用已被广泛研究并且关于石棉如何可导致恶性疾病的发生已经提出了几种解释，但是间皮瘤的发病机制仍然不清楚。

（二）肺功能检测 石棉肺患者可表现为肺功能受限，限制和阻塞混合性肺功能紊乱或仅仅有气流阻塞。当表现为肺功能受限时，总肺量、肺活量、残气量、弥散能力下降，但保持良好的通气功能。然而，许多患者，表现出一定程度的气道阻塞，这是由于石棉诱导的细支气管纤维化。此外，大约50%患早期石棉肺的工人CT检查有明显肺气肿，这是未患早期石棉肺工人人数的两倍。

石棉暴露工人的肺功能受限可能是由于石棉肺或石棉相关的胸腔疾病。存在弥漫性胸膜增厚患者比只有胸膜斑的患者肺功能受限（如肺活量下降）明显增多。这种影响与影像学上胸膜增厚范围无关；胸膜增原仅表现为肋膈角变钝与胸膜广泛增厚相似，肺活量减少相似。

五、影像学表现

（一）胸片

1. 尘肺胸片国际分类的解读 胸片检查是检测石棉相关胸腔和肺实质异常并评估其疾病进展的重要工具。为了在流行病学研究应用胸部X线检查，遵循一个可接受的受累程度分类及应用标准命名是必不可少的。最广泛使用的模式是国际劳工组织（ILO）国际尘肺胸片分类。这种分类的目的是以一个简单而可重复的方式将尘肺相关的胸片变化总结为具有法律效力的条例，这样国际尘肺统计相似性就具有了一定的有效性。因为该分类使用的胸片描述和这本书中普遍使用的描述有些不同，一个石棉接触工人放胸片相关解读的简短总结条款如下。

（1）小圆形病灶：这些病灶表现为边界清楚的结节，直径范围从勉强可见到10 mm。根据直径范围将主要病灶细分三类，分别符合P、Q、R。P，可达1.5 mm；Q，1.5~3 mm；R，3~10 mm。

（2）小不规则病灶：这个术语用来描述一个模式，这种模式在这本书中其他地方被称为线状或网状，换句话说是一种网状模式。虽然根据这些病灶自然特征建立定量这些病灶大小的标准比建立圆形病灶标准困难得多，但是已建立三个分类标准；S，宽达1.5 mm；T，宽度超过1.5~3.0 mm；U，宽度超过3~10 mm。

为了记录病灶形状和大小，必须使用两个字母。如果胸片的读片者认为所有或几乎所有的病灶都是一个形状和大小，需要注意记录两次符号，用斜线分开（例如，Q/Q）。如果对另一个形状和尺寸做出正确评价，就用第二个字母记录（例如，Q/F）。Q/T意味着主要的小病灶是圆的且大小为Q，但此外还有相当一部分不规则的小病灶大小为T。用这种方式，可记录任何小病灶组合。

（3）病灶数量密度：这个术语是指肺每单位面积或区域小病灶的数量。有四个基本类别：0类，没有小病灶或数量密度小于1类；1类，小病灶确实存在但很少（正常肺纹理通常是可见的）；2类，无数小病灶（正常肺纹理通常部分模糊）；3类，非常多的小病灶（正常肺纹理通常完全模糊）。这些类别可以进一步细分为12级来描述一个从完全正常到最晚期类别或级别的连续变化；0/0 0/1；1/0 1/1 1/2；2/1 2/2 2/3；3/2 3/3 3/+。当采用该分类级别时，胸片首先被分为四个类别，0、1、2、3。如果在分级过程中认为高一级或低一级是一个要认真考虑的选择，就记录下来（例如，认为X线片上病灶数量密度是2类，但是1类是要认真考虑的选择，就分级为2/1）。如果没有要认真考虑的选择（即，病灶数量密度明确是2类），就分级2/2。0类也有可能细分。如果没有特别明显的小病灶，病灶数量密度应被记录为0/。不吸烟的健康青少年可看到这样一个分类。ILO标准片是评价病灶数量密度最后的依据，可优先于任何有关病灶数量密度的词语描述。如果一幅X线片在类别和病灶类型上类似于1类ILO标准片，这幅X线就分级为1类。因此，在读X线片时应始终与ILO标准片一起阅读。

（4）其他表现：评价胸膜异常的位置、宽度、范围及钙化程度。最后，胸片的其他异常特征可见于QLO 2002。ILO国际尘肺胸片分类使用指导方针对所有这些异常进行了很好的说明和描述。

几乎毫无疑问的是在发现疾病和避免过度解读方面专家读片好于非专家读片。然而，在任何给定的个体用胸片作为尘肺的确诊断工具时，受限于相当一部分没有暴露史的工作人员，而有足够确诊的小病灶，同时读片者与非读片者之间也存在分歧。

2. 石棉相关肺异常

（1）石棉肺：石棉肺最初的胸片表现包括双侧肺

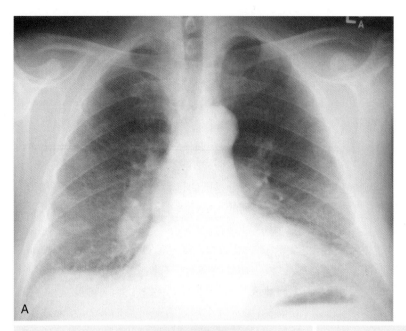

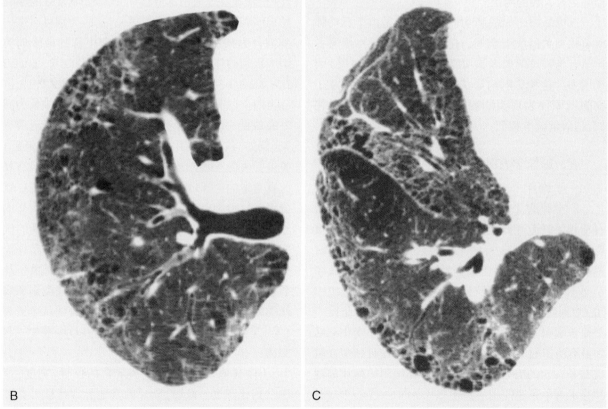

图78-5 石棉肺：胸片与CT表现。胸片（A）显示肺下叶为主的广泛的双侧网状和模糊密度增高影（磨玻璃影）。还应注意与肺动脉高压吻合的肺门肺动脉扩张。右肺高分辨率CT放大图像，右肺上叶支气管水平（B），右下肺静脉水平（C）和右肺基底段水平（D）。

下区小的不规则线状影（网格状模式，国际劳工组织的分类为S和T的病灶）。随着疾病的进展，病灶的分布和范围或数量密度增加并可能蔓延至中上肺区（图78-5）。右中叶、左肺上叶舌段的纤维化可造成心脏边缘模糊（"绒毛心征"）。虽然广泛纤维化过去常见，但是现在多数石棉肺患者只有轻度纤维化。在一项包括3 383名石棉作业工人的独立医疗评估研究中，多数患者（79%）国际劳工组织评分低于1/1。这

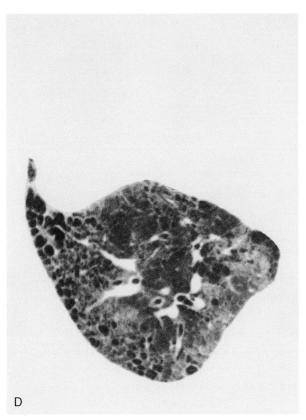

图78-5（续） B、C和D. 显示网格影，极少的磨玻璃影和蜂窝样改变，主要是在胸膜下和肺野下区。同时注意有肺气肿证据。患者为一名59岁男性行肺移植手术，并证实患晚期石棉肺。

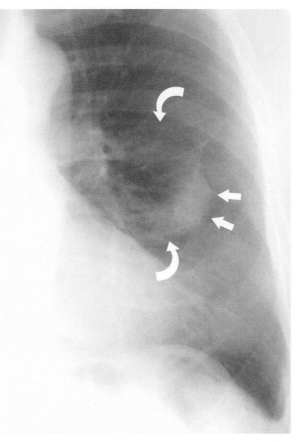

图78-6 球形肺不张：胸片特征。左肺后前位胸片放大图像显示出一个椭圆形病灶。病灶（直箭）内侧缘（毗邻肺侧）边界清晰，其外侧缘（毗邻胸膜）边界不清晰。肺血管（弯箭）可见向病灶弯曲（彗尾征）。患者为一名71岁男性患石棉伴胸膜斑和球形肺不张。

些个体患石棉相关疾病的潜伏期为40.5±10.3年，作为比较国际劳工组织评分更高的患者的潜伏期为5.8±9.5年。国际劳工组织得分高的个人在老人和吸烟者中也更多。

肺实质异常的范围（ILO病灶数量密度分类积分）与功能障碍，特别是弥散和通气能力的下降及死亡风险密切相关。在石棉暴露个体的胸片评价中，关键是将提示诊断但不是推定诊断（0/1）的放射线摄影片与推定诊断但不是明确诊断（1/0）的胸片区分开。通常区分点将认为石棉肺"阳性的"胸片（1/0或病灶数量密度评分更高）与认为石棉肺"阴性的"胸片（0/1或更少）区分开。

显示石棉肺特征性表现的胸片兼有石棉暴露史足以诊断石棉肺；不需要做进一步的影像学检查。然而，对轻度纤维化病例胸片敏感度和特异性有限。在一项病理证实的石棉肺个体的研究中，15%~20%个体没有肺实质纤维化的胸片证据。

（2）球形肺不张：球形肺不张的特征性胸片表现是圆形或椭圆形，胸膜为基底的病变伴肺体积减小及邻近肺血管和支气管弯向病灶边缘（"彗尾征"；图78-6）。病灶通常毗邻胸膜增厚或胸腔积液区，异常可发生于肺的任何部位，但最常见于中、下肺区（图78-6）。在74名患者的89例球形肺不张病例的回顾中，下叶受累33例（45%），舌受累33例（45%），中叶受累16例（22%），上叶受累7例（9%）。球形肺不张可发生于单侧或双侧且通常测量直径2~7 cm。

大部分球形肺不张病例与石棉暴露有关。然而，一些与其他原因引起的胸膜增厚或胸腔积液相关的球形肺不张病例已有记录。球形肺不张可在几个月或几年内出现并进展。在74例患者中，球形肺不张发生在9例石棉导致的良性胸腔积液中和13例缓慢增加的胸膜增厚情况下；在余下的52例患者，球形肺不张是一个新出现的表现，其早期胸片仅显示斑块或正常。

要点：石棉相关肺实质疾病的胸片表现

■ 石棉肺
- 双侧不规则线样病灶（网格状病灶）
- 主要在肺下区
- 现在的病例通常有轻度纤维化
- 通常伴胸膜斑或弥漫性胸膜增厚
- 15%~20%的石棉肺患者胸片呈假性正常

■ 球形肺不张
- 圆形或椭圆形
- 胸膜为基底
- 伴肺体积减小
- 邻近肺血管和支气管弯向病灶边缘（"彗尾征"）

■ 肺癌
- 表现类似于非石棉相关肺癌
- 位于肺下叶的可能性更大

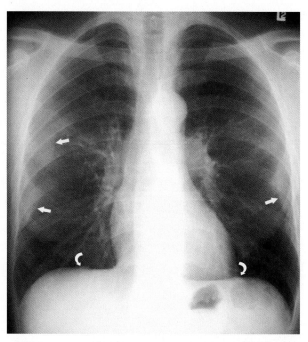

图78-7 胸膜斑胸片表现。后前位胸片显示胸膜斑特征性的多发局灶性沿胸壁（直箭）和隔肌（弯箭）分布的胸膜为基底的病灶。患者为一名51岁船厂工人。

3. 石棉相关胸腔异常

（1）胸膜斑：胸膜斑是石棉相关疾病最常见的胸片表现。在美国，与石棉接触相吻合的胸膜斑块见于2.3%的男性胸片，这个百分比在20世纪70年代初的总人口和90年代的退伍军人中非常稳定。胸片的特征性表现包括局灶性胸膜为基底的病变，侧位片示边界不规则且正位片示边界锐利，常呈叶状（图78-7）。在胸片上，斑块典型分布于第七和第十肋间的后外侧胸壁，第六和第九肋间的侧胸壁，膈顶（几乎可以做出诊断）和椎旁胸膜。在胸片上，斑块可双侧对称或不对称，不常表现为单侧。它们可光滑或呈结节样并且测量厚度可达1 cm。

虽然非钙化胸膜斑是石棉相关疾病最常见的胸片表现，但是胸膜斑钙化时更引人注目，胸膜斑钙化见于10%~15%的病例（图78-9）。当钙化极少时，最大吸气过度透光有利于显示钙化。虽然钙化斑块可见于任何位置，但是最常见的是与横膈相关的钙化斑块。

胸膜斑的发病率与首次暴露于石棉后的时间有关；少于20年很少见。相似的，胸膜斑钙化与首次暴露于石棉后的时间有关（图78-10）。虽然胸片检测胸膜斑对有石棉暴露史的患者有高度特异性，但是敏感性相对差。在尸检，常规CT或高分辨率CT发现有胸膜增厚的病例中，只有50%~80%的病例胸片检测到胸膜增厚（图78-11）。胸片对轻微胸膜疾病的特异性也有限，胸片可能难以区分轻微胸膜疾病与胸

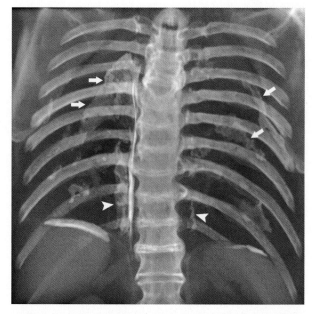

图78-8 胸膜斑：特征性分布。用多层扫描仪进行的螺旋薄层CT容积图像显示钙化斑沿肋骨（箭），膈肌和椎旁区（箭头）分布。还注意到沿右侧脊柱旁区更为广泛的线性胸膜钙化。

膜外脂肪。胸膜外脂肪垫通常貌似逐渐变薄或边缘模糊的胸膜增厚；这些脂肪垫通常发生于胸壁中部，第四和第八肋骨之间。胸片鉴别脂肪与胸膜斑可有困难，但是CT很容易鉴别（图78-12）。

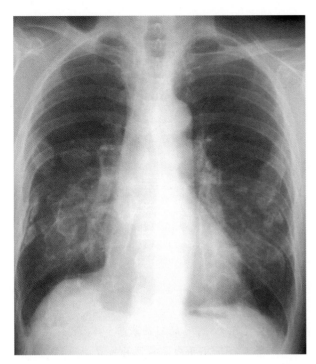

图78-9 钙化胸膜斑。后前位胸片显示许多双侧钙化胸膜斑。患者为一名82岁男性以往在船厂工作多年。

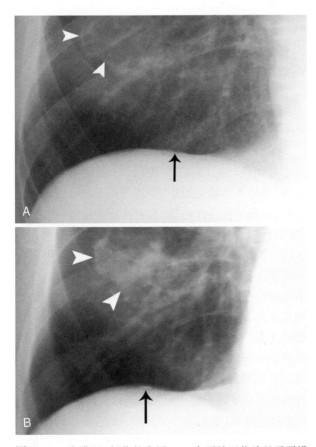

图78-10 胸膜斑：钙化的发展。A. 右下肺正位片显示了沿前肋骨（箭头）和右隔肌（箭）的非钙化胸膜斑。B. 18年后胸片显示了沿前肋骨（箭头）和右隔肌（箭）的胸膜斑钙化。

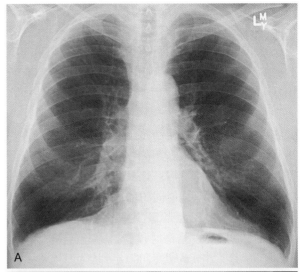

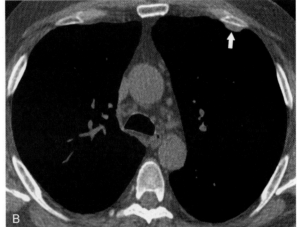

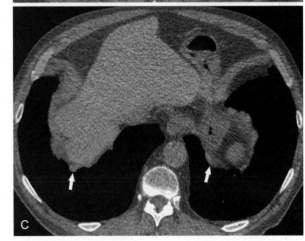

图78-11 胸片不明显的胸膜斑。A. 后前位胸片显示没有明确的胸膜斑。B. 高分辨率CT显示左侧胸膜斑（箭）。C. 隔肌水平的高分辨率CT显示双侧隔肌胸膜斑（箭）。

　　虽然胸膜斑很少引起临床上明显的功能障碍，但是大样本研究表明胸膜斑引起肺功能下降，致使用力肺活量平均下降约5%，甚至在没有间质纤维化（石棉）胸片表现时也如此。胸膜斑也是未来患石棉肺风险增加的指标。这反映了大量的石棉暴露量或身体滞留的负担。

（2）弥漫性胸膜增厚：弥漫性胸膜增厚见于9%到22%的暴露于石棉患胸腔疾病的工人。潜伏期范围从约10~40年或更常。弥散性胸膜增厚胸片通常表现为多或少的胸膜均匀增厚（图78-13）。脏层胸膜弥漫性增厚边界不锐利并且常延伸到实质的伴纤维索条（"鱼尾纹"）。局限性和弥漫性胸膜增厚可都发生于同侧半个胸腔。弥漫性胸膜增厚的概率随首次石棉暴露后间隔时间的增加而增加并且与剂量相关。胸片上表现为光滑、连续的至少超过胸壁四分之一的胸膜密度增高时，通常认为有异常。新修订的国际劳工组织分类（2000年）认为只有存在胸膜增厚且与消失的肋膈角连续时才可认为是弥漫性胸膜增厚。局限性胸膜下肺实质纤维化常无弥漫性肺间质纤维化。随着时间推移发生胸膜钙化并且可累及叶间裂。

弥漫性胸膜增厚比局限性胸膜斑对肺功能的影响更大，可致伴肺活量减少的肺功能受限，可伴或不伴呼吸困难。肺活量减少与胸片上胸膜增厚的范围无关；肋膈角变钝可见到与广泛胸膜增厚具有相似的用力肺活量减少。

（3）胸腔积液：良性胸腔积液发生于大约3%的石棉暴露个体，而且胸腔积液是暴露后头20年内最常见的石棉相关异常。良性胸腔积液可早在暴露后一年或一年后出现。回顾60名患者的73例良性石棉相关胸腔积液，从首次接触石棉平均潜伏期是30年，范围是2~58年。胸腔积液可无症状或伴有发烧和胸膜炎性胸痛。它可单侧或双侧，持续数月，或在同侧或对侧复发。石棉相关胸腔积液发病率最全面的报告来自一项包括1 135名石棉暴露工人和717名对照组的研究，其中良性石棉胸腔积液的定义：① 有石棉接触史；② 胸片，胸腔抽液或两者都证实存在胸腔积液；③ 无能引起胸腔积液的其他非肿瘤性疾病；④ 3年内没患恶性肿瘤。根据这些标准，在暴露工人中确认了34例良性胸腔积液（3%），相比较对照组没有发现胸腔积液。积液的存在可能与剂量相关。潜伏期短于其他石棉相关疾病，胸腔积液是暴露后头20年期间检测到的最常见的异常。大多数是少量积液，28%复发，且66%无症状。石棉相关胸腔积液可完全消失或导致残留的胸膜增厚，胸膜增厚可轻微。仅造成肋膈角变钝或呈弥漫性。

（4）间皮瘤：间皮瘤的胸片特征在第89章讨论。

要点：石棉相关胸腔疾病的胸片表现

- ■ 胸膜斑
  - 石棉暴露最常见的表现
  - 局限性局灶胸膜增厚
  - 通常双侧，可不对称
  - 通常沿侧和外侧中下胸壁及膈肌分布
  - 10%~15%钙化
  - 只有50%~80%的病例胸片能检测到胸膜斑
- ■ 弥漫性胸膜增厚
  - 见于9%~22%的石棉暴露工人
  - 光滑、连续的至少超过胸壁四分之一的胸膜密度增高
  - 国际劳工组织分类要求有肋膈角变钝
- ■ 胸腔积液
  - 发生于大约3%的石棉暴露个体
  - 暴露后头20年内最常见的异常
  - 通常为少量积液，可单侧或双侧，持续数月，或复发
- ■ 间皮瘤
  - 高达90%的病例表现为单侧片状或分叶状胸膜增厚包裹整个肺
  - 高达80%的病例有单侧胸腔积液
  - 大约40%的病例同侧肺体积缩小（见第89章）

（二）CT

1. 石棉相关肺部异常

（1）石棉肺：石棉肺最常见的高分辨率CT表现是小叶内线状影（网格状结构），不规则增厚的小叶间隔，非坠积性磨玻璃影，胸膜下小的圆形或分支样病灶，胸膜下曲线样病灶，和肺实质索条影（图78-14和图78-15）。异常主要涉及肺基底段的外围和背侧区域。磨玻璃影定义为血管清晰可见的密度增高区。石棉暴露者非坠积性磨玻璃影可能反映了超出CT显示能力的轻度肺泡纤维化、炎症或水肿。坠积性磨玻璃影尤其常见于慢性阻塞性肺病患者并且代表肺不张而不是石棉相关疾病（图78-16）。紧邻厚胸膜斑的磨玻璃影也通常代表压迫性肺不张而不是纤维化或炎症（图78-17）。小的、圆的（点样）和胸膜下分支样病变是最早的石棉相关肺部异常在高分辨率CT上的表现。通常，它们见于离胸膜表面几毫米的小叶中心（图78-18）。它们反映了见于石棉暴露相关的最早的肺部异常。即呼吸性细支气管壁的纤维化（图78-1）。胸片正常的患者CT上常见明显的点样和分支样

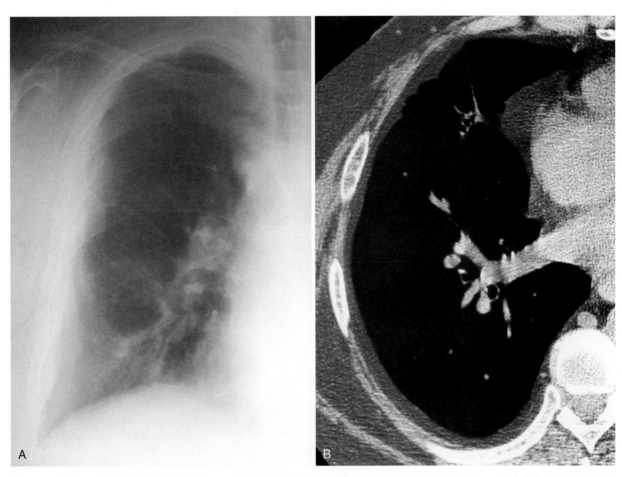

图 78-12 类似于胸膜增厚的胸腔外脂肪。A. 右侧后前位胸片显示明显广泛的胸膜增厚和胸膜斑。B. 高分辨率 CT 显示明显的胸膜增厚是由于胸腔外脂肪堆积。

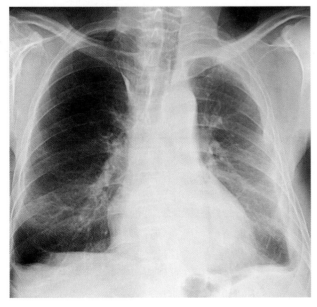

图 78-13 弥漫性胸膜增厚：胸片表现。胸片显示明显弥漫性左侧胸膜增厚。沿侧胸壁的胸膜增厚侧位可见均匀的高密度宽影，沿后胸壁的胸膜增厚正位可见覆盖左侧下半胸部的边缘模糊密度增高影。

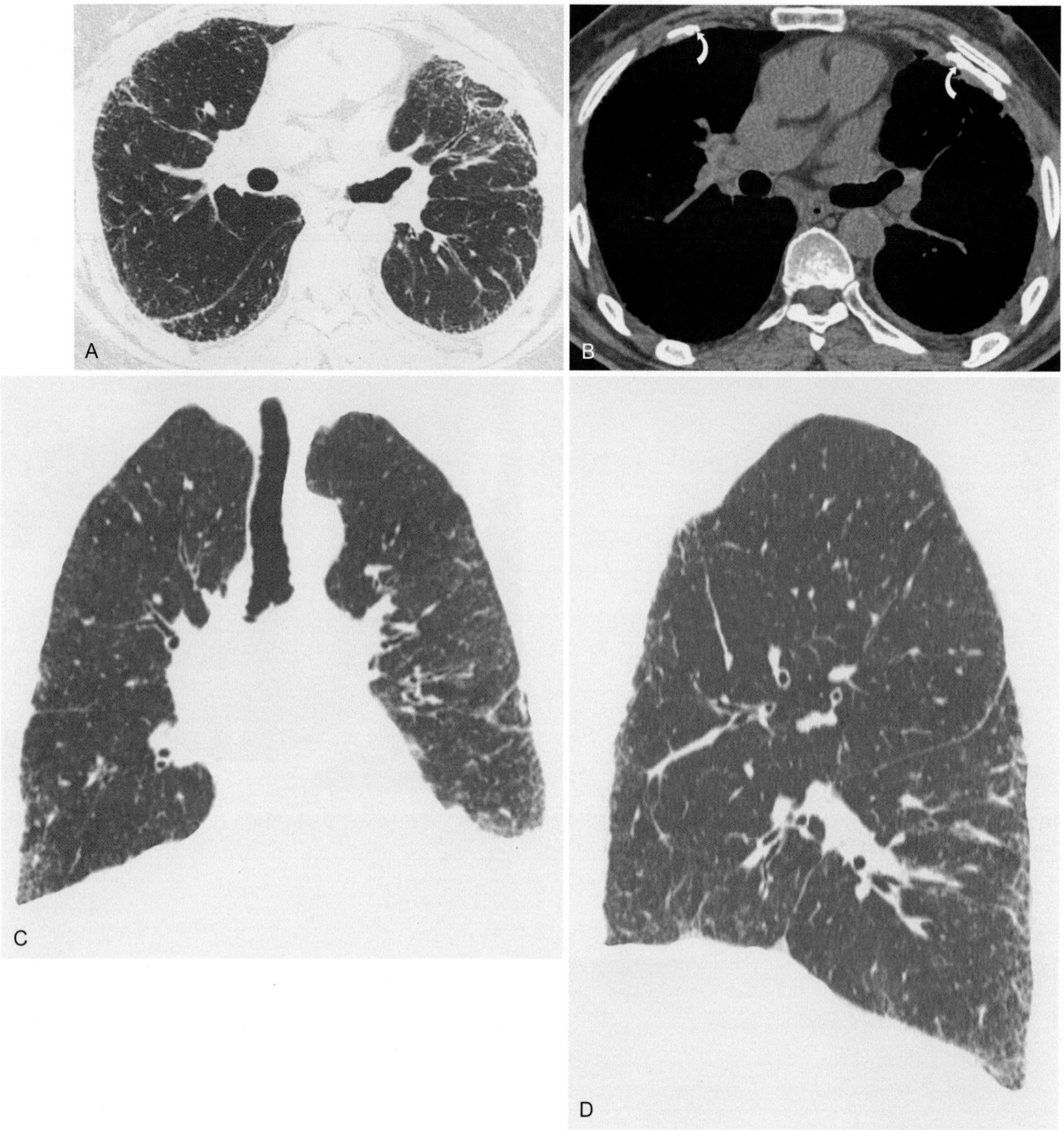

图78-14 石棉肺高分辨率CT表现。A. 患者仰卧位高分辨率CT图像显示双侧主要位于胸膜下的小叶线和不规则增厚的小叶间隔。也要注意，左肺上叶前外侧非坠积性磨玻璃影和结构扭曲。B. 软组织窗显示双侧钙化胸腔斑（箭）和弥漫性不规则左侧胸膜增厚。冠状面（C）和矢状面（D）重建图像显示主要分布于胸膜下区的纤维化。患者为一名76岁男性造船工人有多年石棉暴露史。

病变并且已经显示向胸膜纤维化进展。胸膜下弧线样病变是位于胸膜1 cm内且平行于内侧胸壁的不同长度的密度增高区（图78-19）。大多数病灶测量长度在5~10 cm。它们最常见于疾病早期；它们可能反映了邻近胸膜斑或纤维化肺不张。肺实质带是穿过肺且通常毗邻胸膜增厚区测量长度2~5 cm的线状病变（图78-20）。病理相关性研究显示它们与支气管血管周围病灶或小叶间隔纤维化伴肺实质结构紊乱相对

应。肺实质带在石棉肺比在肺纤维化的其他原因更常见；例如，在一项研究中，79%的石棉肺患者有肺实质带，与此相比11%的特发性肺纤维化患者有肺实质带。正如其他原因的肺间质纤维化，次级肺小叶结构紊乱及小叶间隔不规则增厚在石棉肺常见。随着纤维化的进展，不规则线状影及蜂窝肺占据主要优势。在所有阶段，异常主要累及肺下区的胸膜下区。纤维化经常并发邻近脏层胸膜增厚（图78-14）。石棉肺

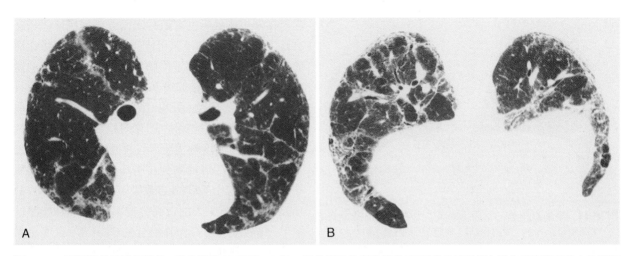

图78-15 石棉肺伴重度纤维化：高分辨率CT表现。A和B.患者俯卧位高分辨率CT图像显示双侧主要位于胸膜下的小叶线和不规则增厚的小叶间隔合并结构扭曲和轻度胸膜下蜂窝样改变。也要注意，非坠积性磨玻璃密度影。高分辨率CT表现与特发性肺纤维化相似。患者为一名60岁男性证实患石棉肺。

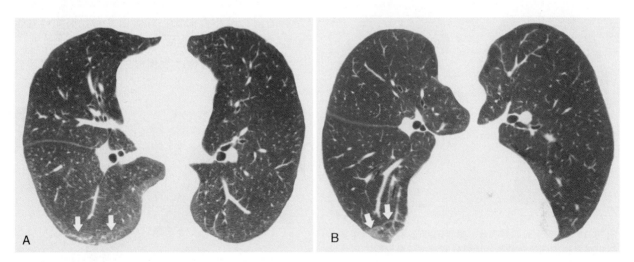

图78-16 坠积性肺不张导致的磨玻璃影。A. 患者仰卧位高分辨率CT图像显示右肺下叶背侧区局造性线样病灶及磨玻璃影（箭）。B. 同一水平的患者俯卧位高分辨率CT图像显示肺下叶背侧区病灶消失且右肺中叶坠积区出现病灶。这些CT表现的分布和随体位变化消失是坠积性肺不张的特征。

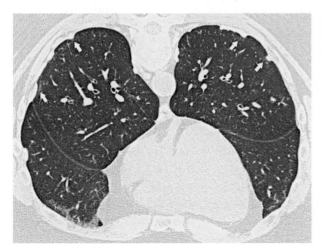

图78-17 压迫性肺不张导致的磨玻璃影。患者俯卧位高分辨率CT显示坠积肺区邻近胸膜斑的局灶性磨玻璃影（箭）。邻近胸膜斑的磨玻璃影是由于压迫性肺不张。

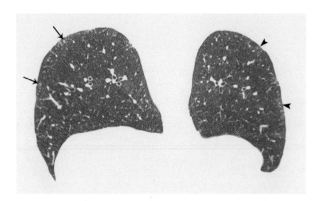

图78-18 早期石棉肺的胸膜下结节。患者俯卧位高分辨率CT图像显示小的、圆的（点状）胸膜下病变（箭）和牵拉性细支气管扩张（箭头）。它们反映了与石棉暴露有关的最早的肺部异常，即，呼吸性细支气管壁纤维化。（鸣谢Dr. Jorge Kavakama, Sao Paulo, Brazil.）

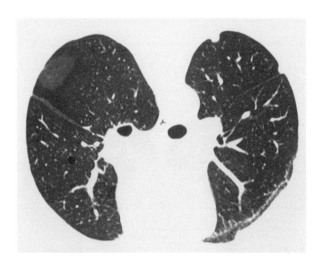

图78-19 胸膜下弧线样病灶。患者俯卧位高分辨率CT显示坠积肺区邻近胸膜斑的弧线样病灶和磨玻璃密度影。虽然胸膜下弧线样病灶可能代表纤维化，但是这名患者没有纤维化的证据；弧线样病灶和坠积性磨玻璃影是由于肺不张。（鸣谢Dr. Jorge Kavakama, Sao Paulo, Brazil.）

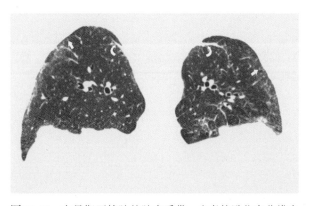

图78-20 在早期石棉肺的肺实质带。患者俯卧位高分辨率CT图像显示双侧肺实质带（弯箭），小圆形病灶（直箭），非坠积肺磨玻璃影和极少的网状结构。也要注意双侧膈肌胸膜斑。

甚至在停止接触后也有随时间而进展的趋势（图78-21）。因为坠积性肺不张可能类似或使早期纤维化模糊不清并且因为早期石棉肺往往限于肺野下区的后部，所以这些患者在仰卧和俯卧位或只在俯卧位行CT扫描是有必要的（图78-16）。有研究已表明选取肺野下区层面少量俯卧位图像对检测石棉相关的肺及胸膜异常有高度敏感性。与其他检查比，CT，特别是高分辨率CT，可检测到在胸片上不明显的肺实质异常。回顾胸片正常（ILO数量密度积分低于1/0）的169名石棉暴露工人的在高分辨率CT和肺功能测试结果，57名发现与石棉肺吻合的CT异常；这些患者肺活量和一氧化碳弥散能力明显低于CT检查正常的工人。

然而，早期石棉肺高分辨率CT表现既不敏感也无特异性。只有肺实质异常为双侧多层面，并伴胸膜斑或弥漫性胸膜增厚及适宜的临床表现下，才有足够的信心诊断石棉肺。石棉相关胸腔疾病可见于95%~100%的高分辨率CT上有石棉肺证据的患者。

几种评价纤维化严重程度的半定量和定性评分

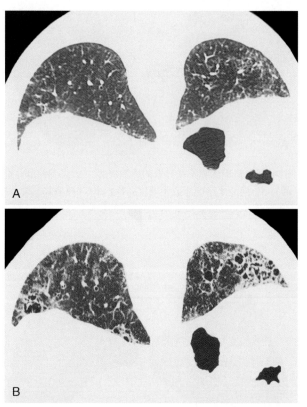

图78-21 石棉肺：纤维化随时间的进展。A. 患者俯卧位高分辨率CT图像显示左肺下叶网状结构，牵拉性支气管扩张，和早期蜂窝状改变。右肺基底段轻度纤维化。B. 5年后随访高分辨率CT图像显示纤维化有明显进展。（鸣谢Dr. Jorge Kavakama, Sao Paulo, Brazil.）

系统已被推荐用于评价石棉暴露工人的高分辨率CT扫描。研究已表明依据这些分级系统对高分辨率CT上纤维化严重程度的分级有助于评价石棉暴露工人静息和运动期间肺气体交换障碍。然而，目前，这些分级系统尚未被广泛接受。

（2）球形肺不张：球形肺不张的CT特征表现包括肺外周的圆形或椭圆形病灶，邻近胸膜增厚或胸腔积液区并伴肺血管和支气管聚集并弯向病灶边缘（彗星尾征；图78-22）。球形肺不张可呈锐角或钝角与胸膜相连并且可为单侧或双侧（图78-23）。因为球形肺不张代表了塌陷的肺实质，所以静脉注射对比剂后表现为明显强化。要最理想地显示球形肺不张，尤其是当它与横膈膜相邻时，需要容积CT及多平面重建。

在大多数情况下，在较早列出特征性表现的基础上通过CT能充满信心地做出球形肺不张的诊断。然而，形态不规则，病灶增加的面积超出了肺容积减少的比例，或不伴邻近血管弯曲的不典型病例需要密切随访或穿刺活检以排除肺癌（图78-24）。

要点：石棉相关肺实质疾病的CT表现

- ■ 石棉肺
  - 小叶内线样病灶（网格状病灶）
  - 小叶间隔不规则增厚
  - 胸膜下小的圆形或分支样病灶
  - 胸膜下曲线样病灶
  - 肺实质带
  - 主要分布于肺基底段的外周和背侧区
  - 通常有轻度纤维化
  - 95%~100%的患者高分辨率CT上有明显的胸膜斑或弥漫性胸膜增厚
  - 患者需行俯卧位CT以将肺基底段背侧区内肺不张引起的坠积性病变与轻度早期纤维化区分开
- ■ 球形肺不张
  - 圆形或椭圆形
  - 胸膜为基底
  - 伴肺体积减小
  - 邻近肺血管和支气管弯向病灶边缘（彗尾征）
  - 静脉注射对比剂后强化明显
  - FDG-PET成像通常为阴性
- ■ 肺癌
  - 表现类似于非石棉相关肺癌
  - 位于肺下叶的可能性更大

---

2. 石棉相关胸腔异常

（1）胸膜斑：高分辨率CT检测胸膜斑比常规CT或胸片更敏感（图78-11）。高分辨率CT胸膜斑的特征性表现包括局限性胸膜增厚区，由薄薄的一层脂肪将其与下面的肋骨和胸膜外软组织分开（图78-25和图78-26）。胸膜斑通常双侧，可不对称。胸膜斑钙化见于10%~15%的病例（图78-27）。钙化可能是点状的、线性的或融合而成。因为只有胸膜，胸膜外脂肪和胸内筋膜通过肋骨内侧并且这些结构在大多数正常患者薄层CT上不能确认，所以胸膜斑容易识别，位于可显示的肋骨部分的内侧。这个位置测量厚度薄到1~2 mm的胸膜斑很容易诊断。椎旁区的胸膜增厚也容易确认，因为这个区域缺乏任何正常的软组织结构（图78-28）。

约40%的石棉相关胸腔疾病的患者CT上可见纵隔胸膜斑（图78-28）。不常见的是，斑块可涉及心包（图78-29）。偶尔，石棉暴露可导致心包纤维化伴或不伴积液或钙化及很少见的缩窄性心包炎。

胸膜斑经常累及横膈胸膜，但是高分辨率CT可能难以检测这个位置的钙化斑块因为横膈基本位于扫描平面（图78-26）。然而在一些病例，横膈胸膜斑可见于肺基底下的后肋膈角深部；在这个位置，胸膜疾病可以明确定位在壁层胸膜，因为只有壁层胸膜见于肺野基底部。多层CT进行的容积高分辨率CT冠状位或矢状位重建容易发现横膈胸膜斑（图78-30）。偶尔，胸膜斑可累及叶间裂（图78-31）。

（2）弥漫性胸膜增厚：弥漫性胸膜增厚在CT的定义是存在横向至少5 cm且头尾向至少8 cm的片状胸膜增厚（图78-32）。正如前面提到的，新修订的国际劳工组织分类（2000年）认为只有存在胸膜增厚且与消失的肋膈角连续时才能认为是弥漫性胸膜增厚。在一项研究中，100名石棉暴露工人，7例在CT上有明显的弥漫性胸膜增厚。石棉相关的弥漫性胸膜增厚可有钙化（图78-32）。钙化通常是局灶性的和轻度的，但是偶尔可以是广泛的（图78-33）。

由于肺实质纤维化的原因，高分辨率CT上弥漫性胸膜增厚区和邻近肺之间的边界常不规则，相反，胸膜斑通常有锐利的局限性边界。这些异常通常伴有对侧胸膜异常或弥漫性胸膜增厚或胸膜斑块。虽然弥漫性胸膜增厚经常影响毗邻椎旁沟的壁层胸膜，但是很少累及纵隔胸膜（图78-34）。纵隔胸膜未受累在CT上评估容易且常有助于鉴别良、恶性胸膜增厚；在一项包括19例患者的研究中，8例胸腔纤维患者中只有1例有纵隔胸膜增厚，相比，11例间皮瘤患

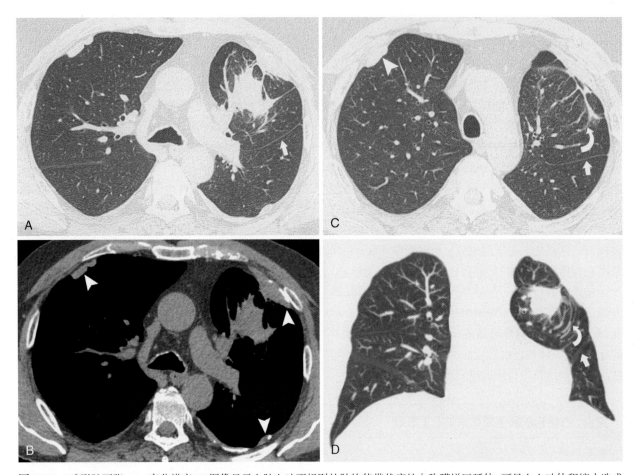

图78-22 球形肺不张。A. 高分辨率CT图像显示左肺上叶不规则的肿块伴带状病灶向胸膜增区延伸,可见左上叶体积缩小造成左侧水平裂向前弯曲移位(直箭)。B. 软组织窗显示双侧钙化胸膜斑(箭头)。C. 近头侧水平的高分辨率CT图像显示弯向胸膜增厚区的肺血管(弯箭),可见左侧水平裂向上前移位(直箭)及右胸膜斑(箭头)。D. 冠状面最大密度投影的重建图像显示弯向左肺上叶肿块的肺血管(弯箭)和左侧水平裂向上移位(直箭)。患者为一名有石棉暴露史的75岁男性。

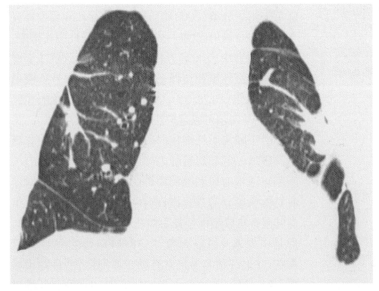

图78-23 双侧球形肺不张。有石棉暴露史的患者冠状面重建CT图像显示双肺上叶肿块伴肺血管弯向病灶,表现与圆形肺不张一致。

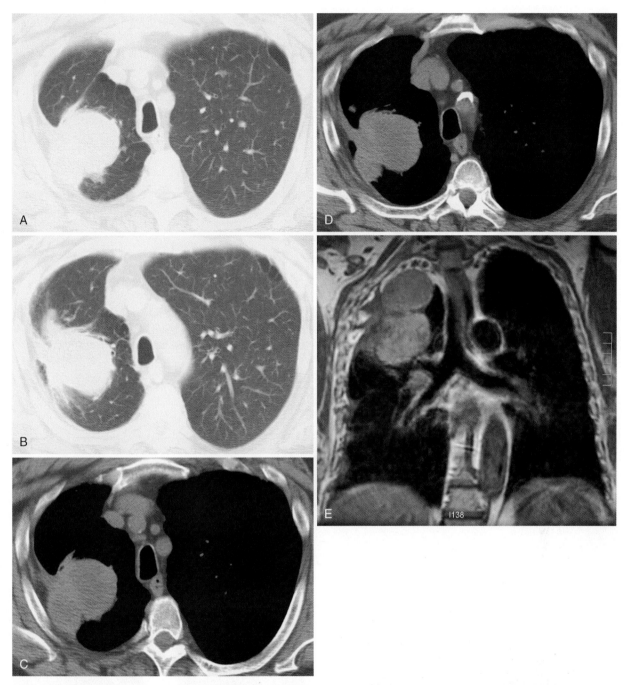

图78-24 肺癌和球形肺不张。A和B.CT图像显示邻近胸膜增厚区的右肺上叶肿块。注意，血管趋向肿块边缘且伴右肺上叶体积缩小。C和D. 软组织窗显示肿块邻近胸膜增厚区。这一水平的胸膜外脂肪存在表明胸膜增厚是长期的。虽然一些特征与球形肺不张一致，但是肿块大小与体积缩小不相符。一个完全萎陷的肺中只占原体积的10%。E. 1个月后冠状位MR图像显示较大的右肺上叶肿块和右胸膜增厚，肺活检证实存在肺癌。

者中8例有纵隔胸膜增厚。

胸膜疾病的存在和严重程度与石棉肺的存在及其严重程度之间有显著的相关性。在一项研究中，肺实质纤维化的高分辨率CT表现见于14%的没有胸膜增厚的暴露患者，56%的有局造性胸膜斑的患者，88%的有弥漫性胸膜增厚的患者。然而，胸膜增厚和

胸膜斑常发生于没有肺纤维化的患者，且石棉肺有时可见于无可见胸膜斑的患者，虽然这更不常见。

（3）胸腔积液：一些有石棉暴露史的个体疾病表现为胸腔积液，积液是渗出性且常为血性的（图78-35）。

（4）间皮瘤：间皮瘤的CT表现在第89章讨论。

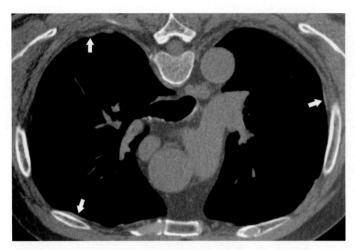

图78-25 胸膜斑：高分辨率CT表现。高分辨率CT图像显示胸膜斑特征性表现，边缘锐利的局限性胸膜增厚区（箭），由薄薄的一层脂肪将其与下面的肋骨和胸膜外软组织分开。

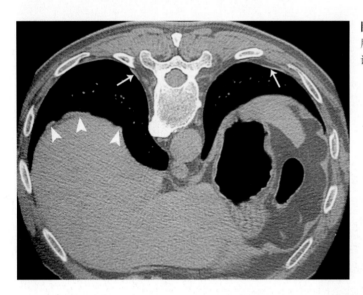

图78-26 膈肌和肋胸膜斑。高分辨率CT影像显示沿肋间隙、椎旁区（箭）和沿右侧膈肌（箭头）胸膜斑。（鸣谢Dr.Jorge Kavakama, Sao Paulo, Brazil.）

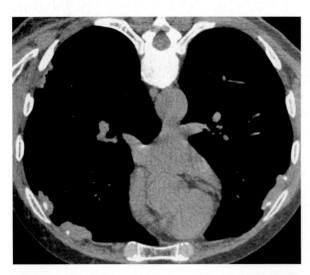

图78-27 钙化胸膜斑。高分辨率CT图像显示双侧钙化和非钙化胸膜斑。

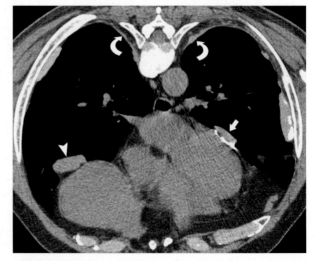

图78-28 椎旁及纵隔胸膜斑。高分辨率CT图像显示椎旁（弯箭）、纵隔（直箭）、膈肌（箭头）和肋胸膜斑。

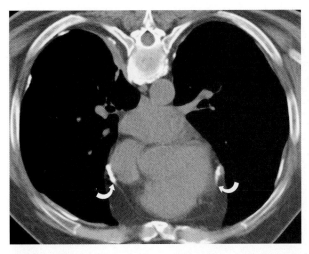

图78-29 心包斑。高分辨率CT图像显示与心包斑相吻合的局限性增厚、钙化灶(箭)的心包。还要注意到,钙化和非钙化的椎旁、肋胸膜斑。

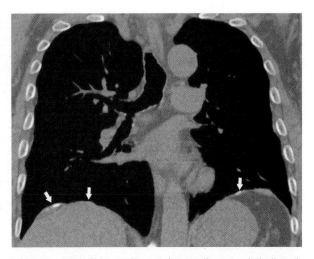

图78-30 膈胸膜斑。冠状面重建CT图像显示双侧钙化和非钙化的膈胸膜斑(箭)。

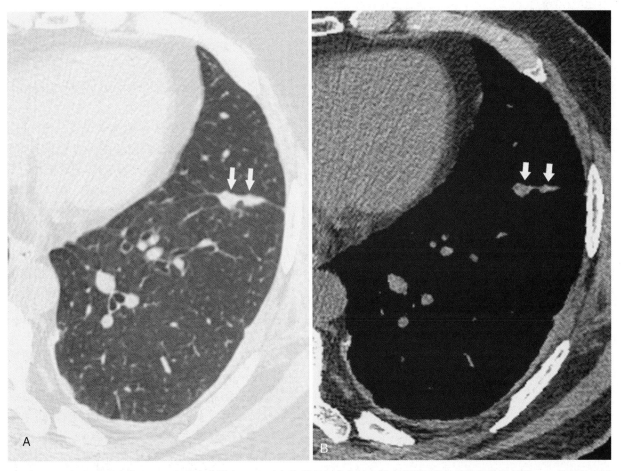

图78-31 左侧水平裂胸膜斑。A. 左肺高分辨率CT显示与胸膜斑相吻合的左侧水平裂局灶性的结节增厚(箭)。B. 软组织窗显示存在胸膜斑和左侧肋骨、椎旁广泛胸膜增厚。

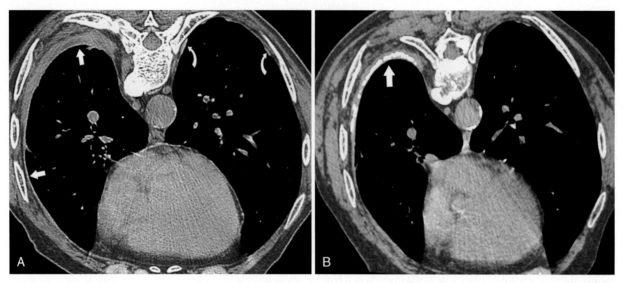

图78-32　弥漫性胸膜增厚：CT表现。A. 有石棉暴露史患者的CT图像显示在右侧弥漫性胸膜增厚（直箭）和左侧胸膜斑（弯箭）。B. 6年后CT图像显示了弥漫性胸膜增厚广泛钙化（箭）。（鸣谢 *Dr. Jorge Kavakama, Sao Paulo, Brazil.*）

要点：石棉相关胸腔疾病的CT表现

■ 胸膜斑
  ● 石棉暴露最常见的表现
  ● 局限性局灶胸膜增厚
  ● 薄薄的一层脂肪将其与下面的肋骨和胸膜外软组织分开
  ● 沿肋骨及椎旁区的最容易识别；也见有沿肋间隙、横膈膜和纵隔胸膜的
  ● 10%~15% 钙化

■ 弥漫性胸膜增厚
  ● 见于9%~22%的石棉暴露工人
  ● 横向至少5 cm且头尾向至少8 cm的光滑、连续的胸膜
  ● 国际劳工组织分类要求有肋膈角变钝

■ 胸腔积液
  ● 发生于大约3%的石棉暴露个体
  ● 暴露后头20年内最常见的异常
  ● 通常为少量积液，可单侧或双侧，持续数月或复发

■ 间皮瘤
  ● 80%~90%的病例表现为单侧片状或分叶状胸膜增厚
  ● 约85%的病例有纵隔胸膜增厚
  ● 约90%的病例CT上有单侧胸腔积液
  ● 大约40%的病例同侧肺体积缩小（见第89章）

（三）影像检查选择

有石棉暴露史但无疾病表现，并且自初始暴露10年或更长时间的个体，可每3~5年用胸片和肺功能检测来确定石棉相关疾病的发病。虽然有石棉暴露史的个体也有患石棉相关恶性肿瘤的风险，但是不推荐定期健康筛查肺癌或间皮瘤。

估计胸片确定石棉肺1/0级水平结节密度（在国际劳工组织的分类系统）的敏感度为或略低于90%和相应的特异性为93%。高分辨率CT起着重要的作用，尤其是当有经验的阅片者对存在或不存胸片异常有争议时，当放射线摄影表现模棱两可时，当胸片正常但患者有功能障碍时，当因上覆胸膜异常广泛肺实质不能清楚显示时。高分辨率CT在石棉肺的检测上比胸片和常规CT更敏感，尽管高分辨率CT扫描正常也不能完全排除石棉肺。高分辨率CT在检测胸膜斑上比胸片更敏感并且特异性也有更强，它能够在区别胸膜增厚和胸膜外脂肪。

高分辨率CT评价石棉暴露者时，传统上患者俯卧位、1 cm或2 cm间隔进行扫描。为了区分背侧肺区的坠积性肺不张和轻度纤维化俯卧位观察是有必要的。10 mm或20 mm间隔的高分辨率CT的主要好处是辐射剂量小。然而，局灶性异常，如肺癌、胸膜斑可能在CT扫描层面间漏掉。近年来，多层螺旋CT扫描机和低剂量扫描技术的引入使医生能够在一次屏气和相对低的辐射剂量下完成整个胸部成像检查。在一项包括83名职业石棉暴露男性的研究中，低剂量（60~100 mAs）整个胸部多层螺旋CT扫描，

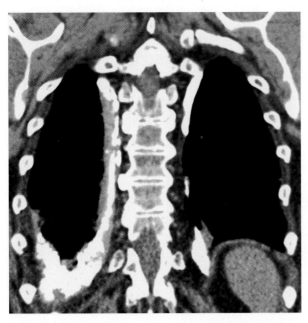

图78-33 弥漫性胸膜增厚、钙化。与有石棉暴露史患者的CT冠状面重建图像显示右胸膜弥漫性增厚及钙化和左侧椎旁钙化胸膜斑。

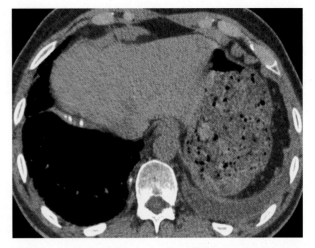

图78-35 良性胸腔积液。CT显示右侧钙化胸膜斑和左侧少量胸腔积液。钙化斑块的存在表明这名患者首次暴露于石棉发生在30年前。这样一个漫长的潜伏期后出现胸腔积液会增加患间皮瘤的可能性。良性石棉相关胸腔积液的诊断基于临床病史，有胸腔积液时没有间皮瘤证据，自发愈合，且随访中没有复发。良性石棉相关胸腔积液已有报道发生在石棉暴露后1~58年。

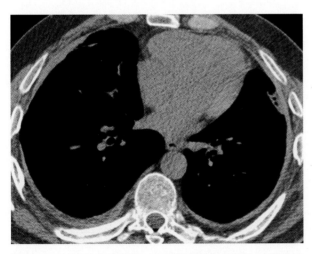

图78-34 弥漫性胸膜增厚。有石棉暴露史患者的CT图像显示累及椎旁胸膜和肋胸膜的弥漫性双侧胸膜增厚，但是纵隔胸膜未受累。纵隔胸膜未受累有助于鉴别良、恶性胸膜增厚。

连续5mm层厚图像重建，在胸膜斑和实质纤维化的检测中与在30mm间隔的高分辨率CT相媲美。低剂量容积图像显示肺气肿和非钙化结节的频繁明显高于高分辨率CT图像。这项研究是用一个4层螺旋CT扫描的。目前扫描仪（64层，256层）可用薄层厚（1mm或更薄）完成整个胸部容积成像，因此，在显示肺实质异常方面优于5mm的容积成像或10mm或20mm间隔的高分辨率CT扫描。因为这些患者大多数是50岁以上的男性，所以暴露于辐射致癌的风险低而石棉相关的致癌风险相对高。因此，对因为怀疑患石棉相关胸腔及肺部疾病且无有诊断价值的胸片表现、提示需行CT检查的患者，我们行患者仰卧位容积高分辨率CT（0.5mm的部分）。如前所述，这些扫描可在低剂量条件下进行（120kV，40~100mAs）。

六、鉴别诊断

石棉肺的诊断要求存在肺纤维化和有持续足够时间的暴露史、潜伏期及足以致病浓度的病史。潜伏期受暴露持续时间和强度的影响。在美国北部及当前暴露条件下，潜伏期通常是20年。异常胸片和对它的解释仍然是诊断肺纤维化最重要的影响因素。一旦确定患者已经暴露于石棉，赔偿制度可能要求按照国际劳工组织分类的胸片。1/0级水平的不规则病变的数量密度被作为评价胸片正常和异常的界限。当胸片或肺功能异常不明确时，高分辨率CT扫描常有助于显示高度提示有石棉暴露的肺纤维化及胸腔改变的存在。在临床和影像学上，石棉类似其他间质性肺疾病，尤其是特发性肺纤维化。鉴别诊断主要是基于石棉暴露史和放射学显示与石棉暴露史相吻合的胸腔异常。在某些情况下，确诊可能需要肺活检。

球形肺不张的主要鉴别诊断是肺癌。虽然大多数病例根据CT能做出鉴别诊断，但是这些患者需要随访。球形肺不张典型的是无变化的或发展非常慢。区分球形肺不张与癌最可靠的特征是肺不张边缘周围的支气管血管束聚集。在一项研究中，学者们比较了12例球形肺不张与12例"看似"肿块的病例的CT表现。所有的检查征象中,存在支气管血管束聚集是区分球形肺不张和相似疾病最好的特征,但是,灵敏度只有83%,特异性为92%。此外,球形肺不张区域内已有发生癌症的病例。在有无诊断价值的CT表现的患者,可以用穿刺活检或FDG-PET扫描作进一步的评估。在一项包括9名患者10例球形肺不张的研究中,所有病变在FDG-PET上均为阴性。

双侧胸膜斑块几乎总是与石棉暴露有关。然而,孤立斑块和弥漫性胸膜增厚,可与肺结核、外伤和血胸有关。胸腔积液或弥漫性胸膜增厚患者主要需要考虑的鉴别诊断是胸膜间皮瘤,胸膜间皮瘤通常是渐进性的且在检测到时更有可能有临床症状。有时,当纤维化和间皮细胞增殖旺盛时,在临床、放射学和组织学上鉴别可能有困难。间皮瘤的表现是在第89章介绍。

医生须知

- 出现胸膜斑的潜伏期通常20~30年;石棉肺的潜伏期20~40年;肺癌的潜伏期10~60年;弥漫性胸膜增厚的潜伏期10~40年;良性胸腔积液的潜伏期1~58年;间皮瘤的潜伏期25~60年
- 在过去三十年石棉相关肺和胸膜并发症的发病率已有增加
- 据估计,在美国8 000 000~9 000 000人有职业石棉暴露,这样最终会导致300 000人死亡
- 大多数石棉相关胸腔肺病患者无症状。主要症状是气短

- 胸片在检测石棉相关胸腔及肺实质异常和评估疾病进展中有重要作用。然而,15%~20%的石棉肺患者和20%~50%的胸膜斑患者胸片假性正常
- 高分辨率CT在检测石棉肺和胸膜斑方面优于胸片。然而,早期石棉肺的高分辨率CT表现或阴性或没有特异性。只有当肺实质异常为双侧,表现为多层次,且合并胸膜斑或弥漫性胸膜增厚,在适当的临床背景下,才有合理的信心诊断石棉肺。石棉相关胸腔疾病可见于95%~100%的高分辨率CT上有证据的患者

要点

- 石棉肺
  - 潜伏期通常是20多年(平均,40±10岁)
  - 肺纤维化的程度是剂量依赖性的
  - 15%~20%的病例胸片正常
  - 患者俯卧位高分辨率CT最佳的成像方式
- 球形肺不张
  - 估计潜伏期10~40年
  - 通常CT可做出诊断
  - 需要随访确认病变无变化
- 肺癌
  - 在英国石棉相关癌占所有死于肺癌男性的2%~3%
  - 潜伏期10年至60年以上(平均,46岁)
  - 最常见于有石棉肺影像学证据的患者
- 胸膜斑
  - 这是石棉暴露最常见的表现

- 它们通常首次见于石棉暴露后20~30年
- 石棉暴露后30多年前很少有明显的钙化斑
- 弥漫性胸膜增厚
  - 发生于9%~22%的有胸腔疾病的石棉暴露工人
  - 潜伏期为10~40年
- 胸腔积液
  - 这发生于约3%的石棉相关工人
  - 这是暴露后的第一个20年内最常见的石棉相关的异常
  - 潜伏期为暴露后1~58年
- 间皮瘤
  - 发病率在未来10年预计将继续增加
  - 首次暴露后头10~15年风险几乎为零,但此后会逐渐增加
  - 平均潜伏期为46±12岁

第79章

少见尘肺

Masanori Akira

最常见的尘肺病是矽肺、煤工尘肺、石棉肺(见第77和78章)。在本章中讨论的是少见尘肺,包括硬金属肺病、铝尘肺、滑石尘肺、电焊工尘肺。少见尘肺的高分辨率CT表现各不相同并且相对无特异性;然而,每种类型的尘肺都有突出而特异性表现。尘肺最常见的高分辨率CT表现包括小叶中心结节和线性分支样病变,与细支气管中心性病变相吻合。间质纤维化可能表现为网状,牵拉性支气管扩张,蜂窝肺,或更多地高密度融合区。高分辨率CT比胸片评价胸膜实质异常具有更高的敏感性和特异性,且往往有助于检测各型尘肺早期肺实质改变。

硬金属肺疾病

一、病因学,发病率及流行病学

硬金属碳化钨合金,母体成分是钴,可加有少量的钛、镍、铬、铌、钒或钼。硬质合金耐热,像钻石一样坚硬。硬金属肺病是一种少见形式的职业性肺病,发生于从事制造,使用或维修硬质金属工具的工人。钴通常被认为是硬金属肺病的主要原因,因此也叫钴肺。一些实验研究表明,钴和钨混合物的生物效应比单纯钴的生物效应大得多。硬金属肺病更可能发生于不规范的工作场所,但因为该病特征,如工人的患病率低或与暴露的强度或持续时间缺乏相关性,所以提示硬金属病存在遗传易感性。在一项研究中,1 039名碳化钨工人,10.9%有工作相关的喘息,0.7%有肺间质疾病的影像学证据。在另一项研究中,69名从事硬金属工业的工人中,11名工人有肺纤维化

的影像学征象;这些工人中,45%随着时间的推移有肺纤维化进展。

二、临床表现

暴露于硬金属可能会导致三个主要的呼吸系统并发症:哮喘,过敏性的肺炎,肺纤维化。硬金属工人偶尔发展成为哮喘患者,其临床表现与其他形式的职业性哮喘的症状相似。在工作场所4~6小时后发生典型症状如咳嗽、喘息、呼吸困难、胸闷及鼻炎。钴导致的过敏性肺炎的临床表现与在其他形式的过敏性肺炎观察到的临床表现类似。在更隐匿形式的硬金属病,症状就是任何其他肺纤维化疾病的症状,咳嗽,渐进性气短及体重下降,在疾病的更晚期出现发绀和杵状指。在1例硬金属病的死亡个案报道中,症状和表现在疾病早期不明显,但随着进一步暴露,症状和表现进展迅速。

三、病理表现

硬金属肺间质病大致和非特异性的病理特征包括淋巴细胞和浆细胞浸润肺间质,肺泡上皮细胞的增生,偶尔细胞积聚在肺泡腔(脱屑性间质性肺炎)。病变以细支气管为中心,且分布呈斑片状。在从事硬金属行业患间质病工人中,偶尔有肺部发现肉芽肿的描述。

硬金属肺病最具特征性的表现是间质及肺泡空腔存在多核巨细胞(图79-1)。细胞可含有大量的细胞核并且考虑到存在吞噬作用被称为"怪异细胞"或"自噬细胞",很显然这些细胞含有细胞吞噬体(巨细胞间质性肺炎)。

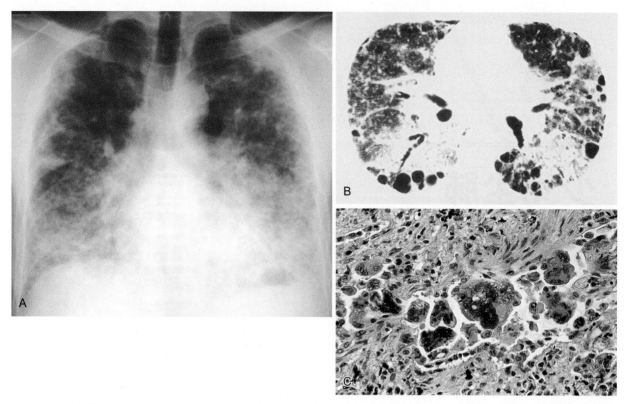

图79-1 硬金属肺间质病。A. 后前位胸片显示粗网状及斑片状磨玻璃影，主要累及周围肺区和肺野下区。B. 高分辨率CT扫描显示广泛的双侧磨玻璃影，实变灶，小叶中心结节灶，轻微的网状改变，牵拉性支气管扩张和几个肺大疱。C. 尸检肺组织标本显示怪异的多核巨细胞伴肺泡间质炎症和纤维化。

四、影像学表现

（一）胸片 最常见的胸片异常包括不规则小病变，主要在中、下肺野区（图79-2，图79-3和图79-1）。其他表现，尤其是亚急性期表现，包括小结节病变及弥漫性网状结节或磨玻璃影。尽管有症状和功能障碍，胸片可表现正常。在硬金属肺病的发病期，可见到弥漫性细网状结节样病变。

（二）CT 硬金属肺间质病高分辨率CT表现各不相同并且可类似结节病，非特异性间质性肺炎（NSIP）或普通型间质性肺炎。Gotway和同事报道了一个硬金属肺病个案，高分辨率CT显示肺上叶支气管血管周围结节状增厚，牵拉性支气管扩张，胸膜下线，网状和与间隔旁肺气肿相吻合的周围囊腔，与肺结节病的表现相似。在其他报道中，主要表现为磨玻璃影，牵拉性支气管扩张和网状改变，类似NSIP。Tan和同事报道了1例从事工具制造业的工人的个案，这名患者发展为双肺周围蜂窝状改变，类似普通型间质性肺炎。Choi和同事报道了经病理证实的4例巨细胞间质性肺炎，高分辨率CT表现表现包括主要位于肺下区的双侧磨玻璃影和不规则线样病变。

全小叶和多小叶磨玻璃影或实变表现与组织病理学上的间质增厚区相对应，间质增厚是炎症细胞浸润和肺泡内巨噬细胞、多核巨细胞聚集造成的。肺实质紊乱，牵拉性支气管扩张，网状改变表现与组织病理学上的弥漫性间质纤维化和支气管血管周围纤维化区相对应。根据巨细胞间质性肺炎的严重程度，这些表现可从磨玻璃影到高密度实变（图79-1~图79-3）。在1例硬金属病死亡病例中，特点为首次暴露短短几年大量巨噬细胞和多核巨细胞在肺泡内聚集，表现为按肺叶分布的实变。

（三）影像检查选择 胸片是硬金属肺病患者初步评估和随访的主要成像方式。可用CT进行肺实质的进一步评估。高分辨率CT在可能有助于检测患者的早期肺实质改变。

五、鉴别诊断

鉴别诊断包括所有其他类型的间质性肺炎、药物性肺病、结节病和其他类似于结节病的肉芽肿性肺病、过敏性肺炎和其他尘肺。正如任何职业病，诊断的前提是一个全面而详细的工作经历。钨颗

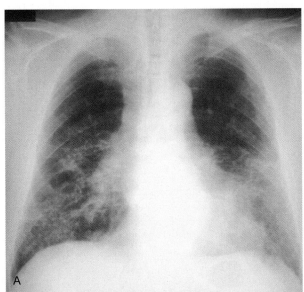

图79-2 硬金属肺间质病。A. 胸片显示中、下肺野区网状结节样病变。B. 高分辨率CT扫描显示磨玻璃影,实变区,轻微网状结构和牵拉性支气管扩张。

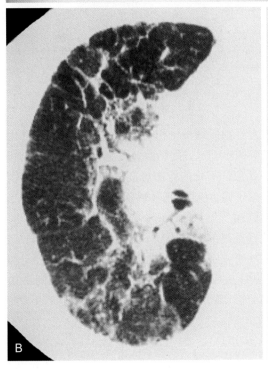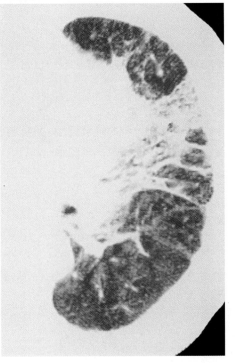

粒通常可以通过能量型的色散型X射线光谱来显示,并且因为钨从来没有被确认为全人类的大气环境污染物,所以它们存在证实了诊断。钴粒子也可能被发现,但它们并不常见,因为钴可溶于组织液。巨细胞间质性肺炎的病理诊断是硬金属肺病的病理性诊断。支气管肺泡灌洗(BAL)液中发现自噬多核巨细胞对硬金属肺病,甚至没有外科肺活检标本也有诊断意义。当在暴露后短短的几天测量时,血液和尿液中钴的浓度可能与暴露水平有很好的相关性。

六、治疗方案概要

哮喘症状和过敏性肺炎通常通过消除暴露和适当的治疗过敏反应可以很容易得到控制。硬金属肺间质病的进展取决于诊断时间和持续暴露时间。除了停止暴露,没有任何医学治疗已被证明是有益的。在疾病的早期阶段,如果暴露完全停止了可改善甚至完全缓解。使用糖皮质激素或环磷酰胺已有报道;然而,在硬金属肺间质病的治疗方面,没有对照研究。Duniop和同事报道了1例经病理证实的硬金属肺病患者,在停止暴露于硬金属以及接受皮质激素治疗

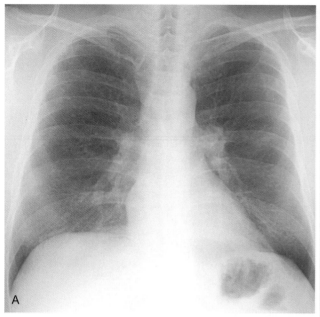

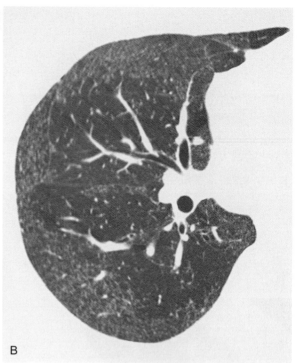

图79-3 硬金属肺间质病。A.胸片显示中、下肺区模糊病变及小结节。B.右肺高分辨率CT扫描显示肺外周区小结节灶。

后,表现为磨玻璃影间隔性好转及小叶中心结节持续存在的现象。已有硬金属肺病患者进行肺移植的报道,且在移植肺发现病灶有复发。

要点:硬金属肺病

- 钴是硬金属肺病的主要原因
- 三个主要的呼吸反应是哮喘反应,过敏性肺炎,肺纤维化
- 最具特色的病理表现是存在"怪异"或"自噬"多核巨细胞
- 肺泡灌洗液内存在多核巨细胞
- 常见的影像学发现包括:
  - 全小叶和多小叶磨玻璃影或实变表现与组织病理学上肺泡内巨噬细胞和多核巨细胞聚集相对应
  - 肺实质紊乱,牵拉性支气管扩张,网状改变表现与组织病理学上间质纤维化区相对应

铝尘肺(矾土病)

一、病因学,发病率及流行病学

一般认定暴露于铝、氧化铝和房间内发烟罐室烟雾与弥漫性间质纤维化相关;然而,铝诱导肺纤维化的确切病因不确定。硬脂酸包覆涂层、矿物油涂层和裸铝金属致纤维化的作用可能都相同。虽然在工作场所暴露于铝金属及其氧化物常见,但是这些物质导致的尘肺病少见。Jederlinic和他的同事发现在一家用氧化铝磨料的工厂中间质纤维化的发病率为1%。在另一项研究中,学者们报道,在一家铝制品公司的788名男性员工中,7%~8%的员工可见不规则小病灶。铝冶炼厂的工作经历与哮喘和慢性气流阻塞发展有关。

二、临床表现

肺纤维化患者的临床症状通常包括咳嗽和劳累性呼吸困难。肺功能检测结果与伴肺容积减少和弥散能力(肺一氧化碳弥散量)下降的限制性疾病病程吻合。

三、病理表现

肺组织标本的组织学检查显示胸膜下及间质纤维化伴瘢痕肺气肿和含巨细胞点状肉芽肿性肺炎(图79-4)。能量分散的X射线分析表明肺间质铝浓度高。铝暴露导致的弥漫性间质纤维化通常在右肺上区最严重,尽管它可能是弥漫性的。这样的分布是不同于特发性肺纤维化或石棉。暴露于铝焊接烟雾

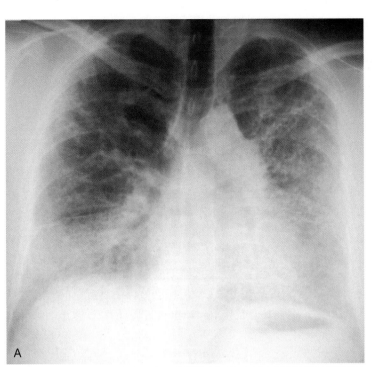

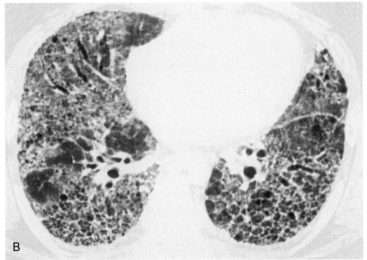

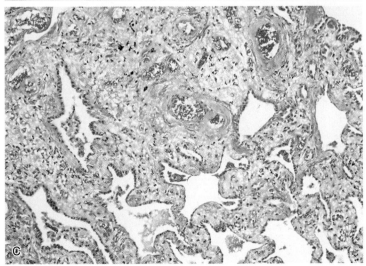

图79-4 铝尘肺。A. 胸片显示广泛的双侧网格结节样改变。B. 高分辨率CT显示广泛的网状结构，牵拉性支气管扩张，牵拉性细支气管扩张和蜂窝样改变。C. 外科肺活检获得组织学标本显示肺间质纤维化间质伴随单核细胞浸润。

后,发生脱屑性间质性肺炎、肺肉芽肿反应和肺泡蛋白沉积症已有报道。

四、影像学表现

（一）胸片 在暴露后短短几个月或几年,胸片异常可能变得很明显。胸片表现包括中上肺区更明显的双侧模糊病灶或小结节病灶及纵隔影增宽(图79-5)。肺基底部肺气肿改变及提示肺体积缩小的肺门向上或向后移位是晚期病例的特征。网状和蜂窝状改变有时可呈弥漫分布(图79-4)。铝相关的肺纤维化并发自发性气胸的发病率高。

（二）CT 铝尘肺的高分辨率CT表现各不相同并且可类似矽肺、结节病、非特异性间质性肺炎(NSIP)及普通型间质性肺炎。表现包括结节样病变、网状病变及上肺纤维化。结节型包括或为与矽肺相同的直径2~5 mm的边界清晰的结节或弥漫分布于双肺的边界模糊的小叶中心结节。早期铝尘肺胸片可正常和表现为主要位于肺上叶的小而边界模糊的、圆形的小叶中心病变。

纤维化表现是存在网状和蜂窝状改变(图79-4)。分布以上肺为主或弥漫性分布,特发性肺纤维化的分布不同。也可见到磨玻璃影,有或没有牵拉性支气管扩张(图79-5)。一个案报道记录了纵隔淋巴结密度增高,组织病理学证实为铝贮积所致。

（三）影像检查选择 胸片是铝尘肺患者最初评估和随访的主要成像方式。高分辨率CT比胸片敏感性更高和特异性更强且胸片正常患者可显示异常。

五、鉴别诊断

鉴别诊断包括所有其他类型的间质性肺炎、药物性肺病、结节病、过敏性肺炎和其他尘肺。伴或不伴牵拉性支气管扩张的磨玻璃影像NSIP。蜂窝状改变见于铝尘肺,但蜂窝状改变主要分布于上肺或弥漫分布,与特发性肺纤维化分布不同。早期铝尘肺小的,边界模糊的,圆形的小叶中心病变类似于过敏性肺炎、尘肺或呼吸性细支气管炎。大病变伴双上肺收缩类似于矽肺和肺结节病。受影响工人的血浆和尿液生物学监测显示铝高暴露。

六、治疗方案概要

治疗方法的选择彻底远离暴露于有害物质的工作场所。没有医学治疗已被证明是有益的。因为在暴露停止后疾病可以继续进展,所以严重型的肺纤维化预后差。

要点: 铝尘肺（矾土肺）

- 暴露在工作场所里的个体的发病率低于10%
- 临床症状包括劳累性呼吸困难、咳嗽、自发性气胸
- 常见的影像学发现包括:
  - 结节状,网状,伴或不伴牵拉性支气管扩张的磨玻璃影
  - 主要分布于上肺或弥漫分布
  - 早期高分辨率CT表现:主要位于肺上叶小的、边界模糊的、圆形的小叶中心病变

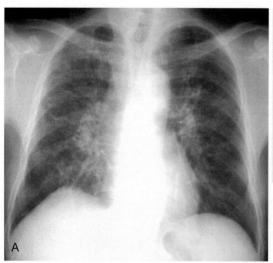
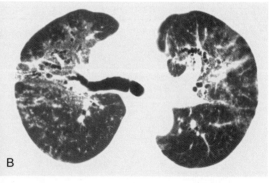

图79-5 铝尘肺。A. 胸片显示主要位于肺中上区的磨玻璃影,可见肺门轻度向头侧移位。B. 高分辨率CT扫描显示主要位于中央型肺区的磨玻璃影,很少几个小结节状和不规则线样病灶及牵拉性支气管扩张。

滑石尘肺

一、病因学,发病率及流行病学

滑石是一种纯水合硅酸镁,理想化学组成包括63.5%的SiO_2、31.7%MGo和4.8%H_2O,但在实际中矿物晶格可出现粒子替换,或滑石粉可被其他矿物污染。滑石暴露相关表现可以分为4种主要类型,3种通过吸入和1种通过静脉注射而引起。第一种类型是由高硅矿开采引起的并被称为滑石矽肺。这种形式的表现与矽肺的表现相同。第二种类型滑石石棉肺类似石棉肺且是由一般随石棉纤维吸入的晶体滑石粉引起的。第三种形式纯滑石肺,纯滑石吸入引起的,可导致急性或慢性支气管炎,间质炎症或纤维化。第四种形式,为静脉注射滑石导致的,通常与静脉使用口服药物和血管肉芽肿的产生有关。当吸入极大量的纯滑石时,也可导致肺部症状急性发作。这种暴露可能是意外并有文献显示最常见于吸入化妆品类滑石的婴儿。在治疗自发性气胸和复发性胸腔积液时,滑石粉被用于促进胸膜粘连。胸腔灌注纯滑石粉可导致胸膜增厚和纤维化并且如果滑石进入肺可导致严重肺部疾病。

在一项仅包括从事滑石业的176人的研究中,不到3%的人暴露于石英且没有人暴露于石棉,46(27%)人发展为尘肺。在另一项包括116名暴露于滑石粉但没暴露于石棉和二氧化硅的矿工和铣工的研究中,12名工人(10%)胸片上有弥漫性,小圆形或不规则病灶。

二、临床表现

主要症状是呼吸困难和咳嗽。在晚期病例可见发绀和杵状指。咳嗽是干咳或伴少量黏痰。临床上,滑石尘肺最初无症状,但随着疾病的进展,它与轻型石棉肺,并伴有肺容积减少和扩散能力下降。渐进性疾病可以发生于无持续暴露的患者,导致渐进性呼吸困难,用力呼吸和低氧血症导致的消瘦及最终导致右心衰竭的肺心病。

三、病理表现

滑石尘肺的病理表现包括弥漫性间质纤维化,边界模糊的纤维化结节和伴有双折射滑石粉尘颗粒密集积累的异物肉芽肿(图79-6)。滑石粉尘吸入造成的肺病造成的组织学表现与静脉吸毒者静脉注射滑石的组织学表现不同。当病变位于血管腔或血管壁

或有伴异物出现的明显的肺动脉高压证据,血管的起源的证据比较强。晚期,静脉注射吸毒患者身上滑石肺可导致较大肺门融合肿块,肿块包含大量颗粒、巨核细胞及广泛纤维化,且类似于常见于吸入性滑石肺、结节病或矽肺的块状纤维化。

四、影像学表现

(一)胸片 多种类型的滑石粉可以造成几种有不同特点的胸片表现:结节性,线性和成团的纤维化。结节型由直径3~5 mm的病灶组成,与矽肺相同。这些变化有时好发于中肺野区,但也可分布在所有的肺区(图79-7)。融合成团的结节也可形成较大病灶类似矽肺融合成团块和煤尘肺渐进性大块状纤维化,大病灶可有空洞形成的迹象。

也可形成类似石棉肺表现的弥漫性线状影。有时可见双侧下部胸部侧壁及膈肌钙化胸膜斑。当纯滑石粉引起尘肺时,导致一个圆形及不规则混合病灶,病灶发生于肺野中带且往往呈周围分布。

静脉注射滑石的胸片表现包括小结节灶,结节灶可进展为大团块或团块状实变区。大团块密度类似于矽肺及煤肺病的大块肺纤维化;然而,与矽肺及煤肺病相比,静脉注射滑石尘肺的病灶可更靠近肺门(见第62章)。淋巴结肿大常见。

(二)CT 吸入滑石粉造成的滑石尘肺的高分辨率CT表现包括小叶中心及胸膜下小结节(图79-7)和含局灶性高密度区的融合团块(图79-7)。其他常见表现包括间隔线,胸膜下线,磨玻璃影及低密度小叶区,也可见含与滑石沉积吻合的局灶性高密度区的淋巴结肿大。慢性静脉药物滥用导致的滑石尘肺患者的高分辨率CT表现包括弥漫性小结节或磨玻璃

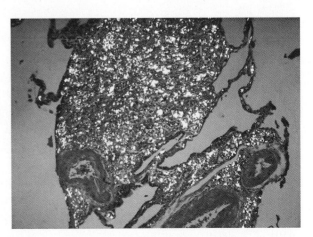

图79-6 滑石尘肺。尸检肺标本偏振光显微镜显示明显的双折射灰尘颗粒。

影,伴高密度区的肺门周围融合团块及下叶全小叶型肺气肿(见第62章)。与其他药物滥用者相比,滥用哌甲酯者更常见下叶全小叶型肺气肿。

(三)正电子发射断层扫描　滑石粉胸膜固定术造成CT上滑石沉积导致的胸膜增厚的高密度区(图79-8)及正电子发射断层扫描上FDG摄取的增加。

(四)影像检查选择　胸片是滑石尘肺病患者初次评估和随访的主要检查方式。可用CT进行肺实质的进一步评估。CT在检测胸膜斑和伴高密度区的淋巴结肿大更敏感。

五、鉴别诊断

诊断是依据充分的暴露史和影像学表现。当不知道吸入粉尘的确切组成成分时,肺泡灌洗液矿物学分析对诊断滑石尘肺是有价值的。

滑石矽肺的主要鉴别诊断是可导致肺基底部为主的网状改变的其他疾病。包括所有其他类型的间质性肺炎。虽然胸膜斑的存在提示滑石矽肺,但是滑石矽肺胸膜斑见于暴露于石棉污染物的滑石粉且没有暴露于石棉的工人。滑石矽肺和纯滑石病的主要鉴别诊断包括肉瘤、其他感染性和非感染性肉芽肿性肺病。

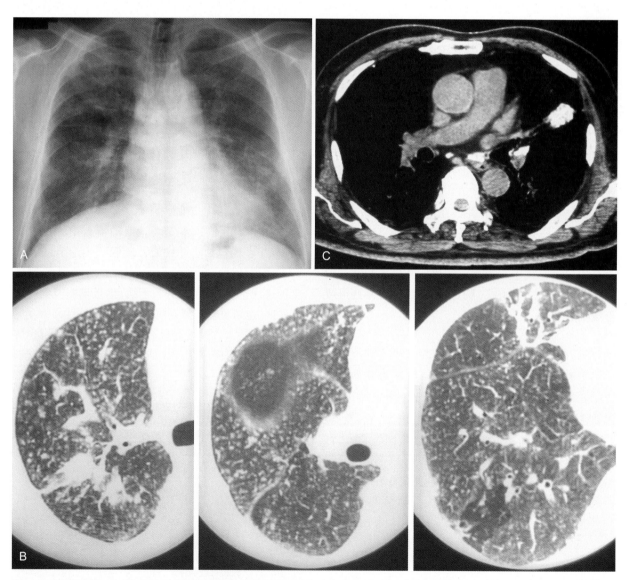

图79-7　滑石尘肺。A. 胸片显示边界不清的小结节状病灶弥漫分布于双肺。也可见融合病灶。B. 三个不同的水平右肺高分辨率CT扫描显示全肺小叶中心结节。右肺上叶也可见局片病灶大病灶。右肺中、下叶可见轻微实变。C. 胸部纵隔窗图像(宽位,10 HU;宽度,300 HU)显示团块含高密度物质。增大的肺门和纵隔淋巴结也含有与滑石沉积吻合的高密度物质。

六、治疗方案概要

与矽肺和石棉一样,吸入性滑石尘肺没有特效的治疗方法。类固醇可经验性地应用于静脉注射相关的呼吸衰竭,并且在仅有几个同样的病例中已经发现到影像学和临床表现有自发改善。吸入滑石的致癌性是有争议的。对暴露于无石棉的滑石粉工人的死亡率研究与滑石粉对肺癌死亡率的作用没有显示出一致性。暴露于滑石粉和二氧化硅或滑石粉和石棉的工人肺癌的死亡率可更高。

要点:滑石尘肺

- 滑石尘肺包括吸入滑石尘肺(滑石石棉肺,滑石矽肺,纯滑石病)和静脉注射滑石病
- 临床症状包括呼吸困难、咳嗽、发绀和晚期杵状指
- 常见的影像学表现包括:
  - 小叶中心及胸膜下小结节
  - 含局灶性高密度区的融合团块
  - 滑石石棉肺中的网格结节类似于石棉肺
  - 含与滑石沉积吻合的局灶性高密度区的肿大淋巴结
  - 静脉注射滑石病见下叶全小叶型肺气肿

焊工尘肺

一、病因学,发病率及流行病学

暴露于焊接烟尘是一种已知的导致尘肺、慢性支气管炎及肺癌的危险因素。吸入粉尘的主要成分是铁的氧化物,这一疾病也被称为焊工铁沉积症。焊工尘肺首先由 Doig 和 Mclaugh Lin 在 1936 年描述。多年来,焊接已从最初相对简单形式且几乎只用裸铁电极,发展为一种应用多种不同电极的复杂技术。弥漫性肺间质纤维化经常被归因于在焊接过程中吸入非铁氧化物,如二氧化硅或石棉。当存在游离硅时,这种疾病被称为硅铁尘病,一种混合性尘肺。Funahashi 和同事检查了 10 名有症状焊工的肺组织,他们得出的结论是,一些焊工中见到肺间质纤维化,且纤维化的原因不是共存的矽肺。一项有关 661 名现在英国电弧焊机工胸片异常的调查发现,根据国际劳工组织(ILO)影像学分类 0/1 或更高级别小圆病灶的患病率为 7%。

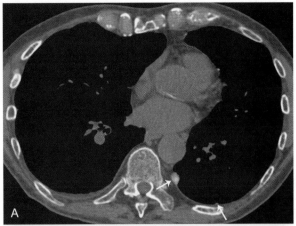

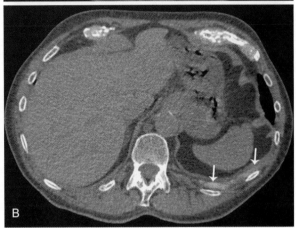

图79-8 77 岁慢性阻塞性气道疾病和肺气肿男性患者行滑石粉胸膜固定术。A 和 B.软组织窗 CT 图像显示滑石聚集导致左胸膜增厚内含密度增高区(箭头),也要注意右侧少量胸膜积液。CT 检查 7 年前患者因复发性气胸行左侧滑石粉胸膜固定术。

二、临床表现

铁沉积症很少有症状。在焊工和燃烧器工 7 年随访中,Chinn 和同事发现焊接对一秒钟用力呼气容积和用力肺活量可产生不可逆转的影响,同时他们指出吸烟和焊接相互影响。Pekkanen-Erkinjuntti 和同事发现吸烟在无局部排气通风或呼吸保护环境中工作增加焊工一秒钟用力呼气容积加速下降的风险。

患肺纤维化的弧焊工可出现活动性呼吸困难、咳嗽且对肺功能检查表现为限制性改变。焊工尘肺血清或肺泡灌洗液中铁蛋白升高或两者中铁蛋白都升高。

三、病理表现

铁沉积症的主要组织学特征是铁尘和伴极少纤

维化（斑）的含尘巨噬细胞（图79-9）。肺标本大体观察通常显示为不同的红到褐色、灰色或黑色。显微镜下尘斑表现为小叶中心色斑。相似的灰尘聚集常沿小叶间隔和胸膜淋巴管延伸分布。许多颗粒表现为圆形的含铁小体伴圆形或多边形的黑色的芯。术语含铁小体是指一个肺巨噬细胞为其增加了铁蛋白外壳的矿物颗粒。有时也可见密集的结节性纤维化且已被归因于伴随发生的二氧化硅暴露。然而，一些实验研究表明，铁或焊接烟尘也可产生结节性纤维化。

四、影像学表现

（一）胸片 电焊工铁沉积症典型的胸片表现是主要位于肺门周围或肺下区中三分之一小的结节（图79-10）。在患者远离职业暴露后，胸片上的细小结节影可消失。微小结节不是反映了反应性纤维化，而是反映了巨噬细胞内沿血管和支气管周围淋巴管聚集的铁颗粒在胸片上的堆积。然而，正如前面提到的，一些学者已报道有症状的焊工有肺纤维化的证据。

（二）CT 弧焊机工最常见的CT表现是肺内弥漫分布的边界模糊的小结节和细分支线样病变（图79-10）。大多数微结节呈小叶中心分布。小结节和细分支线样病变融合导致细网状改变。CT上的小结节和细分支线样病变与尘斑相对应，尘斑是小气道和血管周围含尘巨噬细胞的聚集。肺气肿常见。在一些焊工，也可见蜂窝状改变（图79-11）和磨玻璃密度影（图79-12）。

在一项研究中，11个病例中9例高分辨率CT见小叶中心结节（81.8%），3例也发现了肺气肿（27.3%），且3例发现了纤维化（27.3%）。有高密度区的融合肿块预示机化性肺炎伴铁沉积症，这样的病例已有报道（图79-13）。

（三）影像检查选择 胸片通常是评价电焊工尘肺最初的成像方式。高分辨率CT常显示出胸片正常患者的肺实质异常。

五、鉴别诊断

铁沉积症的高分辨率CT表现类似过敏性肺炎。然而，铁沉积症中的马赛克灌注和磨玻璃密度影不如过敏性肺炎中的明显。表现为小叶中心结节的其他肺部疾病，如呼吸性细支气管炎、呼吸性细支气管炎伴间质性肺病、滤泡性细支气管炎、弥漫性泛细支气管炎、肺炎支原体肺炎，也要列入鉴别诊断。

要点：焊工尘肺

- 如果患者有症状，焊工尘肺的表现最轻
- 血清或肺泡灌洗液中铁蛋白升高或两者中铁蛋白都升高
- 常见的影像学表现：
  - 边界模糊的小叶中心结节对应于小气道和血管周围含尘巨噬细胞的聚集

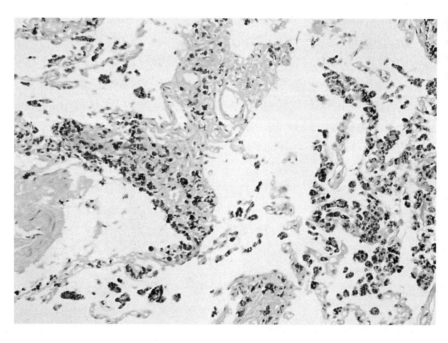

图79-9 焊工尘肺。经纤维支气管镜肺活检获得的肺组织标本显示，伴小血管和气管周围纤维组织的肺泡空腔内大量的含铁巨噬细胞。

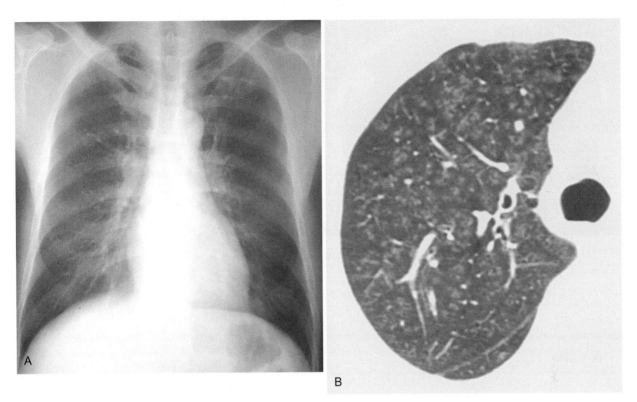

图79-10 焊工尘肺。A. 后前位胸片显示主要位于中1/3小结节状病灶。B. 右肺上叶高分辨率CT扫描显示小叶中心边界不清微结节,类似过敏性肺炎。

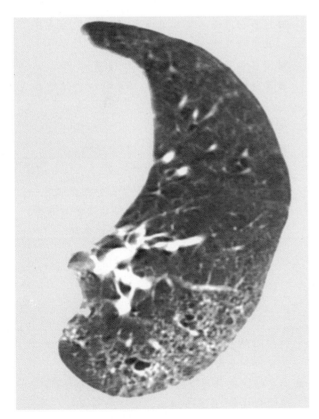

图79-11 焊工尘肺。左肺CT扫描显示磨玻璃影,网状改变,牵拉性支气管扩张,轻度肺气肿。

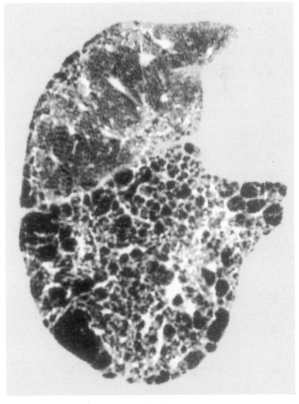

图79-12 焊工尘肺。右肺CT扫描显示磨玻璃影,广泛网状改变和蜂窝样改变,同时可见小叶中心型和间隔旁型肺气肿。

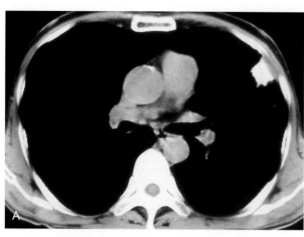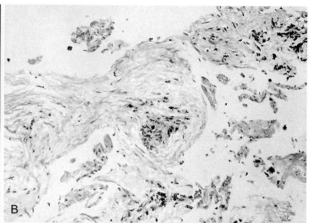

图79-13 焊工尘肺。A. CT扫描显示左肺局灶性高密度区。肺窗（未显示图像）也显示双侧小叶中心结节。B. 经支气管镜肿块活检标本显示机化性肺炎伴铁沉积症。

医生须知

硬金属尘肺

- 硬金属是一种碳化钨合金,母体成分是钴
- 硬金属可引起三个主要呼吸系统疾病:哮喘,过敏性肺炎,肺纤维化
- 硬金属肺病最具特征性的表现是间质及肺泡存在多核巨细胞(巨细胞间质性肺炎)
- BAL液可有特征性的"自噬"多核巨细胞
- 硬金属尘肺最常见的胸片异常包括肺中、下区不规则的小病变。最常见的CT表现包括双侧磨玻璃影及网格影,类似NSIP

铝尘肺

- 临床症状包括咳嗽和运动性呼吸困难
- 组织学检查显示间质纤维化,典型的肺上叶最严重和伴巨细胞的斑片状肉芽肿性肺炎
- 最常见的影像学表现包括小叶中心结节、双侧网状改变和磨玻璃影,病变可能弥漫性分布或主要累及肺上叶

滑石尘肺

- 吸入纯滑石可导致急性或慢性支气管炎、小叶中心结节、间质纤维化和偶尔的胸膜斑
- 滑石粉可以污染其他物质,特别是二氧化硅和石棉
- 滑石粉可以在肺泡灌洗液中检测到
- 最常见的影像学表现包括小叶中心结节和滑石沉积导致的高密度区

焊工尘肺

- 焊接烟尘的主要成分是铁的氧化物
- 血清和BAL液中铁蛋白可升高
- 主要的放射线摄影表现是存在小圆形病灶
- 最常见的高分辨率CT表现包括双侧边界模糊的小叶中心结节和细分支线样病变

要点: 少见尘肺

- 高分辨率CT在评价尘肺时比胸片更敏感且特异性更强
- 少见尘肺的高分辨率CT表现各不相同且相对没有特异性
- 尘肺最常见的高分辨率CT表现包括高密度小叶中心结节或分支样病变,与细支气管为中心的疾病相吻合
- 间质纤维化可表现为网状、牵拉性支气管扩张、蜂窝样改变,更多表现为高密度融合区

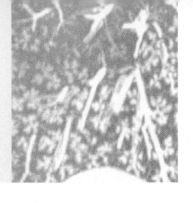

第80章

吸入性肺病

Tomas Franquet

吸入性肺病是指固体或液体物质吸入气道和肺而引起的疾病。吸入性肺病包括一系列继发于化学性肺炎和细菌性肺炎临床和影像学表现，范围包括无影像学异常，从无临床症状的局部炎性反应到严重的危及生命的疾病。

保护下呼吸道的防卫系统受损和吸入性物质通过直接毒性损害、足量的吸入物质造成的阻塞或污染均会影响下呼吸道造成细菌感染，此时就会出现肺部并发症。肺损伤的发病依赖于吸入性物质的量和性质，吸入的频率和宿主对吸入性物质的反应。已经发现了三种不同的临床病理综合征：吸入性细菌性肺炎，吸入性化学性肺炎和吸入惰性液体或颗粒样物质。在吸入性综合征的处理中，区分吸入性化学性肺炎和吸入性细菌性肺炎很重要。吸入性细菌性肺炎是指吸入性口咽部分泌物造成的肺部感染；吸入性化学性肺炎是指吸入物固有的毒性造成的急性肺损伤，如胃酸、牛奶、矿物油及不稳定的碳氢化合物。

吸入性肺病最重要的易患因素有酗酒、消耗性疾病、意识丧失咽部和食管结构异常、神经肌肉功能紊乱及吞咽（表80-1）。吸入性肺病也可发生于正常人睡眠或意识不清时。已有文献报道70%的恍惚或昏迷患者患吸入性肺病。

吸入性细菌性肺炎

一、病因学，发病率及流行病学

吸入性细菌性肺炎是由于吸入了含有口咽部正常存在的多种细菌的分泌物。健康成年人每毫升口

表80-1 吸入性肺病
酗酒
消耗性疾病如癌
口咽部或气道器械操作
意识丧失
神经肌肉功能紊乱
吞咽功能障碍
食管和咽部异常包括癌，Zenker憩室，良性食管狭窄，查加斯病及先天或后天的气管食管瘘

咽部分泌物平均有10 000 000~100 000 000个细菌。虽然吸入性细菌性肺炎的致病微生物不同，但是90%的吸入性细菌性肺炎是由包括需氧菌和厌氧菌的多重微生物感染造成的。在一项包括25名需要插管的吸入性细菌性肺炎患者的研究中，12名确诊为细菌性肺炎；在胃肠道疾病患者中分离出了革兰阴性菌，且在免疫获得性吸入性肺病患者中主要是肺炎链球菌和流感嗜血菌。在另一项研究中，在95名患严重吸入性细菌性肺炎的收容在社会福利机构的老年患者中确认了69种病原体。革兰阴性菌（49%）是分离出的主要细菌，其次是厌氧菌（16%）和金黄色葡萄球菌（12%）。最常遇到的厌氧菌有普氏菌属和具核梭杆菌属。在能分离出厌氧菌的环境中需氧革兰阴性菌有重新出现的概率为55%。

睡眠期间，50%的正常人吸入少量口咽部分泌物。在这些环境下，吸入的物质得到很好的耐受，且微生物既不会到达肺泡也不会侵入正常气管支气管黏膜。在宿主防卫系统受损时肺炎更常见。下呼吸道微生物增殖通常被肺部正常的防卫机制所阻止，

防卫机制包括机械性防卫机制(咳嗽,支气管黏液诱捕微生物并通过纤毛上皮将黏液排到咽部),呼吸系统分泌物中合适的免疫因子及肺泡巨噬细胞。机械性防卫机制的不足和吞噬作用或纤毛功能缺陷、中性粒细胞减少、低免疫球蛋白血症可导致肺炎发病频率增加或病情加重。牙齿卫生差或进展期牙周病患者吸入性细菌性肺炎的患病风险特别高。在这些个体中,每毫升口咽部分泌物的细菌可增加100~1 000倍。

大多数医源性感染是由于吸入了咽部分泌物,且多数病例发生于没用插管或任何辅助呼吸的患者。在这些患者中,胃内可能有别处来的革兰阴性菌,吸入后战胜了肺部防卫系统,从而导致肺炎的发生。插管和机械通气可增加吸入发生率和吸入量,因而增加肺炎的发生率。

新生儿复发性肺炎常是源于先天气管食管瘘的直接肺部污染的结果。吸入性细菌性肺炎急性期有症状,且患者通常表现为肺炎或呼吸窘迫症状。成人的食管瘘通常是后天的且有易引起吸入性细菌性肺炎基础疾病的任何患者都应怀疑患食管瘘。食管瘘可以是胸内恶性肿瘤(60%)、感染或创伤的并发症。在缺乏易患因素时食管与肺、支气管或气管的瘘非常罕见。5%~10%的进展期食管癌患者可发生瘘。在这样的病例中,放疗并发瘘的风险高。这些患者的气管食管瘘通常不能治愈,且一旦出现了这一并发症,预后就非常差。临床表现各不相同。有些患者表现为急性发病,然而其他患者表现为亚急性或慢性过程。用透视下对比剂造影通常可做出诊断。然而,对食管造影拍片表现正常的病例CT有助于诊断瘘道形成。

过去报道7%~16%的麻醉患者患急性吸入性肺病。然而最近几年,胃内容物吸入的频率已经大量减少,且现在有症状的吸入性细菌性肺炎是麻醉较少见的并发症。

豆类吸入性肺炎是吸入豆科物质,如小扁豆、豆及豌豆,造成的肉芽肿性肺炎。易患因素如神经系统紊乱,咽部和食管结构异常,急诊手术及痴呆常并发豆类吸入性肺炎。组织学表现有特征性且由上皮样肉芽肿组成,有或无中央坏死,是对长期纤维素化合物的反应。反复的豆类吸入性肺炎可导致双侧细支气管、肺泡管、肺泡囊内大量小结节,小结节代表对异物的炎性反应。

二、临床表现

吸入性细菌性肺炎的临床表现各不相同。有些

患者表现为急性发病;其他患者表现为亚急性或慢性过程。急性吸入性细菌性肺炎通常表现为咳嗽、哮喘、发绀、呼吸困难及呼吸急促。吸入性细菌性肺炎特征性的临床表现通常就是急性肺炎的临床表现且包括发热、咳嗽及脓痰。较少常见的表现包括胸部胸膜疼痛和咯血。然而老年人肺炎的体症和症状可能轻微或甚至没有。悄无声息的吸入发生在麻醉期间或重症监护室患者插管期间。

三、病理表现和病理生理学

急性吸入常见于因某种原因而致死的消耗性患者中,是尸检中常见的表现。病理变化依赖于吸入性物质的量、性质及吸入后检查的时间。典型的病理学表现为坏死性急性支气管肺炎,内中有外源性物质引起的异物肉芽肿。镜下吸入性细菌性肺炎的特征是水肿、出血、大量的中性粒细胞及肺泡空腔内的异物肉芽肿。这一过程以细支气管为中心且可能引起严重的细支气管炎。在周围渗出物中常见到多核巨细胞。

吸入性细菌性肺炎的并发症包括脓肿形成、坏死性肺炎、胸腔积液和脓胸。脓肿定义为肺实质内一个炎性肿块,中央部分有脓性液化坏死。肺脓肿最常见的原因是吸入。最常发生的部位是上叶后段和下叶背段。

四、影像学表现

(一)胸片 胸片典型表现为单侧或双侧斑片状或融合的主要累及肺坠积部的空腔实变(图80-1)。实变区的位置依赖于吸入时患者的体位。仰卧患者,弥漫的肺门周围实变反映上叶后段和下叶背段受累及(图80-2);直立的患者,实变主要见于下叶基底段。临床病程持续很久或量大吸入可能导致严重坏死性支气管肺炎或肺脓肿形成。

吸入可能导致肺脓肿形成,肺脓肿典型的表现为通常直径在2~6 cm单发或多发肿块,常有空洞形成。90%病例内壁光整,10%内壁不光整(图80-3)。大约70%病例可见到气-液平面,且50%病例可见到临近肺实质实变(图80-4)。肺脓肿可见于肺内任何位置,但最常见于坠积部。临床和胸片特点都不能做出肺脓肿的特异性诊断。

当吸入继发于先天的气管支气管瘘时,胸片检查表现依据吸入的范围和严重程度的。最常见的胸片表现是支气管肺炎伴斑片状空腔病变。最有用的影像诊断方法是食管造影检查,钡剂是用来显示瘘存在最好的对比剂(图80-5)。在成人,胸片表现无特

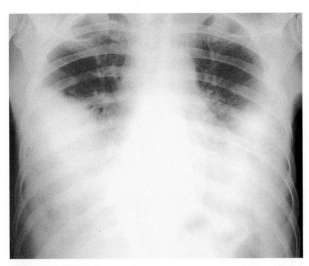

图80-1 有酗酒史的65岁男性患急性吸入性细菌性肺炎。前后位胸片显示双侧广泛实变。

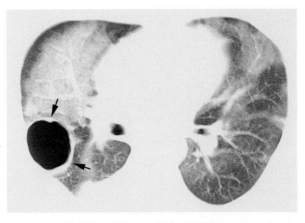

图80-3 52岁男性患急性吸入性细菌性肺炎。吸入后3天，CT图像显示双肺上叶广泛磨玻璃影。右肺有一薄壁脓肿（箭）。也可以看到右侧胸腔积液。

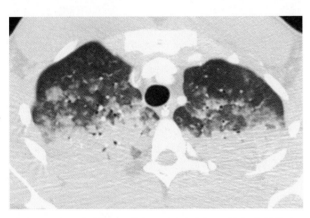

图80-2 摩托车车祸后45岁男性患急性吸入性细菌性肺炎。CT图像显示双侧广泛实变和肺坠积部边界模糊的小叶中心结节。

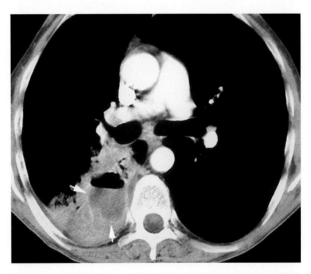

图80-4 有酗酒史的56岁男性患急性吸入性细菌性肺炎伴脓肿形成。增强CT图像显示右肺下叶背段空腔实变。肺实质实变内可见伴气-液平面的脓肿（箭）。

异性。任何已知患食管癌且经常患肺炎的患者应高度怀疑存在瘘（图80-6）。这些患者肺实变通常为单侧，但也可累及双肺。

　　在牙周病患者，胸片特征包括局灶或斑片状边界模糊的实变区和进展性脓肿形成。一种少见的感染形式是由以色列放线菌引起的，以色列放线菌是一种正常在口腔卫生差的患者口中发现的厌氧菌。吸入被感染的物质导致局灶性或叶的肺炎，通常在肺的坠积部。在胸片中，疾病开始表现为局灶的段或叶的实变。吸入后数周到数月期间，可形成空洞和支气管胸腔瘘（图80-7）。如果不治疗，放线菌病慢慢扩散且可能侵入胸壁，纵隔或横膈。

　　（二）CT　与胸片相似，吸入性细菌性肺炎的CT表现通常包括单侧或双侧斑片状或融合的主要累及

肺坠积部的实变和磨玻璃样密度影。其他的常见表现包括边界模糊的小叶中心结节和坠积部气道内的液体或碎片，小叶中心结节反映了细支气管炎及细支气管周围炎。在继发于吸入污染分泌物的感染患者，如来自牙周病，CT表现也可包括多发的磨玻璃样密度晕包绕的圆形病灶。病灶通常为单侧（图80-8），但可累及双肺（图80-9）。这些病灶可进展为肺脓肿和空洞。

五、鉴别诊断

　　评价已知或疑患吸入性细菌性肺炎患者最有用的影像学方法是胸片和CT。解释影像学检查时常常应了解临床表现，包括症状的持续时间、存在发热、咳

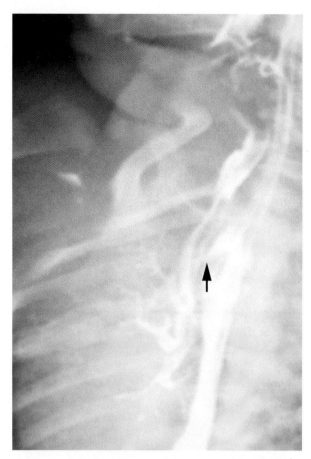

图80-5　出生3天的婴儿患气管食管瘘喂食后出现呼吸困难。在气管和食管中段之间存在瘘(箭)。可见不透光的对比剂充盈在右肺下叶支气管。

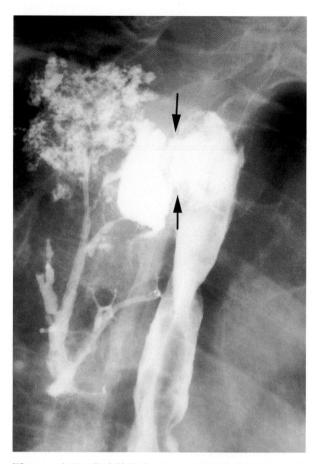

图80-6　有进展期食管癌病史的65岁男性放疗后患肺-食管瘘。钡剂检查显示肺实质和食管间瘘(箭)。

嗽、呼吸困难及有或没有白细胞增多。了解患者的免疫状态有助于筛选最有可能的致病菌。在缺乏临床信息时,放射线医生不能明确地区分肺炎和其他肺部疾病。

虽然一定的胸片表现高度提示肺炎,但是胸片确定特异性病因的价值有限。在胸片基础上不能确切的区分局灶性肺炎和其他肺部疾病。当肺炎表现为弥漫性肺部异常时诊断同样困难。当胸片上显示为广泛的肺部异常时,需要与吸入性细菌性肺炎鉴别最常见的疾病是肺水肿和急性呼吸窘迫综合征(ARDS)。

典型征象

- 单侧或双侧斑片状实变区
- 分布于坠积区:躺着的患者分布于上叶后段或下叶背段且直立的患者分布于下叶基底段
- 肺脓肿形成

吸入性化学性肺炎

一、病因学,发病率及流行病学

吸入性化学性肺炎是指吸入物固有的毒性而造成的急性肺损伤,如胃酸、牛奶、矿物油及不稳定的碳氢化合物。吸入大量胃内容物造成的化学性肺炎(Mendelson 综合征)是最严重的吸入性综合征。呕吐时伴大量的胃内容物吸入肺是常见现象,且很可能是吸入最常见的原因之一。Mendelson 综合征通常发生于意识明显不清的患者,如药物过量、癫痫发作或重大的脑血管意外引起的意识明显不清。目前,现代化的麻醉期间胃内容物吸入肺是一种罕见的并发症。

损伤的程度与吸入物的量和pH直接相关。严重的肺损伤主要发生在吸入物的pH<2.5和量超过25 ml时。因为胃酸抑制细菌的生长,所以胃内容物正常情况下是无菌的。当胃的pH由于使用解酸剂、组胺H_2受体拮抗剂或质子泵抑制剂而增加时有潜在致病性生物可混入胃内容物。

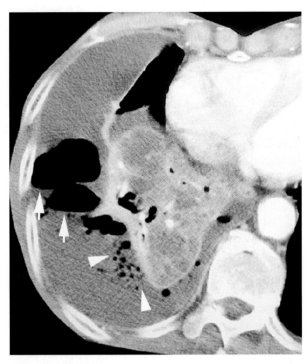

图80-7 60岁男性吸入性细菌性肺炎患者，有发热和胸痛。增强CT扫描显示多发的低密度灶，沿强化增厚的脏层胸膜分布的内含多发气-液平面（箭）和散在气泡（箭头）的大面积脓胸。

与胃酸吸入有关的胃肠道条件包括呕吐、胃食管反流、贲门失弛缓症及食管裂孔疝。引入气道的酸性液体迅速在支气管树和肺实质播散，在数分钟内产生性化学性肺炎。与大量吸入相关的总体病死率大约为30%，而且在开始时有休克或呼吸暂停，继发性细菌性肺炎，或ARDS的患者总体病死率超过50%。当患者躺着时上叶后段或下叶背段最常受累及。

在胃肠道放射学检查期间发生钡对比剂的吸入是一种易于确认的并发症。钡剂吸入的易患倾向是由几种因素造成的，包括吞咽功能紊乱和食管手术。与大量钡剂吸入相关的总体病死率大约为30%，而且在开始有休克或呼吸暂停，继发性细菌性肺炎或ARDS的患者总体病死率超过50%。水溶性非离子型对比剂可是重大疾病的病因，但不会像水溶性离子型对比剂那样造成严重的化学性肺炎。对虚弱且消耗性患者钡剂吸入可导致严重后果，尤其是高密度钡剂。

不稳定碳氢化合物急性吸入可引起化学性肺炎。大多数碳氢化合物肺炎病例与儿童的意外中毒有关。成人吞火者用液态碳氢化合物如汽油表演时发生于

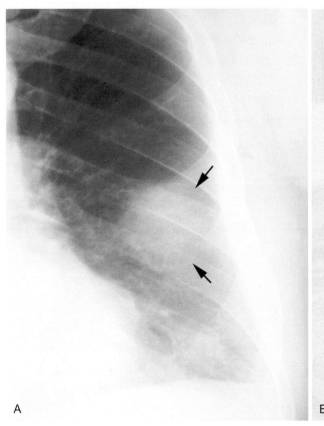

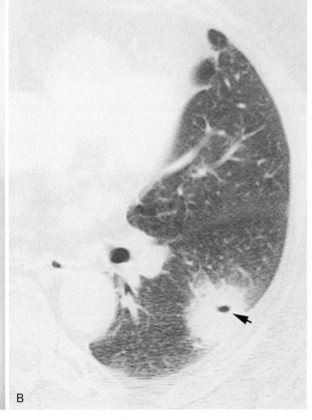

图80-8 口腔卫生差的47岁男性患吸入性肺脓肿。A. 仔细观察后前位胸片可见左肺下叶边界模糊的圆形病灶（箭）。B. CT图像显示边界模糊的内含小中心空洞（箭）的结节。

吹火表演中。在吹火时，表演者对着一条燃烧的棍棒吹出一口液态碳氢化合物，这样形成喷雾从而在棍棒周围形成火焰。这种吸入性化学性肺炎罕见，但在临床病史的基础上容易诊断。碳氢化合物吸入的一种相对常见的迟发并发症是出现肺脓肿。

二、临床表现

胃酸吸入性化学性肺炎的特征性临床表现为突然发病，有呼吸困难、发绀或动脉低氧血症、低烧、啰音及胸片上的空腔病变。临床病程各不相同。在一项包括50名胃酸化学性肺炎患者的回顾性研究中，12%的患者吸入后短时间内死亡；62%的患者临床和胸片表现快速好转（平均时间，4.5天），且26%的患者表现为快速好转，但此时伴随来自痰的细菌病原体的恢复生长，临床和影像学表现出现了进展且超过60%的患者致死。长期的随访研究显示胃酸吸入性

化学性肺炎或完全康复或影像学可见的肺纤维化后遗症。

三、病理表现

化学性肺损伤见到的组织学异常包括局灶性和融合性水肿区伴肺泡内富含蛋白质的液体、透明膜形成及肺泡上皮裸露。严重急性化学性损伤后的弥漫肺泡损伤（ARDS）无特异性，且与其他原因引起的弥漫肺泡损伤难以区分。

四、影像学表现

（一）胸片 急性纯胃酸吸入特征性胸片表现为双侧、周围分布的、边界模糊的空腔实变。心脏大小正常且没有肺静脉高压征象有助于鉴别这种水肿与心源性水肿（图80-10）。在无并发症的病例虽然胸片变化会恶化几天，但是在吸入后第一周内通常已经显示好转。伴随细菌性肺炎、ARDS及肺栓塞的出现病情在最初好转后会恶化。

碳氢化合物吸入的胸片表现为几乎总是双侧中下肺为主的散在的肺部病灶。虽然在随后的短短数天期间实变倾向于完全吸收，但是可形成肺脓肿（图80-11）。碳氢化合物吸入可并发支气管胸腔瘘和自发的脓气胸。

钡剂吸入导致的特征性表现为肺坠积部有高密度物质（图80-12）。

（二）CT 无菌胃内容物急性吸入的CT表现包括肺坠积部的实变和磨玻璃样密度影，常伴有化学性细支气管炎和细支气管周围炎引起的边界模糊的小叶中心结节。吸入大量胃酸可导致广泛的磨玻璃样

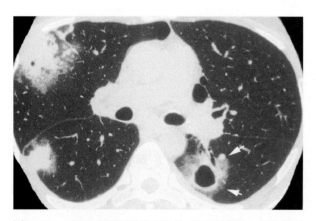

图80-9 一名42岁酗酒男性有发热，脓痰及溢脓。高分辨率CT扫描显示多发实性和空洞结节。围绕结节的磨玻璃影（箭）代表累及邻近肺实质的炎症。

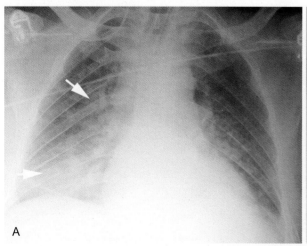

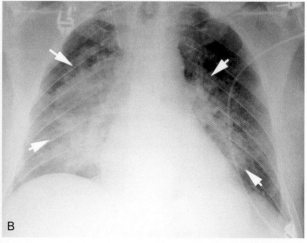

图80-10 一名68岁男性肠梗阻患者麻醉并发急性吸入性肺炎（Mendelson 综合征）。A. 手术2小时内拍的胸部前后位胸片显示与吸入吻合的主要分布于右下叶的实变（箭）。B. 24小时后的胸片显示进展为广泛的双侧空腔实变，典型的急性肺水肿（箭）。

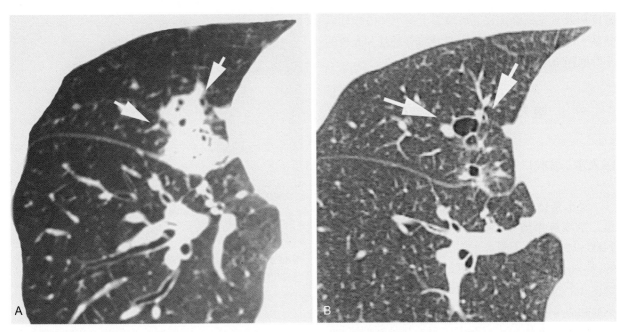

图80-11 一名21岁男性在演出期间吸入汽油的吞火者的肺。A. 急性期的CT图像显示肺中叶结节样实变（箭）。B. 3周后随访CT图像显示多发小囊代表肺脓肿（箭）。

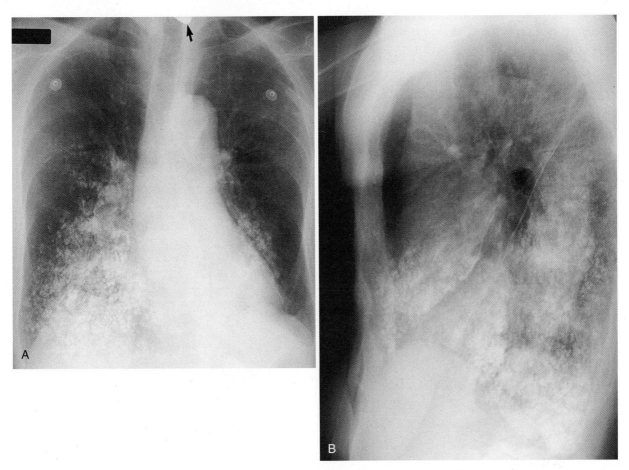

图80-12 吸入口咽部物质和钡剂。一名88岁女性后前位（A）及侧位（B）胸片显示钡剂主要分布于右肺中下叶及左肺下叶，在Zenker憩室的下缘内可见钡剂（箭），吸入发生在钡剂吞咽后很短的时间内。（引自 *Müller NL, Fraser RS, Colman NC, Paré PD. Radiologic Diagnosis of Diseases of the Chest. Philadelphia, WB Saunders, 2001.*）

密度影及常见的叠加在磨玻璃影上的小叶内线样病灶和光滑的小叶间隔增厚,小叶内线样病灶和光滑的小叶间隔增厚与弥漫的肺泡损伤相吻合。

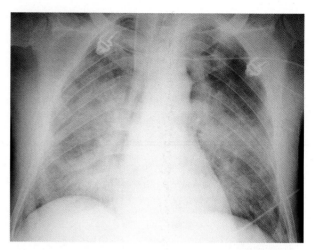

图80-13　一名46岁男性,溺水几乎死亡。在重症监护室拍的前后位胸片显示弥漫分布的双侧肺水肿。

吸入惰性和非毒性液体

吸入水(溺水)

溺水是意外死亡的一个重要原因,尤其是对儿童。全球每年估计150 000人死于溺水;美国每年7 000~9 000人死于溺水。急性吸入大量水导致肺水肿,放射学上与其他原因引起的肺水肿难以区分。对溺水几乎死亡来说,吸入的量比吸入的是淡水还是盐水在临床上更有意义。

严重溺水几乎死亡的影像学表现是肺泡水肿,肺泡水肿表现为倾向于双侧全肺共同出现的双侧广泛的模糊病灶。然而不严重的溺水且几乎死亡的胸片表现的范围可以从正常到亚段或段分布的融合而成不规则状肺门周围分布为主而周围肺分布少的病灶(图80-13,图80-14)。吸入淡水或盐水可并发肺炎且根据水源不同肺炎可由多种微生物包括细菌、真菌及分枝杆菌造成,CT可见支气管斑点样改变及上颌窦和胃内斑点样改变。

缺氧,肺水肿,酸中毒及吸入病变构成了溺水几乎死亡特征群。

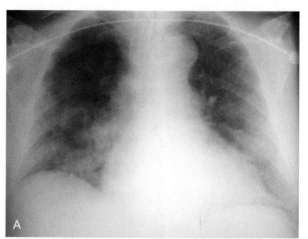

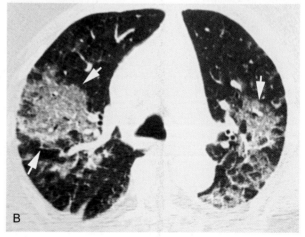

图80-14　溺海水几乎死亡。A. 一名68岁男性溺海水几乎死亡后数小时内的前后位胸片显示弥漫分布的双侧肺实变。B.高分辨率CT扫描显示双侧斑片状磨玻璃影伴细网格样改变。

吸入脂质

一、病因学,发病率及流行病学

慢性外源性脂性肺炎是一种由于矿物油或相关物质或它们的气体反复吸入远端肺导致的少见肺病。成年人外源脂性肺炎最常见的原因是用矿物油治疗便秘及经常用含油的滴鼻液治疗慢性鼻炎,这些主要发生在就寝时间。这些矿物油导入鼻腔可轻易且不易察觉的到达睡眠中患者的支气管树。一旦它们进入了肺泡腔,油就会被肺脂肪酶乳化,导致异物体排斥反应。在恰当的临床条件下,支气管肺泡灌洗,经支气管活检或两者可支持这一诊断。

二、临床表现

在大多数矿物油吸入的病例,患者没有临床症状且肺部病灶是偶然发现的。

三、病理表现

特征性的组织学表现包括大量的充盈于肺泡壁和肺间质且使它们增厚的富含脂质的巨噬细胞,这可能与脂质物质的聚集,炎性细胞浸润和不同程度的纤维化有关。儿童脂性肺炎通常是由吸入鱼肝油或牛奶造成的。

四、影像学表现

(一)胸片 胸片表现没有特异性,包括单发或多发实变区。表现可与支气管肺癌相似。

(二)CT 在做脂性肺炎的诊断时,CT是一种可选择的方法(图80-15),常显示局灶性的脂肪密度区(−30~−120 HU)。偶尔,外源性脂性肺炎可导致高

分辨率CT扫描上碎石路样改变(图80-16),与在其他疾病如肺泡蛋白沉着症和支气管肺泡癌中见到的类似。

吸入异物

到目前为止吸入异物是儿童腔内气道异常最常见的原因。大多数吸入的异物是食物和牙齿的碎片常停留在主或叶支气管。临床上,大多数患者是儿童伴不同程度的咳嗽和最近异物吸入史。大多数病例的放射学表现包括阻塞性的叶或段过度充气性肺炎或肺不张(图80-17,图80-18)。诊断需要仔细结合

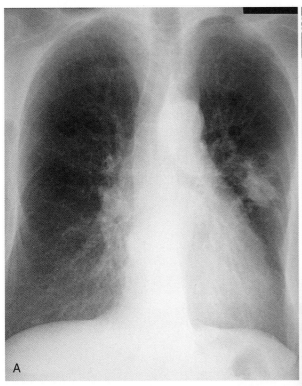

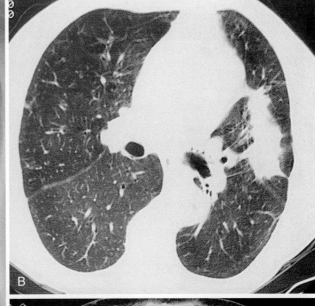

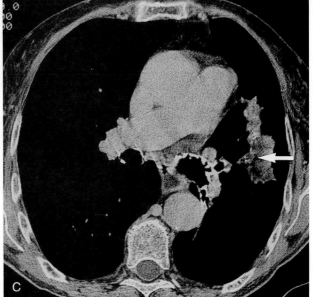

图80-15 脂性肺炎:团块状病变。A. 一名80岁女性的胸片显示左肺上叶和舌叶实变。B和C.高分辨率CT扫描显示局灶性实变区伴周围与纤维化相吻合的线性病灶和结构紊乱。实变内可见局限性的脂肪密度区(箭),可做出脂性肺炎的诊断。这一诊断通过细针抽吸活检得到了证实。该患者有因便秘口服矿物油的病史。(引自 *Müller NL, Fraser RS, Colman NC, Paré PD. Radiologic Diagnosis of Diseases of the Chest. Philadelphia, WB Saunders, 2001.*)

临床资料及放射学表现,且确诊通常需要通过传说胸片和支气管镜做出。CT在显示X线阴性异物时比胸片要敏感的多。在一些病例,CT可提供额外的诊断信息显示小的低密度气管内物质,这经常是能帮助提出诊断建议的唯一表现(图80-19)。虽然多数儿科吸入异物的病例在发生后立即或2天或3天内就会做出诊断,但是例外的也许几周或几个月也难做出诊断。一旦肺实质内有异物,持久的刺激伴间断性感染可导致咯血。

异物吸入在成人不常见且作为气道阻塞的原因常被忽视。虽然异物吸入常常在临床上无异常表现,

但是可出现威胁生命的咯血。做出诊断有时困难是因为患者可能不知道有吸入。胸片表现没有特异性,包括受累肺叶肺容积慢慢减少,肺炎反复发作,及发展为支气管扩张症(图80-20,图80-21)。偶尔,在吸入的物体周围出现的慢性炎性反应可导致支气管内团块形成。在这样的病例,在胸片或CT上异物也可表现为伴叶或段肺不张的中心区的团块,类似于支气管肺癌。

吸入性细支气管炎

弥漫性吸入性细支气管炎是一种本质上以对细支气管内反复被吸入的异物颗粒的慢性炎性反应为特征的疾病。患有食管疾病如贲门失弛缓症、Zenker憩室或食管癌患者有患吸入性细支气管炎的风险。这些患者常出现中度到重度的食管扩张伴吞咽障碍、反流和吸入。胸片表现无特异性,包括叶的、段的或播散分布的小结节灶。高分辨率CT显示单侧或双侧的小叶中心结节和支气管病变(树芽征)及直径5~10 mm的边界模糊的空腔结节(图80-22)。在放射学和病理学检查中,弥漫性吸入性细支气管炎可类似弥漫性泛细支气管炎(图80-22)。支气管炎可完全康复。

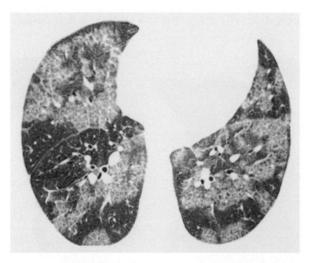

图80-16 一名有轻度呼吸困难的54岁外源性脂性肺炎女性患者。高分辨率CT肺基底段扫描显示斑片状磨玻璃影及叠加其上的细网格引起了碎石路样改变。

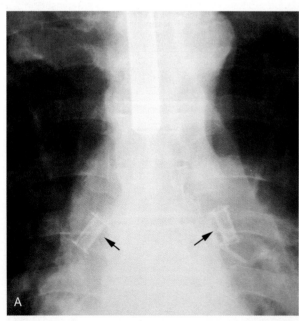

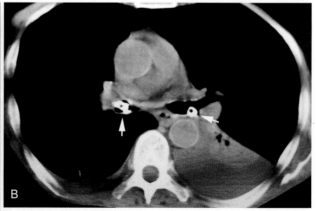

图80-17 吸入食管语音装置。A. 仔细观察胸片可见中间段支气管和左肺下叶支气管共两个食管演讲装置(箭)。B. 平扫CT图像准确地显示了支气管内的装置,也显示了左肺下叶肺不张及双侧胸腔积液。患者为56岁智力障碍男性,行根治性喉切除术。

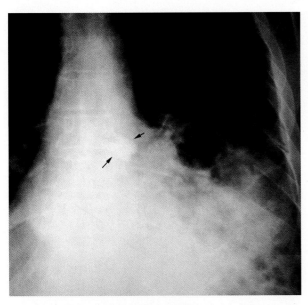

图80-18 吸入一颗牙齿。这名75岁男性在不经意吸入一颗牙齿后出现左肺下叶反复感染。仔细观察后部断层胸片,支气管内可见一颗牙齿,且左下肺可见多发圆形透光区代表阻塞后支气管扩张。

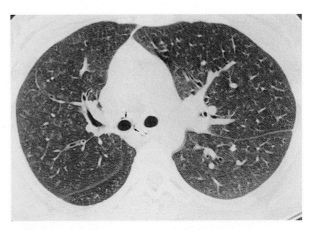

图80-19 异物吸入。23岁毒品成瘾者,咳嗽3个月,咳绿色痰且痰量不断增加。HRCT显示右主支气管腔内管状物(箭)。支气管腔内可见少量密度较低分泌物,血管及右肺容积正常。此塑料管后经纤维支气管镜取出。(引自 *Müller NL, Fraser RS, Colman NC, Paré PD. Radiologic Diagnosis of Diseases of the Chest. Philadelphia, WB Saunders, 2001.*)

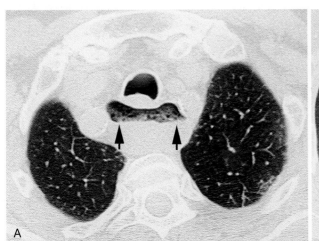

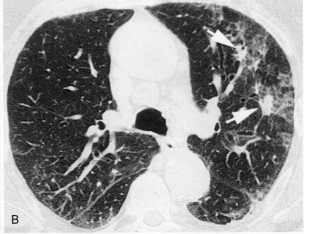

图80-20 一名68岁男性Zenker憩室患者。A. CT扫描显示上纵隔一大的食管后Zenker憩室,可见特征性的气-液平面(箭)。B. 气管隆突水平CT扫描显示多发且呈斑片状的边界模糊的肺实质病变(箭)。

胃食管反流及闭塞性细支气管炎

有意思的是大量慢性支气管炎患者有胃食管反流,且有一些证据提示反流和哮喘有关联。间歇性吸入可造成支气管黏膜损伤且可能导致气流阻塞。胃食管反流和吸入已经被认为是引起闭塞性细支气管炎的易患因素。闭塞性细支气管炎的高分辨率CT表现包括局灶性密度减低和血管减少区,支气管扩张和空气捕捉。空气捕捉和支气管扩张闭塞性细支气管炎患者最敏感和最特异性的表现(图80-23)。

最重要的是预防。意识不清或有其他易患因素的患者最重要的预防措施包括半躺位,监护喂食及避免过多睡眠。疑似吸入性细菌性肺炎患者应用抗生素治疗,吸入性化学性肺炎不需要抗生素治疗,吸入异物通常要求通过支气管镜取出。

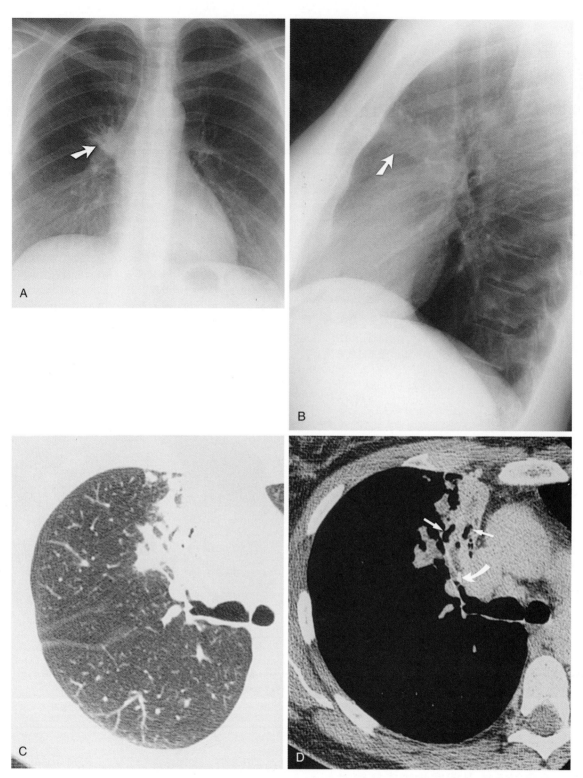

图80-21 异物吸入造成的阻塞性肺炎。一名44岁女性的后前位（A）和侧位（B）胸片显示右肺上叶前段局灶性的实变和肺不张（箭）。高分辨率CT扫描显示右肺上叶前段阻塞性肺炎和支气管扩张（直箭）的证据（C和D）。支气管腔内局灶性的高密度区（弯箭）代表一个被吸入的爆米花核。（引自 *Müller NL, Fraser RS, Colman NC, Paré PD. Radiologic Diagnosis of Diseases of the Chest. Philadelphia, WB Saunders, 2001.*）

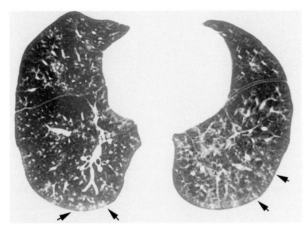

图80-22 一名32岁女性，患吸入性的蜂窝样细支气管炎。肺基底部水平的高分辨率CT图像显示小叶中心结节和支气管病变导致树芽征表现（箭）。

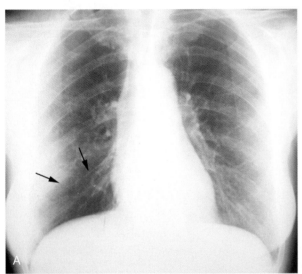

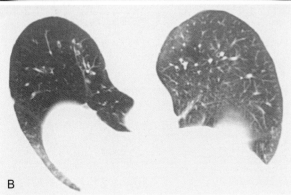

图80-23 一名68岁女性，贲门失弛缓症患者，患胃吸入和闭塞性细支气管炎。A. 后前位胸片显示右肺下叶高透光带伴容积减少和肺血管减少（箭）。B. 俯卧位呼气相CT图像显示右肺下叶密度减低和血管减少。血管大小减小且数量减少。这些表现与伴空气捕捉的支气管炎性疾病的存在有关。

医生须知

- 吸入引起的肺部并发症通常累及上叶后段或下叶背段
- 最常见的影像学表现包括斑片状的实变区
- 放射学表现无特异性
- 食管造影检查是显示气管食管瘘存在的可靠的影像学方法
- 在做外源性脂性肺炎的诊断时，CT是一种可选择的方法，外源性脂性肺炎可来自吸入矿物油或相关物质

要点：吸入性肺病

- 与吸入性肺病风险增加有关的因素包括高龄（>70岁），酗酒，意识丧失（卒中），咽部和食管结构异常，神经肌肉功能紊乱及吞咽异常
- 吸入性肺病类型
  - 吸入性细菌性肺炎：以吸入方式植入到肺部的口咽部分泌物造成的感染
  - 吸入性化学性肺炎（化学性肺炎）：吸入物固有的毒性造成的急性肺损伤，如胃酸、牛奶、矿物油及不稳定的碳氢化合物
  - 吸入惰性和非毒性液体：吸入惰性液体如水、盐水和钡剂造成的急性肺损伤
  - 吸入脂质
  - 吸入异物

第 **16** 部分

医源性肺病和
创伤

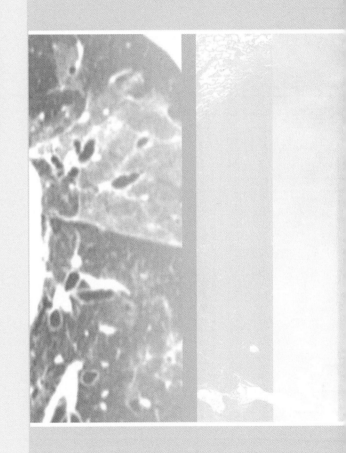

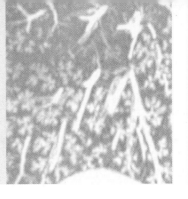

第81章

药物性肺病

C. Isabela S. Silva and Nestor L. Müller

一、病因学

有超过350种药物已被确认可引起肺部不良反应。与肺毒性有关的药物包括化疗药物、抗生素、心血管药物以及违禁药品。药物反应可由药物直接（如毒性和特异性反应）或间接作用所致。损伤的发生受多个因素影响，包括患者年龄、吸氧状况、放疗史和其他药物协同作用等。

二、流行病学

药物治疗非常普遍并可导致各种各样的不良反应。据报道，2004年在一周内，82%的美国人至少使用过一种处方药、非处方药或膳食补充剂，30%的人使用了5种或更多种这些药物。在一项因药物不良反应而至急诊室就诊的出现频率及其特点的调查中发现，美国每年估计有701 547人或每1 000人中有2.4人因为药物不良反应而到急诊室接受治疗，其中3 487人需要住院。在所有意外的损伤中，药物不良反应占2.5%，其中的6.7%需要住院，0.6%需要评估性的急诊留观。65岁以上的老人发生药物不良反应是年轻人的两倍。大部分的药物不良反应表现为皮肤、胃肠道和神经系统症状。每年美国的药物不良反应中呼吸系统并发症约有54 000例，占所有药物不良反应的7.7%。药物反应在住院患者中也很常见。在瑞士的一项涉及5 568个住院患者的研究中发现，17%的患者出现药物不良反应。致死性的药物反应在内科住院患者中占0.1%，外科住院患者中占0.01%。不同种类药物发生的药源性肺病的概率不同，在呋喃妥因治疗中100 000例患者约有1例出现药物癌性肺病，而使用亚硝基脲化疗的女性乳腺癌患者中超过40%会出现药物癌性肺病。在 Pneumotox 上可查询到各种药物不良反应发生率（*http://www.pneumotox.com*）。

三、临床表现

药物源性肺病最主要的临床表现为咳嗽、呼吸困难、疲劳、发热、胸痛以及体重减轻，可表现为急性、亚急性或慢性病程。

很多药物可诱发系统性红斑狼疮，普鲁卡因胺、肼屈嗪、米诺环素以及奎尼丁是其中最常见的4种药物。使用这些药物2年后引起药物性狼疮的概率为5%~20%，其他药物诱发狼疮的概率则低于1%。一般来说，药物性狼疮每年发生15 000~20 000例，它主要发生在长期给药治疗初期的患者和老年患者。药物性狼疮的症状常常会在停药后几天到几周内消失，可表现为肌肉关节的疼痛、流感样症状以及浆膜炎，常伴有血浆抗核抗体和抗组蛋白抗体阳性。很多患者的症状和抗核抗体同时出现。停药后，药物导致的抗核抗体会逐渐消失。因为抗核抗体在停药后还会持续好几个月，所以它无特异性，如果无更特异的血液学检查很难辨别是否为药物性狼疮。药物导致的亚急性皮肤红斑狼疮（SCLE）与特发性SCLE在临床和血清学检查方面很相似，但没有药物导致的系统性红斑狼疮普遍，引起药物性SCLE最常见的药物包括噻嗪类、血管紧张素转换酶抑制剂和钙通道阻滞剂。

四、病理生理学

药物不良反应可分为发生在任何服用该药物的个体中以及仅发生在易感个体中。前者的反应包括药物的副作用,是指在推荐剂量下的不良药理作用,药物相互作用,是指一种药物与另一种药物相互作用的效用或毒性作用以及药物过量。这些药物反应是可以预见的,至少占药物不良反应的80%。发生在易感人群中的药物反应包括药物不耐受,是指药物的正常药理作用的阈值,药物特异性是指由基因决定的,药物相关性的代谢或酶缺乏的不良反应以及药物过敏,是指免疫介导的反应,特点是具有特异性,由抗体或淋巴细胞转导,这种反应易复发。一个过敏性呼吸道药物反应的一个例子是哮喘,大多由于阿司匹林和非甾体类抗炎药物引起。然而,过敏性药物反应仅占肺部药物不良反应的不到10%,大多数肺部药物反应的发病机制还不清楚。

肺部药物反应的组织学表现往往无特异性,类似于各种急慢性肺病。最常见的组织学类型是弥漫性肺泡损伤、急慢性肺泡出血、非特异性间质性肺炎、过敏性肺炎、机化性肺炎(闭塞性细支气管炎伴机化性肺炎型)以及嗜酸细胞性肺炎。

弥漫性肺泡损伤的组织病理学表现与急性呼吸窘迫综合征(ARDS)本质上相对应。弥漫性肺泡损伤是药物毒性肺病最常见的组织学表现之一,常见于恶性肿瘤的药物反应,尤其是白消安、环磷酰胺、卡莫司汀(BCNU)、博来霉素、紫杉醇以及多烯紫杉醇。一些患者接受如胺碘酮、阿司匹林、麻醉剂、低剂量的细胞毒性剂治疗后,也可出现药物毒性肺病表现。弥漫性肺泡损伤的表现由最初的急性渗出期,转为慢性修复期。在急性期以水肿和透明膜形成为主,慢性修复期的特点是Ⅱ型肺泡细胞和纤维母细胞的增生,在有些病例可会进展为终末期蜂窝肺。从组织学上很难将药物导致的弥漫性肺泡损伤与其他常见原因引起的弥漫性肺泡损伤区分开来。唯一例外的是白消安,因为它与显著的细胞学异型性有关。

弥漫性肺泡出血是药物毒性作用的一种罕见表现,最常见的引起肺泡出血的药物有抗凝血剂、两性霉素B、胺碘酮、环磷酰胺、卡马西平、甲氨蝶呤、丝裂霉素、呋喃妥因、青霉胺、苯妥英钠和丙硫氧嘧啶。

过敏性肺炎是药源性肺病相对罕见的一种表现,主要见由甲氨蝶呤、环磷酰胺、美沙拉嗪、氟西汀、阿米替林、多烯紫杉醇和紫杉醇等药物引起。从组织病理学和影像学上,这种表现很难与因吸入有机抗原所引起继发性过敏性肺炎相鉴别。过敏性肺炎的组织学特征为细胞性细支气管炎、非干酪性肉芽肿和以淋巴细胞浸润为主的支气管中心性间质性肺炎。

有报道,药物反应可引起各种慢性间质性肺炎,包括特异性、普通型、脱屑性、淋巴细胞性以及巨细胞性间质性肺炎型。其中脱屑性间质性肺炎、淋巴细胞性间质性肺炎、巨细胞间质性肺炎和普通型间质性肺炎在药物诱导和肺部疾病中少见。例如,类似于特发性肺纤维化的纤维化过程,在外科肺活检表现为普通型间质性肺炎为呋喃妥因所致的药物性肺病的特征性表现。

非特异性间质性肺炎是一种常见反应类型,与药物毒性和其他疾病,特别是胶原血管性疾病和过敏性肺炎等,一些药物可产生与非特异性间质性肺炎相似的表现,这些药物有胺碘酮、甲氨蝶呤、呋喃妥因、博来霉素、氢氯噻嗪和卡莫司汀(BCNU),其次是白消安、苯丁酸氮芥、环磷酰胺、苯妥英钠和氯金酸钠。非特异性间质性肺炎的组织学特征是不同程度的间质性炎症和纤维化,他们具有时间上的一致性。

机化性肺炎也称为闭塞性细支气管炎伴机化性肺炎(BOOP)样反应,是肺部损伤和修复的一种常见方式。它可以是特发性的(隐源性机化性肺炎),也可与各种疾病有关,包括药物、结缔组织疾病、吸入性疾病、血液疾病、实质器官和造血干细胞移植、放疗和炎症性肠病。机化性肺炎的组织学特点是在呼吸性细支气管、肺泡管和相邻肺泡中出现机化的肉芽组织。机化性肺炎作为药物反应的一种表现形式逐渐被认识,并通常在停药或使用糖皮质激素治疗后是可以恢复的。导致机化性肺炎的最常见药物有胺碘酮、醋丁洛尔、二甲胺四环素、呋喃妥因、博来霉素、氯金酸钠、环磷酰胺、甲氨蝶呤、青霉胺、苯妥英钠、卡马西平、美沙拉嗪、肼屈嗪和干扰素。

药物反应是嗜酸细胞性肺炎最常见的原因之一,它可以急性发作,也可以有几个月的潜伏期。组织学特点是在肺泡腔或肺间质内出现嗜酸性粒细胞。常见的引起该病的药物包括胺碘酮、博来霉素、呋喃妥因、苯妥英钠、β阻滞剂、非甾体类抗炎药、抗抑郁药、氢氯噻嗪、米诺环素、磺胺类、柳氮磺吡啶、美沙拉嗪。诊断依据包括:胸片上出现肺部阴影,外周血、肺组织活检或肺泡灌洗液证实有嗜酸性粒细胞增多,与使用药物有关而无其他原因(比如寄生虫感染,真菌感染和免疫或全身性疾病)所致的肺部阴影和嗜酸性粒细胞增多。药物诱导的嗜酸细胞性肺炎患者中出现外周血嗜酸性粒细胞的概率差异较大,约40%~86%。

五、影像学表现

(一)胸片 药物反应的影像学表现是多样的,类似于其他间质性及气腔肺病。这些表现主要取决于组织学类型。弥漫性肺泡损伤患者中，影像学表现类似于ARDS特征，早期表现为双侧肺中下部的密度均一或不均的阴影，常进展为双肺弥漫性阴影(图81-1)。

肺泡出血的影像学表现包括片状融合的模糊密度增高影(磨玻璃影)以及双肺实变影(图81-2)。这种阴影常广泛分布，但在肺门以及中下肺野更明显而较少见于肺尖和肋膈角区。

过敏性肺炎易形成双肺磨玻璃影，伴或不伴边界不清的小结节影。非特异性间质性肺炎呈非均一的表现，但主要形成双肺磨玻璃影，常常伴有网格状改变和肺容积减少(图81-3)。机化性肺炎(闭塞性细支气管炎伴机化性肺炎样反应)常常表现为由实变区构成的双肺散在非均一和均一阴影(图81-4)，实变区域可以是片状融合，可发生在任一肺野，但主要位于肺外周。药源性嗜酸细胞性肺病可表现为迁移的肺部阴影和实变，类似单纯性肺嗜酸性粒细胞增多，或表现为以上叶和周围分布为主的慢性双侧实变，这是嗜酸细胞肺炎的特征性表现。(图81-5)。

(二) CT

1. 弥漫性肺泡损伤 弥漫性肺泡损伤和其他原因引起的ARDS在高分辨率CT的表现相似，表现为双肺磨玻璃阴影和主要累及下坠肺叶的肺实变。在渗出早期，主要表现为磨玻璃影。最初可表现为斑片状影而周围邻近区域的肺小叶未受累。磨玻璃影很

快融合，并伴有光滑的线样影，从而形成碎石路征，并伴有实变区(图81-6)。随着病情的进一步发展，融合实变为主要表现(图81-7)。在弥漫性肺损伤的机化阶段，可以看到结构扭曲和牵拉性的支气管扩张。慢性纤维化阶段可能形成广泛的网格状和蜂窝状影。

要点：药源性弥漫性肺泡损伤

- 弥漫性肺泡损伤的组织病理学表现。它是药毒性肺病最常见的表现形式之一与ARDS的临床表现相对应
- 主要由治疗恶性肿瘤的化疗药物所引起，如白消安、环磷酰胺、卡莫司汀(BCNU)和博来霉素
- 少见的药物：胺碘酮，阿司匹林和毒品
- 影像学表现：
  - 在平片上表现为双肺均一或不均一的阴影，常分布于中下肺，经常发展为双侧弥漫性阴影
  - 在CT上表现为双侧斑片状或融合的磨玻璃影
  - 常伴有平滑线状影(碎石路征)和实变区
  - CT上常可见到部分肺小叶不受累

---

2. 肺泡出血 肺泡出血的高分辨率CT的表现无特异性，主要表现为广泛的双肺磨玻璃影伴或不伴相关区域实变，磨玻璃影可以斑片状或弥漫性分布，肺出血急性发作2~3天后CT表现为磨玻璃影和实变减少，出现边界不清的小叶中心的结节，以及少见的小叶间隔增厚。

要点：药源性弥漫性肺泡出血

- 药物毒性的一种少见表现
- 常见的原因：抗凝血剂，环磷酰胺，卡马西平，甲氨蝶呤，丝裂霉素
- 影像学表现：
  - 斑片状或融合磨玻璃影
  - 双肺区域实变

---

3. 过敏性肺炎 高分辨率CT上表现为弥漫性双侧磨玻璃影或边界不清的、小叶中心分布的小结节影。大部分患者还有肺小叶区域密度减低及肺血影减少，在最大呼气末CT上可见空气捕捉(图81-8)。

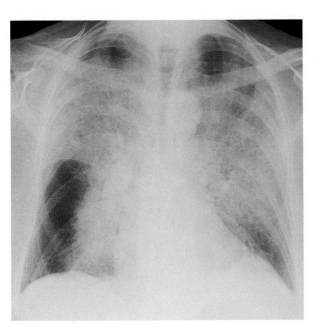

图81-1 胺碘酮所致的弥漫性肺泡损伤，胸片显示双肺广泛的实变，右肺下叶及中叶相对较轻。患者出现进行性呼吸困难，并进展为呼吸衰竭。

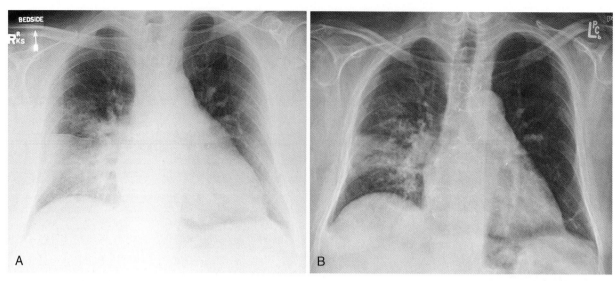

图81-2 华法林的药物毒性所致的肺出血。A.胸片显示主要位于右肺上叶及下叶的广泛实变。患者咯血。B.24小时后胸片显示实变明显改变。

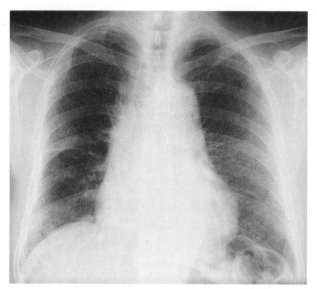

图81-3 胺碘酮所致的非特异性间质性肺炎。胸片显示双肺呈磨玻璃影及轻度网格状改变。

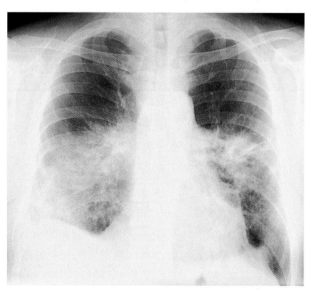

图81-4 接受肾移植治疗的患者,由于西罗莫司药物反应所致的机化性肺炎,胸片显示非对称性的双肺实变和右侧胸腔积液。

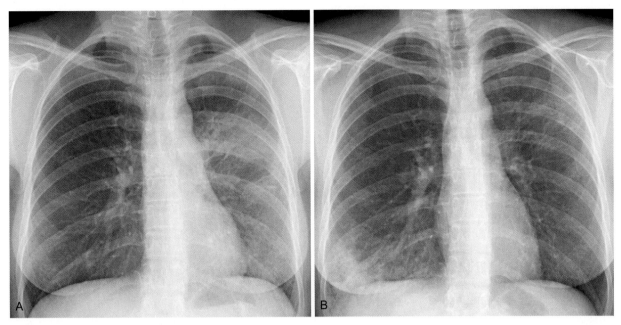

图81-5 用于治疗溃疡性结肠炎的美沙拉嗪所致的嗜酸细胞性肺疾病。A. 胸片显示左上下肺叶片状实变影。B. 22天后胸片显示原先实变已消失,在左上叶右下叶出现新的实变影。游走性实变是嗜酸性粒细胞性肺病的特点。该患者也有外周血嗜酸性粒细胞增多。

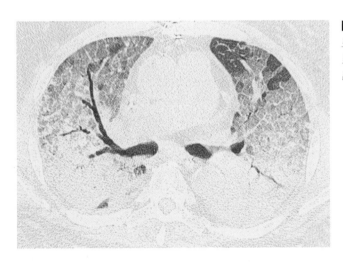

图81-6 胺碘酮所致的弥漫性肺泡损伤,高分辨率CT图像显示广泛的双侧磨玻璃影和周边实变区,可见部分小叶不受累,光滑线样影叠加于磨玻璃影上产生明显碎石路征。患者出现进行性呼吸困难和呼吸衰竭(与图81-1是同一患者)

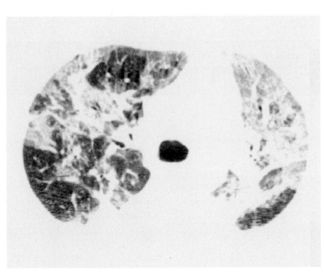

图81-7 博来霉素所致的弥漫性肺泡损伤,高分辨率CT图像上显示广泛双肺实变区和磨玻璃影。

者中。

要点：药源性过敏性肺炎

- 药源性肺疾病的一种罕见表现
- 常见的原因：甲氨蝶呤，环磷酰胺，美沙拉嗪，氟西汀，阿米替林，多西他赛，紫杉醇
- 放射学表现：
  - 双肺磨玻璃影
  - 在CT上表现为边缘模糊的小叶中心性的结节影
  - CT上部分肺小叶区域密度减低和血管影减少

4. 非特异性间质性肺炎 药源性非特异性间质性肺炎在高分辨率CT的表现与继发于其他原因导致的非特异性间质性肺炎或特发型非特异性间质性肺炎类似，常表现为广泛的双肺磨玻璃影（图81-9），当进展为纤维化时，可叠加网格影，牵拉性支气管扩张和细支气管扩张的改变（图81-10）。支气管血管周围分布也常见，特别是见于呋喃妥因药物反应的患

要点：药源性非特异性间质性肺炎

- 常见的药物反应类型
- 常见的原因有：胺碘酮,甲氨蝶呤,呋喃妥因,博来霉素,氢氯噻嗪,卡莫司汀（BCNU）
- 较少见的原因：白消安,苯丁酸氮芥,环磷酰胺,苯妥英钠和氯金酸钠
- 影像学表现：
  - 双肺磨玻璃影
  - 经常伴有网格影和肺容量减少
  - 病变呈弥漫性分布或主要累及下肺叶区域
  - CT上常见牵拉性支气管扩张和细支气管扩张

5. 机化性肺炎（类闭塞性细支气管炎伴机化性肺炎型样反应） 药源性机化性肺炎的临床影像和组织病理学表现类似于特发性机化性肺炎（隐源性机化性肺炎），并与慢性嗜酸细胞性肺炎的特点有

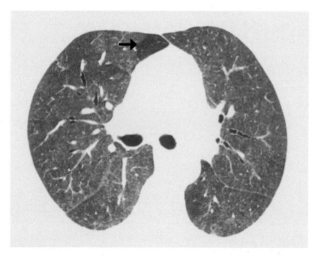

图81-8 环磷酰胺所致的过敏性肺炎，高分辨率CT显示双肺广泛磨玻璃影和一些边界不清的小叶中心分布的结节影，另外可见小叶区域的密度减低影和血管影减少（箭）（来自 *Silva CI, Müller N. Drug-induced lung diseases: most common reaction patterns and corresponding high-resolation CT manifestations. Semin Ultrasound CT and MRI 2006; 27:111–116.*）

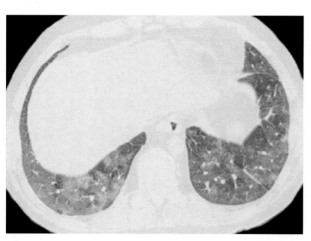

图81-9 白消安引起的非特异性间质性肺炎，高分辨率CT显示肺底部双侧弥漫性磨玻璃影。

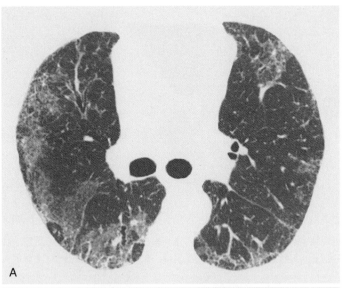

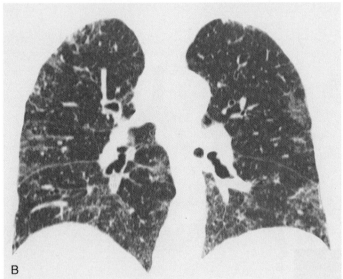

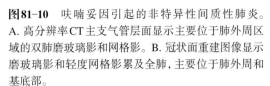

图81-10 呋喃妥因引起的非特异性间质性肺炎。A. 高分辨率CT主支气管层面显示主要位于肺外周区域的双肺磨玻璃影和网格影。B. 冠状面重建图像显示磨玻璃影和轻度网格影累及全肺,主要位于肺外周和基底部。

重叠(见后述)。9例经活检证实的药源性机化性肺炎的研究中发现,高分辨率CT最常见的表现是在胸膜下或支气管周围分布的气腔实变,见于约90%患者中(图81-11)。实变常非对称分布,可累及任何区域,在80%的患者中有磨玻璃影,常呈双侧非对称和随机分布。小叶周边分布的实变很常见,小叶中心性结节罕见。

继发于胺碘酮的机化性肺炎在CT上的融合实变常呈高密度影,由于含碘的胺碘酮代谢产物的沉积,肝脾也表现为高密度影(图81-12),这种表现可诊断为胺碘酮毒性作用。有时,药源性机化性肺炎可表现为孤立结节或多发局灶阴影,可类似于感染或肿瘤(图81-13)。这些表现主要见于接受胺碘酮、二甲胺四环素、博来霉素和卡马西平治疗的患者中。

> **要点: 药源性机化性肺炎(类似闭塞性细支气管炎伴机化性肺炎型的反应)**
>
> ■ 药源性肺损伤的常见形式
> ■ 常见的原因: 胺碘酮,二甲胺四环素,呋喃妥因,博来霉素,环磷酰胺,甲氨蝶呤,卡马西平和肼屈嗪
> ■ 影像学表现:
> • 双侧实变
> • 斑片状或融合影
> • CT上常见支气管周边和肺外周分布常见
> • 常见肺小叶周围
> • 小叶中心性结节罕见

6. 嗜酸细胞性肺炎 药源性嗜酸细胞性肺炎

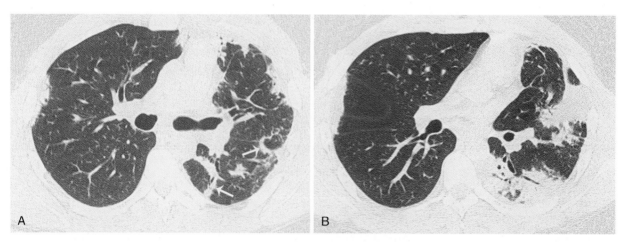

图81-11 用于治疗溃疡性结肠炎的美沙拉嗪引起的机化性肺炎(BOOP样反应)。A. 高分辨率CT的左上叶支气管层面显示肺周边区域的双肺实变,还可见左肺下叶小叶周围分布的区域(箭),是机化性肺炎的特征性表现。B. 略低层面高分辨率CT显示右肺胸膜下实变,左肺支气管周围和右肺叶周实变。

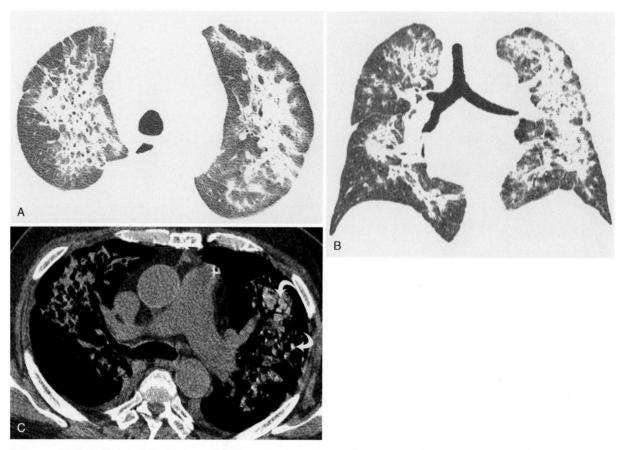

图81-12 胺碘酮引起的机化性肺炎(BOOP样反应)。多层扫描高分辨率CT的横断位图像(A)和冠状面重建图像(B)显示支气管周围分布的双肺实变,左肺上叶层面的横断位软组织窗(C)显示胺碘酮沉积区域的高密度影(箭),还可见继发于左心衰竭的双侧胸腔积液。(引自 *Silva CI, Müller NL. Drug-induced lung diseases: most common reaction patterns and corresponding high-reaction CT manifestations. Semin Ultrasound CT and MRI 2006; 27:111-116.*)

的高分辨率CT表现类似其他原因引起的嗜酸细胞性肺炎,并与闭塞性细支气管炎伴机化性肺炎表现相似。最常见的表现包括肺外周分布为主的气腔实变影和磨玻璃样阴影。实变区域常对称分布,主要累及中上肺野,然而,也可为非对称分布并发生于任何肺野(图81-14)。已报道在14例患者中,经

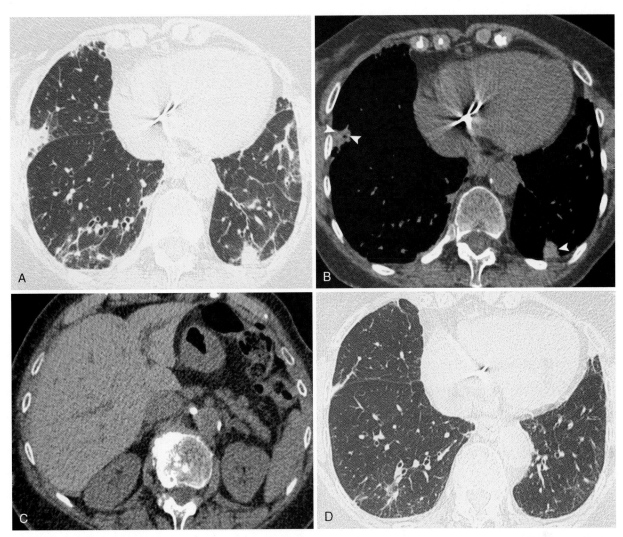

图81-13 胺碘酮毒性。A. 高分辨率CT显示右肺中叶及左肺下叶外周分布的结节影,还可见双侧小叶间隔影和斑片状磨玻璃影。B. 软组织窗的CT图像显示结节影局部高于胸壁肌肉的密度(箭头)。C. 上腹部CT图像显示,由于含碘的胺碘酮代谢物的沉积,肝脏密度增高。D. 8个月后CT随访图像在A图同层面上显示结节影和小叶间隔线的消失,可见小的外周网格影。小叶间隔线继发于左心衰竭。

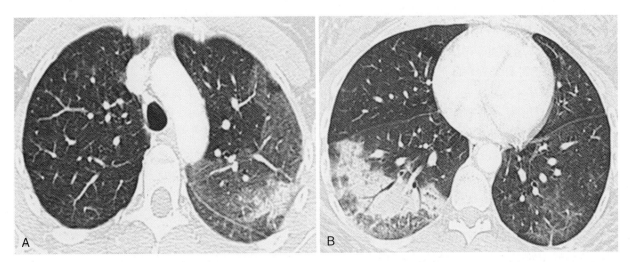

图81-14 用于治疗溃疡性结肠炎的美沙拉嗪引起的嗜酸性粒细胞性肺病。A. 高分辨率CT上叶层面显示左肺上叶外周区域的磨玻璃影和局灶性实变。B. 高分辨率CT肺下叶层面显示右肺下叶外周实变和磨玻璃影,左肺下叶可见轻度磨玻璃影和线状影。该患者外周血嗜酸性粒细胞增多(与图81-5是同一患者)

组织病理证实的5例药源性嗜酸细胞性肺炎中可见局灶性磨玻璃影周围伴有新月形和环形实变（反晕征）。少见的高分辨率CT表现包括小结节，小叶间隔增厚和网格影。

要点：药源性嗜酸细胞性肺炎

- 药物反应是嗜酸细胞性肺炎的最常见原因之一
- 常见的原因：胺碘酮，博来霉素，呋喃妥因，β阻滞剂，非甾体类抗炎药，抗抑郁药，氢氯噻嗪，米诺环素，磺胺类，柳氮磺胺吡啶及美沙拉嗪
- 影像学表现：
  - 双侧实变区
  - 主要分布于上叶及肺外周区域

六、不同药物的影像学表现

（一）化疗药物和免疫抑制药物

1. 博来霉素 博来霉素是一种具有抗肿瘤活性的抗菌药，常用于治疗生殖细胞瘤、淋巴瘤、卡波西肉瘤、宫颈癌以及头颈部鳞状细胞癌。但3%~5%的患者可出现有症状的肺部并发症，这些患者的愈后很差。约3%接受博来霉素治疗的患者死于药物相关的肺部并发症。博来霉素最常见的肺部表现是弥漫性肺损伤，其次包括非特异性间质性肺炎、机化性肺炎，偶尔表现为嗜酸细胞性肺炎。在接受联合细胞毒性药物治疗（尤其是与环磷酰胺联合），高浓度吸氧以及放射治疗的患者中，肺部药物反应的风险会增加。

病变的影像学表现包括双侧基底部网格状影，网状结节影或小结影，常呈现显著的肺外周分布。病情严重时，这种异常表现可扩展到中上肺野或进展为片状或肿块状气腔实变。病变通常在治疗开始后6周至3个月出现，可在临床症状出现前、中、后出现。继发于博来霉素的机化性肺炎可在胸膜下形成0.5~3 cm直径的多发结节影，这些结节边缘可清晰或模糊，影像学表现可类似于转移性疾病。

高分辨率CT显示博来霉素药物毒性最常见的表现是因弥漫肺泡损伤层引起的双肺广泛磨玻璃影成实变影（图81-7），其他表现有双侧磨玻璃影，伴或不伴非特异性间质性肺炎相关的网格状影，以及由于机化性肺炎所致的主要位于胸膜下的局灶性实变。

要点：博来霉素

- 常用于生殖细胞瘤，淋巴瘤和宫颈癌的治疗
- 约3%~5%的患者出现有症状的肺部并发症
- 常见的并发症有：弥漫性肺泡损伤，非特异性间质性肺炎，机化性肺炎
- 影像学表现：
  - 胸片上表现为双侧基底部或弥漫分布的网格影或网状结节阴影
  - CT上表现为双肺磨玻璃影带伴或不伴网格影或实变
  - 偶尔表现为类似转移的0.5~3 cm的多发结节灶

---

2. 白消安 白消安用于治疗骨髓增殖性疾病，特别是慢性髓细胞性白血病和用于为患有血液或非血液性恶性肿瘤患者的自体或同种异体的干细胞移植准备。临床上认识到的肺毒性仅发生在约5%的患者中。临床上明显的肺毒性仅见于长期使用的患者中，使用时间从8个月到10年不等（平均3~4年）。先前使用其他细胞毒性药物或放射治疗会增加肺毒性反应的风险。病理发现大部分白消安所致的肺病的特点是出现大的异型的肺泡II型细胞。虽然类似的异型肺泡细胞可在其他药物导致的肺病中发现，而因白消安引起的这种细胞异形性在范围及严重性上更为明显。非特异性间质性肺炎中通常也会出现。

胸片通常表现为双侧网格状或网格结节状影，可弥漫分布或下肺分布为主。伴有非特异性间质性肺炎的患者，其白消安毒性作用在高分辨率CT上常表现为广泛双侧磨玻璃影，伴或不伴网格影（图81-9）。

要点：白消安

- 一般用于治疗骨髓增殖性疾病，特别是慢性髓细胞性白血病，并用于为自体或同种异体的干细胞移植做准备
- 临床上证实约5%的患者出现肺毒性
- 常见的并发症：非特异性间质性肺炎
- 影像学表现：
  - 胸片表现为双肺网格状或网格结节状影
  - CT上表现为伴或不伴网格影的磨玻璃影
  - 下肺野分布或弥漫性分布

---

3. 环磷酰胺 烷基化药物环磷酰胺广泛应用于

恶性肿瘤和自身免疫性结缔组织病的治疗。其肺毒性的发生率<1%。尽管有报道仅150 mg的环磷酰胺用药量就会发展为间质性纤维化，但严重的药毒性风险会随着药物剂量的增加而增加。病理表现包括弥漫性肺泡损伤，而非特异性间质性肺炎、机化性肺炎和过敏性肺炎则相对少见。

弥漫性肺泡损伤的影像学表现是双肺广泛的磨玻璃影，伴或不伴网格影以及实变影。过敏性肺炎的高分辨率CT表现包括双肺磨玻璃影，边缘不清的小叶中心分布的结节，以及小叶性密度减低和血管减少（图81-8）。

慢性疾病患者与非特异性间质性肺炎或机化性肺炎有关，胸片上都常表现为双肺基底部网格影，偶尔出现局灶性实变（图81-15）。

要点：环磷酰胺

- 常用于治疗恶性肿瘤和结缔组织疾病
- 其肺毒性的发生率大概不到1%
- 常见的并发症：弥漫性肺泡损伤，非特异性间质性肺炎和机化性肺炎
- 影像学表现：
  - 双肺磨玻璃影或实变
  - 双肺基底部网格影
  - 偶尔出现局灶性实变区

---

4. 亚硝基脲类（卡莫司汀）　亚硝基脲类主要用于治疗颅内肿瘤、黑色素瘤、乳腺癌和胃肠道肿瘤以及淋巴瘤。大多数情况下肺部反应主要由BCUN[1，3-双（2-氯乙基）-1-亚硝基脲]（卡莫司汀）引起。单用BCNU治疗后出现肺毒性的概率为1%~20%，相比之下，在自体造血干细胞移植前使用高剂量联合化疗方案出现肺毒性的概率高达40%~60%。病理表现类似细胞毒性肺损伤，包括非特异性间质性肺炎伴肺泡上皮细胞异型以及弥漫性肺泡损伤。

胸片上表现异常见于在肺毒性晚期，通常在症状出现后，最常见的表现是双肺基底部网格状影，次常见表现包括局灶性或片状双肺基底部实变、上肺网格状阴影以及气胸。高分辨率CT上表现为累及下肺的双侧磨玻璃影，虽然早期的平片和CT上双肺磨玻璃影主要位于下肺，但在一项研究中发现，6例经长期随访（平均14年）的患者中，上肺纤维化是其主要表现。

要点：亚硝基脲类（卡莫司汀）

- 通常用于治疗颅内肿瘤，黑色素瘤，乳腺癌，胃肠道肿瘤和淋巴瘤
- 肺毒性的发生率为1%~20%
- 常见的并发症有：非特异性间质性肺炎和弥漫性肺泡损伤
- 影像学表现：
  - 累及下肺的双肺磨玻璃影
  - 主要位于肺基底部的双肺网格影

（二）抗代谢药　甲氨蝶呤用于治疗恶性疾病，并可在低剂量情况下治疗各种非恶性疾病。该药常会引起可逆性的肺部疾病，这可因由于过敏反应而引起。然而，在部分患者中会发展为慢性间质性肺纤维化。在那些治疗时自身伴有间质性纤维化的患者（如类风湿疾病）中，药物引起的并发症可能很难诊断。据估计，类风湿关节炎患者接受低剂量甲氨蝶呤治疗时肺药物反应的发生率为2%~5%。另外，一项研究发现，在接受甲氨蝶呤治疗滋养细胞肿瘤的患者中20%会出现一过性症状。

非特异性间质性肺炎是一种常见的形式，偶见弥漫性肺泡损伤和过敏性肺炎。

最常见的影像学表现是双肺磨玻璃影，伴或不伴叶间线样影。少见的表现包括小叶中心分布的结节影或部分实变影。实变区域可呈斑片状或广泛分布，但停药后迅速改善（图81-16）。

要点：甲氨蝶呤

- 常用于各种肿瘤的治疗中，并且在低剂量下用于在各种非恶性疾病的治疗
- 在2%~20%的患者中出现肺毒性
- 常见的并发症有：非特异性间质性肺炎和过敏性肺炎
- 影像学表现：
  - 基底部或弥漫性分布的网状或磨玻璃影
  - 迅速进展为斑片状实变
  - CT上表现为双肺磨玻璃影伴或不伴叶间线状影
  - CT上次少见的表现包括小叶中心分布的结节影或部分实变

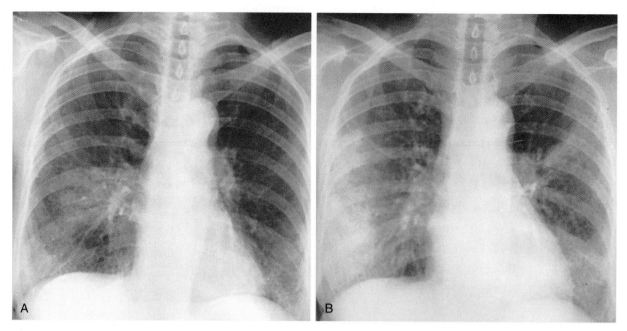

图81-15 环磷酰胺的毒性反应。A. 后前位胸片显示右肺中部及两肺基底部有边界不清的阴影。B. 7个月后,特征性的表现为阴影变大,以右肺外周分布为主。该中年女性患者接受过环磷酰胺治疗淋巴瘤(引自 *Müller NL, Fraser RS, Colman NC, Paré PD. Radiologic Diagnosis of Diseases of the Chest. Philadephia, WB Saunders, 2011.*)

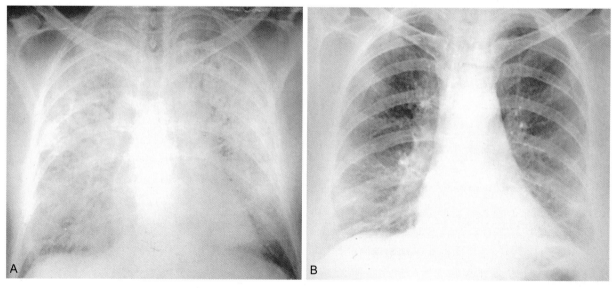

图81-16 甲氨蝶呤中毒。A. 后前位胸片示两肺大片实变,其内有清晰的支气管充气征。心脏大小为正常范围内。这种表现高度提示渗透性肺水肿。B. 停用甲氨蝶呤治疗类风湿关节炎近两周后,肺实变几乎已经完全清除。(引自 *Müller NL, Fraser RS, Colman NC, Paré PD. Radiologic Diagnosis of Diseases of the Chest. Philadelphia, WB Saunders, 2001.*)

(三)抗菌药物

1. **呋喃妥因**　尽管呋喃妥因引起的肺毒性报道约有1 000例,但总体来说,这种肺部反应是罕见的。接受这种药物治疗的人群中妇女和老人出现肺反应的发生率更高。急性不良反应可在发病治疗后的几小时到几天内现出。最常见的病理表现是间质性肺炎和肺纤维化,其次常见的是机化性肺炎(闭塞性细支气管炎伴机化性肺炎型的类似表现)。一篇对18例呋喃妥因所致慢性肺疾病的回顾文章中指出,症状发作大约是在开始用呋喃妥因预防复发性尿路感染平均间隔23个月后发生。

急性病变的影像学表现包括广泛的网格影,以基底部分布为主,见可小叶间隔线,这种形式类似间质性肺水肿,停药后快速消退提示这种阴影中水肿起到了相当大的作用,胸腔积液比较常见。慢性形式的影像学表现有双肺网格影,呈广泛或主要累及中上肺野或下肺野(图81-10),胸腔积液少见,高分辨率CT表现包括磨玻璃影伴或不伴网格影。网格影可能是广泛的,并伴有肺结构扭曲,但在停药后它可缓解。也可见胸膜下和支气管周围分布为主的实变影为特征的机化性肺炎表现(图81-17)。

要点:呋喃妥因

- 常用于治疗尿路感染
- 一小部分患者中出现肺部并发症
- 常见的反应形式:非特异性间质性肺炎和机化性肺炎
- 影像学表现:
  - 在胸片上表现为双肺网格状影
  - CT上表现为磨玻璃影伴或不伴网格影
  - 次常见的CT表现为支气管周围或胸膜下实变
  - 弥漫分布或主要位于上肺或下肺

---

2. 柳氮磺胺吡啶和美沙拉嗪 柳氮磺胺吡啶和它的衍生物如美沙拉嗪(也称为5-氨基水杨酸)用于治疗肠道感染、类风湿关节炎、幼年型类风湿关节炎、强直性脊柱炎和银屑病关节炎。肺毒性可能是一种过敏反应,大部分患者中,其表现包括急性、一过性阴影,伴有外周血嗜酸性粒细胞增多。大多数活检样本显示为间质性肺炎和纤维化或者机化性肺炎,病理学表现类似于嗜酸细胞性肺炎,偶有类似于过敏性肺记载。

典型影像学表现包括双侧实变,以肺野外周分布为主,实变区域可能是游离的,类似单纯肺嗜酸性粒细胞增多症(图18-5),或病变转较慢性时,实变由慢性嗜酸细胞性肺炎和机化性肺炎组成(图81-11),表现主要位于上肺,在少数情况下病变可发生于下肺或广泛分布的异常(图81-18)。

要点:柳氮磺胺吡啶和诱导剂

- 柳氮磺胺吡啶及其衍生物,如美沙拉嗪,用于肠炎和各种关节炎的治疗
- 常见的肺部并发症:单纯肺嗜酸粒细胞增多症,嗜酸细胞性肺炎,机化性肺炎和过敏性肺炎
- 影像学表现:
  - 短游走的肺实变影类似于单纯的肺嗜酸粒细胞增多症
  - 肺野周围实变由嗜酸细胞性肺炎和机化性肺炎组成

(四)抗心律失常药 盐酸胺碘酮是一种碘化酮衍生物,用于治疗心律失常。治疗患者中约5%的发

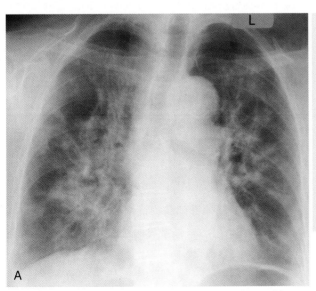
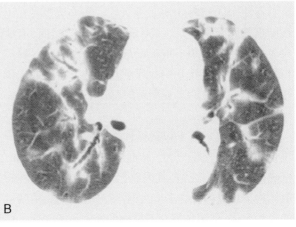

图81-17 慢性呋喃妥因毒性所致机化性肺炎。A. 后前位胸片示粗网状和斑片状实变,主要累及肺部中央肺区域。B. 高分辨率CT示肺野周围和支气管周围实变。患者是一位81岁接受呋喃妥因治疗了2年的女性。经支气管活检示机化性肺炎(闭塞性细支气管炎伴机化性肺炎型的类似表现)。

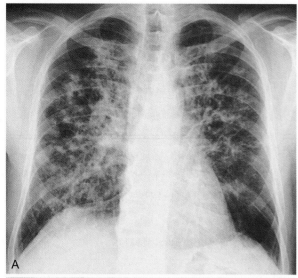

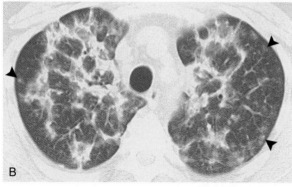

图81-18 因治疗溃疡性结肠炎应用氨基水杨酸所致机化性肺炎（类BOOP样反应）。A. 后前位胸片示两肺中心区域的不规则结节影。B. 上叶水平的CT图像示双侧小叶周围实变，这是机化性肺炎的特征性表现。一些边界不清的小叶中心性结节（箭）也可见。

生肺毒性，其中5%~10%发生死亡。大多数患者在出现肺病前胺碘酮剂量达400 mg/d或更高，然而，有些患者在维持剂量小于400 mg/d时也出现症状。肺损伤通常发生于治疗开始的几个月以后。药物的选择性肺浓聚和较长的半衰期可解释停止药物后毒性需缓慢清除的问题。

组织学表现通常包括慢性炎症和肺泡间隔的纤维化、Ⅱ型肺泡细胞增生、肺泡腔内的巨噬细胞增加。巨噬细胞和肺泡细胞，其内有粗液泡的细胞质，在超微结构下可见内含许多增大的溶酶体内容物，由嗜锇的薄片组成，周围环绕着不规则的致密电子结构。其他可见的组织学类型包括弥漫性肺泡损伤和机化性肺炎。

胸片通常表现为弥漫性的双肺网格影或双侧实变。后者可分布在肺外周或以肺上叶为主，类似于慢性嗜酸细胞性肺炎。较少见的特点包括局灶性实变

和结节状模糊影。

由于胺碘酮约含37%的碘，它在CT上呈高密度影；因此，可容易地辨别出药物积聚在肺和其他组织（图81-12，图81-13）。约70%有肺毒性症状的患者可见肺部病变内的高密度影（82~175 HU）。肺实质病变表现多样，可由双侧肺实变（常为楔形和以胸膜为基底）、网格影、线性肺不张或（少见）局灶性实变（图81-19）。约见于50%的病例表现为胸腔积液。

要点：胺碘酮

- 用于治疗心律失常
- 约含37%的碘，因此CT上呈高密度
- 肺毒性发生于约5%的患者
- 常见的肺部并发症：弥漫性肺损伤、非特异性间质性肺炎、机化性肺炎（类BOOP-like样反应）
- 泡沫样巨噬细胞在肺泡腔内特征性积聚
- 影像学特征：
  - 弥漫性双肺网格影和双肺实变
  - 可为片状、弥漫性或周围型
  - CT上实变多分布外周或支气管周围
  - CT上磨玻璃影常伴有网格影
  - 肺和肝脏的特征性高密度是由于药物聚集在网状内皮细胞中所致

（五）止痛药 阿司匹林在易感人群中可诱发哮喘，也可引起急性肺水肿，特别是依赖于大量摄入阿司匹林缓解疼痛的中年和老年人。水肿是因毛细血管通透性增加所引起。胸片表现为典型的弥漫性气腔性肺水肿。

要点：阿司匹林

- 止痛药的广泛使用
- 药物过量会引起渗透性增加，形成肺水肿
- 影像学表现：双侧广泛的肺实变影

（六）抗精神抑郁药 抗抑郁和抗精神病药物与各种肺部病变有关，最常见的是ARDS。这些药物也与肺纤维化的发展有关。

（七）对比剂 据估计，每年全世界大约使用6 000万剂量的碘化对比剂。静脉注射离子型对比剂的急性反应发生于5%~15%的患者。症状通常轻微，危及生命的过敏性并发症非常罕见。在一项超过

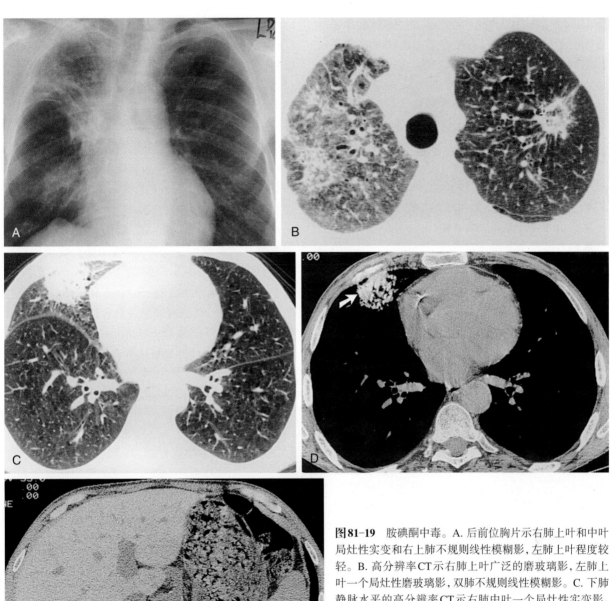

图81-19 胺碘酮中毒。A. 后前位胸片示右肺上叶和中叶局灶性实变和右上肺不规则线性模糊影,左肺上叶程度较轻。B. 高分辨率CT示右肺上叶广泛的磨玻璃影,左肺上叶一个局灶性磨玻璃影,双肺不规则线性模糊影。C. 下肺静脉水平的高分辨率CT示右肺中叶一个局灶性实变影。D. 下肺静脉水平的高分辨率CT软组织窗显示右肺中叶实变(箭),密度大于胸壁和心肌。E. 上腹部水平的高分辨率CT示肝脏的高密度。患者是一位61岁临床有与胺碘酮肺毒性一致发现的男性。(引自 Müller NL, Fraser RS, Colman NC, Paré PD. Radiologic Diagnosis of Diseases of the Chest. Philadelphia, WB Saunders, 2001.)

10 000名接受碘对比剂患者的回顾性试验中,没有死亡、心肺复苏、不可逆性的神经损伤或与对比剂反应相关的长期住院的报道。在另一项超过337 000名接受碘化对比剂患者的回顾性试验中,发生两例死亡病例,但无法证实为对比剂所致。

轻度反应的临床表现包括恶心、呕吐、荨麻疹、出汗;更严重的表现为视力模糊、严重呕吐、喉头水肿、支气管痉挛。最严重的反应是肺水肿、休克、抽搐和心肺衰竭。既往有过敏、哮喘和对比剂过敏史的患者,在使用含碘对比剂后会增加发生过敏反应的风险。发展为渗透性肺水肿的风险非常小。使用非离子型碘化对比剂可降低不良反应的风险。

一项对药物预防碘对比剂严重过敏反应有效性的分析中,回顾了所有的随机试验,用药组与术前给予安慰剂或无预处理(对照组)而接受碘对比剂的患者进行对比。作者得出结论,危及生命的碘对比剂过敏反应很少见,且术前用药的有效性值得怀疑,因为大量的患者需要接受检查前给药以防止潜在的严重反应的发生。总的来说,接受碘化对比剂患者在检查前给予糖皮质激素,可使呼吸道症状的发生率从1.4%降低到0.4%,呼吸道症状和血流动力学改变发生率从0.9%降低到0.2%。因此,为了防止潜在的可威胁生命的事件——碘化对比剂相关反应,100~150名患者需要接受预防性类固醇激素注射。

要点:对比剂

- 呼吸道症状,常轻微,见于1%~2%患者
- 严重肺部并发症少见
- 偶尔会产生渗透性肺水肿

(八)违禁药品

1. 可卡因　可卡因及其衍生物,尤其是霹雳可卡因的使用是城市和郊区一个主要的健康问题。当吸入时,游离盐基古柯碱的晶状沉淀在6~8秒内到达脑部循环,导致瞬时的兴奋。此特性以及其缺乏管理和广泛的应用性,使得霹雳可卡因成为美国最常滥用的控制性药物。可卡因的使用与各种肺部并发症有关,包括心源性和渗透性肺水肿、出血、气道灼伤(有时并发气管狭窄或反应性气道功能障碍综合征)、哮喘、慢性阻塞性肺病、气胸、纵隔积气及心包积气。

心源性肺水肿的影像学表现包括血管纹理增多、小叶间隔增厚、胸腔积液、心脏肥大、严重时肺实变。高分辨率CT显示光滑的小叶间隔增厚,胸腔积液,磨玻璃影。这些病变通常于发生后24~72小时内消失,无论治疗与否。可卡因和霹雳可卡因也可导致肺毛细血管通透性增加的水肿,导致两肺磨玻璃影或实变,通常主要分布在肺门周围但无小叶间隔增厚、胸腔积液或心脏肥大(图81-20)。高分辨率CT特征性地显示双肺多灶性磨玻璃影或融合的磨玻璃影,常常叠加着光滑小叶间隔和小叶内间隔线,呈碎石路征。肺出血可形成一过性局灶或弥漫双肺磨玻璃模糊影

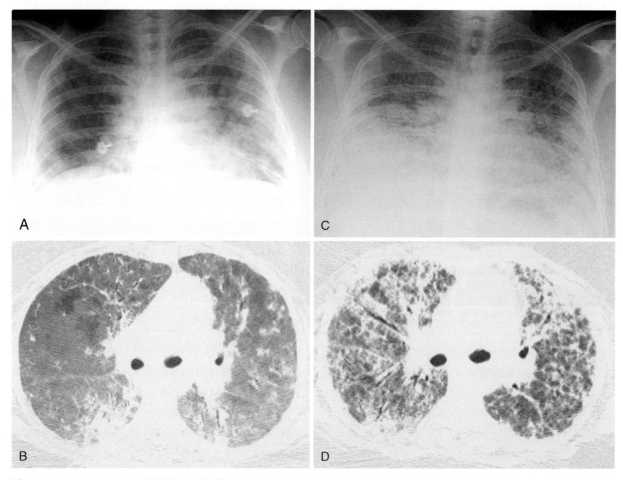

图81-20　因可卡因滥用所致弥漫性肺泡损伤。A. 胸片示双肺边界不清的阴影,小范围的实变及肺容积减少。B. 高分辨率CT示广泛的磨玻璃影以及下坠区实变,符合弥漫性肺泡损伤。C. 13天后胸片示双肺边界不清的模糊、网格影和肺容积缩小。D. 在同一天随访的与B同一水平的高分辨率CT示广泛的磨玻璃影、局灶性实变及网格影,与弥漫性肺泡损伤的纤维期化一致。

或实变。在大多数病例,肺出血在停用有效药物后可迅速清除。由于肺水肿和肺出血常在放射学上无法区分,使用可卡因不久后出现呼吸衰竭伴双肺密度增高影,及停药后病灶迅速清除,被称为霹雳肺(图81-21)。

可卡因使用后较少见的表现包括游走性的实变(形成过敏性肺炎样表现)和机化性肺炎。与可卡因滥用有关的气压伤可形成纵隔气肿、气胸、血气胸(很少)或心包积气。纵隔气肿、气胸是由于可卡因的深吸以及随之Valsalva动作和咳嗽所致,它可导致肺泡破裂和气体进入肺间质和纵隔或胸膜腔内而形成。

> **要点:可卡因**
>
> ■ 在城市和郊区,非法使用是一个主要的健康问题
> ■ 常见的胸并发症:心源性和渗透性肺水肿、出血、哮喘、机化性肺炎、气胸、纵隔积气、心包积气
> ■ 影像学表现:
>   ● 心源性水肿:血管纹理显著、小叶间隔增厚、胸腔积液、心脏肥大,严重时肺实变
>   ● 渗透性水肿:双肺磨玻璃影或实变,通常主要分布在肺门周围,但与小叶间隔线,胸腔积液,或心脏肥大无关
>   ● 肺出血:一过性的局灶性或弥漫性双肺磨玻璃影或肺实变

2. 海洛因和阿片类制剂 在过去的二十年,海洛因的使用大大增加。在一些西方城市,因海洛因过量造成的死亡人数已经成为最大可预防死亡人数。例如,1997年在旧金山,因过量服用海洛因的死亡的人数多于各种原因创伤所致死亡人数的总和。大多数致死剂量患者有非心源性肺水肿。海洛因或其他麻醉剂过量的诊断是基于临床精神状态的改变,呼吸动力、精确定位能力下降和毒品使用的间接证据。

影像学表现为肺毛细血管渗透性水肿,双肺磨玻璃影或实变,通常分布在肺门周围(图81-22)。高达20%的病例,水肿可为单侧或明显不对称。这些患者的表现可以与吸入性肺炎相同,是因过量使用阿片类制剂而导致中枢神经系统抑制,这是相对常见的并发症。吸入性肺炎引起受累肺区域的实变,特别是当患者于仰卧位发生误吸时,下叶的背段和上叶尖和后段受累。由于右主支气管的相对平直,故右肺比左肺更易受累。

阿片成瘾者的影像上可见许多其他肺部病变。部分患者可见支气管扩张,与反复感染和吸入有关。据报道,试图在锁骨上窝静脉注射,所谓的口袋注射,可发生的并发症包括单侧或双侧气胸、血胸、血气胸和脓气胸,也可见感染性栓塞。有时伴右心室感染性心内膜炎。感染性栓塞在胸片和CT上明显,表现为呈肺外周的多发结节、楔形高密度影,直径为1~3 cm,常形成空洞。结节在肺野外周和下肺区多见。静脉注射毒品的胸壁并发症包括椎体骨髓炎,有时伴发硬膜外脓肿,肋软骨炎、脓毒性关节炎、坏死性筋膜炎。

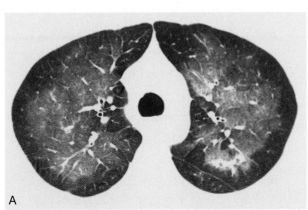
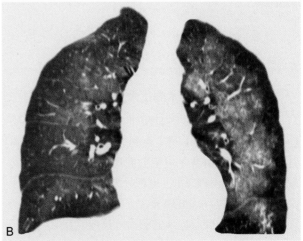

图81-21 霹雳可卡因中毒肺。A. 高分辨率CT示双肺磨玻璃影及小范围实变。B. 冠状面重建示广泛分布的肺部病变。患者是一个34岁男性表现为"霹雳狂欢"后明显呼吸短促。

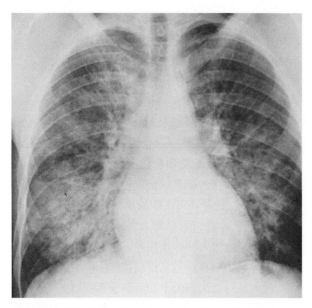

图81-22 因阿片类制剂所致急性肺水肿。后前位胸片显示气腔实变典型的急性肺水肿。几个小时之前，该19岁男子静脉注射大量哌替啶和美沙酮。患者恢复可。（引自 *Müller NL, Fraser RS, Colman NC, Paré PD. Radiologic Diagnosis of Diseases of the Chest. Philadelphia, WB Saunders, 2001.*）

要点：海洛因和阿片类制剂

- 非法使用常见，尤其是在城市中心
- 常见的胸并发症：非心源性肺水肿、吸入性肺炎、感染性栓塞、气胸、血胸、椎体骨髓炎、肋软骨炎、脓毒性关节炎
- 影像学表现：
  - 渗透性水肿：双侧磨玻璃影或实变，常分布于肺门周围
  - 吸入性肺炎：肺下坠区域的实变
  - 感染性肺栓塞：双肺结节，常有空洞，周围楔形影

七、各种成像技术的优缺点

高分辨率CT比胸片能更准确地评估药源性肺反应的存在和其特点以及实质和气道疾病的分布。胸片正常的患者在CT上可能会发现异常。Padley等发现23例在高分辨率CT上出现异常的患者中，在胸片上只有17例（74%）出现异常。高分率CT的价值还在于确定提示诊断，以及监测治疗反应。在某些情况下，高分辨率CT的表现反映了病理组织学表现，高度提示特定的药物反应模式。然而，各种形式之间在CT上有相当大的重叠。Cleverley等对20例药源性

肺病的回顾性研究中发现高分辨率CT在预测药物反应的特定组织学类型时，只有45%的准确率。尽管存在这些限制，高分辨率CT是目前最好的评价药源性肺病以及预测可能的组织学类型的无创方法。高分辨率CT在监测患者肺部损伤的出现、进展和消退时也很有价值。

八、鉴别诊断

药源性肺病的临床、影像和组织学表现往往是非特异性的。诊断标准包括药物暴露史，存在的影像学表现，肺部损伤的组织学表现，并排除肺损伤的其他常见原因（如机会性感染，放射性肺炎，肺血栓栓塞症，给氧史，原发病的进展）。然而，在临床实践中很少采用活检，因此诊断主要基于临床和放射学表现。

九、治疗方案概要

在大多数病例，药源性肺病在停药后就会消散，因此，如果临床状况允许，怀疑药源性肺病时应停止用药，并观察患者直至出现改善。有些患者需要糖皮质激素治疗。有时，急性药源性肺病可能即使治疗了也会恶化，并导致死亡。

医生须知

- 导致肺毒性的完整的药物列表以及与药物相关的反应类型可在 *http://www.pneumotox.com* 上查到
- 呼吸系统并发症很常见，美国每年估计有约 54 000 例药物不良事件是呼吸系统的并发症，约占所有药物不良事件的7.7%
- 肺药物反应的临床，影像学和组织学表现无特异性，并类似各种急慢性肺部疾病
- 药源性肺部反应的组织学类型包括弥漫性肺泡损伤、弥漫性肺泡出血、非特异性间质性肺炎、机化性肺炎（BOOP样反应）、过敏性肺炎、嗜酸细胞性肺炎，偶尔会有闭塞性细支气管炎、普通型间质性肺炎、脱屑性间质性肺炎、淋巴细胞性间质性肺炎、巨细胞性间质性肺炎
- 可导致CT上有特征性表现的唯一药物是胺碘酮，因为胺碘酮包含大约占重37%的碘，常会导致它所沉积地方的高密度，通常在肝脏和肺中

要点：药源性肺病

■ 超过350种药物可能导致肺部不良反应

■ 在美国急诊室估计每年有701 547个人或每1 000人中2.4人出现药物不良反应

■ 美国门诊患者中估计约54 000药物不良反应是肺部并发症，约占所有药物不良反应事件的7.7%

■ 约17%的住院患者有药物不良反应

■ 致命性药物反应在内科住院患者中占0.1%，而外科住院患者中占0.01%

■ 滥用违禁药物，特别是可卡因及其衍生物和海洛因，在全球城市中是主要的健康问题之一

■ 大多数药物反应的临床、影像和病理结果是非特异性的，类似各种急慢性肺部疾病

■ 影像学的主要作用是确认肺部并发症的存在，有时，影像上特别是高分辨率CT上，可以提供特异性诊断

第82章

放射性肺病

Jeremy J. Erasmus, M. Kara Bucci, and Reginald F. Munden

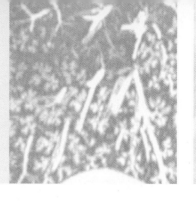

放射治疗(以下简称放疗)是一种重要的治疗胸腔内恶性肿瘤以及原发和继发胸壁恶性肿瘤的方法。但对这些肿瘤进行放射治疗时,通常会造成相邻正常肺组织的放射损伤,已经有文献报道在肺癌、乳腺癌、食管癌、胸腺恶性肿瘤、恶性淋巴瘤及恶性胸膜间皮瘤的放射治疗中存在由此产生的肺部放射损伤。放射治疗对肺实质的不良反应(尤其是急性肺炎和慢性肺纤维化)的表现包括急性期肺部磨玻璃影、肺实变和后期的牵拉性支气管扩张、肺容积缩小及实变不张。

随着放射技术和影像传输技术的不断改进,包括三维适形放疗(3D-CRT)调强放疗(IMRT)和改变分割方式计划,这些技术的应用已经改善了非小细胞肺癌者的治疗效果,提高了肿瘤局部控制率和患者生存率。重要的是,这些新的放射疗法所致的放射学肺病表现与常规放疗中的放射性肺部损伤表现有所不同。

放射性肺病表现日益多样,了解这些疾病的表现形式对于患者治疗非常重要,有帮助于恶性肿瘤局部复发的诊断及感染性疾病的鉴别诊断。在本章中,我们将回顾总结放射性肺病的病因、临床表现和影像学特征,重点描述一些新放疗技术使用后出现的少见的、不典型的表现。

一、病因

放射性肺病很少发生在分割总剂量低于20 Gy的患者,通常发生于分割总剂量大于60 Gy的患者。一项汇总24个研究的分析显示,在1 911例小细胞及非小细胞肺癌接受放化疗的患者中,对于放射总剂量低于45 Gy的患者,出现明显放射性肺炎(2~3级根据放射治疗肿瘤组/欧洲组织组制定的研究治疗癌症标准)的发生率为6%,而在放射总剂量大于55 Gy的患者发生率明显上升至12%。放射总剂量是放射性肺病的重要影响因素,其他因素还包括:放射分次数量,剂量率和受照射的肺体积。随着放疗分割次数的增加,肺组织所受到的放射损伤逐渐减低。一般至少10%的肺体积被照射后才会引起显著损伤,而且损伤会随着放射剂量的增加而增加。

改良的放疗技术,如IMRT、3D-CRT和剂量递增(通常采用超分割技术并产生总剂量约70~80 Gy),可以减少肺损伤的形成和范围。举例来说,新的分割计划通常会提高放射总剂量,因此会加剧急性肺损伤。然而,使用IMRT、3D-CRT和剂量递增超分割放疗技术,可减少受放射肺野体积,从而达到减少急性放射性肺损伤。

增加胸部恶性肿瘤放疗后的肺部损伤严重程度受多种因素的影响,包括年龄、较差的身体状况、吸烟、既往存肺部疾病和以往接受过放射治疗。新辅助或同时期化疗是否会加重放射性肺损伤目前尚无定论,一些研究显示这样做会提高放射性肺炎的发生率,而另一些报道则显示无明显相关性。虽然类固醇药物能减轻放射性肺炎,但突然停药可使潜伏的放射性肺损伤显露出来。相反,细胞保护剂,如氨磷汀,一种有机硫代磷酸酯类药物,可以减少放射性肺病的发生率及严重性。在一项包括62名未手术的非转移性非小细胞肺癌患者的研究中发现,将患者随机分成两组进行同步放化疗,一组在治疗前使用氨磷汀,该组无一例发生严重的放射性肺炎,另一组未使用氨磷汀,严重的肺部损伤发生率约16%。氨磷汀能保护正常机体组织,包括肺和食管,而不会降低放疗的抗肿瘤功效,其具体的机制尚不清楚,但其活性代谢物,自由巯基,被认为是一种自由基清除剂,可以保护细胞结构及脱氧核糖核酸。而且氨磷汀可以减少烷化剂、有机铂剂及蒽环类药物对正常组织的毒性作用。

二、发病率

决定胸部恶性肿瘤患者是否需要接受放疗的因素很复杂,包括疾病组织学分类、疾病阶段、临床症状和一般情况,这些因素连同治疗方案的多样性共同影响放疗后的肺损伤。淋巴瘤、恶性胸膜间皮瘤、肺癌、食管癌、乳腺癌和胸腺癌等患者放疗后引起的肺部损伤的真实发病率很难确定。然而对于肺癌、乳腺癌、胸腺恶性肿瘤、恶性胸膜间皮瘤和淋巴瘤患者而言,放射性肺损伤是常见并发症,而且出现肺功能改变的比例更大。

肺癌患者通常接受最高剂量的放射,受放射的肺体积最大,因此更容易患上放射性肺病。在这方面,已知60%以上肺癌患者需接受放疗其中45%作为初始治疗,17%为姑息治疗。据此推算,美国2006年近174 470例患者罹患肺癌,有超过10万患者接受放射治疗(美国癌症协会,2006年癌症事件和数字,WWW.cancer.org)。据报道中至重度放射性的肺炎发生率为10%~20%,即10 000~20 000患者发生放射性肺炎。这个发生率极有可能被低估,因为一部分放射性肺病的非特异性症状可能被错误地归类于继往存在的呼吸道或心血管疾病。此外,部分无症状患者即使存在放射性肺病的放射学表现也通常不计入回顾性分析中,因此造成报道数据偏低。

三、临床表现

典型的放射性肺损伤主要包括三个阶段:① 潜伏期(治疗结束第3~4周);② 早期:急性渗出性肺炎期(3周至6个月);③ 晚期:肺纤维化(6个月以后)。放射性肺病通常临床上表现为放射治疗完成后4~12周后出现的急性肺炎,偶有病例发生早于1个月内或晚于6个月后。出现早期急性肺炎表现的原因可能与使用超分割加速放射治疗方案有关。例如,在一项评估加速超分割放疗治疗局部晚期非小细胞肺癌可行性、毒性和有效性的研究中发现,66 Gy分50次持续5周放疗(第一周每天放疗两次,1.2 Gy/次,随后每周递增,至第五周达到1.5 Gy/次),急性肺炎发生率达40%,且通常是在完成治疗前即发病(平均放疗开始后4周开始发病,为3~5周)。

一般情况下,临床症状严重程度与放射诱导的肺损伤及治疗前患者肺功能的预保护有关。典型症状为咳嗽和轻度呼吸困难,但是部分患者可能已经有严重的呼吸道损伤。此外,患者偶尔可以表现为胸痛、干咳及发烧,或少量痰中带血。听诊时,放射性肺炎往往无明显异常,或仅在损伤区域闻及啰音。

据报道,约有1.6%的肺癌患者在胸部放射治疗后死亡。然而,表现为轻度至中度呼吸困难的急性放射性肺炎一般可以通过相应治疗得到缓解。非小细胞肺癌患者6.7%~16%并发严重的呼吸窘迫,发病率和病死率均较高。事实上,Wang等人曾报道,严重急性放射性肺炎在出现症状后的第2个月病死率将近50%。另外,虽然未证明恶性胸膜间皮瘤胸膜外肺切除术后调强放射治疗与剩余肺组织发生放射性损伤相关,在一项研究中发现,治疗结束后5~57天(平均30天),46%患者(6/13)在对侧肺组织出现重度肺炎,6例患者均死亡。

必须认识到以下几点:① 有症状的放射性肺炎不一定会发展成肺纤维化;② 急性放射性肺炎的临床表现通常不能归因于患者所接受的放射治疗(例如,受照射肺组织出现呼吸困难的程度比预期的更严重)。据推测,局限性肺组织照射会引起过敏反应并导致周围肺组织发生炎症。这一过程的病理生理机制不同于经典的放射引起肺组织损伤,这也解释了为什么只有小部分接受放射治疗的患者发生急性放射性肺炎,而有些患者在非照射肺区域会出现呼气道症状和呼吸困难,不与受照射肺体积成比例。

在放射性肺损伤的晚期阶段,受照射肺组织的区域一般在6个月后发生肺纤维化。多数患者无显著症状,呼吸困难程度也有轻有重。如果纤维化面积小于一侧肺组织50%的面积,患者症状通常比较轻微。慢性呼吸衰竭和肺心病偶尔发生于有大量肺纤维化的晚期阶段。

四、病理生理学

放射性肺损伤一般被分为不同的阶段,包括在放射治疗后不同时间段发生的急性肺炎和肺纤维化。然而,放射诱发的肺损伤是一个连续性的过程,该病理生理过程的不同阶段之间没有明显间隔。放射治疗可引发一系列导致肺损伤的分子和遗传方面的改变。电离放射的生物学效应由氧自由基引起,通常称为活性氧化物。过量的活性氧化物导致氧化应激反应,该有害过程导致细胞结构和脱氧核糖核酸的破坏。这个反应也损伤内皮细胞,使含蛋白质物质渗出进入肺泡,炎症细胞浸润,导致上皮细胞从肺泡壁脱落,导致气体交换障碍。

血管损伤导致血氧减低,活化的巨噬细胞增加了机体的耗氧量。缺氧进一步刺激活性氧自由基及促纤维化/促血管生成因子的释放。最新研究证据表明氧化应激和缺氧是导致晚期放射性肺损伤难以治愈的主要原因。研究数据还表明该活性氧自由基可在放疗完成后持续数月甚至数年释放,并导致进行性组织损伤,脏器实质细胞受损和纤维化,这是组织学上典型的晚期放射肺损伤表现。有趣的是,用于缓解或防止放射性肺损伤的药物,如氨磷汀,通常是在放疗时使用。然而,放疗后使用该药物可以缓解细胞因子级联反应引起的持续性损伤。

放射性肺损伤偶尔可表现为机化性肺炎(闭塞性细支气管炎机化性肺炎样反应),最常发生于放射野外的区域和慢性嗜酸细胞性肺炎,尤其是在有哮喘或过敏体质的患者。放疗后机化性肺炎与慢性嗜酸细胞性肺炎的关联知之甚少,可能由于一些先天性、后天性因素或其他触发性因素导致。肺癌、胸腺瘤和乳腺癌放疗后并发机化性肺炎均有报道,在早期乳腺癌放疗妇女中发病率约为2.5%。

五、肺功能

肺炎的严重程度(1~5级)通常是按临床表现进行分级,采用的标准是由西南部肿瘤协作组制定的标准反应条例或由放射治疗肿瘤学组和欧洲肿瘤研究治疗组织制定的毒性标准,根据是否存在呼吸困难、咳嗽和由患者所需要的治疗制定。然而不尽如人意的是,这种分级存在很大的主观性,与肺功能测试结果符合性较差。50%~90%的患者在放射治疗后肺功能有所下降,有研究运用这些测试进行放射性肺炎的发生率预测和严重程度的全面评估。

大多数患者在放射完成后的4~8周肺功能检查结果都比较正常。随后,一系列的肺功能异常可以发生在急性肺炎阶段以及后期纤维化阶段。肺活量、最大吸气量、肺容量、残气量、第一秒用力呼气量(FEV1)和一氧化碳弥散量(DLco)均有所减低。

一般情况下,限制性和气体交换异常逐渐发展,在临床上表现为轻度低氧血症和二氧化碳分压减低。弥散能力一般受损最严重,在放疗后持续进展,第一年减低约3.5%。在26例3D-CRT治疗后的肺癌患者中,不同放射剂量的患者均发生了弥散能力的减低。放疗后化疗及氨磷汀的使用也可影响弥散功能。氨磷汀能够改善弥散功能的减低,化疗则会引起弥散功

能的显著减低,同期化疗比后期化疗更显著。然而,放射治疗后肺功能可有所改善。例如,当肿瘤对治疗有疗效时,FEV1是反映大气道是否受梗阻的指标,可以升高或保持不变。此外,在一项包括82例肺癌患者3D-CRT治疗的前瞻性研究中显示,治疗后3~4个月DLco与FEV1分别在21%和38%的患者中有所改善,虽然平均DLco及FEV1分别下降14%和6%。

肺纤维化发展时肺功能可以轻度减低,这种恶化通常持续发展且无明显规律。在一项前瞻性研究中,和放疗前相比,放疗后6个月,FEV1、用力肺活量和DLco分别下降89%、89%和92%,虽然在接下来的6个月中有所改善,但在以后的时间里仍会慢性、进行性地减低。

六、影像学表现

肺部放射损伤的病理反应是有限的,影像学表现为两种不同的模式。描述放射性肺病时往往使用放射治疗结束的时间作为时间序列的起始点,因为治疗的时间有长有短,因此把治疗起始点作为参照会出现描述不一致。通常情况下,急性放射性肺炎发生于放射治疗结束后4~12周,6~12个月在放射性肺损伤的区域会发生肺纤维化。

关于放射引起机化性肺炎,诊断标准包括:发生于放射治疗后12个月内、症状持续至少2周、胸部X线或CT上显示在放射治疗照射区以外的肺组织出现模糊影并排除其他病因。放射引起的慢性嗜酸细胞性肺炎的诊断标准与机化性肺炎标准类似,但增加血常规检查中嗜酸粒细胞计数高于1×10^9/L,或在支气管肺泡灌洗液中嗜酸性粒细胞大于40%。

(一)胸片　放射性肺病的急性期最初影像表现为治疗区域的磨玻璃样阴影或实变(图82-1)。虽然放射性肺炎通常发生在受照射的肺组织中,照射区以外的放射性肺炎也有报告。放射治疗后同侧可并发胸腔积液,通常与放射性肺炎同时发生(即治疗结束后6个月内)。治疗后6个月出现的胸腔积液往往表现为大量积液或进行性增多,可能需要进行胸腔穿刺与恶性疾病进行鉴别。

如果放射性肺炎的肺损伤程度得到控制,肺部病变可逐步吸收,无明显后遗病变,但如果肺部损伤持续性加重,最终将进展至肺纤维化。大部分纤维化会发生于12个月内,在6~12个月期间疾病通常缓慢进展,并在2年内保持稳定。放射性肺纤维化的影像学表现为一个边界清晰肺组织区域体积减小伴条片状瘢痕形成、肺实变和牵拉性支气管扩张。肺实变区域

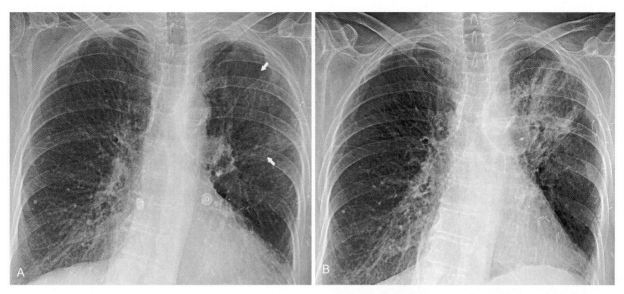

图82-1 86岁女性,左肺非小细胞肺癌,放射性肺炎。A. 放射治疗结束后1个月胸片显示照射野内左肺模糊影(箭),提示放射性肺炎。B. 放疗结束后2个月胸片显示左肺容积减小合并肺实变,提示放射性肺纤维化形成。

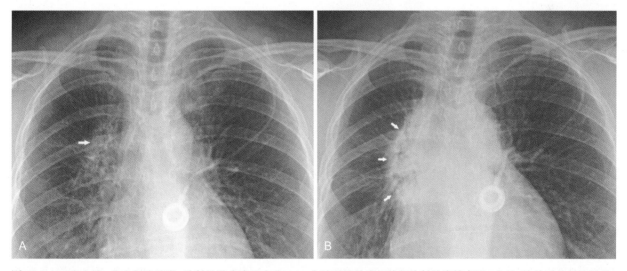

图82-2 59岁女性,非小细胞肺癌,放射性肺病病程变化。A. 右肺恶性肿瘤切除行放射治疗结束后5个月,胸片示放射性肺炎,表现为放射野内肺组织模糊影(箭)。B. 放射治疗结束后19个月胸片显示表现局部肺组织容积减小,出现实变、肺纹理扭曲,提示进展至肺纤维化。正常肺组织和受照射肺组织间分界清晰(箭)。

通常融合并有清晰边界,与放射野相符合而不是解剖边界(图82-2)。有时,会发生同侧的纵隔移位及邻近胸膜增厚或积液。随着肺纤维化的进展,正常的肺组织与病变区域界限会更加清晰。

(二)CT CT比胸片诊断放射性肺病更为敏感。磨玻璃影提示较早期的放射性肺炎(图82-3),往往出现在放射治疗结束几周后,与此同时胸片可能无明显表现。有时,急性肺炎在CT上表现为结节性病变,类似转移性肿瘤。通常情况下,结节状放射性肺炎发生在受照射区域,形态不规则,边界不清晰(图82-4)。结节通常融合形成实变,最终成为肺纤维化病变

的一部分。对放射性肺纤维化而言,CT是评价病变进展和慢性表现,诊断恶性疾病的局部复发的最佳检查(参见鉴别诊断)(图82-5)。

放射技术将影响放射性肺病的CT表现。放射性肺病的形状和分布随着适形放疗和调强放射治疗参数的改变而有所不同,因为放疗根据其位置、范围和恶性肿瘤的类型而调整放射剂量,以达到杀死肿瘤细胞的足够剂量,同时尽量减少正常肺组织的损伤。例如,3D-CRT技术使用多个放射束,照射范围严密符合目标病灶。此技术确保了整个靶目标接受到足够的放射量而尽量减少周围肺组织的放射剂量。使用

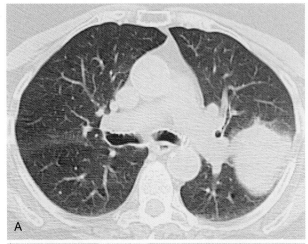

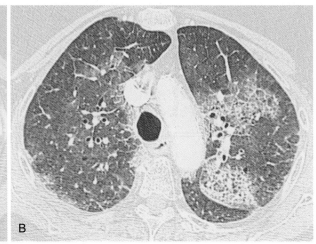

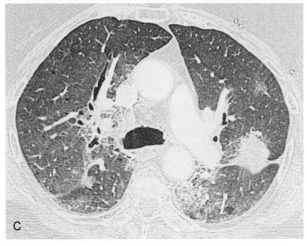

图82-3　86岁女性，非小细胞肺癌调强放射治疗后发生放射性肺炎（与图82-1是同一患者）。A. 治疗前CT显示左肺上叶肿块。B和C. 调强放疗结束3周后CT提示放射性肺炎，表现为弥漫性磨玻璃影和小叶间隔、叶间裂增厚（碎石路样改变）。注意肺部肿块体积减小（C）。

计算机重建技术将治疗体积叠加在CT图像上有帮助于认识这种治疗的影像学表现（图82-6和图82-7）。此外，这种新的放射疗法可导致在远离疾病区域出现肺模糊影，可被误诊为其他疾病。例如，使用3D-CRT技术治疗非小细胞肺癌时，放射性肺疾病可较常规表现更轻（肺实变，体积减小，支气管扩张样改变，但比常规放射引起的肺纤维化范围小）、瘢痕样病变（在原发肿瘤区域出现线状高密度影，图82-8）和肿块样病变。虽然轻度常规样病变和瘢痕状病变不可能引起误诊，肿块状表现可能被误诊为恶性肿瘤，尤其是在不知道3D-CRT治疗病史的情况下。因此，我们必须认识到3D-CRT和IMRT新技术往往引起其他区域的病变，避免造成误诊，要了解每个患者的放疗方案及特定的剂量模式。

　　同样重要的是放射性肺病的典型影像学表现与传统的放射治疗范围相关。在这方面，非小细胞肺癌通常具有典型范围，包括原发性肿瘤与肿瘤周围可视边缘外2 cm区域及需要治疗的淋巴结外1 cm区域。

在非小细胞肺癌治疗中未严重受累区域不需要进行选择性治疗。在治疗小细胞肺癌中，放射野通常设置为两种类型：广泛型，包括肺门、纵隔及双侧锁骨上区域；限制型，仅覆盖原发肿瘤和高度疑似的邻近淋巴结高度。对于乳腺癌患者，采用切向放射野可导致有特征性的放射性肺病表现，CT上出现局限于前外侧胸膜下的阴影（图82-9）。为避免和感染性疾病混淆，比如结核，必须要知道锁骨上区放疗偶尔会用在乳腺癌患者，并且常会导致肺尖区域放射性肺病（图82-9）。对于食管癌患者，肿瘤放射野一般设定在肿块上下5 cm的范围，放射束存着一定的角度以减少脊髓受照射，会导致双肺下叶纵隔旁阴影。头颈部肿瘤患者放疗往往包括双侧肺尖区域，并导致双侧肺尖部放射性肺病。霍奇金淋巴瘤或非霍奇金淋巴瘤的放射野一般限制在横膈上所有主要的淋巴结群及双侧肺尖区域，往往导致典型的位于纵隔周围及双侧肺尖区域的放射性肺炎及纤维化表现（图82-10）。

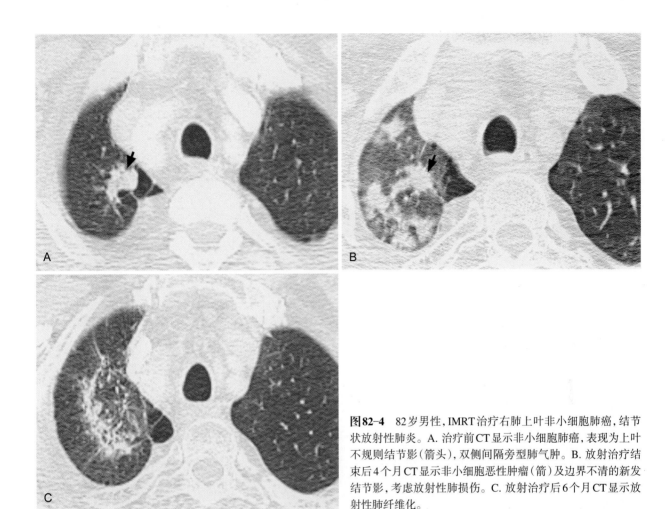

图82-4 82岁男性,IMRT治疗右肺上叶非小细胞肺癌,结节状放射性肺炎。A. 治疗前CT显示非小细胞肺癌,表现为上叶不规则结节影(箭头),双侧间隔旁型肺气肿。B. 放射治疗结束后4个月CT显示非小细胞恶性肿瘤(箭)及边界不清的新发结节影,考虑放射性肺损伤。C. 放射治疗后6个月CT显示放射性肺纤维化。

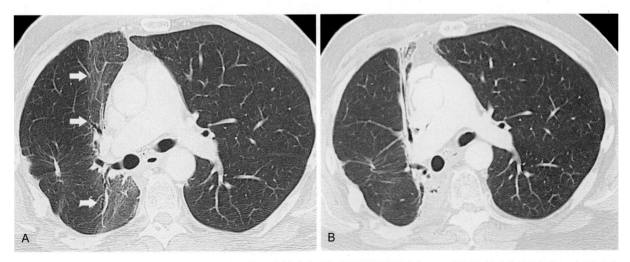

图82-5 61岁男性,右下肺非小细胞肺癌切除及常规放射治疗后发生放射性肺纤维化。A. 常规放射治疗后4个月CT扫描显示右肺磨玻璃影。正常肺组织和磨玻璃影(箭)之间分界清晰。B. 放射治疗完成后10个月CT显示放射性肺纤维化。可以看到支气管扩张及肺容积缩小,正常肺组织与肺纤维化之间界限明显。

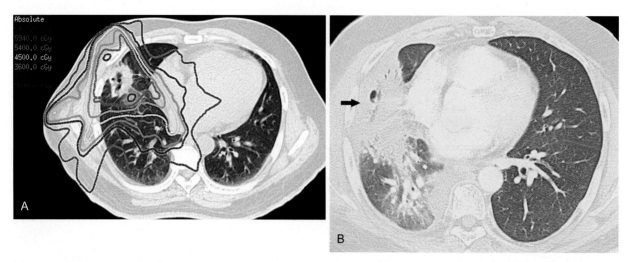

图82-6 60岁男性，调强放疗治疗非小细胞肺癌发生放射性肺纤维化。A. 调强放射治疗的计算剂量重建轴位图像显示右肺中叶肿块。放射最高区域（59.4 Gy）是病灶周围的区域。注意到使用IMRT后最高放射剂量被传递到肿瘤，而使用标准放射治疗，最高剂量将在胸壁上。B. 放射治疗后5个月CT图像显示放射性肺损伤肺实变区域（箭）和规划IMRT剂量计算重建图像上最高放射剂量区域相关，可以看到右下肺叶局限性肺实变，脊柱右缘肿块及肺容积减小。

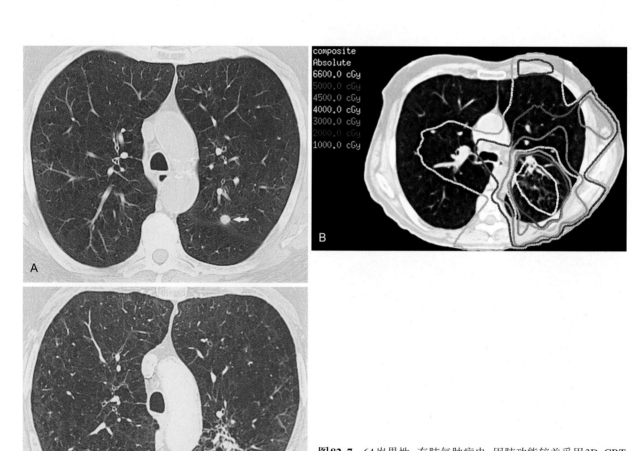

图82-7 64岁男性，有肺气肿病史，因肺功能较差采用3D-CRT治疗1期非小细胞肺癌，并发放射性肺病。A. 治疗前CT显示上叶小结节病灶（箭）。B. 3D-CRT剂量计算重建表明，肺损伤区域与最高放射剂量区域相符，约66 Gy（白线围绕治疗病灶区域）。C. 放射治疗结束后3年CT显示局灶性放射性肺纤维化。

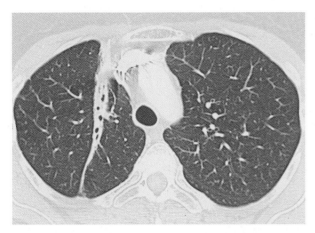

图82-8 54岁女性，非小细胞肺癌3D-CRT治疗后放射性肺纤维化。放射治疗结束后7年CT显示线状肺纤维化结构，类似瘢痕形成和牵拉性支气管扩张。

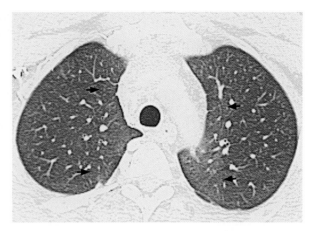

图82-10 47岁男性，大细胞淋巴瘤，纵隔旁放射性肺病。放射治疗结束10周后CT图像显示上叶纵隔旁磨玻璃影（箭），提示放射性肺炎。

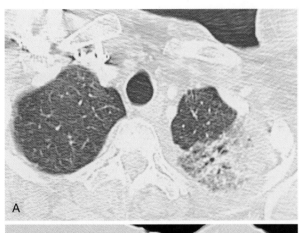

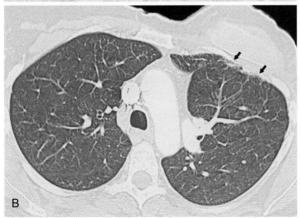

图82-9 42岁女性，左乳房恶性肿瘤，行切线区至锁骨上区放射治疗，并发放射性肺纤维化。A. 放射治疗结束后6年CT扫描显示肺尖纤维化。B. 下一层面CT显示放射治疗的相邻区域典型的胸膜下放射性肺纤维化表现（箭）。

放射治疗后机化性肺炎和慢性嗜酸细胞性肺炎的影像学表现类似于特发性病变表现（见第36和57章），并与放射性肺炎表现重叠。然而，与典型的放射

性肺炎不同，病变阴影可以是迁徙性的，一般在照射野之外（图82-11）。一些新的放疗法也可以导致远离放射野区域肺部阴影。因此，在放射治疗领域以外肺实质异常可能是放射性肺炎、机化性肺炎、慢性嗜酸细胞性肺炎、感染和肿瘤复发。

放射治疗后可发生心包积液，一般为少量并且通常经CT发现，而在胸片检查上无明显表现。心包积液通常发生在治疗结束后6~9个月。此外，慢性心脏并发症包括：慢性心包炎、心肌病、心肌梗死、冠状动脉疾病、传导异常和瓣膜疾病。

（三）PET-CT PET-CT至今没有评估放射性肺病表现的病例系列报道或临床试验。此外，专用于PET成像的放射性药物^{18}F-2-脱氧-D-葡萄糖（FDG）也缺乏对于放射性肺病的评价。然而，急性放射性肺炎可表现为在PET成像高FDG摄取，并且在纤维化区域可持续存着长达18个月。至此CT-PET和PET成像还没有用于早期放射性肺病的诊断。相反，FDG-PET已用于诊断局部复发和远处转移性病变。已有报道FDG-PET对放射治疗后恶性病变复发诊断较常规成像方法更加准确，对于放射性肺病治疗有一定的诊断价值。放射性肺病FDG-PET检查结果有较高的阴性预测价值，在临床上非常有用，表现为局限性肺部阴影伴随FDG低摄取（图82-12）。在照射区域出现FDG摄取增高则提示恶性疾病（图82-13）。最近推出的CT-PET允许使用共同注册、空间匹配功能和形态数据，有助于FDG摄取增高区域定位，并能协助定向活检，提高复发或持续性恶性疾病的诊断准确性。然而PET成像的一个局限性是放射治疗结束后的早期会出现FDG假性高摄取，并且可以持续一

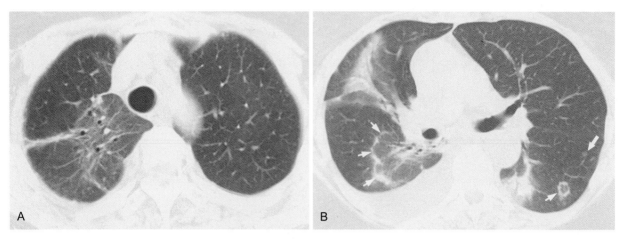

图82-11 80岁女性,右侧早期乳腺癌,行常规放疗,合并机化性肺炎。A. CT大血管层面可见右肺局限性磨玻璃影及支气管扩张症。正常肺组织和磨玻璃影之间分界清晰,表现类似放射性肺炎。B. 中间支气管层面CT显示照射野之外的双侧支气管边缘模糊。可以看到两下叶环形实变(箭)环绕磨玻璃影(反晕征),这是典型的机化性肺炎征象。左下叶可见小结节灶(长箭),右侧胸腔积液。

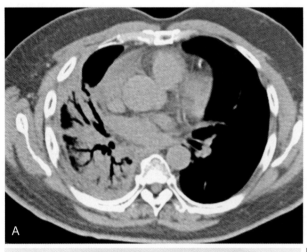

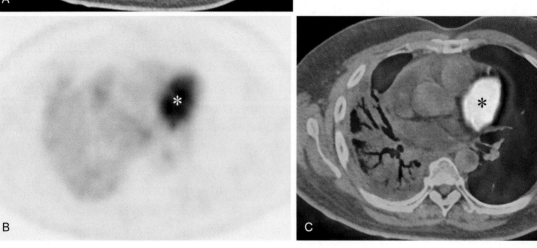

图82-12 60岁男性,非小细胞肺癌调强放疗治疗后出现放射性肺纤维化。 CT(A),PET(B)和 PET-CT(C)显示IMRT治疗13个月后在显示肺纤维化区域低FDG摄取。PET扫描的阴性结果提示高度阴性预测值,对此可行保守治疗。可见心肌生理性FDG摄取现象(星号)。

段时间。由于放射性肺炎可出现FDG摄取增高，类似疾病复发，FDG-PET显像在放疗结束后6个月最有意义。

七、鉴别诊断

胸部恶性肿瘤患者放疗后放射性肺病往往会覆盖肺部疾病。诊断时需要提高警惕，因为感染性病变和恶性肿瘤复发在临床表现和影像学表现上有一定相似性。病变表现出现时间、放射剂量和使用的放疗技术在明确诊断方面具有价值。一般情况下，对于接受大于40 Gy的患者，如果病变发生于放射野内，并在适当的时间窗出现，应首先诊断为放射性肺炎。当出现不典型的放射性肺病影像学表现时，需要考虑感染和恶性疾病的局部复发。当胸片或CT图像肺阴影出现在放射治疗野之外或在放射治疗完成前出现，应考虑感染性疾病。由于放射性肺炎病程通常较感

染性病变进展更慢，突然发病往往提示感染性疾病，除非在激素突然停药后发病。还有一些表现可提示感染的存在。例如，锁骨上照射后引起的肺尖区放射性肺炎可能与肺结核相混淆（图82-14）。在这种情况下，CT图像上小叶中心结节或分支线状结构（树芽征）提示肺结核的可能性较放射性肺病更大。放射性肺纤维化区域出现空腔性病变一般提示合并感染。

肿瘤局部复发和放射性肺病很难鉴别。然而，由于放射性肺病病程后期较稳定，肺纤维化轮廓的改变往往提示肿瘤复发。此外，在放射性肺纤维化区域出现支气管填充是异常表现，通常是由于局部恶性肿瘤复发或并发感染引起的（图82-15）。其他局部复发的征象包括放射野外的结节性病变、中央气道形态不规则及治疗结束12个月后出现胸腔积液。

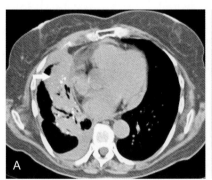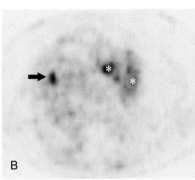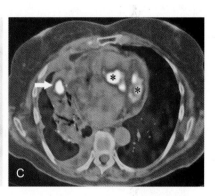

图82-13　74岁女性，中叶非小细胞肺癌手术切除配合放化疗，肿瘤复发。CT（A），PET（B）和PET/CT（C）显示后放化疗3年后在放射性肺纤维化区域出现局灶性FDG摄取增高（箭）。经胸穿刺活检证实恶性肿瘤复发。可见心肌生理性FDG摄取（星号）。

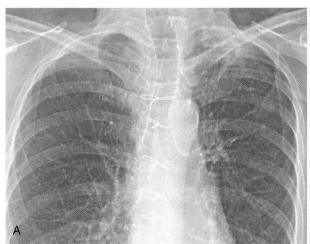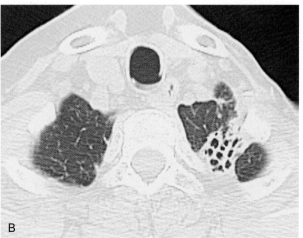

图82-14　74岁女性，慢性咳嗽，体重减轻，44年前因左乳房恶性肿瘤行锁骨上区放射治疗，放射性肺纤维化误诊为感染。A. 胸片显示左肺上叶透亮度不均，容积减小。B. CT显示边界清晰的肺不张及支气管扩张，提示典型的放射性肺纤维化。痰培养结核分枝杆菌和非结核分枝杆菌感染阴性。

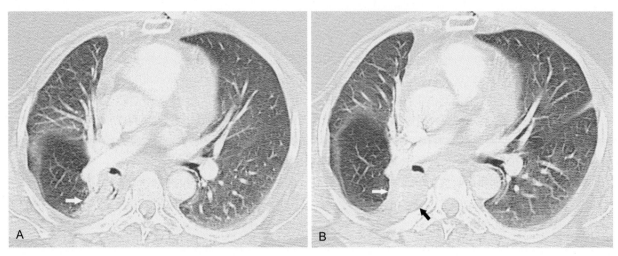

图82-15 59岁女性,非小细胞肺癌肿瘤复发。A. 放射治疗结束后4年CT显示右肺下叶放射性肺纤维化(箭)。B. 4个月后CT显示支气管内软组织影,提示肿瘤复发(箭)。再次检查(未出示)证实恶性肿瘤复发。

机化性肺炎和慢性嗜酸细胞性肺炎放射治疗后的临床和影像学表现可能是类似的。两者之间的鉴别诊断是:慢性嗜酸细胞性肺炎的肺组织和外周血嗜酸粒细胞增高;机化性肺炎可在肺泡管内及肺泡周围发现颗粒状息肉样组织,提示周围肺实质的慢性炎症,这是其典型病理表现。

八、治疗方案概要

糖皮质激素是最常用于治疗急性放性肺炎的药物。然而,对于何时开始使用糖皮质激素治疗至今未达成共识,也缺乏糖皮质激素治疗急性放射性肺炎疗效的对照试验。一般情况下,糖皮质激素依照症状的严重程度给药,尽管它们可能会导致肺炎进展。对于呼吸困难或呼吸功能不全的患者,泼尼松通常使用10~12周,初始剂量为30~100 mg/d,随后逐步减量,因为早期停药可导致肺炎加重,大部分机化性肺炎及慢性嗜酸细胞性肺炎患者对糖皮质激素治疗反应很好,但在停药后常出现复发。

医生须知

- 放射性肺病很少发生于分次剂量小于20 Gy的治疗后,通常发生于剂量超过60 Gy治疗
- 受照射的肺容积及分次照射的放射量与放射性肺病相关性较大
- 影响放射性肺病因素还包括:年龄、机体整体状态、吸烟、既往存在的肺部疾病、以前接受过放射治疗和之前或同期接受化疗
- 调强放射治疗(IMRT)、三维适形放疗(3D–CRT)和改变分割方式可以改善肺损伤的程度
- 放射性肺病通常表现为放射治疗完成后4~12周出现急性肺炎
- 临床症状一般与放射性肺损伤程度及患者治疗前的肺功能相关
- 放射性肺炎患者常表现为轻度呼吸困难,虽然可有已经存在严重的呼吸道损害

- 有时,会发生超敏性放射性肺炎(放射野外),临床表现比预期的更严重
- 急性放射性肺炎常表现为轻度至中度呼吸困难,经过对症治疗后可以缓解
- 严重急性放射性肺病病死率高
- 泼尼松(30~100 mg/d)是最常用的治疗急性放射性肺炎的疗法,依据症状的严重程度进行给药
- 肺纤维化通常发生于急性放射性肺炎的区域,在6个月后发生,呼吸困难一般比较轻微
- 大多数患者一般在放射治疗后急性肺炎阶段及后期纤维化阶段肺功能有所下降
- 肺活量、吸气量、肺总容量、残气量、FEV1和DLco均有所下降
- 机化性肺炎和慢性嗜酸细胞性肺炎也可能与胸部放疗有关

要点

- 放射性肺病的影像学表现是常见的,并且通常与放射治疗完成后的时间有特定关系
- 急性放射性肺病一般发生在放射治疗完成后4~12周
- 急性放射性肺病表现为照射区磨玻璃影或实变
- 急性放射性肺病PET显像可见FDG高摄取
- 放射治疗结束后的6个月内可出现同侧胸腔积液
- 肺纤维化发生于急性放射性肺病区域,一般在放射治疗完成后6~12个月出现
- 肺纤维化表现为肺实变合并支气管充气征,边界清晰,肺容积减小和牵拉性支气管扩张
- 肺纤维化可以放射治疗结束后6~12个月进展,在2年内病情稳定

- 急性放射性肺病进展阶段和局部肿瘤复发很难靠PET、X线和CT进行鉴别
- 肺纤维化通常PET成像上无FDG高摄取,虽然放射治疗结束FDG摄取增高可持续长达18个月
- 患者放射性肺病区域正常的FDG-PET表现是具有较高的阴性预测价值,可以有效地除外恶性疾病复发
- 放射治疗后引起的机化性肺炎和慢性嗜酸细胞性肺炎影像学表现类似于特发性肺病。肺实质改变可能在照射野外,并可能呈迁徙性改变这些特征可能有助于与放射性肺炎进行鉴别
- 放射性肺病稳定后,肺纤维化区域轮廓的改变应提示肿瘤复发
- 放射性肺纤维化区域支气管填充通常是由于恶性疾病局部复发或重复感染

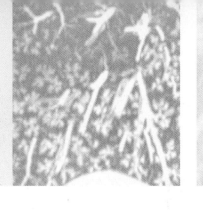

第83章

胸部钝伤

Nicholas J. Statkus, Joshua R. Hill, Marc V. Gosselin, and Steven L. Primack

胸部钝伤是常见的入院指征。大部分外伤主要是由机动车碰撞造成。其他主要原因包括从10英尺以上的高度坠落，行人被汽车撞到以及越来越多被汽车撞到的骑车人。在没有系安全带的伤员中胸部受伤的可能性排在第四位，而在系安全带的伤员中胸部是最常受伤的部位。放射科医生必须熟悉与胸部外伤有关的典型表现，提供正确的诊断以便实施及时治疗方案。胸部外伤初步检查是在配有相应创伤急救设备的创伤急救室里行正位胸片检查。胸片之后，最常用的检查方法是CT。CT可以评估气道、肺实质、主动脉和大血管、心包、胸膜、胸壁、膈和骨性结构。多层螺旋CT快速获得图像的能力使外伤CT横断面图像的应用显著增多。但现代CT扫描后的多平面重建不应在创伤应用中过分强调。

钝性胸部主动脉损伤

胸部主动脉损伤是入院前死亡的常见原因，占到入院前创伤死亡者的15%~20%。在主动脉受伤的伤员中，70%患者当场死亡。幸存的患者需要快速而准确的诊断以获得及时创伤修复，尤其对于60%没有明显创伤后临床征象的胸部创伤患者。

创伤性主动脉损伤每年发生率约为1/100 000。时速超过每小时50 km的汽车碰撞，从3 m高以上的地方坠伤，以及被汽车撞伤的行人都极有可能造成主动脉损伤。

主动脉横断伤是指主动脉横向部分或完全撕裂。破裂是一个类似的诊断，预示着比创伤更严重的预后。对于放射科医生而言，破裂意味着主动脉的一部分破裂，包括管壁的部分或全层的破裂。部分破裂的例子就是内膜、中层破裂，外膜完整的假性动脉瘤。外伤性主动脉损伤是对损伤种类更合适的概括，并且更有利于分类。

一、解剖

大部分主动脉损伤部位在主动脉峡部，锁骨下动脉起始部的远端。主动脉峡部范围从锁骨下动脉起始部至动脉导管韧带水平。损伤多发生在此处的原因还不能完全解释，但已有很多机制被提出。骨性结构挤压机制以为峡部受到脊柱和胸骨的挤压。另一种解释是所受外力突然减速时主动脉峡部受到反向的撕裂力。第三种解释是外伤时主动脉内突然增加的压力带来的液体撞击效应。另一种生物力学解释是黏稠反应理论，指出胸内创伤最重要的决定因素是挤压发生的速度。

在主动脉挫伤后幸存并转运做进一步治疗的患者中，升主动脉损伤的不到5%。而尸检患者中发生升主动脉损伤约为22%。升主动脉损伤通常（80%）伴有显著的心脏损害，包括瓣膜损害或心包填塞，是一种致命的复合损伤。外伤性主动脉损伤发生于膈肌裂孔处的不到2%。

当出现纵隔血肿时，应首先考虑损伤部位。发生纵隔血肿时需要迅速检查其近端主动脉并进一步确定主动脉形态的完整性。纵隔血肿也可能是由邻近胸骨或胸椎骨折造成的，常是主动脉破裂的表现。主动脉旁血肿存在时应仔细分析邻近主动脉损伤的情况。

当升主动脉损伤时，考虑损伤部位也是很重要的。

横断面扫描时心脏连续运动导致运动伪影可误认为主动脉夹层或假性动脉瘤（即使在当今快速扫描的多层螺旋CT也存在该伪影），因此观察这一部位图像时应谨慎（从统计数据看这些部位很少受损伤，诊断应谨慎）。

纵隔脂肪、不规则血管以及胸腺在胸片上都能被误认为是纵隔影增宽，但在CT上容易鉴别。纵隔里要考虑的是胸腺。依据患者年龄不同，胸腺可以明显或萎缩。在一些患者中，残留的胸腺可以融合成纵隔的一部分。

二、病理表现

外伤性主动脉损伤可导致各种不同程度的血管受损，从微小的内膜下出血到大体肉眼可见的贯穿主动脉壁三层的横断。Parmley等已描述了所有损伤的病理类型（例如：内膜撕裂出血，中层破裂，全层破裂，假性动脉瘤，动脉旁出血）并与CT的直接表现相吻合。60%的撕裂累及内膜和中层而外膜完整。动脉夹层虽然不多，但可以发生在11%的外伤患者中，可能是由于有基础高血压的患者在外伤时继发性血压骤然升高而导致。

三、影像学表现

（一）X线　胸片可以评估，继发于主动脉损伤所致的纵隔血肿，胸骨或胸椎骨折、纵隔内小动脉或静脉的损伤。纵隔血肿可以表现为部分活动性出血（提示纵隔内小血管破裂）和相对包裹性的血肿（后者在动脉损伤中被更多关注）。

胸片可以有效地排除主动脉损伤。一张在良好摄片条件下获得的胸片其阴性预测值为98%。而阳性预测值低于15%。仰卧位成像，放大效应和旋转效应都可能造成纵隔血肿的假象。

提示有包裹性主动脉破裂的征象包括胃管向右偏移、气管右移、左主支气管向下移位、主动脉弓形态不规则或中断、主动脉弓密度增高以及降主动脉宽度和密度增高（图83-1和图83-2）。提示有完全或部分流动血肿的征象包括与主动脉弓相关的右支气管旁密度增高、失去主动脉弓的形态、左肺尖帽和纵隔增宽。

纵隔血肿是主动脉损伤敏感但非特异的表现。其他还有不同程度特异性的征象，最特异的征象包括左肺尖帽（表现的概率为65%）、左主支气管向下移位（65%）、降主动脉结构模糊和密度增高（67%）。

从临床经验来说，主动脉损伤的典型表现为纵隔增宽。技术因素（放大，旋转，仰卧摄片）、主动脉迂曲和纵隔脂肪都能形成纵隔增宽的假象，使该征象失去特异性。一个纵隔血肿较特异的征象是比较右侧

气管房区域和主动脉弓左侧区域的密度。当右气管旁区域密度高于主动脉弓或与之相等时，则纵隔血肿的可能性更大。

典型征象：外伤性主动脉损伤的影像表现

高敏感性低特异性的征象

- 纵隔增宽
- 主动脉轮廓异常或主动脉轮廓模糊

相对高特异性低敏感性的征象

- T4水平气管右移
- T4水平胃管右移
- 右气管旁条纹状增厚影

正常胸片阴性预测值——98%

（二）CT　多层螺旋CT是排除主动脉损伤非常敏感的诊断工具。无纵隔血肿的形态正常的主动脉，排除主动脉损伤的阴性预测值达100%。此时阳性预测值尚不清楚，当研究结果不明时（仅指血肿）需要动脉造影或密切临床随访。

主动脉损伤的CT直接征象包括管腔内息肉状的血凝块（图83-3）或者低密度充盈缺损、主动脉管径的改变（例如假性狭窄）、动脉壁或轮廓异常（假性动脉瘤）（图83-1和图83-2）以及动脉夹层。管壁周围的血肿，可以向下延伸至腹主动脉，这是另一重要的表现（图83-1）。

经食管超声心动图是另一有效排除主动脉损伤的检查方法，检查的禁忌证为椎体骨折或严重的颌面部骨折。此项检查的不足是对时间的依赖和对检查者经验的依赖。

典型征象：外伤性主动脉损伤的CT表现

直接征象

- 主动脉壁不规则
- 假性动脉瘤的表现
- 主动脉管径的截然改变
- 内膜脱落漂浮
- 对比剂外溢

间接征象

- 主动脉周围血肿

图像清晰的正常螺旋CT阴性预测值——100%

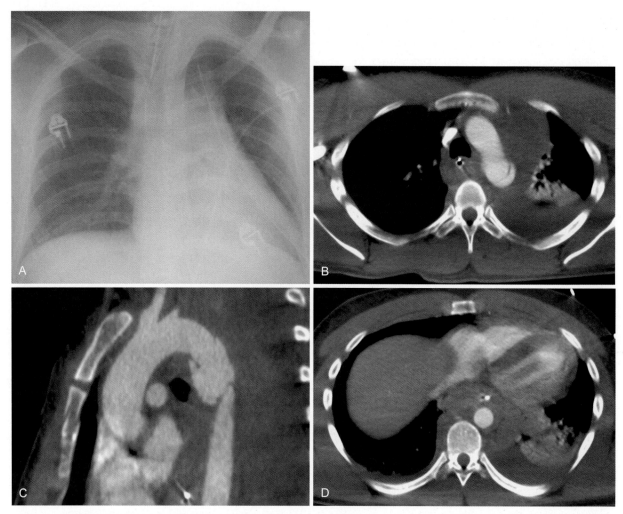

图83-1 胸部主动脉损伤。A. 一起摩托车事故中一位25岁男性的正位胸片显示主动脉弓显示不清,上纵隔密度增高,胃管和气管右移以及双侧肺尖帽。B. 增强CT显示主动脉后壁轮廓异常伴腔内内膜瓣和假性动脉瘤伴主动脉峡部区的周围血肿。C. 矢状面重建图像更好地显示假性动脉瘤。D. 下胸部的CT图像显示自上方损伤部位蔓延的主动脉周围血肿。这一发现在最初仅行腹部/盆腔CT的患者尤为重要,有必要进一步行胸部影像学检查排除主动脉损伤。

四、治疗方法概要

外伤性主动脉损伤的治疗,与其他血管病变类似,现正广泛应用血管内支架来治疗。其他可选择的治疗方案包括直接手术缝合和开放性补片修补。

大血管损伤

大血管包括无名动脉(右锁骨下动脉/右颈总动脉)、左颈总动脉、左锁骨下动脉和头臂静脉。顿挫伤累及大血管很少见。一份对166例主动脉造影的分析(24例主动脉或大血管损伤阳性)显示胸部钝伤中仅伤及主动脉分支血管的比例为4%,伤及主动脉及

其分支的比例为1%。虽然不多,但这些损伤在增强CT上容易识别,而且务必要识别这些结构,因为临近结构的损伤容易使观察者忽略这些细小但影响严重的异常征象。

既往的研究显示无名动脉是最容易受损伤的大血管,占所有大血管损伤的20%~61%。无名动脉损伤通常伴主动脉损伤。有报道显示三大分支血管受损伤的概率几乎均等,乳内动脉、锁骨下动脉的分支也可受损。在颈部外伤时应关注椎动脉的损伤。

一、影像学表现

(一)胸片　外伤后的胸片筛选检查并无助于对大血管损伤的诊断。大血管旁血肿致气管旁条状影

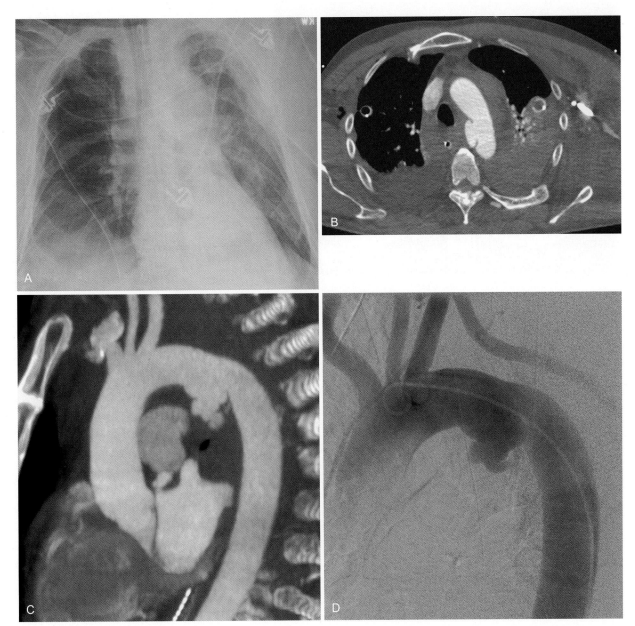

图83-2 胸部主动脉损伤。A. 一四轮越野车祸中，52岁男子的正位胸片。纵隔密度增高，肠管轻度向右侧移位，左侧肺尖帽。B. 增强CT示主动脉内壁中断形成假性动脉瘤。大范围纵隔血肿和主动脉旁血肿。C. 矢状位重建图像显示大而不规则的主动脉壁旁假性动脉瘤，位于左锁骨下动脉起始部以远。D. 患者接受了动脉内置入支架的治疗，主动脉造影片以供对比。

增厚，这一征象提供了细微的线索。主动脉损伤时，可见到纵隔内血肿（图83-4）。

（二）CT　多层螺旋CT和后续必要的血管造影来评估大血管是最重要的诊断方式。与主动脉损伤相似，CT可以显示腔内或内膜不规则影，提示有内膜的撕裂。其他细微的征象，诸如管腔不对称或强化减小，可提示血管损伤的进一步依据。如果发生动脉夹层和完全破裂，可显示出典型的夹层内膜片和假性动

脉瘤（图83-4）。虽然多层螺旋CT能发现大血管的外伤性损伤，但血管造影仍然是诊断的金标准。

二、治疗方案概要

与主动脉损伤相似，大血管损伤也可以用血管内支架治疗或直接外科修补。手术搭桥至其他邻近的大血管是另一种治疗选择。为预防内膜损伤后血栓形成抗凝也是治疗的一项内容。

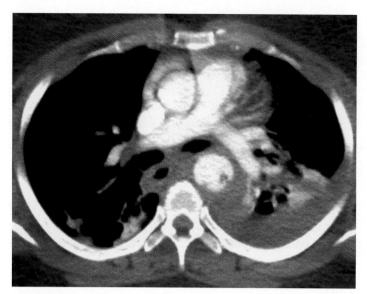

图83-3　胸部主动脉损伤。一名35岁女性在与迎面的摩托车辆碰撞中受伤,增强CT显示主动脉后壁轮廓异常和腔内充盈缺损,与内膜撕裂和假性动脉瘤吻合。可见主动脉周围血肿。

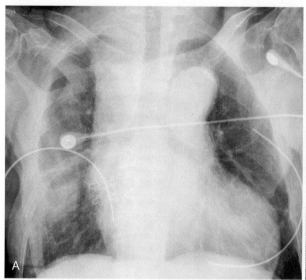
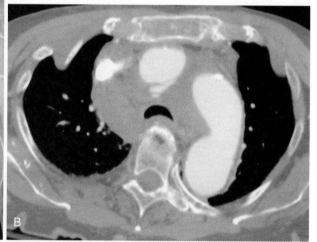

图83-4　大血管损伤。A. 在机动车辆与建筑物碰撞中受伤的一名91岁女性的正位胸片显示纵隔密度增高,与纵隔内自由流动的出血吻合。B. 增强CT显示大而密度增高的纵隔血肿。气管前方不规则对比剂聚集代表无名动脉后方的假性动脉瘤。值得注意的是该患者的主动脉本身就迂曲扩张。

心脏损伤

在急诊室钝性外伤的患者中,发生明显心脏损伤的并不常见。尸检数据显示大量入院前死亡的患者是死于心脏外伤或瓣膜破裂。

各种心脏损伤都会发生,包括挫伤、心包积血、心脏破裂、瓣膜损伤、乳头肌破裂、外伤性室间隔缺损、心包积气和心包破裂继发心脏疝。危害最小且最常见的是心脏挫伤,这是一个临床诊断,没有明显的影像证据支持这个诊断。心包积血可以在所有的CT扫描上见到。心包破裂是一个少见的损伤可以在CT上有所提示。清晰的图像可以提供有力的诊断依据。

一、病理表现

心包积血可以是心腔破裂(入院前死亡)或肋骨骨折移位后损伤了心包周围小血管(患者被送至医院救治)造成的。心包破裂更多发生在左侧。心包破裂可以沿着相邻肺或膈面边缘(或者两者同时)。

但心脏通过破裂口疝出导致心脏充盈受限或冠状动脉闭塞时，心包破裂会变得很严重。一些单发的病例报道肠管疝可入心包间隙。心包破裂的损伤机制被比作钟摆运动。心脏下部自由度大，没有明显附着。当横向减速的外伤力作用时，心脏撞击心包导致其破裂。早期心脏并不通过心包裂口疝出，当施行或终止正压通气后便可发生。尸检人群中心腔破裂最常发生于右心室。入院的患者中最常见的是心房破裂。

二、影像学表现

（一）**胸片** 心包积血不一定在胸片上有所表现。胸片可显示异常位置或者当心脏疝时心脏的形态异常。

（二）**CT** 生命体征平稳的外伤心包积血患者应进行CT检查。CT显示心包周围高密度的液体积聚（图83-5）。心包破裂伴心脏疝在CT上也不容易诊断。不是所有的心包撕裂都伴发心脏疝；胸片和CT有时不显示。影像诊断的表现是局部心包缺损伴心脏疝时出现的项圈征（图83-6和图83-7）。当发生气胸或纵隔积气或两者皆有时，诊断会变得复杂，因为此时心包可被误认为是胸膜。

最后，心包积气在外伤中很少见。心包积气相比纵隔积气更紧贴心脏轮廓。而且，若有明显的心包积气，则有心脏受压，体积减小。

三、治疗方案概要

心包积血常通过心包减压和引流治疗。心包破

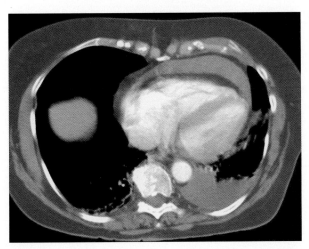

图83-5 心包积血。迎面与机动车碰撞受伤患者的增强CT显示心包周围高密度的液体对应心包积血。注意邻近左侧肋骨骨折并向前移位，这可能是心包积血和左侧胸腔积液的原因。

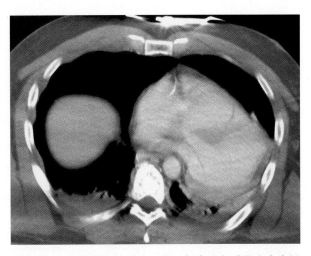

图83-6 心包破裂和心脏疝。在一场高速行驶的汽车车祸中受伤的55岁男性的增强CT显示心脏形态异常伴有"项圈征"，提示心脏通过心包撕裂口发生心脏疝。患者血流动力学不稳定，心超显示左房受压。手术修补了左侧破裂的心包。值得注意的是通常心包撕裂在胸片上可未见异常。

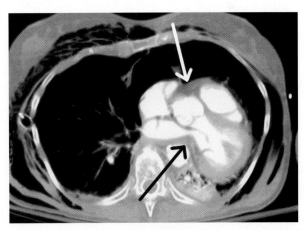

图83-7 心包破裂和心脏疝。外伤患者的增强CT显示心脏"项圈征"（箭）提示心包撕裂伴相应心脏疝，还可见广泛软组织气肿。

裂要通过手术修补或心包切除。由于缺乏临床和影像线索，心包破裂和膈肌破裂一样也可能在外伤后很长时间才被发现。

-------------------------------- **肺挫伤** --------------------------------

胸部钝伤的患者中，30%~70%患者可发生肺挫伤。这是外伤患者胸片上阴影的最常见原因。短期内发病率高，临床症状包括缺氧、低热、咯血和呼吸困难。可能发生急性呼吸衰竭，需要插管机械通气。病死率改为10%~25%。

一、损伤机制

肺挫伤本质是肺泡毛细血管膜中断而导致的肺泡出血和水肿。通常由邻近胸壁的肺组织直接撞击胸壁造成。对冲伤也很常见,肺组织被密实的心脏、肝脏、胸壁和脊柱受压造成肺实质挫伤。在减速造成的损伤时,例如车祸,肺泡毛细血管膜中由于受到来自高密度的支气管束至低密度的肺泡受到剪切力而撕裂中断。肺挫伤也可以是肋骨骨折断端直接撕裂肺造成。

肺泡毛细血管膜破裂也可以由爆裂和挤压造成。当压力波聚集能量到液体-气体交界面,爆裂即发生,就像在肺泡的血液-气体交界面。爆裂可以来自爆炸损伤或直接来自撞击。当肺泡内气体过度膨胀时,压力波传至肺泡即可发生爆裂。

二、影像学表现

(一)胸片　肺挫伤可表现为局灶、片状或弥漫磨玻璃影或实变影(图83-8~图83-10)。这些阴影跨越肺段和肺裂的边缘,通常位于嵌压的部位和邻近肋骨骨折的部位。肺底部因坠积效应最常受影响,由于血流充盈在气道内,支气管充气征少见。

肺挫伤的进展在影像学上具有可预见性。挫伤的肺在最初的胸片上可以是不明显的,但通常在受伤后6小时内表现出来。24~72小时影像表现最明显,在1周内逐渐消失(图83-8)。严重的肺挫伤也可持续2周,超过这个时间就应考虑其他肺部疾病,如肺炎、吸入性肺炎、静水压性或非心源性肺水肿和脂肪栓塞综合征。

急性外伤时,肺挫伤有时很难和吸入性肺炎、肺不张鉴别,这些病变可同时存在,所以吸入性肺炎和肺不张的征象特点也存在。吸入性肺炎通常有相应的部位,由于小气道内充满液体,典型CT表现是小叶中心结节和树芽征(图83-11,图83-12)。这些征象立即可见,并在接下来的数小时与其他征象重叠。吸

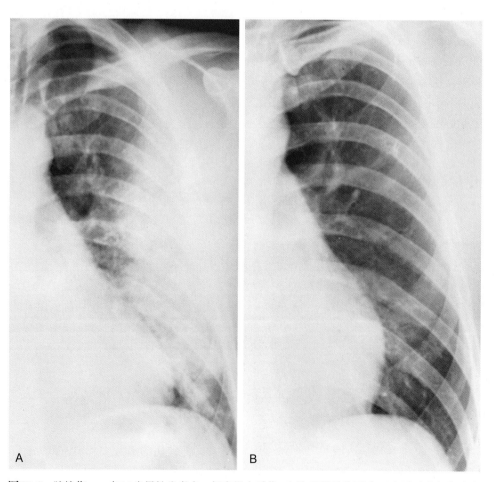

图83-8　肺挫伤。一名33岁男性患者在一场车祸中受伤,左胸后部受伤严重,6小时后进行胸片检查。A. 左半胸部的前后位胸片示左肺后外侧均匀实变,非节段性分布。实变的边缘模糊,无支气管充气征和肋骨骨折。右肺清晰。B. 6天后左肺实变完全吸收。(引自 *Müller NL, Fraser RS, Colman NC, 等. Radiologic Diagnosis of Diseases of the Chest. Philadelphia, Saunders, 2001.*)

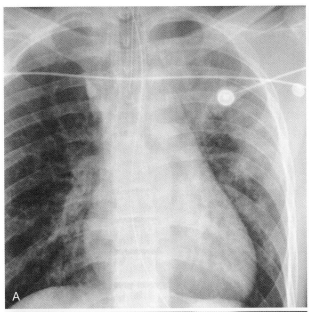

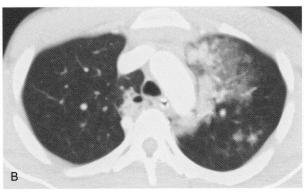

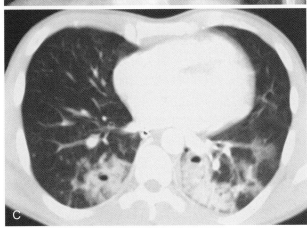

图83-9 肺挫伤和外伤性肺气囊。A. 车祸受伤的男性的正位胸片示左上中外区域及左下叶阴影符合肺挫伤。B. 肺尖CT图像示左上肺内侧密度增高实变影，右肺尖内侧可见小的撕裂。C. 下肺静脉层面显示肺下叶挫伤，两侧都含有肺气囊。

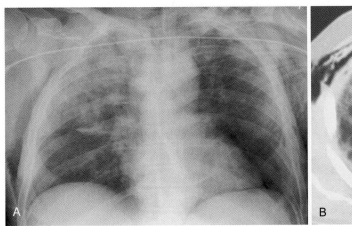

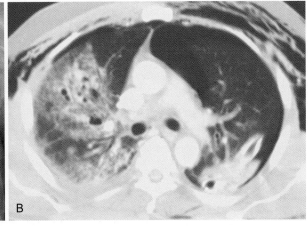

图83-10 肺挫伤和外伤性肺气囊。A. 一名30岁男性从10 m高处摔落至水泥地后，正位胸片示右肺上叶实变影和广泛胸壁气肿。B. CT扫面显示右肺挫伤含有多个小肺气囊（1型）。两侧显示肺气囊。

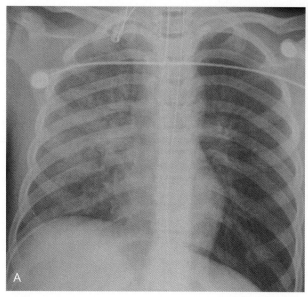

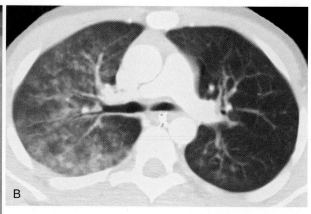

图83-11 误吸相。A. 一名外伤患者的正位胸片显示右中上肺多个边界不清的结节影。这些符合误吸的表现。B. CT扫描显示右肺广泛的树芽征和左肺下叶背段的树芽征。

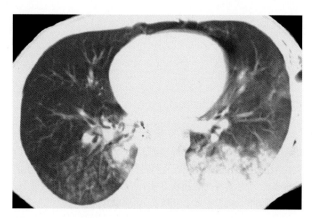

图83-12 误吸和肺挫伤。外伤患者的CT扫面显示误吸所致的树芽影（右肺下叶后基底段）和肺挫伤实变影（左肺下叶后基底段）。

入性肺炎的部位有一定规律（仰卧位时上叶后段和下叶背段和后段）。肺不张表现为肺部阴影伴有肺容量减小，包括肺裂移位、膈面抬高、纵隔移位。除非有近端梗阻。可见支气管充气征。由于血管聚集CT上可见肺部强化。

典型征象：肺损伤的胸片表现

- 片状实变
- 非肺段分布
- 外伤后0~6小时胸片表现
- 24~48小时改善
- 3~10天吸收

（二）CT　CT比胸片更容易发现肺挫伤（图83-9和图83-10）。通过麻醉犬的实验模型，胸片能发现38%肺挫伤，而CT可以发现100%的肺挫伤。CT检查及定量评价肺挫伤的临床指征值得商榷。但对肺挫伤程度的评价有助于判断机械通气的必要性、肺炎和急性呼吸窘迫综合征的发展，超过20%的肺挫伤患者中，有80%或更多的会发展成急性呼吸窘迫综合征。目前没有前瞻性研究表明单纯使用CT评价肺挫伤可以改变治疗过程或结果。

三、治疗方案概要

肺挫伤的治疗主要是支持治疗。肺灌洗、体位改变、吸氧都是重要的措施。插管和机械通气的指征是有呼吸衰竭的征象。肺挫伤的长期并发症包括功能残气量降低和肺纤维化。

肺撕裂伤和外伤性肺囊肿

肺撕裂伤是肺实质撕裂导致外伤性肺囊肿。囊内可以充满气体（肺膨出）、血液（血肿）或者两者都有。

一、损伤机制

剪切力、向内爆破能引起肺撕裂伤。肋骨骨折片可以刺伤肺，引起实质撕裂。

二、影像学表现

（一）胸片　在最初的胸片上，由于肺挫伤引起的实变影使肺撕裂模糊不清。有时,外伤性肺气囊可表现为实变区内的薄壁囊腔(图83-13)。当实变吸收时,肺撕裂可以显示成薄壁囊腔或软组织肿块(肺血肿)(图83-13和图83-14)。

在胸片上肺气囊吸收需数周至数月(图83-14)。有时,肺气囊会持续存在数年。如果血凝块在空腔里,这些囊腔可以被当成肺结节。而气囊腔可以被误认为其他肺囊性病变。外伤病史有助于鉴别这些病变。

典型征象:肺撕裂的胸片表现

■ 肺挫伤一开始的模糊影
■ 可以表现为外伤性肺气囊或血肿
■ 外伤性肺气囊表现为薄壁囊腔
■ 伴有或不伴有气液平
■ 单房或多房性
■ 血肿表现为软组织肿块
■ 可持续数月或数年

(二)CT CT比胸片能更好地显示肺撕裂伤。根据CT表现、损伤机制、相应肋骨骨折端的位置和术中表现,肺实质内撕裂分为四型。1型撕裂伤是最常见的类型,表现为肺气囊或含部分液体的气囊,由于瞬间的压力造成肺泡破裂(图83-15,图83-10)。2型撕裂伤是下部靠近脊柱的肺由于外力移位碰撞椎体造成(图83-15)。3型撕裂伤表现为靠近胸壁肋骨骨折片直接刺入肺实质(图83-16)。4型撕裂伤是与胸膜粘连的肺由于突然运动或邻近胸壁骨折而撕裂。

外伤性肺囊肿通常一开始不明显,当肺挫伤吸收时会变得明显。图像上外伤性肺气囊由于肺弹性回缩表现为类圆形结构,如果血液充填囊腔,就可以看到代表肺血肿的类圆形影。当血液部分进入腔内,就可以看到气液平(图83-13)。一个类圆形透亮影代表充满气体的肺气囊。多个小的含气肺囊肿可以表现为肺内"瑞士干酪"的病变,也叫"粉碎肺"。一个肺外周部撕裂伤时,如果损伤的肺泡与胸腔相通则造成气胸。

三、治疗方案概要

肺撕裂的主要疗法为支持治疗。气胸是最常见的并发症。外伤性肺气囊的其他并发症很少见,但包括肺脓肿和支气管胸膜瘘。

气道损伤

气管、支气管损伤包括黏膜撕裂和完全横断。这种损伤不常见,胸部钝伤患者中发生率为1%~3%。

一、损伤机制

胸部钝伤是支气管的损伤有几种理论。由于外周肺活动度大而气管相对固定,在减速性损伤时,中央支气管和气管受到更明显的剪切力作用。挤压伤也与气道损伤有关。当声门关闭,气道内向上的压力能引起气管或支气管的撕裂。另有理论提出,当胸腔受外力时,肺向对侧偏移引起的推力可撕裂中央气道。最后,如果气管内气囊过度充气,会导致医源性损伤(图83-17)。

二、影像学表现

(一)胸片 气管支气管损伤的胸片表现通常无特异性,包括纵隔积气、气胸、腹膜后积气、颈深部积气和皮下气肿。气管或左主支气管近端损伤的典型表现是纵隔积气而非气胸。而纵隔胸膜撕裂可使气体从纵隔内漏入胸膜腔,导致气胸。支气管破裂的特异征象是肺陷落症。此征象的特点是单独陷落,而不是像气胸时肺萎陷向肺门聚集(图83-18)。有时,气体可以进入支气管壁形成双壁征。

当有持续或愈发严重的软组织气肿,或连续插管引流而气胸持续存在时,应怀疑有气管或支气管撕裂。气管插管到腔外位置和气囊过度充气都提示气管损伤。

约75%的气管支气管损伤发生在距离隆突2 cm内。右主支气管比气管或左主支气管更容易受到损伤。右主支气管损伤的部位距隆突通常在2.5 cm内,比左主支气管损伤处更近。

(二)CT CT发现气管支气管损伤的作用有限。CT上很难发现直接的撕裂口,最好使用薄层(≤3 mm)扫描。气管支气管损伤的并发症包括气管胸膜瘘和少见的气管食管瘘。未诊断、未治疗的气管支气管损伤可引起狭窄(图83-19),这些患者有发生阻塞性肺炎和支气管扩张的倾向。支气管镜的广泛应用,对于快速诊断高度怀疑的气管支气管损伤很重要。

三、治疗方案概要

治疗包括手术修复,严重病例则行肺叶或全肺切除。

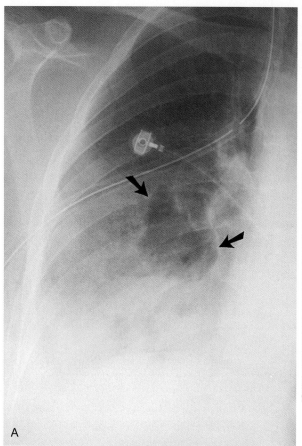

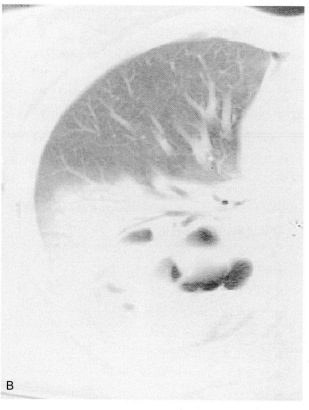

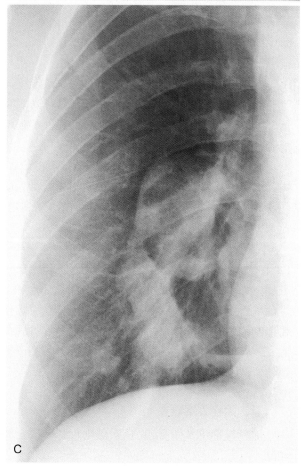

图83-13　外伤性肺气囊和血肿。A. 车祸后29岁女性，直立前后位胸片可见右下肺叶广泛的实变和形态不规则的透亮度增高区（箭）。患者最早表现为右侧气胸，行胸腔引流。B. CT扫面显示广泛实变伴支气管充气征和一些外伤性肺气囊。C. 3周后复查胸片，由于邻近血肿的存在，外伤性肺气囊的内外壁显得不规则。可见气液平。（引自 Müller NL, Fraser RS, Colman NC, 等. Radiologic Diagnosis of Diseases of the Chest. Philadelphia, Saunders, 2001.）

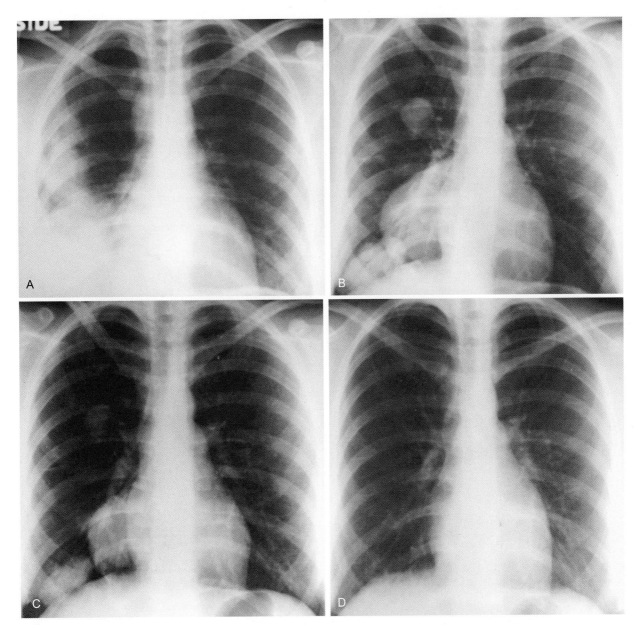

图83-14 单侧多发肺血肿。17岁女孩在交通事故中肩胛骨和肱骨骨折。A. 入院后第二天,前后位胸片显示三分之二的右下肺实变,非肺段性分布,左肺清晰。由于静脉出血上纵隔增宽。B. 两个月后,后前位胸片显示右肺多个局限的边界清晰的密度均匀结节,直径1~6 cm(可以辨认出12个结节)。无空洞形成,左肺仍旧清晰。C. 大约1个月后结节尺寸明显减小,一些结节消失了。D. 外伤后的几个月,所有征象都消失了,胸片恢复正常。(由 *Dr. John D. Armstrong, Jr., University of Utah College of Medicine, Salt Lake City, Utah* 提供.引自 *Müller NL, Fraser RS, Colman NC, et al. Radiologic Diagnosis of Diseases of the Chest. Philadelphia: Saunders, 2001.*)

胸腔积血

50%胸部钝伤的患者会发生血性胸腔积液。胸腔出血可以来自任何周围结构,包括肺、纵隔、胸壁和膈肌。如果来自压力较低的血管,诸如肋间静脉,血性胸腔积液通常很少而且呈自限性。如果是动脉出血,则胸腔出血多而且迅速。偶尔,腹膜内出血可通过膈肌缺损或因膈肌破裂进入胸膜腔。

一、影像学表现

(一)胸片 少量胸腔积血在胸片上很容易遗漏。直立侧位胸片上肋膈角变顿,但要至少200 ml胸腔积液时才能看到。然而,即使有500 ml胸腔积液时，也可能无肋膈角变钝。侧卧位胸片虽然在外伤患者中不常使用，但比直立或仰卧位片可更敏感地发现5 ml的胸腔积液。仰卧位胸片上，肺尖是最易受影响的，如果存在肺尖帽则提示胸腔积液。胸腔积液也可显示为半侧胸廓下方或全部的模糊影。

（二）CT 在发现并显示胸腔积液特点上CT比胸片敏感性特异性更强。胸膜腔内出血通常为高密度（图83-20）CT值35~70 HU，可以与单纯积液或乳糜胸鉴别。偶尔可以看到对比剂外渗入胸膜腔显示活动性出血。也可见液体与红细胞液液平。当血液凝固并形成小腔时外观像纤维球，这可以被误认为以胸膜起源的肿瘤。平扫CT纤维球为较高密度，需与恶性肿瘤鉴别。

迟发性血胸指发生外伤后18小时或更久的血胸，在胸部钝伤患者不常见，多发多处肋骨骨折患者。最常见的症状包括新发的胸痛和胸部不适并伴气短。

二、治疗方案概要

血胸治疗包括胸腔内引流，如未能及时排出血性积液可导致严重并发症，包括纤维胸。

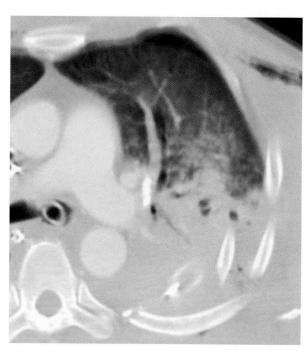

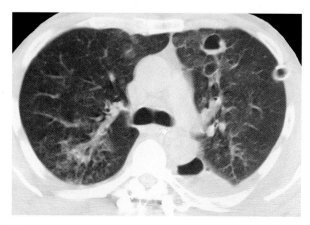

图83-15 外伤性肺气囊。CT扫描可见外伤患者左肺1型（左中肺前部）和2型（脊柱旁）肺气囊。

图83-16 外伤性肺气囊。CT扫描示外伤患者的3型肺气囊位于明显移位的肋骨骨折周围。

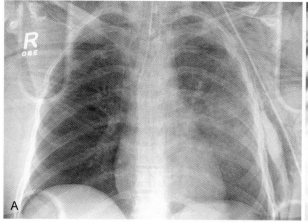

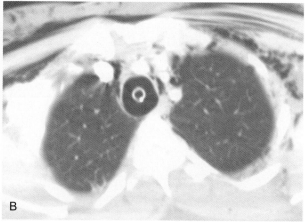

图83-17 气道损伤和纵隔积气。A. 30岁男性，在高速车辆的车祸中受伤，正位胸片显示广泛胸壁气肿和居中的气管内异常扩大的管内球囊。这些征象提示气管损伤。B. CT扫描示异常扩大的气管内球囊，纵隔积气和胸壁气肿。一个长5 cm的裂口在患者气管后壁膜部，考虑是插管所致不典型部位的损伤（例如，距离隆突大于2 cm的部位）。

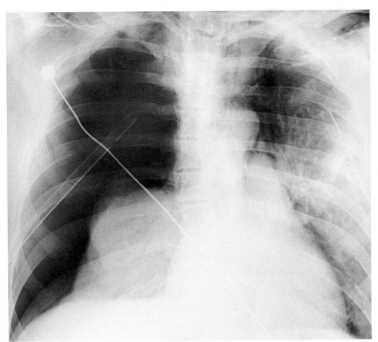

图83-18 右主支气管断裂。一名24岁男性，在一场车祸中受伤，正位胸片显示右侧大量气胸和左侧少量气胸，广泛纵隔积气和多发肋骨骨折。尽管胸腔引流中，右肺仍然萎陷并移位至右肺门下方（肺陷落征）。在萎陷的肺组织内仍可见一些支气管充气。手术中证实右主支气管完全横断。（引自 *Müller NL, Fraser RS, Colman NC, et al. Radiologic Diagnosis of Diseases of the Chest. Philadelphia: Saunders, 2001.*）

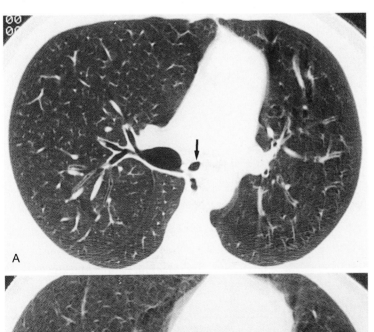

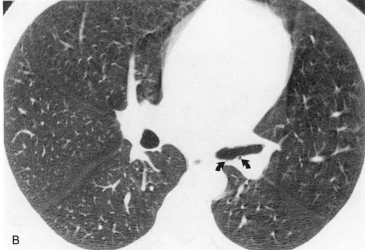

图83-19 左主支气管断裂。A. 一名26岁男性高分辨率CT扫面示左主支气管局部狭窄（直箭）。B. 向尾侧水平的CT扫描示左主支气管壁及左上叶支气管壁内局灶聚集的气体（弯箭）。患者在1个月前的车祸后出现咳嗽和进行性气促。支气管镜证实左主支气管断裂。（引自 *Müller NL, Fraser RS, Colman NC, 等. Radiologic Diagnosis of Diseases of the Chest. Philadelphia: Saunders, 2001.*）

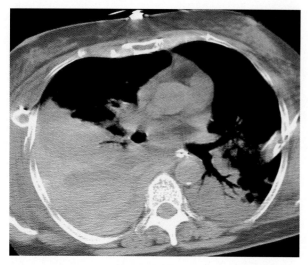

图83-20　血胸。车祸外伤患者的CT扫描显示右侧胸腔大量高密度积液,可见部分显示的右侧胸壁肋骨骨折。

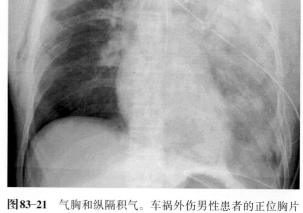

图83-21　气胸和纵隔积气。车祸外伤男性患者的正位胸片显示右侧深窦征与右侧气胸吻合,同时左肺大片挫伤和膈肌连续征提示纵隔积气。

气胸

气胸是胸部外伤常见的后遗症。其机制包括肺泡破裂和通过间质至胸膜腔,经破裂的壁层胸膜引起气胸。正压通气的患者即使仅有少量气胸也会广泛迅速发展。

一、影像学表现

（一）胸片　平卧位胸片上,前内侧隐窝是最敏感的部位,气胸最早出现在这里。前内侧气胸征象为纵隔边缘和心脏下方内侧膈面被清晰勾画出现一个明显的前心膈角。肺底气胸表现为上腹部异常透亮影,肋膈角变深(图83-21),可见到前肋膈沟和肺的下缘。典型的气胸在胸片上表现是当气体在脏层胸膜侧时可见胸膜线(例如在肺内和在胸膜腔内)(图83-22)。但是在仰卧位患者中这些表现通常不明显。皮下气肿伴有肋骨骨折即使胸腔内气体表现不明显(图83-23),也提示气胸。

气胸伴有部分或完全性肺萎陷。当胸内压超过大气压出现张力性气胸时,常威胁生命。最特异的胸片表现是膈面受压或翻转。虽然患侧胸内压增加引起纵隔向对侧移位,在无张力气胸时也会引起轻度纵隔移位。胸管置管位置异常的并发症包括动脉损伤,腹腔内脏损伤和膈肌撕裂。

（二）CT　CT对气胸的诊断比胸片更敏感,而且适用于机械通气的患者。30%气胸患者在平卧位及半卧位胸片上被遗漏。

二、治疗概述

气胸治疗即置胸管引流。

纵隔气肿

胸部外伤者中有10%的患者会出现纵隔气肿。纵隔内气体可以由皮下或颈深部的气体蔓延而来。腹膜后气体通过食管周围、主动脉周围筋膜面和胸肋骨连接处的膈肌直接延伸而来。气管支气管损伤可致气体漏到周围纵隔组织。然而纵隔积气最常见的还是继发于Macklin效应。Macklin效应是指肺泡破裂后气体沿着支气管血管束的解剖间隙蔓延至纵隔。胸部外伤时食管损伤很少会引起纵隔积气。

影像学表现

胸片　纵隔气肿时胸片上可见沿心包和纵隔边缘脏层胸膜勾画出的透亮影。纵隔积气难以和内侧气胸鉴别,可以通过寻找两者的不同征象进行鉴别。纵隔积气的胸片征象很多(见第90章)。若是儿童,胸腺可被纵隔内气体抬高,称为胸腺帆样征。当气体围绕在肺动脉或其分支周围,可以看到动脉周围环征。当纵隔气体勾画出动脉分支内缘,正常肺组织勾画出动脉分支的侧缘时,可见管样动脉征。主支气

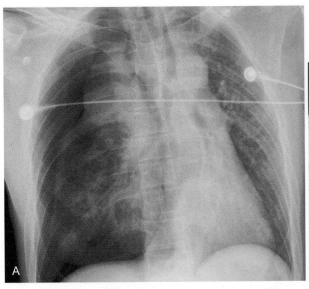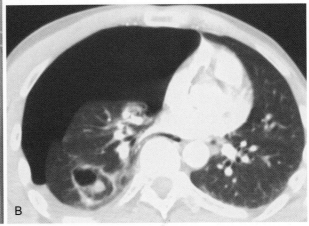

图83-22 张力性气胸和外伤性肺气囊。A. 37岁男性车祸外伤患者正位胸片示大量右侧气胸。右半膈面向下移位和纵隔左移与张力性气胸吻合。可见右下肺圆形密度增高影表示肺气囊和肺实质血肿。B. CT扫描显示大量右侧气胸伴心脏向左侧移位，右肺下叶1型肺气囊和邻近小的充满血液的血肿。

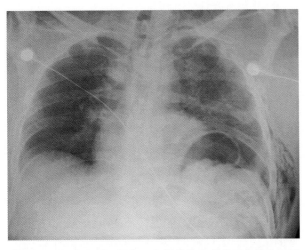

图83-23 气胸和膈肌损伤。车祸外伤患者的正位胸片显示左侧胸壁气肿和左侧肋骨骨折移位。这些征象提示有潜在气胸。CT图像上可见气胸（未展示）。注意左半膈面环颈征提示膈肌破裂。

管周围的腔外气体可使管壁清晰显示——支气管双壁征。心包后的气体使整个膈面显影，为连续膈面征（图83-21）。

心包积气看起来可以像纵隔积气。鉴别这两者需要确定心包囊或者明确气体局限在心包内。Mach带效应能引起心脏凸面缘的透亮影，这个透亮影会导致纵隔积气的误诊。由于未显示邻近的胸膜线，故心包内周围透亮影考虑Mach带效应，而非纵隔气肿。

纵隔气肿一般随时间而被吸收。严重的并发症

如张力性纵隔气肿很少见。纵隔气肿未能随时间吸收则应怀疑有气管支气管损伤。

外伤性横膈损伤

外伤性横膈损伤是由穿通伤或钝挫伤引起的横膈撕裂。膈肌穿通伤发生率是钝伤的两倍。在所有顿伤的患者中0.8%～8%会发生膈肌破裂。发现膈肌损伤需要高度警觉，胸腔积液或肺挫伤会掩盖膈肌损伤而延迟诊断。另外，当膈肌损伤伴气胸、肝脾破裂和骨盆骨折等其他重要的外伤时，会易忽视诊断膈肌损伤。

一、解剖

膈肌是分隔胸腔和腹腔圆顶状肌腱结构，并且是主要的呼吸肌。周围连续肌层围绕中心腱。膈的肌肉部分与胸骨、下6根肋骨内侧面、肋软骨和上3个腰椎椎体相连。3个主要的孔通过主动脉、食管和下腔静脉。除了肝脏裸区其他部分由壁胸膜和腹膜覆盖。膈肌后外侧部是最薄弱的部位，在钝伤中最易受损。椎肋三角区缺乏肌纤维。撕裂往往从这里开始向外辐射。

二、损伤机制

穿透性膈肌损伤源自直接在膈肌上外伤产生的

一个小的撕裂(长度通常小于1 cm)。穿透性损伤由于射击、刺伤造成,偶尔也会由于医源性的损伤,诸如胸管位置置错。刺伤或射击伤通常造成左侧膈肌损伤,推测是由于大部分袭击者惯用右手且面对着受害者。

钝伤引起胸内压升高使膈肌破裂。当胸壁受到侧面的外力而变形时,膈肌会受到剪切伤。钝伤后膈肌撕裂通常大于或等于10 cm。由于肝脏缓冲保护效应,损伤通常发生在左侧膈肌(75%)。由于右侧膈肌损伤诊断相对困难,故容易漏诊且文献报道不多。

三、影像学表现

(一)胸片   虽然胸片是有效的筛查手段,但对于显示膈肌破裂非常不敏感。虽然连续胸片随访可以提高12%的敏感性,但总体敏感性在17%~64%。平片的征象包括半侧膈面模糊及抬高(图83-24),纵隔向对侧移位。最特异的征象是胸腔内存在含气的胃泡或小肠(图83-25和图83-26)。胃管末端在左半胸腔是又一个特异征象(图83-26)。

典型征象:膈肌撕裂时胸片表现

- 胃或小肠疝入胸腔内
- 胃管在膈肌上方向头侧延伸
- 膈肌轮廓不规则
- 半侧膈肌抬高而无肺不张
- 纵隔向对侧移位
- 胸片诊断敏感性低

(二)CT   CT可评价胸部钝伤和可疑的膈肌损伤。横断层CT图像诊断膈肌破裂的敏感性为70%~90%。如怀疑膈肌损伤则推荐薄层扫描和重建(1~2 mm层厚)。矢状面和冠状面图像可提高诊断敏感性。

许多CT征象提示膈肌破裂的诊断。最常用到的是膈肌连续性中断或膈肌局部缺损、腹腔脏器胸内疝、衣领征、内脏依赖征。通过膈肌局部不连续的征象诊断膈肌损伤,敏感性为73%~82%,特异性为90%(图83-27和图83-28)。Bochdalek疝是膈肌后外侧局部缺损造成的膈肌外伤破裂的假象,是假阳性最多的原因。诊断不明时,应寻找急性膈肌损伤的进一步证据。

胸内疝的诊断敏感性为55%~75%,特异性为100%。肝脏可通过右侧膈肌缺损疝入(图83-24)。胃、脾或小肠可通过左侧缺损疝入。疝入的腹部脏器在膈肌破裂处的束腰缩痕形成衣领征,在冠状及矢状位重建图像上显示最佳(图83-29)。螺旋CT上,环颈征的诊断敏感性为63%,特异性为100%。周围脏器的位置异常改变,敏感性为55%~90%(图83-25)。这一征象是指疝入胸腔的胃、脾和小肠的位置改变。其他提示膈肌损伤的征象包括膈肌增厚(图83-24),局部膈面显示不清和腹内脏器位置抬高。

典型征象:膈肌撕裂的CT表现

- 半侧膈肌突然中断
- 网膜脂肪或腹部脏器疝入胸腔
- 疝入的脏器束腰样狭窄(衣领征)
- 半侧膈面显示不清
- CT的敏感性——70%~90%
- CT的特异性——90%
- 薄层及多平面重建可提高准确性

(三)MRI   虽然CT是诊断膈肌损伤的主要成像手段,但当胸片与CT都无阳性发现时MRI可以用于对稳定患者的检查(图83-30)。MRI上,撕裂表现为在T1WI和T2WI上低信号的膈肌局部不连续。

四、治疗方案概要

膈肌损伤的治疗方法是手术修补。大的撕裂需要人工补片。膈肌破裂的病死率达30%。诊断和治疗的延误将增加肠绞窄和死亡的风险。

胸廓骨骼或胸壁外伤

胸部外伤时,骨折固定是简单的过程。寻找继发的邻近损伤才是主要的诊断目的。胸片上显示移位的肋骨骨折伴有皮下或软组织积气则提示有同侧气胸。

胸部钝伤的60%患者合并肋骨骨折。车速低于每小时50 km,并系安全带的车祸伤者通常不发生肋骨骨折。肋骨骨折最多发生于年长患者,他们的骨骼缺乏弹性。第一、二、三肋骨骨折伴有肩胛骨骨折,这与重要的机械性损伤有关。儿童肋骨骨折提示有重要的机械性损伤,常伴有很高的病死率。胸骨骨折主

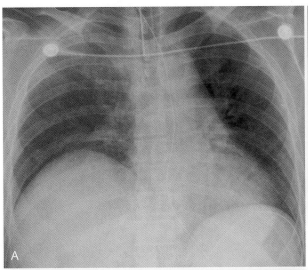

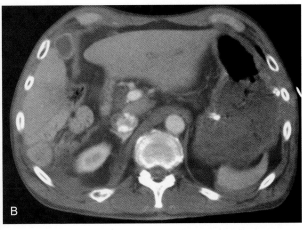

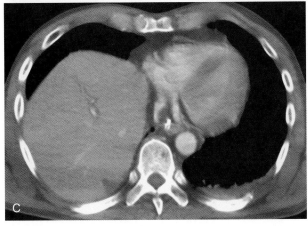

图83-24 外伤性膈肌损伤。A. 一名58岁患者正位胸片,步行时被高速的汽车撞伤,胸片显示右半膈面抬高。B. CT示右内侧膈面不对称增厚及邻近脂肪组织。手术修补了该患者右膈面大的破裂。C. B图头侧水平的CT显示肝脏疝入右下胸腔,轻度压迫了心脏。这位患者中没有看到确切的衣领征。

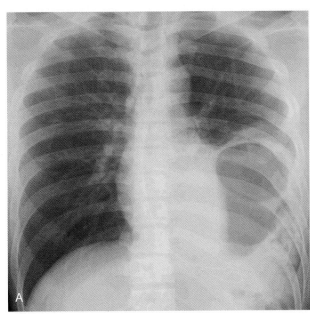

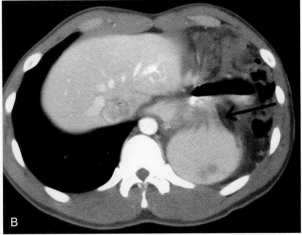

图83-25 外伤性膈肌损伤。A. 男性外伤患者的正位胸片示胃明显抬高至左下胸腔。B. CT扫面显示内脏依赖征,胃位于后方胃。另外,可以看到胃通过膈肌缺损疝入胸腔形成的衣领征。

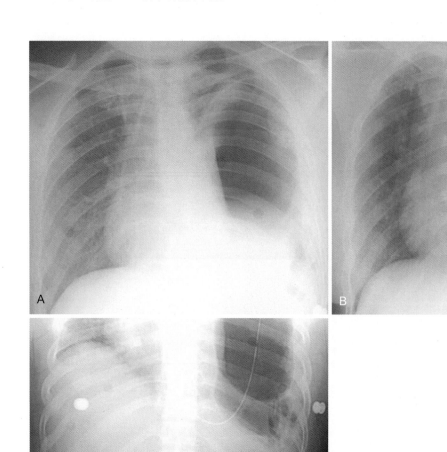

图83-26　外伤性膈肌损伤。A. 1个月前车祸外伤的患者，正位胸片示左侧胸腔大的透亮影伴左侧膈面明显抬高。B. 经胸腔导管引流后左侧透亮影持续存在。考虑由之前外伤导致左侧膈肌破裂。C. 留置胃管后，胸片示胃管伸入左侧胸腔的胃内，胃扩张。

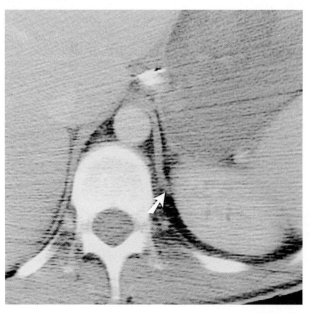

图83-27　外伤性左侧膈肌破裂。增强CT显示左侧膈肌在内侧弓状韧带水平突然中断。患者为24岁男性，车祸10天后重新评估未吸收的肺挫伤。手术中证实半侧膈肌外伤性撕裂。(引自 *Müller NL, Fraser RS, Colman NC, et al. Radiologic Diagnosis of Diseases of the Chest. Philadelphia: Saunders, 2001.*)

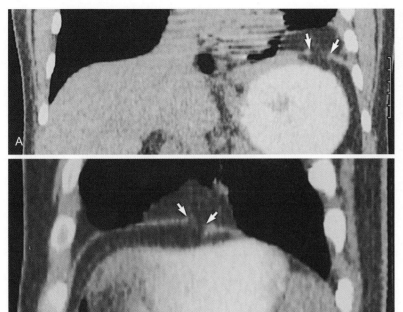

图83-28 螺旋CT示外伤性半侧膈肌破裂。单次屏住呼气的螺旋CT扫面后冠状面（A）和矢状面（B）重建图像显示左侧膈面局部缺损（箭）伴有胸内网膜脂肪疝。（引自 *Müller NL, Fraser RS, Colman NC, et al. Radiologic Diagnosis of Diseases of the Chest. Philadelphia: Saunders, 2001.*）

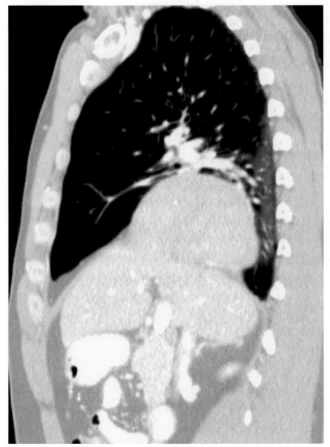

图83-29 外伤性膈肌损伤。右半膈面的矢状位CT图像显示肝脏疝入右侧胸腔，呈衣领征。

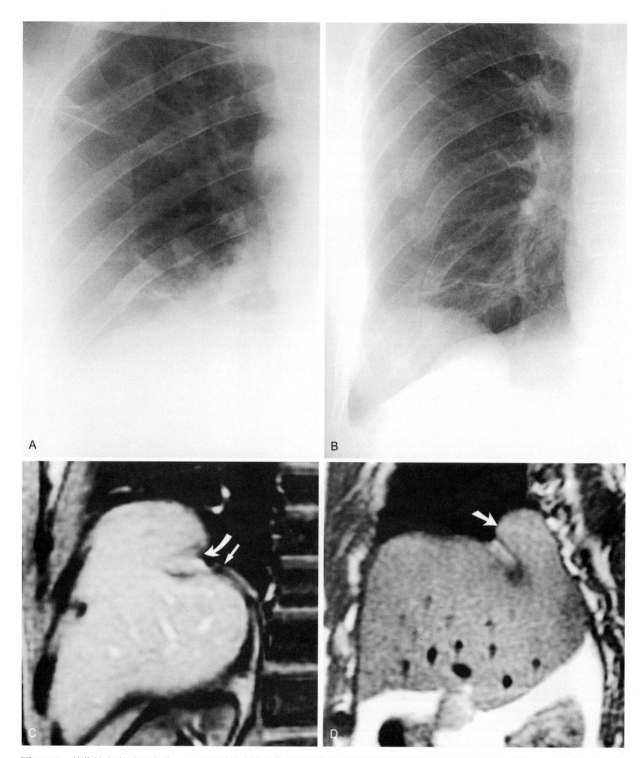

图83-30 外伤性右半膈肌破裂。A. 46岁男性车祸外伤后前位胸片显示右侧肋骨骨折，右侧胸腔积液和右侧膈肌明显抬高。患者恢复后没有进一步评估而出院。11个月后，患者出现右上腹痛，持续4个月。B. 后前位胸片示右下胸腔内蕈伞样闭块。部分肋骨骨折和右侧肋膈角变顿。C. 冠状位SE T1WI图像显示右侧膈面中断（直箭）和肝脏通过膈肌裂口处的束腰状缩窄（弯箭）。D. 矢状位MR图像显示肝脏从后方疝入（箭）。（引自 *Müller NL, Fraser RS, Colman NC, et al. Radiologic Diagnosis of Diseases of the Chest. Philadelphia: Saunders, 2001.*）

要见于系安全带的乘客,在受到机械性损伤的患者当中,有8%会发生胸骨骨折。胸外伤者3%会发生胸椎骨折,容易继发神经损伤。

连枷胸是一个临床诊断,表现为呼吸不协调影响通气。存在四根或更多连续的肋骨骨折应引起临床医生警惕发生连枷胸的可能。

最常见的肋骨骨折是第四至第九肋骨。第十、十一、十二肋骨骨折伴肾、脾和肝脏损伤。第一、二、三肋骨骨折14%伴主动脉或大血管损伤,2%的患者伴气管支气管损伤。

胸锁关节和胸骨对于评价骨折或移位非常重要,因为这些部位的骨折会引起相邻纵隔血肿,考虑到主动脉的损伤。胸锁关节脱位是最常见的脱位类型。胸锁关节脱位虽然少但会增加气管,食管和大血管损伤的风险。虽然胸骨骨折会增加心脏损伤的风险,但与主动脉损伤没有相关性。

胸椎骨折在胸腰区最常见。楔形压缩性骨折和由于过度屈曲和轴向负荷所致的爆裂骨折是主要的骨折类型。胸椎骨折经常导致明显的神经损伤(62%伴有骨折或移位性损伤)。神经损伤普遍发生的原因是脊髓在该段椎管占据的比例明显大于颈椎和腰椎。有限的血供是另一个原因,损伤时侧支循环少易发生缺血损伤。

一、影像学表现

胸片和CT 锁骨骨折几乎都能在胸片上发现(图83-31)。很多肋骨骨折都能由胸片诊断,但CT更敏感(图83-32)。平行于胸壁的周围密度增高影为肋骨骨折所致的胸膜外血肿(图83-33,图83-34)。当出现大的胸膜外血肿时,要考虑连枷胸的可能。胸膜外血肿,顾名思义是由损伤的肋间血管、肌肉和开放性骨折造成的胸膜外出血。3D重建图像有助于显示连枷胸时的肋骨损伤,并利于确定手术方案(图83-35)。

肩胛骨骨折往往存在特殊的损伤机制,有57%的患者可在第一次胸片时发现。11%的胸骨骨折患者会伴同侧锁骨下动脉、腋动脉或肱动脉损伤。大约50%肩胛骨骨折的患者会出现气胸(图83-36)。

正位片不容易发现胸椎骨折,有10%~30%的骨折会在首次正位摄片时遗漏。椎旁血肿,降主动脉密度增高或显示不清是椎体骨折的间接征象(图83-37)。骨折通常伴有胸骨骨折。当多发胸椎骨折时,骨折往往不连续,2 mm粗略规则有助于诊断有椎骨折:椎间距、椎弓根间距离、小关节面的宽度差异不应该大于2 mm。另外,矢状面上椎体后缘高度高于前缘的高度不应超过2 mm。

正位片上通常不能发现胸骨骨折,但与肋骨骨折一样能在CT上清晰显示(图83-38)。

二、治疗方案概要

前面提到的大部分骨折主要是保守治疗,除了胸椎骨折以外。连枷胸有时用骨折板固定降低潜在并发症的发病率并促进愈合。该方法不能修复肌肉损伤,这也正是其没有明显治疗优势的原因。

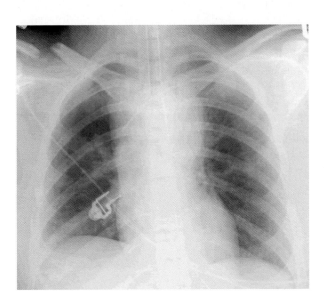

图83-31 锁骨骨折。外伤患者的正位胸片显示右侧锁骨移位性骨折。另外纵隔密度增高,由中心静脉置管引起的活动性出血。

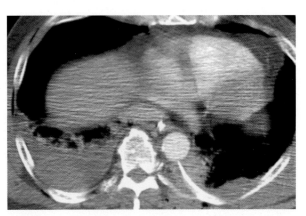

图83-32 肋骨骨折。外伤患者的增强CT显示左后肋骨移位性骨折,与主动脉后壁相邻。该患者行进一步手术治疗固定了肋骨骨折端。

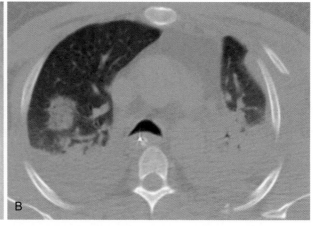

图83-33 肋骨骨折和胸膜外血肿。A. 外伤患者的正位胸片显示与左中胸壁平行边界光滑的阴影,提示胸膜外血肿。在这张胸片上肋骨骨折未能很好显示,可见右中下肺野实变影。B. CT显示沿左前外侧胸壁移位的肋骨伴邻近胸膜外血肿,可见下叶不张和右中肺圆形挫伤。

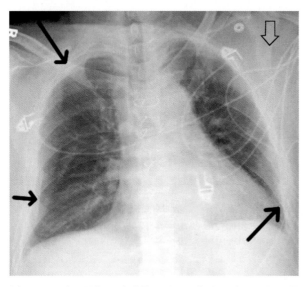

图83-34 肋骨骨折和胸膜外血肿。双侧多发肋骨骨折的外伤患者,正位胸片上肋骨骨折不容易识别。另外与胸壁平行的周围阴影(箭)代表邻近肋骨骨折处的胸膜外血肿。

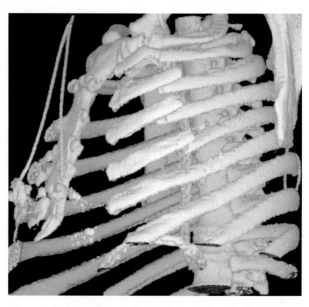

图83-35 肋骨骨折。外伤患者的3D重建CT图像显示连续多根移位的肋骨骨折。患者临床上有连枷胸表现。3D重建图像有利于术者制订手术计划。

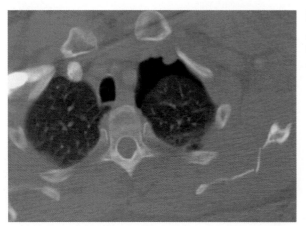

图83-36 肩胛骨骨折。高速汽车车祸患者的CT扫描显示左肩胛骨复杂移位性骨折。可以看到少量左侧气胸。胸片上并不能清楚看到骨折和气胸(未展示)。50%的肩胛骨骨折患者可发生气胸。

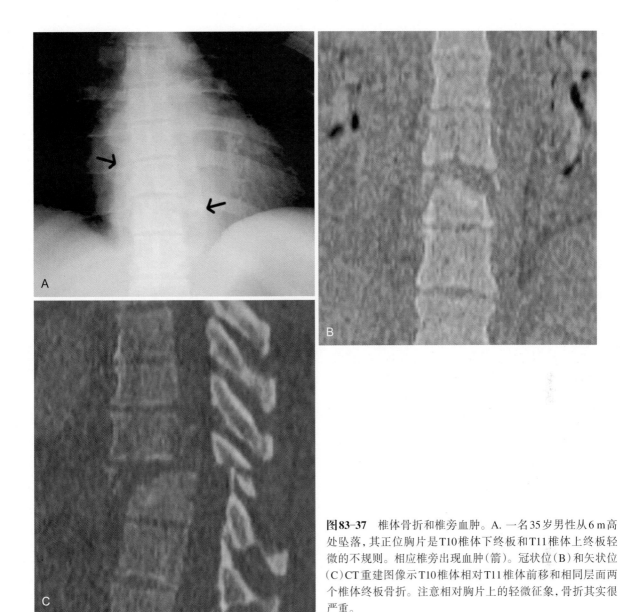

图83-37 椎体骨折和椎旁血肿。A. 一名35岁男性从6 m高处坠落，其正位胸片是T10椎体下终板和T11椎体上终板轻微的不规则。相应椎旁出现血肿（箭）。冠状位（B）和矢状位（C）CT重建图像示T10椎体相对T11椎体前移和相同层面两个椎体终板骨折。注意相对胸片上的轻微征象，骨折其实很严重。

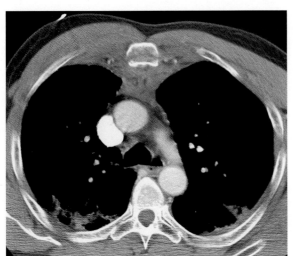

图83-38 胸骨骨折。轴位增强CT显示冠状位走向的骨折线通过胸骨。注意邻近纵隔血肿。当有胸骨损伤或肋软骨分离，尤其出现血肿时，就要排除周围动脉活动性出血（例如乳内动脉）。在这个患者中未见到活动性出血。

医生须知

- 胸片的主要价值是发现纵隔血肿并排除大量气胸
- 一张正常的胸片具有98%的阴性预测值排除主动脉损伤
- 主动脉损伤时,可以没有或仅有很小的纵隔血肿

- CT尤其是带多平面重建的多层CT是诊断主动脉损伤,膈肌撕裂和椎体、胸骨骨折的主要方式
- CT诊断气管支气管裂伤的价值有限
- MRI的主要作用是诊断年轻、稳定患者的膈肌撕裂

要点

- 当临床表现或胸片提示外伤患者有主动脉损伤,椎体骨折或膈肌撕裂时,CT则为合适的影像学评价方法
- 最理想的CT检查是薄层(≤1 mm)扫面,薄层(1~2 mm)重建,并多平面重建的图像
- 高质量,增强多层CT未发现纵隔血肿,主动

脉形态正常,其排除主动脉损伤的阴性预测值为100%
- CT发现肺撕裂和气胸比胸片更敏感
- 多平面重建CT图像可以很好地观察胸椎骨折,有效地评估可疑的胸骨骨折

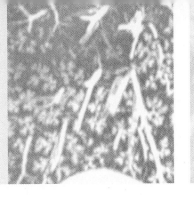
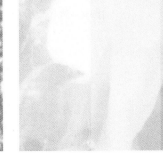

第**84**章

术后并发症

Thomas O. Flukinger and Charles S. White

胸外科是治疗心肺疾病的重要组成部分。常规方法包括各种胸部的手术方式。本章是根据外科手术类型，分类描述了各类手术的方法和适应证、正常的术后表现及与该手术相关特定并发症的表现。

除了这些特定的并发症，还有一些正常术后表现及可能发生于重症监护病房患者的并发症，包括血管和气管的异常，如肺不张、肺炎、气胸、胸腔和心包积液及肺栓塞等。这些异常部分将在其他章节中描述。

胸廓切开术及胸壁手术

胸廓切开术是一种通过手术切口进入胸腔的外科手术。后外侧切口是切断背阔肌后在胸外侧形成一个大的横行切口。第五肋间是最常见的切入口，此切口开始于腋前线，然后向后下方延伸至肩胛骨的下端，结束于脊椎和肩胛骨内侧缘之间。在年龄大于40岁的患者中，通常将切口水平的肋骨在肋脊角处切除以防止肋骨骨折。胸腹联合切口是从后外侧切口沿第七或第八肋间隙向前方延伸至肋弓再进入腹腔。

胸骨正中切开术是从胸骨上切迹至剑突进行正中切开。腋下开胸术或小切口开胸术是从腋前线的内下方到胸部正中处进行线性切开，它避免切开一些肌肉，最重要的是避免切开背阔肌。前或前外侧小切口开胸术是从腋中线开始沿着乳房下皱襞终止于胸骨旁进行切开。局限性前胸切开术切口长度一般小于10 cm。双侧前外侧切口结合横向切口形成"蛤式"切口。最后，电视胸腔镜手术（VATS）是腋前线和腋中线之间的3~5个肋间隙内的切口放置光纤摄像机和手术器械。

胸壁手术的目的是切除病灶让患者摆脱疾病，同时修复手术留下的缺损，它是通过各种手术方法来完成。胸壁重建意味着外科医生必须同时覆盖缺陷以及替代失去了硬度的胸壁。最常用的方法是通过皮瓣覆盖组织缺损。

皮瓣是一个组织单位（包括骨骼，肌肉，脂肪），它从供体部位移植到受体部位时保持了其本身的血液供应。皮瓣命名法比较复杂，基本要素主要包括：转移组织的类型、转移的距离（局部或远处）、蒂的数量和类型（含有原始血管组织）。肌皮瓣及大网膜瓣在胸外科手术中是最常见的。大网膜瓣通常转移到胸骨后，用来修补手术造成的前隔膜缺损。要重建胸壁的硬度，外科医生可以使用修复材料（网片，金属）或自体组织，如阔筋膜。有效合成材料的关键特性应该包括硬度、韧性、惰性（允许纤维组织长入）和透射性，这样可以更方便地进行影像学随访。

一、适应证,禁忌证,用途以及相关机制

胸骨正中切开术提供了广泛的前纵隔视野，是心脏手术的首选切口。后外侧开胸术适用于肺切除术、食管手术、后纵隔手术、主动脉重建术。胸腹联合切口主要用于食管癌手术。腋下切开术主要用于肺叶切除术；前侧开胸术通常用于开胸肺活检以及某些食管手术。限制性前侧开胸术已成为微创心脏外科手术的一个重要的选择。"蛤式"切口主要用于双侧肺移植。电视胸腔镜手术在大量扩展应用于所有胸部疾病的诊断和治疗。

胸壁切除术最常用于胸壁肿瘤,包括原发性和转移性肿瘤。5%~8%的肺癌累及壁层胸膜和胸壁,需要完全切除受侵犯的胸壁。其他常见的胸壁切除指征包括胸壁放射后坏死、严重感染、创伤。大多数胸壁重建术用于修复胸壁切除所致的缺损。具体来说,它的适应证为胸壁全层骨缺损导致的胸壁反常运动。胸壁重建术也用来纠正胸壁畸形,最常见的是先天性疾病,如漏斗胸和胸骨裂。

在胸外科手术中,皮瓣的用途包括填补组织缺损、胸壁加固、潜在间隙的填塞、覆盖支气管残端以及气道和食管吻合口加固。大网膜皮瓣提供可靠的血液供应,通常用于治疗胸骨切开术后纵隔炎及慢性深部组织感染和填补肌瓣遗留的间隙。

二、影像学表现

在术后早期影像学表现上,皮钉有利于辨认手术部位。目前自动缝合器使用钛钉,明显地减少了CT和MRI伪影。胸廓切开术后,前几周内CT能确定切口附近轻微的软组织肿胀和皮下气肿。CT也可显示切口下方肌肉在长期失去神经支配后的萎缩。胸壁切除与重建后的摄片,能够显示由轻度到重度的肌肉骨骼变形,这取决于手术的类型、程度以及大范围的重建导致的纵隔偏移。

胸骨正中切开术后可以看见胸骨正中垂直线上排列着4~7根不锈钢丝。胸骨也有数量不多的胸骨间隙、(腹-背移位)和嵌顿(胸骨部分压缩)。尽管在术后最初几个月摄片显示胸骨很少愈合或没有愈合,但是经过1年后,所有患者应该能完全愈合,即在CT上显示整个胸骨切口部位连续的骨皮质。但是,轻微的胸骨异常可能会持续存在。在胸骨切开术后的第一周,X线片可能发现残留气体,如胸部和颈部皮下条片状、纵隔或胸骨后间隙小片状低密度影。胸骨后的积气往往持续存在数周。胸骨切开术后的第一个星期内,通常可以看见胸骨后软组织增厚、心包增厚和纵隔脂肪影消失。心包少量积液导致的纵隔增宽也是常见的术后早期X线表现。胸骨切开术后早期常见X线改变可能使纵隔炎难以确诊。

在胸部X线片上,大网膜、胸腺、脂肪垫瓣常造成心脏纵隔轮廓的变化。大网膜通常显示为胸骨后或肺门周围区域直径达3 cm的不透明的软组织影。在CT上,胸腺和脂肪垫瓣通常显示为近端气道旁的低密度软组织,根据其年龄,胸腺组织也可能表现为软组织密度灶。在CT上,大网膜移植物可见高密度线状影,为网膜血管影,而其他部位因为水肿而往往

表现为软组织密度,表现犹如"烟熏"。大网膜瓣通常可以从腹腔穿过膈肌前面而到达胸腔内的最终位置。

在成像上,胸内肌皮瓣在胸腔内的位置有特征性,呈软组织密度影。前锯肌和背阔肌皮瓣通常在腔后外侧,表现类似脓胸。一般在胸骨后下方区域可以看见腹直肌肌皮瓣。单侧胸大肌皮瓣可导致胸片上双侧肺野透亮度不一样。肋间肌皮瓣最常位于椎旁区、奇静脉食管隐窝和后外侧胸壁延伸区。在CT上,肋间皮瓣有脂肪密度及钙化影,经常表现为线性钙化条纹。随着时间的推移,皮瓣因失去神经支配和废用发生萎缩和部分脂肪浸润。Gore-Tex、甲基丙烯酸甲酯、不锈钢丝网是常用于治疗胸壁缺损的手术皮瓣,在CT上表现为肌皮瓣下不同厚度的高密度线状影(图84-1)。

三、潜在并发症和影像学表现

胸壁手术并发症包括连枷胸、翼状肩胛、瘘管形成、切口裂开、切口感染、皮下积液、皮瓣失败以及肺疝、肠疝。

切口裂开可因为手术缝合线的过早拆除或伤口不良愈合。这可能是导致或诱发伤口感染的主要原因。危险因素包括糖尿病、高龄、肥胖和术后期间的损伤。在X线上可以看见邻近组织间的裂隙影,并且随着时间可逐渐扩大。在胸骨切开术后,胸片上"胸骨条纹"表现为在胸骨中线处的垂直透亮影,1976年首次用于描述胸骨裂开,但自那以后,它的意义一直争论不休。大多数报告表明,该标志敏感性及特异性

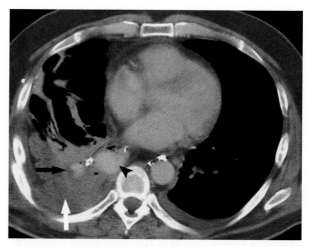

图84-1 48岁男性,食管癌行胃代食管术后发生食管瘘应用皮瓣。胸部CT纵隔窗显示对比剂(黑箭)在上拉胃(黑箭头)处瘘入邻近皮瓣(白箭)的组织内。

较低,在高达50%的胸骨切开术后的患者中均可发现。但是,一个逐渐扩大的胸骨正中条纹可提示胸骨裂开。相比之下,胸片上胸骨线移位能明确识别90%以上的胸骨裂开。胸骨线移位是裂开的一个早期最佳影像学标志。然而,重复的胸骨切开术也可能导致胸骨线重新定位。裂开及移位的胸骨线可延伸到胸骨旁软组织或极少见的迁移到胸廓,但后者罕见(图84-2)。

胸壁手术和开胸手术后的伤口感染包括骨和软组织感染。在较大的胸壁重建术后,近5%可发生伤口感染,因为修复网片适宜细菌生长。胸骨切开术后的软组织感染尤其值得关注。胸骨感染的CT表现包括胸骨旁软组织条索影、窦道和脓肿形成(图84-3)。CT可以用来确定窦道深度和发现纵隔穿通。骨髓炎是另一种危险的并发症,尤其是在开胸手术后。早期胸骨骨髓炎和外科手术引起的轻微胸骨异常很难鉴别,早期可能不明显,直到晚期具典型表现。

血肿是组织内的局部液体积聚。它是术后早期的常见并发症,几乎发生于所有的网片和硅胶植入术后。胸片上表现为卵圆形病灶,可能与感染混淆;在CT上表现为一个低密度的卵圆形肿块。血肿在超声上表现为无回声区。血肿通常在反复抽吸后能治愈,或者几周内自行消失,但也可能会持续存在并且增大,影响组织间隙闭合和伤口的愈合。

皮瓣移植失败分为部分失败和完全失败。部分失败是仅仅一部分的皮瓣正常存活。在影像学上发现皮瓣体积增加时需要怀疑是否为皮瓣出血和感染,这可导致局部皮瓣移植失败。完全性的失败几乎都

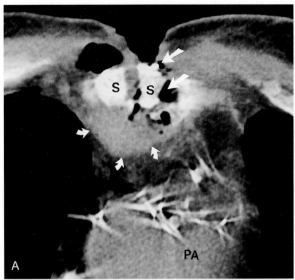

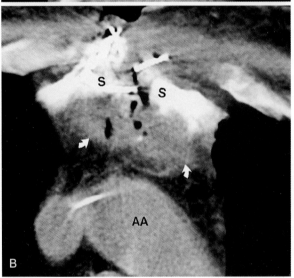

图84-3 胸骨切开术后胸骨后脓肿。64岁患者冠状动脉搭桥手术5周后持续性伤口感染。A. CT在主肺动脉(PA)水平显示胸骨后区积液影(弯箭)与一瘘管沟通(直箭)。B. 瘘管向头侧延伸至主动脉弓(AA)水平。胸骨(S)裂开和断裂的胸骨线。手术证实为胸骨后脓肿。细胞菌培养为金黄色葡萄球菌。(引自 *Müller NL, Fraser RS, Colman NC, Paré PD. Radiologic Diagnosis of Diseases of the Chest. Philadelphia, WB Saunders, 2001.*)

由于血管蒂断裂,最后导致皮瓣坏死。经肋间隙疝出的肺疝是胸壁完整性损害所引起的一种罕见的并发症。横向和斜向胸片可显示肺实质位于骨性胸廓外。CT扫描更敏感,可清楚地显示疝出的位置和程度(图84-4)。肺疝可能是良性的,但有极少可能引起肺绞窄。大网膜瓣手术后可能会出现肠疝,这是由于该手术过程通过横膈膜前部造成了一个通道。肠疝通常易通过放射学做出诊断,胸片表现为肠襻延伸到胸腔。

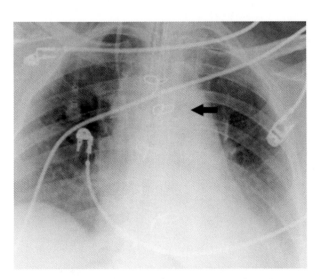

图84-2 71岁女性,冠状动脉旁路移植手术后胸骨裂开。正位胸片显示导线错位,第二根金属丝向左移位(箭)。

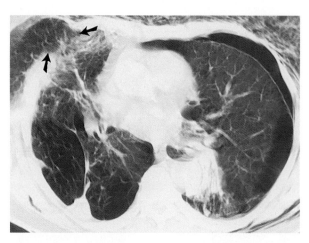

图84-4　肺疝。74岁男性,CT显示经胸壁缺损处疝出的一部分右肺组织(箭)。患者几年前行右侧开胸术和肺大疱切除术,目前出现左侧反复发作性气胸。可见明显的肺气肿和两肺瘢痕性病变、左下叶肺不张、左侧气胸和皮下气肿。(*Müller NL, Fraser RS, Colman NC, Paré PD. Radiologic Diagnosis of Diseases of the Chest. Philadelphia, WB Saunders, 2001.*)

肺切除术

肺切除术包括切除一系列的肺组织,在某些情况下可包括胸壁、膈肌、心包以及周围部分血管。楔形切除术为切除小的楔形组织块,通常是通过电视胸腔镜手术进行。肺段切除是切除一个独立的支气管肺段,可以通过一个小切口开胸或经胸腔镜进行。肺叶切除术是指完整的一侧肺叶切除,多数是通过后外侧切口进行。袖状切除术包括任何一个节段或肺叶切除后支气管横断段再吻合。全肺切除术通常是通过后外侧切口进行,切除一侧全肺及脏层胸膜。胸膜外全肺切除术中,外科医生需要切除肺组织、脏层胸膜及壁层胸膜。肺减容手术用于肺上叶气肿组织切除,通常由吻合器行楔形切除。肺减容术可通过胸骨正中切口或胸腔镜完成,并且通常在两侧进行。肺大疱切除术和肺气囊切除术分别去除肺大疱和肺气囊。巨型肺大疱切除术是指单个肺大疱切除;肺尖肺大疱切除术为切除发生在肺尖的肺大泡。气囊和肺大疱之间的主要区别在于,气囊是空气在脏层胸膜内的聚集,而不在肺实质内。肺大疱和肺气囊切除术通常是通过吻合器进行的楔形切除术。然而,胸骨正中切开后可以同时对双侧肺大疱进行治疗。

肺切除术首先从大血管开始进行,有针对性结扎肺段血管。下一个步骤是切除近端相关支气管。全肺切除术后通常使用邻近组织(胸膜,网膜)覆盖主

支气管残端以减少泄气的可能性。

一、适应证,禁忌证,用途以及相关机制

楔形切除术可用于诊断不明确的肺结节切除和转移灶切除,以及I、II期肺癌不能耐受大型手术的患者。肺段切除主要用于化脓性肺部病变如肺结核和支气管扩张,也可用于部分肺癌患者。袖状切除术用于治疗累及右肺上叶、左肺上叶及左肺下叶支气管分叉处的疾病。肺叶切除术仍然是局灶性非小细胞肺癌的首选治疗方法。全肺切除术的适应证为中央型肺癌、附着于肺门处或跨越肺裂的肿瘤,而胸膜外全肺切除主要是治疗恶性胸膜间皮瘤。广泛的炎症性疾病偶尔进行全肺切除术。肺减容术作为姑息性手术,用于治疗经内科治疗无效的严重肺气肿患者。巨型肺大疱是指一个大泡范围超过一侧肺容积30%,压迫肺组织,引起呼吸困难。肺尖肺和气囊切除术用于治疗自发性气胸或肺大疱破裂引起的气胸所致的临床症状。

二、影像学表现

术后影像学表现为特征性钉线切口。相邻缝钉处的密度增加区域通常是出血和水肿。这种密度通常在数天或数周内减低。术后胸腔空间最初液体充满,随着时间的推移由代偿机制逐渐封闭。这些机制包括剩余肺膨胀、肋间隙变窄、隔膜的升高、纵隔移位

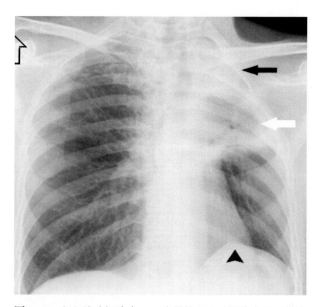

图84-5　左上肺叶切除术。61岁男性左上肺切除术后正位胸片显示左上肺野气体影,提示支气管胸膜瘘(白箭)。此外,左肺尖区可见高密度影为残留积液(黑箭),类似左上叶肺不张,膈上尖峰征提示肺容积减少(箭头)。

和胸壁向内移位。这些变化的发生与肺切除的程度和患者心血管疾病有关。

　　肺楔形切除和肺段切除后,胸腔内空间在几天内会由于同侧肺的膨胀而完全消退。肺叶切除后,胸腔内空间最经常在1周内关闭,虽然轻微膈肌抬高和纵隔移位也起了作用,但主要是通过同侧肺扩张和旋转。有时,充满液体的小胸腔内空间可能会持续数月,胸片表现类似先前切除肺叶位置的肺叶塌陷。由于肺过度膨胀降低剩余肺的密度,血管纹理均增粗。肺叶切除术后的早期胸片多可见气胸或胸腔积液。大约一半的患者在肺上叶切除术后发生膈上尖峰征。胸片上,表现为膈肌内侧上方的小三角致密影

(图84-5)。随着时间的推移,其程度逐渐增加,且多见于右侧。

　　全肺切除后胸腔保持完全充满气体可长达24小时,然后开始充满液体。尽管填充速率可能不一,但在第一周结束时约1/2~3/4胸腔容积已被液体填充。呼吸时积液水平可上升1 cm。通常在3~7个月,但也可能在几星期内因代偿机制将导致半侧胸腔完全致密影(图84-6)。相反,胸膜外全肺切除增加了液体填充胸腔的速度,液体在几天内就完全填满胸腔。长期观察后,只有1/3的肺切除术后患者的胸腔积液能完全吸收。在另外2/3患者中,肺切除术后残留的空间表现为包裹性积液影,其中往往还含有或多或少的

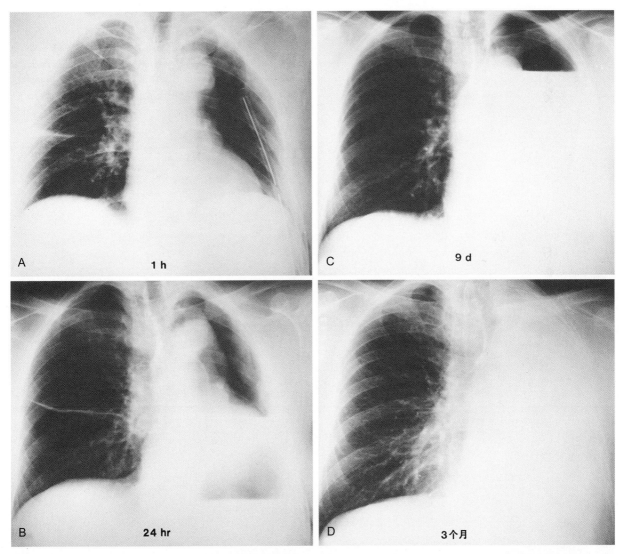

图84-6　正常肺切除术后表现。A. 左侧肺切除术后床旁1小时仰卧位摄片显示左胸腔容积略减小,胸腔内充满空气,纵隔居中。B. 24小时后直立位摄片左侧膈肌的中度抬高(由胃泡所示),纵隔中度程度左移,在第3肋间隙水平出现显著气液平。C. 术后9天,左侧胸腔2/3被液体填充,但纵隔扔向左移位(注意气管弯曲影)。D. 术后3个月,左侧胸腔未见气体影。纵隔持续向左移位,气管弯曲影明显。(*Müller NL, Fraser RS, Colman NC, Paré PD. Radiologic Diagnosis of Diseases of the Chest. Philadelphia, WB Saunders, 2001.*)

气体。纵隔在术后最初的几天内在手术侧或同侧仅出现较小的偏移，然后在接下来的数周至数月中偏移会逐渐进展。纵隔移位持续存在和移位的程度主要取决于对侧肺组织的顺应性。那些具有残余积液一般伴仅有微小的纵隔偏移。肺切除术后CT上可见树桩状血栓形成，这是一种发生在肺动脉残端的原位血栓，可见于术后约10%的患者，多见于右肺动脉残端。

肺减容手术后胸片显示横膈抬高，肋骨前后径减小。横向肋间距略微减小或不变。CT研究表明，通常肺减容手术后数月内胸腔内气管通常长度减少，横断面积增加。

三、可能的并发症和影像学表现

肺切除术后的一个主要问题是持续性漏气，特别是当重度肺气肿的手术后。肺减容手术后，脏层胸膜内陷可导致胸膜腔三角形的液体和气体聚集，并导致不典型的气胸、胸腔积液、肺水肿、肺实变的表现。此外，肺底气胸是肺减容手术后一种特征且经常发生的并发症。

肺切除后，异常纵隔移位是潜在病变的敏感指标，可发生在手术后几天至几年。纵隔异常变化的原因可以是由限制性或膨胀性肺疾病造成，严重时可引起心血管并发症。例如，左全肺切除术后纵隔没有向左移位，可能提示在肺切除术后残留空间膨胀或切除

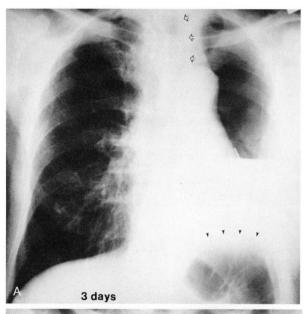

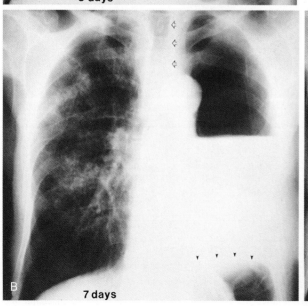

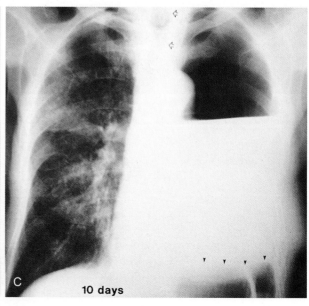

图84-7 肺切除术后并发脓胸。A. 左肺切除术后3天，左侧胸腔内积液，左侧膈肌位置（箭头），并且气管影移位到左侧（空心箭头），符合正常术后表现。B. 术后7天，左侧膈肌（箭头）略压低，气管影（空心箭头）已到中线位置。这种变化应该考虑脓胸、支气管胸膜瘘、胸腔出血或乳糜胸可能。C. 术后10天，左侧膈肌（箭头）已经成为凹形，纵隔和气管影（空心箭头）向右侧移位明显。（*Müller NL, Fraser RS, Colman NC, Paré PD. Radiologic Diagnosis of Diseases of the Chest. Philadelphia, WB Saunders, 2001.*）

的肺部有限制性疾病。限制性疾病包括潜在的肺纤维化和肺不张。膨胀性疾病包括气胸、血胸、乳糜胸、胸腔积液、支气管胸膜瘘、脓胸和肿瘤生长（图84-7）。膨胀性肺疾病另一个标志是纵隔的轮廓变化，纵隔向患侧出现凹形曲线。这个标志最常见于继发性脓胸。CT是确定异常纵隔移位基本病理过程的最好诊断方法。

支气管胸膜瘘发生于肺切除术后中央支气管残端和胸腔之间存在交通，一般发生于支气管残端缝合

线被破坏后。这种并发症通常发生在术后的最初2周，也可能在术后几个月发生。肺切除术后支气管胸膜瘘的发生率报道各不相同，胸膜外全肺切除、全肺切除、肺叶切除的术后发生率分别约为5%~8%、3%~6%、0.5%~1%。对于支气管胸膜瘘，危险因素包括炎症性疾病、术前放疗、累及右肺的切除（图84-8）。

支气管胸膜瘘必然导致气胸，并且后期会出现脓胸（图84-5）。胸片上，肺切除术后气液平降低大于2 cm是支气管胸膜瘘的敏感指标（见图84-7）。其他支气管胸膜瘘的指征包括新出现的气液平以及在切除残留部位后剩余空腔中包裹性胸腔积气的增加。CT通常表现为中央支气管和胸膜直接连接，注射对比剂后可能会出现壁层胸膜的增强及胸膜外脂肪消失。

肺切除术后综合征是指过度的同侧纵隔移位，通常发生在儿童和年轻成人肺切除术后数月至数年。它造成了非手术主支气管受压，导致气道狭窄（图84-9）。它几乎均发生于右全肺切除术后。肺切除术后综合征的CT通常表现为心脏和大血管逆时针旋转导致纵隔明显向右、后移位。CT也显示了左侧肺过度充气与左肺显著突出到右胸前部。肺疝往往在胸片正位不可见，但在胸片侧位表现为胸骨后透亮影。

肺叶扭转是指肺叶切除术后支气管血管蒂上残

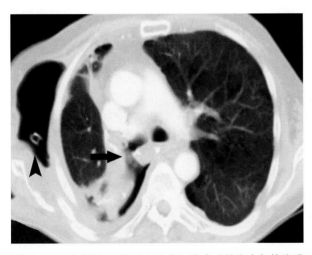

图84-8 70岁男性，近期肺上沟瘤切除术后并发支气管胸膜瘘。胸部CT肺窗显示右主支气管和胸膜腔之间的瘘管（箭）。同时注意在巨大皮下积气内的胸管（箭头）。

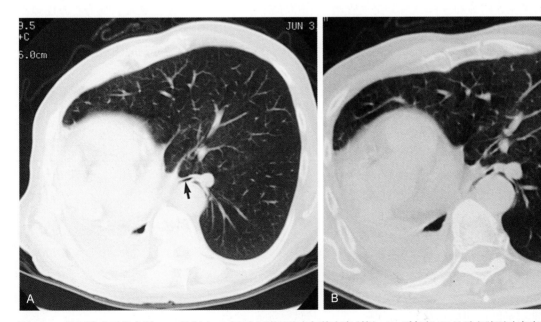

图84-9 肺切除术后综合征。A. 吸气末CT显示左肺下叶支气管变窄（箭）。B. 呼气相CT显示左肺下叶密度减低和血管减少，提示存在空气潴留。（引自 *Müller NL, Fraser RS, Colman NC, Paré PD. Radiologic Diagnosis of Diseases of the Chest. Philadelphia, WB Saunders, 2001.*）

余肺叶发生旋转的一种罕见的并发症。受挤压的肺血管可导致肺梗死和坏死。最早的影像学表现是由于肺叶扭转引起叶支气管挤压导致的大叶性肺不张。血管受压迅速导致肺淤血,胸片表现为患侧肺门至扭转肺叶出现一个迅速扩大的团块影。在CT上,扭转的肺叶表现为体积增大和实变,又因血供不足而出现密度减低。其他CT表现包括近端肺动脉和相关支气管逐渐变细闭合,受影响肺叶出现毛玻璃样密度。右肺中叶扭转是右上肺叶切除术后最常见的并发症。

心脏疝是一种极为罕见的并发症,与经心包行完全性肺切除而心包缺损没有充分闭合有关。心脏疝通过这一缺损进入到胸腔。它发生在术后最初24小时内。如果没有及时识别,病死率接近50%。胸片检查诊断的右位疝,表示心脏移位到右侧气胸。右位疝的早期迹象是心脏右边界局部隆起,代表右心房早期疝,称为雪锥标志。相比之下,左位疝很难依靠后前位胸片诊断,唯一可靠的诊断是在侧位胸片上看到向后移位的心脏。CT上可以看到心脏移位到胸腔内,因此心脏疝在CT上识别的。

肺移植

肺移植包括获取供体肺,切除受体的病变肺以及植入供体肺。供体肺的获取首先包括分离胸腔附着处,切断与左心房相连的肺静脉和分离肺支气管动脉。受体肺切除类似于其他的肺切除术,但在移植手术中,肺动脉结扎需要选在更远侧,超出上叶分支气管。植入应从支气管吻合开始并且覆盖大网膜或淋巴组织,从而减少裂开的风险。一些外科医生使用"伸缩"的方法,就是把小支气管插入较大支气管,随后在重叠的外部边缘缝合。支气管吻合后紧跟着是肺动脉吻合。接下来,受体肺静脉残端近侧切除,上、下段之间的心房组织切开,为肺静脉吻合术做一个合适的袖带。支气管循环重建包括供体支气管动脉连接到受体胸廓内动脉,但这方法不是经常做的。通常单肺移植是通过后外侧切口进行,双肺移植是通过翻盖切口进行。最近发展的技术包括从2个供体取肺下叶,然后植入到各自相对应的半侧胸,多见于儿童。

一、适应证,禁忌证,用途以及相关机制

肺移植是对于治疗疗效不佳、生命危急的患者最有效的治疗方法。肺气肿,包括α_1-抗胰蛋白酶缺乏症,是最常见的原发疾病,约占移植受者的一半。其他适合于肺移植的终末期疾病包括肺纤维化、结节病、艾森曼格综合征。双侧肺移植最常用于囊性纤维化和重度肺动脉高压。

二、影像学表现

典型术后早期影像学包括放置在肺尖部和肺底部的胸腔引流管,少量胸腔积液,轻度肺水肿,大多数患者术后出现高循环状态。在支气管吻合部位,CT往往表现为支气管周围有少量空气,如果嵌入已经完成,小的腔内瓣也经常被看见。再灌注水肿和急性排异反应被认为是肺移植后并发症,但在几乎所有患者中都会发生(图84-10)。

三、可能的并发症和放射学表现

肺移植后的并发症包括病毒性和真菌性肺炎、空气栓塞、喉返神经损伤、气胸、乳糜胸和出血。更具体的并发症需要进一步讨论。

移植物功能障碍或衰竭是一个广义的术语,没有明确定义,但通常特点是影像上显示弥漫性混杂密度影伴随临床上肺功能的下降。它可以由多种并发症诱发,包括从感染到严重再灌注水肿。

在术后2天内几乎所有的移植受体都会发生再灌注水肿,通常约4天达到高峰,之后慢慢缓解。影像学上不具特征性,可类似感染或液体过多(图84-11),因此它是一个排除性诊断,术后出现的时间是诊断的一个要点。影像学上通常表现为心源性肺水肿,包括在肺门周围、基底区域肺区的网状结节状密度影。在CT片上,经常观察到间隔增厚(图84-12)。

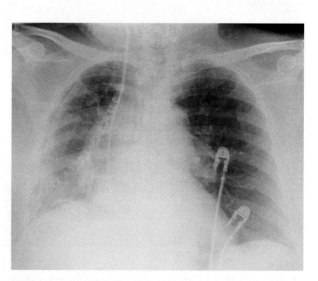

图84-10 正常肺移植。61岁女性右肺移植术后第一天胸片显示两个右侧胸腔导管和皮肤钉。肺门周围模糊影符合术后轻度肺水肿。

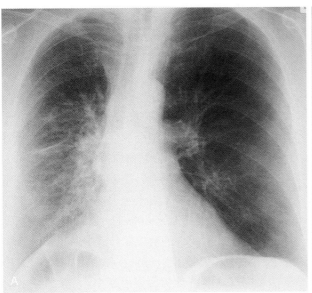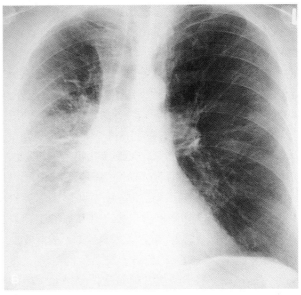

图84-11　肺移植,急性排斥反应。A. 62岁女性,肺气肿右肺移植术6天,正位胸片显示肺门周围区域和右下叶轻度间质增厚。B. 2天后胸片显示了整个右中下肺野广泛间隔线及磨玻璃影,部分实变影。急性排斥反应的诊断由支气管活检证实。(*Müller NL, Fraser RS, Colman NC, Paré PD. Radiologic Diagnosis of Diseases of the Chest. Philadelphia, WB Saunders, 2001.*)

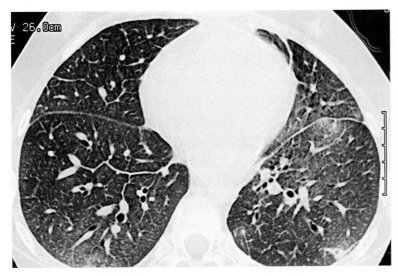

图84-12　肺移植后急性排斥反应。双肺移植10天后高分辨率CT扫描显示小叶间隔增厚和磨玻璃影。急性排斥反应的诊断是由支气管活检证实。(*Müller NL, Fraser RS, Colman NC, Paré PD. Radiologic Diagnosis of Diseases of the Chest. Philadelphia, WB Saunders, 2001.*)

再灌注水肿是毛细血管通透性增加的结果,认为是由肺缺血、肺失神经支配、器官保存、手术创伤以及淋巴回流受阻引起。虽然它可能是一个正常的术后表现,但在5天后出现再灌注引起的肺水肿可能代表其他异常,如急性排斥反应或感染,应进一步明确。

几乎所有的移植受者都会发生急性排异反应,而且常反复发作。确诊后使用类固醇激素治疗,可以很好地控制病情,但可能会导致移植失败。第一阶段几乎总是发生在术后3个月内,经常在术后第一周末左右开始。正如再灌注水肿的影像学表现,本病无特异性,术后出现的时间对诊断有重要意义。最常见的影

像学表现为磨玻璃间质影、恶化的胸腔积液、小叶间隔增厚、"肺门周围霾"或"光晕"。这些变化主要发生在中、下肺叶。然而,高达50%的患者没有影像学表现,并且难以与其他疾病鉴别,特别是感染。因此,常规需要支气管肺活检取得标本进行明确。

肺移植手术后约15%患者发生支气管吻合口并发症,其中包括吻合口裂开,支气管狭窄和支气管软化。胸片在确定支气管吻合口并发症时价值有限,但原因不明的气胸或纵隔气肿应考虑吻合口裂开。裂开是早期并发症之一,常发生在术后2周左右,狭窄和支气管软化是晚期并发症。裂开的主要原因是支

气管血液供应中断和支气管缝合线的张力引起局部缺血。在CT上,吻合口支气管壁缺陷是裂开的最敏感和特异的表现。虽然吻合口周围空气往往出现在术后早期,但是新的空气或空气增加是裂开的敏感标志,尤其是如果它出现在大网膜皮瓣的位置。此外,后方的腔内瓣的存在提高了裂开的可能。10%的患者存在支气管狭窄,并能在CT上显示支气管吻合口狭窄。支气管软化是由于支气管弹性和结缔组织的退化导致呼气时气道塌陷。在动态胸部CT上呼气时,气道管腔直径减少大于50%可以确诊支气管软化。肺支气管袖式切除术后也会出现类似的吻合口并发症,但发生率较低。袖式切除术最常见的并发症是支气管狭窄,约在5%的患者中发生。

闭塞性细支气管炎综合征是慢性肺排异反应的特点,临床诊断以第一秒用力呼气量的下降作为基础。它被认为是通过免疫介导的损伤,从淋巴结细支气管炎开始,进一步发展到小气道瘢痕和闭塞。闭塞性细支气管炎综合征发病率与移植后时间的增加、急性排斥反应的发作及巨细胞病毒感染有关。大多数肺移植后存活3年以上的患者会发生闭塞性细支气管炎综合征。疾病的早期胸片检查通常是正常的,但在疾病的后期,它可能会显示外周血管影减少、轻微的肺体积缩小和亚段性肺不张。在胸部CT,肺密度减低和血流减少是最敏感和特异的表现,发生在80%以上的患者中(见第75章)。呼气相CT对于空气滞留更为敏感,一些研究表明,CT对于闭塞性细支气管炎综合征的早期诊断非常有用。CT上的其他常见表现包括支气管扩张、支气管壁增厚、支气管周围阴影和树芽征。

移植后淋巴增殖性疾病是一种认为由于Epstein-Barr病毒感染的B淋巴细胞增殖引起的淋巴瘤,它在移植前Epstein-Barr病毒血清阴性的患者中更为常见。移植后淋巴增殖性疾病最经常在术后2个月至1年间进展。最常见的影像学表现是多发肺结节伴随肺门及纵隔淋巴结肿大,表现为孤立性肺结节很少见。在CT上,结节可以被磨玻璃影包围。其他影像学表现包括胸腔积液、间隔增厚和非特异性实变。

心血管外科手术

胸骨正中切口仍然是冠状动脉旁路移植术(CABG)和近端主动脉手术最常用的切口。在远端主动脉手术中通常采用左侧开胸。体外循环是许多心血管手术的一个常规部分。在心肺分流术,血液从静脉系统插管通过机械循环到动脉系统插管。在该循环中,血液被冷却、过滤和氧化。通常也加入停搏液从而抑制心脏运动。冠状动脉搭桥术指在近端手术放置导管连于远端阻塞性冠状动脉病变的部位。大隐静脉和左乳内动脉是最常见的移植血管导管。大隐静脉移植血管最常固定于其近侧升主动脉。左内乳动脉通常保持其到锁骨下动脉的近端并连接到远侧左冠状动脉前降支。其他导管包括贵要静脉、头静脉、胃网膜动脉、桡动脉及腹壁下动脉。体外循环开始后,钳夹主动脉并与导管血管缝合。

在主动脉瘤修复时,动脉瘤囊被切开然后把合成移植物放置进去。移植物近端和远端的正常血管壁缝合,修剪动脉瘤囊壁并缝合在移植物周围,形成移植物周围区。在主动脉夹层手术中,切除病变主动脉,通过近端和远端血管内膜和外膜缝合关闭假腔、随后插入合成的移植物管。另外,内层覆盖合成移植材料的支架血管可以放在患病的主动脉处用于治疗主动脉夹层和动脉瘤。

一、适应证,禁忌证,用途以及相关机制

冠状动脉搭桥术的适应证包括三支和左冠状动脉疾病。其他适应证包括近端左冠状动脉前降支和回旋支两支血管病变、患者的射血分数降低或难治性心绞痛。

胸主动脉瘤修复的适应证包括每年增长超过1 cm、动脉瘤引起临床症状、升主动脉瘤和降主动脉瘤分别大于5.5 cm和6.5 cm。解剖起源于升主动脉(A型)的动脉瘤被认为是急诊外科手术。解剖起源于远端的左锁骨下动脉(B型)的动脉瘤的手术指征是对应的动脉瘤大于5 cm或并发严重的并发症,如内脏缺血。现在支架移植技术的安全性和有效性,使没有标准手术指征的患者可以选择微创治疗主动脉疾病。

二、影像学表现

CABG术后早期X线片通常显示出对比剂经纵隔引流处通过中线切口进入前纵隔和后心包。由于冠状动脉搭桥术后水肿和出血导致心脏和纵隔影的增宽,边界不清。左乳内动脉蒂可引起中纵隔增宽,并且很容易辨认出有一排手术夹子的移植物。几乎所有CABG术后患者有一定程度的间质水肿。然而,手术3天后肺水肿开始好转,心影开始恢复至术前水平。肺不张、心包填塞和胸腔积液是常见的术后早期并发症,往往持续数周。肺不张及胸腔积液最常见于左肺。一些患者在行体外循环时局部应用冰来降低

体温,术后可出现一过性膈神经麻痹造成暂时性膈肌抬高。大隐静脉移植血管附着于主动脉的位置有时可以在胸片上由围绕在开口处的小线或小垫圈状的标记进行确定。虽然导管造影仍是CABG术后移植血管评估的"金标准",但是使用心电门控CT进行无创性检查旁路移植是否通畅具有很高的准确性。

主动脉手术后,支架移植物在胸片上显示为主动脉内的编织网状的金属结构。在横断面CT图像上,主动脉支架可显示为主动脉壁内镶嵌的金属高密度影。有时,支架可能会造成放射状伪影,使CT很难分辨。术后早期CT显示动脉瘤囊壁中可能会看到覆膜支架放置时造成的气泡。此外,CT随访研究已证实高达19%的病例支架内会出现半圆形小血栓。这些血栓似乎没有临床意义。支架破坏了主动脉和夹层假腔的联通。数月内动脉瘤囊壁和假腔血栓会收缩,最终完全消失或持续作为主动脉壁旁小血栓。

人造主动脉导管术后的第一周内CT通常表现为移植物周围有少量的空气。术后早期CT还显示了移植物在外围环绕着水和软组织的混杂密度物为残余液中血肺和纤维组织。随着这些移植物周围物减少,CT通常显示移植物周围由脂肪组织形成的薄环。在很少情况下,CT可能显示解剖修复后移植物吻合口部位附近主动脉的外翻。这些外翻代表真假管腔融和失败和血液再灌注造成的同位小憩室。采用手术加固吻合口和主动脉插管部位是常见的修复方式。被显示为移植物吻合部位周围的高密度环状影或在主动脉插管部位小的高密度"脱脂棉"状影。如果在手术中主动脉根部被置换,移植物附着在冠状动脉处经常显示成一个对比增强的凸起,可以类似假性动脉瘤(见后)。

三、可能的并发症和影像学表现

CABG术后并发症包括严重的空气栓塞、胸骨伤口感染、纵隔积血和急性肺损伤。明确的大隐静脉移植的并发症包括移植血管闭塞和移植血管瘤。部分大隐静脉移植血管闭塞,可以在CT上看见血栓形成或动脉粥样硬化斑块导致的血管狭窄。完全的大隐静脉移植血管闭塞可以通过观察看到对比剂停留在近段移植血管内或全部移植血管内。大隐静脉移植血管瘤被认定是CABG术后的罕见并发症,最常见于移植物吻合处。胸片上,大隐静脉移植血管瘤显示为纵隔或肺门软组织肿块。 Almanaseer等研究大隐静脉移植血管瘤和其在胸片的表现之间的关系后发现,胸片上大部分血管瘤显示在左上心缘,几乎都是由于大隐静脉移植血管瘤连接到左前降支或左冠状动脉回旋支造成。另外,相邻于右心缘和左下心缘的软组织一般是由于大隐静脉移植血管瘤分别连接到右冠状动脉和左冠状动脉前降支造成。增强CT上能看见大隐静脉移植血管瘤是连接在包含不定数量血栓移植物管上的圆状肿块(图84-13)。

CABG术后心包并发症有心包积气、心包积血、缩窄性心包炎和心包切开术后综合征。虽然心脏手术后纵隔增宽是正常的,但是超过术前的大小60%~70%的纵隔增宽提示病理过程。病理性纵隔增宽通常是由于空气、血或其他液体在心包中快速或大量积累导致的心脏填塞。 胸片上心包积气显示为部分或完整的围绕心脏的锐利空气影。胸片上,心包积血和心包积液导致纵隔轮廓消失和隆突下角变宽。心影边缘透亮影(密度差异征)和侧位胸片上心包条纹影增宽(>2 mm)也是心包积液X线征。心包积液和心包积血在CT上分别显示为扩大的心包腔(>2 mm)里有水或血液密度影。在CT上缩窄性心包炎的常见表现包括心包钙化,右心室管状狭窄和S形室间隔。等于或大于4 mm的心包增厚是缩窄性心包炎的诊断标准。心包切开综合征是心包切开后2周至6个月发生的自身免疫相关疾病。胸片上,心包切开综合征最常见的表现为双侧胸腔积液合并心包积液,常为混合密度。

随着人造主动脉和支架使用,可发生一些严重的并发症,包括假性动脉瘤、移植物周围血肿、主动脉穿孔、内漏和移植物感染。在CT上,假性动脉瘤显示为主动脉吻合口部位的外翻。假性动脉瘤可出现部分或充满瘤腔的低密度血栓,可以诱发感染。当感染发生,假性动脉瘤常表现出分隔和积液。移植物栓塞是罕见的并发症,在CT上表现为移植物腔内的低密度影。移植物周围血肿在CT上显示为不含间隔和气体均匀低密度影,边界清晰。主动脉支架移植有一些潜在的并发症,包括迁移、扭曲、断裂,但它可以很容易在胸片检查时观察到。支架置入可能会出现主动脉穿孔。胸片上表现作为迅速扩大的主动脉周围血肿或血胸。内漏是动脉瘤囊通过支架或支架周围与血管相连。原因包括支架错位、管腔大小不匹配、不完全膨胀。内漏的特征是CT血管造影上动脉瘤囊里出现对比剂(图84-14)。有时,动脉瘤囊钙化类似对比剂外渗。在非增强CT上容易鉴别。此外,小内漏可能在标准CT上不显示,仅由支架置入后动脉瘤囊尺寸不减小可获得提示。小内漏在延迟CT上显示为晚期对比剂外渗入血管瘤囊,这可能由于移植物周围缓

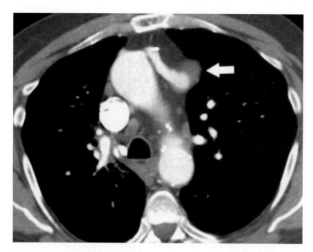

图84-13 69岁男子旁路移植手术后2年，大隐静脉移植血管瘤。胸部CT软组织窗显示大隐静脉移植血管近端扩张和血栓形成（箭），符合移植血管瘤。

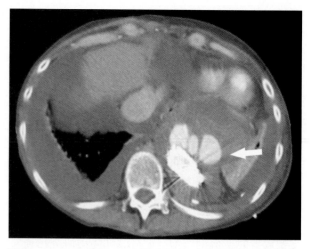

图84-14 78岁男性，主动脉瘤支架治疗发生内漏。胸部CT软组织窗显示一个金属支架与周围的对比剂外渗和血肿（箭）。

慢流动的对比剂循环"池"。移植物感染是一种可导致移植失败的严重并发症。术后最初的几周移植物周围出现气体是感染的高敏感指标（图84-15）。同样，移植物周围软组织增多，特别是如果出现液体或高密度影，高度提示感染。感染性积液通常是不规则形，包含分隔，位置靠近移植物。CT上感染的一个更微妙的发现是移植物边缘邻近软组织的模糊影和移植物周围脂肪密度的减少。

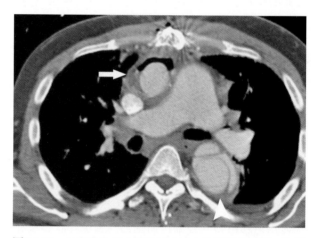

图84-15 42岁男性主动脉夹层术后人造移植物感染。胸部CT软组织窗显示升主动脉前方和侧方气体和液体影，符合移植血管感染（箭）。还要注意在近段降主动脉残留内膜瓣（箭头）。

纵隔外科手术

纵隔手术包括食管、气管和其他纵隔结构。食管切除术是通过经胸或经颈部的方法来完成的。Ivor Lewis 食管癌手术最常采用经胸途径。手术的第一部分是腹部切口使胃移动。右侧开胸可以使食管移动并切除，通过食管裂孔将胃上提，与咽吻合。经颈（或裂孔）食管切除术采用颈椎前路切口和脐上方腹部切口。外科医生同时进行两个手术，移动、切除食管以及把胃拉到颈部吻合。食管旁路手术术前用管道连接颈段食管和下方吻合点。该手术是通过颈部和腹部切口进行。胃是首选的管道，因为它有一个可靠的血液供应，且只需要一个吻合口。当胃不合适时可以用结肠做吻合管道，在胃和结肠都不可用时空肠也能作吻合管道。结肠吻合和空肠导管都需要三个。前纵隔是管道放置的首选解剖位置，原来的食管通常留在原位。肌切开术和气囊扩张可增加狭窄食管的口径。肌切开通常通过腹腔镜实现，它是切开狭窄区域的环形肌，常见于胃-食管连接处。气囊扩张指置入含气囊的扩张器，通过充气扩张，以破坏周围肌层。

胃底折叠包括食管腹内段重建、减少任何存在的裂孔疝、膈脚上拉和胃底包裹腹段食管（胃底折叠）。有各种各样的胃底折叠方法，它们之间的区别主要是食管被包裹的程度。虽然开胸术仍在使用（Belsey Mark IV 方法），但是越来越多使用腹腔镜胃底折叠术（Nissen, Hill, Guarner 方法）。

通过各种方法可对不同纵隔腔内进行活检或切除。张伯伦法是通过越过第二肋软骨的前胸骨旁纵隔切开打开前纵隔。打开前纵隔也可以通过颈部横切口、全部或部分上胸骨切开术以及很少用的胸腔镜手术。经颈切口打开上纵隔可伴开胸或伴不开胸的。通过后外侧开胸或胸腔镜是最常见的到达中纵隔和后纵隔的方法。

一、适应证,禁忌证,用途以及相关机制

手术切除中间三分之二的食管癌首选右侧开胸手术,因为它避免了主动脉弓的影响。左侧开胸的方法通常是用于远端食管、胃食管交界处和胃贲门肿瘤。经颈手术主要用于颈胸段食管癌及神经条件不适合进行其他治疗时。食管旁路手术在某些情况下作为不能切除食管癌患者的姑息治疗。咽食管肌切开术是食管上括约肌功能障碍和Zenker憩室治疗的一部分。食管下括约肌的Heller肌切开术主要用于治疗食管下端收缩引起的疾病,最常用于运动障碍(失弛缓症,弥漫性食管痉挛)。气囊扩张术作用类似于Heller术治疗食管狭窄。胃底折叠术的适应证是反应迟钝的胃食管反流患者和反流或裂孔疝所致严重并发症的患者。尼森胃底折叠术和Heller术通常一起使用以减少切开术后的反流。纵隔病变的活检或切除需要打开纵隔。

胸骨正中切口是前纵隔原发性恶性肿瘤的标准切口,包括胸腺瘤。部分胸骨上部切开术可用于非侵袭性前纵隔肿瘤。张伯伦法是前纵隔病变穿刺活检最常见的外科手术。

经颈手术方法用于特定重症肌无力患者的胸腺切除术、有症状的纵隔囊肿(心包,胸膜)切除术和上气管切除术。经颈手术切口也用于标准经颈纵隔镜于上中纵隔病变穿刺活检。在某些情况下如胸腺切除治疗重症肌无力和切除侵入上气管的病变时,此切口与部分或全部胸骨正中切口相连。下气管病变通过后外侧开胸切除。气管切除术常见的适应证是气管内或累及气管的肿瘤,以及由于长期气管切开或气管插管导致的气管狭窄。

二、影像学表现

食管癌术后常规食管胸片检查提示胸内吻合口

的位置为食管壁的凸显处,且随着时间的延长变得更加明显。CT扫描和胸片的金属夹子上表明了吻合口位置。经胸食管切除后,吻合口位置通常位于胸廓入口的水平。胃上拉后,胸部X线摄片显示出纵隔轻度增宽,伴随着胸腔内气体密度影。在CT上,部分折叠的胃通常出现在右后纵隔椎体前方。与此相反,结肠管最易显示在左或右纵隔前方(图84-16)。

胃底折叠术后影像学检查显示膈下胃包裹样改变。在进行癌症姑息治疗时,气囊扩张后通常放置食管支架。它在片子上显示为食管内壁内的薄的金属密度影。纵隔手术(包括胸腺切除术和气管切除术)后,气体或液体导致轻度纵隔增宽的情况并不少见。然而,在术后最初的几个星期后,纵隔气体或液体仍然存在或尺寸增加是需要引起注意的一个病理过程。

三、可能的并发症和影像学表现

纵隔手术后并发症包括乳糜胸、吸入性肺炎、喉返神经损伤、纵隔炎、纵隔出血(图84-17)。

约1%的食管支架安置术和5%的食管扩张术并发食管穿孔;它可以发生在任何纵隔手术中。其高发病率通常是因为伴随其他食管疾病。穿孔最常见的部位是胃食管交界处水平以上。具体迹象包括在颈部和上胸部的皮下气肿、左侧液气胸和特别是在左肋脊角(Naclerio V字形)的纵隔气肿。在有迹象或临床症状的患者中,具有典型的食管对比剂外渗可以诊断穿孔。有典型症状患者,或者有可疑症状但食管造影为正常的患者(10%的假阴性率),通常还需做CT,这是因为CT的具有高灵敏度。穿孔的CT表现包括食管外气体、食管旁液体或对比剂和食管壁的增厚。

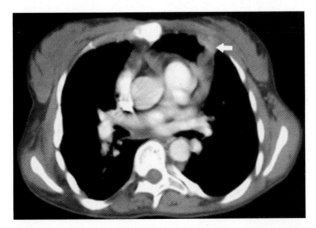

图84-16 53岁女性食管癌行结肠代食管治疗。胸部CT软组织窗显示主肺动脉前充满空气的结构,即代替的结肠(箭)。

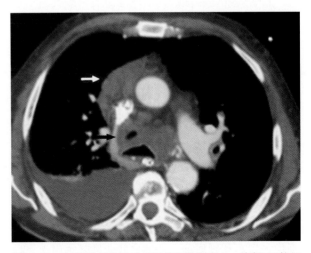

图84-17 76岁男性纵隔手术后并发纵隔出血。胸部CT软组织窗显示腔静脉前间隙(白箭)中纵隔出血及气管旁间隙(黑箭)出血及气体影。

食管癌术后吻合口部位的并发症有瘘和狭窄。研究表明食管癌术后吻合口瘘的平均发病率为10%左右，颈部比胸部吻合口瘘发病率更高。钉和手工缝制吻合似乎没有区别。吻合口瘘的放射线诊断通常是通过食管造影时的发现对比剂外渗。CT可能显示食管周围充满液体，它是鉴别诊断瘘、纵隔炎还是气肿的一个重要方法。大部分瘘是自发性的。食管切除术后吻合口狭窄是常见的，约三分之一的患者会发生。在许多病例中，严重狭窄导致明显的吞咽困难。虽然一般在食管造影时能确定吻合口狭窄，CT扫描是显示严重狭窄的首选方法，并能确定狭窄的连续形态学变化。

气管切除术后吻合口并发症包括切口裂开、狭窄和气管软化。气管裂开是一种罕见并发症具有很高死亡率。皮下气肿可以提示其发生，有时伴有纵隔气肿、气胸或积脓。当CT上气管管腔直径减少50%以上对于诊断气管狭窄具有重要意义的。同样，当呼气相CT上管腔直径减少超过50%对于气管软化的诊断具有意义的。立体CT重建可以精确测量管腔面积及纵向长度。CT被认为是对疾病随访评估最好的方法。

纵隔手术后形成瘘管比较罕见。食管切除术后最常发生的瘘是食管胸腹瘘和气管食管瘘。在几乎所有的食管胸腹瘘病例中，胸片表现为患侧的包裹性胸腔积液或液气胸。有时CT可以直接显示食管胸腹瘘以及通过口服对比剂后胸膜腔显影进行确诊。进食后出现慢性咳嗽且同时影像学上食管或胃内有过量空气可以怀疑存在气管食管瘘。俯卧食管造影时气管里有对比剂可以诊断。

食管旁疝是指腹腔内容物通过食管裂孔进入胸腔。尼森胃底折叠术后最常见，可见食管下滑进入胃体上方被胃酸取代。胃疝时，贲门和食管下段会移位至膈下。肠疝也可发生，最常见于食管切除术后有新通道形成，在影像学上，内脏疝通常都表现为有气液平的心后假肿瘤样结构，通常在左侧位胸片的中纵隔区。在CT平扫时，假肿瘤包含软组织、脂肪、气体，有时包含口服对比剂。大部分疝通常占据了胸腔的一侧，可能类似一个大的肺脓肿。突出的内脏有较高的风险发生绞窄。胃也可能发生扭转，增加了绞窄的可能性。胃扭转在胸片上显示为胃食管交界处"鸟嘴"样改变，也可显示为膈上方和下方的双重气液平，分别代表胃窦和胃底部。钡剂食管造影显示出上下颠倒的胃，膈肌裂孔上方2cm或2cm以上存在S形或B环可以确诊。

胸膜腔减容术

胸膜外肺尖萎陷术指从胸壁内侧面剥离壁层胸膜，然后与相邻的脏层胸膜缝合从而消除胸膜腔。该程序会导致胸膜外"胸膜帐"形成。膈成形术是通过膈肌心包分离，使膈肌升高，从而减少胸膜腔。胸膜固定术是通过诱导产生炎症和瘢痕使壁层和脏层胸膜间紧密粘连。诱导炎症可以通过将滑石粉或其他化学品引入胸膜腔内，或者通过胸膜表面的机械摩擦。胸廓成形术指切除一部分的胸壁，通过物理性压缩以减小的胸膜腔。它包括节段性切除第七至第十肋骨。胸膜外充填术是一种以前使用的方法，包括把材料（最常用透明合成树脂球或石蜡"包"）放入胸膜外空间，从而填满空洞病灶。

一、适应证，禁忌证，用途以及相关机制

胸膜帐建立和膈成形术是用于减少胸腔死漏气腔和关闭肺切除术（最常见的是肺减容手术）后产生漏气的外科手术方式。膈神经成形术有时与胸膜帐建立联合进行或替代胸膜帐建立。胸膜固定术往往伴随着肺大疱切除或气囊切除术，联合应用已成为自发性和复发性气胸的一种有效治疗手段。胸膜固定术的其他适应证包括治疗恶性胸腔积液和药物治疗无效的良性胸腔积液。直到20世纪50年代引入有效的抗结核药物治疗前，胸廓成形术和胸膜外充填术被普遍用于治疗结核引起的肺上叶空洞型病变。目前，胸廓成形术的唯一指征是去除与慢性脓胸感染引起的巨大无效腔。现在胸膜外充填术也已少使用。

二、影像学表现

在胸腔帐建立手术后的头几天，胸膜外空间仍然充满了空气，而且在胸片上很容易被误认为是气胸。液体慢慢积聚，在摄片上可看到上叶的气液平。液体随着时间的推移被吸收，同时帐被拉向胸壁，胸膜外空间被去除。如果液体完全吸收，胸片上只有少量胸膜增厚的表现。如果液体没有被完全吸收，组织液积聚会逐渐增多。膈成形术后，膈肌升高使形态失常。胸片上，膈肌轮廓的改变可能类似于膈下疾病、肺底积液或膈疝。

在胸膜固定术后的最初几星期内，大部分患者存在胸膜增厚和包裹性胸腔积液，胸片上很难区分。在CT上通常显示胸膜腔和胸腔中存在高密度影。高密度影主要是单侧的，而且毗邻周围肺组织，可能呈小

扁豆状。被认为是长期滑石粉沉淀物或胸膜发炎引起营养不良性钙化区域。随着时间的推移,术后胸腔团块形态逐渐固定,不再变化。如果含有大量肉芽组织可能会变大。这被认为是从胸膜炎症产生的纤维组织积聚而来。

胸廓成形术造成胸壁出现缺陷,类似于大的创伤。胸片上可看见上胸壁和侧胸壁的缺失以及与之相连的肺容积损失(图84-18),也可显示纵隔移位以及相应的胸膜增厚和钙化。在胸片上,有机玻璃球定义为肺上叶内充满空气的紧凑的球体。随着时间的推移,经过玻璃样变和纤维化的过程后有机玻璃球僵硬地固定,胸片上可看见围绕每个球体的薄层软组织密度影(图84-19)。胸片上石蜡包显示为在肺上叶内的单个的、大的、椭圆形结构的脂肪密度。随着时间的推移,它出现假包膜边缘且往往会钙化。

三、可能的并发症和影像学表现

胸膜帐可能发生感染或出血。出血发生在术后最初几天,影像学上显示为在正常充气胸膜外间隙内快速出现的大量高密度影。胸膜固定术后并发症包括呼吸衰竭和全身性滑石粉栓塞。滑石粉既往发现与间皮瘤相关;然而,人们发现这种风险是由于未纯化的滑石粉含有石棉引起。胸廓成形术可能会导致严重的脊柱侧凸,在胸片上显现为上部胸椎向手术侧弯曲。感染是胸膜外充填术绝大多数并发症的根本原因。在充填空间里有机玻璃球的分离和流动

是感染的X线征象。由感染或局部异物反应引起的软组织破裂导致有机玻璃球迁移和石蜡挤压。附近组织结构的侵蚀可导致一些并发症,如血肿、肺部感染和肠梗阻。

医生须知

- 术后并发症根据手术类型和术后时间而不同
- 术后并发症中胸片的诊断准确率相对较低。
- 可能发生的特殊并发症的临床病史对于合理解释胸片和CT结果是至关重要的。因此,术后并发症的准确评估需要外科医生和影像科医师通力合作,以确定最佳的成像方法和正确解释结果及其临床意义

要点

- 各种胸外科手术导致特异性的并发症
- 大多数术后并发症发生在术后2周内
- 胸外科手术后最常见的并发症是肺不张、肺炎、胸腔和心包积液、肺水肿和气胸
- 正常术后改变与病理过程类似
- 组织吻合术(支气管、食管、主动脉)很容易出现术后并发症

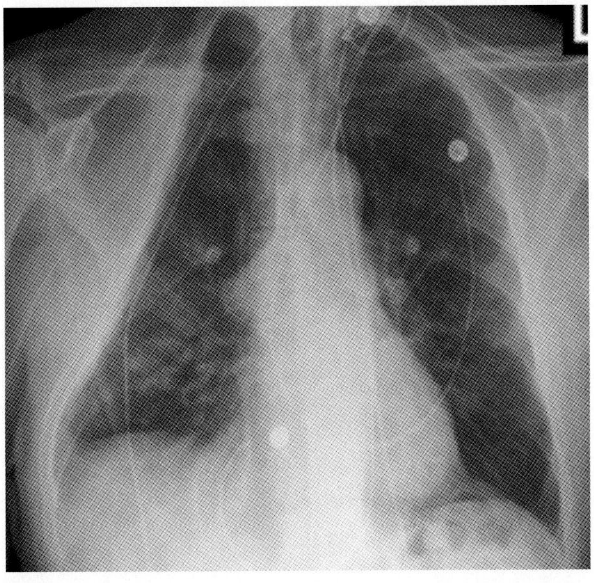

图84-18 84岁男性,在20世纪40年代行肺结核胸廓成形术治疗。正位胸片显示右侧胸腔容积减小,手术切除右中和上横肋,与胸廓成形术表现一致。

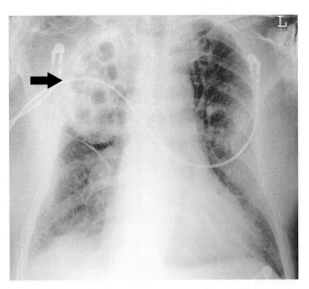

图84-19 83岁男性,既往肺结核手术治疗,胸膜外充填术。正面胸片显示与胸膜外充填术一致的右上侧胸腔有机玻璃球影。

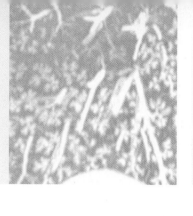

第85章

在重症监护室的胸部X线检查

Peder E. Horner and Steven L. Primack

一、技术方面

（一）所涉技术和相关方面　住院的危重患者常规会进行最简单的检查——便携式床边X线摄片。这种说法可能是真实存在的，它缘于重症监护需要快速、频繁、便捷地显示胸部解剖结构、生理病理状态及置管位置。

ICU常规床旁胸片在技术、定位及成像设备上易存在差异。一张床边正位胸片往往不能像一张标准站立后前位胸片那样诊断。并且技术员的关注点和定位水平是拍摄床边胸片的关键。在最佳情况下，床边前后位胸片应在患者直立状态下在深吸气末、完全对齐网格，并按照统一的距离，从目标到靶片40~72英寸（102~183 cm）。在日复一日的实践中，最佳定位和技术可能并不总是兼得的。

由于上述原因，数字影像（DR）对于ICU影像来说仍然具有巨大潜力。如果技师在DR单元上预览图像时发现技术或定位上的错误，可以重新采集图像。这样有助于避免重复检查，减少由于劣质胶片或计算机X线机（CR）所导致的重要影像表现被延迟发现。然而，DR的高价可能会使一些较小的医院望而却步。目前，大多数医疗机构已经使用CR摄片机来取代原来效率较低的便携式模拟胶片成像系统（见第1章）。

尤其对于ICU患者来说众多特殊的后勤问题往往限制了CT的使用。患者可能是血流动力学太不稳定，无法承受转运至CT扫室。患者还经常需要许多医疗设备，如呼吸器、心脏支持装置、多个输液泵、监护仪。许多病情严重的患者也会发生急性肾功能衰竭，不能安全地使用静脉注射碘对比剂。虽然许多ICU患者的胸部CT成像不需要使用静脉注射对比剂。CT通常是在胸片不能解决临床问题或与临床情况相矛盾时使用，对肺实质进行评估。在评价复杂胸腔积液、纵隔和主动脉、肺动脉栓塞或者需要腹部增强CT扫描时，静脉注射对比剂还是有用的。

（二）争议　少数研究已用来判定每日常规胸片对于ICU患者的临床意义。虽然结果有很大的不同，迄今报道的最佳设计的研究关于常规X线检查意外发现率已达到15%~18%。迄今为止，对于ICU常规胸片的成本—效益的争论依然没有停止。

根据美国大学2000年影像学标准，每日胸片应为急性心肺衰竭或接受机械通气的患者保留。对于心脏监测或胸腔外疾病的入院患者，胸片通常在入院时进行。床边胸片适用于气管插管、中心静脉置管、肺动脉（Swan-Ganz）导管和胸部置管后即刻进行，缺少随访胸片检查定位被认为是不恰当的。对于患者的胃管及小口径的鼻饲管，美国放射学专家组认为在放管后即刻（鼻饲前）进行床边摄片比较适宜，并且除非临床特殊情况需要重新进行置管评估，一般不需要随访。

二、病理生理学和病理的相互关系

由于ICU患者疾病的类型通常都比较严重、复杂，住院时间相对较长，病情往往多变，也常伴有并发症。胸膜和肺实质异常改变可能是变化甚微和发展缓慢的。比较多个先前的胸片和CT扫描，对于检测轻微但是重要的变化来说是必不可少。医生、护士和辅助人员置入或增加医疗监测和治疗设备，都会有潜在并发症发生的可能，如中心静脉导管置入后偶尔会发生气胸。常见的胸部病理过程,包括肺不张、误吸、肺水肿、胸腔积液和医源性并发症。肺栓塞也会发生在ICU病房的患者,但这个问题在第60章中讨论。

(一)肺实质异常

1. 肺不张 肺不张是ICU患者肺部阴影的常见原因,其发生率在全身麻醉和胸椎或上腹部手术有所增加。一个外科调查显示术后发病率高达64%。先前存在肺部疾病、吸烟、肥胖和年老患者是发病的危险因素。成人发生肺不张有五种被认可的机制:阻塞性(再吸收)、被动性、压缩性、粘连性和瘢痕性。在普通患者及ICU患者中,肺不张最常见的原因是梗阻。急性痰栓阻塞支气管在ICU患者中非常普遍。气管塌陷在机械通气患者发生可能非常迅速(有时在几分钟之内),这是由于高度氧化空气比正常环境空气能更迅速地被吸收到肺泡毛细血管中。

被动性肺不张也常发生于有胸腔积液或气胸的ICU患者。压缩性肺不张继发于原先存在肿瘤或脓肿的患者,但这并不常见。如果急性呼吸窘迫综合征(ARDS)患者存活,作为一个长期并发症,肺纤维化进展为瘢痕性肺不张也能被观察到。

(1)胸片:左下叶是肺不张的最常见的部位(66%),其次是右下叶(22%)和右上叶(11%)。在许多情况下,肺不张呈线状或板状,常局限于下肺肺段(图85-1,图85-2)。虽然在ICU患者中肺不张最常见发生于亚肺段,但也可能累及整个肺段或肺叶(图85-3)。肺不张也可能是斑片状和类似肺炎表现。偶尔,肺不张边界不清,并出现类似于胸腔积液分层状改变。在患者平卧时,影像学上肺体积缩小可能并不明显。

肺叶不张,支气管充气征的存在与否对于判断支气管镜检查治疗的效果具有帮助。如果支气管充气征存在,那么肺不张多与小气道塌陷有关,那么治疗性支气管镜检查的疗效就不如预期。如果在肺不张中没有发现支气管充气征,黏液栓塞就是最有可能的病因,那么治疗性支气管镜检查就可能有非常好的疗效(对于某种患者可高达79%~89%)。

(2)CT:CT检查往往紧接胸片发现之后。肺不张在CT上特征性的表现有体积缩小伴随密度增高,肺纹理聚集,通常为局限性的(如亚节段性、节段性、肺叶)(图85-2)。注射对比剂后肺不张较正常肺实质强化明显,这可以作为与肺实变相鉴别的有用的特征性表现,后者表现为正常肺实质的强化(图85-4)。此外,也可能在肺萎陷处近端发现造成阻塞的痰栓或

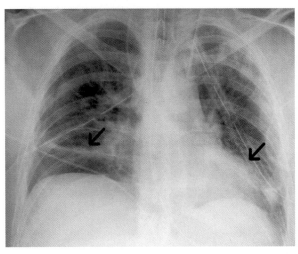

图85-1 线状(盘状)肺不张。42岁男性后前位胸片示许多导管和电线,双肺下野带血管的盘状模糊影(箭)形成肺不张。

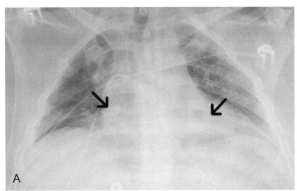

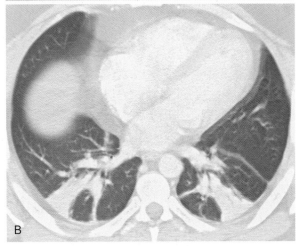

图85-2 亚段肺不张。A. 32岁男性后前位胸片示肺容积减少,双基底部病灶模糊影(箭)。B. CT显示双肺基底部亚肺段的实变影和支气管血管聚集提示肺不张。

胃内容物。

2. 误吸 虽然在特别加护病房的发病率不清,但是误吸在危重患者中确实是经常发生的。误吸及其后果可以被看作是三个相关联疾病的一个进程:吸

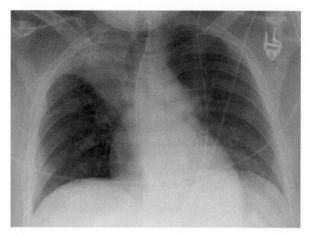

图85-3　右上叶肺不张。后前位胸片显示右上肺野均质模糊影,气管右偏,肺裂上移,为右上叶肺不张。

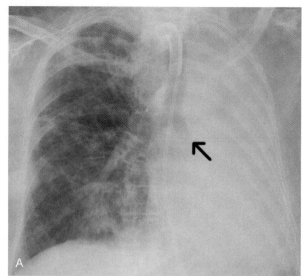

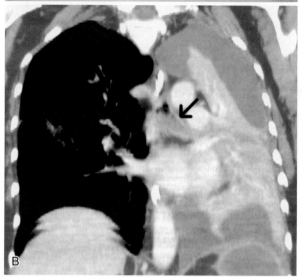

图85-4　左肺不张,黏液栓,A.66岁女性后前位胸片示左半胸腔模糊影,气管和纵隔左偏,左主支气管突然截断(箭)。B.冠状位增强CT示不张的左肺增强,胸腔积液形成,肺体积减小,左主支气管充满黏液(箭)。

入性肺损伤,吸入性肺炎和急性呼吸道梗阻。误吸所引起肺损伤的严重程度与误吸液的容量和类型相关(如误吸的胃内容物内是否含有食物颗粒)。轻度吸入可能不会引起明显的临床体征或症状。中度吸入可能会导致低氧血症、呼吸暂停、发热、低血压。重度吸入事件可导致急性呼吸衰竭,因此需要插管或进一步操作以提高ICU患者的通气功能。可能增加ICU患者误吸风险的因素包括全身麻醉、意识丧失、神经肌肉疾病、食管疾病以及插入或移除鼻胃管或气管插管。即使存在气管插管的套囊,也会发生误吸。

误吸分泌物或胃内容物可导致感染性并发症,如肺炎。在机械通气的患者,插管后早期(4天之内)发生的吸入性肺炎大多是由于误吸物中含有正常的口腔菌群,如金黄色葡萄球菌、肺炎链球菌和流感嗜血杆菌。相反,在"晚发"(4天插管后)的吸入性肺炎的致病微生物更可能是革兰阴性杆菌。在一项研究中发现,84%晚发性革兰阴性菌吸入性肺炎在此之前胃内定植有相同细菌。这很可能是由于服用预防溃疡的药物,如质子泵抑制剂和H_2受体阻滞剂,使胃内容物常常处于一个超生理pH环境所致。

(1)胸片:误吸通常表现为局限性或局灶性实变(图85-5)。在小气道的分布定义不清的结节也通常被认定为吸入,在CT上表现为树芽征(图85-6)。气管壁增厚和气管堵塞及相关肺叶体积缩小也经常被认定是误吸。虽然吸入物质不同,胸片表现也各不相同,10%的病例可能为正常胸片表现。

吸入性肺炎可在第一天进展,但通常几天内开始好转。若无好转提示发展为肺炎。在卧床患者,误吸通常位于上叶的后段、下叶背段和下叶的后基底段。

这种分布导致仰卧前后位胸片具有主要优势。

(2)CT:CT表现与胸片上表现相似,为局限性分布的肺实变或树芽征。然而,在树芽征、吸入范围及分布特征上,CT更敏感。此外,CT可显示气道充盈或阻塞(见图85-5)。CT也能较好地显示并发症,如支气管胸膜瘘或肺脓肿。

3.肺炎　大多数ICU内发生的肺炎是由于厌氧或需氧革兰阴性菌混合感染。如前所述,它们通常与吸入相关。如果患者是免疫抑制患者,应考虑机会性感染。总体而言,肺炎在ICU的发生率约为10%。阴影也可能为肺不张、误吸或静水压或者非心源性肺水肿。机械通气超过48小时的患者,呼吸机相关肺炎

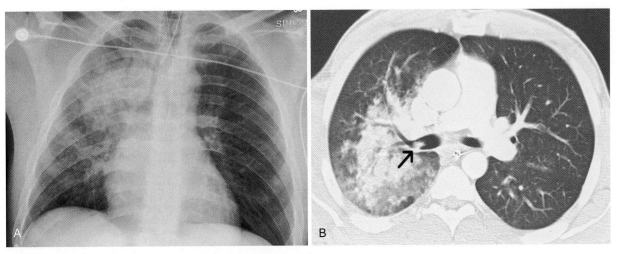

图85-5 误吸,实变影。A. 后前位胸片示右上肺野实变。B. CT示右上叶后段实变和小叶中心结节。注意呼气时右上叶支气管内碎片(箭)。

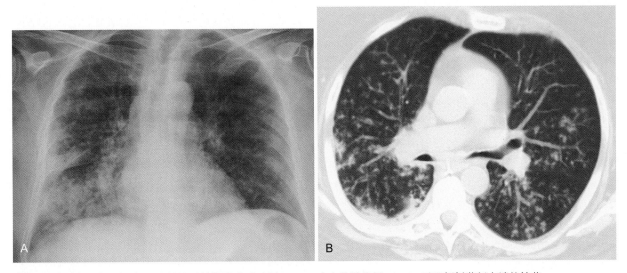

图85-6 误吸,树芽征。A. 64岁男性后前位胸片示双侧3~5 mm大小的结节影。B. CT示双侧树芽征末端的结节。

发生率在9%~24%。据报道,急性呼吸窘迫综合征的患者呼吸机相关性肺炎的发生率介于20%~60%,其中尸检中发现率为70%。

(1)胸片:胸片通常显示片状实变影或多灶性边界不清的模糊影(图85-8)。支气管充气征有利于肺炎的诊断,但也可发生于肺不张的区域。相比肺不张的支气管充气征,肺炎相关的支气管充气征没有体积缩小和支气管聚集的特点。出现空泡征是肺炎一个更典型的表现。肺炎的影像学改变通常比肺不张、误吸或肺水肿进展更慢。在急性呼吸窘迫综合征患者,肺炎的阴影可能被掩盖,给诊断带来困难。虽然肺炎通常存在于急性呼吸窘迫综合征患者,但

胸片鉴别急性呼吸窘迫综合征和肺炎的准确率只有57%。

(2)CT:CT在评估肺炎和可能的并发症方面具有价值,尤其是当患者胸片情况较复杂时,例如典型急性呼吸窘迫综合征患者在原有的磨玻璃及实变阴影中出现新的边界不清阴影,无论是累及一个或多个肺段区域内的磨玻璃影还是实变影,CT都能显示。增强CT研究表明病变的肺实质轻度强化,由于肺炎通常不会导致肺体积缩小而使增强的程度小于肺不张。

(二)肺水肿 肺水肿是一种常见的进入重症监护病房的原因,并常在ICU住院期间有所进展。肺

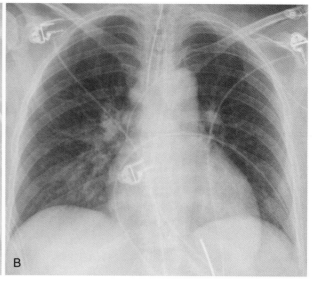

图85-7 误吸，暂时性改变。A. 42岁女性后前位胸片示右下肺野和肺门区实变影。B. 两天后后前位胸片示明显改善。

水肿引起毛细血管氧合的降低，最终导致不同程度的低氧血症。肺水肿可以分为静水压或通透性增加两种。

1. 静水压性肺水肿 静水压性肺水肿可因充血性心脏衰竭、水分过多或肾功能衰竭引起。

（1）胸片：充血性心脏衰竭的典型表现包括血管蒂增宽和肺血管充血。支气管周围袖口征和血管影模糊可发生于早期间质性肺水肿。由于肺毛细血管压力增加，小叶间隔增厚发展为模糊影（图85-9）。最终，进展为实变影，通常表现为双侧对称性。然而肺水肿也可能为单侧的。在急性二尖瓣关闭不全时通常以右上肺叶为主（图85-10）。慢性肺部相关疾病可导致的不对称分布肺水肿（图85-11）。心脏肥大常可见，常见原因是心肌病或心力衰竭。通常情况下，胸腔积液是双侧性的，但也可能是单侧的，尤其是在右边。肺血管再分配的发现在仰卧的胸片上并不可靠的。

肾功能衰竭或水分过多所致的胸片表现也包括血管蒂增宽和肺血管充血。支气管周围袖口征和血管影模糊较常见。如果有实变，多分布于肺门周围（图85-12）。间隔线多不常见，心脏大小一般为正常或轻度肿大，多伴有胸腔积液。

（2）CT：静水压性肺水肿的早期表现，如磨玻璃影、气管壁增厚和小叶间隔增厚，可在高分辨率CT上显示。在CT上磨玻璃影往往有依重力变化分布的特点。CT往往能比胸片更早发现少量胸腔积液，并且如果存在实变影，CT能够更准确地描述它的程度（图85-13）。

2. 渗透压增高性肺水肿：毛细血管通透性增高性肺水肿属非心源性肺水肿。病因包括肺内的原因（如误吸、肺炎或胸部创伤）和肺外原因（如败血症、休克、神经源性肺水肿、胸腔外创伤、术后并发症和药物中毒）。

胸片：典型的胸片表现包括双侧广泛阴影（图85-14和图85-15）。通常开始为斑片状，但迅速发展到弥漫性分布。肺内原因引起的病变更趋于不对称和斑片状，而肺外原因引起的往往是对称的、散在的、均匀的。间隔线少见，血管蒂、心脏大小及肺血管大小大多正常。

由胸片鉴别渗透压增高性肺水肿和静水压性肺水肿较困难。最有用的显著特征是非心源性肺水肿多呈斑片状分布于肺外带。虽然血管蒂增宽、肺动脉高压、胸腔积液在静水压性肺水肿更常见，但这些也可能在非心源性肺水肿出现。并且两者常同时发生，这也使两者鉴别和进一步的分析更复杂化。

由于非心源性肺水肿可以被认为是急性肺损伤的轻微的临床表现，它作为急性呼吸窘迫综合征发生的一个阶段，CT表现通常是相同的。它的CT表现将在下一节中介绍。

（三）急性呼吸窘迫综合征 ARDS是一种临床综合征，它是高渗透性（非心源性）肺水肿的一种晚期表现。在1967年的文章中将急性呼吸窘迫综合征的肺水肿、肺充血和肺不张描述成三联征，有报道认为水肿通透性增加导致富含蛋白质的渗出液积聚导致的结果，最初称为成人呼吸窘迫综合征，但是这种疾病也发生在儿童使这个专业术语有所改变。急

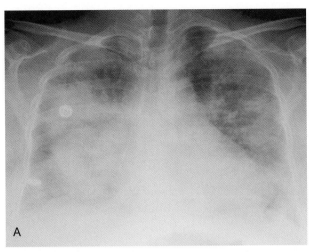
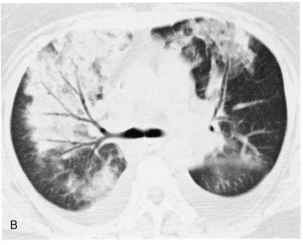

图85-8 多灶性细菌性支气管肺炎。A. 48岁女性后前位胸片示多灶性实变影,右侧为重。B. CT证实双侧非对称性实变影及支气管充气征,双侧胸腔积液。

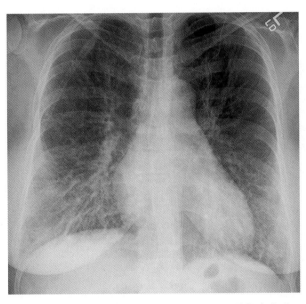

图85-9 静水压性肺水肿。42岁绝经后女性后前位胸片示双侧对称性肺血管增粗,模糊,间隔增厚。

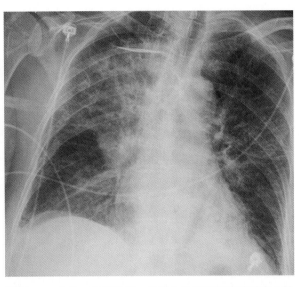

图85-10 急性二尖瓣反流。68岁女性后前位胸片示右上叶界限不清的模糊音,血管模糊,间隔增厚,提示继发于急性二尖瓣反流的肺水肿。

性肺损伤是一个较新的专业名称,它能更准确地反映疾病的基础机制。直接或间接的急性肺损伤的许多原因已经查明,包括吸入性损伤、败血症、肺炎、误吸、休克、药物过量、外伤和烧伤。

　　病理学上,有弥漫性肺泡损伤、透明膜形成和细胞浸润。虽然对ARDS仍有许多不清楚,但急性呼吸窘迫综合征被认为在基因水平上出现损伤和修复机制之间的不平衡。这些机制是非常复杂,涉及级联信号通路,基因表达和抑制,细胞因子和细胞反应。损伤的特定部位是肺泡-毛细血管膜。毛细血管内皮受损后渗透性增高,致使蛋白质和炎症细胞,

如中性粒细胞转移进间质。损伤也能影响肺泡基底膜。修复过程中引起Ⅰ型肺泡细胞凋亡,富含蛋白质的水肿液迁移至肺泡和透明膜形成,这些因素之间的平衡与否在很大程度上决定了个体对于治疗的反应和结局。

　　ARDS病理生理过程可分为渗出,增生和纤维化阶段(参见第64章)。在临床上,表现为肺顺应性降低,左心室舒张末压力正常,严重低氧血症以及依赖性机械通气。

　　1. 胸片 胸片显示弥漫性肺部阴影。少数患者病初期胸片可能表现为正常。通常在最初的24小时内

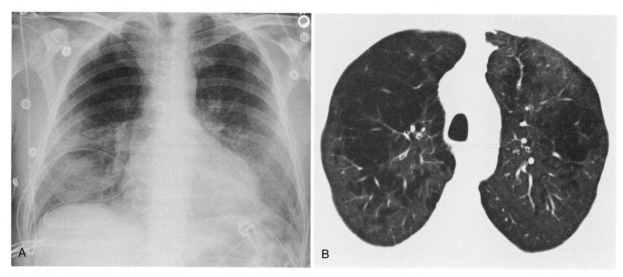

图85-11 静水压性肺水肿和肺气肿。A. 53岁男性后前位胸片示双肺下野及左上野模糊影。B. CT显示上叶为主的肺气肿,解释了影像上非对称性的分布特点。

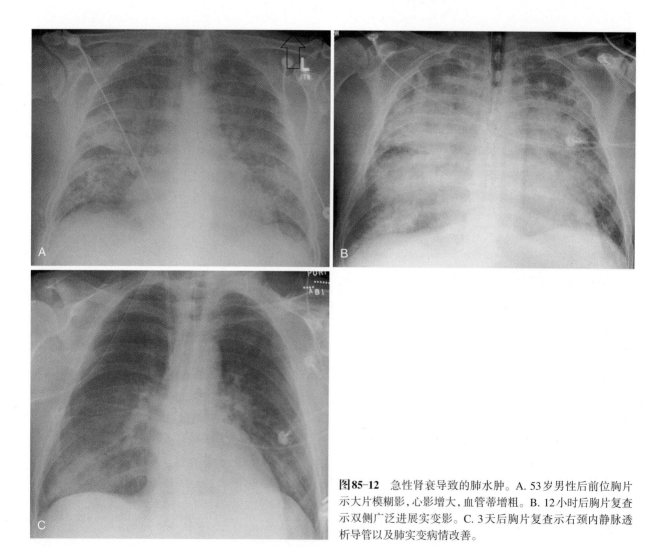

图85-12 急性肾衰导致的肺水肿。A. 53岁男性后前位胸片示大片模糊影,心影增大,血管蒂增粗。B. 12小时后胸片复查示双侧广泛进展实变影。C. 3天后胸片复查示右颈内静脉透析导管以及肺实变病情改善。

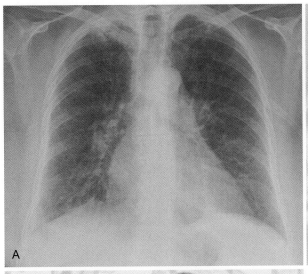

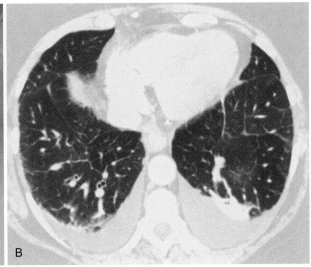

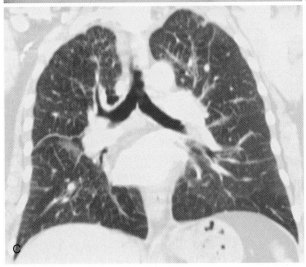

图85-13 静水压性肺水肿和胸腔积液。A. 72岁女性后前位胸片示双侧网格影和少量右侧胸腔积液。B和C.横断位和冠状位CT示双侧间隔增厚,双侧少量胸腔积液和压迫性肺不张。

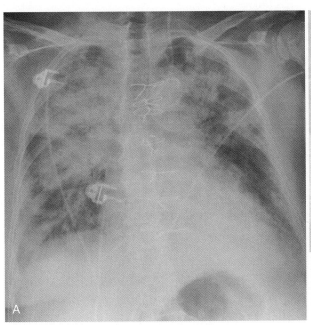

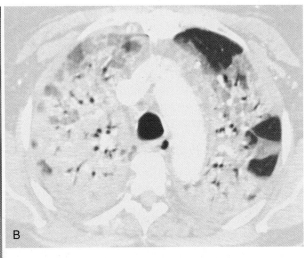

图85-14 术后非心源性肺水肿。A. 81岁女性后前位胸片示双侧非对称性斑片状实变影,以上野为主。B. CT示双侧非对称性致密实变影和磨玻璃影。

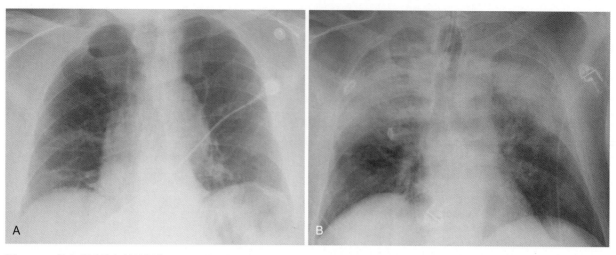

图85-15　输血所致的急性肺损伤。A. 72岁男性急性胃肠出血,后前位胸片示双侧基底部线样肺不张。B. 输血5小时后胸片示双侧广泛实变影,以上野为主并气管插管。

出现斑片状磨玻璃影及实变影。通常情况下,3天之内呈两肺弥漫进展(图85-16)。常可见到支气管充气征,肺容量下降,且影像学表现缓慢进展。由于影像学变化往往进展缓慢,与之前一系列胸片进行对比,对于确定病情进展或是改善非常重要。对ARDS患者进行一系列胸部X线检查的其中一个主要适应证为明确可能的并发症,包括感染、气压伤和支持设备的问题。

2. CT　CT可提供了有关急性肺损伤范围和严重程度、机械通气和感染过程中并发症的重要信息。急性肺损伤CT上的典型表现包括两肺广泛的磨玻璃样改变与斑片状肺实变。实变阴影通常局限位于相关肺段而不累及肺尖。正如在非心源性肺水肿,肺部原因引起的急性呼吸窘迫综合征肺部因素常导致相对不对称、斑片状磨玻璃影及实变影。相比之下,肺外因素引起的急性呼吸窘迫综合征一般主要表现为对称、广泛的磨玻璃样阴影。在突变区域可见支气管充气征。表现相对正常的肺实质内常出现斑片状病灶。CT可以发现气压伤的早期指标,如小气胸、纵隔气肿或肺囊肿,这可能在便携式正位胸片上被掩盖(图85-17)进入急性肺损伤恢复期的患者往往表现为磨玻璃影和突变影被网格影和纤维化取代。据研究报道,在受累肺叶中92%会发生支气管扩张。

最近,CT已被证实在监测肺恢复进程的疗效是非常有用。肺恢复前后分别进行肺部扫描(高气道压力和肺容积使肺维持膨胀)。肺恢复前的CT值减去恢复后非充气肺组织,可计算其可逆的实变量及估计可增加的肺组织重量。可增加肺组织所占比例较高的患者可能对于高呼气末正压水平反应较好。相反,患者可增加肺组织所占百分比较低,高呼气末正

压水平提示疗效不佳,甚至可能产生危害。

（四）胸腔异常

1. 气胸　定义为气体积聚在脏层和壁层胸膜之间,在ICU患者较为常见。病因包括创伤、中线部的并发症、胸腔置管、机械通气气压伤,仍见肺部感染。

胸片:通常气胸在仰卧患者是很难发现,尤其是少量气胸,因为气胸集中于前侧,对于仰卧位检测不利。典型的脏层胸膜线可能识别不清。少量气胸往往能在前内侧、前外侧或肺底区域首先发现。

在卧位患者,影像学表现包括内侧或外侧深沟征或在横膈上方透亮度增高,因为仰卧气胸患者有38%和26%分别为发生在前内侧和肺底区域(图85-18和图85-19)。站立位胸片可明确气胸存在与否。

气胸在ICU患者常需与皮肤褶皱相鉴别。皮肤褶皱表现为向边缘延伸而不是脏层胸膜线。在外带的皮肤褶皱内往往可以看到肺血管,这说明并不是脏层胸膜线(图85-20)。

ARDS患者气胸的发生率增高,但由于肺部僵硬,往往纵隔移位不明显(图85-21)。虽然张力性气胸的诊断是根据临床表现来确定,但是胸片通常能提示诊断。对膈肌的压迫是诊断张力性气胸最可靠的标志。关键是要发现机械通气患者的少量小的基底气胸,因为大部分机械通气的气胸患者会进展为张力性气胸(60%~96%)。

2. 胸腔积液　胸腔内液体异常积聚在重症监护病房的患者较为常见。这些聚集的可以为血液、乳糜漏出液或渗出液。其病因可能由影像学和临床表现来推断,如根据外伤史或肋骨骨折推断血胸。治疗或诊断性胸腔手术后突发胸腔积液,强烈提示血胸

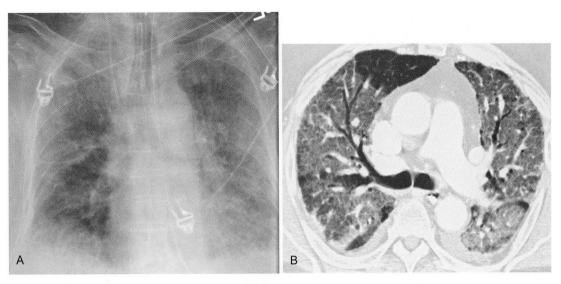

图85-16 腹主动脉瘤修复后急性呼吸窘迫综合征,渗出期。A. 后前位胸片示广泛双侧模糊影。可见气管内插管。B. CT示广泛双侧磨玻璃影,右上肺相对少见。少量胸腔积液。

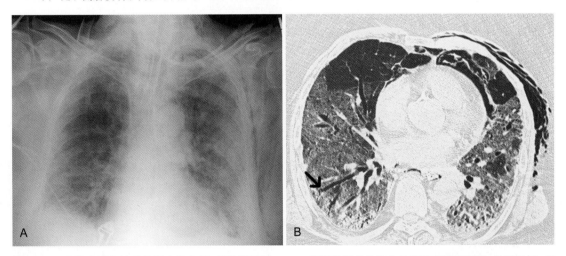

图85-17 血管术后急性呼吸窘迫综合征,纤维增殖期。A. 69岁男性后前位胸片示广泛双侧模糊影,纵隔积气,左胸壁及颈部皮下气肿,气管内插管。B. CT示广泛磨玻璃影,拉长且扩张的支气管(箭),纵隔积气,左胸壁皮下气肿。注意正常和病变肺实质存在清晰的界线。

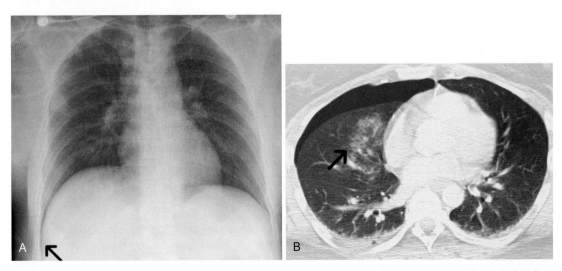

图85-18 创伤性气胸,双侧深沟征。A. 创伤后受伤45岁女性后前位胸片示右肋骨折,透光区延伸至右侧肋膈角区(箭)。B. CT证实少量气胸。右中叶磨玻璃影(箭)符合肺挫伤。

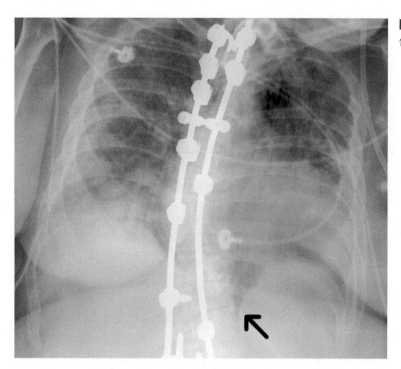

图85-19 气胸,内侧深沟征。37岁女性后前位胸片示透光影延伸至内侧左肋膈角(箭)。

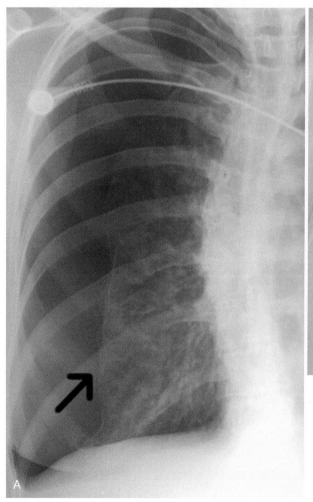

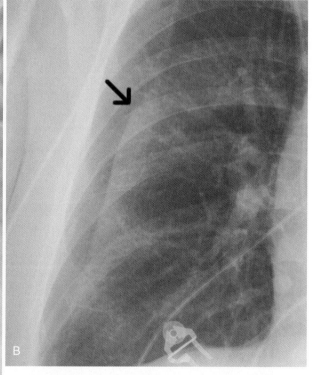

图85-20 脏层胸膜线和皮肤皱褶。A.囊性纤维化患者胸片示右侧气胸,可见外侧高透亮区和细小白色脏层胸膜线(箭)。B.74岁女性后前位胸片示皮肤皱褶和肺的界线(箭)。注意外周肺血管影。

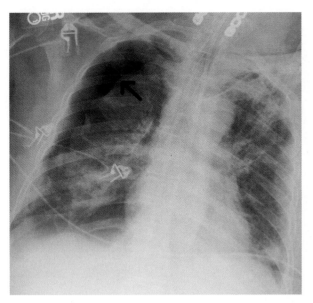

图85-21 气胸和急性呼吸窘迫综合征。60岁男性后前位胸片示双肺模糊影和右侧气胸（箭），可见气管内插管。

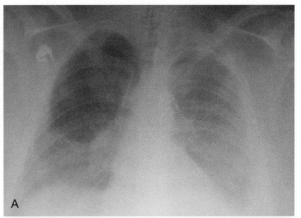

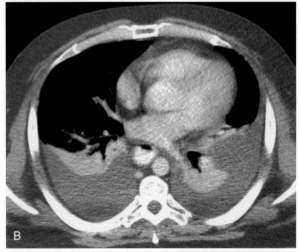

图85-22 胸腔积液。A. 36岁男性仰卧位胸片示双侧（左侧多于右侧）面纱样模糊影。B. 增强CT示双侧大量胸腔积液不伴胸膜增厚，符合漏出液。

的存在。

（1）胸片：据报道称仰卧位胸片诊断积液的准确率为67%~95%。少量积液往往是根据特征性肋膈角变钝或模糊诊诊。在大量积液患者仰卧位胸片表现为模糊或轻纱样透亮度减低（图85-22）。积液也可以于肺尖或叶间裂。侧卧位胸片（患侧向下）可以帮助确定胸腔积液是否为包裹性。胸腔积液的数量在仰卧位胸片上常常容易被低估（图85-23）。

（2）CT：由于上述原因，CT对于评价胸腔积液及鉴别肺实质和胸膜疾病有用。CT能准确显示胸腔积液的体积和是否存在包裹性积液。静脉注射对比剂，渗出性积液显示胸膜增厚和增强（图85-24）。液体的密度增加表明为血胸。对于少量或复杂的病例，超声引导下诊断和治疗性胸腔穿刺可在床边进行。报道称超声引导的气胸发生率低于3%，而无超声引导的气胸发生率为18%。

二、监测和支持设备

ICU内的每张胸片对于识别支持设备可能引起的并发症来说至关重要。在每个胸片上确诊气管插管或气管切开管的位置。心血管导管如中心静脉导管、肺动脉导管和主动脉内球囊泵设备应评估其适当的位置和可能的并发症。鼻胃管以及胸腔管的位置也需要进行评估。

（一）气管插管 在颈部处于中立位置情况下，气管插管的尖端理想上应该是在隆突上方4~6 cm。

如果颈部弯曲时，插管可以向下迁移2 cm，而伸展颈部可引起向上迁移2 cm。如果气管内插管被推进太多，它通常会延伸到右主支气管（图85-25）。应评估气囊，以确保它不过度膨胀。它的直径不应该大于气管的直径。如果气囊与气管腔比大于1.5倍，极有可能造成气管损害。有8%的气管插管病例可能发生误吸。留置气管插管的其他并发症包括牙齿或补牙的掉落、气管破裂、气管狭窄等慢性并发症（图85-26）。

屈伸的颈部不会影响气管切开套管的位置。气管套管的尖端应该是在大约T3水平。球囊不应该扩张气管壁，并且气管切开套管的内腔应占气管直径的大约三分之二。纵隔气肿偶尔可以依靠简单气管切开置管（图85-27）确诊。

（二）心血管导管及其他血管内装置 中央静脉导管的尖端应该在右心房和最近端静脉瓣膜之间。近端静脉瓣膜位于锁骨下静脉和颈静脉汇合成头臂

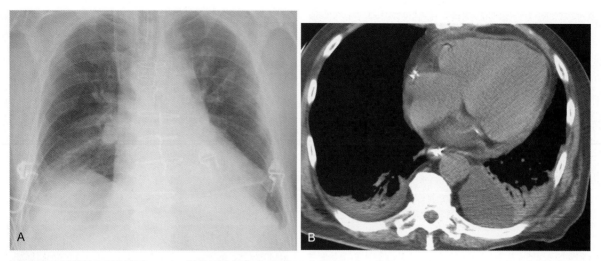

图 85-23　局限性心脏好积液。A. 67 男性后前位胸片示双侧基底部和心脏后模糊影, 符合肺不张。B. 平扫 CT 示局限性左内侧胸腔积液和双侧肺不张, 少量右侧胸腔积液可见。

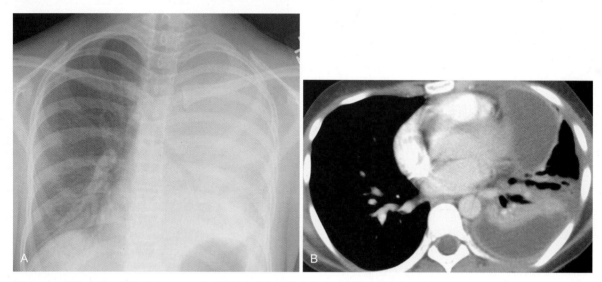

图 85-24　脓胸和支气管胸膜瘘。A. 13 岁女性肺炎患者正位胸片示左半胸腔内完全性模糊影。B. 增强 CT 示局限性胸腔积液合并胸膜增强及气体, 符合肺炎后支气管胸膜瘘和脓胸。

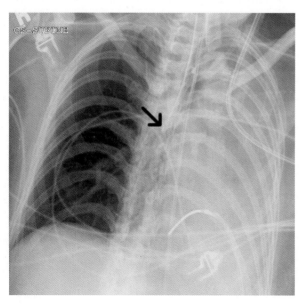

图 85-25　右主支气管插管。47 岁女性后前位胸片示气管内插管, 尖端指向右主支气管内(箭), 左肺塌陷, 纵隔左偏。

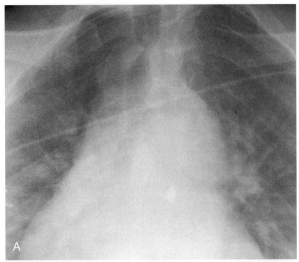

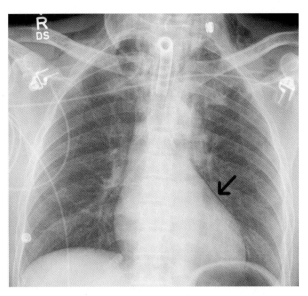

图85-27 气管造口伴纵隔积气。44岁男性后前位胸片示中线部位的气管造口管,纵隔积气(箭)和颈部皮下气肿。

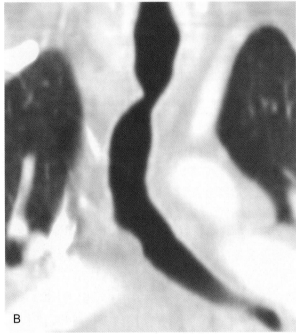

图85-26 气管狭窄。A. 42岁男性具有延时插管病史,后前位胸片示在胸廓入口处局限性气管狭窄。B. 冠状位CT证实中段气管狭窄。

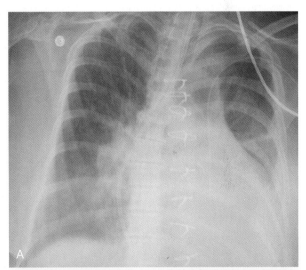

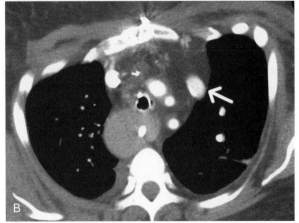

图85-28 上腔静脉的中心静脉插管。A. 后前位胸片示左侧外周插入的中心导管过左纵隔,置入上腔静脉。B. 增强CT证实由外周插入上腔静脉的中心导管(箭)。

静脉的点远侧大约2.5 cm。中心静脉导管尖端应位于或超过第一前肋内侧。然而,Cadman发现,中心静脉导管尖端位于上腔静脉(SVC)头侧三分之一内形成血栓的可能性是导管尖端位于上腔静脉尾侧三分之一的16倍。导管末端放置在SVC尾端或在腔静脉心房交界处可能会减少血栓并发症的发生。

异常的中心静脉导管留置位置包括放置到正常的小分支静脉或异常静脉,如持续性左上腔静脉(图85-28)。其他异常放置位置要考虑到动脉内和血管外。在正位胸片,锁骨下静脉导管应始终位于锁骨尾侧或后侧。如果胸片显示导管位于锁骨头端,应考虑

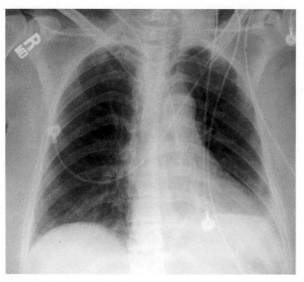

图85-29 右颈动脉导管置管。后前位胸片示右颈部导管行走在纵隔内略偏左,后入主动脉弓。波形图和血气分析证实动脉内置管。

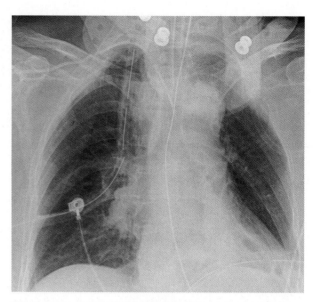

图85-30 锁骨下动脉置管。后前位胸片示许多导管和电线。包括右锁骨下动脉导管,行走至锁骨略偏上方,在纵隔内略偏左。波形图和血气分析证实动脉内置管。

动脉或血管外置管的可能性,临床上应排除(图85-29和图85-30)。如果一个导管不能明确是否在静脉的预期位置中,应该考虑到位于异常位置的可能。在X线片也应该评估气胸、血胸或提示有纵隔血肿的纵隔增宽(图85-31)的迹象。

肺动脉导管(Swan-Ganz导管)测量肺动脉及毛细血管楔压。尖端应该是位于左右主肺动脉,不应该向远端进入叶间肺动脉。这些导管中约24%在初次胸片中证实位置被放错,需要被重新定位,其并发症包括肺梗死、肺动脉破裂、心脏穿孔、心内打结和心律失常(图85-32)。

主动脉内球囊泵是用来治疗心源性休克。这些设备能增加冠脉灌注,降低心脏后负荷。气球在舒张期膨胀,在收缩期缩小。头端应该位于左锁骨下动脉远端及降主动脉的近端(图85-33)。如果近端太靠

前,它可延伸到大血管中,并堵塞血管。如果尖端位置太低,球囊可能会阻塞肾动脉。此外,如果气囊位置太低,主动脉内球囊泵可能无法适当地增加冠脉灌注,降低心脏后负荷。

(三)胃肠道置管 胃肠道置管通常用于加护病房的抽吸、喂食及药品注射。如果置管出现问题可能带来严重的后果,所以置管后的胸片是护理的标准。胃肠道置管在后纵隔沿正中线或食管旁线行至膈肌。当位于膈下时,胃肠道置管位置取决于它的原定用途。饲食管应置于胃窦部或十二指肠内。当患者具有高度误吸风险时,导管末端可以在十二指肠。胃内置管以用于给药或抽吸胃内容物。胃管可能在口咽、食管或胃内卷绕。如果营养用置管放入气管或支气管内,将可能致命(图85-34)。如果鼻饲管进入胸膜腔,可导致气胸,当该管被拔除之后较为明显(图85-35)。

医生须知

- 急性心肺衰竭患者或接受机械通气患者,可考虑每日胸片
- 在中心静脉置管、Swan-Gan管和胸管插管或拔管后应考虑立即行便携式胸片
- 胸腔积液在仰卧位摄片时容易误诊,少量积液可以通过超声和CT诊断并且在超声和CT引导下穿刺

- 气胸在仰卧位患者常难以发现,少量气胸通常出现在前内侧或前外侧或在横膈上方
- 胸片在ARDS患者发生肺炎的诊断价值很小
- 非心源性肺水肿和心源性肺水肿的主要鉴别点在于胸片上,通透性增加导致的水肿常表现为外周的斑片影

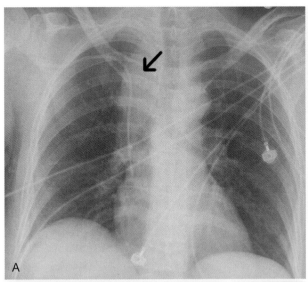

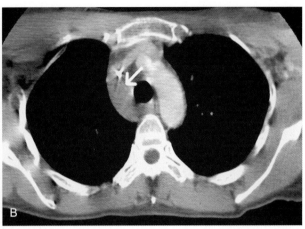

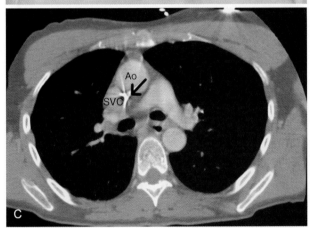

图 85-31 血管外置管。A. 正位胸片示右锁骨下动脉导管投射入上腔静脉,右气管旁纵隔密度增加(箭),考虑纵隔血肿。B 和 C. 矢状位增强 CT 示纵隔血肿(白箭)和血管外置管(黑箭)。

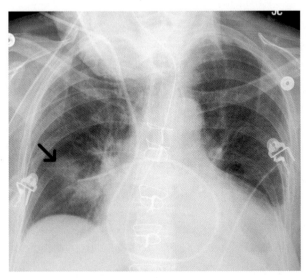

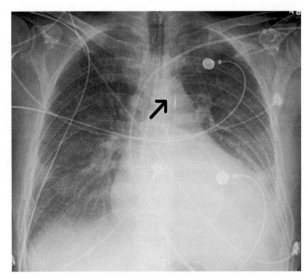

图 85-32 肺动脉导管相关的肺部出血。89 岁女性咯血患者,后前位胸片示肺导管尖端在右下叶远端肺动脉分支内及周围模糊影(箭)代表出血。

图 85-33 正常主动脉内球囊反搏术。57 岁男性,正位胸片示正常位置的主动脉内气囊尖端(箭),位于左锁骨下动脉和降主动脉近端之间。

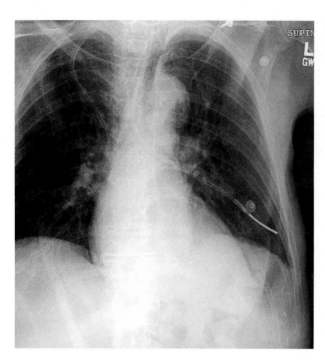

图85-34　左下叶饲食管。77岁男性后前位胸片示饲食管置入左下叶支气管远端。

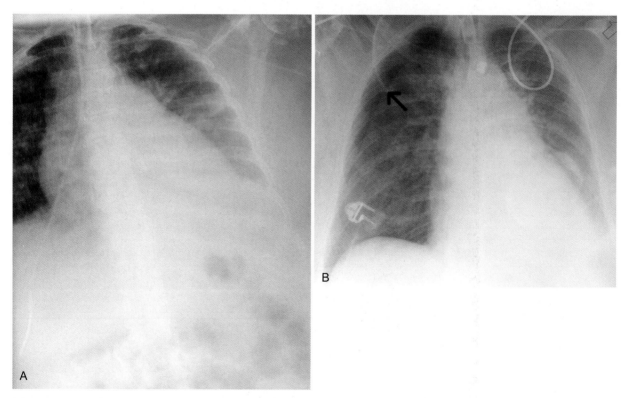

图85-35　右下叶鼻饲管和气胸。A. 63岁女性，后前位胸片示鼻饲管进入右下叶和胸膜下间隙。B. 移除后，后前位胸片显示少量气胸（箭），表明饲食管尖端进入胸膜间隙。

要点

- 技师仔细核对细节将有助于克服 ICU 便携式胸片的本身困难
- 比较先前的胸片和 CT，可以发现肺实质和胸膜细微的变化
- 肺不张不伴有支气管充气征提示痰栓阻塞，支气管镜治疗可有效
- 肺容积减小，支气管充气征和明显强化可以鉴别肺不张和肺实变
- 误吸所致实变区或树芽征通常在 24~48 小时内消失
- 肺炎常发生于 ARDS 患者，但很难从胸片上鉴别
- 静水压增高导致的肺水肿常合并心脏增大，肺血管影模糊，间隔增厚和胸腔积液

- 非心源性肺水肿和 ARDS 常表现为正常心脏大小，广泛的毛玻璃影和实变，呈梯度分布
- 有肺源性所致的 ALI 常为非对称分布的实变影，而肺外原因所致的 ALI 常为对称分布的磨玻璃影或实变影
- 大部分气胸在机械通气患者中进展为张力性气胸，需尽快诊断
- 仰卧位胸片常难以显示胸腔积液，CT 可精确显示积液的量和位置
- 尽管大部分中心静脉置管位置是正确的，但也有可能发生置入异常的静脉、动脉或血管外
- 鼻饲管误入胸腔后拔出时可导致气胸

第 **17** 部分

胸膜疾病

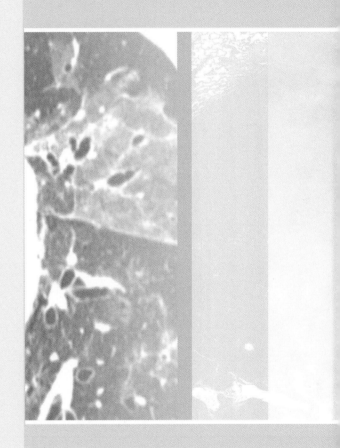

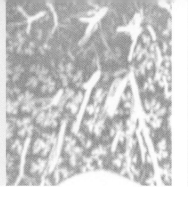

第86章

气胸

Jean M. Seely

胸膜腔内出现气体称之为气胸,它是一种常见的胸部疾病。引起气胸最常见的原因是创伤和由意外或医源性导致的钝挫伤或贯通伤。由非创伤引起的气胸称为自发性气胸;它可为原发(与潜在疾病有关)或继发于以往存在的肺部疾病。气胸也可以出现在纵隔气肿之后,气体可进入胸膜腔。

一、病因

原发自发性气胸主要发生于未受到创伤和无潜在肺部疾病的健康人中,气体积聚在胸膜腔内。它是由于脏层胸膜内或其深部小的薄壁气腔破裂而致气体进入胸膜腔所致。通常,放射学上把直径大于1 cm的气腔称为肺大疱,直径小于1 cm的气腔称为肺小疱(图86-1,图86-2)。在病理上,胸膜肺小疱定义为发生于胸膜下肺实质内的肺气肿囊腔。肺大疱直接与肺实质相通。实际上,与气胸相伴的许多含囊腔均为肺大疱。吸烟是原发自发性气胸的一个重要风险因素。吸烟男性患气胸的风险是12%,而在不吸烟的男性患者其风险为0.1%。一项研究显示吸烟可增加第一次发生自发性气胸的风险,在女性中约9倍,在男性中约22倍;该研究也显示吸烟量与自发性气胸之间的关系具有显著的统计学意义($P<0.001$)。

二、发病率与流行病学

原发自发性气胸最常见于18~40岁的患者中。男女比为4:1~5:1。原发自发性气胸的发病率估计每年每百万人男性为7.4~18,女性为1.2~6。典型原发自发性气胸患者为瘦长体型,比一般人要更高和更瘦。

三、家族性

自发性气胸有家族性发病倾向。超过10%的原发自发性气胸患者被报道有家族史。家族性自发性气胸首先由Faber于1921年首先报道。回顾1921—1991年英文文献发现59个家族135例病例被报道。该病已提示具有常染色体显性遗传性状。其他被提示的遗传形式包括:多基因遗传、一些病例中以X连锁的隐性疾病的方式遗传和其他以不完全外显的显性遗传方式遗传。最近,编码卵泡素的基因突变已在家族性自发性气胸患者中得到确认。这个基因突变以往被认为是引起Birt-Hogg-Dube综合征的原因(图86-3),这种疾病是一种常染色体显性遗传疾病,它以良性皮肤肿瘤、不同类型的肾癌、肺囊肿、自发性气胸为特征。在肺底部和胸膜下肺组织内出现薄壁囊肿是这种疾病的特征。这种疾病的肺囊肿的分布部位与肺尖分布的其他常见引起自发性气胸的疾病(如肺气肿患者的肺大疱和特发性的肺大疱)不同。约80%的Birt-Hogg-Dube综合征患者表现为肺囊肿,11%~32%的患者形成气胸。区分家族性自发性气胸的重要方式是卵泡素基因突变;它被认为是Birt-Hogg-Dube综合征的顿挫型。

结缔组织本身的疾病可引起肺大疱或肺小疱增加,这也很重要。例如,自发性气胸是马方综合征(一种常染色体显性疾病伴4.4%~11%自发性气胸发病率)、Ehlers-Danlos综合征、高胱氨酸尿症、二尖瓣脱垂症和α_1-抗胰蛋白酶缺乏症的常见并发症。

四、病理生理学

原发性自发性气胸的病因尚不清楚。虽然原

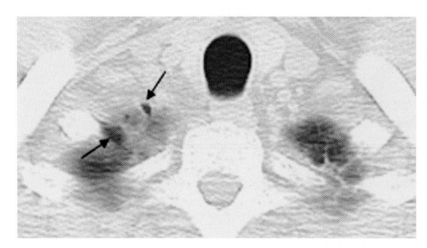

图86-1　CT：肺小疱。肺尖CT显示右肺尖部两个5 mm的透亮区，与肺小疱相一致（箭）。该患者为一名年轻的自发性气胸患者。

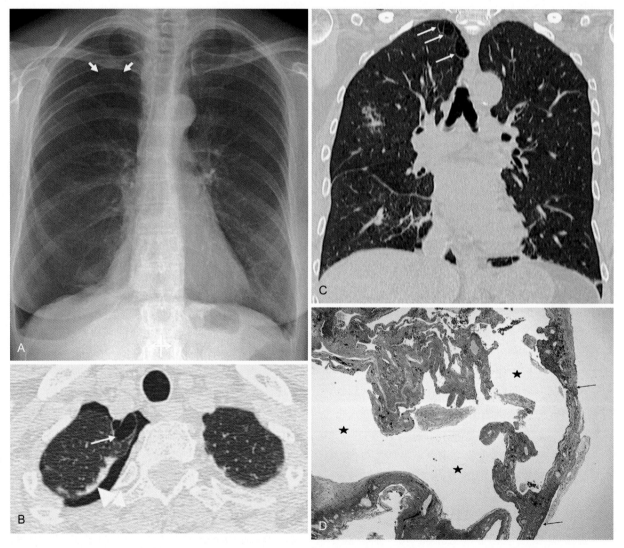

图86-2　肺大疱和气胸。A. 吸气时后前位胸片显示了右侧中等量气胸，被胸腔内的气体勾画出肺尖部肺大疱（箭）的轮廓。右侧肋膈角处可见少量胸腔积液。B. 另一例右侧复发性自发性气胸患者高分辨率CT显示肺尖部肺大疱（箭）和气胸（箭），它取代了增厚并伴纤维化的脏层胸膜位置（箭）。C. 多层螺旋器CT冠状位重建图像显示右侧肺尖部3个肺大疱（箭）。该患者是吸烟患者。右上叶和下叶也可见一些磨玻璃样阴影，符合炎症改变。D. 病理切片：大疱性肺气肿。胸腔镜下，一个大的肺气肿区域（星号）直接与脏层胸膜（箭）接触。

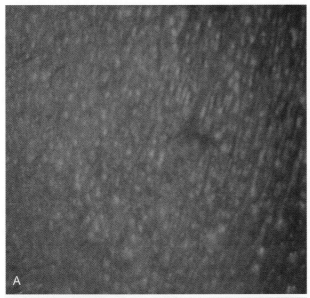

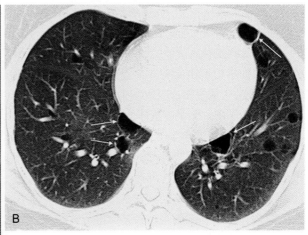

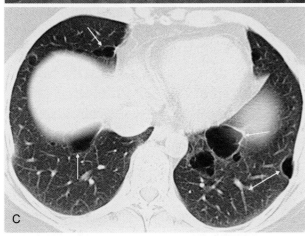

图86-3 Birt-Hogg-Dube综合征。A. 一名61岁老年女性活检后，面部皮肤照片显示面部多发损伤。该患者偶有胸壁疼痛和呼吸急促。皮肤活检诊断为纤维滤泡瘤(毛囊错构瘤)，Birt-Hogg-Dube综合征的特征。患者没有任何肾损伤。B. 下胸部CT影像显示多发双侧薄壁囊肿(箭)，0.5~1.5 cm大小。大多位于胸膜下。C. 很多层面CT影像显示双侧多发薄壁囊肿(箭)。少数囊肿位于上叶(未显示)。

发性自发性气胸患者无肺部疾病的临床表现，但在电视辅助胸腔镜术中发现胸膜下肺大疱发生率为76%~100%，在胸廓切开术中可见于所有患者。即使在不吸烟而曾患气胸的人群中，也有81%存在肺大疱(也称为肺气肿样改变)。人们普遍认为脏层胸膜下的肺大疱漏气可引起气胸，但在胸腔镜手术中却未见肺大疱破裂的证据。而且，单纯的手术切除肺大疱并不能防止自发性气胸的复发。小气道疾病在自发性气胸的发病过程中有可能起着重要的作用，小气道的炎性阻塞增加了肺泡内压力，从而导致气体漏出至肺间质。气体进入肺门引起纵隔气肿(Hamman综合征)或破裂进入胸膜腔形成气胸。一些作者认为脏层胸膜的多孔性可使自发性气胸的患者增多。

五、胸膜的解剖

肺的外表面和起保护作用的胸廓内表面上均覆盖了一层富有弹性、含浆液且有润滑作用的膜，它们形成了胸膜腔。这几乎就像在肺、胸壁和横膈之间插入了一个密闭、湿润并且有弹性的塑料袋，可减少摩擦。润滑作用是通过面向胸腔的间皮细胞来完成的，这种细胞表面具有浓密的微绒毛，其上覆盖富有透明质酸的糖蛋白。

胸膜的解剖是复杂的。它覆盖横膈的上表面，向前延伸低至第七肋骨软骨水平；在胸部左侧壁延伸至第十肋骨下界，右侧壁延伸至第十肋骨上界；后界则到第十二肋骨，有时甚至达到第一腰椎横突水平。

正常的胸膜是一种半透明薄膜，由五层组成，这些通过光学显微镜很难区分。这五层包括：① 间皮层(扁平间皮细胞，主要通过紧密连接结合，图86-4)；② 薄层间皮下结缔组织；③ 表面弹性组织层；④ 第二层疏松胸膜下结缔组织层，富含动脉、静脉、神经、淋巴管；⑤ 深纤维弹性组织层，附着在肺实质表面、胸壁、横膈或纵隔上。间皮细胞超微结构的独特特征是面向胸腔的间皮细胞表面的细长微绒毛。

在正常胸膜腔内液体的动态平衡中，脏层胸膜和壁层胸膜的淋巴解剖起着非常重要的作用。在疾病中，淋巴液的生成过多或吸收减少对于胸腔积液的产生起着重要作用。胸膜腔液体的量由静水压-渗透压和胸膜-淋巴引流来调节。胸膜腔内过多的液体，大颗粒物质和细胞在呼吸运动的帮助下经胸膜淋巴孔排出。这些自身存在的孔分布在壁层胸膜下部周边和纵隔胸膜的下部。它们就像水槽的排水口。这些孔能够将颗粒物和细胞直接转移至淋巴管清除。大部分胸腔积液来源于肺，经脏层胸膜至胸膜腔，主要通过壁层胸膜来吸收。

正常成人胸膜腔内液体量与其体重成正比（0.1~0.2 ml/kg）。正常胸腔内液体蛋白质含量约为15 g/L。正常情况下，胸腔内液体含有少量细胞，包括罕见的巨噬细胞、间皮细胞和淋巴细胞。成年男性胸膜总面积是2 000 cm^2。

壁层胸膜的血供来自肋间动脉。纵隔胸膜的血供来自心包膈动脉，而膈肌处壁层胸膜血供来自膈上和膈肌动脉。脏层胸膜的血供大部分来自支气管动脉系统。

临床和亚临床的胸膜损伤似乎经常发生。活化的间皮细胞不断修复以保持胸膜腔的功能。若无间皮细胞，肺不能正常工作，胸膜纤维化使胸膜腔闭塞。

六、临床表现

大多数原发自发性气胸发生于患者休息时。所有患者会有同侧胸膜炎样胸痛或急性呼吸困难。胸痛可极微弱或很严重。即使气胸未经治疗以及未吸收，症状通常可在24小时内消失。少量气胸患者（<15%一侧胸廓）体检可正常。大量气胸患者可引起胸壁运动减少，"硬币测试"阳性，震颤减少或患侧呼吸音减弱以至消失。Hamman征最初在1937年作为纵隔气肿的一个征象被报道，但现在被认为更可能与左侧气胸有关。这种征象是因紧贴心脏出现气体所致。它可表现为特有的嘎吱嘎吱、气泡、爆裂或噼里啪啦的声音，这种声音随心动周期变化而变化，左侧卧位最易听到。

七、影像学表现

（一）胸片

1. 立位胸片　最有帮助的征象是一层薄且平行于胸壁的（图86-5）胸膜线（厚度<1 mm），其内无肺纹理。由于气胸会使部分肺组织压缩，因此可以期待：与正常肺组织相比，气胸内肺组织密度会随着形态的改变而增高；实际上，通常不是这样。随着气胸的增加，肺逐渐被压缩，流经肺组织的血量会减少；因此，气体与组织和血液之比并未改变，因此压缩肺的总密度也未改变。

临床高度怀疑气胸但不确定时，以下两种胸片摄片方法能够发现胸膜腔的气体：① 立位胸片深呼气末相（通过减少胸膜腔负压力来相对增加胸膜腔容量，从而提高气胸的检出率）；② 侧卧位胸片，患侧朝上（基本原理是气体在侧胸壁较肺尖更容易发现）。与立位胸片相比，侧卧位观察更敏感。一项对比平片吸气相和呼气相的研究发现，两者在气胸检测上具有相同的敏感性。假设无法完成呼气相胸片，吸气相胸

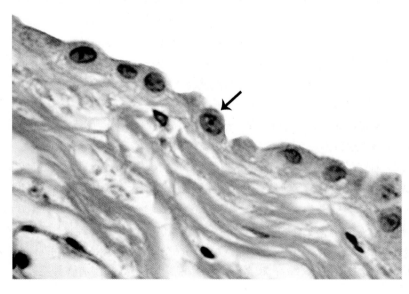

图86-4　病理切片：正常脏层胸膜。间皮细胞（箭）和脏层胸膜的血管显示在病理切片上。可见立方形的间皮细胞。微绒毛（未显示）仅在电子镜下可见。

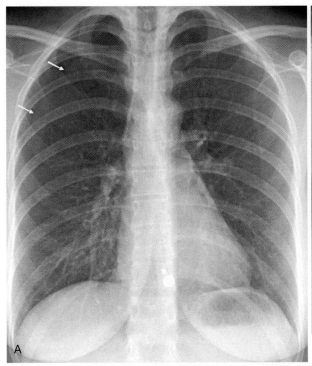

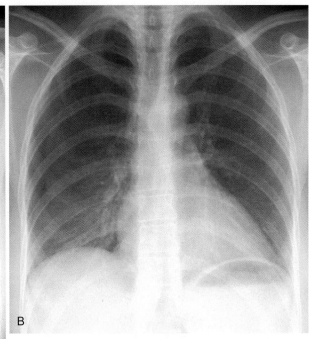

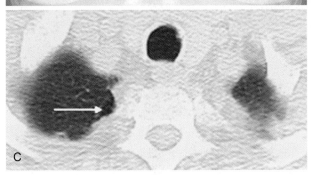

图86-5 右侧自发性气胸。A. 后前位胸片深吸气相显示右侧少量气胸时脏层胸膜（箭）的薄层白线。该患者为一名32岁无吸烟史的女性。B. 呼气相胸片更好地显示右侧气胸。C. 高分辨率CT显示右上叶一个小气泡（箭）。无间质性肺病。

片则为气胸检查的首选方法。

2. 仰卧位胸片　患者仰卧位，主要发现是深沟征（图86-6），一个很深的透过度高肋膈角。可见大多数胸腔的非下垂部位均在胸腔的侧下方。胸片上应包括双侧肋膈角这点非常重要，因为存在张力性气胸风险，故气胸的漏诊可以是致命性的。仰卧位观察气胸敏感性不高，气胸的真实范围往往会被明显低估。在一项创伤者研究中，与CT相比，超过50%的气胸在仰卧位胸片可漏诊。在尸检中，侧卧位摄片最敏感（88%），其次是立位胸片（59%），敏感度最低的是仰卧位胸片（37%）。

其他在仰卧位片上提示气胸征象如下：季肋区或一侧胸腔的透亮度增高；同侧膈肌的降低；双层膈面的出现；心脏纵隔缘清晰；心包脂肪垫突出且明显；被压缩的肺下叶或心脏的下缘可见；水平裂中的气体带；侧位可见右肺中叶边缘。

当怀疑气胸时，如果仅进行胸片检查，应摄立位吸气相。当怀疑有气胸时，可以仰卧拍侧卧位片以证实。CT也有助于判断，在有创伤的患者中，它能够发现50%~64%的隐蔽性气胸。

3. 胸片上气胸的产生　除了气胸，胸片通常是正常的。然而，有时会发现肺尖部的肺小疱或肺大疱（图86-2和图86-5），肺尖部瘢痕和弥漫性肺气肿也可被发现。在一项对116名经外科治疗的气胸患者的研究中，68%发现肺实质病变，4%出现胸膜增厚。最常见的异常是肺尖部肺大疱，约占44%。

（二）CT　多项研究表明，高分辨率CT是一种用来检查自发性气胸患者肺小疱和肺大疱的可靠方法。与自发性气胸相关的最常见的肺实质病变是肺气肿，它在高分辨率CT很容易诊断（图86-7；亦可参见图86-2）。如果无肺气肿，大多数患者存在一个孤立的肺大疱或肺小疱（图86-5）。在一项研究中，20

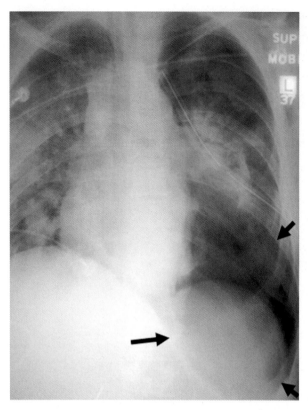

图86-6 胸片：深沟征。仰卧位胸片显示大量气胸形成的深沟征（箭）。左胸腔引流管不起作用。

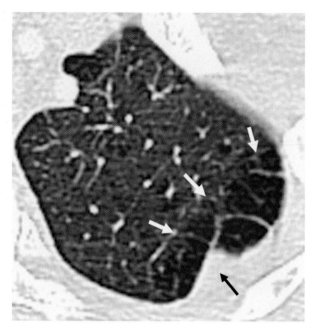

图86-7 CT：肺气肿。左侧自发性气胸（图中未显示）患者高分辨率CT图像显示膈旁肺气肿（白箭）紧邻局限性胸膜增厚（黑箭）区域。

例自发性气胸患者16例（80%）可以在CT上发现肺气肿。在另一个研究中，22/27（81%）可见局灶性肺气肿，他们均存在自发性气胸病史且终身不吸烟。肺气肿主要累及肺上叶和肺外周，而不是肺的中央区。

（三）超声 超声比仰卧位胸片诊断气胸更敏感、更可靠。在一项针对183例经皮肺穿刺活检术后患者的研究中，通过CT检测出气胸46例（25%），超声44例，胸片19例。超声的敏感性为95.65%，特异性为100%。

八、鉴别诊断

气胸中的脏层胸膜形成的细白线一定要与皮肤皱褶形成的黑线相区别。马赫效应可使这种差别加强（图86-8）。皮肤皱褶通常通向胸腔外，直行或略呈弯曲，不像脏层胸膜一样与胸壁平行。斜裂的上侧部分可在胸腔上部发现，它表现为接近第六后肋（图86-9）的弧线影，靠近的侧胸壁。在一项对1 068例正常人进行的研究中，约15%可见上述征象，它因胸膜外脂肪侵入斜裂所致。较大的肺大疱有时可误诊为气胸；将二者区分非常重要（图86-10）。有时在肺大疱内可见肺纹理。提示肺大疱性病变的征象是邻近胸壁的部分有凹陷。如有疑问，应行胸部CT检查。巨大支气管

囊肿可被误诊为气胸。肩胛骨有时可被误诊为气胸，但是一旦仔细研究，就会发现它与肩关节其余的骨相连。头发、外部监测器或其连接线，甚至肋骨下沟可类似于气胸。有时，纵隔气肿可与气胸相混淆。

处于站立位的人，气胸最先出现在肺尖部（图86-2和86-5）；肺底气胸偶有报道（图86-11）。肺底气胸在右侧需要与膈下游离气体、间位结肠（Chilaiditi综合征）相区分，如在左侧需要与胃膨隆相鉴别。侧卧位投照有助于上述病变与气胸的鉴别。

典型征象

- 白色胸膜线
- 除胸膜白线以外无肺纹理
- 深沟征
- 心包脂肪垫突出且明显

张力性气胸 有时，吸入的气体被困在胸腔，推测它是由支气管胸膜的球阀机制，形成张力性气胸。张力性气胸的生理学定义不同于普通气胸患者。张力性气胸定义为胸片上的纵隔移位，它是因血流动力学不足或胸膜内压力增加所致，在整个呼吸周期中胸腔始终保持正压。最后的定义更客观，并清楚地解释了张力性气胸在行胸腔针减压时听到的空气嘶嘶声的原因。快速发现这种并发症非常重要，因为患者会

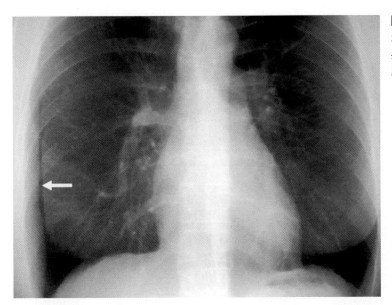

图86-8 胸片：皮肤皱褶。胸片的放大视图显示一个明显的皮肤皱褶与右侧胸腔的下部相重叠，产生一个粗黑的马赫线（箭），这是不同于气胸的白色脏层胸膜线。

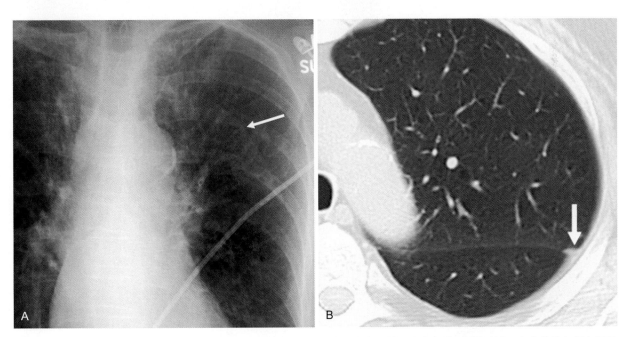

图86-9 正常斜裂上侧部。A.正位胸片显示左上肺细白线出现在斜裂走行区域。它与气胸不同表现在：在此线的上侧方可见肺纹理，并且为斜裂的典型位置。B.CT影像显示胸膜外的脂肪进入到左侧叶间裂（箭）。

迅速出现严重缺氧和酸中毒并且经常死亡。在一项3 500例尸检中，12例发现事先未发现的张力性气胸，其中9人进行了心肺复苏。真实的发病率尚未可知。但对一项63例重大创伤患者（其中64%进行了机械通气）的研究中，院前急救医师减压治疗时根据通过气体的嘶嘶声定义，5.4%被证实有张力性气胸。实际临床工作中张力性气胸是一种罕见的情况，通常必须急诊细针减压和放置胸管引流而得以治疗。

张力性气胸的影像学表现包括纵隔移位、同侧心缘扁平、膈肌低平、肋间距增大、胸廓容积增加。纵

隔移位并不是一个可靠的表现，因为它在无张力性气胸（图86-13）时也可发生。纵隔移位常见于年轻患者。大多数纵隔移位的患者并无张力性气胸。一项对176例急诊患者的研究中，30例存在纵隔移位的影像学表现，其中仅有2例存在张力性气胸的临床表现。心动过速、低血压和面色苍白可提示张力性气胸。胸片的诊断张力性气胸存在一些问题；两项相关研究表明，机械通气患者为拍摄胸片等待了30分钟到8小时，致使病死率增加了4倍。如果患者血流动力学不稳定（如$PO_2<92\%$，血压 <90 mmHg，呼吸频

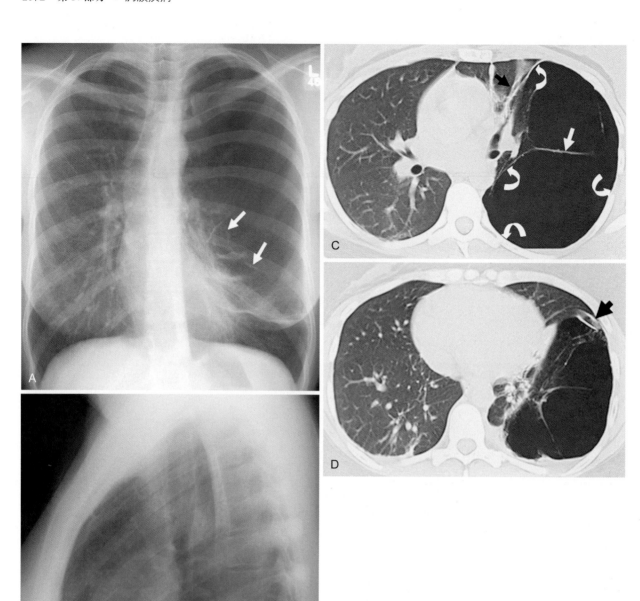

图86-10 巨大肺大疱。A. 后前位胸片显示左侧胸腔异常透亮区。有一条淡白线（箭）凹面朝向胸壁，与巨大的肺大疱相一致，不是气胸。B. 侧胸片更好地显示纤细、弯曲的白线（箭），提示左侧巨大肺大疱下缘边界。这是急诊医生未观察到的征象。一根左胸腔引流管被误置在肺内。C. CT显示巨大肺大疱（白弯箭），纵隔向对侧移位，左肺上叶肺压缩性不张（黑箭）。可见肺大疱内薄壁分隔（白直箭）。D. 在一个下层面CT图像显示引流管（黑箭）位于肺内。囊肿扩展至一侧胸腔，从肺尖到膈面。切除时发现这是一个巨大的肺大疱，宽基底与左下叶相连，因陈旧性感染而引起。

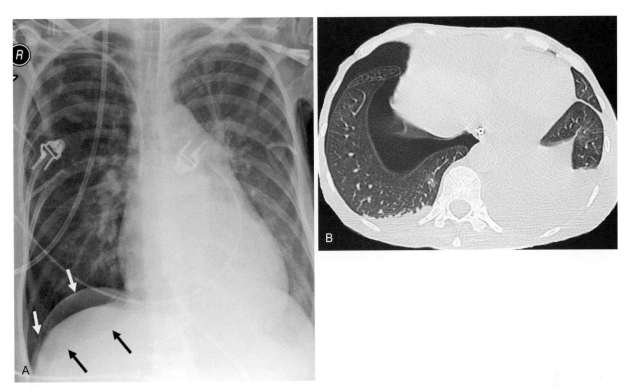

图86-11 肺底气胸。A. 仰卧正位胸片显示与深沟征（黑箭）有关的细白线（白箭），与肺底部气胸相一致。B. CT显示右肺底大量气胸，气体积聚在前部横膈上方一小部分。

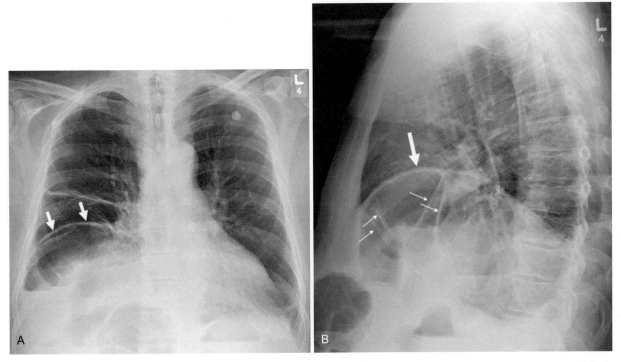

图86-12 间位结肠。A. 直立正位床旁胸片显示右侧胸廓底部的一条粗白线与透亮区相重叠，类似肺底气胸（箭）。B. 立位侧位胸片显示多个积气的结肠袋结构（细箭），符合间位结肠干扰（Chilaiditi综合征）。粗白线（粗箭）代表右侧膈肌升高。

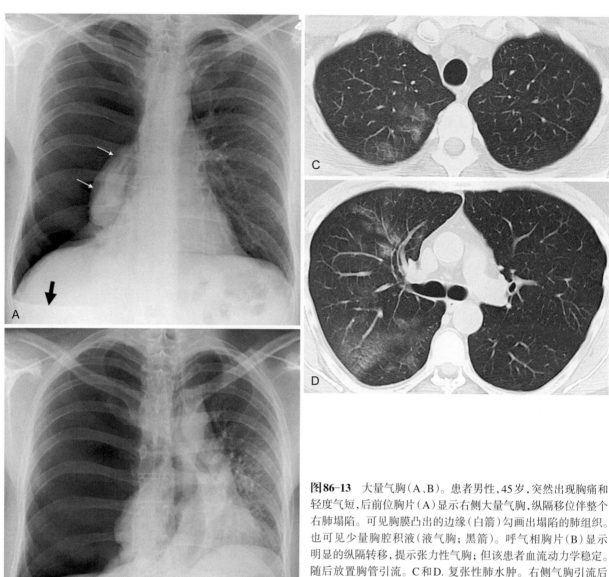

图86-13 大量气胸（A、B）。患者男性，45岁，突然出现胸痛和轻度气短，后前位胸片（A）显示右侧大量气胸，纵隔移位伴整个右肺塌陷。可见胸膜凸出的边缘（白箭）勾画出塌陷的肺组织。也可见少量胸腔积液（液气胸；黑箭）。呼气相胸片（B）显示明显的纵隔转移，提示张力性气胸；但该患者血流动力学稳定。随后放置胸管引流。C和D. 复张性肺水肿。右侧气胸引流后48小时上胸部的CT影像（C）显示在右上叶斑片状磨玻璃样阴影。患者呼吸困难加重。下层面胸部CT影像（D）显示右中下叶更广泛的斑片状磨玻璃样阴影，符合肺复张性肺水肿。水肿在24小时内吸收。

率<10次/min，意识下降），必须在拍摄胸片前立即进行胸部减压。然而，对于清醒且病情稳定的患者，可先行胸片检查。

<hr>

继发性气胸

一、病因、发病率与流行病学

继发性自发性气胸的年发病率男性为6.3/10万人，女性为2.0/10万人。随着19世纪80、90年代艾滋病相关卡氏肺孢子菌肺炎的不断增多，继发性自发性气胸的发病率不断发生变化。许多病例的发生与胸膜下肺大疱、肺气肿囊腔或间质纤维化有关；其中任何一个破裂都可能导致气胸（图86-14）。与原发性气胸相比，患者的身高和体形在继发性气胸中并不那么重要。

继发性气胸最常见的原因是慢性阻塞性肺疾病（COPD）；随着年龄的增加，继发性自发性气胸的发病率也在增加。除了慢性阻塞性肺病和艾滋病以外，许多其他潜在的肺部疾病，如囊性纤维化、侵袭性或空泡肺炎、间质纤维化和囊性肺疾病，如朗格汉斯细胞的组织细胞增多症（LCH）和淋巴管平滑肌瘤病，都可引起继发性气胸（表86-1）。女性一般很少发生继发性气胸，特殊病因为月经性气胸和淋巴管平滑肌瘤病

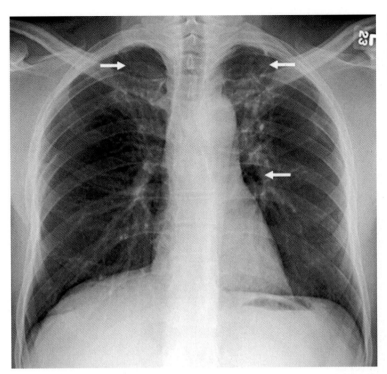

图86-14 卡氏肺孢子菌肺炎。一名45岁男性，HIV阳性伴卡氏肺孢子菌肺炎，胸片显示两肺上叶瘢痕致肺容量减少和胸膜下囊肿（箭）。该患者有胸膜下肺囊肿破裂发展为气胸的风险。

表86-1 病因：继发性自发性气胸	
发展的疾病	免疫疾病
先天性囊性腺瘤样畸形	韦格纳肉芽肿病
结缔组织疾病	特发性肺出血
淋巴管平滑肌瘤病	特发性肺纤维化
结节性硬化症	朗格汉斯细胞组织细胞增生症
神经纤维瘤病	结节病
马方综合征	类风湿关节炎
Ehlers-Danlos综合征	强直性脊柱炎
二尖瓣脱垂	多发性肌炎和皮肌炎
感染	硬皮病
真菌性肺炎（尤其是艾滋病患者卡氏肺孢子菌肺炎）	慢性阻塞性肺疾病
细菌性肺炎	哮喘
粟粒肺结核	肺气肿
棘球蚴病（包虫病）	囊性纤维化
肿瘤	肺尘埃沉着病
支气管肺癌	硅肺病
类癌	铍中毒
间皮瘤	铝尘肺
转移癌	血管疾病
转移性肉瘤	肺梗死
转移性生殖细胞肿瘤	代谢性疾病
药物和毒素	肺泡蛋白质沉积症
肿瘤化疗药物	腹腔疾病
百草枯中毒	胃胸膜瘘
高压氧治疗	结肠胸膜瘘
放射治疗	
雾化喷他脒治疗艾滋病	

所致气胸。

频繁出现气胸患者需考虑淋巴管平滑肌瘤病的诊断(图86-15)。根据对9例病例的回顾性研究,在淋巴管平滑肌瘤病的女性患者中,气胸的发病率是39%~76%;规模最大的研究结果显示发病率为66%。

很多患者在淋巴管平滑肌瘤病确诊之前平均患气胸2.6次。在肺部LCH病例中25%患者的气胸会提前出现,或气胸是临床并发症之一(图86-16)。气胸是结节病的一种罕见表现,通常发生在疾病的后期。有散发病例报道结节病可引起气胸。在这些病例中,胸

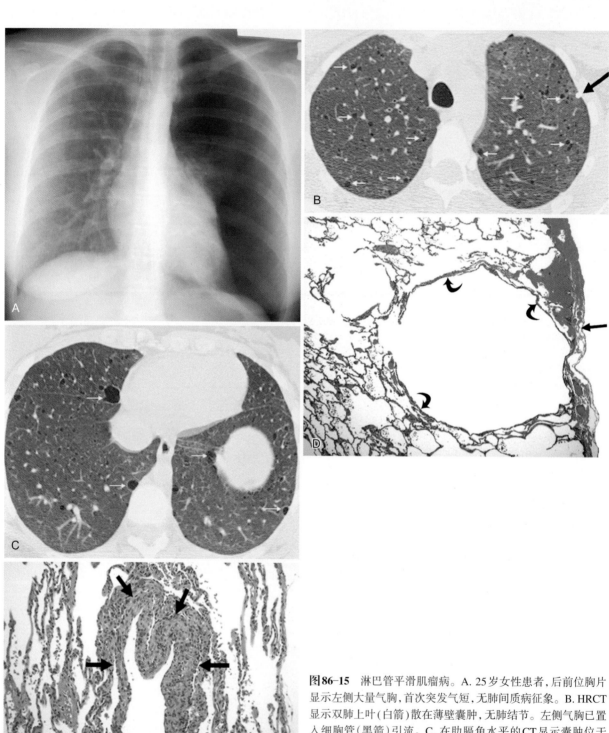

图86-15 淋巴管平滑肌瘤病。A. 25岁女性患者,后前位胸片显示左侧大量气胸,首次突发气短,无肺间质病征象。B. HRCT显示双肺上叶(白箭)散在薄壁囊肿,无肺结节。左侧气胸已置入细胸管(黑箭)引流。C. 在肋膈角水平的CT显示囊肿位于肺底部。这些是淋巴管平滑肌瘤病的特征性表现。D. 左侧胸膜切除病理图像显示一邻近脏层胸膜(直箭)的囊肿(弯箭)。E. 另一病理切片显示梭形细胞(平滑肌细胞)环绕一胸膜下囊肿(星)增生(箭),符合淋巴管平滑肌瘤病的诊断。

廓切开术显示胸膜被非干酪性肉芽肿广泛浸润。高分辨率CT扫描显示在同一病例中可见胸膜下空洞样结节和胸膜下肺大疱。

二、病理生理学

继发性自发气胸中，多种因素可引起肺大疱或囊肿的破裂。肺炎引起的局限性气道阻塞、黏液栓或支气管狭窄是主要因素。当肺泡内压力超过肺间质压力时，正如发生在COPD患者中以及咳嗽后引起的气道炎症一样，气体从破裂的肺泡进入间质，然后沿着支气管血管束向心性到达同侧肺门；如果破裂发生在肺门，气体通过纵隔胸膜进入胸膜腔，形成气胸（Macklin效应；图86-17）。继发性自发性气胸的另一个机制是由于肺组织坏死，气体可以破裂的肺泡直接进入胸膜腔，如卡氏肺孢子菌肺炎相关的气胸。

月经性气胸 月经性气胸指经期出现的气胸。这种并发症发生于气体直接通过阴道、子宫和输卵管进入腹腔，再通过膈肌裂孔进入胸膜腔，也可由子宫内膜异位症引起，最可能的理论为"月经逆行"或子宫内膜组织通过输卵管逆行，再经膈肌裂孔至胸膜腔。支持该理论的依据为正常腹膜上移至右结肠旁沟再移至右侧胸腔。而且，膈肌裂孔在右侧较多见，这可解

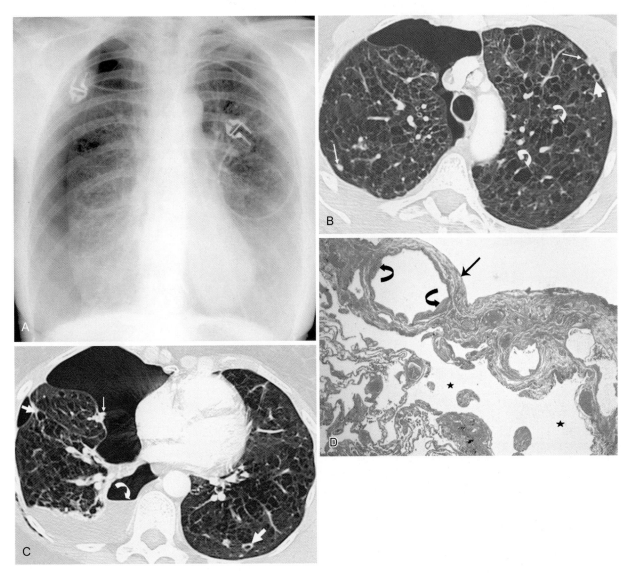

图86-16 朗格汉斯细胞的组织细胞增多症。A. 一名53岁右侧自发性气胸女性的胸正位片显示肺间质阴影，肺底部未受累。B. 高分辨率CT显示右侧气胸，广泛的肺气肿（弯箭），几个小结节（细箭）和一个薄壁空洞性结节（箭）。C. 更接近肺底部的CT影像显示伴有中等量胸腔积液（液气胸；弯箭）的右侧大量气胸。右肺中叶胸膜下结节部分进入右侧胸膜腔（细箭）。同时可见另外两个空洞性结节影（粗箭）。有持续性漏气患者需要行胸膜切除术和右肺上中叶楔形切除。D. 病理切片显示沿脏层胸膜（直箭）的囊肿（弯箭）和肺气肿改变（星）。在其他地方可见纤维化卫星结节（未显示），符合朗格汉斯细胞的组织细胞增多症。患者有长期吸烟史。

释发病多以右侧为主的原因。这也是气胸可同时发生气腹的原因。

　　子宫内膜异位症极少通过血行途径播散，子宫内膜组织经静脉系统从子宫逐步"转移"到肺部。在肺部形成肺结节或沉积，引起临床上咯血症状，而不是气胸或血胸。

　　月经性气胸的诊断不依赖于有无子宫内膜异位症病史，报道称不到1/3的月经性气胸患者与盆腔子宫内膜异位症有关。相反，育龄期妇女在经期开始72小时之内出现典型的肩部或胸部反复疼痛可支持月经性气胸的诊断。85%~90%的病例发生在右侧（图86-18），左侧5%，双侧5%。

　　月经性气胸是气胸的一种少见原因，占自发性气胸总数的1%~5.6%。一项对32名有详细病史的女性前瞻性研究发现，月经性气胸占自发气胸的25%。在所有这些病例中，术中发现下述膈肌病变：经膈肌裂孔形成的月经性气胸（1例）；子宫内膜植入所致月经性气胸（3例）；两种均有（4例）。脏层胸膜子宫内膜异位症1例。

三、临床表现

　　在有潜在肺部疾病的患者中，继发性自发性气胸时总有呼吸困难并且通常比较严重，即使只有少量气胸。大多数患者有同侧胸痛。可出现严重的低氧血症或低血压，并可危及生命。与原发性气胸一样，这些症状不会自行消失。

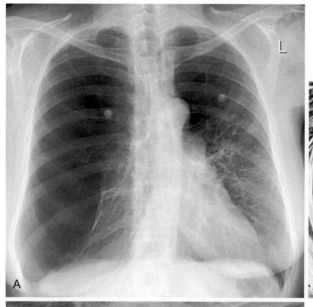

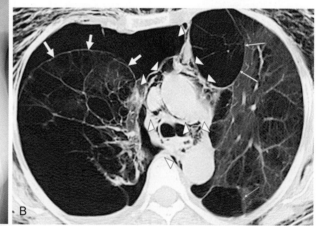

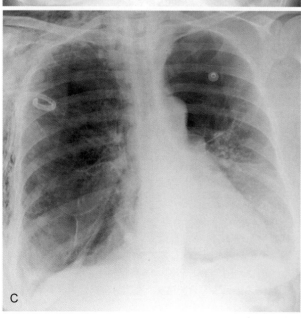

图86-17　右侧气胸合并严重的大疱性肺气肿。A. 后前位胸片显示右肺一个较大的透亮区和右下叶压缩性肺不张。无明确的胸膜线，但纵隔移位可提示气胸。左肺上叶可见肺大疱。B. CT图像显示脏层胸膜勾画出右侧大量气胸（粗箭），伴左侧肺大疱，可见纵隔气肿（箭），符合Macklin效应。C. 气胸治疗后。右侧胸腔导管引流后正位胸片显示右侧肺大疱全貌，右下叶占位效应减弱，纵隔回至中线。

四、影像学表现

（一）胸片　与原发性气胸一样，继发性气胸可见平行于胸壁的细白胸膜线。然而，在某些情况下，这可能很难与肺大疱壁相区分。当仅靠胸片作为参考依据时，对囊性肺病的患者进行气胸的诊断和治疗会比较困难（图86-17）。由于肺组织的复杂外形或因既往手术或炎症所致肺与胸壁部分粘连，或这两种因素共同作用，均可形成异常的气胸表现或完全掩盖气胸。

（二）CT　当胸片不能确定气胸时，可行胸部CT扫描。在肺尖部肺大疱和气胸的鉴别诊断方面，CT比胸片更敏感。胸膜腔内发现介于肺组织和胸壁之间的气体，对于区分气胸与肺大疱和囊性肺病非常重要（图86-10，图86-17）。一个有帮助的征象是可见肺大疱外侧气体影，称为双壁征。

这种征象是指被气体勾画出的肺大疱壁平行于壁层胸膜形成双壁（图86-19）。

巨大大疱性肺气肿患者的其他征象包括肺压缩

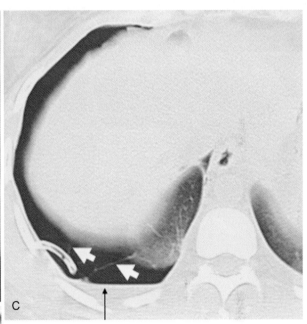

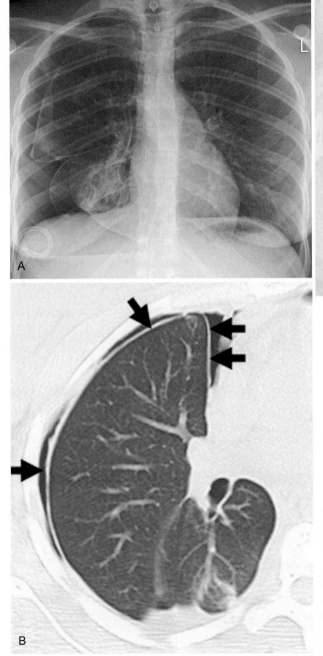

图86-18　月经性气胸。A. 一名27岁自发性气胸女性的后前位胸片。尽管放置一个细猪尾导管，右侧仍有中等量气胸。B. CT扫描显示整个右肺脏层胸膜均匀增厚（箭）。C. 下肺野CT影像显示与气胸复发和胸膜腔积液有关的液气胸（黑箭）和胸膜粘连（白箭）。尽管已放置导管引流，仍有持续性漏气，需要剥脱术和胸膜切除术。病理检查中脏层胸膜剥脱包含淋巴细胞，含铁血黄素沉积，多个纤维化区域。胸膜上未发现子宫内膜细胞，但在胸膜液中发现。该患者存在出血性腹水和盆腔子宫内膜异位症。

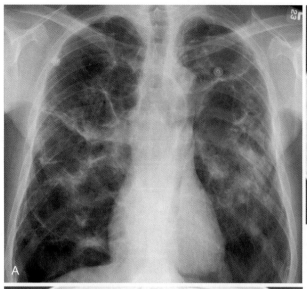

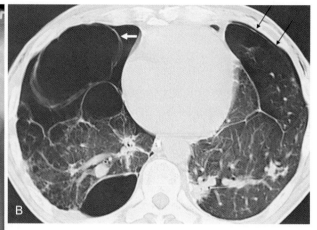

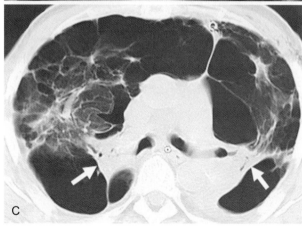

图86-19 双侧气胸和结节病。A. 后前位胸片显示肺内多发较大囊肿和两肺上叶纤维化，符合已知终末期结节病。左下肺野可见小引流管治疗左侧前部气胸。患者主诉新出现的右侧胸痛。可疑右侧气胸但无法经胸片证实。B. CT揭示双侧气胸，显示左侧双壁征(黑箭)。在对侧，右侧气胸勾画出一个较大肺大疱的边界(白箭)。C. 肺上部CT影像显示中央融合团块广泛纤维化(进行性块状纤维化；箭)和双侧肺大疱。在这个层面的气胸并不明显。

或肺实变、无解剖结构的透亮区、胸腔引流管置入后临床症状立即缓解同时肺组织复张。评估气胸的双壁征潜在误区是两个毗邻的较大肺大疱融合。这种情况下能产生一个明显的双壁征，类似气胸。然而，仔细观察多个层面图像将发现胸膜腔内无气体影，且肺大疱壁与胸壁或壁层胸膜不平行。

与其他可以引起继发性气胸的疾病(比如淋巴管平滑肌瘤病，结节病，LCH)相比，间质性肺部疾病的诊断需要高分辨率CT检查。CT有助于继发性气胸患者监测气胸复发、持续性漏气的处理和手术计划的制订。

(三)医源性气胸 在大多数研究下，医源性因素目前超过了其他引起继发性气胸的因素。随着复杂的医疗过程和治疗危重患者技术的发展，胸部医源性损伤变得越来越普遍。肺部医源性创伤的一个重要原因是正压通气设备使用增多。实验证据表明，间质性肺气肿压力峰值仅有40 cmH$_2$O时，

即可造成肺组织损伤。放置导管、胸腔引流管、气管插管、鼻饲管(图86-20)以及起搏器电极和球囊均可引起严重的并发症。因此，在这些治疗后，胸片随访检查非常重要。

在一项5年内106例确认医源性气胸患者的研究中，医源性气胸最常见原因是经皮肺穿刺抽吸，其后是胸腔穿刺、锁骨下静脉穿刺和正压通气。同一时期在这个机构对90例自发性气胸患者进行的研究中得出结论：医源性气胸的发生率超过自发性气胸，并且有较高的病死率。

迄今为止，最大规模的研究来自美国医疗保健研究与质量机构，它分析了2000年跨越28个州994家急诊护理医院的750万份出院小结。其中不包括肺穿刺术后获得的医源性气胸病例，如肺活检术。研究发现每千人有0.67个住院患者有获得意外医源性气胸的风险。被确定为高风险的医疗行为包括血管(非心血管)导管置入术(25%)、胸腔穿刺术(25%)、

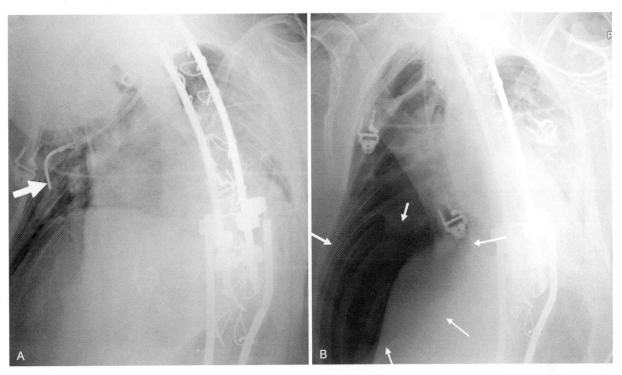

图86-20 A.饲食管错位。严重神经功能障碍患者呼吸衰竭监护病房床旁胸片显示一个饲管位于右下叶支气管内（箭）。B.右侧气胸。6小时后床旁胸片显示饲食管已被移去。大量气胸出现,明显的深沟征(箭)。

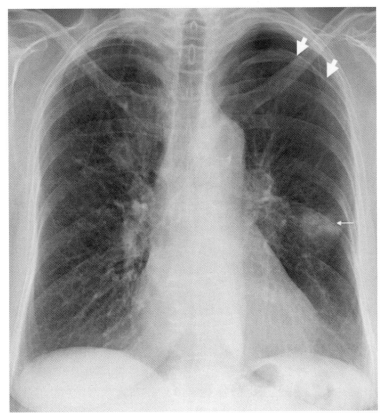

图86-21 肺活检术后气胸。后前位胸片显示左肺尖部气胸勾画出脏层胸膜的细白线(粗箭)。患者30分钟前进行了左下叶病变(细箭)图像引导的肺活检术。连续摄片随访显示气胸稳定,且该患者无症状,无需引流治疗。

气道插管(21%)、心脏起搏器置入和调节(12%)、喉与支气管内的操作(各7%)、腹腔手术(胃切除术5%；肾切除术5%)、支气管镜检查(8%)和经皮乳腺活检(5%；图86-21)。这些患者平均住院时间多出4.4天，花费超出18 000美元，且存在6%以上的院内死亡风险。

各种引起气胸的医源性因素的相对发生率总结见表86-2。

表86-2　医源性气胸的原因

	发病率(%)
活组织检查	
经胸腔的穿刺活检	25~35
经支气管活检	1~6
结肠镜检查	0.2~0.5
肝活检	0.3
乳腺活检	0.01~3
腋窝淋巴结活检	个案报道
治疗过程	
冠状动脉旁路移植，清醒患者	6~19
胸腔穿刺	2.3~12.1
中央静脉置管	1~12
经皮肾切开取石术	2
肾切除	1.3
心脏起搏器安置或调整	1.1
肌电电极插入	1.1
起搏器插入	0.8
气管造口术	0.3
饲管插入	0.2
正压通气	0.1
胃切除术	0.06
针灸	个案报道

（四）双侧气胸　大多数双侧气胸都与双侧自发性气胸相关。然而，有一例病例报道，一名右侧自发性张力性气胸的女性患者伴发所谓的水牛胸，在右侧胸腔插管后发现双侧气胸，可因胸膜与胸膜相交通所致。

双侧气胸可因以下医源性因素引起：针灸、肺癌转移瘤的治疗、间皮瘤、骨肉瘤转移、霍奇金淋巴瘤、血管肉瘤转移，良性因素包括淋巴管平滑肌瘤病、囊

性纤维化、LCH、包虫囊肿、粟粒型肺结核、慢性移植物抗宿主疾病和肺气肿。大多数患者(34%)存在间充质细胞起源的相关肺部疾病。决定预后的主要因素是肺部潜在疾病。已有几例致死性双侧气胸的相关报道。在一项研究中，40例病例有2例死亡，病死率为5%(图86-19)。

（五）气胸前的真空　气胸前真空是指患者经历突发性肺叶塌陷，最常见于急性支气管阻塞引起肺上叶塌陷而形成的气胸。肺叶突然塌陷可导致邻近肺叶周围的胸膜腔内负压升高，它可引起源于周围组织和血液内气体的积聚(图86-22)。这类似于真空现象。它应与大量胸腔积液经胸腔引流后气体充填空间而形成的气胸相区分；还要与压迫肺相区分，它因脏层胸膜被转移瘤广泛侵犯，因而不能扩张而填充由积液排空留下的空间。它被称为肺压迫(图86-23)。几项研究已经表明，这种类型的气胸最好不用胸腔引流来治疗，因为预期寿命通常很短。

五、治疗方案简介

气胸的治疗是将胸膜腔的气体排出并预防气胸复发。气体可经以下方式排出：经导管人工抽吸，插入胸腔管，胸膜固定术，通过单孔胸腔镜、电视辅助胸腔镜或胸廓切开术。少量气胸可自行吸收。治疗方式的选择取决于气胸的范围、症状的严重程度、是否有持续的漏气、气胸是原发还是继发。

通常情况下，自发气胸可以通过经导管人工抽吸而排出，或者插入小口径(<14 Fr)与Heimlich阀或水封装置相连的导管排出气体，直至肺组织复张到胸壁并且胸腔内无气体残留。如果胸腔内气体排出后肺组织已经复张，病情稳定的患者可带着与Heimlich阀相连接的小口径导管回到家中(图86-24)。通常安排在2天内随访。继发性气胸应放置胸腔引流管，然后采用胸膜固定术治疗，以最大限度减少复发。

放置胸腔引流管的并发症包括疼痛、胸膜感染、引流管的位置不当、出血、低血压和由肺复张引起的肺水肿。

（一）复张性肺水肿　复张性肺水肿是一种少见的并发症，常发生在塌陷肺组织由于气胸或胸腔积液的排出而迅速复张时。最大规模的研究报道显示，83%的病例因气胸致慢性肺塌陷而形成；83%发生在患侧(图86-13)，6.7%为双侧，少数在对侧肺。复张性肺水肿有64%的病例在1小时内快速发病，并在24小时内趋于稳定。虽然应用负压装置可

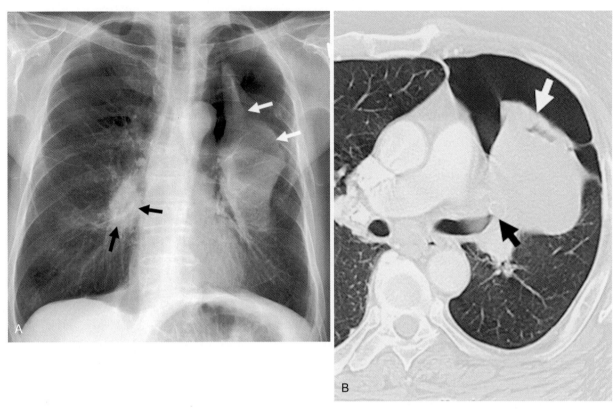

图 86-22 真空气胸。A. 后前位的胸片显示左侧气胸和左肺上叶塌陷(白箭)。也可见右侧肺门肿块(黑箭)。该患者患有双侧鳞癌,左侧肿块逐渐阻塞左肺上叶支气管,引起自发性气胸。B. CT 图像显示左上叶肿块完全阻塞左肺上叶支气管(黑色箭),前部气胸(白箭),类似于真空气胸。未发现其他的气胸致病因素。

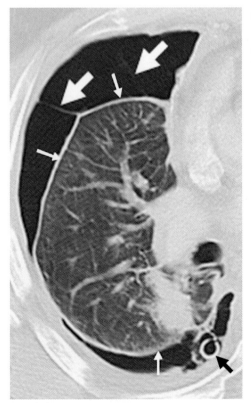

图 86-23 肺压缩。一例右侧胸膜间皮瘤患者大量胸腔积液胸腔引流管引流中,其 CT 影像显示大量气胸,胸膜粘连(粗白箭)。因肿瘤(细白箭)使脏层胸膜显著增厚,阻止肺组织的复张,形成所谓的肺压缩。尽管经过几周的引流,气胸的大小并无变化,引流管移除后胸腔会充满积液。

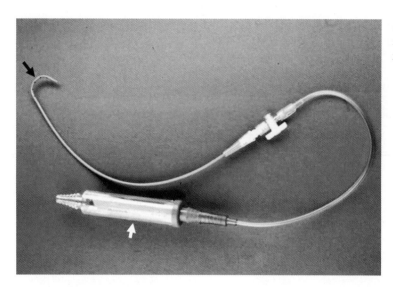

图86-24 胸腔引流管。照片显示一个8-gauge猪尾导管连接到Heimlich阀（白箭）。这五个侧孔（黑箭）可以快速引流，这种设备轻便，容易在门诊上操作。

使塌陷肺组织快速复张，因而产生复张性肺水肿，但有超过33%的病例在未经胸膜抽吸的情况下仍然发生复张性肺水肿，其病死率约为20%。

复张性肺水肿的病理生理机制尚不清楚，但病理过程的共同结果是因内皮渗透性增加引起。当血液流回到完全复张的肺组织内时，会造成组织复张性和再灌注损伤，它会使血管扩张和肺血流量增加，因而造成机械性损伤，这种机械性损伤可导致毛细血管渗透性增加。复张性肺水肿的病理机制与急性呼吸窘迫综合征和肺切除术后的肺水肿中相似。

复张性肺水肿的治疗主要是保持氧含量，低阈值呼气末正压机械通气，利尿，血流动力学支持。早期治疗时一旦怀疑复张性肺水肿，应使用前列腺素类似物治疗。复张性肺水肿通常在24~72小时恢复。

（二）气胸范围　对气胸范围的评价一直存在争议。众所周知，胸片是一种粗略评估气胸范围的方法，而胸部CT影像是评价气胸范围良好的方法。然而，为了向临床医生提供指南，英国胸科协会根据脏层胸膜表面（肺边缘）到胸壁的距离将气胸划分为少量气胸和大量气胸，小于2 cm为少量气胸，2 cm以上为大量气胸。实际上，肺组织周围围绕的少量气体影代表相对较大的肺体积减少，2 cm深的气胸约占据一侧胸腔的50%。

如上已经表明，超过此量的继发性气胸简单的抽吸治疗不起作用，而需要进行胸腔插管引流。大量气胸是胸腔导管引流的客观指征。美国胸科医师学会已经推荐不同方法来估算气胸的大小。他们建议从胸廓顶点到肺尖的距离小于3 cm为少量气胸，

3 cm以上为大量气胸。无论气胸范围如何划分，气胸的治疗必须根据患者的临床状况而确定。

（三）气胸的复发　所有自发性气胸的复发率都很高，约30%。首次复发后再次复发的可能性显著提高，二次复发率高达62%，三次复发率高达83%。对122例患者研究后发现，自发性气胸复发的独立危险因素有：肺纤维化，体型特征，吸烟习惯和60岁以上老人。自发性气胸的二线治疗是防止复发，这可通过以下方式实现：注入硬化剂如滑石、胸膜机械性摩擦、肺大疱的切除、通过电视胸腔镜胸膜固定术、局限性胸廓切开术。目的是使壁层胸膜和脏层胸膜的融合以防止气胸复发。简单进行肺大疱切除是不够的，其复发率高于采用胸膜固定术的患者。

人们普遍认为原发性气胸应该在初次复发后治疗，尤其是有职业风险的患者。而对继发性气胸的治疗是必须的，即使是第一次发作后。通常建议住院治疗。与采用胸腔镜进行胸膜固定术的方法相比，通常首选硬化剂的滴注。2001年Delphi会议针对气胸得出的结论是，早期积极干预能降低肺功能受损患者的死亡率和后续患气胸的风险。

月经性气胸的治疗通常有两个目标：关闭横膈上的裂孔和子宫内膜异位症的激素治疗。选择关闭裂孔是要进行胸膜固定术，切除受累的部分膈膜，并缝合个别裂孔。

（四）液气胸　任何时候在胸膜腔内发现液气平面都应怀疑液气胸（图86-2，图86-13）。分房性液气胸可为单房或多房，可包含多个液气平面。在自发性气胸中液气胸很少见，仅见少于5%病例。

医生须知

- 英国胸科协会根据脏层胸膜表面(肺边缘)到胸壁的距离将气胸划分为少量气胸和大量气胸,小于2 cm为少量气胸,2 cm以上为大量气胸
- 2 cm深的气胸约占一侧胸腔的50%。
- 美国胸科协会提出了不同方法来估算气胸范围。他们建议从胸廓顶点到肺尖的距离小于3 cm为少量气胸,3 cm以上为大量气胸
- 大量气胸通常需要胸腔导管引流
- 原发性自发性气胸患者中肺尖部肺大疱或小疱在平片上的显示率约40%,高分辨率CT约80%
- CT在确定气胸的潜在致病因素和与严重肺大疱、囊性肺疾病的鉴别中有帮助

要点

- 原发性自发性气胸在吸烟者,男性,瘦高体型的患者中常见
- 引起继发性气胸最常见的肺部疾病是慢性阻塞性肺疾病。其他常见的有间质性和囊性肺疾病,特别是肺朗格汉斯细胞的组织细胞增多症和淋巴管平滑肌瘤病
- 大部分继发性气胸是医源性的。最常见的原因是经皮肺穿刺抽吸,胸腔穿刺术,锁骨下静脉穿刺和正压通气

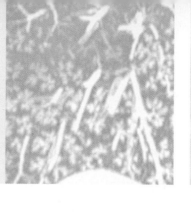

第**87**章

胸腔积液

Jean M. Seely and Anoop P. Ayyappan

一、病因,发病率及流行病学

胸腔积液指液体积聚在胸膜腔内,其形成是因为某些原因打破了维持胸膜腔液体进出的平衡。胸腔积液可由胸膜、肺实质或肺外病变引起。在美国,每年约有100万人发生胸腔积液。

二、临床表现

壁层、脏层胸膜两侧的胶体渗透压力一般是相等的,但是由体循环产生的壁胸膜膜静水压与由肺循环产生的相对较低的脏胸膜膜静水压不相等的。淋巴结解剖中的一个基本结构是存在于外周壁层胸膜及纵隔胸膜底部的天然孔道。通过这些孔道能将微小物质及细胞转入淋巴管进而清除。大部分胸腔积液中液体是由肺经脏层胸膜进入胸膜腔,并通过壁层胸膜吸收。

漏出性胸腔积液是由于静水压及胶体渗透压的不平衡所致(表87-1)。这种积液蛋白质含量低,比重低。渗出性胸腔积液通常由胸膜病变或相邻肺损伤所致,产生的原因可以如肺炎时毛细血管通透性的增加或因纵隔肿瘤时淋巴管引流减少(表87-2)。由于这些原因产生的渗出液蛋白质含量高,LDH水平高并且比重大。

通常,渗出液和漏出液是以胸腔积液内蛋白质浓度来区分。渗出液蛋白质含量超过30 g/L,漏出液蛋白质含量低于30 g/L。如果血清总蛋白水平异常,那么胸腔积液蛋白质浓度水平需要谨慎解释。在这些病例中,区分两种液体是基于胸腔积液与血清蛋白水平比值和检测血浆、胸腔积液中LDH水平。当胸腔积液蛋白质与血清蛋白比值超过0.5时,或当胸腔积液与血浆LDH比值大于0.6时,抑或胸腔积液LDH水平超过正常血浆LDH上限的2/3时,可考虑为渗出液。

三、影像学表现

(一)胸片 在常规胸片中少量胸腔积液并不易发现。当胸腔积液量超过大约175 ml时,在直立正位片上能见到肋膈角的变钝;然而,在少数情况下,液体达到525 ml时,才能出现明显的肋膈角变钝看出(表87-3)。回顾分析了71例患者,其均行了CT扫描及后前位、侧位胸片。侧位胸片可在胸腔积液量大约50 ml时即可发现,主要通过侧位片上后肋膈角区半月形的征象,然而在后前位片上,这种半月征的出现需要胸腔积液达到200 ml以上。按这种估计,胸腔积液量至少要达到500 ml时,才会引起半侧膈肌模糊。

胸腔积液在仰卧位摄片时易被漏诊,或是被误诊为肺实变或肺不张。胸腔积液常表现为一侧胸腔模糊影,但是仍可见血管影。其他征象可以是同侧膈肌轮廓的消失,以及水平的增厚。仰卧位摄片常低估了胸腔积液量。对40例胸腔积液的患者进行前瞻性研究发现,仰卧片摄片不易发现少于175 ml的胸腔积液。

侧卧位胸片常可发现少量胸腔积液。由于重力作用,液体沉于病变侧胸腔的最低层。为了发现最小为5 ml的积液,应抬高患者的背部,同时按使侧胸壁上的中心点与病变的液平面相平行。

游离胸腔积液呈凹面向上,外高内低均质模糊影。在正侧位胸片观察呈半弧征(图87-1)。半弧征是由胸腔内的游离液体以及它与X线束的位置关系

表87-1　漏出性胸腔积液产生的原因

常见的	不常见的	罕见
左心衰竭	肾病综合征	限制性心包炎
肝硬化	二尖瓣狭窄	上腔静脉阻塞
低蛋白血症	肺不张	尿性胸腔
腹膜透析	甲状腺功能性减退	梅格斯综合征
		卵巢过度刺激综合征

表87-2　渗出性胸腔积液的原因

常见的	不常见的	罕见
恶性肿瘤	肺旁积液	药物
肺栓塞	类风湿关节炎	黄甲综合征
	石棉相关的良性积液	
	德雷斯勒综合征	
	胰腺炎	

表87-3　胸腔积液的经典表现

胸片表现
正位胸片示半月板征象（>200 ml）
在侧位片上出现肋膈角变钝（>50 ml）
肺底积液：假膈肌的顶点向侧方移位
CT表现
在胸部最低的部位-仰卧位患者的后肋膈沟呈镰刀状混浊
液体密度（0~20 HU）
4个特异的CT标准来区分的胸腔积液和腹水：
　界面征：流体在膈肌外侧的是胸腔积液，而在内侧的是腹水
　横膈征：由于膈肌的存在，可以看到胸腔积液与肝脏间有模糊的分界
　膈脚移位征：胸腔积液将膈脚向脊柱前外侧推移
　裸区征：胸腔积液可肝脏后方延伸至裸区

共同构成。由于肺本身的弹性作用，当肺组织从胸壁回缩时可保持原有的形态。肺的这种特性会使液体克服重力而上升，环绕在肺的下半部分。由于X线束必须穿过位于胸腔周围较多的液体，因此形成了半弧征的外高内低的表现。由于液体上缘内侧部分未产生足够的液体，因此胸片不可见。

肺底积液　大量的胸腔积液沉积在肺底部，使膈肌变扁平且膈顶最高点外移，而不伴肋膈角变钝。如此一来，肺叶"飘浮"在积液上。这些积液多为漏出液，在后前位摄片上诊断较困难，需要做侧卧位摄片或超声来诊断。直立正位胸片上，在50%肺底积液

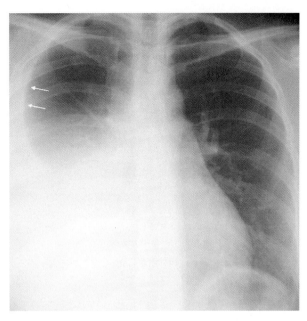

图87-1　游离胸腔积液，后前位胸片显示在右侧大量游离的胸腔积液中可见半弧征（箭）。

患者中，假性膈肌轮廓的顶端较正常图像的膈肌偏外（图87-2）。这种现象在呼气相上更加明显。病变侧卧位片上，胸腔积液积累在病侧胸壁的低垂部位积聚（图87-2）。膈肌水平下方未见到肺血管影可能是诊断肺底积液的唯一征象，但这种征象没有特异性，也可见于肺下叶病变或腹水。左侧膈肌与胃泡间正常的距离通常小于1 cm，当两者间距离异常，可作为诊断左侧肺底积液一个有帮助的征象。在侧位胸片上，典型的假膈面轮廓上缘平坦，在接近于斜裂处向下斜行。

叶间积液的影像学表现多样，取决于叶间裂的形状和走行的方向、裂内积液的位置、胸片的投照方向。斜裂积液在正位胸片上通常表现为一个锐利的弧线界面，内侧透明，外侧致密。它被经典地描述为不完全叶裂征，说明该积液由不完整的叶间裂的外缘为界。当斜裂完整且积液以下叶外侧缘为界时，此征象可见。病变的外侧缘透明而内侧密度较高，通常是因下叶肺实质病变所致。在侧位胸片，斜裂上部的液体表现为拱形阴影，前部内陷的模糊边缘从上向下逐渐消退，而后缘锐利，这是由内凹的液体表面和斜裂上部的侧边构成，因而斜裂侧边的液体呈现其侧面，而位于斜裂内侧的液体被斜向观察。另外一个有趣表现是中叶台阶征，液体积聚在中叶或下叶并延伸至上叶底面，因为不完整斜裂和水平裂较常见，很有可能中叶台阶征是由于液体积聚在不完整的斜裂或水平裂所致。

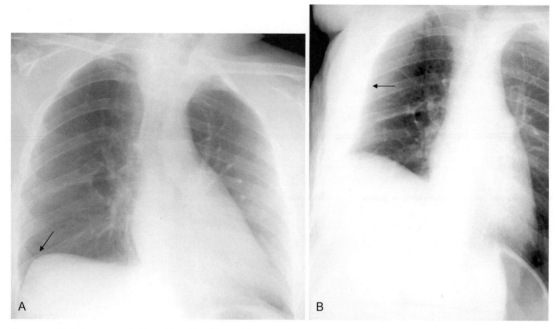

图87-2 肺底积液。A. 胸片显示假膈肌顶表面（箭）比预计的抬高膈面的顶端更偏外侧。可见在右侧膈肌以下肺血管未显示。B. 右侧卧位片见液体位于胸腔底部（箭）。

胸膜假肿瘤征是由于胸腔积液位于叶间裂。它类似于一个胸膜或肺实质肿块而干扰诊断。包裹性积液并伴有左心功能衰竭缓解过程中的患者。正位片上，阴影位于叶间裂处，呈梭形，提示水平裂包裹性积液（图87-3）。侧位片通常能明确诊断，因为阴影长轴与增宽的斜裂相一致，且此位置能清晰显示病灶两端由大变小。（图87-3）。当原发病治疗后，胸腔积液可以消失，故被称作消失的肿瘤（图87-3）。

仰卧位上，游离性胸腔积液表现为横跨侧胸腔的模糊影，它是由胸腔后部液体所形成。这形成了在肺组织阴影基础上的均匀一致的密度增高影，遮挡正常支气管血管纹理，也不显示支气管充气征。在卧位上，胸腔液体覆盖肺尖（图87-4），因为肺尖相对于肺底容积较小且肺尖的上外侧面是胸廓最低的部位。50%的大量胸腔积液患者可见积液覆盖到肺尖中。一般不会在少量或中等量积液患者中看到。仰卧位上，当足够胸腔积液充满胸腔后部达到肋膈角水平，可见肋膈角变钝，该征象可见于25%的中等量积液和41%的大量胸腔积液患者。

（二）CT　CT相对于胸片在区别肺外周肺实变与胸腔积液上有很大的优势。在CT上，流动的胸腔积液在胸腔最低处形成镰刀形明影。在仰卧位，胸腔积液最先聚集在胸腔最低部位的后肋膈角处。分房性胸腔积液在CT上呈有透镜状、边缘光滑、相对密度均匀。

胸腔积液在CT上密度值具有特征性，为0 U（水）到100 U（软组织）间，典型的在10~20 HU之间。仅从CT值上无法区别渗出液或漏出液，还是诊断乳糜胸。CT上可见胸膜的增厚、胸壁结节、分房性胸腔积液或增高密度的胸外脂肪层，这些辅助性的发现通常为渗出液的表现。检查胸腔积液应行CT增强扫描，它可使胸膜病变显示更为清晰，更易与肺实质病变相区分。

CT上区分少量胸腔积液与腹水，可从4个征象进行鉴别：横膈征，膈脚移位征，界面征，裸区征（见表87-3）。腹水可明确与胸腔积液相区分，当看到膈肌与右上象限积聚的液体相毗邻时便确定是腹水。CT上，液体在膈肌内侧为腹水，在膈肌外缘为胸腔积液（横膈征）。胸腔积液将膈脚向前外侧推移，远离脊柱（膈脚移位征）（图87-5）。膈肌位于肝与胸腔积液之间，交界面模糊。而在腹水中可见锐利清晰的交界面（界面征）（图87-6）。肝右叶直接与后腹壁和膈肌相贴，并未累及腹膜。这个直接相贴而无腹膜的地方称为裸区。腹水无法延伸至肝脏的后面到达裸区，但胸腔积液可以，因为后肋膈角可延伸至肝后（裸区征）。在裸区水平肝脏后方的液体处于胸腔。对4种征象进行比较。在一项包括52例存在右侧胸腔积液、腹水或两者并存的患者研究中，双盲回顾性分析时发现，腹胸腔积液都有的患者，4个征象都不能单独地使用来鉴别液体的种类，然而，联合用4种征象

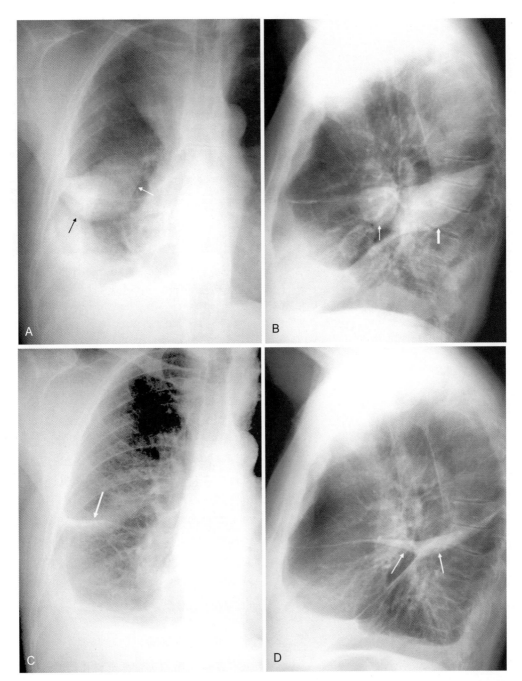

图87-3 胸膜假肿瘤。A. 一个左心衰患者的后前位胸部片显示水平裂（黑箭）和斜裂（白箭），内液体类似一肿块。也可见右侧胸腔积液。B. 侧位胸片显示水平裂（细箭）及斜裂（粗箭头）内增大的阴影。C. 一周后前位胸片显示叶间裂中液体减少（箭）。D. 在心功能改善后，相应的侧位胸片显示叶间裂中液体减少（箭）。

可以正确鉴别所有积液的种类。

（三）MRI　MRI在胸腔积液评估上作用有限。胸腔积液呈T1WI低信号，在T2WI上呈相对高信号，这是因为其内含水，常规MRI无法区分漏出液及渗出液。DWI可用于区分两种液体，其敏感性91%，特异性85%。胸腔的亚急性或慢性出血在T1、T2上呈高信号。在亚急性或慢性血肿中，可见同心圆征，外

圈由铁血黄素组成信号，中央由于正铁血红蛋白所致T1WI值缩短而呈高信号。

（四）超声　超声用于诊断少量胸腔积液或引导胸腔穿刺。大多数胸腔积液，无论是游离性还是包裹性，都呈低回声并伴锐利的勾画出脏层胸膜和肺组织的回声线。无回声的胸腔积液可是渗出液也可是漏出液（图87-7）。混杂有其他物质有分隔的或无分

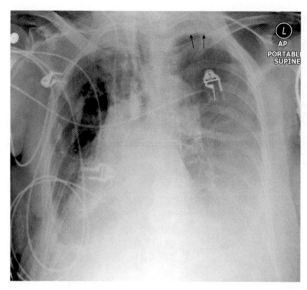

图87-4 肺尖积液。仰卧位胸片显示左侧大量及少量右侧胸腔积液。左侧大量胸腔积液在肺尖部形成一个模糊影和肺尖帽(箭)。右侧肺尖帽的形成与以前的肉芽组织性感染有关,可持续数年。

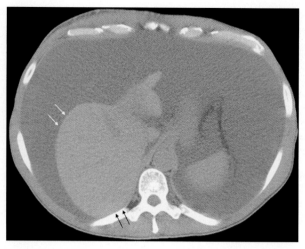

图87-6 腹水的界面征和裸区征。CT扫描显示腹水和肝之间清晰的界面(白箭)。腹水未能延伸到肝脏后方的裸区(黑箭)。

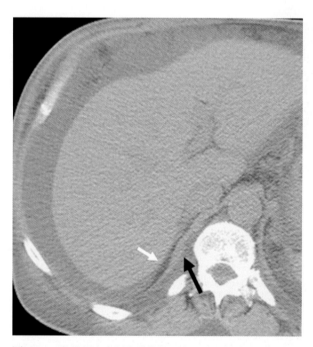

图87-5 胸腔积液内膈脚移位征。在一有双侧胸腔积液和腹水的患者中,CT扫描显示右侧膈脚因胸腔积液向前外方移位(黑箭)。腹水不延伸至肝脏的裸区后(白箭)。

隔的,以及均一回声的胸腔积液为渗出液(图87-8)。纤维分隔在B超上比CT更清晰。超声另一优势是便携性,对于坐位或卧位的患者,可行床旁检查。

(五)PET/PET-CT FDG的PET检查可作为一个准确诊断的工具,可区分恶性肿瘤患者出现胸腔积液后是良性还是恶性,其敏感性88%~100%,特异性

为67%~94%。一项对于32例患者患有原发肺外恶性病变合并胸腔积液的患者行PET-CT的回顾性分析显示,PET诊断胸膜病变比CT更为敏感。在评估胸腔积液性质时,发现伴随的胸膜病变常提示恶性病变(图87-9)。检查时,发现胸腔积液后部局灶性密度增高,可能是因肿瘤细胞聚集在胸腔低位所致,这种现象在恶性胸腔积液中相对少见,但对于恶性积液的诊断具有特异性。

胸膜假阳性摄取FDG,可见于胸膜感染或滑石粉胸膜固定术后,PET的检查结果的解释需考虑胸腔积液分析的结果以及患者最近的用药史。PET阴性结果可以是有价值的,特别是胸腔积液脱落细胞检查也是阴性的时候,可确认无胸膜转移病变。

四、鉴别诊断

表87-4为通过临床资料和其他支持性诊断方法进行的鉴别诊断。

(一)漏出性胸腔积液 大多数漏出性胸腔积都是由于左心衰导致的。肝源性胸腔积液、低白蛋白血症、肾病综合征、缩窄性心包炎或尿性胸腔积液、腹膜透析期间都会有漏出液的产生。形成漏出液说明胸膜是正常,如果原发病的问题被解决,胸腔积液便会被重吸收,而且无后遗症。临床上强烈不建议抽吸双侧胸腔积液,除非症状不典型或是治疗无效。

(二)渗出液胸腔积液 大多数渗出液都是由肺炎、恶性肿瘤、血栓性栓塞、结缔组织病或是药物引起的。当胸膜表面或毛细血管通透性改变或两者共同作用时胸腔积液便会产生。用于诊断的胸腔积液样

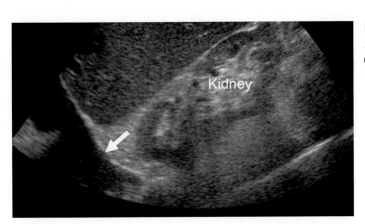

图87-7　右侧胸腔积液。右上腹纵切超声图像显示无回声液体积聚于右侧膈肌上方,此为胸腔积液(箭)。

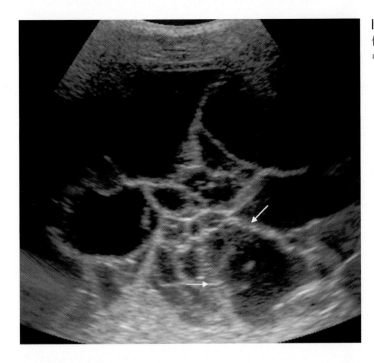

图87-8　脓胸。大部分肺旁积液的超声图像显示液体内较厚的分隔(箭),为渗出性液体。需在胸腔穿刺中吸出大量脓液。

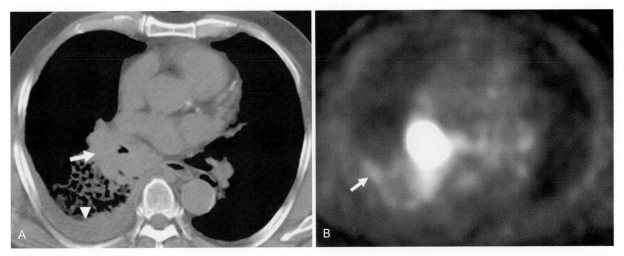

图87-9　恶性胸腔积液。A. CT图像显示了右下叶内侧面的一个肿块(箭),有少量的同侧胸腔积液(箭头)。B. FDG-PET图像显示了右下叶肿块摄取明显增高和壁层胸膜局灶性中等摄取(箭),这种征象提示恶性胸腔积液。

表87-4 胸腔积液产生的病原学原因

胸膜肺部的感染
  结核分枝杆菌
  非结核细菌
  放线菌和诺卡菌
  真菌
  寄生虫
  病毒和支原体
胸膜肺部恶性肿瘤
  肺癌
  转移性疾病,胸膜转移,纵隔淋巴结转移
  淋巴瘤
  白血病
结缔组织病和血管炎
  系统性红斑狼疮
  类风湿性疾病
  韦格纳肉芽肿
肺栓塞和肺梗死
石棉暴露史
药物
心力衰竭
代谢和内分泌疾病
  黏液性水肿[37]
  糖尿病
  淀粉样变性
骨骼疾病
  戈勒姆病(乳糜胸)
  嗜酸性肉芽肿
肝脏疾病
肾脏疾病
  透析
  尿性囊肿
  肾病综合征
  急性肾小球肾炎
  尿毒症
胰腺疾病
  急性胰腺炎
  慢性胰腺炎伴胰腺周围瘘
妇科肿瘤
  卵巢,子宫,输卵管
  卵巢过激综合征
胃肠道
  胃/十二指肠周围瘘
  膈疝
  特发性炎性肠病
其他原因
  膈下脓肿
  淋巴管发育不良
  黄甲综合征
  德雷斯勒综合征
  家族性发作性多浆膜炎
  全身的胆固醇性栓塞
  髓外造血
特发性原因

本需要用22号针头及50 ml注射器采集。胸腔积液样本需放在无菌小瓶或血培养瓶中,并对其分析蛋白质含量、葡萄糖、LDH、pH、革兰染色、抗酸杆菌染色,并进行细胞学检查和细菌学培养。

(三)感染性疾病 大多数脓胸为肺炎或肺脓肿的并发症,也可出现在胸外手术后或与腹腔感染有关。金黄色葡萄球菌、肺炎链球菌、肠道革兰阴性杆菌是最常见的病原体。因感染形成的积液 pH<7.2,则表示需要置管引流。闭合针胸膜活检用于胸膜组织学检查已被推荐用于诊断原因无法确定的渗出性积液(若考虑此渗出液可能是结核病所致)。90% 结核病的患者通过组织学和培养可做出诊断。

(四)恶性胸腔积液 在老年患者中,恶性肿瘤是继心脏衰竭之后引起胸腔积液的最常见的原因。最常见的肿瘤是肺癌,乳腺癌,卵巢癌和胃癌。60% 的病例可通过对恶性积液进行的胸腔积液细胞学检查而确诊,10 ml 胸腔积液的样本便可进行细胞学检查。如果第一次胸腔积液中细胞学检测为阴性,那么检查应重复进行。细胞学检查的阳性率取决于检查者的技术和肿瘤类型,腺癌比间皮瘤、淋巴瘤和肉瘤的检出率更高。当细胞学检查不能诊断肿瘤时,建议经皮进行胸膜活检。胸膜活检在影像的介导下的诊断率较高,它可以明确胸膜增厚或胸膜结节的性质。

(五)结缔组织病和血管炎 结缔组织疾病和血管炎可产生胸腔积液并同时伴有不同程度的胸膜炎症。原血管疾病和血管炎常伴胸腔积液,这些疾病包括类风湿关节炎、系统性红斑狼疮(SLE)、干燥综合征和韦格纳肉芽肿。但是,如果在类风湿关节炎患者的胸腔积液中,葡萄糖浓度大于 1.6 mmol/l(29 mg/dl),那么类风湿关节炎便不是此患者产生胸腔积液的主要原因。

(六)乳糜胸 产生乳糜胸的患者大约 50% 是因恶性肿瘤(尤其是淋巴瘤)所致的,25% 与创伤有关,其余的主要是由结核、结节病、淀粉样变性所致的。假性乳糜胸或胆固醇胸膜炎是由于胆固醇晶体长期存在于胸腔积液中而产生的。它可发生在慢性类风湿胸膜炎和肺结核中。如果怀疑是乳糜胸或是怀疑假性乳糜胸,此时应该检测胸腔积液中甘油三酯和胆固醇水平,并确定有无胆固醇结晶和乳糜微粒的存在。一个真性乳糜胸会有乳糜微粒的存在,并有较高的甘油三酯水平(>1.24 mmol/L)。在一个假性乳糜胸中,胆固醇水平会升高(>5.18 mmol/L),并且可以在显微镜下可见胆固醇的结晶。

五、感染性胸腔积液

感染性胸腔积液大多数由细菌感染引起,往往是渗出性的。胸腔积液的形成是由于炎症过程中,毛细血管通透性增加和蛋白质漏出的结果。此外,胸膜表面的炎性渗出物和胸膜纤维性增厚会阻碍淋巴管液体重吸收。

(一)分枝杆菌 胸膜结核是结核发生在常见的肺外表现之一。与肺结核相伴,结核分枝杆菌可引起胸膜结核。胸膜结核可发生在疾病发展的任意阶段中来,但最常发生于首次感染后3~7个月。约有80%肺结核性胸腔积液的患者并发有肺结核。

1. 流行病学 结核性胸腔积液的发生率取决于结核病在人群中的流行程度。在发达国家中,如美国或英国,结核感染患者中胸膜病变发生率在10%以下。胸膜病变更多见于生活在西方国家,患有活动性肺结核的少数民族患者。在流行地区,儿童或青壮年更易患结核性胸膜炎;结核发生率低的社区,结核性胸膜炎更易发生于老年人;在结核病常见的国家中,结核是引起渗出液及脓胸的常见原因。

HIV的流行,对于结核病的流行病产生了深远的影响。在一项对于科特迪瓦的35例并发胸腔积液的HIV患者前瞻性研究中,29例患者(83%)是由于结核病而产生了胸膜炎。另一项对西班牙三级医院1 000例胸腔积液的患者研究中,42例感染HIV患者产生胸腔积液主要原因是结核。与免疫缺陷病患者感染肺结核的患者相比,胸膜病变合并AIDS感染结核病更为常见。胸膜病变合并HIV感染的患者感染结核比率可达40%。

胸膜结核多见于青少年或青壮年。最近研究显示,发生胸膜疾病人群的平均年龄在上升,并且多见于中年人或老年人。这种趋势上的改变反映了继发性疾病的上升和感染HIV患者数量增加。

2. 病理生理学 结核性胸腔积液常见于初次感染后3~6个月,这是由于胸膜下原发结核灶破裂进入胸膜腔所致。虽然这些病灶在胸片上并不可见,但已有病理上和CT扫描的相关文献报道。这些结核性胸腔积液产生的原因是由于机体对进入胸腔的结核菌发生的迟发性超敏反应,而非直接感染所引起。在细菌性疾病中,胸腔积液多因直接感染引起而非免疫反应所致。结核菌通过肺内空洞病变、血、淋巴系统直接扩散。与原发性结核胸腔积液相比,此时会有更多的细菌进入胸腔。慢性感染可引起结核性脓胸。若肺实质空洞破裂进入胸膜腔,则可引起支气管胸膜瘘或脓气胸。

3. 临床表现 结核性胸腔积液表现为急性或隐匿性,会产生包括呼吸困难、咳嗽、胸膜炎性胸痛和不适等症状。免疫功能正常的人原发结核感染的典型临床特点是:急性起病,症状持续时间短并缺乏肺实质病变的影像征象。在继发性或免疫功能低下的人,症状多持续较长时间,通常有肺实质改变。在一项研究中发现,原发病的持续时间为14天而继发性疾病的持续时间为60天。但是,在实际情况下,原发和继发性疾病中往往无明确的分界。

4. 影像学表现

(1)胸片:结核性胸腔积液多为单侧,量不大。在一项回顾性分析中,对113例胸腔积液患者进行后前直立位的胸部摄片,其中仅有19例(17%)的胸腔积液量超过了胸腔的三分之二。

除了检查胸腔积液,常规摄片对于诊断疾病有一定局限性,因为肺实质病变不易被发现。在一组49例结核胸膜炎患者的研究中,只有18例患者(37%)在胸片上有活动期结核征象。最近一项对106例有结核性胸膜炎患者的前瞻性研究中,86%的患者在CT扫描后,显示有肺结核,大部分为继发性肺结核。这些发现说明患有结核性胸膜炎的患者经常表现出肺实质的病变,因此需要提高警惕,在确定其为非活动性之前,需将患者进行隔离。

(2)CT:当治疗结核性胸腔积液时,患者可能形成新的肺部病变。在抗结核治疗后3~12周经常出现反常反应,通常在初次药物治疗后好转。一组61例患有结核性胸腔积液的患者,在接受抗结核治疗后,16%(10/61)的患者在治疗后胸腔积液反常加重。一项对抗结核治疗中出现反常反应的16例患者的影像学回顾性分析中,CT发现肺部外周有新的结节或肿块出现,它通常紧贴正常或增厚的胸膜,但它会随着治疗的进行而体积缩小并最终消失。

随着疾病的进展,结核性胸膜炎可形成慢性持续性胸腔积液或脓胸(图87-10,图87-11,图87-16),这时脓胸内含有着大量结核杆菌,为化脓性胸腔积液。结核性脓胸在CT上可显示为分房性胸腔积液并伴肺实质的病变和空洞。大多数结核性脓胸,最后疾病发展的结局是形成广泛的纤维胸,胸片和CT上显示为胸膜增厚、钙化(图88-26)。

如果胸膜增厚超过2 cm或在胸片上看到与胸壁内侧相平行的多发线状阴影,需怀疑慢性胸腔积液。CT显示分房性积液可伴胸膜增厚和钙化。慢性结核脓胸可穿透胸壁而减压,这时被称作自溃性脓胸。慢性结核性脓胸与支气管树相交通可形成支

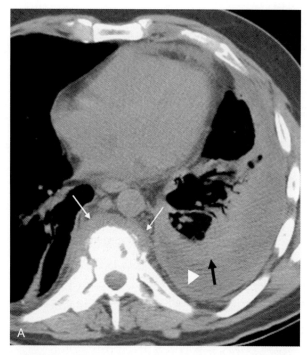

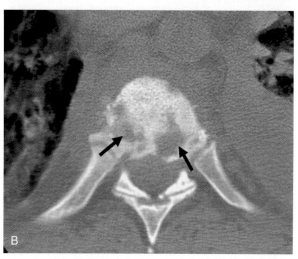

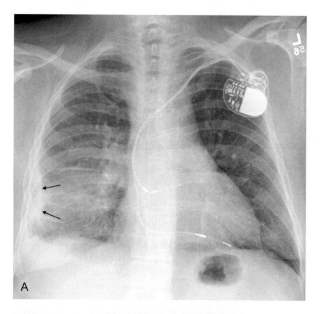

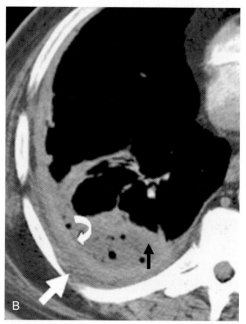

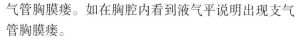

图87-10 结核性脊椎炎和胸腔积液。A. 一个背部疼痛的患者在轴位CT扫描发现左侧胸腔积液。壁层胸膜均匀增厚(箭头),提示脓胸。邻近肺部的脏层胸膜(黑箭)也有增厚。可见因结核性脊椎炎所致的异常椎旁软组织(白箭)。B. 在相同层面CT骨窗,显示椎体(箭)的溶解骨性破坏。其表现与波特病和结核性脓胸一致。

图87-11 脓胸。A. 后前位胸片示右侧肋膈角变钝,侧胸膜增厚(箭)。与下肺相重叠的密度增高模糊影提示为包裹性积液。B. 对比增强胸部CT显示在右侧胸腔包裹性积液内有多个气体。壁层胸膜(弯箭)和脏层胸膜(黑箭)显示出增强和增厚(胸膜分裂征)。可见胸膜外脂肪线(白箭),符合活动性炎症表现。

气管胸膜瘘。如在胸腔内看到液气平说明出现支气管胸膜瘘。

　　自溃性脓胸是结核性胸膜炎的另一个并发症,是由于结核性脓胸的破溃而形成,它穿透壁层胸膜,将脓腔中的成分自动流出。CT可显示界限分明、壁厚的聚集在胸内液体或胸外的胸腔积液(图87-12)。在CT上常可见胸腔内与胸外积液之间形成瘘道。虽

然主要是因结核感染而产生脓胸,但自溃性脓胸也因其他病原体感染而形成。

　　脓胸并发恶性肿瘤相对罕见,但恶性肿瘤是慢性结核性脓胸重要的并发症之一。与长期脓胸有裂恶性肿瘤包括恶性淋巴病、鳞状细胞癌、恶性间皮瘤、恶性纤维组织细胞瘤、肉瘤和血管内皮瘤。

　　结核性胸膜炎可形成乳糜样胸腔积液。乳糜样

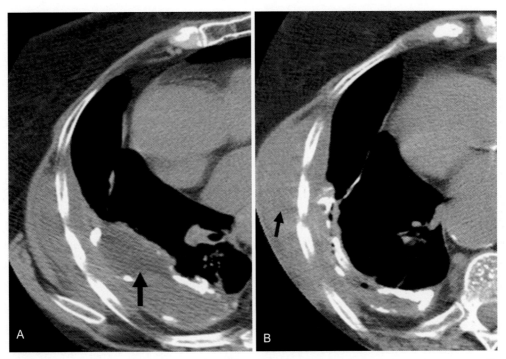

图87-12 自溃性脓胸。A. CT扫描显示有结核病家族史患者的陈旧性无菌脓胸（箭）。可见胸膜钙化表明长期存在的疾病。B. 在6个月后在同一水平CT扫描，发现右侧胸腔液已经减少，但该液体（箭）现在延伸入胸壁。这与自溃性脓胸相一致。

胸腔积液的CT特点已在包括6例患者的研究中报道过，5例有结核性胸膜炎的治疗史。CT上见的液性脂肪或脂肪-钙化平面，是结核性乳糜样胸腔积液的特有的表现，其他征象还包括壁层胸膜增厚，约4~10 mm，弧线状或结节状胸膜钙化。对5例患者脓腔壁进行组织学检查，4例可显示慢性肉芽组织炎症，伴纤维化和局灶性干酪样坏死，但是染色及细菌培养（包括分枝杆菌属），均为阴性。

（3）超声：在一项回顾性研究中，评估超声在鉴别恶性胸腔积液与结核相关胸腔积液和淋巴细胞内丰富的渗出性胸腔积液的作用。超声上混杂性分离的积液表现是结核性胸腔积液诊断的依据，其敏感性、特异性、阳性预测值阳性似然率分别为47%、96%、94%、12%。在一组包括患结核性胸腔积液21名患者的研究中，18例在超声上可见多发分隔，和不规则胸膜增厚。在大部分病例中胸膜增厚通常小于1 cm（17/18），2例可见在胸膜表面小结节影。

5. 诊断及鉴别诊断　胸腔穿刺抽取的原发结核性胸腔积液，是一种清亮的、淡黄色的渗出液，胸腔积液蛋白质总量超30 g/L，LDH超过200 U，以及胸腔积液/血清LDH比例超过0.5。胸腔积液以淋巴细胞为主，>70%或更高。因此，在细胞学检查中仅

见一种细胞，可误诊为淋巴瘤。当一患者在PPD阳性，且胸腔积液中淋巴细胞为主时，应需要为结核性胸腔积液。虽然在病变早期阶段多核白细胞数量增多，但含有这样细胞的胸腔积液中50%为非结核性。在结核性胸腔积液中糖含量通常致低。这种表现是非特异性的，因为胸腔积液中低糖也可见于细菌性肺炎、类风湿病变、肺癌。一些研究认为有超过5%的间皮细胞的胸腔积液便不是结核性胸膜炎的。有报道称，HIV伴结核性胸腔积液的患者和单纯结核性胸腔积液的患者中，胸腔积液中间皮细胞的数量明显增多。

ADA是在嘌呤代谢中的多聚酶。它有两个同工酶：ADA1，存在于所有细胞中；ADA2，存在于单核细胞及巨噬细胞中。ADA的活性在淋巴组织中最高，在T细胞中的活性较B细胞高10~20倍。一些研究表明，若ADA在胸腔积液中的水平超过40 IU/L，可提示为结核性胸腔积液，其敏感性为81%~100%，特异性83%~100%。分析及测定这些同工酶已显示结核性胸腔积液中ADA水平升高，主要是ADA2水平的增高。与ADA相比，胸腔积液中ADA2水平的检测，在诊断结核性胸膜炎上有相似的敏感性和更好的特异性。假阳性结果可见于其他淋巴细胞性胸

腔积液中。在一项对于106个非结核性淋巴细胞胸腔积液样本研究中，ADA水平（40 U/L）达到诊断结核性胸腔积液标准的仅3例，其中2例为淋巴瘤，第3例合并炎性积液，说明在非结核性淋巴胸腔积液中ADA很少达到诊断结核性胸腔积液的水平。在另一项对于410例非结核性淋巴胸腔积液的前瞻性研究中，仅7例（1.7%）达到诊断结核性胸腔积液水平，其中2例为支气管肺癌、2例为肺炎合并胸腔积液、1例为淋巴瘤、1例为间皮瘤、1例为特发性胸腔积液。

胸腔积液中γ干扰素水平的升高的渗出性积液对诊断结核性胸腔积液有一定价值。在一项对595例胸腔积液的前瞻性研究发现，其中82（14%）例为结核性，干扰素浓度为3.7 IU/ml，其诊断结核的敏感性98%，特异性98%。在一项比较不同生物标记物的对结核性胸腔积液诊断的有效性的研究中发现，γ干扰素的敏感性及特异性是最佳的。

为了明确结核性胸腔积液的诊断，需要在显微镜下发现结核菌、胸腔积液、培养出结核菌或在组织中发现结核菌。分枝杆菌培养的敏感性较直接涂片高，因为直接涂片要求菌数达到10 000个/ml才可确诊，而培养达到10~100个/ml即可。在许多病例中，显微镜检查结核菌及胸腔积液结核菌培养的结果为阴性，但也不能排除结核性胸膜炎。证据显示胸腔积液结核菌培养阳性率低。有报道在证实的病例中仅15%~30%培养呈阳性。

在结核性胸腔积液的患者中，对胸膜活检的标本进行结核菌的培养，阳性率55%~80%；当将组织学检查方法和培养方法结合进行诊断时，其敏感度为79%，特异度为100%。在一项决定诊断结核性胸膜炎所需最优的胸膜活检标本数量的研究中，显示当经皮胸膜活检超过6个针取样本量时，其对于诊断结核性胸腔积液的敏感性最佳。一般来说，这些样本中至少包括2个壁层胸膜的样本。影像介导下胸膜活检适合于有少量胸腔积液的患者。在局部麻醉下对有胸腔积液患者进行胸腔镜检查，能够直接看到胸膜病变，其诊断率高，敏感超90%，且具有操作简单、安全的特点。

聚合酶链反应诊断结核性胸腔积液的研究发现，其敏感性为20%~81%，特异性为78%~100%。在对一组111例病例研究中发现，胸腔积液中分枝杆菌聚合酶链反应总敏感性为17.5%，特异性98.1%，这表明因胸腔积液中结核菌数量少，聚合酶链反应在临床上的应用价值有限。

6. 治疗　诊断结核性胸腔积液抗结核治疗。中量或大量结核性胸腔积液需引流或抽吸胸腔积液，以缓解症状。一项研究表明，胸腔引流除了缓解呼吸困难症状以外，对减少胸膜增厚上无作用。结核性脓胸需要进脓液行肋间引流，抗结核治疗，当保守治疗无效时，可考虑外科治疗如剥离术。

（二）除结核分枝杆菌以外的细菌感染　并发于肺炎的胸腔积液是继发于同侧肺炎或肺脓肿的渗出性积液。为对胸腔积液定性或胸腔积液细菌培养阳性时，对于合并的并发于肺炎的胸腔积液需进行有创操作，如置胸管。

1. 发病率与流行病学　在美国，每年100万因肺炎住院的患者中大约有20%~40%的患者出现并发于肺炎的胸腔积液。胸腔积液通常是浆液性渗出性，可消散无须特别治疗。大约10%可并发或继发脓胸。若延迟引流具有临床意义的胸腔积液，将增加发病率及死亡率。在一项对1 906例临床及影像证实为社区获得性肺炎进行的多中心前瞻性研究中，当胸腔积液为双侧时死亡率是无胸腔积液的6.5倍，是单侧胸腔积液的3.7倍。

2. 细菌学　并发于肺炎的胸腔积液和脓胸中细菌多种多样，社区获得性肺炎和院内感染的细菌种类也有很大的不同。常见细菌谱在近几十年来重复性改变的部分原因是使用了新抗生素对肺炎进行治疗。大多数细菌培养为阳性的胸腔积液中，其细菌为革兰阳性需氧菌，如金黄色葡萄球菌、链球菌；在医院感染中，革兰阴性需氧菌，如流感嗜血杆菌、大肠杆菌、假单胞菌、肺炎克雷伯菌为主要引起胸膜感染的细菌。在一项对454例胸膜感染的研究中，住院病例近50%的患者是由金黄色葡萄球菌感染引起（其中有三分之二的是耐甲氧西林金黄色葡萄球菌）与之相平衡的是革兰阴性菌感染，这说明在医院环境中近期感染的细菌对于常规抗生素有耐药用。医院获得性感染有高死亡率。已报道厌氧菌导致的胸膜感染发病率为12%~34%，最常见的厌氧菌是类杆菌属和消化链球菌。有时放线菌、诺卡菌或真菌，如曲霉可引起脓胸。

3. 临床表现　肺炎患者无论伴并发于肺炎的胸腔积液还是胸膜感染，他们的表现相似。使用抗生素治疗肺炎无效的患者需考虑是否有胸膜感染。一项包括203例急性发热疾病有脓痰、胸片上有浸润阴影的前瞻性研究中，与90例有并发于肺炎的胸腔积液（44%）和无胸腔积液的患者在白细胞数量或胸痛程度上无统计学差别。一些研究显示无明确的临床标准来区别肺炎与肺炎合并肺积水，以及并发于肺炎的胸腔积液需要引流的患者。与引起急性发热的需氧胸膜腔感染相比,厌氧菌引起的感染多为亚急性或慢性的并伴有体重减轻或贫血。

脓胸不合并肺炎的情况比较少见。它是由于肺部炎症消散后而继发的肺炎后脓胸;或是由于医源性或与胸部手术有关的非肺炎后脓胸。它也可继发于胸部创伤、食管穿孔或腹部感染通过食管裂孔播散。

少见的是,双侧胸腔积液,一侧为脓胸,另一侧非感染性胸腔积液(图87-13)。Contarini 病的特点是一侧为脓胸,而对侧胸腔积液是继发于过多液体或充血性心力衰竭。此病的名称以第95任威尼斯总督的名字而命名,他死于1625年,表现端坐呼吸,臭痰,心律失常,两侧胸腔积液中一侧清晰而另一侧脓胸。

4. 病理生理学　并发于肺炎的胸腔积液的进展可分为三步,第一阶段是渗出性阶段,是由于肺间质内液体转到胸腔内和毛细血管通透性增加而导致的胸腔内液体的增多共同作用所致。这种渗出液是自由流动的,非感染的,生物化学指标正常,如pH>7.3,葡萄糖>3.36 mmol/L(60 mg/dl),LDH轻度增高。

这种胸腔积液可进展到第二阶段——纤维化脓性阶段,见于在那些未经过抗生素治疗或抗生素治疗无效的患者中。这个阶段特征是纤维。革兰染色和细菌培养通常阳性,细胞学检查示中性粒细胞数>10 000/ml。代谢程度及细胞溶解活性在此阶段较高,此种胸腔积液的特点是较低的pH(<7.20),低糖水平[<1.96 mmol/L(35 mg/dl)],LDH水平增高

(>1 000 IU/L)。

如果胸腔积液在纤维化脓阶段未被引流,可进展到最终机化阶段,其特征是成纤维细胞增殖而导致胸膜内的纤维膜转化成一种厚的且无弹性的膜状结构。该膜覆盖在脏层胸膜上可阻碍肺组织扩张。而在此之后的发展更为多样,一些人的胸膜增厚会自愈,而另一些人会发展为肺功能障碍或慢性胸腔感染而引起进一步的并发症,如肺脓肿、支气管胸膜瘘、自溃性脓胸。

5. 影像学表现

(1)胸片:对肺炎的评价,需要包括对并发于肺炎的胸腔积液的评价。包裹性胸腔积液是并发于肺炎的胸腔积液或脓胸的主要影像学征象(图87-11),除此以外无其他特征。很少的情况下可见胸腔内少量气体(脓气胸)或是因胸壁的产气菌感染所如产气荚膜梭菌和脆弱类杆菌。

及时诊断和精确描述对于并发于肺炎的胸腔积液很重要,因为延迟抽水会引起患病率及死亡率提高。立位胸片检查胸腔积液可受患者体位的影响,体位的变化会影响胸腔积液的分布。标准立位片通常无法显示低于300~500 ml的积液,这是因为液体通常积聚于后肋膈角的缘故。

侧卧位片可显示立位片无法看到的少量胸腔积液。双侧卧位摄片可帮助鉴别肺部浸润影与游离性的胸腔积液。卧位胸片也可帮助胸腔穿刺的定位。在侧卧位片上看到的少量游离的胸腔积液(<10 mm厚),可用抗生素治疗,无须胸穿。

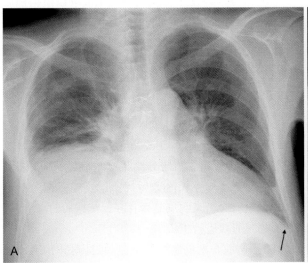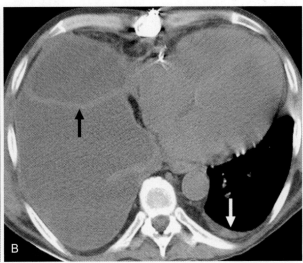

图87-13 Contarini综合征。A. 后前位胸片显示肺水肿和右侧胸腔中等量的胸腔积液,左侧胸腔少量积液。右侧胸腔积液的上缘凸状形,符合分房性积液的表现。B. 平扫CT显示右侧胸腔大量积液,使心脏向对侧移位。可见肋胸膜增厚和较大胸膜分隔(黑箭),与脓胸相一致。有一个继发于心功能失代偿的少量左侧胸腔积液(白箭),符合Contarini病。

（2）CT：CT常用于评价肺炎合并的胸膜或肺实质的病变。CT对于并发于肺炎的胸腔积液的诊断较敏感，可显示多房性胸腔积液，有助于显示放置不佳的胸管的位置。CT可很好地显现分房性胸腔积液。典型脓胸呈椭圆形或透镜状，其与胸膜边缘显钝角，对气道或相邻肺组织有影响，可将他们推移。这些特征可以帮助鉴别具有圆形脓腔的肺脓肿，其典型征象是与胸壁呈锐角。如果肺内有多房性胸腔积液，则需要多个胸管引流。

增强CT可显示壁层与脏胸膜强化和增厚，伴腹膜外脂肪密度的增高，这些征象强烈提示脓胸。脓胸时胸膜的强化是由于胸膜炎症引起的血管增生所致。在强化增厚的两层胸膜之间胸腔积液被认定为脓胸中胸膜分离征（图87-11）。增强CT可清晰地显示此征象，但平扫CT也能较好显示（图87-10）。如果无介入性操作，根据胸腔积液中的气泡可诊断脓胸。胸膜强化及壁层胸膜增厚提示脓胸。一项关于脓胸的研究显示，每个脓胸患者都有胸膜的强化，92%的患者可见胸膜增厚。另一项对30例并发于肺炎的胸腔积液儿童进行的CT的回顾性研究中，21例儿童符合脓胸的临床标准，胸膜强化可见于所有患有脓胸的儿童中，8例（89%）伴有并发于肺炎的胸腔积液。

当并发于肺炎的胸腔积液或脓胸合并细菌性肺炎时，可出现纵隔淋巴结肿大。在一项对于50例患有并发于肺炎的胸腔积液或脓胸的回顾性分析中，18例患者（36%）纵隔淋巴结肿大超过1 cm。有13例患者淋巴结小于1 cm（26%），提示胸内淋巴结小于2 cm时，可以是脓胸患者的正常表现。在这个研究中，无证据表明淋巴结肿大与病程长度、胸腔积液所处的阶段，大量脓液是否存在、肺实变的范围及胸腔积液的量具有相关性。在另一项研究中，胸腔内淋巴结肿大发生在48%患有脓胸的病例中，这提示对于有胸膜增厚及胸腔积液的患者，单纯淋巴结肿大并不能作为鉴别脓胸与恶性胸腔积液或结核性胸腔积液的标准。

脓胸的经典CT征象

- 胸膜分离征
- 长椭圆形轮廓
- 与相邻胸膜呈钝角
- 邻近胸膜的肺组织和气道的移位

（3）MRI：MRI评价胸膜感染的价值局限。在一项对22例胸腔积液患者进行的关于对由腔穿刺而产生胸腔积液的MRI信号强度分析的研究中显示，相比漏出液或者无肿瘤细胞或感染的单纯渗出液，感染性混杂渗出液的MRI信号较高。另一项关于评价在注射钆剂后胸腔积液的强化程度的研究中发现渗出液明显强化，可能的原因是胸膜通透性增加及血液中的对比剂大量进入胸腔积液所致；然而漏出液未见明显强化。

（4）超声：单独使用胸腔超声对于鉴别单纯的并发于肺炎的胸腔积液及感染性胸腔积液并不准确，二者并没有一个明确的分界线。感染性胸腔积液超声可完全透过而无内部回声。一项对50例有并发于肺炎的胸腔积液的患者的回顾性研究中，超声发现大部分此类胸腔积液显示有分隔及回声（图87-8），并发现超声征象与生化参数及测量结果无相关性。这项研究还发现 I 期胸腔积液的超声可见分隔的形成，此期胸腔积液的治疗无须胸腔置管抽液，可自行消散。当胸腔积液量较少时，胸部超声对于指导胸腔穿刺的操作位置及放置胸管很有帮助，特别对分房性胸腔积液引流的精确定位十分有用。

胸部超声对脓胸患者发现早期纤维膜和胸腔分隔有帮助。一项对127例患者的回顾性研究中，发现超声能够显示早期胸膜分离，可以使治疗在时间和方式上达到最优化。对于在超声上无明显的分隔的病例，简单的胸腔置管就足够了。然而，对于有分隔的胸腔积液的一线治疗方法是进行机械性的粘连松解术。

6. 治疗　并发于肺炎的胸腔积液可以依据积液的解剖特性、细菌学特性、化学特性进行分类。1型胸腔积液量少，游离积液在卧位胸片、CT、超声上厚度<1 cm。此期没有必要行胸腔穿刺（简称胸穿），因为对于1期胸腔积液来说，愈后较好。对于此期的胸腔积液，观察即可。

2型胸腔积液为游离性，积液量为少量至中量（厚度常>10 mm而少于一半胸腔）。对胸腔积液进行革兰染色及细菌培养结果多呈阴性，胸腔积液pH>7.2。2型胸腔积液愈后好。建议在短期内对胸腔积液进行分析来明确是否存在影响愈后的因素，从而考虑是否要进行引流。

3型胸腔积液的胸腔积液量超过胸腔的一半，可见分房或伴有壁层胸膜增厚。革兰染色及培养阳性。胸腔积液pH<7.2，糖水平低3.36 mmol/L（60 mg/dl）。3型胸腔积液愈后中等。4型胸腔积液指胸腔积液中

存在脓性成分,愈后差。

如果患者胸腔积液的量足以保证胸腔穿刺进行,则可行治疗性胸腔穿刺而不是诊断性的胸腔穿刺。如首次胸腔穿刺时无风险因素,胸腔内再次出现液体积聚而且患者状况良好,则无需进行治疗。如首次胸腔穿刺时存在风险因素,胸腔内再次出现液体积聚,则可行第二次胸腔穿刺。如果胸腔内液体仍然积聚,可行胸腔内置管。只要存在风险因素,如果胸腔积液为分房状,则可行进一步的有创治疗,如胸腔内置管并注入纤溶剂。如果一次或两次无效果,可行胸腔镜检查。如果胸腔镜检查后肺组织无法完全复张,则需要立即进行胸膜剥离。

(三)真菌 胸腔积液在感染急、或播散性组织胞浆菌的无免疫缺陷的患者中并不常见。在对一组HIV及伴播散组织胞浆菌的50个病例研究中发现,仅5例患者(10%)胸片可见胸腔积液。另一组研究中,36例中仅1例有少量胸腔积液。

在20%急性感染球孢子菌的患者中有少量胸腔积液。在90%的病例中,球孢子菌性胸腔积液的产生是由于继发于肺实质感染后球孢子菌直接扩散所致,而非血行性传播。在1%~5%的慢性空洞性的患者中可出现球孢子菌肺内空洞自发性破溃进入胸腔而形成脓气胸。

芽生菌性胸腔积液通常伴发于急性芽生菌性肺炎。在一组26例肺部芽生菌病的患者中,23例(88%)显示胸膜芽生菌感染的病变,而其中仅4例可见胸腔积液(图87-14),用两性霉素B治疗这些患者效果好。

胸腔积液常见于免疫力低下的隐球菌感染的患者,一项回顾性分析中,16例免疫功能低下患者和13例免疫正常的肺部隐球菌感染的患者中,免疫力低下的患者中仅3例(19%)可见胸腔积液,而在免疫正常的患者中均未见胸腔积液。

真菌性脓胸多由医院获得,主要因念珠菌感染引起。真菌性脓胸主要由腹部感染、支气管肺炎、外科手术,反复胸穿引起。曲霉菌性脓胸少见,其在影像学上可表现为胸膜明显增厚,且内侧缘呈茸毛状。它由曲菌性空洞的破溃而引起或为以往存在的慢性肺脓胸的并发症。

(四)寄生虫 在发展中国家,胸膜和肺的阿米巴性病相对常见,肝脏是肠外阿米巴寄生的主要器官,其次是肺部。肺部病变的产生多因肝脓肿穿过横膈扩散所致,从而导致肺实变,脓肿或支气管肝瘘。大约6%~40%阿米巴肝脓肿的患者会产生胸膜、肺部的并发症,其中60%的患者可见右侧胸腔积

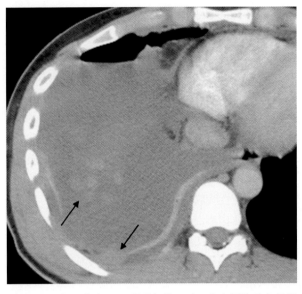

图87-14 芽生菌病。CT增强扫描显示一个右侧胸腔大量积液,伴多发强化的胸膜结节(箭)。活检标本和培养均为皮炎芽生菌阳性。该患者HIV阴性。

液。除此以外,胸片上还可见右侧膈肌抬高,在右侧位片上见驼峰样的突起及右肺下叶三角形实变。胸腔积液通常为浆液纤维蛋白性的。为早期为漏出液而后发展为机化性的细菌性脓胸相比,阿米巴性脓胸无明显时间进展性,超声上也较少发现胸腔积液内分房和分隔。肺实变中可形成空洞,它使支气管树与肝脓肿之间相互交通。如患者的痰中可见"果酱"征象,说明该患者形成了支气管肝瘘。

(五)细粒棘球蚴病 胸腔积液在包虫病中少见,但当肺包虫囊破裂进入胸膜腔后。形成液气胸。子包囊可飘浮于胸腔积液表面,使液面不规则,因而形成水上浮莲征或camalote征。

(六)艾滋病患者伴胸腔积液 在7%~27%的住院HIV患者中可见胸腔积液。其形成的三大主要原因是细菌性肺炎、肺结核及卡波西肉瘤。在美国,细菌性肺炎是艾滋病患者产生胸腔积液的最常见原因,而在不发达国家中则多因结核引起。住院的HIV患者,通常为因低蛋白血症而形成的非感染性胸腔积液。HIV患者的胸腔积液通常较少。双侧胸腔积液常见于合并卡波西肉瘤及淋巴瘤的AIDS患者中。

胸腔积液约63%与感染有关,其中51%为并发于肺炎的胸腔积液。引起艾滋病患者细菌性肺炎的细菌主要为:肺炎链球菌,金黄色葡萄球菌,流感嗜血杆菌,铜绿假单胞菌。12%~47%细菌性肺炎的患者伴有并发于肺炎的胸腔积液。并发于肺炎的胸腔

积液和脓胸的患者通常需要胸腔穿刺及紧急肋间置管引流同时使用适当的抗生素。

相比患有结核的非AIDS患者，结核性胸膜炎多见于患结核的HIV患者中。8%~21%合并有肺结核的HIV患者中可见胸腔积液，在CD4$^+$淋巴细胞数超200个/ml的患者更为常见。但在这些患者中，胸腔积液抗酸杆菌涂片仅有6%~15%为阳性，而胸膜活检阳性率为44%~69%。尽管T淋巴细胞功能被破坏，但是在44%~88%胸膜活检样本中仍可见肉芽肿，这有助于结核性胸膜炎的诊断。

卡波西肉瘤是HIV患者发生胸腔积液最常见的原因之一，尤其在男同性恋中常见。15%~89%卡波西肉瘤患者可见胸腔积液。可能的发病机制包括淋巴管阻塞，胸导管因肿瘤的梗阻及血管内皮生长因子致微血管通透性增加。这种胸腔积液通常较为清澈或为血清样单核细胞为主的渗出液。漏出液及乳糜胸可发生，但少见。胸腔积液细胞学检查或封闭针活检通常无法确诊，因为卡波西肉瘤多位于脏层胸膜。胸腔镜检查可明确在胸膜上有特征性的卡波西肉瘤。卡波西肉瘤患者平均的生存时间为2~10个月，如合并胸膜病变，则患者存活率更低。

非霍奇金淋巴瘤是HIV患者易发生的第二大肿瘤，在对一组38例患有HIV及非霍奇金淋巴瘤患者的研究中，胸片检查发现44%的患者可见胸腔积液，CT检查可见68%的患者存在胸腔积液。通过细胞学检查或封闭针活检的而确诊诊断率分别为75%及100%。在AIDS相关的原发性肺淋巴瘤中的患者中胸腔积液少见。淋巴瘤性胸腔积液多起源并定位于体腔，因此被称为弥散性初级淋巴瘤，这种淋巴瘤在AIDS相关的淋巴瘤患者中占1%~3%。在弥散性初级淋巴瘤的影像检查中，可见胸腔积液而无确切的肿块或实质病变以及淋巴结肿大。

六、石棉相关的胸腔积液

（一）病因学，发病率及流行病学　良性石棉相关的胸腔积液因石棉暴露所致的，一种有重要意义而未被完全认识的表现，它可产生非常严重的后果，如广泛胸膜增厚，它可引起功能性通气障碍。石棉相关性良性胸腔积液最先在1964年由Eisenstadt报道。Epler和同事报道了在1 135个石棉暴露环境下工作的工人有34人产生了良性胸腔积液，这是与717个有明确原因的胸腔积液的相对照而得出的结果。这个数据可能低估了真实例数，因为许多病例是亚临床的，正如在两项研究中所见，46%~66%的良性石棉相关胸腔积液的人是无症状的。

（二）临床表现　相对于其他石棉相关病变，胸腔积液产生的潜伏期短，在接触石棉后的20年中，良性胸腔积液是最常见的石棉相关性疾病。典型的石棉相关性胸腔积液有10年的潜伏期，在此期间大多患者无症状。

（三）病理生理学　良性石棉相关性胸腔积液是渗出液，但成分多样。胸腔积液大多为血性，混杂多种细胞，嗜酸性细胞数目可增多。胸腔积液中石棉纤维不可见。Epler及其同事报道了在严重暴露个体中胸腔积液增加与暴露剂量反应的关系，严重接触的发病率为7%，间接接触的发病率为3.7%，周边接触的发病率为0.2%。这些研究人员还提出了胸腔积液与职业之间的关系，胸腔积液最常见于石棉管包装工人，在船体装配工和焊工中少见。胸腔积液通常在3~4个月后被自行消散。它们也可持续一段时间或在几年后复发。在Epler的研究中，大多数患者的胸腔积液为少量，29%患者胸腔积液可复发。

（四）鉴别诊断　石棉相关性良性胸腔积液被定义为：① 石棉接触史；② 通过胸片及胸腔穿刺确诊；③ 无其他原因引起胸腔积液；④ 在发生胸腔积液3年来无恶性肿瘤史。曾有1个病例在发生良性胸腔积液后6年出现了间皮瘤。对于那些特发性胸腔积液的患者，需要仔细询问是否有石棉接触史。胸膜斑的出现有助于诊断石棉相关的良性胸腔积液，但胸膜斑比胸腔积液的潜伏期长，经常也不可见（图87-15）。在胸膜上出现鱼尾纹样线状实质结构及圆形的肺不张，有助于石棉相关的良性胸腔积液的诊断，因为这些征象在其他原因引起的渗出液中少见。无结节，周围性胸膜增厚或纵隔胸膜的增厚有助于良性胸腔积液诊断。

七、肿瘤所致的胸腔积液

50岁以上患者中，肿瘤是除左心衰以外的引起胸腔积液第二大原因。在结核发生率低的地区，约70%~80%的渗出性胸腔积液由肿瘤引起。肿瘤性胸腔积液发生机制是多因素。可能的机制包括：① 肿瘤侵犯胸膜，刺激炎性反应伴毛细血管内液体渗出。② 肿瘤侵犯肺或胸膜的淋巴管，支气管肺、肺门或纵隔淋巴结，阻碍淋巴液的回流。③ 肿瘤阻塞支气管，引起胸腔负压增长和漏出液增加。④ 伴低蛋白血症的虚弱患者，会引起漏出液增加。⑤ 与阻塞性肺炎有关的感染，产生并发于肺炎的胸腔积液。⑥ 药物反应，放射治疗或与肿瘤抗原有关的免疫复合物，可

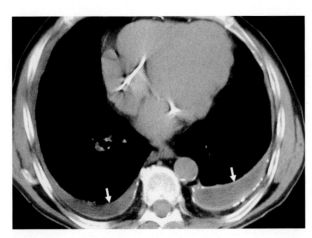

图87-15　石棉相关性胸膜积液和胸膜增厚。CT显示双侧胸腔积液与壁层和脏层(箭)胸膜增厚。该患者曾暴露于石棉环境中,积液已稳定存在几年。也可见双侧胸膜的钙化。

引起胸膜血管渗透性增加。

　　在男性,肺癌是引起胸膜转移的最常见原因;在女性,则是乳癌的胸膜转移。这两类肿瘤占恶性胸腔积液的50%~65%。另有7%~15%的恶性胸腔积液原发灶不明。

　　通常肺癌可引起患者同侧胸腔积液,双侧少见。这种现象遵循了原发肺癌并发恶性胸腔积液的病灶邻近侵犯或肺动受侵的发病机制:肺癌的癌细胞直接扩散或是通过肺血管的转移。乳腺癌产生的恶性胸腔积液也发生于同侧病变。回顾性分析一组122例乳腺癌伴胸腔积液的患者中,其中83%患者的胸腔积液和原发病灶发生在同侧。在乳腺癌中,产生同侧胸腔积液的机制被认为是肿瘤细胞通过胸壁淋巴管从胸壁向胸膜转移的结果。在卵巢或胃肿瘤中,恶性胸腔积液并不一定发生在与原发病灶同侧,这种现象支持了肿瘤细胞肝转移的第三种理论。

　　胸膜转移并不会导致胸腔积液的出现,但一旦存在胸腔积液,其量可多可少。在对一组52例胸膜转移患者的研究中,仅31例(60%)患者有胸腔积液且与累及胸膜的范围无相关性,胸腔积液的产生可能是由于肿瘤侵及纵隔淋巴结所致。大量及一侧的胸腔积液多为恶性(55%)。在一组对766例胸腔积液患者研究中,30%是恶性,49%的大量胸腔积液患者(其量超过了胸腔的2/3)与59%一侧胸腔积液的患者(其量占据一侧胸腔),其胸腔积液为恶性的。

　　超声及CT已有几项尝试来鉴别良恶性胸腔积液。在对一组210例渗出性胸腔积液的超声检查中,发现在大多数恶性胸腔积液病例中可见片状胸膜增厚和胸膜肿块大于1 cm的现象。一项回顾性

分析中,211例胸腔积液患者增强CT,显示52%的恶性胸腔积液的患者除胸腔积液外未见胸膜改变,这说明即使缺乏胸膜增厚也不能排除肿瘤的可能性。在同一个研究中,若在横膈、纵隔或脏层胸膜发现结节,此时诊断恶性胸腔积液的特异性为100%(图87-16),而纵隔或周围的胸膜增厚特异性分别为97%、99%。在另一组40例怀疑有恶性胸腔积液患者的进行的前瞻性研究中,使用恶性胸腔积液的诊断标准:胸膜结节样增大,胸膜不规则,胸膜增厚超1 cm,32例患者中CT可明确诊断27例(敏感性84%,特异性100%)。在单侧胸膜转移患者中,无法区分转移瘤与间皮瘤。

　　恶性胸腔积液通常是渗出液,蛋白质含量超40 g/L。当符合渗出液诊断标准的低蛋白胸腔积液中仅LDH升高时,胸腔积液通常为恶性。恶性胸腔积液极少为漏出液,若出现漏出液可能是纵隔早期受侵,或伴其他疾病如充血性心衰。大部分恶性胸腔积液,糖水平正常,pH>7.3。通常低糖性的胸腔积液为慢性或与大量肿瘤细胞侵犯胸膜有关,其预后较差。

　　当胸腔积液或组织中发现肿瘤细胞时,则可认定为恶性胸腔积液。在诊断过程中,胸腔积液细胞学检查比封闭式胸膜活检敏感性高。在分析了500例恶性胸腔积液患者后,得出细胞学检查阳性率为66%,然而胸膜活检为46%。二者相结合,阳性诊断

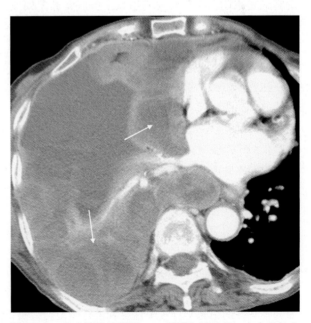

图87-16　张力性胸腔积液。CT增强扫描显示一个大量的右侧胸腔积液和肿块占位效应,心脏向左侧胸腔移位。可见到多发较大的周围胸膜强化(箭),累及纵隔、横膈及肋胸膜,符合转移性胸膜疾病的特点。

率可提高至73%，两种检查方法可为互补。当二项
检查重复进行仍不能确诊，需要进行开胸膜活检或
胸腔镜检查。对于仍不能确诊的胸腔积液，进行开
胸的活检。胸腔镜多点采样，对恶性胸膜疾病的诊
断率为80%~97%，尤其是样本从脏层胸膜获取，其
诊断高。无论技术上是否可行，胸腔镜是程序性的
选择。外科胸腔镜也可清除分房和缓解粘连，可以
使肺组织复张，恢复弹性。

　　重复治疗性的胸腔抽液可减轻那些时间不多患
者的呼吸困难症状。抽液量需根据患者的症状如咳
嗽，胸部不适定，每次抽取量应限制在1~1.5 L。抽液
时发生医源性气胸或脓胸的情况较少。仅行胸腔积
液抽取，疾病在一个月内的复发率为100%，对控制恶
性胸腔积液可使用滑石粉，这是有效的方法，成功率
大于90%。

　　恶性胸腔积液的中位生存期为3~12个月。它取
决于肿瘤的类型及分期。继发于肺癌的恶性胸腔积
液生存期最短，卵巢癌最长。不明原因的胸腔积液中
位生存期居中。

　　（一）肺癌　5%~15%诊断肺癌的患者可伴有胸
腔积液，至少有50%的患者在其病程中有一次胸腔
积液。肺癌患者若伴有胸腔积液，是祥征象。在大多
数病例中，肿瘤细胞学检查多为阳性，T4期IIIb的患
者仅有6%~8%会长期生存（图87-17）。

　　在肺癌中，胸膜转移多见于腺癌，可由肿瘤直接
侵犯或是肺动脉受侵和栓塞所致。胸膜转移主要发
生于脏层胸膜，壁层胸膜受累主要是由于和脏层胸膜
粘连而导致的肿瘤直接扩散，或由脏层胸膜脱落的癌
细胞种植所致。

　　肺癌伴发的胸腔积液通常为中到大量并与原发
病灶处在同侧胸腔。若大量胸腔积液时，未见对侧纵
隔移位，此时应考虑是否存在主支气管内肿瘤引起的
肺不张（图87-17）。继发于肿瘤淋巴结浸润、肿瘤广
泛侵犯同侧肺或恶性间皮瘤的纵隔固定，在影像学上
表现相似。

　　肺部恶性肿瘤患者术前需要对胸腔积液进行进
一步的检查。恶性胸腔积液的诊断只能通过在胸腔
积液或胸膜组织发现肿瘤细胞而确定。如果细胞学
检查为阴性，那么此时建议胸腔镜检查以便在切除前
对其进行分期。一项研究对21例非小细胞肺癌和同
侧胸腔积液的细胞学检查阴性患者进行胸腔镜检查，
仅5例有可能切除的肿瘤，而其中无一例在开胸之后
能切除肿瘤，因为纵隔受侵。这强调了一个事实，肺
癌伴胸腔积液患者预后通常较差，即使没有发现胸膜

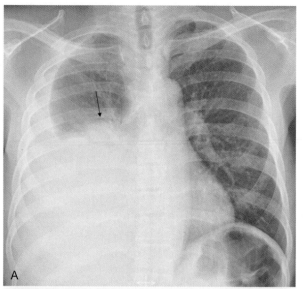

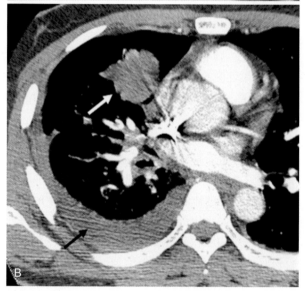

图87-17　恶性胸腔积液。A. 胸片显示大量右侧胸腔积液
无对侧纵隔移位。可见在肺上叶的分叶状阴影（箭）。B. CT
增强扫描显示右肺上叶支气管肺癌（白箭）。同侧胸腔积液
（黑箭）的细胞学检查呈恶性肿瘤阳性，符合不可切除的T4期
肿瘤。

的病变。在一些患者中，胸片和临床上未发现的少量
的胸腔积液直至开胸才发现。在对45例发现胸腔积
液的患者研究中，当细胞学检查恶性肿瘤细胞是阳性
时其预后差（50%），说明它们已处于肿瘤的第4期。
对于细胞学检查恶性肿瘤细胞阴性的患者，其生存率
与那些可切除肺癌患者具有可比性，这就说明其胸腔
积液是自然反应。

　　（二）转移性非肺源性肿瘤　与恶性胸腔积液有
关的肺外原发灶肿瘤主要部位在乳腺、卵巢和胃，其中
原发灶在乳腺最常见。50%乳腺癌患者在病程中出现
胸腔积液，多发生在与乳腺癌同侧的胸腔。肿瘤细胞

通常是通过胸壁淋巴管从胸壁扩散至胸腔。少数情况下，也可由胸壁直接扩散到壁层胸膜（图87-18）。

虽然少见，但乳腺癌也可引起双侧胸腔积液。这恶性胸膜病变通常与肝转移瘤或肿瘤细胞血行转移至胸膜所致。在对一组92例乳腺癌胸腔内转移的影像学回顾性研究显示，双侧胸腔积液提示预后不佳。

在一项对46个乳癌并发胸腔积液患者的前瞻性研究中，发现其中59%的患者可见脏层胸膜转移，而壁层胸膜转移仅占15%，未见两侧胸膜同时发生转移。胸膜活检对于诊断乳腺癌胸膜转移的价值不大。

在一组对365例有乳腺癌患者的尸检回顾性研究中，与未发生淋巴管转移的患者（胸腔积液发生率为42%相比），胸腔积液常见于淋巴管转移的患者（60%），这支持了乳腺癌患者的淋巴管阻塞使其发生胸腔积液的假说。乳腺癌合并胸腔积液的患者，预后较差，一般于一年内或几个月内死亡。

（三）霍奇金淋巴瘤与非霍奇金淋巴瘤 约10%恶性胸腔积液是由淋巴瘤引起。25%胸部霍奇金淋巴瘤患者和20%非霍奇金淋巴瘤患者可见胸腔积液，这种胸腔积液可为单侧也可为双侧。

淋巴瘤胸腔积液产生的三个主要机制：① 胸膜浸润的淋巴瘤细胞脱落至胸膜腔。② 癌细胞侵犯肺部及纵隔淋巴结而使淋巴管阻塞。③ 胸导管阻塞，导致乳糜胸（图87-19）。直接胸膜侵犯是非霍奇金淋巴瘤产生胸腔积液的主要原因，而淋巴管、胸导管或多发静脉性阻塞为霍奇金淋巴瘤形成胸腔积液的原因。

肺感染、放射治疗、化疗也可引起淋巴瘤患者产生胸腔积液。放疗诱导的胸腔积液是因放射性胸膜炎而产生，通常在治疗后6周~6个月出现，也可继发于纵隔纤维化后淋巴管阻塞。

在对一组66例患有原发性纵隔淋巴瘤患者进行的回顾性研究中发现，与霍奇金淋巴瘤（21%）相比，胸腔积液多见于弥漫大B细胞淋（57%）和前期T细胞淋巴母细胞亚型（50%）。肿瘤细胞可在所有霍奇金淋巴瘤患者中发现，而42%大B细胞淋巴瘤的患者和25%淋巴母细胞型淋巴瘤的患者中可发现肿瘤细胞。

胸腔积液在原发肺淋巴瘤中少见，可见于10%的患者中。在对一组15例患者进行的回顾性研究中，复发性淋巴瘤患者最常见的CT表现为多发双侧肺结节，而少量或中量胸腔积液仅见于5例患者中（33%）。

弥散性初级淋巴瘤是一种不寻常且少见的B细胞型非霍奇金淋巴瘤，主要见于HIV血清阳性的男性患者，可由卡波西肉瘤相关的疱疹病毒引起，表现为

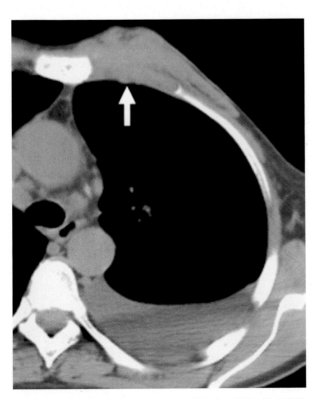

图87-18 恶性胸腔积液。CT显示大块的胸壁肿块，伴有乳腺癌复发。相邻胸膜（箭）的浸润是可见的。细胞学检查确诊与病灶同侧的左侧胸腔积液是恶性的。

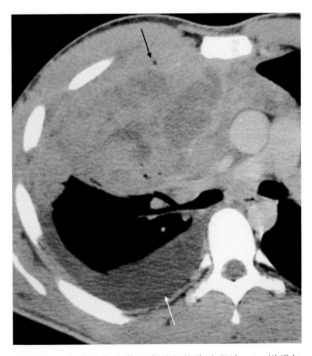

图87-19 由非霍奇金淋巴瘤引起的胸腔积液。CT增强扫描显示坏死性纵隔腔肿瘤累及邻近胸膜（黑箭）并伴有一个中等量胸腔积液（白箭）。液体的密度减低表明有乳糜样积液的存在。

无邻近肿块的淋巴瘤的浆液性胸腔积液。在对6例弥散性初级淋巴瘤影像学分析中，显示胸腔积液可为双侧或单侧，可伴或不伴心包积液或腹水，轻度弥漫性浆膜面增厚，并无肺实质或纵隔病变。

脓胸相关淋巴瘤为非霍奇金淋巴瘤，多为B细胞型，形成于慢性炎症中，与感染EB病毒有较大相关性。回顾性分析106例患有脓胸相关淋巴瘤的患者，发现其中男性居多（12.3∶1），并且有70%的患者感染有EB病毒。一组112例患慢性脓胸患者的研究中，CT检查发现脓胸腔内有肿块影以及脓胸病变累及至纵隔胸膜，这些征象强烈提示脓胸相关性的恶性病变。

在一项对低度及中度非霍奇金淋巴瘤伴胸腔积液的病例对照研究中，对非霍奇金淋巴瘤出现胸腔积液的预后进行了评估，发现出现胸腔积液并不影响治疗效果或总体生存率。在一项回顾性研究中，分析57例存在大量病变并胸腔内广泛受累的原发纵隔大细胞和免疫母细胞淋巴瘤患者，发现胸腔积液的出现可提示化疗后疾病的复发以及患者生存率下降。

淋巴瘤相关性胸腔积液通常是浆液性或呈浆液血性。胸腔积液标本对于淋巴瘤的诊断较困难，这是因为小细胞淋巴瘤和大小细胞混合性淋巴瘤的恶性细胞特征与反应性淋巴细胞的特征无法区分。非典型淋巴细胞也可在结核性胸腔积液中发现，因此可被误诊为淋巴瘤。为了克服这些诊断难点，许多辅助检查，如免疫细胞化学、形态测量学、流式细胞仪和细胞遗传学/分子遗传学可对胸腔积液标本进行检查，以明确诊断淋巴瘤，并对其进行分级。

（四）多发性骨髓瘤 多发性骨髓瘤的患者中约6%可出现胸腔积液。由于引起胸腔积液的病因多种多样，因此对于不同病因引起的胸腔积液需要个体化治疗。将发生率按从高到低排列为：继发于淀粉样变性的心衰（图87-20），肺栓塞，慢性肾衰竭，继发性肿瘤和骨髓瘤累及胸膜。胸腔积液可继发于由相邻骨骼或实质肿瘤侵及胸膜而产生的骨髓瘤性胸膜病变（图87-21）、肿瘤结节直接种植于胸膜或纵隔淋巴结受侵。IgA骨髓瘤有向骨外结构侵袭的倾向，80%的胸腔积液为此型所致。骨髓瘤并发胸腔积液的病因可通过胸腔积液中发现不典型浆细胞、胸腔积液中的单克隆蛋白电泳检测或胸膜活检标本的组织学检查来确定。

八、心衰引起的胸腔积液

漏出性胸腔积液是常见于左心衰竭引起的心源性肺水肿患者中，尤其是当水肿严重时，大多为两侧胸腔积液。单侧胸腔积液多发生在右侧。当胸腔积液单发于左侧时，需要进一步寻找心衰以外的其他病因。心脏增大的相关影像学表现，伴或不伴肺静脉高压，这些表现可使大部分病例得以明确诊断。

在心衰时，叶间裂可出现界线分明的胸腔积液，它被称作肺假肿瘤。这些可消失的肿瘤最常见水平裂小（图87-3）。对假肿瘤的诊断是一种偶然发现，

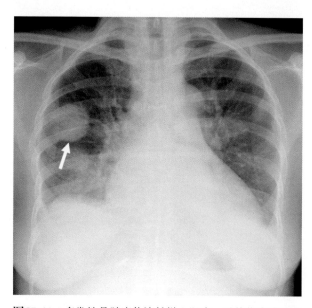

图87-20 多发性骨髓瘤伴淀粉样心肌病。后前位胸片显示符合有多发性骨髓瘤的胸壁病变（箭）。可见心脏中度增大扩大，肺血管重新分配，双侧少量胸腔积液表明心衰的存在。该患者有淀粉样心肌病。

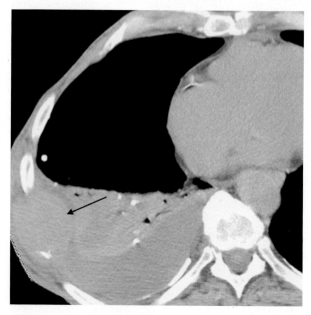

图87-21 骨髓瘤性胸腔积液。CT扫描显示肋骨破坏伴大量的软组织（箭）浸润邻近胸膜伴同侧积液。也可见石棉有关的胸膜病变。

且对患者治疗的影响较小;但假肿瘤可被误诊为肺实质结节或肿块。

九、肺血栓栓塞症引发胸腔积液

在适宜的临床条件下,结合膈肌抬高,肺底部阴影以及胸片上少量胸腔积液的征象可提示血栓栓塞性疾病。在30%~50%的肺栓塞患者中,可出现胸腔积液。胸腔积液多发生在一侧,量较少,但偶尔也可为双侧。胸腔积液多为渗出液。

在一项对于230例肺栓塞患者的回顾性研究中,胸片和CT显示胸腔积液分别为32%、47%,并且这些胸腔积液在一侧(85%),胸腔积液量较少(90%),少于三分之一胸腔(图87-22)。在另一项研究中,发现胸腔积液量的多少,与栓子的存在有相关;血栓栓塞性疾病多见于大量胸腔积液的患者。

胸腔积液合并肺梗死,会同时形成并与梗死灶一起自行消散,但在一些病例中,肺梗死会出现较晚或较快消失。在一项对62例患有肺栓塞伴胸腔积液患者的前瞻性研究中,仅一半的病例出现梗死影像学的表现。在治疗过程中,胸腔积液的进展可因再次肺栓塞、继发感染或抗凝后肺出血所致(图87-22)。

十、创伤性胸腔积液

在美国,每年约有10万人因钝性胸部创伤而住院。血胸是穿透和非穿透性创伤最常见的表现,有时可见,胸腔积液是由于胸导管损伤后、乳糜液积聚所致。在一组203例乳糜胸患者研究中,101例(50%)患者形成的乳糜胸是因创伤或外科手术所致。

急性血胸行CT检查可明确诊断,表现为液液平或胸腔积液出现密度增高影(图87-23)。 如果胸腔内血液发生去纤维蛋白化,那么通过影像学检查就无法与其他原因所致胸腔积液无法鉴别。出血部位影响血胸量。如果出血来自体循环血管,无论血液性质如何,血胸进展较快;如果来自肺血管,扩大的血胸

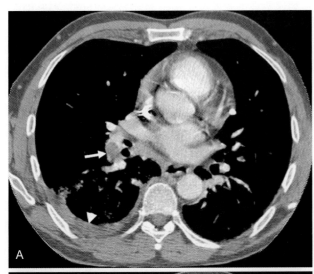

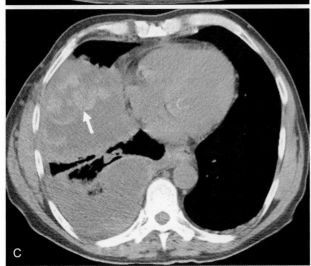

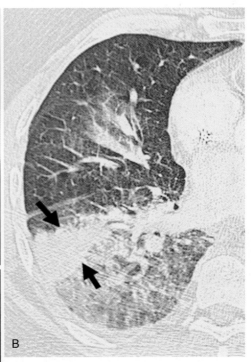

图87-22 肺栓塞引起的胸腔积液。A. CT增强显示右下叶肺动脉内中央型充盈缺损(箭),表明急性肺栓塞,也可见少量的胸腔积液(箭)。B.采用肺窗观察,CT图像显示楔形三角形影(箭),伴周围磨玻璃影,表明肺下叶梗死。C.平扫CT显示新的大量胸腔积液,伴高密度影(箭),表明存在血胸。该患者已接受了大剂量抗凝治疗。

会压迫肺组织产生肺填塞而达到止血效果。

在急救过程中,对胸部创伤通常需胸腔置管。据报道,胸腔引流管错误放置在胸腔外、肺实质内、纵隔内、叶间裂内经常出现,发生率为26%~58%,此时需要立即重新置管。前后位胸片相比,CT能更准确发现错误放置的引流管。

闭合性胸部创伤后的食管破裂少见。而严重呕吐后食管自发性破裂(Boerhaave综合征)或食管胃镜、胃镜检查后的食管破裂为多见。回顾分析了127例食管破裂的患者,其中50例患者(39%)为继发于内镜检查或扩张而引起的医源性食管破裂,这是食管破裂最常见的原因,破裂部位通常位于食管下段。

胸片有无相关征象取决于穿孔和与检查之间的时间间隔、撕裂的部位及纵隔胸膜的完整性。纵隔壁层胸膜的破裂,可迅速形成液气胸或脓胸。胸腔积液多发生在左侧,但也可出现在双侧(图87-24)。无胸膜破裂的纵隔及皮下气肿进展较快。在75%这样的患者中,少量胸腔积液可源于隐匿形成的纵隔炎。约40%的患者不会出现皮下气肿,至少穿孔后1小时内不会发生;食管穿孔后应立即摄片,胸片可表现为正常,但不能由此排除穿孔的可能。

在适宜的临床条件下,胸部CT扫描发现纵隔内有气体影,强烈提示食管穿孔。胸腔穿刺术和胸腔积液成分分析可判断纵隔胸膜是否完整。胸腔积液多是以中性粒细胞为主的渗出液,pH>7.3,葡萄糖水平超过3.36 mmol/L(60 mg/dl),当胸腔积液是继发于纵隔炎产生时,胸腔积液内淀粉酶低于正常血浆淀粉酶的上限。当纵隔胸膜破裂,患者会形成厌氧菌性脓胸,pH为5~7,葡萄糖水平下降,淀粉酶增高。左侧胸腔积液且影像学检查怀疑是创伤性横膈疝的患者,高度提示血管损伤,因为在无绞窄的情况下,液体很少会积聚在胸腔内(图87-25)。

十一、乳糜胸

乳糜胸指胸腔内出现乳糜。乳糜是由在食物中的长链甘油三脂转化而成的乳糜微粒和极低密度脂蛋白共同构成。胸导管将乳糜从肠道乳糜管输送入左锁骨下静脉。乳糜胸主要是由于胸导管或其分支被破坏或阻塞而致乳糜液外渗所引起。

乳糜液为乳白色液体。胸腔积液的大体外观可产生误导,因为乳白色积液并不都是乳糜液,而且并不是所有的乳糜积液均为乳白色。假性乳糜胸或乳糜样胸腔积液为乳白色的液体,主要由慢性胸膜炎引起。与乳糜胸相比,乳糜微粒并不存在于假性乳糜胸或乳糜样胸腔积液中,胸腔积液内具有较高的胆固醇,其形成的原因与淋巴管或乳糜无关。虽然以前认为这两种胸腔积液是来源于血细胞的分解产物,但对乳糜样胸腔积液脂蛋白分析显示胆固醇主要与高密度脂蛋白相结合,意味着它是来自血清脂蛋白,而非来自细胞碎片。渗出液形成于长期存在的胸膜增厚中,尤其见于因肺结核、治疗性气胸、慢性类风湿性胸膜炎、肾病综合征或罕见的肺吸虫病感染所致的胸膜纤维化。

许多原因可引起乳糜胸(表87-5),最常见的是恶性肿瘤(特别是淋巴瘤)和创伤(特别是外科手术),而前者的发生率是后者的2倍。创伤性破裂而导致的

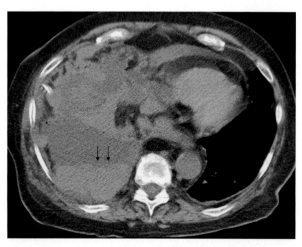

图87-23 血胸。平扫CT显示在右侧胸腔存在混杂密度的多房积液。积液显示高密度影和液-液平(箭)提示血胸。还见到心脏向左侧移位和少量心包积液。该患者在机动车事故中发生右侧的数条肋骨骨折(未显示)。

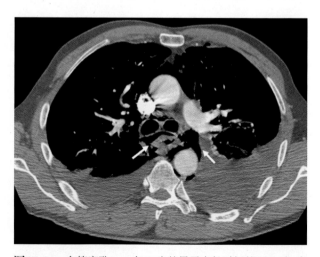

图87-24 食管穿孔。一名54岁的男子在长时间的呕吐后,出现严重的胸痛。CT显示双侧胸腔积液(左侧大量)和广泛的纵隔气肿(箭),主要位于食管后方周围。这是高度提示食管破裂(布尔哈夫综合征),其后被食管镜所证实(未显示)。

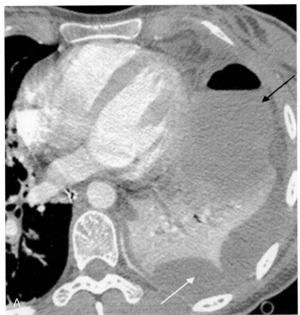

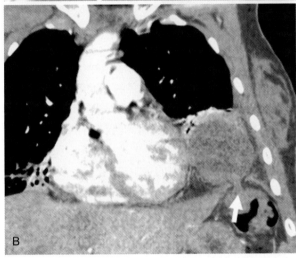

图87-25 创伤性膈疝。A. 增强CT扫描显示在非强化的肠曲中见气液平（黑箭），前方紧邻肋骨，符合膈肌破裂的征象。中量左侧胸腔积液（白箭）和未出现肠道的增强的现象支持梗死的猜想。B. 冠状位重建CT扫描显示在左膈肌区出现缺损（箭），见结肠脾曲疝入左半胸腔。经手术，肠梗死被证实，并且行膈肌缺损修复。

乳糜胸是发生交通事故后早期或晚期的并发症。也可以是胸膜肺部手术的并发症，其发生率为0.7%。胸导管裂伤及乳糜胸是食管切除术中常见的并发症，其发生率为0.6%~4%。中段食管癌的患者术后并发乳糜胸的风险较高。由于胸导管在第五和第七胸椎水平横行至脊柱左侧，故胸导管下段断裂则引起右侧乳糜胸，当上段断裂则引起左侧乳糜胸（图87-26）。

先天性乳糜胸是新生儿胸腔积液最常见的原因。在对62例患胸腔积液新生儿的回顾性研究中，20例是先天性的，乳糜胸是最常见的先天性胸腔积液

表87-5	乳糜胸产生的原因
常见	**罕见**
恶性肿瘤	淋巴管平滑肌瘤病
淋巴瘤	结节病
转移癌	中央静脉阻塞
创伤	淀粉样变性
手术	
穿通伤	
肺结核	

（65%）。其发生率约为1/8 600，男女比为2∶1。它是由胸导管的畸形所致而非产伤。先天性乳糜胸主要的并发症是肺发育不良，胎儿水肿及早产。虽然少见，但成人的先天性乳糜胸常伴发先天性淋巴水肿或胸内淋巴管瘤。

对乳糜胸的影像学检查与其他原因导致的胸腔积液相似。乳糜胸腔积液的密度在CT上变化较多，可由于液体中脂肪成分而呈现低密度，但一般情况下不会出现，因为其含有较高的蛋白质。淋巴管造影是怀疑胸导管裂伤定位的首选影像学检查，它可显示对比剂自破裂处渗漏进入胸膜腔。在12例术后并发乳糜胸或乳糜性腹水的病例研究中发现在行淋巴管造影后，进行CT检查的价值不大。

乳糜胸及假性乳糜胸可通过胸腔积液的脂肪分析来鉴别。真性乳糜胸甘油三酯含量高，常大于1.24 mmol/L（>110 mg/dl），如果低于0.56 mmol/L（<50 mg/dl）可排除。在假性乳糜胸中，胆固醇水平高于5.18 mmol/L（>200 mg/dl），经常在显微镜下发现胆固醇晶体，但没有发现乳糜微粒。

有时，脓胸可呈乳白色，可与乳糜性胸腔积液相混淆。可以通过台式离心机进行鉴别，如细胞碎片被分离后，有上层清液的则为脓胸，而乳糜积液仍是乳白色。

十二、结缔组织疾病的胸腔积液

（一）免疫性疾病引起的胸腔积液 结缔组织疾病中胸膜的病理往往反映潜在的肺部病变。在结缔组织疾病中，SLE和类风湿性关节炎是胸腔积液及胸膜增厚的最常见原因（表87-6）。在结缔组织疾病中毛细血管通透性增高是胸膜病变的基础。在类风湿关节炎、SLE中胸膜受累为免疫反应所致，而在Sjögren综合征、硬皮病、多发性肌炎/皮肌炎中胸膜浸润可引起毛细血管漏出。

（二）系统性红斑狼疮 胸膜炎性胸痛、胸腔积

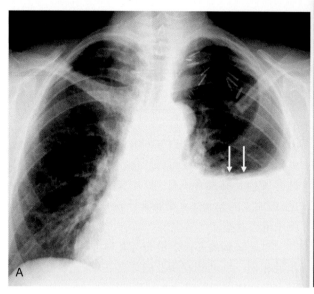

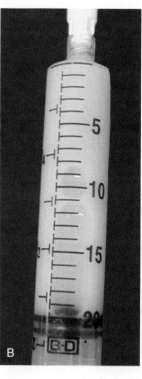

图87-26 乳糜胸。A. 左侧第一肋和左锁骨内侧段进行纤维性增生不良的手术后3天行前后位胸片，示有中等规模的左侧胸腔积液的产生（箭）。B. 胸腔穿刺后获得胸腔积液为乳白色颜色，如同乳糜胸腔积液。胸导管在手术过程中受损，受损部位刚好位于其与左头臂静脉的交界处。

液可出现在5%的SLE患者中，也可见于70%的SLE患者的病程中。通过尸检中，发现约三分之二的SLE患者出现胸膜粘连，胸膜增厚或胸腔积液，这些是SLE患者最常见胸部病变的表现。

研究表明，胸膜炎合并胸腔积液是由于局部免疫反应所致，常表现为结缔组织的纤维蛋白样坏死或血管炎。SLE患者的胸腔积液也可由其他原因引起，如原发肾病综合征、肺栓塞和感染。继发于狼疮性胸膜炎的积液通常伴有疼痛且位置固定，然而肾病相关的浆液性胸腔积液是无痛的。

典型的SLE胸腔积液为单侧，量少，也可为双侧。通常是浆液性或浆液血性的，但都是渗出液。在胸膜炎发病时，液体中主要的细胞成分是中性粒细胞，但随着时间的推移，将转为淋巴细胞。如发现液体中有狼疮细胞则可诊断为SLE。抗核抗体（ANA）在积液体中呈1:160或更高的滴度，对于狼疮浆膜炎诊断是高度敏感的，但特异性差因为许多其他疾病，包括恶性肿瘤，也可产生高滴度。由于胸腔积液的ANA水平通常反映出血清ANA水平，故检查诊断价值有限。SLE乳胶凝集玻片试验和细胞学红斑狼疮细胞检查有较高的特异性、阳性预测值和阴性预测值，可用于辅助诊断。胸膜活检缺乏特异性；它可用于怀疑除SLE以外的其他原因时检查。

35%~50%的SLE患者可发现心影的增大。当出现心脏增大，且合并双侧胸腔积液时，需要考虑到狼疮浆膜炎，特别发生于年轻的妇女时。一项在对34例SLE患者行高分辨率CT检查的研究中，肺间质及气道病变是最常见的表现，而仅有5例患者（15%）会出现胸膜增厚，3例患者（9%）出现胸腔积液，这说明胸膜病变较以前的想的要少见。

（三）类风湿性疾病　胸膜病变是类风湿性病变在胸腔内的主要表现，在50%患者的活检中可见胸膜改变。类风湿性胸膜炎可伴或不伴胸腔积液。这些胸腔积液多见于类风湿因子阳性的中年男性中，尽管类风湿关节炎多见于女性。

类风湿性胸腔积液多为高蛋白质及高LDH水平的渗出液，若糖水平较低也提示类风湿性胸腔积液，特别是非化脓性的胸腔积液，不含细菌、肿瘤细胞，且结核病也可排除。如果胸腔积液中糖的水平超过1.6 mmol/L（>29 mg/dl），一般不考虑类风湿。类风湿性胸腔积液中可能会检测到类风湿性因子，滴度超过1:320，但这并非特异性，也可见于非类风湿性胸腔积液。胸腔积液中C4补体的检测有一定价值，如低于0.4 g/L，强烈提示类风湿性胸腔积液。这些胸腔积液因为含较多的胆固醇或其他脂肪成分，表现为乳糜样胸腔积液。

胸片可见少到中量的单侧性胸腔积液，可以是短暂的、慢性的或复发性的，当慢性病变导致纤维化时需进行纤维层剥除术。30%的类风湿性胸膜炎患者中可见类风湿结节或肺间质病变。如这些患者胸膜

表87-6　结缔组织病引起的胸腔积液

疾病	发病率	发病机制	液体特性	评价
类风湿关节炎				
浆液性渗出	5%	局部免疫性胸膜炎	渗出性；pH值和葡萄糖在80%的患者中较低	通常对皮质类固醇激素或免疫抑制剂反应较好
脓胸样液体	少见	坏死结节；白细胞大量渗出	无菌性脓胸	可用糖皮质激素治疗
脓胸	少见	支气管胸膜瘘	革兰染色或培养阳性的	抗生素/引流
胆固醇积液	少见	来源于衰老细胞和肉芽肿内的胆固醇	乳白色，高胆固醇	需要剥脱/胸膜固定术
乳糜积液	少见	淀粉样变性引起淋巴管阻塞	甘油三酯含量增加	—
系统性红斑狼疮	50%	局部免疫性胸膜炎	渗出性	糖皮质激素治疗可消散
韦格纳肉芽肿	5%~55%	血管炎和胸膜下肺实质的梗死	少量单侧渗出性胸腔积液	自行消散或用糖皮质激素、环磷酰胺治疗
Sjögren综合征	<1%	胸腔淋巴细胞浸润；局部免疫性胸膜炎	—	需要进行胸膜固定术
硬皮病	罕见	全身性疾病直接侵及胸膜	—	临床上不重要
强直性脊柱炎	少见	胸膜下感染或非感染性炎症	少量渗出性胸腔积液	临床上不重要
多发性肌炎/皮肌炎	少见	胸膜淋巴细胞或浆细胞浸润	少量胸腔积液	临床上不重要
Churg-Strauss综合征	29%	胸膜炎症或肺梗死	浆液性血性，嗜酸性粒细胞	糖皮质激素治疗可消散
Behçet综合征　胸腔积液	5%	血栓引起上腔静脉阻塞	漏出液	需要胸膜固定术
乳糜胸	罕见	静脉角汇合处血栓/胸导管破裂	乳糜胸	需要胸膜固定术

改编自 Levine H, Szanto M, Grieble HG, et al. Rheumatoid factor in nonrheumatoid pleural effusions. Ann Intern Med 1968; 69:487-492.

下类风湿结节出现坏死导致脓胸发生率增加,最终形成脓气胸。这需要与无菌性胸腔积液相鉴别,后者胸腔中见大量的白细胞和纤维碎片。

（四）Dressler 综合征　Dressler综合征也称为心肌梗死后或心包切开术后综合征,表现为胸痛、全身炎症症状(如发热,乏力,白细胞增多)、心包积液和胸腔积液。Dressler综合征的发病机制不清,考虑为免疫病理机制。约1%~4%的心肌梗死患者会出现这种综合征。最新的研究显示当急性心肌梗死患者溶栓成功时,该病的发病下降。

心包切开后综合征可发生于任何类型的心脏损伤之后。这是一个常见的术后并发症,可发生在10%~40%较大心包切开的患者中。在对38例因Wolff-Parkinson-White综合征而进行手术治疗后并发心包切开后综合征的患者研究中,有30个患者(79%)在影像学检查上有异常,胸腔积液出现的患者占68%,心包积液占50%,非特异性肺浸润占10%。胸腔积液多为双侧(22例),单侧为4例。这些病变对都是基于类固醇治疗反应敏感,在数天内可完全消失。

十三、月经期胸腔积液

胸腔内异位子宫内膜是极为罕见：在1996年以前英语文献上仅有110病例报道。月经期性气胸是胸腔子宫内膜异位症最常见的表现,报道中见80例(73%)。胸腔子宫内膜异位症的其他表现较少,可见月经性血胸15例(14%),月经性咯血8例(7%),肺结节7例(6%)。出现这些表现的人群平均年龄为35岁(19~54岁)。胸廓造口或胸廓切开检查可发现少于15%的患者存在胸腔种植,而在约25%的病例中可见膈肌缺损,肺实质囊肿或肺大疱,或两者均可见。另外在第86章有讨论,膈肌缺损直径可为几毫米,约33%的胸腔子宫内膜异位症患者可见该表现。

最可能的理论是："倒经"或子宫内膜通过输卵管经横膈孔反向迁移至胸膜,因正常腹膜向上可从右侧结肠旁沟到达右侧横膈,这种表现支持上述理论。膈肌穿孔常发生在右侧,从而解释了此病多见于右侧。影像学表现为气胸或血胸,胸膜结节少见。有报道月经期血胸与使用克罗米酚治疗不孕不育相关。在所有病例中,85%~90%胸腔积液发生在右侧,5%胸腔积液发生在左侧,5%胸腔积液为双侧。

十四、腹部脏器疾病相关性胸腔积液

许多腹部及盆腔疾病可引起胸腔积液。横膈内的淋巴管可使腹膜内颗粒状物质和液体从腹膜向胸膜腔内传输,通常右侧的管径较大。流动总是由腹膜流向胸膜,从不逆行。正如在月经相关病变中所见,由于膈肌的解剖缺陷,可使液体流过。在腹部外科手术后,患者经常会伴有少量的胸腔积液。在一项200例腹部术后患者的研究中,卧位摄片可见97(49%)例出现胸腔积液。

（一）肝及胆道 肝硬化患者可见大量胸腔积液并且排除原发性肺源或心源性疾病时,称作肝源性胸腔积液。在一项对于200例肝硬化合并腹水患者的研究中,12(6%)有上述并发症。主要见于右侧,在这项研究中,9例发生在右侧,2例为双侧,2例为左侧。胸腔积液量差异大,从少量到大量不等。这些胸腔积液总与腹水并存,多为漏出性液体。腹水经膈肌孔进入胸腔,通过利尿剂及限制钠的摄入来对其进行治疗。治疗性胸腔穿刺术带来的效果只是暂时缓解患者的症状,因为积液量会再次迅速增加。胸腔置管可以引流胸腔积液和腹水,但会导致严重的低血容量,因此密切监测患者的生命体征及确定胸腔引流量是非常重要的。

（二）肾

1. **透析** 存在腹水时,许多腹膜透析患者常合并胸腔积液。长期血透的患者也会形成胸腔积液,在一项对100例血透患者进行的研究中,有21例出现胸腔积液。46%患者出现胸腔积液是由心衰引起的,其余患者产生胸腔积液的原因可能与尿毒症,肺不张及感染有关。

2. **肾盂积水及尿性囊肿** 尿胸是一种胸腔积液,由腹膜后漏尿所致,尿液通过膈肌淋巴管进入胸腔。尿胸是肾脏梗阻的罕见并发症,也可见于创伤、恶性肿瘤、肾活检或肾移植的患者中。胸腔积液通常和尿路梗阻在同侧。尿液被认为是通过后腹膜进入胸膜腔。胸腔积液闻上去有尿液味道,如梗阻解除,胸腔积液也会消退。若胸腔积液中肌酐水平超过血浆水平可确诊肾尿胸。此种胸腔积液是pH低的漏出液。

3. **肾病综合征** 肾病综合征的患者多见胸腔积液,发生率占40%。液体为漏出液。

4. **尿毒症** 尿毒症的患者心包膜及胸膜可发生炎症。尸检发现20%尿毒症患者有纤维性胸膜炎。积液为含有大量的蛋白质及LDH的渗出液。另外,特殊性的尿毒症胸膜可见无菌性坏死的纤维蛋白血性渗出液。它可自发缓解,经常出现复发或限制性胸膜增厚,这时需要进行外科剥脱术。

（三）胰腺 急性、慢性胰腺炎有时伴有胸腔积液,常无其他肺内病变。积液多发生在左侧,在一项对30例患者的分析中,21例发生在左侧,3例发生在右侧,7例为双侧。慢性胰腺炎比急性胰腺炎更易合并胸腔积液。胸腔积液经常是反复发生。胰管破裂可引起胰腺胸膜瘘,伴或不伴假性囊肿形成。对这些患者,药物治疗无效时需进行外科手术。但这种疾病经常被忽略,因为呼吸症状为主而腹部症状次之,瘘道又在影像学上难以显示。这时则需抽取胸腔积液,通过测得相对于血浆更高浓度的淀粉酶而确诊。

（四）卵巢

1. **卵巢肿瘤** 胸腔积液与良性卵巢肿瘤有关首次报道于1934年。胸腔积液和卵巢肿瘤(Meigs-Salmon综合征)之间的联系包括胸腔积液、腹水和包括纤维瘤在内的良性卵巢肿瘤。这些良性肿瘤包括子宫输卵管肿瘤,成熟畸胎瘤,卵巢甲状腺瘤和卵巢平滑肌瘤。这个术语有时还包括卵巢癌或转移性胃肠道恶性肿瘤。Meigs综合征的重点在于即使有腹水和胸腔积液的存在,盆腔肿块也不一定为恶性。Meigs综合征中的良性肿瘤多为纤维瘤,卵巢泡膜细胞瘤,并占卵巢肿瘤的4%。

2. 卵巢过度刺激综合征　卵巢过度刺激综合征较少见，但是一个威胁生命的并发症，常发生于用枸橼酸氯米芬药物或促性腺激素刺激卵泡生长，应用人绒毛膜促性腺激素诱导卵泡破裂的几天后。报道称0.5%~5%受精后会产生严重的OHSS。

OHSS病理尚不明确。人绒毛膜促性腺激素可是此病的主要原因。在多囊卵巢综合征中OHSS常见。自发性OHSS罕见，可见于多胎妊娠、葡萄胎和甲状腺功能减退症患者中。自发性的OHSS在闭经8~14周间会发生，而医源性OHSS通常为3~5周。

OHSS的特点是卵巢增大，伴有液体移入血管外腔隙，这是由于卵巢毛细血管的通透性增高和其他间皮表面毛细血管通透性增加而引起腹水、胸腔积液、心包积液、少尿、血液浓缩和血栓栓塞。

一项对209例OHSS患者肺部表现的进行的回顾性多中心的研究发现，最常见的肺部症状是呼吸困难（92%），这是决定该综合征的严重程度的主要因素。严重的呼吸困难，可能需要手术干预，如腹部或胸腔穿刺术。严重的并发症，如肺栓塞，可见4例（2%）。急性呼吸窘迫综合征可见5例（2.4%），肺部感染发生8例（3.8%）。胸片显示，在130例患者中，最常见的表现为双侧膈肌升高（71%）、胸腔积液（29%）（主要是右侧）、肺不张（20%）。在另一项对22例重度卵巢过度刺激综合征回顾分析的研究中，使用超声和胸片，检测到5例胸腔积液（22%），其中80%（4/5）的胸腔积液为双侧。OHSS也可发生单侧的胸腔积液且不合并腹水。

入院时患者可表现为严重血液浓缩，大量腹水，肾功能不全和电解质异常。主要采取支持性治疗方法。患者给予静脉注射扩容剂，穿刺或胸腔穿刺术来缓解症状，同时要预防血栓形成从而防止发生血栓栓塞现象。

（五）膈下脓肿　急性膈下感染常伴有少量胸腔积液；在一项对47例患者的研究中，发现有37例（79%）患者有上述改变。额外的表现包括一侧膈肌抬高，肺下叶基底部肺不张或肺炎。一侧膈下见空气影有助于诊断。

十五、黄甲综合征

黄甲综合征是中老年人中较少见的疾病，其有三大特征：原发性淋巴水肿，反复胸腔积液，指甲变黄（图87-27）。它往往可伴有心包积液、鼻窦炎和支气管扩张。其发病机制与淋巴管的解剖或功能异常有关（或两者都有），从而引起淋巴管梗阻。

在黄甲综合征的患者中，有63%的患者可见胸腔积液。胸腔积液量可多可少，有时为乳糜液。胸腔液体潴留的机制可能与淋巴管病变相关，使用利尿剂治疗效果不佳。大量的胸腔积液最好用胸膜磨损法，化学性胸膜固定术，壁层胸膜切除等方法来治疗。高分辨率CT已被证明在这种罕见的疾病中，对于呼吸道疾病程度的评估是有帮助。在一个小样本4个研究中，所有患者的CT可见支气管扩张症，支气管壁增厚以及支气管扩张。

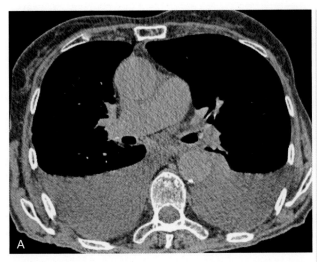

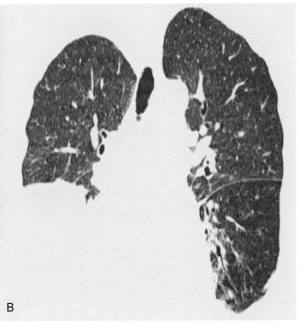

图87-27　黄指甲综合征。A. CT图像，纵隔窗显示在右肺动脉水平双侧中等量胸腔积液。B. 冠状面图像，在肺窗显示在左肺下叶显示双侧胸腔积液及和左下肺叶轻度的支气管柱状扩张。患者具备全部黄指甲综合征的临床特征。

医生须知

- 渗出液蛋白质水平大于 30 g/L, 漏出液蛋白质水平低于 30 g/L
- 左心衰竭是引起漏出性胸腔积液最主要原因。其他原因包括肝衰竭, 低蛋白血症, 肾病综合征, 缩窄性心包炎, 腹膜透析
- 肺炎, 恶性肿瘤, 肺血栓栓塞症, 结缔组织病是大多数的渗出性胸腔积液产生的原因
- 单独用 CT 密度测量, 对于鉴别漏出液和渗出液以及诊断乳糜样胸腔积液并不可靠
- 超声是一种检测少量胸腔积液可靠的方法并可引导穿刺。超声还具有方便携带的优势, 可为坐或卧位患者进行床边检查
- PET 通常对于恶性疾病患者的胸腔积液良恶性的鉴别有帮助, 其灵敏性为 88%~100%, 特异性 67%~94%
- 大多数脓胸多为肺炎或肺脓肿、胸外科手术后的并发症, 或与腹腔内感染的有关
- 感染性胸腔积液的 pH<7.2, 需要放置胸腔引流管
- 乳糜胸的最常见的原因是恶性肿瘤 (尤其是淋巴瘤) 和创伤 (特别是在手术过程中)

重点

- 侧卧片是检测少量胸腔积液最敏感的影像学方法
- 超声比胸片更能准确估计胸腔积液的容量
- 分隔性胸腔积液为渗出液, 相对于 CT, 分隔在超声上能更好地显示
- 超声引导穿刺是一种安全、准确地获取胸腔积液的方法, 尤其在少量胸腔积液或分房性胸腔积液特别有帮助
- 在充分引流胸腔积液前, 为了更好地了解胸膜异常表现, 对胸腔积液的检查需要进行 CT 增强扫描
- CT 在鉴别是胸膜还是肺实质疾病上, 优于胸片
- CT 检查有助于鉴别胸膜增厚的良、恶性
- MRI 在胸腔积液评价中的作用有限
- PET/CT 是比单独使用 CT 在鉴别良、恶性胸腔积液方面更敏感
- 影像引导下的胸膜增厚或结节活检比在恶性肿瘤诊断中无引导的胸膜活检或胸腔穿刺更准确
- 当微创检查未能提供一个恶性诊断, 应考虑进行胸腔镜检查
- 对于不明原因胸腔积液的诊断时, 并不推荐诊断性支气管镜检查, 除非患者有咯血或有怀疑支气管阻塞的表现

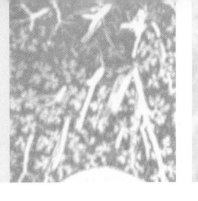

第**88**章

良性胸膜增厚

Jean M. Seely

一、病因学

因纤维化所致的良性胸膜增厚是仅次于胸腔积液的常见胸膜疾病。胸膜纤维化有许多原因,是许多胸膜疾病导致的结果,此外它也是各种炎症侵犯肺部而产生的潜在并发症。

胸膜纤维化有很多种形式。它可以是局部的(肺尖帽、胸膜斑、圆形肺不张)或弥漫性的。在某些方面,胸膜纤维化可以被认为是有缺陷的愈合。胸膜纤维化的发病机制的核心是胸膜腔炎症。为了保持胸膜的完整性,间皮细胞和其下的基底膜一起对损伤做出的反应及其反应的能力是决定胸膜是正常恢复还是胸膜纤维化的关键。

胸膜不仅是一个保护屏障,也是一个免疫和代谢反应膜,它能维持胸膜腔内的动态平衡。间皮细胞分泌葡萄糖胺聚糖和其他表面活性剂样分子以润滑胸膜表面;分泌炎性、抗炎性和其他免疫调节介质;分泌促进纤维蛋白沉积和清除的因子;分泌生长因子、细胞外基质蛋白以促进浆膜修复。胸膜损伤和纤维化是纤维蛋白逆转失调的结果。间皮细胞和炎性细胞、细胞因子、生长因子、血源性产物的相互作用在组织纤维化病理改变中相当重要。这些相互作用所需的时间和遗传因素可对损伤结果产生差异,可形成正常修复或再生,还是过多基质过多伴纤维化以瘢痕形成。

绝大多数脏层或壁层胸膜的弥漫性纤维化是反复胸腔积液导致胸膜机化的结果。最常见的原因是胶原血管性疾病、石棉暴露疾病和药物反应所致,特别是二甲麦角新碱、甲氨蝶呤、溴麦角隐亭、安他唑啉和丝裂霉素等药物。

二、病理生理学

解剖学 胸膜炎伴胸腔积液存在于许多疾病进程中。大多数病例中,无论有无药物治疗,胸膜炎症消退后并不会导致胸膜纤维化发生。可是,在某些病例中,胸膜炎症持续存在可以进展为胸膜纤维化。在胸膜炎的实验模型中,间皮细胞发生增生,并在损伤应答中发挥活性。活化的间皮细胞随着微绒毛的增加和氧化途径的酶上调而变成柱形。纤维蛋白溶解和前列腺环素合成以及富含透明质酸糖蛋白在试图清除碎片和修复间皮细胞表面的过程中被激活,这使胸膜表面保持完整性。间皮细胞和基底膜损伤及再生的程度是决定胸膜纤维化的发生。

在胸膜纤维化进行过程中,以纤维蛋白逆转失调为特征的细胞外基质增加,必然促使纤维化持续进行。纤维蛋白基质来自血浆凝血蛋白的释放,是对胸膜腔炎症做出的反应。间质细胞的促凝血活性和纤溶蛋白活性之间存在着一种复杂平衡。在渗出性胸膜炎中,这些活性间的局部平衡被破坏,增加了纤维蛋白的沉积增加。由于促凝血活性增加、纤溶蛋白活性降低,胸膜腔内的纤维蛋白沉积增加,这是渗出性胸膜炎的特点。

肺尖帽

胸部凸面上方增厚的胸膜线,有时在叶间裂出现,这种现表现很常见,这一征象称为"肺尖帽"。厚度从1 mm到10 mm不等,通常在一段时间的胸膜炎之后,出现绝大部分是脏层胸膜表面纤维化的结果。

这种异常曾经被误认为结核病所致的。在大多数的病例中，病因并不明确。这种特征性的"肺尖帽"高度通常＜5 mm，有着光滑的边界或呈波浪形的下缘。肺尖帽可是单侧或双侧的，可随年龄而增长。一项258例患者胸片回顾分析中发现，11%为单侧帽，12%为双侧帽。共发病率随着年龄的增长而上升，在小于45岁的人中6%，可见而在大于45岁的人中16%可见。男女患病率相仿。肺尖帽与结核病、肺气肿、弥漫性间质纤维化、石棉肺无关。

一、病理学

肺尖帽是由胸膜和肺实质纤维化共同形成，通常以后者为主。在组织学上，胸膜致密增厚有时是透明样胶原，部分病例中可见局灶性单核炎症细胞灶。肺实质结构存在，但是纤维组织使使气腔闭塞，肺泡间隔的弹性组织常增多。尽管可见局灶性钙化或骨化，但未见以往肉芽肿（如肺结核）的表现。纤维化的发病机制尚不明确。在一项尸体解剖研究中，肺尖帽与慢性支气管炎和肺动脉狭窄病理组织学之间的关系被确认；研究者认为间断或持续的低度感染合并肺尖缺血可能将引起纤维化的发生。

仅少数情况下临床能找到"肺尖帽"的确切病因，通常见于继发于肺结核引起的上叶纤维化的患者中。肺尖帽也可是乳腺、肺癌或颈部癌症放疗后胸膜和胸膜下肺组织纤维化的结果。

二、影像学表现

（一）胸片　肺尖帽位于肺的顶端，不规则且密度不均匀。下缘通常边缘锐利，但往往呈帐篷型或波浪状（图88-1）。肺尖帽的高度（通常小于5 mm）不等和宽度也不同。它可以是单侧或双侧的，与既往肺结核相关的肺尖帽，在影像上其厚度往往＞1 cm。（图88-2）。

（二）CT　肺尖部气胸可清晰勾勒出肺尖帽（图88-3）。脏层胸膜呈白色细线状增厚并可在胸膜腔内清晰地显示出现了气体。在继发于结核病的肺尖帽患者的胸片上，所见的阴影主要是间散布血管的胸膜外脂肪构成（图88-2）。在一项18例患者的研究中，高分辨率CT显示了胸膜外脂肪厚度3~20 mm、胸膜增厚（1~3 mm厚）和周围性肺不张，且伴有肺大疱。在邻近慢性胸膜疾病区域胸膜外脂肪通常增厚。

三、鉴别诊断

Pancoast瘤（肺上沟瘤）是造成单侧不对称肺尖

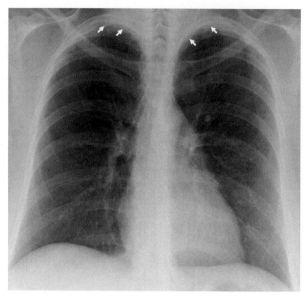

图88-1　肺尖帽，后前位胸片显示双侧肺尖胸膜增厚（箭）伴下缘波浪状。双侧对称的，且厚度＜5 mm。

阴影的常见原因（图88-4）。其他起源于肺、胸膜或胸膜腔外的病变也可以形成单侧或双侧肺尖帽，这些疾病包括：

● 炎症：结核病和从颈部蔓延而来的胸膜外脓肿。

● 霍奇金淋巴瘤：斗篷放射治疗或乳腺癌的锁骨上照射治疗后出现的放疗后纤维化（图88-5和图88-6）。

● 肿瘤：从颈部或纵隔延伸的淋巴瘤、转移瘤和间皮瘤（图88-7）。

● 外伤：胸膜外主动脉夹层破裂的血液、肋骨或脊柱的骨折、血肿。

● 血管：主动脉弓缩窄伴肺尖侧支血管的扩张，锁骨下动静脉瘘。

● 其他：纵隔脂肪过多症伴肋下脂肪突入肺尖。

仰卧位患者的胸腔积液也类似于肺尖帽，这时液体流到胸腔最低处（详见第87章）。

要点：肺尖帽

■ 典型的肺尖帽为双侧且对称的

■ 厚度小于5 mm

■ 以特发性最常见

■ 患病率随年龄增加而上升

■ 鉴别诊断包括Pancoast瘤、感染和血肿

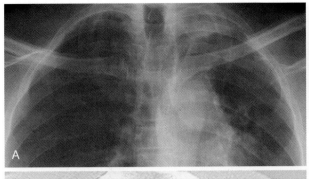

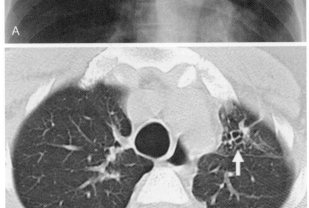

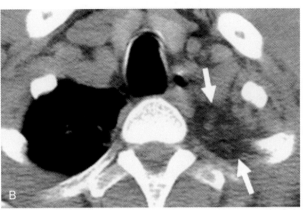

图88-2 以往结核所致的肺尖帽。A. 放大的后前位胸片显示左侧肺尖非对称性胸膜增厚(大于1 cm)。这与肺实质瘢痕和左肺上叶体积减小有关。B. CT图像显示左侧肺尖增厚,几乎完全是因为胸膜外脂肪堆积(箭)所致。C. 通过肺尖的CT图像显示左肺上叶体积减小和支气管扩张症(箭),与以往有结核病史相符合。

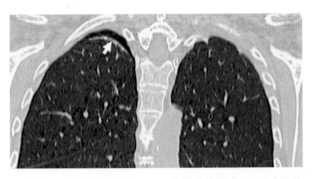

图88-3 肺尖帽和右侧气胸。冠状位高分辨率CT重建图像显示右侧少量气胸勾勒出右侧肺尖胸膜的增厚(箭);肺尖帽只在右侧显示。

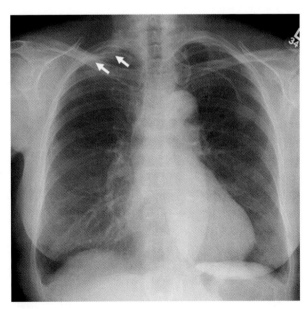

图88-5 放射性纤维化。后前位胸片显示不对称的右侧肺尖胸膜增厚。可见缩小的右侧乳腺阴影和右腋窝切除。右侧乳腺癌放疗,产生右侧肺尖放射性纤维化(箭)。

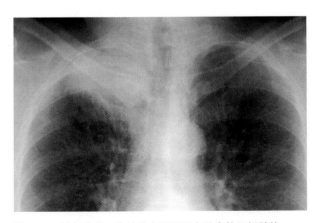

图88-4 肺上沟瘤。胸片放大图显示右肺尖软组织肿块。

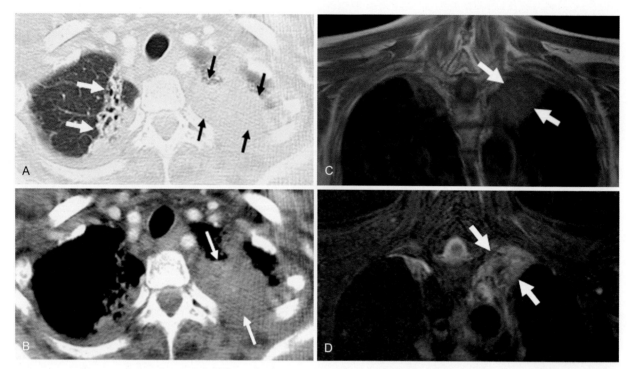

图88-6 放射性纤维化。A. CT图像显示左侧肺尖胸膜增厚（黑箭）和右肺上叶放射性纤维化（白箭）。患者2年前因喉癌行放射治疗。B.纵隔窗增强CT图像显示无强化软组织密度影（箭），与之前由于放疗而导致肺尖胸膜纤维化相一致。C. 两年前冠状位T1WI图像显示稳定的非对称性左侧胸膜增厚（箭）。CT、MRI显示纤维化的大小没有变化。D. 冠状位T2WI显示左侧胸膜增厚呈高信号强度（箭）。放射性纤维化在右上肺叶也呈高信号强度。

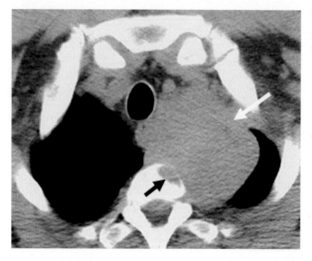

图88-7 肉瘤样间皮瘤。CT图像显示左侧圆形肺尖肿块（白箭头）与邻近椎体的破坏有关（黑箭）。尽管这类似于肺上沟瘤，但活检证实是肉瘤样间皮瘤。

胸膜斑

一、病因学,发病率及流行病学

石棉肺（吸入石棉纤维导致的肺纤维化）自首次被描述以来已有80年，但是早期的研究中并未提及胸膜表现，直到30年后才被人们认识，这可能是因为以往较差的工作条件使得工人在胸膜斑形成之前就死亡。

1955年胸膜钙化才被描述,不久之后胸膜斑块开始被确定为职业和非职业接触石棉的标志。胸膜斑是石棉吸入最常见的表现（详见第87章）。

胸膜斑在石棉肺患者中常见。在16个独立研究报告的7 085例尸体解剖中发现857例（12%）存在这种损害。石棉导致纤维化可累及肺间质（石棉肺）、壁层胸膜（胸膜斑）或脏层胸膜（弥漫性胸膜增厚）。

相比肺实质,胸膜对石棉纤维的反应更为敏感;在吸入石棉纤维量相对少时会产生胸膜斑,在吸入量大时会产生石棉肺。胸膜斑为石棉暴露的标志,可见于较短或轻度的石棉暴露后。虽然斑块的发生率随剂量增加而升高,但胸膜斑形成的严重程度和总粉尘暴露量之间并非呈线性相关。然而,尸检发现石棉暴露的强度与受累胸膜斑块的总面积之间有直接关系。在非石棉暴露人群中胸膜斑的患病率很低。在有环境暴露的个体中,患病率范围从0.53%~8%不等。职业暴露个体研究中显示在造船厂工人中3%~14%出现胸膜斑,在隔离工人中这一比例则高达58%。然而,患病率统计必须在有一定的方法能发现胸膜斑的情况下进行。

在石棉暴露和形成胸膜斑间有20~30年的潜伏期。15%的患者在30~40年潜伏期后出现胸膜钙化,其中横膈钙化高度提示既往石棉暴露史。

胸膜斑的产生除石棉暴露史外还有其他原因,它们较为少见。硅肺可产生胸膜斑;然而,尸体解剖研究显示脏层胸膜、壁层胸膜均可受累,但石棉斑块主要累及壁层胸膜。胸部外伤、血胸和机化性脓胸也可引起胸膜斑。与石棉导致的胸膜斑相比,这些病变通常为是单侧的并位于肺上野。

二、临床表现

胸膜斑通常是在无症状患者的胸片检查中被发现有重要的法医学意义。无肺部疾病而有胸膜斑的患者一般没有症状。他们不出现呼吸困难;胸膜斑通常是偶然在胸片上或CT扫描中被发现。

三、病理生理学

显微镜下石棉纤维碎片可从胸膜斑中分离出来,而对于纤维怎样到达壁层胸膜尚不清楚,他们是否导致了炎症和纤维化,都尚不明确。硅酸镁石棉纤维细而短小,特别是碎片状纤维,更易到达胸膜,这可以解释许多石棉相关疾病的发病机制和解剖特点。发病机制尚未确定,有人提出胸膜斑是由于突出脏层胸膜表面的石棉纤维引起壁层胸膜的局部炎症的直接结果。但目前并无确定的病理数据来支持该观点。对斑块发病机制最合理的解释是石棉纤维经逆行的淋巴引流到达壁层胸膜,包括从纵隔淋巴结引流到胸骨后及肋间淋巴管。石棉纤维可以通过肋间血管栓塞于脏层胸膜。斑块局限于脏层胸膜的孔附近,被称为Kampmei灶,石棉纤维在此处经淋巴管被吸收。

(一)病理学 胸膜斑呈透明纤维样相互分离并突出于胸膜表面,大多起源于壁层胸膜。它们由无细胞的胶原带组成,形成高低不平的篮网状结构,其内部包含一些石棉纤维,几乎都是硅酸镁石棉,但是无石棉体(含有石棉芯的铁锈色小体)。其内侧面覆盖以正常的间皮细胞,肋面上为低度炎症。

在缺乏持续石棉暴露时胸膜斑可随着时间而进展。通常,它们的钙化量会随时间而增加。目前尚无胸膜斑恶变为间皮瘤的证据。

胸膜斑是离散的、高出表面的、不透明、有光泽圆形的病灶(图88-8),薄的斑块为光滑、灰白色。厚的斑块是象牙色或灰色的,表面可光滑,也可呈圆形突起状或由软骨组成的粗糙的结节。在显微镜下,斑块是由片状的胶原结缔组织叠加而成,无细胞结构,少量有炎症或纤维细胞构成核心(图88-9);许多斑块被覆一层薄且排列整齐或分化良好的间皮细胞。弹性染色显示斑块下有完整的片状结构并与周围正常壁层胸膜结缔组织相延续。这提示斑块位于胸膜外,形成于胸膜结缔组织之间并由间皮细胞层履盖。

约15%有胸膜斑的患者中可见钙化。在显微镜下,钙化沉积,沿着胶原纤维走行并在结缔组织转成正常胸膜组织处突然终止。壁层胸膜斑是一个界限分明的病变,最常见于胸部第五至第八肋后外侧区。它们更常见于下半胸部。肋膈角和肺尖通常不受累。斑块也可见于膈顶和心包上。

(二)肺功能 胸膜斑通常不会引起肺功能损害。在一项对1 211位钣金工的研究中,用力肺活量与膈面斑块或胸膜钙化无关。因为胸膜斑被覆一层间皮细胞,在呼吸运动时,肺部和胸壁间没有粘连,肺仍然能够沿胸壁滑动并充分扩张。有人提出当存在肺功能损伤时,可因临床症状不明显的肺间质纤维化所致。相比只存在斑块的患者,肺部扩张受限(如肺活量下降)在弥漫性胸膜增厚的患者中更明显。

四、影像学表现

(一)胸片 胸膜斑在胸片上最早的表现是腋区肋骨下方单侧或双侧的细线状软组织密度影,通常在第七或第八肋。无钙化胸膜斑在胸片上很难被识别,除非正好投射的X线束与斑块相切。斑块侧面在影像上显示为边界清晰的致密的软组织条带,厚度在1~10 mm,与侧胸壁内缘平行。与任何肺实质外病变一样,胸膜斑的正面很难被观察到。它们典型的特征是内界边界锐利而侧缘边界模糊,即所谓的不全边界

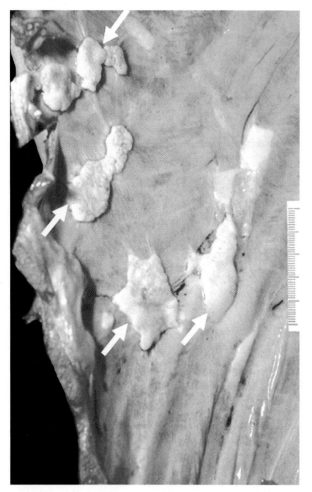

图88-8 石棉相关胸膜斑。尸体解剖标本显示沿着肋胸膜多发珍珠样白色胸膜斑（箭）。斑块位于第四至第八肋的常见区域。患者曾是一位石棉矿工。

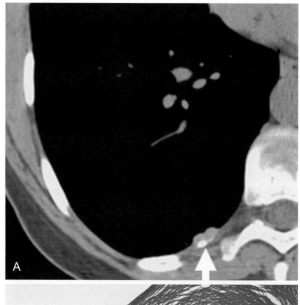

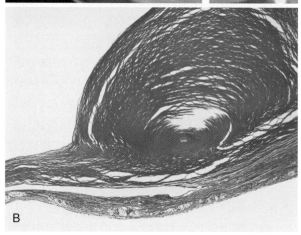

图88-9 胸膜斑。A. 右下肺叶层面的CT放大图显示单个部分钙化的胸膜斑（箭）。患者出现自发性气胸，为此进行了胸膜切除术。没有外伤史。B. 病理切片显示胸膜斑全层。胶原斑块显示典型的无细胞的竹篮编织状表现。

征（图88-10）。

大多数石棉有关的斑块发生在壁层胸膜。脏层胸膜斑很少见到。胸片诊断脏层胸膜增厚并不可靠，除非其发生在叶间裂（图88-11）。已在增厚的水平裂和斜裂中发现钙化的胸膜斑，这些脏层胸膜斑通常与广泛的壁层胸膜疾病有关。

胸片在胸膜斑检查中的敏感性是30%~80%。胸膜斑的发现与斑块厚度、大小、位置以及X线摄影术的技术因素和出现钙化有关。

国际工组织（ILO）对尘肺的分类中通过后前位胸片对石棉引起的胸膜疾病进行评估。54尸体解剖研究报告显示胸片在发现胸膜斑上存在较高的假阴性率。在对25例尸体解剖研究中发现，仅有12.5%的胸膜斑可以在胸片中被发现，包括小的斑块。相反，正常解剖结构如胸膜外肌肉和脂肪，在20%的病例中可以引起假阳性诊断。

据报道双侧斜位投照可提高胸膜病变检出率高达50%，但由于CT的应用使得这一技术应用价值不大。数字化摄影与传统胸片相比并未提到胸膜病变的检出率。双能CT可区分钙化的肺实质结节并可提高胸膜斑的检出。然而与胸片相比，双能CT检查费用高而且接受的辐射剂量大。

尽管敏感性有限，胸片仍然是检查石棉相关胸膜和肺实质病变的主要手段，而CT可作为解决问题的备用方法。由于费用和时间方面的影响，CT作为大量石棉接触者的检查方法实际应用的可能性不大。

（二）CT　在CT上，胸膜斑为不连续的，软组织密度、胸膜表面的局灶性增厚，有或无局灶性的钙化的病灶。典型的斑块边缘比中央厚（图88-12，图88-9），其大小、长度、钙化随着时间而进展。在传统的高

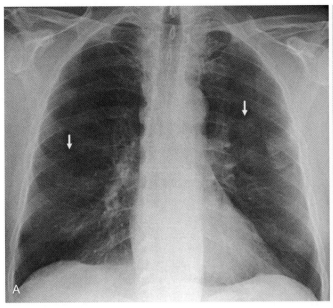

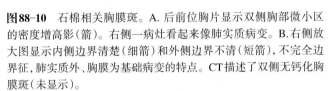

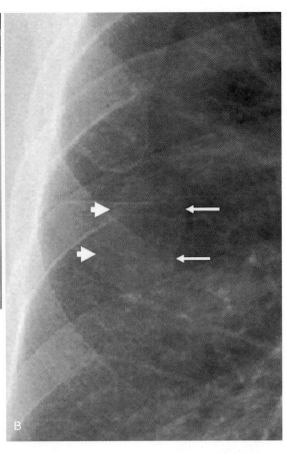

图88-10 石棉相关胸膜斑。A. 后前位胸片显示双侧胸部微小区的密度增高影(箭)。右侧一病灶看起来像肺实质病变。B.右侧放大图显示内侧边界清楚(细箭)和外侧边界不清(短箭),不完全边界征,肺实质外、胸膜为基础病变的特点。CT描述了双侧无钙化胸膜斑(未显示)。

分辨率CT上,胸膜斑表现为壁层胸膜位置处的位置固定、界线清晰的线状结构。一个胸膜斑显示为肋骨内侧的增厚,且与肋骨之间有薄脂肪层分隔(图88-13),这个脂肪层也分隔增厚胸膜与最内侧的肋间肌、肋下肌以及肋间静脉。在高分辨率CT上,胸膜斑显示为界限分明的局灶性胸膜增厚,与其下的肋骨和邻近的胸膜外软组织通过一薄层脂肪层分开。肋间血管可使正常的胸膜外软组织在椎旁区域显得增厚。脊柱旁胸膜斑只有在多个层面上均显示增厚才能诊断,胸膜外脂肪可见于胸膜和肋间血管间,增厚的胸膜可以嵌入邻近的肺组织中,斑块中可有营养不良性钙化。

胸膜斑的特征性位置是第六至第九肋间后外侧胸壁、膈顶(图88-14,图88-13)、纵隔胸膜,特别是心包膜上的胸膜(图88-15)。

CT扫描显示,在肋骨前方下面可见更多的斑块(在胸片上难以发现此区域)。通常斑块不出现在肺尖或肋膈角(图88-13,图88-14)。斑块出现于脏层胸膜罕见,通常在叶间裂下部;可是钙化的,通常与弥漫性壁层胸膜斑有关。胸膜斑大小和数目具有多样性,偶见孤立斑块(图88-16),但在石棉相关胸膜疾病中通常是多发、双侧的。

胸膜斑在大多数石棉暴露者中是双侧的,但也可以是单侧的。在一项288例33~69岁城市男性尸体解剖研究中,双侧胸膜斑在167例中被发现(58%),而单侧斑块见于101例患者(39%);它们都是属于中等程度。胸膜斑出现时为中等范围。通常影像学上可见的病变总是为双侧胸膜斑。

有报道称,胸片中显示左侧为主。在一项对美国105 064例城市居民和美国海军战士的胸片回顾性研究中,1 914例(1.8%)显示胸膜斑。其中1 545(81%)显示为双侧斑块,287例(15%)仅左侧斑块,82例(4%)仅右侧斑块。可是这一结果被广泛应用的CT检查挑战。在一项对40例石棉暴露成人的胸部CT研究中,发现了668个斑块(右侧352个,左侧316个),右侧斑块平均面积(±SD)为47.81(±47.72 cm²),做侧斑块平均面积(±SD)为45.34(±67.32 cm²)。在另一项83例石棉暴露男性工人使用低剂量多排螺旋CT检查的研究中,发现单侧疾病时右侧胸膜斑较左侧更常见(6∶3)。另一项对231例石棉暴露工人的CT研究中发现单侧胸膜斑出现在1/3胸膜疾病的患者中(26/72),且左右侧基本平均分

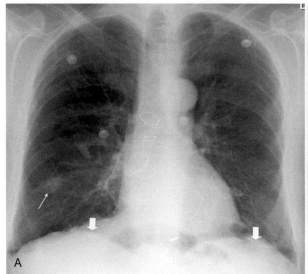

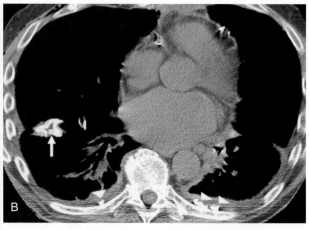

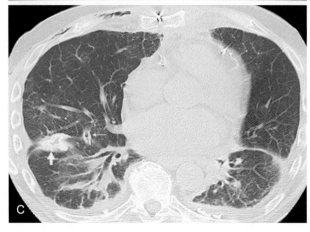

图88-11　石棉相关胸膜疾病。A. 后前位胸片显示右下胸腔结节状钙化密度（细箭），在叶间裂上。钙化的膈面胸膜斑出现在双侧（粗箭），与石棉相关胸膜疾病特点相一致。B. CT图像显示胸膜斑的致密钙化，位于斜裂内。脏层胸膜的胸膜斑，是非常少见的石棉相关胸膜疾病的表现。许多其他钙化的壁层胸膜斑也可见（箭）。C. 肺窗层面的CT扫描确认脏层胸膜斑在叶间裂内（箭）。患者曾患与此病无关的外伤后气胸，行胸腔引流管治疗（细箭）。

布（12例右侧，14例左侧）。

　　一些斑块在相邻的肺组织中显示异常，它由短的（小于1 cm）间质线组成，称为多毛斑块。这或许可以解释在一些没有显示任何石棉肺的证据却有肺功能损伤的患者中出现的亚临床纤维化的原因。

　　在检查石棉相关胸膜疾病中，CT比胸片更为敏感。在一项包含20例患者的研究中，CT中95%患者显示散在的斑块，相比之下胸片只有59%的患者显示。检查敏感性增加反映了CT在后前位和侧位胸片中难以显示病变的一些区域内发现疾病的能力提高（例如，绝大部分横膈下部、椎旁和纵隔胸膜）。CT能够发现斑块内的小的灶性钙化（见图88-13）。这常有助于确定石棉相关胸膜疾病的诊断。

　　有研究结果显示，相对于10 mm扫描CT，高分辨率CT发现胸膜斑更加敏感。Friedman等比较了高分辨率CT和四方向视图胸片（后前位、侧位、双斜位）的不同，结果显示：高分辨率CT可使发现胸膜疾病的阳性预测值升高；10%~29%的患者因胸膜下脂肪而被

认为有非钙化性胸膜斑，高分辨率CT在减少这种误诊中特别有用。Aberle等发现高分辨率CT可描述100%的石棉暴露者中的局灶性斑块，而传统CT仅显示93%。但是，并不是所有的研究都显示高分辨率CT优于常规CT。另一项研究，对159例胸片正常的石棉暴露工人的高分辨率CT和常规胸部CT进行比较，两种技术均发现有斑块的为48例，仅高分辨率CT发现的为有1例，而常规CT发现的仅为10例。

　　低辐射剂量扫描技术重新唤起了将CT作为一线检查的兴趣。据报道，使用2.5 mm层厚扫描的低剂量螺旋CT在发现胸膜斑中有着高度准确性，它与标准1 mm层厚高分辨率CT和低剂量多层螺旋CT检查结果之间没有差异。在83例男性石棉暴露者中，67例（81%）使用低剂量多层螺旋CT发现胸膜斑，65例（78%）使用高分辨率CT发现胸膜斑（$P=0.157$）。叶间裂斑块在低剂量图像中较薄层图像更易被发现（12%比4%，$P=0.008$）。

　　几项研究报道了应用胸膜斑定量评分系统。最

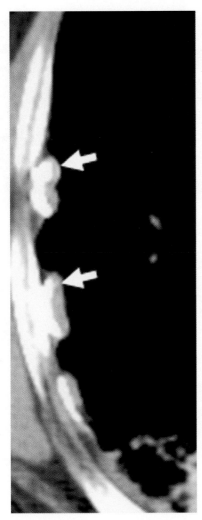

图88-12 石棉相关胸膜斑。CT图像显示3个右侧胸膜斑,有典型的、清晰的、非连续的边界和较厚边缘(箭)。

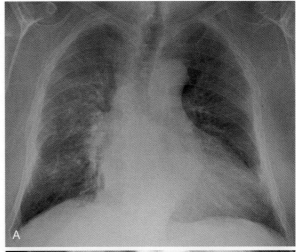

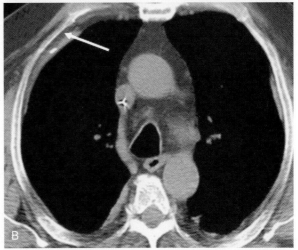

图88-13 石棉相关胸膜斑。A. 后前位胸片显示双侧侧胸膜增厚。在右肺野中部有微弱的透亮度减低并在下方有线样密度影,提示胸膜钙化。B. CT图像证实双侧非钙化性胸膜斑,沿着肋骨和右侧脊柱旁胸膜走行,在右侧肋骨前方的斑块内有少量钙化。薄层的脂肪(箭)在一定程度上将钙化斑块与相邻的肋骨分隔开。

近,通过使用壁层胸膜斑最大层厚和受累壁层胸膜表面百分比进行高分辨率CT胸膜斑量化,人们发现这种方法有较高的可重复性。可是,没有研究显示胸膜斑数量和功能受损之间有着显著相关;因此,量化胸膜斑的临床实用性很有限。即使没有持续性的石棉暴露,石棉相关胸膜斑也可以增长。然而,他们并没有恶化可能,斑块仅充当胸膜恶性疾病的一个风险指标。对3 005例尸检研究中,比较了92例胸膜间皮瘤患者和其余病例中胸膜斑的发病率与对照组相比,胸膜间皮瘤的胸膜斑发病率高。

(三)MRI 在MRI上,绝大多数胸膜斑在T1WI、T2WI、质子密度加权序列上是低信号的。对30例石棉暴露者的良性和恶性胸膜疾病的MRI研究中发现,18例多发胸膜斑的患者在平扫和增强T1WI、质子密度加权和T2WI上都显示为低信号。所有恶性病变(11例间皮瘤)和孤立的良性胸膜斑显示在质子密度

加权和T2WI上呈高信号,增强后T1WI呈不均匀强化,对恶性病变的敏感性是100%、特异性是95%。

在另一项石棉相关胸膜疾病的21例患者的高分辨率CT和MRI的比较研究中,发现两种方法检查出胸膜斑的观察者一致性相似,MRI在发现弥漫性胸膜增厚、胸膜外脂肪、胸腔积液方面优于CT,而CT在发现胸膜钙化方面优于MRI。

(四)PET-CT 胸膜斑在PET图像中显示无^{18}F FDG摄取(图88-17)。一项对30例石棉暴露患者的研究中,胸膜斑患者均无明显的FDG摄取。

有5例假阳性结果:3例单侧胸膜增厚,1例圆形肺不张,1例良性肺结节。恶性疾病FDG检测的敏感性为89%,特异性为71%。

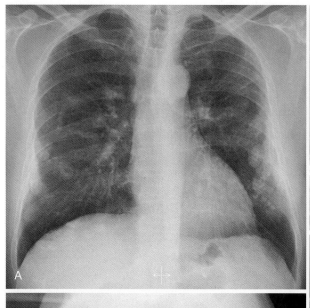

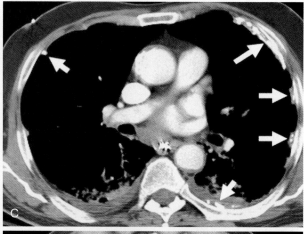

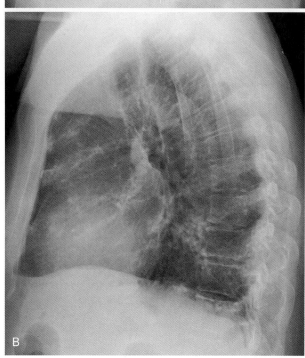

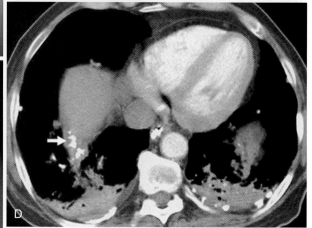

图88-14 石棉相关胸膜斑。A. 后前位胸片显示大量双侧钙化性胸膜斑,主要位于下胸部。注意肺尖和肋膈角不受累。B. 侧位显示斑块沿着肋骨和横膈胸膜表面。C. CT图像显示双侧大量钙化性胸膜斑(箭)。典型的位于肋骨前面和侧面的斑块在CT上显示更好。大多数斑块部分钙化。D. 下胸部CT图像显示右侧横膈斑块(箭),沿着膈肌的腱性部分。这是石棉暴露的特征性表现。

五、鉴别诊断

(一)胸膜外脂肪 在胸片上,胸膜斑主要需要与胸膜外脂肪相鉴别,典型的胸膜外脂肪出现在第四至第八肋的侧面中部胸壁上,双侧对称(图88-18)。经常会出现沿着心包膜和纵隔的脂肪堆积。

(二)正常解剖结构 由于壁层与脏层胸膜合在一起的约0.2 mm,正常人的胸膜在胸片上是不能被发现的。正常情况下,右胸壁肋间隙的肋骨内侧缘与相邻肺组织之间可见一条1~2 mm厚的软组织密度线影。这条线影代表的是脏层胸膜、正常的胸膜液体、壁层胸膜、胸内筋膜和最内侧的肋间肌合并厚度

总和。沿肋骨内侧的胸膜和胸内筋膜很薄,以至于在CT扫描上不可见;然而,胸膜外脂肪增加时可以显示为薄的而光滑的线影(图88-19)。肋间静脉不会与胸膜混淆(图88-20)。

最内侧的肋间肌(肋间最内肌)在相邻的肋骨内面之间行走,相对较薄;两块肌肉可以被误认为是胸膜增厚。居前者是胸横肌,它延伸到肋骨的末端或自肋软骨延伸到胸骨大部或剑突,在高分辨率CT上可见,此肌肉表现为厚1~2 mm厚的线影,出现在大多数肋骨的中段内侧,见于心脏水平,在内乳血管外侧(图88-21)。它通常为双侧,沿着它的特征性区域

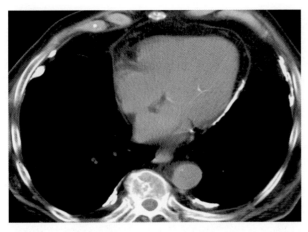

图88-15 石棉相关胸膜斑。一例石棉暴露患者的CT图像显示心包胸膜斑。这是石棉相关胸膜疾病的另一个特征性位置。肋胸膜斑也可见。

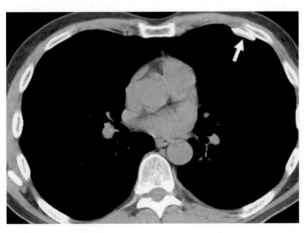

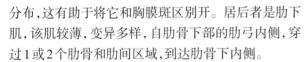

图88-16 孤立胸膜斑。CT图像显示一个沿着肋胸膜的孤立的钙化性胸膜斑（箭）。没有其他斑块存在。结合该患者有石棉暴露史，这可能是由石棉引起的孤立性斑块。

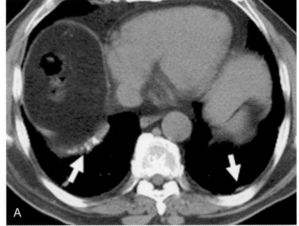

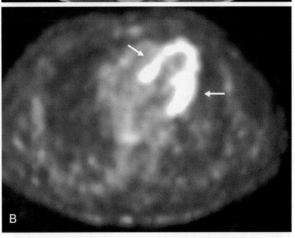

图88-17 石棉相关胸膜疾病。A. CT显示右侧钙化的横膈胸膜斑、左侧非钙化胸膜斑（箭），与石棉相关胸膜疾病特征一致。B. 相同层面，FDG-PET研究显示正常心肌高度摄取FDG（箭），沿胸膜方向未见摄取增加。

分布，这有助于将它和胸膜斑区别开。居后者是肋下肌，该肌较薄，变异多样，自肋骨下部的肋弓内侧，穿过1或2个肋骨和肋间区域，到达肋骨下内侧。

（三）局灶性胸膜炎 由于肋骨损害、感染、放疗、硬皮病或慢性矿物油吸入引起的局部胸膜增厚伴或不伴钙化（图88-22）是不常见的情况，但必须与因石棉粉尘吸入引起的胸膜改变相鉴别。胸膜钙化是长期血胸、脓胸或结核性胸腔积液（图88-23）最常见的结局，通常与胸膜广泛增厚有关。钙化可以是广泛和连续的或伴多发散在的斑块。肋骨增大偶见于慢性胸膜疾病；在一项研究中，结核病是最常见的病因，但是非结核性脓胸、胸部手术、钝伤和转移瘤也是引起肋骨增大的原因。没有发现肋骨增大与短期的胸膜疾病有关；作者推断肋骨增大能够显示患者存在慢性的胸膜疾病。

胸膜钙化曾在慢性肾衰和甲状旁腺功能亢进患者中被描述。在石棉和滑石暴露后可发现完全不同形式的胸膜钙化。在滑石浆胸膜固定术后，胸膜钙化也会发生（图88-24）。

其他非常见的胸膜钙化可以合并胸膜纤维蛋白体（胸膜石、纤维蛋白球）。这些纤维蛋白呈肿瘤样堆积，有时可发展为浆液纤维素性胸腔积液。它们可能是单发的或多发的，可呈圆形、卵圆形或不规则形态。

它们的直径很少大于3~4 cm，并倾向于在肺的基底部附近发生，从前位看时可伪装成一个肺实质结节。若病变发生位置改变，则可以明确胸膜纤维蛋白体的诊断（图88-25）。

（四）其他 可以在胸片上和胸膜斑混淆的其他诊断有肺实质损伤，如原发性支气管肺癌和转移瘤。不完全边际征象可帮助我们区分病灶的胸膜或肺实质来源。

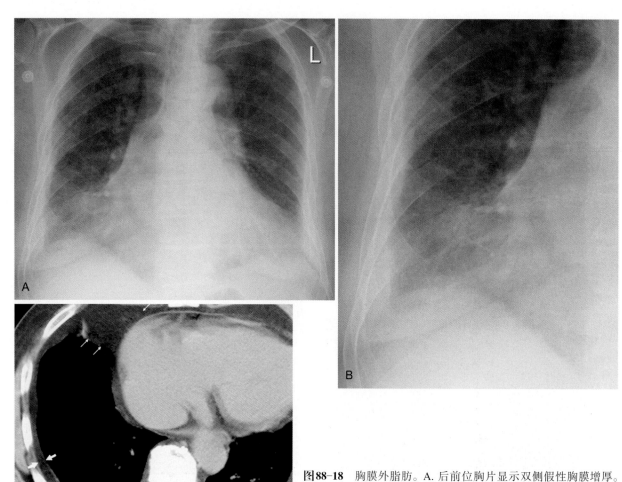

图88-18 胸膜外脂肪。A. 后前位胸片显示双侧假性胸膜增厚。这类似双侧胸膜斑或增厚胸膜。B. 右侧胸部近观显示明显的弥漫性胸膜增厚。C. 腹部CT扫描的图像显示明显的胸膜增厚，这是由于胸膜外脂肪堆积所致（粗箭）。可见大量的心包脂肪（细箭）。

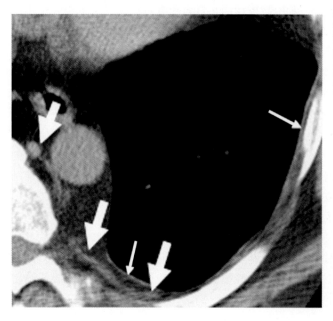

图88-19 肋间静脉。左肺下叶CT扫描局部图像显示细线（细箭）沿着肋骨内侧走行，它是脏层胸膜增厚、正常的胸膜腔液体、壁层胸膜、胸内筋膜、最内肋间肌的合并厚度。其应当小于2 mm，在正常CT扫描上不连续。正常肋间静脉（粗箭）沿胸膜后脂肪走行，引流入半奇静脉。

要点：胸膜斑

- 胸膜局灶性软组织增厚
- 不完全边界征象
- 在胸片上最易观察；前位观最难发现
- 典型位置：后外侧、膈面、心包壁层胸膜；肺尖和肋膈沟不受累
- 典型者为双侧；如果是单侧，左侧在数量上占优势
- 约15%斑块出现钙化

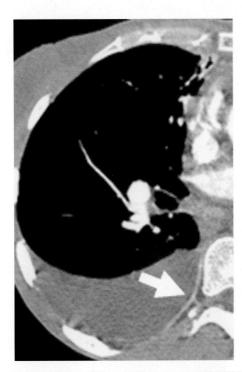

图88-20 肋间静脉。增强CT图像显示正常的肋间静脉沿着典型的椎旁部位走行，可清楚显示这一结构的血管特点，避免将其与斑块或胸膜增厚相混淆。

弥漫性胸膜纤维化

一、病因学，发病率及流行病学

胸廓凸面胸膜线发现的增厚是相当常见的，偶尔也可见叶间裂胸膜增厚，增加的胸膜厚度从1 mm到10 mm不等，通常是在经过一段时间的胸膜炎之后发生，并且常常是脏层胸膜表面纤维化的结果。这和石棉暴露的胸膜斑形成不同，胸膜斑的斑块大多沿着壁层胸膜产生。

弥漫性胸膜纤维化的病因包括石棉暴露、系统性红斑狼疮、类风湿关节炎、结核性胸膜炎、冠状动脉旁路手术、血胸、尿毒症、隐源性纤维素性胸膜炎（HLA-B44阳性）、药物和胸部放疗（表88-1）。

胸膜受累是类风湿关节炎最常见的胸腔内表现。尸体解剖研究报道，胸膜炎的发生率为40%~70%，这在有多年关节病史的男性中更为常见。狼疮性胸膜炎也常见，尸体解剖研究报道胸膜粘连、增厚或胸腔积液在约2/3的患者中存在，30%的患者有胸膜纤维化。

弥漫性胸膜增厚作为石棉暴露的后遗症直到最近才被认识。弥漫性胸膜增厚的发生率未知，尽管在尸检中发现其常见于患有胸膜斑和石棉肺的患者中。在对1 373例石棉暴露者的系列胸片回顾分析中，发现壁层胸膜斑和弥漫性胸膜增厚发生频率大致相等。弥漫性胸膜增厚发生在大约10%的石棉暴露者中。

（一）纤维胸 纤维胸是胸膜纤维化最严重的形式。纤维胸是脏层胸膜致密纤维化后引起脏层与壁层胸膜相互融合的结果。因此，由于不断进展的纤维化和胸膜联合，患侧胸腔挛缩，肺及胸廓运动减少。

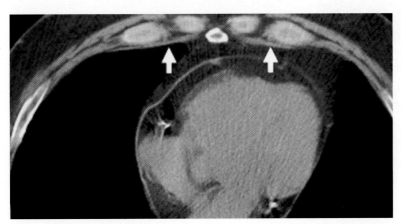

图88-21 胸横肌。高分辨率CT显示心脏水平双侧、在内乳静脉外侧、肋骨内侧的2 mm粗线影（箭）这是胸横肌的特征位置。

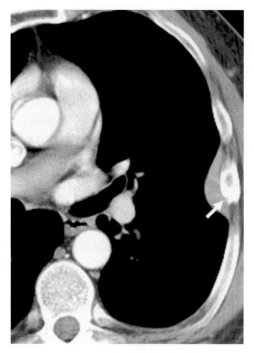

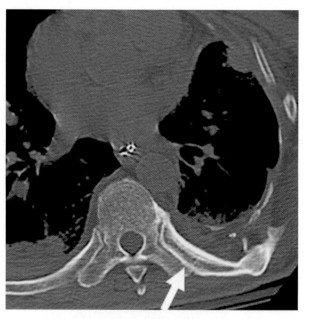

图88-22 外伤后胸膜斑。CT图像显示邻近愈合肋骨骨折处的单发的无钙化的胸膜斑（箭）。活检发现与局部胸膜纤维化相一致。患者两年前曾受外伤。

图88-23 结核病后纤维化。CT图像骨窗显示左侧后肋增粗（箭），左半胸缩小，胸膜增厚，胸膜腔后脂肪增加。这些特征与慢性胸膜疾病相一致。患者多年前有结核病史。

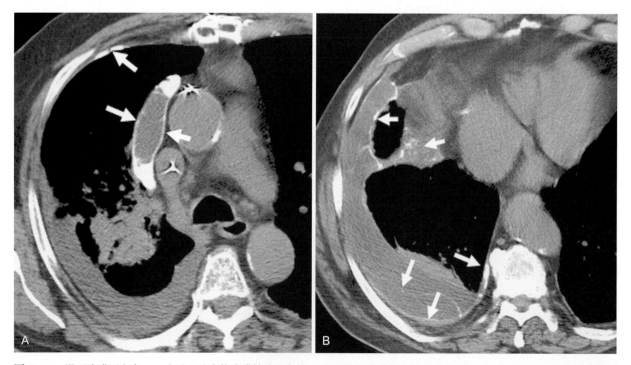

图88-24 滑石胸膜固定术。A. 右肺上叶癌伴胸膜转移患者的CT显示右侧胸膜钙化沿着肋胸膜向后方延伸（箭）、在分房性胸腔积液中沿着纵隔胸膜延伸（箭）。B. CT图像显示更多的分房性液体在胸腔下部，其内含有高密度的分隔，与之前的滑石胸膜固定术相一致（箭）。

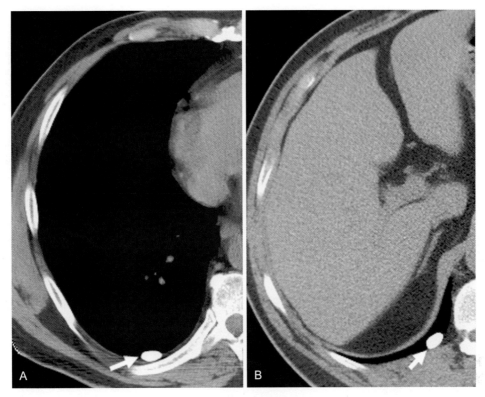

图88-25 胸膜纤维蛋白小体。A. CT扫描显示类似胸膜斑的孤立性钙化病变(箭)。B. CT随访显示孤立的钙化病变(箭)向内下方移动。这与胸膜石或胸膜纤维蛋白小体特征相一致。

表88-1 弥漫性胸膜纤维化病因

病因	单侧	双侧	发生率
尿毒症	+	++	20%
石棉	++	+++	7%~13%
结核病	++	+	罕见
冠状动脉旁路移植	++(左)	–	不明;随内乳动脉移植而增高
血胸	++	+	<1%(随血气胸或脓胸而增高)
隐源性纤维性胸膜炎	–	+++	不明,HLA-B44阳性
类风湿关节炎	++	+	38%~70%
系统性红斑狼疮	++	+	30%
药物	+	++	不明

（二）肺功能 脏层胸膜的粘连或纤维性回缩是肺实质的萎缩,皱裂或膨胀不全的原因。可是广泛胸膜受累的患者有明显的限制性损害,不伴或仅伴轻微的肺间质疾病。对于任何影像学上不同程度的肺实质疾病,在胸膜增厚出现时,肺功能会出现更多损伤。在一项胸片的研究中发现,没有石棉肺的胸膜弥漫性增厚组的用力肺活量（FVC）和单次呼吸扩散能力显著低于对照组的正常人和存在融合斑块的个体。最近,CT上弥漫性胸膜增厚与FVC和弥散能力（DLCO）显著降低有关。多因素分析显示弥漫性胸膜增厚和间质纤维化并存者比仅有间质纤维化者具有更低的扩散能力（$P<0.05$）,只有弥漫性胸膜增厚或伴间质纤维化者比仅有肺纤维化的患者具有更低的DLCO（$P<0.05$）。另一项对1 211例钣金工的研究中显示,

肋膈角受累和局限性斑块或弥漫性胸膜增厚的出现与较低FVC有关。弥漫性脏层胸膜增压迫的肺被称为"囚禁肺"或"压扁"肺，由于严重的肺功能不全可能需要外科胸膜外纤维层剥除术。

二、病理生理学

弥漫性胸膜增厚是由于脏层胸膜的增厚和纤维化并伴有壁层胸膜融合，常范围广泛。胸膜纤维化的形成于严重的胸膜炎症之后，典型的是与渗出性胸腔积液有关。胸膜纤维化的一个关键因素是纤维化胸膜内基质的形成。这种新生机制是由于纤维蛋白周转障碍的结果，纤维蛋白合成增加而分解减少。细胞

因子，如肿瘤生长因子-α和肿瘤坏死因子-α使纤维蛋白逆转失调易于进行并且在胸膜纤维化的形成中起到重要的作用。由于石棉暴露，许多研究确认了弥漫性胸膜增厚之前出现了良性石棉相关胸腔积液。

三、影像学表现

（一）胸片 随着纤维胸发展的成熟，肋间隙变窄，患侧胸廓体积减小，纵隔向患侧移位（图88-26）。纤维胸常伴胸膜外脂肪堆积。肋膈角常部分或完全闭塞，特别是侧面的肋膈角。闭塞的肋膈沟通常是深度成角，而不是呈新月形，这可以与胸腔积液鉴别。潜在的肺实质疾病通常见于之前有结核病或脓胸的

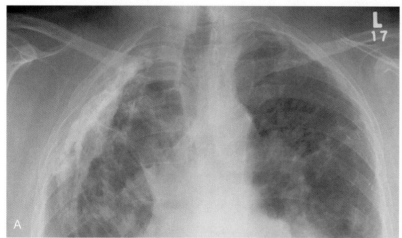

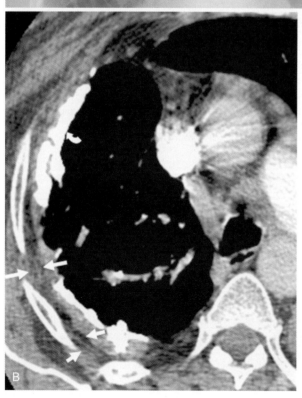

图88-26 纤维胸。A. 从后前位胸片观察显示明显的沿着上部8根肋骨的右侧胸膜钙化，与右侧肋骨内收和纵隔患侧移位有关。B. CT扫描在右肺上叶层面显示增厚的、粗糙的右侧胸膜钙化（弯箭），累及超过一侧胸腔的一半。胸膜外脂肪堆积明显（直箭），可能是由于胸膜回缩牵拉而被拉向内侧所导致。

患者(图88-27)。在胸片上,弥漫性胸膜增厚界限不清,不规则,而斑块通常边界清晰。胸膜纤维化常超过四个肋间隙范围。

在后前位胸片上,特征性的弥漫性胸膜增厚包括两方面:① 与肋膈角闭塞有关的胸膜增厚;② 胸膜增厚至少5 mm,宽度大于胸壁的1/4。在一项对287例石棉相关胸膜增厚患者的研究中,阅片者的一致性在采用第一方面内容时明显更好。与测量标准来描述弥漫性胸膜增厚相比,肋膈角闭塞是更为可靠的征象。国际劳工组织(ILO)制定了一个分级制度,可进行流行病学比较,它是采用将胸片上的胸膜病变与标准胸片相比较而进行的。在修订的2000年标准上,后前位胸片上弥漫性胸膜增厚定义包括:增厚区域至少包括双侧胸部的25%或单侧的50%;胸膜增厚在任何位置均超过5 mm;肋膈角闭塞(图88-28)。

(二)CT CT上弥漫性胸膜增厚的为一连续片状超过5 cm厚的胸膜增厚,在头尾方向上延伸>8 cm,厚度>3 mm。常可见覆盖上方的胸膜外脂肪增生,可引起向内的胸膜牵拉(图88-26)。弥漫性胸膜增厚通常表现为连续的、常位于下胸部后面和侧表面(图88-29)。很少见纤维胸累及纵隔胸膜(图88-30,图88-28)。单纯的壁层胸膜增厚在CT上通常可以明确,而脏层胸膜的纤维化与延伸到表面下肺的细纤维束有关,与胸膜有"模糊"或"绒毛状"的界线(图88-31,图88-30)。

实质带和圆形肺不张与弥漫性脏层胸膜纤维化有关(图88-31)。当局灶性脏层胸膜纤维化改变在胸片上显示为细小的、胸膜肺实质纤维束时,被称为鱼尾纹。在一项对231名石棉暴露工人进行的CT研究中,聚类分析显示脏层胸膜增厚和实质带之间有着明显相关性。这些通常都被认为是典型的石棉肺征

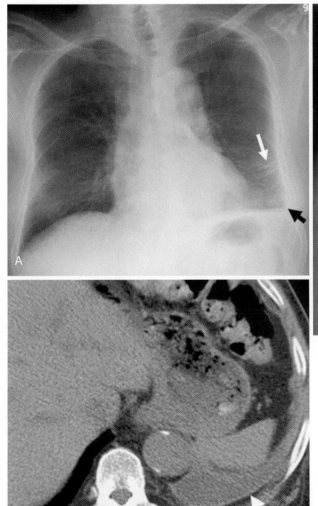

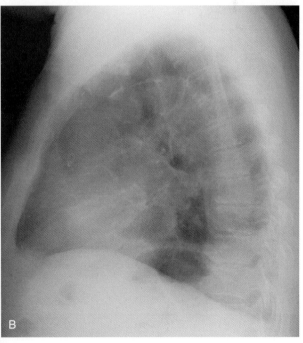

图88-27 弥漫性胸膜增厚。A. 后前位胸片显示左侧肋膈角变钝(黑箭),与弥漫性胸膜增厚一致。患者8个月之前曾进行粟粒状肺结核治疗。可见肺实质线样瘢痕(白箭),表明纤维胸与之前的感染有关。B. 侧位胸片更清楚地显示了肋膈角变钝。C. CT图像显示残余的分离样胸腔积液,左侧肋膈沟内光滑的胸膜增厚。胸膜后脂肪增加(箭)与无菌性结核病脓胸一致。

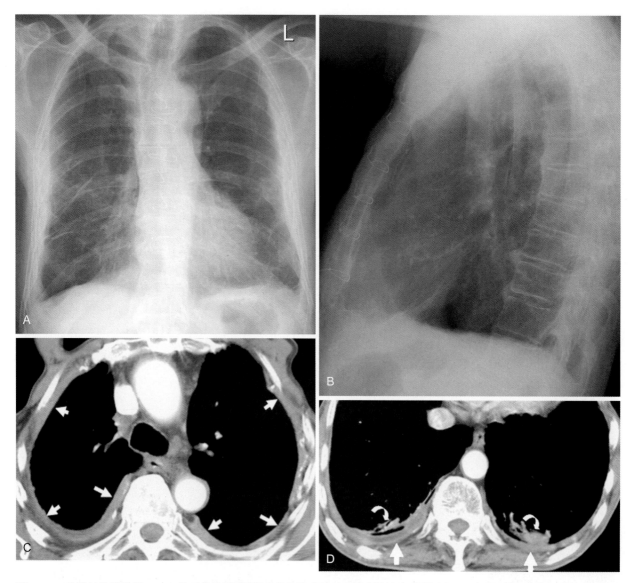

图88-28 弥漫性胸膜增厚。A. 一位石棉暴露男性的后前位胸片显示双侧弥漫性胸膜增厚大于一侧胸腔50%, 厚度 >5 mm, 肋膈沟闭塞。这满足了ILO的双侧弥漫性胸膜增厚诊断标准。B. 侧位观显示双侧肺容量轻微减少。C. 增强CT扫描显示广泛的双侧胸膜增厚, 累及肋胸膜和脊柱旁胸膜(箭), 但是纵隔胸膜不受累。局灶性胸膜钙化见于双侧, 这种表现与胸膜斑相似。D. 胸腔较低层面CT显示双侧皱襞样肺综合征(圆形肺不张; 弯箭), 邻近胸膜增厚(直箭)。

象。在该研究中, 作者认为鱼尾纹和圆形肺不张有助于鉴别斑块和弥漫性胸膜增厚。

在弥漫性胸膜增厚的评价中, 螺旋CT更为敏感。高分辨率CT对弥漫性胸膜增厚的检查有一定限度, 因为在传统CT发现的4个病例中HRCT仅能识别的只有2例。

(三) MRI 胸膜增厚的形态学特点在MRI和CT上相似。提示恶性病变的MRI表现是纵隔胸膜受累、周围性胸膜增厚、结节样、胸膜轮廓不规则和侵犯胸壁或膈面。在一项42例胸膜增厚患者的研究中(27例恶性, 15例良性), 诊断恶性病变的敏感性为

96%, 特异性为80%。在进行信号强度评价时, 22例中有20例在T2WI上与肋间肌相比呈高信号, 15例良性病变中只有3例, 对恶性疾病的敏感性为91%, 特异性为80%。在增强T1WI上, 27例中有25例恶性胸膜病变与肋间肌信号相比呈高信号, 而15例良性病变中有4例呈高信号, 敏感性为93%, 特异性为73%。MRI上形态学特点和信号特点相结合可以正确识别27例恶性病变(敏感性100%, 特异性93%)。MRI的另一个优势是它有助于识别纵隔或膈肌的受侵, 可进行恶性胸膜疾病的诊断。

另一项45例良/恶性胸膜疾病研究比较了CT

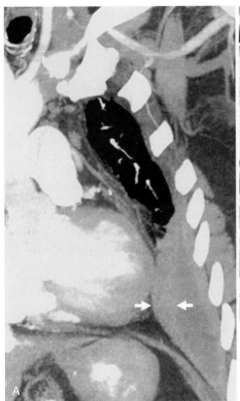

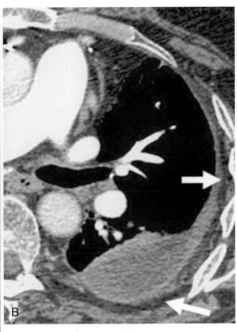

图88-29 弥漫性胸膜增厚。A. 多厚CT冠状位重建图像显示较低位置的分房性胸腔积液体,周围明显增厚的胸膜(箭),类似脓胸。B. 横断面CT图像显示增厚的胸膜后脂肪(箭),可能是由于胸膜收缩而被下拉。这一表现在过去3年一直存在,这是良性胸膜增厚,可因既往的无菌性脓胸所导致。

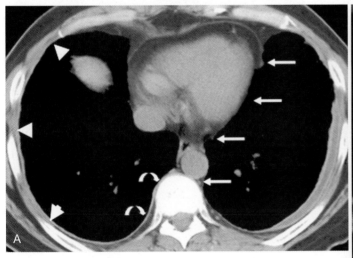

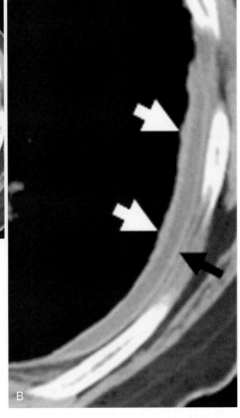

图88-30 A. 双侧弥漫性胸膜增厚。一例以往有职业性石棉暴露史和肺功能限制性肺功能障碍患者的CT显示双侧弥漫性胸膜增厚。肋胸膜(箭头)、脊柱旁胸膜(弯箭)显示连续的、光滑的、双侧胸膜增厚。可见纵隔胸膜(长箭)不受累,强烈提示良性胸膜疾病。B. 弥漫性胸膜增厚。CT扫描显示两层胸膜被少量分房性胸腔积液分开。壁层胸膜(黑箭)面向液体的表面光滑,而脏层胸膜(白箭)内面"模糊",与脏层胸膜纤维化一致。这种表现稳定了3年,是良性胸膜疾病的征象。

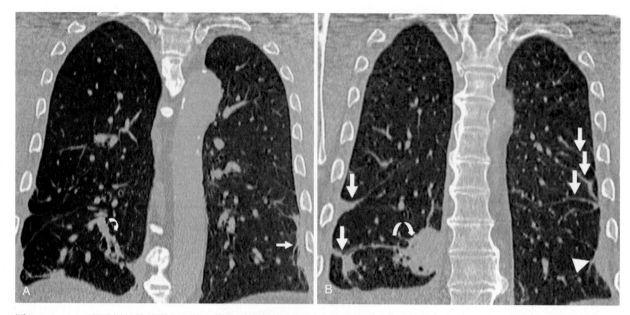

图88-31 A.双侧弥漫性胸膜增厚和肺实质带：一例石棉暴露患者的高分辨率CT冠状位重建图像。CT图像显示双侧肋膈沟变钝，在右下肺内侧有弧形带（弯箭）和左肺下叶的皱襞肺（直箭）。B.双侧弥漫性胸膜增厚和盘状肺不张。高分辨率CT略靠后重建图像显示圆形肿块（弯箭）邻近右肺下叶胸膜，与圆形肺不张相一致。小面积皱襞肺（箭头）见于左肺下叶。双侧肺实质带也可见（直箭）。

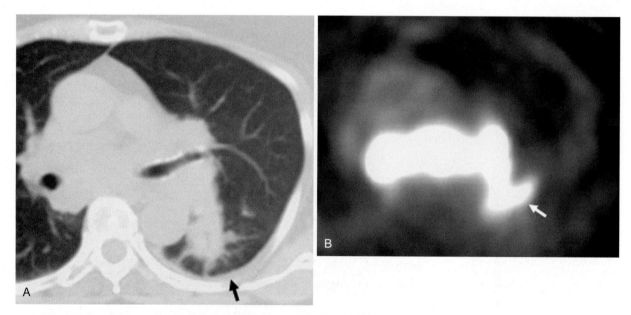

图88-32 恶性胸膜疾病。A.一例肺癌患者CT扫描图像。肿块可见数个胸膜凹陷，邻近胸膜增厚（箭），这提示为恶性病变，但是依CT标准没有肯定其为恶性。B.PET研究的横断图像显示FDG被肺癌强烈摄取，邻近左肺门和纵隔淋巴结转移。肿瘤后方沿胸膜表面有显著FDG摄取（箭）高度提示胸膜受累。

和MRI检查结果，发现它们发现恶性病变的敏感性（100%）和特异性（87%），两者结果相仿。在这项研究中，作者发现T1WI、质子密度加权图像、T2WI和增强T1WI上病变与肌肉信号比可以区分恶性和良性病变（P<0.000 1）。他们认为MRI信号强度是将恶性与良性胸膜病变区分开的有价值的辅助方法；长TR序列信号为低强度是良性胸膜疾病的可靠预测征象。

（四）PET-CT PET使用^{18}F-FDG，通过正常细胞和肿瘤细胞的葡萄糖代谢生化之间显著的差异，能够正确区分良性和恶性肺部肿瘤。几项研究显示十分恶性的胸膜病变呈现明显的高度FDG摄取（图88-

32）。至今为止最大的研究前瞻性地使用FDG-PET检测了98例表现渗出性胸腔积液或胸膜增厚的患者（63例恶性，35例良性）；63例恶性病例中61例有胸膜病变FDG摄取，高度摄取51例，中等摄取10例。在35例良性病变中，31例没有FDG摄取；剩余的4例中，高度FDG摄取见于1例并发于肺炎的胸膜炎肺炎的胸腔积液的患者，而中等局灶性摄取在1例类并发于肺炎的胸膜炎、1例结核性、1例尿毒症胸膜炎中被发现。

FDG摄取程度依赖于代谢活性，值得注意的是所有间皮瘤患者均显示高度FDG摄取；这种方式在78%的转移性胸膜病变中被发现（38/49），22%显示中等的摄取。因此，摄取呈中等程度时，FDG-PET的鉴别价值明显减弱。可是，这种摄取方式不常见。由于其具有的高敏感性（88%）和高阴性预测值（94%），当病变无FDG摄取而考虑良性病变时，FDG-PET可提示临床医生不必进行有创检查。

（五）影像检查选择 当怀疑弥漫性胸膜增厚时，应当首先进行胸片检查。可是，为了明确诊断，CT扫描必须在进一步诊断时进行。尽管加扫高分辨率CT图像可对肺实质进行评价，剔除石棉暴露患者中的间质性肺病，但是平扫CT扫描也可以满足需要。如果CT检查不能确定良性胸膜疾病，可考虑进行胸部MRI或PET检查。尽管FDG-PET阴性，一些病例仍需要进行穿刺或胸腔镜检查。例如，石棉相关胸腔积液需要胸腔镜检供结果以明确诊断，从而获得经济补偿。当临床提示胸膜结核时，考虑到公众健康原因议进一步检查以获得细菌学证据。

四、鉴别诊断

（一）胸膜外脂肪 在胸片上，弥漫性胸膜增厚主要与胸膜外脂肪相鉴别，典型胸膜外脂肪是双侧、对称性出现，沿着胸壁侧面中部走行从第四肋直到第八肋，与胸膜斑部分中描述相同（图88-18）。

（二）胸膜斑 胸膜斑的鉴别诊断可能较为困难。以下特点对于鉴别诊断是有用的：典型的胸膜斑是不累及肋膈沟和肺尖；弥漫性胸膜增厚罕见钙化；弥漫性胸膜增厚边界不清、不规则，而胸膜斑边界清晰；很少见胸膜斑延伸超过4个肋间隙（表88-2）。

（三）结核性和其他感染性脓胸 有结核性脓胸病史患者的CT特点包括单侧片状钙化、明显的肺容积减少、胸膜外脂肪和肋骨增厚（图88-2，图88-26，图88-27）。广泛、粗糙的胸膜钙化是常见的，有助于与石棉暴露的斑块样钙化进行区分。肺实质结核常见。

表88-2 弥漫性胸膜增厚和胸膜斑的鉴别点

症状	弥漫性胸膜增厚	胸膜斑
位置	脏层胸膜	壁层胸膜
累及肋膈角	是，明确	否
钙化	少见	典型
胸膜边界	边界模糊，不规则	边界清晰，不连续
累及叶间裂	典型，特别是小的水平裂	罕见；如果出现，它与其他斑块沿横膈相连
肺功能减少	典型	否

（四）恶性胸膜疾病 间皮瘤和转移性胸膜疾病与良性弥漫性胸膜增厚相类似。Leung等报道显示结节样、周围型和纵隔胸膜增厚与恶性胸膜疾病有较高的相关性；所以在出现一个或更多这些特征时，应当高度怀疑恶性胸膜疾病。引起恶性胸膜疾病最可能的原因是原发性肺癌、乳腺癌、卵巢癌、胃癌和淋巴瘤也是常见原因。原发性胸膜恶性肿瘤（间皮瘤）实际上与转移性胸膜疾病是不能进行鉴别的。在Leung等的系列报道中8例只有1例（12%）纤维胸患者有纵隔胸膜增厚，相比之下11例中有8例（73%）间皮瘤患者有纵隔胸膜增厚。

要点：弥漫性胸膜纤维化

- 肋膈角变钝
- 连续的胸膜增厚，宽>5 cm，高8 cm，厚3 mm
- 常见胸膜外脂肪堆积
- 典型者位于后外一侧胸腔
- 石棉暴露史的患者常见双侧
- 如果是单侧，更可能源自感染、血胸、结缔组织疾病
- 罕见钙化
- 常与实质带和盘状肺不张有关

（五）肺陷闭 胸膜纤维化累及脏层胸膜在临床上很重要。脏层胸膜纤维化可引起呼吸困难，一些患者可引起呼吸衰竭。1967年Moore和Thomas首先描述了陷闭肺，此病以出现限制性脏层胸膜壳为特征。一项针对11例临床诊断肺陷闭患者的研究中，对这些患者进行了诊断性人工气胸，并进行了空气对比胸部CT检查。11例患者中均可见脏层胸膜增厚

（＜3mm）。若无空气对比勾画出轮廓,胸膜增厚不可能被发现。在此项研究中,肺陷闭产生的原因包括冠状动脉旁路移植术、尿毒症、胸部放疗、心包切开术、自发性细菌性胸膜炎、反复胸腔穿刺和合并的并发于肺炎的胸腔积液。其他原因包括脓胸、类风湿性胸膜炎、结核性胸膜炎、血胸。胸腔积液是少细胞的、乳酸脱氢酶浓度低（124U/L）、蛋白质水平低或在渗出液范围（2.9g/dl）。当胸腔穿刺后出现意外的气胸或者肺组织无法完全扩张或者由于胸痛而完全引流胸腔积液时,应考虑肺陷闭。

五、治疗方案概要

（一）外科治疗 对于有严重呼吸损害的患者,对纤维胸唯一潜在有效的治疗是剥脱术（沿脏层胸膜去除纤维壳）。剥脱术进行的时机很重要,因为在这些疾病中胸膜增厚通常需要几个月才能缓解。因此,只有胸膜纤维化已经稳定或已进展6个月时并存在症状的患者才考虑进行剥脱术。剥脱术是对有症状的肺陷闭患者唯一有效的治疗方法。

（二）内科治疗 单一病例报道显示,对于类风湿胸膜炎的患者,在全身和胸膜内使用皮质醇进行治疗取得了成功。在结核性胸膜炎中,一项仅包括3例HIV阴性患者的小型试验（共236例参与者）的研究发现,没有证据显示类固醇对于结核性胸腔积液的治疗是有效的。

圆形肺不张

一、病因学和发病率

圆形肺不张指邻近胸膜增厚区域周围性不张肺,其特征为不张的肺内有向内牵拉的支气管和血管。圆形肺不张也被称为折叠肺综合征、Blesovsky综合征、肺不张性假瘤和肺部假瘤。圆形肺不张常与石棉相关胸膜疾病有关。可是,任何良性胸腔积液引起的胸膜增厚都可以引起折叠肺。有人认为它是脏层胸膜纤维化收缩的结果。

关于圆形肺不张形成的病理机制有两个假定理论:它形成于压缩性肺不张的陷闭和无折叠的区域,而压缩性肺不张邻近即将消散的胸腔积液。或者它形成于接近成熟的纤维化的胸膜组织区域,这些胸膜组织可牵拉或扭转邻近的肺实质。第二种理论即"纤维化理论"被提出,是因为在圆形肺不张发现之前,游离胸腔积液很少见。这种理论提示胸膜炎区域是形成胸膜纤维化的主要区域。随着纤维组织的成熟和收缩,此区的肺组织折叠和塌陷。一项研究中,8例病例的病理学检查均发现局灶性脏层胸膜纤维化,这与所有病例的影像表现相一致。胸膜下可见区域性纤维化,胸膜显示广泛褶皱和折叠,有时可深陷入肺实质内。由于误诊为肺癌,许多患者进行了开胸手术,塌陷的肺实质可在行胸膜纤维化区域剥脱术后复张。

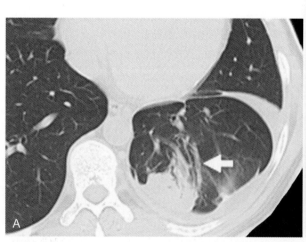
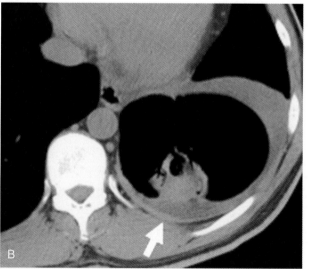

图88-33 圆形肺不张。A. CT图像肺窗显示左肺下叶周边透镜样肿块,邻近后胸膜。受累肺叶容积减小,可见弧形支气管和肺血管（箭）进入病变内,呈特征性"彗星尾"征,与圆形肺不张一致。B. 同层面CT图像的软组织窗显示胸膜增厚（箭）和少量胸腔积液。患者有结核病史,病变保持稳定超过2年。

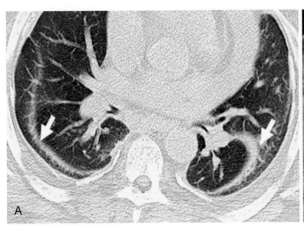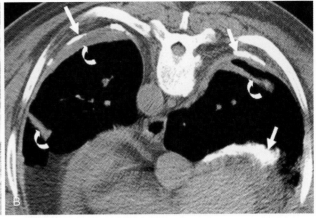

图88-34 折叠肺。A. CT图像肺窗显示双侧增厚的肺实质带（箭）。这些实质带自隆突水平延伸到膈肌，高度大于13 cm。B. 俯卧CT扫描显示广泛的胸膜斑（直箭）和下部的肺实质带（弯箭），这些与胸膜增厚相融合，与石棉相关胸膜疾病一致。肺实质带提示脏层胸膜受累，是一种顿挫型的折叠肺。

一项研究也显示伴胸膜增厚的硅肺病与圆形肺不张有关。在110例尸检证实硅肺病男性中，胸膜增厚在64例（58%）患者CT上被发现，在那些合并性硅肺病患者中出现的频率更高（P<0.001）。在128例进行性大面积纤维化的患者中，39例（30%）有胸膜内陷，其中36例（92%）显示胸膜增厚。5例有进行性大面积纤维化病变的患者在CT上显示有圆形肺不张。

二、影像学表现

（一）胸片 胸片表现为邻近胸膜表面出现3~5 cm大小的圆形周围型肿块。弧形密度影代表血管，可见其走行在肿块和肺门之间。圆形肺不张是与胸膜增厚有关的一种肺不张，在胸片上可以与肿块相似。对74例患者回顾分析发现，最常见的部位是舌叶，其后是中叶，然后是下叶，但是任何肺叶都可受累，双侧受累并不少见。在一些病例中，由于伴广泛的胸膜疾病，圆形肺不张在胸片上显示不清。

（二）CT 圆形肺不张的CT特点是伴邻近胸膜增厚的透镜样或楔形肿块，伴旋转的支气管和血管从肺门延伸而来并向"肿块"集中，生成彗星尾表现（图88-33，图88-31）。可见受累肺叶体积减小。肿块中央区通常边界不清，这是由于有进入其中的血管导致的。约60%的病例在肿块内部可见支气管充气征。

肿块内可以发现胸膜下脂肪，这是慢性生长的征象。不张的肺通常在注射对比剂后明显强化；可是，它不能在不确定性质的病例中可靠地区分折叠肺和恶性肿瘤。

在一项应用CT对260例石棉暴露者进行评价的

研究中，27例患者中发现了43个肺部肿块。肿块包括叶间裂胸膜斑（n=10）、致密纤维带（n=3）、圆形肺不张（n=11）。

在CT上诊断圆形肺不张时最有帮助的特点是邻近弥漫性胸膜增厚区、透镜样或楔形轮廓、相邻肺体积减小、特征性的血管和支气管进入肿块边缘的彗星尾征。

在一项研究中，发现3例患者有肿块样纤维板，厚度大于1 cm，长3~8 cm，头尾方向1~3 cm。这些纤维板从胸膜病变的区域延伸至肺实质内。也可见到不满足经典的圆形肺不张标准的，推测为良性的肿块；所有都邻近胸膜，除了一例以外所有病例中的胸膜都是异常的。这些可能代表为顿挫型的折叠肺综合征（图88-34）。

圆形肺不张与胸膜间皮瘤有关已被报道。所有病例中，病变均累及一侧胸腔。对于这些病例，如果圆形肺不张与大量胸腔积液、胸膜肿块伴或不伴胸壁受侵或者增厚的胸膜不靠近，应考虑间皮瘤。

（三）MRI MRI在诊断中不是必需的，尽管可以有与CT相似的表现，并且包括T1WI序列上为低信号，T2WI上为高信号，低信号线向肿块中央聚集。

圆形肺不张的信号强度T1WI上比肌肉高，比脂肪低，T2WI上与脂肪相仿或比脂肪低。注射钆剂后，肺不张肿块呈均匀强化。在对15例圆形肺不张的研究中发现，6例在矢状位或斜矢状位MRI上较好显示了肺血管和支气管缩向肺不张区域（彗星尾征）聚集。在这项研究中，与CT相似圆形肺不张和增厚的胸膜可在T2WI上可更清晰地被区分开。

（四）PET-CT 圆形肺不张通常在PET图像上

无FDG摄取增加。

（五）肺功能　圆形肺不张往往与弥漫性胸膜增厚有关。弥漫性胸膜增厚与肺功能损伤有关。可是，84例弥漫性胸膜增厚和圆形肺不张患者的CT研究发现，弥漫性胸膜增厚和圆形肺不张的患者在肺功能上无差异性。因此，圆形肺不张不可能引起弥漫性胸膜增厚患者有明显的肺功能损害。

三、鉴别诊断

圆形肺不张主要的鉴别诊断肺癌，它在石棉暴露者中发病率高。高达25%的吸烟的石棉工人可形成肺癌。当胸片描述这样患者出现有周围型肿块时，应该进行胸部CT检查来判断其性质。有CT上有圆形肺不张的经典特征时，应当避免进行肺活检。随访CT上病灶稳定超过2年可确定为良性。

要点：圆形肺不张

- 可呈透镜样或不规则外形
- 典型者邻近增厚的胸膜
- 与受累肺叶体积缩小有关
- 彗星尾征，伴支气管和血管弯曲呈弧形进入肿块
- CT通常可以确诊

医生须知：良性胸膜增厚

- 胸膜斑是石棉暴露的标志
- 斑块对肺功能无影响
- 对于胸膜外脂肪和肌肉，胸片有高假阳性率（20%）
- 胸片有较高假阴性率（40%）
- CT比平片有较高的敏感性和特异性
- 弥漫性胸膜增厚与明显的肺功能受限有关
- 常见原因包括石棉暴露、类风湿关节炎、血胸、结核病和手术史
- 胸膜增厚几乎总是发生于渗出性胸腔积液之后
- 胸膜外脂肪可以在平片上冒充弥漫性胸膜增厚
- CT有助于纤维胸的诊断及与胸膜恶性疾病进行鉴别
- 在有症状的患者中，剥皮术是仅有的被证明有效的治疗

要点：良性胸膜增厚

- 胸膜斑是散在的、高出壁层胸膜表面透明样纤维化
  - 斑块通常继发于石棉暴露
  - 在20~30年潜伏期后形成
  - 在30~40年潜伏期后，钙化可见于约15%的患者
  - 斑块不会影响肺功能，不会进展为恶性改变
- 单侧弥漫性胸膜纤维化（纤维胸）常常由于之前的血胸、结核性胸膜炎病、类风湿关节炎
- 双侧纤维胸通常是由于石棉暴露和尿毒症
- 进行局灶性和弥漫性胸膜增厚的评价时，CT优于平片
- 良性胸膜增厚通常是光滑或不规则的，厚度＜10 mm，纵隔胸膜不受累
- 平片上胸膜外脂肪与胸膜增厚相似

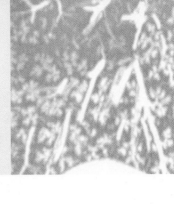

第89章

胸膜肿瘤

Jean M. Seely

许多原发或继发性肿瘤都可以累及胸膜。原发性胸膜肿瘤包括恶性胸膜间皮瘤，孤立性纤维瘤，脂肪瘤以及脂肪肉瘤，约占胸膜肿瘤的10%。继发性肿瘤包括转移瘤、淋巴瘤以及其他少见肿瘤，如胸腺瘤，约占胸膜肿瘤的90%。在老年人患者中，大约25%的胸腔积液是由恶性肿瘤引起。

恶性胸膜间皮瘤

一、病因学，发病率以及流行病学

弥漫型恶性间皮瘤非常少见，但现在已逐渐被认识；它起源于胸膜、心包、腹膜或睾丸鞘膜的间皮细胞；有报道显示少数间皮瘤起源于纵隔间皮囊肿。胸膜间皮瘤是胸膜最常见的原发性恶性肿瘤。间皮瘤预后差，并且还牵扯到职业性石棉暴露工人的司法诉讼和赔偿，因此对间皮瘤的认识有比较重要意义。

对间皮来源恶性肿瘤的形成多年来一直存在争议。1943年，发现沿海城市胸膜间皮瘤的发病率高于内陆。1954年，关于胸膜间皮瘤与石棉暴露有关的报道首次发表。在20世纪前半叶，胸膜间皮瘤非常少见；但是在随后的几十年里，胸膜间皮瘤的发病率明显增加。在北美及欧洲，间皮瘤每年的死亡率为20/百万。在欧洲，尽管在1980—1990年已经采用了控制措施，癌症的发病率也将在2010—2030年间达到高峰。在美国每年新增2 000~3 000患者这个流行病学研究数据表明间皮瘤的发病率在美国已达到高峰。在以色列，相比1978—1980年，1993—1996年间胸膜间皮瘤的发病率增长了7倍，从原来的1.17/百万

每年到8.5/百万每年。19世纪60年代以来，新西兰间皮瘤的发病率逐渐增加；到1995年发病率达到了25/百万。分析预测在未来的40年里日本将有10万人死于胸膜间皮瘤。尽管在西方国家石棉已被禁止使用，但是在许多发展中国家石棉仍在使用。

间皮瘤男女均可发生，但是总的来说男性发病率比较高。例如：1983—1987年丹麦男性间皮瘤的年发病率为1.33/百万，而1973—1977年女性间皮瘤年发病率为0.51/百万。以色列男性间皮瘤的发病率是女性的2倍。男性发病率高与男性从事石棉暴露职业机会增多有关。建筑业、船舶修理，石棉工业和金属建筑材料制造业会增加患间皮瘤的风险；管道工，管道安装工人和金属薄板工人是高危职业。患病平均年龄为63岁。2%~5%的间皮瘤患者发生在儿童及青少年。

（一）石棉 有力证据已证明80%的间皮瘤与石棉的致癌作用有关。但仅有10%的石棉暴露者患间皮瘤。甚至接触极少量的石棉也会导致间皮瘤发生。石棉暴露史很难确定，但可以通过检测肺内的石棉纤维而得到证实（图89-1）。例如：在石棉工人的家里，可以接触到她/他身体或衣服上携带的纤维。大多数患者是通过职业接触到石棉，但是在希腊、土耳其及新喀里多尼亚则以环境暴露为主，在这些地方透闪石大量存在于土壤中，并且被村民用来粉饰他们的房屋。从接触石棉到发展为间皮瘤有35~40年的潜伏期。有趣的是，在土耳其暴露在石棉环境的条件下，间皮瘤潜伏期可以长达55年。但也有少数报道比较短的潜伏期，这可能与较早暴露石棉但未被观察到有关。

石棉的主要包括温石棉、青石棉、铁石棉、透闪石、阳起石和直闪石等形式。除了温石棉（蛇纹石形

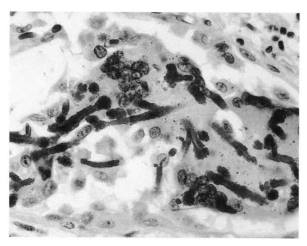

图89-1 病理切片：一例石棉肺组织切片中的石棉小体（暗褐色纤维，H-E染色，×600）。

状）外均属于闪石，常表现为薄的针样形状。石棉被美国以及世界卫生组织等国际机构认定为人类致癌物。致癌性最强的纤维是青石棉，也叫蓝色石棉；其他类闪石也与间皮瘤的发生有关。闪石相比温石棉或白石棉与间皮瘤相关性更高，白石棉的潜在致癌危险要低2~4倍，但是所有类型的石棉发生肺癌的危险性相同。温石棉占所有石棉产品的99%以上，常常混杂透闪石和其他类型石棉纤维。世界卫生组织证实所有类型石棉均是人类致癌物质。

石棉过去常被家用和用来制作建筑产品。石棉是一种纤维性的硅酸盐，它结实、柔韧并且不能燃烧。被用作隔热物，水泥黏合剂，纺织品以及天花板/地板的瓷砖。它是一种普遍存在环境有害物，3 000种工业产品中含有石棉。Wager和他的同事在1960年首次报道了间皮瘤与石棉的联系。环境保护机构在1989年发布了石棉的使用禁令，使之逐步停止应用；但是在1990年，该禁令被美国巡回上诉法院推翻。不幸的是，虽然发达国家对石棉的使用量逐步下降，但是在较贫穷的发展中国家石棉的使用量在上升。正是因为过去石棉在环境中任意传播，在人类肺内发现成千上万的纤维的现象非常普遍。总之，石棉的接触量越多肺组织的负担越重。例如：在间皮瘤患者的每克肺组织中有超过100万的纤维。2001年9月11日世界贸易中心被恐怖袭击后，石棉粉尘广泛播散，从而产生了潜在副作用。大约3%的散布的灰尘中包含石棉，这对早期在世贸大厦遗址工作的雇员以及曼哈顿的居民未来间皮瘤的发病率有重要影响。

（二）其他因素 其他纤维材料，像纤维性的沸石和毛沸石，与间皮瘤的发生有很强的相关性，特别

是在土耳其中部。早期辐射、慢性炎症（比如结核）、猿猴SV40病毒也会增加发生间皮瘤的风险。在20世纪50年代末60年代初，这种病毒通过被污染的脊髓灰质炎病毒传播给人类。据估计10%~20%的间皮瘤由SV40病毒引起。在80%的间皮瘤患者中发现该病毒。有仓鼠实验证实矿物纤维和SV40为致癌物质，这也就可以解释为什么接触少量石棉的SV40病毒患者已足够引起间皮瘤。接触石棉及毛沸石的个人会有间皮瘤的家族史，在一些村庄，间皮瘤的死亡率达到50%。

然而吸烟和石棉在支气管肺癌的发病中具有协同作用，现在尚无证据证明烟草是间皮瘤的致病源。

二、临床表现

间皮瘤的发作比较隐匿。最常见的早期症状为呼吸困难和胸部疼痛。胸部疼痛症状经常不明显，可以放射到肩部，这并不是胸膜炎的表现。大量的患者（约1/3）可表现为单侧胸腔积液。患者可无症状，体检时胸片偶然发现胸腔积液。在出现明显症状之前，胸腔积液可以复发并持续超过3年。自发性气胸是非常少见的症状，1956年首例报道间皮瘤引起自发性气胸。在最近的一组研究中，大约10%（9/92）的患者表现为自发性气胸。随着病程的进展，患者可表现为干咳、发热、疲劳和体重减轻。体检可以发现杵状指，胸部叩诊呈浊音。患者可以逐渐适应仅单侧肺有功能，在几个月甚至几年内无症状；但是肿瘤最终会侵犯到胸壁、肋间神经、纵隔、脊柱或腹部引起剧烈的疼痛。晚期表现为腹水和胸壁畸形。从出现症状开始的中位生存时间约一年，生存时间取决于最初的肿瘤分期和各种预后因素。肿瘤对胸壁及周围结构的局部侵犯会引起逐渐加重的疼痛，且疼痛很难缓解，并伴有吞咽困难、上腔静脉综合征、Horner综合征、声带麻痹功和膈肌麻痹等功能异常。随着恶性病变的进展，患者大多由于全身症状的感染或呼吸衰竭最终导致死亡，转移性疾病本身很少导致死亡。

三、病理生理学

（一）解剖学 间皮瘤的发生机制仍然不清楚。与煤矿工人的煤尘相似，石棉纤维被滞留在肺的远端，逐渐在壁层胸膜上（胸部间皮瘤的主要发生部位）聚集形成黑色斑点。间皮瘤首先发生在壁层胸膜，然后向脏层胸膜、胸壁、纵隔、膈肌及腹腔扩散。

（二）病理学 间皮细胞是多能干细胞，这是因为它起源于由外胚层及内胚层形成的中胚层。不同

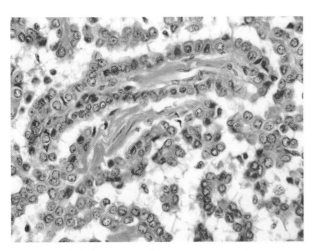

图89-2 病理切片:上皮型间皮瘤示导管乳头状形态(H-E染色,×400)(鸣谢 *Dr. Andrew Churg, Department of Pathology, University of British Columbia, Vancouver, Canada.*)

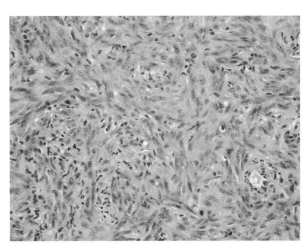

图89-3 病理切片:肉瘤型间皮瘤(H-E染色,×400)由致密排列的梭形细胞组成。(鸣谢 *Dr. Andrew Churg, Department of Pathology, University of British Columbia, Vancouver, Canada.*)

刺激均能引起上皮化生,甚至发生鳞状上皮化生和结缔组织化生。间皮瘤有3种不同的组织学亚型:上皮样间皮瘤最常见,约占50%~60%;肉瘤样约占35%;混合性约占15%。

恶性胸膜间皮瘤分为三种类型:上皮型,肉瘤型,上皮样和肉瘤样混合型。上皮型间皮瘤仅由呈乳头状、板层状或管状排列的多角形、圆形、立方形或扁平的上皮细胞组成(图89-2)。在细胞学上,大多数的上皮型间皮瘤细胞形态比较一致,偶尔呈可见泡状、透明或印戒样。肉瘤型间皮瘤与肉瘤相似,最常见并且与恶性纤维组织细胞瘤相似,尽管有报道称其与骨肉瘤和软骨肉瘤类似。肉瘤型间皮瘤主要由梭形细胞组成,这可能是分化较好的或高级别的类型(图89-3)。促结缔组织增生的间皮瘤(图89-4)是肉瘤型间皮瘤的一种变异,肿瘤主要有大量致密的胶原基质组成,恶性细胞包埋在基质中。上皮样和肉瘤样混合型间皮瘤以两种成分任何组合的形式出现。

间皮瘤的组织病理学诊断非常困难,需要病理学专家的意见。病理学的诊断难点包括:腺癌和小管乳头状间皮瘤的鉴别,反应性间皮增生和早期间皮瘤的鉴别,促结缔组织增生的间皮瘤和良性胸膜炎或胸膜斑的鉴别。有经验的病理医生通过对足够新鲜并用甲醛溶液固定过的组织进行免疫组化分析,进而可作诊断(表89-1)。在诊断困难的情况下,电镜仍然是诊断的金标准。上皮样间皮瘤有大量的细胞桥粒和细长分叉的微绒毛,而腺癌有较少的细胞桥粒和短硬不分叉的微绒毛。

文献报道的对诊断有帮助的特殊染色包括过碘

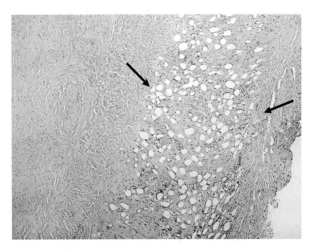

图89-4 病理切片:促结缔组织增生性间皮瘤(H-E染色,×100),显示了侵犯胸壁脂肪的乏细胞肿瘤(两箭头之间)。(鸣谢 *Dr. Andrew Churg, Department of Pathology, University of British Columbia, Vancouver, Canada.*)

酸淀粉酶、透明质酸、粘蛋白卡红染色、癌胚抗原、Leu-M1,最近的钙粘蛋白(图89-5)和细胞角蛋白5/6。

(三)病理诊断 通过胸腔穿刺细胞学活检,胸膜活检和胸腔镜下胸膜活检可确定间皮瘤的诊断。但是,细胞学的阳性率只有30%~35%。通过免疫组化及电镜检查可提高诊断率。闭式胸膜穿刺活检的阳性率也比较低,主要是因为穿刺比较盲目容易错过肿瘤。这种方法的阳性率仅比细胞学高7%~26%。电视胸腔镜手术或胸腔镜手术是目前最受欢迎的诊断间皮瘤方法(图89-6)。对间皮瘤诊断的敏感性为91%,特异性为98%,但是费用高且为有创伤。该手术需要24~36小时住院,严重并发症的发生率低

表89-1 有助于鉴别恶性胸膜间皮瘤和腺癌诊断的要点

		恶性间皮瘤	腺癌
组织学	过碘酸-希夫染色	阴性	阳性
	黏蛋白卡红染色	阴性	阳性
免疫染色	癌胚抗原	阴性	阳性 (75%)
	Leu-M1（CD15）	阴性	阳性
	透明质酸	阳性	阴性
	波形蛋白	阳性（55%）	阴性
	细胞角蛋白5/6高分子量	阳性	阴性
	钙网膜蛋白	阳性	阴性
	角蛋白	阳性	阳性
电镜		长微绒毛	短微绒毛

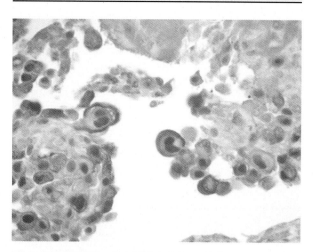

图89-5 病理切片：上皮样间皮瘤（H-E染色，×400）钙网膜蛋白染色强阳性。

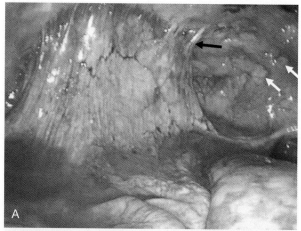

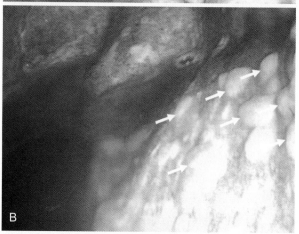

图89-6 电视辅助胸腔镜图像：间皮瘤。A. 单侧不能解释的胸腔积液患侧的电视辅助胸腔镜图像。胸部CT（未显示）未发现胸膜增厚。肺组织束缚在肋胸膜上（黑箭）。在肋胸膜上发现小的结节状肿瘤。B. 横膈胸膜水平的胸腔镜图像显示大量的肿瘤结节（箭），在此部位取活检证实为间皮瘤。在横膈和萎缩的肺下叶之间，在后肋膈角可见渗出性胸腔积液（血清血液样液体）。

（2%）。间皮瘤容易沿着放置胸管的通道，胸腔镜套管针道及手术切口扩散。这些种植性转移瘤疼痛明显且很难治疗（图89-7）。约50%的肿瘤可沿胸腔镜手术通道种植转移，而报道的影像引导下穿刺活检的针道种植转移率最高只有22%。因此，影像引导下穿刺活检认为是可以替代手术诊断的方法，其诊断正确率较高。足够的病理组织的获得是可靠诊断的关键，细针抽吸穿刺获得组织量是不够的，但是86%的患者通过核芯针穿刺活检可以做出诊断。影像引导下活检可以在超声、透视及CT引导下完成，操作者必须看到肿瘤并且获取足够量的组织（图89-8）。在有胸腔积液的情况下，用16 G或20 G切割针可以获得足够大的样本，同时发生气胸率低。通过对影像引导下核芯针获得的较少量组织进行免疫组化染色，可以做

出恶性胸膜间皮瘤的病理诊断。

四、影像学表现

（一）胸片　胸膜间皮瘤的胸片表现可以从早期正常到一侧胸的完全白肺样改变。在一组25例恶性间皮瘤患者中，88%的患者的胸片表现为包裹单侧肺的层状或分房状的胸膜增厚（图89-9）。常为单侧胸腔积液，80%的患者中出现此征象。1983年在对4 710例病例进行分析中，80%的病例最初表现为胸腔积液。纵隔一般位于中央，可向患侧或对侧移位。在一组患者中，64%的病例可见患者单侧肺容积减少。胸膜增厚可以表现为不连续的胸膜结节或胸膜增厚逐渐包绕整个肺。约45%的患者表现为结节样

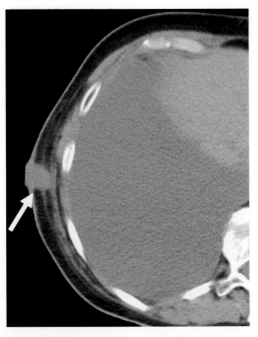

图89-7 间皮瘤胸壁种植转移。CT显示了胸腔置管插入点的胸壁的病变,这与间皮瘤种植转移的特点相一致。

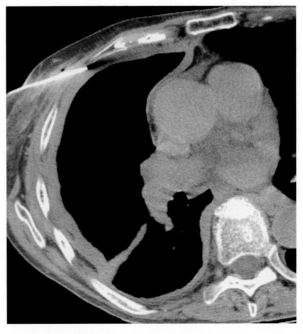

图89-8 CT活检:间皮瘤。CT引导下核芯针对右胸包绕性胸膜增厚部位活检。可见穿刺针平行于胸壁方向走行可以获得最大量的组织。

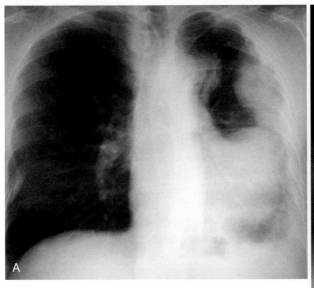

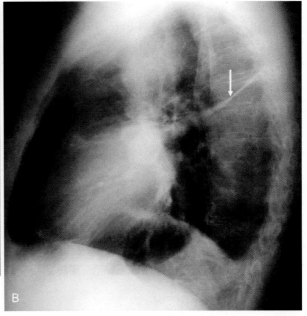

图89-9 间皮瘤。A. 胸片显示左侧结节状和环绕性胸膜增厚,同时左侧胸体积缩小,同侧纵隔移位和一侧膈肌抬高。B. 侧位片示叶间裂增厚(箭)。

叶间裂胸膜增厚,有助于恶性胸膜疾病诊断(图89-9)。出现肋骨破坏或气胸的情况(图89-10)偶尔可见。鉴别诊断包括并发于肺炎的胸腔积液、脓胸和其他肿瘤转移,如肺癌、乳腺癌。无法解释的单侧胸腔积液或胸膜增厚需要CT进一步检查(图89-11)。

(二)CT CT是评价间皮瘤的主要影像学方法。注射对比剂后,恶性或炎性胸膜疾病强化明显,可以将增厚的胸膜、胸腔积液以及塌陷的肺组织鉴别开来。增强CT延迟60秒,胸膜和软组织可以显示最佳强化。平扫CT也能区分增厚的胸膜与胸腔积液,胸

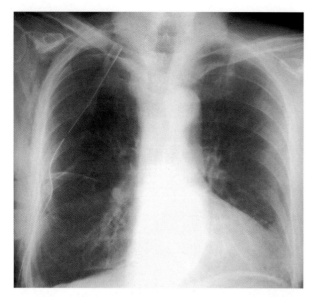

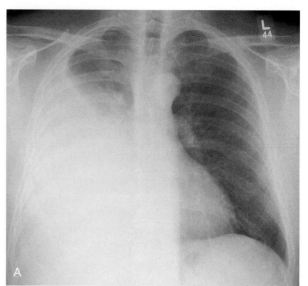

图89-10　上皮样间皮瘤。胸片显示右侧气胸和一个粗的胸腔引流管,其位置良好。患者表现为自发性气胸。脏层胸膜和水平裂略增厚。胸腔镜检查诊断为上皮样胸膜间皮瘤

膜的密度要高于液体密度(图89-11)。用窄窗观察,可使这种差别更明显。现在的多层螺旋CT在10秒内就可完成胸部扫描。使用窄的准直器(≤1 mm)可以获得高质量的多平面重建图像,有助于判断叶间裂的有无受累(图89-12)以及病灶是否延伸至横膈以下。间皮瘤的CT主要征象包括:单侧胸腔积液,胸膜结节状增厚,纵隔胸膜增厚和叶间裂增厚。病灶最初为一两个胸膜结节(图89-13),随着病程进展,结节逐渐增大,数目也增多;但是最常见的表现为包裹肺组织的广泛的皮样胸膜增厚(图89-14)。10%~52%患者CT上可见钙化的胸膜斑(图89-15)。石棉接触患者还可以表现为圆形肺不张和石棉肺等其他征象。间皮瘤内局灶的钙化通常是钙化斑块的陷入,罕见为骨肉瘤样成分。

　　大多数病例中,CT可以区分良恶性的胸膜疾病(表89-2)。Leung等研究了74例弥散的胸膜疾病。区别恶性胸膜病变与良性胸膜病变的征象包括胸膜广泛增厚,结节状胸膜增厚,壁层胸膜增厚超过1 cm以及纵隔胸膜受累。这些征象的特异性分别为100%,94%,94%和88%;敏感性为41%,51%,36%和56%。在39例恶性病例中,28例出现一种或多种这些征象,从而被正确诊断(敏感性72%,特异性83%)。Metintas等对215例患者的CT征象进行分析,99例为间皮瘤,39例为转移性胸膜病变,77例为良性胸膜病变。胸膜广泛增厚和纵隔胸膜受累的敏感性为70%和85%;胸膜增厚超过1 cm的敏感性为47%,特异性

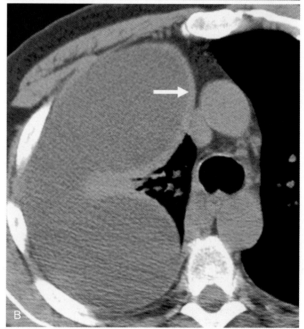

图89-11　A.间皮瘤。胸片示大量胸腔积液。纵隔未移向对侧。B.上皮样间皮瘤。CT示大量胸腔积液和纵隔胸膜增厚(箭)。胸腔镜胸膜活检证实为上皮样间皮瘤。

为64%。纵隔胸膜受累的特异性较低,为67%;可能原因为42%的良性胸膜病变患者为结核性胸膜炎,它可累及纵隔胸膜(图89-16)。

　　间皮瘤具有局部侵袭性,在之前活检、引流及手术的部位常有胸壁的侵犯。胸壁侵犯包括胸膜外脂肪层的消失,肋间肌受侵,肋骨移位或骨质破坏(图89-17)。肿瘤可直接蔓延至大血管和纵隔,通常表现为:软组织肿块包绕大血管和纵隔结构50%以上。间皮瘤可侵犯心包,CT上表现为结节状心包增厚或心包积液(图89-18)。横膈未将胸腹腔完全隔开,因

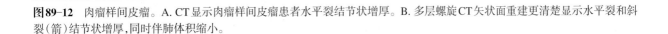

图89-12 肉瘤样间皮瘤。A. CT显示肉瘤样间皮瘤患者水平裂结节状增厚。B. 多层螺旋CT矢状面重建更清楚显示水平裂和斜裂（箭）结节状增厚，同时伴肺体积缩小。

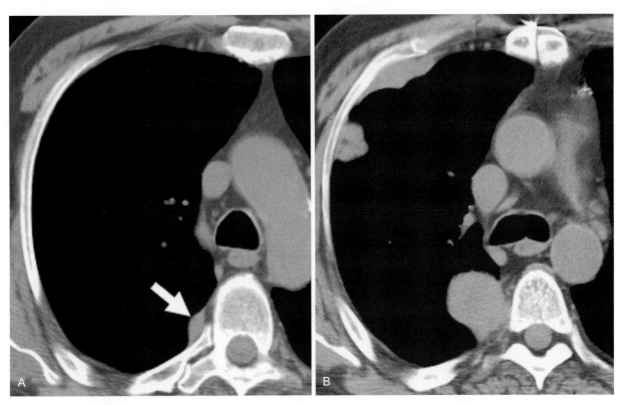

图89-13 上皮样间皮瘤。A. 左侧胸膜孤立性纤维瘤术后CT随访发现右胸发现椎旁新发现胸膜结节（箭）。B. 6个月后随访CT显示病灶增大，并且前方出现新的结节，肋胸膜增厚。CT引导下对大结节活检证实为上皮样间皮瘤。

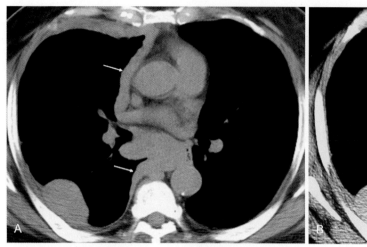

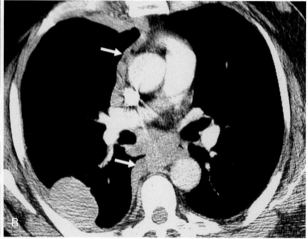

图89-14 间皮瘤。A. 平扫CT显示右侧胸结节状、包绕性的纵隔胸膜（箭）增厚，活检证实为间皮瘤。B.增强CT显示胸膜肿瘤明显强化。清晰显示增厚的纵隔胸膜（箭）。无胸腔积液。

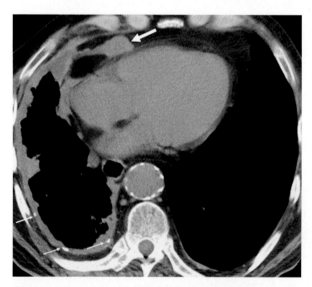

图89-15 间皮瘤。CT示右侧胸膜包绕性、结节状增厚，同时右侧胸腔缩小。可见少量的胸腔积液，可与纵隔胸膜增厚相区分。钙化的胸膜斑（细箭）可见。可见肿瘤侵犯纵隔（粗箭）。

图89-16 结核性胸膜炎。33岁男性患者的平扫CT显示，包绕性平滑的胸膜增厚（细箭），同时累及纵隔胸膜（粗箭）。胸膜活检证实为结核。

表89-2 间皮瘤CT研究总结		
CT表现	文献报道范围（%）	平均（%）
胸膜增厚	77~100	89
纵隔胸膜增厚	66~95	85
胸腔积液	72~100	87
叶间裂增厚	29~86	60
淋巴结增大	9~58	30
＞1 cm	55~59	57
胸壁侵犯	9~22	17
胸膜斑	12~62	27
一侧胸腔缩小	27~42	40

此，这就为肿瘤是否侵犯腹腔的诊断造成了困难。全部胸膜及横膈表面都需要扫描，包括延伸至第三腰椎水平的胸膜。如果巨大肿瘤引起横膈反转，需要大范围进行CT扫拍以确定肿瘤的范围，尤其是考虑根治性治疗的患者。膈与邻近器官脂肪层的消失意味着肿瘤已经突破横膈向下延伸（图89-18）。可是，CT常低估位于横膈的病变，尤其在肋膈角区。剖腹探查对于确定腹膜受侵非常有帮助。在横断面的CT图像上

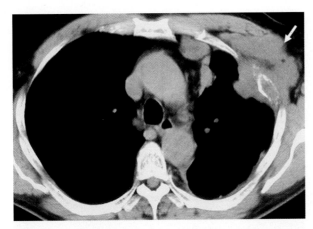

图89-17 间皮瘤。CT图像显示左侧胸膜肿块侵犯胸壁出现肋骨破坏和胸大肌侵犯（箭）。可见结节状胸膜增厚累及纵隔胸膜。

判断横膈是否受侵犯是比较困难的；目前还没有关于冠状位和失状位重建在这方面的潜在价值的研究。

（三）MRI　MRI仅用于对增强CT有禁忌证或CT上胸膜外侵犯情况显示不清的状况下。MRI具有极好的软组织对比并且能多平面采集，能评价肿瘤对胸壁和横膈的侵犯。相对于邻近的胸壁肌肉，间皮瘤在T1WI上表现为等或稍高信号，在T2WI上为中等高信号（图89-19）。增强后强化明显（图89-20，图89-19）。病灶在MR上解剖学和形态学特点与CT上相似。对于可进行病变切除的患者，MRI可提供额外的分期信息（图89-20）。肿瘤侵犯的MRI征象包括：正常脂肪层的消失，向纵隔脂肪的延伸和包绕超过纵隔结构的50%。

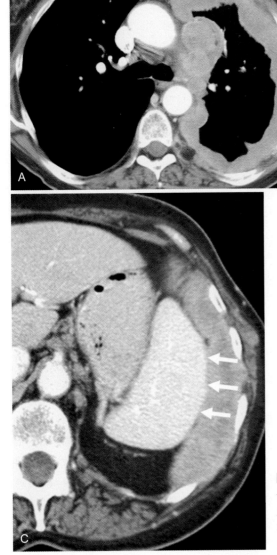

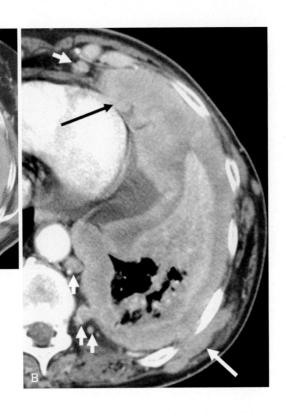

图89-18 间皮瘤。A.增强CT示胸膜肿瘤的广泛强化，厚度超过1 cm，包绕性累及左侧胸腔，符合恶性间皮瘤特点。B.CT在较低的层面扫描显示肿瘤侵犯心包（黑箭），伴少量心包积液；后方可见胸壁侵犯（长箭）；有多个胸膜后和心膈部位结节（短箭）。C.脾脏水平的CT扫描显示肿瘤已经延伸至膈下，肿瘤和脾脏间的脂肪间隙消失（箭）。

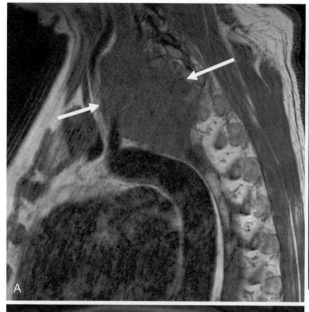

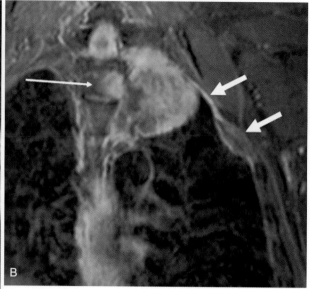

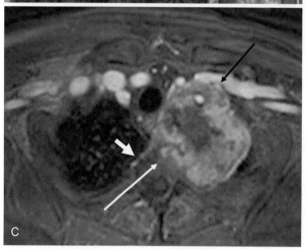

图89-19 肉瘤样间皮瘤。A. 矢状位 T1WI示左侧胸腔主动脉弓以上水平的巨大肿块,与胸壁肌肉相比为等信号。可见肿块包绕左侧锁骨下动脉。B. 冠状位T2WI示肿块为高信号。也可见与肋胸膜相连的胸膜增厚(短箭)。可见肿瘤侵犯邻近的椎体(长箭)。C. 横断面T1WI增强后肿瘤明显强化,包绕性胸膜增厚累及左上胸膜并且侵犯左侧锁骨下动脉(黑箭),邻近椎体(长箭头)和对侧胸腔受侵(短箭)。

　　许多研究对MRI区分恶性胸膜病变与良性胸膜病变的价值进行了评估。通过使用以往描述的CT对恶性胸膜增厚的诊断标准和信号强度特征,MRI可以获得与CT相同的敏感性与特异性。与肋间肌信号相似,质子密度加权及T2WI信号强度可为良恶性胸膜疾病的鉴别提供更多有价值的信息(敏感性100%,特异性87%,阴性预测值100%)。

　　(四)分期和可切除性　在过去的30年,有许多学者尝试对间质瘤进行分期。几个分期系统已被采用,但是到目前为止,没有一种系统获得普遍的认可。TNM分期系统由国际间皮瘤小组于1995年提出,被国家抗癌协会采用,是目前应用最广泛的系统(表89-3和表89-4)。分期系统被指定作为外科的一个工具,却并不完全适用于影像学。同时,TNM分期基于肺癌分期中的淋巴结引流,这在胸膜肿瘤应用中有局限性(表89-5)。

　　对于局部的晚期肿瘤,区分其是属于T3(可切除)还是T4(不可切除)期是非常重要的。对于N3或远处转移的肿瘤也可排除手术的可能(图89-21)。

　　另一个正在使用的是Brigham系统,它基于肿瘤的可切除性而进行分期的(表89-6)。

　　1. T分期　T1a和T1b的区分是建立在对一系列肿瘤进行胸腔镜手术后细致分期的基础之上的。在这一系列患者中,T1a期的患者有延长的生存期。如果肿瘤分期无侵袭性,就难以确定肿瘤是T1a、T1b还是T2期。

　　在一个比较CT和MRI对TNM分期准确性的研究中,MRI在显示横膈侵犯(准确率82% vs. 55%)和侵犯胸内筋膜或可孤立性切除的胸壁侵犯灶(69% vs. 46%)方面优于CT。但是这些优势对手术治疗没有影响。在另一比较CT和MR在鉴别恶性和胸膜疾病的研究中,MRI在显示胸壁及横膈侵犯中有优势。MRI

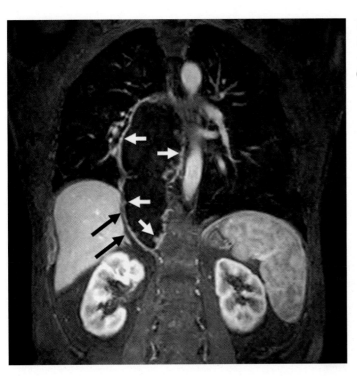

图89-20 上皮样间皮瘤。冠状位增强T1WI显示分房性胸腔积液,由结节状强化增厚的胸膜包绕(白箭)一直延续到右侧膈脚。右膈脚与肝脏间的脂肪垫存在(黑箭)是间皮瘤未肝脏侵犯的标志,经手术证实。

表89-3 对间皮瘤的描述(由国际间皮瘤小组提出被国际抗癌协会采用)

分期	侵犯部位	特征
T1a	肿瘤局限于同侧壁层胸膜的任何部位,伴或不伴有横膈和纵隔胸膜侵犯	无脏层胸膜受侵
T1b	任何同侧的壁层胸膜	散在肿瘤局灶性累及脏层胸膜
T2	每一同侧胸膜表面	至少其中一项:侵犯膈肌;壁层和脏层胸膜相连处,脏层胸膜(包括叶间裂);延续到胸壁软组织可完全切除的孤立性肿瘤块
T3	局部晚期但可切除的肿瘤(每一同侧胸膜表面)	至少其中一项:侵犯胸内筋膜;延伸至纵隔脂肪;延续到胸壁软组织可完全切除的孤立性肿瘤块;非全层的心包受累。
T4	局部晚期不可手术切除肿瘤(每一同侧胸膜表面)	至少其中一项:肿瘤范围广泛或胸壁多发肿瘤,伴或不伴肋骨破坏;直接通过膈肌侵犯腹膜;直接蔓延至对侧胸膜;直接蔓延至纵隔器官;直接蔓延至脊柱;蔓延至心包内面,伴或不伴心包积液或心肌侵犯

在评价CT显示局部肿瘤范围有困难的可疑区域有优势。在冠状位图像上,MRI可以更好地评价肺尖病变、横膈以及膈下肿瘤侵犯。膈肌与周围脏器间清晰的脂肪层、膈下平滑的轮廓是肿瘤可切除的可靠指征。Stewart等发现在76例患者中有17例在CT上认为具有潜在切除性的病变,但在MRI上认为不可切除。

TNM分期系统被国际间皮瘤小组提出,应用于可切除肿瘤的患者中。T1-T3期患者具有手术可能性。CT或MRI都不能准确地区分壁层胸膜和脏层胸膜受累以及膈肌和心包的侵犯,所以不能用来区分T1a、T1b和T2期病变。CT图像明显低估间皮瘤的范围,大约50%的胸壁侵犯被CT漏诊,并且CT在显示膈肌侵犯方面也有不足。Heelan等对65例进行了CT,MRI检查并实施了间皮瘤手术的患者进行研究后表明,与外科T期相比,CT和MRI对于T期的准确率比较低,为50%~65%。由于空间分辨率差、耗时且容易产生运动伪影,FDG-PET也不能准确的评价肿瘤的可切除性。

表89-4 淋巴结和转移的描述（由国际间皮瘤小组提出）

Nx	不可评价的局部淋巴结
N0	无局部淋巴结转移
N1	同侧支气管肺或肺门淋巴结转移
N2	隆突下或同侧纵隔淋巴结转移,包括同侧内乳淋巴结
N3	对侧纵隔,对侧内乳淋巴结转移和同侧或对侧锁骨下淋巴结转移
Mx	无转移不可评估
M0	没有远处转移
M1	远处转移

引自 Rusch VW. A proposed new international TNM staging system for malignant pleural mesothelioma. From the International Mesothelioma Interest Group. Chest 1995; 108: 1122–1128.

表89-5 间皮瘤的分期和TNM分类

分期	肿瘤	淋巴结	转移
Ⅰa	T1	N0	M0
Ⅰb	T1	N0	M0
Ⅱ	T2	N0	M0
Ⅲ	任何T3	任何N1或N2	M0
Ⅳ	任何T4	任何N3	任何M1

引自 Rusch VW. A proposed new international TNM staging system for malignant pleural mesothelioma. From the International Mesothelioma Interest Group. Chest 1995; 108:1122–1128.

表89-6 Brigham分期系统

Ⅰ期	肿瘤限于壁层胸膜;同侧胸膜,肺,心包
Ⅱ期	所有Ⅰ肿瘤伴胸内N1或N2期淋巴结
Ⅲ期	肿瘤局部蔓延至胸壁或纵隔,心脏或通过膈肌侵入腹膜,伴或不伴胸外或对侧(N3)淋巴结侵犯
Ⅳ期	远处转移

改编 自 Butchart EG, Ashcroft T, Barnsley WC, et al. Pleuropneumonectomy in the management of diffuse malignant mesothelioma of the pleura: Experience with 29 patients. Thorax 1976; 31: 15–24 and Antman K, Pass HI, Recht A. Benign and malignant mesothelioma. In DeVita VT Jr, Hellman S, Rosenberg SA (eds): Cancer: Principles and Practice of oncology, 3rd. Philaclelphia, Lippincott, 1989: 1399–1414.

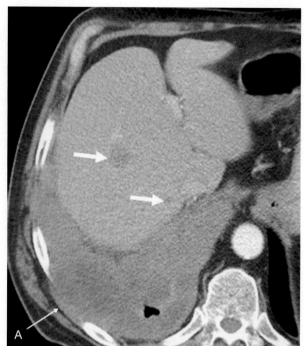

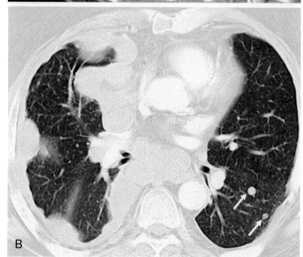

图89-21 间皮瘤。A. CT显示间皮瘤的两处肝脏转移(粗箭)。可见肿瘤侵犯胸壁,胸膜后和相邻肋间肌的脂肪层消失(细箭)。B. CT肺窗显示左下肺两个结节(箭),证实为转移瘤。

2. N分期 间皮瘤的N分期与国际上肺癌的分期类似。N1累及同侧支气管肺及肺门淋巴结;N2累及隆突下或同侧纵隔淋巴结和同侧内乳淋巴结,内乳淋巴结为内乳链上大小超过伴行血管的结节(图89-22)。N3为转移至对侧纵隔、对侧内乳淋巴结、同侧或对侧锁骨上淋巴结。

TNM和Brigham分期系统N1和N2(TNM系统中的Ⅲ期和Brigham系统Ⅱ期),反映出N2期淋巴结和内乳淋巴结的受累先于N1期,这主要是因为间皮瘤的解剖范围和它起源于壁层和横膈胸膜的缘故。据报道25%~50%间皮瘤患者有淋巴结转移。Edwards等对92

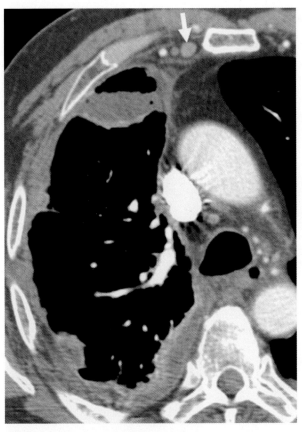

图89-22 间皮瘤。增强CT显示包绕性的结节状胸膜增厚,伴增大N2期内乳淋巴结,其大小明显大于伴行血管(箭)。

例间皮瘤患者淋巴结切除的标本进行了研究,结果48例为N0期,9例为N1期和35例为N2期。10例(42%)出现所谓的N2跳跃性转移。作者认为经典的淋巴结的解剖位置不如分散累及的淋巴结重要。N2期淋巴结的出现使生存期缩短。因此,在胸膜外的间皮瘤切除术之前,获得越多组淋巴结的活检标本越好。

(五)超声 超声对于胸膜疾病的确认有帮助。胸腔积液作为声窗可以检测到胸膜内结节。超声引导下对增厚胸膜的活检(报道间皮瘤的诊断准确度约80%)和胸腔积液引流是已确定为安全的方法。

(六)PET/CT ^{18}F-FDG PET已被用来诊断间皮瘤。PET上肿瘤细胞糖代谢的增加有助于恶性病变的识别。标准摄取值SUV值作为半定量指标,在恶性病变中明显高于炎症、感染性胸膜炎和石棉引起的胸膜增厚等良性胸膜病变。在98例胸膜增厚的患者中,病理组织学证实63例为恶性胸膜疾病,PET诊断的敏感性为97%,特异性为89%,阳性预测值为94%。在这项研究中,所有的间皮瘤均有FDG摄取。在另一组14例恶性胸膜疾病的研究中,发现仅1例上皮样间皮瘤的PET结果为假阴性。感染、尿毒症

性胸膜炎和滑石粉胸膜固定术可引起假阳性。

PET对T分期的准确性并不比CT或MRI高。对一组对先行全身PET/CT而后手术分期的24例患者研究中,PET/CT只对15例进行了准确的分期,敏感性为63%。FDG-PET不能准确评价肿瘤的可切除性,这是因为FDG-PET的空间分辨率差,获得图像时间长容易产生运动伪影的缘故。PET与CT融合技术能够提供更准确的信息。PET对于纵隔淋巴结转移的检测也比较差。尽管Benard等在1998年报道PET检测结节转移的敏感性达到83%,但是更多最近的研究显示其敏感性要低得多,只有11%~35%。另一研究显示结节病变有相对低的标准摄取率。这些问题大多归因于PET不能区分肿瘤与邻近的纵隔结节转移。

PET的价值在于能够发现胸外的肿瘤转移。在对18例间皮瘤患者的研究中,两例患者因为发现隐匿的胸外转移而未手术。Erasmus等报道PET/CT在29例可切除的间皮瘤患者中发现7例(24%)有隐匿的胸外转移(图89-23)。作者认为融合PET/CT能提高间皮瘤患者分期的准确性并且能够更好地选择适合胸膜外肺切除术的患者。

除了在诊断和分期方面的作用,FDP-PET在间皮瘤的诊疗中还有许多其他的优势。间皮瘤患者有弥漫性的胸膜增厚,但是只有局部区域发生癌变。PET能够提供代谢活跃部位的信息,可以确定更适合的活检部位。PET的另一作用是帮助预测预后。较高的FPG摄取意味着更短的生存时间。对65例行PET检查的间皮瘤患者多因素分析的研究显示,高SUV摄取的肿瘤患者的死亡风险是低SUV摄取肿瘤患者的3.3倍($P=0.03$)。另外一项研究显示FDG摄取与肿瘤分期存在良好的相关性($P<0.01$)。这些信息有助于临床确定最合适的治疗方法。

(七)影像检查流程 呼吸困难的患者应先行胸片检查。如果胸片上发现胸腔积液或胸膜增厚,需要进一步CT检查。CT是胸膜间皮瘤首选的影像学检查方法。MRI不作为常规应用。多数晚期不能手术的T4期患者,其病变可以在CT上清楚显示。MRI应用于可手术的患者。随着多层CT多平面重建技术的进展,这一情况可发生改变。如果患者有手术的可能性,需进一步行PET检查进行分期以排除任何胸外转移的可能性。

五、鉴别诊断

(一)来自临床数据 恶性肿瘤是最常见的渗出性胸腔积液产生的原因。肺癌、乳腺癌、卵巢癌、胃癌

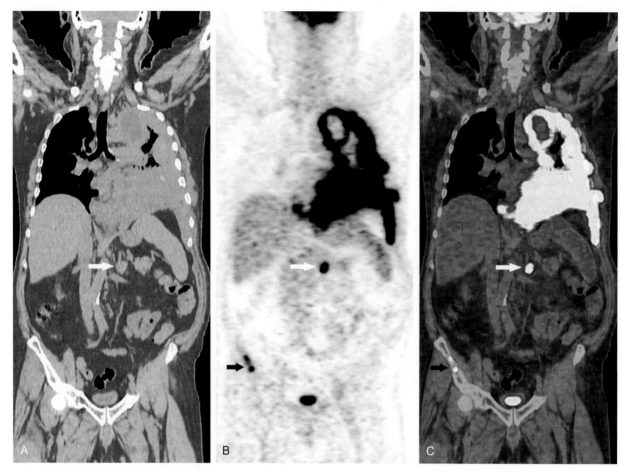

图89-23　间皮瘤。一个上皮样间皮瘤患者的冠状位CT（A），PET（B）和PET-CT（C）图像显示左侧胸膜肿瘤广泛摄取FDG，同时伴右侧髂骨（黑箭）及左侧肾上腺（白箭）摄取增加。这些转移在传统分期评价中未发现。（引自 *M. Truong. J Thorac Imaging. Lippincott Williams & Wilkins, vol. 21, number 2, May 2006.*）

及淋巴瘤（见后"胸膜转移"部分）是最常见的肿瘤，大约占所有恶性胸腔积液的75%。转移性癌的胸腔积液癌胚抗原水平常升高；而胸膜间皮瘤导致的胸腔积液，癌胚抗原水平并不升高；这有助于这两种胸腔积液的鉴别。间皮瘤胸腔积液的透明质酸酶水平常常升高，这在恶性胸腔积液中诊断间皮瘤的特异性达到100%，但是敏感性低，不超过56%。

（二）来自支持性诊断技术

1. 转移性胸膜病变　转移性胸膜病变较间皮瘤更常见。支气管源性肿瘤约占40%，乳腺癌占约20%，淋巴瘤占10%和胃癌约占5%。影像学上不能将转移性胸膜肿瘤与间皮瘤相区分，但是下面的征象可有助于诊断：

● 转移性胸膜疾病比间皮瘤更常见，约为9∶1；

● 石棉胸膜斑常提示间皮瘤，但是也不仅限于间皮瘤，因为石棉暴露也会增加肺癌的风险；

● 全身性转移提示转移性胸膜病变，间皮瘤远处

转移的概率低（＜15%）；

● 间皮瘤中出现一侧胸腔萎缩（50%）较转移性腺癌更常见；

● 转移性腺癌更易累及脏层胸膜；

● 胸壁侵犯常发生在间皮瘤（25%），尤其是发现多处病变时。

2. 脓胸　脓胸并不累及全部胸膜表面，常为分房性病变，而间皮瘤表现为分房性胸腔积液。除分房性病变，CT有助于发现广泛的胸膜增厚；脓胸会出现包绕积液的胸膜增厚，出现典型的胸膜分离征（见第87章）。脓胸的积液中可出现气体，间皮瘤胸腔积液中不会出现气体，除非在之前有过胸腔穿刺或者胸导管引流或在少见病例中出现气胸。在这些病例中，气胸量常为中到大量。脓胸常含有典型的小泡状气体。

结核性胸膜炎也是胸膜增厚的常见原因并且可以累及纵隔胸膜（图89-16）。尤其在HIV阳性患者

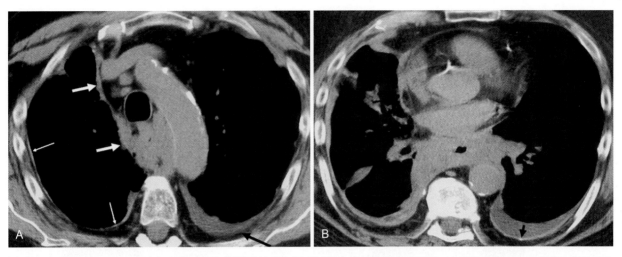

图89-24 间皮瘤。A. CT示右侧包绕性的胸膜增厚（细箭）同时累及右侧纵隔胸膜（粗箭）。左侧少量分房性胸腔积液持续稳定存在数年（黑箭）。同时可见纵隔淋巴结肿大。B. 在较低层面的CT图像上可见壁层胸膜增厚伴少量钙化斑（黑箭）。左侧无恶性病变。

中，胸膜增厚可以非常广泛，甚至包绕全肺的胸膜都增厚，治疗后，可以导致广泛钙化和胸腔纤维化。在这些病例中，常有胸膜外脂肪的增生，这有助于和间皮瘤的鉴别。

3. 石棉胸膜病变　石棉暴露后经过30~40年潜伏期可引起胸膜斑产生。但石棉也能引起持续性稳定的单侧或双侧胸腔积液或胸膜增厚。鉴别这种增厚和间皮瘤的有价值的征象为胸膜增厚的稳定性和胸膜外脂肪的增生，脂肪增生被认为代表胸膜收缩而产生的炎症反应。与胸膜斑不同，良性广泛的石棉有关的胸膜增厚很少发生钙化。石棉相关的良性胸膜病变的另一种形式是胸腔积液，可因胸膜纤维化而治愈。良性胸膜纤维化比胸膜间皮瘤的潜伏期要短得多（10~15年 *vs* 30~40年）。这些胸腔积液中无结节状或纵隔胸膜的增厚，并且这种情况可以稳定持续多年（图89—24）。石棉相关性胸腔积液是排除性诊断，因此对患者应仔细观察以排除间皮瘤。

4. 淋巴瘤　30%的播散性淋巴瘤表现为平滑的或结节状胸膜增厚，这和间皮瘤相似。膈脚后和纵隔的淋巴结肿大可提示淋巴瘤的诊断（图89-25）。

5. 侵袭性胸腺瘤　侵袭性胸腺瘤偶尔可以表现为连续性胸膜侵犯或种植性胸膜转移（图89-26）。发现前纵隔的肿块有助于区分胸膜种植与胸腺瘤。

6. 胸膜肉瘤　恶性胸膜间皮瘤极少数情况下可以表现为孤立性肿块，与胸膜孤立性纤维瘤和胸膜肺的滑膜肉瘤相似。对肉瘤亚型的认识正逐渐提高，它们可起源于心脏、胸壁、纵隔及胸膜。CT表现包括巨

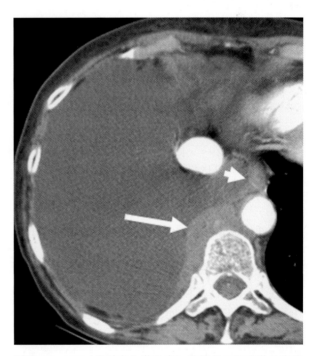

图89-25 NHL（非霍奇金淋巴瘤），弥漫性B细胞淋巴瘤患者。增强CT示光滑胸膜增厚一直延续到膈脚后（长箭）和后纵隔淋巴结（短箭）。

大、边界清楚、密度均匀的低密度肿块，以胸膜或肺为底，常伴有胸腔积液。增强后MRI为周围环状。这些肿瘤可用多种方法治疗包括手术切除、化疗和放疗。有很少的特征可以鉴别这些肿瘤，最终的诊断需要外科手术后才能确定（图89-27）。有石棉暴露史和胸膜增厚的征象有助于提示间皮瘤的诊断。

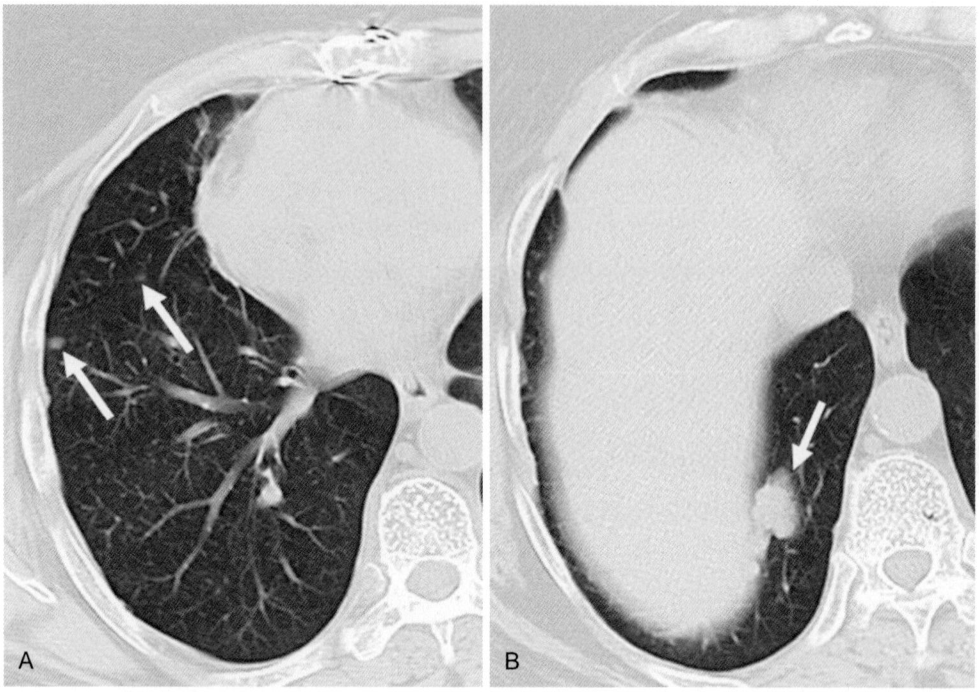

图89-26 胸腺瘤胸膜转移。A.胸骨切开后进行侵袭性胸腺瘤切除术的男性患者,在CT图像右侧斜裂上发现两个胸膜结节(箭)。B.CT在膈面水平发现了一个大的种植性转移灶,胸腺瘤的胸膜种植。

六、治疗方法概要

(一)预后　间皮瘤的预后非常差,多数患者在发病后一年内死亡,长期生存的患者罕见。在两组分别为167例和114例的研究中,只有7例(2.5%)生存期超过5年。在另外一组80例研究中,2年和5年的生存率分别为23%和0%。正如其他大多数肿瘤一样,间皮瘤预后通常与肿瘤局部范围或远处扩散有关。上皮样间皮瘤的预后好于肉瘤样间皮瘤,这与分期无关。很多因素影响间皮瘤的预后,包括组织学特点、年龄、性别和患者状态;胸痛、呼吸困难、血小板计数大于400 000/µl、体重减轻、血清LDH高于500 U/L、低的血红蛋白水平、白细胞计数升高和年龄超过75岁均提示预后差。

(二)多种方法综合治疗　单一的治疗方法,不论是手术、化疗还是放疗,都不会使间皮瘤患者的生存率提高。多种方法的综合治疗可提高生存率。这种治疗方案是外科切除结合辅助放/化疗。

1. 内科治疗　间皮瘤对化疗不是特别敏感。没有一种单一药物能提高间皮瘤的生存率。许多药物作为单一药物或联合化疗的一部分而被研究。肿瘤对药物的反应率从0~48%不等,最高的药物反应率是由多种药物联合化疗而得到的。抗代谢药物,蒽环类和铂类药物可作为有效的单一化疗药物。顺铂和

卡铂等铂类药物的化疗反应率分别为14%和11%。顺铂联合吉西他滨6个周期化疗,初始的反应率为48%。培美曲塞近来被用作间皮瘤的治疗。这种抗叶酸制剂联合顺铂对于上皮性间皮瘤的反应率达到50%。但化疗的反应率很难评价,因为肿瘤的部分和分布不同。多数的治疗中心在手术后做4~6周的三联化疗。紫杉醇联合卡铂化疗的结果令人鼓舞,Surgarbaker报道的183例早期上皮间皮瘤患者,5年生存率达到45%,在另一组27例患者中78%的患者的生存中位期为12.5个月。目前胸膜内辅助化疗的疗效尚未定论,这种方法应该局限于临床试验。

2. 外科治疗　目前间皮瘤有三种手术方式:胸腔镜硬化治疗,剥脱性胸膜切除术和胸膜外肺切除术。第一种为主要的姑息性手术方法。后两种为延长生存率的根治性方法。胸腔镜下使用的硬化剂包括滑石粉、博来霉素、多西环素或四环素,据报道应用这种方法的82%患者超过预期生存时间;因此它是非常有效的姑息治疗方法。剥脱性胸膜切除术包括剥离心包、肺尖至横膈水平的壁层和脏层胸膜。尽管由于不能完全切除所有病变而容易复发,但是它比胸膜外肺切除术发病率和病死率比较低(1.5%:5%),对某些患者来说可能是最好的治疗方法,尤其是对不能耐受肺切除术的早期患者。胸膜外肺切除术需

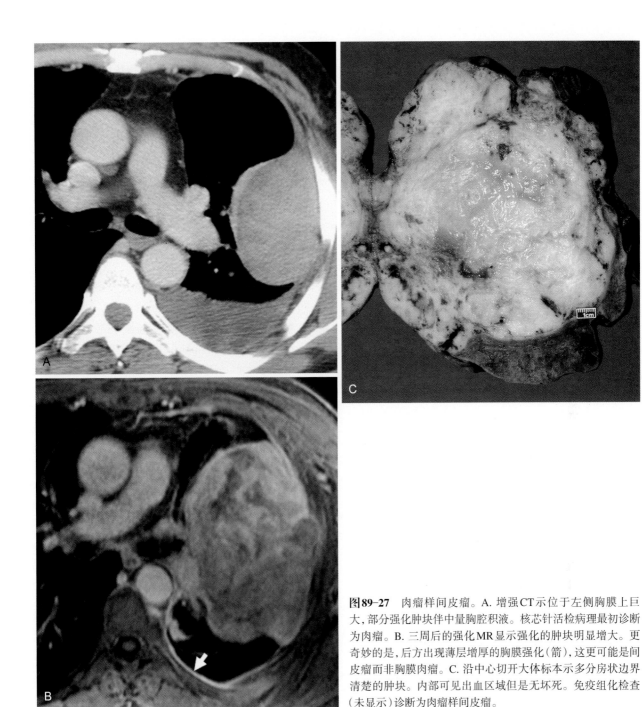

图89-27 肉瘤样间皮瘤。A. 增强CT示位于左侧胸膜上巨大，部分强化肿块伴中量胸腔积液。核芯针活检病理最初诊断为肉瘤。B. 三周后的强化MR显示强化的肿块明显增大。更奇妙的是，后方出现薄层增厚的胸膜强化（箭），这更可能是间皮瘤而非胸膜肉瘤。C. 沿中心切开大体标本示多分房状边界清楚的肿块。内部可见出血区域但是无坏死。免疫组化检查（未显示）诊断为肉瘤样间皮瘤。

全部切除壁层胸膜、包括肺在内的脏层胸膜、心包膜和同侧横膈。心包和膈肌缺损用补片来修补（图89-28）。剥脱性的部分胸膜切除术和胸膜外肺切除术都被包括在多种治疗方案中。胸膜外肺切除术可以最大限度地切除肿瘤，因为肺已被切除，可以使同侧胸获得较高的放疗剂量。但是相比剥脱性部分胸膜切除术，该手术方法的病死率要高很多。在对胸膜外全肺切除术的早期研究中，病死率可达30%。但是，最近许多对经有经验的医生完成的胸膜外肺切除术的

研究显示病死率要低得多，只有3.4%~6.2%。引起死亡的主要原因包括：心血管及肺部并发症，出血，声带麻痹和膈肌补片破裂。胸膜外肺切除术和辅助化疗适用于上皮样间皮瘤，早期病变而且功能状态较好的患者。由于存在双侧病变的风险，许多医疗中心建议在胸膜外肺切除术之前可行双侧胸腔镜，以进行分期。这些医疗中心只在纵隔镜、对侧胸腔镜和腹腔镜均是阴性结果的情况下，才会施行该手术。不符合条件的患者可以施行剥脱性胸膜切除术

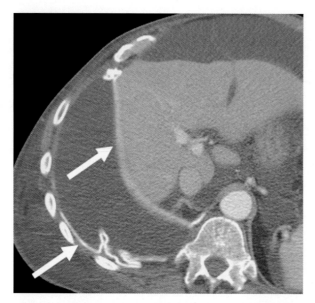

图89-28 胸膜外肺切除术。增强CT显示胸膜外肺切除术后的变化，沿着胸壁和膈肌可见修复补片（箭）。可见一侧胸由液体填充，是正常的术后表现；但是，可见明显的腹水，符合肿瘤在腹膜中复发的特点。

和辅助放化疗。

3. 放射治疗 间皮瘤对放疗的敏感性介于小细胞和非小细胞肺癌之间。对间皮瘤进行彻底的放疗并不实际，因为需要大照射野以完成对整个同侧胸膜的放射治疗需要大约40 Gy的杀死肿瘤剂量，而这个剂量和胸腔内其他结构的耐受剂量接近，如肺（20 Gy）、肝（30 Gy）、脊髓（45 Gy）、心脏（45 Gy）和食管（50 Gy）。放疗作为单一治疗方法并没有对间皮瘤的生存率有明显影响。但是，放疗可以阻止恶性间皮瘤沿着有创性检查部位播散（如细胞学，穿刺活检，胸腔镜或放置胸导管）。在一项随机化研究中，通过这种方法使肿瘤细胞的通道转移率由40%减少到0%。放疗也可以用来缓解症状，尤其是可以缓解局部复发部位的疼痛。放射治疗可以使至少50%间皮瘤患者局部疼痛得到缓解。为达到治疗目的，三联治疗是提高被选组间皮瘤患者生存率的唯一方法。整个半胸，胸膜折叠部位和开胸及放置胸导管时切开部位都应在靶区内。胸膜外肺切除术可以使用最高射线剂量。胸膜外肺切除术后，54 Gy的放射剂量可以达到非常好的局部控制的效果。胸膜外肺切除手术后，大约67%的复发可在同侧胸胸腔发生。胸膜外肺切除术后放射治疗能减少局部复发率。最近，调强放疗能克服形状和剂量的限制而被推荐。调强放疗是一种复杂的技术，它使用多照射野和每个域分成许多段去调整，以到达靶区的剂量，它导致剂量的复杂

分布，在靶区得到足够照射剂量的同时又能保护重要器官。它的缺点是需要大量人力和费用高。需要注意的是，有报道显示在胸膜肺切除术后行调强放疗的13例患者中，6例（46%）发生了致死性的肺炎。影像学在间皮瘤患者的诊断、治疗和随访中起着非常重要的作用。

医生须知

- CT是评价无法解释的单侧胸腔积液的影像学检查方法
- 提示胸膜恶性病变的CT征象包括纵隔胸膜增厚、结节状和包绕性胸膜增厚
- 影像引导下核芯针穿刺活检或胸腔镜下活检可以确诊
- 间皮瘤的生存期很短（平均12~18个月）
- 预后与肿瘤病理类型，结节状态，肿瘤分期，患者年龄，身体状态和其他并存疾病相关
- CT，MRI和PET不能准确地对局部肿瘤的范围进行分期，通过纵隔镜、胸腔镜和腹腔镜可以较好地对肿瘤进行分期
- PET能发现被忽略的远处转移，避免不必要的手术
- 治疗方法为姑息性或积极的综合治疗

要点：恶性胸膜间皮瘤

- 少见胸膜肿瘤与石棉暴露有关；世界范围内发病率在增加
- 影像学表现：单侧胸腔积液（87%）可能是唯一的表现；厚（1 cm）或薄的胸膜增厚（89%）常发生在壁层胸膜；纵隔胸膜增厚（85%）常提示胸膜恶性病变；胸膜斑（27%）有助于胸膜间皮瘤和转移性胸膜病变的鉴别；易于局部侵犯肺、纵隔、胸壁、横膈和脊柱；沿穿刺针针道或胸管通道播散的比率高（20%）
- 主要的鉴别诊断：转移性腺癌；淋巴瘤；脓胸；恶性胸腺瘤；石棉相关的胸膜疾病，脾移植（左侧胸膜增厚）
- 临床：生存期短（中位数12个月）；需要核芯针或胸腔镜活检获得明确的病理诊断；细胞学检查常不足以诊断

胸膜孤立性纤维瘤

一、发病率及流行病学

孤立性纤维瘤是相对少见的肿瘤,约占胸膜原发性肿瘤的5%~10%。发病率约为2.8/10万。文献中报道约800例。它是一种间质性肿瘤,在过去几年方逐渐被认识。它曾被称作胸膜局限性或孤立性纤维瘤;局灶性、纤维性或良性间皮瘤;胸膜下、间皮下、浆膜下或胸膜纤维瘤;纤维肉瘤。被定义为孤立性纤维瘤是因为通过电镜和免疫组化研究证实该肿瘤起源于间质细胞而不是起源于间皮细胞。多数肿瘤的病因不清楚,偶尔有肿瘤被报道是发生在胸壁在放射线照射后。与吸烟之间的关系并不明确。有一例报道与石棉暴露有关。

二、临床表现

纤维瘤的发生无性别差异。从5~87岁均可发病,但是60~70岁是发病高峰。大约54%的患者有症状,最常见的症状有呼吸困难、咳嗽和胸痛(约在40%患者中出现)。大多数小的肿瘤没有症状,因其他原因而摄胸片时偶然发现。常伴有杵状指(肥大性骨关节病);在1981年,Briselli等人根据对360例患者的研究,发现35%的患者出现该表现。但是早期报道的病例多数是有症状的。近来许多研究显示杵状指的发生率只有4%。有症状的低血糖发生率为4%~5%,在恶性肿瘤中更常见。最近更多报告显示,许多纤维性肿瘤与肿瘤和血清中的胰岛素生长因子-II(IGF-II)有关。一旦肿瘤被切除,骨关节病和低血糖症状就会消失。由气道阻塞引起的咯血和阻塞性肺炎很少见。

三、病理表现

纤维瘤最常发生在胸膜;也可发生在心包、纵隔、肺、腹膜、胸壁、眼眶和其他部位。大约12%的胸膜孤立性纤维瘤为恶性,最终因局部复发或远处转移而致死亡。约65%~80%的孤立性纤维瘤起源于脏层胸膜,20%~35%起源于壁层胸膜。肿瘤常边界清楚。大小从1~36 cm不等,平均约6 cm。约50%通过蒂与胸膜相连,蒂长约1 cm,其内有扩张的动静脉血管。有蒂意味着恶性可能性较低。

这种肿瘤是由多种细胞构成的低度恶性肿瘤。肿瘤由边界清楚的卵圆形和梭形细胞组成,内有圆形到卵圆形的核,均匀分布的核染色质,不明显的核

仁和双极轻度嗜酸性的细胞质(图89-29)。细胞核的多形性和有丝分裂少见或者无有丝分裂。胶原在细胞少的区域呈小束状包绕肿瘤细胞过渡到形成厚的致密绳状的硬化区。各种结构形式被用来描述肿瘤特点,最常见的两种为:"无模式型"(62%),由肿瘤细胞和胶原任意的混合而成(图89-29);血管外皮瘤样型(25%),它以其内容物开放式吻合或鹿角状血管吻合形成的血管网后富细胞区域的特征(图89-29)。其他少见的形式包括血管纤维瘤样型、纤维肉瘤样型或神经样型。

因为胸膜孤立性纤维瘤在光学显微镜下形态多样,病理学上需要鉴别的疾病非常广泛,包括原发性和转移性梭形细胞肉瘤、梭形细胞黑色素瘤、肉瘤样间皮瘤和一系列原发及转移性软组织肿瘤疾病。免

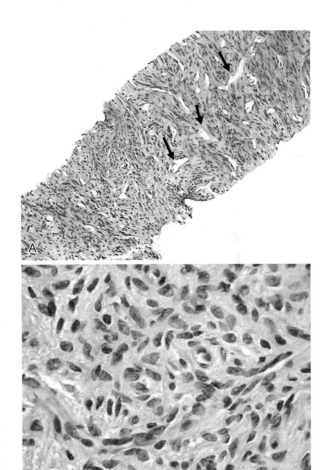

图89-29 胸膜孤立性纤维瘤病理切片。A. 核芯针穿刺活检标本的切片(HE染色,×100)显示胸膜纤维性肿瘤内部杂乱无章分布的梭形细胞混杂着致密的胶原。梭形细胞以类似血管外皮瘤的形态围绕着分支血管(箭)。B. 另一例胸膜纤维瘤的高倍镜视野显示大量的卵圆形到梭形细胞和少量的细胞之间的胶原。这些细胞杂乱无章的排列,即所谓纤维瘤的无模式结构。

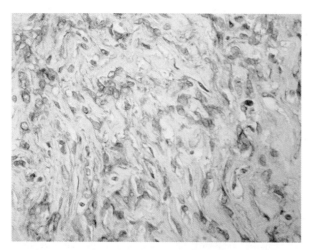

图89-30 胸膜孤立性纤维瘤。一个边界清楚的胸膜肿瘤的病理切片显示CD34的免疫反应性，这是纤维性肿瘤的特征。

疫组化检查有助于排除其他肿瘤。胸膜纤维瘤常表达细胞表面跨膜糖蛋白CD34（图89-30）和抗凋亡因子BCL-2，但是不表达细胞角蛋白和S-100蛋白。其他大多数的肺肿瘤CD34不表达。这些肿瘤不表达细胞角蛋白，但是它们表达间质细胞的标志之一波形蛋白（Vim）。

恶性肿瘤的诊断标准由England和其他同事描述，包括：细胞紧密排列呈束状，细胞核紧聚集到一起或重叠；减数分裂大于4个/每10个高倍视野；细胞核多形性（核大小、核不规则和细胞核为主）；出现坏死、出血区域；间质或血管受侵。要获取足够的组织以确保适当的诊断；最终诊断只有在完全手术切除时候才可确定。

四、影像学表现

（一）胸片 这些肿瘤典型的表现是周围孤立性、边界光滑、密度均匀的圆形结节或肿块（图89-31）。肿瘤可以位于叶间裂，与肺实质肿块类似（图89-32）。常有不完整的边界，靠近肺组织的部分边界清楚，靠近胸壁的部分边界不清楚。逐渐变细的边界与纵隔及胸壁呈钝角，以至于在前位胸片上的其边界不清楚（图89-33，图89-31）。纤维瘤好发于胸腔中下部。当病灶与横膈面相连的时候，与膈膨升相类似（图89-34）。具有蒂的肿瘤可随呼吸或体位改变而移动（图89-31）。6%~17%病例伴有胸腔积液，如果胸腔积液足够多，可以使肿块不清楚（图89-35）。

（二）CT 孤立性纤维瘤的CT典型表现为单发边界清楚，无周围侵犯，分叶状，与胸膜相连的软组织肿块；与邻近胸膜成钝角（图89-36）或位于叶间裂（图89-37和图89-32）。大小从1~36 cm不等。病灶小的时候，肿瘤为均匀的软组织密度（图89-33，图89-36）。随着肿瘤增大，开始表现为不均匀密度；肿瘤内部可以出现坏死、出血及囊性变（图89-38，图89-31和图89-34）。7%~25%病灶出现钙化，尤其是在大的肿瘤（图89-39）。报道显示钙化通常与坏死相关。在罕见的病例中，CT图像上可以看到肿瘤蒂（图89-34）。肿瘤对邻近肺组织或纵隔的影响比较常见（图89-38）。在CT上，25%~37%的病灶伴胸腔积液（图89-35）。对纵隔淋巴结的侵犯情况不清楚。

孤立性纤维瘤在CT平扫上表现为等到高密度（图89-33，图89-39）。这与病灶内部高密度的胶原和丰富的毛细血管网有关。因为肿瘤血供丰富，对比增强CT为明显均匀强化（图89-31，图89-38）。CT可显示不强化区，它与坏死、黏液变或肿瘤内部出血相对应。它呈地图样、局灶样或细线样（图89-38）。最近武装部队病理研究所（AFIP）对82例孤立性纤维瘤的研究显示，只有良性肿瘤密度均匀，这在平扫时更常见。这和大小并不直接相关，小病灶坏死相对少见。在这组研究中，良恶性肿瘤的大小并没有差异；但是，所有恶性肿瘤在平扫和增强CT均可见低密度区。这些低密度区与出血、坏死或囊性变有关。

（三）MRI MRI可更好地显示胸膜纤维瘤的特征。病灶比较大时，有利于肿瘤与邻近纵隔和重要血管结构的区分。它有助于肿瘤与胸腔积液的鉴别（图89-34）。MRI可以定性诊断纤维组织，纤维组织在T1WI和T2WI上主要为低到等信号（图89-40）。可是，在T2WI序列上常表现为混杂高信号，被认为是与血供丰富、富细胞区域夹杂出血和坏死或黏液变有关。T2WI上一个显著的特征是出现低信号的分隔（图89-40）。增强后为典型的明显不均匀的强化（图89-40）。与CT一样，MRI不能鉴别良恶性肿瘤，除非出现少见的胸壁或膈肌侵犯。矢状位和冠状位图像有利胸壁来源的定位和对横膈进行评价。

（四）超声 超声可以通过显示肿瘤位于膈肌上方，有助于胸腔下部肿瘤的定位。关于胸膜纤维瘤的超声特征报道的比较少，但是有一例纤维瘤显示为低回声，另一例腹膜纤维瘤表现为内部伴囊性区的边界清楚的实性肿块。

（五）影像检查选择 胸片是在首次评价胸膜孤立性纤维瘤时，主要应用的影像学检查方法。进一步评价和诊断胸膜病变需要CT检查，尤其是增强CT。如果肿瘤比较大，进一步的MRI检查可更好地显示

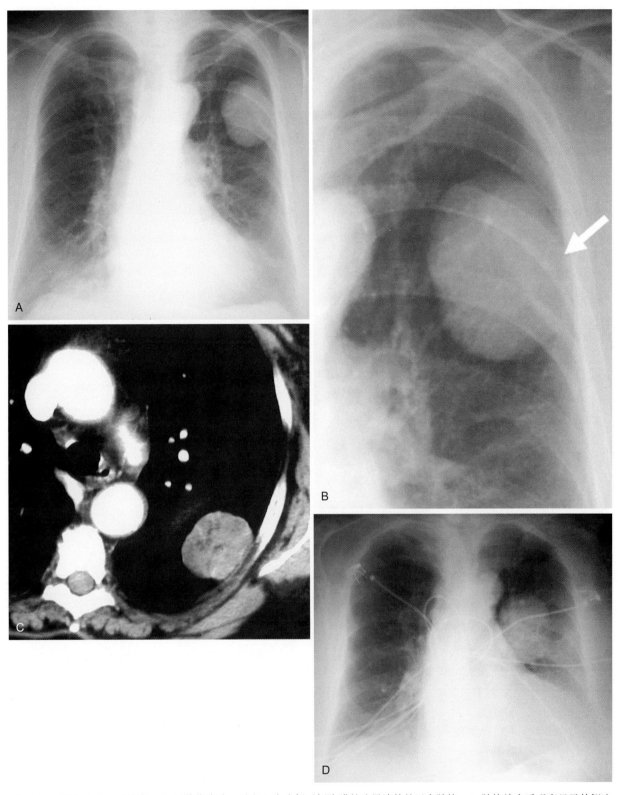

图89-31 胸膜孤立性纤维瘤。A. 后前位胸片显示左上胸腔邻近侧胸膜的边界清楚的巨大肿块。B. 肿块放大后观察显示外侧边不完整的边界征（箭），边界不清楚。可见与肺邻近的内侧边清楚。C. 增强CT显示以胸膜为基底的肿瘤。肿块密度不均，明显强化的肿块中出现一些强化不明显的区域。未见到肿瘤的蒂。D. 前后位的胸片显示肿瘤位置的变化，现在位于更靠左侧胸下部和内侧的位置。它的移动性仅次于具有与胸膜相连的蒂的肿瘤。这个病变随后回到初始位置并且缓慢生长（未显示），但是患者拒绝手术。

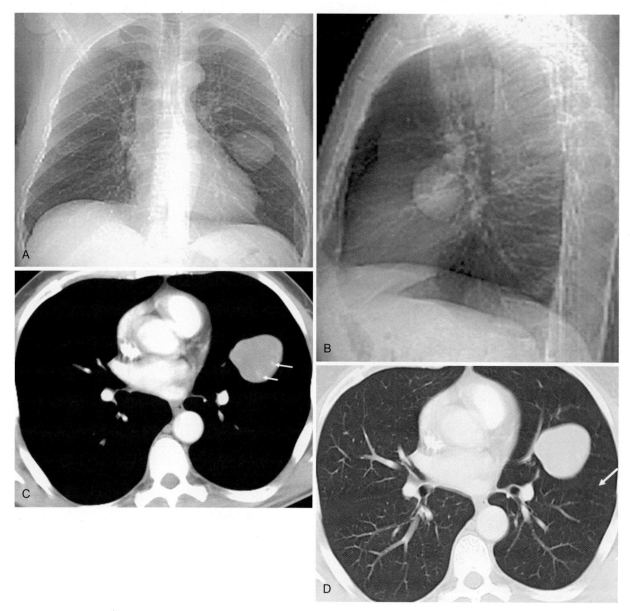

图89-32 胸膜孤立性纤维瘤。A. CT扫描正面的定位像显示左侧胸腔中央边界清楚的巨大肿块。B. CT侧位定位像显示病灶位置靠前，与预期一样沿着斜裂走行。C. CT纵隔窗显示低密度为主肿块伴边缘强化（箭）。D. CT肺窗显示肿瘤位于左侧斜裂的前方；术中发现，其为带蒂的胸膜局限性纤维瘤。

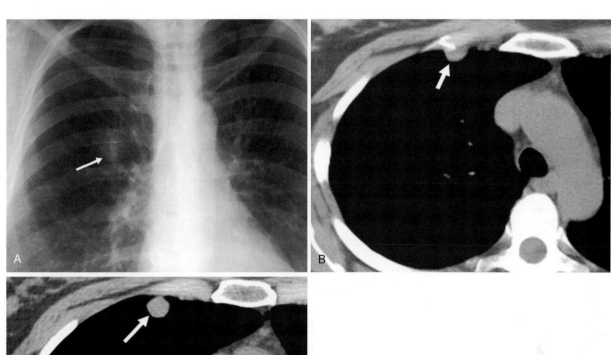

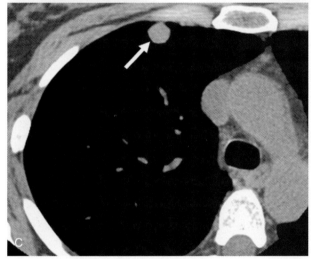

图89-33 胸膜孤立性纤维瘤。A. 与右侧胸腔相重叠的小阴影的放大的胸片图像显示，不完整的边界征，符合肺实质外的病变的特点。B. CT平扫所示密度均匀的软组织病变与胸膜呈钝角。CT引导下活检证实为胸膜纤维瘤。C. 稍低层面的CT图像示纤维瘤的部分突入肺组织，这种征象可能被当作小的带有蒂的肿瘤。

肿瘤的范围并且能够确定其与纵隔和横膈的关系，以便于以后的手术。

五、鉴别诊断

胸膜纤维瘤的胸片表现无特异性。鉴别诊断需要考虑到所有的胸膜肿块；包括孤立性胸膜转移瘤，胸膜脂肪瘤和（如果发生在下半胸）膈膨升、疝或甚至是较大的心膈角的脂肪垫。胸膜外病变如肋间神经鞘瘤、神经纤维瘤或其他神经源性肿瘤也可以有类似的表现。边界清楚的周围型肺癌或机化性肺炎也要与本病鉴别。发生在叶间胸膜的胸膜纤维瘤也可以与肺内实性肿块相类似。如果发生在纵隔胸膜（图89-41），需要与胸腺瘤或淋巴结病变鉴别。大肿瘤不易与胸腔积液、间皮瘤或肉瘤鉴别。

在CT上，这些征象有助于提示纤维瘤的诊断：

强化明显；地图样，局灶性或线样不均匀低密度；25%病灶出现钙化；邻近肺组织肺不张并且肿块会影响到纵隔。然而还需要与肉瘤样间皮瘤、肉瘤和上皮样血管外皮瘤鉴别。

六、治疗方法概要

所有胸膜纤维瘤的治疗主要是手术切除整个病灶。由于该肿瘤具有复发或恶化的可能性，建议进行积极手术治疗。经常需要切除病灶周围1~2 cm正常组织。具带蒂和小肿瘤可以在胸腔镜下完整地切除。大肿瘤需要开胸手术。为了使病灶完全切除有时需要切除肺叶甚至全肺。建议长期影像学随访，以排除肿瘤复发或转移的可能。复发常累及同侧胸膜。如果发现复发，需要马上切除；目前尽管辅助治疗可用于复发性恶性纤维瘤，但是其价值尚不清楚。

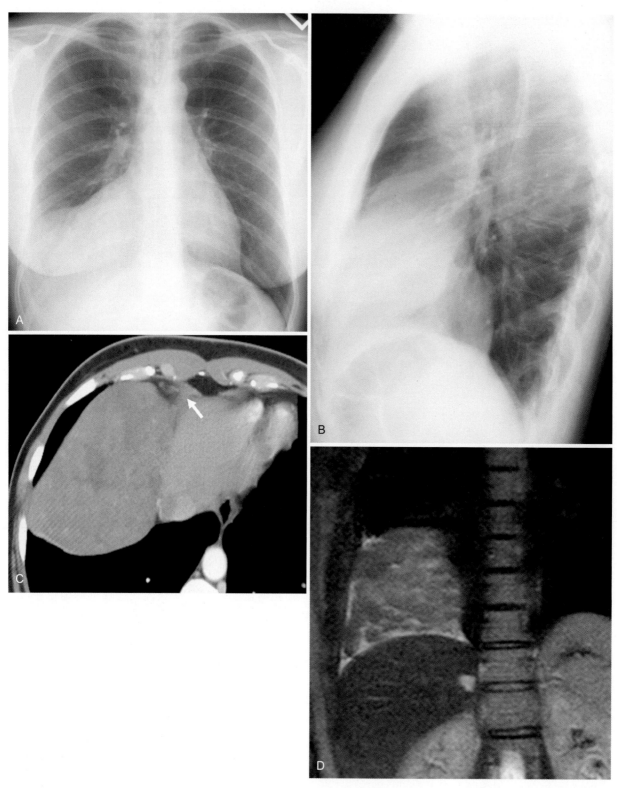

图89-34　胸膜孤立性纤维瘤。A. 后前位胸片示右下胸腔的巨大肿块。与膈肌相邻，类似一个巨大的疝。B. 侧位胸片显示肿块位于横膈的前部，无胸腔积液。C. CT图像示巨大且密度不均的肿块通过窄蒂与前纵隔相连（箭），手术证实蒂内有供应胸膜纤维瘤的血管。D. 冠状位的T2WI显示病灶信号不均匀，包含高信号和低信号区，未见膈肌受侵。

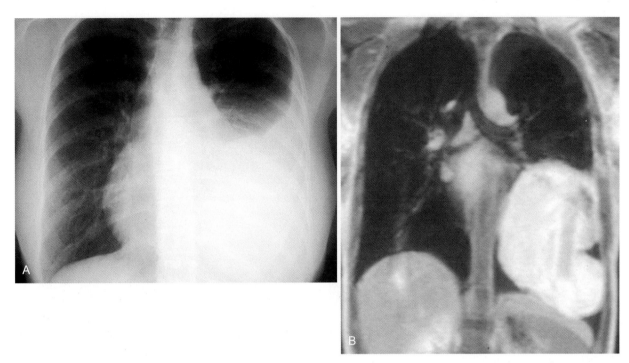

图 89-35 胸膜孤立性恶性纤维瘤。A. 后前位胸片示左侧大量胸腔积液，遮盖了肿块。B. 增强的冠状位 T1WI 显示明显强化的边界清楚的双叶肿块，该肿瘤手术证实为恶性纤维性肿瘤。

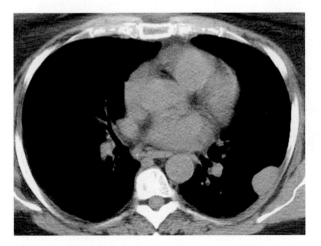

图 89-36 胸膜孤立性纤维瘤。平扫 CT 示与胸膜成钝角的小的周围性病变；核芯针活检证实为胸膜纤维瘤。

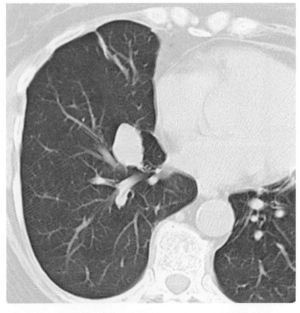

图 89-37 胸膜孤立性纤维瘤。CT 肺窗示位于斜裂边界清楚的卵圆形肿块。手术证实胸膜纤维瘤。

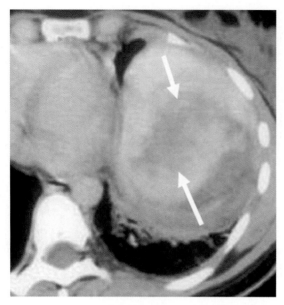

图89-38 胸膜恶性孤立性纤维瘤。增强CT示巨大的左侧肿块,纵隔内对侧移位,其内部伴有地图样低密度的坏死区(箭)。

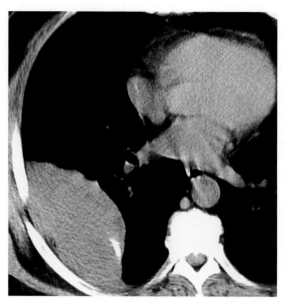

图89-39 胸膜孤立性纤维瘤。CT显示伴偏心性钙化的、以胸膜为基底的、巨大良性胸膜纤维瘤。

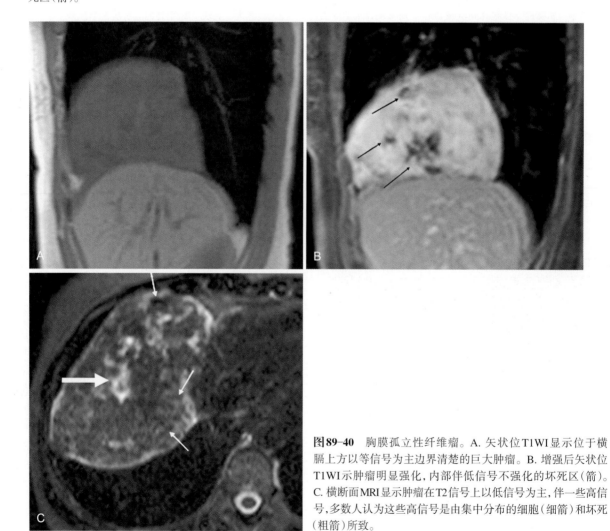

图89-40 胸膜孤立性纤维瘤。A. 矢状位T1WI显示位于横膈上方以等信号为主边界清楚的巨大肿瘤。B. 增强后矢状位T1WI示肿瘤明显强化,内部伴低信号不强化的坏死区(箭)。C. 横断面MRI显示肿瘤在T2信号上以低信号为主,伴一些高信号,多数人认为这些高信号是由集中分布的细胞(细箭)和坏死(粗箭)所致。

胸膜孤立性纤维瘤的典型表现

临床特点

- 无性别差异
- 常发生在40岁以上
- 50%的患者有症状
- 特征性症状：低血糖 (4%~5%)，肥大性骨关节病 (4%)

影像学特征

- 肿瘤较大 (1~36 cm)
- 常位于下胸部
- 单发，以胸膜为基底
- 病灶小时，均匀密度
- 病灶大时，密度不均匀
- 增强CT不均匀强化 (80%)
- 25%出现钙化
- 肿块可影响邻近的肺组织或纵隔
- 无可靠的征象来鉴别良恶性肿瘤
- 可复发

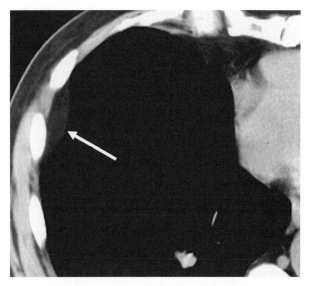

图89-42 脂肪瘤。横断面CT平扫显示以胸膜为基底的均匀脂肪密度病变（箭），符合良性胸膜脂肪瘤的特点。

各种各样的间叶性肿瘤

　　许多软组织肿瘤起源于胸膜。这些肿瘤可能起源于间皮细胞下的间质细胞。最常见的是良性的脂肪瘤。CT可看见均一的脂肪密度（-50~-120 HU，图89-42），它可以做出确定的诊断；MRI

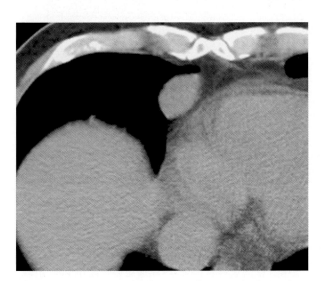

图89-41 胸膜孤立性纤维瘤。CT图像显示一与纵隔毗邻边界清楚的卵圆形病灶，可被误认为是淋巴结。后来经手术切除证实为胸膜孤立性纤维瘤。

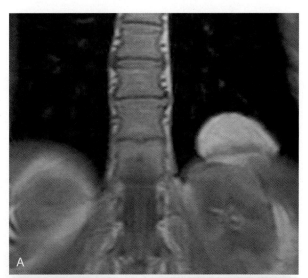

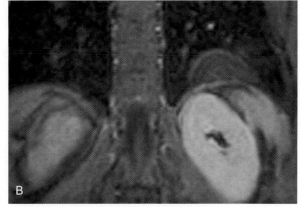

图89-43 脂肪瘤。A. 冠状位T1WI显示邻近膈肌边界清楚高信号病变。B. 注射钆剂后脂肪饱和的冠状位T1WI显示病灶为低信号（脂肪抑制），无强化。符合偶发的良性胸膜脂肪瘤的特点。

上信号强度与皮下脂肪相似（图89-43）。起源于胸膜的肉瘤包括脂肪肉瘤、横纹肌肉瘤、血管肉瘤、上皮样血管内皮细胞瘤、软骨肉瘤和胸膜肺的滑膜肉瘤。滑膜肉瘤极其罕见，仅在1996年有人描述。

脂肪肉瘤有明显的影像学特征，为脂肪和软组织相混杂的不均匀密度（图89-44）。胸膜脂肪肉瘤也罕见，到2000年为止仅有12例报道。

胸膜转移

80%的恶性胸腔积液由肺癌、乳腺癌、卵巢癌或胃癌转移或淋巴细胞增生性疾病引起。胸膜转移最常见的征象为胸腔积液；支气管肺癌占40%，乳腺癌占20%，淋巴瘤占10%，卵巢癌和胃癌占5%。产生的机制为肿瘤直接蔓延或侵犯肺血管和淋巴管（图89-45和89-46）。侵袭性胸腺瘤也可直接侵犯相邻的胸膜或发生种植性胸膜转移（图89-26）。影像学上不能鉴别胸膜转移和间皮瘤。

肺腺癌因为发生在周围并且容易侵犯脉管系统，而成为最常侵犯胸膜的细胞类型。大多数的胸膜转移通过侵犯肺动脉和形成癌栓而累及脏层胸膜。侵犯胸膜会改变肺癌的分期。肺癌侵犯脏层胸膜属于T2期；延伸至壁层胸膜属于T3期。除非病

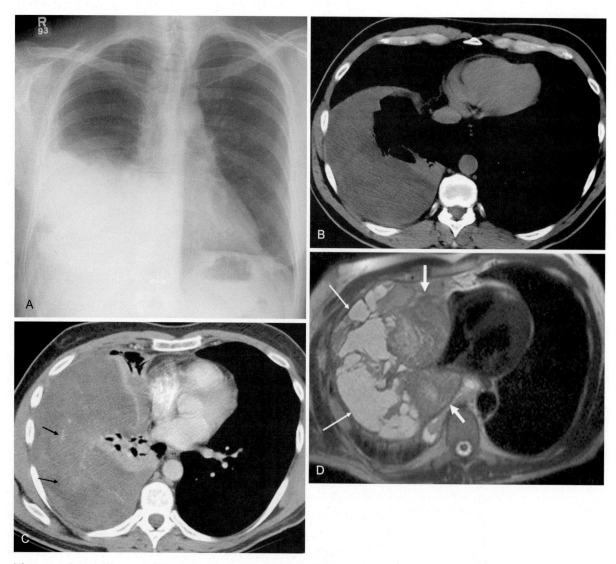

图89-44　脂肪肉瘤。A. 右侧胸痛的58岁男性患者后前位胸片示右侧大量胸腔积液，胸腔穿刺后其内伴少量气体。B. CT显示大量胸腔积液，为低密度和软组织密度为主的不均匀混杂密度。这可被误诊为由脓胸或血胸所致的混合性胸腔积液。C. 增强CT示右侧胸腔积液内有薄且强化的分隔和边界不清楚的区域（箭），提示胸膜恶性肿瘤。D. 横断面的T1WI示由不同程度增厚的分隔分开的，以高信号为主的不均质肿块（细箭）和等信号肿块（粗箭）。

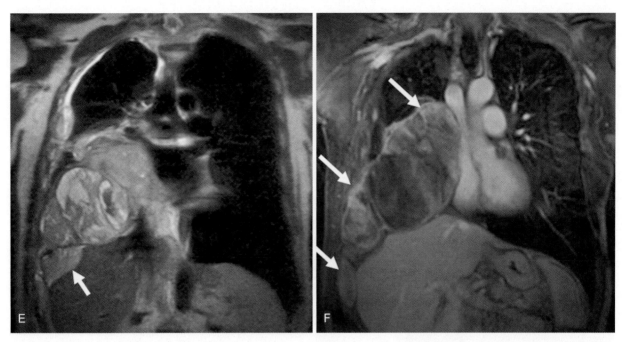

图89-44（续） E. 冠状位T1WI显示部分侵犯膈面和肝脏的巨大肿块（箭）。F. 冠状位脂肪饱和增强T1WI示肿瘤边缘明显强化和肿瘤内部的分隔强化（箭）。脂肪肉瘤已被切除，但1个月后复发。

理检查，否则很难区分T2和T3期肿瘤很难。T4期肿瘤已出现胸膜转移或恶性胸腔积液时则不可切除。放射科医生和外科医生应该能够识别恶性胸膜病变以避免不必要的开胸手术（图89-47）。PET有助于区分良性胸腔积液肺癌患者伴发的恶性胸腔积液。

淋巴瘤

约10%的恶性胸腔积液由胸膜淋巴瘤引起。胸膜淋巴瘤常为弥散性疾病的一部分。报道显示26%~31%的淋巴瘤会引起胸膜病变，在霍奇金淋巴瘤（11.4%~30%）和非霍奇金 淋巴瘤（3.7%~33%）中均可以发生。这种胸腔积液常伴有纵隔淋巴病（70%），也可以由肺淋巴瘤扩散引起。

一种罕见的原发胸膜淋巴瘤由日本文献记录。脓胸相关性淋巴瘤是仅由B细胞组成的一种非霍奇金淋巴瘤，由于治疗肺结核或结核性胸膜炎产生人工气胸而引起的在20年脓胸病史患者的胸腔内逐渐形成。最早在1987年由Iuchi等描述。似乎以往结核性胸膜炎与EBV病毒存在联系。一个日本的文献综述报道经过平均约33年的随访后约2.2%的慢性脓胸的患者最终形成淋巴瘤。这种情况在男性中多见，男

女性别比为5：1~12：1。由于北美结核性胸膜炎的发病率很低，因此在西方的文献中对于这方面的报道极少。

一、病理学表现

淋巴瘤容易侵犯胸膜下淋巴管，在霍奇金淋巴瘤和非霍奇金淋巴瘤中均可发生。这在对50多名肺霍奇金淋巴瘤患者中进行尸检后证实。淋巴瘤起源于脏层胸膜下结缔组织内淋巴管和淋巴组织的聚积。真正的脏层胸膜侵犯很少见。

在病理上，脓胸相关性淋巴瘤显示大B细胞的广泛性增生（弥漫性大B细胞淋巴瘤）。对23例患者进行尸检证实，11例定位于胸部。这些结果表明恶性B细胞淋巴瘤是在组织内B淋巴细胞多克隆增生的基础上由结核性脓胸引起的单克隆增生而形成。

二、临床表现

淋巴瘤侵犯胸膜的最常见症状为胸痛和发热。40%脓胸相关性淋巴瘤表现为胸壁肿胀。胸痛是提示慢性脓胸患者发生肿瘤的有用征象；疼痛不是脓胸的常见表现。肿瘤侵犯脊髓可引起患者下肢瘫痪。

三、影像学表现

（一）胸片 胸片表现为单侧或双侧胸腔积液，

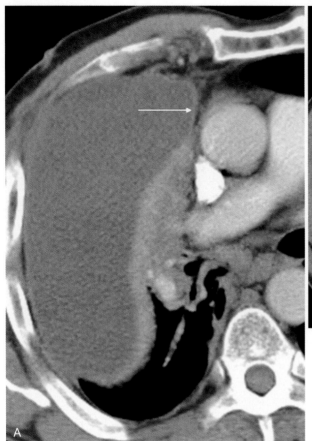

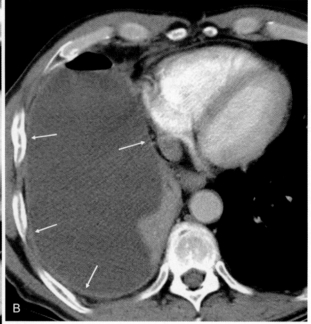

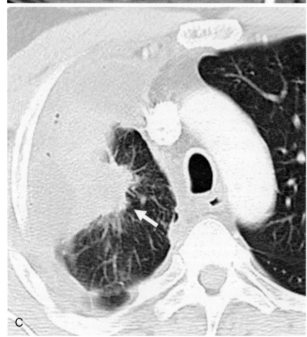

图89-45 肺癌转移。A. 增强CT示右侧胸腔大量积液,纵隔胸膜略增厚(箭)。B. 下半胸腔增强CT显示类似于包绕性的胸膜增厚(箭)。C. CT示右肺尖3 cm大小毛刺样肿块(箭),与脏层胸膜相连,活检证实为肺腺癌。

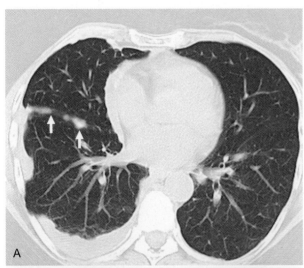

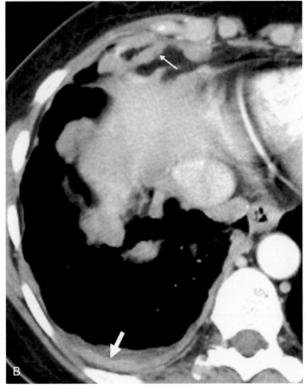

图89-46　乳腺癌转移。A. CT示胸膜结节状增厚累及斜裂（箭）。乳腺癌患者曾行右侧乳腺切除术。B. 纵隔窗示强化的壁层胸膜（粗箭）和延续至前肋膈角的胸膜转移（细箭）。

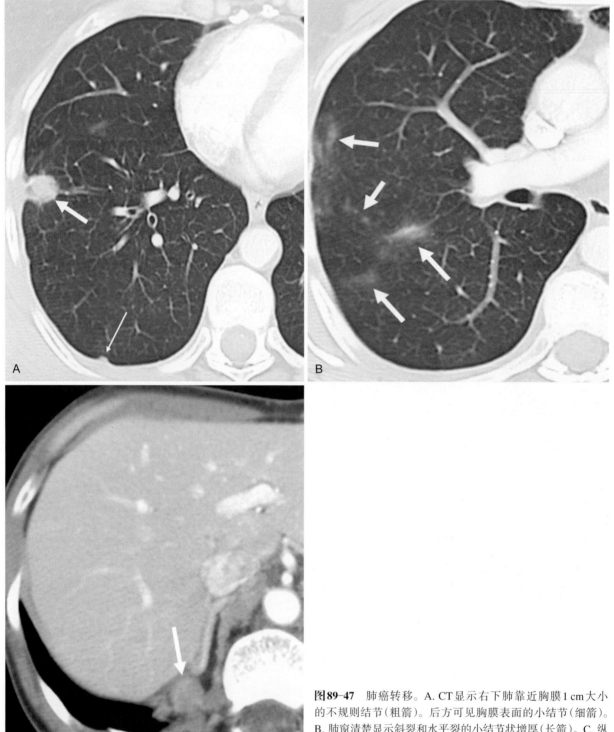

图89-47 肺癌转移。A. CT显示右下肺靠近胸膜1 cm大小的不规则结节(粗箭)。后方可见胸膜表面的小结节(细箭)。B. 肺窗清楚显示斜裂和水平裂的小结节状增厚(长箭)。C. 纵隔窗示后肋膈角较大的结节(箭)。开胸后发现不可切除的肺癌沿脏层胸膜播散。

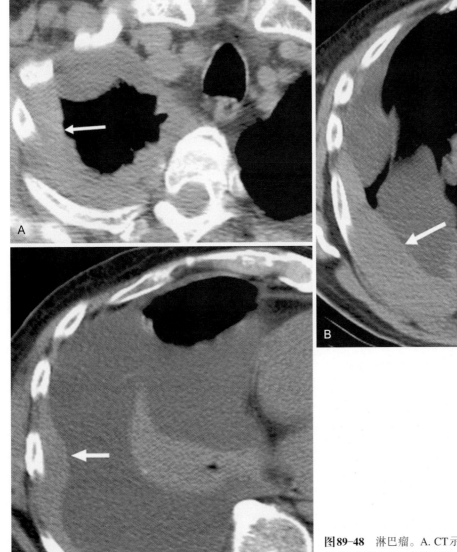

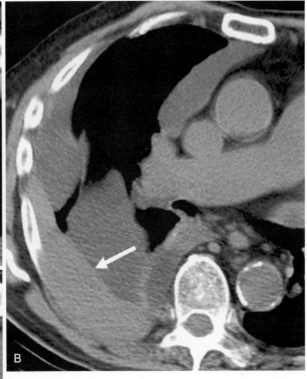

图89-48 淋巴瘤。A. CT示右侧肺尖、结节状及包绕性的胸膜增厚（箭）。B. 右肺动脉平面CT显示壁层胸膜增厚（箭）。C. 下胸腔CT显示很多结节状增厚的胸膜（箭），伴大量胸腔积液和右下叶肺不张。患者全身均无淋巴结转移，增厚胸膜活检结果证实为弥散性B细胞淋巴瘤。

伴或不伴有胸膜增厚（图89-46和图89-49）。80%~100%霍奇金淋巴瘤患者伴有胸腔积液。在非霍奇金淋巴瘤的患者中，20%~70%伴有淋巴结增大。在50%的患者为双侧胸腔积液。继发性胸膜淋巴瘤偶尔会表现为孤立性结节（图89-50）或弥漫性肿瘤侵犯（图89-49）。正如与纵隔内霍奇金淋巴瘤治疗后可以钙化相似，许多胸膜下淋巴瘤也会钙化。当淋巴瘤伴胸腔积液时，纵隔内常同时出现病变，据报道在霍奇金淋巴瘤患者中80%~100%出现这种情况，在非

霍奇金淋巴瘤中为20%~70%。

（二）CT　CT最典型的表现为胸腔积液，50%患者为双侧。肿瘤侵犯壁层胸膜和胸膜外间隙也常见，约占4%；约25%出现胸膜增厚。胸膜增厚可为局灶性、弥散性、结节状（图89-28）或光滑增厚（图89-49）。它常累及壁层胸膜。多数患者有后纵隔淋巴增大（图89-48）。这与壁层胸膜和胸壁淋巴管引流有关。胸膜，胸膜外间隙和椎旁区域的淋巴管与后纵隔（主动脉旁和食管旁）淋巴结相通，然后流入胸导管和

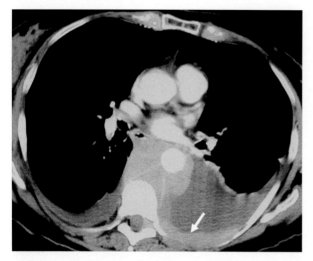

图89-49　淋巴瘤。对比增强CT显示主动脉周围强化的较大肿块与左侧胸腔平滑增厚的壁层胸膜相连续,并可见双侧胸腔积液,淋巴瘤胸膜侵犯的典型表现。患者还伴有后腹膜淋巴结增大(未显示),膈脚肿块活检证实为弥散性B细胞淋巴瘤。

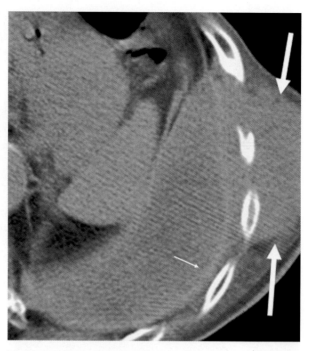

图89-51　脓胸相关性淋巴瘤。左侧胸壁较低层面的CT显示胸壁较大肿块(箭),并伴有无菌性慢性脓胸。患者40多年前曾接受肺结核治疗。

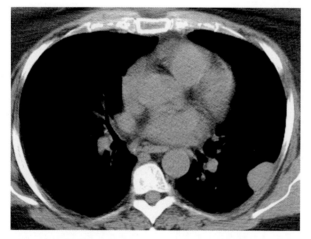

图89-50　淋巴瘤。CT显示左侧胸膜9个月来缓慢生长的孤立性结节,经过超声引导下活检证实为低级别的淋巴瘤。患者无其他合并疾病。

乳糜池。这可解释为什么淋巴瘤能引起乳糜胸。

　　脓胸相关性淋巴瘤的CT表现为不均匀的软组织肿块。在诊断时超过50%的这种淋巴瘤表现为大于10 cm的胸膜肿块,但是病灶局限于胸腔内,有时可以出现肋骨破坏。增强检查有助于鉴别淋巴瘤和脓胸,因为慢性脓胸不强化。没有淋巴结病变,且有慢性脓胸的症状(图89-51)。

经典征象:播散性淋巴瘤的影像学表现

- 胸腔积液*
- 纵隔淋巴结增大*
- 胸膜增厚
- 胸膜结节

---

* 最常见表现

四、治疗

　　与原发病变一样,胸膜继发性受累可选择化疗和放疗。脓胸相关性淋巴瘤预后很差,与患者年龄和身体状况相关。需要完整的手术切除,患者还需要放疗和化疗,但是出现症状后总的平均生存期约5个月。

医生须知

- 原发性胸膜肿瘤约占胸膜肿瘤的10%,包括恶性胸膜间皮瘤、孤立性纤维瘤、脂肪瘤和脂肪肉瘤
- 继发性胸膜肿瘤占90%。包括转移瘤、淋巴瘤少见的肿瘤样胸腺瘤
- 大约80%的恶性胸腔积液由肺癌、乳腺癌、卵巢癌或胃癌转移瘤或淋巴瘤引起
- CT、MRI和PET有助于鉴别良恶性的胸膜增厚

- CT、MRI和PET不能对间皮瘤的局部范围进行准确分期,手术分期更准确
- 间皮瘤可引起伴疼痛的沿穿刺针道或胸部引流管道播散
- 4%~5%的胸膜纤维瘤患者有杵状指,4%有症状性低血糖;低血糖在恶性纤维肿瘤中比良性淋巴瘤中常见
- CT和MR对胸膜良、恶性纤维瘤的鉴别价值有限

要点: 胸膜肿瘤

- 提示胸膜恶性病变的CT征象包括:纵隔胸膜增厚和结节状、包绕性的胸膜增厚(胸膜壳)
- 约25%的胸膜间皮瘤患者CT上可见胸膜斑块
- 胸膜间皮瘤可以经CT或超声引导下核芯针活检证实
- 胸膜孤立性纤维瘤平胸片表现为邻近胸膜的边界清楚的软组织肿块。在CT上表现为密度均匀或

有局灶性钙化和由坏死或囊变引起的低密度呈影。在增强CT上表现为不均匀强化,在MR上呈不均匀信号
- 胸膜转移最常见的表现为胸腔积液
- 大约10%的恶性胸腔积液由胸膜淋巴瘤引起
- 胸膜淋巴瘤常为播散性疾病的一部分,多数伴纵隔淋巴结增大

第 **18** 部分

纵隔

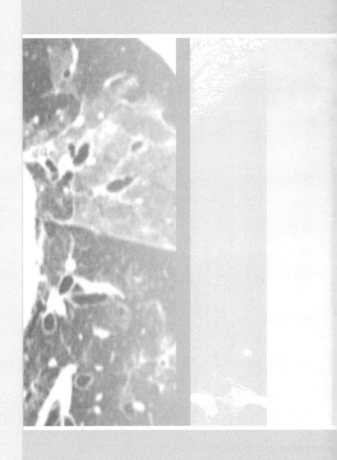

第90章

纵隔气肿

Tomás Franquet

一、病因学,发病率及流行病学

纵隔气肿是指在纵隔腔中有空气或其他气体的存在。空气或气体可能从破裂的肺泡、纵隔气道、食管、颈部,偶尔从腹腔达到纵隔。在少数情况下,气体来源于与气体形成有关的纵隔感染。多数情况下,纵隔气肿伴纵隔炎是由于胃肠道(例如,Boerhaave综合征)、呼吸道(例如,坏死性肺炎)或头颈部软组织感染(例如,颈淋巴结炎)与纵隔交通而引起。

纵隔气肿最常见的原因是肺泡破裂;气体进入血管周围或支气管周围间质,并且通过间质进入肺门及纵隔。肺泡破裂可以是自发性或与气压伤有关(例如,正压通气)。纵隔气肿的原因见表90-1。肺泡破裂相关的临床表现见表90-2。

用力呼吸可导致自发性纵隔气肿,例如哮喘、剧烈咳嗽、呕吐和体育竞赛时。其他与自发性纵隔气肿有关的疾病包括癫痫、喉炎、吸食大麻或者可卡因、一氧化氮吸入、肺炎、糖尿病酮症酸中毒、弥漫性间质性肺纤维化和分娩。

虽然在大多数患者,纵隔气肿的形成是与肺内压突然升高有关,但在无诱因的特发性的"自发性"纵隔气肿(阿曼综合征)的患者,CT显示其肺部正常肺。

长久以来,呼气末正压机械通气引起的创伤被公认为是导致ICU患者纵隔气肿的创伤性因素。它可导致广泛的纵隔气肿和皮下气肿。在一些病例中,气体可从前纵隔经横膈进入腹膜外间隙的前部,形成类似于腹腔气体。在急性肺损伤或者急性呼吸窘迫综合征(ARDS)患者使用机械性通气能够引起分房性胸腔积气。

二、临床表现

纵隔气肿患者可无症状,也可出现不同程度的胸部不适。临床表现取决于纵隔内气体的量及是否存在相关感染。纵隔气肿典型临床表现包括胸骨后疼痛,呼吸困难,吞咽困难和无力。自发性纵隔气肿的患者80%~90%有胸痛,并且它是年轻人,健康人发生突然胸痛或气短的第二常见原因。胸痛的特点是胸骨后疼痛并随着呼吸和体位的改变而加剧;50%的病例存在呼吸困难。由于常发生张力性气胸,因此与自发性纵隔气肿相比,机械通气患者出现纵隔气肿可是灾难性的。在这种临床状况下,患者若出现病情突然恶化的低血压和肺压力增高则有助于临床诊断。纵隔内大量的空气导致张力性纵隔气肿。虽然不常见,但张力性纵隔气肿可以导致急性心脏舒张功能障碍、心脏压塞、静脉回流心脏功能障碍,气道扭曲导致气道空气流动阻碍。对于给予机械通气的ARDS患者,CT引导下经皮穿刺引流是治疗其包裹性胸腔大量积气的一种有效的方法。

三、病理学和病理生理学

纵膈气肿的病理生理学特点因临床具体状况不同而异。在病理学上,纵隔与多个解剖结构之间存在交通,其中包括颌下间隙、咽后间隙和颈部血管鞘。纵隔的一个组织层面向前经膈肌的胸骨肋骨附着点,延伸至腹膜后间隙。这个间隙与胁腹区延续,并延伸至盆腔。纵隔也通过主动脉周围和食管周围的筋膜层与腹膜后间隙直接交通。

形成纵隔气肿最常见的原因是自发性肺泡破裂。有时候,肺泡破裂可与严重的已有肺病有关。空气在

表90-1　纵隔气肿形成的原因

头颈

穿孔：鼻咽，食管，气管（医源性或者创伤性）

颧颌面部骨折：颧上颌

面部手术

牙科手术

颈部手术（甲状腺切除术，扁桃体切除术，气管造口术）

纵隔

穿孔：气管，支气管，食管（失迟缓症，Boerhaave综合征）

纵隔手术，纵隔镜检查，胸骨骨髓吸引术

肺移植

腹部

腹膜内及腹膜后肠穿孔：穿孔性憩室炎，穿孔性腹膜后疝，穿孔性十二指肠溃疡，直肠乙状结肠手术，外伤，直肠异物

结肠镜检查后，息肉切除术后

肺

肺实质异常

　肺不张

　肺炎（麻疹，流感，天花，水痘，卡氏肺孢子菌肺炎）

　结核

　肺脓肿

　急性呼吸窘迫综合征（ARDS）

　矽肺

　肺气肿

　特发性肺纤维化

气道疾病

　哮喘

　异物

　喉疾病

　急性阻塞性喉炎

　先天性狭窄

肺内压增高

　咳嗽

　呕吐

　应激，Valsalva动作

　分娩

　特发性的

　麻醉

　胸部钝器伤

　Heimlich法

　潜水病

　癫痫

　糖尿病酮症酸中毒

　使用大麻，可卡因，海洛因

　神经性厌食症

修改自 Cyrlak D, Milne EN, Imray TJ. Pneumomediastinum: a diagnostic problem. Crit Rev Diagn Imaging 1984; 23: 75–117.

表90-2　肺泡破裂相关的临床情况

自发性

有意改变呼吸模式

　大麻吸食，可卡因吸入

　肺功能检测

　爬山

　吹奏乐器

　叫喊，大喊大叫，唱歌

应激和其他非自愿变化的呼吸模式

　分娩

　呕吐

　癫痫，癫痫持续状态

　用力咳嗽，打喷嚏，打嗝

　举重物，体育竞赛

　用力大便

相关肺疾患

特发性（海曼综合征）

由于外部压力改变（气压伤）

减压：气体膨胀

　潜水

　空中游行

外源性胸腔内正压

　哮喘

　异物

　喉疾病

　急性阻塞性喉炎

　先天性狭窄

与临床疾病相关的肺内压增高

　机械通气

　持续气道正压通气

　复苏，麻醉，或者运输中人工通气

　麻醉或者氧疗中设备失灵或者错接

　Heimlich法

　因减速导致的损伤

修改自 Cyrlak D, Milne EN, Imray TJ. Pneumomediastinum: a diagnostic problem. Crit Rev Diagn Imaging 1984; 23: 75–117.

泡破裂，空气沿着支气管血管鞘分布，这种钝性间质性肺气肿可扩散至纵隔。通常情况下，由于纵隔内的平均压与肺实质内的压力相比是负压，因而使得空气向心性移动。这有利于呼吸运动。

　　自发性纵隔气肿通常好发于健康年轻男性，肺泡压力的突然增大（Valsalva动作，咳嗽，呕吐）可导致肺边缘区的肺泡破裂。偶尔哮喘患者可并发无症状的自发性硬膜外气肿。

　　由于头部或颈部感染，空气可以向下进入深筋膜流向纵隔。最常见的感染是咽后壁脓肿、牙周脓肿、颈部淋巴结炎、唾液腺感染、扁桃体炎及面颅骨骨髓

间质组织内沿着小叶隔膜进入胸膜下结缔组织，形成肺表面的肺大疱，或者朝向纵隔，产生纵隔肺气肿。Macklin效应涉及三个病理生理阶段：钝性外伤性肺

炎。涉及上呼吸道的外科手术可能因破坏口咽部黏膜或气管从而在颈部产生气体。气管切开术和气管插管术后造成的医源性气道损伤也是纵隔气肿发生的常见原因。

胸部钝伤后，单独的气管支气管损伤少见，这是因为气管支气管周围有其他重要结构，主要是大血管。胸部钝伤通常同时伴有其邻近结构，如大血管、食管和骨性结构的损伤。气管支气管损伤在胸部钝伤患者中发生率小于1%。有报道称在血管顺应性较好的年轻患者会发生单独的气管支气管损伤。机动车事故或者坠落所致的突然减速会导致右或左主支气管撕裂或者完全断裂。由于气管在隆突部位相对固定，大多数损伤都在距离隆突3 cm以内。

支气管镜检查、气管插管术和气管套管气囊过度膨胀引起的支气管撕裂伤也会造成纵隔气肿。纵隔内的空气也可来自横膈以上或以下。上消化道胃肠道内镜检查，或者食入诸如百草枯类的腐蚀剂可引起食管穿孔，或者由于Boerhaave综合征引起的自发性食管破裂也可造成纵隔气肿。使用血管内镜硬化法治疗食管静脉曲张也可造成纵隔气肿。

中空内脏穿孔后使气体径腹膜后间隙进入纵隔；溃疡性结肠炎、乙状结肠憩室炎、肠壁囊样积气、"直肠气压伤"及诸如乙状结肠镜检查、结肠镜及钡灌肠检查等可发生此类情况。连接颈部软组织和纵隔与腹膜后连续的筋膜可将外来气体引入这些部位的任何地方并播散到其他地方。

纵隔气肿偶尔可为特发性肺纤维化的并发症发生。在5例特发性肺纤维化伴有纵隔气肿患者的回顾性研究中，所有患者在CT扫描时均出现中度到重度咳嗽，4名患者在CT扫描之后1周至6个月死于呼吸衰竭。另一项研究显示，在CT扫描时，9名严重呼吸困难的患者中有7名主诉有急性胸痛，另外2名患者表现为咳嗽。

四、影像学表现

（一）胸片　在成人，胸骨后间隙增宽和透过度增加提示纵隔气肿。纵隔气肿也可表现为灰黑密度的条带影，它将纵隔胸膜与纵隔相区分。也可表现为局灶性泡样或大量气体积聚，勾画出纵隔结构的轮廓（图90-1）。异常的纵隔内气体表现为在纵隔阴影侧边的垂直透亮条带影。壁层胸膜与纵隔结构分开，形成与心脏和纵隔轮廓相平行的细线影，同时一条空气带把心脏和纵隔分开；这条线在左侧最明显，但是容易被忽略（图90-2）。除此以外，正面观可见心脏的边界、主动脉和胸腺的轮廓较正常轮廓更加明显。

纵隔内由空气产生的透亮的条带区有时候在侧位观上更加清晰（图90-3）。在新生儿，分房性纵隔大量积气表现为一圆形透过度增高的囊性病变，它邻近纵隔或与之相重叠（图90-4）。

有时候，胸片可见支气管鞘周围的空气。但是很困难，然而，如果可能，在混杂实质病变的背景下通过胸片可以发现间质性肺气肿，虽然这些表现在胸片上很难识别，但在CT上却很容易被发现（图90-5）。

纵隔气肿的各种胸片特征已被描述（见典型征象），包括连续横膈征、Maclerio V征、动脉周围圆环征和胸腺帆征。连续横膈征是指纵隔内气体沿横膈和心脏底部分布，这使横膈中央部可见并与横膈侧边相连，这种表现称为连续横膈征（图90-6）。理论上心包内的气体可使横膈中央部可见；但是，心包积气几乎总是伴心包积液，这导致横膈中央部不可见，至少在站立位患者的胸片上是如此。Naclerio V征

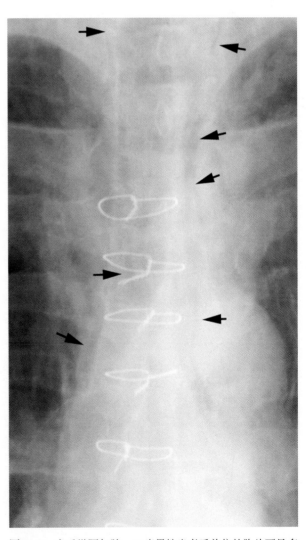

图90-1　术后纵隔气肿。46岁男性患者后前位的胸片可见多发气体带勾画出纵隔轮廓（箭）。

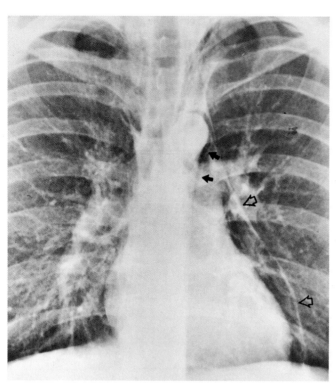

图90-2 自发性纵隔气肿,20岁男性患者,突然出现严重的胸骨后疼痛。后前位胸片显示一条大致平行于左心缘的长线影(空心箭),该条带代表纵隔胸膜,并发生了侧移。主动脉弓周围和胸主动脉降支近端存在大量气体(实心箭)。(引自 *Müller NL, Fraser RS, Colman NC, et al. Radiologic Diagnosis of Diseases of the Chest. Philadelphia: Saunders, 2001.*)

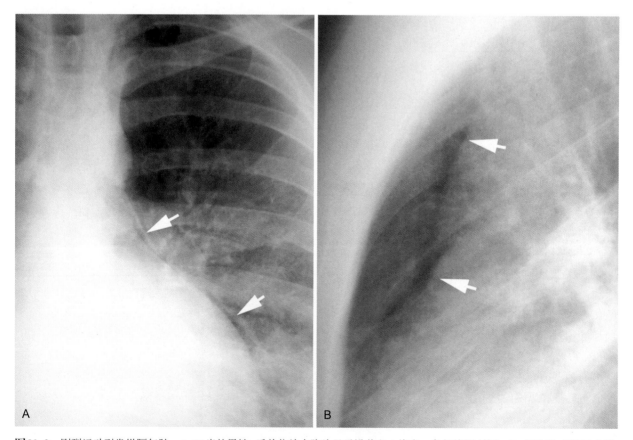

图90-3 剧烈运动引发纵隔气肿。A.21岁的男性,后前位放大胸片显示沿着左心缘有一条长线影(箭)。B.侧位观,纵隔内气体勾画出胸骨后血管结构的轮廓(箭)。

是指"V"形的纵隔气体位于壁层胸膜与左横膈内侧之间,勾画出降主动脉的轮廓。动脉周围圆环征是指在胸主动脉和肺动脉周围出现纵行或环状气体影。胸腺帆征是指一叶甲状腺的新月形影被纵隔内气体推移并移位。气体可进入肠系膜和肠壁形成肠壁囊性积气,并且气体可突破腹膜或结肠系膜形成

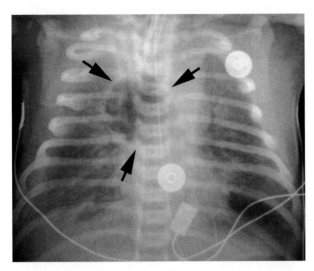

图90-4 呼吸窘迫综合征,婴儿分房性纵隔气肿。胸片正位显示婴儿出生后5天在纵隔区域有一圆形透亮影(箭)。该影像在48小时之间的胸片上未见显示(未提供)。

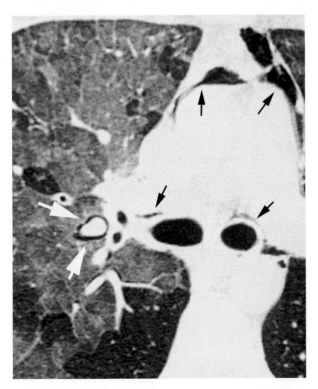

图90-5 患有艾滋病和卡氏肺孢子菌肺炎年轻患者,影像学提示有间质性肺气肿、纵隔气肿。CT扫描显示气体包绕主支气管(黑箭)。肺内血管周围也可见空气(白箭)。间质性肺气肿直接导致纵隔气肿(Macklin effect)。

腹腔内游离气体,这种表现类似于内脏穿孔。

(二)CT 空气在肺间质(间质性肺气肿)可形成纵隔气肿,它常常是由于肺泡破裂所致,有时与严重的潜在肺病有关,如ARDS或肺纤维化。CT很容易发现异常气体积聚。

CT的价值和适应证在于评价胸片表现正常或无特异性影像表现,但临床怀疑自发性气压伤,或者评价ARDS(图90-9)或胸部钝伤(图90-10)患者可疑的并发症。对于创伤患者,较小的肺实质撕裂伤也会引起纵隔气肿(图90-11)。内镜手术后,如食管静脉曲张硬化疗法后,胸片表现正常而临床怀疑食管穿孔,CT检查可明确诊断。CT还可早期诊断心血管外科术后的感染。

纵隔气肿胸片检查典型征象

- 胸骨后间隙加宽透过度增加
- 灰白条带影将纵隔胸膜与纵隔相分离
- 局灶性大泡样或大量气体积聚勾画出纵隔结构的轮廓
- 纵隔旁圆形的透过度高的病灶(分房性纵隔气肿)
- 连续横膈征
- NaclerioV 征
- 动脉周围圆环征
- 胸腺帆征

(三)影像检查流程 胸片诊断为纵隔气肿的患者,临床病史未提示有潜在的胸内脏器穿孔或者其他严重疾病,就不需要做进一步检查。但如果怀疑纵隔气肿,而胸片又不能明确诊断,就推荐使用胸部CT扫描。怀疑食管穿孔的患者需要进一步吞咽造影检查,通常情况下,还要使用食管镜检查。

五、鉴别诊断

在有些病例,胸腺移位很明显,以至于它的边界可到达胸壁。这种表现可能与上叶肺实变及肺不张相混淆。纵隔积气在胸片上可能会被广泛的皮下气肿所掩盖,但CT上可以显示。在胸片上,扩张食管中的气体偶尔会与纵隔气肿很相似,而CT可明确诊断。当在左心缘见到一条细线与心脏和纵隔相平行,但又将心脏和纵隔相分隔,胸片很难区分是心包积气还是纵隔气肿。在这种情况下,侧卧位投照可以区别心包积气和纵隔积气。区分有赖于气体的解剖范围;心包积气的气体可从横膈延伸至主动脉弓

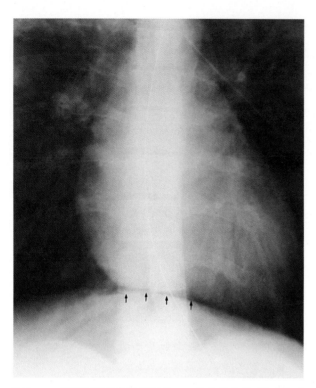

图90-6 纵隔气肿伴连续横膈征。58岁女性患者,胸片前后位显示纵隔气肿可勾画出横膈中央部的轮廓(箭),称为连续横膈征。纵隔气肿是继发于急性呼吸窘迫综合征使用机械通气引起的气压伤(引自 *Müller NL, Fraser RS, Colman NC, et al. Radiologic Diagnosis of Diseases of the Chest. Philadelphia:Saunders, 2001.*)

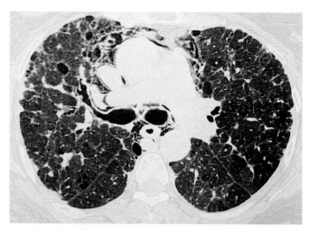

图90-7 肺纤维化性纵隔气肿。64岁男性患者,高分辨率CT扫描在主支气管水平显示肺间质纤维化。大气道和食管周围可见大量纵隔内气体。

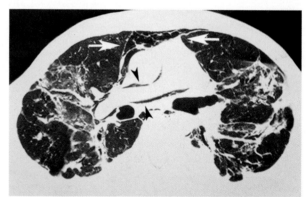

图90-8 机化性肺炎和干细胞移植后慢性移植物抗宿主疾病所致纵隔气肿。CT显示支气管血管束扭曲及支气管血管周围实变。可见大量纵隔内气体包绕右肺动脉和主肺动脉主干(箭)。前纵隔内存在气体(箭)。

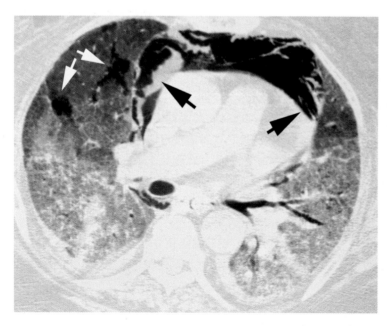

图90-9 急性呼吸窘迫综合征所致纵隔气肿。高分辨率CT显示:与急性呼吸窘迫综合征相吻合的双侧弥漫性磨玻璃影伴小叶间隔增厚及叠加("碎石路")征。右上肺叶有不规则的透亮区,代表局灶性肺撕裂伤病灶区域(白箭)。同时可见广泛的纵隔气肿(黑箭)和少量双侧胸腔积液。

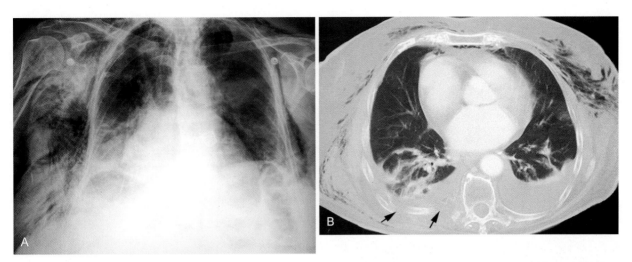

图90-10 胸部钝器伤后导致外伤后纵隔气肿。A. 67岁女性，正位胸片显示广泛皮下气肿。B. 相应的CT显示广泛的纵隔内气体，皮下气肿，双侧血胸。可见双侧肋骨骨折(箭)。

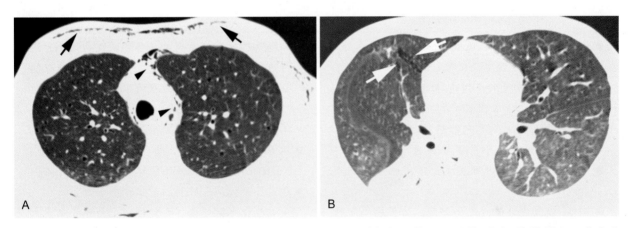

图90-11 创伤后肺撕裂。A. 24岁男性机动车事故，CT扫描显示前纵隔内气泡影(箭)。可见明显的皮下气肿(箭)，B. 在中叶水平，可见不规则透亮线(箭)，代表小的肺撕裂伤。同时可见右下叶肺不张和继发于抽吸的双侧边界不清的小叶中央性结节。

下，但是不会延伸至主动脉弓周围或者进入上纵隔。

六、治疗方案概要

纵隔气肿通常可以自愈。急性期干预，例如穿刺减压，CT引导下对分房性纵隔积气置管引流及辅助通气都很少使用。然而，重要的是，确定其病因，因为在许多病例中，对引起纵隔气肿的病因需要急性干预和治疗。主要需要排除的疾病是外伤，产气食管穿孔。任何有呕吐史并随后伴胸痛和纵隔积气的患者一定要考虑到Boerhaave综合征。

医生须知

- 在大多数病例中，纵隔气肿可经胸片诊断
- 必须要联系临床，因为了解患者引起纵隔气肿潜在的病因将决定是否需要进一步检查以及所需检查的类型
- 主要需要排除的疾病是外伤、纵隔炎及食管穿孔

- 任何有呕吐史并随后伴有胸痛和纵隔积气的患者一定要考虑到Boerhaave综合征
- 怀疑食管穿孔的患者需要进一步做吞咽造影检查，通常情况下，要进行食管镜检查

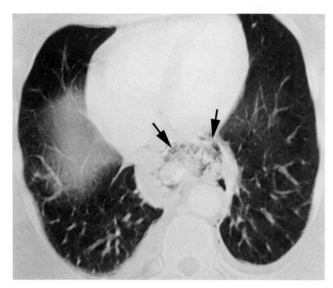

图90-12　局部食管周围血肿及食管静脉曲张硬化治疗后导致漏气。CT扫描显示心后纵隔肿块，它包括不规则实性成分（血肿）、条带状浅影及小气泡的积聚（纵隔气肿）（箭）。

要点

- 空气或者气体可以从破裂的肺泡、纵隔内气道、食管、颈部或者偶尔从腹腔到达纵隔
- 纵隔气肿最常见的原因是肺泡破裂，空气从血管周围或者支气管周围间质扩散到肺门和纵隔
- 纵隔气肿常见的原因包括哮喘，用力咳嗽或呕吐，吸食大麻或者可卡因，机械通气及外伤
- 患者可无症状或者可表现出不同程度的胸部不适
- 偶尔，纵隔内大量的气体导致张力性纵隔气肿可伴心脏舒张功能障碍、心脏压塞及静脉回流心脏功能障碍

- 纵隔气肿的胸片表现包括条带状或局灶性大泡样透过度增高影或者大量气体积聚勾画出纵隔结构的轮廓。纵隔气肿可使纵隔胸膜侧向移位（常见于左侧），形成与心脏边缘相平行并被气体分开的纵行线影。
- 纵隔气肿相关的征象包括：连续横膈征、Naclerio V征、动脉周围圆环征和甲状腺帆征。
- 胸片鉴别纵隔气肿和心包积气要点如下：
  - 心包积气时气体不会延伸到主动脉弓上或上纵隔
  - 心包内的气体在卧位投照时可以自由移动

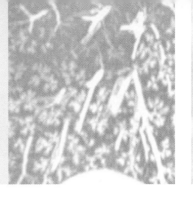

第91章

纵隔炎

Tomás Franquet

纵隔炎指的是位于胸腔中部组织的局灶性或弥漫性炎症。纵隔位于左右胸膜腔之间，并从胸廓入口延伸到横膈。纵隔炎可分为急性和慢性两种形式。急性纵隔炎是一种比较危重的疾病并伴有急性发病的特点，慢性纵隔炎（纤维性纵隔炎）由一组疾病构成包括的疾病可以从活跃的肉芽肿性炎症到纵隔纤维化。

纵隔炎有许多感染性和非感染性病因（表91-1和表91-2）。大多数形式纵隔炎是因为感染，其临床表现取决于潜在疾病发展的慢性过程。急性纵隔炎通常是由细菌感染引起的，慢性纵隔炎通常是由于结核性或真菌感染所致。

急性纵隔炎

一、病因学，发病率及流行病学

急性纵隔炎最常见的原因（90%）是在诊断或治疗性内镜手术中导致的医源性食管穿孔（表91-1）。食管穿孔是少见，但可危及生命，它经常地发生在内镜仪器使用和外科胸腔手术过程中。即使适当治疗，食管穿孔引起急性纵隔炎的病死率仍会达到5%~30%。穿孔往往发生在硬性食管镜、狭窄扩张术、贲门失弛缓症球囊扩张术、静脉曲张硬化症以及食管置管后（鼻饲和Sengstaken-布莱克莫尔）。在一篇关于114例食管穿孔的一个综述中，医源性食管穿孔占55%。食管穿孔也可发生于坏死性食管癌、放射性食管炎和食管裂孔疝引起的溃疡中。食管穿孔后的结果取决于损伤的原因和位置、存在的食管疾病以

表91-1　急性纵隔炎的病因
穿孔或食管破裂
医源性：诊断性或治疗性的内镜手术，食管静脉曲张硬化剂治疗，外科手术
自发性：Boerhaave综合征，劳动，哮喘发作
直接穿透或钝伤
受异物的影响
侵蚀：烧碱摄入，食管癌，坏死性感染，放射性食管炎穿孔或气管破裂
直接穿透或钝伤
医源性：气管插管，气管镜
异物
支气管结石病
侵蚀性病变：支气管癌
血管穿孔
医源性：留置中心静脉导管
直接延伸
邻近组织：口咽部感染，牙周组织，椎旁脓肿，腹膜后及膈下感染
前胸壁：吸毒，闭胸心肺复苏术
腹膜后：胰腺炎
感染
肺结核
手术后
心胸外科，食管手术
原发性
吸入性炭疽热：出血性纵隔炎

及损伤和治疗开始之间的时间间隔。食管穿孔所导致的急性纵隔炎的并发症包括食管皮肤瘘、食管胸膜瘘、食管支气管瘘。

外伤或使用仪器后继发的气道穿孔可以引起感

表91-2　纤维性纵隔炎的病因
感染
荚膜组织胞浆菌病(主要在美国)
肺结核
放线菌病
皮炎芽生菌
接合菌病
曲霉菌
梅毒螺旋体
班氏丝虫
苯酚降解菌
结节病
矽肺
白塞病
药物:麦角新碱
恶性肿瘤
放射治疗
创伤
医源性:心脏起搏器,中心静脉导管
结缔组织病:系统性红斑狼疮,类风湿疾病
多系统纤维化疾病
腹膜后纤维化
Riedel甲状腺炎
硬化性胆管炎
眼眶炎性假瘤
硬化性宫颈炎
盲肠周围炎
瘢痕疙瘩

染性纵隔炎。引起急性纵隔炎的其他原因包括中心静脉插管致上腔静脉穿孔以及移位的中心静脉插管致肠道外营养液外漏。急性纵隔炎0.5%~1%发生在接受心胸外科正中胸骨切开术术后的患者。肥胖、胰岛素依赖型糖尿病、内乳动脉-冠状动脉搭桥术(特别是双侧)和再次手术会增加感染的风险。一般致病菌包括表皮葡萄球菌和金黄色葡萄球菌、各种革兰阴性细菌、真菌和非典型分枝杆菌。

Boerhaave综合征是指食管内压力突然快速增高后伴有强烈的呕吐而造成的食管自发性穿孔。对不明原因的纵隔炎的患者该综合征的诊断是一个需要考虑的疾病。下行性坏死性纵隔炎是口咽感染的主要并发症,可以通过筋膜平面和颈部间隙蔓延至纵隔(椎前,腹膜后,气管前或咽后)。

胰腺炎可以从腹膜后延伸到纵隔而表现为明显的纵隔炎。有时,脊柱和肋骨骨髓炎可能导致纵隔炎。在2001年美国生物恐怖袭击中,11例患者中有5个是因为吸入性炭疽而出现出血性纵隔炎。

二、临床表现

急性纵隔炎的特征性临床表现包括突发寒战、高热、心动过速、呼吸急促和虚脱。患者常见的症状是有胸骨后疼痛且疼痛在呼吸或咳嗽时加重,有时可能会放射到颈部和耳朵。哈曼征象:前胸壁可以听见与心脏收缩同步的声音,代表可能会出现与急性纵隔炎相关的纵隔气肿。正确的诊断主要依赖于临床上有高度的警觉心。虽然大多数患者存在潜在的诱发因素或疾病过程,但是无这些因素的患者也有发生急性纵隔炎的可能。在这种情况下,由于该病症状可能与心肌梗死、主动脉夹层和肺栓栓塞症相似,因此可能延迟诊断。在54例由胃镜导致食管穿孔的患者中,有94%的患者在2小时内便被诊断为穿孔。下行性坏死性纵隔炎与发病率和病死率有重要的关系,因此早期识别这种可能致死的纵隔炎对于良好的预后是很重要的。

急性纵隔炎有一个显著的临床表现是剧烈呕吐所致的继发性食管破裂(Boerhaave综合征)。在6 000例患者中大概有1人受这种疾病影响。典型的破裂是发生在食管后部,靠近左侧膈脚。在临床上有呕吐、胸痛、发热、皮下气肿病史应高度怀疑食管穿孔。自发性食管穿孔中(Boerhaave综合征)吐血也是常见的。

在2001年10月和11月,美国公共卫生当局调查11例在生物恐怖主义袭击中吸入炭疽杆菌的患者。临床上,患者疾病特点是最初出现类似流感的症状,持续2~4天,表现为发热、不适、肌痛、干咳。之后出现暴发性急性纵隔炎所致的呼吸窘迫和胸痛。死亡的5个患者出现胸膜腔血性浆液性积液和出血性纵隔炎。对纵隔淋巴结、周围软组织及胸膜进行了免疫组织化学分析显示有大量的细胞内和细胞外的炭疽杆菌、细菌碎片和颗粒抗原染色。

急性纵隔炎是一种可威胁生命的一种疾病,因此需要积极的外科干预:如纵隔引流并尽早通过胃肠道给予广谱抗生素。诊断和治疗延误可导致病死率大幅增加,从10%~20%到40%~50%。

三、病理学和病理生理学

在病因学上急性纵隔炎通常是感染所致,而且有时会发展形成脓肿。不同原因导致的急性纵隔炎所检出的病原体是有所不同的。混合感染包含需氧菌和厌氧菌,常见于食管穿孔和口咽部的感染造成的急性纵隔炎。在感染中厌氧细菌常见来源是食管穿孔和口咽部的感染。念珠菌性纵隔炎是心胸外科的一种罕见并发症但是伴有较高的病死率。

四、影像学表现

（一）胸片 急性纵隔炎中，胸片可显示纵隔增宽和上纵隔边缘的模糊。（图91-1）可能存在纵隔气肿及颈部软组织积气（皮下气肿）。

急性纵隔炎大多数情况下是由食管穿孔所致。放射学诊断食管穿孔的间接征象包括纵隔气肿、左侧气胸、胸腔积液。纵隔气肿典型的影像学特点是胸膜表现为纵隔两旁白色的线条、纵隔及颈部软组织内线性透亮影、胸骨后透亮区增加、线状胸膜外气体勾勒出膈肌的轮廓（"横膈连续征"）、左边紧接在横膈上方的脊柱旁透亮度明显增高（NaclerioV征）（图91-2）。虽然对比增强食管造影一直是诊断食管穿孔的标准

技术，但是有10%的患者有假阴性结果。口服对比剂外渗入纵隔或胸膜腔是食管穿孔的一个可靠征象（图91-3和图91-4）。

（二）CT 对怀疑急性纵隔炎、纵隔脓肿的患者CT是首选的影像学检查方法（图91-1）。继发于食管穿孔的急性纵隔炎的CT表现包括食管壁增厚、腔外气体、胸腔积液、单发或多发脓肿、对比剂外渗（图91-5~图91-7）。患者中存在右侧胸腔积液往往是医源性的，若患者有中段食管穿孔和左侧胸腔积液，那么其远端食管的穿孔是自发性的。

下行性坏死性纵隔炎的CT表现为颈部相邻的组织中单发或多发积液、筋膜炎、蜂窝织炎或肌炎导致正常的脂肪间隙消失。CT也可以表现出其他相关联的异常征象，如胸腔积液和心包积液、颈静脉血栓形

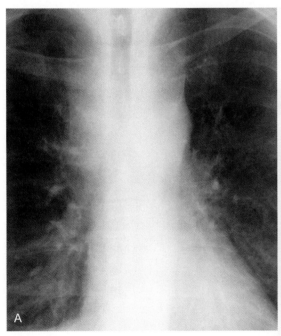

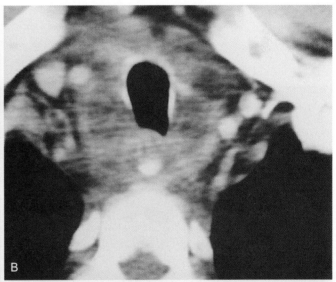

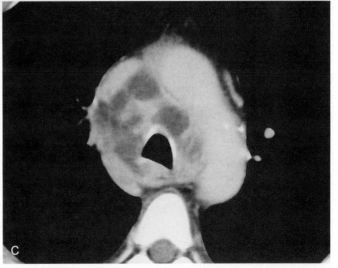

图91-1 47岁，男，表现为急性吞咽困难和高烧。急性纵隔炎继发于咽后脓肿。临床检查可见咽后脓肿。A. 从后前位胸片显示上纵隔扩大。B. 在胸廓入口的水平的静脉CT增强扫描显示气管周围的密度不均匀。C. 在主动脉弓水平CT扫描显示气管前方侧方密度不均，有脓肿形成。（引自 *Müller NL, Fraser RS, Colman NC, et al. Radiologic Diagnosis of Diseases of the Chest. Philadelphia：Saunders, 2001.*）

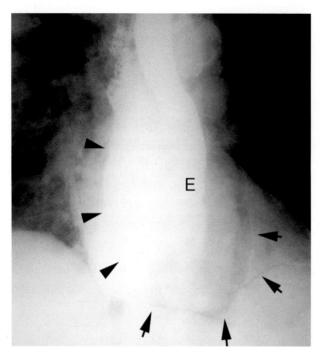

图91-2 53岁,男,外伤性食管破裂与纵隔气肿。食管造影显示食管破裂,右侧食管旁有泛影葡胺外漏(箭头)。纵隔积气和胸膜外积气勾勒出隔膜轮廓("横膈连续征"符号)(箭)。E,食管。(引自 *Giménez A, Franquet T, Erasmus JJ, et al. Thoracic complications of esophageal disorders. RadioGraphics 2002; 22: S247–S258.*)

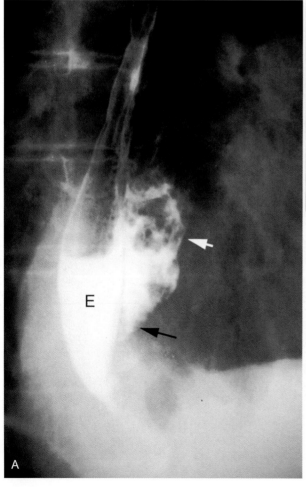

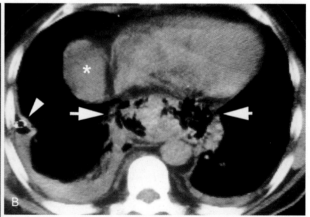

图91-3 58岁,男,自发食管穿孔(Boerhaave综合征),胸骨后烧灼痛及纵隔脓肿。A. 食管钡剂显示了大量钡剂漏入纵隔(箭)。E,食管。B. CT扫描显示食管周围纵隔脓肿(箭)和双侧胸腔积液。右侧胸部引流管(箭头)。右心旁积气(星号)。(引自 *Giménez A, Franquet T, Erasmus JJ, et al. Thoracic complications of esophageal disorders. RadioGraphics 2002; 22: S247–S258.*)

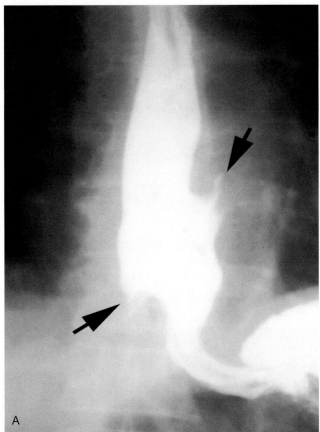

图91-4 75岁，女，异物鸡骨嵌塞所致的多个食管穿孔，吞咽困难、吞咽疼痛、流口水。A. 食管钡剂造影显示双食管撕裂（箭）。B. 尸检标本的照片显示了鸡骨头（箭）和食管穿孔。L，左穿孔，R，右穿孔。（引自 *Giménez A, Franquet T, Erasmus JJ, et al. Thoracic complications of esophageal disorders. Radio Graphics 2002; 22: S247-S258.*）

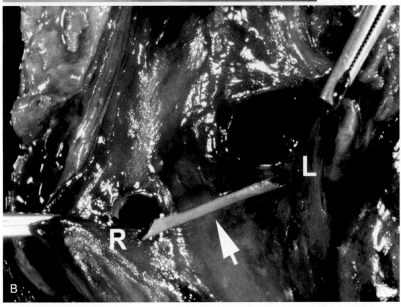

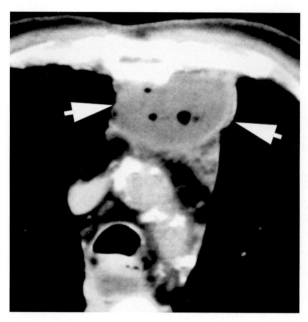

图91-5 48岁,男,胸骨后疼痛,创伤后纵隔脓肿。CT增强扫描显示纵隔脓肿包含多个小气泡(箭)。

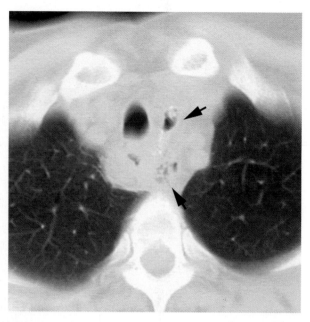

图91-6 54岁,男,急性纵隔炎继发于食管穿孔。CT显示上纵隔多个气泡(箭)。

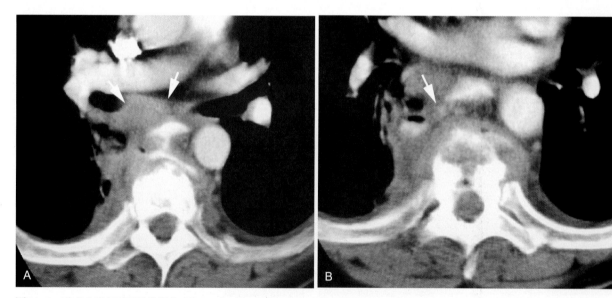

图91-7 霍奇金淋巴瘤(结节硬化型),42岁,男,食管肺瘘和食管纵隔瘘。A. 对比增强CT扫描显示纵隔淋巴结肿大(箭),食管受累并形成食管纵隔瘘。B. 增强CT扫描显示食管肺瘘(箭)。广泛椎体受累。(引自 *Giménez A, Franquet T, Erasmus JJ, et al. Thoracic complications of esophageal disorders. Radio Graphics 2002; 22: S247–S258.*)

成和淋巴结肿大。

CT是诊断胸部术后并发症最有价值的工具,因为它准确地描述了伤口感染(图91-8)的范围和深度。术后早期常见的征象是积气、积液、血肿、胸腔积液和纵隔脂肪密度增高(图91-9)。在术后的最初几天从CT上来区分这些征象很难或不可能。影像学检查结果在临床价值上取决于CT的检查时间。在临床

怀疑纵隔炎的50例患者中,术后14天内纵隔炎在CT表现无特异性,然而,若在这些结果在术后的前2周出现则高度提示纵隔炎。

在纵隔脓肿和积液的治疗中CT检查也是一种有价值的技术。在CT引导下经皮导管抽吸及纵隔积液引流,在诊断和治疗方面有一定的价值。

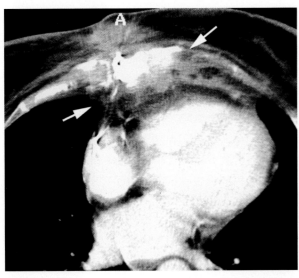

图91-8　70岁，男，心脏手术后继发纵隔炎。CT增强扫描显示前纵隔软组织内的高密度影（箭）。

典型症状：急性纵隔炎的CT表现

食管穿孔
- 食管壁增厚
- 腔外气体（纵隔气肿）
- 口服对比剂外渗（纵隔或胸膜腔）
- 右侧胸腔积液伴中段食管穿孔
- 左侧胸腔积液伴远段食管穿孔
- 单发或多发的纵隔脓肿

下行性坏死性纵隔炎
- 单发或多发纵隔脓肿
- 软组织密度增高（颈部和纵隔）
- 正常的脂肪间隙消失（颈部和纵隔）
- 胸腔积液
- 心包积液
- 颈内静脉血栓形成
- 淋巴结肿大

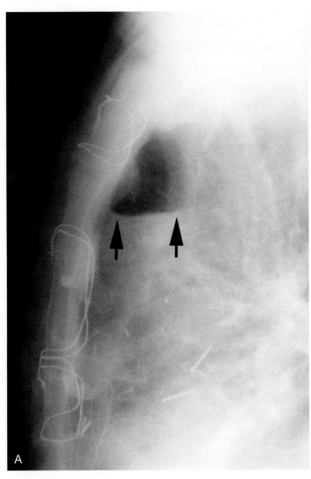

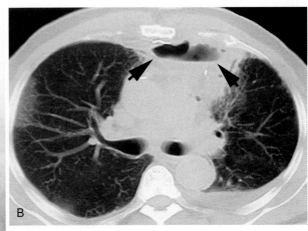

图91-9　65岁，男，搭桥手术后引发纵隔炎。A. 侧位胸片示在胸骨后区域的液气平面（箭）。B. 非增强CT扫描显示纵隔内广泛积气积液（箭）。左侧胸腔积液。

（三）影像检查选择　大多数急性纵隔炎患者，可靠的诊断基于临床和影像学结果。急性纵隔炎在临床上主要有两个问题：仪器检查并发的食管破裂或穿孔和颈部邻近组织感染的蔓延。在这些情况下，胸片可显示纵隔增宽、纵隔和颈部的软组织积气。食管造影时用水溶性对比剂，如泛影葡胺，来评估食管进而排除食管穿孔是安全和有效的。食管也可以用钡剂的检查。

横断面成像技术一般都需要诊断和评价纵隔受累的部位和程度。CT的主要价值和适应证是对临床怀疑急性纵隔炎和正常或非特异性影像学检查的评价。在正中胸骨切开术和关闭钝性胸部外伤的并发症中，CT最大的价值在于确定感染是否仅限于胸壁组织、前纵隔或两者兼而有之。CT和MRI还可指导最佳的治疗方法的选择。

五、鉴别诊断

影像学在诊断急性纵隔炎中的主要作用是确定纵隔异常的存在与临床诊断相符合。在临床上有发热和胸痛的患者中，影像学检查发现纵隔增宽，则强烈提示急性纵隔炎。

纤维性纵隔炎

一、病因学，发病率及流行病学

纤维化性纵隔炎也称为硬化性纵隔炎、纵隔纤维化，是一种较少见的疾病，其特征是过度纤维化反应，通常由肉芽肿性感染引起的，最常见的是组织胞浆菌病和结核病。它也可以是特发性或继发于接触某些药物使用后发生，如甲型交感神经抑制剂（表91-2）。

纤维性纵隔炎可能导致纵隔结构受压，特别是血管和支气管。胸片中最常见的表现是纵隔增宽，通常是右侧气管旁区最显著。血管和支气管的受压通常是光滑的。肺静脉和动脉阻塞可导致肺心病和死亡。

二、病理学和病理生理学

纤维化性纵隔炎是一种少见的良性病症，发生的原因可能是因为纵隔内无细胞胶原和纤维组织增生，并最终压迫一些重要结构，如SVC、肺动脉和静脉和主要的呼吸道。不同病因而出现的组织学表现也都不同。大多数情况下，肉芽肿性纵隔炎是由组织胞浆菌病（尤其是北美）或结核引起的，在这种情况下，组织学发现有坏死性肉芽肿性炎症。在未发现病原体的病例中发现，肉芽肿性组分是很少的或不存在的，病变组织主要由含有单核细胞浸润的成熟的纤维组织构成。

肉芽肿性纵隔炎和纵隔纤维化的患者目前感染的来源尚不完全清楚。有人推测感染可能起源于肺，然后蔓延至纵隔淋巴结，并导致纵隔淋巴结炎。坏死性物质的扩散引起纵隔淋巴结感染和继发性纤维化。纤维化性纵隔炎也被推测是由于过敏反应释放对抗抗原物质累及淋巴结所致。

纵隔的特发性纤维炎症性病变已经被提出来用于描述病原体培养和染色结果为阴性病例。在对30例纵隔特发性纤维性病变的病例的回顾中，组织学上将其可以分为三个不同的群体（期）：Ⅰ期显示水肿样的纤维黏液组织含有众多的梭形细胞、嗜酸性粒细胞、肥大细胞、淋巴细胞、浆细胞以及薄壁血管；Ⅱ期显示厚玻璃样的一群胡乱排列的胶原伴有局灶性间质性梭形细胞、淋巴细胞和浆细胞；而Ⅲ期的特点是致密的无细胞胶原蛋白的散在的淋巴滤泡和偶尔可见的营养不良性钙化。

三、临床表现

临床表现各异，取决于纵隔结构受压的程度。主要以青年为主，症状表现为SVC、主要的肺血管、呼吸道、纵隔神经或食管的压迫症状。在某些病例中，有一个以上的上述纵隔结构受累。

最常见的临床表现是由于中央气道受累引起的呼吸困难、咳嗽和咯血。食管受累时可引起吞咽困难和胸痛。反复的喉神经压迫可以引起声音嘶哑；一侧或双侧膈神经受累可表现为膈麻痹。霍纳综合征是由自主神经节或神经损伤引起。胸导管受累时可以引起乳糜胸和乳糜性心包积液。

虽然SVC综合征最常见的原因是恶性肿瘤，但是在SVC的良性梗阻中最常见的病因是纤维性纵隔炎和医源性损伤，如心脏起搏器和中心静脉导管引起的硬化和阻塞。由于梗阻是一个渐进的过程，周围静脉会有血流分流，故症状往往不明显。最常见的症状包括面颈部肿胀、上肢肿胀、呼吸困难、咳嗽和胸壁静脉丛扩张，静息状态下呼吸困难和胸痛症状较恶性肿瘤的患者少。

一侧或两侧主肺动脉阻塞可导致肺动脉高压、肺心病和顽固性右心脏衰竭。中心肺静脉狭窄临床表现与重度二尖瓣狭窄相似（假二尖瓣狭窄综合征）。经皮支架放置术已经应用于纤维性纵隔炎的肺动脉狭窄治疗上。

四、影像学表现

（一）胸片 胸片通常无特异性改变，而且经常会低估纵隔病变的范围。肉芽肿性纵隔炎常继发于组织胞浆菌病或肺结核，特征性地表现为局限性钙化肿块，经常位于右侧气管旁区域（图91-10）。非传染性纤维性纵隔炎表现为非特异性的纵隔增宽，伴有正常纵隔结构扭曲变形或阻塞。某些局灶型或弥漫型病例纵隔轮廓可以是正常的，胸片表现为气管或主支气管变窄、肺动静脉阻塞，或者食管变窄（图91-11）。侵犯上腔静脉（SVC）时通常表现为主动脉结突出，为左侧肋间上静脉扩张所致。

（二）CT CT能评估纵隔软组织浸润和钙化的程度，可以识别气管支气管树的狭窄程度。通过静脉注射对比剂后行多平面重建可以清楚显示肺动脉、静脉、上腔静脉。

纤维性纵隔炎有两种不同的类型，在CT上有不同的表现，局灶型的经常有钙化出现，弥漫型的没有钙化灶（图91-12）。局灶型纤维性纵隔炎的典型CT表现为局限的软组织肿块，肿块侵犯纵隔，最常为气管旁区域，引起邻近的血管或气道狭窄、梗阻（图91-13）。60%~90%的病例有钙化。弥漫型的CT表现为弥漫浸润性肿块，软组织密度减低，纵隔脂肪结构模糊，包

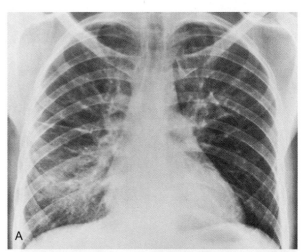

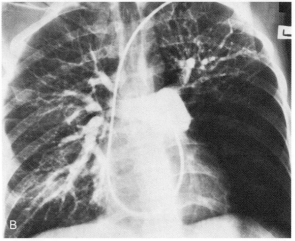

图91-11 纤维性纵隔炎包绕肺动静脉。A. 后前位胸片显示整个右肺和左上肺区域间质性肺水肿。右肋膈角区出现小叶间隔线。在两个肺的下半部分的密度差很大，左侧透亮度增高，肺血减少。B. 肺动脉造影显示，左肺下叶和舌叶的左叶间动脉几乎无灌注，几乎完全闭塞。虽然右肺动脉出现好的显影，但是迷走神经前干和叶间动脉呈向心性狭窄。静脉期血管造影无使用价值，但几乎可以肯定，肺静脉受到相同方式的影响，导致静脉高压和间质性肺水肿，在普通胸片表现更明显。纤维化的原因是组织胞浆菌感染。（鸣谢 *Dr. M.J. Palayew, Jewish General Hospital, Montreal, Quebec, Canada. From Müller NL, Fraser RS, Colman NC, et al. Radiologic Diagnosis of Diseases of the Chest. Philadelphia：Saunders, 2001.*）

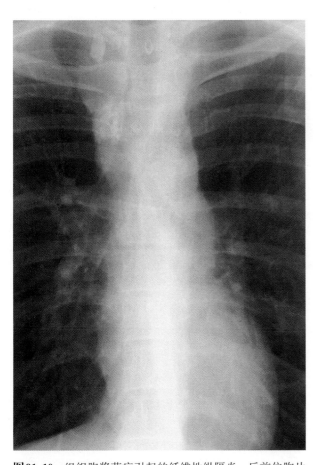

图91-10 组织胞浆菌病引起的纤维性纵隔炎。后前位胸片显示肿大的和钙化的右气管旁淋巴结。患者出现上腔静脉综合征。（鸣谢 *Dr. Robert Tarver, Indiana University Medical Center, Indianapolis, IN. From Müller NL, Fraser RS, Colman NC, et al. Radiologic Diagnosis of Diseases of the Chest. Philadelphia：Saunders, 2001.*）

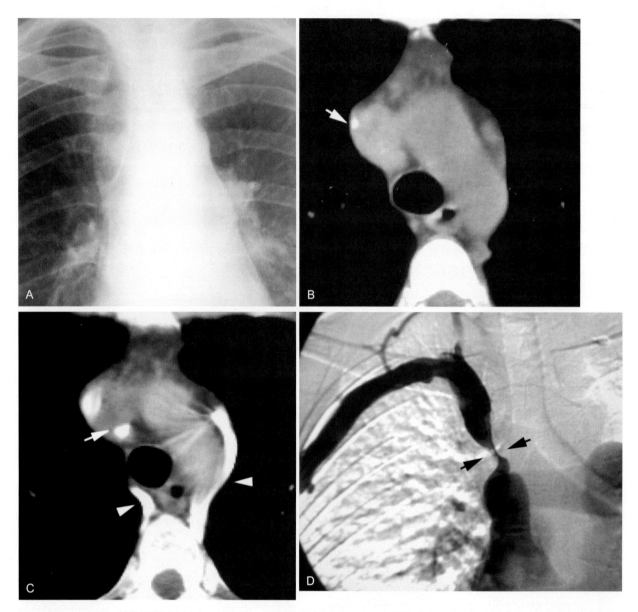

图91-12 62岁,男,纤维性纵隔炎继发于肺结核,上腔静脉综合征呈现。A. 后前位胸片示弥漫性纵隔增宽。B. 非平扫CT扫描显示纵隔肿块(箭)。纵隔肿块内小点状钙化灶。C. 在同层对比增强CT扫描显示上腔静脉受压变窄、移位(箭)。奇静脉和左上肋间静脉扩张(箭头)。D. 造影证实上腔静脉(箭)狭窄。

绕或侵犯邻近结构(图91-14)。CT可以观察血管、气道狭窄的部位和程度。支气管狭窄最常见的为右侧主支气管,其次为左主支气管、中间段支气管、右肺上叶支气管、左肺上叶支气管、右肺中叶支气管。支气管阻塞常伴有阻塞性肺炎、肺膨胀不全。肺动脉狭窄或阻塞可引起相应区域的肺纹理模糊、体积缩小或血栓,同时也有可能出现肺静脉高压征象(包括小叶间隔增厚、肺水肿)(图91-13)。

(三)MRI　MRI在气道病变的评估上类似于CT,但在血管受累的评估上优于CT。MRI的主要缺点是对钙化不敏感,钙化灶常提示组织胞浆菌病或结核,这两种疾病也可引起纤维性纵隔炎。MRI在诊断中有一定的局限性,MRI检查通常显示在T1WI和T2WI信号不均匀。

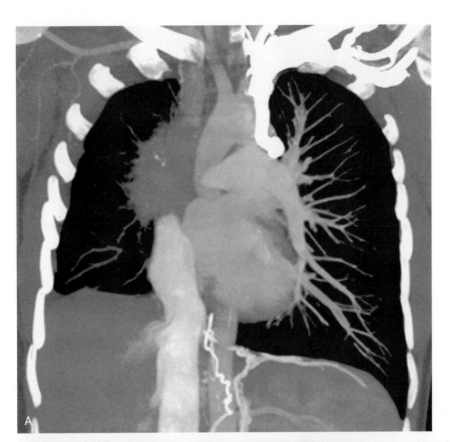

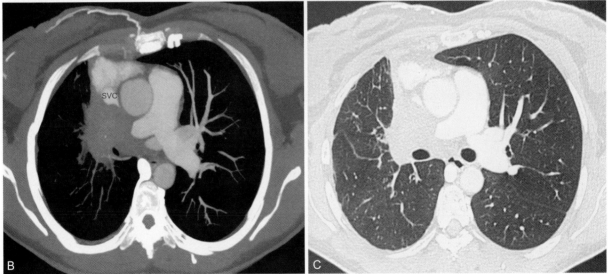

图91-13 37岁，女，继发于组织胞浆菌病的局灶性纤维性纵隔炎。A. 多层螺旋CT扫描冠状面最大密度投影（MIP）显示右纵隔肿块和突出的侧支静脉形成。B. 轴向最大密度投影显示，右纵隔肿块压迫上腔静脉（SVC），中间支气管变窄。C. CT肺窗图像显示继发于肺静脉梗阻后右上肺叶体积缩小和小叶间隔线。该患者之前因患组织胞浆菌病治疗2年。（鸣谢 *Dr. Renata Romano, CDPI, Rio de Janeiro, Brazil.*）

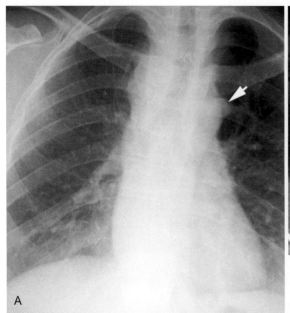

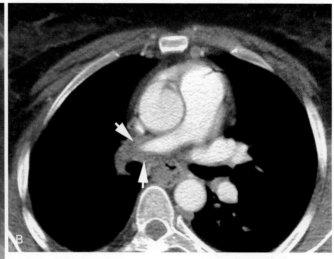

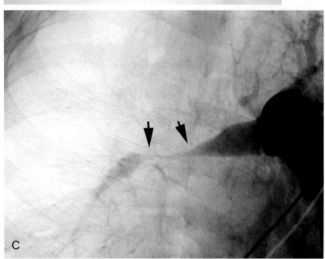

图91-14 54岁，男，纤维性纵隔继发于组织胞浆菌病。A. 后前位胸片示弥漫性纵隔增宽。主动脉弓的一个圆形钙化（箭）。B. 增强CT扫描显示纵隔软组织不透明影，右肺动脉变窄（箭）。C. 动脉造影证实右肺动脉（箭）明显狭窄。（鸣谢 *Eric Stern, Seattle, WA.* ）

典型症状：纤维性纵隔炎

胸片

- 纵隔增宽
- 气管旁或肺门肿块
- 钙化
- SVC（上腔静脉）阻塞
- 实质阴影
- 气道狭窄
- 肺静脉高压表现：室间隔增厚，肺水肿
- 胸腔积液

CT表现

- 肺门或纵隔肿块
- 弥漫性纵隔内软组织密度阴影
- 钙化
- 支气管狭窄
- 上腔静脉阻塞或狭窄
- 多个侧支静脉
- 左上肋间静脉扩张
- 肺动脉梗阻或狭窄
- 实质阴影：分隔线，肺水肿

五、鉴别诊断

慢性肺动脉梗阻可以在多种疾病进程中出现,包括慢性栓塞、纤维性纵隔炎、肿瘤。肺门纤维化可以与栓塞性肺动脉高压、肺静脉闭塞性疾病、肺静脉高压有相似表现,大动脉炎是另一个罕见的引起肺动脉梗阻的原因,这个疾病与上述列举的几个疾病很难鉴别。

SVC梗阻的主要鉴别诊断是癌症或纵隔恶性肿瘤等。

怀疑有纤维性纵隔炎的患者常规行CT检查。在临床上,伴有钙化的纵隔软组织肿块是肉芽肿性纤维性纵隔炎的特征性改变,可以避免组织活检。假如肿块无钙化,或有临床或影像学表现显示疾病有进展,此时可以行活检以排除肿瘤。

医生须知

- 纵隔炎的影像学表现通常是非特异性的
- 治疗急性和慢性纵隔炎的存在和程度的评估上CT是首选的像学检查方法

- 对疑似食管穿孔患者的评价,食管造影优于CT。食管钡剂造影可非常安全地进行

要点

- 急性纵隔炎最常见的原因是食管穿孔和开胸手术
- 慢性纤维化纵隔炎最常见的原因是组织胞浆菌病和结核病
- 急性纵隔炎的常见CT表现包括软组织密度增高,软组织边缘模糊,纵隔脓肿形成增强后表现

为环形强化
- 临床表现提示纤维性纵隔炎的患者,其纵隔软组织肿块的局部钙化事实上就可以诊断出该患者患有继发于组织胞浆菌病或肺结核的纤维性纵隔炎

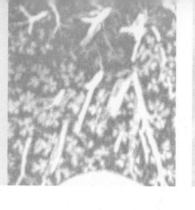

第92章

前纵隔肿瘤

Kiminori Fujimoto and Nestor L. Müller

一、病因学,发病率及流行病学

前纵隔边缘界定前缘为胸骨,后缘达心包、主动脉和头臂血管前。它向上和胸廓入口前部融合,下部延伸至膈肌水平。前纵隔在CT和MRI横断位上与血管前间隙一致。在侧位胸片上,纵隔肿块位于气管和心脏后缘之间连线之前则被认为病灶在前纵隔。

前纵隔包含胸腺、纵隔脂肪组织和前纵隔淋巴结。前纵隔肿块包括胸腺上皮瘤和其他多种胸腺病变、生殖细胞瘤、淋巴瘤、造血系统肿瘤、间叶细胞肿瘤、甲状腺病变和异位甲状旁腺组织(表92-1)。升主动脉病变在胸片上会误被认为是前纵隔肿瘤。心包囊肿和Morgagni疝(胸骨后膈疝)通常表现为心膈角区的肿块。

纵隔原发性肿瘤和囊肿少见,约占胸部肿瘤的3%。原发性前纵隔肿瘤占纵隔肿瘤的50%,其中45%的前纵隔肿瘤是胸腺瘤。其他前纵隔肿瘤包括淋巴瘤(20%)、甲状旁腺和甲状腺肿瘤(15%)、生殖细胞瘤(15%)以及神经源性肿瘤和间叶细胞肿瘤(各占5%)。有报道回顾性分析9 263例做早期肺癌筛查的胸部CT扫描,发现71例的纵隔肿瘤(患病率0.77%)。71例肿块中,43例位于前纵隔,包括41例的胸腺肿瘤和2例囊性肿瘤。41例胸腺肿瘤中,仅有5例直径大于3 cm,并全部切除。5例肿瘤包括4例非侵袭性胸腺瘤和1例胸腺癌。

二、正常胸腺

胸腺起源于双侧第三、四对咽囊,包含了分化成三胚层的基本成分。到胚胎第8周时,胸腺原基向尾侧迁移,在中线融合,到达前上纵隔终点位置,位于左

表92-1　前纵隔肿块
胸腺增生(胸腺反弹)
胸腺淋巴增生
囊性肿块
胸腺囊肿
支气管源性囊肿
心包囊肿
囊性肿瘤(例如,囊性胸腺瘤)
胸腺上皮肿瘤
胸腺瘤
胸腺癌
鳞状细胞癌
分化良好的神经内分泌癌
典型类癌,非典型类癌
低分化神经内分泌癌
大细胞神经内分泌癌
小细胞癌,神经内分泌型
纵隔生殖细胞肿瘤
畸胎瘤
精原细胞瘤
非精原细胞性恶性生殖细胞肿瘤
恶性淋巴瘤和淋巴造血系统肿瘤
纵隔原发性大B细胞淋巴瘤
前体T淋巴母细胞性淋巴瘤/白血病
霍奇金淋巴瘤
间叶肿瘤
胸腺脂肪瘤
淋巴管瘤
血管瘤
其他
甲状旁腺腺瘤
甲状腺肿
Morgagni疝
血管异常(特别是主动脉瘤)
纵隔脂肪过多症

侧头臂静脉的下方层面。出生以后，胸腺是一个二叶、三角形腺体，占据前纵隔的胸腺心包间隙，有时向尾侧延伸至膈肌水平（图92-1）。胸腺病变可以发生在前纵隔任何位置。另外胸腺发育过程中，是从第三、四咽囊迁移至前纵隔，因此异位胸腺组织或者异位胸腺瘤可以发生在沿这个通路上任何位置（例如异位颈部胸腺瘤）。

相对于体重，胸腺重量在出生时相对于体重达到最大比例。根据对因意外事故而死亡的健康个体的研究发现，胸腺平均重量在出生时约12 g，3岁时25 g，青春期30 g，老年时15 g。

影像学表现 胸腺位于升主动脉起始部/肺动脉流出道/右室流出道和上腔静脉前方（见图92-1）。横断位胸腺由两叶组成，形状可以是卵圆形、椭圆形、三角形、半月形或两个箭头（左右叶局部融合）。在2/3的正常成年人，胸腺表现为两个叶的三角形，1/3的成年中为两个独立的腺叶。

健康婴儿中的胸腺于4~8月龄时体积增大，然后随年龄增大，腺体内因脂肪浸润胸腺体积逐渐缩小。脂肪浸润并萎缩的胸腺常在CT及MRI可见，但在大于40岁的人中发生率<50%（图92-2）。最有用的胸腺测量方法是垂直于胸腺长轴的胸腺厚度（图92-3）。CT上小于20岁的患者胸腺的最大厚度18 mm，在年龄更大的人中厚度<13 mm。MRI上胸腺的厚度略大

（20~70岁的人中约15~20 mm），有可能与MRI脂肪将胸腺组织的形态更好地勾画出来有关。

CT正常的胸腺表现为血管前区的双叶结构，均匀的软组织密度，通常见于主动脉弓及大血管发出水平。当它被脂肪替代时，显示为小叶状或斑点状。左叶通常较右叶大。

MRI上，正常胸腺的信号因年龄及序列而异。小于19岁的人中，T1加权图像上正常胸腺表现为均匀的、高于肌肉而低于脂肪的略低至中等信号，T2加权图像上信号略高于肌肉、略低于或等于脂肪信号。

三、胸腺增生

胸腺增生包括两种形式，真正的胸腺增生（胸腺增生）和胸腺髓质中淋巴生发中心的增生（淋巴组织增生）。

（一）真正的胸腺增生（胸腺增生） 胸腺增生的定义为胸腺的体积及重量超过正常同龄人的上限，大体形态及组织学正常。通常见于近期某些应激，如肿瘤（尤其是淋巴瘤，生殖细胞瘤）化疗或和放射治疗后，激素治疗后，烧伤后胸腺萎缩后的反弹。

影像学表现 胸腺通常在应激过程中体积缩小。在儿童的胸片、CT、MRI，成人的CT、MRI上胸腺体积明显缩小。应激过程数月后，胸腺体积逐渐恢复到发病前的体积。在某些患者中，尤其是在儿童中，胸

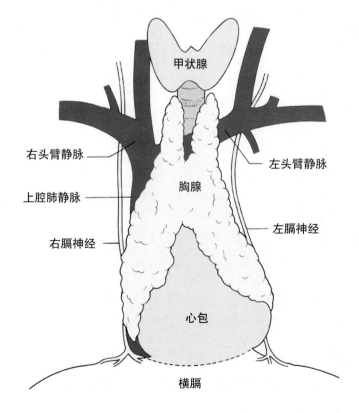

图92-1 正常胸腺示意图。BCV，头臂静脉；SVC，上腔静脉。（*Dr. C. Isabela S. Silva*修改）

甲状腺

右头臂静脉

左头臂静脉

上腔肺静脉

胸腺

左膈神经

右膈神经

心包

横膈

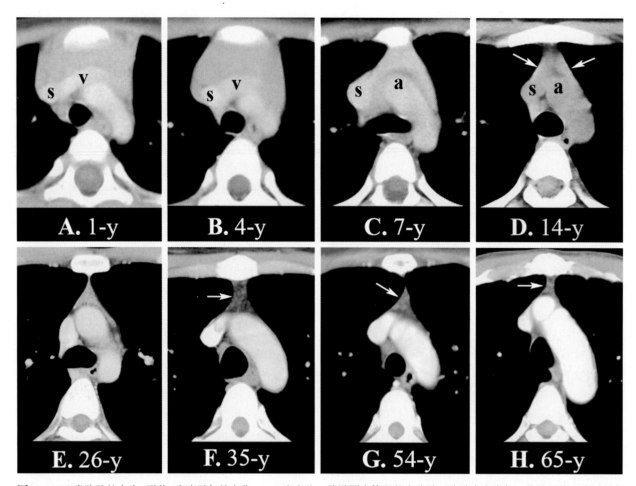

图92–2 正常胸腺的大小、形状、密度随年龄变化。A. 1岁女孩。前纵隔内体积较大胸腺。胸腺密度类似于胸壁肌肉。右叶：宽度（W）2.9 cm，厚（T）1.5 cm。左叶：宽3 cm，厚1.6 cm。B. 4岁男孩。胸腺大于1岁的女孩。右叶：W=3.5 cm，T=1.7 cm。左叶：W=4.5 cm，T=1.9 cm。C. 7岁男孩。箭头状胸腺，呈与胸壁肌肉相似的均匀软组织密度。胸腺厚度小于4岁。右叶：W=2 cm，T=1 cm。左叶：W=3.8 cm，T=1.1 cm。D. 14岁男孩。双叶胸腺（箭），软组织的密度类似于肌肉。右叶：W=2 cm，T=0.8 cm。左叶：W=2.5 cm，T=0.8 cm。E. 26岁女性。箭头状胸腺，密度类似于肌肉，伴点状低密度灶。右叶：W=2.5 cm，T=0.7 cm。左叶：W=3.3 cm，T=0.7 cm。F. 35岁男性。三角形的胸腺可见脂肪浸润（箭）。右叶：W=2 cm，T=0.6 cm。左叶：W=2.1 cm，T=0.7 cm。G. 54岁女性。三角形的胸腺均匀性脂肪浸润（箭）。右叶：W=1.2 cm，T=0.4 cm。左叶：W=1.5 cm，T=0.5 cm。胸腺27 HU；皮下脂肪−100 HU；肌肉65 HU；主动脉250 HU。H. 65岁男性。小的不规则形结构（箭）提示胸腺脂肪浸润。a，主动脉；s，上腔静脉；v，左头臂静脉。

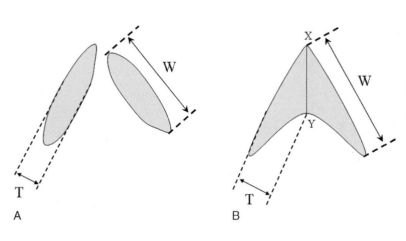

图92–3 CT或MR横断位上胸腺形状大小和测量。A. 横断位CT，两叶胸腺分开测量。宽度（W）对应的胸腺长轴，厚度（T）对应于短轴直径。B. 当两叶融合时，用垂直于胸腺前尖（x−y）的线进行分割，再进行宽度和厚度测量。

腺体积比正常人大(图92-4)。CT和MRI上显示的胸腺体积增大较胸片明显。有一个因睾丸肿瘤接受化疗的患者研究中,120名患者中有14名(12%)于开始治疗后14个月出现了胸腺增大。在另一个多种恶性肿瘤进行化疗的患者研究者,22名患者中有20名的胸腺体积下降了43%。化疗停止后平均4个月左右(3~4个月)后,5名患者(25%)出现胸腺体积增大(大于基线的50%)。

(二)胸腺淋巴增生 胸腺淋巴增生指淋巴滤泡增多。同真正的胸腺增生不同,淋巴滤泡增生不伴有胸腺体积的增大。淋巴滤泡增生的患者中60%~80%伴有重症肌无力;其余免疫介导的疾病包括系统性红斑狼疮、类风湿关节炎、硬皮病、甲状腺功能亢进及突眼性甲状腺肿。

1.影像学表现

(1)胸片:在平片上胸腺的淋巴细胞增生表现并不明显。

(2)CT:CT上表现为正常的胸腺,弥漫性增大的胸腺,有时可见局灶性病变(图92-5)。在一项22例重症肌无力的研究中,10例(45%)的患者表现为正常胸腺,7例(32%)表现为弥漫性增大的胸腺,5例(23%)局灶性病变;所有表现为弥漫性胸腺增大的患者中,组织学可见淋巴增生。在26例正常胸腺的患者中,10例表现为淋巴增生,10例为组织学表现正常。12例局限性病灶的患者中,5例可见为淋巴增生,7例为胸腺瘤。CT及常规MRI在诊断胸腺淋巴增生方面价值有限,胸腺淋巴增生的诊断往往是重症肌无力患者偶然行胸腺切除术后发现的。

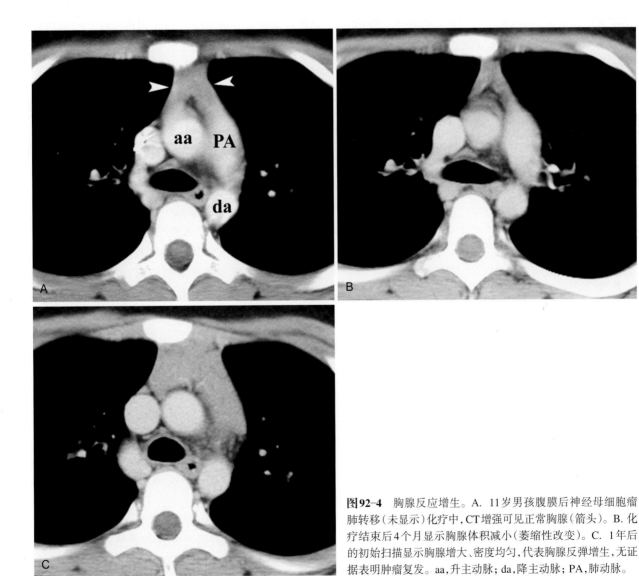

图92-4 胸腺反应增生。A. 11岁男孩腹膜后神经母细胞瘤肺转移(未显示)化疗中,CT增强可见正常胸腺(箭头)。B. 化疗结束后4个月显示胸腺体积减小(萎缩性改变)。C. 1年后的初始扫描显示胸腺增大、密度均匀,代表胸腺反弹增生,无证据表明肿瘤复发。aa,升主动脉;da,降主动脉;PA,肺动脉。

（3）MRI：重症肌无力患者的胸腺增生在CT或常规MRI序列上很难能与胸腺瘤进行鉴别。有初步研究提示化学位移 MRI同相位及反相位梯度回波序列可鉴别水与脂肪，可显示组织中的脂肪。在化学位移图像中，正常胸腺和胸腺增生在反相位图像上由于弥漫性脂肪浸润均表现为信号弥漫性降低（图92-5）。

（4）核素及PET：在一项SPECT的研究中，^{201}Tl注射后15分钟时胸腺瘤较正常胸腺及淋巴增生的患者中高摄取^{201}Tl；180分钟后胸腺瘤及胸腺增生的患者摄取较正常人水平高。由于胸腺对FDG的生理性摄取，FDG-PET很难鉴别胸腺增生及胸腺恶性占位。在疑难病例中，CT及MRI上的形态改变有一定的相关性。

2. 治疗方案　由于大多数胸腺淋巴增生的患者可伴重症肌无力，胸腺切除可解除持续性抗原刺激，胸腺抗原特异的B细胞释放的乙酰胆碱受体抗体。在病程短、无胸腺瘤的年轻重症肌无力患者中，胸腺切除可以缓解重症肌无力的症状。

要点：胸腺增生

- 胸腺增生有下列要点：
  - 胸腺体积增大，重量增加
  - 胸腺增生见于激素或化疗导致的胸腺萎缩后的胸腺反弹
  - 见于去除致胸腺萎缩的原因数月后
  - 胸片及CT上胸腺的体积弥漫性增大
- 胸腺淋巴增生有下列要点
  - 淋巴生发中心增生
  - 最常伴重症肌无力
  - 胸腺淋巴增生很少在平片上发现
  - CT及MRI上表现为正常胸腺，弥漫性肿大的胸腺或局限性肿块

四、胸腺上皮肿瘤

胸腺上皮肿瘤包括两种类型，胸腺瘤及胸腺癌。胸腺瘤由胸腺上皮细胞和淋巴细胞组成，无明显细胞异型。胸腺癌是恶性肿瘤，易于转移，预后差。

由于胸腺瘤含有各种细胞类型，胸腺瘤的分类仍有争议。最广为接受的胸腺瘤分类法是1999年WHO的发布的组织学分类，于2004年更新。WHO分类法主要提供了与肿瘤侵袭性及预后相关的组织学分类。将上皮细胞瘤可以分成三种类型胸腺瘤：

低危险性胸腺瘤（A，AB和 B1型），高危险性胸腺瘤（B2和B3型），胸腺癌。A、AB和 B1型胸腺瘤表现为器官型，仅见于胸腺中。而胸腺癌（C型）可见于胸腺或胸腺外的器官中。此外，近期的WHO分型将胸腺癌包括神经内分泌上皮肿瘤。

（一）病因，发病率，流行病学　胸腺瘤和胸腺癌的并不常见，其发病率为（1~5)/1 000 000。最常见于50~65岁，儿童中极为罕见，性别间无明显差异。胸腺上皮肿瘤合并继发肿瘤的可能性比较高。

（二）临床表现　胸腺瘤患者通常无症状，常常偶然在胸片或CT上发现。胸腺瘤可能会导致胸痛，呼吸困难，上腔静脉综合征及各种副肿瘤综合征。胸腺瘤患者大约有40%的重症肌无力，约10%重症肌无力患者有胸腺瘤。大约5%的患者胸腺瘤合并纯红细胞再生障碍性贫血，10%~50%的红细胞再生障碍性贫血患者有胸腺瘤。胸腺瘤也可能导致低丙种球蛋白血症和僵人综合征。僵人综合征是一种罕见的神经系统疾病，特点是自主运动，听觉刺激活情感刺激继发的躯干和四肢肌肉僵硬。重症肌无力常见于AB、B2和B3型胸腺瘤患者，而低丙种球蛋白血症和血红细胞再生障碍性贫血发生最常见的类型是A型。胸腺癌不与重症肌无力或低丙种球蛋白血症不相关，偶尔合并其他自身免疫性疾病。

（三）病理学　2004年WHO将胸腺上皮肿瘤分为两种主要类型：胸腺瘤和胸腺癌（图92-6）。胸腺瘤分为A型和B型。A型胸腺瘤的特点是由梭形或椭圆形肿瘤上皮细胞和细胞核构成，而B型胸腺瘤主要是圆形或多角形细胞构成，并基于淋巴细胞浸润的程度和肿瘤上皮细胞异型性的程度，B型胸腺瘤是进一步细分为三个亚型：B1型（淋巴细胞最丰富），B2型和B3型（上皮细胞最多）。同时含有A型及B1或B2（很少）型胸腺瘤为AB型。胸腺癌根据其分化（例如，鳞状细胞，黏液细胞）分类。1999年WHO 分类中提出了C型胸腺瘤，但现在已被取消，因为所有生殖细胞瘤以外的起源不明的恶性上皮肿瘤被归为胸腺癌中。AB、B2型胸腺瘤最为常见，各占胸腺上皮性肿瘤的20%和35%。B3型胸腺瘤和胸腺癌各占10%~25%，A和B1型胸腺瘤各占5%~10%。

胸腺瘤是通常有包膜，大体上分叶状外观。大多数肿瘤是实性的，有些可能含有囊性或退行性变成分；偶见肿瘤以囊性为主（即囊性胸腺瘤），切面经常显示为各种粗细不均的纤维条索分隔的多发结节，有时分叶状结构纤维条索不明显。在低倍显微镜可见

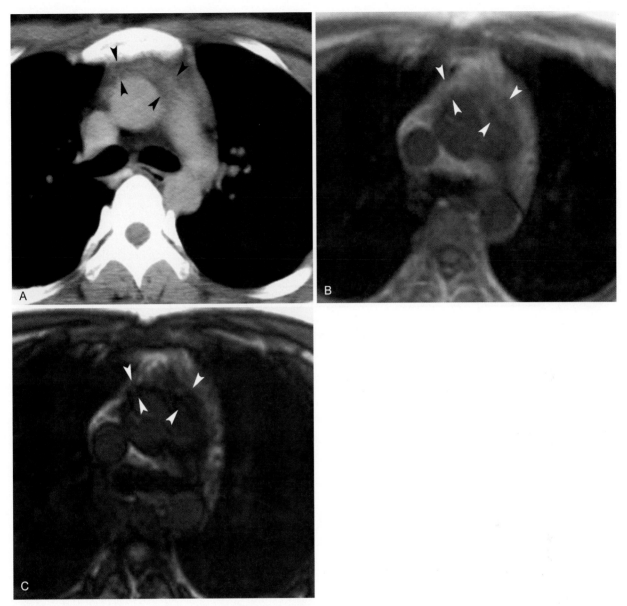

图92-5 胸腺淋巴样增生。A. 25岁女性患有重症肌无力，增强CT显示主动脉前边界不清的软组织密度（箭头）。B.同相位快速梯度回波MR图像。箭头显示软组织不均性低强度信号，略高于肌肉、低于脂肪信号。C. 反相位快速梯度回波图像，箭头所示信号强度相对于同相图像降低（B）表明软组织病变含有脂肪组织，提示胸腺增生而非胸腺瘤。胸腺扩大切除术后病理证实为胸腺淋巴组织增生。

分叶状外观，可以鉴别胸腺瘤及其他肿瘤。胸腺瘤的肿瘤细胞表达与上皮细胞分化相关的，如细胞角蛋白和上皮细胞膜抗原。大多数胸腺瘤包含非肿瘤性淋巴细胞，其组织学及免疫学上为正常胸腺T细胞。胸腺瘤根据其肿瘤性上皮细胞和非肿瘤性淋巴细胞的组成进行分类。

A型胸腺瘤（梭形细胞；髓质型）是为胸腺上皮肿瘤由梭形或椭圆形的异型上皮肿瘤细胞组成，很少可见少量非肿瘤性淋巴细胞（图92-7）。A型胸腺瘤相对少见，占5%~10%的胸腺上皮性肿瘤。他们通常

可完全切除，预后佳。

AB型胸腺瘤（混合型）是胸腺上皮肿瘤，含少量由淋巴细胞A型胸腺瘤和含丰富的淋巴细胞B型胸腺瘤混合而成（见图92-7）。上皮细胞和淋巴细胞的功能类似于典型的A型和B1型，或少见的B2型胸腺瘤。AB型胸腺瘤通常具有包膜，并且临床上良性肿瘤完全切除后很少复发。

B1型胸腺瘤（富淋巴细胞型）被定义为胸腺上皮肿瘤的组织学表现与正常胸腺几乎没有区别，主要由类似皮质上皮细胞期间散在的幼稚淋巴细胞群和

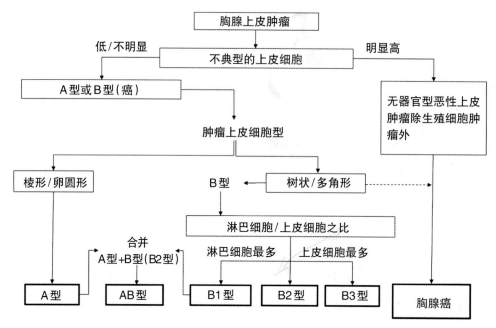

图92-6 世界卫生组织胸腺上皮性肿瘤的组织学分类的决策树。

髓样分化,伴或不伴哈氏小体(见图92-7)。B1型胸腺瘤通常具有包膜且界限清楚。他们是罕见的,占5%~10%的胸腺上皮性肿瘤的。完整的手术切除率为91%~94%;复发率小于10%。B1型胸腺瘤在临床上通常被视为低危的肿瘤。

B2型胸腺瘤(皮质型)被定义为胸腺上皮肿瘤,由松散网状排列的体积较大的多角形肿瘤细胞构成,具有泡状核及大的细胞核,与正常胸腺皮质中上皮细胞很类似(图92-7)。以未成熟的T细胞为背景细胞,未成熟的T细胞的数量通常超过肿瘤上皮细胞。B2型和B1型胸腺瘤以淋巴细胞为主,但髓样分化灶不明显或无明显髓样分化。血管旁间隙很常见的,血管旁肿瘤细胞排列成栅栏样。大体上,B2型胸腺瘤边界清晰或略模糊,常侵犯纵隔内邻近的脂肪或器官。5%~15%的B2型胸腺瘤不能手术切除。完全切除术后的复发率在5%~9%,转移约11%。

B3型胸腺瘤(上皮型,鳞状上皮型)的胸腺上皮肿瘤主要由中等大小的圆形或多角形细胞合并有轻度异型性(图92-7)。上皮细胞和一小部分上皮内淋巴细胞混合,上皮细胞片状生长。大体上,B3型胸腺瘤通常没有包膜,常侵犯周围纵隔脂肪或邻近器官。15%~45%的B3型胸腺瘤不能切除。局部复发率在15%~17%的情况下,转移发生约在20%。B3型胸腺瘤比B2型胸腺瘤恶性度高,但侵袭性不如胸腺癌。

(四)影像学表现

1. 胸片 约三分之一的胸腺瘤患者,肿瘤是胸片偶然发现的。胸腺瘤的影像学表现为位于心脏及血管连接处的前纵隔肿块,圆形或椭圆形,边缘光滑或分叶状(图92-8和图92-9)。胸腺瘤可以突至纵隔一侧或两侧,将心脏和大血管向侧方或后方推移。肿瘤体积直径可从几厘米到10 cm以上。

2. CT CT在诊断和肿瘤范围评价方面优于胸片。在CT上,大多数胸腺瘤表现为边界清晰的圆形或卵圆形,边界清晰或分叶状(图92-10,图92-8和图92-9)。肿瘤通常有均匀的软组织密度;偶尔体积较大的肿瘤可见病灶内出血,坏死或囊性变,导致低密度病灶区。点状、线状或环状钙化可见于肿瘤分隔,包膜或肿瘤内(图92-11)。胸腺瘤可见细线状囊钙化和肿瘤小叶由粗纤维间隔分开。囊性胸腺瘤包含液体和软组织成分。

肿瘤的边缘需要仔细评估以确定是否侵犯周围结构,因为是否侵犯周围结构影响治疗的选择和预后的判断。横断面图像上,明确肿瘤的光滑边界和肿瘤与邻近的纵隔结构之间的组织/脂肪平面的存在提示肿瘤无侵袭。CT上肿瘤边缘不规则,大血管或胸壁结构模糊,纵隔结构被包绕高度提示肿瘤侵袭邻近结构。多层螺旋CT高分辨率的多平面重建,有助于评价肿瘤对周围结构的侵袭。胸腺瘤,即使是低级别胸腺瘤,也可侵入犯邻近的上腔静脉、头臂静脉。这些征象在多平面重建图像的斜冠状面或矢状面图像上均可清晰显示(图92-11)。

胸腺瘤可导致胸腔播散("下坠转移")或心

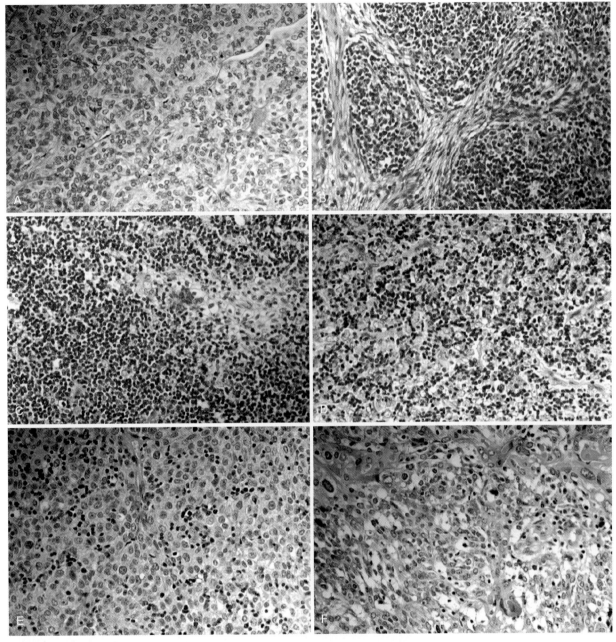

图92-7 胸腺上皮性肿瘤的组织学特征。A. A型胸腺瘤。梭形或椭圆形核上皮细胞为主，核染色淡。B. AB型胸腺瘤。淋巴细胞丰富的肿瘤岛，由梭形肿瘤细胞束分离。C. B1型胸腺瘤。淋巴细胞为主。上皮细胞髓样分化。D. B2型胸腺瘤。淋巴细胞为主，但上皮细胞比在B1型胸腺瘤更明显。上皮细胞呈圆形或多边形的泡状核肿大。E. B3型胸腺瘤。肿瘤上皮细胞为主，含少数淋巴细胞。F. 胸腺鳞状细胞癌。肿瘤细胞具有明显的细胞异型性和鳞状分化（角质化细胞间桥）。（高倍镜200×，苏木精-伊红染色。）

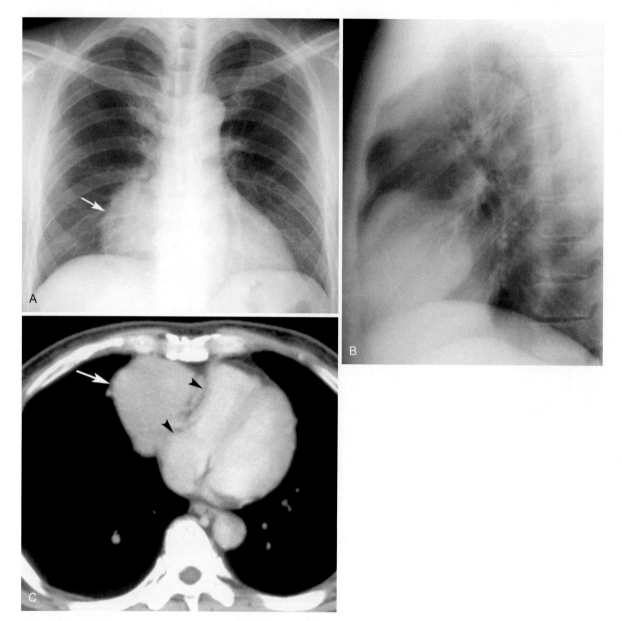

图92-8 A型胸腺瘤。A. 55岁男子,后前位胸片。箭显示肿瘤使右侧心缘模糊,类似心脏增大。B. 侧位胸片显示前纵隔肿块圆形肿块。C. CT增强扫描显示肿块边界清晰,均匀强化(箭)。肿块侧向压迫心脏(箭头),肿块与心脏紧密接触导致胸片上的心缘模糊。

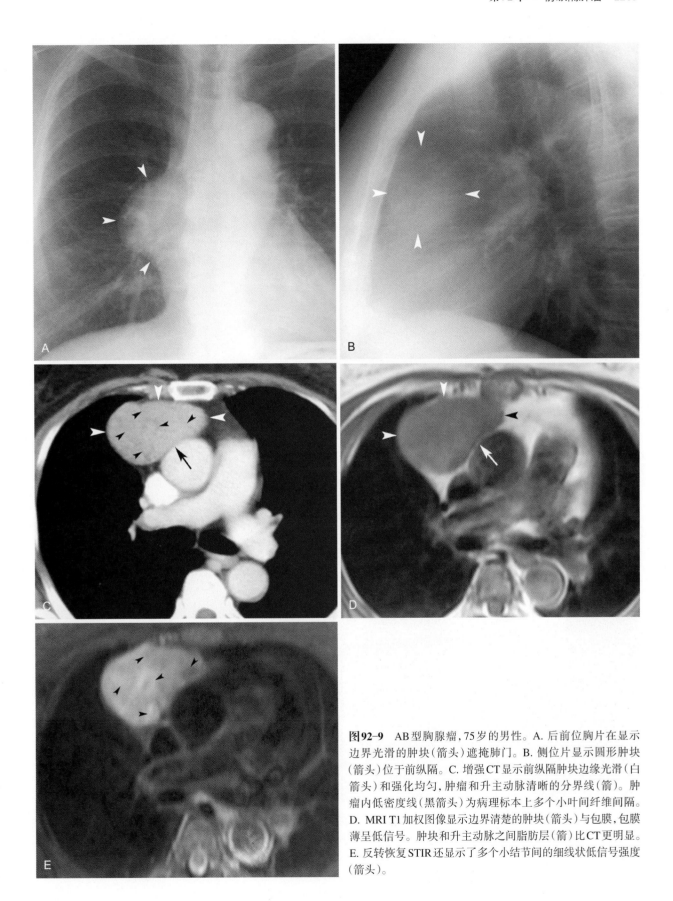

图92-9 AB型胸腺瘤,75岁的男性。A. 后前位胸片在显示边界光滑的肿块(箭头)遮掩肺门。B. 侧位片显示圆形肿块(箭头)位于前纵隔。C. 增强CT显示前纵隔肿块边缘光滑(白箭头)和强化均匀,肿瘤和升主动脉清晰的分界线(箭)。肿瘤内低密度线(黑箭头)为病理标本上多个小叶间纤维间隔。D. MRI T1加权图像显示边界清楚的肿块(箭头)与包膜,包膜薄呈低信号。肿块和升主动脉之间脂肪层(箭)比CT更明显。E. 反转恢复STIR还显示了多个小结节间的细线状低信号强度(箭头)。

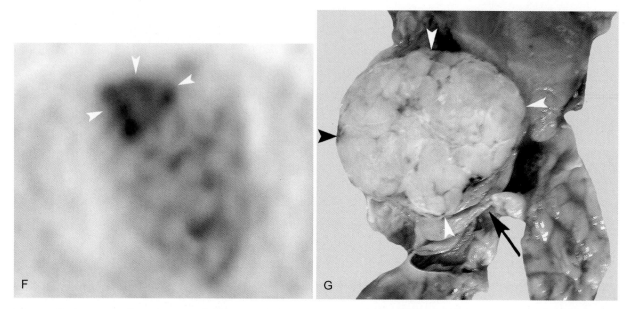

图92-9（续） F. FDG-PET图像显示前纵隔肿瘤FDG不均匀摄取（箭头）。肿瘤的标准摄取值最大为3，平均为2.2。G. 切面显示包膜完整，圆形肿块由多个细小小叶纤维间隔（箭头），该区域邻近升主动脉的背面（箭），无侵袭或粘连证据。

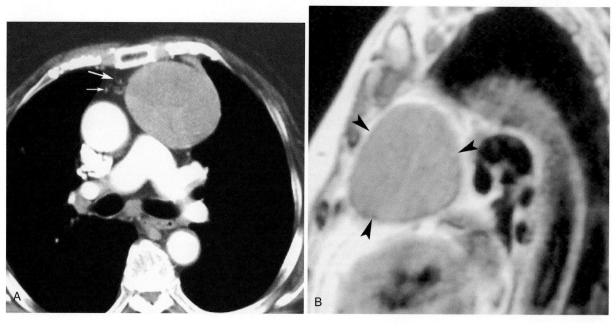

图92-10 AB型胸腺瘤，70岁女性。A. 增强CT扫描，邻近纵隔内见边界光滑，相对强化均匀的肿块，内可见线性低密度区。胸腺静脉（小箭）和扩张的供血血管（大箭）。B. MR矢状T1加权图像显示肿块边界清晰，线性包膜呈低信号强度（箭头）将肿块完整包裹。

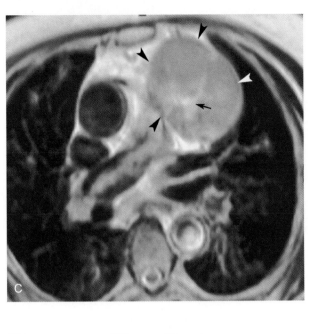

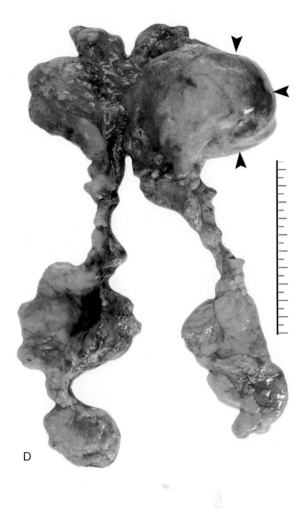

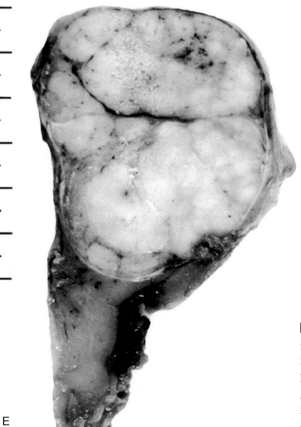

图92-10(续) C.横断面T2加权图像显示几乎完整的包膜(箭头),高强度信号中心区(箭)提示囊性/退行性改变。这些CT和MR图像表明,肿瘤是一个包膜完整、非侵袭性低危胸腺瘤。D.胸腺扩大切除术后大体标本显示胸腺全观(箭头)以及起源于胸腺左叶上极的肿块。E.甲醛溶液固定后切面显示包膜完整的非侵袭性胸腺瘤,纤维间隔将肿瘤分成许多小叶,中央区域存在囊性变和小的出血灶。

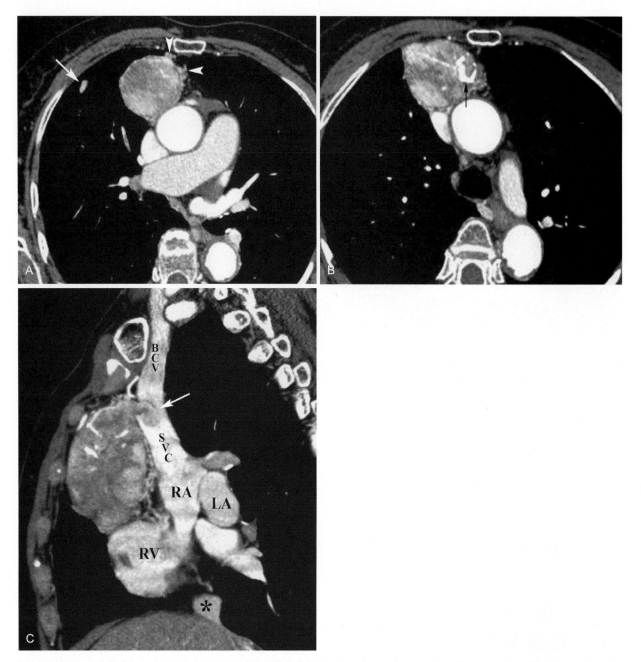

图92-11 B3型胸腺瘤。A和B. 增强CT显示肿瘤不均匀强化,部分边缘呈毛刺(A图中的箭头)和环状强化灶(B中箭)和点状钙化。右肺的肺内转移灶(A图中箭)提示为Masaoka分期 IVb期。C. 斜矢状位多平面重建图像显示不均性强化的肿瘤延伸到上腔静脉管腔(SVC)(箭)。可见重力转移所致的膈上结节(星号)。BCV,右头臂静脉;LA,左心房,RA,右心房;RV,右心室。

包受累。胸膜转移表现为胸膜结节,或弥漫性胸膜均匀性增厚(胸膜壳),可类似间皮瘤(图92-12)。心包受累可导致心包多发结节或广泛的心包增厚。肿瘤胸膜腔播散可累及叶间裂在内的胸膜腔任何地方(图92-13),可通过膈肌孔扩展到腹腔(所谓重力转移)(图92-11)。肺转移可发生,但相当罕见。

3. MRI 在MRI,胸腺瘤表现为T1加权图像上为低到等信号(等于或大于骨骼肌),T2加权图像上为中到高信号(图92-14,图92-9)。肿瘤囊性变及坏死在T1加权图像为低信号,T2加权图像上为高信号(图92-10)。出血多表现为T1加权和T2加权图像高信号,有时在T2加权图像和梯度回波图像可见含铁血黄素环或液-液平。在T1加权和T2加权图像可见胸腺瘤内纤维间隔将肿瘤分割成小叶状,纤维间隔为低信号或网格样(图92-15)。增强后肿瘤多为均匀

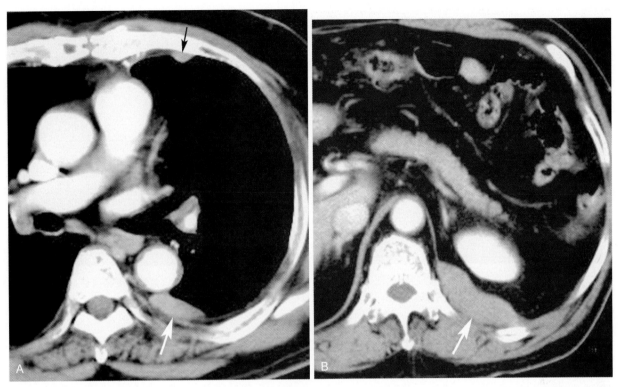

图92-12 B2型胸腺瘤伴胸膜播散。A和B. 68岁男性，B2型胸腺瘤（胸腺区病灶未显示）患者。CT增强扫描示胸膜结节状增厚（箭）和弥漫性胸膜转移（下坠转移）。

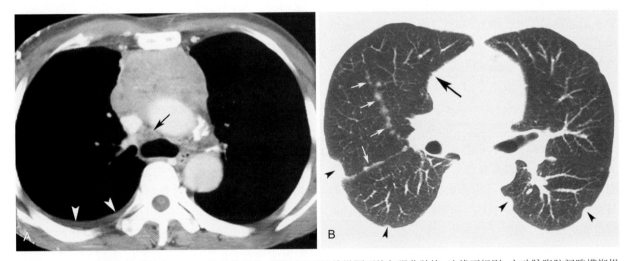

图92-13 B3型胸腺瘤胸膜转移。A. 63岁男性患者，增强CT可见前纵隔不均匀强化肿块，边缘不规则，主动脉脂肪间隙模糊提示主动脉浸润。可见气管旁淋巴结肿大（箭）、右侧胸腔积液（箭头）。B. 肺窗上示胸膜上多发半球形结节（箭头）提示胸腔播散，多发小结节（白箭）提示叶间胸膜种植。肿瘤与右肺间的交界面模糊，提示肿瘤侵袭（黑箭）。

性强化；肿瘤内间隔、囊性变，坏死或出血可导致肿瘤信号不均。

在显示胸腺瘤的钙化灶方面CT优于MRI。但MRI对肿瘤包膜，瘤内纤维间隔和出血的评估优于CT。

（五）胸腺癌 2004年WHO分类中所有胸腺肿瘤中除生殖细胞肿瘤以外的恶性上皮细胞肿瘤均为胸腺癌。它包括很多组织亚型，包括鳞状细胞癌、基底细胞癌、黏液表皮样癌、淋巴上皮瘤样癌、肉瘤样癌、透明细胞癌、乳头状癌、神经内分泌癌、未分化癌。

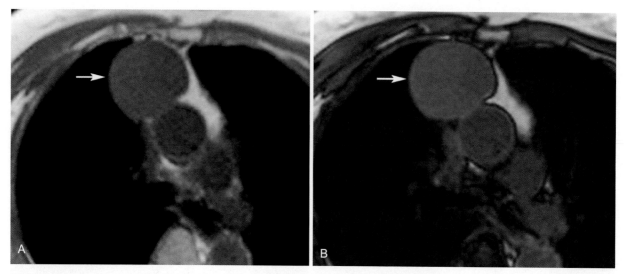

图92-14 胸腺瘤。A. 在相位快速梯度回波MR图像显示边界清楚、均匀低信号的前纵隔肿块（箭），强度相当于肌肉信号，小于脂肪信号。B. 反相位快速梯度回波图像显示肿块（箭）信号强度没有变化。

这些肿瘤往往缺乏包膜，可附着于纵隔结构或转移到纵隔淋巴结。胸腺癌约占所有胸腺上皮性肿瘤的15%~20%。

胸腺癌最常见的两种类型是鳞状细胞癌和神经内分泌癌。胸腺鳞状细胞癌被定义为一种胸腺内同其他器官的鳞状细胞癌一样的肿瘤，常规染色切片有时可见角化（图92-7）。同胸腺瘤不一样，胸腺癌缺乏未成熟的T淋巴细胞，如有T淋巴细胞，则为成熟T型细胞。胸腺癌中常含有坏死和出血灶；囊性改变和钙化罕见。胸腺癌通常体积较大，CT和MRI上缺乏肿瘤内分隔或结节，上述特点可鉴别胸腺癌和侵袭性胸腺瘤。

最常见的症状是胸痛，咳嗽，疲劳，发烧，食欲减退及上腔静脉综合征。没有相关报道重症肌无力或纯红细胞再生障碍性贫血与胸腺癌的关系，但可发生副肿瘤性多发性肌炎。大多数病例发生在中年，男与女的比例为1:(1~2.3)。胸腺鳞状上皮细胞癌易侵犯邻近结构，如肺、心包和大血管。最常见的转移部位是邻近淋巴结，其次是骨、肺、肝和大脑，预后主要取决于肿瘤的分期和分级。胸腺鳞状细胞癌预后较其他类型的胸腺癌好，比胸腺瘤差。胸腺癌的5年生存率从20%~40%不等。一组40例胸腺癌患者的回顾性分析中，5年和10年的总生存率分别为38%和28%。

在2004年WHO分类中，神经内分泌肿瘤（高分化和低分化癌）包括在胸腺癌的范畴内。胸腺神经内分泌肿瘤被定义为胸腺上皮肿瘤，是大多或主要由神经内分泌细胞组成。须与其他胸腺癌和恶性神经源性肿瘤尤其是副神经节瘤进行鉴别。胸腺神经内分泌肿瘤可分为两大类型和四小类：高分化神经内分泌癌，包括典型（经典型）类癌、非典型类癌；低分化神经内分泌癌，包括小细胞型神经内分泌癌和大细胞型神经内分泌癌。

高分化和低分化神经内分泌癌往往在光镜下表现相同。大多数无包膜，有时边界清晰，有时可见明显的侵袭性改变。病灶直径平均8~10 cm（2~20 cm）。合并库欣综合征的情况下肿瘤往往由于得以早期检查而体积较小（3~5 cm）。在70%或更多的病例中可见明显坏死和出血灶。胸腺来源的神经内分泌癌的钙化（30%）较其他胸腺外来源肿瘤更常见。

组织学上，典型类癌是由含颗粒状胞质的多角形细胞，呈带状、花边样、巢样排列。低倍镜下（10倍）肿瘤每2 mm²有丝分裂象少于2个并且无坏死。非典型类癌可有典型的类癌表现，但可见活跃的有丝分裂象[（2~10）个/2 mm²]或坏死灶，或两者皆而有之。小细胞神经内分泌癌是一个高分化的胸腺肿瘤由小细胞（通常直径小于淋巴细胞3倍）组成，细胞胞质少，细胞边界模糊，核染色质细颗粒状，核仁不明显或缺乏。有丝分裂活动通常是高于其他类型的神经内分泌癌。其形态学特征同肺小细胞癌难以区分。大细胞神经内分泌癌由低倍镜下有丝分裂象大于10个/2 mm²大细胞的高分化胸腺肿瘤构成；坏死常见，常较广泛。

1. 发病率及流行病学　原发性胸腺神经内分泌肿瘤罕见，约占胸腺上皮肿瘤的2%~7%，在一项前纵隔肿瘤的研究中约占4%。在一个8 970例类癌的研

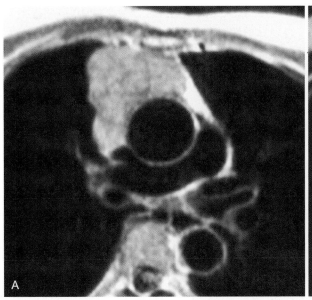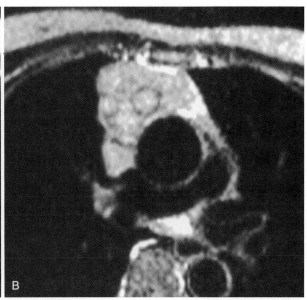

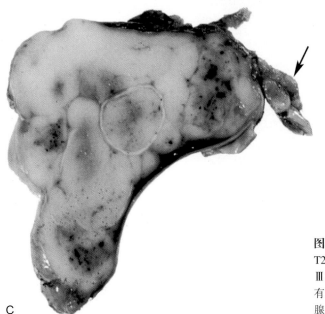

图92-15 B2型胸腺瘤。A和B. 56岁女性,T1加权像(A)和T2加权像(B)显示分叶状肿块贴紧在右肺轮廓(Masaoka分期Ⅲ期),低信号线将肿块分成为许多小叶。C. 病理切片显示含有纤维间隔的肿瘤,具有胸腺瘤的特征。值得注意的是正常胸腺组织(箭)。组织学上,肿瘤被证实为B2型胸腺瘤。

究中,胸腺类癌占342(3.8%)。约25%的胸腺类癌患者有多发性内分泌肿瘤1型(垂体腺瘤,甲状旁腺腺瘤,胰腺胰岛细胞瘤)的阳性家族史。相反,多发性内分泌肿瘤1型患者,胸腺类癌占8%(几乎均为男性)的病例。伴有多发性内分泌肿瘤1型的胸腺类癌往往更具侵袭性。

典型类癌可能发生在成年人的任何年龄段。非典型类癌患者的年龄范围18~82岁(平均48~55年);男性占多数[男女比例1∶(2~7)]。相比之下,胸腺小细胞癌无性别差异,患者平均发病年龄较年轻。胸腺的大细胞神经内分泌癌罕见,发生在55~75岁。

2. 临床表现 1/2~2/3 分化良好的神经内分泌癌和大多数低分化神经内分泌癌患者有局部症状,如肿瘤压迫或侵犯纵隔结构引起的胸痛、咳嗽、呼吸困难或上腔静脉综合征。肥大性骨关节病偶尔可见。类癌综合征是罕见的(发生率1%)。最常见的副肿瘤综合征是库欣综合征。17%~30%的成人胸腺类癌和超过50%儿童胸腺类癌可出现继发于促肾上腺皮质激素(ACTH)异常分泌导致的库欣综合征。大约10%的异位ACTH综合征是由于胸腺类癌导致。对于库欣综合征的患者,纵隔CT应及早进行,避免分泌促肾上腺皮质激素的胸腺类癌的漏诊或延迟诊断。

3. 预后　40%~50%非典型类癌有包膜或侵犯相邻纵隔脂肪,50%的患者具有局部淋巴结转移。40%~50%侵犯邻近器官的患者中,10%有胸腔或心包播散。远处转移为30%~50%。非典型类癌具侵袭性,5年和10年生存率分别为50%~80%和30%。在

非典型类癌中,较低的有丝分裂率(2/10 高倍视野)、轻度异型性以及无明显坏死的更预后较好。胸腺大细胞神经内分泌癌比非典型类癌预后差。小细胞癌是侵袭性强,中位生存期25~36个月。

4. 影像学表现

(1)胸片:胸片示一体积较大,边界不清的前纵

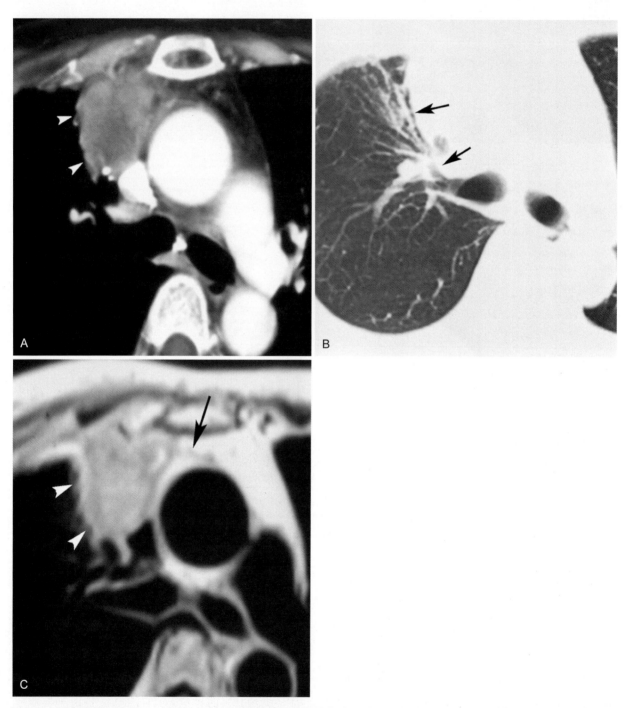

图92-16　胸腺鳞状细胞癌。A. 增强CT显示前纵隔肿块不均匀强化,提示广泛坏死和右肺不规则的边缘(箭头)。B. 肺窗可显示由压缩引起的肺不张,支气管充气征(箭)。C. T1加权MR图像显示肺与前纵隔肿瘤间的脂肪间隙(箭头)。仍可见肿瘤边缘残余胸腺组织(箭)。手术证实为胸腺癌,肿瘤未侵入肺。

隔肿块。

（2）CT：CT包括一个前纵隔密度不均的肿块，肿块通常含的坏死和/或囊性变（图92-16）。10%~40%病例可见钙化灶。肿块的轮廓不规则或呈分叶状。

（3）MRI：MRI上胸腺癌的信号特征同其他恶性前纵隔肿瘤类似（图92-17）。但神经内分泌肿瘤T2加权图像上呈高信号，这一表现高度提示神经内分泌肿瘤（图92-18）。纵隔大血管与邻近纵隔结构被包裹或直接侵犯见于大多数胸腺癌患者（图92-19）。淋巴结转移见于40%的病例，转移到肺、肝、肾上腺发生率约为40%。

（4）PET：胸腺类癌肿瘤可见FDG-PET高摄取（图92-19）。MRI和常规骨扫描是检测类癌骨转移最敏感的方法。

（六）胸腺上皮肿瘤影像检查选择 临床表现为副肿瘤综合征的患者，如重症肌无力、再生障碍性贫血或低丙种球蛋白血症，应及时进行胸片和胸部CT扫描排除胸腺瘤或胸腺淋巴组织增生的存在。CT可显示肿瘤大小、密度与周围纵隔结构（例如，大血管，肺，心包和胸腔或心包）的关系，是否存在胸膜或心包播散。多层螺旋CT薄层可较好评估纵隔肿瘤的范围及胸膜、心包和肺内病变。多层螺旋CT的薄层和多平面重建可用以评价纵隔肿块范围，纵隔内结构受累程度。

CT和MRI检测胸腺上皮肿瘤侵犯纵隔诊断准确率上相当。MRI在显示包膜，小叶肿瘤间纤维间隔，瘤内出血优于CT；在显示瘤内钙化方面CT优于MRI。

（七）胸腺上皮性肿瘤的鉴别诊断 基于预后和WHO组织学分类，胸腺上皮性肿瘤可分为三大组：低危组（A型，AB，B1），高危型（类型B2和B3）和胸腺癌。最近几个研究评估胸腺上皮肿不同WHO病理分型的CT和MRI表现。大部分的CT和MRI研究提示在鉴别胸腺瘤的各种组织学亚型方面价值有限；但仍有了一些特征发现。CT上光滑轮廓、圆形和相对较小的体积提示A型胸腺瘤，而不规则的轮廓和密度不均提示胸腺癌。钙化的存在提示B型胸腺瘤和胸腺癌。

CT或MRI注射对比剂后后，不均匀强化提示高危性胸腺瘤或胸腺癌。不规则轮廓，肿瘤坏死或囊性成分，不均性增强，淋巴结肿大和血管浸润的CT或MRI表现强烈提示胸腺癌。MRI上肿瘤边界光滑，包膜完整，间隔和均匀强化提示低风险胸腺瘤。CT和MRI有助于鉴别低风险、高风险胸腺瘤和胸腺癌。

FDG-PET有助于各种胸腺肿块的确切诊断，在一个鉴别胸腺癌和胸腺瘤的研究中，标准摄取值5作为临界值，灵敏度85%，特异度92%和精确度88%。然而侵袭性和非侵袭性的标准摄取值差异无统计学意义。在另一项胸腺瘤的研究中，胸腺癌较低危或高危胸腺瘤的具有更高的摄取值和FDG均匀摄取。PET/CT上的摄取方式，CT上纵隔脂肪浸润有助于鉴别肿瘤亚型。此外，PET-CT结合有助于检测淋巴结转移。

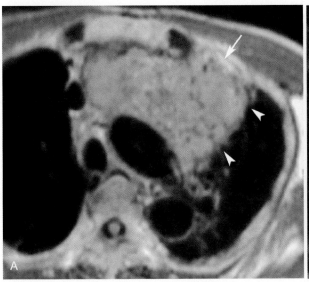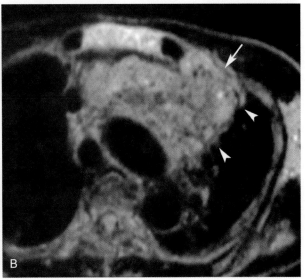

图92-17 胸腺鳞状细胞癌。70岁男性，MR图像T1加权像（A）和T2加权像（B）显示前纵隔肿块不均匀强化，侵犯前胸壁（箭）、左肺（箭头）和升主动脉，肿瘤进入上腔静脉和主动脉弓间。

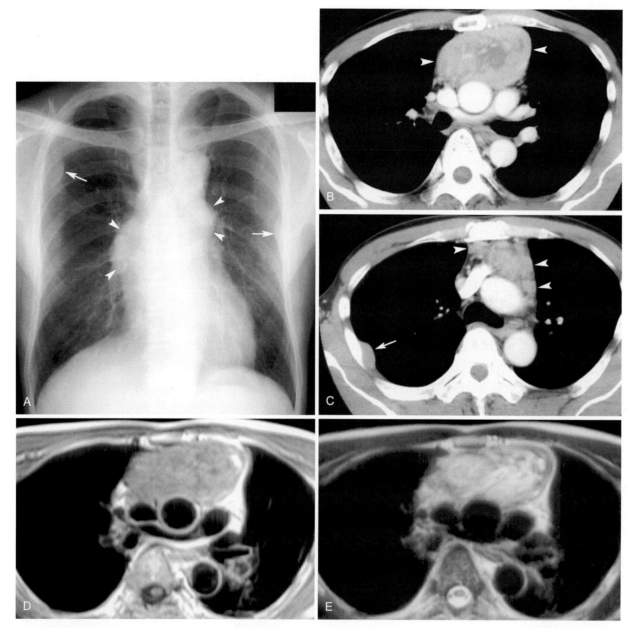

图92-18 分化良好的胸腺神经内分泌肿瘤（典型类癌）。A. 58岁男性，后前位胸片显示前纵隔肿块。纵隔两侧增宽（箭头）。可见双侧胸膜下结节（箭）。B和C. 增强CT显示前纵隔肿块边界光滑（B图中箭头），肿块不均匀强化，肿块边缘呈分叶状提示相邻淋巴结肿大（C图中箭头），可见胸膜转移（C中箭）。肿块在T1加权像（D）呈不均性低信号和T2加权图像（E）上呈高信号。

（八）胸腺上皮肿瘤分期　1981年，Masaoka和colleagues最初提出根据是否存在肉眼或显微镜下的包膜侵犯、邻近的纵隔结构侵犯、淋巴结侵犯或血行转移进行分类。该分类于1994年进行了修改，Shimosato和Mukai进行了改良。尽管最初的分类将胸腺瘤侵犯包膜定义为Ⅱ期，修改后的Ⅱ期肿瘤的定义是肿瘤浸润超出包膜，因为这与预后相关性较好（表92-2）。

目前改良的Masaoka分期系统仍然是最被广泛接受的分期系统（表92-2）。目前没有恶性胸腺上皮肿瘤的官方TNM分期。

一些研究试图研究肿瘤形态学分期与肿瘤侵袭和预后的关系。A型和AB型（常为B1型胸腺瘤）通常为非侵袭性的，通常对应于改良Masaoka分期Ⅰ期和Ⅱ期。相反，B2和B3型（有时B1型胸腺瘤）相对为更具侵袭性的Ⅲ期和Ⅳ期病变。胸腺上皮肿瘤可以重新分成三组：低危组（A，AB，B1），高危型（B2和B3）和胸腺癌。结合WHO组织学类型、肿瘤分期

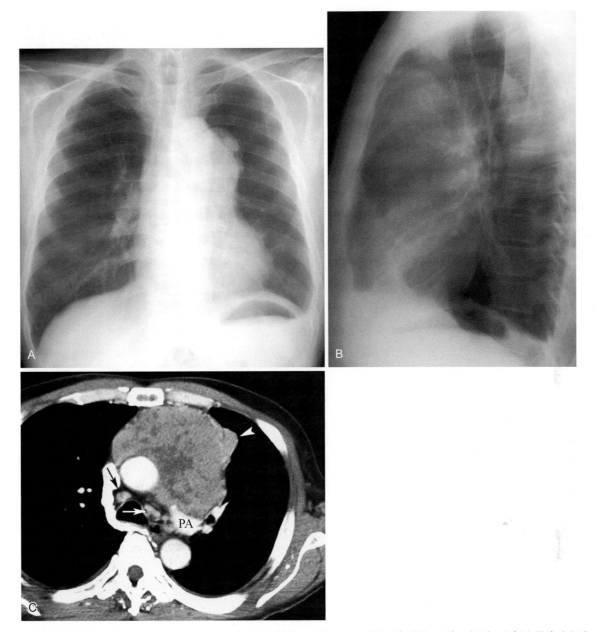

图92-19 胸腺小细胞神经内分泌癌。后前位（A）和侧位（B）胸片显示前纵隔大肿块，边缘不规则。左侧少量胸腔积液。C. 增强CT扫描显示前纵隔大肿块，不均匀强化，侵犯左肺（箭头）。可见双侧气管旁淋巴结肿大（箭）。

表92-2	胸腺瘤改良 Masaoka 分期
分期	**诊断标准**
Ⅰ期	肿瘤局限于包膜内
Ⅱ期	肿瘤浸润超出包膜，累及胸腺或纵隔脂肪；与纵隔胸膜粘连，但不侵犯邻近器官
Ⅲ期	肿瘤浸润穿过纵隔胸膜或浸润邻近器官（例如：心包，肺，大血管）
Ⅳa期	胸膜或心包播散
Ⅳb期	淋巴或血行转移

有助于确定胸腺上皮性肿瘤的恶性潜能。

（九）治疗方案概要 胸腺肿块直径大于3 cm时，即使是非侵袭性胸腺瘤，也应予切除。在重症肌无力患者中，需密切注意呼吸支持，减少手术死亡率。

大多数与Ⅰ或Ⅱ期胸腺瘤患者单纯手术后预后良好，无需化疗。完全切除的肿瘤不需要术后放疗或化疗。对于进展期的患者，新辅助化疗有助于病灶完全切除。同时新辅助化疗可作为综合治疗的一部分，提高长期的总体生存率和无病生存期。化疗可改善疾病晚期不适合手术患者经放射治疗的结果。

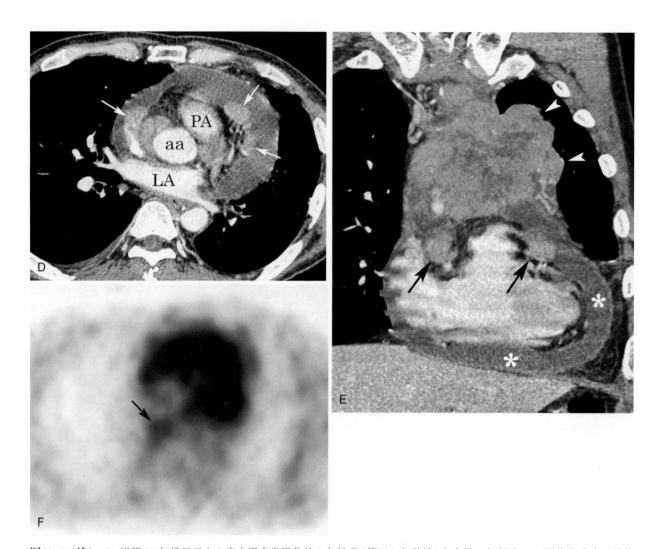

图92-19（续） D. 增强CT扫描显示左心房水平多发强化的心包结节（箭）（心包种植）和大量心包积液。E. 冠状位重建显示前纵隔大肿块不均匀强化，累及左肺（箭头）和延伸到心包下方。有多个心包种植（箭）和大量心包积液（星号）。F. FDG-PET扫描显示前纵隔肿块和右气管旁淋巴结FDG高摄取（箭）。以标准摄取值为基础（最大6.5，平均5.2），气管旁淋巴结被认为是转移。aa：升主动脉；LA：左心房；PA：肺动脉。

要点：胸腺上皮肿瘤

■ 胸腺上皮性肿瘤占约50%的前纵隔肿块

■ 胸腺上皮肿瘤分为三组：低危组（A，AB，B1型），高危型（B2和B3型）和胸腺癌

■ 大多数患者是40岁以上的成年人

■ 大约40%的患者伴胸腺瘤重症肌无力症状

■ 大约80%的重症肌无力患者血清抗-乙酰胆碱受体结合抗体阳性，特异度为98%

■ 胸腺瘤不常见的副肿瘤综合征包括低丙种球蛋白血症、再生障碍性贫血和僵人综合征

■ 常见的影像学表现如下：

　　• 胸片通常显示为边界清晰的前纵隔肿块，光滑或分叶状轮廓

• CT或MRI特点，有助于区分低危组高危胸腺瘤和胸腺癌

• CT或MRI上，边缘光滑，有完整或几乎完整的包膜、隔膜及均匀强化提示低危组胸腺瘤

• CT或MRI上，肿瘤轮廓不规则，坏死或囊性改变，不均性强化，淋巴结肿大，大血管浸润强烈提示胸腺癌

• FDG-PET/CT上，胸腺癌更比低风险或高风险胸腺瘤的最大标准摄取值高并且FDG摄取均匀

五、纵隔生殖细胞瘤

（一）病因学，发病率及流行病学　纵隔生殖细胞瘤的肿瘤是一组组织学表现与睾丸和卵巢肿瘤组织病理表现相同的肿瘤，这些肿瘤起源于原始生殖细胞分化为配子而成熟的过程中的原始生殖细胞。在一项106例的研究中，100例原发性纵隔生殖细胞瘤均位于前纵隔（94%），其余6例位于后纵隔。

诊断为原发性纵隔生殖细胞瘤需要经体格检查、超声检查或MRI检查排除睾丸或卵巢肿瘤的存在。纵隔生殖细胞瘤是罕见的肿瘤；年发病率约（0.1~0.2)/100 000。纵隔生殖细胞肿瘤占成人纵隔肿瘤15%，儿童的19%~25%。良性纵隔生殖细胞瘤多见于女性，恶性肿瘤更多见于男性。

纵隔生殖细胞肿瘤根据治疗的目的分为畸胎瘤、精原细胞瘤和恶性非精原生殖细胞肿瘤，后者包括胚胎癌、卵黄囊肿瘤、绒毛膜癌、混合性生殖细胞瘤。畸胎瘤和精原细胞瘤是最常见的类型；非精原细胞生殖细胞肿瘤比较少见。

纵隔生殖细胞瘤可发生于任何年龄（0~79岁），在青少年和中青年人最常见的。在成人中，纵隔精原细胞性生殖细胞发病的平均年龄为33岁，非精原细胞性生殖细胞肿瘤为28岁。纵隔生殖细胞瘤通常被认为是在胎儿发育时细胞沿原始性腺生殖嵴移行时遗留在纵隔中。遗传和表观遗传数据支持大多数的性腺和纵隔生殖细胞瘤具有共同的原始生殖细胞起源。

纵隔精原细胞瘤已知的危险因素为克氏综合征（47，XXY）（相对风险30~67）。恶性非精原细胞瘤中，2%~6%患者可伴发血液系统恶性肿瘤。

（二）畸胎瘤　畸胎瘤是由几种源于两个或三个胚层（外胚层，内胚层，中胚层）成熟的和/或未成熟细胞的生殖细胞肿瘤。畸胎瘤起源于希腊词teratos意为怪物。成熟畸胎瘤是由成熟的成人型组织组成。皮样囊肿是成熟畸胎瘤一个类型，由一个或多个内衬角化的鳞状上皮细胞、皮肤附件的囊性连结而成。未成熟畸胎瘤含不成熟的胚胎或胎儿组织，无成熟的组织；"纯粹"的未成熟畸胎瘤无形态上恶性成分。成熟畸胎瘤和多数成熟畸胎瘤是良性肿瘤。

纵隔畸胎瘤占所有纵隔生殖细胞肿瘤的50%~70%，约7%~9%的纵隔肿瘤。80%以上的成熟畸胎瘤发生在前纵隔，3%~8%发生在后纵隔，2%发生于中纵隔，13%~15%累及纵隔多个腔。畸胎瘤更常见于女性（男女比例为1∶1.4)，但未成熟畸胎瘤几乎只发生于男性。成人纵隔肿瘤发病的平均年龄28岁（18~60岁）。

1.临床表现　成熟畸胎瘤通常无明显临床症状，往往是胸片时偶然发现。患者可出现咳嗽，呼吸困难或胸背肩痛，多由畸胎瘤压迫气道和纵隔内其他结构。不常见的症状有反复发作的肺炎、上腔静脉综合征、霍纳综合征和气胸。罕见的为患者咳出的内容物，如头发。肿瘤内的内分泌胰腺成分可引起高胰岛素血症和低血糖。因为纵隔畸胎瘤可能包括胰腺外分泌组织，故肿瘤破裂在纵隔畸胎瘤比在其他部位畸胎瘤更常见。偶尔，囊性肿瘤破裂可将内容物播散至纵隔、胸膜腔，导致纵隔感染或脓胸；也可与相邻结构包括心包、主动脉和气管支气管树形成瘘管。此外，肿瘤囊内出血可导致肿瘤急剧扩张，产生严重的胸骨后疼痛。急性胸痛、大量胸腔积液或心包填塞需行紧急处理。

2.病理学　成熟的纵隔畸胎瘤通常有包膜，肿瘤直径平均10 cm（范围3~25 cm）。可粘连于周围组织，如肺或大血管。切面显示囊内含液体、毛发、脂肪、软骨，偶尔可见牙齿和骨头（图92-20）。组织学上，畸胎瘤的特点是由源于两个或3个胚层的组织器官组织的分化成熟的成年型细胞任意排列而成（图92-21）。外胚层的结构特别是皮肤和皮肤附属器为主。支气管、胃肠道、神经、平滑肌和脂肪组织经常可见（80%），而骨骼肌、牙体组织、软骨、骨并不常见。胰腺组织见于纵隔畸胎瘤的60%，在其他部位畸胎瘤较为罕见的。75%的成熟畸胎瘤包膜外可见残余的胸腺组织。

3.影像学表现

（1）胸片：在胸片上，畸胎瘤是边界清楚，圆形或分叶状的前纵隔肿块，凸出纵隔边界（图92-20）。在一组病例报道中，86例的患者中有22例可检出钙化（26%），其中7例可见肿瘤壁钙化，7例可见骨或钙化组织，8例可见非特异性钙化。肿瘤破裂可导致边缘不规则或模糊，可致胸腔积液（图92-21）。

（2）CT：纵隔成熟畸胎瘤最常见的CT表现是一个不均匀的肿块，包括软组织和液体。50%~70%的病例可见脂肪（图92-20和图92-21）。大多数肿瘤具有实性成分，只有少数为完全实性。CT表现为边界清晰的肿块，内含囊性成分。约10%的病例中，肿瘤囊液的脂质含量较高可见脂肪液体平面。约50%病例可见钙化灶，钙化灶可以是线状、絮状或点状或为骨性结构或牙齿的一部分。CT上纵隔肿块含有脂肪、钙化，毛发球状阴影，高度提示畸胎瘤。并发症如囊内出血和炎症可破入胸腔或心包腔（图92-21）。一组纵隔畸胎瘤的病例报道表明，CT上不均匀的肿瘤内成分和相邻的肺实质、胸膜或心包的改变提示肿

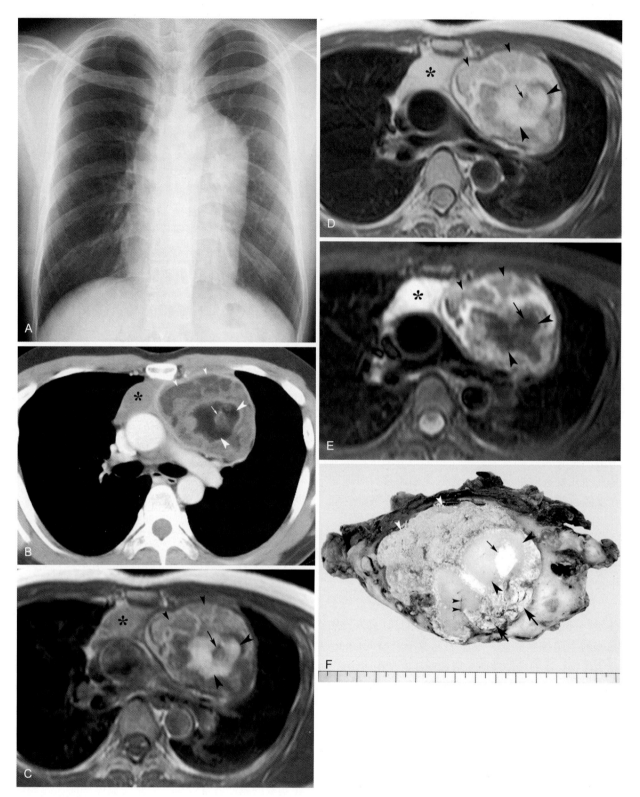

图92-20 成熟畸胎瘤。A. 28岁男性,后前位胸片显示纵隔肿块边界光整,遮盖肺门。B. CT增强扫描显示不均匀肿块,肿块壁强化。肿块包含脂肪密度灶(-30~-100 HU)(大箭头),小钙化灶(200~300 HU)(箭),轻度强化区(20~40 HU)(小箭头),肿瘤内高密度区和液体密度区(星号)。C~E. T1加权图像(C)、T2加权图像和反转恢复(STIR)(D)、MR图像(E)显示不均匀的信号强化。T1加权像低信号区,T2加权图像高信号,STIR图像信号非常高,提示为水(星号)。在T1加权图像和T2加权图像高信号,STIR图像低信号强度(信号抑制),提示为脂肪(大箭头)。所有序列的图像上为低信号区,可为钙化(箭)或纤维组织(小箭头)。F. 肿瘤切面可见空泡周围含多种成分。可见毛发(黑小箭头)、角化和纤维组织(小白箭头)、骨和软骨(小箭)、脂肪(黑大箭头)和黏液(大箭)。

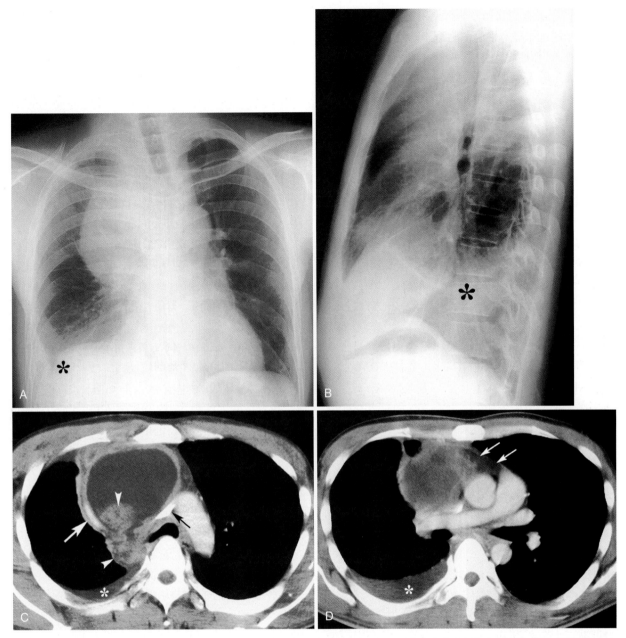

图92-21 成熟畸胎瘤自发破裂。20岁男性,出现严重的胸部疼痛和呼吸困难。后前位(A)和侧位(B)胸片可显示纵隔肿块边界光整,压迫气管,亦可见右侧胸腔积液(星号)。增强CT(C.主动脉弓水平,D.主动脉瓣水平)显示增强的厚壁囊肿。肿瘤后部已经破裂,瘤内软组织病变(C图箭头)。病灶周围可见多发脂肪低密度区(D图白箭)。上腔静脉(C图白粗箭)和左头臂静脉(C图黑箭)受压迫改变。右侧胸腔积液(星号)密度高,提示肿瘤出血。

瘤破裂的征象。

(3)MRI:最常见的成熟畸胎瘤MRI表现是肿瘤明显不均匀的信号强度。信号特点如下:软组织信号与骨骼肌等信号;浆液在T1加权像低信号和T2加权图像上高信号;脂肪在T1加权图像上高信号,T2加权图像信号强度相对较高(与皮下或纵隔脂肪相比)(图92-20)。

4. 治疗和预后 成熟畸胎瘤是良性肿瘤,预后良好。完整的手术切除术后5年生存率几乎是100%。未成熟畸胎瘤与患者年龄相关,婴儿期或儿童期肿瘤手术切除后治疗效果良好,而成人的畸胎瘤往往具有侵袭性,最终导致死亡。畸胎瘤恶变或合并额外的恶性成分也具有侵袭性,预后不佳。正如前面提到的,一些畸胎瘤可伴发或继发白血病,从而会影响疾病的过程。

(三)恶性生殖细胞肿瘤 纵隔恶性生殖细胞肿

瘤包括精原细胞瘤和恶性非精原细胞瘤。最常见的类型是精原细胞瘤和混合细胞型非精原细胞性肿瘤。80%~90%的恶性生殖细胞肿瘤可见血清甲胎蛋白（AFP）或人绒毛膜促性腺激素（β-hCG）升高。成熟畸胎瘤中上述肿瘤标志物很少阳性。化疗早期阶段期间，血清AFP或HCG水平下降不明显，提示肿瘤对治疗不敏感，预后差。

1. 精原细胞瘤　精原细胞瘤是原始生殖细胞肿瘤，该肿瘤由均匀分布的、透明的、嗜酸性细胞组成，肿瘤细胞胞质富含糖原，可见圆形细胞核，含单个或多个核仁，类似于原始生殖细胞。原发性纵隔精原细胞瘤约占性腺外生殖细胞肿瘤的8%。在一个129例纵隔肿瘤的报道中，13例为纵隔生殖细胞瘤（10%），并且单纯精原细胞肿瘤占所有纵隔肿瘤1.6%。几乎所有纵隔精原细胞瘤的病例报道均发生在男性，发病年龄从13~79岁，约2/3病例发生在20~40岁。约1/3的精原细胞瘤患者有的血清人绒毛膜促性腺激素水平中度升高（成年人<100 IU/L，儿童<25 IU/L），但血清AFP都正常。

在一组病例研究中，约20%~30%的患者在诊断时并无症状；症状通常来自纵隔压迫或纵隔血管或气管受侵犯。最常见的症状是胸部疼痛和呼吸短促。上腔静脉综合征发生在10%病例中。男子乳腺发育合并雌二醇增高、血清人绒毛膜促性腺激素增高也有过报道。大多数纵隔精原细胞瘤是局限性的，一般不侵犯邻近的结构（Ⅰ期），而大约20%的病例是Ⅱ期。淋巴结转移至颈部最常见（25%），腹部（8%）次之。

2. 精原细胞瘤的影像学表现

（1）胸片：胸片上精原细胞瘤表现为体积较大，分叶状，边界清楚的前纵隔肿瘤，通常生长在中线的两侧。

（2）CT：在CT上，精原细胞瘤为体积较大的肿瘤，一般边界清晰；然而，侵犯邻近的纵隔结构或肺组织可以导致病灶边界不规则。肿瘤通常显示均匀的软组织密度伴低密度区。坏死导致的囊性改变偶尔可见。钙化罕见。静脉注射对比剂后肿瘤轻度强化（图92-22）。

（3）MRI：在MRI上，精原细胞瘤类似于其他恶性生殖细胞瘤，为前纵隔体积较大的肿块，分叶状或不规则状，边缘不规则，在T1加权、T2加权图像和增强图像上为不均匀混杂信号（图92-22）。

（4）PET：化疗结束后，影像学研究发现许多病例中残余肿瘤持续存在，大多数情况下他们由坏死团块

组成，最终可萎缩。FDG-PET有助于区分肿瘤活性组织和无肿瘤活性的坏死组织。

3. 精原细胞瘤的治疗与预后　精原细胞瘤是对顺铂为基础的化疗和放疗高度敏感；治疗的选择以顺铂为基础的化疗，有时可用放疗和/或手术切除。纯精原细胞瘤患者的预后大大优于其他非精原细胞恶性生殖细胞肿瘤。5年生存率的范围从60%~80%。最近报道一组精原细胞瘤患者经以顺铂为基础的化疗后，5年生存率为90%。预后不良的特征包括肿瘤分期较高（如纵隔侵犯，淋巴结转移，肝转移），患者年龄在35岁以上，发热和上腔静脉综合征。

4. 非精原细胞性恶性生殖细胞肿瘤　纵隔恶性非精原生殖细胞肿瘤包括胚胎癌、卵黄囊肿瘤、绒毛膜癌和混合性生殖细胞肿瘤。胚胎癌的定义是由上皮样的原始细胞组成，类似胚胎胚盘，呈实性、乳头状和腺样生长；该原始细胞体积大，富含的透明样或颗粒状物胞质。卵黄囊瘤（又名内胚窦瘤）是由多种类似于卵黄囊、尿囊和胚外间质结构组成。绒毛膜癌是一种高度恶性的肿瘤，显示滋养细胞分化的恶性肿瘤，由合体滋养细胞、细胞滋养细胞和可变的中间型滋养细胞组成。混合性生殖细胞肿瘤是指由两个或多个生殖细胞肿瘤类型的肿瘤。

恶性非精原生殖细胞肿瘤的平均发病年龄为27岁（18~67岁）。几乎所有的患者都男性。症状包括胸部或肩部疼痛，呼吸困难，不常见的症状有声音嘶哑、咳嗽气短或上腔静脉综合征。大多数患者血清AFP水平升高，AFP升高与卵黄囊瘤成分有高度相关性。血清β-HCG水平升高与绒癌成分有关。

肿瘤常侵犯邻近结构，如纵隔胸膜和肺组织。大约有50%的血行转移到肺、肝、脑、骨（图92-23和图92-24），但淋巴结转移相对少见。成人纵隔胚胎癌以顺铂为基础的化疗后，长期存活率约50%。

5. 非精原细胞性恶性生殖细胞肿瘤的影像学表现

（1）胸片：在胸片上非精原细胞性恶性生殖细胞肿瘤通常为较大的前纵隔肿块，边界可光滑、分叶状或不规则（图92-24）。

（2）CT：在CT上，这些肿瘤通常密度不均、其内含有大小不等的低密度区，这与出血或坏死有关，可见钙化灶（图92-24）。肿瘤与周围结构之间脂肪层通常是模糊的，胸腔积液和/或心包积液很常见。静脉注射对比剂后肿瘤周边强化或不均质强化（图92-23）。肿瘤和肺组织之间的不规则界面提示肿瘤直接侵犯。肺转移是常见的。胸壁直接受侵、区域淋巴结转移和远处转移也可看到。

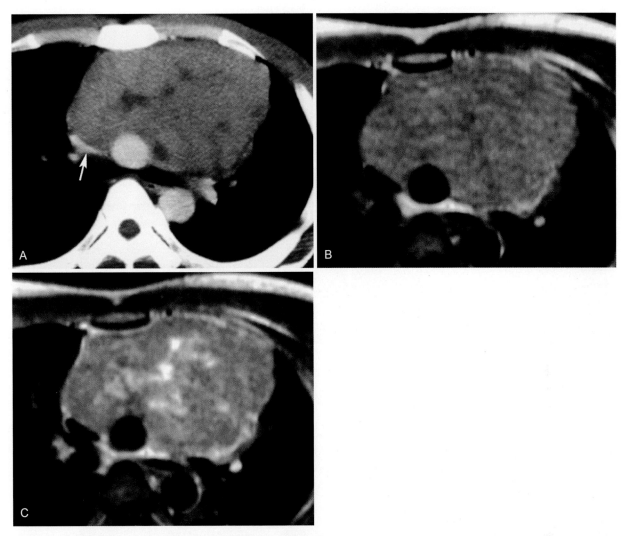

图92-22 精原细胞瘤。A. 25岁男性增强CT扫描显示前纵隔体积较大的肿瘤,可见不均匀强化,不规则的条带和低密度小病灶。上腔静脉(箭)受压改变,但可见血流通过。B. T1加权像显示肿瘤不均匀的混合信号,与左肺边界不清。C. 增强T1加权像显示肿瘤不均匀强化。

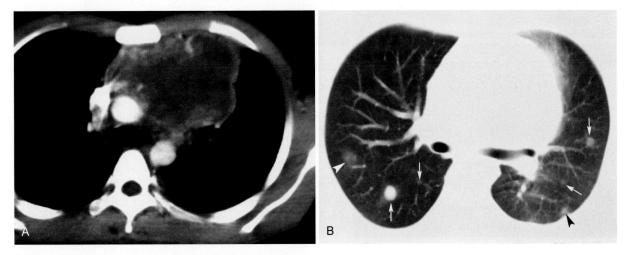

图92-23 绒毛膜癌。A. 25岁男性增强CT扫描示前纵隔肿块,边缘不规则,侵入左肺。肿瘤内见大片状因坏死所致的低密度区及周边不规则强化。B. 肺窗显示多发性肺转移(箭),包括出血性转移(箭头)。

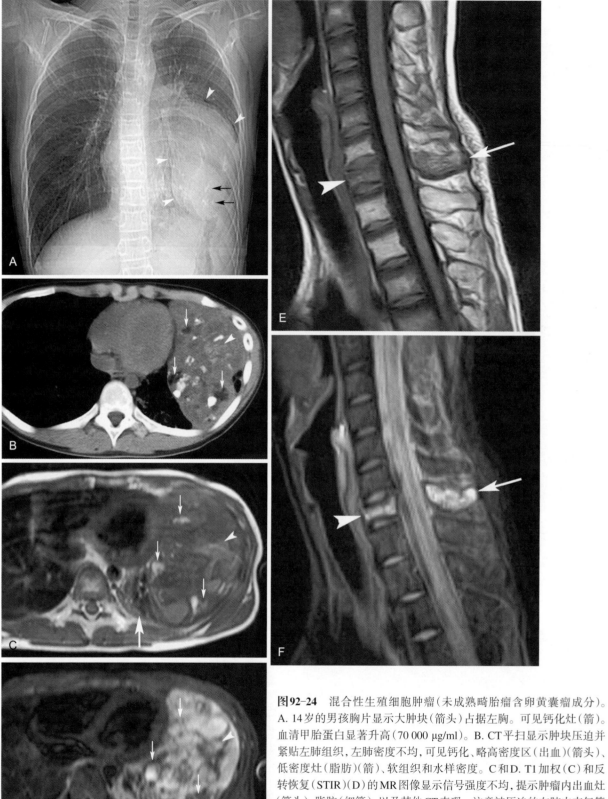

图92-24　混合性生殖细胞肿瘤（未成熟畸胎瘤含卵黄囊瘤成分）。A. 14岁的男孩胸片显示大肿块（箭头）占据左胸。可见钙化灶（箭）。血清甲胎蛋白显著升高（70 000 μg/ml）。B. CT平扫显示肿块压迫并紧贴左肺组织，左肺密度不均，可见钙化、略高密度区（出血）（箭头）、低密度灶（脂肪）（箭）、软组织和水样密度。C 和 D. T1 加权（C）和反转恢复（STIR）（D）的 MR 图像显示信号强度不均，提示肿瘤内出血灶（箭头），脂肪（细箭），以及其他 CT 表现。注意被压迫的左肺内支气管扩张塌陷（粗箭）。E. 矢状 T1 加权 MR 图像显示 C7 椎体压缩性骨折（箭头）与椎体棘突低信号强度（箭）。F. C7 椎体 SITR 图像显示高信号强度（箭头和箭）。活检证实骨转移。

（3）磁共振成像：MRI在显示邻近结构,如胸壁、纵隔胸膜、心包、心脏、纵隔大血管,模糊的脂肪间隙和远处转移,如中枢神经系统和骨髓方面较其他成像方式均敏感(图92-24)。

6. 非精原细胞性生殖细胞肿瘤治疗与预后　非精原细胞性生殖细胞肿瘤的标准治疗是以顺铂为基础的化疗,当有肿瘤对化疗有反应后,经常辅以放疗或手术切除。血清肿瘤标志物有助于评估肿瘤对治疗的反应或肿瘤的复发与否。非精原细胞性恶性生殖细胞肿瘤患者的预后比精原细胞瘤差,然而有报道称其完全缓解率可达50%~70%,5年生存率约50%。

要点：生殖细胞肿瘤

- 有三种类型的生殖细胞肿瘤：畸胎瘤(最常见),精原细胞瘤和恶性非精原细胞性生殖细胞瘤
- 生殖细胞肿瘤占成人纵隔肿瘤15%
- 最常见于年轻的成年人
- 良性肿瘤更常见于女性,恶性肿瘤更常见于男性
- 畸胎瘤通常无症状。恶性生殖细胞肿瘤,常导致胸部疼痛和呼吸短促
- 大约一半的恶性生殖细胞肿瘤经血行转移
- 约80%~90%的恶性生殖细胞肿瘤有血清AFP升高和/或β-人绒毛膜促性腺激素升高
- 影像学表现如下：
  - 典型的畸胎瘤通常为界限清楚、密度不均的肿瘤,含软组织和液体密度,50%~70%的病例含脂肪灶,50%的病例可见钙化灶
  - 精原细胞瘤表现为大的、分叶状、边界清或侵袭性的肿瘤,通常密度均匀
  - 非精原细胞性恶性生殖细胞肿瘤为边界不清的或边缘不规则肿块；通常密度不均,可含有局灶性钙化。肿瘤与周围结构之间的脂肪层通常模糊；常可见胸腔和/或心包积液

六、纵隔淋巴瘤

恶性淋巴瘤最初可主要侵犯或仅侵犯纵隔；这种表现较常见且可见于各年龄段。纵隔淋巴瘤源于纵隔淋巴结或胸腺。淋巴系统恶性肿瘤包括三类：B细胞淋巴瘤、T细胞淋巴瘤和霍奇金淋巴瘤。根据2004年WHO分类原发性前纵隔淋巴瘤最常见的类型是原发性纵隔大B细胞淋巴瘤、前体T淋巴母细胞

性淋巴瘤/白血病和经典霍奇金淋巴瘤,特别是结节硬化型霍奇金淋巴瘤。大多数纵隔淋巴瘤在临床上具有侵袭性,临床症状与纵隔较大肿块、胸腔积液或心包积液有关。纵隔淋巴瘤仅次于肺癌是导致上腔静脉综合征最常见的原因之一。

（一）病因学,发病率及流行病学　原发性纵隔大B细胞淋巴瘤是一种起源于纵隔内的弥漫性大B细胞淋巴瘤,可能源于纵隔胸腺内B细胞,具有独特的临床表现、免疫组化型和基因型。与EB病毒或其他已知的肿瘤病毒无关。它可能与一个位于染色体9p上的不确定的癌基因相关。约占非霍奇金淋巴瘤的2%~3%。原发性纵隔大B细胞淋巴瘤患者20~30多岁,以女性居多(男：女比例约为2：3)。

前体T淋巴母细胞性淋巴瘤/白血病是一种源于T细胞系的恶性肿瘤,可不同程度的累及骨髓和血液(前T细胞急性淋巴细胞性白血病)、胸腺、淋巴结(前T淋巴母细胞淋巴瘤)。这种类型的淋巴瘤最常发生在儿童后期,青春期和年轻成年人,以男性居多(男女比例为2：1)。前体T淋巴母细胞性淋巴瘤占淋巴母细胞性淋巴瘤的85%,占儿童非霍奇金淋巴瘤的25%,而只占成人非霍奇金淋巴瘤的2%。

霍奇金淋巴瘤是B细胞来源肿瘤,其特征是镜下可见炎性背景中散在较大肿瘤细胞。有两个主要类型：结节性淋巴细胞为主型霍奇金淋巴瘤和经典霍奇金淋巴瘤。结节硬化型霍奇金淋巴瘤是经典霍奇金淋巴瘤的一种亚型,可见胶原纤维周围至少一个结节、陷窝细胞和R-S细胞,它占纵隔霍奇金淋巴瘤的大多数。结节性硬化性霍奇金淋巴瘤在发达国家,高收入群体,城市人群尤为突出,发病年龄中位数为28岁,女性略多见。

（二）临床表现　原发性纵隔大B细胞淋巴瘤的症状和体征是因巨大的纵隔占位所引起的相关症状,包括上腔静脉综合征、气道阻塞、胸腔和/或心包积液。转移往往发生在淋巴结外器官。前体T淋巴母细胞性淋巴瘤的临床表现是急性的,通常表现为较大的纵隔肿块,伴胸腔积液和/或心包积液。气道受压很常见。上腔静脉综合征、大量胸腔积液和心包填塞在原发性纵隔淋巴瘤比其他亚型淋巴瘤更常见。此外,前体T淋巴母细胞性淋巴瘤经常累及中枢神经系统、骨髓,并可在早期阶段累及性腺组织。早期诊断和及时治疗非常重要。

结节硬化型霍奇金淋巴瘤最常见的症状是因肿块压迫引起的胸部不适和呼吸困难。偶尔,患者可无症状,在胸片筛查中偶然发现。

（三）病理学　区分肿瘤的组织学亚型可影响肿瘤治疗和预后。诊断需进行免疫组化分析，并需要大量的组织样本。原发性纵隔大B细胞淋巴瘤通常直径大于10 cm，含坏死或假性囊性区。透明结缔组织将肿瘤划分成大小不等的结节。组织学上，肿瘤细胞的范围从中等大小到较大（2~5倍于小淋巴细胞），具有丰富、透明的细胞质和不规则圆形或卵圆形的细胞核，核通常较小。原发性纵隔大B细胞淋巴瘤的肿瘤细胞是B细胞标记物如CD20和CD79a阳性。

前体T淋巴母细胞性淋巴瘤通常累及胸腺，邻近的纵隔软组织和淋巴结。组织学上，肿瘤细胞为小至中等大小母细胞，胞质少；核呈圆形，椭圆形或卷曲状；核染色质细；核仁小或不明显。几乎所有淋巴母细胞的末端脱氧核苷酸转移酶阳性。

结节硬化型霍奇金淋巴瘤在大体上可见多发灰白色结节，伴或不伴可见的纤维条索。胸腺一般可见点状囊性区。淋巴结或胸腺结构消失，被具有丰富的炎症背景下含霍奇金细胞和R-S细胞的结节浸润。经典的R-S细胞是大细胞，有明显双核（"镜像"核）或多核，丰富的嗜酸性或嗜双色性胞质。核通常为圆形轮廓，核膜厚，核染色质苍白，至少有两个单独的嗜酸性核。单核被称为霍奇金细胞。免疫组织化学，霍奇金淋巴瘤的肿瘤细胞CD30和CD15阳性，CD45和CD20通常为阴性。结节硬化型霍奇金淋巴瘤可见淋巴结包膜下的硬化，并且将肿瘤划分成大小不等的结节。

（四）影像学表现

1. 胸片　纵隔淋巴瘤通常表现为纵隔增宽（图92-25和图92-26）。约40%的病例表现为单个淋巴结肿大。前纵隔淋巴结异常肿大是霍奇金淋巴瘤的标志（图92-27）；胸片侧位相可见胸骨后间隙被肿瘤填充。原发性纵隔大B细胞淋巴瘤患者约1/3患者在胸片上有胸腔积液。胸腔积液提示预后不佳，因此最初的影像评估尤其重要。

2. CT　CT表现包括：巨大的前纵隔肿瘤，纵隔淋巴结肿大，胸腔和/或心包积液（图92-25~图92-27）。所有三种类型的纵隔淋巴瘤均可出现坏死（图92-26）。霍奇金淋巴瘤通常为前纵隔分叶状肿块，表现为多个圆形淋巴结与血管前和气管旁淋巴结相连续（图92-27）。在包括107例霍奇金淋巴瘤的胸片和CT报道中，68%淋巴结肿大在气管旁区，65%在前纵隔，46%在隆突区，45%在肺门区。在另一项研究中，霍奇金淋巴瘤最常见的部位是纵隔（97%）、肺门部（34%）、颈深部（31%）和主动脉旁（21%）。在一组50例的霍奇金淋巴瘤检查中，胸腺增大见于15例患者（占30%）。

霍奇金淋巴瘤具有占位效应，可侵犯邻近纵隔结构如胸膜、心包与胸壁。血管受累的发生率约7%，明显低于非霍奇金淋巴瘤（38%~62%），而肺组织受侵率（20%）高于非霍奇金淋巴瘤（6%~10%）。肿瘤侵犯邻近的纵隔结构可能会导致上腔静脉部分性或完全性阻塞，侧支循环形成和纵隔水肿。增强CT可以清晰显示上腔静脉梗阻。单侧或双侧胸腔积液可能由上腔静脉综合征、肺动脉受累或胸膜浸润所致。

相对小的肿块通常为均匀密度，体积较大的肿块可出现局灶性出血，坏死，密度不均，囊肿内有时可见液平。在未经治疗的霍奇金淋巴瘤内钙化罕见，但治疗后约1%的患者可见钙化，通常见于治疗后1年。

3. MRI　非霍奇金淋巴瘤的MRI上往往信号不均。坏死或囊性的变化在T1加权像低信号，T2加权图像高信号。

霍奇金淋巴瘤在T1加权图像可见较均匀的低信号强度，信号类似于肌肉，T2加权图像上呈混杂或相对较高的信号强度，等于或略高于脂肪信号。肿瘤内水肿，炎症，不完全的纤维化或肉芽组织及囊性变在T2加权图像上为高信号强度。肿瘤内钙化和致密纤维带在T1加权和T2加权图像为低信号。霍奇金淋巴瘤治疗后，尤其在初始治疗后6个月内，瘤内残留纤维往往与瘤内经不完全治疗后的活性成分很难鉴别，T2加权图像上，肿瘤复发往往为不均性高信号或较治疗前的信号强度增加。这些区域应密切随访，并进行有针对性的活检。

4. PET　FDG-PET可评估肿瘤的代谢活动，FDG-PET被越来越多地用于评估治疗反应和放射治疗后残留病灶。FDG-PET与CT联合（PET-CT）在淋巴瘤患者早期检测，初步评估和随访中优于PET（图92-26）。

5. 影像检查选择　胸片检查通常是评估原发性纵隔淋巴瘤患者最初的检查方式。非霍奇金淋巴瘤在CT，MRI和FDG-PET的表现与霍奇金淋巴瘤的影像学特征有很多重叠。增强CT可较好显示肿瘤是否存在、肿瘤的大小和位置。临床分期需进行下列检查：颈部和/或浅表淋巴结超声；胸部，腹部和盆腔CT扫描（有时包括中枢神经系统）；中枢神经系统MRI。PET扫描可用于霍奇金淋巴瘤的初步评估，优于[67]Ga。PET-CT正成为淋巴瘤随访中的首选影像学方法。

（五）鉴别诊断　CT可鉴别原发性纵隔淋巴瘤

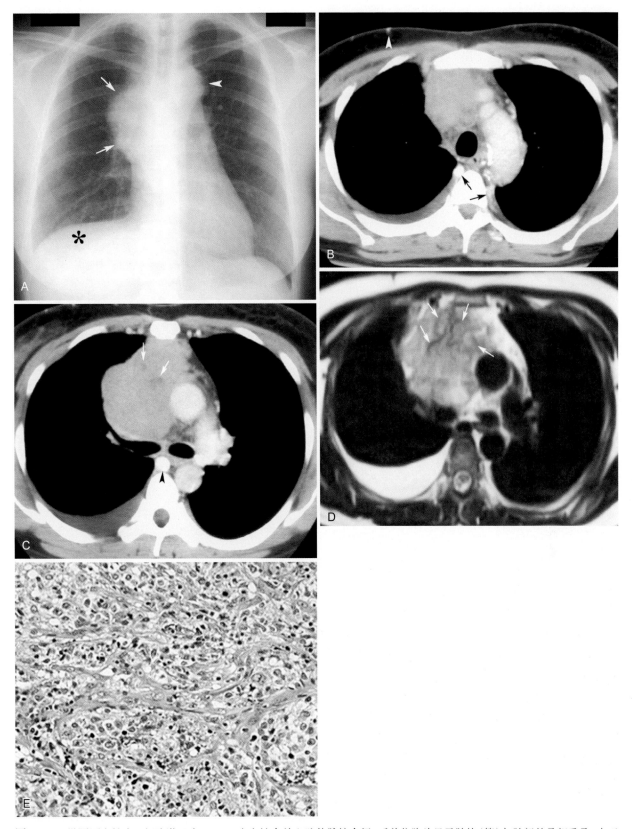

图92-25 纵隔原发性大B细胞淋巴瘤。A. 35岁女性合并上腔静脉综合征，后前位胸片显示肿块（箭）与肺门的叠相重叠，由于肿块压迫，主动脉弓轻微向左侧偏移（箭头）。可见由于肺底积液，明显升高的右侧膈肌（星号）。B和C. 增强CT扫描显示较大的前纵隔肿块与右肺粘连，肿瘤和纵隔脂肪间具有不规则边界，压迫升主动脉。低密度区肿瘤有轻度不均匀强化（图C中箭）。肿瘤完全侵及上腔静脉。注意肋间上静脉（B中箭头），胸壁侧支静脉（B中箭）和奇静脉（C中箭头）扩张。D. MR T2加权图像显示的不均匀混合信号和轮廓不规则的肿块。肿瘤间几个不规则的低信号线（箭）将肿瘤分成不完整的小叶。可见右侧胸腔积液。E. CT引导下穿刺活检，高倍镜下病理标本显示大细胞合并丰富、苍白的胞质，软骨样组织间隔不完全分隔肿瘤形成细胞巢。

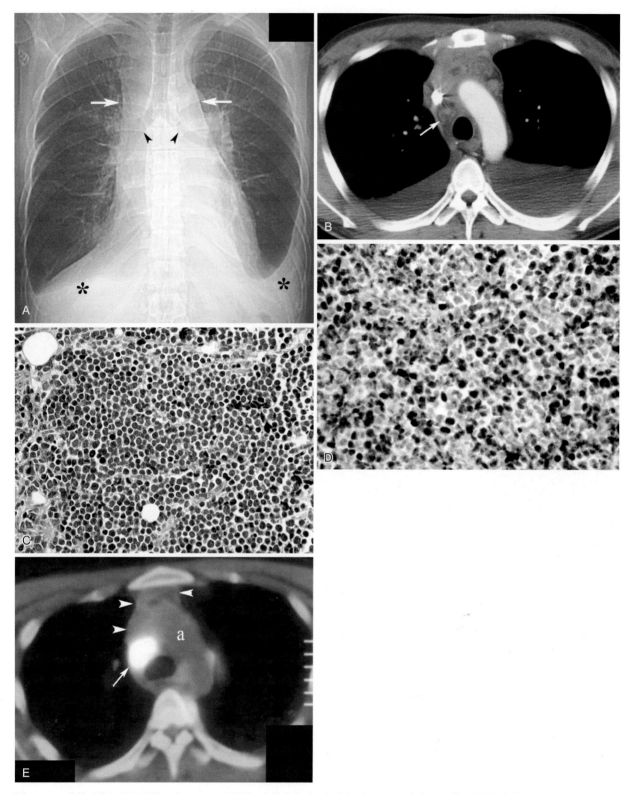

图92-26 前体T淋巴母细胞淋巴瘤。A. 22岁男性,症状为胸痛,咳嗽和呼吸困难,胸片显示扩大的纵隔(箭)提示纵隔肿块和气管分叉角度增大(箭头)提示隆突下淋巴结肿大。可见双侧胸腔积液(星号)。B. 增强CT显示前纵隔肿块,呈分叶状轮廓和环状强化,中心低密度区为主动脉旁淋巴结肿大。值得注意的是右上气管旁淋巴结肿大(箭)。C. 高倍镜下显示,肿瘤细胞是小型到中型的母细胞,胞质少,细胞核呈圆形、椭圆形和盘状及核细染色质。(苏木精-伊红染色)。D. 免疫组化反应,采用末端脱氧核苷酸转移酶染色阳性。E. 在最初完全缓解后1年,FDG-PET/CT在主动脉弓水平图像(a)显示右上气管旁淋巴结(箭)对葡萄糖摄取为强阳性,前纵隔病变摄取为阴性(箭头)。此表现与右上气管旁淋巴结复发相一致。

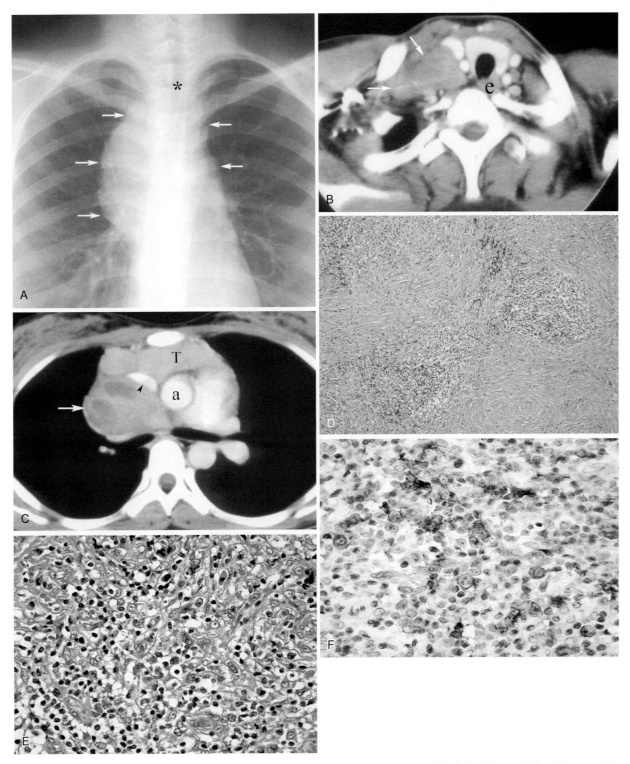

图92-27 结节硬化型霍奇金淋巴瘤。A. 14岁女孩，无症状性颈部淋巴结肿大，后前位胸片放大显示较大的前纵隔肿块，纵隔两侧扩大（箭）。气管（星号）稍微偏左。B. 增强CT扫描在第二胸椎水平显示均匀增强的右锁骨上、颈部淋巴结（箭）。C. 在主支气管水平CT显示气管和支气管淋巴结不均匀强化，囊性病变区（箭）和均匀强化、边界清楚的胸腺（T）和前纵隔淋巴结。上腔静脉（箭头）明显向前移位。D. 低倍镜显示纤维胶原带完全包绕每一个细胞结节并将肿瘤分成多个离散的结节区（苏木精-伊红染色），高倍镜显示融合的大肿瘤细胞呈多形细胞核并且胞质苍白，为典型的R-S细胞陷窝型（苏木精-伊红染色）。F. CD30染色显示陷窝细胞胞质染色。a：升主动脉；e：食管。

的亚型。霍奇金淋巴瘤通常表现为分叶状纵隔肿块，往往累及颈部、纵隔、肺门部及主动脉旁淋巴结。原发性纵隔大B细胞淋巴瘤显示纵隔肿块表面无分叶，常与血管受累，胸腔或心包积液。上腔静脉综合征见于35%的原发性纵隔大B细胞淋巴瘤，但在霍奇金淋巴瘤较为罕见。前体T淋巴母细胞性淋巴瘤表现通常表现为不累及血管周围结构，伴胸膜腔或心包积液；全身淋巴结包括颈部、腋窝、腹主动脉、肠系膜和腹股沟区受累，肝脾肿大。

（六）分期分级 纵隔霍奇金淋巴瘤的治疗是根据疾病的阶段而异。现在应用的是改良（Cotswold修订）Ann Arbor分期（表92-3）。纵隔霍奇金淋巴瘤Ⅰ期肿瘤局限于纵隔内；Ⅰ期病灶合并邻近肺浸润（IE期，[E代表结外]）；或累及颈或其他部位淋巴结

表92-3 霍奇金淋巴瘤的Ann Anbor分期Cotswold Revision

分期	定义
Ⅰ期	累及单个淋巴结区域或淋巴结构（如脾脏,胸腺,咽部Waldeyer环）
Ⅱ期	横膈同侧,两个或两个以上淋巴结区域受累（纵隔是单一部位;肺门淋巴结在两侧）;淋巴结受累部位应该予后缀以表示（例如,Ⅱ₃）
Ⅲ期	横膈膜两侧的淋巴结受累
Ⅲ₁期	伴或不伴脾、肺门、腹腔或肝门淋巴结
Ⅲ₂期	伴主动脉旁、髂骨旁或肠系膜淋巴结
Ⅳ期	除指定部位外累及其他结外部位,标记为E
注释	
A	无症状
B	发热[温度>38℃（>100.4℉）连续3天],盗汗,或体重下降（6个月内的不明原因的体重下降超过10%）
X	巨块:T5-6水平纵隔增宽超过1/3,或最大肿瘤直径超过10 cm
E	单个结外部位受累,或累及邻近组织但仍在主要淋巴聚集地附近
CS	临床分期
PS	病理分期

Data from Lister TA, Crowther D, Sutcliffe SB, et al. Report of a committee convened to discuss the evaluation and staging of patients with Hodgkin's disease. Cotswolds meeting. J Clin Oncol 1989; 7:1630-1636; and Carbone PP, Kaplan HS, Musshoff K, et al. Report of the Committee on Hodgkin's Disease Staging Classification. Cancer Res 1971; 31:1860-1861.

（Ⅱ期,[膈面同一侧的两组淋巴结]或Ⅲ期[累及膈面两侧的淋巴结];或脾累及（Ⅲ期）,骨髓或结外器官如肝脏受累（Ⅳ期）。这个阶段包括A或B,B代表症状是否存在（例如,如2b期）。有时,淋巴瘤源于淋巴结以外器官,由E代表,代表结外疾病（如阶段3AE）。非霍奇金淋巴瘤无官方的分期系统。

根据临床目的,非霍奇金淋巴瘤分为两组:低级别和高级别。低级别淋巴瘤通常生长缓慢,而高级别淋巴瘤生长快速。原发性纵隔大B细胞淋巴瘤和前体T淋巴母细胞性淋巴瘤均是高级别淋巴瘤。

（七）治疗方案概要 霍奇金淋巴瘤患者的治疗方案通常是化疗,可伴或不伴与放射治疗。经典霍奇金淋巴瘤各亚型预后相似,近期的化疗方案有助于改善预后。其化疗方案常被缩写为ABVD。霍奇金淋巴瘤的主要化疗方案是ABVD,包括四个药物:阿霉素,博莱霉素,长春花碱和氮烯咪胺。对上述治疗无反应的病例可应用MOPP方案,该方案包括（氮芥,长春新碱,泼尼松和丙卡巴肼）。或者用MOPP与ABV或ABVD交替使用。

颈部、胸部和臂部淋巴结进行放射治疗,被称为斗篷式放射治疗。对上述淋巴结及腹部淋巴结,脾,盆腔淋巴结进行放射治疗被称为全淋巴结照射。放射治疗可以单独使用,或与化疗合并使用。放疗已被应用在疾病早期或较大肿瘤的晚期。鉴于目前肿瘤的化疗效果较好,放射治疗用于化疗无反应或局灶性病例。

霍奇金淋巴瘤是一种可治愈的肿瘤,即使处于疾病进展期。霍奇金淋巴瘤Ⅰ期和Ⅱ期、Ⅲ期、Ⅳ期的5年存率分别是90%、84%和65%。

非霍奇金淋巴瘤的治疗是基于免疫组化分类,受累部位,疾病的范围以及其他如患者年龄和体力状态。化疗通常是原发性纵隔B细胞淋巴瘤的主要治疗方法。常用化疗方案主要是CHOP-R,包括化疗药物（环磷酰胺,阿霉素,长春新碱）、泼尼松和单克隆抗体利妥昔单抗。有些患者可能需要外周血造血干细胞移植（如高剂量的化疗药物使用后,进行免疫系统支持治疗）。

约50%~80%例原发性纵隔大B细胞淋巴瘤经初始治疗后治愈。如果治疗后PET扫描阴性且影像学完全缓解,提示预后良好。几乎所有的复发发生在诊断后的第一年。当患者在初步诊断后2年持续缓解,则该病可能被治愈。对初始治疗无反应或疾病复发患者应接受高剂量化疗和自体移植。约1/3的这些患者可达到长期缓解。

前体T淋巴母细胞性淋巴瘤5年总体生存率为

儿童80%~90%，成人45%~55%。5年肿瘤完全缓解生存率儿童70%~90%，成人45%~55%。

要点：纵隔淋巴瘤

- 最常见的原发性纵隔淋巴瘤是纵隔大B细胞淋巴瘤，前体T淋巴母细胞性淋巴瘤/白血病，结节硬化型霍奇金淋巴瘤
- 纵隔大B细胞淋巴瘤和霍奇金淋巴瘤主要发生在年轻的成年人（20~30多岁，女性稍多见）
- 前体T淋巴母细胞淋巴瘤/白血病多见于儿童和青少年，男性多见
- 原发性纵隔淋巴瘤的起源于纵隔淋巴结或胸腺
- 大多数患者有症状
- 纵隔淋巴瘤常表现为一个大的前纵隔肿块引起的纵隔增宽。约40%的病例表现为一个单组淋巴结肿大
- 所有三种类型的纵隔淋巴瘤均可出现坏死
- 前纵隔、气管旁淋巴结肿大较常见
- FDG-PET，特别是PET-CT有助于疾病分期，评估对治疗的反应

七、间叶肿瘤和肿瘤样病变

间叶肿瘤约占纵隔肿瘤的5%。前纵隔最常见的间叶肿瘤包括胸腺脂肪瘤、淋巴管瘤、血管瘤。前纵隔的发育性和后天性病变，通常包括先天性和后天性囊肿、胸腺囊性变、纵隔脂肪瘤病。

（一）胸腺脂肪瘤 胸腺脂肪瘤是由成熟的脂肪组织，其间散在非肿瘤细胞胸腺组织构成的界限清楚的肿瘤。胸腺脂肪瘤是一种罕见肿瘤，至今约有150例文献报道，可发生在任何年龄，但以年轻的成人最常见的（平均发病年龄30岁）。

大多数胸腺脂肪瘤无症状，多由常规胸片偶然，常规胸片表现为纵隔肿块或明显的心脏增大。大约有7%的病例伴有重症肌无力。胸腺脂肪瘤病灶直径从4~30 cm，大多数（68%）重量超过500 g。但是胸腺脂肪瘤合并重症肌无力的病例肿瘤体积往往较小。组织学上肿瘤是由大量成熟脂肪组织混合残余的胸腺组织。

1. 影像学表现

（1）胸片：胸腺脂肪瘤为较大的前纵隔肿块，可扩展到一侧或两侧的胸腔下部，类似心脏增大或膈肌抬高（图92-28）。一项包括27个患者的影像回顾性分析中，14个肿块在胸片上可见低密度肿瘤，7例患

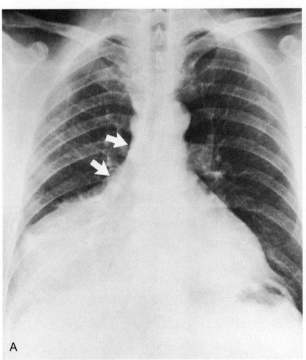
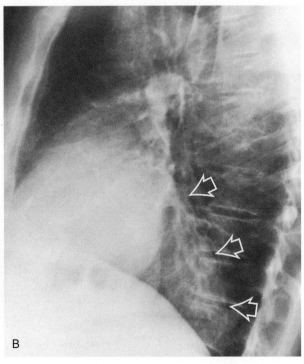

图92-28 胸腺脂肪瘤。后前位（A）和侧位（B）胸片显示在右胸下半部分大肿块。肿块与纵隔呈钝角提示肿块源于纵隔内（图A中箭）。侧位上，肿块几乎延伸到整个胸廓前后径，使右侧膈肌模糊（图B中箭显示肿块后缘）。前纵隔透亮暗区。（鸣谢 *Dr. R. Hedvigi, Montreal Chest Institute. From Müller NL, Fraser RS, Colman NC, et al. Radiologic Diagnosis of Diseases of the Chest. Philadelphia：WB Saunders, 2001.*）

者可见转换卧位时肿瘤位置或形态发生改变当患者转为卧位时。

（2）CT和MRI：CT和MRI可见肿瘤与胸腺相连。胸腺脂肪瘤的密度高低或信号高低取决于脂肪组织和胸腺的相对含量。大多数肿瘤的脂肪和软组织成分数量几乎相等；然而，一些肿瘤脂肪占优势，类似于纵隔脂肪瘤或脂肪过多症。CT上典型特征为脂肪为主的密度或脂肪和软组织相似的密度（图92-29和图92-30）。MRI T1加权像呈高信号强度（相当于脂肪的信号）和夹杂软组织相似的中等信号强度（图92-29）。脂肪抑制技术或化学位移成像技术有益于评估肿块内脂肪组织含量。在大多数情况下根据胸片，CT和MRI上的特征性表现可做出准确的诊断。

2.治疗　需局部手术切除。目前无复发，转移或肿瘤相关死亡的报道。

（二）淋巴管瘤　淋巴管瘤是罕见的良性肿瘤。淋巴管瘤在儿童或年轻人多见。大约有一半的病例见于出生时，90%的病例见于2岁前。大约95%的病例于颈部或腋下，10%的病例延伸至前纵隔或中纵隔的上方（图92-31）。病理可见肿瘤由薄壁的脉管间隙构成，内衬线样排列的内皮细胞，薄壁由不同数目淋巴组织的结缔组织构成。淋巴管瘤可分为囊性（单房），海绵状型和混合型。

影像学表现

（1）胸片：胸片上，肿瘤为边界清晰、光滑、圆形或分叶状的纵隔肿块，常致相邻的纵隔结构移位（图92-32）。

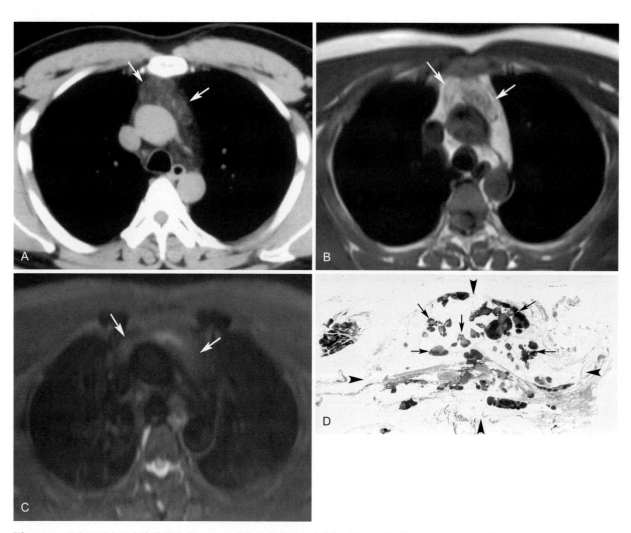

图92-29　重症肌无力患者胸腺脂肪瘤。A. 38岁男性患者患有重症肌无力，CT扫描显示为密度不均的前纵隔肿块（箭），含软组织和脂肪密度。B. T1加权像显示，肿块为高低混合信号（箭），位于纵隔脂肪内。C. 反转回复（STIR）图像（脂肪抑制技术）示肿瘤的信号几乎被完全抑制（箭）。D. 低倍镜下苏木精-伊红染色（放大镜图像）见成熟的脂肪组织，被纤维组织带隔成不同小叶，其间存在正常胸腺组织。组织学上，正常胸腺类似于有"岛"（箭），存在于成熟脂肪组织构成的"海洋"中（箭头）。

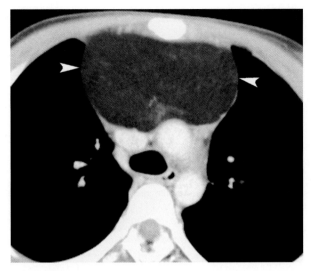

图92-30 胸腺脂肪瘤不伴重症肌无力。14岁女孩，无症状，病理证实胸腺脂肪瘤。增强CT扫描显示前纵隔肿块（箭头）边界清晰，病灶为脂肪密度影，软组织条索。（鸣谢 *Dr. Noriyuki Tomiyama, Osaka University Graduate School of Medicine, Suita, Japan.*）

（2）CT和MRI：最常见的CT表现（见于60%的病例）为边界光滑的囊性肿块，均质水样密度（图92-31和图92-32）。大约三分之一的病例显示多房囊性肿块和厚薄不一间隔，增强后间隔可见轻度强化。MRI表现无特异性；均匀含水的囊肿（囊性或单房囊肿型）在T1加权像呈低信号强度，T2加权图像呈高信号。海绵状型淋巴管瘤表现为增强的多囊性或多发间隔。

（三）血管瘤 纵隔血管瘤是一种罕见的良性血管性肿瘤，占所有纵隔肿瘤0.5%。肿瘤多数位于纵隔上部，可起源于前纵隔，尤其是胸腺。大多数血管瘤见于儿童或青年人，多无症状，大多数有症状的表现为非特异性的胸部症状，如胸痛，咳嗽和呼吸困难。

组织学上，血管瘤是由血管间隙内衬立方上皮和含不同数量的脂肪、黏液和纤维组织构成。根据肿瘤内血管的结构和大小，血管瘤分为毛细血管型、海绵型和静脉型；海绵状血管瘤在纵隔内较其他部位更常见。

影像学表现

（1）胸片：胸片上，纵隔血管瘤边界光滑或分叶状。约10%的病例可见静脉石，为特异征象，有助于血管瘤的诊断。

（2）CT和MRI：在CT上，大多数肿瘤边界清晰，部分表现为局部模糊或弥漫性浸润邻近纵隔结构。在一组14例血管瘤的研究中，3例含点状钙化，1例有静脉石。CT平扫和增强扫描中大多数肿瘤密度不

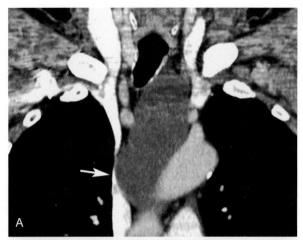

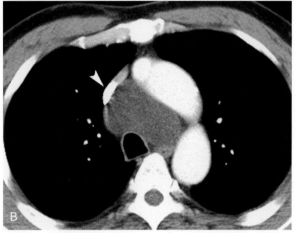

图92-31 囊性淋巴管瘤。A. 58岁男性，冠状位CT重建图像显示边界清楚、均匀水样密度的囊性肿块，从颈部延伸至上纵隔，肿块压迫上腔静脉（箭）。B. 囊性肿块延伸至中纵隔（箭头示左、右头臂静脉交界处）。（鸣谢 *Dr. Noriyuki Tomiyama, Osaka University Graduate School of Medicine, Suita, Japan.*）

均。肿瘤中央的强化很常见，周围强化少见。仅根据平扫CT图像很难区分血管瘤与其他前纵隔肿块，如低风险胸腺瘤（图92-33）。由于基质内的脂肪组织，T1加权图像可见高信号区。

八、前纵隔囊性病变

（一）胸腺囊肿 胸腺囊肿占前纵隔肿块的1%~2%。大部分胸腺囊肿是先天性的，先天性囊肿通常是单房，含清亮液体，壁薄，无炎性反应。而获得性胸腺囊肿多由炎性反应引起。通常为多房，故称为多房性胸腺囊肿。多房性胸腺囊肿应与先天性囊肿相鉴别，因为多房性胸腺囊肿术后可能复发，并且可能与胸腺肿瘤如胸腺瘤或胸腺癌相关，可与相邻的结构相连，类似侵袭性肿瘤。

1. **先天性胸腺囊肿** 大多数先天性胸腺囊肿被

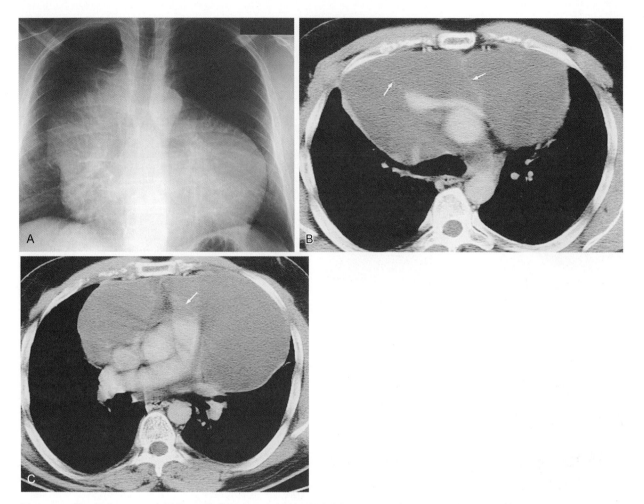

图92-32 淋巴管瘤。A. 37岁男性，后前位胸片显示弥漫性纵隔增宽。B和C.增强CT显示为前纵隔囊性肿块。肿瘤内为均匀的水样密度和一些软组织分隔（箭）。（引自 *Müller NL, Fraser RS, Colman NC, et al. Radiologic Diagnosis of Diseases of the Chest. Philadelphia: Saunders, 2001.*）

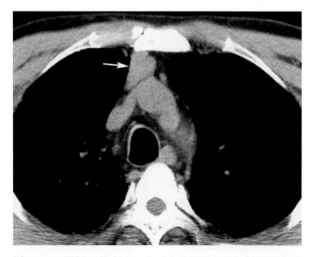

图92-33 纵隔血管瘤。69岁无症状男性，CT平扫显示部分分叶的前纵隔肿块（箭），均匀软组织密度，无钙化。CT平扫很难鉴别血管瘤和低风险胸腺瘤。手术证实海绵状血管瘤。（鸣谢 *Dr. Noriyuki Tomiyama, Osaka University Graduate School of Medicine, Suita, Japan.*）

认为是来自胎儿胸腺咽管残余细胞。胸腺囊肿的大小范围从显微镜可视到最大直径18 cm。大多数患者无症状的。病理上，先天性囊肿通常呈单房性，含浆液或血性液体。组织学上，囊壁内衬鳞状上皮、移行上皮或单层立方或柱状上皮。胸腺组织见于囊肿壁，这有助于"胸腺囊肿"的诊断。

影像学表现

（1）胸片：胸片上胸腺囊肿为边缘光滑的前纵隔肿块。当胸腺囊肿较大时，可掩盖相邻的心脏结构，类似心脏增大。

（2）CT和MRI：在CT上，囊肿边界清楚、边缘光滑，壁薄，均匀的水样密度（0~20 HU），无壁结节或实性成分，增强后不强化（图92-34）。偶尔可见软组织内间隔，环形钙化或囊壁线性钙化，可能与之前的肿瘤内出血有关。如果肿瘤并发出血或感染，囊肿密度可增高。一些胸腺囊肿密度超过20 HU，易与实性肿

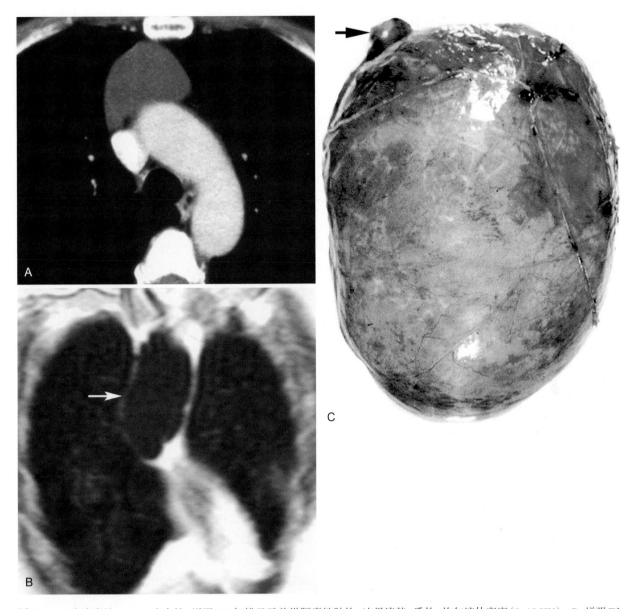

图92-34 胸腺囊肿。A. 54岁女性, 增强CT扫描显示前纵隔囊性肿块, 边界清楚, 质软, 均匀液体密度(0~10 HU)。B. 增强T1加权像显示均匀低信号的单房囊性肿块(箭)。C. 大体病理上, 切除的囊性肿块与胸腺组织(箭)部分相连, 有薄壁包裹, 囊肿内含有浆液。

块混浊。

　　由于浆液存在, 在T1加权图像上胸腺囊肿呈低信号(图92-34)和T2加权图像上呈高信号。囊内出血后, 由于高铁血红蛋白缩短T1信号, T1加权图像信号增高。扩散加权图像上胸腺囊肿含高信号浆液, 表观扩散系数值与水相等$[(2.5\sim3) \times 10^{-3}\ mm^2/s]$。

　　2. 多房性胸腺囊肿　多房性胸腺囊肿是胸腺上皮细胞的多囊性转化, 多伴次级淋巴滤泡和继发的退行性变。这是可能是炎症淋巴浸润所致的获得性疾病。多房性胸腺囊肿可见于干燥综合征(Sjögren综合征)、系统性红斑狼疮、再生障碍性贫血或重症

肌无力患者, 提示可能由免疫介导的炎症反应。HIV感染的致病作用, 辐射或手术创伤也可致病。此外, 真正的多房性胸腺囊肿可能与胸腺肿瘤有关, 如胸腺瘤和胸腺癌。这些囊肿内含浑浊液体或凝胶状物质, 壁厚, 含纤维组织, 通常有明显的炎性和纤维化改变。

　　影像学表现

　　(1)胸片: 影像学和组织病理学上, 多房性胸腺囊肿类似各种胸腺肿瘤囊性变, 如胸腺瘤、精原细胞瘤和结节硬化型霍奇金淋巴瘤。

　　(2)CT: CT上, 大多数多房性胸腺囊肿表现为边

界清楚,密度不均,单房或多房囊性胸腺肿块。多房性胸腺囊肿由于各种良性组织,多表现为软组织密度,囊壁清晰可见。相反,先天性胸腺囊肿可能是因为囊肿壁很薄,在CT上并无明显的囊壁。

（二）支气管囊肿　支气管囊肿是胚胎前肠芽胚发育异常导致的先天性病变。前肠源性囊肿通常为单个,壁薄,无分叶状,类圆形。可含有清亮的浆液或较厚的黏液。组织学上,囊壁由假性层状柱状呼吸道上皮组成,含有软骨,平滑肌及黏液腺。

纵隔先天性支气管囊肿根据其发生部位分为五个亚型:气管旁、隆凸、肺门、食管旁和多部位。气管旁及隆突区最常见的。多发部位包括胸腺、心包和胸椎椎体前缘,也可发生于前纵隔。在一组病例研究中,支气管囊肿有58例位于纵隔内(85%)和10例(15%)位于纵隔外。在位于纵隔的囊肿,46例(79%)的病例均位于中纵隔,10例(17%)位于后纵隔,只有2例(3%)位于前纵隔。病灶可因出血或感染而急剧增大。大约有一半的患者无症状的。有症状的包括胸痛,呼吸困难,咳嗽,发热,呼吸道感染,脓性痰。

影像学表现

（1）CT:在CT上,支气管囊肿为单发,边缘光滑,无明显囊肿壁、密度均匀的圆形或椭圆形肿块。肿块的密度值与囊肿的内容有关(图92-35)。约50%的囊肿密度比水高,可高达130 HU,由于囊肿内黏液含有高水平的蛋白质和草酸钙,与软组织病变难以鉴别。大约10%的病例可出现钙化;钙化通常位于外周囊肿壁上;偶见于囊肿内。

增强检查可鉴别纵隔囊肿与纵隔肿瘤。因为囊肿内容物并不强化,增强后有助于鉴别纵隔软组织和纵隔囊肿的内容物。相反,如果病变密度不均或中央强化,需首先排除肿瘤性病变。

（2）MRI:支气管囊肿无论囊肿内容物的性质如何,在MR T2加权像均为高信号,T1加权像信号因囊肿内容物而变化,囊液内蛋白质,存在出血,或黏液样物质均可影像T1加权像信号(图92-35)。如果囊肿内流体主要是浆液性,T1加权像呈低信号;相反,囊肿内为高蛋白物质或出血时T1加权像呈高信号(稍高于的骨骼肌或等于脑脊液)。由于蛋白质含量高或出血,支气管囊肿CT上可表现为软组织密度,在MRI上,T1加权和T2加权像高信号强度。支气管源性囊肿内有时可见液液平。

（三）心包囊肿　心包囊肿是罕见的心包先天性异常,这是早期发育过程中前心包隐窝的异常融合,

但也可能继发于胸外科手术后。囊壁由结缔组织和一层间皮细胞组成。心包囊肿通常含有清亮液体,通常发生在心膈角,最常见于右侧。其他位置心包囊肿需与支气管源性囊肿或胸腺囊肿鉴别。

影像学表现

（1）胸片:胸片显示心下缘边界(即心膈角)模糊,局限性不透明区(图92-36)。二维超声心动图和经食管超声心动图有利于心包囊肿的诊断。

（2）CT和MRI:CT上大多数心包囊肿边界清楚,呈单房性肿块。肿块含单纯的液体密度,CT值约0~20 HU,增强后肿瘤不强化(图92-36)。肿瘤壁罕见钙化。在MRI T1加权像上,囊肿通常有均匀的低信号强度,T2加权像上为类似液体的高信号强度。

（四）肿瘤囊性变　几乎所有的前纵隔肿瘤有时会发生囊性变,致肿瘤内液体积聚。如果囊性变广泛,CT或MRI及大体形态上很难与先天性囊肿鉴别。囊性变可发生在胸腺上皮肿瘤,生殖细胞肿瘤,淋巴瘤,淋巴结转移瘤和神经源性肿瘤。实质肿瘤囊性变多见于放疗或化疗后,但亦可见于治疗前。纵隔脓肿或假性胰腺囊肿表现为一个含液体的纵隔囊性肿块,但临床表现可与真正的囊肿或肿瘤进行鉴别。

九、各种其他前纵隔肿块

（一）甲状腺肿块　最常见的纵隔甲状腺肿块是结节性甲状腺肿,最常见于40岁以上的女性;偶尔可见甲状腺炎和甲状腺癌。大约80%的纵隔甲状腺肿瘤起源于下极或峡部,可延伸到前纵隔或中纵隔。剩余大部分源于甲状腺叶后方并延伸至气管后的后纵隔。胸内甲状腺肿通常无症状,在行胸片或CT检查时偶然发现。阳性症状包括呼吸窘迫(可由颈部的某些动作加重)和声音嘶哑。

影像学表现

（1）胸片:甲状腺肿块,通常边界清楚,可延伸到纵隔,致气管狭窄、移位。前纵隔和中纵隔的甲状腺肿可致气管向后外侧移位,后纵隔的甲状腺肿可将气管向前方推移。

（2）CT:甲状腺肿块在CT上表现包括与颈部甲状腺相连的纵隔肿块,可见局灶性钙化(图92-37)。胸内甲状腺平扫密度常大于100 HU,增强后由于甲状腺含碘,可见明显的长期强化(2分钟),增强后局灶性低密度区常由于出血或囊肿所致。在CT上根据肿瘤是否扩散到相邻组织或淋巴结,可鉴别甲状腺癌和甲状腺肿。然而在大多数病例,甲状腺癌的

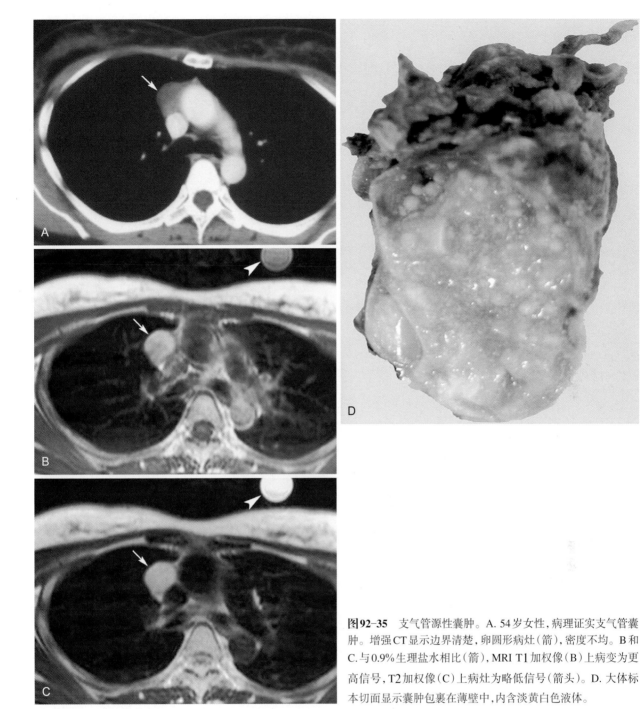

图92-35 支气管源性囊肿。A. 54岁女性,病理证实支气管囊肿。增强CT显示边界清楚,卵圆形病灶(箭),密度不均。B和C.与0.9%生理盐水相比(箭),MRI T1加权像(B)上病变为更高信号,T2加权像(C)上病灶为略低信号(箭头)。D. 大体标本切面显示囊肿包裹在薄壁中,内含淡黄白色液体。

边界清楚。局限性低密度及钙化灶可见于良性和恶性肿块。

(二)甲状旁腺肿瘤 甲状旁腺肿瘤在前纵隔非常罕见。可能与胸腺与甲状旁腺在胚胎发育过程中迁移时细胞残余所致。大多数为腺瘤或异常增生;偶尔可见恶性肿瘤(甲状旁腺腺癌)。与大多数其他纵隔肿块不同,甲状旁腺肿瘤通常根据临床和实验室结果诊断。因为大部分肿瘤具有功能性,患者可出现

甲状旁腺功能亢进症状,包括厌食、乏力、疲劳、恶心、呕吐、便秘和肌力下降。

影像学表现

(1)胸片:大多数纵隔甲状旁腺病变很小,平片上不易查见。

(2)CT:CT上,纵隔甲状旁腺腺瘤,通常为很小结节,增强后可见强化(图92-38)。病灶外观可类似于淋巴结。大多数肿瘤发生在前纵隔上部;少见部

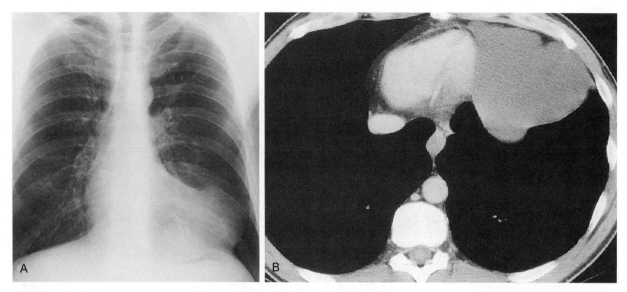

图92-36 心包囊肿。A. 46岁男性，后前位胸片示左心膈角区边界清晰的不透明区。B. 增强CT扫描显示为水样密度的囊肿。手术证实为心包囊肿。

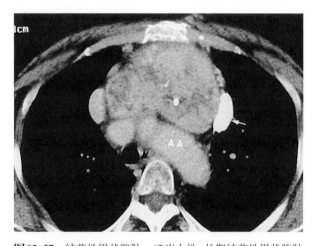

图92-37 结节性甲状腺肿。67岁女性，长期结节性甲状腺肿史，增强CT显示前纵隔肿块，密度不均匀，有小钙化。肿块位于主动脉弓（AA）和无名动脉前房，左头臂静脉（箭）受压移位。（引自 *Müller NL, Fraser RS, Colman NC, et al. Radiologic Diagnosis of Diseases of the Chest. Philadelphia: Saunders, 2001.*）

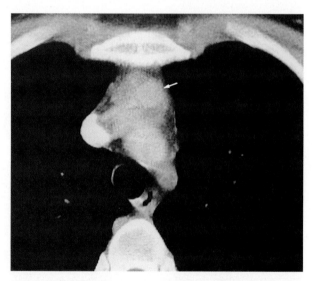

图92-38 纵隔甲状旁腺腺瘤。30岁女性，甲状旁腺功能亢进患者，增强CT显示左头臂静脉下缘边界模糊的结节（箭）。右头臂静脉内可见对比剂影。手术切除病理证实甲状旁腺腺瘤。（引自 *Müller NL, Fraser RS, Colman NC, et al. Radiologic Diagnosis of Diseases of the Chest. Philadelphia, Saunders, 2001.*）

位为食管旁区，位于主肺动脉窗罕见。

（3）MRI：T1加权像上，甲状旁腺腺瘤相对肌肉而言呈低信号或等信号，T2加权像为高信号。钆作对比剂增强，肿瘤通常可见强化。

（4）核素显像：纵隔甲状旁腺核素显像常用⁹⁹ᵐTc-甲氧基异丁基异腈。最佳评估方式为⁹⁹ᵐTc-甲氧基异丁基异腈联合SPECT进行扫描。由于闪烁扫描术

空间分辨率有限，SPECT显像联合MRI快速自旋回波成像，可提供对高功能腺体的功能和解剖学的综合评价。

（三）纵隔脂肪增多症 脂肪增多症是一种罕见的非肿瘤性纵隔脂肪组织沉积，位于正常脂肪部位。脂肪过多症常与皮质醇增多有关，如库欣综合征、异位促肾上腺皮质激素综合征、长期皮质类固醇激素治

疗(图92-39)。上纵隔为本病最常受累部位；然而，往往脂肪增多症常弥漫累及整个纵隔。

影像学表现

（1）胸片：胸部平片，脂肪过多症表现为纵隔两侧对称性加宽，边界光整，如果脂肪积聚过多可见分叶（图92-39）。可见胸膜心包脂肪垫异常增大。

（2）CT：在CT上，根据均匀脂肪密度（-70~130 HU）可以进行诊断（图92-40，图92-39）。

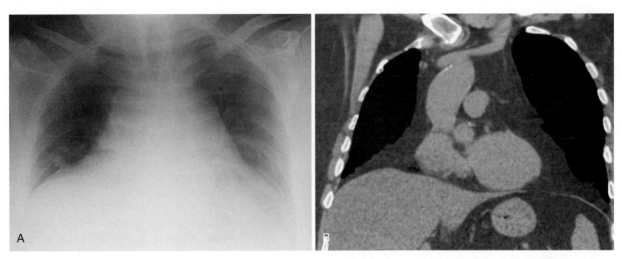

图92-39 纵隔脂肪增多症：影像学表现。A. 长期使用糖皮质激素治疗的患者后前位胸片显示纵隔和心脏轮廓明显增大。B. 冠状位重建显示纵隔脂肪大量增加，心膈脂肪垫增大。心脏大小在正常范围内。

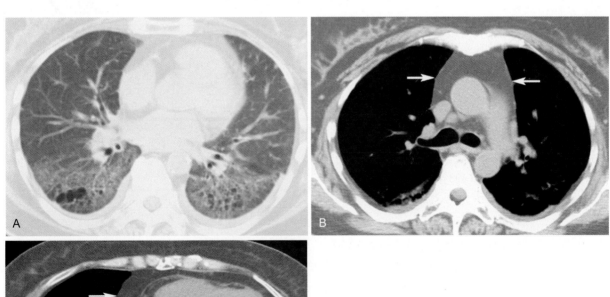

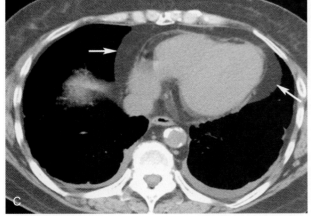

图92-40 纵隔脂肪增多症。A. 52岁女性，多发性肌炎患者，长期口服糖皮质激素治疗。CT显示网状和磨玻璃影，支气管扩张，左下肺囊性变，符合非特异性间质纤维化。B和C. CT平扫显示纵隔大量均匀密度的脂肪，位于主动脉-肺动脉被两侧（B图中箭），而对上腔静脉或气管隆凸，周围的心包和心室腔无明显占位效应（C图中箭）。另外附见继发于多发性肌炎的双侧胸膜炎导致胸腔积液。

医生须知

- 恶性生殖细胞肿瘤主要发生在年轻男性,通常可见血清AFP升高和/或β-人绒毛膜促性腺激素升高
- T细胞淋巴瘤可见血清肿瘤标志物—白介素-2受体
- 全身症状,如发热,盗汗,体重减轻,支持淋巴瘤。胸腺瘤患者年龄多超过40岁,而纵隔淋巴瘤患者通常是比较年轻
- 约80%的胸腺瘤伴重症肌无力患者血清抗

乙酰胆碱受体结合抗体阳性,特异度为98%
- CT是评估前纵隔肿块最重要的成像方式。MRI有助于肿瘤局部侵犯的评价。FDG-PET,特别是PET-CT,有助于淋巴瘤的分期和恶性淋巴瘤和前纵隔肿瘤患者的随访
- 前纵隔肿瘤的诊断通常可以通过CT引导下穿刺活检证实的。不能进行穿刺活检者,需行手术活检以明确诊断

要点

- 50%的前纵隔肿瘤为胸腺瘤
- 大多胸腺瘤见于40岁以后的患者
- 约40%的胸腺瘤患者可合并重症肌无力
- CT和MRI有助于鉴别低危险性胸腺瘤、高危险性胸腺瘤和胸腺癌
- 生殖细胞瘤约占成人纵隔肿瘤的15%,大多数为良性(畸胎瘤)
- 畸胎瘤患者,CT可以见液体、脂肪及软组织密度,50%的患者可见钙化
- 恶性生殖细胞瘤通常仅见于男性

- 恶性生殖细胞瘤患者,邻近脂肪间隙模糊
- 约80%~90%的恶性生殖细胞瘤可见AFP和/或β-HCG升高
- 原发纵隔淋巴瘤占前纵隔肿瘤的20%,伴发纵隔淋巴结肿大有助于淋巴瘤的诊断
- FDG-PET,尤其是PET-CT有益于淋巴瘤的分期及评估肿瘤对治疗的反应
- 前纵隔肿瘤的鉴别诊断和治疗需要临床医师,外科医师,肿瘤科医师及放射科医师团队合作;关于前纵隔肿瘤的鉴别诊断见于表92-4

表92-4 前纵隔肿块鉴别诊断:临床,病理及影像学表现

肿块	年龄(平均年龄)	性别	临床	病理组织学	影像学
胸腺增生					
真正胸腺增生	<20岁	M=F	无症状,胸腺应激后	均匀胸腺增大	胸腺肿大或肿块密度或信号强度均匀
淋巴组织增生	<40岁	M<F	重症肌无力、自身免疫性疾病	大体正常;淋巴滤泡增生	正常或胸腺增大;胸腺均匀密度或信号
低风险胸腺瘤(A,AB,B1型胸腺瘤)	>40岁(50~60)	M=F	无症状或副肿瘤综合征:重症肌无力,低丙种球蛋白血症,再生障碍性贫血,僵人综合征	光滑或分叶状肿块,间隔,小叶,可有囊性变或钙化	光滑或分叶状肿块,有包膜,细小的间隔;均匀;胸膜种植;FDG摄取减少
高风险胸腺瘤(B2,B3型胸腺瘤)					分叶状或不规则肿块;不均质;囊性病变;钙化;局部浸润;胸膜种植;FDG中度摄取

（续表）

表92-4 前纵隔肿块鉴别诊断：临床，病理及影像学表现

肿块	年龄（平均年龄）	性别	临床	病理组织学	影像学
胸腺癌（如，鳞状细胞癌，基底细胞癌）	>40岁（50~70）	M>F	症状多由于原发肿瘤或转移所致，无重症肌无力症状	局部侵袭性肿瘤，不同组织类型；坏死	肿瘤大，密度或信号均匀或不均匀；可有局灶性钙化灶；坏死或囊性改变；局部浸润；淋巴结肿大；转移FDG摄取增加
神经内分泌癌（高分化，低分化）	>40岁（45~70）	M>F	胸部症状常见；上腔静脉综合征；库欣综合征；MEN-1；类癌综合征罕见	局部侵袭性肿瘤；无分叶；坏死；钙化；高分化-有丝分裂率低；低分化-有丝分裂率高	肿瘤大，不均质；T2加权像的信号强度很高；坏死/囊性变；钙化；局部浸润；淋巴结肿大；高转移率；无论转移与否有时原发肿瘤FDG阴性；FDG摄取增加
生殖细胞肿瘤					
畸胎瘤（成熟的，不成熟）	<40岁（20~30）	M=F	无症状或胸部症状；肿瘤破裂	多房囊性肿块；源于2~3个胚层的多器官组织	多房囊性肿块；通常含有脂肪，液体，软组织，50%钙化
精原细胞瘤	<40岁（20~40）	M	50%~70%胸部症状；30%~40%β-HCG阳性	大，相对均匀肿块	大，相对均匀肿块；局部侵袭性
非精原细胞性恶性生殖细胞肿瘤	<40岁（10~30）	M>F（卵黄囊肿瘤=M<F）	60%~90%胸部症状；AFP，β-HCG，LDH，Klinefelter综合征，造血系统肿瘤	大，密度不均；坏死；不同的组织学类型和混合瘤	大，不均质，常伴坏死，出血，脂肪，钙化；局部浸润；淋巴肿大；经常转移
淋巴瘤					
非霍奇金淋巴瘤；PMLBCL，T-LBL/L	<40岁（20~30）；（10~20）	M<F；M>F	全身症状；上腔静脉综合征；快速增长	大，不均质；B-细胞CD20⁺；T细胞TDT阳性	巨块；侵袭性强；实性；常见低密度区；上腔静脉综合征；胸腔积液；FDG-PET阳性
霍奇金淋巴瘤，NSHL	<40岁（20~30）	M<F	B组症状；胸部症状；可触及淋巴结	肿瘤大，不均质；纤维束；R-S细胞；CD30⁺，CD15⁺	巨大胸腺肿块；纵隔淋巴结肿大（多个、连续的）；转移；大血管穿过肿瘤；⁶⁷Ga，FDG-PET阳性

MEN-1，多发性内分泌肿瘤，1型；β-HCG素，β-人绒毛膜促性腺激素；AFP，α甲胎蛋白；LDH；乳酸脱氢酶；FDG-PET，氟脱氧葡萄糖正电子发射断层扫描；PMLBCL，原发性纵隔大B细胞淋巴瘤；T-LBL/L，前体T淋巴母细胞白血病/淋巴瘤；TDT：末端脱氧核苷酸转移酶；NSHL，结节硬化型霍奇金淋巴瘤。M：男性；F：女性。

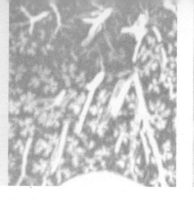
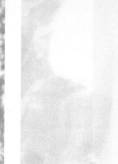

第93章

中后纵隔肿瘤

Tomás Franquet

中纵隔结构包括心包和心包内结构,升主动脉和主动脉弓,上腔静脉和下腔静脉,头臂(无名)动脉和静脉,膈神经和迷走神经头侧,气管和主支气管以及它们相邻的淋巴结,主肺动脉和肺静脉(见第1章和第2章)。后纵隔前方以心包和横膈的垂直部分为界,侧面以纵隔胸膜为界,后面以胸椎为界。后纵隔内容物包括胸主动脉、食管、胸导管、奇静脉、半奇静脉、自主神经、脂肪和淋巴结。中纵隔和后纵隔在侧位胸片上并不能区分,因此这两部分在这一章一起讨论。

为了临床实践的方便,在侧位胸片上在沿着气管前缘及心后缘画一条线,在椎体前缘的后1 cm画一条线,两条线之间的病变可以考虑肿块发生在中或后纵隔(图93-1,见第1章)。在这个区域中最常见的疾病是:淋巴结病,肿瘤,肿瘤样病变,囊肿,血管病变,膈疝和食管的疾病(表93-1)。

尽管一些作者认为位于椎体前缘后方的肿瘤属于后纵隔肿瘤,但是更准确地说,这个肿瘤所在的区域应属于脊柱旁区域而不是纵隔区域(见第94章)。

淋巴结病

一、病因学,发病率及流行病学

当纵隔淋巴结短径大于10 mm时,被认为淋巴结肿大。淋巴结肿大的鉴别诊断主要取决于肿大的淋巴结是位于中纵隔(包括气管旁,隆凸下和主肺动脉窗)还是位于肺门,血管前或者后纵隔。淋巴结肿大是导致纵隔肿块的最常见的原因之一。纵隔淋巴结肿大常见的原因包括淋巴瘤、转移瘤、肉芽肿性感染

表93-1 中后纵隔肿瘤常见的原因
淋巴结病
淋巴瘤,白血病
转移瘤:头颈,泌尿生殖道,乳腺,黑色素瘤
巨淋巴结增生(Castleman病)
肉芽肿性淋巴炎:肺结核,组织胞浆菌病,球孢子菌病,结节病
肿瘤和肿瘤样病变
原发性气管肿瘤
主肺动脉间的副神经节瘤(非嗜铬性副神经节瘤)
囊肿
支气管源性囊肿
前肠源性重复囊肿
胰腺假性囊肿
胸导管囊肿
血管异常
肺主动脉的扩张
纵隔静脉的扩张
上腔和下腔静脉
上腔静脉综合征
奇静脉和半奇静脉
左上肋间静脉
主动脉和其分支的异常
动脉瘤
主动脉夹层
主动脉先天畸形
食管疾病
肿瘤
憩室
巨食管症
食管静脉曲张
失弛缓症
膈疝
食管裂孔疝

和结节病（表93-1）。

胸内病变以霍奇金淋巴瘤和非霍奇金淋巴瘤最为常见的。纵隔淋巴结肿大也可见于白血病患者，特别是慢性淋巴细胞白血病。霍奇金淋巴瘤是纵隔淋巴瘤最常见的类型。高达85%的霍奇金淋巴瘤患者有纵隔淋巴结肿大，通常影响血管前、气管旁、肺门和隆凸下淋巴结。大约10%的患者淋巴结病变可延伸到肺部当中。非霍奇金淋巴瘤（40%~50%）相对于在霍奇金淋巴瘤（85%）在胸腔中少见。通常非霍奇金淋巴瘤患者更常见位于血管或气管前单组淋巴结受累。

约30%支气管肺癌患者诊断时已有纵隔淋巴结肿大，最常见的是中纵隔淋巴结。胸外恶性肿瘤转移导致纵隔淋巴结肿大是较少见的。来源于头部、颈部、泌尿生殖道、乳腺的原发性恶性肿瘤和恶性黑色素瘤最有可能转移到胸内淋巴结。这些转移经常伴有淋巴或血行播散到肺部。

60%~90%的结节病患者会累及到纵隔淋巴结。最常见的是肺门和右气管旁的淋巴结的肿大。在无中纵隔淋巴结肿大时，前、后纵隔淋巴结肿大少见。这些疾病和其他少见疾病会在这本书中其他地方讨论。

二、影像学表现

在大多数情况下，一旦胸片检查或怀疑纵隔或肺门异常时，通常需要做横断面成像。淋巴结可能由脂肪分隔或聚合成巨大肿块。CT或MR可用于评估病变的位置和范围（图93-2）。

在影像学上的鉴别诊断受到患者的年龄、全身症状的有无，免疫状态和淋巴结肿大特点的影响。例如，在无全身症状的年轻成年人中，双侧对称的肺门及纵隔淋巴结肿大的存在提示最有可能是结节病。有全身性症状的患者或存在不对称的淋巴结肿大，应

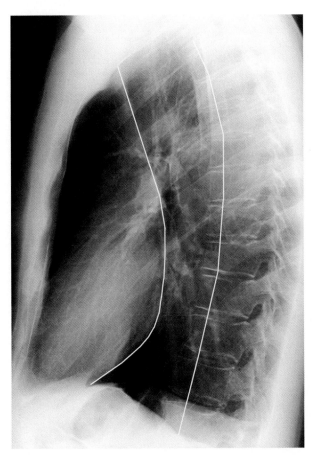

图93-1 胸片上纵隔区域。在侧位胸片上若肿块位于沿着气管前缘画的一条线和心脏后缘之间，那么就可认为肿瘤位于前纵隔。若肿块在这条线与在椎体从后向前1 cm的区域之间，就可认为其在中或后纵隔。肺外肿块位于这条线之后，通常被认为是位于脊柱旁区域。

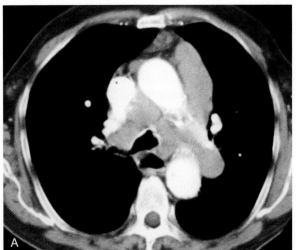
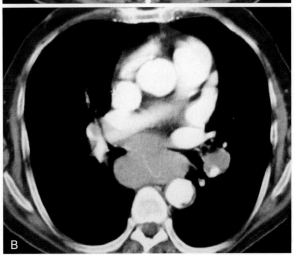

图93-2 中后纵隔淋巴结肿大。增强CT显示在气管旁，血管前，隆凸下增大的淋巴结，两侧肺门淋巴结有不对称的肿大。患者，女，67岁，患慢性淋巴细胞白血病。

怀疑淋巴瘤或转移瘤的存在。典型纵隔淋巴结通常边界清晰的。淋巴结边界不清和邻近脂肪间隙模糊等炎症或纤维化反应，被认为存在严重的感染，纤维性纵隔炎和侵袭性的肿瘤。点状钙化灶最常见的原因为肉芽肿性感染（结核，组织胞浆菌病），尽管它们也可见于矽肺患者或者转移性成骨肉瘤及黏液腺癌患者。淋巴结结核病、真菌感染、支气管肺癌转移癌和淋巴瘤是最常见的在静脉注射对比剂后具有低强化性的疾病。单一组肿大的纵隔淋巴结明显强化为Castleman病的一个特征。

Castleman病
（巨大淋巴结增生症）

Castleman病（也被称为血管滤泡性纵隔淋巴增生，血管瘤淋巴结错构瘤和纵隔巨大淋巴结增生症）被称为不明病因及发病机制的良性淋巴增生症。

一、病因学，发病率及流行病学

Castleman病可影响纵隔淋巴结，但有报道累及肺、胸膜和胸壁。在胸腔外的多个部位包括子宫颈、肠系膜、腹膜后淋巴结和脾也有报道。虽然它的病因和发病机制尚不清楚，多数学者认为，它是由于对一种不明的介质产生少见淋巴结反应，这种介质最有可能具有病毒的性质。

该疾病有两种组织学类型。透明血管型是最常见的（约占90%），其特征是有大量生发中心散在大量的淋巴细胞和由透明片围成的多毛细血管中间。生发中心是由淋巴细胞同心袖口排列成半透明模式，发育不全的毛细血管后小静脉使病变部位有着血管的外观。浆细胞型是由一层成熟及未成熟的浆细胞组成，生发中心之间混合有免疫母细胞、淋巴细胞和巨噬细胞。

二、临床表现

Castleman病影响所有年龄的患者，并不受性别影响。本病可表现为局限性或多中心（播散）的形式。局限性的表现形式为单发，边界清楚的纵隔肿块，或者是合并相关淋巴结肿大的浸润性肿块。多中心的形式表现为弥漫性纵隔淋巴结肿大。

Castleman病的局限型或透明血管型往往发生在青壮年，并且在手术治疗后预后良好。多中心型或血浆细胞类型比较少见（约占10%的病例），通常为多中心，并表现为全身淋巴结肿大。和局限型相比，它更常见于老年人和合并有全身性疾病且临床表现为发热、多汗、乏力、贫血、淋巴结肿大、肝脾肿大的患者。

三、影像学表现

（一）胸片 Castleman病的局限透明血管型通常在影像学表现为孤立性、边界清晰的、光滑或分叶状肿块，于肺门或中后纵隔最常见。偶尔，病变也可发生于其他部位，包括主动脉肺动脉窗、后纵隔、胸壁。多中心血浆细胞型的Castleman病往往累及纵隔多个区域，表现为弥漫性纵隔增宽，也可发生弥漫性肺部受累，通常是由淋巴细胞性间质性肺炎引起。

（二）CT 在平扫CT中，局限透明血管型Castleman病通常表现为均匀低密度软组织肿块或肿大的淋巴结。中心常可见粗大钙化灶。由于富含血管，透明血管型的肿大淋巴结在注射对比剂后有明显均匀强化。多中心型Castleman病在静脉注射对比剂后的典型表现为纵隔和肺门多个轻度肿大淋巴结轻度均匀强化（图93-3）。

多中心型的Castleman病通常肺部表现为淋巴细胞性间质性肺炎。在高分辨率CT，该病表现为边界不清的小叶中心结节，薄壁囊肿和增厚的支气管血管束和间隔。少见的病变是胸膜下结节、磨玻璃样阴影、空洞和支气管扩张。

（三）MRI 在MRI上，同纵隔脂肪的病变信号相比，该病变信号为低信号，但是在T1加权像和T2加权像中同骨骼肌的病变信号相比，该病变信号为高信号。由于病变处丰富的血管，注射对比剂后，会出现弥漫性增强的现象。在CT或MRI上，淋巴结的强化在多灶型中并不凸出。

典型征象：Castleman病（巨大淋巴结增生症）

- 两种组织类型：透明血管型和浆细胞型
- 透明血管：孤立性、边界清晰，光滑或者分叶状肿块，通常位于肺门或者中纵隔
- 浆细胞型：纵隔、肺门、颈部、腹腔淋巴结肿大，多中心疾病
- 均匀的软组织密度
- 透明血管：在对比剂静脉注射后有明显增强
- 浆细胞型：轻度增强；可能由于淋巴细胞性间质性肺炎而累及到肺部

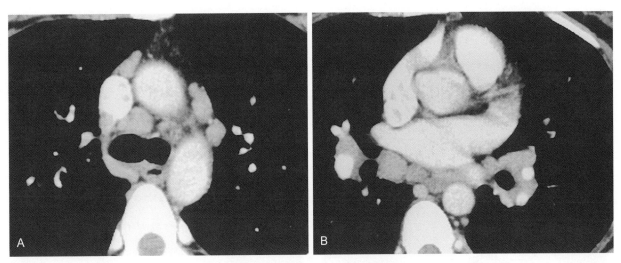

图93-3　多中心的Castleman病。44岁女性，增强CT显示纵隔和两侧肺门的淋巴结的肿大，通过淋巴结活检确诊为Castleman病。(鸣谢 *Dr. Takeshi Johkoh, Department of Radiology, Osaka University Medical School, Osaka, Japan. From Müller NL, Fraser RS, Colman NC, Paré PD. Radiologic Diagnosis of Diseases of the Chest. Philadelphia: WB Saunders, 2001.*)

肉芽肿性淋巴结炎

　　肉芽肿性淋巴结炎主要是指由于感染或者结节病而导致的慢性病。感染性病原体类型多样，例如肺结核和组织胞浆菌病，在疾病的急性阶段能够引起纵隔淋巴结增大。在感染性肉芽肿中，淋巴结病变往往是单侧的。在肺结核中，淋巴结增大通常能够在肺病变的同侧能够被看到，但是对侧也可以见到，并且并不少见。不伴有肺病的淋巴结病变少见。CT显示包括直径>2 cm的多个纵隔淋巴结，且中心有低密度区；对比剂注射后显示出边缘强化(图93-4)。已有报道显示类似的发现也在真菌感染、转移瘤、卡波西肉瘤、淋巴瘤患者，偶见于结节病患者。结节外的感染扩散到邻近纵隔组织可能导致局部或者弥漫的急性感染性纵隔炎或者导致慢性纤维性纵隔炎(见第91章)。

肿瘤和肿瘤样病变

原发性气管肿瘤

　　气管肿瘤罕见。原发和转移性肿瘤可表现为病变气管壁向外延伸到气管旁间隙和纵隔。本病的症状包括：咳嗽，喘息，咯血和喘鸣。支气管镜检查显示了气管内部的无蒂或息肉样肿块。通过胸片和CT可以在气管内看见肿瘤。在评估腔外扩散和气管肿瘤是否在纵隔延伸方面，CT要优于支气管镜检查法。在CT上，恶性气管肿瘤呈现为息肉样病变，孤立无蒂病变，气管腔的偏心性变窄或者气管壁增厚。邻近的恶性肿瘤侵犯气管通常会形成一种不对称的、不规律的气管变窄，通常会伴有纵隔肿块(图93-5)。

主肺动脉间的副神经节细胞瘤(非嗜铬性副神经节瘤)

　　副神经节由神经上皮细胞组成，是神经内分泌系统的重要结构并且分布于全身。副神经节瘤(非嗜铬性副神经节瘤)这种内分泌肿瘤病起源于副神经节，比如颈动脉体、颈静脉球、Zuckerkandl体和其他部位。在纵隔中，副神经节瘤好发于这两个部位：上方以主动脉为界，下方以肺动脉为界，两侧分别以动脉韧带和右肺动脉为界的外膜组织(主肺动脉间的副神经节细胞瘤)；在邻近肋骨后部脊柱旁的交感神经链的部分神经节(脊椎旁的副神经节瘤，见第94章)。

一、病因学，发病率及流行病学

　　主肺动脉间的副神经节瘤是少见的肿瘤。可出现在各个年龄群，女性居多。发病的平均年龄是45~50岁。尽管被描述为一种不活跃的、慢性生长的肿瘤，大约有10%的副神经节瘤是恶性的。副神经节瘤的临床表现是由细胞特性，肿瘤细胞分泌能力和

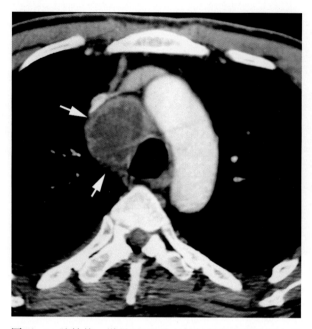

图93-4　肺结核。增强CT显示右侧气管旁淋巴结肿大的低密度影且环状强化（箭）。患者，21岁，男，艾滋病伴有肺结核。

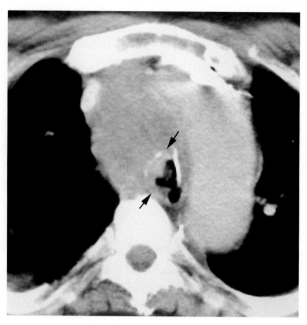

图93-5　乳腺癌转移。在主动脉弓层面，增强CT显示大的纵隔肿块侵袭气管侧壁并扩展进入气管腔（箭）。患者，女，54岁，乳腺癌转移导致气管旁明显的淋巴结肿大并侵袭气管。

肿瘤位置决定的。手术后，主肺动脉间的副神经节瘤可能会局部复发（55%例）。据报道大约25%的患者发生转移。

二、临床表现

大约有50%的患者在诊断时是无临床症状的，并且主肺动脉间的副神经瘤在胸片中可以被发现的。它们有时会压迫或者侵犯局部组织并引起嘶哑、吞咽困难、胸痛、咯血，偶尔会出现上腔静脉综合征。一些女性患者，同时或不同时伴有胃间质瘤，肺软骨瘤（Carney's triad）。

三、影像学表现

（一）胸片　在胸片上，主动脉间的副神经瘤表现为一种圆形的，直径在1.2~7 cm边界清楚的纵隔肿块，与心脏和主动脉弓基底处密切相连。有时，肿瘤会位于隆突下或者后纵隔处。

（二）CT　在CT平扫中，主肺动脉间的副神经节瘤可表现为均匀密度或者肿瘤由于中央部分出现坏死而产生低密度区域。在对比剂静脉注射后，肿瘤通常会显示出明显强化（图93-6）。

（三）MRI　磁共振成像为外科手术提供了CT之外的信息，对那些肾上腺副神经节瘤高风险患者来

说是一种有用的筛选工具。在MRI上，副神经节瘤的信号强度在T1加权像上是低于或等于肌肉信号，在T2加权像上是高信号。

典型征象：主肺动脉间的神经节细胞瘤（非嗜铬性副神经节瘤）

- 边界清楚的纵隔肿块（直径1.2~7 cm）
- 与心脏和主动脉弓的基底部紧密相连
- 在CT平扫中是均匀的，也可包含大面积的坏死区域
- 在T1加权像中同骨骼肌相比为低信号或者等信号
- 在T2加权像中为高信号

········· **囊肿** ·········

支气管囊肿

支气管囊肿是先天性病变。有时，它们被认为与其他先天性肺畸形，例如肺隔离征和肺叶内肺气肿等

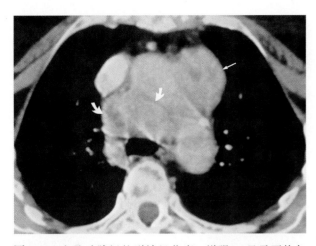

图93-6 主肺动脉间的副神经节瘤。增强CT显示不均匀密度的软组织肿块累及主肺动脉窗(直箭)和气管旁区域(弯箭)。患者,68岁,女,手术证实纵隔的副神经节瘤。(引自 *Müller NL, Fraser RS, Colman NC, Paré PD. Radiologic Diagnosis of Diseases of the Chest. Philadelphia, WB Saunders, 2001.*)

有关。支气管囊肿是由假复层纤毛柱状上皮细胞所覆盖,典型的囊肿通常伴有平滑肌、黏液腺或在囊肿壁中发现软骨。

支气管囊肿通常在儿童或成年早期发现。患者可无症状或由于压迫相邻结构而继发产生胸部疼痛,咳嗽,呼吸困难等症状。气道阻塞可以发生在婴儿和儿童。支气管囊肿可因出血或感染突然增大。

影像学表现

(一)胸片 在胸片上,支气管囊肿表现为边界光滑、锐利、常位于前中纵隔,与气道有密切联系(图93-7)。在隆凸下的位置,他们可导致奇静脉食管隐窝上方局部凸起。有时,可发现局部的钙化灶。

(二)CT CT平扫见一个圆形或椭圆形、均匀的水样密度或软组织密度影。静脉注射对比剂后无强化(图93-8)。由于黏液囊肿中富含高蛋白质或草酸钙类,所以CT值可以超过100 HU。

(三)MRI 在MRI上无论囊肿的性质,支气管囊肿患者在T2加权像上均呈均匀高信号,但信号强度在T1加权像上是多变,这是因为病灶里面有蛋白质的存在,出血,或黏液状的物质(图93-7)。蛋白质含量高的支气管囊肿在T1WI上显示为高信号。磁共振钆对比剂增强图像上,囊肿内部无强化,但强化的囊肿壁有助于勾画出薄壁的轮廓。MR有助于评估在CT图像上显示未充满液体的囊肿。

食管囊肿

食管囊肿(食管或前肠重复囊肿)比支气管囊肿少见。患者表现为类似支气管囊肿的症状。囊肿壁是由无角化的鳞状细胞排列构成或纤毛柱状上皮构成,有两层平滑肌;与支气管囊肿不同,食管囊肿中不含软骨。

影像学表现

在胸片上,食管囊肿表现为边界光滑、锐利,大多位于中后纵隔。囊肿通常在食管内部(内壁)或毗邻食管。它们无特别的征象与支气管囊肿相鉴别。食管造影可能有助于证实病灶位于纵隔内,解释食管症状或确定病灶的位置,但它很少能明确诊断。

在CT,食管囊肿表现为圆形或管状水样低密度,通常毗邻或在食管壁内(图93-9)。在MR上,食管囊肿信号特征类似于支气管囊肿。

胸导管囊肿

胸导管囊肿是一种罕见的后纵隔肿块,通常是在常规体检中发现。患者可无症状或出现胸部不适、呼吸困难、吞咽困难。

在胸片,胸导管囊肿表现为圆形或椭圆形,边界锐利,在后纵隔的囊性肿块。确诊建议通过淋巴管造影术并在X射线透视引导下通过对液体流动分析或在CT导引下行穿刺抽吸。

胰腺假性囊肿

胰腺假性囊肿内富含胰腺分泌物。纵隔胰腺假性囊肿是胰腺炎罕见但是致命的并发症。

在胸片上表现为边缘锐利的圆形或呈分叶状的不透明的均匀密度影。胸内的胰腺假性囊肿通常位于后纵隔,通过主动脉或食管裂孔进入纵隔;大多数患者有双侧或左侧胸腔积液,大多数患者是具有急性或慢性胰腺炎的临床症状的成年人。最常见的症状是胸部或腹部疼痛和呼吸困难。胰腺假性囊肿的并发症包括囊肿直接扩展到心包,导致填塞、血胸和支气管瘘。

在CT上,胰腺假性囊肿表现为圆形的均匀的水样低密度,并可能与胰腺有连续性(图93-10)。MR胆管造影一直用于诊断纵隔胰腺假性囊肿。

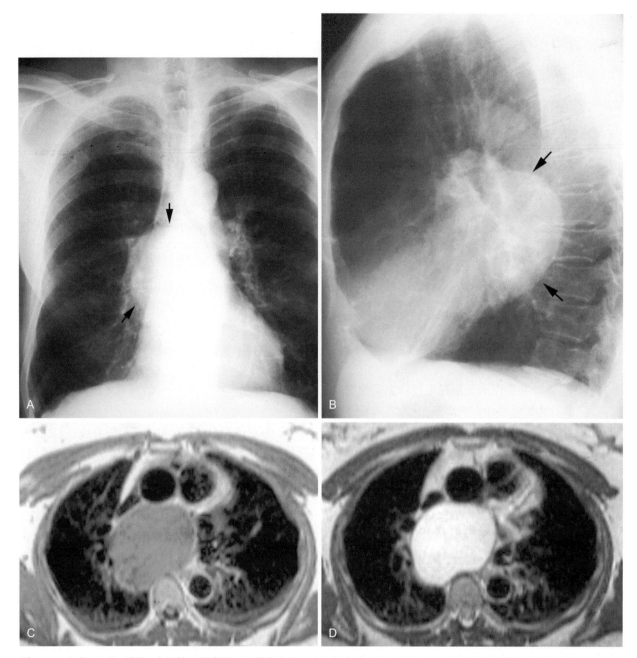

图93-7 患者，27岁，男性，支气管源性囊肿。后前位胸片（A）和侧位胸片（B）显示一个界限清楚的隆突下肿块（箭）。C. MR T1WI（1.3 T，重复时间/回波时间，500/25 ms）显示与脑脊液相比不均匀的增高信号的病变。D. MR T2WI（1.3 T，2 000/80 ms）显示与脑脊液类似的高信号强度和囊肿的表现一致。

典型征象：中后纵隔囊肿和囊性病变

- 边缘光滑、锐利的包块
- 在CT上表现为水样密度或均匀的软组织密度
- 增强扫描无强化
- 在T1WI上的信号多样

- 在T2WI上不管囊肿的性质都表现为高信号
- 支气管囊肿：最常见的是与气管或隆凸相邻
- 食管囊肿：在食管壁内或毗邻食管壁
- 胰腺假性囊肿：可能与胰腺相连续

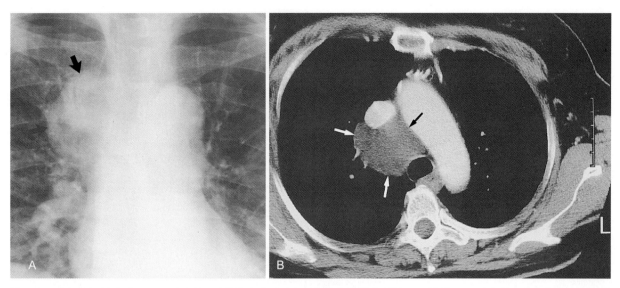

图93-8 支气管源性囊肿。A. 60岁女性，后前位胸片显示右侧气管旁的肿块（箭）。B. 增强CT显示病灶有着均匀的水样密度（箭），符合支气管源性囊肿的特征。CT值为9 HU。（引自 *Müller NL, Fraser RS, Colman NC, Paré PD. Radiologic Diagnosis of Diseases of the Chest. Philadelphia：WB Saunders, 2001.*）

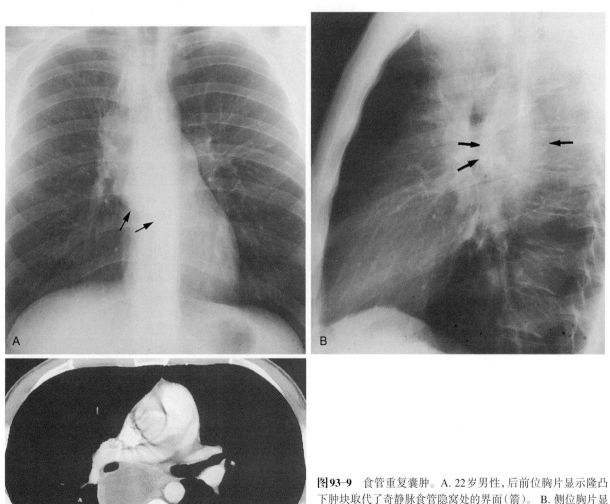

图93-9 食管重复囊肿。A. 22岁男性，后前位胸片显示隆凸下肿块取代了奇静脉食管隐窝处的界面（箭）。B. 侧位胸片显示肿块位于气管中间部的后面（箭）。C. 增强CT显示食管旁囊性肿块无增强。手术证实病变为食管重复囊肿（引自 *Müller NL, Fraser RS, Colman NC, Paré PD. Radiologic Diagnosis of Diseases of the Chest. Philadelphia：WB Saunders, 2001.*）

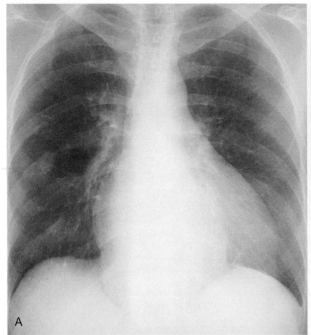

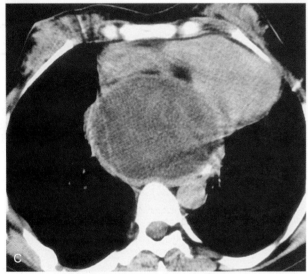

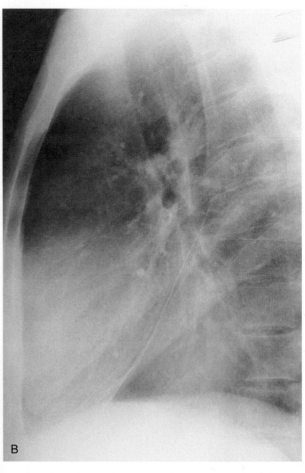

图93-10 胰腺假性囊肿,34岁女性,后前位(A)和侧位(B)胸片显示后纵隔增宽。C. CT显示壁光滑的大囊性肿块。病变随后被证实为胰腺假性囊肿。(鸣谢 *Dr. Michael Lefcoe, Department of Radiology, Victoria Hospital, London, Ontario, Canada. From Müller NL, Fraser RS, Colman NC, Paré PD. Radiologic Diagnosis of Diseases of the Chest. Philadelphia*:*WB Saunders, 2001.*)

血管异常(血管畸形)

主动脉延长随着年龄增大而发生,它可表现为类似一纵隔肿块,尤其是主动脉弓远端发生扭曲时。在这个层面上,扭曲的出现使得在后前位片上可见到两个主动脉结,此种表现像一个纵隔肿块。

上腔静脉的扩张通常是中心静脉压增高的结果,最常见原因是心脏失代偿。在胸片上,它表现为一边界清楚、光滑,使纵隔右侧增大的肿块。

奇静脉偶尔会扩张,表现为在肺门上右纵隔旁出现一个圆形的肿块。

各种先天性和获得性的异常都可能影响成年患者的肺动脉。肺动脉主干的增大可能是左右分流、肺动脉高血压、特发性主肺动脉扩张的结果。特发性的肺动脉扩张通常是在胸片或CT上无意间被发现的。它的特点是肺动脉主干增宽,伴有或不伴有右和左肺动脉扩张,肺动脉压力正常。患者无临床症状;扩张可以在几十年来呈稳定状态,通常不推荐外科手术治疗。

在胸片上,肺主动脉扩张会在左心缘出现一个边界光滑的局部凸起(图93-11)。磁共振成像主要用于对肺主动脉特发性扩张患者的诊断和随访。

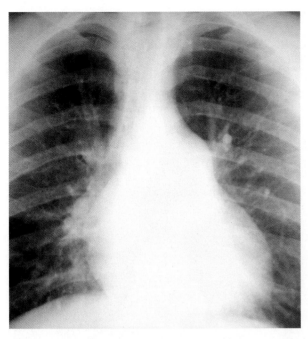

图93-11 特发性肺动脉主干扩张。后前位胸片显示左心缘有一光滑突起,被证实是由于特发性的肺动脉主干扩张。

上腔静脉综合征

上腔静脉管腔内的血栓形成、肿瘤浸润或纤维素性纵隔炎可造成上腔静脉阻塞(上腔静脉综合征)。支气管肺癌是上腔静脉综合征最常见的原因,在所有的病例中约占80%~85%,其次为淋巴瘤、转移瘤及纤维素性纵隔炎。纤维性纵隔炎是一种少见的良性疾病,是由于纵隔腔内的非细胞胶原蛋白和纤维组织增殖,包绕一些重要的结构例如上腔静脉、肺动静脉还有主要的气道,并最终导致这些结构的阻塞。上腔静脉综合征在第91章中也有描述。

奇静脉及半奇静脉扩张

奇静脉及半奇静脉的扩张通常与下腔静脉异常有关。虽然下腔静脉中断并且中断后与奇静脉、半奇静脉延续不是多脾症的特征性表现,但这是多脾症解剖中最常见的表现。

在已报道的多脾症病例中,50%的患者合并心脏畸形。其中包括双侧上腔静脉、下腔静脉中断伴有与奇静脉延续、室间隔缺损、房间隔缺损及先天性左室流出道阻塞。

下腔静脉中断并与奇静脉、半奇静脉延续在CT上很容易通过以下征象来确定:奇静脉弓扩张,椎旁

部分奇静脉及半奇静脉的扩张,以及在下腔静脉无明确显示流入下腔静脉的血管(图93-12)。

胸主动脉动脉瘤

一、病因学,发病率及流行病学

主动脉瘤是指主动脉壁的不可逆性扩张(累及壁内的三层结构)。通常认为当管壁直径超过5 cm或以上时会发生主动脉瘤。动脉瘤的体积越大,破裂的风险就越高。大部分胸主动脉瘤起源于动脉粥样硬化,通常见于老年人。动脉瘤通常表现为主动脉梭形扩张,大约50%发生于升主动脉,10%在主动脉弓,40%在降主动脉。升主动脉瘤可以由动脉粥样硬化、囊性中膜坏死或者是比较少见的感染(感染性动脉瘤)造成。囊性中膜变性是与升主动脉瘤联系最密切的病理学表现,可以是特异性的表现或是与结缔组织疾病如马方综合征或Ehlers-Danlos综合征的相关。

二、临床表现

大多数患者临床上无症状,通过常规胸片而发现动脉瘤。其临床表现取决于主动脉瘤的大小及部位。最常见的主诉是胸痛。主动脉弓动脉瘤引起的症状特别值得注意,因为它很可能是由于上腔静脉、喉返神经或者是气管支气管树的压迫造成的。降主动脉动脉瘤可以引起骨侵蚀,从而产生严重的疼痛。胸主动脉动脉瘤最严重的并发症是动脉瘤破裂导致死亡。

三、影像学表现

(一)胸片 升主动脉及近端主动脉弓动脉瘤通常向前及向右突出,远端主动脉弓及降主动脉动脉瘤向后及向左突出。长而曲折的主动脉和动脉瘤在胸片上不易区分。主动脉瘤须与任何附着于主动脉上的实质性肿块相鉴别(图93-13)。

(二)CT CT是诊断主动脉瘤的最常见检查方法。平扫CT可见主动脉周壁局部密度增高(半月征),提示由于急性内壁血肿所致主动脉破裂即将发生。增强CT可以准确评估动脉瘤的存在和范围及其与周围结构的关系和并发症的发生。

穿透性动脉粥样硬化性溃疡

穿透性动脉粥样硬化性溃疡是一种使动脉粥样硬化病灶溃疡性病变,它穿透了弹性层并与动脉壁内

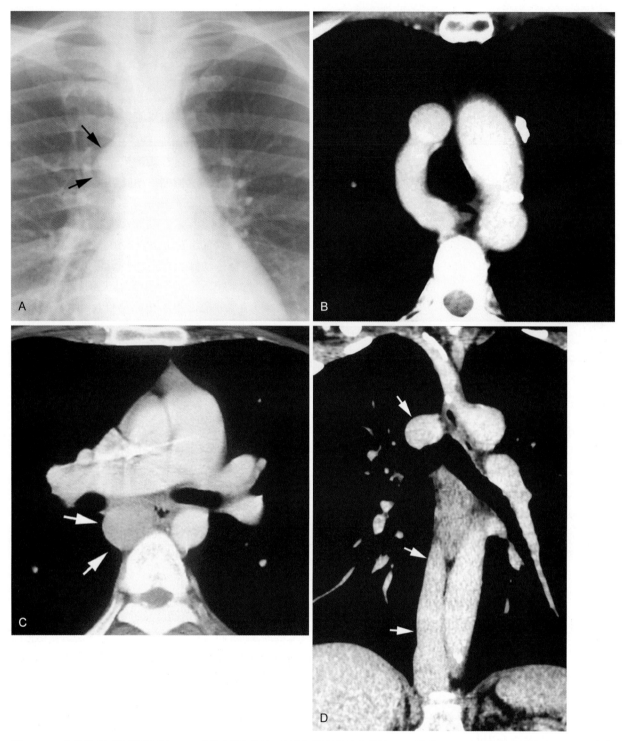

图93-12 奇静脉和下腔静脉延续。A. 近观后前位胸片，显示奇静脉的扩张（箭）。B. 增强CT显示奇静脉弓的扩大。C. CT在右肺动脉平面显示明显的奇静脉扩张（箭）。D. 冠状位重建增强CT显示扩张的奇静脉（箭），奇静脉和降主动脉的管腔一样大。患者，48岁，男性，无明显症状。

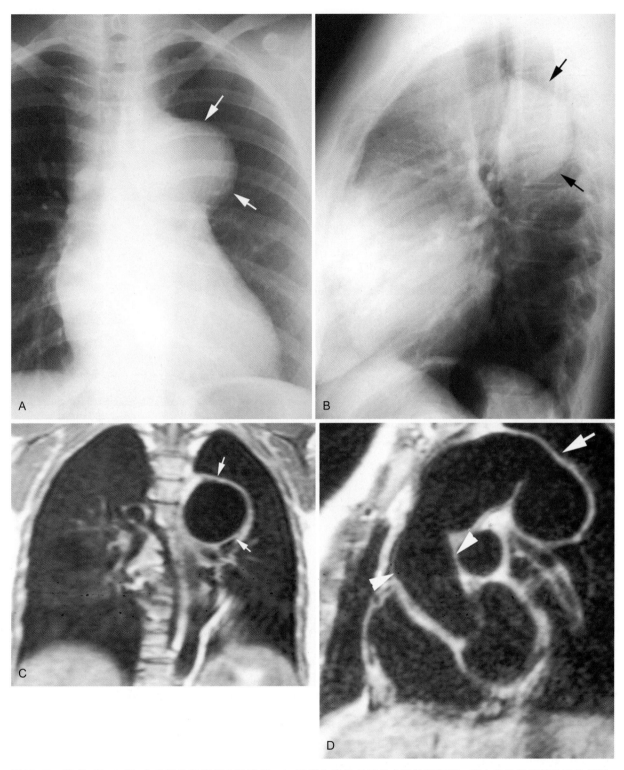

图93-13　患者，男，45岁，主动脉动脉瘤伴大动脉炎。A. 后前位胸片显示在主动脉肺窗有一较大的边界清楚的肿块（箭）。B. 侧位胸片上显示肿块向后延伸（箭）。C.冠状位心脏门控T1加权MRI显示主动脉弓上巨大的动脉瘤（箭）。D. 矢状位心脏门控T1加权像显示大主动脉的根部出现轻微的扩张（箭头）和动脉瘤样曲折的动脉弓（箭）。

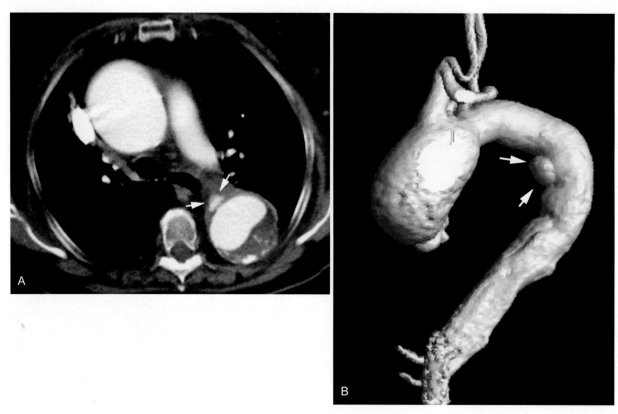

图93-14 患者,78岁,女性,穿透性动脉粥样化溃疡。A. 增强CT显示降主动脉的前部分出现穿透性溃疡(箭)。B. 三维重建增强CT也显示溃疡(箭)。

形成的血肿相关。

影像学表现

穿透性动脉粥样硬化性溃疡在CT表现为对比剂浓集出现在动脉腔之外,而且常与增厚并强化的动脉壁中层相连(图93-14)。

主动脉夹层

主动脉夹层是一种由于主动脉内膜撕裂引起的心血管急症,血流之后破入主动脉中层并形成一个假腔和一个真腔。这种夹层可以发生在破口的近侧和远侧,也可以由于滋养血管出血进入中层造成。大多数人在疾病发生的前两周内死亡。因此夹层可分为急性(<两周)和慢性(>两周)两种类型。Stanford分型法将主动脉夹层分为两种主要类型:A型指累及升主动脉;B型指起始远端至于左锁骨下动脉。Stanford A型夹层占所有主动脉夹层的75%,有较高的并发症发生率,并可能由于破裂入心包腔而威胁生命,引起心包填塞和死亡。B型夹层常常是稳定病变;60%有好的预后。

最常见的症状是突然发生剧烈胸痛,这在 A 型比B型更为常见。其他临床表现包括背痛、脉搏短促和晕厥。

影像学表现

(一)胸片 胸片对主动脉夹层的诊断价值有限。

(二)CT 主动脉夹层的诊断依赖于可见的内膜瓣和在真腔和假腔内的血流。近几年,多层螺旋CT造影成为评估主动脉夹层的首选方法(图93-15)。在急性和慢性夹层中,鸟嘴征是显示假腔的最有用指征,即内膜瓣在假腔外壁上形成的一个锐角。但有超过57%研究称在螺旋CT中出现主动脉运动伪影看起来像局限性的夹层。

(三)MRI MRI在评估主动脉夹层时,存在包括多平面重建图像采集、无放射性和无需注射对比剂的诊断优势。在临床实践中,MRI最常用于主动脉夹层患者的随访。

壁内血肿

壁内血肿表示局限于主动脉中层的局部出血。

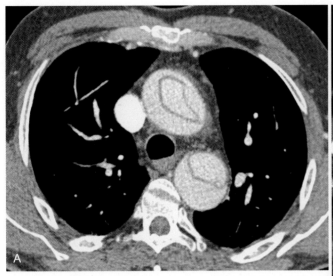

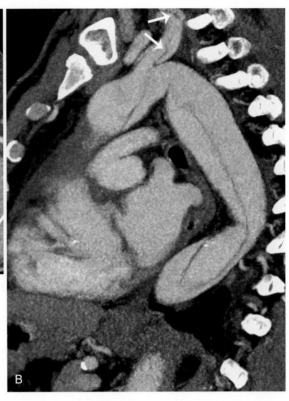

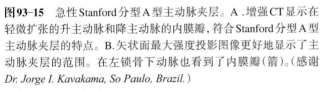

图93-15 急性Stanford分型A型主动脉夹层。A.增强CT显示在轻微扩张的升主动脉和降主动脉的内膜瓣，符合Stanford分型A型主动脉夹层的特点。B.矢状面最大强度投影图像更好地显示了主动脉夹层的范围。在左锁骨下动脉也看到了内膜瓣（箭）。（感谢*Dr. Jorge I. Kavakama, So Paulo, Brazil.*）

这是无临床症状的主动脉夹层，壁内血肿无可识别的剥离内膜瓣，也观察不到假腔内有流动血液。正如主动脉夹层，Stanford分型法是根据壁内血肿在主动脉中的位置来分型的。这种分型法与治疗方案相关；Stanford A型壁内血肿常考虑做外科手术，而Stanford B型壁内血肿则考虑用药物治疗。

影像学表现

CT 平扫CT显示出附着于主动脉壁的比血液密度高的新月形区。血肿可能会压迫或不压迫主动脉腔。内膜钙化可被血肿取代。静脉注射对比剂后，血肿不强化，相对于强化的内腔表现为低密度。MR也用于壁内血肿的诊断。

无名动脉迂曲（扩张）

胸主动脉粥样硬化可伴发主动脉弓扩张迂曲，也常伴有无名动脉迂曲、扩张。迂曲的无名动脉可能形成一个假性纵隔肿块。在后前位胸片上，表现为右上纵隔旁区一个光滑、边界清晰阴影，从主动脉弓往上延伸（图93-16）。这种表现相对比较常见，发生在约15%有高血压、动脉粥样硬化或两者都有的患者中。

主动脉先天异常

主动脉弓异常发育会产生各种各样围绕气管和食管的解剖变异。在气管后间隙最常见到的血管是左位主动脉弓伴异常的右锁骨下动脉、右位主动脉弓伴异常的左锁骨下动脉和完全的双主动脉弓。有血管异常患者常无症状，但可因压迫气管或食管而产生喘鸣、哮喘、吞咽困难等症状。血管的动脉瘤样扩张也可发生于成年人。

一、左位主动脉弓并右锁骨下动脉异位

最常见的主动脉弓异常是起始于另一侧的正常左位主动脉弓的右锁骨下动脉。这种异常发生于大约1%的人，而且常在上消化道检查、胸片或CT检查时偶然发现。异常的右锁骨下动脉起始于主动脉弓后部，并在食管和气管后方从左到右斜行跨越纵隔。异常动脉的近端常会扩张，这种表现称为Kommerell憩室（图93-17）。这种憩室随年龄扩大会引起吞咽困难的症状。

影像学表现

1. 胸片 侧位胸片可是正常的，但异常动脉常常表现为气管后间隙的密度增高影伴有气管后壁上一

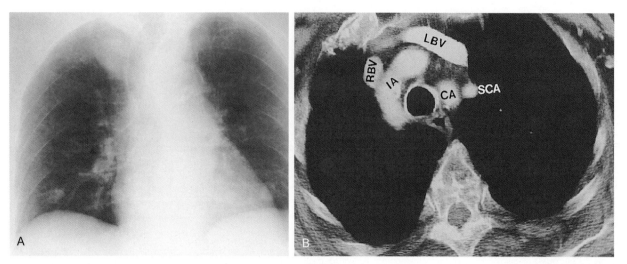

图93-16 无名动脉的迂曲。A. 86岁女性，前后位胸片显示纵隔旁区域的右上方有一局限性阴影。B. 增强CT显示阴影是由于无名动脉的迂曲所致。对比剂在左侧头臂静脉，右侧头臂静脉，左侧颈总动脉，左侧锁骨下动脉中显现。(引自 *Müller NL, Fraser RS, Colman NC, Paré PD. Radiologic Diagnosis of Diseases of the Chest. Philadelphia：WB Saunders, 2001.*)

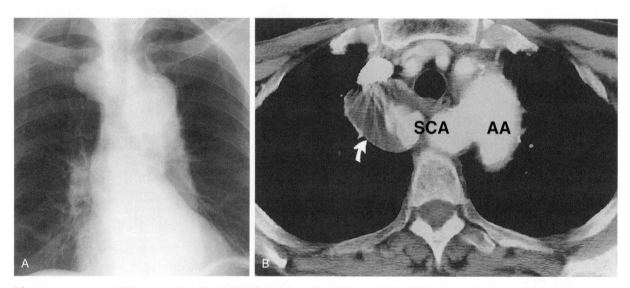

图93-17 Kommerell憩室。A. 74岁女性，后前位胸片放大显示上纵隔出现软组织密度影。B. 增强CT显示主动脉弓的上部分和迷走右锁骨下动脉的近端扩张（Kommerell憩室）并且可见血栓（弯箭）。(引自 *Müller NL, Fraser RS, Colman NC, Paré PD. Radiologic Diagnosis of Diseases of the Chest. Philadelphia: WB Saunders, 2001.*)

个压迹。后前位胸片显示斜行走向的软组织密度影从主动脉弓上缘延伸跨越到右侧。

2. CT 异常锁骨下动脉的存在和相应的血管或纵隔异常可以很容易地在CT或MR发现（图93-17）。

二、右位主动脉弓伴迷走左锁骨下动脉

最常见的右位主动脉弓异位是右位主动脉弓伴迷走左锁骨下动脉。这种异位的发生概率大概是0.05%，大部分情况下是偶然诊断出来的，并且很少

合并其他先天性心脏畸形。左位主动脉弓伴迷走右锁骨下动脉可以导致吞咽困难，并且当发自主动脉的迷走左锁骨下动脉起始部扩张时情况可加重。

影像学表现

1. 胸片 胸片表现包括左主动脉弓的缺失，在右气管旁区见到界线明确的软组织密度影。在典型的侧位片上通常显示为气管后的局限性阴影，掩盖了主动脉弓的上部分（图93-18）。

2. CT和MR CT和MR检查对明确诊断很有帮助，并且可以与右位主动脉弓伴镜像分支（几乎都有

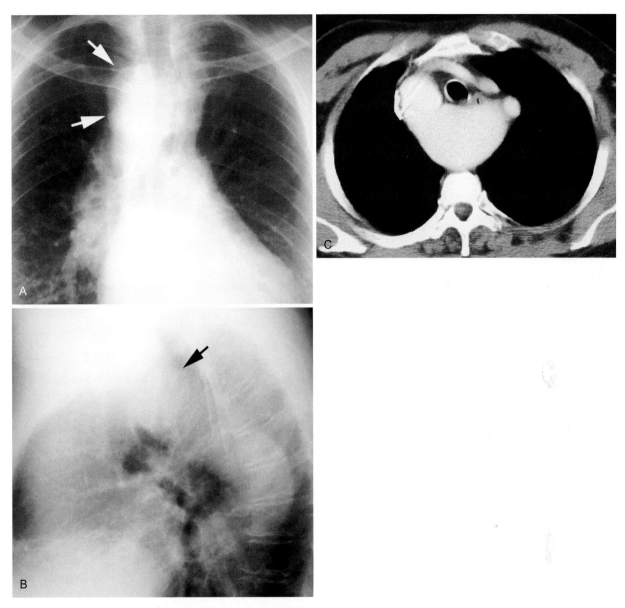

图93-18 患者，58岁，女性，右侧主动脉弓伴迷走左锁骨下动脉。A. 后前位胸片显示头侧胸主动脉（箭）。B. 侧位胸片显示迷走左锁骨下动脉像在气管后肿瘤样的密度增高的不透明影（箭）。C.增强CT显示异常的做锁骨下动脉的起源。（引自 *Franquet T, Erasmus JJ, Giménez A, et al. The retrotracheal space: normal anatomic and pathologic appearances. Radio Graphics 2002；22: S231- S246.*）

合并先天心脏畸形）及双主动脉弓相鉴别。此外，CT和MR可以明确相关的异常及并发症（图93-19，图93-18）。

三、双主动脉弓

　　双主动脉弓是有症状的最常见的主动脉弓畸形之一。这种异常通常在婴儿期就表现出来，食管和气管压迫可以造成婴儿呼吸窘迫或者进食困难。双主动脉弓很少合并先天心脏畸形，在极少数情况下，

双主动脉弓到成年期才被发现。右侧主动脉弓通常比较大，而且会比左侧主动脉弓位置更高更靠后。右侧主动脉弓向后走行与左侧主动脉弓汇合成降主动脉。

　　影像学表现　胸片上在右气管旁区可看到团块状阴影，有时会被误认为纵隔淋巴结肿大。侧位片上通常在气管后区域可见一个巨大的团块影。明确诊断的方式包括婴儿期行超声心动图检查，成年人则行MRI及CT检查（图93-20）。

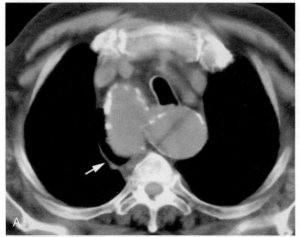

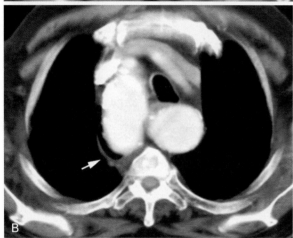

图93-19 患者,男,74岁,无症状的右侧动脉弓伴有迷走左锁骨下动脉的动脉瘤。A. CT显示气管后动脉瘤的左锁骨下动脉部分的钙化,可见右侧主动脉弓附近的奇裂(箭)。B. 增强CT显示动脉瘤不伴有壁内血栓,右肺奇叶也可以在右侧主动脉弓附近见到(箭)。(引自 *Franquet T, Erasmus JJ, Giménez A, et al. The retrotracheal space: normal anatomic and pathologic appearances. Radio Graphics 2002;22: S231–S246.*)

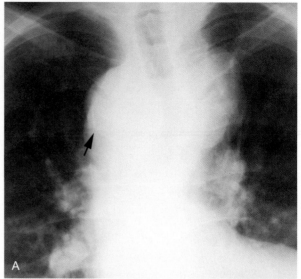

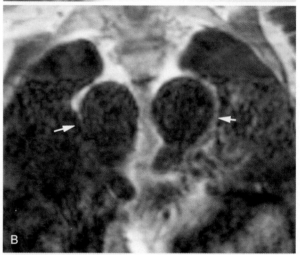

图93-20 双主动脉弓偶然见于无症状的58岁男性患者。A. 正面的胸片显示双侧气管旁肿块(代表是双主动脉弓),可见右侧主动脉弓壁内的局部钙化(箭)。B. 冠状位T1W1 MR显示右侧和左侧的动脉弓(箭)。(引自 *Franquet T, Erasmus JJ, Giménez A, et al. The retrotracheal space: normal anatomic and pathologic appearances. Radio Graphics 2002;22: S231–S246.*)

典型征象:主动脉常见的获得性畸形

- 当主动脉的直径超过5 cm或以上时可发生主动脉瘤
- 主动脉动脉瘤在胸片上表现为前、中、后纵隔的团块状阴影。CT和MR检查可以明确诊断
- 主动脉溃疡在增强CT扫描上表现为在主动脉腔外有对比剂进入,并且伴有主动脉壁的增厚
- 主动脉夹层在CT和MR上的特征性表现是夹层内膜瓣将主动脉分割为真假两腔,真假

腔内都有血液流动

- 根据Stanford的分类方法,主动脉夹层可以分为两类:A型主动脉夹层累及升主动脉,B型主动脉夹层病变始于左锁骨下动脉远端
- 主动脉壁间血肿是指主动脉中层壁内局限血肿形成。在临床上与主动脉夹层的区别是壁间血肿无内膜破口,并且在假腔内无血液流动

食管疾病

食管疾病在胸片上表现为纵隔肿块或弥漫的纵隔增宽,包括食管扩张(巨食管症)、憩室、肿瘤、静脉曲张和食管裂孔疝。

食管扩张与憩室

局部扩张发生在Zenker憩室(食管上段),由于肉芽肿性感染(食管中段)牵拉性憩室和膈上憩室(下段和右侧)。Zenker憩室通常向背侧延伸到食管后区,如果病灶较大,可以在气管后方看到充满气体或充满液体团块样病变(图93-21)。

食管的弥漫扩张(巨食管症)是动力失调结果,比如(失弛缓症,迷走神经切断综合征,南美锥虫病,硬皮病,系统性红斑狼疮,老年性食管,糖尿病性神经病和食管炎)或远端的一些阻塞性疾病(癌症,狭窄或外部压迫)。

贲门失弛缓症是由于食管下段蠕动停止及食管下括约肌不适当松弛而引起。食管运动障碍可致食管扩张。常表现为气管后间隙异常。当液体或食物填充食管,弯曲的气管会向前移位,这时液体潴留、食物残渣和液气平是常见的(图93-22)。吸入性肺炎可为并发症。

食管肿瘤

影响气管后间隙的食管肿瘤包括食管癌和平滑肌瘤。在侧位片上,食管癌会表现为食管内的液气平或气管后间隙的增宽或气管食管分界不清。晚期的食管癌患者可见肿瘤的直接侵犯(图93-23)气管后间隙的扩大,或气管食管带的增宽可因气管旁和食管旁淋巴结增大所致(这是由于肿瘤的阻塞或直接侵袭),或因为肿瘤在食管的远端的阻塞而致使食管持续性分泌潴留而形成。

平滑肌瘤是食管最常见的良性肿瘤,少见,占所有食管肿瘤中比例不到1%。它们通常生长缓慢,肿瘤的大小从2~8 cm不等,通常发生在食管远端。

食管周围静脉曲张

食管周围静脉曲张在胸片或CT上可表现异常。在胸片上,表现为非特异性纵隔内靠近横膈的偏向

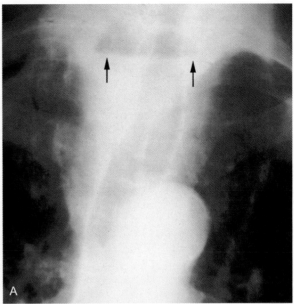

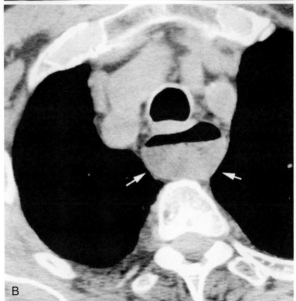

图93-21 患者,54岁,男性,Zenker憩室伴有吞咽困难和咳嗽。A. 后前位胸片显示前纵隔异常增宽,也可见液气平(箭)。B. CT显示由于消化道内容物的潴留,使得气管后出现大的憩室并伴有气液平(箭)。

左侧或右侧的软组织肿块,它可与食管周围扩大的淋巴结或中后纵隔肿块相鉴别。在增强CT上,食管静脉曲张易于辨别,它们是强化弯曲的血管组织(图93-24)。

食管裂孔疝

裂孔疝表示胃的上部通过食管裂孔突入胸腔。滑动性食管裂孔疝是食管裂孔疝的最常见的类型,它

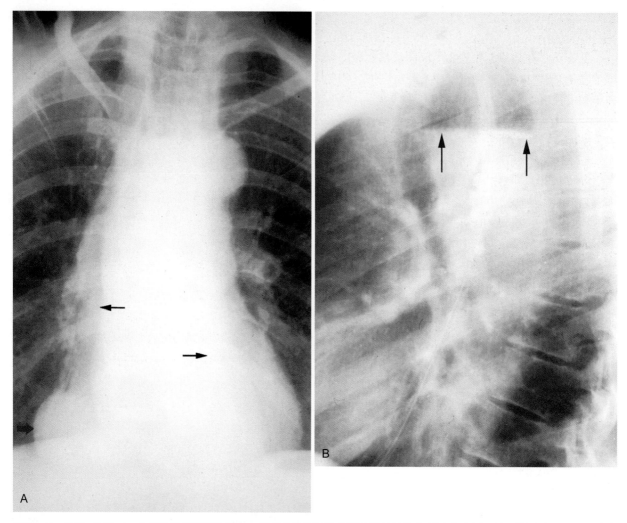

图93-22 患者,47岁,女,食管失弛缓症伴胸痛。A.后前位胸片显示食管的明显的扩张(箭)和右侧心膈区的圆形阴影。B.放大侧位胸片显示由于食管内充满液体而导致气管弯曲并向前方移位,可见液气平(箭)。

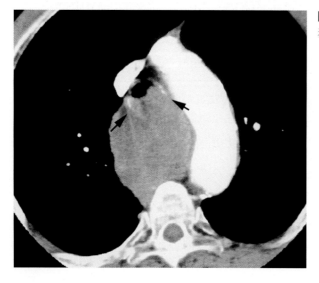

图93-23 患者,68岁,男性,晚期的食管鳞状上皮癌伴气管侵犯。增强CT显示一较大的食管肿块并累及气管(箭)。

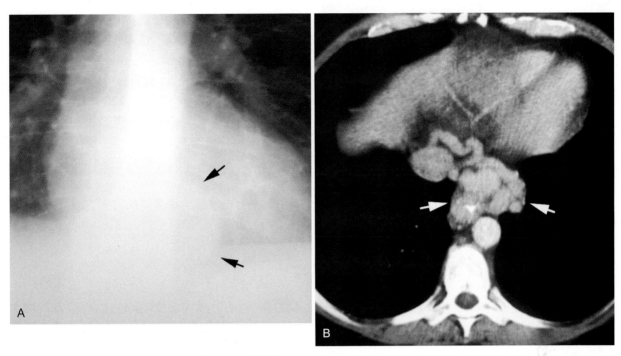

图93-24 患者,67岁,男性有长期肝硬化,食管旁静脉曲张。A. 放大后位胸片显示左后纵隔的突出肿块(箭)。B. 增强CT显示特征性的食管旁静脉迂曲曲张(箭)。

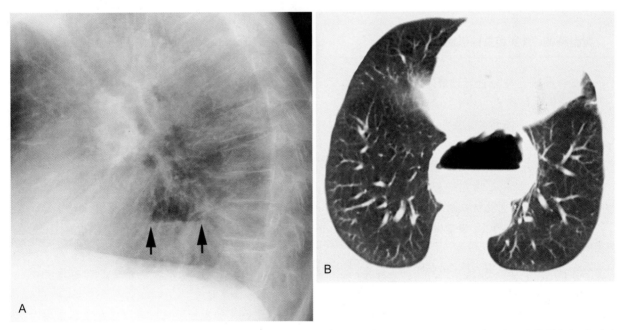

图93-25 食管裂孔疝。A. 侧位的胸片显示心后有肿块并伴有液气平(箭)。B. CT显示在中纵隔有着巨大的食管裂孔疝,也可见液气平。

通常是小而无症状。胸片显示特征性的心后肿块有或无液气面(图93-25)。在CT,滑动性食管裂孔疝经常伴随着远端食管周围脂肪的增加,这是继发于通过膈食管韧带而形成的大网膜疝,裂孔疝可较大,可包含整个胃,有时包括部分结肠。

食管周的网膜疝可不伴有食管裂孔疝。特征性

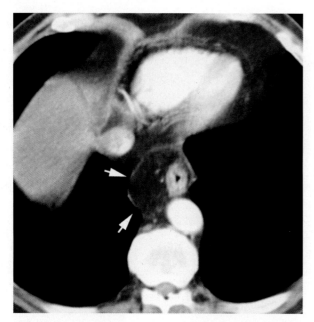

图93-26 患者, 56岁, 男, 无症状的食管周网膜疝。增强CT显示食管周的脂肪肿块(箭)。在脂肪肿块里由于存在网膜血管而显示点状的强化。

的CT特点包括心后含脂肪、血管的肿块,其内血管与大网膜血管沟通(图93-26)。

典型特征: 食管相关的纵隔肿块

- 食管疾病在胸片上可以表现为纵隔肿块或弥漫性纵隔增宽
- 食管局部肿块可以是由于肿瘤(癌症, 平滑肌瘤)或囊肿导致的
- 局部扩张发生在Zenker憩室(食管上段), 由于肉芽肿性感染(食管中段)牵引憩室和膈上憩室(食管下段和右侧)
- 食管的弥漫扩张(巨食管症)是动力失调结果, 比如(贲门失弛缓症, 迷走神经切断综合征, 南美锥虫病, 硬皮病, 系统性红斑狼疮, 老年性食管, 糖尿病性神经病和食管炎)或远端的一些阻塞性疾病(癌症, 狭窄或外部压迫)

中后纵隔肿块的鉴别诊断

中或后纵隔肿块的鉴别诊断取决于患者年龄, 成

评估肿块的影像检查方法和影像学表现。

病变在CT上是均匀的水样密度或MRI上具有水的特性, 最有可能的先天性囊肿。食管重复囊肿影像学特点几乎等同于支气管囊肿。大多支气管囊肿位于气管旁或隆突区域; 食管囊肿通常在食管内或邻近于食管壁。

除了先天性纵隔囊肿, 其他纵隔肿块也可表现为低密度区, 如肿瘤伴随坏死, 囊性变或出血。胸内甲状腺肿也可能因含有大量继发于囊变和胶状物形成而致的低密度区。纵隔脓肿和血肿可表现低密度区。

纵隔淋巴结肿大最常见的原因为感染、肿瘤或结节病。纵隔淋巴结轻度肿大伴或不伴纵隔脂肪因水肿而致纵隔脂肪密度增高而形成的晕征最常见的原因是慢性左心衰。

在CT或MRI上表现为含脂肪的病变包括正常的脂肪(心外膜脂肪垫, 脂肪过多症)及腹部大网膜脂肪。鉴别诊断腹内脂肪疝入纵隔必须与纵隔有其他的含脂肿块相区别, 如脂肪肉瘤(非常罕见)、脂肪瘤和脂肪细胞瘤。肿块里有细线样强化影(大网膜血管)有助于鉴别其他脂肪肿块和大网膜疝。纵隔脂肪增多症通常与肥胖, 皮质类固醇注射和库欣综合征有关。多发纵隔内含脂肪淋巴结是Whipple病的特点。

医生须知: 中后纵隔肿块

- 胸片在纵隔肿块的鉴别诊断价值有限
- 血管异常, 如主动脉和大血管先天异常、主动脉瘤、夹层动脉瘤、主动脉溃疡, 通常在增强CT或MR成像可以准确评估
- MR评估血管可无电离辐射, 无对比剂静脉给药的条件下进行。同CT相比, MR的主要缺点是应用范围有限可用性和低空间分辨率MR在年轻患者及在需要复查的患者中特别推荐使用
- CT在评价食管肿块时有口服和静脉注射对比剂两种影像学检查方法
- 约50%的支气管和食管重复囊肿在CT上含有水样密度, 50%有软组织密度。几乎所有在MR T2加权像呈均匀高信号。CT或MR静脉注射对比剂后, 囊肿不强化

要点：中后纵隔肿块

■ 在侧位胸片上在沿着气管前缘以及心后缘画一条线，在椎体前缘从后1 cm画一条线此范围两条线之内的病变均可以考虑为中或后纵隔病变

■ 在中、后纵隔最常见的病变是淋巴结肿大、肿瘤和瘤样病变、囊肿、血管异常、膈疝和食管疾病

■ 当纵隔淋巴结短轴直径大于10 mm时可考虑是增大。纵隔淋巴结肿大常见的原因是支气管肺癌、淋巴瘤、结核和结节病

■ 在胸片上主动脉动脉瘤可能在胸片上显示为前、中、后纵隔肿块影。而在CT或MR容易做出诊断。当主动脉的直径为5 cm或更大可以考虑主动脉瘤

■ 主动脉溃疡在增强CT上表现为动脉腔外对比剂外诊，经常伴随主动脉壁增厚

■ 主动脉夹层在CT和MR特征性表现包括内膜瓣和在真假腔之间流动的血液

■ Stanford分型中主动脉夹层主要为两个类型：A型夹层累及到升主动脉，B型夹层是开口位于左锁骨下动脉开口远端

■ A型主动脉夹层通常需要手术，而B型夹层仅需内科治疗

■ 壁内血肿表现为局限于主动脉内腔的局部出血。在临床上它是不典型的主动脉夹层，无明确分离的内膜片以及在假腔中无血液

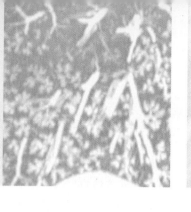

第94章

脊柱旁肿瘤

Kyung Soo Lee

脊柱旁范围前界为脊柱前,后界为后胸壁。它通常只包含少量的结缔组织、血管、交感神经链、周围神经,这个区域的肿瘤一般来源于后两种结构以及椎管来源的转移瘤。

一、病因学,发病率及流行病学

神经源性肿瘤在成人的可切除的原发性纵隔肿瘤中占20%,儿童占35%,在脊柱旁肿瘤中占大部分。根据组织的来源,神经源性肿瘤可分为三类:① 来源于周围神经的肿瘤(神经鞘瘤、神经纤维瘤和恶性神经鞘瘤);② 来源于交感神经节的肿瘤(神经节细胞瘤、神经节神经母细胞瘤和神经母细胞瘤);③ 来源于副神经节的肿瘤(副神经节瘤)。大多数纵隔肿瘤和成人脊柱旁神经源性肿瘤是良性的。

二、周围神经源性肿瘤

超过90%的周围神经系统肿瘤属于良性,在年轻人和中年人中确定的良性肿瘤还包括神经鞘瘤和神经纤维瘤。这两个肿瘤中,神经鞘瘤更常见,10%的患者肿瘤还可以是多发的。

(一)神经鞘瘤(雪旺细胞瘤)

1.病因、发病率及流行病学 神经鞘瘤男女发生比例相同,据报道,该肿瘤见于所有年龄患者(平均年龄41岁),预后很好,手术切除后复发的报道很少(表94-1)。

2.病理学 神经鞘瘤由神经鞘生长形成位于神经一侧的肿块并压迫神经。肿块往往被肿瘤周围

的神经纤维全部包裹。根据组织结构特点,分为两型:细胞排列整齐的致密型(Antoni-A 型)和有疏松黏液成分的网状型(Antoni-B 型)。神经鞘瘤通常见于脊柱旁区(图94-1和图94-2)。偶尔可沿着迷走神经和膈神经生长或沿着肋骨生长(图94-3),并且可位于前纵隔、臂丛神经、胸壁,但很少累及椎体和气管。

3.影像学表现

(1)胸片:胸片通常表现为边界清楚的圆形或类圆形肿块,偶尔呈小分叶,邻近骨质有侵蚀性改变,肋间隙增宽(图94-1),或者可能出现椎间孔扩大。

(2)CT:CT上周围神经鞘瘤通常表现为边界清楚的圆形或类圆形肿块,大多数肿瘤平扫密度均匀,呈等或低密度,增强扫描呈均匀或不均匀强化(表94-1,图94-1,图94-2和图94-3)。

不均匀强化是由于细胞的致密分布(Antoni-A 型)、松散分布(Antoni-B 型)或者脂质化泡沫细胞、囊变、黄瘤样变和出血改变等分布多样性而致。CT增强扫描中均匀的高密度肿块组织学上大部分为Antoni-A 型和小部分为Antoni-B 型,均匀的低密度肿块大部分为Antoni-B 型和少部分为Antoni-A 型。

(3)MRI:神经鞘瘤MRI通常表现为T1WI等-低信号,T2WI等-高信号,病理学囊性变区在T2WI上显示异常高信号。增强MRI检查显示肿块边缘强化,中心囊变区不强化。所有可疑神经源性肿瘤的患者术前应该行MRI检查,以明确有无脊柱内转移。

表94-1 CT发现神经源性肿瘤的文献报道

诊断	平均年龄（岁）	性别	CT平扫 密度			钙化（%）	骨转移（%）
			低密度（%）	等密度（%）	高密度（%）		
神经鞘瘤（76例）	41	男=女	63	37	0	13	24
神经纤维瘤（36例）	29	男>女	92	8	0	0	12
丛状神经纤维瘤（15例）	28	男=女	100	0	0	7	33
恶性神经鞘瘤（29例）	38	男>女	50	50	0	5	27
神经节细胞瘤（31例）	35	男>女	63	37	0	23	0
神经节神经母细胞瘤（4例）	9	男=女	NA	NA	NA	0	25
神经母细胞瘤（6例）	3.5	男>女	33	67	0	33	67
副神经节瘤（3例）	48	男<女	NA	NA	NA	0	0

诊断	CT增强 均一性		密度			预后
	均匀强化（%）	不均匀强化（%）	低强化（%）	中等强化（%）	高强化密度（%）	
神经鞘瘤（76例）	31	69	28	32	40	手术后治愈
神经纤维瘤（36例）	73	27	25	4	71	手术后治愈
丛状神经纤维瘤（15例）	67	33	82	9	9	手术后治愈
恶性神经鞘瘤（29例）	21	79	100	0	0	常见复发和转移
神经节细胞瘤（31例）	81	19	22	70	7	手术后治愈
神经节神经母细胞瘤（4例）	50	50	0	0	100	5年生存率88%
神经母细胞瘤（6例）	17	83	0	100	0	2年生存率大于60&
副神经节瘤（3例）	0	100	0	0	100	13%恶性和转移

引自 Lee JY, Lee KS, Han J, et al. Spectrum of neurogenic tumors in the thorax: CT and pathologic findings. J Comput Assist Tomogr 1999；23: 399-406.

典型特征：神经鞘瘤（雪旺细胞瘤）

- 边界清楚、边缘光滑、圆形或类圆形肿块
- 发生在脊柱旁区域或者沿着神经走行区域
- CT平扫密度均匀，呈低或等密度
- 增强扫描成均匀或不均匀强化

- MRI T1WI 呈等-低信号
- MRI T2WI 呈等-高信号
- MRI增强通常表现为肿瘤周围强化

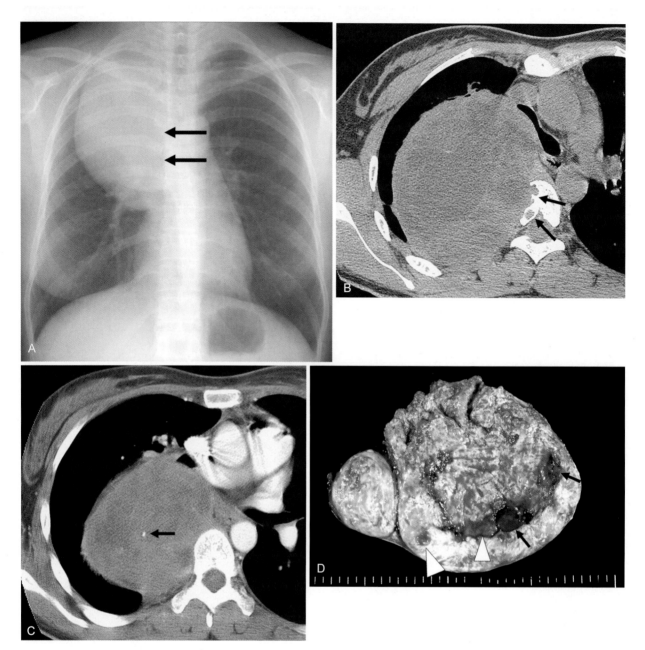

图94-1　31岁,女性,神经鞘瘤。A.胸片显示右中上肺野,较大且边界清楚的软组织肿块,与胸膜形成宽基底,肋间隙扩宽(箭),尤其是右侧第5肋间隙。CT显示在右上肺支气管(B)和左主支气管远端(C)水平,于右脊柱旁区可见巨大的不均匀软组织肿块。肿块内可见斑点状钙化(图C箭),椎体有破坏(图B箭)。两侧主支气管向前移位,右上肺部分肺不张。图D病理标本显示肿块呈黄色、棕褐色,多个出血点(箭)和不规则的黏液样变性(箭头)。

(二)神经纤维瘤

1.病因学,发病率及流行病学　神经纤维瘤男性较女性多发,通常发生在20~40岁,手术切除后复发罕见(表94-1)。

2.病理学　神经纤维瘤是与特定的脑神经、脊神经或者周围神经关系密切的肿瘤。肿瘤广泛性渗透并压迫受影响的神经。神经纤维瘤可单发或多发,多发者即神经纤维瘤病(图94-4)。

在年轻患者中,此种肿瘤发生率比神经鞘瘤高,它与神经纤维瘤病有显著相关。在组织病理学上,神经纤维瘤表现为神经鞘细胞增殖,波状胶原束增生,可显示出不同程度的黏液样变性。与神经鞘瘤相比,囊性变很少,肿瘤内黄色瘤成分罕见。

3.影像学表现

(1)胸片:胸片上,神经纤维瘤表现为光滑的圆形肿块。

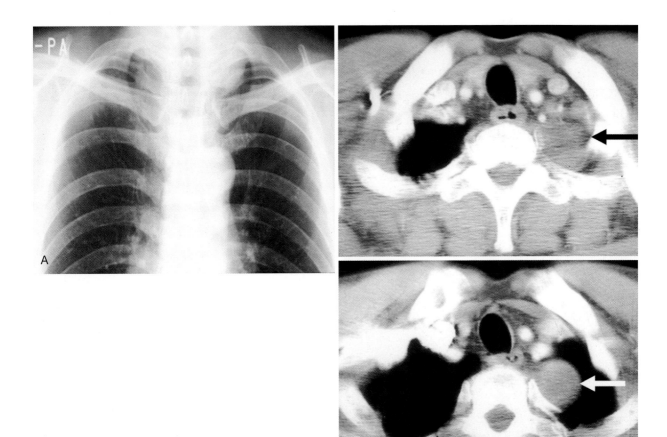

图94-2 56岁，男性，神经鞘瘤。A.胸片显示左侧胸腔入口处圆形、边界清楚的软组织肿块。B.CT图像显示左侧胸廓入口水平层面可见圆形、均匀强化的软组织密度影（箭）。

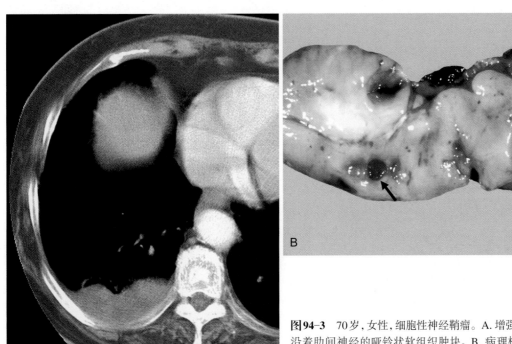

图94-3 70岁，女性，细胞性神经鞘瘤。A.增强CT在肝顶层面显示沿着肋间神经的哑铃状软组织肿块。B.病理标本显示肿块呈粉红色、棕褐色、有变性的小囊（箭）。

（2）CT：CT上神经纤维瘤表现为边缘光整，圆形或类圆形，均匀低密度肿块。平扫CT值约20~25 HU，增强后达到30~50 HU（表94-1和图94-4），肿瘤也可呈早期中心强化。有人提出，神经纤维瘤CT平扫出现低密度是因为存在脂质丰富的神经鞘细胞、脂肪细胞和周围的脂肪包裹。肿瘤较大时，可发生中心囊性变而形成低密度灶。10%的神经鞘瘤和神经纤维瘤可沿椎间孔生长侵犯椎管，形成哑铃状或沙漏状。

（3）MRI：T1WI上神经纤维瘤表现为均匀等-低信号，T2WI上有时周围信号较中心信号高（环征），周围高信号对应病理学上的胶质成分，中心低信号为

实质成分（图94-4）。

典型特征：神经纤维瘤

- 边界清楚、边缘光滑、圆形或类圆形肿块
- 发生在脊柱旁区域或沿着神经生长
- CT平扫CT值约20~25 HU
- 增强扫描呈均匀强化或早期中心强化
- MRI T1WI上呈均匀等低信号
- 有时T2WI上显示中心高信号（靶征）

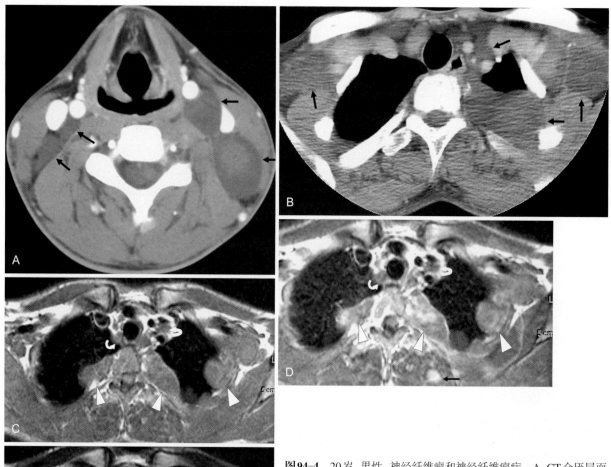

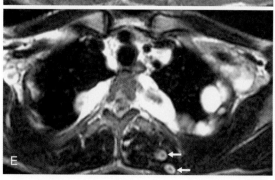

图94-4 20岁，男性，神经纤维瘤和神经纤维瘤病。A. CT会厌层面显示沿着神经走行区不规则的相对均匀的低密度肿块（箭）。B. CT扫描胸廓入口层面显示纵隔和腋窝多个低密度软组织病灶（箭）。平扫（C）和增强（D）MR T1WI在大血管层面显示脊柱旁两侧和左腋下，有球形部分强化的软组织肿块并沿着左肋间隙（箭头）和两侧的迷走神经（弧形箭），左侧后胸壁可见强化灶（D，黑箭）。E. MR T2WI显示图C和D相同区域的以高信号为主的略欠均匀病灶，胸背部小神经纤维瘤（箭）。部分左侧脊柱旁和左胸壁的病灶显示靶征（外高内低信号）。

（三）神经纤维瘤病 神经纤维瘤病是一种慢性、进行性的常染色体显性遗传病，其特点是由多个神经鞘瘤组成，通常是神经纤维瘤。2.4%~29%的患者可以发生肉瘤样变性。CT有利于发现神经纤维瘤肉瘤样变性，静脉注射对比剂后，良性神经纤维瘤呈相对均匀强化，恶性呈不均匀强化。

丛状神经纤维瘤被认为是特殊的神经纤维瘤病，通常发生在颈部、骨盆和四肢，但它可以发生任何部位，包括胸部。在胸部，交感神经链是常受累，但是迷走和膈神经偶尔也受累。肿瘤的发生率男女比例无差异，患者年龄通常在20~40岁，手术切除后预后良好（表94-1）。

肿瘤表现为周围神经弥漫的梭形增粗或者沿着神经出现多个不规则的分叶状肿块（图94-5）。肿瘤较胸壁肌肉组织密度低，CT平扫CT值为15~20 HU（表94-1），这些低密度病灶与存在脂质丰富的神经鞘细胞、高含水量的黏液性基质，周围的脂肪组织包埋、肿瘤的囊性变有关。静脉注射对比剂后，病灶基本不强化或仅边缘强化。

（四）恶性神经鞘瘤 恶性神经鞘瘤又名恶性雪旺细胞瘤或者神经纤维肉瘤，占所有神经鞘瘤的15%。有或无神经纤维瘤病患者均可发生。在神经纤维瘤病患者中大约有5%会发生肉瘤变性。男女发生率无差异，大多数患者在20~50岁（表94-1）。大约

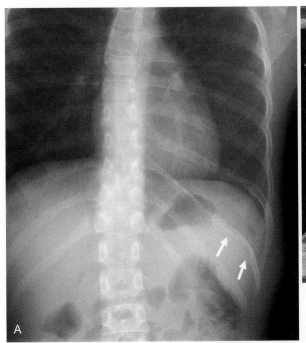
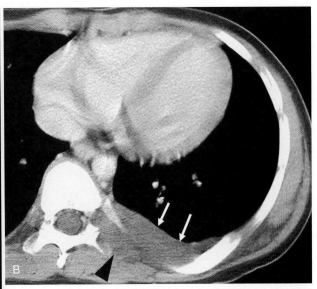
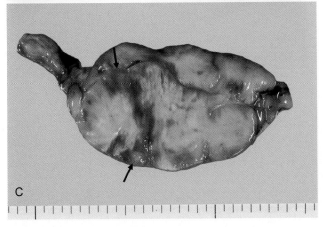

图94-5 10岁女孩，丛状神经纤维瘤病。A.胸片放大可见第9肋间隙增宽，同时肋骨有破坏（箭）。B.增强CT扫描（层距7 mm）下腔静脉层面可见沿着肋间神经带状软组织肿块，病灶同时有胸膜成分（箭）。C.标本切面显示肿块呈棕褐色、质软、多分叶状、卵圆形伴有一些退变性改变（箭）。

1/3患者死亡或者手术切除后复发。支持诊断恶性神经鞘瘤的征象有：肿块直径大于5 cm，原发肿瘤的低密度灶，边缘不规则、模糊，压迫或侵蚀邻近组织，胸腔积液或者胸膜结节和转移性肺结节存在（图94-6）。低密度灶的产生是由于肿瘤内有出血和玻璃样变性。

典型特征：恶性神经鞘瘤

- 直径大于5 cm
- 边界不规则、模糊
- CT上原发肿瘤里存在低密度灶
- MRI上T2WI呈高信号
- 压迫或侵蚀相邻组织

三、交感神经节源性肿瘤

交感神经节源性肿瘤好发于婴儿和儿童，超过50%属于恶性肿瘤，恶性肿瘤多见于年龄小的患者，良性肿瘤多见于年长儿童或者青少年。交感神经节源性肿瘤包括神经节细胞瘤、神经节神经母细胞瘤和神经母细胞瘤。

（一）神经节细胞瘤

1. 病因学，发病率及流行病学　神经节细胞瘤属于良性肿瘤，附着于交感神经或者肋间神经干，可发生在任何年龄，但60%见于20岁以下患者。男性较女性好发。预后良好，手术切除后罕见复发（表94-1）。

2. 病理学　神经节细胞瘤可以发生于脊柱旁交感神经丛分布所有区域，偶尔可见于肾上腺髓质。最

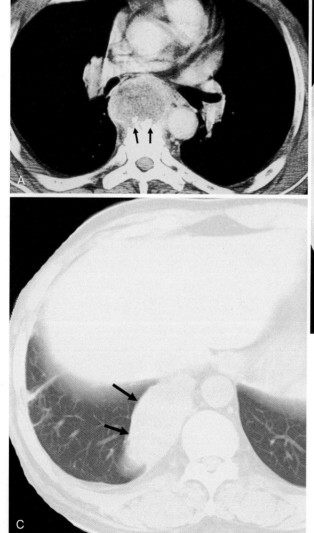

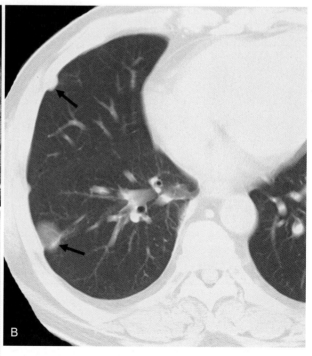

图94-6　51岁，男，恶性周围神经鞘瘤。A. 增强CT扫描，隆凸下层面显示椎体前不均匀低密度肿块，椎体前缘可见骨破坏（箭）。术后1年随访，CT在支气管基底节段层面（B）和肝顶层面（C）显示右侧胸膜区（图B箭）和原手术区（图C箭）结节影和团状影。

常见的好发部位在脊柱旁区,其次是后腹膜腔和子宫颈区。肿块由大的神经节细胞、神经鞘细胞和神经纤维组成。

3. 影像学表现

(1)胸片:胸片上神经节细胞瘤沿交感神经链纵轴生长延伸(图94-7和图94-8)。肿瘤表现为边界清楚,卵圆形,伴有轻度占位效应。

(2)CT:神经节细胞瘤CT平扫呈低密度,增强扫描后轻至中度强化(表94-1,图94-7和图94-8)。CT低密度是由于组织学上含丰富的黏液基质和相对较少的神经节细胞。20%患者CT上可见钙化,呈散在或点状,而不像神经母细胞瘤是无定型的粗大钙化。

(3)MRI:神经节细胞瘤在T1WI和T2WI系列上均表现为均匀的中等信号,偶尔表现为线状或结节条带状T1WI低信号和T2WI不均匀高信号,即旋涡征。增强表现为不同程度强化。

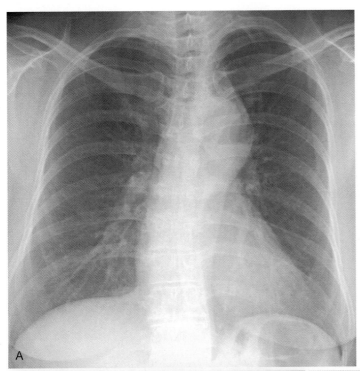

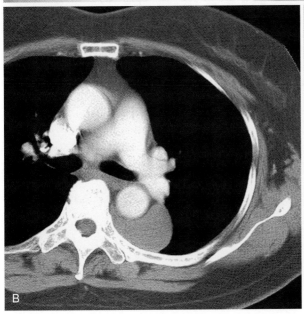

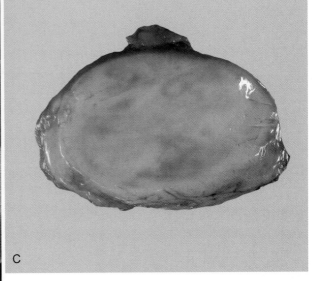

图94-7 14岁女孩,神经节细胞瘤。A. 胸片显示左上肺内侧与纵隔形成广基底的纵向走行的边界清楚的软组织肿块。B. 增强CT放大主支气管远端层面显示左脊柱旁梨形的均匀低密度软组织肿块。C. 外科切除病理标本切面显示肿块边界清晰,淡黄色、棕褐色,质软,光亮的局部黏液状。

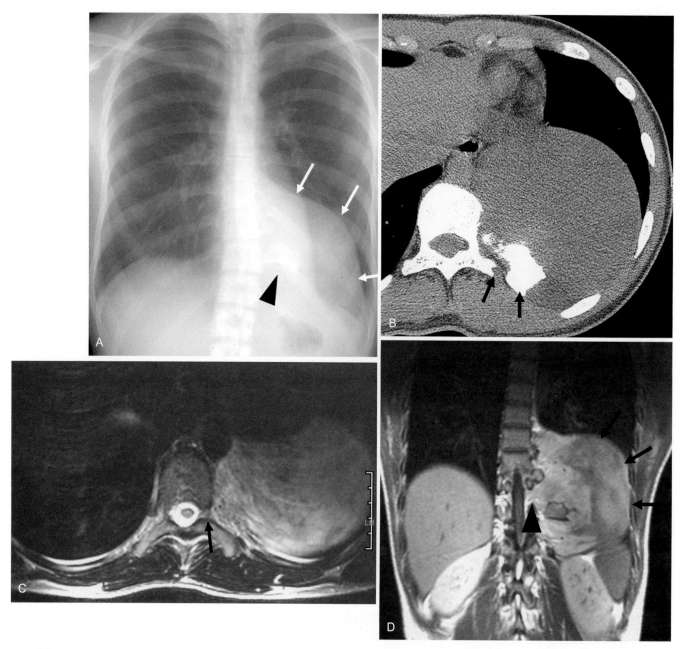

图94-8 19岁,女,神经节细胞瘤。A. 胸片显示左下胸有一大的脊旁软组织肿块(箭),左脊柱旁区肋间隙增宽,肋骨畸形(箭头)。B. 薄层CT在肝顶层面显示左脊柱旁大的低密度软组织肿块,肋骨畸形和破坏(箭)。C. MR T2WI显示左脊柱旁不均匀高信号肿块,肿瘤通过神经孔累及椎管(箭)。D. 冠状位T1WI显示左脊柱旁不均匀高信号肿块(箭),神经孔扩大(箭头)。

典型特征: 神经节细胞瘤

- 通常沿着交感神经链方向形成椭圆形肿块
- CT平扫低密度
- CT增强呈轻度至中度强化

- MRI T1WI和T2WI上均呈均匀中等信号
- MRI增强不同程度强化

（二）神经节神经母细胞瘤

1. 病因学，发病率及流行病学 神经节神经母细胞瘤性质介于恶性神经母细胞瘤和良性神经节细胞瘤之间，属于一种过渡的肿瘤类型。治疗的效果和预后比神经母细胞瘤好（表94-1）。

2. 病理学 组织结构上，肿瘤由恶性的未分化的神经母细胞和成熟的神经节细胞组成。肿瘤可有部分或完整包膜，常可见颗粒状钙化。常见于幼儿，10岁以后罕见。男女发生比例无差异。好发部位在腹部，其次是纵隔、颈部和下肢。

3. 影像学表现

（1）胸片：神经节神经母细胞瘤胸片表现为边界清楚、椭圆形、通常沿交感神经链纵轴方向生长的肿块。

（2）CT：据报道，神经节神经母细胞瘤的CT表现多样，可由均匀的实质性肿块（图94-9）到囊性为主含有少量条索状软组织密度的肿块（表94-1）。

典型特征：神经节神经母细胞瘤

- 沿着交感神经链方向生长的肿块
- CT上密度多样，可由均匀的实质性到囊性为主含有少量条索状软组织密度的肿块

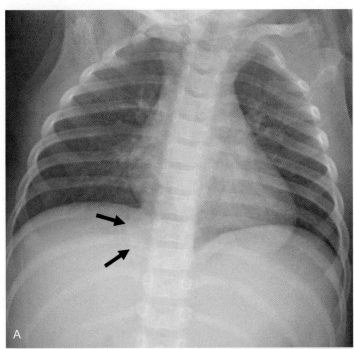

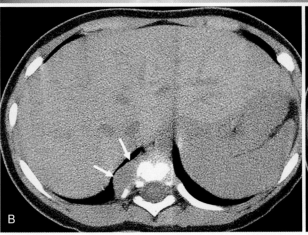

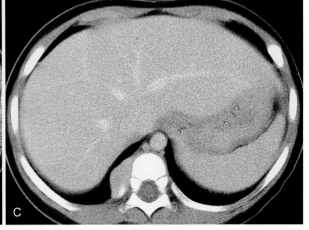

图94-9 19个月，女孩，神经节神经母细胞瘤。A. 前后位胸片显示T8~T10水平，右脊柱旁有纵向走行的软组织病灶（箭）。B. 薄层CT平扫显示上腹部右脊柱旁区扁豆状等密度软组织肿块（箭）。C. 增强CT在图B相同层面显示肿块均匀强化。

（三）神经母细胞瘤

1. 病因学,发病率及流行病学　神经母细胞瘤是儿童肿瘤。大约90%的神经母细胞瘤被诊断于8岁前,大约50%的患者在2岁之前首次发病。男性较女性好发。纵隔原发神经母细胞瘤2年生存率远远超过60%。他们起源于神经嵴,常生长于肾上腺。原发胸内神经母细胞瘤占所有的神经母细胞瘤的14%,通常源于脊柱旁交感神经链。

2. 病理学　组织结构上,神经母细胞瘤是由小、深色的神经上皮细胞(可能有神经胶质或神经节分化)以及含有细胞核深染、细胞质稀疏原始圆形细胞巢组成。肿瘤含有粗或细的钙化,但缺乏任何荚膜结构。

3. 影像学表现

（1）胸片:胸片上胸部神经母细胞瘤几乎都发生在脊柱旁位置(图94-10和图94-11)。大约10%病例可见钙化,可以侵蚀肋骨和椎骨(图94-11和表94-1)。

（2）CT:胸部神经母细胞瘤通常呈小分叶状,无囊性结构。因为肿瘤坏死,肿瘤的密度往往是不均匀的。

（3）MRI:MRI典型表现为所有序列上均匀或不

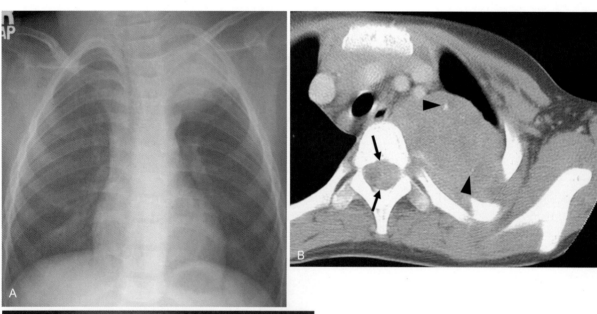

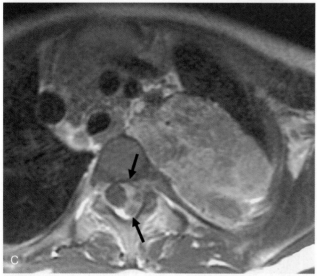

图94-10　6岁,男孩,神经母细胞瘤。A. 前后位胸片显示左侧胸廓入口处有大的软组织肿块。B. 增强CT大血管层面显示左脊柱旁不均匀强化软组织肿块,累及椎管(箭),同时可见肿块内钙化灶(箭头)。C. MRI T1WI增强肿块显示不均匀强化,椎管内转移灶(箭)。

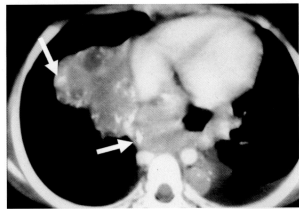

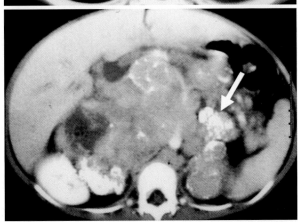

图94-11 18个月男孩,神经母细胞瘤。增强CT在肝顶和右肾下极层面显示不均匀软组织肿块通过隔膜裂孔从腹膜后转移到右心旁区,同时可见左侧脊柱旁转移灶。肿瘤内见多发结节状钙化(箭)。

均匀信号肿块,增强后呈不同程度强化。

四、副神经节源性肿瘤

副神经节瘤

1. 病因学,发病率及流行病学 副神经节瘤(非嗜铬性副神经节瘤)是非常少见的神经源性肿瘤,起源于邻近交感神经节旁的副神经节细胞和全身神经丛等。胸部副神经节瘤通常出现在心脏大血管基底部附近,邻近心包或心脏,房间隔内或左心房壁,或沿着脊柱旁沟的自主神经。据报道胸副神经节瘤发病率不受年龄和性别的影响。

2. 病理学 组织结构上,副神经节瘤由若干包含相当均一细胞的小叶组成(器官样),小叶间以硬化纤维间隔,通常是血管基质形成的小梁。整个肿瘤中,可以发现含肿瘤细胞的岛样组织被明显的血管所分隔。由于副神经节瘤良性和恶性具有完全相同的组织学表现,因此它的临床表现(例如复发或转移)

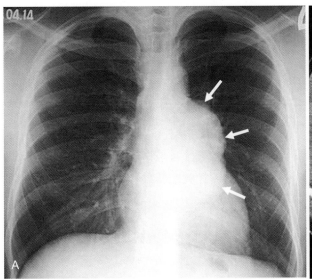

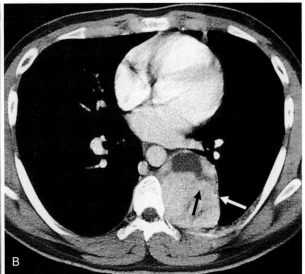

图94-12 21岁,男,副神经节瘤。A.胸部平片显示左脊柱旁大的纵向肿块(箭)。B.增强CT左下肺静脉层面显示左脊柱旁异常强化的不均匀的软组织肿块,内见点状钙化(箭)。(鸣谢韩国大学医院 Yu-Whan Oh 博士提供病例)

决定着预后。手术切除通常有效，但13%的纵隔副神经节瘤属于恶性，有转移的可能。

3. 影像学表现

（1）胸片：副神经节瘤在胸片上特点是在主-肺动脉窗或脊柱旁表现为组织肿块（图94-12）。

（2）CT：副神经节瘤CT上表现为软组织密度，增强后明显强化（图94-12和表94-1）。

（3）MRI：副神经节瘤T1WI上等-低信号，T2WI上等-高信号，增强后呈不均匀强化。

典型特征：副神经节瘤（非嗜铬性副神经节瘤）

- ■ 胸内是其最常见的位置
  - ● 发生邻近大血管起始段
  - ● 邻近心包或心脏
  - ● 在房间隔或左心房壁
  - ● 沿着脊柱旁沟区
- ■ CT上软组织密度
- ■ CT增强扫描明显强化
- ■ MRI T1WI上中等信号
- ■ MRI T2WI上等-高信号
- ■ 增强呈不均匀强化

五、脊膜膨出和脊膜脊髓膨出

1. 病因学、发病率及流行病学　脊膜膨出和脊膜脊髓膨出罕见，它由软脊膜通过椎间孔膨出而形成的疝组成。脊膜膨出仅包含脑脊液，然而脊膜脊髓膨出还包含有神经组织。该异常经常发生在右侧而多于左侧，可位于胸廓入口至膈膜之间的任何地方。大约75%患者在30~60岁发现，很多患者合并有神经纤维瘤病。

2. 影像学表现

（1）胸片：胸片表现类似于神经源性肿瘤。

（2）CT：CT或者MRI显示在硬膜囊和脊膜膨出中可见连续的脑脊液，则可以明确诊断（图94-13）。经常伴发脊柱后侧凸，本组研究70名患者中有47人发生，占67%；脊膜膨出通常位于脊柱侧凸的顶点位置，大部分患者椎间孔扩大，脊柱和肋骨异常时通常首先考虑本病。

（一）肠性源囊肿（神经管和肠性原肠囊肿）

1. 病因学、发病率及流行病学　胃肠囊肿全部或部分来源于胃或小肠的上皮组织，当囊肿伴有脊柱的异常（如脊柱裂、半椎畸形）时，通常应想到神经管和

原肠囊肿，后者年龄较小时可出现症状和体征，大多数可在一岁的时候便可诊断出。

2. 影像学表现　胸片，CT，MRI：胸片表现为边界锐利的，圆形或浅分叶的，均匀的高密度影（图94-14）。囊肿由液体组成，形态多样。他们一般通过管状结构连接于脊膜和部分胃肠道。若该囊肿附着于食管，那么它们之间相通的情况较少；如果是连接于胃肠道，通常可见气体进入囊腔，上消化道钡餐检查，囊腔内见对比剂影。大约50%的病例伴有神经管闭合不全（脊髓闭合不全）或蝴蝶椎或半椎畸形。MRI可以用来排除脊髓内肿瘤的转移。

（二）髓外造血

1. 病因学，发病率及流行病学　髓外造血是在多种疾病引起的造血不足，或造血细胞过度破坏时出现的一种代偿反应。大部分患者与先天性溶血性贫血（通常称之为遗传性球形红细胞增多症）或珠蛋白生成障碍性贫血（大多数是中度和重度地贫）相关。最常见的髓外造血器官为肝脏和脾脏，然而也可发生在其他器官和组织，包括胸腔内脊柱旁的组织。

2. 影像学表现

胸片：髓外造血表现为下胸部一个或多个边缘光滑的小分叶状肿块，一般很少涉及多个层面或整个脊柱旁区。CT上肿块通常表现为均匀的软组织密度，偶尔可见大片的脂肪密度（图94-15）。某些肿瘤中，溶血性疾病好转后表现类似于脂肪细胞化生。其他特征包括肋骨的髓腔扩大，椎体缘花边样表现，未见骨质破坏。放射线核素骨扫描可显示或不显示肿块内核素浓聚。

（三）淋巴瘤　
淋巴瘤可影响纵隔内任何部位，典型表现为淋巴结结节状肿大。非霍奇金淋巴瘤很少发生在脊柱旁孤立的单个淋巴结。当淋巴瘤仅表现为脊柱旁局限性肿块时（图94-17），诊断有困难。在这种情况下，淋巴瘤和纤维性纵隔炎（图94-17）需要进行鉴别。伴随出现腹膜纤维化、硬化性胆管炎或者Riedel甲状腺炎，可自发缓解或有加重，此时倾向于诊断纤维性纵隔炎，然而出现其他区域淋巴结肿大或者胸腔积液，则倾向于诊断淋巴瘤（图94-16）。

六、脊柱旁肿瘤的鉴别诊断

神经鞘瘤和神经纤维瘤影像学上呈浅分叶球形或椭圆形肿块，区别起来可能困难。神经纤维瘤发病年龄较神经鞘瘤年轻，可多发并成神经纤维瘤病。此外，神经纤维瘤密度均匀，强化较神经鞘瘤明显（表

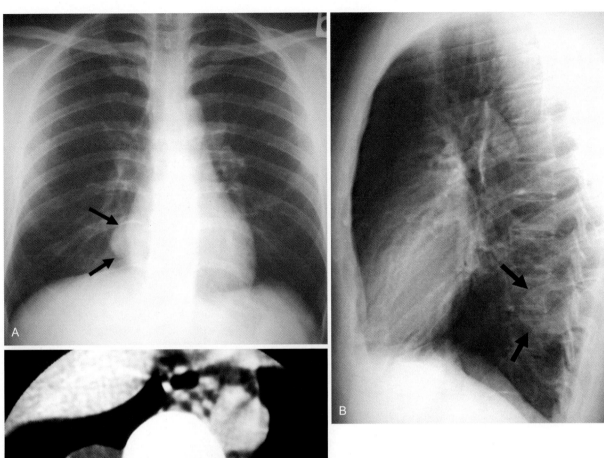

图94-13 29岁，男，脊膜膨出。后前位（A）和侧位（B）胸部平片显示T10水平脊柱旁团块影（箭）。C. CT显示脊髓膨出与硬膜囊之间可见脑脊液密度（箭）。

94-1）。丛状神经纤维瘤是一个已知的无包膜的肿瘤，通常沿着整个神经干或神经丛浸润生长。神经源性肿瘤直接超过5 cm，尤其是在神经纤维瘤病患者，应该考虑恶性神经鞘瘤的可能。青少年或年轻人，胸片上见纵向走行的椭圆形椎旁肿块，高度提示神经节细胞瘤。<5岁患者，脊柱旁侵袭性肿块，内可见结节状钙化灶，高度提示神经母细胞瘤。

肠源性囊肿影像表现与支气管囊肿几乎相同，但钙化少见，大部分肠源性囊肿发生在食管远端偏右侧。胸椎脊膜膨出的患者中，75%合并有神经纤维瘤病。脊膜膨出影像上表现为脊膜膨出的脑脊液与硬膜囊之间水样密度连接。

医生须知：椎旁肿瘤

■ 大部分的成年人脊柱旁肿瘤属于周围神经鞘瘤，大部分是良性的

■ 大部分的儿童脊柱旁肿瘤属于交感神经节来源的肿瘤，年龄越小，恶性肿瘤的可能性越大（神经节神经母细胞瘤或者神经母细胞瘤）。良性交感神经链肿瘤（神经节细胞瘤）通常发生在青少年或年轻人

■ MRI主要用于评估肿瘤有无椎管内转移

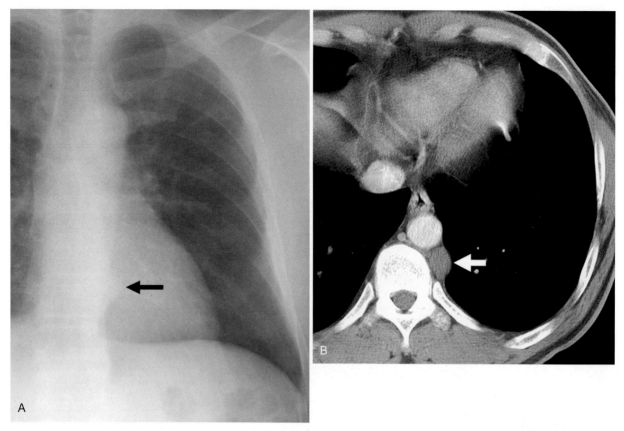

图94-14 55岁，女，前肠囊肿。A. 胸片显示T9~10水平左侧脊柱旁半月形结节（箭）。B. 增强CT在下腔静脉肝上段层面显示，左侧脊柱旁降主动脉胸段后方，有一均匀低密度卵圆形结节。

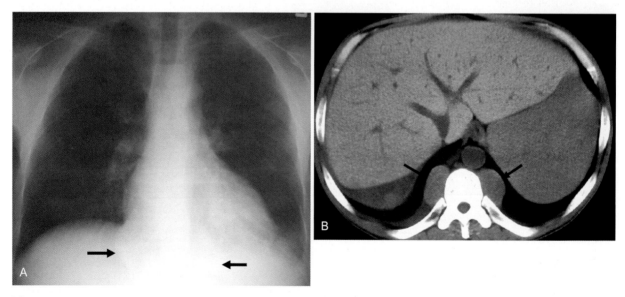

图94-15 39岁，男，髓外造血。A. 后前位胸片显示肿块位于脊柱旁胸腹分界水平（箭）。B. 横断面CT平扫肝顶层面，显示两侧脊柱旁均匀等密度软组织病灶（箭），两侧胸腔积液，肝脏含铁血黄素沉着致肝脏高密度，脾肿大。

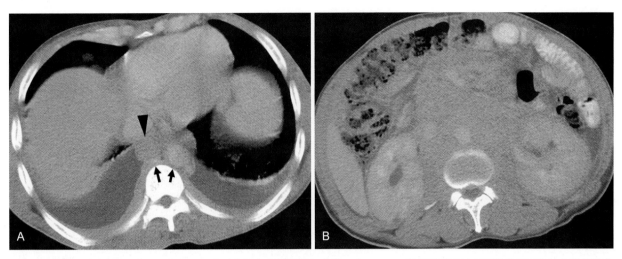

图94-16 56岁,男,主要发生在胸腔和腹膜后脊柱旁的淋巴母细胞淋巴瘤。A. CT肝顶层面显示两侧脊柱旁区跨越中线的带状软组织密度病灶(箭),右背侧膈肌结节状增厚(箭头)和两侧胸腔积液。B. CT肾脏层面显示广泛的腹膜后淋巴结融合成团并包绕主动脉和邻近血管。

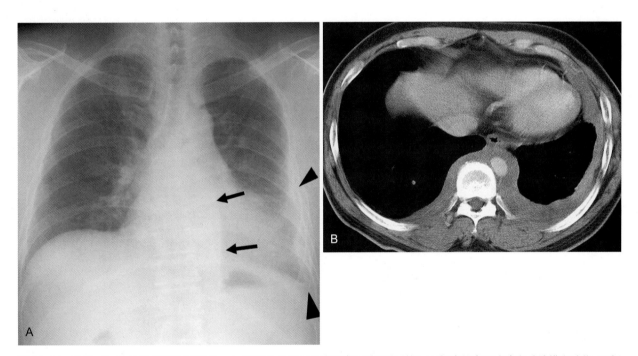

图94-17 60岁,男,脊柱旁纤维性纵隔炎。A. 胸部平片显示左脊柱旁间隙增宽(箭),左侧脊柱旁区或降主动脉横向移位,左侧胸膜增厚(箭头)。B. 增强CT下腔静脉肝上段层面显示脊柱旁带状软组织密度病灶且累及胸膜。

要点: 脊柱旁肿瘤

- 脊柱旁范围前界为脊柱前和后界为后胸壁
- 最常见的脊柱旁肿瘤是神经源性肿瘤
- 肿瘤可以来源于周围神经或交感神经节
- 大部分成年人脊柱旁神经源性肿瘤是良性的
- 大部分神经鞘瘤CT表现为低密度是由于存在

富含脂质的神经膜细胞、脂肪细胞或者囊变肿瘤增强扫描典型表现为不均匀强化或者边缘强化
- 大部分神经鞘瘤MRI T1WI上信号略高于肌肉组织,T2WI上信号不均匀的增高

第 **19** 部分

横膈及胸壁

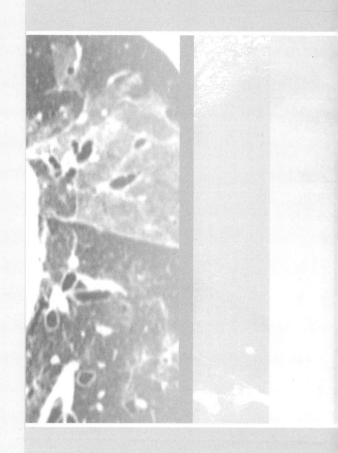

第95章

横膈

Nestor L. Müller and C. Isabela S. Silva

横膈活动异常：膈肌麻痹与膈膨升

一、病因学，发病率及流行病学

单侧膈肌麻痹的最常见病因是支配膈肌的神经受到肿瘤的压迫或侵犯，大约占30%的病例。其他常见病因包括创伤（自然发生的或手术所致）和心脏手术后的"膈神经冻伤"。其他少见病因包括带状疱疹感染，颈椎病，脊髓灰质炎，肺炎等。然而，在许多病例中病因常不明确。

双侧膈肌麻痹的最常见病因是脊髓损伤。也可见于全身性的神经肌肉综合征，例如：肌萎缩性脊髓侧索硬化症。双侧麻痹亦可见于使用停搏液（膈神经冻伤）的心脏手术后；这种类型的麻痹一段时间后常可以慢慢恢复。

膈膨升是一种先天性的畸形，由单侧或双侧的部分或全部膈肌发育障碍所致。病理学检查上，完全性膈膨升包括一层周围附着于从胸腔起源的正常肌肉的薄膜，仅发生于左侧。部分性膈膨升较完全性更常见，常见于右膈的前内侧；男女发病率相同，左侧少见且偶见于膈中部。

二、临床表现

单侧膈肌麻痹患者常无症状，此病通常是由于患者因其他原因行胸片检查而偶然发现。伴随其他肺部疾病的患者可有轻至中度的呼吸困难。双侧膈肌麻痹常有严重呼吸症状，主要有呼吸困难和端坐呼吸（仰卧位有窒息感）。大多数患者最终发展为呼吸衰竭。

膈膨升常无症状。肥胖患者可因腹内压增高而表现出症状。尽管这些症状常与胃肠道有关，但是呼吸窘迫症状的出现已归因于膈膨升。

三、影像学表现

（一）胸片 麻痹的膈肌抬高，后前位与侧位均表现为明显的圆顶样结构（图95-1）。由于横膈周围附着点位置固定，因此肋膈角和后肋膈角变深、变窄、边尖。如麻痹发生于左侧，胃和结肠脾曲多位于膈下方且常较正常含气增多。若膈神经的侵犯和压迫是由于肺癌等病变，在胸片上可有所体现，但还需CT确诊。

最可靠的影像学探查单侧膈肌麻痹的方法是鼻吸试验，方法是在透视下或超声检查下观察横膈。正常情况下，双侧膈面在吸气时均迅速下降，当一侧膈麻痹时，患侧出现矛盾的上升运动。

虽然明显的矛盾运动可强烈提示膈肌麻痹，但吸气试验在一些正常的个体中也能产生矛盾运动。因此，膈肌矛盾运动需反相偏移至少2 cm才可提示膈麻痹。

超过90%的单侧膈神经麻痹患者出现吸气试验阳性。假阳性发生可因患者在呼气相时运用腹肌来抬高横膈所致。

双侧膈神经麻痹的影像学表现为双侧膈面抬高。肺基底部可见线样肺不张。在透视检查下，用力吸气或鼻吸时常可见双侧膈面的矛盾上抬。

由于呼吸时辅助肌的收缩，可使肋骨可向上移动，透视可产生误导，产生横膈向下的假象。尽管存在着这样的风险，透视依然是评价这种疾病的有效

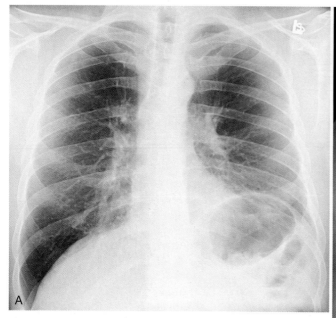

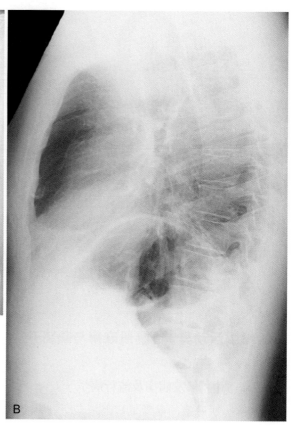

图95-1 膈神经麻痹。后前位（A）和侧位（B）胸片显示左侧膈面明显抬高。左肺基底部亦可见细小的线性肺不张。注意到肋膈角和后肋膈角变深、变窄、变尖，正位显示这些特点最佳。透视检查下表现为左膈的矛盾运动。该患者是一位患有左膈神经特发性麻痹的44岁男性。

方法。

吸气时麻痹膈肌的向上运动与胸壁向外、腹壁向内运动所组成的特征性表现被称为胸腹部矛盾运动。

完全性膈膨升的影像学征象与膈麻痹相同，表现为膈面抬高（图95-2）。在一侧部分性膈肌发育障碍患者，患侧膈表现为小于正常的吸气幅度。在透视下或实时动态超声检查时，可表现为吸气滞后或小的矛盾运动；但是，在吸气后期，表现为向下运动。

完全性膈膨出多为先天性，成人少见，多累及左侧膈。部分性膈膨出相对常见，主要见于超过60岁的患者，多累及右侧膈的前内侧部，可能为后天获得性（图95-3）。

（二）CT CT评估膈麻痹患者的主要作用是排除肿瘤、淋巴结或其他肿块，如动脉瘤（那些可能压迫膈神经的结构）（图95-4）。部分性膈膨升患者CT检查的主要作用是与由肿瘤或疝所造成的膈面局灶性隆起相鉴别。

膈膨升患者的膈肌，尽管较薄，但仍可在抬高的腹腔脏器、后腹膜或网膜脂肪的上方看到连续的一层结构。CT亦可用于鉴别膈麻痹、膈膨升与其他原因（如腹部肿块或囊肿）所造成的膈面抬高（图95-5）。

（三）MRI 正常和异常的膈活动及膈麻痹可用MR进行评估。但是MR很少被用于膈麻痹和膈膨升患者的评估。

（四）超声检查 正常和异常的膈活动及膈麻痹可用超声进行评估。事实上，超声因为具有评估膈肌厚度和呼吸时膈肌厚度变化的能力而使得它可能优于X线透视。

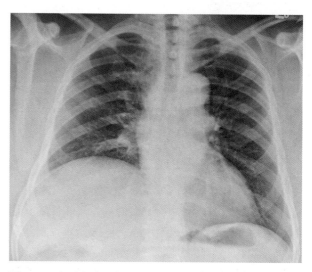

图95-2 右膈膨升。胸片显示右侧膈面的明显抬高，其表现与膈神经麻痹难以鉴别。该患者是一位65岁的男性。

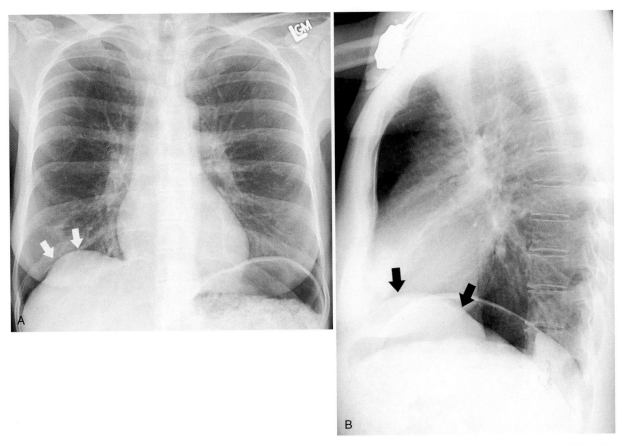

图95-3 右膈部分性膈膨升。后前位（A）和侧位（B）胸片显示右膈的前中部局灶性隆起（箭）是部分性膈膨升的特征性表现。该患者是一位51岁女性。

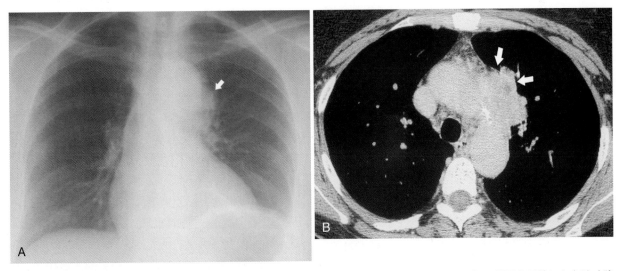

图95-4 肺癌所致膈神经麻痹。A.胸片示左膈抬高及邻近主肺动脉窗的肿块（箭）。B.CT示肿块侵犯纵隔内膈神经和主肺动脉窗区域。患者是一位由肺癌所致膈神经麻痹的54岁女性。

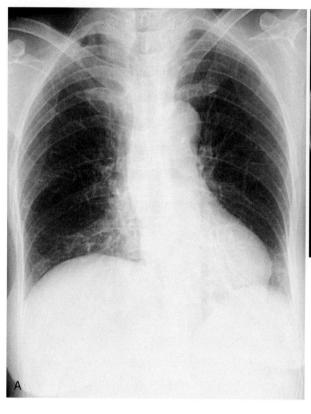

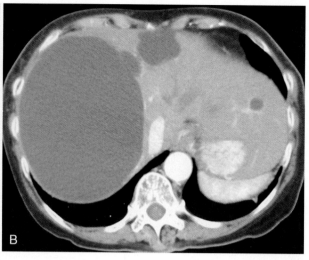

图95-5　腹部病灶所致膈膨升。A. 胸片示右膈抬高。B. CT示肝囊肿所致的肝脏增大及右侧膈面抬高。患者是一位82岁女性。

要点：横膈活动异常

- 单侧膈麻痹
  - 常见病因：肿瘤、外伤侵犯膈神经
  - 影像学表现：患侧膈面抬高；鼻吸试验透视或超声检查时横膈的矛盾运动；鼻吸试验阳性需横膈反相偏移至少2 cm
- 双侧膈麻痹
  - 常见病因：脊髓损伤，全身性神肌肉经综合征
  - 影像学表现：双侧横膈抬高；鼻吸试验时矛盾运动
- 膈膨升
  - 单侧或双侧的部分或全部膈肌的先天性发育障碍
  - 成人多表现为单侧部分性
  - 影像学表现：部分性膈膨升通常累及右膈的前内侧份；完全性膈膨升常累及左侧膈

膈疝

一、病因学，发病率及流行病学

腹部或腹膜后器官、组织可能通过先天性或获得性横膈的薄弱区或由创伤产生的损伤而进入胸腔内，从而形成疝。最常见的非创伤性类型是疝囊通过食管裂孔进入胸腔；疝囊通过胸腹膜裂孔（Bochdalek疝）或胸骨旁裂孔（Morgagni疝）的情况较少见。

食管裂孔疝的发病率随年龄增长而上升；该病变在CT上表现明显，约5%的病例小于40岁，30%患者40~59岁，65%患者60~79岁。大多数患者无症状，此病变多因其他原因行胸片或CT检查时发现。

在婴儿，通过固有的胚胎胸腹膜裂孔形成的疝是最常见、最严重的膈疝类型。在2 200活产婴儿中大概有一个患有此病。大多数（75%~90%）发生于左侧。疝囊巨大时病死率高，即使在成功的纠治手术后，仍会因下肺发育不良和肺动脉高压导致死亡，病死率约30%。

横膈缺损的大小差别很大。当其缺损较大时，全部或几乎全部的一侧膈肌缺如，近乎全部的腹腔脏器，包括胃，可位于左侧胸腔内，从而影响肺部的正常发育，导致发育不全。大多数大型膈疝无腹膜囊，所以胸腹腔之间的交通是完全开放的。当缺损较小时，由胸膜包裹的疝囊包含腹膜后脂肪、脾或肾的一部分或仅有网膜。

相比成人，小型Bochdalek疝在婴儿中更常见；事实上，通过CT，可在5%~10%的成人身上发现小

型Bochdalek疝。其发病率随年龄增长而上升,提示为获得性疝;40岁之前患者少见,但40~49岁之间发生率约占5%,50~69岁占15%,69岁以上占35%。Bochdalek疝最常见于左侧,是由于右侧有肝脏的保护作用的缘故。不同于婴儿型膈疝,成人型膈疝无症状。

Morgagni(胸骨旁)疝不常见,左侧裂孔与心脏有关,因此,大多数胸骨旁疝位于右侧。尽管最初的缺损会逐渐发育,但疝在成人中较儿童更常见,且常与肥胖或其他情况涉及腹内压增高疾病有关,例如严重的外力作用下或创伤。与Bochdalek疝相反,在大多数病例中有腹膜疝囊的存在。疝内容物随概率降低依次为网膜、结肠、胃、肝和小肠。

1%~4%的钝性伤住院患者被诊断为创伤性膈疝,其中约5%随后进行剖腹手术或胸廓切开术。一篇报道于1995年的980例患者的1 000处横膈损伤的回顾性分析中,75%的横膈破裂是由钝性伤所致,25%是由锐性伤所致。

钝性伤后横膈破裂的主要机制被认为是突然增加的胸内或腹内压力施加在一个固定的隔膜上所致。大多数的创伤性膈疝发生在左侧,且大多数沿着胚胎融合线的后外侧面发展。

二、临床表现

大部分膈疝不产生症状。食管裂孔疝患者可产生胃灼热和反胃的症状。有时,慢性反流可能导致食管下端的瘢痕形成、狭窄以及食管梗阻的症状。相似地,成人Morgagni和Bochdalek疝患者通常无症状。患者可能会偶尔诉上腹或胸骨压力低和不适,有时会有心肺和胃肠道症状。

创伤性膈疝的症状和体征可迅速出现或延迟出现。隔膜撕裂边缘的出血不足以产生血流动力学改变。呼吸窘迫可由机械性肺移位或胸腔内的腹部内脏破裂所致气胸引起。绞窄性腹部脏器疝可引起恶心和呕吐。

三、影像学表现

(一)胸片 食管裂孔疝放胸片表现为心影后的肿块,通常含有气体或液气平。在那些胃大部疝入食管裂孔的患者,胃可发生扭转,导致出现一个含有双气-液平的巨大肿块(图95-6);这样的疝内容物较常见,且可发生绞窄。尽管胃是最常见的疝内容物,另一些结构,例如:横结肠、网膜或肝脏的一部分也可见。

Bochdalek疝可以表现为一侧膈面的局部隆起或任一膈面近后中部肿块。虽然根据肿块典型的发病部位和低于软组织密度(因内含脂肪)的特点,X线摄片上常可怀疑此病诊断,但该表现与肺、纵隔或脊椎旁肿块非常相似。CT容易诊断此病。Bochdalek疝的发病率随年龄增长而上升,因此,可发生以往胸片正常的患者中(图95-7)。

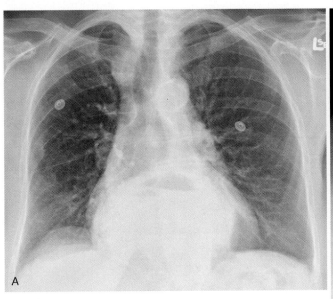
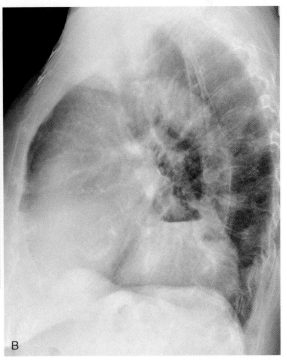

图95-6 食管裂孔疝。后前位(A)和侧位(B)胸片示巨大心影后肿块伴液平,这是食管裂孔疝的特征性表现。患者是一位85岁女性。

Morgagni疝通常表现为光滑的、边界清楚的右侧心膈角区阴影。大多数患者的阴影密度均匀(图95-8)。有时,由于充气肠管或主要为脂肪性质的疝内容物而表现为密度不一阴影(图95-9)。后者可能包含网膜,CT显示横结肠位于腹部高处,顶端位于前上方,这一发现实际上是具有特征性的诊断价值。在

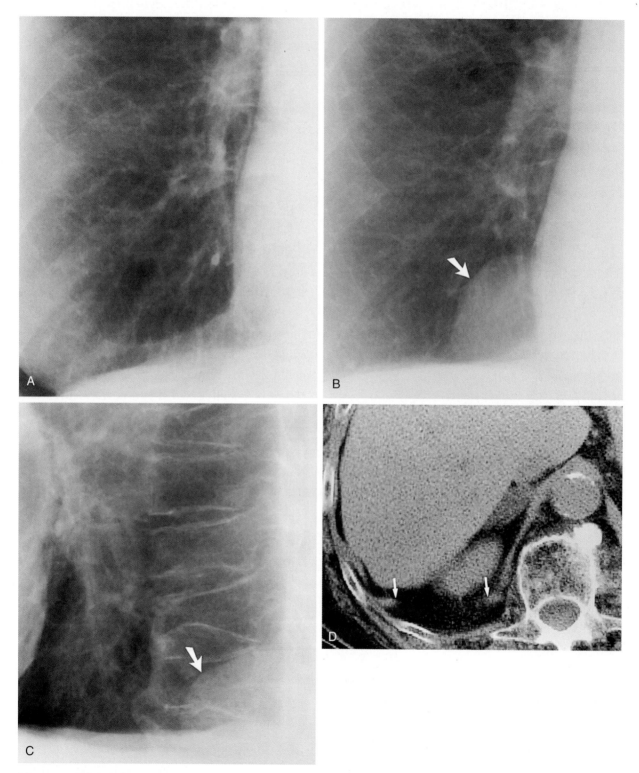

图95-7 一位老年患者Bochdalek疝的进展变化。78岁女性,右下胸部的后前位胸片(A)并无明显异常。5年后,后前位(B)和侧位片(C)示近右膈后内部较大肿块(箭)。肿块密度低于心脏和腹部软组织,符合脂肪特点。右膈CT扫描(D)示右膈后部局灶性缺损并伴有网膜脂肪疝(箭)。患者没有与任何与膈疝有关症状。(引自 *Müller NL, Fraser RS, Colman NC, Paré PD. Radiologic Diagnosis of Diseases of the Chest. Philadelphia: WB Saunders, 2001.*)

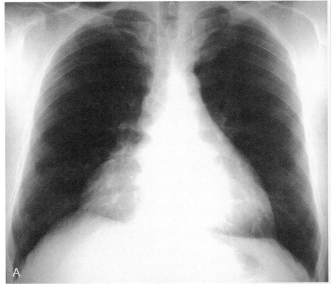

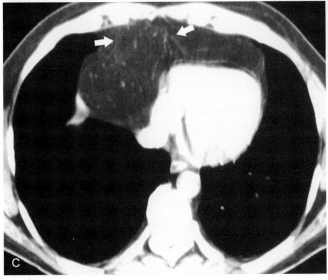

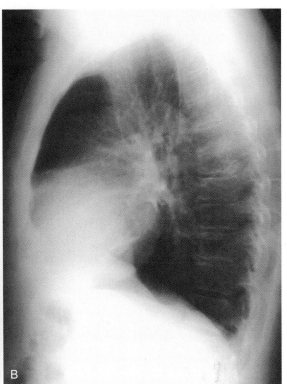

图95-8 Morgagni疝。后前位（A）和侧位（B）胸片示右侧肋膈沟肿块。肿块低于软组织密度，符合脂肪特点。CT图像（C）示网膜和网膜血管（箭）通过右下胸骨旁区疝入，诊断为Morgagni疝。患者为一位49岁的男性。

罕见的情况下，疝进入到心包腔内，可在心影前方可辨认出充气肠管。

创伤性膈疝的影像学表现包括胸部可见疝入的胃和肠管，在膈水平上方见胃管向头端延伸（图95-10）。有时在胸片上可见具有诊断价值的表现是胃或输出肠管的局部颈缩（衣领征），那是它们穿过横膈破裂孔的位置。

有提示性意义的表现包括横膈轮廓的不规则，膈面不清，持续的肺基底部阴影（可与肺不张或膈疝肿块表现相似），不伴有肺不张的横膈抬高，不伴有大量胸腔积液或气胸的纵隔向对侧移位。右侧横膈破裂后，一部分的肝脏经损伤处疝入并在右侧胸腔内形成蘑菇样肿块，疝入的肝脏被撕裂口嵌顿。在这种情况下，根据结肠肝曲的位置提示肝下缘高位，此征象可怀疑这一诊断。

胸片对创伤性的膈疝诊断的敏感性相对较低。例如，在一大型创伤转诊中心，回顾性分析了50例经手术证实的钝性伤所致的横膈破裂，胸片诊断44例左侧横膈破裂中的20例（46%），在另外8例患者提示需进一步的检查（18%）。胸片强烈提示6例右侧横膈破裂中的1例（17%）。在那些有贯通伤患者中，胸片的敏感性更低。

（二）CT 多层螺旋CT可冠状和矢状重建图像，是目前最有效和有用的评估膈疝的成像技术。

食管裂孔疝通常是由于扩大的食管裂孔，使胃和网膜可疝入至胸腔内（图95-11）。食管裂孔是邻近中线左边的开口，由左右膈脚加固。裂孔通常呈椭圆形，宽约15 mm或更小（脚的内侧缘之间的距离）。

成人Bochdalek疝是由于疝囊通过膈脚侧边的横膈后部缺损引起（图95-12；参见图95-7）。大多

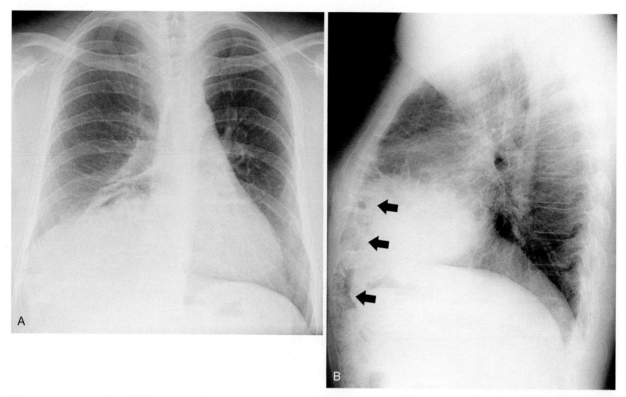

图95-9 Morgagni疝。后前位（A）和侧位（B）胸片示右侧肋膈沟区的不均质肿块。侧面片，可见结肠（箭）沿腹部及下胸部前方自上腹部延伸至胸部，这是Morgagni疝的诊断性表现。同时显示双侧已修复的肋骨骨折。患者是一位37岁由于先前的机动车事故而形成的创伤性Morgagni疝的男性。

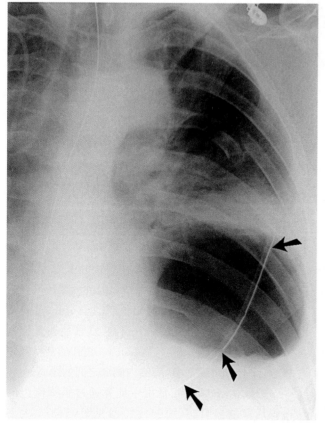

图95-10 创伤性膈疝。左胸的前后位胸片可显示胸腔中的胃，其内可见向头端延伸的鼻胃管（箭）。可见左侧肋骨骨折，左肺不张，纵隔右移。患者是一位44岁遭遇机动车事故的男性。（引自 *Müller NL, Fraser RS, Colman NC, Paré PD. Radiologic Diagnosis of Diseases of the Chest. Philadelphia：WB Saunders, 2001.*）

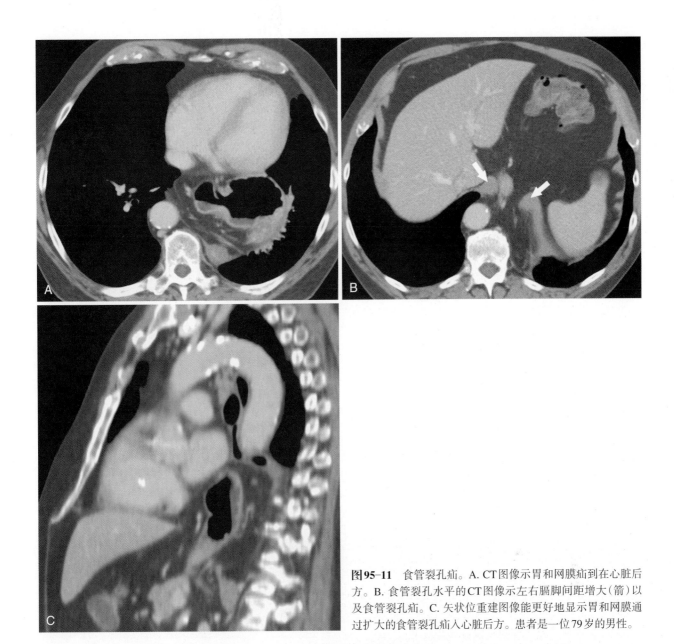

图95-11 食管裂孔疝。A. CT图像示胃和网膜疝到在心脏后方。B. 食管裂孔水平的CT图像示左右膈脚间距增大(箭)以及食管裂孔疝。C. 矢状位重建图像能更好地显示胃和网膜通过扩大的食管裂孔疝入心脏后方。患者是一位79岁的男性。

图95-12 Bochdalek疝。CT图像显示左膈面局部不连续及大网膜和部分左肾疝入。患者是一位36岁的未出现小Bochdalek疝相关症状的女性。

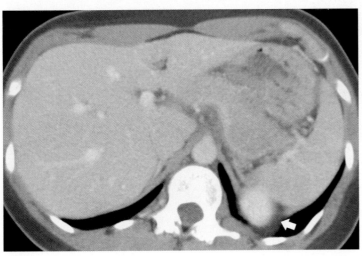

数的成人 Bochdalek 疝的内容物仅为肾周脂肪。有时疝可能较大，包含一部分的肾脏，很少情况下有胃和小肠。

Morgagni 疝是由于腹部内容物疝入到横膈的肋骨和胸骨附着处之间所致（图95-13；参见图95-8）。因此位于前内侧，通常出现在右侧膈，大多数的内容物中只包含网膜。偶尔可较大，包含部分肝脏或大肠（图95-13）。

创伤性膈疝 CT 的特征性表现包括膈肌明显中断；胸腔内脏疝形成；膈面显示不清（横膈消失征）；疝口处肠或胃的颈缩；后肋临接胃、肠或肝脏的上1/3（内脏依靠征）。CT 上局灶性横膈不连续见于70%~80%的横膈破裂患者；然而，这种缺损也偶见于健康人群，特别是老年人，仅仅凭借这个征象来诊断需谨慎。

可靠的征象是大网膜脂肪或腹部脏器疝形成，这见于50%~60%的创伤性膈疝患者。胃、肠或肝脏在疝口处"束腰样"的狭窄（衣领征）见于30%~40%的患者；有时是 CT 显示唯一的异常表现。

CT 上横膈破裂最敏感的征象之一是胃、肠或肝脏的上1/3和后肋的连接（内脏依靠征）。在一项连续28例腹部钝性伤后行腹部 CT 检查的患者中，随后

紧急剖腹手术，10例出现横膈破裂。CT 检查的"内脏依靠征"见于100%的左侧横膈破裂患者和83%的右侧横膈破裂患者。

在大多数病例中，创伤性膈疝的诊断是基于横断面上这些表现所做出的。但是，在显示小的横膈撕裂伤和疝时，矢状位和冠状位的多平面重建的价值要优于横断面（图95-14，图95-15）。

一种少见的胸腹创伤伴横膈破裂的并发症是胸腔内脾植入。种植脾是脾组织自动移植入胸腔，通常继发于脾破裂后。胸部损伤可发生于膈、脾联合损伤后。核素成像研究显示高达18%同时有脾脏和横膈损伤史的患者可观察到胸腔脾种植现象。并发症常于损伤数年后发现。脾结节可单发或多发，总是紧贴胸膜且位于左侧胸腔。平片和 CT 可发现单个或多个紧贴胸膜或脊柱旁的软组织结节这些征象无特异性。在 CT 上，种植脾的密度与正常脾脏的密度相似。核素成像研究表明，诊断可以由核医学检查包括[111]In-标记血小板、[99m]Tc 标记的硫胶体、[99m]Tc 标记的白细胞和[99m]Tc 标记的热损伤血红细胞而做出。[99m]Tc-标记热损伤血红细胞被认为是最具特异性的检测脾组织的标记。最近研究证明该诊断也可通过增强氧化铁 MRI 检查证实。氧化铁是超顺磁性的铁氧化物，

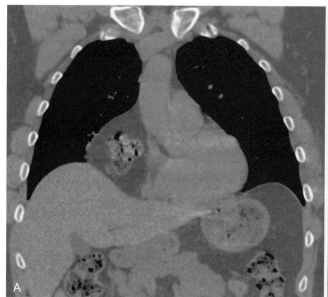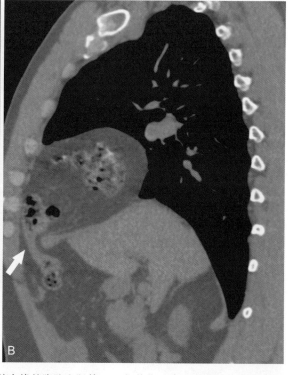

图95-13　Morgagni 疝：CT 表现。A. 多层螺旋 CT 冠状面重建示心脏右缘的脂肪和肠管。B. 矢状位重建示网膜和大肠形成的胸部前疝（箭）。这些征象是 Morgagni 疝的特征性表现。患者是一位54岁的男性。

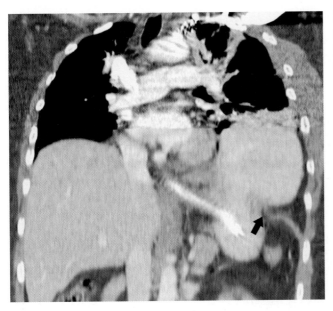

图95-14 创伤性膈疝：CT表现。多层螺旋CT冠状面重建示左膈局部撕裂（箭），胃和网膜疝形成。注意到胃狭窄处正是疝通过撕裂处（衣领征）。患者是一位53岁女性，因机动车事故导致创伤性左膈撕裂。

它被脾脏的网状内皮系统所清除的。

（三）MRI 膈疝的诊断可由MRI做出。尽管MRI较少用来评估膈疝，且较少用于评价急性胸部损伤患者，但对病情稳定患者和CT上无诊断性发现患者来说，MRI很有价值（图95-16）。

要点：膈疝

■ 食管裂孔疝
  • 发病率随年龄增长而升高；常无症状

■ Bochdalek疝
  • 先天性：疝囊通过胸腹膜裂孔进入；发病率1：2 000新生儿；75%~90%左侧；与严重的呼吸窘迫有关
  • 获得性：疝囊通过小的膈肌缺损进入；见于5%~10%超过40岁的成人；发病率随年龄增长而升高；常无症状

■ Morgagni疝
  • 不常见；与肥胖、严重外力、创伤有关

■ 创伤性膈疝
  • 见于1%~4%的胸部钝性伤患者；主要位于左侧
  • 胸片表现：膈面形态不规则；胃或肠疝入；纵隔向对侧移位；敏感性30%~50%
  • CT表现：锐利的不连续膈面；大网膜脂肪或腹内脏器疝入；束腰样狭窄的内脏疝（衣领征）；胃、肠、肝脏的上1/3与后肋相贴（内脏依靠征）；敏感性达60%~95%

横膈肿瘤

一、病因学，发病率及流行病学

横膈的原发性肿瘤较少见。大多数起源于肌腱或肌肉前部。最常见的良性肿瘤类型是脂肪瘤、神经肿瘤、平滑肌瘤、血管瘤，其他软组织肿瘤少见。由于脂肪垫和大网膜脂肪疝在横膈区域很常见，因此脂肪瘤的诊断需要显示出一个真正的囊壁。

纤维肉瘤是横膈最常见的恶性肿瘤，许多其他软组织肿瘤的报道很少。各种非肿瘤性病变，形成局部肿瘤，如淋巴管瘤和子宫内膜异位，也偶有发现。

继发性肿瘤累及横膈膜，最常见的是肺癌或间皮瘤患者经基底部胸膜直接扩散。然而，任何转移到胸膜的肿瘤或累及肺基底部、肝脏或膈下腹膜都可以转移到横膈膜。

二、临床表现

良性肿瘤通常无症状，除非体积太大，可引起呼吸短促，甚至呼吸衰竭的症状。大多数原发性恶性肿瘤患者表现为上腹部或下胸部疼痛、咳嗽、呼吸困难、胃肠道不适。

三、影像学表现

（一）胸片 大多数横膈肿瘤胸片表现为光滑或分叶状的软组织肿块突入肺野下部。在多数情况下，恶性肿瘤累及一侧膈的大部分与膈面抬高相类似；反应性胸腔积液常见。

（二）CT　CT可清晰显示横膈内肿块（图95-17）。但当肿瘤很大，则无法确定其起源于隔膜、胸膜肺或肝脏。在CT上，膈脂肪瘤表现为均质的脂肪密度肿块（接近−100 HU）。其他CT上原发性和转移性膈肿瘤的表现相对缺乏特异性。

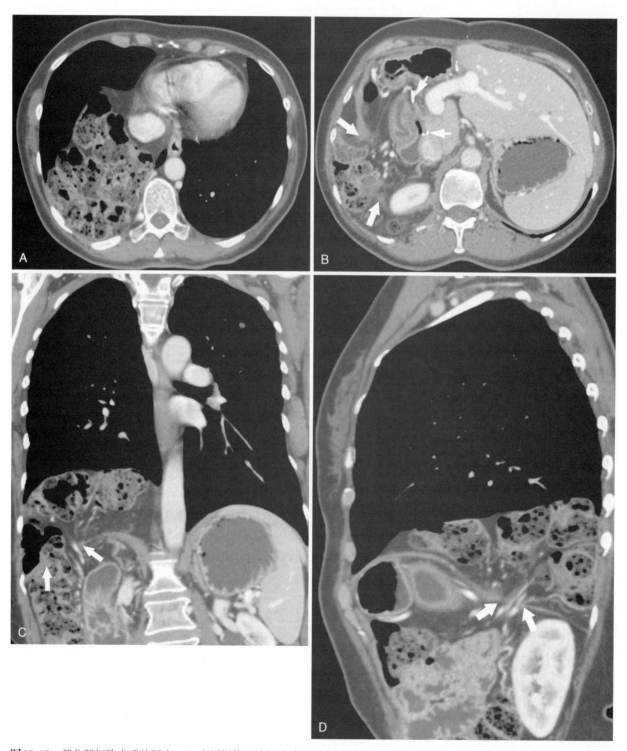

图95-15　部分肝切除术后的膈疝。A. 多层螺旋CT增强扫描示右侧胸腔内的肠管和网膜。示肠管与后肋相接触（"内脏依靠征"）。B. 肝脏水平CT图像示与手术相关的血管环绕（小箭），右膈不连续（大箭）和胸腔内的网膜和肠管疝。冠状位（C）和矢状位（D）的重建图像更好地显示右膈的不连续（箭）和膈疝。患者为一位55岁女性，因肝癌行部分肝切除术致医源性右膈损伤继发膈疝。

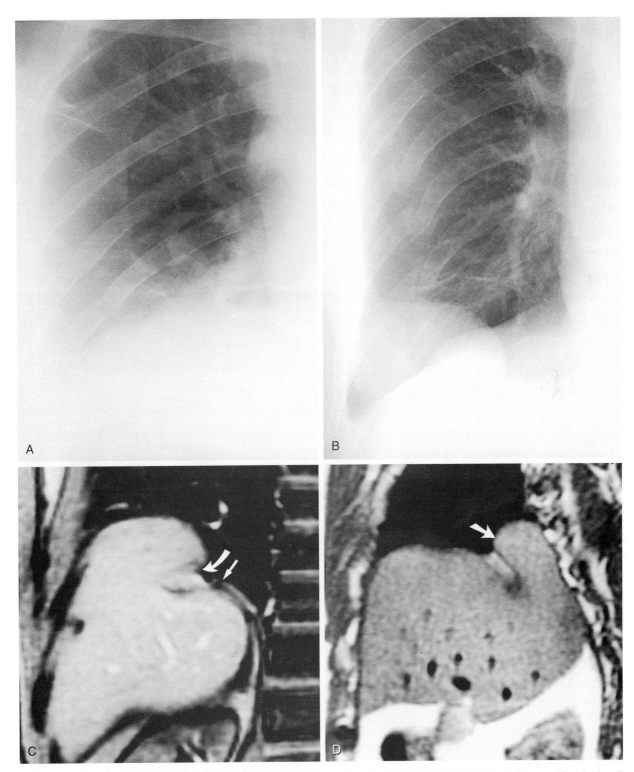

图95-16 创伤性膈疝：MR表现。A. 46岁男性，机动车事故后右侧胸部前后位胸片显示右肋骨骨折，右侧胸腔积液及右膈面明显抬高。无进一步检查，该患者康复后出院。11个月后，患者自述右上腹疼痛4个月。B. 右侧胸部后前位胸片示右下胸部蘑菇样肿块，明显的数根肋骨骨折和右膈变钝。C. 冠状位自旋回波T1加权像示右膈不连续（直箭）和肝脏束腰样狭窄（弯箭），肝脏通过此横膈撕裂处疝入。D. 矢状MR示肝脏疝入的部位居后（箭）。（引自 *Müller NL, Fraser RS, Colman NC, Paré PD. Radiologic Diagnosis of Diseases of the Chest. Philadelphia：WB Saunders, 2001.*）

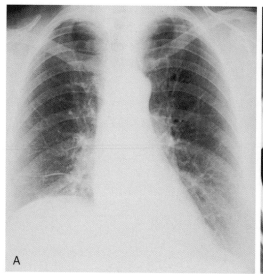
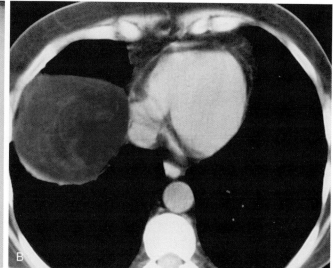

图95-17 横膈脂肪瘤。A. 62岁女性后前位胸片示明显抬高的右侧膈面。B. CT扫描示右下胸部一个较大、圆形肿块。肿块内含有脂肪和少量血管。C. 更低位置的CT图像示最低水平处病灶的范围（箭）。肿瘤手术切除后证实为脂肪瘤。(引自 *Müller NL, Fraser RS, Colman NC, Paré PD. Radiologic Diagnosis of Diseases of the Chest. Philadelphia：WB Saunders, 2001.*)

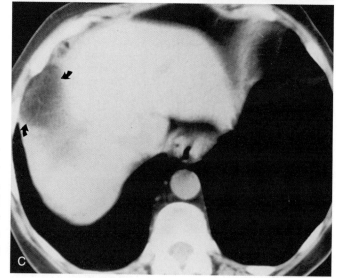

医生须知：膈疝

- 腹部或腹膜后器官、组织可通过横膈先天性或获得性薄弱点或创伤损伤处进入胸腔内而形成疝

- 在多数情况下，胸片可怀疑膈疝的存在
- 螺旋CT特别是冠状及矢状位重建图像，是目前在膈疝的评估最有效和有用的成像技术

医生须知：单侧膈麻痹

- 单侧膈麻痹最常见病因是肿瘤压缩或侵犯膈神经，占大约30%的病例
- 瘫痪侧膈面升高，后前位与侧位胸片均表现为有明显的圆顶样结构
- 最可靠的检测膈麻痹的影像学检查是鼻吸

气试验，在透视下或超声下观察横膈活动
- 在评估膈麻痹患者中CT的主要作用是除外肿瘤、淋巴结或其他肿块，如可能压迫膈神经的动脉瘤

第章

胸壁

Tomás Franquet and Jaume Llauger

肌肉、骨骼、关节、软组织构成的人体颈部和腹部之间的区域，形成胸壁。可能累及胸壁的病理过程包括先天性发育异常、外伤、炎症和感染性疾病以及软组织肺病和骨肿瘤。由于胸壁疾病患者的临床表现是多样的和非特异性的，影像在确立诊断中起着关键作用。影响胸壁疾病很难通过胸片来评估。横断面成像技术如CT和MRI可使胸壁病变的精确定位，并且在一些病例中可明确诊断。

一、正常变异，先天性疾病和胸壁畸形

先天性肋骨畸形可见于1%~2%胸片中。这些畸形大多数是单一的表现，在检查偶然见到，缺乏临床意义。代表性例子包括颈肋、叉状肋骨、肋骨融合、肋骨发育不全、第一肋骨假关节和胸腔内肋骨。

颈肋是一个额外肋骨，通常起源于第七颈椎（图96-1）。它的发生率约占总人口的0.5%，其中双侧颈肋占45%~70%，这些肋骨往往是不对称的。当一侧出现时多数发生在右侧。这些肋骨与第一肋的上表面连接。大多数颈肋都是偶然发现，并无临床症状。只有不到10%的患者可以引起胸廓出口综合征，这是因在胸廓入口层面颈肋对神经和血管产生压迫而引起的症状组成，包括感觉异常、疼痛、肌肉萎缩和同侧肢体跛行。胸廓出口综合征的其他解剖因素包括斜角肌异常、先天性肌纤维带、第七颈椎横突过长。

肋骨切迹通常会见于一个或多个肋骨下缘。最常见且最重要的原因是胸主动脉缩窄。主动脉缩窄通常会在第三至九肋产生几厘米横向的肋脊交界处的压迹（图96-2）。压迹的产生是由于参与侧支循环扩张的肋间动脉侵蚀肋骨而产生。这些动脉走行可非常曲折，并可延伸和侵蚀邻近肋骨的上表面。继发于主动脉缩窄的肋骨切迹很少见于6~7岁之前的患者，通常到十几岁才开始发展。病理性肋骨压迹也可以由肋间神经瘤引起（图96-3）。

（一）波兰综合征 波兰综合征是一种罕见的常染色体隐性遗传病，其特点是一侧胸大肌部分或完全缺失，累及双侧者罕见。其发病率男性是女性的3倍，75%的患者累及右侧。相关征象包括同侧手骨发

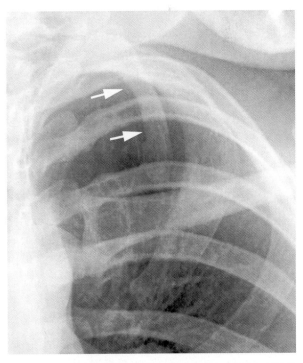

图96-1 36岁女性颈肋。胸片放大图像显示了在第七颈椎的左侧发出的一个额外肋骨（箭）。

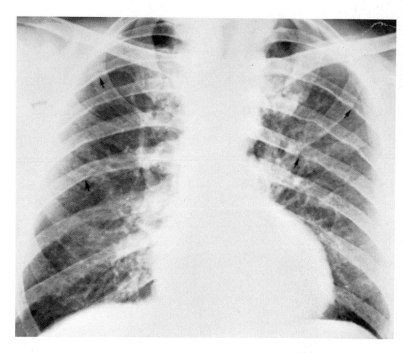

图96-2 肋骨切迹：主动脉缩窄。后前位片显示两侧第四~八肋骨下表面的许多缺陷（箭）。主动脉弓区血管影的形态强烈提示主动脉缩窄。这是一位经证实的58岁的男性病例。（引自 *Müller NL, Fraser RS, Colman NC et al, Radiologic Diagnosis of Diseales of the Chest. Philadelphia, Saunders, 2001.*）

育不全（短中指/趾畸形伴并指/趾畸形，两节指/趾骨，先天性缺指/趾）、漏斗胸、上肢畸形、前胸壁的其他畸形（小胸肌缺失，背阔肌和前锯肌发育不全，乳头和乳腺发育不全或不发育，肺疝，一侧胸廓及肋骨发育不全）。有报道称这些患者白血病、非霍奇金淋巴瘤、肺癌和乳房癌的发病率增加。

　　大多数波兰综合征患者要求美容。在其他患者中，临床表现根据缺陷的类型不同而异。在胸壁骨缺损，肺疝的患者中在童年早期即可注意到，主要表现为咳嗽或哭闹。在肌肉和软组织显著受累的患者中，波兰综合征可以表现为继发的呼吸损害或不耐受运动。

　　胸片通常可以显示患侧正常腋窝褶皱缺失而形成的一侧高透过区（图96-4）。偶尔也会发现肋骨畸形。通常经CT或MRI检查可以确诊，两种检查方式都可以显示肩带肌肉的缺失或发育不全。这些技术的应用总能经常发现胸大肌胸肋头的缺失，与胸壁缺陷相关畸形也可清晰显示（图96-4）。

　　胸片上一侧肺野弥漫过度增高的鉴别诊断包括X线伪影、患者运动、肺外因素（波兰综合征，乳腺切除史，对侧胸腔积液和对侧软组织增厚）、气胸和肺部因素（Swyer-James-McLeod综合征，过度充气，由于血管畸形或局部支气管阻塞所致一侧肺血减少）。

　　（二）漏斗胸　漏斗胸是胸壁形成中最常见的畸形。它包括前胸壁的塌陷，可是轻度、中度或重度。在发育性胸壁畸形患者中，漏斗胸约占90%。它的发病率是1/（300~400）婴儿。有家族史约占35%~45%。漏斗胸一般是在出生时或出生后不久出现。它通常是渐进性的，胸骨凹陷的深度随着患者生长而增加，尤其是在青春期。

　　漏斗胸的男孩比女孩更多见，其男女比例为3：1。漏斗胸可以与其他先天性畸形有关系，包括脊柱侧弯（15%）、成骨不全、Ehlers-Danlos综合征、膈肌畸形、二尖瓣脱垂（20%~60%）。2%的患者与先天性心脏畸形有关，此类患者中约2%有马方综合征，这些患者通常是漏斗胸的最严重类型。

　　漏斗胸患者通常无临床症状或表现为胸部或背部疼痛，频繁运动会加剧症状。体检发现胸骨凹陷，前肋较胸骨向前突出。

　　在后前位胸片，漏斗胸会使右心缘模糊。由于心脏左移和转位可误以为心脏增大。在侧位胸片上可见典型的胸骨下部凹陷和畸形。通过CT或MRI可最为准确的确定缺陷的严重程度（图96-5）。"漏斗胸指数"（胸廓横径/胸廓前后径）大于3.25通常需要手术矫正。

　　后前位胸片右心缘模糊的鉴别诊断包括右肺中叶不张、右肺中叶肺炎、较大的右侧心包脂肪垫和Morgagni疝。在所有这些情况中，侧位胸片均显示胸骨正常。

　　（三）鸡胸　鸡胸是一种前胸壁突出畸形，包括胸骨前部移位。它可包含胸骨体，或者更罕见的包含胸骨柄（软骨柄突出）。鸡胸较漏斗胸少见（1：5），

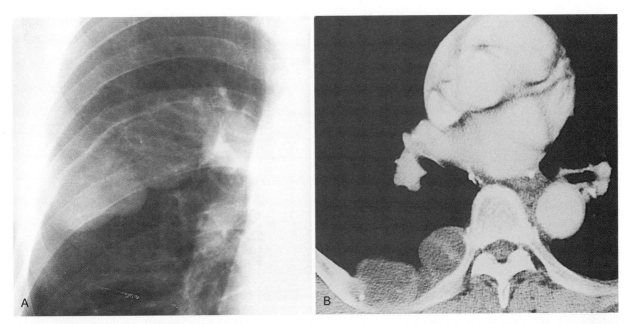

图96-3 肋间神经鞘瘤。A. 69岁男性,前后位胸片右胸的放大图显示相邻且平行于右侧第七肋骨软组织肿瘤。还可见到切迹和肋骨下表面的硬化,第七、八肋间隙增宽。B. 对比增强CT扫描显示肿瘤有不均匀的密度减低、含囊性区。可见第七后肋骨的侵蚀。证实为肋间神经鞘瘤。(鸣谢 Dr. Eun-Young Kang, Department of Radiology, Korea University Guro Hospital, Seoul, South Korea. 引自 *Müller NL, Fraser RS, Colman NC,et al. Rediologic Diagnosis of Diseales of the Chest. Philadelphia, Saunders,2001.*)

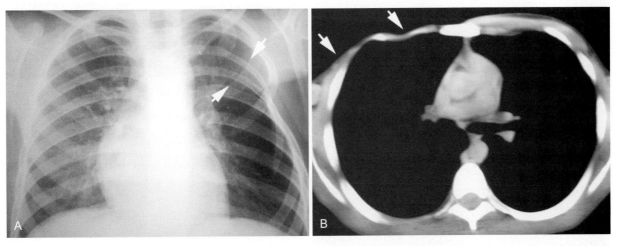

图96-4 波兰综合征在两个不同的男孩。A. 前后位胸片显示与对侧相比左侧肺野的透过度增高。在同侧胸腔的两个肋骨发育不全(箭)。B. CT扫描显示右侧胸大肌的完全缺失(箭)。

占胸壁畸形的5%~7%。男性较女性常见(4:1);在有胸壁畸形家族史的患者中其发病率约25%。

鸡胸患者通常无临床症状。可出现劳力性呼吸困难或心律失常。通过体格检查即可确诊。侧位胸片显示胸骨前部突出。

(四)脊柱后侧凸 脊柱后侧凸是一种胸椎向后方(驼背)和一侧(脊柱侧弯)的异常弯曲。约80%的病例是先天性的。先天性因素包括神经纤维瘤Ⅰ型、

半椎体、Friedreich共济失调、肌营养不良、Morquio综合征和马方综合征。麻痹组包括继发于脊髓灰质炎、肌营养不良或脑瘫的脊柱畸形。

脊柱后侧凸的严重类型可导致肺和胸壁的顺应性下降,进而引起通气不足的限制性肺疾病,缺氧性血管收缩,并且最终导致肺动脉高压、肺心病、呼吸衰竭。在严重脊柱侧后凸畸形病例中,由于胸部和心脏的转位,胸片将难以评估。脊柱侧凸弯曲通常向左侧

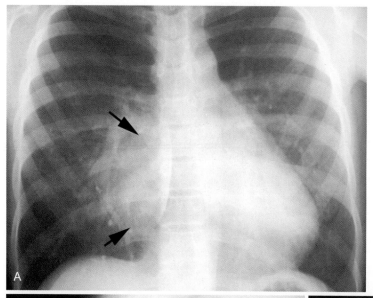

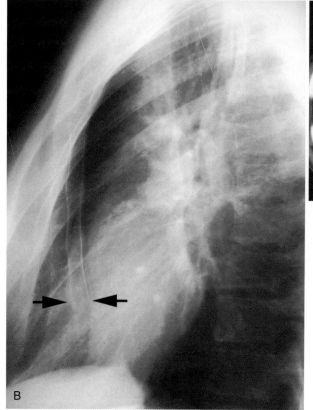

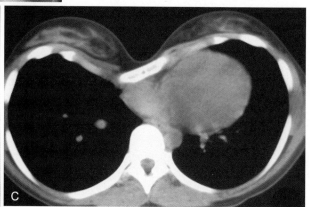

图96-5 22岁女性,漏斗胸。A. 后前位胸片显示右心缘模糊(箭)和心脏左移。B. 侧位胸片显示胸骨后移(箭)。C. CT显示肺组织受压和心脏左移的重度漏斗胸。

凸出。约60%的神经纤维瘤 I 型患者都有脊柱后侧凸,通常累及下段胸椎的几个椎体。

二、炎症和感染性疾病

发生在胸壁上的炎症和感染性疾病多种多样。这些病变的范围包括从不明病因的炎性病变到急性

或慢性感染性病变,可见及骨、关节或软组织。

胸壁最常见的感染是胸骨正中切开术后的感染。胸骨正中切口是心脏手术首选的切口。感染和血肿可侵袭胸骨前方(蜂窝织炎,窦道,脓肿)、胸骨(骨髓炎)或胸骨后区(纵隔炎,脓肿)。胸骨柄或胸骨后区的感染表现为粘连,窦道、软组织增厚伴气泡,或周边

强化的包裹性积液（脓肿）。当软组织病变与骨质破坏、断裂或严重脱钙相关时必须怀疑胸骨骨髓炎（图96-6）。CT是用于评估感染的范围和深度，有助于外科手术计划的制订。

胸壁感染的其他类型不常见，但可以自发或与免疫抑制、糖尿病、败血症、创伤、酗酒或营养不良发生联合产生潜在致命情况。软组织感染可以分为涉及皮下脂肪及浅筋膜的坏死性筋膜炎和只涉及肌肉的化脓性肌炎。

坏死性筋膜炎是一种在皮下组织迅速蔓延的感染，其特点是自发性坏疽和气体形成。CT扫描能提供疾病范围和有关积液方面的信息，促进疾病的正确诊断和治疗（图96-7）。

（一）SAPH 综合征 掌跖脓疱病、化脓性汗腺炎、重度痤疮有时与不常见的非感染性骨骼有关。SAPHO综合征是包括了这些表现，缩写SAPHO指滑膜炎、痤疮、掌跖脓疱病、骨质增生和骨炎。SAPHO综合征发病率无性别差异。各年龄段均有报道，但主要发生于青年和中年人。SAPHO综合征的临床表现各异。骨关节损伤可引起疼痛和软组织肿胀，可不伴有皮肤损伤。

损伤最常见的部位是肋-胸-锁骨区域，包括70%~90%的患者。典型的影像学表现包括骨质增生和骨质硬化伴关节间隙变窄或关节强直（图96-8），也包括溶骨区和侵蚀糜烂在内的破坏性变化。脊柱、骶髂关节或长管状骨的受累比较少见。鉴别诊断包括骨髓炎、脊椎炎、骨肉瘤、尤因肉瘤、Paget病、转移瘤和骨缺血性坏死。

（二）Paget病 Paget病是一种病因不明的慢性代谢性骨骼疾病，影响3%~4%40岁以上人群。它可以侵袭骨骼系统中任意部位的骨组织，其特征是骨的异常过度重塑。Paget病可侵袭单一骨（单骨病），也可侵袭多处骨（多骨方式），通常55岁以后显现。单骨Paget病通常是在胸片检查其他病变时偶然发现。最常见的受累部位是脊柱（30%~75%）、骶骨（30%~60%）、骨盆（20%~75%）、颅骨（25%~65%）、长骨（25%~35%）。肋骨（1%~4%）、肩胛骨、锁骨受累不常见，也有报道脊椎或肋骨的Paget病肉瘤样恶变为骨肉瘤。

胸片诊断Paget病往往有其充分的特征。胸片上可见骨组织增大伴增原粗大的骨小梁（图96-9）。肋骨硬化的鉴别诊断包括慢性骨髓炎、SAPHO综合征、Paget病、骨软骨瘤、骨纤维结构不良和成骨性转移瘤。

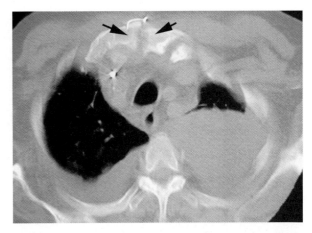

图96-6 65岁男性，冠状动脉搭桥术后胸骨裂开会并金黄色葡萄球菌感染。CT骨窗图像显示胸骨裂开（箭），也可见双侧胸腔积液。

三、胸壁肿瘤

胸壁肿瘤是一种少见的肿瘤，它可以发生于胸壁的任何组织：骨，软骨，肌肉，脂肪，纤维结缔组织，神经和脉管（血管或淋巴管）。在成人中，最常见的良性胸壁肿瘤是脂肪瘤和骨软骨瘤，最常见的恶性胸壁肿瘤是恶性纤维组织细胞瘤（MFH）。在儿童中，最常见的原发性胸壁恶性肿瘤是小圆细胞肿瘤，包括原始神经外胚层肿瘤（PNET）和Askin肿瘤、横纹肌肉瘤和尤因肉瘤。

（一）良性骨肿瘤 胸壁良性骨肿瘤是相对少见。一些肿瘤具有特征性影像学征象，可以术前诊断。在其他情况下，影像在肿瘤治疗方面有重要作用，包括分期、活检术路径的制定和随访评估。纤维异常增殖症和骨软骨瘤是最常见的胸壁良性骨病变。较少见的病变包括内生软骨瘤、软骨黏液纤维瘤，骨样骨瘤、骨巨细胞瘤以及动脉瘤样骨囊肿。

1. 纤维异常增殖症 纤维异常增殖症是一种骨骼发育异常，其髓质骨被纤维组织替代。骨骼生长期偶尔发现。几乎体内任何部位骨都可以发生。它是一种原因不明的非遗传性疾病。该疾病有两种形式：单骨（80%病例）和多发性骨（20%病例）。多骨受累可能是McCune-Albright综合征（纤维异常增殖症，斑片状皮肤色素沉着，性早熟）或Mazabraud综合征（邻近软组织黏液瘤的纤维不典型增生性病变）的一部分。

单骨纤维异常增殖症最常发生在肋骨（28%）、股骨（23%）、胫骨或颅面骨（10%~25%）。其常见的并发症是病理性骨折和骨骼畸形。

纤维异常增殖症的常见放射学表现包括骨髓腔

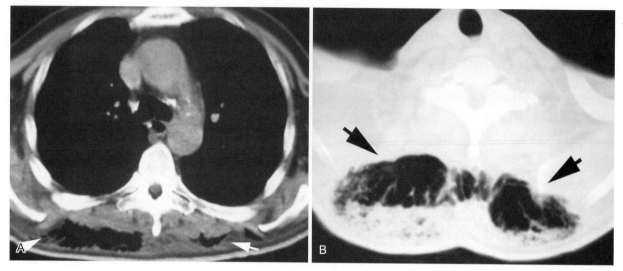

图96-7 66岁女性,坏死性筋膜炎。不同窗的CT图像显示后上胸壁解剖筋膜面大气体积聚(箭)。

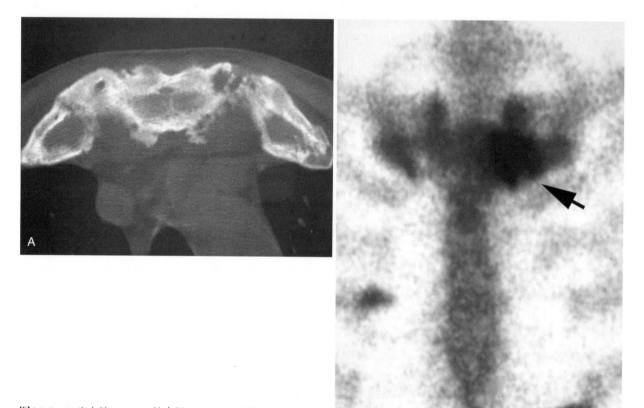

图96-8 55岁女性,SAPHO综合征。A. CT显示胸骨骨质增生和硬化。B. ^{99m}Tc骨扫描显示标记物在胸锁关节区浓聚(箭)。

内溶骨性病变,扇形骨内膜伴或不伴骨膨胀。通常无骨膜反应。病变部位被一层厚的,增生硬化骨(壳征)包绕(图96-10)。通常情况下,病变内部质地光滑并相对均质;典型表现为具有磨玻璃样的表现。硬化的不规则区域可存在钙化。CT和MRI能更精确评估

病变的形态,位置和范围(图96-11)。

2. **骨软骨瘤** 骨软骨瘤是最常见的良性骨肿瘤,占骨肿瘤10%~15%。它的特点是从受累骨表面突出软骨帽样的骨。其骨髓中心核与底层骨的骨髓相连,并且由与受累骨相连续的骨皮质和骨膜包绕。大

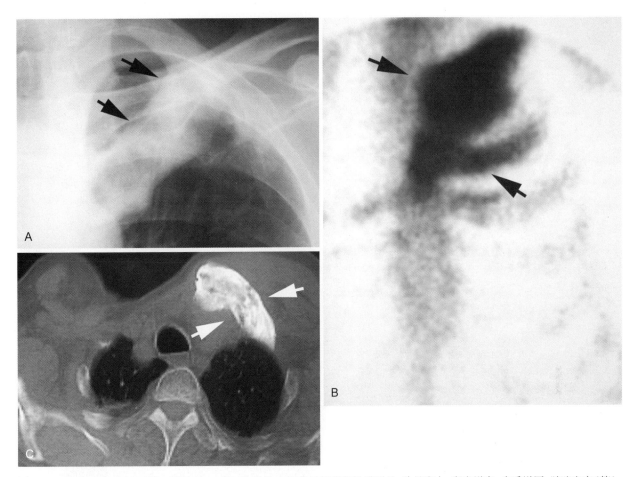

图96-9 胸壁Paget病。A. 第一肋骨Paget病。胸片放大图像显示特征性受累骨，肋骨膨大，密度增高，皮质增厚，髓腔变窄（箭）。B. 左锁骨Paget病。⁹⁹ᵐTc骨扫描显示标记物在左锁骨和相邻的肋骨浓聚（箭）。C. 左锁骨Paget病。上胸部CT扫描显示锁骨内1/3增大，骨小梁增粗和骨皮质增厚（箭）。

多数骨软骨瘤是发生在长骨的干骺端。患者通常在10~20岁间来就诊。

骨软骨瘤是继纤维异常增殖症后第二个最常见的肋骨良性病变。孤立性胸壁软骨瘤一般少见。但在多发家族性外生骨疣患者中，近一半患者有肋骨或肩胛骨骨软骨瘤。胸片上骨软骨瘤表现为伴有软骨帽钙化的肋骨畸形或肋骨膨胀性改变。CT对肋骨，肩胛骨或脊椎骨软骨瘤（图96-12）的评估尤为有用。继发于肋骨骨软骨瘤少见的并发症包括自发的血胸、脓胸、硬膜外脊髓压迫、Horner综合征和恶性变。

3. 软骨黏液纤维瘤　软骨黏液纤维瘤是一种罕见的良性骨肿瘤，好发于长管状骨，尤其是膝关节区的胫骨和股骨。通常发生于大龄儿童和年轻人。几乎90%的软骨黏液纤维瘤发生在下肢。扁平骨受累罕见，观察发现该病更常见于老年人。胸片上软骨黏液纤维瘤显示为境界清晰的溶骨性病变。肿瘤通常有骨硬化边和分叶状外形（图96-13）。相对于其他

常见的软骨病变，软骨黏液纤维瘤仅在2%~13%的病例中发现内部钙化。MRI通常表现为T1WI信号相对均匀，T2WI高信号，增强后呈不均匀强化。软骨黏液纤维瘤继发动脉瘤样骨的区域含有液液平，表现为更加不均一病变。

（二）恶性骨肿瘤　通常恶性胸壁肿瘤临床表现为体积较大，疼痛，快速生长的肿块。软骨肉瘤是肋骨最常见的原发性恶性肿瘤，其次是浆细胞和淋巴瘤。骨肉瘤和MFHs少见。

1. 软骨肉瘤　软骨肉瘤是骨肉瘤后第二个最常见的原发性恶性骨肿瘤。占原发性恶性骨肿瘤的20%~25%。大多数软骨肉瘤为原发性，起源于正常骨的髓腔。继发性软骨肉瘤起源于良性软骨瘤，如内生软骨瘤或骨软骨瘤。原发性软骨肉瘤患者通常是在40~60岁间来就诊。

相对于良性软骨病变，软骨肉瘤好发于躯干骨。肿瘤最常见的部位是长管状骨（45%）和中轴骨骼

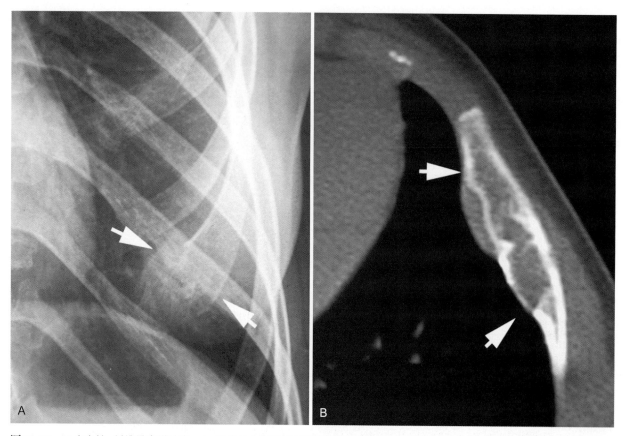

图96-10 16岁女性，纤维异常增殖症。A. 胸片放大图像显示第六前肋溶骨性病变的扩张（箭）。B. 相应CT扫描显示肋骨较大范围的溶骨性病变。病变引起骨皮质变薄和肋骨膨胀性重塑（箭）。

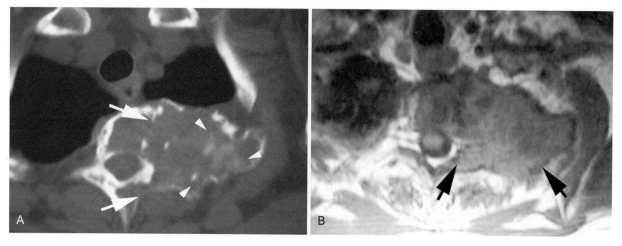

图96-11 36岁女性，第一肋骨纤维异常增殖症。A. 在第一肋骨后弓水平CT扫描显示内部钙化的膨胀性肿块（箭头）。还可见第一胸椎受累（箭）。B. MR T1WI显示略高信号的肿块侵蚀第一肋骨和第一胸椎（箭）。

（骨盆25%），好发的相对常见部位有肋骨（8%）、肩胛骨（5%）和胸骨（2%）。软骨肉瘤是胸壁最常见的原发恶性原发肿瘤。约90%的胸部软骨肉瘤的发生在肋骨。大多数肋骨软骨肉瘤发生在前肋或肋软骨交

界处，尤其是上5根肋骨。

肋骨或胸骨软骨肉瘤的胸片通常显示一个较大的钙化肿块，具有环弓形钙化的特征（图96-14）。CT和MRI表现出含较大软组织肿块的破坏性病变。在

MRI上,非钙化区在T1WI呈类似于骨骼肌的等信号。在T2WI上,软骨小叶呈高信号,被低信号隔膜包绕。内部骨钙化表现为在所有脉冲序列上呈低信号。对比剂增强后可见特征性的外周和隔膜增强(图96-15)。

2. 骨肉瘤 骨肉瘤为因恶性间质细胞产生骨样组织或未成熟骨而形成的一组不均质的恶性肿瘤。骨肉瘤是骨骼中最常见的原发性肉瘤,约占所有原

发性骨性肉瘤的20%。大多数骨肉瘤患者在20~30岁间发病。最典型的受累部位有股骨(42%)、胫骨(19%)和肱骨(10%)。其他受累显著部位有颅骨和下颌骨(8%)和骨盆(8%)。在老年人中,骨肉瘤往往倾向于中轴骨和扁平骨。

骨肉瘤极少发生在胸部。肋骨和肩胛骨是胸部受累最常见的部位。骨外骨肉瘤也发生在胸壁。

通常,骨肉瘤表现为髓腔内硬化区和透亮区相混

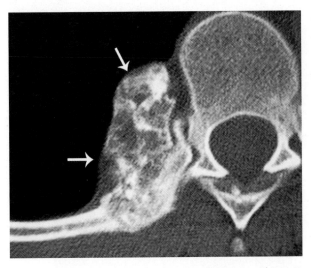

图96-12 28岁男性,胸片偶然发现肋骨骨软骨瘤。肋椎关节水平CT扫描显示起源于肋骨的钙化肿块(箭)。

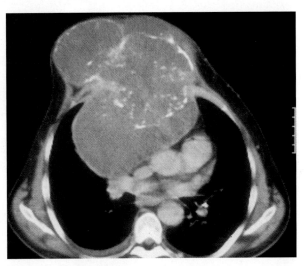

图96-14 胸骨软骨肉瘤。增强CT扫描显示胸骨被一个巨大、轻度强化伴部分钙化肿块所替代,纵隔结构移位。

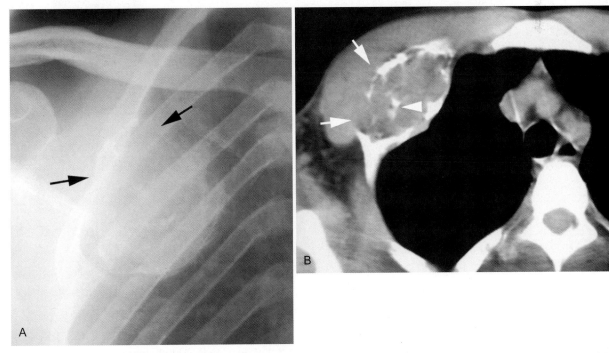

图96-13 36岁男性,肋骨软骨黏液纤维瘤。A. 胸片放大图像显示肋骨膨胀性溶骨性病变(箭)。B. CT平扫显示前胸壁膨胀性溶骨性肿块。肿瘤引起的骨膨胀、骨皮质变薄(箭)并包含粗大钙化(箭头)。

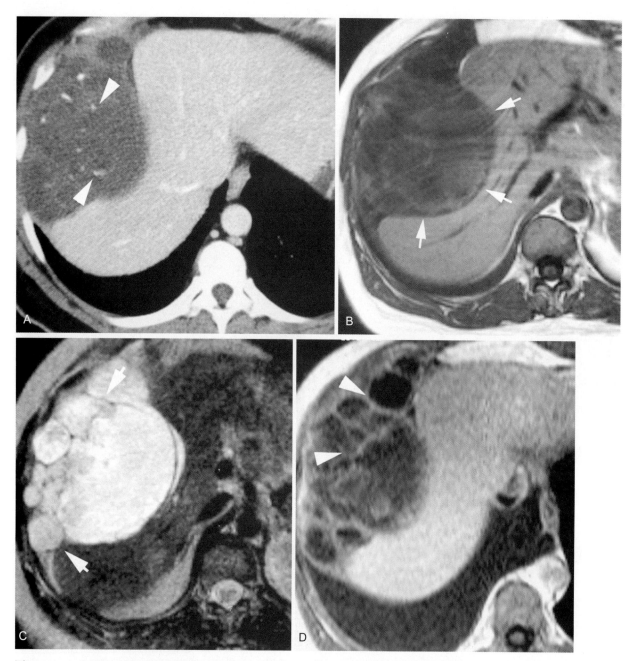

图96-15   45岁男性，下胸壁无痛性缓慢生长的肿块：胸壁软骨肉瘤。A. 肝脏水平增强CT扫描显示肝右叶和胸壁之间混杂性低密度肿块伴部分软骨钙化（箭头）。B. MR T1WI显示低信号、不均质肿块使肝右叶移位（箭）。C. MR T2WI显示高信号、不均质肿块和软骨小叶间分叶状、低信号分隔（箭）。D. 与A相同层面MR T1WI横断位对比增强显示周边和分隔强化（箭头）。

杂。它具有侵袭性病理行为，表现为骨皮质中断、侵袭性骨膜反应、软组织肿块。偶尔骨肉瘤可表现为完全成骨性或完全溶骨性。肋骨骨肉瘤的胸片表现是侵犯肋骨的胸膜外肿块。CT和MRI通常表现为中心骨化，坏死和出血的混杂性肿块（图96-16）。

    3. 尤因肉瘤和PNET   尤因肉瘤和PNET是骨或软组织小圆形细胞肿瘤，通常好发于30岁以下的年轻患者。过去胸壁原始神经外胚层肿瘤被称为Askin

肿瘤。尤因肉瘤约占所有骨肿瘤的10%。男性发病率是女性的两倍。组织学上，尤因肉瘤是由缺乏胞质、单圆核的小细胞组成。最常见的骨受累部位包括股骨干、胫骨、肱骨。约40%的尤因肉瘤侵犯扁平骨，最常见于骨盆、肩胛骨、肋骨（6%）。

    影像学检查通常显示以溶骨为主的病变。受累扁平骨或短管状骨的肿瘤通常包含混合硬化区。尤文肉瘤在受累侧出现骨硬化区较少见。骨皮质中断、

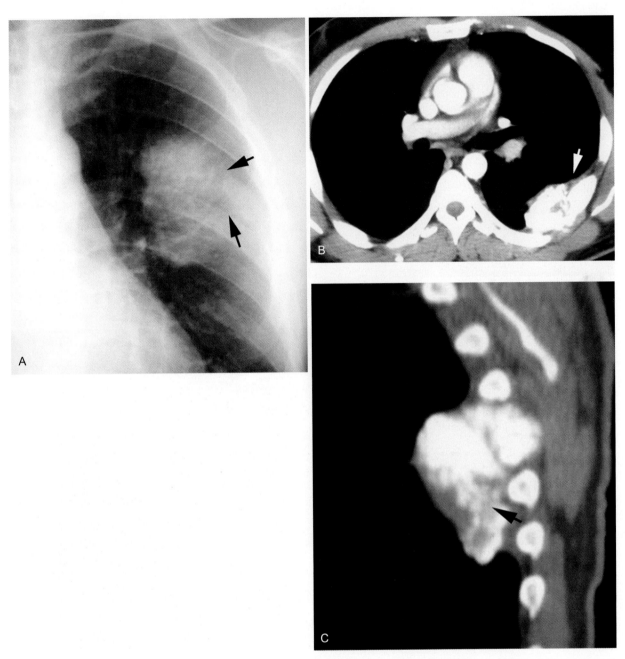

图96-16 32岁女性，肋骨骨肉瘤。A.胸片放大图像显示一个局灶性肺外肿块，相邻肋骨破坏（箭）。B.肺动脉水平CT扫描显示源于后胸壁的密实钙化肿块（箭）。C.CT矢状位重建清楚显示骨样基质的骨和软组织成分（箭），此为骨肉瘤的特征性表现。

骨膜反应、软组织肿块是常见表现（图96-17）。肋骨尤因肉瘤通常表现为较大的软组织肿块相关的溶骨性病变。通常这种肿块与受累骨的程度比是不成比例。尤因肉瘤在T1WI上通常等于或高于肌肉信号。在T2WI上，肿瘤往往具有不均匀高信号（图96-18）。

4. **多发或单发骨髓瘤** 多发性骨髓瘤是一种浆细胞肿瘤性增殖，其特征是骨破坏血液和尿液单克隆免疫球蛋白和轻链蛋白的增加，是最常见的原发性骨肿瘤。发病的平均年龄为60~70岁。

放射学上多发性骨髓瘤通常会引起多发"虫蚀"状溶骨性病变。中轴骨骼最常见受累（图96-19）。最常见受累部位有脊柱（66%）、肋骨（44%）、颅骨（41%）、骨盆（28%）、股骨（24%）、锁骨（10%）、肩胛骨（10%）。小部分病例表现为孤立性骨病变或广泛的骨质疏松。

（三）骨转移瘤 转移瘤是骨骼系统中最常见的恶性肿瘤。癌相对肉瘤更容易转移到骨。最常见转移到骨骼的癌症包括乳腺癌、肺癌、前列腺癌、甲状腺

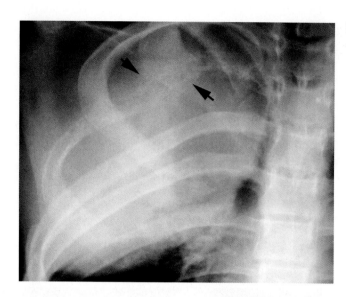

图96-17　16岁男孩,肋骨尤因肉瘤。胸片放大图像显示一个较大的肺外肿块,相邻肋骨破坏(箭)。

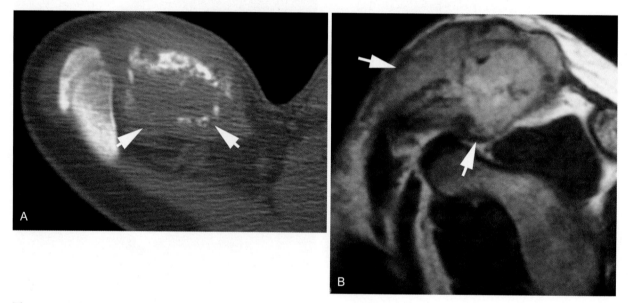

图96-18　13岁男孩,锁骨尤因肉瘤。A.锁骨外1/3水平CT平扫显示了浸润性、溶骨性破坏病变(箭)。B.斜矢状位MR T1WI增强图像显示肿块信号不均匀、明显强化(箭)。

癌和肾癌。虽然病变可发生在骨骼系统的任何地方,中轴骨骼较附四肢骨骼更易侵犯,部分原因是前者中红骨髓的持续存在。肋骨、骨盆和脊柱是最常受累的骨骼,远端骨都很少受累。骨转移患者最常见的临床表现是疼痛、病理性骨折和高钙血症。

在胸片上,骨转移可是溶骨性、成骨性或混合性。溶骨转移瘤最常见,特别是在乳腺癌和肺癌。从某些原发部位(肾细胞癌或甲状腺癌)来的转移灶几乎都是溶骨性破坏,而来自其他地方(前列腺癌)的转移灶主要是成骨性的。最常见的影像学特点表现为髓腔内边界不清溶骨破坏,骨皮质的侵蚀并经常侵犯到

软组织(图96-20)。病理性骨折常见。

胸片上肋骨转移通常表现为边界清晰的占位性肿块伴肋骨破坏。全身MRI比骨骼显像在检测转移灶上更敏感。

四、良性软组织肿瘤

软组织是由脂肪、骨骼肌、纤维组织、外周神经系统和供给它们的血管组成。大多数软组织肿瘤是良性的,都包含在以下主要种类:脂肪源性瘤(脂肪瘤及脂肪瘤变体),纤维组织细胞瘤,结节性筋膜炎,血管瘤,纤维瘤,神经源性肿瘤,腱鞘巨细胞瘤。

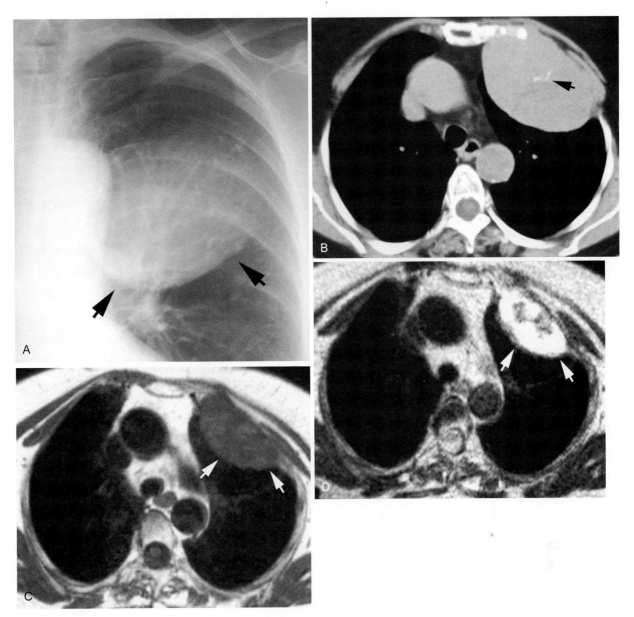

图96-19 前胸壁孤立性骨髓瘤。A. 前后位胸片显示左胸部一个巨大肺外肿块(箭)。B. 主动脉-肺动脉窗水平CT平扫显示巨大肿块相邻肋骨破坏。可见其内点状和线状钙化(箭)。C. MR T1WI 显示均质、中等强度信号病变(箭)。D. MR T2WI 图像显示左胸部高信号、不均质肿块(箭)。

　　胸壁良性软组织肿瘤是相对少见,通常表现为无痛性,生长缓慢,可触及的肿块。由于其多平面显示和优良的对比度特征,MRI 是首选评估软组织肿瘤的方法。通常情况下,这些病变有足够明确的影像征象支持诊断。这些征象包括在所有脉冲序列中与脂肪等信号(脂肪瘤)、靶样表现伴神经起源(神经纤维瘤)以及在所有脉冲序列中非常低的信号区域(纤维瘤)。特殊倾向侵犯主干部位的良性软组织肿瘤有弹力纤维瘤和纤维瘤。

　　脂肪瘤是最常见的软组织肿瘤。脂肪瘤是由成

熟的脂肪细胞组成,通常呈囊状。在MRI上,脂肪瘤具有与皮下脂肪相同的信号。浅表脂肪瘤和皮下脂肪瘤最常见。这些肿瘤通常很小并且同邻近的皮下脂肪难以区分。但在某些情况下可以看到一层包绕脂肪瘤的低信号薄纤维囊。肌内脂肪瘤通常体积较大,边界欠清,肿瘤的脂肪可浸润到骨骼肌纤维内。在这些情况下,MRI 显示肿块的脂肪性质、边界不清和有时低信号薄纤维间隔。

　　海绵状血管瘤是一种良性的血管肿瘤,由充满血液扩张间隙伴内衬的血管内皮组成。大多数海绵状

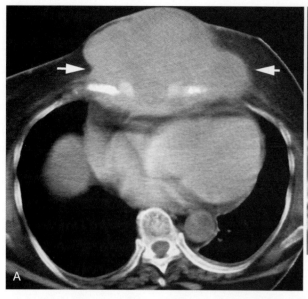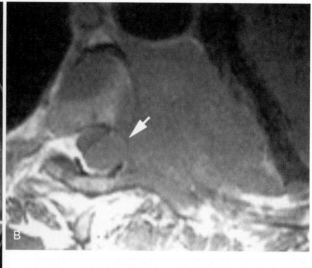

图96-20 转移瘤。A. 结肠癌胸骨转移。心脏水平CT平扫显示大的均匀肿块取代胸骨（箭）。B. 另1例肺癌椎体转移。MR T1WI显示左侧椎旁区中等信号均质肿块。肿块通过神经孔延伸到椎管（箭）。

血管瘤含有非血管成分，如脂肪、平滑肌、纤维组织、骨骼、含铁血黄素和血栓。在胸片上钙化的血栓为静脉石，是其特征性表现。腔内或血管瘤内反应性脂肪的过度增生可能是其组织学和放射学的突出特征。海绵状血管瘤通常表现为边界不清的肌肉肿块。在T1WI上，海绵状血管瘤表现为低到中等信号强度肿块。当脂肪出现时表现为周边线样或结节样高信号区。在T2WI上，大多数血管瘤表现出特征性的影像学表现。病变区边界清晰并显示出分叶状轮廓。通常流速慢区域表现为非常高强度的圆形或蜿行样轮廓，相对应于纤维分隔的低信号区域所分开。

（一）弹性纤维瘤 弹性纤维瘤是一种相对常见的弹性纤维组织假瘤，约99%病例发生在肩胛下区。肿瘤的病因尚不清楚。肋骨肩胛骨机械摩擦所致反复创伤提示该病的发生。66%患者发现有双侧病变。女性发病率较比男性多。所有年龄组均可发生，但以老年人为主。在临床上，患者通常表现为肩胛下区一个大的、边界清楚的肿瘤，大多不与皮肤粘连。

CT显示双凸形软组织肿块，呈骨骼肌密度，其内存在少量脂肪组织。在MRI上，弹性纤维瘤显示为一个双凸形或卵圆形，典型呈条纹状表现，这反映陷入纤维束中脂肪组织。在所有脉冲序列中脂肪信号与皮下组织信号相似；纤维成分在T1WI上显示低信号（图96-21）。

（二）纤维瘤 纤维瘤是一组软组织肿瘤，其特点是梭形细胞的增殖并被胶原间质包绕。纤维瘤可

分为浅表性或深部性。浅表性纤维瘤的代表性实例包括手部病变（掌纤维瘤，婴儿手指纤维瘤）和足部病变（跖纤维瘤）。深部纤维瘤（侵袭性纤维瘤，肌腱膜纤维瘤和硬纤维瘤）少见。这些肿瘤体积较大，对其局部控制较困难，但尽管他们有较多的侵袭性，深部纤维瘤不发生转移。纤维瘤可以是Gardner综合征（家族性腺瘤性息肉病）的一部分。

深部肌肉腱膜纤维瘤是一种少见的软组织肿瘤，在10%~28%患者胸壁受累。肩部是最常见的受累部位。女性发病率高于男性。大多数患者在10~40岁间发病。该病变可单发或多发，术后局部复发常见。

纤维瘤是边界不清软组织肿块（图96-22）。6%~30%的患者出现骨受累。纤维瘤在MRI T1WI上显示均匀低到中等信号。在T2WI上，病变多样化，根据胶原蛋白和梭形细胞的比例差别可表现为非常低、中等或非常高的信号。

五、软组织恶性肿瘤

相比良性软组织肿瘤，软组织肉瘤少见，约占所有恶性肿瘤的约1%。胸壁软组织肉瘤罕见，一般表现为疼痛性，迅速增长的肿块。包括MFH、脂肪肉瘤、骨肉瘤、恶性外周鞘瘤、滑膜肉瘤、横纹肌肉瘤、纤维肉瘤和未分化或梭形细胞肉瘤（图96-23）。这些不同类型的肉瘤往往在影像学上难以区分。

高分化脂肪肉瘤是脂肪肉瘤最常见的组织学变异。在MRI上，这种肿瘤表现为脂肪为主的肿块，含

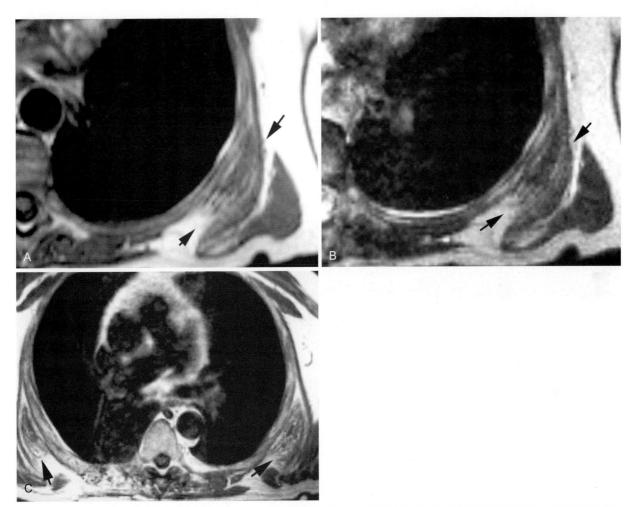

图96-21 肩胛下弹性纤维瘤。MR T1WI（A）和T2WI（B）显示胸壁和肩胛骨之间不均质软组织肿块（箭）。表现为双凸形，境界清晰，在两个序列上具有与骨骼肌相同信号，被与脂肪相同信号的脂肪线样影所分隔。C. 另一个例弹性纤维瘤MR影像（箭）。

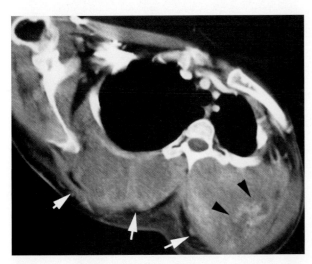

图96-22 36岁女性，Gardner综合征，胸壁纤维瘤。增强CT扫描显示在胸部肿块显著强化（箭头）。可见病变延伸到左胸部（箭）。

不规则的分隔或软组织区域或两者兼有，在T1WI上显示低信号和在T2WI上显示高信号。黏液样脂肪肉瘤，如伴圆形细胞、多形性和去分化的变异，在通常不含影像学上可见的脂肪。大多数肿瘤是低到中等信号强度病变，显示出不均质和非特异性的影像学表现。黏液样脂肪肉瘤中见于约25%病例中，表现为"囊样"，然而边界清晰，均质均匀的肿瘤，在T2WI上呈高信号。

MFH是老年人中最常见的软组织肉瘤，占软组织肉瘤的20%~30%。原发性骨MFH较少见，仅占原发恶性骨肿瘤的5%。MFH是成年人的肿瘤，年龄范围从10~90岁，平均发病年龄约60岁，男性占绝大多数。约75%的软组织MFHs发生在四肢，大腿是最常见的受累位置。发生于腹膜后（所有病例的15%）、头颈部（5%）或其他少见部位。

原发性骨MFH是最常见于长管状骨的干骺端,尤其是在股骨远端。胸部MFHs少见,通常起源于胸壁软组织。病理上,MFH是一种多形性肉瘤,可细分为五种组织学类型:① 席纹状-多形性(50%~60%的病例);② 黏液样或黏液纤维肉瘤(25%);③ 巨细胞MFH(5%~10%);④ 炎性MFH(5%~10%);⑤ 血管瘤样MFH或血管瘤样纤维组织细胞瘤。MFH的总体预后较差。血管瘤样MFH的预后显著好于较其他组织学类型。

胸片检查可发现非特异性软组织肿块。5%~20%病例可见到钙化或骨化。相当于其他类型的软组织肉瘤,经常见到骨皮质侵蚀和骨的直接侵袭。MFH通常在T2WI上显示为低、中、高信号,反映了细胞、黏液组织、钙化、纤维化、坏死、出血的不同比例(图96-24)。出血性成分为主,在T1WI和T2WI上显示高信号或液液平面。

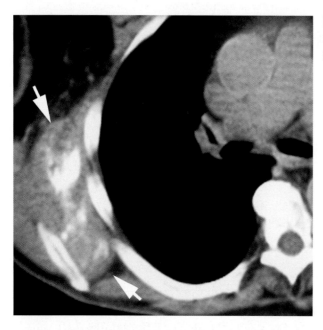

图96-23 82岁男性,肩胛部骨外骨肉瘤。CT显示肩胛骨和胸壁之间密实性钙化,境界清晰的软组织肿块,无骨受累(箭)。

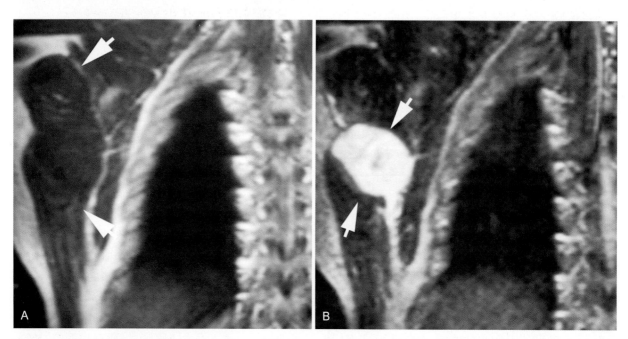

图96-24 76岁男性,胸壁恶性纤维组织细胞瘤。A. 冠状面MR T1WI显示非特异性肌肉内肿块(箭)。B. MR T2WI冠状面显示极高信号、境界清晰的肿块(箭)。

医生须知

良性胸壁骨肿瘤
- 良性胸壁骨肿瘤少见
- 最常见的良性胸壁骨肿瘤是骨软骨瘤

恶性胸壁骨肿瘤
- 成人最常见的原发性恶性胸壁肿瘤是软骨肉瘤
- 儿童最常见的原发性恶性胸壁肿瘤是PNET和尤因肉瘤
- 骨骼系统最常见的恶性肿瘤是转移瘤

胸壁软组织病变
- 最常见的胸壁软组织肿瘤是脂肪瘤
- 弹性纤维瘤是一种病因不明的成纤维细胞性假瘤,通常发生在胸壁和肩胛骨前上缘之间且无临床症状
- 弹性纤维瘤患者中10%~60%为双侧性
- 最常见的原发恶性软组织肿瘤是恶性纤维组织细胞瘤(MFH)
- MRI是评估恶性胸壁软组织肿瘤范围最好的检查方法

要点

- 纤维异常增殖症最常发生于肋骨。其特征性放射学表现是内部磨玻璃样改变,扇形骨内膜的溶骨性病变,有或无骨膨胀
- 骨软骨瘤是继纤维异常增殖症后第二常见良性肋骨病变。其特征性放射学表现是局部畸形或伴有软骨帽钙化肋骨的膨胀
- 软骨肉瘤是成人最常见的原发恶性胸壁骨肿瘤。90%的胸部软骨肉瘤发生于肋骨。大多数位于前肋或肋软骨连接处。影像学表现通常包括一个具有环-弓形钙化特征的较大钙化肿块
- PNET和尤因肉瘤是儿童最常见的原发性胸壁肿瘤。通常表现为骨皮质中断溶骨性病变,骨膜反应和与之相关的软组织肿块
- 多发性骨髓瘤通常引起多发虫蚀状溶骨性病变
- 转移瘤是最常见累及骨骼系统的肿瘤。骨转移可是溶骨性,成骨性或混合性。溶骨性转移瘤最常见。从某些原发部位(肾细胞癌或甲状腺癌)来的转移灶几乎都是溶骨性,而来自其他地方(前列腺癌)的转移灶主要是成骨性
- 许多原发性胸壁软组织肿瘤是良性的,脂肪瘤最常见,由成熟脂肪细胞组成,通常被囊所包绕。CT和MRI通常可以确诊,其特征是同皮下脂肪相似的均一密度(信号特征)肿块
- 弹性纤维瘤是一种相对常见的纤维弹性组织假瘤,约99%发生在肩胛下区。CT和MRI显示双凸形,境界不清,骨骼肌密度(信号)伴散在少量脂肪密度(信号)的软组织肿块
- 胸壁软组织肉瘤和原发性MFH罕见,通常表现为一个疼痛、快速生长的肿块。其影像特征无特异性